Farmacologia Clínica

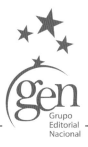

O GEN | Grupo Editorial Nacional – maior plataforma editorial brasileira no segmento científico, técnico e profissional – publica conteúdos nas áreas de ciências da saúde, exatas, humanas, jurídicas e sociais aplicadas, além de prover serviços direcionados à educação continuada e à preparação para concursos.

As editoras que integram o GEN, das mais respeitadas no mercado editorial, construíram catálogos inigualáveis, com obras decisivas para a formação acadêmica e o aperfeiçoamento de várias gerações de profissionais e estudantes, tendo se tornado sinônimo de qualidade e seriedade.

A missão do GEN e dos núcleos de conteúdo que o compõem é prover a melhor informação científica e distribuí-la de maneira flexível e conveniente, a preços justos, gerando benefícios e servindo a autores, docentes, livreiros, funcionários, colaboradores e acionistas.

Nosso comportamento ético incondicional e nossa responsabilidade social e ambiental são reforçados pela natureza educacional de nossa atividade e dão sustentabilidade ao crescimento contínuo e à rentabilidade do grupo.

Farmacologia Clínica

Susan M. Ford, MN, RN, CNE
Professor Emeritus, Former Associate Dean for Nursing
Tacoma Community College
Tacoma, Washington

Tradução
Patricia Lydie Voeux

Revisão Técnica
Lenita Wannmacher
Médica e Mestre em Medicina (Nefrologia) pela Universidade Federal do Rio Grande do Sul (UFRGS). Professora Adjunta e Titular Inativa de Farmacologia da UFRGS e da Universidade de Passo Fundo, respectivamente. Doutora *Honoris Causa* pela Universidade de Passo Fundo. Nomeada pelo Ministério da Saúde do Brasil como Prêmio Nacional de Incentivo à Promoção do Uso Racional de Medicamentos "Lenita Wannmacher". Autora de livros de Farmacologia Clínica.

11ª edição

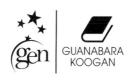

- A autora deste livro e a EDITORA GUANABARA KOOGAN LTDA. empenharam seus melhores esforços para assegurar que as informações e os procedimentos apresentados no texto estejam em acordo com os padrões aceitos à época da publicação, *e todos os dados foram atualizados pela autora até a data da entrega dos originais à editora*. Entretanto, tendo em conta a evolução das ciências da saúde, as mudanças regulamentares governamentais e o constante fluxo de novas informações sobre terapêutica medicamentosa e reações adversas a fármacos, recomendamos enfaticamente que os leitores consultem sempre outras fontes fidedignas, de modo a se certificarem de que as informações contidas neste livro estão corretas e de que não houve alterações nas dosagens recomendadas ou na legislação regulamentadora.

- A autora e a editora envidaram todos os esforços no sentido de se certificarem de que a escolha e a posologia dos medicamentos apresentados neste compêndio estivessem em conformidade com as recomendações atuais e com a prática em vigor na época da publicação. Entretanto, em vista da pesquisa constante, das modificações nas normas governamentais e do fluxo contínuo de informações em relação à terapia e às reações medicamentosas, o leitor é aconselhado a checar a bula de cada fármaco para qualquer alteração nas indicações e posologias, assim como para maiores cuidados e precauções. Isso é particularmente importante quando o agente recomendado é novo ou utilizado com pouca frequência.

- A autora e a editora se empenharam para citar adequadamente e dar o devido crédito a todos os detentores de direitos autorais de qualquer material utilizado neste livro, dispondo-se a possíveis acertos posteriores caso, inadvertida e involuntariamente, a identificação de algum deles tenha sido omitida.

- Traduzido de:
ROACH'S INTRODUCTORY CLINICAL PHARMACOLOGY, ELEVENTH EDITION
Copyright © 2018 Wolters Kluwer.
Copyright © 2014, 2010, 2008, 2004, 2000 by Lippincott Williams & Wilkins, a Wolters Kluwer business. Copyright © 1996 by Lippincott-Raven Publishers. Copyright © 1992, 1987, 1982, 1975 by J. B. Lippincott Company.
All rights reserved.
2001 Market Street
Philadelphia, PA 19103 USA
LWW.com
Published by arrangement with Lippincott Williams & Wilkins, Inc., USA.
Lippincott Williams & Wilkins/Wolters Kluwer Health did not participate in the translation of this title.
ISBN: 9781496380098

- Direitos exclusivos para a língua portuguesa
Copyright © 2019 by
EDITORA GUANABARA KOOGAN LTDA.
Uma editora integrante do GEN | Grupo Editorial Nacional
Travessa do Ouvidor, 11 – Rio de Janeiro – RJ – CEP 20040-040
Tels.: (21) 3543-0770/(11) 5080-0770 | Fax: (21) 3543-0896
www.grupogen.com.br | faleconosco@grupogen.com.br

- Reservados todos os direitos. É proibida a duplicação ou reprodução deste volume, no todo ou em parte, em quaisquer formas ou por quaisquer meios (eletrônico, mecânico, gravação, fotocópia, distribuição pela Internet ou outros), sem permissão, por escrito, da EDITORA GUANABARA KOOGAN LTDA.

- Editoração eletrônica: Anthares

- Ficha catalográfica

F794f
11. ed.

Ford, Susan M.
Farmacologia clínica / Susan M. Ford ; tradução Patricia Lydie Voeux ; revisão técnica Lenita Wannmacher.
- 11. ed. - Rio de Janeiro : Guanabara Koogan, 2019.
 880 p. : il. ; 28 cm.

Inclui índice
ISBN 9788527735520

1. Farmacologia. I. Voeux, Patricia Lydie. II. Wannmacher, Lenita. III. Título.

19-57274	CDD: 615.1
	CDU: 615

Meri Gleice Rodrigues de Souza - Bibliotecária CRB-7/6439

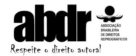

Dedico esta 11ª edição a três mulheres.

Meu futuro – *Pyrola Grothford, minha primeira neta, que eu anseio que possa ver os cuidados de saúde como um direito para todos, e não apenas como um privilégio para aqueles que podem pagar.*

Meu passado – *Sylvia Jones, minha mãe e a enfermeira que me sugeriu a enfermagem como carreira. Tia Vi (Viola Oberholtzer), cujas palavras me encorajaram a seguir pelo caminho da faculdade comunitária, onde me tornei uma enfermeira, estudei, lecionei e conduzi a maior parte da minha carreira de enfermagem.*

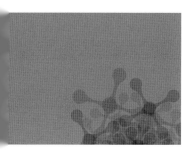

Revisoras

Gostaria de estender minha gratidão às revisoras desta edição de *Farmacologia Clínica*. O *feedback* dessas profissionais me ajuda a me aprimorar e a buscar maneiras de melhorar a comunicação das informações clínicas vitais sobre os fármacos. Ao mesmo tempo, espero que a experiência dessas enfermeiras ajude os leitores a se tornarem melhores facilitadores de informações e inspiradores de seus alunos.

Christi Blair, MSN, RN
Nursing Faculty
Holmes Community College
Goodman, Mississippi

Linda Canon, MSEd, BS, RN
Practical Nursing Coordinator
Genesee Valley Educational Partnership
Batavia, New York

Sarah Chapin, MSN, RN
LPN Faculty
Galen College of Nursing
Louisville, Kentucky

Mary Chavez, PharmD
Professor, Interim Vice Dean and Chair of Pharmacy Practice
Texas A&M University Rangel College of Pharmacy
Kingsville, Texas

Kelly Claycomb, MSN, RN
Level I Program Coordinator
North Central Missouri College
Trenton, Missouri

Kathleen Dolin, DNP, MSN, RN
Professor of Nursing
Northampton Community College
Tannersville, Pennsylvania

Patricia Donovan, MSN, RN
Director of Practical Nursing and Curriculum Chair
Porter and Chester Institute
Rocky Hill, Conneticut

Janis Grimland, BSN, RN
Vocational Nursing Program Director
Hill College
Hillsboro, Texas

Valerie Jenkins, BSN, RN
Course Coordinator
Galen College of Nursing
San Antonio, Texas

Ruby Johnson, MSN, RN
Allied Health Division Chair/Faculty
Ozarka College
Melbourne, Arkansas

Laura Kanavy, MSN, RN
Director of Practical Nursing
Career Technology Center of Lackawanna County
Scranton, Pennsylvania

Maria Membrebe, MSN-Ed, RN
Assistant Professor
CCBC-Essex
Baltimore, Maryland

Julie Monsegur, CSE, MSN-Ed. RN
Lab/Clinical Simulation Instructor
Pasco-Hernando State College
Spring Hill, Florida

Judith Pahlck, MSN, RN
Dean
Jersey College
Teterboro, New Jersey

Debra Pitzer, MSN, RN
Faculty in Practical Nursing Program
Hutchinson Community College
McPherson, Kansas

Cheryl Puckett, MSN, RN
Associate Professor
Bluegrass Community and Technical College
Danville, Kentucky

Roxane Reid, DNP, MSN-Ed, RN
Assistant Professor Nursing
LaGuardia Community College
Long Island City, New York

Carolyn Santiago, MSN, NP-C, RN
Director of Nursing
SBBCollege
Bakersfield, California

Marla Schlesinger, MSN, ACNP, RN
Nursing Instructor
Concorde Career College
North Hollywood, California

Becky Shuttlesworth
Simulation Supervisor
San Jacinto College South
Houston, Texas

Shayna Turner, MS, RN
Faculty
Isabella Graham Hart School of Practical Nursing
Rochester, New York

Elizabeth Villanueva, DNP, RN
Dean Emeritus
Jersey College
Jacksonville, Florida

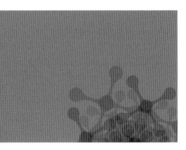

Agradecimentos

À minha equipe literária na editora Wolters Kluwer – são tantas pessoas que é impossível ressaltar a importância de apenas uma pessoa –, agradeço a todos por tornar cada edição melhor que a anterior.

À minha família estendida, amigos, colegas e estudantes que se tornaram colegas enfermeiros: muito obrigada por suas ideias e relatos pessoais.

À minha irmã, Nancy Rauch, professora de matemática e ciência do ensino médio: muito obrigada por sua ajuda na conversão de conceitos matemáticos para os estudantes.

Às minhas amigas Bonnie, Pam e Marion: obrigada por manterem minha motivação e empenho enquanto eu trabalhava neste projeto.

Mais importante, agradeço à minha família – Jerry, Stephanie, Eric, Peter e Lexy –, que me inspira todos os dias a ser a melhor pessoa e enfermeira possível!

Susan Ford

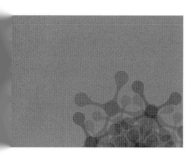

Prefácio

Farmacologia Clínica foi elaborada para auxiliar os estudantes de enfermagem a adquirir boas bases teóricas e desenvolver habilidades clínicas. Existem muitos livros que oferecem informações sobre a ação e a atividade dos fármacos, contudo, o conteúdo desta obra foi exclusivamente escrito *por* profissionais de enfermagem *para* profissionais de enfermagem, em uma linguagem descomplicada, com o propósito de ensinar farmacologia para os alunos bem como repassar essas informações aos pacientes.

ORGANIZAÇÃO DO TEXTO

A 11ª edição de *Farmacologia Clínica* é organizada em 13 partes. As principais atualizações nessas partes incluem:

- **Parte 1 | Fundamentos de Farmacologia Clínica na Enfermagem:** introdução ao novo sistema de classificação dos fármacos da FDA com relação a gestação, lactação e reprodução, além de esclarecimento sobre a conexão entre conceitos de matemática e cálculo de dosagens no Capítulo 3
- **Parte 2 | Fármacos Utilizados para Combater Infecções:** os Capítulos 6 a 9 agrupam os fármacos segundo sua atuação nas células bacterianas. Essa apresentação ajuda a compreender as semelhanças das classes de fármacos e as ações ou reações adversas semelhantes. O realce dado às associações medicamentosas usadas para doenças como tuberculose e infecção pelo HIV (Capítulos 10 e 11) mostra como aumentar a adesão à terapia medicamentosa e a qualidade de vida. O Capítulo 11 inclui o crescente número de fármacos usados no tratamento de condições antes agudas (como infecção por HIV e hepatite C) e agora crônicas
- **Parte 3 | Fármacos Utilizados no Tratamento da Dor:** os Capítulos 13 a 15 dão ênfase ao aprendizado de estratégias de avaliação da dor e aos fármacos usados para aliviar a dor. A inclusão de informações sobre o uso clínico de derivados de maconha para o manejo de quadros álgicos não visa apoiar nem negar os méritos dessa conduta. Os profissionais de enfermagem precisam admitir que muitos pacientes usam maconha com propósitos terapêuticos e recreacionais. Portanto, é importante conhecer os derivados da maconha e seus usos, bem como seus efeitos e interações. Muitos profissionais de enfermagem nunca entram em centros cirúrgicos; dessa forma, o Capítulo 17 descreve os efeitos dos anestésicos usados em intervenções cirúrgicas de modo a tratar efetivamente pacientes e orientar seus familiares no período pós-operatório, quando é mais provável que os enfermeiros precisem lidar com reações induzidas por esses fármacos
- **Parte 4 | Fármacos que Atuam no Sistema Nervoso Central:** quando os pacientes estão estressados, a saúde mental pode ser afetada. Isso pode ser uma experiência perturbadora para profissionais de saúde em unidades não psiquiátricas, como enfermarias médico-cirúrgicas de atendimento agudo. Os capítulos dessa parte fornecem explicações e informações para ajudar a reduzir os estigmas associados a pacientes com diagnósticos de doenças psiquiátricas
- **Parte 5 | Fármacos que Atuam no Sistema Nervoso Periférico:** a repetição e a elucidação da terminologia em todos os capítulos dessa parte auxiliam os estudantes a compreender a importância do sistema neurológico em muitas facetas do tratamento farmacológico
- **Parte 6 | Fármacos que Atuam no Sistema Neuromuscular:** a reclassificação dos fármacos *anticonvulsivantes* para *antiepiléticos* confere consistência à compreensão e à prescrição dos mesmos
- **Parte 7 | Fármacos que Atuam no Sistema Respiratório:** os produtos de venda livre tornam a automedicação para condições respiratórias uma preocupação crescente. Tanto os fármacos quanto as estratégias de orientação aos pacientes foram atualizados nos capítulos dessa parte
- **Parte 8 | Fármacos que Atuam no Sistema Cardiovascular:** encoraja os estudantes a usarem suas habilidades no mapeamento de conceitos por meio dos estudos de caso de cada capítulo, além de auxiliá-los a descobrir os problemas de polifarmácia quando medicamentos que atuam no sistema cardiovascular são associados a outras categorias de fármaco
- **Parte 9 | Fármacos que Atuam no Sistema Digestório:** os agentes biológicos usados para tratar doenças intestinais inflamatórias são arrolados no Capítulo 41, bem como estratégias de automedicação para condições que acometem as partes alta e baixa do sistema digestório
- **Parte 10 | Fármacos que Atuam no Sistema Endócrino:** a expansão dos medicamentos antidiabéticos é apresentada no Capítulo 42, que corresponde ao aumento do número de pacientes com diagnóstico de diabetes melito
- **Parte 11 | Fármacos que Atuam no Sistema Urinário:** elucidação das novas informações para ajudar os pacientes a permanecerem seguros enquanto usam medicamentos para dar suporte ao envelhecimento saudável é apresentada no Capítulo 47
- **Parte 12 | Fármacos que Atuam no Sistema Imune:** novas informações sobre agentes biológicos e medicamentos direcionados para alvos específicos e sua aplicação em doenças crônicas, além de esquemas atualizados de imunização com leitura fácil para compartilhar com os pacientes
- **Parte 13 | Fármacos que Atuam em Outros Sistemas do Corpo:** o Capítulo 54 inclui mais informações sobre terapia intravenosa, além de usar tabelas de conversão de doses de

x Farmacologia Clínica

analgésicos para o bom controle da dor quando a via de administração dos fármacos é modificada de intravenosa para oral.

CARACTERÍSTICAS

Conceitos complexos são apresentados em linguagem simples, levando em consideração os desfechos dos pacientes, com o propósito de ajudar os leitores a dominar esses tópicos mais rapidamente e apresentar informações para orientação aos pacientes de modo a promover a adesão aos tratamentos propostos.

Benefícios para os instrutores

As explicações básicas apresentadas nesta obra *não* têm como objetivo sugerir que a farmacologia é um assunto fácil. Como sabemos, a terapia farmacológica é uma das modalidades mais importantes e complicadas da assistência à saúde. Esta obra visa ajudar o instrutor a *ensinar* as informações farmacológicas mais recentes por meio de:

- Linguagem clara e concisa para apresentar os dados básicos de farmacologia
- Apresentação dos fármacos de modo a integrar esse livro aos currículos baseados em conceitos
- Bibliografia abrangente, que conecta esta obra às informações e às práticas baseadas em evidências mais recentes.

As características novas ou aprimoradas que tornam este o melhor livro sobre farmacologia para ensinar seus alunos incluem:

- Diagnósticos de enfermagem, atualizados para a terminologia da NANDA-I 2018-2020
- Boxes *Alertas* e *Considerações*, que contêm informações para atender as mais diversas populações de pacientes
- Valorização dos nomes genéricos em vez de nomes comerciais na prescrição de medicamentos
- *Alertas de domínio de conceito*, novos nesta edição, que elucidam conceitos de enfermagem fundamentais para auxiliar os leitores a compreender assuntos que potencialmente podem gerar confusão.

Benefícios para os estudantes

Farmacologia Clínica apresenta conceitos introdutórios básicos de farmacologia para possibilitar a aquisição de conhecimento e a prática profissional competente. Esta obra foi elaborada com o propósito de ajudar o estudante a *aprender* as informações farmacológicas mais atuais e inclui:

- Explicação da terapia farmacológica do ponto de vista da enfermagem
- Conexão da terapia farmacológica com a teoria básica de enfermagem ensinada na faculdade
- Apresentação em formato didático dos dados sobre os fármacos e seus efeitos no corpo humano, estimulando os estudantes a buscarem de modo independente mais informações sobre o assunto e aprimorando, dessa forma, o atendimento de enfermagem, a orientação aos pacientes e os desfechos
- Uma seção sobre o processo de enfermagem em todos os capítulos, que mostra detalhadamente como os medicamentos são utilizados na assistência aos pacientes. Elementos do processo de enfermagem – avaliação, análise, planejamento, intervenção e reavaliação – demonstram

habilidades de enfermagem básicas e práticas para ajudar as pessoas a compreender o tratamento, atender suas necessidades de saúde e melhorar a adesão ao tratamento. Tudo isso visando a desfechos melhores para os pacientes
- Cálculo da dosagem dos medicamentos, utilizando princípios de prática segura em vez de fórmulas matemáticas usadas nas aulas convencionais dessa disciplina. O aprendizado visa a redução dos erros de medicação que resultem de erros matemáticos
- Sete pacientes são apresentados no Capítulo 5, e suas condições de saúde são abordadas nos capítulos subsequentes para mostrar como os medicamentos impactam as pessoas na vida real. É enfatizada a capacidade do profissional de enfermagem de usar estratégias de desfechos e de comunicar sua atuação com o intuito de aumentar a confiança dos pacientes e de seus familiares no aprendizado de habilidades de automanejo para administração de medicamentos usando princípios de letramento em saúde e valorização da diversidade cultural
- Questões de revisão do assunto abordado no final de cada capítulo.

Minha contribuição como enfermeira para esta obra

O aprendizado de habilidades demanda prática constante, e os profissionais de enfermagem adquirem isso na prática clínica. Isso significa que nós, enfermeiros mais experientes, precisamos dar espaço aos mais jovens para possam adquirir essa experiência. A aposentadoria não significa que paramos de aprender: estou atualmente adquirindo experiência como voluntária no Nursing Simulation Center no Swedish RN Residency Program e como facilitadora do voluntariado em *workshops* de doenças crônicas no Kaiser Foundation Health Plan of Washington. Eu ouço diretamente dos novos profissionais de enfermagem e dos pacientes o que eles precisam atualmente nesse cenário de mudanças constantes. Essas experiências me ajudam a entender o que os graduandos em enfermagem precisam em suas aulas de farmacologia e como os pacientes compreendem o que explicamos para eles à respeito de nossas intervenções e orientações. Esta obra é uma combinação desse *insight* recém-adquirido e mais de 40 anos de atuação na enfermagem e na docência em saúde mental, cuidados agudos, centro cirúrgico, atendimento ambulatorial, atendimento domiciliar, unidades de cuidados paliativos, assim como certificado na área de oncologia e especialização em enfermagem médico-cirúrgica.

Como aprender e atuar na profissão

O leitor pode descobrir que determinados fármacos ou formulações descritos neste livro não são mais comercializados. Da mesma forma, já podem existir novos fármacos que ainda não foram aprovados pela agência Food and Drug Administration (FDA) no momento da publicação desta obra. Graças aos computadores, *smartphones* e outros recursos, sempre é possível obter informações atualizadas sobre qualquer fármaco antes da administração do mesmo. É crucial lembrar que colegas de profissão, farmacêuticos e médicos também são fontes de informações sobre uma substância específica, incluindo posologia, reações adversas, contraindicações, precauções, interações ou administração.

Guia do Usuário

ESTRUTURA E ORGANIZAÇÃO DAS PARTES

Os leitores aprendem mais quando sabem *como* usar o livro, bem como seu conteúdo. Apresento aqui algumas dicas para usar esta obra de modo mais efetivo. Treze partes contendo 54 capítulos fornecem informações de maneira não exaustiva para o leitor. A organização do texto desse modo possibilita a localização de informações facilmente quando essas áreas específicas são abordadas na faculdade.

O texto começa com os fundamentos da terapia farmacológica. Em seguida, são apresentadas partes sobre infecção e dor, e partes sobre fármacos que atuam em diferentes sistemas do corpo. Essas partes seguem uma sequência metódica, que torna mais fácil encontrar fármacos específicos.

O aprendizado da terapia farmacológica é mais fácil quando o estudante consegue associar as informações teóricas com experiências clínicas da vida real. No Capítulo 5, o leitor será apresentado a um grupo de pacientes no ambiente clínico, e as histórias desses pacientes estabelecem um contexto para o aprendizado de fármacos selecionados e sua aplicação na vida real.

1 | Fundamentos de Farmacologia Clínica na Enfermagem	Conceitos básicos primeiro, depois fármacos que combatem infecção e dor. As Partes 4 a 13 são organizadas e apresentadas de modo metódico. Isso facilita o achado de informações e organiza a compreensão de como os fármacos influenciam o corpo humano.
As partes sobre fármacos	
2 | Fármacos Utilizados para Combater Infecções	
3 | Fármacos Utilizados no Tratamento da Dor	
4 | Fármacos que Atuam no Sistema Nervoso Central	
5 | Fármacos que Atuam no Sistema Nervoso Periférico	
6 | Fármacos que Atuam no Sistema Neuromuscular	
7 | Fármacos que Atuam no Sistema Respiratório	
8 | Fármacos que Atuam no Sistema Cardiovascular	
9 | Fármacos que Atuam no Sistema Digestório	
10 | Fármacos que Atuam no Sistema Endócrino	
11 | Fármacos que Atuam no Sistema Urinário	
12 | Fármacos que Atuam no Sistema Imune	
13 | Fármacos que Atuam em Outros Sistemas do Corpo	

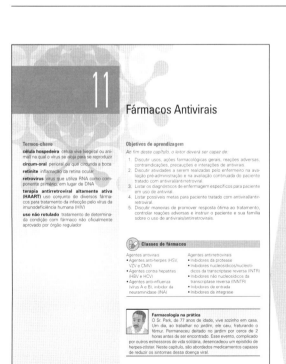

INÍCIO DO CAPÍTULO

A página de abertura do capítulo foi elaborada com o propósito de orientar o leitor, organizando a rotina de estudo de modo a realçar os elementos essenciais da terapia farmacológica em cada capítulo.

Objetivos de aprendizagem
Definem o que será aprendido no capítulo. Revisar os objetivos primeiro ajuda o leitor a compreender o que precisa aprender após ler o capítulo.

Termos-chave
Os termos-chave e suas definições ajudam o leitor a aumentar seu vocabulário. O leitor deve procurar os **termos em negrito** no texto, em sua primeira ocorrência, para lembrar sua definição.

Classes de fármacos
Os fármacos são agrupados em classes em decorrência de suas propriedades semelhantes. O aprendizado dessas classes ajuda na identificação de erros potenciais e na antecipação de medidas de segurança.

Farmacologia na prática
Cada capítulo contém um caso clínico no qual um paciente lida com um problema associado aos medicamentos apresentados no capítulo. Os cenários focam em questões de avaliação, administração ou ensino que têm impacto em pacientes da vida real. Esses relatos ajudam os leitores a focar sua atenção nos conceitos importantes para a assistência ao paciente.

INFORMAÇÕES SOBRE OS FÁRMACOS

Estrutura consistente

Os capítulos apresentam os fármacos de modo que o leitor aprende a reconhecer e responder aos questionamentos dos pacientes de maneira rápida e acurada. Conceitos ilustrados apresentam as informações sobre a classe do fármaco em uma ordem lógica e sequencial (**Ações**, **Usos** e **Reações adversas**). Em seguida, são apresentadas **Contraindicações**, **Precauções** e **Interações** – assuntos tipicamente revisados e considerados por outros profissionais de saúde, mas que também são muito importantes para o profissional de enfermagem para que possa realizar a administração segura dos medicamentos prescritos.

Elementos especiais

Elementos especiais estão espalhados por todo o livro para ressaltar as informações prioritárias sobre os fármacos ou sobre os indivíduos para os quais esses fármacos são administrados.

Alertas de enfermagem
Identificação rápida das ações de enfermagem urgentes no manejo de pacientes medicados com um agente ou classe de agentes específicos.

Considerações sobre o paciente
Focam em populações específicas que correm risco ou que precisam de considerações específicas de administração (p. ex., gerontologia e pediatria). Como existem livros que tratam apenas de gestantes e crianças, o foco primário desses alertas são adultos mais velhos e populações diferenciadas (p. ex., mulheres em idade fértil ou pessoas transgênero), nos quais um determinado medicamento irá interagir de modo diferente da população geral.

Tabelas de interação medicamentosa
Com uma rápida visualização dessas tabelas, é possível checar se algum problema pode ocorrer quando múltiplos fármacos são administrados. A utilização dessas tabelas enquanto o leitor elabora mapas mentais auxilia na identificação de interações deletérias antes de vê-las na prática.

Considerações fitoterápicas
Apresentam informações sobre fitoterápicos e substâncias utilizadas em medicina complementar e alternativa. Outras informações são fornecidas no Apêndice D, no qual são apresentados exemplos de produtos naturais.

ALERTA DE ENFERMAGEM
Quando administrar sedativo ou hipnótico, o enfermeiro deve notificar o médico se houver variação significativa de um ou mais sinais vitais em relação aos valores basais, se a frequência respiratória for inferior a 10 incursões/min ou se o paciente parecer letárgico.

Considerações sobre o paciente

Gerontologia
Adultos mais velhos precisam de menor dose de hipnótico, e, em alguns casos, um fármaco sedativo pode atuar como hipnótico, provocando sono.

Fármaco combinado	Uso comum	Efeito da interação
Cimetidina ou ranitidina	Manejo de distúrbios gastrintestinais	Aumento do efeito de bloqueadores de canais de cálcio

Considerações fitoterápicas

A **melatonina** é um hormônio produzido pela glândula pineal. Tem sido utilizada no tratamento da insônia, no controle da síndrome de alteração do fuso horário, na melhoria da efetividade do sistema imune e como antioxidante.

PROCESSO DE ENFERMAGEM E TERAPIA FARMACOLÓGICA

As ações de enfermagem em relação às informações sobre fármacos são apresentadas no contexto da prática de enfermagem. O processo de enfermagem é mostrado como um guia prático para conectar os pacientes e a terapia farmacológica.

Avaliação	Aqui são apresentados questionamentos a serem feitos para se obter informações necessárias antes e durante a terapia farmacológica.
Análise e planejamento	**Diagnósticos de enfermagem** frequentes são arrolados e desfechos sugeridos para as respostas dos pacientes a fármacos ou terapia farmacológica específicos.
Implementação	**Promoção da resposta ótima** Apresenta informações para administração segura e efetiva. **Monitoramento e manejo das necessidades do paciente** Apresenta várias estratégias a serem usadas na prática da enfermagem de modo a ajudar os pacientes a lidar com os medicamentos usados por eles. **Orientação ao paciente e aos familiares** Os técnicos/auxiliares de enfermagem são os primeiros contatos e, com frequência, os principais contatos no atendimento às comunidades (p. ex., cuidadores de idosos, unidades de longa permanência, ambulatórios e consultórios). Esses profissionais precisam orientar e informar os pacientes e seus familiares sobre os medicamentos. Nesta seção, são apresentadas ferramentas práticas e métodos para garantir que a medicação está sendo usada de modo correto e para a observação de sinais e sintomas.
Reavaliação	As medidas importantes são organizadas em tópicos e auxiliam o profissional de enfermagem a determinar se as estratégias usadas promoveram os melhores desfechos bem como aumentaram a confiança na capacidade dos pacientes de acatar os planos medicamentosos.

FINAL DO CAPÍTULO

Nesta parte, as informações apresentadas no capítulo são resumidas de forma didática, e o leitor tem a oportunidade de demonstrar o que aprendeu por meio do estudo de caso. Também são apresentadas questões de avaliação do conhecimento.

Farmacologia na prática | Pense criticamente
No final de cada capítulo, o caso clínico é retomado. Situações realistas de atendimento aos pacientes usam o conteúdo abordado no capítulo para explorar opções e tomar decisões relacionadas à administração dos fármacos. Os relatos dos casos de sete pacientes são usados e aspectos distintos da assistência são apresentados em diferentes capítulos como peças de quebra-cabeças, fazendo conexões que possibilitam os leitores observarem pontos complexos do atendimento de indivíduos e seus familiares. O leitor é encorajado a mapear os problemas dos pacientes e descobrir complicações potenciais ou aprimorar o atendimento a eles.

Pontos-chave
Os pontos-chave do capítulo são resumidos e os conceitos importantes são arrolados para ajudar o leitor a analisar se dominou os objetivos de aprendizagem.

Tabelas de Resumo de Fármacos
Essas tabelas apresentam listas de fármacos das classes discutidas em cada capítulo. Nelas são apresentados, em formato didático, os nomes genéricos, as indicações de uso, as reações adversas frequentes e as faixas posológicas.

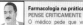

REVISÃO DO CAPÍTULO

Calcule a dosagem dos medicamentos
Aqui, o leitor deve praticar suas habilidades em matemática para fazer cálculos de dose e reconhecer o potencial de erro.

Prepare-se para provas
Questões do tipo múltipla escolha, preencher lacunas e correspondência possibilitam a avaliação do conhecimento adquirido e preparam o leitor para provas.

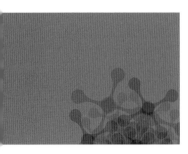

Boxes, Tabelas e Créditos das Figuras

CAPÍTULO 1
Boxe 1.2 Adaptada com permissão de *Herbal products and supplements: What you should know*. Retirado em 19/06/2012 do *website* da American Academy of Family Physicians FamilyDoctor.org: http://familydoctor.org/familydoctor/en/drugs-procedures-devices/over-the-counter/herbal-products-and-supplements.html.

CAPÍTULO 2
Figuras 2.8 and 2.9 De Timby, B. K. (2017). *Fundamental nursing skills and concepts* (11th ed.). Philadelphia, PA: Wolters Kluwer, Lippincott Williams & Wilkins.
Figura 2.10 Adaptada de Lynn, P. (2015). *Lippincott's photo atlas of medication administration* (5th ed.). Philadelphia, PA: Wolters Kluwer.
Figura 2.12 Fotografia de Rick Brady.
Tabela 2.1 © The Joint Commission, 2015, reimpressa com permissão.

CAPÍTULO 3
Figuras 3.1, 3.3 e 3.5 Cortesia de GlaxoSmithKline.
Figura 3.2. Cortesia de Lilly Company.

CAPÍTULO 4
Boxe 4.1 Reprinted with permission from Carpenito-Moyet, L. J. (2006). *Nursing diagnosis: Application to clinical practice* (11th ed., pp. 473–480). Philadelphia, PA: Lippincott Williams & Wilkins.

CAPÍTULO 7
Boxe 7.1 Adaptada de Levy-Hara, G. et al. (2011). Ten commandments for the appropriate use of antibiotics by the practicing physician in an outpatient setting. *Front Microbiology*, 2: 230.

CAPÍTULO 10
Figura 10.1 Adaptada de Rubin, E., & Farber, J. L. (1999). *Pathology* (3rd ed.). Philadelphia, PA: Lippincott Williams & Wilkins.
Figura 10.2 De Allendar, J. A., Rector, C., & Warner, K. D. (2014). *Community & public health nursing: Promoting the public's health* (8th ed.). Philadelphia, PA: Wolters Kluwer Health, Lippincott Williams & Wilkins.

CAPÍTULO 11
Figura 11.1 Cortesia de Anatomical Chart Co.
Figura 11.2 Adaptada de Anatomical Chart Co.

CAPÍTULO 13
Figura 13.1 Adaptada de Taylor, C., Lillis, C., Lynn, P., & LeMone, P. (2015). *Fundamentals of nursing* (8th ed.). Philadelphia, PA: Wolters Kluwer.

CAPÍTULO 14
Figura 14.1 De Smeltzer, S. C., & Bare, B. G. (2000). *Brunnar & Suddarth's textbook of medical-surgical nursing* (9th ed.). Philadelphia, PA: Lippincott Williams & Wilkins.
Figura 14.2 Cortesia de Anatomical Chart Co.
Figura 14.3 © 1983, Wong-Baker FACES Foundation, www.WongBakerFACES.org. Used with permission, originally published in Whaley & Wong's nursing care of infants and children. © Elsevier Inc.

CAPÍTULO 15
Figura 15.1 Adaptada com permissão de the World Health Organization (2012).

CAPÍTULO 16
Figura 16.1 Fotografia de B. Proud.

CAPÍTULO 17
Figura 17.1 Adaptada de Timby, B. K. (2017). *Fundamental nursing skills and concepts* (11th ed.). Philadelphia, PA: Wolters Kluwer, Lippincott Williams & Wilkins.

CAPÍTULO 19
Boxe 19.1 Adaptada de Jack, C. R. Jr., Albert, M. S., Knopman, D. S., McKhann, G. M., Sperling, R. A., Carrillo, M. C., et al. (2011). Introduction to the recommendations from the National Institute on Aging—Alzheimer's Association workgroups on diagnostic guidelines for Alzheimer's disease. *Alzheimer's & Dementia: The Journal of the Alzheimer's Association*, 7(3), 257–262.

CAPÍTULO 20
Figura 20.1 Adaptada de Bear, M. F., Connors, B. W., & Parasido, M. A. (2001). *Neuroscience—Exploring the brain* (2nd ed.). Philadelphia, PA: Lippincott Williams & Wilkins.

CAPÍTULO 24
Figura 24.1 Adaptada de Cohen, B. J. (2003). *Medical terminology* (4th ed.). Philadelphia, PA: Lippincott Williams & Wilkins.
Figura 24.3 De Timby, B. K., & Smith, N. E. (2009). *Introductory medical-surgical nursing* (10th ed.). Philadelphia, PA: Lippincott Williams & Wilkins.

CAPÍTULO 25
Figura 25.1 Adaptada de Cohen, B. J. (2003). *Medical terminology* (4th ed.). Philadelphia, PA: Lippincott Williams & Wilkins.

CAPÍTULO 26
Figura 26.1 Adaptada de Cohen, B. J. (2003). *Medical terminology* (4th ed.). Philadelphia, PA: Lippincott Williams & Wilkins.

CAPÍTULO 27
Figura 27.1 De Cohen, B. J. (2003). *Medical terminology* (4th ed.). Philadelphia, PA: Lippincott Williams & Wilkins.

CAPÍTULO 29
Figura 29.1 Cortesia de Anatomical Chart Co.

CAPÍTULO 30
Figura 30.1 De Bickley, L. S., & Szilagyi, P. (2017). *Bates' guide to physical examination and history taking* (12th ed.). Philadelphia, PA: Wolters Kluwer.

CAPÍTULO 31
Figura 31.1 Cortesia de Anatomical Chart Co.

CAPÍTULO 32
Figuras 32.1, 32.2 e 32.3 Cortesia de Anatomical Chart Co.
Figura 32.4 Reimpressa com permissão de *The Asthma Action Plan*, developed by a committee facilitated by the Regional Asthma Management and Prevention (RAMP) Initiative, a program of the Public Health Institute. Retirada de http://www.rampasthma.org/actionplan. Acceso em 01/06/2016. This publication was supported by Cooperative Agreement Number 1U58DP001016-01 from the CDC. Its contents are solely the responsibility of the authors and do not necessarily represent the official views of the CDC.
Boxe 32.1 Expert Panel Report 3: Guidelines for the Diagnosis and Management of Asthma, National Heart, Lung, and Blood Institute, 2007.

CAPÍTULO 34
Figura 34.1 Cortesia de Anatomical Chart Co.
Tabela 34.1 De 2013 ACC/AHA Prevention Guidelines.

CAPÍTULO 35
Figura 35.1 e Tabela 35.1 Adaptada de National Heart, Lung and Blood Institute. (2014). *The eighth report of the Joint National Committee on Prevention, Detection, Evaluation, and Treatment of High Blood Pressure*. Bethesda, MD: National Institutes of Health. Retirada em 07/05/2009 de http://www.nhlbi.nih.gov/guidelines/hypertension/.

CAPÍTULO 37
Figura 37.2 Adaptada de Timby, B. K. (2017). *Fundamental nursing skills and concepts* (11th ed.). Philadelphia, PA: Wolters Kluwer, Lippincott Williams & Wilkins.

CAPÍTULO 39
Figura 39.1 Cortesia de Anatomical Chart Co.

CAPÍTULO 40
Figura 40.1 Cortesia de Anatomical Chart Co.

CAPÍTULO 41
Figura 41.1 Cortesia de Anatomical Chart Co.

CAPÍTULO 42
Figuras 42.1 e 42.2 Cortesia de Anatomical Chart Co.
Figura 42.3 Reprinted with permission from American Association of Clinical Endocrinologists © 2016 AACE. Garber, A. J., Abrahamson, M. J., Barzilay, J. I., Blonde, L., Bloomgarden, Z. T., Bush, M. A., et al. (2016). Consensus statement by the American Association of Clinical Endocrinologists and American College of Endocrinology on the comprehensive type 2 diabetes management algorithm—2016 Executive Summary. *Endocrine Practice, 22*(1), 84–113.
Figura 42.5 De Carter, P. J. (2016). *Lippincott textbook for nursing assistants* (4th ed.). Philadelphia, PA: Wolters Kluwer.
Tabela 42.2 Adaptada de ADA, 2012

CAPÍTULO 43
Figura 43.1 De Cohen, B. J., & Taylor, J. J. (2005). *Memmler's the human body in health and disease* (10th ed.). Baltimore, MD: Lippincott Williams & Wilkins.
Figura 43.2 Cortesia de Anatomical Chart Co.

CAPÍTULO 44
Figura 44.1 Cortesia de Anatomical Chart Co.

CAPÍTULO 45
Figura 45.1 De Bear, M. F., Connors, B. W., & Parasido, M. A. (2001). *Neuroscience—Exploring the brain* (2nd ed.). Philadelphia, PA: Lippincott Williams & Wilkins.

CAPÍTULO 46
Figura 46.1 De Premkumar, K. (2004). *The massage connection: Anatomy and physiology*. Baltimore, MD: Lippincott Williams & Wilkins.

CAPÍTULO 47
Figura 47.1 Asset provided by Anatomical Chart Co.

CAPÍTULO 49
Figura 49.3 Photo courtesy of U.S. Department of Agriculture.

CAPÍTULO 50
Tabela 50.1 Polovich, M. (Ed.). (2011). *Safe handling of hazardous drugs* (2nd ed.). Pittsburgh, PA: ONS publisher.

CAPÍTULO 51
Figura 51.1 De McConnell, T. H. (2007). *The nature of disease pathology for the health professions*. Philadelphia, PA: Lippincott Williams & Wilkins.
Figura 51.2 De Kronenberger, J., & Ledbetter, J. (2016). *Lippincott Williams & Wilkins' comprehensive medical assisting* (5th ed.). Philadelphia, PA: Wolters Kluwer.

CAPÍTULO 52
Figura 52.1 De Cohen, B. J. (2003). *Medical terminology* (4th ed.). Philadelphia, PA: Lippincott Williams & Wilkins.

CAPÍTULO 53
Figura 53.1 De Bear, M. F., Connors, B. W., & Parasido, M. A. (2001). *Neuroscience—Exploring the brain* (2nd ed.). Philadelphia, PA: Lippincott Williams & Wilkins.

CAPÍTULO 54
Boxe 54.3 Kishner, S., & Schraga, E. (2016). Opioid equivalents and conversions. *Medscape*. Retirado de http://emedicine.medscape.com/article/2138678-overview. Acesso em 01/03/2017.

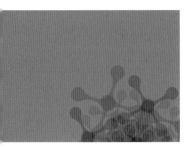

Material Suplementar

Este livro conta com o seguinte material suplementar:

- Questões de múltipla escolha.

O acesso ao material suplementar é gratuito. Basta que o leitor se cadastre e faça seu *login* em nosso *site* (www.grupogen.com.br), clicando em GEN-IO, no *menu* superior do lado direito.

É rápido e fácil. Caso haja alguma mudança no sistema ou dificuldade de acesso, entre em contato conosco (gendigital@grupogen.com.br).

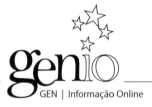

GEN-IO (GEN | Informação Online) é o ambiente virtual de aprendizagem do GEN | Grupo Editorial Nacional, maior conglomerado brasileiro de editoras do ramo científico-técnico-profissional, composto por Guanabara Koogan, Santos, Roca, AC Farmacêutica, Forense, Método, Atlas, LTC, E.P.U. e Forense Universitária. Os materiais suplementares ficam disponíveis para acesso durante a vigência das edições atuais dos livros a que eles correspondem.

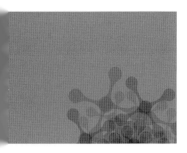

Sumário

PARTE 1
Fundamentos de Farmacologia Clínica na Enfermagem, 1
1. Princípios Gerais de Farmacologia, 3
2. Administração de Fármacos, 19
3. Segurança na Dosagem de Medicamentos, 34
4. O Processo de Enfermagem, 44
5. Ensino ao Paciente e à sua Família, 51

PARTE 2
Fármacos Utilizados para Combater Infecções, 61
6. Fármacos Antibacterianos | Sulfonamidas, 63
7. Fármacos Antibacterianos que Interferem na Estrutura da Parede Celular Bacteriana, 70
8. Fármacos Antibacterianos que Interferem na Síntese de Proteínas, 84
9. Fármacos Antibacterianos que Interferem na Síntese de DNA/RNA, 95
10. Fármacos Antituberculosos, 102
11. Fármacos Antivirais, 112
12. Fármacos Antifúngicos e Antiparasitários, 125

PARTE 3
Fármacos Utilizados no Tratamento da Dor, 139
13. Analgésicos Não Opioides | Salicilatos e Não Salicilatos, 141
14. Analgésicos Não Opioides | Fármacos Anti-Inflamatórios Não Esteroides e Medicamentos para Enxaqueca (Migrânea), 150
15. Analgésicos Opioides, 162
16. Antagonistas de Opioides, 174
17. Anestésicos, 178

PARTE 4
Fármacos que Atuam no Sistema Nervoso Central, 185
18. Fármacos Estimulantes do Sistema Nervoso Central, 187
19. Inibidores da Colinesterase, 194
20. Fármacos Ansiolíticos, 201
21. Fármacos Sedativos e Hipnóticos, 208
22. Fármacos Antidepressivos, 215
23. Fármacos Antipsicóticos, 228

PARTE 5
Fármacos que Atuam no Sistema Nervoso Periférico, 237
24. Fármacos Adrenérgicos, 239
25. Fármacos Bloqueadores Adrenérgicos, 250
26. Fármacos Colinérgicos, 261
27. Fármacos Bloqueadores Colinérgicos, 267

PARTE 6
Fármacos que Atuam no Sistema Neuromuscular, 277
28. Fármacos Antiparkinsonianos, 279
29. Fármacos Antiepilépticos, 289
30. Fármacos para Tratamento de Distúrbios Musculoesqueléticos, Ósseos e Articulares, 300

PARTE 7
Fármacos que Atuam no Sistema Respiratório, 313
31. Fármacos que Atuam nas Vias Respiratórias Superiores, 315
32. Fármacos que Atuam nas Vias Respiratórias Inferiores, 325

PARTE 8
Fármacos que Atuam no Sistema Cardiovascular, 343
33. Fármacos Diuréticos, 345
34. Fármacos Hipolipemiantes, 355
35. Fármacos Anti-Hipertensivos, 367
36. Fármacos Antianginosos e Vasodilatadores, 381
37. Fármacos Anticoagulantes e Trombolíticos, 390
38. Fármacos Cardiotônicos e Inotrópicos, 403
39. Fármacos Antiarrítmicos, 411

xviii Farmacologia Clínica

PARTE 9
Fármacos que Atuam no Sistema Digestório, 421
40 Fármacos que Atuam no Sistema Digestório Alto, 423
41 Fármacos que Atuam no Sistema Digestório Baixo, 437

PARTE 10
Fármacos que Atuam no Sistema Endócrino, 447
42 Fármacos Antidiabéticos, 449
43 Hormônios Hipofisários e Adrenocorticais, 469
44 Fármacos Tireoidianos e Antitireoidianos, 486
45 Hormônios Masculinos e Femininos, 494
46 Fármacos que Atuam no Útero, 509

PARTE 11
Fármacos que Atuam no Sistema Urinário, 517
47 Fármacos que Atuam na Menopausa e na Andropausa, 519
48 Fármacos Anti-Infecciosos e Outros Fármacos que Atuam no Sistema Urinário, 535

PARTE 12
Fármacos que Atuam no Sistema Imune, 541
49 Agentes Imunológicos, 543

50 Fármacos Antineoplásicos e Terapias Direcionadas para Alvos Específicos, 555
51 Fármacos Imunomoduladores, 574

PARTE 13
Fármacos que Atuam em Outros Sistemas do Corpo, 587
52 Fármacos Tópicos para Doenças de Pele, 589
53 Medicamentos Otológicos e Oftálmicos, 602
54 Líquidos, Eletrólitos e Terapia Parenteral, 617

Apêndice A Categorias de Fármacos | Substâncias Controladas e Classificação da FDA Quanto ao Risco de Uso na Gestação, 635
Apêndice B Práticas Seguras para Prevenção de Erros na Administração de Medicamentos, 637
Apêndice C Calendários de Vacinação, 638
Apêndice D Fitoterápicos e Produtos Naturais Selecionados Usados para Fins Medicinais, 645
Apêndice E Cálculos e Medidas Usados Menos Frequentemente e Revisão de Conceitos Matemáticos Básicos, 648
Apêndice F Respostas das Questões de Revisão e Dicas para os Boxes Farmacologia na Prática, 657

Bibliografia, 669

Índice Alfabético, 673

Farmacologia Clínica

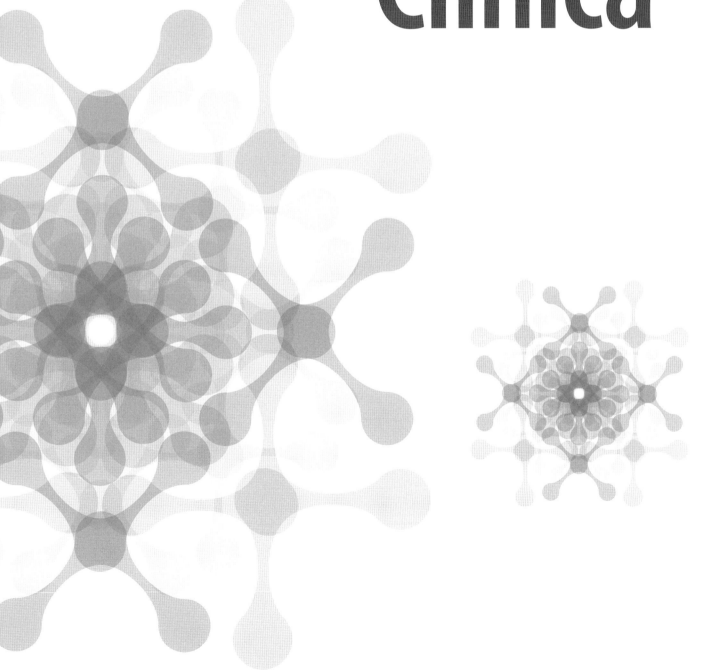

PARTE 1
Fundamentos de Farmacologia Clínica na Enfermagem

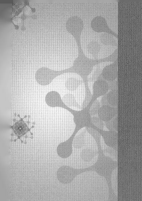

O manejo dos medicamentos constitui uma das tarefas mais importantes na prática da enfermagem. Os indivíduos dependem enormemente do conhecimento e das instruções fornecidas pelos enfermeiros para aprender como administrar adequadamente suas próprias necessidades quanto aos cuidados de saúde. Quando em ambiente institucional, os pacientes dependem dos enfermeiros para a administração acurada e o monitoramento dos medicamentos, de modo a mantê-los seguros e promover sua saúde. Ambas as situações exigem um profissional de enfermagem competente, que possua sólida base de farmacologia clínica.

A Parte 1 fornece os fundamentos para entender a farmacologia no contexto da prática clínica de enfermagem. Três dos cinco capítulos desta parte discutem especificamente conceitos fundamentais para a enfermagem: administração de fármacos, processos de enfermagem e instruções ao paciente. Os princípios gerais de farmacologia e a matemática envolvida nos cálculos das doses são conceitos utilizados por todos os profissionais de saúde. Esses conceitos estão incluídos em seus respectivos capítulos. Segue-se um breve resumo do conteúdo de cada capítulo da Parte 1.

Os princípios básicos são fornecidos no Capítulo 1, que mostra como os fármacos provêm de fontes naturais, como plantas, ou são produzidos sinteticamente. Outros conceitos-chave incluem fatos sobre as categorias de fármacos e as diferenças existentes entre um fármaco sob prescrição (medicamentos prescritos sob a supervisão de um profissional de saúde licenciado) e um fármaco isento de prescrição (medicamentos de venda livre e designados como seguros quando tomados de acordo com as orientações). Por fim, descreve-se como os fármacos passam por uma série de etapas para serem processados, utilizados e eliminados pelo corpo – o que constitui a base do estudo da farmacologia para profissionais de saúde.

A administração de um fármaco está principalmente sob a responsabilidade do enfermeiro e é discutida no Capítulo 2. Cabe ao enfermeiro a responsabilidade de fornecer assistência ao paciente de maneira segura, administrando corretamente o medicamento prescrito pelo médico. Essa competência é adquirida pelo enfermeiro ao aprender e seguir os princípios de administração de fármacos, técnicas apropriadas e uso correto de sistemas de administração.

A capacidade de realizar correta e acuradamente cálculos matemáticos auxilia no estabelecimento de doses seguras aos pacientes, o que tem importância na administração e no

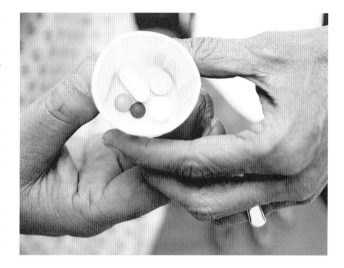

fornecimento dos medicamentos aos pacientes. O Capítulo 3 fornece a oportunidade de praticar cálculos e uma visão geral das tarefas que o enfermeiro deve realizar para garantir que as doses dos medicamentos estejam corretas antes de sua administração.

A maioria dos pacientes tem problemas de ansiedade ou falta de conhecimento sobre as novas rotinas de administração dos medicamentos. O processo de enfermagem é utilizado para ajudar os membros da equipe de saúde a fornecer assistência efetiva ao paciente. Esse processo é usado para desenvolver assistência individualizada e plano de instruções para uso quando são prescritos medicamentos. Os conceitos do processo de enfermagem são tratados no Capítulo 4.

É crucial que o paciente entenda as informações importantes acerca do medicamento prescrito, incluindo dose, forma de administração, efeito esperado e reações adversas. O Capítulo 5 descreve os componentes necessários a uma instrução bem-sucedida ao paciente. Além disso, o capítulo apresenta um grupo de indivíduos que recebem cuidados de enfermagem em ambiente ambulatorial. Suas histórias destinam-se a mostrar como toda essa informação é utilizada no cuidado de enfermagem de pacientes que recebem terapia farmacológica. Ao longo deste livro, estudos de caso exemplificarão como colocar tais conceitos em prática.

A compreensão dos princípios básicos de farmacologia permite construir uma sólida base de conhecimento dos fármacos utilizados a fim de ajudar os pacientes a manterem seu mais alto nível de bem-estar.

1

Princípios Gerais de Farmacologia

Termos-chave

absorção movimento de um fármaco de seu local de administração para os líquidos corporais; trata-se da primeira etapa do processo farmacocinético

angioedema lesões urticariformes localizadas ou edema nos tecidos subcutâneos ou nas mucosas; pode ser causado por resposta alérgica; também denominado *edema angioneurótico* ou edema de Quincke

choque anafilático dilatação vascular súbita com queda brusca da pressão arterial, que evolui rapidamente e pode levar à morte se não for precocemente diagnosticado e adequadamente tratado

dependência física uso habitual de uma substância, cuja interrupção abrupta resulta em sintomas físicos negativos de abstinência

dependência psicológica compulsão ou avidez em utilizar uma substância para obter experiência prazerosa

distribuição movimento de um fármaco da circulação para um tecido ou um local-alvo

efeito cumulativo do fármaco quando o corpo é incapaz de metabolizar e excretar a dose de um fármaco antes da administração da próxima dose

estratégias de avaliação e mitigação de riscos (REMS) programa da US Food and Drug Association (FDA), desenvolvido para monitorar fármacos que apresentam alto risco em comparação com o benefício

excreção saída do fármaco do corpo

farmacocinética estudo do trânsito (ou da atividade) dos fármacos após a sua administração

(continua)

Objetivos de aprendizagem

Ao fim deste capítulo, o leitor deverá ser capaz de:

1. Definir o termo *farmacologia*.
2. Identificar os diferentes nomes atribuídos aos fármacos.
3. Distinguir entre medicamentos sob prescrição, medicamentos de venda livre e substâncias controladas.
4. Discutir os vários tipos de atividade e reações dos fármacos produzidos no corpo.
5. Identificar fatores que influenciam a ação dos fármacos.
6. Definir tolerância a fármacos, efeito cumulativo do fármaco e idiossincrasia farmacológica.
7. Discutir os tipos de interações medicamentosas que podem ser observados com a administração de fármacos.
8. Discutir as implicações de enfermagem associadas às ações, às interações e aos efeitos dos fármacos.
9. Discutir o uso de fitoterápicos.

A farmacologia é o estudo dos fármacos e suas ações nos organismos vivos. É fundamental que o enfermeiro tenha um conhecimento sólido dos princípios básicos de farmacologia para administrar os medicamentos com segurança e monitorar os pacientes que os recebem. A primeira tarefa no estudo da terapia farmacológica é compreender como os fármacos são nomeados. Uma vez entendido esse conceito, será mais fácil compreender as classes e as categorias de fármacos, bem como as legislações federais relativas aos fármacos e como eles são desenvolvidos. O presente capítulo fornece uma visão geral básica dos princípios farmacológicos necessários para compreender a administração dos medicamentos. Por fim, discute também os **fitoterápicos**, na medida em que estão relacionados com a farmacologia.

No decorrer do século XX, os fármacos modificaram a maneira pela qual os profissionais de saúde tratam os pacientes. No início da década de 1900, as pessoas morriam de infecções e complicações clínicas e cirúrgicas devido, em parte, à falta de condições sanitárias e ao fato de que os medicamentos usados para combater as infecções não existiam naquela época. A descoberta das substâncias medicamentosas fez com que uma infecção, que antes representava uma sentença de morte, se transformasse em condição de saúde aguda ou crônica. A terapia farmacológica também significa que indivíduos sem determinadas substâncias em seus corpos, como a insulina, ou aqueles diagnosticados com câncer, possam agora ter vidas longas e produtivas.

Os medicamentos derivam de fontes naturais, como plantas e minerais, ou são produzidos sinteticamente em laboratórios. Um exemplo de fármacos derivados de uma fonte natural inclui os digitálicos, um extrato da planta dedaleira que atua como potente medicamento para o coração. Atualmente, fármacos são obtidos por engenharia química, abrindo novas oportunidades de tratamento.

Termos-chave (*continuação*)

farmacodinâmica estudo dos mecanismos farmacológicos que produzem alterações bioquímicas ou fisiológicas no corpo

fase biofarmacêutica refere-se à fase durante a qual um fármaco se dissolve no corpo

fitoterapia tipo de terapia complementar/alternativa que usa plantas ou ervas para o tratamento de vários distúrbios; também denominada herbalismo

idiossincrasia farmacológica qualquer resposta incomum ou anormal que difere da resposta normalmente esperada a um fármaco específico e a determinada dose

medicamentos de venda livre fármacos designados pela FDA como seguros (quando tomados de acordo com as orientações) e que podem ser obtidos sem receita médica

medicamentos sob prescrição fármacos designados pelo governo federal como potencialmente prejudiciais, a não ser que o seu uso seja supervisionado por um profissional da área da saúde licenciado, como médico ou dentista

medicina complementar/alternativa grupo de abordagens terapêuticas com uso de produtos que atualmente não fazem parte da medicina convencional

meia-vida tempo necessário para a eliminação de 50% da dose de um fármaco do corpo

metabolismo de primeira passagem ação pela qual um fármaco oral é absorvido e transportado diretamente até o fígado, onde é inativado por enzimas antes de sua entrada na corrente sanguínea sistêmica

metabolismo modificação de uma substância de modo que possa ser excretada

metabólito forma inativa do fármaco original

reação adversa efeito indesejável de um fármaco

reação alérgica reação de hipersensibilidade imediata mediada pelo sistema imune; manifesta-se como prurido, urticária, edema e dificuldade respiratória

reação de hipersensibilidade reação indesejável produzida pelo sistema imune normal

receptor em farmacologia local reativo na superfície de uma célula, com o qual um fármaco se liga e interage, ocorrendo uma resposta farmacológica

substâncias controladas fármacos com potencial de uso abusivo e dependência, tanto física quanto psicológica

teratógeno fármaco ou substância que provoca desenvolvimento anormal do feto, resultando em deformidades

tolerância a fármacos diminuição da resposta a um fármaco, o que exige aumento da dose para alcançar o efeito desejado

tóxico agente venenoso ou prejudicial

NOMES DOS FÁRMACOS

Durante o processo de desenvolvimento, os fármacos podem receber diversos nomes: nome químico, nome genérico (denominação comum, oficial) e nome comercial. Essas diferentes designações podem gerar confusão. Por esse motivo, é necessário ter claro entendimento dos diferentes nomes empregados, de modo a promover a segurança do paciente ao reduzir os erros.

O nome químico é o termo científico que descreve a estrutura molecular do fármaco; normalmente, trata-se do componente químico do fármaco. O nome genérico é considerado a designação oficial pela qual o fármaco pode ser produzido ou comercializado por qualquer empresa; também chamada denominação comum, significando não pertencer a qualquer órgão específico. O nome genérico é o nome comercial conferido a um fármaco pela U.S. Food and Drug Administration (FDA). É também o nome encontrado no *National Formulary* (NF) ou na *U.S. Pharmacopeia* (USP) para um fármaco aprovado.[1]

A Tabela 1.1 identifica os vários nomes conferidos a fármacos e fornece exemplo e explicação para cada um deles.

Quando o nome de um fármaco é seguido de um símbolo de marca comercial ™ ou de um símbolo de marca registrada ®, isso significa que é o nome comercial. O nome comercial é escolhido por uma empresa específica que produz o fármaco para fins comerciais. Para evitar confusão, é melhor utilizar o nome genérico.

CLASSES E CATEGORIAS DE FÁRMACOS

Um fármaco pode ser classificado com base no tipo químico do princípio ativo ou pelo modo com que é utilizado no tratamento de determinada condição. Cada fármaco pode ser classificado em uma ou mais classes. Por exemplo, na Parte 2, os fármacos que retardam ou destroem patógenos são classificados como anti-infecciosos. Em cada capítulo, esses fármacos são ainda categorizados pelo modo de sua atuação (como, por exemplo, antivirais) ou na sua estrutura química (p. ex., penicilinas). Além disso, uma vez aprovado para uso, o órgão regulador inclui o fármaco em uma das seguintes categorias: sob prescrição, isento de prescrição ou substância controlada. Para auxiliar na aprendizagem dessas classes, uma lista é apresentada no início de cada capítulo.

---

[1]N.R.T.: No Brasil, a designação genérica é a nomenclatura oficial conferida pela Anvisa, também encontrada na Denominação Comum Brasileira (DCB) e, na falta dela, na Denominação Comum Internacional (DCI) ou na Farmacopeia Brasileira.

Capítulo 1 Princípios Gerais de Farmacologia 5

TABELA 1.1 Denominações dos fármacos.

Denominação do fármaco	Exemplo	Explicação
Nome químico (nome científico)	Exemplo: etil 4-(8-cloro-5,6-di-hidro-11 *H*-benzo[5,6] ciclo-hepta[1,2-*b*]-piridina-11-ilideno)-1-piperidinocarboxilato	Fornece a composição química exata do fármaco e a localização dos átomos, ou estrutura molecular; o nome químico não é escrito com letra maiúscula.
Nome genérico (nome oficial ou denominação comum)	Exemplo: loratadina	Nome dado ao fármaco antes de se tornar oficial; pode ser usado em todos os países, por todas as empresas farmacêuticas; o nome genérico não é escrito com letra maiúscula.
Nome comercial (marca registrada)	Exemplo: Claritin®	Nome registrado pela empresa farmacêutica, seguido de um símbolo de marca registrada; esse nome só pode ser utilizado pelo fabricante; um fármaco pode ter vários nomes comerciais, dependendo do número de fabricantes; a primeira letra do nome comercial é escrita em maiúscula.

ALERTA DE ENFERMAGEM

Estudar os padrões utilizados na denominação dos medicamentos pode ajudar o enfermeiro a identificar nomes e evitar erros de medicação. Certos elementos que compõem o nome de um fármaco podem ser semelhantes em classes ou categorias farmacológicas específicas. Por exemplo, as denominações dos bloqueadores beta-adrenérgicos (β-adrenérgicos) têm o sufixo "lol". *Atenolol, metoprolol* e *propranolol* são todos fármacos anti-hipertensivos da mesma categoria.

Medicamentos sob prescrição

Medicamentos sob prescrição abrangem a maior categoria de fármacos. São prescritos por profissional de saúde legalmente habilitado. Nos EUA, a prescrição (Figura 1.1) contém nome do medicamento, dose, método e frequência de administração, bem como a assinatura eletrônica do profissional de saúde licenciado que o prescreve. Normalmente, a prescrição é feita eletronicamente e transmitida à farmácia. O paciente pode receber uma cópia impressa se for obter o medicamento em farmácia fora do sistema de saúde.[2]

Os medicamentos sob prescrição são designados pelo governo federal americano como potencialmente prejudiciais, a não ser que seu uso seja supervisionado por profissional de saúde legalmente habilitado, como médicos, dentistas ou enfermeiros. A supervisão é importante, visto que, embora esses fármacos sejam testados quanto a sua segurança e efeito terapêutico, eles podem causar diferentes reações em alguns indivíduos.

Em ambientes institucionais, o enfermeiro administra o medicamento e monitora o paciente quanto ao aparecimento do efeito terapêutico e ocorrência de **reações adversas** (efeitos indesejáveis). Alguns medicamentos têm o potencial de ser **tóxicos** (prejudiciais). O enfermeiro desempenha um papel fundamental na avaliação do paciente quanto à ocorrência de efeitos tóxicos. Quando esses medicamentos são prescritos para ser tomados em casa, é preciso orientar o paciente e sua família acerca do medicamento.

Medicamentos de venda livre

Medicamentos de venda livre são designados como seguros (quando tomados de acordo com as orientações) e podem ser obtidos sem prescrição em vários estabelecimentos, como drogarias, supermercados ou grandes varejistas. Os medicamentos de venda livre incluem aqueles usados para sintomas de resfriado, dores leves, constipação intestinal, diarreia, azia e infecções fúngicas de baixa gravidade.

As normas quanto à rotulagem fornecem ao consumidor informações importantes acerca do medicamento: dosagem, contraindicações, precauções e reações adversas. Os consumidores devem ler cuidadosamente as orientações antes de tomar qualquer medicamento de venda livre, porque esses fármacos não são desprovidos de risco. Por exemplo, paracetamol, comumente utilizado para alívio da dor e também

---

SISTEMA DE FARMÁCIA XYZ
Transmitida eletronicamente a Smith Pharmacy
1234 Broad Street
Cidade, Estado, CEP

Data: 20/10/20- -
Rx 9876543   ID 11223344

Informação do paciente

Sobrenome: Jones
Nome: Mary
Data de nascimento: 18/10/ano
Sexo: F
Endereço: 567 King Street
                      Cidade, Estado, CEP
Telefone: (XXX)-888-7777

Medicamento, indicação na bula e informação para receita renovável

Nome do fármaco: gabapentina
Concentração: 100 mg
Quantidade: 60   Forma farmacêutica: cápsulas
Indicações na bula: Tomar 1 cápsula ao deitar
Renovação: 6
Rótulo: sim

Informações do prescritor

Sobrenome: Brown
Nome: James M
Endereço: 100 Main Street
             Cidade, Estado, CEP
DEA: CB1234XXX
NPI: 9876543XXX

FIGURA 1.1 Exemplo de prescrição eletronicamente transmitida nos EUA.

---

[2]N.R.T.: O Guia Prático de Prescritores Habilitados e Prescrições apresenta de que maneira as prescrições devem ser realizadas no Brasil para que sejam aceitas nas farmácias magistrais e indica quais são os prescritores habilitados para prescrever cada tipo de medicamento e produto magistral, de acordo com a legislação específica de cada segmento. Acesse-o em: http://fqm. edu.br/20161/wp-content/uploads/2017/02/ANFARMAG-Guia_pratico_de_prescritores_habilitados_e_prescricoes.pdf.

encontrado em muitos produtos de venda livre para tosse e resfriado, pode prejudicar potencialmente o fígado do indivíduo por ter efeito cumulativo.

Substâncias controladas

Substâncias controladas constituem a classe de fármacos monitorados com mais rigor, porque têm alto potencial para uso abusivo e podem causar dependência física ou psicológica. A dependência física é definida como o uso habitual de uma substância, em que sintomas de abstinência físicos negativos resultam de sua interrupção abrupta; ocorre com a administração repetida dessa substância. A **dependência psicológica** consiste em compulsão ou avidez pelo uso de uma substância, de modo a obter experiência prazerosa. Trata-se do desejo mental de administração repetida dessa substância. A dependência física e a dependência psicológica nem sempre ocorrem juntas; contudo, um tipo de dependência pode levar ao outro tipo.

O Controlled Substances Act de 1970, regulamentação norte-americana, estabeleceu um sistema de classificação para fármacos com potencial de abuso. O decreto regulamenta a fabricação, a distribuição e a dispensação desses fármacos nos EUA. O Controlled Substances Act divide os fármacos em cinco grupos (listas), que são baseados no potencial para uso abusivo e dependência física e psicológica da substância. O Apêndice A descreve as cinco listas.

As práticas de prescrição do profissional de atenção primária para substâncias controladas são monitoradas pelas Drug Enforcement Agency (DEA) nos EUA. Segundo legislação federal norte-americana, quantidades limitadas de determinados fármacos da lista V podem ser adquiridas sem prescrição, sendo a compra registrada pelo farmacêutico dispensador. Leis estaduais e federais podem diferir em exigências de venda e distribuição de substâncias controladas. Em hospitais ou outros órgãos que dispensam substâncias controladas, os fármacos incluídos nas listas são contados a cada 8 ou 12 horas, tanto para formas injetáveis, quanto para comprimidos ou outras apresentações. Qualquer discrepância no número de medicamentos precisa ser investigada e imediatamente explicada.

DESENVOLVIMENTO DE FÁRMACOS

O desenvolvimento de fármacos é processo longo e árduo, que pode levar de 7 a 12 anos ou mais. Nos EUA, a FDA tem a responsabilidade de aprovar novos fármacos e monitorar aqueles atualmente usados quanto à ocorrência de reações adversas ou tóxicas. O desenvolvimento de um novo fármaco é dividido em fase pré-FDA e fase FDA. Na primeira fase, o fabricante conduz testes *in vitro* (em ambiente artificial, como tubo de ensaio) utilizando células animais ou humanas para a descoberta de novos compostos. Seguem-se estudos em animais vivos. Em seguida, a empresa farmacêutica solicita à FDA a inclusão no estado de Investigational New Drug (IND).

Durante a fase FDA, começa o estudo clínico (ou seja, em seres humanos) do novo fármaco. O estudo clínico consiste em três fases, em que cada fase envolve um número maior de indivíduos (Figura 1.2). Em todas as fases, são estudados os efeitos farmacológicos e biológicos. A *fase I* envolve 20 a 100 indivíduos que são voluntários sadios. Essa fase destina-se a verificar a ação da substância sobre tecido sadio. Se os estudos de fase I forem bem-sucedidos, passa-se para a *fase 2*, quando o fármaco é administrado a indivíduos que apresentam a doença (ou a condição) para a qual se acredita que o medicamento seja efetivo. Se esses resultados comprovarem ajuda na redução ou eliminação do problema e as reações adversas forem aceitáveis, o estudo progride para a *fase 3*, em que o fármaco é administrado a grande número de pacientes em centros médicos de pesquisa para obter informações acerca das reações adversas. Os estudos de fase 3 fornecem informações adicionais sobre dosagem e segurança. Devido a

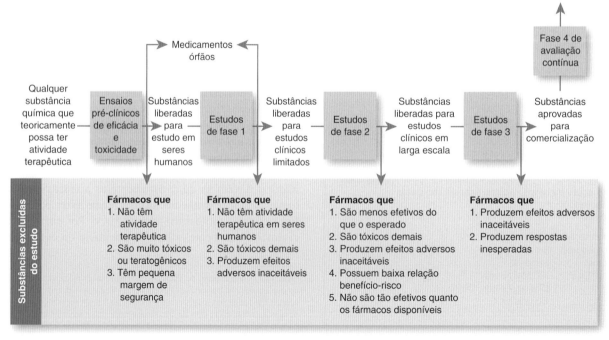

FIGURA 1.2 Fases de desenvolvimento de um fármaco nos EUA.

esse demorado processo, os ensaios clínicos podem se estender por muitos anos.

Alerta de domínio de conceito

Uma razão para um fármaco entrar em estudo de fase 3 é determinar quaisquer efeitos não previstos. Uma razão para a inclusão de um fármaco em estudo de fase 2 seria testar seu potencial efeito no tratamento de pacientes com a doença para a qual ele foi desenvolvido.

Um NDA (*New Drug Application*) é proposto após a investigação do fármaco nas fases 1 a 3 ser completada e for constatada a segurança e a efetividade do mesmo. Com o NDA, a empresa farmacêutica apresenta todos os dados obtidos sobre o fármaco durante os ensaios clínicos. Um grupo de especialistas, incluindo farmacologistas, químicos, médicos e outros profissionais, analisa a petição e faz uma recomendação para a FDA. Em seguida, este órgão aprova ou recusa a aprovação do fármaco para uso.

Após aprovação da FDA, a empresa farmacêutica produtora do fármaco dará nome comercial ao novo medicamento. Isso permite que a empresa possa vender o fármaco específico com o uso deste nome por período de tempo limitado. A esperança é que parte dos custos envolvidos em pesquisa e desenvolvimento seja coberta pelas vendas do fármaco com o nome comercial. Depois de um período específico, outras empresas podem vender o fármaco, utilizando o nome genérico. O nome comercial é reservado para a empresa que primeiro produziu a substância específica.

Após aprovação da FDA, segue-se a fase de vigilância continuada para garantir a segurança do fármaco. A vigilância pós-comercialização (*fase 4*) começa quando o fabricante lança o fármaco no mercado. Durante essa farmacovigilância, uma análise contínua do fármaco é efetuada, com atenção particular para a ocorrência de reações adversas. Os profissionais de saúde são incentivados a ajudar nessa vigilância, notificando os efeitos adversos dos fármacos, no caso dos EUA, por meio do programa MedWatch (Boxe 1.1), do Institute for Safe Medication Practices (ISMP) ou do Medication Errors Reporting Program (MERP).

PROGRAMAS ESPECIAIS DA FOOD AND DRUG ADMINISTRATION

Embora seja necessário um tempo considerável para obter a aprovação da FDA para a maioria dos fármacos, ela possui programas especiais para atender a diferentes necessidades, como programa de medicamentos órfãos, programas acelerados para necessidades urgentes e o programa Estratégias de Avaliação e Mitigação de Riscos (Risk Evaluation and Mitigation Strategies [REMS]).

Programa de medicamentos órfãos

O Orphan Drug Act de 1983 foi aprovado para incentivar o desenvolvimento e a comercialização de produtos utilizados para o tratamento de doenças raras. O decreto define doença rara como uma condição que acomete menos de 200.000 indivíduos nos EUA ou que afeta mais de 200.000 pessoas nos EUA, porém cujo custo envolvido na produção

---

BOXE 1.1 MedWatch e relatório de eventos adversos.

- A FDA estabeleceu nos EUA um programa denominado MedWatch para a notificação de segurança e eventos adversos. Enfermeiros ou outros profissionais de saúde podem relatar observações sobre efeitos adversos graves de fármacos ou podem encontrar informações sobre segurança. Qualquer pessoa pode ter acesso ao *website* (http://www.fda.gov/medwatch/index.html) para obter alertas de segurança sobre fármacos, dispositivos ou suplementos dietéticos
- O *website* fornece um formulário padronizado para preencher, que pode ser apresentado eletronicamente ou obtido por *download*, preenchido e enviado por *e-mail*/fax ao programa. Os enfermeiros desempenham importante papel no monitoramento de reações adversas. Por essa razão, é importante apresentar relatórios, mesmo se houver incerteza quanto à relação causa-efeito. A FDA protege a identidade daqueles que voluntariamente notificam reações adversas
- A FDA considera como reações adversas graves as que possam resultar em morte, doença potencialmente fatal, internação ou incapacidade, ou aquelas que possam exigir intervenção clínica ou cirúrgica. Esse formulário também é utilizado para relatar experiência indesejável associada ao uso de produtos médicos (p. ex., luvas de látex, marca-passos, bombas de infusão, sangue, hemocomponentes).

---

e comercialização de um fármaco para tratar essa condição específica não seria ressarcido pelas vendas do medicamento.

Segundo relatórios da National Organization of Rare Disorders, existem mais de 6.800 distúrbios raros que acometem aproximadamente 30 milhões de indivíduos. Exemplos de distúrbios raros incluem amiloidose, doença de Gaucher e fenilcetonúria.

O decreto fornece incentivos, como subsídios para a realização de pesquisa, assistência de protocolo pela FDA e créditos tributários especiais para estimular os fabricantes a desenvolver medicamentos órfãos. Se o fármaco for aprovado, a empresa farmacêutica tem 7 anos de direitos de comercialização exclusivos. Mais de 360 novos fármacos receberam aprovação da FDA desde a aprovação da lei. Exemplos de medicamentos órfãos incluem bortezomibe para amiloidose, terapia de reposição enzimática para doença de Gaucher e *atiprimod* (ainda inexistente no Brasil) para mieloma múltiplo refratário a dois ou mais tratamentos prévios.

Programas acelerados

A aprovação acelerada de fármacos é oferecida pela FDA quando estão disponíveis no mercado medicamentos promissores para doenças que acarretam risco à vida, com base em evidências preliminares e antes da demonstração formal de benefício ao paciente. A aprovação concedida é considerada "aprovação provisória", com termo de compromisso da empresa farmacêutica de concluir os estudos clínicos que irão demonstrar formalmente benefício aos pacientes. Esse programa procura disponibilizar fármacos em pesquisa para salvar a vida de pacientes, antes que seja concedida a aprovação final para o tratamento de doenças que representam ameaça significativa à saúde do público. Se o fármaco demonstrar ser benéfico, o processo de aprovação é acelerado.

A síndrome de imunodeficiência adquirida (AIDS) é um exemplo de doença que ameaça significativamente a saúde, e a descoberta de novos fármacos é qualificada para o programa acelerado. Quando foi identificada pela primeira vez, essa doença era muito devastadora para os indivíduos acometidos, e as agências de saúde temiam o perigo que ela representava para a saúde pública. Por isso, a FDA e empresas farmacêuticas passaram a trabalhar juntas para abreviar o processo de aprovação para os fármacos que mostravam ser promissores no tratamento da AIDS. Esse processo acelerado permitiu que os profissionais de saúde pudessem administrar medicamentos que indicavam ter resultados positivos nos ensaios clínicos de fases 1 e 2, em lugar de aguardar sua aprovação final. Atualmente, essa doença é considerada crônica, em parte devido aos esforços na aceleração do processo de ensaios clínicos para fármacos destinados a seu tratamento.

Estratégias de avaliação e mitigação de riscos

O programa **REMS** destina-se a monitorar fármacos que apresentam alto risco, em comparação com o benefício oferecido. Para utilizar um fármaco incluído nesse programa, existem requisitos específicos quanto à instrução dos profissionais de saúde (técnicas de prescrição e administração) e orientações e monitoramento dos pacientes que irão usar o medicamento. Por conseguinte, apenas profissionais treinados, cadastrados e credenciados podem prescrever fármacos com tais restrições. É possível ler as restrições impostas a esses fármacos pelo programa por meio do *website* com o nome comercial do fármaco.

COMO OS MEDICAMENTOS ATUAM NO ORGANISMO

Quando entram no corpo, os medicamentos atuam de certas maneiras ou em determinadas fases. Fármacos administrados por via oral passam por três fases: *biofarmacêutica, farmacocinética* e *farmacodinâmica* (Figura 1.3). Medicamentos líquidos e administrados por injeção passam apenas pelas últimas duas fases.

Fase biofarmacêutica

Na **fase biofarmacêutica**, o medicamento é dissolvido. Os fármacos precisam ser líquidos solúveis para sua absorção pelo corpo. Medicamentos líquidos ou aqueles administrados por injeção já estão dissolvidos e sofrem rápida absorção. Comprimido ou cápsula (formas sólidas de um fármaco) passam por essa fase no tubo gastrintestinal (GI), período em que se desintegram em pequenas partículas e se dissolvem nos líquidos corporais. Comprimidos de revestimento entérico e cápsulas de liberação prolongada não se desintegram até alcançar o ambiente alcalino do intestino delgado.

Fase farmacocinética

A **farmacocinética** refere-se ao transporte dos fármacos no organismo após sua administração. Divide-se em absorção, distribuição, metabolismo e excreção. Os subcomponentes dessas atividades farmacocinéticas incluem transporte, metabolismo de primeira passagem após a absorção e meia-vida durante a excreção do fármaco.

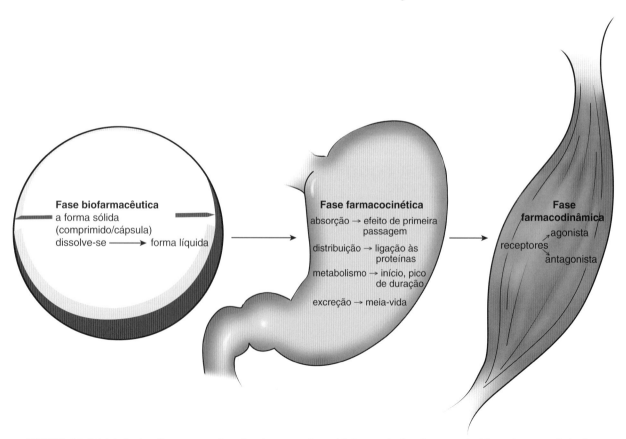

FIGURA 1.3 Atividade dos fármacos no interior do corpo: fases biofarmacêutica, farmacocinética e farmacodinâmica.

Absorção

A **absorção** refere-se ao processo pelo qual um fármaco torna-se disponível para uso no corpo. Esse processo envolve o deslocamento do fármaco de seu local de administração até os líquidos corporais. Ocorre após dissolução da forma sólida do medicamento (p. ex., drágea ou comprimido), ou após a administração de medicamento líquido oral ou parenteral. Nesse processo, as partículas do fármaco no tubo GI são transportadas para os líquidos corporais. Esse movimento pode ser realizado de várias maneiras:

- Transporte ativo – é necessário o uso da energia celular para transportar o fármaco de área de baixa concentração para outra área de alta concentração
- Transporte passivo – nenhuma energia celular é utilizada, visto que o fármaco passa de uma área de alta concentração para uma área de baixa concentração (as pequenas moléculas se difundem através da membrana celular)
- Pinocitose – as células incorporam a partícula do fármaco (a célula forma uma vesícula para transportar o fármaco para seu interior).

Diversos fatores influenciam a velocidade de absorção, incluindo via de administração, solubilidade do fármaco e condições específicas dos tecidos do corpo. A mais rápida absorção ocorre quando o fármaco é administrado por via intravenosa (IV). A absorção ocorre mais lentamente quando o fármaco é administrado por vias oral, intramuscular ou subcutânea. Isso se deve ao fato de que as complexas membranas mucosas do tubo GI, do músculo e da pele retardam a passagem do fármaco. Determinadas condições no corpo, como *lipodistrofia* (atrofia do tecido subcutâneo em consequência de injeções subcutâneas repetidas), inibem a absorção de determinado fármaco no local afetado.

O **metabolismo de primeira passagem** também pode afetar a absorção. Quando um fármaco é absorvido pelo intestino delgado, passa pelo fígado antes de ser liberado para a circulação sistêmica. O fígado pode metabolizar quantidade significativa do fármaco antes de liberá-lo para o corpo. Neste caso, a quantidade de fármaco ativo circulante pode não ser suficiente para produzir efeito terapêutico, e o paciente irá necessitar de dose mais alta.

Distribuição

A circulação sistêmica transporta e distribui os fármacos aos vários tecidos ou locais-alvo do corpo. A **distribuição** de um fármaco no corpo depende de ligação às proteínas, fluxo sanguíneo e solubilidade.

Quando um fármaco circula pelo sangue, entra em contato com proteínas plasmáticas, como a *albumina*. O fármaco pode permanecer livre na circulação ou pode ligar-se à proteína. Somente fármacos em forma livre produzem efeito terapêutico. Fármacos ligados a proteínas são farmacologicamente inativos. Somente quando as moléculas proteicas liberam o fármaco ele se difunde aos tecidos, interage com receptores específicos e produz efeito terapêutico. Diz-se que um fármaco é altamente ligado a proteínas quando mais de 80% de sua concentração circulante estão ligados às proteínas.

O fármaco distribui-se rapidamente para áreas com grande suprimento sanguíneo, como coração, fígado e rins. Em outras áreas, como órgãos internos, pele e músculo, a distribuição do fármaco ocorre mais lentamente.

Solubilidade, ou capacidade de o fármaco atravessar a membrana celular, afeta sua distribuição. Fármacos lipossolúveis atravessam a membrana celular, ao contrário dos hidrossolúveis.

Metabolismo

Metabolismo, também denominado *biotransformação*, é o processo orgânico que modifica um fármaco para uma forma mais ou menos ativa, passível de ser excretada. Em geral, a forma resultante é denominada **metabólito** (forma inativa do fármaco original). No caso de alguns fármacos, um ou mais dos metabólitos podem exibir alguma atividade farmacológica. Metabólitos podem sofrer metabolismo adicional ou ser excretados do corpo de modo inalterado. A maioria dos fármacos é metabolizada pelo fígado, embora rins, pulmões, plasma e mucosa intestinal também possam auxiliar no metabolismo dos fármacos.

Excreção

A eliminação dos fármacos do corpo é denominada **excreção**. Após o fármaco ser inativado pelo fígado, os rins excretam os compostos inativos do corpo. Contudo, alguns fármacos são excretados em forma inalterada pelo rim, sem o envolvimento do fígado. Pacientes com doença renal podem necessitar de redução de dosagem e cuidadoso monitoramento da função renal. Crianças possuem função renal imatura e podem necessitar de redução da dose e realização de provas de função renal. De modo semelhante, idosos podem ter redução da função renal e necessitar de monitoramento cuidadoso e doses menores. Outros fármacos são eliminados em suor, leite materno, ar expirado ou fezes.

Meia-vida refere-se ao tempo necessário para a eliminação de 50% do fármaco pelo corpo. É importante conhecer a meia-vida de um fármaco no planejamento da frequência das doses. Os fármacos com meia-vida curta (2 a 4 horas) precisam ser administrados com frequência, enquanto aqueles com meia-vida longa (21 a 24 horas) necessitam de administração menos frequente. Por exemplo, a digoxina (meia-vida de 36 horas) exige dose única ao dia. Já fármacos de meia-vida curta requerem administrações frequentes. São necessárias cinco a seis meias-vidas para eliminar aproximadamente 98% de um fármaco do corpo. Embora a meia-vida seja bastante estável, pacientes com doença hepática ou renal podem ter problemas na excreção de determinado fármaco. A dificuldade na excreção de um fármaco aumenta o risco de toxicidade, por efeito cumulativo, visto que os órgãos excretores não removem as substâncias do corpo. Pacientes idosos ou com comprometimento renal ou hepático devem realizar frequentes exames complementares para avaliar as respectivas funções.

Início, pico e duração do efeito terapêutico

O efeito terapêutico de um fármaco determina a cronologia de sua administração. Três fatores farmacocinéticos são importantes quando se considera como o fármaco atua no organismo:

- *Início de ação* – tempo decorrido entre a administração do fármaco e o início de seu efeito terapêutico

10 Parte 1 Fundamentos de Farmacologia Clínica na Enfermagem

- *Concentração máxima (pico)* – quando a velocidade de absorção é igual à velocidade de eliminação (nem sempre corresponde ao momento de resposta máxima)
- *Duração da ação* – duração do efeito terapêutico.

Esses fatores devem ser considerados quando se determina a frequência de administração das doses de um fármaco específico. Isso assegura a manutenção de níveis sanguíneos apropriados no corpo para que o fármaco atue adequadamente.

Fase farmacodinâmica

Farmacodinâmica é o estudo dos mecanismos farmacológicos que produzem mudanças bioquímicas ou fisiológicas no organismo, correspondentes a ação e efeito dos fármacos nele produzidos. Após sua administração, a maioria dos fármacos entra na circulação sistêmica, expondo quase todos os tecidos do corpo a possíveis efeitos do medicamento. Essa exposição faz com que o medicamento possa produzir mais de um efeito no corpo. O efeito farmacológico primário é o efeito desejado ou terapêutico. Efeitos secundários referem-se a todos os outros efeitos, desejáveis ou indesejáveis, do fármaco.

A maioria dos fármacos tem afinidade por determinados órgãos ou tecidos e exerce a sua ação máxima em nível celular nessas áreas específicas, denominadas *locais-alvo*. O fármaco exerce a sua ação por meio de um de dois mecanismos principais:

- Alteração da função celular
- Alteração do ambiente celular.

Alteração da função celular

A maioria dos fármacos atua alterando a função celular. Um fármaco não pode mudar completamente a função celular, porém pode alterá-la, aumentando ou diminuindo certas funções fisiológicas, como aumento da frequência cardíaca, redução da pressão arterial ou aumento do débito urinário.

■ Ação farmacológica mediada por receptores

Muitos fármacos atuam por meio de interação fármaco-receptor, alterando a função de uma célula. Isso ocorre quando a molécula do fármaco se liga seletivamente a um sítio reativo na superfície da célula – o receptor – e, ao interagir com ele, produz uma resposta farmacológica.

Um fármaco *agonista* se liga a um receptor e o estimula a produzir uma resposta terapêutica. Um *antagonista* se liga a receptores, mas não os estimula. Neste caso, a ação terapêutica consiste em bloquear a função do receptor.

■ Efeitos dos fármacos mediados por receptores

O número de locais receptores disponíveis influencia os efeitos de um fármaco. Quando apenas alguns sítios receptores são ocupados, embora muitos estejam disponíveis, a resposta é pequena. Quando se aumenta a dose do fármaco, maior número de locais receptores é utilizado, e a resposta aumenta. Quando apenas alguns locais receptores estão disponíveis, não há maior resposta ao se aumentar a quantidade do fármaco. Entretanto, nem todos os receptores presentes em uma célula precisam estar ocupados para que um fármaco seja efetivo. Fármacos extremamente potentes são efetivos mesmo quando ocupam poucos locais receptores.

Alteração do ambiente celular

Alguns fármacos atuam mediante alteração do ambiente celular, física ou quimicamente. Alterações físicas incluem modificações de pressão osmótica, lubrificação, absorção ou condições existentes na superfície da membrana celular.

Manitol é exemplo de fármaco que provoca alteração da pressão osmótica nas células cerebrais, reduzindo o edema cerebral. Um protetor solar atua por meio de lubrificação, alterando, assim, o ambiente celular. Carvão ativado é administrado por via oral com o propósito de absorver substância química tóxica ingerida. Docusato de sódio (dioctilsulfossuccinato de sódio), um emoliente fecal, diminui a tensão superficial nas células intestinais por alteração da superfície da membrana celular, possibilitando a entrada de água e gordura nas fezes. Isso amolece a massa fecal, permitindo a eliminação mais fácil das fezes, o que justifica seu uso como laxante no tratamento da constipação intestinal.

As alterações químicas no ambiente celular consistem em inativação das funções celulares ou alteração dos componentes químicos do líquido corporal, como mudança de pH. Por exemplo, antiácidos neutralizam a acidez gástrica em pacientes com úlceras pépticas.

Outros fármacos, como alguns antineoplásicos e antibióticos, têm como principal local de ação a membrana celular e diversos processos celulares. Incorporam-se nos processos metabólicos normais da célula e provocam formação de produto final defeituoso, como parede celular enfraquecida, o que leva à morte da célula; ou reduzem um substrato energético necessário, com consequente inanição e morte celular.

Farmacogenômica

A maioria dos mecanismos farmacodinâmicos trata dos princípios que afetam cada célula da mesma maneira, enquanto a *farmacogenômica* é o estudo da variabilidade das respostas das pessoas aos medicamentos graças à variação genética individual. Em outras palavras, a constituição genética de uma pessoa pode afetar a farmacodinâmica de um medicamento. Essa descoberta foi feita durante o Projeto Genoma Humano, quando numerosos cientistas conseguiram determinar os diferentes componentes do código genético humano. A *farmacogenética* refere-se à criação de terapia farmacológica individualizada, possibilitando a melhor escolha e a adequada dose de fármacos.

USO DOS FÁRMACOS NA GRAVIDEZ E NA LACTAÇÃO

Com a abundância de informações de autoajuda na internet, mulheres em idade fértil são bombardeadas com enorme quantidade de informações sobre uso de medicamentos, gravidez e lactação. Em geral, a maioria dos fármacos é contraindicada durante a gestação e a lactação, a não ser que seus benefícios potenciais superem os riscos para o feto ou o lactente. A gestante não deve tomar nenhum medicamento ou substância, legal ou ilegal, sob prescrição ou isento de prescrição, a não ser que seja prescrito ou recomendado pelo profissional de saúde autorizado. Crianças nascidas de mães que usam substâncias de abuso, como metanfentamina ou oxicodona, frequentemente nascem com dependência da substância usada pela mãe. Embora divulgados como substâncias naturais, fitoterápicos também podem atuar como fármacos. As mulheres não devem tomar nenhum fitoterápico sem conversar antes com seus médicos.

Tabagismo e consumo de qualquer tipo de bebida alcoólica acarretam riscos e devem ser eliminados durante a gestação. Consumo de álcool associa-se a risco de baixo peso ao nascer, parto prematuro e síndrome alcoólica fetal. Inalação de substâncias além do tabaco, como cigarros eletrônicos ou maconha, não foi estudada a ponto de se fazerem recomendações; entretanto, a maioria dos profissionais de saúde não recomenda seu uso, em virtude dos potenciais efeitos sobre o feto.

Tanto gestantes quanto empresas farmacêuticas preocupam-se com o risco de defeitos congênitos no feto em desenvolvimento. O uso de qualquer medicamento (sob prescrição ou isento de prescrição) associa-se a risco, particularmente durante o primeiro trimestre, quando o fármaco pode ter efeitos teratogênicos. **Teratógeno** é qualquer substância capaz de provocar desenvolvimento anormal do feto, resultando frequentemente em malformações graves. Assim se designam as substâncias que causam comprovadamente anormalidades fetais.

Em 2015, houve mudanças nas exigências sobre informações de prescrição fornecidas pelos fabricantes aos profissionais de saúde. Atualmente, é obrigatória a inclusão de subtítulos nas subseções de Gravidez e Lactação das bulas, como *resumo dos riscos, considerações clínicas* e *dados*. O antigo sistema para a classificação do risco de um fármaco durante gravidez e lactação utilizava as categorias A, B, C, D e X para classificar o risco para o feto em desenvolvimento; no momento, o novo sistema de classificação ainda se encontra em fase de transição e não está sendo utilizado de modo rotineiro. Por essa razão, o antigo sistema baseado em letras é apresentado no Apêndice A como referência.

Para a classificação dos fármacos, as categorias baseadas em letras vêm sendo utilizadas desde a década de 1970 e, com frequência, foram interpretadas de modo incorreto como sistema de graduação de risco. O novo método fornece explicações, baseadas nas informações disponíveis, acerca de benefícios e riscos potenciais para a mãe, o feto, o lactente e as mulheres e homens de idade fértil. O novo sistema será utilizado à medida que novos fármacos forem introduzidos no mercado e os antigos forem revistos pela FDA. Por isso, o antigo sistema será apresentado neste texto e em fontes de informações de medicamentos, à medida que novas categorias forem desenvolvidas.

Diversos medicamentos são excretados no leite materno. Por conseguinte, parte do medicamento que a nutriz estiver tomando passará para o lactente, sendo ingerido e absorvido. É importante que mães e enfermeiros conheçam o potencial de exposição do lactente quando a mãe estiver em uso de medicamento.

A National Library of Medicine fornece uma base de dados *online* gratuita com informações sobre fármacos e lactação, denominada LactMed (http://toxnet.nlm.nih.gov/cgi-bin/sis/htmlgen?-LACT). Destina-se a médicos e lactantes e contém mais de 450 registros de fármacos. Fornece informações sobre níveis do medicamento no leite da mãe e no sangue do lactente, bem como efeitos potenciais nos lactentes. Dr. Thomas Hale, farmacêutico da Texas Tech University, desenvolveu um sistema de categorias de risco na lactação semelhante ao das categorias de risco para fármacos durante a gravidez da FDA. Os fármacos são classificados nas categorias de risco de L1 a L5, de acordo com a transmissão do fármaco no leite materno e o seu possível efeito na criança. A listagem de determinados fármacos de Hale pode diferir daquelas publicadas por organizações como a American Academy of Pediatrics; contudo, trata-se de um ponto de partida para discutir com as lactantes.

REAÇÕES FARMACOLÓGICAS

Fármacos podem produzir reações adversas que se classificam em: tóxicas, alérgicas, idiossincrásicas, de tolerância e efeito cumulativo.

Reações adversas a fármacos

Os pacientes podem apresentar uma ou mais **reações adversas** ou efeitos indesejáveis quando fazem uso de um fármaco. As reações adversas podem ser comuns ou infrequentes; leves, graves ou potencialmente fatais; de ocorrência após a primeira dose ou após algumas ou muitas doses. Geralmente as reações adversas são imprevisíveis, mesmo que se saiba sobre sua frequente ocorrência em muitos pacientes. Por exemplo, medicamentos antineoplásicos costumam ser tóxicos para pacientes assim tratados. Algumas reações adversas são previsíveis, porém muitas delas ocorrem sem aviso. Outros fármacos produzem reações adversas em menos pacientes.

ALERTA DE ENFERMAGEM

Algumas reações adversas serão observadas pelo enfermeiro em cada paciente por ele atendido. Outras são tão raras que ele dificilmente irá vê-las. Neste texto, citam-se as reações adversas comuns e raras, visto que o enfermeiro terá a probabilidade de confrontá-las por cuidar de muitos pacientes. Com esse conhecimento poderá evitar uma complicação duradoura ou até mesmo a morte, plena justificativa para estudá-las.

Alguns textos empregam como sinônimos os termos *efeitos indesejáveis, reações adversas* e *doença iatrogênica*. Não se recomenda o uso dos termos "efeitos tóxicos" ou "efeitos colaterais" para se referir a reações adversas, pois, na verdade, são tipos específicos de reações ou eventos adversos. Neste texto utiliza-se apenas o termo *reação adversa*, que pode ser leve, grave ou potencialmente fatal.

Reações alérgicas a fármacos

Reação alérgica é uma reação de **hipersensibilidade** imediata. A alergia a um medicamento surge habitualmente quando o indivíduo recebeu mais de uma dose. Em certas ocasiões, o enfermeiro pode observar a ocorrência de reação alérgica quando o fármaco é administrado pela primeira vez, devido à exposição pregressa do paciente ao fármaco.

Parte 1 Fundamentos de Farmacologia Clínica na Enfermagem

Ocorre alergia a fármaco quando o sistema imune do indivíduo responde a ele como se fosse uma substância estranha, denominada *antígeno*. Ocorre, então, uma série de eventos na tentativa de tornar inócuo o invasor. Os linfócitos respondem com a produção de *anticorpos* (substâncias proteicas que protegem o organismo contra antígenos). Ocorrem reações alérgicas comuns quando o sistema imune do indivíduo responde agressivamente ao antígeno. Os mediadores químicos liberados durante a reação alérgica produzem sintomas, que variam desde leves até potencialmente fatais.

Até mesmo uma reação alérgica leve produz efeitos graves se não for detectada, e o fármaco for novamente administrado. Qualquer indicação de reação alérgica deve ser notificada ao clínico geral antes da administração da próxima dose do medicamento. Reações alérgicas graves exigem notificação imediata do médico, devido à possível necessidade de tratamento de emergência.

Algumas reações alérgicas surgem minutos (até mesmo segundos) após a administração do fármaco; outras podem ser tardias, ocorrendo dentro de várias horas ou dias. As reações alérgicas de ocorrência imediata são frequentemente as mais graves.

As reações alérgicas manifestam-se por vários sinais e sintomas observados pelo enfermeiro ou relatados pelo paciente. Exemplos de alguns sintomas alérgicos incluem prurido, vários tipos de exantema cutâneo e urticária. Outros sintomas consistem em dificuldade de respirar, sibilos, cianose, perda súbita da consciência e edema de olhos, lábios ou língua.

Choque anafilático a fármacos é uma reação alérgica extremamente grave, geralmente ocorrendo pouco depois da administração de medicamento ao qual o indivíduo é sensível. Esse tipo de reação alérgica exige atenção médica imediata. Os sinais e sintomas do choque anafilático estão listados na Tabela 1.2.

Deve-se considerar a ocorrência de reação anafilática na presença de todos ou alguns desses sintomas. O choque anafilático pode ser fatal se os sintomas não forem identificados e tratados imediatamente. O tratamento tem por objetivo elevar a

pressão arterial, melhorar a respiração, restaurar a função cardíaca e tratar outros sintomas à medida que ocorram. Pode-se administrar epinefrina (adrenalina) SC no membro superior ou na coxa, podendo ser seguida de infusão IV contínua. Hipotensão e choque podem ser tratados com líquidos e vasopressores. São administrados broncodilatadores para relaxar o músculo liso dos tubos brônquicos. Além disso, podem-se administrar anti-histamínicos e corticosteroides para tratar a urticária e o angioedema. Todos esses fármacos serão descritos em capítulos posteriores deste livro.

Angioedema (edema angioneurótico) é outro tipo de reação alérgica a substâncias. Manifesta-se pelo acúmulo de líquido nos tecidos subcutâneos. As áreas mais comumente acometidas são pálpebras, lábios, boca e garganta, embora outras áreas também possam ser afetadas. Angioedema pode ser perigoso quando boca e garganta são acometidas, visto que o edema pode bloquear vias respiratórias, e causar asfixia. A ocorrência de dificuldade na respiração e a formação de edema em qualquer área do corpo devem ser notificadas imediatamente ao clínico geral.

Idiossincrasia farmacológica

A **idiossincrasia farmacológica** é um termo empregado para descrever qualquer reação incomum ou atípica a um fármaco. É diferente daquela normalmente esperada ao administrar dose específica do fármaco. Por exemplo, administra-se ao paciente um fármaco sedativo (p. ex., um hipnótico). Em lugar de adormecer, ele permanece bem acordado e demonstra sinais de nervosismo ou excitação. Essa resposta é idiossincrásica, visto que difere daquela esperada para esse tipo de fármaco. Outro paciente pode receber a mesma dose desse fármaco, adormecer e ser difícil despertá-lo depois de 8 horas. Isso também é anormal e descreve uma resposta excessiva ao medicamento.

A causa da idiossincrasia farmacológica não está bem-esclarecida, embora estudos genéticos possam fornecer algum entendimento sobre possíveis explicações. Acredita-se que a incapacidade de tolerar determinadas substâncias químicas e fármacos seja devida a uma deficiência genética. A farmacogenética, estudo sobre genes específicos capazes de intensificar sensibilidade ou resistência a determinadas substâncias, ajuda a explicar algumas idiossincrasias farmacológicas. Um distúrbio farmacogenético é uma resposta anormal geneticamente determinada a doses normais de um fármaco específico. Tal resposta resulta de traços hereditários que causam metabolismo anormal dos fármacos. Por exemplo, indivíduos com deficiência de glicose-6-fosfato desidrogenase (G6PD) apresentam reações anormais a diversos fármacos. Esses pacientes demonstram graus variáveis de hemólise (destruição dos eritrócitos) quando esses fármacos são administrados. Mais de 100 milhões de pessoas são acometidas por esse distúrbio. Exemplos de fármacos que provocam hemólise em pacientes com deficiência de G6PD incluem ácido acetilsalicílico, cloranfenicol e sulfonamidas.

Tolerância a fármacos

Tolerância a fármacos descreve diminuição de resposta a determinado fármaco, exigindo aumento da dose para obter o efeito desejado. Pode ocorrer sob uso prolongado de

TABELA 1.2 Sinais e sintomas do choque anafilático.

Sistema orgânico	Sintomas
Respiratório	Broncospasmo
	Dispneia (dificuldade de respirar)
	Sensação de plenitude na garganta
	Tosse
	Sibilos
Cardiovascular	Pressão arterial extremamente baixa
	Taquicardia (frequência cardíaca > 100 bpm)
	Palpitações
	Síncope (desmaio)
	Parada cardíaca
Tegumentar	Urticária
	Angioedema
	Prurido (coceira)
	Sudorese
Gastrintestinal	Náuseas
	Vômitos
	Dor abdominal

determinados fármacos, como opioides e ansiolíticos. O usuário em domicílio pode, então, aumentar a dose para restaurar o efeito esperado. Isso pode desencadear dependência física àqueles medicamentos. A tolerância a fármacos também pode ocorrer no paciente internado, que começa a pedir o medicamento a intervalos mais frequentes. O enfermeiro precisa avaliar se a dose não está adequada ao processo patológico ou se o paciente está desenvolvendo tolerância aos efeitos do fármaco.

Efeito cumulativo do fármaco

Efeito cumulativo de um fármaco pode ser observado em indivíduos com doença hepática ou renal, porque esses órgãos constituem os principais locais de degradação e excreção da maioria dos fármacos. Esse efeito ocorre quando o organismo é incapaz de metabolizar e excretar uma dose (normal) de determinado fármaco antes da administração da próxima dose. Então, se a segunda dose for administrada, certa quantidade da primeira dose permanece no organismo. O efeito cumulativo pode ser grave, visto que quantidade excessiva do fármaco pode acumular-se no corpo, com consequente toxicidade.

A pacientes com doença hepática ou renal, medicamentos devem habitualmente ser dados com cautela, devido à possível ocorrência de efeito cumulativo. Quando o paciente é incapaz de excretar o fármaco em velocidade normal, ele se acumula no corpo, causando reação tóxica, que pode ser evitada pela redução da dose do medicamento.

Reações tóxicas

A maioria dos fármacos pode produzir reações tóxicas ou prejudiciais quando administrados em grandes doses ou se as concentrações sanguíneas ultrapassam o nível terapêutico. Surgem níveis tóxicos quando o fármaco é administrado em doses que ultrapassam o nível normal, ou quando os rins do paciente são incapazes de excretar o fármaco. Alguns efeitos tóxicos são imediatamente visíveis, outros podem não ser detectados por várias semanas ou meses. Alguns medicamentos, como lítio e digoxina, apresentam estreita margem de segurança, mesmo quando administrados nas doses recomendadas. É importante monitorar rigorosamente esses medicamentos, para detectar e evitar sua toxicidade.

A toxicidade farmacológica pode ser reversível ou irreversível, dependendo dos órgãos envolvidos. O dano ao fígado pode ser reversível, porque células hepáticas têm capacidade de regeneração. No entanto, a perda auditiva decorrente do efeito tóxico de estreptomicina, antibiótico que lesa o oitavo nervo craniano, pode ser permanente. Algumas vezes, a toxicidade pode ser revertida pela administração de outro fármaco, que atua como antídoto. Por exemplo, quando opioide é usado em quantidade excessiva, pode-se administrar naloxona para neutralizar o efeito.

É preciso monitorar cuidadosamente o nível sanguíneo do fármaco para assegurar que ele permaneça dentro da faixa terapêutica. Qualquer desvio deve ser notificado ao médico. Como alguns fármacos podem provocar reações tóxicas mesmo nas doses recomendadas, é preciso atentar para sinais e sintomas de toxicidade dos medicamentos comumente prescritos.

Minimização de reações farmacológicas por meio da farmacogenômica

Pesquisadores que desenvolvem fármacos também buscam estruturas em células-alvo e células selecionadas, de modo a minimizar reações em outros tecidos orgânicos, reduzindo ou eliminando, assim, reações adversas. Especialistas em genética pesquisam variações genéticas associadas à eficácia de fármacos. A meta da farmacogenômica é a criação de fármacos que possam ser desenvolvidos sob medida para indivíduos, tenham como alvo células específicas no corpo e sejam adaptados à própria constituição genética de cada indivíduo.

INTERAÇÕES MEDICAMENTOSAS

Quando se administram medicamentos, é importante atentar para as várias interações medicamentosas que podem ocorrer, particularmente *interações fármaco-fármaco* e *interações fármaco-alimento*. Esta seção fornece visão breve e geral das interações medicamentosas. As interações fármaco-fármaco e fármaco-alimento específicas são discutidas em capítulos subsequentes.

Interações fármaco-fármaco

Ocorre interação medicamentosa quando um fármaco interage ou interfere na ação de outro. Antiácido interage quimicamente com tetraciclina oral, comprometendo sua absorção para a corrente sanguínea e reduzindo, assim, a efetividade da tetraciclina. Categorias de medicamentos conhecidas por causar interações farmacológicas incluem anticoagulantes orais, hipoglicemiantes orais, anti-infecciosos, antiarrítmicos, glicosídios cardíacos e álcool. As interações fármaco-fármaco podem produzir efeitos aditivos, sinérgicos ou antagonistas.

Reação farmacológica aditiva

Ocorre *reação farmacológica aditiva* quando o efeito combinado de dois fármacos é igual à soma de cada fármaco administrado isoladamente. A equação 1 + 1 = 2 é algumas vezes utilizada para ilustrar o efeito aditivo dos fármacos. Por exemplo, a administração de heparina com álcool irá aumentar o sangramento.

Reação farmacológica sinérgica

Ocorre *sinergismo* farmacológico quando os fármacos interagem entre si e produzem um efeito maior do que a soma de suas ações separadas. Pode-se utilizar a equação 1 + 1 = 3 para ilustrar o sinergismo. O sinergismo farmacológico é ilustrado quando o indivíduo toma hipnótico com álcool, aumentando consideravelmente a ação deste último. O indivíduo experimenta efeito farmacológico maior do que aquele produzido com uso isolado de cada um desses elementos. Em certas ocasiões, a ocorrência de efeito sinérgico é grave e até mesmo fatal.

Reação farmacológica antagonista

Ocorre reação *antagonista* quando um fármaco interfere na ação do outro, neutralizando ou reduzindo o efeito de um deles. Pode-se utilizar a equação 1 – 1 = 0 para ilustrar reações antagônicas. Por exemplo, protamina neutraliza completamente os efeitos da heparina, propiciando a ocorrência de coagulação sanguínea.

Interações fármaco-alimento

Quando um fármaco é administrado por via oral, a presença de alimento pode comprometer ou potencializar sua absorção. Fármaco ingerido com estômago vazio é absorvido mais rapidamente para a corrente sanguínea do que em presença de alimento no estômago. Alguns fármacos (p. ex., captopril) precisam ser tomados com estômago vazio para obter efeito ótimo. Esses fármacos devem ser administrados 1 hora antes ou 2 horas depois das refeições. Outros fármacos, particularmente os que irritam o estômago, resultando em náuseas ou vômitos ou provocam desconforto epigástrico, são tomados mais adequadamente com alimento ou nas refeições (p. ex., anti-inflamatórios não esteroides [AINE] e salicilatos). Isso minimiza o desconforto epigástrico. Outros medicamentos combinados com determinado alimento formam mistura insolúvel. Por exemplo, tetraciclina administrada com laticínios gera uma mistura que não pode ser absorvida pelo corpo, o que impede o efeito farmacológico.

FATORES QUE INFLUENCIAM A RESPOSTA AOS FÁRMACOS

Determinados fatores (idade, peso, sexo, doença e via de administração) podem influenciar a resposta farmacológica e devem ser considerados quando da prescrição e da administração medicamentosas.

Idade

A idade do paciente pode influenciar os efeitos de um medicamento. Lactentes e crianças habitualmente necessitam de doses menores do que as dos adultos. A imaturidade das funções orgânicas, particularmente hepática e renal, pode afetar a capacidade de lactentes e crianças pequenas de metabolizar e excretar fármacos. A imaturidade dos rins dos lactentes compromete a eliminação dos fármacos pela urina. A função hepática não está plenamente desenvolvida em lactentes e crianças pequenas, portanto, os fármacos metabolizados pelo fígado produzem efeitos mais intensos por períodos mais prolongados. É preciso orientar os pais sobre potenciais problemas associados à administração de medicamentos àquelas crianças. Por exemplo, dose segura de um medicamento de venda livre para criança de 4 anos de idade pode ser perigosa para lactente de 6 meses.

Idosos também podem necessitar de doses menores, embora isso dependa do tipo de medicamento administrado. Por exemplo, o paciente idoso pode receber a mesma dose de antibiótico de um adulto mais jovem. Entretanto, esse mesmo idoso pode necessitar de menor dose de um fármaco que produza depressão do sistema nervoso central, como um opioide. Alterações que ocorrem com o envelhecimento afetam a farmacocinética (absorção, distribuição, metabolismo e excreção) de um fármaco. Qualquer desses processos pode estar alterado em consequência das mudanças fisiológicas decorrentes do envelhecimento. A Tabela 1.3 resume as mudanças que ocorrem com o envelhecimento e seus possíveis efeitos farmacocinéticos.

Polifarmácia refere-se ao uso de numerosos fármacos passíveis de reagir potencialmente uns com os outros; ocorre particularmente em idosos que têm múltiplas doenças crônicas, aumentando o número de reações adversas potenciais. É necessário avaliar bem para detectar quaisquer problemas quando se monitora a resposta de paciente geriátrico à terapia farmacológica.

Peso

Em geral, as doses são baseadas em peso de aproximadamente 77 kg, que é calculado como o peso médio de homens e mulheres. Quando o peso do paciente estiver significativamente acima ou abaixo desse valor médio, pode-se aumentar ou diminuir a dose do fármaco, respectivamente. No caso de opioides, por exemplo, doses maiores ou menores que a média podem ser necessárias, dependendo do peso do paciente, para promover alívio da dor.

Sexo

O sexo do indivíduo pode influenciar a ação de alguns fármacos. Mulheres podem necessitar de menor dose em comparação com homens. Isso se deve ao fato de que muitas mulheres são menores e apresentam razão corporal gordura-água diferente dos homens.

Doença

A presença de doença pode influenciar a ação de alguns fármacos. Algumas vezes é razão para não prescrever determinado

---

TABELA 1.3 Fatores que alteram a resposta a fármacos em crianças e indivíduos idosos.

Alterações nos sistemas orgânicos	Crianças/lactentes	Indivíduos idosos
Acidez gástrica	pH mais alto: esvaziamento gástrico mais lento, resultando em retardo da absorção	pH mais alto: esvaziamento gástrico mais lento, resultando em retardo da absorção
Alterações cutâneas	Menor quantidade de gordura cutânea e maior área de superfície: absorção mais rápida dos medicamentos tópicos	Conteúdo diminuído de gordura: absorção diminuída dos medicamentos transdérmicos
Conteúdo de água corporal	Aumento da água corporal: maior diluição do fármaco nos tecidos	Diminuição de água corporal: maior concentração do fármaco nos tecidos
Proteínas séricas	Menos proteínas: menor ligação proteica, resultando em mais fármaco circulante	Menos proteínas: menor ligação proteica, resultando em maior quantidade de fármaco circulante
Função hepática	Imaturidade da função: aumento da meia-vida dos fármacos e menor metabolismo de primeira passagem	Diminuição do fluxo sanguíneo para o fígado: metabolismo tardio e diminuído dos fármacos
Função renal	Imaturidade da função renal – diminuição da eliminação, potencial de toxicidade com níveis mais baixos de fármacos	Diminuição de massa renal e taxa de filtração glomerular – aumento dos níveis séricos dos fármacos

fármaco ou para reduzir sua dose. Doenças hepáticas e renais podem afetar acentuadamente a resposta aos medicamentos.

Quando existe doença hepática, pode haver comprometimento em metabolismo ou destoxificação de um fármaco específico. Se for administrada a dose farmacológica média ou normal, o fígado não consegue metabolizá-la na velocidade habitual. Consequentemente, o fármaco pode ser excretado do corpo mais lentamente do que o normal. Então, dose menor ou aumento do intervalo entre doses pode ser prescrito, devido à função hepática anormal.

Pacientes com doença renal podem apresentar toxicidade farmacológica pela maior duração de ação dos fármacos. Pode ser necessário reduzir a dose do fármaco para evitar acúmulo de níveis tóxicos no sangue ou qualquer lesão adicional dos rins.

Via de administração

O método utilizado para administrar fármaco no organismo afeta a resposta farmacológica. A administração por via intravenosa é a que produz a ação mais rápida, visto que evita a passagem do fármaco pelo tubo GI. Por ordem de tempo de ação, seguem-se por via intramuscular (IM) e por via subcutânea (SC). Habitualmente, a administração oral de um fármaco produz sua ação mais lenta.

Alguns medicamentos só podem ser administrados por uma via; por exemplo, antiácidos são administrados apenas VO. Outros estão disponíveis em formas orais e parenterais (IV, IM, SC). O médico seleciona a via de administração com base em diversos fatores, incluindo a velocidade necessária de ação. Por exemplo, paciente com grave problema cardíaco pode necessitar da administração por via intravenosa de um cardiotônico. Outro paciente, com problema cardíaco leve, pode se beneficiar com administração oral do mesmo fármaco.

IMPLICAÇÕES DE ENFERMAGEM COM RELAÇÃO ÀS AÇÕES DOS FÁRMACOS

Muitos fatores podem influenciar a ação dos fármacos. Em caso de dúvida sobre dose de um fármaco, interação farmacológica ou interação com alimento, o enfermeiro deve consultar obras de referência ou o farmacêutico clínico.

As reações farmacológicas são potencialmente graves. É necessário observar os pacientes à procura de reações adversas, idiossincrasia e tolerância ao fármaco (quando aplicável). É importante notificar todas as reações farmacológicas ou qualquer efeito farmacológico incomum ao prescritor.

Observação e avaliação acuradas das circunstâncias são fundamentais ao notificar reações adversas a fármacos; é preciso relatar todas as observações na ficha do paciente. Se houver qualquer dúvida a respeito dos eventos que estão ocorrendo, cabe suspender o medicamento e entrar imediatamente em contato com o profissional que prescreveu o medicamento.

FITOTERÁPICOS E CUIDADOS DE SAÚDE

Fitoterapia, medicina herbal e herbalismo são denominações usadas para terapias complementares/alternativas que utilizam plantas ou ervas no tratamento de vários distúrbios. De acordo com a Organização Mundial da Saúde (OMS), 80% da população mundial fazem uso de fitoterápicos como parte substancial dos cuidados de saúde. Ervas foram usadas por praticamente todas as culturas do mundo ao longo da história. Por exemplo, Hipócrates prescreveu a erva-de-são-joão (hipérico), que atualmente é fitoterápico popular para depressão. Índios nativos da América do Norte usam plantas como equinácea, ginseng e gengibre com fins terapêuticos. A fitoterapia faz parte do grupo das terapias não tradicionais, comumente conhecidas como **medicina complementar e alternativa (MCA)**.

Medicina complementar e alternativa

O National Center for Complementary and Integrative Health (NCCIH) é um dos 27 institutos e centros que compõem os National Institutes of Health (NIH). O NCCIH conjuga pesquisas científicas sobre práticas de cura complementares e alternativas (também denominadas integrativas). Além disso, treina cientistas de MCA e divulga as informações adquiridas das pesquisas realizadas. Entre vários propósitos, destaca-se a avaliação de segurança e eficácia dos produtos naturais amplamente usados, como fitoterápicos e suplementos dietéticos e alimentares. Desenvolvem-se programas e incentivos científicos para a pesquisa de tratamentos de MCA que se mostram promissores.

O NCCIH define MCA como "conjunto de sistemas, práticas e produtos de cuidados para a saúde, atualmente não considerado parte da prática médica convencional". Técnicas de relaxamento, massagem e toque terapêutico são exemplos de terapias complementares à prática médica convencional. Por outro lado, terapias alternativas são usadas em lugar da medicina convencional ou ocidental. O termo *terapia complementar/alternativa* é frequentemente usado como designação abrangente que inclui muitas terapias praticadas no mundo inteiro.

Dietary Supplement Health and Education Act

Além de vitaminas e sais minerais, as ervas são classificadas como suplementos dietéticos ou nutricionais. *Substâncias nutricionais* ou *dietéticas* são termos empregados pelo governo federal dos EUA para identificar substâncias não regulamentadas pela FDA, mas que sejam supostamente efetivas na promoção da saúde. Nos EUA, fitoterápicos não são vendidos e divulgados como fármacos e não atendem aos mesmos padrões que os fármacos e medicamentos de venda livre quanto à prova de sua segurança e efetividade.

Como os produtos naturais não podem ser patenteados nos EUA, não é lucrativo para as empresas farmacêuticas que gastem milhões de dólares e o tempo (entre 7 e 12 anos) necessário ao estudo e ao desenvolvimento desses produtos. Em 1994, o governo dos EUA aprovou o Dietary Supplement Health and Education Act (DSHEA). Esse decreto define que substâncias como ervas, vitaminas, minerais, aminoácidos e outras substâncias naturais são designadas "suplementos dietéticos". O decreto permite reivindicações sobre saúde geral, como "melhoria da memória" ou "promoção da regularidade", contanto que o rótulo também contenha uma isenção de responsabilidade, declarando que os suplementos não são aprovados pela FDA e não se destinam a diagnosticar, tratar, curar ou prevenir qualquer doença (Figura 1.4). As informações sobre esses produtos precisam ser verdadeiras, não enganosas, bem como sustentadas por evidências científicas. Alguns fabricantes abusaram da lei, fazendo reivindicações exageradas, porém a FDA tem o poder de fazer cumprir a lei, de modo que essas reivindicações diminuíram.

Orientação a pacientes sobre fitoterápicos e suplementos dietéticos

É comum o uso de fitoterápicos e suplementos dietéticos para tratamento de vários distúrbios. Pelo menos 53% da população adulta nos EUA utilizam suplementos dietéticos diariamente (Gahche et al., 2011). Fitoterápicos são utilizados para vários efeitos, como reforçar o sistema imune, tratar depressão e promover o relaxamento. Benefícios de fitoterapia e suplementos dietéticos aparecem em livros, revistas e internet. Pessoas com desejo de curar ou controlar várias doenças tomam fitoterápicos, chás, megadoses de vitaminas e vários outros produtos naturais. Embora se disponha de muita informação sobre tais tópicos, por vezes pode ser difícil obter informações corretas. Fitoterápicos e substâncias dietéticas estão disponíveis em supermercados, farmácias, lojas de produtos naturais e lojas especializadas em fitoterapia, bem como por meio da internet. O potencial de desinformação é enorme.

Como essas substâncias são "produtos naturais", muitas pessoas pressupõem incorretamente que sejam desprovidos de efeitos adversos. O uso de qualquer fitoterápico ou suplemento dietético deve ser relatado ao enfermeiro e a outros profissionais de saúde. Muitas dessas substâncias naturais possuem forte atividade farmacológica, e algumas podem interagir com fármacos sob prescrição ou podem ser tóxicas ao organismo. Por exemplo, *confrei*, planta outrora amplamente usada para promover a digestão, pode causar lesão hepática. Embora ainda possa estar disponível em algumas áreas, trata-se de fitoterápico perigoso, não sendo recomendado para uso como suplemento.

Ao obter a história medicamentosa do paciente, deve-se sempre indagar sobre o uso de fitoterápicos, chás, vitaminas ou outros suplementos dietéticos. Muitos pacientes consideram fitoterápicos naturais e, portanto, seguros. Alguns também esquecem de relatar o uso de chá de ervas como parte do esquema de cuidados de saúde, visto que não o consideram com esse efeito. Deve-se explicar ao paciente que o fato de um suplemento fitoterápico ser rotulado como "natural" não significa que seja seguro ou desprovido de efeitos prejudiciais. Fitoterápicos podem atuar da mesma maneira que fármacos e causar problemas médicos se não forem utilizados corretamente ou forem tomados em grandes quantidades. O Boxe 1.2 identifica as informações essenciais a serem transmitidas aos pacientes sobre uso de fitoterápicos e suplementos dietéticos.

Como os fitoterápicos não são regulados pela FDA, não há padronização de sua pureza e potência. Além disso, múltiplos componentes nos produtos e variações de um lote para outro

> **BOXE 1.2 Informações essenciais a serem transmitidas sobre fitoterapia.**
>
> - *Os fitoterápicos não são necessariamente seguros por serem naturais.* Diferentemente de medicamentos sob prescrição e de venda livre, fitoterápicos e suplementos não precisam ser testados para provar que atuam adequadamente e são seguros antes de serem vendidos. Além disso, os produtos podem não ser puros. Por conterem outros componentes, como pólen de plantas, podem acarretar doença. Algumas vezes, contêm fármacos que não estão listados no rótulo, como esteroides ou estrogênios
> - *Alguns problemas de saúde podem levar a risco aumentado com uso de fitoterápicos.* Essas condições incluem problemas de coagulação sanguínea, câncer, diabetes, aumento da próstata, epilepsia, glaucoma, doença cardíaca, hipertensão arterial, problemas do sistema imune, problemas psiquiátricos, doença de Parkinson, problemas hepáticos, acidente vascular encefálico e problemas da tireoide
> - *Se estiver programada uma cirurgia, é necessário explicitar o uso de fitoterápicos,* pois podem causar problemas durante a cirurgia, incluindo sangramento e acidentes anestésicos. Fitoterápicos devem ser interrompidos pelo menos 2 semanas ou mais antes da cirurgia, segundo recomendação médica
> - *Fitoterápicos podem modificar o modo de ação de fármacos sob prescrição e de venda livre.* Fitoterápicos ou suplementos podem afetar o modo como o corpo processa os fármacos. Quando isso ocorre, o medicamento pode não atuar do modo que deveria. Isso pode significar que os fármacos não são suficientemente absorvidos para ajudar no tratamento das condições para as quais são prescritos, causando sérios problemas. É preciso particular cautela quando houver uso simultâneo de fitoterápicos ou suplementos com medicamento pertencente às seguintes categorias:
>   - Antidepressivos, ansiolíticos ou outros fármacos para problemas psiquiátricos
>   - Anticonvulsivantes
>   - Anticoagulantes
>   - Anti-hipertensivos
>   - Medicamentos para tratamento cardíaco
>   - Antidiabéticos
>   - Antineoplásicos
> - *Fitoterápicos também podem causar outros problemas.* Não se deve tomar mais do que a dose recomendada de qualquer fitoterápico ou suplemento. Os problemas que esses produtos podem causar têm muito mais probabilidade de ocorrer se forem tomados em quantidades excessivas ou por período de tempo excessivamente longo.

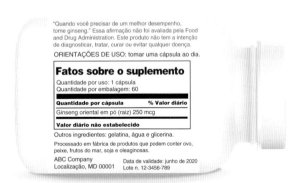

FIGURA 1.4 Exemplo de rótulo de suplemento fitoterápico nos EUA.

dificultam o estabelecimento de relação causal entre reações observadas e o fitoterápico em si. É particularmente importante ter especial cuidado com a interação de suplementos fitoterápicos com qualquer fármaco com índice terapêutico estreito (diferença pequena entre as concentrações terapêuticas e tóxicas mínimas do fármaco, por exemplo, o anticoagulante varfarina). Como absorção, metabolismo, distribuição e eliminação da maioria dos fitoterápicos são pouco elucidados, grande parte da informação sobre interações de fitoterápicos com fármacos é especulativa, esporadicamente relatada e difícil de determinar.

Embora uma discussão completa sobre o uso dos fitoterápicos esteja além do escopo deste livro, o Apêndice D fornece uma visão geral de fitoterápicos e suplementos dietéticos comuns, destacados em capítulos selecionados. Além disso, "alertas" relacionados com fitoterápicos e suplementos dietéticos aparecem em todo o texto para chamar a atenção do leitor para valiosas informações e precauções.

PONTOS-CHAVE

■ Farmacologia é o estudo dos fármacos e suas ações sobre os organismos vivos

■ Cada fármaco tem várias denominações: nome químico (estrutura química), nome genérico (denominação comum, oficial – que pode ser usada por qualquer empresa farmacêutica) e nome comercial (ou marca)

■ Fármacos são classificados com base no seu uso (como os anti-infecciosos) e categorizados com base no seu potencial de dano (sob prescrição, isento de prescrição e substâncias controladas)

■ Nos EUA, substâncias controladas são restritas por um sistema de listas (C-I a V) e monitoradas pela DEA, visto que apresentam maior potencial para uso abusivo, podendo resultar em dependência física e/ou psicológica. Há novo processo para modificar a categorização de fármacos quanto a benefícios e riscos potenciais para mãe, feto, lactentes, crianças e mulheres e homens em idade fértil

■ A FDA tem estritos controles sobre pesquisa, estudo e produção de substâncias; esses processos podem levar muitos anos entre a descoberta da substância e a comercialização efetiva do medicamento. Existem programas especiais para acelerar esse processo no caso de doenças raras ou condições potencialmente fatais, sempre que a terapia farmacológica proporcionar maior benefício do que detrimento

■ As três principais fases de atividade de um fármaco são: biofarmacêutica, farmacocinética e farmacodinâmica

■ Os princípios envolvidos na farmacocinética incluem: absorção (deslocamento do fármaco de seu local de administração para o organismo); distribuição (fármaco passa aos tecidos por meio da circulação); metabolismo (o fígado modifica o fármaco para uso); excreção (eliminação pelos rins ou inativação e eliminação pelo sistema digestório)

■ Os princípios de farmacodinâmica envolvem o movimento bioquímico dos fármacos no interior de uma célula; por meio de sua ligação a receptores ou pela alteração do ambiente em torno da célula, para ganhar acesso)

■ Reações adversas aos fármacos podem incluir desde mínimo desconforto GI até choque anafilático

■ Fármacos interagem com muitos alimentos e outros fármacos, resultando em reações menores ou maiores do que ao serem administrados isoladamente

■ Idade, peso, sexo, presença de doença e via de administração influenciam a resposta do indivíduo à terapia farmacológica

■ Fitoterápicos não são considerados fármacos; todavia, devem ser considerados como parte de uma rotina terapêutica.

REVISÃO DO CAPÍTULO

Prepare-se para provas

1. A melhor definição de *farmacologia* é:
   1. O estudo das plantas e dos organismos vivos
   2. A produção de compostos químicos para doenças
   3. O estudo dos fármacos e suas ações sobre os organismos vivos
   4. O monitoramento e a descrição das substâncias usadas para que as pessoas se recuperem
2. Um paciente declara ao enfermeiro que está tomando Claritin®. Que tipo de nome é este para citar o fármaco?
   1. Químico
   2. Oficial
   3. Comercial
   4. Genérico

3. Um novo fármaco será administrado a voluntários sadios para verificar o que ocorre. Em que fase do ensaio clínico o fármaco está sendo testado?
   1. Fase pré-clínica
   2. Fase 1
   3. Fase 2
   4. Fase 3
4. Um paciente recém-internado tem história de doença hepática. No planejamento dos cuidados, o enfermeiro precisa considerar que essa doença pode resultar em _____.
   1. Aceleração de excreção de um fármaco
   2. Comprometimento da capacidade de metabolizar ou desintoxicar-se de um fármaco
   3. Necessidade de aumentar a dose de um fármaco
   4. Diminuição na velocidade de absorção do fármaco

18 **Parte 1** Fundamentos de Farmacologia Clínica na Enfermagem

5. Um paciente pede ao enfermeiro que defina reação de hipersensibilidade. O enfermeiro começa a explicar ao paciente essa reação, que é também denominada _____.
   1. Reação sinérgica
   2. Reação antagonista
   3. Idiossincrasia farmacológica
   4. Reação alérgica

6. No monitoramento da terapia farmacológica, o enfermeiro está ciente de que efeito farmacológico sinérgico pode ser definido como _____.
   1. Efeito maior do que a soma das ações separadas de dois ou mais fármacos
   2. Aumento na ação de um dos dois fármacos administrados
   3. Efeito farmacológico neutralizante
   4. Efeito farmacológico abrangente

7. Um paciente apresenta exantema e prurido (coceira). Como enfermeiro, você suspeita de reação alérgica e faz avaliação imediata à procura de outros sintomas mais graves. Qual das seguintes perguntas seria a mais importante a fazer a este paciente?
   1. Você está tendo alguma dificuldade na respiração?
   2. Você observou sangue nas fezes?
   3. Você tem dor de cabeça?
   4. Você está tendo alguma dificuldade visual?

8. Organize corretamente as seguintes etapas da farmacocinética:
   1. Absorção
   2. Distribuição
   3. Eliminação
   4. Metabolismo

9. Identifique as respostas a fármacos observadas em crianças. **Escolha todas as opções corretas.**
   1. pH do ácido gástrico mais alto
   2. Volume diminuído de água corporal
   3. Menos proteínas, menor ligação dos fármacos
   4. Mais fármaco circulante

Para verificar suas respostas, ver Apêndice F.

2

Administração de Fármacos

Termos-chave

dose unitária cada dose do fármaco (unidade) é dispensada e embalada com identificação do fármaco e sua dosagem, em um período de 24 horas

erro de medicação qualquer evento ou atividade evitáveis, que possam causar dano ao paciente

precaução padrão ou precaução universal recomendação sobre uso de luvas e/ou roupas protetoras para evitar contato com sangue ou líquido corporal, mucosas ou solução de continuidade cutânea

via bucal administração efetuada através da mucosa da boca, no espaço entre a mandíbula e a bochecha

via inalatória administração por meio das mucosas oral ou respiratória, mediante o processo de inalação

via intradérmica administração através da camada dérmica da pele

via intramuscular administração no interior de um músculo

via intravenosa administração no interior de uma veia

via oral administração efetuada através da boca geralmente para atingir a mucosa digestiva após deglutição; também usada para obtenção de efeitos locais por fármacos não absorvíveis

via retal administração efetuada através da mucosa anal

via subcutânea administração na camada de tecido adiposo, sob a derme

via sublingual administração efetuada sob a língua, com dissolução completa da forma farmacêutica, sem deglutição

via transdérmica administração dependente da difusão através das diferentes camadas da pele, geralmente utilizada por sistemas transdérmicos (adesivos ou *patches* cutâneos)

vias enterais administração por vias do sistema gastrintestinal

vias parenterais administração por outras vias que não as do sistema gastrintestinal

Objetivos de aprendizagem

Ao fim deste capítulo, o leitor deverá ser capaz de:

1. Descrever os (cinco + 1) acertos na administração de medicamentos.
2. Discutir os princípios gerais da administração de fármacos.
3. Identificar os diferentes tipos de prescrições de medicamentos.
4. Descrever as diretrizes gerais que devem ser seguidas quando se prepara um fármaco para administração.
5. Descrever os métodos utilizados para ajudar os enfermeiros a reduzir erros relacionados a medicação.
6. Descrever os vários tipos de sistemas de dispensação de medicamentos.
7. Discutir a administração oral e parenteral de fármacos.
8. Discutir a administração de fármacos através de pele e mucosas.
9. Discutir as responsabilidades de enfermagem antes, durante e depois da administração de um fármaco.

A administração de medicamentos é uma responsabilidade fundamental da enfermagem. Ao compreender os conceitos básicos da administração de fármacos, você será capaz de executar essa tarefa de forma segura e acurada. Além de administrar o medicamento, monitorar a resposta terapêutica (*i. e.*, a resposta desejada) e as reações adversas relatadas é fundamental. Adicionalmente, no atendimento ambulatorial, cabe ao enfermeiro a responsabilidade de fornecer ao paciente e aos familiares a informação necessária para a autoadministração segura dos medicamentos em casa.

OS (CINCO + 1) ACERTOS NA ADMINISTRAÇÃO DE MEDICAMENTOS

O enfermeiro que administra um fármaco também assume a responsabilidade por sua preparação acurada, que é proporcionada por um processo denominado os cinco "acertos" na administração de medicamentos:

1. Paciente certo
2. Medicamento certo
3. Dose certa
4. Via de administração certa
5. Hora certa.

Em anos recentes, a preocupação com erros crescentes de medicação levou à formulação de um sexto acerto:

6. *Documentação* certa.

Paciente certo

Ao se administrar um medicamento, você precisa ter certeza de que o paciente que o está recebendo é, de fato, aquele para o qual ele foi

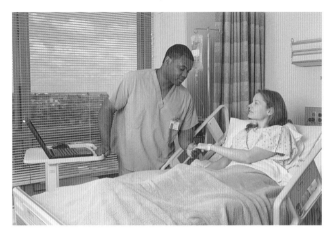

FIGURA 2.1 Verificar sempre que o "paciente certo" esteja recebendo o medicamento por meio do uso de dois identificadores, um dos quais é sua pulseira de identificação.

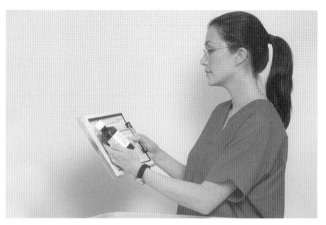

FIGURA 2.2 Antes de administrar o medicamento, comparar nome, rótulo do recipiente e registro de administração de medicamentos para assegurar que o paciente esteja recebendo o "medicamento certo" e "a dose certa" de acordo com a prescrição.

prescrito. Antes da administração, é importante utilizar dois métodos de identificação do paciente, visual e verbal. Os identificadores podem incluir métodos. Um identificador visual consiste na pulseira de identificação, que inclui o nome do paciente (Figura 2.1). Se não houver tal recurso, deve-se obter uma pulseira de identificação ou outra forma de identificação antes de administrar o medicamento. Também se pode pedir ao paciente que se identifique verbalmente ou solicitar outro identificador específico, como a data de nascimento. Entretanto, não se faz a seguinte pergunta: "Você é o Sr. Jones?" Alguns pacientes, particularmente os que estão confusos ou têm dificuldade em ouvir, podem responder a essa pergunta com um "sim", mesmo que este não seja seu nome. Algumas unidades de cuidados prolongados ou de reabilitação têm fotos disponíveis do paciente, permitindo ao enfermeiro identificar o paciente correto. Se forem utilizadas fotos para a identificação de pacientes, é fundamental que elas sejam recentes e tenham boa semelhança com o indivíduo.

Medicamento certo

Os nomes dos medicamentos podem ser confusos, particularmente quando a fonética ou a ortografia são semelhantes. Preparar apressadamente um medicamento para administração ou deixar de verificar medicamentos questionáveis podem aumentar o risco de administrar o medicamento errado. O Apêndice B fornece exemplos de fármacos que podem ser facilmente confundidos. Pode-se encontrar um erro no nome ou na quantidade do medicamento ao se comparar o registro de administração de medicamentos: (1) com o rótulo do recipiente; (2) quando o item foi removido do prontuário; (3) antes da real administração do medicamento (Figura 2.2).

Dose, via de administração e hora certas

Prescrições escritas pelo profissional de assistência à saúde são obtidas para a administração de todos os medicamentos. Tal prescrição deve incluir nome do paciente, nome do medicamento, dose, via de administração e frequência de administração. A prescrição do medicamento deve ser seguida da assinatura do médico. Em uma emergência, o enfermeiro pode administrar um medicamento a partir da prescrição verbal de um médico. Entretanto, este precisa escrever e assinar a prescrição tão logo a emergência tenha sido atendida.

Se uma prescrição verbal for feita por telefone, o enfermeiro deve escrever a prescrição, repetir a informação exatamente como foi escrita e, em seguida, solicitar confirmação verbal do médico de que os dados estão corretos. Qualquer prescrição que não esteja clara deve ser questionada, particularmente orientações confusas para a administração do medicamento, ou uma dose que seja mais alta ou mais baixa do que as dosagens fornecidas em referências aprovadas.

Documentação certa

Após a administração de qualquer medicamento, registrar imediatamente o processo (Figura 2.3). A documentação imediata é particularmente importante quando medicamentos são administrados "quando necessário" (SOS). Por exemplo, a maioria dos analgésicos necessita de 20 a 30 minutos para que o medicamento comece a produzir alívio da dor. Um paciente pode esquecer que tenha recebido um medicamento para alívio da dor, ou não compreender sua finalidade ou ainda desconhecer que o alívio da dor não é imediato. Assim, pode pedir mais uma vez o medicamento a outro enfermeiro. Se a administração do analgésico não foi registrada, o paciente

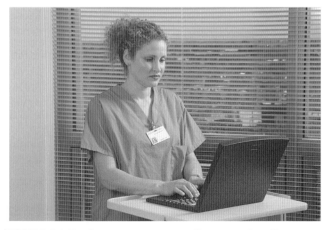

FIGURA 2.3 Registrar sempre o medicamento imediatamente após sua administração.

pode receber uma segunda dose do medicamento pouco depois da primeira dose. Essa situação pode ser extremamente grave, particularmente quando são administrados opioides ou outros agentes depressores do sistema nervoso central. A documentação imediata evita a readministração acidental de um medicamento por outro enfermeiro. A documentação correta é essencial para o processo de administração correta dos medicamentos.

PRINCÍPIOS GERAIS DE ADMINISTRAÇÃO DE MEDICAMENTOS

Considerações na administração de medicamentos

Antes de administrar medicamento a um paciente, é preciso efetivamente conhecer as razões de seu uso, suas ações gerais, reações adversas mais comuns e faixas normais de dosagem, bem como as precauções especiais necessárias à administração (se houver).

Com a administração frequente de medicamentos, o enfermeiro irá se familiarizar com as informações farmacológicas. Entretanto, quando determinados medicamentos são administrados com menos frequência, ou quando um novo medicamento é introduzido, é preciso obter informações de fontes confiáveis antes de preparar e administrar o fármaco. Boas fontes de informação incluem, por exemplo, a bula do medicamento, fontes da Internet ou o farmacêutico clínico no serviço de farmácia hospitalar. Muitos profissionais de saúde baixam em seus *smartphones* aplicativos gratuitos de informações sobre medicamentos para rápido acesso, quando necessário. É importante verificar referências atuais e aprovadas de informações para todos os fármacos. Para lembrá-lo da importância de conhecer os medicamentos que está preparando para administrar, o enfermeiro sempre deve ter um livro atualizado de farmacologia ou outra fonte de fácil acesso na área de trabalho. Deve-se constituir um hábito nunca administrar um medicamento sem antes conhecer sua ação e antecipar a resposta do paciente.

Antes da administração do medicamento, é preciso considerar fatores relativos ao paciente, como história de alergia, reações adversas anteriores, comentários do paciente e mudanças em sua condição de saúde. Antes de administrar qualquer medicamento pela primeira vez, pergunte ao paciente sobre qualquer alergia conhecida, bem como história familiar de alergias. Isso inclui alergias não apenas a medicamentos, mas também a alimentos, pólen, animais etc. Pacientes com história pessoal ou familiar de alergias têm maior tendência a apresentar outras alergias e precisam ser monitorados rigorosamente.

Se o paciente fizer qualquer comentário acerca do medicamento, ou se apresentar qualquer alteração, isso deve ser considerado cuidadosamente antes da administração do medicamento. Alguns exemplos de situações que exigem atenção antes da administração de um medicamento incluem:

- Problemas potencialmente associados ao medicamento, como náuseas, tontura, zumbido e dificuldade na deambulação. Quaisquer comentários do paciente, indicando a ocorrência anterior de uma reação adversa. O enfermeiro deve suspender a administração do medicamento até consultar

referências e entrar em contato com o médico. A decisão quanto à suspensão do medicamento precisa ter justificativa sólida e ser baseada no conhecimento da farmacologia
- Declarações do paciente ou de familiares de que a forma farmacêutica tem aparência diferente daquela anteriormente recebida, de que o medicamento acabou de ser administrado por outro enfermeiro ou de que o paciente acredita que o médico interrompeu a terapia farmacológica
- Mudança na condição do paciente, alteração em um ou mais dos sinais vitais ou aparecimento de novos sintomas. Dependendo do medicamento administrado e do diagnóstico do paciente, essas alterações podem indicar a necessidade de suspender a administração e de entrar em contato com o médico.

Prescrição do medicamento

Antes que um medicamento possa ser administrado em hospital ou outra instituição, é preciso ter uma prescrição, proveniente de médico ou dentista. As prescrições comuns incluem prescrição permanente, prescrição única, prescrição "se necessário" (SOS) e prescrição imediata (para administração imediata). Ver o Boxe 2.1 para explicação de cada tipo de prescrição.

A maioria dos serviços de saúde converteu a prescrição médica – e, em alguns casos, todo o prontuário do paciente – em sistemas computadorizados. Quando o médico introduz a prescrição do medicamento no registro eletrônico, ela é enviada à farmácia para preparação. Isso elimina a etapa de transcrição e diminui o potencial de erro.

O medicamento é, em seguida, acrescentado à base de dados de medicamentos de registro eletrônico. Medidas de segurança integradas para proteção constituem uma característica do registro de administração de medicamentos eletrônico, como telas para digitação de dados, que exigem a introdução de dados específicos, antes que a tela de administração de medicamentos seja visualizada. Essa medida de segurança destina se a garantir que avaliações vitais, como pressão arterial e pulso ou níveis de glicemia, sejam obtidas e analisadas antes da administração de fármacos específicos, como medicamentos cardíacos ou insulina. Essa etapa adicional alerta o enfermeiro e diminui a

---

> **BOXE 2.1   Tipos de prescrições médicas.**
>
> **Prescrição permanente:** esse tipo de prescrição é preestabelecido e aprovado para uso por enfermeiros e outros profissionais de saúde em condições específicas, na ausência do médico. Podem ser prescrições para cuidados de enfermagem pré-operatórios/procedimento ou pós-operatórios/procedimento.
> *Exemplo:* cefotetana, 1 g, IV, 30 min no pré-operatório
> **Prescrição única:** prescrição para medicamento a ser administrado apenas uma vez.
> *Exemplo:* diazepam, 10 mg, IM, às 10 h
> **Prescrição SOS:** prescrição para administrar um medicamento quando necessário.
> *Exemplo:* paracetamol + oxicodona, 1 a 2 comprimidos, VO, a cada 4 h, quando necessário, para alívio da dor.
> **Prescrição imediata:** administrar o mais cedo possível.
> *Exemplo:* morfina, 10 mg, IV, para precordialgia.

22 Parte 1 Fundamentos de Farmacologia Clínica na Enfermagem

probabilidade de consequências graves da administração incorreta de medicamentos.

Preparação de um medicamento para administração

Na preparação de um medicamento para administração, é preciso observar as seguintes diretrizes:

- Verificar sempre as prescrições originais do profissional de saúde e com ele dirimir quaisquer dúvidas antes de preparar o medicamento
- Estar atento para medicamentos com nomes semelhantes. Alguns medicamentos têm nomes que se assemelham, mas são muito diferentes (ver Apêndice B). Administrar um medicamento quando outro é o prescrito pode ter graves consequências
- Fazer imediatamente a higiene das mãos antes de preparar um medicamento para administração. As mãos não devem entrar em contato com o medicamento, particularmente no caso das preparações tópicas que podem ser absorvidas através dos tecidos das mãos
- Verificar sempre e comparar três vezes o rótulo do medicamento com o registro de administração de medicamentos: (1) quando o medicamento é retirado de seu local de armazenamento, (2) imediatamente antes de retirar o medicamento do recipiente e (3) antes de administrar o medicamento ao paciente. Esse padrão é designado como as "três verificações" da administração de medicamentos
- Nunca retirar um medicamento de um recipiente sem rótulo ou de uma embalagem cujo rótulo seja ilegível. Não remover a embalagem da dose unitária até que o medicamento chegue ao leito do paciente que irá recebê-lo. Após a administração do medicamento, documentar imediatamente no registro de administração
- Nunca triturar comprimidos ou abrir cápsulas sem antes verificar com o farmacêutico clínico. Alguns medicamentos podem ser triturados ou ter cápsulas abertas, com conteúdo acrescentado à água ou sonda alimentar quando o paciente não consegue deglutir um comprimido ou uma cápsula por inteiro. Alguns comprimidos possuem um revestimento especial que retarda a absorção do fármaco. Triturar o comprimido pode destruir as propriedades farmacológicas e resultar em certos problemas, como absorção inadequada do fármaco ou irritação gástrica. Cápsulas de gelatina dissolvem-se em contato com líquido. O conteúdo de algumas cápsulas não se mistura adequadamente com água, e, portanto, é melhor deixá-lo dentro da cápsula. Se o paciente não conseguir ingerir comprimido ou cápsula, consultar se o medicamento existe em forma líquida
- Nunca administrar medicamento que tenha sido preparado por outra pessoa. O indivíduo que prepara o medicamento é quem deve administrá-lo
- Colocar os medicamentos que exijam armazenamento especial na área de estocagem imediatamente após sua preparação para administração. Essa regra aplica-se principalmente aos medicamentos que exijam refrigeração, mas também vale para medicamentos que precisem ser protegidos da exposição à luz ou ao calor.

Prevenção de erros de medicação

Erros de medicação incluem qualquer evento ou atividade que possa levar um paciente a receber medicamento incorreto, em dose incorreta, por via de administração incorreta ou em horário incorreto. Podem ocorrer erros na transcrição das prescrições médicas, quando o medicamento é dispensado, ou em sua administração. O enfermeiro, como administrador do medicamento, atua como última defesa contra erros de medicação. Quando esse erro ocorre, deve ser relatado imediatamente, permitindo a tomada das medidas necessárias para anular a ação do medicamento ou para que qualquer observação possa ser feita o mais cedo possível. Na maioria das instituições, se um erro é cometido ou descoberto, é preciso preencher um relatório de ocorrência e notificar o profissional responsável.[1] É importante relatar erros, até mesmo quando o paciente não é prejudicado.

Os erros de medicação ocorrem quando um ou mais dos cinco + 1 acertos não forem cumpridos. Toda vez que um medicamento é preparado e administrado, os cinco + 1 acertos da administração segura precisam constituir parte do procedimento. Além de praticá-los de maneira consistente, é preciso aderir às seguintes precauções para ajudar a evitar erros de medicação:

- Confirmar qualquer prescrição questionável
- Quando houver necessidade de cálculos, verificá-los com outro enfermeiro
- Ouvir o paciente quando demonstra dúvidas acerca de um medicamento, sua dosagem ou esquema medicamentoso
- Nunca administrar um medicamento até que as dúvidas do paciente tenham sido adequadamente identificadas
- Evitar distrações e concentrar-se em apenas uma tarefa de cada vez.

Pode-se cometer um número significativo de erros durante a administração de um medicamento. Os erros ocorrem mais comumente devido a falha em administrar o medicamento que foi prescrito; em administrar incorretamente dose ou concentração do medicamento; ou em administrar medicamento em horário incorreto. Insulina e heparina são dois medicamentos frequentemente associados a erros.

Enfermeiros com técnicas inovadoras estão utilizando diversos métodos para estudar e reduzir os erros de medicação de maneira custo-efetiva. A distração no local de trabalho constitui um dos maiores problemas que esses enfermeiros precisam enfrentar. Coletes de cores vivas, tapetes no chão e sinais de "Não Perturbe" são utilizados para ajudar a diminuir o número de pessoas que interrompem o enfermeiro quando este está preparando medicamentos para administrar aos pacientes. Um exemplo é ilustrado na Figura 2.4.

Diversos órgãos instituíram políticas e práticas para ajudar a relatar e a reduzir os erros. Essas práticas (denominadas *Just Culture*) têm como foco encontrar o problema do sistema, sem punir o indivíduo que cometeu o erro. Por conseguinte, é ainda mais importante que os enfermeiros relatem erros e

---

[1]N.R.T.: No Brasil, procurar VigiMed no *site* da Anvisa.

Capítulo 2 Administração de Fármacos

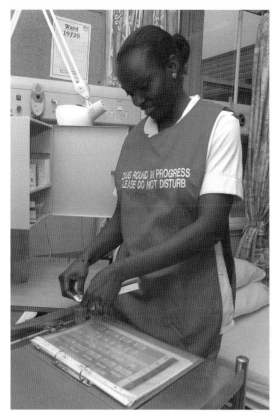

FIGURA 2.4 Reduzir as interrupções ao vestir uma roupa com os dizeres "Não Perturbe" é uma maneira custo-efetiva de diminuir os erros de medicação.

omissões, de modo que os problemas possam ser descobertos e solucionados.

Metas nacionais de segurança do paciente

Para avaliar a segurança e a qualidade dos cuidados oferecidos por várias organizações de saúde com acreditação, o Joint Commission estabelece as Metas Nacionais de Segurança do Paciente (NPSG; do inglês, *National Patient Safety Goal*) anualmente. Essas metas são estabelecidas para ajudar organizações credenciadas a abordar áreas específicas de problemas com relação à segurança dos pacientes. As instituições credenciadas pela Joint Commission devem estar de acordo com os Padrões Nacionais de Segurança do Paciente. Várias dessas metas afetam diretamente a administração de medicamentos. Por exemplo, em 2009, redigiu-se uma meta, exigindo melhora na acurácia da identificação dos pacientes. Para tanto, foi exigido que as instituições passassem a utilizar a regra de dois identificadores do paciente (distintos do número do quarto do paciente) na administração de medicamentos ou hemocomponentes. Outro padrão importante a ser seguido pelas instituições interessadas em obter acreditação é compilar uma lista de abreviaturas, símbolos e acrônimos a *não* serem usados em toda a instituição. A Joint Commission elaborou sua própria lista de abreviaturas que não podem ser mais empregadas em qualquer documento médico escrito (p. ex., planos de cuidados, prescrições médicas, notas de enfermeiros). Essa lista é designada como "lista mínima". Ver Tabela 2.1 para a lista oficial de "não utilizar". Informações atualizadas desses padrões podem ser encontradas no *site* da Joint Commission (http://www.jointcommission.org/standards_information/npsgs.aspx).

A lista de abreviaturas que tendem a gerar erros, apresentada na Tabela 2.2, inclui mais abreviaturas que podem ser facilmente interpretadas de modo incorreto; por conseguinte, os provedores estão procurando padronizar terminologias para reduzir os erros.

Institute for Safe Medication Practices

O Institute for Safe Medication Practices (ISMP) é uma organização não lucrativa, dedicada ao estudo de erros de medicação e sua prevenção. Além de oferecer informações educacionais e sobre segurança, essa organização tem uma seção denominada Medication Errors Reporting Program. Esse programa destina-se a identificar o número e o tipo de erros de medicação que ocorrem nos EUA. Trata-se de um programa semelhante ao MedWatch, da U.S. Food and Drug Administration (FDA). A meta desse sistema de registro voluntário é coletar dados e disseminar as informações que irão prevenir esses erros no futuro. Pode-se acessar o formulário de relatório no endereço http://www.ismp.org/. A participação nesse importante programa é um meio de proteger o público,

TABELA 2.1 Lista oficial de "não utilizar" da Joint Commission.[a]

Abreviatura	Problema potencial	Utilizar no lugar de
U (unidade)	Confundida por 0 (zero), 4 (quatro), ou "cc"	Escrever "unidade"
UI (unidade internacional)	Confundida como IV (intravenosa) ou 10 (dez)	Escrever "unidade internacional"
Q.D., QD, q.d., qd (diariamente)*	Confundidas entre si	Escrever "diariamente" e "em dias alternados"
Q.O.D., QOD, q.o.d., qod (em dias alternados)*	O período indicado após o "Q" pode ser confundido com um "I", e o "O" pode ser confundido com "I"	
Zero à direita (X,0 mg)[b]	A vírgula decimal é omitida	Escrever X mg
Falta do zero à esquerda (,X mg)*		Escrever 0,X mg
MS	Pode significar sulfato de morfina ou sulfato de magnésio	Escrever "sulfato de morfina" ou "sulfato de magnésio"
MSO$_4$ e MgSO$_4$	Confundidos entre si	

[a]Aplicam-se a todas as prescrições e documentações relacionadas com medicamentos redigidas à mão (incluindo digitação em computador) ou formulários já impressos.
[b]Exceção: pode-se utilizar um "zero à direita" apenas quando exigido para demonstrar o nível de precisão do valor relatado, como em resultados laboratoriais, exames de imagem que fornecem o tamanho das lesões ou tamanhos de cateteres/sondas. Pode não ser usado em prescrições de medicamentos ou outras documentações relacionadas com medicamentos.
©Joint Commission, 2015.
*N.R.T.: Não se aplicam ao Brasil.

TABELA 2.2 Abreviaturas que tendem a gerar erro.

> (maior que) < (menor que)	Interpretado incorretamente como o número "7" ou a letra "L"; confundidos entre si	Escrever "maior que" ou "menor que"
Abreviaturas de nomes de medicamentos	Interpretadas incorretamente, devido a abreviaturas similares para diversos fármacos	Escrever os nomes dos fármacos por extenso
Unidades do sistema apotecário	Desconhecidas para muitos profissionais; confundidas com unidades métricas	Utilizar unidades métricas
cc (centímetro cúbico)*	Confundido com U (unidades) quando mal escrito	Escrever "mℓ" para mililitros
µg (micrograma)	Confundido com mg (miligramas), resultando em superdosagem de 1.000 vezes	Escrever "mcg" ou "microgramas"

*N.R.T.: Não se aplica ao Brasil.

identificando maneiras de tornar a administração de medicamentos mais segura.

Sistemas de distribuição de medicamentos

O processo de administração de medicamentos é padronizado na maioria das instituições. Médicos e dentistas de assistência primária ou especialistas prescrevem medicamentos para administração. Farmacêuticos os dispensam, e enfermeiros executam a administração propriamente dita. O que pode diferir nesse processo é o sistema de distribuição da instituição. Dispõe-se de vários sistemas de distribuição de medicamentos para a execução do processo. Segue-se uma breve descrição de três métodos.

Sistema de dose unitária

O sistema de **dose unitária** é um método em que prescrições de medicamentos são preenchidas, e os medicamentos são dispensados de acordo com as prescrições de cada paciente por período de pelo menos 24 horas. O farmacêutico dispensa cada dose (unidade) em uma embalagem, normalmente rotulada pelo fabricante, que contém um comprimido ou uma cápsula, uma quantidade preestabelecida de medicamento em forma líquida, uma seringa pré-carregada ou um supositório. Uma quantidade de medicamentos assim embalados, suficiente para determinado número de dias, é guardada em gavetas de um carrinho portátil especial, com uma gaveta para cada paciente. Quando o medicamento não é fornecido em embalagens individuais, o farmacêutico clínico também pode preparar as doses unitárias. A farmácia reabastece o carrinho com os medicamentos necessários. Se o carrinho for portátil, pode ser carregado até o quarto de cada paciente, preparando-se os medicamentos imediatamente do lado de fora. Antes de entrar no quarto do paciente, os medicamentos são trancados no carrinho, e o registro de administração de medicamentos eletrônico é coberto, de modo que outras pessoas não possam ver o registro do paciente.

Em unidades de cuidados prolongados, o medicamento pode ser embalado mediante o método de doses múltiplas. Nesse sistema, as doses individuais são acondicionadas em "bolhas" em uma cartela, que pode conter até 60 doses individuais (Figura 2.5). As cartelas são rotuladas para cada paciente e podem conter um suprimento de um medicamento para 1 a 2 meses. Essas cartelas são então armazenadas em compartimentos para cada paciente, em um carrinho de medicamentos trancado. Para a administração de um medicamento, a cartela do paciente é separada, e a dose individual é retirada da

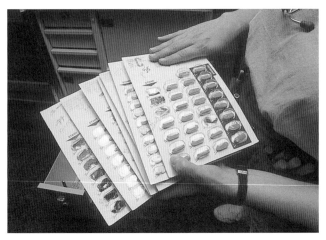

FIGURA 2.5 Embalagens de múltiplas doses, frequentemente utilizadas para a administração de medicamentos em unidades de cuidados prolongados.

cartela. A cartela com suas doses remanescentes é devolvida ao carrinho de medicamentos.

Sistema automatizado do manejo de medicamentos

Sistemas de manejo automatizados ou computadorizados (Figura 2.6) são usados na maioria dos hospitais ou órgãos que distribuem medicamentos. As prescrições de medicamentos são gerenciadas na farmácia a partir das prescrições enviadas eletronicamente por médicos que as redigem nos quartos individuais ou unidades. Cada andar ou unidade possui uma estação de medicamentos, onde eles são colocados em gavetas específicas. Os medicamentos são embalados individualmente como no sistema de dose unitária. A diferença é que existem mais medicamentos na bandeja se for prescrito o mesmo medicamento a determinado número de pacientes. Após a prescrição ser introduzida no sistema, seleciona-se o nome do paciente e o medicamento a ser administrado na estação automatizada de medicamentos da unidade. A gaveta com o medicamento específico abre-se para que ele possa ser retirado e, em seguida, utilizando-se uma tela sensível ao toque de computador, a dose é automaticamente registrada no sistema computadorizado.

Sistema de medicamentos *point-of-care* com código de barras

Alguns hospitais utilizam um leitor de códigos de barras na administração de medicamentos. Esse sistema constitui a maneira mais efetiva para reduzir os erros de administração de medicamentos. Para utilizá-lo, coloca-se um código de barras na pulseira de identificação hospitalar do paciente

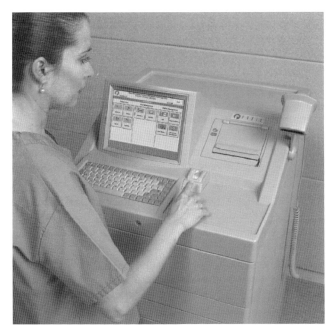

FIGURA 2.6 Sistema automatizado de medicamentos.

quando este é internado (Figura 2.7). Os códigos de barras, juntamente com os códigos de barras nas embalagens das doses unitárias de medicamentos, são utilizados para identificar o paciente e registrar e abastecer medicamentos de rotina e SOS. Além disso, há também a leitura dos crachás de identificação durante o procedimento, identificando, assim, o enfermeiro que administra o medicamento. O leitor também mantém um inventário permanente de substâncias controladas, o que elimina a necessidade das contagens de substâncias controladas no final de cada plantão.

Devido às graves consequências da administração do medicamento errado, sistemas automatizados mais novos e mais sofisticados para a administração de medicamentos são constantemente pesquisados para proporcionar o máximo de segurança aos pacientes.

ADMINISTRAÇÃO ORAL DE MEDICAMENTOS

A via oral (VO) constitui a via de administração de medicamentos mais frequente e raramente provoca desconforto físico aos pacientes. As formas farmacêuticas orais dos medicamentos incluem comprimidos, cápsulas e líquidos. Algumas cápsulas e comprimidos contêm medicamentos de liberação prolongada, que se dissolvem ao longo de um período estendido. A administração oral de medicamentos é relativamente fácil para pacientes que estão conscientes e conseguem deglutir.

Responsabilidades de enfermagem

Observar os seguintes pontos na administração oral de medicamento:

- Verificar se o paciente consegue deglutir e não apresenta náuseas ou vômitos. Colocar o paciente em posição ereta. É difícil e também perigoso deglutir um sólido ou um líquido na posição deitada
- Avaliar a necessidade de ajuda do paciente para segurar o comprimido, a cápsula ou o copo de água. Alguns pacientes com incapacidades físicas não conseguem manusear ou segurar esses objetos e podem necessitar de ajuda
- Certificar-se de que um copo cheio de água esteja prontamente disponível. Aconselhar o paciente a tomar alguns goles de água antes de colocar o comprimido ou a cápsula na boca
- Instruir o paciente a colocar o comprimido ou a cápsula na parte posterior da língua e inclinar a cabeça para trás para deglutir um comprimido ou ligeiramente para frente para deglutir uma cápsula. Em primeiro lugar, incentivar o paciente a tomar alguns goles de água para fazer com que o medicamento se desloque pelo esôfago para dentro do estômago e, em seguida, beber todo o copo de água
- Fornecer ao paciente quaisquer instruções especiais, como ingerir uma quantidade adicional de líquido ou permanecer na cama, as quais sejam pertinentes ao medicamento administrado
- Nunca deixar um medicamento à cabeceira do paciente para ser tomado mais tarde, a não ser que haja prescrição médica específica para fazê-lo. Algumas unidades, como pós-parto, podem oferecer medicamentos a serem autoadministrados. Alguns medicamentos (p. ex., antiácidos) podem ser prescritos para serem deixados na cabeceira do paciente
- Pacientes com tubo nasogástrico ou de gastrostomia (também denominado via enteral) podem receber medicamentos orais pelo tubo. Antes da administração, verificar a colocação do tubo. Diluir e administrar medicamentos líquidos através do tubo. Entretanto, triturar comprimidos e dissolvê-los em água antes de sua administração pelo tubo. Lavar o tubo com água após a administração dos medicamentos para limpá-la completamente
- Instruir o paciente a colocar os medicamentos **bucais** na boca, contra a mucosa da bochecha, na parte superior ou inferior da mandíbula. Esses fármacos são absorvidos lentamente pela mucosa da boca. Pastilhas são exemplos de medicamentos de administração bucal
- Determinados medicamentos também são administrados por via **sublingual**. Esses medicamentos não devem ser deglutidos nem mastigados e precisam ser dissolvidos por completo antes que o paciente possa beber ou alimentar-se. Nitroglicerina é comumente administrada por via sublingual.

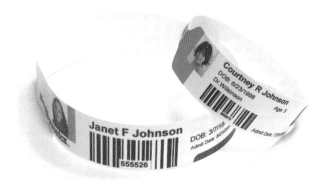

FIGURA 2.7 Pulseira de identificação de pacientes *point-of-care* com códigos de barras, utilizadas para a administração de medicamentos.

Administração infrequente de medicamentos

Muitos fármacos estão disponíveis para administração semanal, mensal ou até mesmo anual. As doses são elaboradas para substituir as doses diárias de medicamentos. Um dos primeiros fármacos desse tipo foi o alendronato, medicamento utilizado no tratamento da osteoporose (ver Capítulo 30). Em 2001, a FDA aprovou duas concentrações desse medicamento para uma administração por semana. Em ensaios clínicos, a administração de uma dose semanal não se associou a maiores reações adversas do que o esquema de dose diária. Desde então, foram desenvolvidos outros medicamentos para administração infrequente. Um produto semelhante, o ibandronato, é administrado uma vez por mês para o tratamento da osteoporose. A administração infrequente é benéfica para os que apresentam reações adversas leves, visto que essas reações seriam experimentadas com menos frequência do que diariamente, com melhora da adesão ao tratamento.

ADMINISTRAÇÃO DE MEDICAMENTOS POR VIA PARENTERAL

A administração **parenteral** de medicamentos refere-se à sua administração por vias **intradérmica, subcutânea (SC), intramuscular (IM)** ou **intravenosa (IV)** (Figura 2.8). Outras formas de administração parenteral incluem as vias intradural (no espaço dural da coluna vertebral), intra-arterial (em uma artéria), intracardíaca (no coração) e intra-articular (em uma articulação). Em alguns casos, medicamentos intra-arteriais são administrados por enfermeiro. Entretanto, a administração não é por injeção arterial direta, mas por meio de cateter colocado em uma artéria.

Responsabilidades de enfermagem

Observar os seguintes pontos na administração parenteral de um medicamento:

- Utilizar luvas para proteger-se da possibilidade de respingos de sangue durante a administração do medicamento. O risco de exposição a sangue infectado está aumentando para todos os profissionais de saúde. Os Centers for Disease Control and Prevention (CDC) dos EUA recomendam a utilização de luvas para evitar contato com sangue ou líquidos corporais, mucosas ou qualquer área da pele com solução de continuidade. Essa recomendação é designada como **Precaução padrão**, que associa as Precauções Universais para Sangue e Líquidos Corporais às diretrizes de Isolamento de Substâncias Corporais
- Após escolher o local de injeção, limpar a pele. A maioria dos hospitais tem uma política sobre o tipo de antisséptico cutâneo utilizado para limpeza da pele antes da administração parenteral de medicamentos. Limpar a pele com movimento circular, começando em um ponto interno e movendo para fora
- Quando se administram medicamentos como a penicilina, é preciso aspirar antes de injetar. Após inserir a agulha para administração por via intramuscular, puxar para trás o êmbolo da seringa para certificar-se de não estar dentro de um vaso. Aspirar por 5 a 10 segundos. Se o sangue estiver em um vaso pequeno, leva tempo para aparecer. Caso apareça sangue na seringa, retirar a agulha para não injetar o fármaco. Descartar medicamento, agulha e seringa e preparar outra injeção. Se não aparecer nenhum sangue na seringa, injetar o medicamento. A aspiração não é necessária quando se administram vacinas ou imunizações IM ou quando se aplica injeção intradérmica ou subcutânea
- Após retirar a agulha de um local de injeção IM, SC ou IV, aplicar pressão digital sobre a região. Pacientes com tendência hemorrágica frequentemente necessitam de pressão local prolongada
- A maioria dos hospitais utiliza agulhas projetadas para evitar as lesões por elas produzidas. Essa agulha possui um protetor de plástico que desliza sobre ela e se aloja quando é retirada do local de injeção
- Não reencapar seringas e descartá-las de acordo com a política da instituição. Descartar agulhas e seringas em caixas de descarte apropriadas e claramente identificadas para evitar lesões por picadas de agulha. A maioria das instituições tem caixas de descarte para "perfurocortantes" localizadas

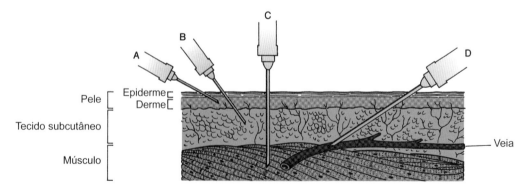

FIGURA 2.8 Inserção da agulha para administração parenteral de medicamento. **A.** Injeção intradérmica: utiliza-se agulha de calibre 26 e 0,9 cm de comprimento, inserida em ângulo de 10 graus. **B.** Injeção subcutânea: utiliza-se agulha de calibre 25 e 1,25 de comprimento, inserida em ângulo de 45 a 90 graus, dependendo do tamanho do paciente. **C.** Injeção intramuscular: utiliza-se agulha de calibre 20 a 23, de 2,5 a 7,5 cm de comprimento, inserida em ângulo de 90 graus no músculo relaxado, com rápido movimento da mão (como arremesso de dardo). **D.** Injeção intravenosa: o diâmetro (18 a 26) da agulha depende da substância a ser injetada e do calibre da veia.

em cada sala para descarte imediato de agulhas e seringas após seu uso. O descarte correto protege o enfermeiro e outras pessoas de lesões e contaminação.

Administração de medicamentos por via intradérmica

Os medicamentos administrados por via intradérmica são habitualmente aqueles usados para testes de sensibilidade (p. ex., teste de tuberculina ou teste cutâneo para alergia; ver Figura 2.8 A). A absorção é lenta e permite bons resultados no caso dos testes para alergias.

Responsabilidades de enfermagem

Observar os seguintes pontos quando administrar medicamentos por via intradérmica:

- As partes interna do antebraço e superior do dorso podem ser utilizadas para injeções intradérmicas. A região não deve ter pelos; deve-se evitar a proximidade de sinais, cicatrizes ou áreas cutâneas pigmentadas. Limpar a área da mesma maneira que para injeções SC e IM
- Seringa de 1 mℓ, com agulha de calibre 25 a 27 e 0,6 a 1,5 cm de comprimento é mais bem-apropriada para injeções intradérmicas. São utilizados pequenos volumes (habitualmente menos de 0,1 mℓ) para as injeções intradérmicas, administradas com o bisel voltado para cima
- Inserir a agulha em ângulo de 15 graus entre as camadas superiores da pele. Não aspirar com a seringa nem massagear a área. A injeção produz pequena pápula (área elevada) na superfície externa da pele. Se não aparecer essa pápula, existe boa possibilidade de que a substância tenha entrado no tecido subcutâneo, de modo que qualquer resultado do teste não será acurado.

Administração SC de medicamentos

A injeção subcutânea libera o medicamento nos tecidos entre a pele e o músculo (ver Figura 2.8 B). Os medicamentos administrados dessa maneira são absorvidos mais lentamente do que aqueles administrados por via IM. Anticoagulantes e insulinas são comumente administrados por via subcutânea.

Responsabilidades de enfermagem

Observar os seguintes pontos quando administrar medicamento SC:

- Utiliza-se volume de 0,5 a 1 mℓ para injeção subcutânea. Volumes maiores (p. ex., mais de 1 mℓ) são mais bem-administrados por injeções IM. Se for prescrito volume acima de 1 mℓ SC, a injeção deve ser aplicada em dois locais, com agulhas e seringas separadas
- Os locais para injeção subcutânea incluem braços, parte superior do abdome e coxas. As costas são utilizadas com menos frequência (Figura 2.9). Rever os locais de injeção para assegurar absorção apropriada e minimizar a lesão tecidual
- Para administrar medicamento SC, deve-se inserir a agulha em ângulo de 45°. Para liberar o medicamento no tecido subcutâneo, é melhor escolher comprimento da agulha e ângulo de sua inserção com base no peso corporal do paciente. Pacientes obesos possuem excesso de tecido

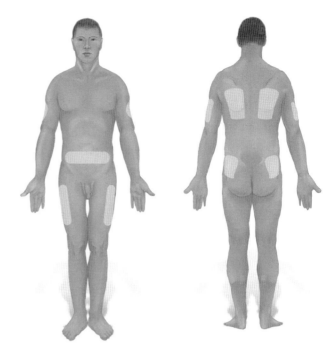

FIGURA 2.9 Locais do corpo onde injeções subcutâneas podem ser aplicadas.

subcutâneo, e pode ser necessário aplicar a injeção em ângulo de 90°. Se o paciente for magro ou sofrer de caquexia, existe habitualmente menor quantidade de tecido subcutâneo. Para tais pacientes, a parte superior do abdome é o melhor local de injeção. Em geral, seringa com agulha de calibre 23 a 25 e 0,8 a 1,5 cm de comprimento é mais apropriada para injeção subcutânea
- Quando se administra medicamento SC, não há necessidade de aspiração. Caso apareça sangue na seringa, retirar a agulha, descartar a seringa e preparar nova injeção.

Administração IM de medicamentos

Injeção IM introduz o fármaco em um músculo (ver Figura 2.8 C). Medicamentos irritantes para o tecido subcutâneo podem ser administrados por injeção IM. Medicamentos administrados por essa via são absorvidos mais rapidamente do que os administrados por via subcutânea, devido ao rico suprimento sanguíneo do músculo. Além disso, pode-se administrar maior volume (1 a 3 mℓ) em um único local.

Responsabilidades de enfermagem

O enfermeiro deve observar os seguintes pontos quando administrar medicamento por via IM:

- Se a dose a injetar estiver contida em mais de 3 mℓ, dividir esse volume e administrá-lo em duas injeções separadas. Volumes acima de 3 mℓ não sofrem absorção adequada
- Agulha de calibre 22 e de 40 mm de comprimento é mais frequentemente utilizada para injeções IM
- Os locais para injeção IM incluem músculo deltoide (braço), regiões ventroglútea e dorsoglútea (quadril) e músculo vasto lateral (coxa) (ver Figura 2.10). O músculo vasto lateral é frequentemente utilizado para lactentes e crianças pequenas, visto que está mais desenvolvido do que os músculos glúteo e deltoide. Em crianças que já deambulam há mais de 2 anos, pode-se utilizar a região ventroglútea

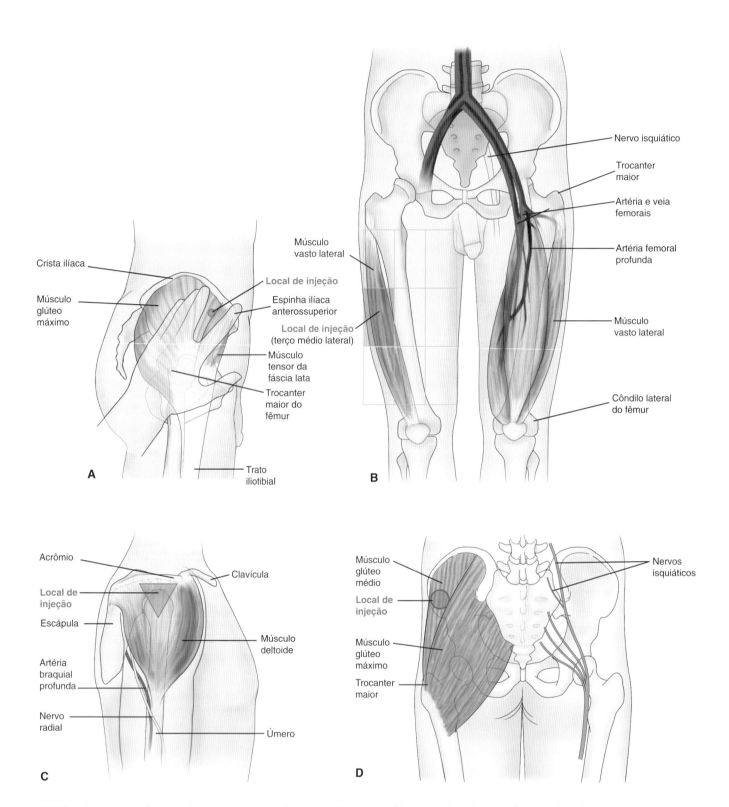

FIGURA 2.10 Locais de administração intramuscular. **A.** Região ventroglútea: a palma da mão é colocada sobre o trocanter maior e o dedo indicador, na espinha ilíaca anterossuperior; a injeção é aplicada no meio do triângulo formado pelos dedos e pela crista ilíaca. **B.** Músculo vasto lateral: o paciente deve estar em decúbito dorsal ou na posição sentada; a injeção é aplicada no terço médio lateral desse músculo. **C.** Músculo deltoide: a área deltoide média é delimitada pela formação de um retângulo, cuja parte superior corresponde à borda inferior do acrômio, enquanto a base está no nível da axila; os lados estão a um terço e dois terços distantes da face lateral do braço do paciente; a injeção é aplicada na metade da parte superior do retângulo. **D.** Região dorsoglútea: para evitar o nervo isquiático e vasos sanguíneos associados, escolher um local de injeção acima e lateralmente a uma linha traçada do trocanter maior em direção à espinha ilíaca posterossuperior.

- Para se administrar medicamento por via IM, inserir a agulha em ângulo de 90 graus. Quando se injeta medicamento nas regiões ventroglútea ou dorsoglútea, deve-se colocar o paciente em posição confortável, de preferência em decúbito ventral com os dedos dos pés voltados para dentro. Quando se injeta medicamento no músculo deltoide, pode-se utilizar a posição sentada ou o decúbito dorsal. Coloca-se o paciente em decúbito dorsal para injeção de medicamento no músculo vasto lateral.

Técnica do trajeto em Z

A técnica do **trajeto em Z** para injeção IM é utilizada quando um medicamento é altamente irritante para os tecidos ou tem a capacidade de pigmentar permanentemente a pele. O enfermeiro deve obedecer ao seguinte procedimento quando utilizar essa técnica (Figura 2.11):

- Colocar o medicamento na seringa
- Descartar a agulha antes utilizada e colocar nova agulha na seringa. Isso impede que qualquer resquício de medicamento que possa ter permanecido na agulha (utilizada ao aspirar o medicamento para a seringa) entre em contato com os tecidos ao ser introduzida no músculo
- Puxar o êmbolo para aspirar aproximadamente 0,1 a 0,2 mℓ de ar na seringa. A bolha de ar na seringa acompanha o medicamento nos tecidos e veda a área onde ele foi injetado, impedindo, assim, o refluxo do medicamento através do trajeto extremamente pequeno criado pela agulha
- Colocar o paciente na posição correta para administrar injeção IM
- Limpar a pele
- Puxar a pele, o tecido subcutâneo e a gordura (situada no local de injeção) lateralmente, deslocando o tecido para o lado (aproximadamente 2,5 cm)
- Enquanto se seguram os tecidos na posição lateral, introduzir a agulha em ângulo de 90 graus e injetar o medicamento
- Após a injeção do medicamento, aguardar 10 segundos para permitir sua dispersão no tecido muscular e, em seguida, enquanto há a retirada da agulha, liberar o tecido. Essa técnica impede o fluxo retrógrado do medicamento no tecido subcutâneo.

Administração IV de medicamentos

Um fármaco administrado por via IV é injetado diretamente no sangue por meio de agulha introduzida em uma veia (ver Figura 2.8 D). A ação do medicamento ocorre quase imediatamente. Os medicamentos administrados por via IV podem ser injetados:

- Lentamente, durante 1 ou mais minutos
- Rapidamente (*bolus*)
- Por infusão com bomba ou infusão secundária, em que o medicamento é diluído em pequeno volume de solução IV compatível (50 a 100 mℓ, acondicionados em minibolsa plástica flexível) e administrado durante um período de 30 a 60 minutos no acesso IV primário (em y)
- Em acesso IV já existente (*port*)
- Em dispositivo de acesso venoso intermitente, denominado acesso *heparinizado ou salinizado* (pequeno cateter IV na veia do paciente; o cateter é conectado a pequeno reservatório de líquido com tampa de borracha, através da qual a agulha é inserida para administrar o medicamento)
- Por adição a uma solução IV, infundida na veia por um período mais longo.

Para explicação do procedimento e das responsabilidades de enfermagem, ver Capítulo 54.

Outras vias parenterais de administração de medicamentos

O médico pode administrar medicamento por vias intracardíaca, intra-arterial ou intra-articular. O enfermeiro é responsável pela preparação do medicamento para administração. Neste caso, deve perguntar ao médico que materiais especiais serão necessários para a administração.

Os dispositivos de acesso venoso (*ports*) são totalmente implantados com septo de autovedação que é fixado a cateter conectado a vaso de grande calibre, habitualmente a veia cava. Esses dispositivos são mais comumente utilizados para quimioterapia ou outra terapia a longo prazo e exigem inserção e retirada cirúrgicas. Os medicamentos são

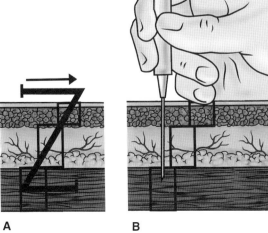
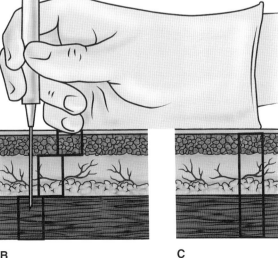

FIGURA 2.11 Injeção com trajeto em Z. **A.** O tecido é esticado lateralmente ao local de injeção antes da introdução da agulha. Isso puxa os planos de pele, o tecido subcutâneo e a gordura (formando um Z). **B.** Após o tecido ter sido deslocado, a agulha é introduzida em ângulo de 90 graus diretamente no tecido muscular. **C.** Após a injeção, os tecidos são liberados enquanto a agulha é retirada. À medida que cada plano de tecido desliza um sobre o outro, o trajeto é vedado.

administrados por meio de injeções realizadas no dispositivo inserido sob a pele, o que é realizado pelo médico ou enfermeiro.

ADMINISTRAÇÃO DE MEDICAMENTOS ATRAVÉS DE PELE E MUCOSAS

Medicamentos podem ser aplicados à pele e às mucosas por diversas vias: tópica (sobre as camadas externas da pele), transdérmica (mediante adesivo impregnado pelo medicamento e colado à pele) ou inalatória (mucosas das vias respiratórias superiores).

Administração tópica de medicamentos

Muitos medicamentos tópicos atuam na pele, porém não são absorvidos através dela. Esses medicamentos são utilizados para amaciar, desinfetar ou lubrificar a pele. Alguns medicamentos tópicos são enzimas que têm a capacidade de remover resíduos superficiais, como pele morta e material purulento presente em ulcerações da pele. Outros medicamentos tópicos são utilizados para o tratamento de pequenas infecções superficiais da pele. As várias formas de aplicações tópicas e locais de uso são descritos no Boxe 2.2.

Responsabilidades de enfermagem

Considerar os seguintes pontos quando administrar medicamentos por via tópica:

- O médico pode escrever instruções especiais para a aplicação de um medicamento tópico – por exemplo, aplicar o medicamento em uma camada fina e uniforme ou cobrir a área após a aplicação do medicamento à pele
- O fabricante pode incluir instruções especiais, como aplicar o fármaco em área limpa e sem pelos ou deixar o fármaco dissolver lentamente na boca. Todas essas instruções são importantes, visto que a ação do medicamento depende de sua administração correta
- Pomadas são algumas vezes fornecidas com um papel especial marcado em centímetros. Medir o comprimento correto (no papel), colocar o papel com a pomada voltada para a pele e fixar com esparadrapo. Antes da próxima dose, retirar o papel e o esparadrapo e limpar a pele.

Administração de medicamentos por via inalatória

Os medicamentos na forma de gotículas, vapores e gases são administrados através das mucosas do sistema respiratório por meio de máscara facial, nebulizador ou aparelho de respiração por pressão positiva. Exemplos de medicamentos administrados por **via inalatória** incluem agentes broncodilatadores, mucolíticos e alguns anti-inflamatórios. Esses medicamentos produzem principalmente efeito local nos pulmões.

Responsabilidades de enfermagem

A principal responsabilidade do enfermeiro relacionada à administração de medicamentos por via inalatória é fornecer ao paciente instruções adequadas para a administração do medicamento. Por exemplo, muitos pacientes com asma utilizam inalador dosimetrado para dilatar os brônquios e facilitar a respiração. Sem instrução apropriada sobre como utilizar o inalador, grande parte do medicamento pode ser depositada sobre a língua, em lugar de alcançar o sistema respiratório. Isso diminui o efeito terapêutico do medicamento. As instruções podem variar de acordo com o inalador. Para assegurar que o inalador esteja sendo utilizado de maneira correta, solicitar ao paciente que leia as instruções que acompanham cada dispositivo. A Figura 2.12 ilustra o uso correto de um tipo de inalador.

Administração de medicamentos por via transdérmica

Fármacos administrados por via **transdérmica** são prontamente absorvidos pela pele e produzem efeitos sistêmicos. Esse tipo de administração é denominado *sistema de administração transdérmica de medicamentos* (Figura 2.13). As doses do medicamento são implantadas em pequena bandagem tipo adesivo, e o medicamento é gradualmente absorvido na circulação sistêmica. Esse tipo de sistema para fármacos mantém concentração sanguínea relativamente constante e diminui a

---

BOXE 2.2   Aplicações tópicas e locais de uso.

- Cremes, loções ou pomadas aplicados à pele com abaixador de língua, dedos enluvados ou gaze
- *Sprays* aplicados à pele ou nariz ou cavidade oral
- Líquidos inseridos em cavidades corporais, como fístulas
- Líquidos introduzidos na bexiga ou na uretra
- Sólidos (p. ex., supositórios) inseridos na uretra
- Líquidos gotejados nos olhos, nas orelhas ou no nariz
- Pomadas oftálmicas aplicadas em pálpebra ou saco conjuntival inferior
- Sólidos (p. ex., comprimidos, ovos), espumas, líquidos e cremes inseridos na vagina
- Curativos úmidos contínuos ou intermitentes aplicados à superfície da pele
- Sólidos (p. ex., comprimidos, pastilhas) dissolvidos na boca
- *Sprays* ou líquidos, inalados pelos pulmões
- Líquidos, cremes ou pomadas aplicados ao couro cabeludo.
- Sólidos (p. ex., supositórios), líquidos ou espuma inseridos no reto

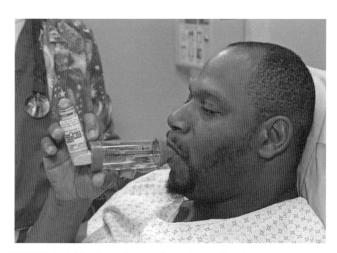

FIGURA 2.12 Um inalador respiratório é utilizado para a administração direta de um medicamento nos pulmões. Para fornecer uma dose do medicamento, o paciente faz uma inspiração lenta e profunda enquanto abaixa a parte superior do recipiente do inalador.

Capítulo 2 Administração de Fármacos

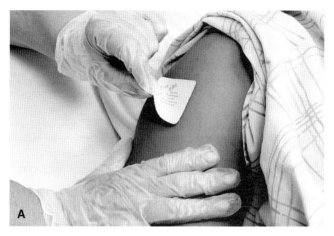
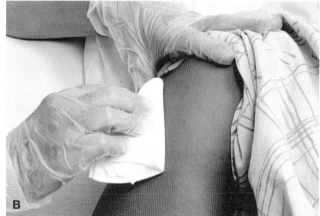
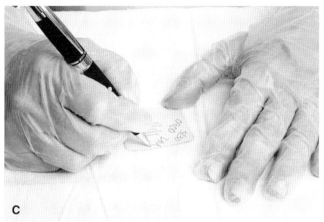
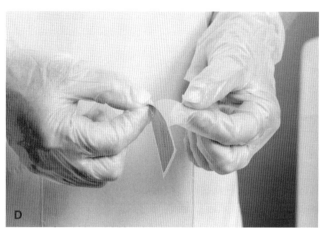
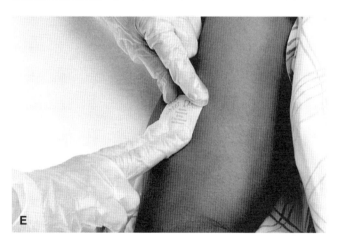

FIGURA 2.13 Sistema de administração transdérmica de medicamentos. **A.** Encontre e retire o adesivo anteriormente aplicado. **B.** Limpe o local de aplicação. **C.** Registre data, horário e as iniciais no novo adesivo. **D.** Retire a cobertura protetora. **E.** Aplique o novo adesivo a uma área da pele sem pelos.

possibilidade de toxicidade. Além disso, a administração de medicamentos por via transdérmica provoca menos reações adversas, e a administração é menos frequente do que quando os medicamentos são administrados por outra via. Fentanila (utilizada no tratamento da dor intensa) e norelgestromina + etinilestradiol (contraceptivo) são dois medicamentos frequentemente administrados por via transdérmica. Ver Figura 2.13 para a aplicação dos medicamentos transdérmicos.

Responsabilidades de enfermagem

Observar os seguintes pontos quando administrar medicamentos por via transdérmica:

- Usar luvas para prevenir exposição acidental ao medicamento
- Remover todos os adesivos antigos para evitar dose adicional do medicamento, dobrar os lados aderentes juntos e descartar em recipiente para objetos perfurocortantes (quando não disponível, descartar no vaso sanitário) – não descartar em contentor de lixo
- Escolher área de pele intacta, seca e sem pelos, grande o suficiente para aplicar facilmente o adesivo
- Revezar os locais de aplicação dos adesivos transdérmicos para evitar a irritação da pele. Tórax, abdome, nádegas e braço constituem os locais mais comumente utilizados. Não raspar a área para aplicar o adesivo, visto que isso pode causar irritação da pele
- Aplicar o adesivo nas costas, entre as escápulas no caso de pacientes com demência que provavelmente o removerão.

RESPONSABILIDADES DE ENFERMAGEM APÓS A ADMINISTRAÇÃO DE MEDICAMENTOS

Após a administração de qualquer tipo de medicamento, o enfermeiro é responsável pelas seguintes ações:

- Registrar a administração do medicamento. Completar essa tarefa o mais rápido possível. Isso é particularmente importante quando são administrados medicamentos SOS (particularmente opioides)
- Registrar (quando necessário) qualquer informação sobre a administração do medicamento. Isso inclui informações como velocidade do fluxo IV, local utilizado para administração parenteral, problemas com a administração (se houver algum) e sinais vitais obtidos imediatamente antes da administração
- Avaliar e registrar a resposta do paciente ao medicamento. A avaliação pode incluir fatos como alívio da dor, diminuição da temperatura corporal, alívio do prurido e diminuição no número de evacuações
- Observar o paciente quanto à ocorrência de reações adversas. A frequência dessas observações depende do medicamento administrado. Registrar todas as reações adversas suspeitas e relatá-las ao médico responsável, de forma imediata, caso sejam graves.

ADMINISTRAÇÃO DE MEDICAMENTOS NO DOMICÍLIO

Com frequência, os fármacos não são administrados pelo enfermeiro no ambiente domiciliar, mas pelo paciente ou por familiares que atuam como cuidadores. Quando este for o caso, é importante que o paciente ou os cuidadores compreendam o esquema de tratamento e tenham a oportunidade de fazer perguntas sobre a terapia medicamentosa, como, por exemplo, por que o medicamento foi prescrito, como administrá-lo e as reações adversas que ele provoca (ver Capítulo 5 para informações sobre a educação do paciente e seus familiares). Quando um paciente toma medicamentos em casa, podem ser necessários equipamentos ou itens especiais no domicílio para a sua administração. Orientação do Paciente para Desfechos Melhores: Avaliação do Domicílio para Uso Seguro de Medicamentos fornece algumas diretrizes a seguir quando são administrados medicamentos no domicílio pelo paciente ou cuidador, e não pelo enfermeiro.

Orientação ao paciente para desfechos melhores

Avaliação do domicílio para uso seguro de medicamentos

Para a maioria dos pacientes, são prescritos fármacos a serem tomados no domicílio após terem recebido alta. Como o domicílio não é ambiente controlado como uma instituição de assistência de saúde, é necessário avaliar cuidadosamente o ambiente domiciliar do paciente para garantir segurança completa. É importante ter em mente as seguintes questões quando se efetua uma avaliação da segurança domiciliar:

- ✔ O domicílio dispõe de algum espaço para os remédios, relativamente arrumado e de fácil acesso ao paciente ou a um cuidador?
- ✔ Há crianças pequenas que vivam na casa ou estejam em visita? Em caso afirmativo, existe lugar onde os medicamentos possam ser armazenados fora de seu alcance?
- ✔ O medicamento necessita de refrigeração? Em caso afirmativo, o refrigerador funciona?
- ✔ Se o paciente necessitar de vários medicamentos, o paciente ou seu cuidador conseguem identificar quais e quando tomá-los?
- ✔ Eles sabem por que e como tomá-los?
- ✔ O paciente necessita de algum equipamento especial, como agulhas e seringas? Neste caso, onde e como o equipamento pode ser armazenado para maior segurança e conveniência?
- ✔ O paciente tem algum recipiente apropriado para descarte? O lixo estará em local seguro para crianças e animais de estimação?
  - Sugerir o uso de recipientes de plástico para armazenamento com tampas herméticas feitas especialmente para o descarte domiciliar de seringas
  - Aconselhar o paciente a utilizar um recipiente impermeável com tampa adequadamente ajustada, como leiteira de plástico, para descarte seguro de agulhas
  - Avisar o paciente sobre a existência de Programas de Descarte de Perfurocortantes na região. Podem ser encontrados em farmácias locais, na delegacia de polícia e no corpo de bombeiros ou em serviços de saúde locais.

PONTOS-CHAVE

■ O enfermeiro que administra o medicamento é responsável por todas as etapas necessárias na preparação do medicamento, incluindo paciente, medicamento, dose, via de administração e horário corretos (os cinco acertos). Após administrar o medicamento, o enfermeiro irá documentar imediatamente a administração para evitar erros inadvertidos de medicação

■ A prática padrão é utilizar dois identificadores (para identificação do paciente) antes da administração de um medicamento. O número do quarto do paciente nunca deve ser utilizado como um dos identificadores

■ Estar atento para nomes de fármacos que se pareçam ou soem de modo similar

■ Quando receber prescrição de medicamentos, confirmar a prescrição verbalmente com uma leitura e empenhar-se em obter a prescrição por escrito antes da administração do medicamento. Sempre questionar as prescrições confusas antes da administração

■ Os enfermeiros representam a última defesa na prevenção de erros de medicação antes da administração do fármaco. Utilizar métodos para reduzir a distração e identificar melhor pacientes e medicamentos ajuda a reduzir os erros

Capítulo 2 Administração de Fármacos 33

■ A automatização e o uso de códigos de barras na administração de medicamentos ajudam a reduzir erros de medicação

■ Os medicamentos são administrados por via oral, parenteral, transcutânea ou inalatória. Muitos são administrados por diferentes vias e maneiras, para atender melhor às necessidades do paciente. Cada método tem suas etapas específicas associadas, de modo a assegurar a melhor absorção do medicamento.

REVISÃO DO CAPÍTULO

Prepare-se para provas

1. O enfermeiro documenta corretamente a administração de um medicamento _____.
   1. No início do plantão
   2. Quando está preparando o medicamento para a sua administração
   3. Imediatamente após administrar o medicamento
   4. No final do plantão
2. O enfermeiro deve administrar agora 325 mg de ácido acetilsalicílico. Este é um exemplo de que tipo de prescrição?
   1. Prescrição permanente
   2. Prescrição única
   3. Prescrição SOS
   4. Prescrição imediata
3. Uma injeção IM é administrada corretamente _____.
   1. Ao deslocar a pele para o lado antes da aplicação da injeção
   2. Utilizando agulha de 2,5 cm
   3. Introduzindo a agulha em ângulo de 90 graus
   4. Utilizando agulha de calibre 25
4. Ao preparar um medicamento para administração subcutânea, o enfermeiro deve estar atento para o fato de que o volume habitual de um medicamento injetado SC é _____.
   1. Menor que 0,5 mℓ
   2. De 0,5 a 1 mℓ
   3. De 2 a 5 mℓ
   4. De 3 a 4 mℓ
5. O enfermeiro explica a um paciente que recebe uma injeção IV que a ação do medicamento irá ocorrer _____.
   1. Em 5 a 10 minutos
   2. Em 15 a 20 minutos
   3. Em 30 minutos
   4. Quase imediatamente
6. O melhor local para a colocação de um adesivo transdérmico em um paciente com demência é _____.
   1. O abdome
   2. O dorso
   3. O tórax
   4. O braço
7. Uma nova unidade de cuidados prolongados está sendo construído, e o enfermeiro é solicitado a ajudar no planejamento do sistema de administração de medicamentos. Qual é o sistema mais econômico a ser utilizado para evitar erros nessa instituição?
   1. Carrinhos de dispensação automatizados de medicamentos
   2. Pulseiras de identificação com códigos de barras
   3. Roupas com os dizeres "Não Perturbe"
   4. Sistema de dois identificadores de pacientes
8. Ao administrar um medicamento, o enfermeiro _____.
   1. Deve verificar duas vezes o rótulo do medicamento antes de sua administração
   2. Deve pedir ao paciente que se identifique
   3. Pode administrar um medicamento preparado por outro enfermeiro
   4. Pode triturar qualquer comprimido para o paciente que não consiga deglutir
9. Identifique os itens selecionados que o enfermeiro utiliza como parte dos "cinco acertos" da administração de medicamentos. **Escolha todas as opções corretas**.
   1. Linguagem certa
   2. Via de administração certa
   3. Paciente certo
   4. Horário certo
10. Identifique que itens o enfermeiro pode utilizar para a identificação do paciente antes da administração de um medicamento. **Escolha todas as opções corretas**.
    1. Número do quarto do paciente
    2. Número do registro médico
    3. Data de nascimento
    4. Nome de solteira da paciente

Para verificar suas respostas, ver Apêndice F.

3

Segurança na Dosagem de Medicamentos

Termos-chave

análise dimensional método mais recente de cálculo da dosagem de medicamentos baseado em frações

denominador parte de uma fração que representa o número total de partes (número abaixo da linha)

dosagem quantidade de medicamento na forma farmacêutica utilizada, como comprimido ou cápsula

grama medida métrica de massa, equivalente a um milésimo de um quilograma

litro medida métrica de volume, aproximadamente equivalente a um quarto no sistema domiciliar de medidas

metro medida métrica de distância

numerador parte de uma fração que representa o número de partes retiradas (o número acima da linha)

sistema de redundância manual processo de prescrição e fornecimento de medicamentos, em que cada pessoa verifica a dosagem do medicamento para maior acurácia.

sistema métrico sistema de medida baseado em unidades de 10

solvente líquido em que um sólido se dissolve; também denominado diluente

Objetivos de aprendizagem

Ao fim deste capítulo, o leitor deverá ser capaz de:

1. Descrever como a segurança é obtida pelo uso de processos sistemáticos na administração de medicamentos.
2. Identificar as informações no rótulo de um medicamento utilizadas para calcular a dosagem dos medicamentos.
3. Descrever a importância dos números no rótulo durante o cálculo.
4. Efetuar cálculos matemáticos acuradamente quando forem necessários para computar dosagens de medicamentos.

Cálculos acurados de dosagem são críticos para a saúde de um paciente que esteja recebendo medicamentos. Quando se administram fármacos, é importante que os números usados e os resultados obtidos sejam corretos. Diferentemente de um erro cometido em uma prova de matemática na escola, não há nenhum crédito parcial para erros aritméticos simples ou respostas incompletas em conversão e cálculo de dosagens. Tais erros podem resultar em dano e mesmo morte.

Informações sobre o processo de preparo, administração e cálculo de medicamentos são examinadas neste capítulo. Muitos manuais objetivam ensinar a metodologia dos cálculos de dosagens; este capítulo pretende ensinar o processo envolvido em obtenção e preparo da dose do medicamento e inclui cálculos matemáticos como revisão e suplementação dessas instruções. Exemplos de cálculos das doses de medicamentos são fornecidos em todos os capítulos subsequentes para testar sua capacidade de realizar matematicamente tais cálculos. As respostas podem ser encontradas no Apêndice F.

VERIFICAÇÃO SISTEMÁTICA DA ACURÁCIA

Nos EUA, estima-se que 1 em cada 10.000 mortes hospitalares ocorra anualmente em consequência de erros cometidos *especificamente quando se calcula a dosagem de um medicamento*. Com frequência, esses erros de cálculos se devem a erro humano. Fatores no ambiente de trabalho frequentemente contribuem para erros cometidos pelos profissionais. Esses fatores incluem iluminação inadequada, ruídos, interrupções e sobrecarga de trabalho. É preciso atentar a todos esses elementos ao se preparar ou calcular qualquer medicamento por menor que seja a importância da dose ou do tipo de medicamento.

Avanços tecnológicos, como lançamento computadorizado da prescrição e sistema de código de barras, podem detectar erros cometidos por profissionais de saúde. Entretanto, o melhor método de detecção de erros é o **sistema de redundância manual**. Trata-se de um sistema em que cada indivíduo que participa do processo de prescrição e dispensação dos medicamentos verifica a acurácia da dose. Enfermeiros utilizam esse sistema quando realizam "5 acertos e 3 verificações" para identificar qualquer erro potencial na administração de medicamentos. Embora os enfermeiros possam não ser responsáveis pela mistura inicial, embalagem ou fornecimento de um medicamento, 95% dos possíveis erros nos cálculos de dose são encontrados durante verificações manuais de redundância. Quando um enfermeiro verifica o cálculo da dose de um medicamento, durante seu preparo ou à beira do leito, é possível detectar erro grave antes que o medicamento seja administrado.

COMO CALCULAR COM SEGURANÇA AS DOSES DE MEDICAMENTOS

Deve-se sistematicamente examinar o processo de dispensação de medicamentos para calcular com segurança as doses, obedecendo aos seguintes passos:

- Identificar o tipo de embalagem dos medicamentos e como encontrar nos rótulos a informação necessária para calcular as doses corretas
- Examinar as prescrições e como são apresentadas no registro de administração de medicamentos (RAM).

Este capítulo objetiva auxiliar na identificação das informações essenciais fornecidas nos rótulos dos medicamentos. Os cálculos básicos de matemática são apresentados no Apêndice E para revisão.

Leitura dos rótulos dos fármacos

Os rótulos dos medicamentos fornecem informações importantes utilizadas para obter a dosagem correta. Embora os rótulos contenham muitas informações sobre o medicamento a ser administrado, três itens específicos são necessários para administrar um medicamento: nome, forma farmacêutica e dosagem.

Os rótulos dos medicamentos podem conter dois nomes: o comercial (marca) e o genérico (ver Capítulo 1). O nome comercial vem escrito em primeiro lugar no rótulo, habitualmente em caixa-alta, e com símbolo de registro. O nome genérico é escrito em caixa-baixa, frequentemente entre parênteses e habitualmente localizado sob o nome comercial. Os medicamentos podem ser prescritos por nome comercial ou genérico. Com frequência, o genérico tem menor custo do que o medicamento com nome comercial. Se o médico não especifica que a substituição *não pode* ser feita, é provável que a versão genérica do medicamento seja administrada, para reduzir o custo do paciente. Podem surgir problemas se o paciente conhecer o nome comercial do fármaco, mas não o nome genérico, recusando o medicamento. Por conseguinte, é importante conhecer o nome genérico dos medicamentos e correlacioná-lo às versões de nome comercial para dirimir qualquer dúvida do paciente.

QUESTÃO 1

Utilizar o rótulo da Figura 3.1 para identificar nomes comercial e genérico deste medicamento. *(Ver resposta no Apêndice F.)*

Dose unitária é o método de dispensação de medicamentos mais comum em hospitais, em que cada cápsula ou comprimido é embalado separadamente. No rótulo, a forma farmacêutica será especificada; em outras palavras, o medicamento será apresentado como cápsula, comprimido ou outra forma farmacêutica.

Algumas vezes, o medicamento será entregue na unidade de enfermagem em recipiente com diversas cápsulas ou comprimidos, ou como solução. O enfermeiro precisa então determinar o número de cápsulas/comprimidos ou a quantidade de solução a administrar. Por conseguinte, o enfermeiro precisa conhecer a quantidade de medicamento em cada comprimido ou cápsula (concentração). A concentração também está indicada no recipiente. A concentração ou dosagem é utilizada para calcular o número de comprimidos ou a quantidade de solução a administrar.

QUESTÃO 2

Utilizar o rótulo da Figura 3.1 para identificar a forma farmacêutica e a dosagem **do medicamento.** *(Ver resposta no Apêndice F.)*

Competência matemática

Enfermeiros percebem que cálculos matemáticos utilizam vários métodos para preparar medicamentos para administração. Algumas vezes, o raciocínio matemático é relativamente simples e é possível fazer rapidamente um cálculo de cabeça. Quando há distrações ou é necessário efetuar conversões, o enfermeiro pode utilizar caneta e papel para fazer as equações matemáticas necessárias, de modo a determinar a dose correta. O enfermeiro pode recorrer a diversos passos no cálculo de um medicamento e constatar que o uso de calculadora pode ser útil para acelerar o processo. Quando utilizar um desses métodos, é importante que o enfermeiro compreenda os conceitos básicos do cálculo de doses para garantir a obtenção do resultado correto.

No restante deste capítulo, são apresentados diversos métodos de cálculo. Tentar fazer os cálculos com as diferentes fórmulas apresentadas permite descobrir a melhor maneira de calcular as doses de fármacos. No Apêndice E, são revisados conceitos básicos de matemática para auxiliar na compreensão do raciocínio envolvido nos cálculos.

Método de cálculo de dosagem com fórmulas básicas

Uma vez identificada a informação básica sobre o medicamento, pode-se efetuar o cálculo para prepará-lo.

CÁLCULO 1

Examinar o rótulo da Figura 3.1 e utilizar a informação fornecida para resolver o seguinte problema de dose:

O médico prescreve: 400 mg de cimetidina após cada refeição. Quantos comprimidos o enfermeiro irá administrar após o desjejum? *(Ver resposta no Apêndice F.)*

Embora os medicamentos sejam dispensados, na maioria das farmácias hospitalares, como doses únicas ou em sistema

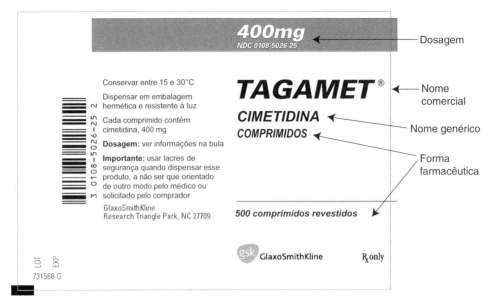

FIGURA 3.1 Rótulo do medicamento cimetidina.

de doses unitárias, o enfermeiro precisa, em certas ocasiões, calcular a dose do medicamento, visto que ela difere da dosagem disponível. Isso ocorre particularmente em instituições de cuidados prolongados, clínicas ambulatoriais ou domicílio, quando a dose pode ser modificada periodicamente ou em situações em que seria dispendioso ter múltiplas dosagens de determinado medicamento.

CÁLCULO 2

Examinar o rótulo da Figura 3.1 e utilizar a informação fornecida para resolver o seguinte problema de dose:

O médico modifica a prescrição após o plantão no final da manhã: 800 mg de cimetidina depois de cada refeição. Quantos comprimidos o enfermeiro irá administrar agora depois das refeições? *(Ver resposta no Apêndice F.)*

Alguns enfermeiros podem fazer esse tipo de cálculo de cabeça; outros preferem solucionar o problema por escrito. Isso é particularmente útil quando a dose designada pelo médico não estiver disponível.

Método da fórmula básica por escrito

Para encontrar a dosagem correta de uma preparação oral sólida, como um comprimido, pode-se utilizar a seguinte fórmula:

$$\frac{\text{dose desejada}}{\text{dose disponível}} = \text{dose administrada (a incógnita ou X)}$$

Essa fórmula pode ser abreviada da seguinte maneira:

$$\frac{\text{D des}}{\text{D dis}} = X$$

Quando a dose prescrita (dose desejada) tem a mesma *unidade de medida* da dose no recipiente (dose à mão) (p. ex., ambas estão em miligramas), esses dois números podem ser inseridos na fórmula sem nenhuma alteração.

Exemplo

O médico prescreve cimetidina 800 mg (miligramas). O medicamento disponível é cimetidina 400 mg (miligramas). Substituem-se as letras da equação anterior pelas quantidades.

800 mg (dose desejada)/400 mg (dose disponível) = 2 comprimidos de 400 mg de cimetidina

QUESTÃO 3

Dados no rótulo da Figura 3.2 permitem resolver o seguinte problema:

Examinando o rótulo, encontrar o nome do medicamento, a forma farmacêutica e a dosagem. *(Ver resposta no Apêndice F.)*

CÁLCULO 3

Examinar o rótulo da Figura 3.2 e utilizar a informação fornecida para resolver o seguinte problema de dose:

O médico prescreve 10 mg de olanzapina diariamente. Quantos comprimidos o enfermeiro irá administrar? *(Ver resposta no Apêndice G.)*

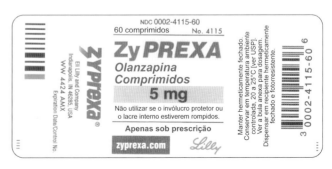

FIGURA 3.2 Rótulo de olanzapina.

COMPREENSÃO DO SISTEMA MÉTRICO DE MEDIDAS

Se o médico prescrever ácido ascórbico (vitamina C) 0,5 g, e o rótulo da embalagem do medicamento indicar ácido ascórbico 250 mg, será necessário fazer uma *conversão de gramas em miligramas* (visto que a dosagem do medicamento na embalagem está em miligramas) para que se possa utilizar a fórmula básica. Por conseguinte, é importante que o enfermeiro compreenda o **sistema métrico** de medidas.

Recapitulando, existem três sistemas de medidas associados à dosagem de medicamentos: (1) sistema métrico, (2) sistema apotecário e (3) sistema de medidas domiciliares.

O sistema de medida mais comumente utilizado em medicina é o métrico, que utiliza decimais (ou sistema decimal). Nele, **grama** é a unidade de peso, **litro** é a unidade de volume e **metro** é a unidade de comprimento. O Boxe 3.1 fornece uma lista das medidas utilizadas no sistema métrico. As abreviaturas para as medidas estão indicadas entre parênteses.

O sistema apotecário de medidas era utilizado para medidas de peso. Em 1994, recomendações feitas pelo Institute for Safe Medication Practices (ISMP) eliminaram esse sistema, visto que produzia elevada taxa de erros de medicação (informações sobre esse sistema podem ser encontradas no Apêndice E). O sistema domiciliar é raramente utilizado no ambiente hospitalar, mas pode ser empregado para medir doses de medicamentos no domicílio.

Método de cálculo de doses por proporção e razão

Conversão de unidades para cálculo

Quando se utiliza a fórmula básica, o **numerador** e o **denominador** precisam ser expressos nos mesmos termos – por exemplo, miligramas sobre miligramas ou gramas sobre gramas. Para solucionar um problema, uma fração precisa ser expressa em *termos iguais;* por conseguinte, pode-se utilizar a proporção para converter gramas em miligramas.

BOXE 3.1 Medidas métricas.

Peso
A unidade de peso é o grama.
1 quilograma (kg) = 1.000 gramas (g)
1 grama (g) = 1.000 miligramas (mg)
1 miligrama (mg) = 1.000 microgramas (mcg)

Volume
A unidade de volume é o litro.
1 decilitro (dℓ) = 10 ℓ (ℓ)
1 ℓ (ℓ) = 1.000 mililitros (mℓ)
1 mililitro (mℓ) = 0,001 ℓ (ℓ)

Comprimento
A unidade de comprimento é o metro.
1 metro (m) = 100 centímetros (cm)
1 centímetro (cm) = 0,01 metro (m)
1 milímetro (mm) = 0,001 metro (m)

ⓘ ALERTA DE ENFERMAGEM

Os erros cometidos por enfermeiros quando utilizam esta e outras fórmulas para doses de medicamentos serão reduzidos se a dose for escrita com as unidades, em vez de escrever apenas os números.

$$\frac{0,5 \text{ g}}{250 \text{ mg}} \text{ em vez de } \frac{0,5}{250}$$

Isso irá eliminar a possibilidade de utilizar termos diferentes na fração.

No exemplo anterior, em que a prescrição é de ácido ascórbico 0,5 g, e a embalagem do medicamento indica ácido ascórbico 250 mg, é necessário efetuar conversão de gramas em miligramas para fazer o cálculo da dose. Um enfermeiro pode efetuar esse cálculo sem escrevê-lo. Se for efetuado por escrito, a proporção e um equivalente conhecido são organizados em uma razão e utilizados para esse tipo de conversão.

Método de razão e proporção por escrito

Exemplo

Converter 0,5 grama (g) em miligramas (mg); utilizando a proporção e o equivalente conhecido de 1.000 mg = 1 mg, montar a razão:

$$1.000 \text{ mg} : 1 \text{ g} :: X \text{ mg} : 0,5 \text{ g}$$
$$X = 1.000 \times 0,5$$
$$X = 500 \text{ mg}$$

ou

$$\frac{1.000 \text{ mg}}{1 \text{ g}} = \frac{X \text{ mg}}{0,5 \text{ g}}$$
$$X = 1.000 \times 0,5$$
$$X = 500 \text{ mg}$$

Por conseguinte, 0,5 grama (g) é igual a 500 miligramas (mg). Após transformar 0,5 g em 500 mg, utilizar o método da fórmula básica:

$$\frac{D \text{ des}}{D \text{ dis}} = X$$

Substituir agora as letras por números na equação.

$$\frac{500 \text{ mg}}{250 \text{ mg}} = 2 \text{ comprimidos de ácido ascórbico 250 mg}$$

Salvaguarda para prevenção de erros

Para evitar erros de cálculo de doses, muitos fabricantes incluem ambas as unidades de medida (gramas e miligramas) no rótulo quando o medicamento é frequentemente prescrito em doses diferentes da dosagem dispensada (Figura 3.3). Essa cautela é muito importante quando as doses são prescritas em quantidades pequenas, como microgramas (mcg). Mais uma vez, os fabricantes normalmente incluem a dosagem em ambas as unidades de medida (miligramas e microgramas). Até mesmo quando ambas as unidades são incluídas, o enfermeiro precisa realizar o cálculo para dupla verificação de que a dose esteja correta.

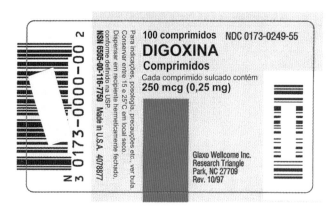

FIGURA 3.3 Rótulo de digoxina.

Nos EUA, os erros representam problema frequente quando zeros (0) estão envolvidos. Quando não há número à esquerda da decimal, deve-se escrever um zero, por exemplo, 0,25. Embora em matemática zero possa geralmente não ser necessário, ele deve ser utilizado ao escrever todas as doses de medicamentos. *O uso do zero diminui a probabilidade de erros nas doses de medicamentos,* particularmente quando a dose é escrita às pressas e o ponto decimal é indistinto.

Por exemplo, se a prescrição de digoxina for escrita *.25 mg*, em lugar de digoxina *0,25 mg*, a prescrição pode ser interpretada como *25 mg*, que é 100 vezes a dose prescrita.

QUESTÃO 4

Utilizar o rótulo da Figura 3.3 para compreender o seguinte exemplo.

Examinando o rótulo, encontrar o nome do medicamento, a forma farmacêutica e a dosagem em ambas as unidades de medida. *(Ver resposta no Apêndice F.)*

CÁLCULO 4

Examinar o rótulo da Figura 3.3 e utilizar a informação fornecida para resolver o seguinte problema de dose:

O médico prescreve: 0,50 mg de digoxina ao dia. Quantos comprimidos o enfermeiro irá administrar? *(Ver resposta no Apêndice F.)*

Se este cálculo gerar confusão, retornar à seção sobre o Método de cálculo de doses por proporção e razão. Substituir os números do ácido ascórbico pelos valores da digoxina. Isso ajudará na compreensão do cálculo de doses?

MEDICAMENTOS NA FORMA LÍQUIDA

Medicamentos podem ser prescritos em forma líquida por muitos motivos: o paciente é criança; o medicamento é administrado por sonda de alimentação ou injetado diretamente nos tecidos ou no acesso intravenoso (IV); o paciente não consegue deglutir a forma sólida do medicamento. Nessas situações, escolhe-se preparado em forma de solução.

Soluções

Soluto é uma substância dissolvida em um *solvente* para obter uma solução. Em geral, utiliza-se água como solvente, a não ser que outro líquido seja especificado. Atualmente, as soluções são preparadas, em sua maioria, por farmacêutico clínico ou fabricante, não pelo enfermeiro. É importante que o enfermeiro compreenda como as soluções são preparadas e rotuladas.

Exemplos de como as soluções podem ser rotuladas incluem:

- 10 mg/mℓ – 10 mg do medicamento em cada mililitro
- 1:1.000 – solução indicando concentração de uma parte do medicamento por 1.000 partes do solvente
- 5 mg/colher de chá – 5 mg do medicamento em cada colher de chá da solução (uso domiciliar).

Formas farmacêuticas de medicamentos parenterais

Medicamentos para uso parenteral precisam estar na forma líquida antes de sua administração. Podem estar disponíveis nas seguintes formas (Figura 3.4):

- Como líquidos em cartuchos ou seringas descartáveis que contêm quantidade específica de um medicamento em volume específico, por exemplo, meperidina 50 mg/mℓ. *Após a administração, a seringa é descartada*
- Em ampolas ou frascos que contêm quantidade específica da forma líquida do medicamento em volume específico. Os frascos podem ser de dose única ou de múltiplas doses. *Um frasco de múltiplas doses contém mais de uma dose do medicamento*
- Em ampolas ou frascos que contêm pó ou cristais, aos quais *é necessário adicionar um líquido (denominado diluente) antes que o medicamento seja retirado do frasco* e administrado. Os frascos podem ser de dose unitária ou de múltiplas doses.

Cálculos de doses com líquidos

Quando medicamentos orais estão em forma líquida (solução, suspensão), existe quantidade específica do medicamento em determinado volume de solvente. Por exemplo, na Figura 3.5, a concentração de amoxicilina + clavulanato de potássio é

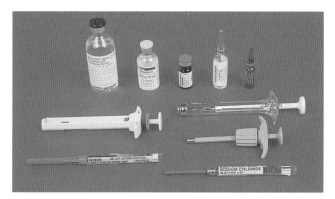

FIGURA 3.4 Preparações de medicamentos na forma de solução: (parte superior) frascos e ampolas; (partes intermediária e inferior) seringas pré-carregadas e suportes.

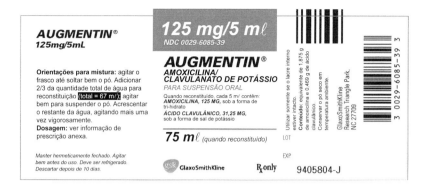

FIGURA 3.5 Rótulo de amoxicilina + clavulanato de potássio.

de 125 mg + 31,25 mg, reconstituídos com água filtrada à temperatura ambiente até a marca indicada no frasco, normalmente escrita como 125 mg/5 mℓ. Em lugar de o rótulo indicar o medicamento em forma farmacêutica (comprimido ou cápsula), a informação aparece como quantidade específica do medicamento em *quantidade* específica de solução. Por exemplo, quando o rótulo indica que há 125 mg/5 mℓ, 5 mℓ representam a *quantidade* (ou volume) na qual há 125 mg do medicamento.

> **ALERTA DE ENFERMAGEM**
> O cálculo da dose de amoxicilina/clavulanato de potássio é feito com base na amoxicilina.

A fórmula básica para calcular a dosagem de líquidos é a seguinte:

$$\frac{\text{dose desejada}}{\text{dose disponível}} \times \text{quantidade} = \text{volume administrado}$$

Essa fórmula pode ser abreviada da seguinte maneira

$$\frac{\text{D des}}{\text{D dis}} \times Q = X$$

A quantidade (ou Q) nesta fórmula é a quantidade de líquido na qual o medicamento disponível está contido.

QUESTÃO 5

Utilizar o rótulo da Figura 3.5 para compreender o seguinte exemplo. **Examinando o rótulo, encontrar o nome do medicamento, a forma farmacêutica e a dosagem.** *(Ver resposta no Apêndice F.)*

CÁLCULO 5

Examinar o rótulo da Figura 3.5 e utilizar essas informações para resolver o seguinte problema de dose:

O médico prescreve: amoxicilina 125 mg, 4 vezes/dia. Quantos mℓ (mililitros) o enfermeiro deverá administrar em cada dose? *(Ver resposta no Apêndice F.)*

À semelhança do exemplo que utilizou comprimidos e cápsulas, a dose prescrita do medicamento pode não ser a mesma disponível. Por exemplo, o médico pode prescrever 500 mg de amoxicilina e o rótulo do medicamento disponível indicar 125 mg/5 mℓ.

$$\frac{\text{D des}}{\text{D dis}} \times Q = X \text{ (a quantidade de líquido a ser administrada)}$$

5 mℓ é a quantidade (ou Q) na qual estão contidos 125 mg do medicamento

$$\frac{500 \text{ mg}}{125 \text{ mg}} \times 5 \text{ m}\ell = X$$

$$\frac{4}{1} \times 5 = 20 \text{ m}\ell$$

Por conseguinte, 20 mℓ contêm a dose desejada de 500 mg de amoxicilina.

Medicamentos parenterais em seringas ou cartuchos descartáveis

Em alguns casos, a dosagem específica não está disponível, e será necessário administrar uma quantidade menor do que aquela contida na seringa.

> **Exemplo**
>
> O médico prescreve diazepam 5 mg IM. Utilizando a mesma equação fornecida anteriormente, colocam-se números no lugar das letras. O fármaco está disponível sob a forma de seringa descartável de 2 mℓ, com rótulo de 5 mg/mℓ.
>
> $$\frac{\text{D des}}{\text{D dis}} \times Q = X \text{ (a quantidade de líquido a ser administrada)}$$
>
> $$\frac{5 \text{ mg}}{10 \text{ mg}} \times 2 \text{ m}\ell = X$$
>
> Simplificando as frações e multiplicando, obtém-se a resposta.
>
> $$X = \frac{1}{2} \times 2 = 1 \text{ m}\ell$$
>
> Nesse caso, como a seringa contém 2 mℓ da solução e *cada* mℓ contém 5 mg do medicamento, há 10 mg do medicamento na seringa. Assim, metade do líquido na seringa (1 mℓ) é descartada, e a metade restante (1 mℓ) é administrada para fornecer a dose prescrita de 5 mg.

Medicamentos parenterais em ampolas e frascos

Se o medicamento em forma líquida estiver em ampola ou frasco, a quantidade desejada é deles retirada. Em alguns

40 Parte 1 Fundamentos de Farmacologia Clínica na Enfermagem

casos, toda a quantidade é utilizada; em outros, apenas parte do volume total é retirada da ampola ou do frasco e administrada.

Sempre que a dose a ser administrada for diferente daquela indicada no rótulo, o volume a administrar precisa ser calculado. Para determiná-lo, utiliza-se a fórmula para a preparação de líquidos. Os cálculos são idênticos aos fornecidos na seção anterior para os medicamentos parenterais em seringas descartáveis ou cartuchos.

Exemplo

O médico prescreve clorpromazina 12,5 mg IM. A forma farmacêutica disponível é ampola de 1 mℓ que contém clorpromazina 25 mg/1 mℓ. Na equação do exemplo anterior, substituem-se as letras por esses números. Efetuando-se os cálculos, chega-se à resposta.

$$\frac{D \text{ des}}{D \text{ dis}} \times Q = X$$

$$\frac{12,5 \text{ mg}}{25 \text{ mg}} \times 1 \text{ mℓ} = X$$

$$\frac{1}{2} \times 1 \text{ mℓ} = \frac{1}{2} \text{ mℓ (ou 0,5 mℓ) é o volume a ser administrado}$$

Neste exemplo, 0,5 mℓ é a quantidade da solução que contém a dose de 12,5 mg do medicamento. Com uma seringa, retira-se 0,5 mℓ da solução. Como o medicamento não deve ser estocado uma vez aberta a ampola, o restante dela é descartado.

Exemplo

O médico prescreve hidroxizina 12,5 mg, que está disponível em frascos de 10 mℓ, contendo hidroxizina 25 mg/mℓ. Neste cálculo, armar a equação do exemplo anterior e verificar se é possível começar utilizando apenas os números em lugar das letras da equação básica.

$$\frac{12,5 \text{ mg}}{25 \text{ mg}} \times 1 \text{ mℓ} = 1/2 \text{ mℓ (ou 0,5 mℓ)}$$

Utilizando uma seringa, retira-se 0,5 mℓ do frasco de múltiplas doses de 10 mℓ. A quantidade desse frasco ou de qualquer frasco de múltiplas doses *não* é colocada na equação. O que se coloca na equação como Q é a quantidade do medicamento disponível contida em um volume específico.

Medicamentos parenterais na forma seca

Alguns medicamentos administrados por via parenteral estão disponíveis na forma de cristais ou de pó. Como esses medicamentos possuem vida curta na forma líquida, estão disponíveis em ampolas ou frascos na forma seca para maior tempo de conservação. Devem ser colocados em solução (reconstituídos) pouco antes de ser retirados e administrados. Com frequência, o medicamento está em recipiente com pó e líquido separados por uma barreira a ser rompida exatamente antes de sua mistura e administração. Se o medicamento não for

dispensado nessa forma, as orientações para sua reconstituição devem ser incluídas no rótulo ou na bula. O fabricante pode fornecer as seguintes informações para reconstituição: (1) nome do(s) diluente(s) que precisa(m) ser utilizado(s) com o medicamento ou (2) quantidade de diluente que precisa ser acrescentada ao medicamento.

Em alguns casos, o fabricante fornece um diluente com o medicamento. Caso isso ocorra, não se deve utilizar nenhum outro diluente em estoque. Antes da reconstituição do medicamento, devem-se verificar cuidadosamente as instruções no rótulo.

Reconstituição

Meticilina: para reconstituir um frasco de 1 g, acrescentar 2 mℓ de água estéril para injeção ou injeção de cloreto de sódio. Cada mililitro reconstituído contém aproximadamente 500 mg de meticilina. Se houver qualquer dúvida sobre a reconstituição da forma seca de um medicamento, e não houver nenhuma orientação do fabricante, deve-se consultar o farmacêutico clínico.

Uma vez adicionado o diluente, determina-se o volume a ser administrado. Em alguns casos, administra-se toda a quantidade; em outros, administra-se parte (ou uma fração) da quantidade total contida no frasco ou na ampola.

Após a reconstituição de qualquer frasco de múltiplas doses, *é preciso* acrescentar as seguintes informações no rótulo:

- Quantidade de diluente adicionada
- Dose do medicamento em mℓ (500 mg/mℓ, 10 mg/2 mℓ etc.)
- Data da reconstituição
- Prazo de validade (a data após a qual qualquer solução não utilizada é descartada).

CÁLCULO DA DOSAGEM UTILIZANDO A ANÁLISE DIMENSIONAL

A **análise dimensional** (AD) é um método para efetuar cálculos que consiste nas unidades de medida, eliminando, assim, a necessidade de memorizar equações. Como as unidades são organizadas em uma sequência específica, isso elimina a necessidade de se preocupar com o estabelecimento correto das proporções. Quando se utiliza a AD para calcular problemas de dosagem, as doses são escritas na forma de frações comuns. Por exemplo:

$$\frac{1 \text{ mℓ}}{4 \text{ mg}} \qquad \frac{5 \text{ mℓ}}{10 \text{ mg}} \qquad \frac{1 \text{ comprimido}}{100 \text{ mg}}$$

Quando as dosagens são escritas como frações comuns, o numerador é o número situado na parte de cima. No exemplo anterior, os numeradores são 1 mℓ, 5 mℓ e 1 comprimido.

Os números na parte inferior são os denominadores. No exemplo anterior, 4 mg, 10 mg e 100 mg são os denominadores.

Exemplo

O médico prescreve 10 mg de diazepam. O medicamento está disponível em dosagem de 5 mg/mℓ. Quantos mililitros o enfermeiro deve administrar?

Passo 1. Para resolver esse problema por meio da AD, começar sempre pela identificação da unidade de medida a ser calculada, a qual será mililitros se o medicamento for administrado por via parenteral. Outra forma farmacêutica do medicamento é a forma sólida, de modo que a unidade de medida deve consistir em comprimido ou cápsula. Neste problema, a unidade de medida a ser calculada é o mililitro.

Passo 2. Escrever a unidade de medida a ser calculada, seguida de um sinal de igual. Neste problema, mililitros são a unidade a ser calculada, de modo que o enfermeiro deve escrever:

$$m\ell =$$

Passo 3. Em seguida, a dosagem é escrita com um numerador *sempre expresso na mesma unidade que foi identificada antes do sinal de igual*. Por exemplo:

$$m\ell = \frac{1\ m\ell}{5\ mg}$$

Passo 4. Continuar escrevendo a fração seguinte, tendo o numerador a mesma unidade de medida do denominador na fração prévia. Por exemplo, nosso problema continua da seguinte maneira:

$$m\ell = \frac{1\ m\ell}{5\ mg} \times \frac{10\ mg}{X\ m\ell}$$

Passo 5. O problema é resolvido por meio de multiplicação das duas frações.

$$m\ell = \frac{1\ m\ell}{5\ mg} \times \frac{10\ mg}{X\ m\ell} = \frac{10\ mg}{5X\ m\ell} = 2\ m\ell$$

Observação: Cada denominador e numerador alternados são anulados, permanecendo apenas a unidade final.

Exemplo

Prescrição: 200.000 unidades
Disponível: medicamento com rótulo de 400.000 unidades/mℓ

$$m\ell = \frac{1\ m\ell}{400.000\ U} \times \frac{200.000\ U}{X\ m\ell} = \frac{1}{2}\ m\ell\ ou\ 0,5\ m\ell$$

Conversões métricas utilizando a análise dimensional

Algumas vezes, o médico prescreve um medicamento em unidade de medida diversa daquela disponível.

Exemplo

O médico prescreve 0,4 mg de atropina. O rótulo do medicamento indica 400 mcg por 1 mℓ. Esse problema de dosagem é resolvido por meio da expansão da equação de AD, acrescentando mais um passo a ela.

Passo 1. Como anteriormente, começar escrevendo a unidade de medida a ser calculada, seguida de um sinal de igual.

Passo 2. Em seguida, expressar a dosagem como fração, tendo o numerador a mesma unidade de medida colocada antes do sinal de igual.

$$m\ell = \frac{1\ m\ell}{400\ mcg}$$

Passo 3. Em seguida, escrever a fração seguinte tendo o numerador a mesma unidade de medida do denominador da fração anterior.

$$m\ell = \frac{1\ m\ell}{400\ mcg} \times \frac{mcg}{mg}$$

Passo 4. Expandir a equação preenchendo os números que faltam utilizando o equivalente apropriado. Neste problema, o equivalente seria 1.000 mcg = 1 mg. Isso converterá microgramas em miligramas.

$$m\ell = \frac{1\ m\ell}{400\ mcg} \times \frac{1.000\ mcg}{1\ mg}$$

Repetir os Passos 3 e 4. Continuar com a equação, iniciando a próxima equação com a unidade de medida do denominador da fração anterior.

$$m\ell = \frac{1\ m\ell}{400\ mcg} \times \frac{1.000\ mcg}{1\ mg} \times \frac{0,4\ mg}{X\ m\ell}$$

Quando possível, eliminar as unidades, deixando apenas mℓ.

Passo 5. Resolver o problema por meio de multiplicação. Eliminar os números, quando possível.

$$m\ell = \frac{1\ m\ell}{400\ mcg} \times \frac{1.000\ mcg}{1\ mg} \times \frac{0,4\ mg}{X\ m\ell} = \frac{400}{400X} = 1\ m\ell$$

Resolver os seguintes problemas utilizando a AD. Consultar a tabela de equivalentes, se necessário (ver Boxe 3.1).

Exemplo

Prescrição: 250 mg
Disponível: medicamento com rótulo de 1 g por 1 mℓ

$$m\ell = \frac{1\ m\ell}{1\ g} \times \frac{1\ g}{1.000\ mg} \times \frac{250\ mg}{X\ m\ell} = \frac{1\ m\ell}{4} = 0,25\ m\ell$$

MÉTODOS SELECIONADOS PARA CÁLCULO DE DOSAGENS DE MEDICAMENTOS

Dosagens pediátricas

As dosagens de medicamentos administrados a crianças são habitualmente menores do que as de adultos. A dosagem pode ser baseada em idade, peso ou área de superfície corporal (ASC). Atualmente, a maioria das dosagens pediátricas é fornecida pelo fabricante, eliminando, dessa maneira, a necessidade de fórmulas, exceto para determinar a dosagem de alguns medicamentos baseados em peso ou ASC da criança.

Dosagens de medicamentos baseadas no peso

A dosagem de medicamento oral ou parenteral pode basear-se no peso do paciente. Em muitos casos, as referências fornecem a dosagem com base em peso em quilogramas (kg), e não em libras (lb) (para converter libras em quilogramas, é necessário conhecer o equivalente de conversão, 2,2 lb = 1 kg).

Quando a dosagem medicamentosa se baseia no peso, o médico ou o farmacêutico clínico, na maioria dos casos, calculam e prescrevem a dose a ser administrada. Todavia, podem ocorrer erros por várias razões. O enfermeiro deve saber calcular a dose de um medicamento com base no peso para detectar qualquer tipo de erro que possa ter sido cometido na prescrição ou na dispensação de um medicamento cuja dosagem esteja baseada no peso.

Exemplo

Para converter um peso conhecido em libras para quilogramas, deve-se dividir o peso conhecido por 2,2.

O peso do paciente em libras é 135:

$$\frac{135}{2,2} = 61,36 \text{ (ou 61,4) kg}$$

CÁLCULO 6

Determinar o peso do paciente em quilogramas, quando o peso é de 142 lb. *(Ver resposta no Apêndice F.)*

Determinar o peso da criança em quilogramas quando aquele está registrado em 43 lb. *(Ver resposta no Apêndice F.)*

Uma vez convertido o peso em libras ou quilogramas, essa informação é então utilizada para determinar a dose do medicamento.

Exemplo

A dose de um medicamento é de 5 mg/kg/dia. O paciente pesa 135 lb, ou, pela conversão, 61,4 kg.

$$61,4 \text{ kg} \times 5 \text{ mg} = 307 \text{ mg}$$

A AD também pode ser utilizada:

$$5 \text{ mg} : 1 \text{ kg} :: X \text{ mg} : 61,4 \text{ kg}$$

$$X = 307 \text{ mg}$$

Segue outro problema, em que a dose do medicamento é de 60 mg/kg/dia, em três doses igualmente fracionadas. Neste caso, o paciente pesa 143 lb, ou 65 kg, pela conversão.

$$65 \text{ kg} \times 60 \text{ mg} = 3.900 \frac{\text{mg}}{\text{dia}}$$

$$3.900 \text{ mg} \div 3 \text{ (doses por dia)} = 1.300 \text{ mg para cada dose}$$

Área de superfície corporal

Se a dosagem do medicamento for baseada na ASC (m^2), pode-se utilizar o mesmo método de cálculo.

São utilizados gráficos (denominados nomogramas, ver Apêndice E) para determinar a ASC em metros quadrados, de acordo com a altura e o peso da criança. Uma vez determinada a ASC, utiliza-se a fórmula seguinte:

$$\frac{\text{área da superfície corporal da criança em metros quadrados}}{\text{área da superfície de um adulto em metros quadrados}} \times \text{dose habitual do adulto} = \text{dose pediátrica}$$

Exemplo

A dose de um medicamento é de 60 mg/m^2 em injeção IV única.

A ASC do paciente, determinada por meio de nomograma, é de 1,8 m^2. O médico prescreve 60 mg/m^2.

$$60 \text{ mg} \times 1,8 \text{ m}^2 = 108 \text{ mg}$$

A AD também pode ser utilizada:

$$60 \text{ mg} : 1 \text{ m}^2 :: X \text{ mg} : 1,8 \text{ m}^2$$

$$X = 108 \text{ mg}$$

Temperaturas

As duas escalas empregadas para medir temperaturas são Fahrenheit (F) e Celsius (C). Na escala Fahrenheit, o ponto de congelamento da água é de 32°F, e o ponto de ebulição, de 212°F. Na escala Celsius, 0°C é o ponto de congelamento da água, e 100°C, seu ponto de ebulição.

Para converter Celsius em Fahrenheit, pode-se utilizar a fórmula seguinte: F = 9/5 C + 32 (9/5 vezes a temperatura em Celsius, acrescentando 32 ao resultado).

Exemplo

Converter 38°C em Fahrenheit:

$$F = \frac{9}{5} \times 38° + 32$$

$$F = 68,4° + 32$$

$$F = 100,4°$$

Para converter Fahrenheit em Celsius, pode-se utilizar a fórmula seguinte: C = 5/9 (F − 32) (5/9 vezes a temperatura em Fahrenheit menos 32).

Exemplo

Converter 100°F em Celsius:

$$C = \frac{5}{9} \times (100 - 32)$$

$$C = \frac{5}{9} \times 68$$

$$C = 37,88 \text{ ou } 37,8°$$

Medidas domiciliares

Quando utilizadas, as medidas domiciliares servem apenas para líquidos ou pós para fazer soluções. No hospital, essas medidas raramente são utilizadas, visto que não são acuradas quando empregadas para medir doses de medicamentos. Em certas ocasiões, o enfermeiro pode utilizar o quartilho, o quarto ou o galão quando prescreve soluções de irrigação ou esterilização. Para facilitar o paciente que precisa tomar medicamento em casa, o médico pode prescrever uma dose em medidas domiciliares. O Boxe 3.2 fornece uma lista das medidas domiciliares mais comuns.

> **BOXE 3.2 Medidas domiciliares.**
>
> 3 colheres de chá = 1 colher de sopa
> 2 colheres de sopa = 1 onça (28,35 g)
> 1 quartilho = 500 mℓ
> 2 quartilhos = 1 quarto (1 ℓ equivale aproximadamente a 0,89 quarto)
> 4 quartos = um galão (aproximadamente 3,56 ℓ)

PONTOS-CHAVE

■ Uma em cada 10.000 mortes hospitalares é causada por erro de cálculo de medicamentos

■ Os enfermeiros verificam de modo sistemático e repetidamente os medicamentos ao realizar "os 5 acertos e as 3 verificações" antes de sua administração aos pacientes. Em 95% dos casos, um erro é encontrado antes de o medicamento ser administrado ao paciente

■ Os rótulos sempre devem conter nome, forma farmacêutica e dosagem do medicamento

■ O sistema métrico é o preferido para medir as doses. As medidas domiciliares podem ser utilizadas para simplificar a administração por familiares em casa. O sistema apotecário

de medidas é raramente empregado, devido à maior taxa de erros que induz quando utilizado para medicamentos

■ Enfermeiros utilizam fórmulas básicas, de AD e de razão/proporção para calcular as doses dos medicamentos

■ Os números são sempre identificados (0,25 mg) quando se efetua um cálculo, particularmente se for necessário conversão entre unidades. Para maior segurança, o zero antes da vírgula decimal (0,25) deve ser utilizado, bem como "mℓ" para mililitros

■ Utilizar diluentes especificados para dissolver pós em soluções, quando necessário, e descartar sempre as ampolas não utilizadas. Os frascos multiúsos devem ser datados quando abertos, e as soluções devem ser especificadas quando feitas pelo enfermeiro.

REVISÃO DO CAPÍTULO

Prepare-se para provas

1. As atividades de redundância manuais ajudam o enfermeiro a garantir:
1. Controle de medicamentos perigosos
2. Segurança ao reconhecer erros
3. Tranquilização do paciente
4. *Feedback* para outros profissionais de saúde

2. Qual é a porcentagem encontrada de erros potenciais de medicação quando os enfermeiros verificam os cálculos quanto à sua acurácia?
1. 25%
2. 49%
3. 67%
4. 95%

3. Assinalar a parte deste rótulo de medicamento grafada em **negrito**: Digoxina. **Comprimidos,** 250 mcg (0,25 mg).
1. Dosagem
2. Nome comercial
3. Nome genérico
4. Forma farmacêutica

4. É importante conhecer tanto o nome comercial quanto o nome genérico dos medicamentos, visto que:
1. O custo é reduzido quando se utilizam medicamentos genéricos
2. Apenas um dos nomes é fornecido no rótulo do medicamento
3. Os médicos não conhecem a diferença
4. Os pacientes podem pensar que o medicamento é incorreto

5. Qual dos seguintes sistemas de medidas deve ter uso desencorajado pelo índice de erros que induz?
1. Domiciliar
2. Métrico

3. Apotecário
4. ASC

6. Qual das seguintes abreviaturas é correta para miligrama?
1. mg
2. gm
3. mℓ
4. mcg

7. O enfermeiro tem 2 mℓ remanescentes em uma ampola. Ele deve _____.
1. Rotular e datar a ampola
2. Colocar a ampola no refrigerador
3. Descartar a ampola em uma caixa de perfurocortantes
4. Colocar novamente a ampola no estoque de medicamentos do paciente

8. Qual das seguintes doses está escrita corretamente?
1. Digoxina .25 mg VO
2. Digoxina .250 mg VO
3. Digoxina 0,25 mg VO
4. Digoxina 0,250 mg VO

9. Um grama de ácido ascórbico (vitamina C) é equivalente a:
1. 10.000 miligramas de ácido ascórbico
2. 1.000 miligramas de ácido ascórbico
3. 100 miligramas de ácido ascórbico
4. Miligramas de ácido ascórbico

10. A criança pesa 53 lb. Quantos quilogramas essa criança pesa? (Arredondar para o número inteiro mais próximo.)
1. 0,23 kg
2. 24 kg
3. 54 kg
4. 117 kg

Para verificar suas respostas, ver Apêndice F.

4

O Processo de Enfermagem

Termos-chave

ações de enfermagem independentes ações que não exigem prescrição médica

análise utilização de dados para determinar as necessidades do paciente ou o diagnóstico de enfermagem

avaliação coleta de dados subjetivos e objetivos do paciente

avaliação continuada etapas investigativas subsequentes à avaliação de enfermagem inicial

avaliação inicial coleta dos dados basais do paciente

dados objetivos informações obtidas por meio de avaliação ou exame físico, exames laboratoriais ou exames de imagem

dados subjetivos informações fornecidas pelo paciente ou sua família

desfecho esperado comportamento e estado físico e mental esperados do paciente após intervenção terapêutica

diagnóstico de enfermagem descrição de um problema do paciente

implementação concretização de um plano de ação

planejamento desenvolvimento de etapas para execução das ações de enfermagem

processo de enfermagem referencial para a ação de enfermagem, consistindo em uma série de etapas para a resolução do problema, o que ajuda os membros da equipe de saúde a fornecer cuidados efetivos e consistentes ao paciente

reavaliação processo de tomada de decisão para determinar a efetividade das ações ou intervenções de enfermagem

Objetivos de aprendizagem

Ao fim deste capítulo, o leitor deverá ser capaz de:

1. Citar as cinco fases do processo de enfermagem.
2. Discutir avaliação, análise, diagnóstico de enfermagem, planejamento, implementação e reavaliação quando aplicados à administração de fármacos.
3. Diferenciar dados objetivos e subjetivos.
4. Identificar diagnósticos de enfermagem comuns utilizados na administração de fármacos e intervenções de enfermagem relacionadas com cada diagnóstico.

O **processo de enfermagem** é um referencial para a ação de enfermagem, que consiste em etapas para a resolução de problemas, o que ajuda os membros da equipe de saúde a fornecer uma assistência efetiva aos pacientes. Trata-se de um plano específico e ordenado de coleta de dados, identificação dos problemas do paciente a partir desses dados, desenvolvimento e implementação de um plano de ação, seguidos da determinação dos resultados das atividades de enfermagem, incluindo a administração de fármacos.

As cinco fases do processo são utilizadas não apenas nos cuidados, como também na vida diária. Por exemplo, ao comprar um computador, inicialmente pensa-se no tipo de aparelho necessário, procura-se em várias lojas diferentes para descobrir mais sobre tipos e marcas de computadores (**avaliação**) e, em seguida, determina-se o que cada loja tem a oferecer (**análise**). Nessa etapa, decide-se exatamente o tipo de computador a comprar e como pagá-lo (**planejamento**); por fim, o computador é comprado (**implementação**). Após compra e uso, decide-se manter o computador ou melhorá-lo (**reavaliação**).

O uso do processo de enfermagem exige prática, experiência e constante atualização dos conhecimentos. Este livro não pretende listar toda a gama de análise, diagnóstico, planejamento, implementação e reavaliação para o enorme número de problemas de enfermagem associados a doença que exija administração de fármaco específico. O processo de enfermagem, neste texto, é usado especificamente com relação à administração de fármacos.

AS CINCO FASES DO PROCESSO DE ENFERMAGEM

Embora o processo de enfermagem possa ser descrito de várias maneiras, ele geralmente consiste em cinco fases: avaliação, análise (ou estabelecimento do **diagnóstico de enfermagem**), planejamento, implementação e reavaliação. Cada uma dessas etapas pode ser aplicada, com modificações, à administração de medicamentos. A Figura 4.1 ilustra o processo de enfermagem na administração de medicamentos.

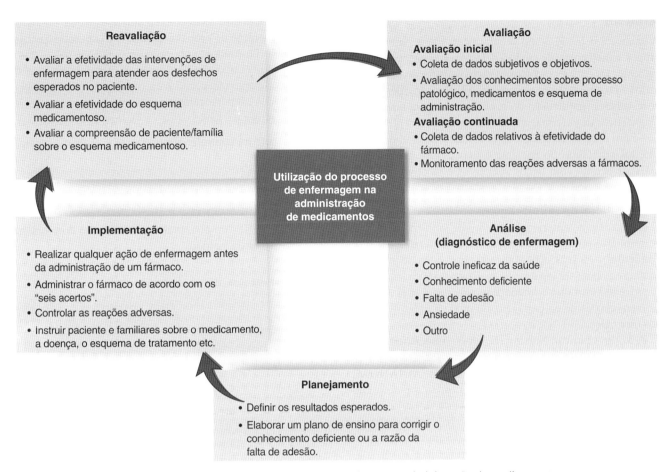

FIGURA 4.1 O processo de enfermagem relacionado com a administração de medicamentos.

Avaliação

A avaliação envolve a coleta de dados objetivos e subjetivos. Os **dados objetivos** são fatos obtidos por meio de inspeção ou exame físico. **Dados subjetivos** são fatos obtidos do paciente ou de sua família.

A avaliação é tanto inicial quanto continuada. A **avaliação inicial** baseia-se nos dados objetivos e subjetivos coletados quando o paciente é examinado pela primeira vez em hospital, ambiente ambulatorial (clínica ou consultório do profissional de saúde) ou instituição de cuidados prolongados. A avaliação inicial é habitualmente mais minuciosa e fornece base de dados (algumas vezes denominada linha de base), a partir da qual é possível comparar dados posteriores e tomar decisões. A avaliação inicial fornece informação capaz de identificar problemas passíveis de resolução ou alívio por meio de ações de enfermagem.

Dados objetivos são obtidos durante a avaliação inicial por meio de atividades como exame da pele, medição de sinais vitais, palpação de uma lesão e ausculta dos pulmões. A revisão dos resultados de qualquer exame laboratorial recente e exames complementares também faz parte da avaliação física inicial. Os dados subjetivos são obtidos durante a entrevista inicial, por meio de informações do paciente, como doença familiar, alergia prévia, histórias ocupacional, patológica pregressa e medicamentosa, além da descrição (nas palavras do próprio paciente) da doença atual e da queixa principal. É importante conhecer fármacos prescritos, medicamentos de venda livre, vitaminas ou fitoterápicos já em uso pelo paciente. No caso de paciente em idade fértil, deve-se perguntar se está grávida ou se está amamentando.

A **avaliação continuada** é realizada na ocasião do contato com todo paciente e pode incluir a coleta de dados objetivos, subjetivos ou ambos. O escopo da avaliação continuada depende de muitos fatores, como diagnóstico e gravidade da doença, resposta do paciente ao tratamento e prescrição de tratamento clínico ou cirúrgico.

A fase de avaliação (inicial e continuada) do processo de enfermagem pode ser aplicada à administração de fármacos, sendo a coleta dos dados objetivos e subjetivos realizada antes e depois da avaliação inicial meticulosa. Isso possibilita a comparação das avaliações subsequentes com a informação basal. Essa comparação ajuda a avaliar a efetividade do medicamento e a ocorrência de reações adversas. Avaliações continuadas de dados objetivos e subjetivos são igualmente importantes quando se administram fármacos. Dados objetivos importantes incluem pressão arterial, pulso, frequência respiratória, temperatura, peso corporal, aspecto da pele, aspecto do local de infusão intravenosa e ausculta pulmonar. Dados subjetivos importantes incluem qualquer declaração feita pelo paciente acerca do alívio ou não da dor ou de outros sintomas após a administração de um fármaco.

O escopo da avaliação e da coleta de dados objetivos e subjetivos antes e depois da administração de um fármaco depende de seu tipo e da razão de uso.

Análise

A análise é o modo como o enfermeiro reúne os dados em grupos semelhantes, de modo a determinar as necessidades do paciente. Os dados coletados durante a avaliação são examinados à procura de tópicos comuns; o enfermeiro identifica as necessidades (problemas) do paciente e formula um ou mais diagnósticos de enfermagem. Um diagnóstico de enfermagem não é um diagnóstico médico; na verdade, trata-se da descrição dos problemas do paciente e suas causas, prováveis ou reais, de acordo com dados subjetivos e objetivos referidos na linha de base.

Diagnósticos de enfermagem

O diagnóstico de enfermagem identifica problemas passíveis de resolução ou prevenção por **ações de enfermagem independentes** – ou seja, ações que não necessitam de prescrição médica e podem ser legalmente realizadas por um enfermeiro –, provendo estrutura e linguagem consistente para a seleção de intervenções de enfermagem, de modo a obter os resultados esperados.

A North American Nursing Diagnosis Association International (NANDA-I) foi criada para padronizar a terminologia empregada nos diagnósticos de enfermagem. A NANDA-I continua definindo, explicando, classificando e pesquisando declarações resumidas sobre problemas de saúde relacionados com a enfermagem. Também aprovou uma lista de categorias diagnósticas para uso na formulação de um diagnóstico de enfermagem, a qual é periodicamente revisada e atualizada.

Em alguns casos, os diagnósticos de enfermagem aplicam-se a um grupo ou tipo específico de fármaco ou a determinado paciente. Um exemplo é Volume de Líquido Insuficiente, relacionado com a perda ativa de líquido (diurese) secundária à administração de um diurético. Os diagnósticos de enfermagem específicos relacionados com fármacos são destacados em cada capítulo. Entretanto, foge ao escopo deste livro individualizar cuidados e fornecer diagnósticos de enfermagem relacionados com fármaco ou classe farmacológica potencialmente utilizados em todos os pacientes.

Alguns desses diagnósticos de enfermagem podem ser utilizados para identificar problemas do paciente associados à terapia farmacológica e são mais comumente empregados quando se administram medicamentos. Incluem os seguintes exemplos:

- Disposição para controle da saúde melhorado
- Controle ineficaz da saúde
- Conhecimento deficiente
- Falta de adesão
- Ansiedade.

Como esses diagnósticos de enfermagem são comumente utilizados quando se administram todos os tipos de fármacos, eles não serão repetidos em cada capítulo. A expansão das ações de enfermagem correspondentes a esses diagnósticos de enfermagem é apresentada posteriormente, neste capítulo.

Planejamento

Após a formulação de cada diagnóstico de enfermagem, elaboram-se meta orientada para o paciente e desfechos esperados. Define-se meta como a ampla expectativa que irá indicar a resolução do problema. **Desfecho esperado** é o estabelecimento do resultado obtido com o alcance das metas e descreve o nível máximo de promoção da saúde passível de ser razoavelmente alcançado para o paciente. São exemplos de resultados comuns relacionados com administração de medicamentos a pacientes:

- O paciente irá controlar efetivamente o esquema medicamentoso
- O paciente irá compreender o esquema medicamentoso
- O paciente irá aderir ao esquema medicamentoso.

Os desfechos esperados definem o comportamento do paciente ou de sua família, indicando resolução do problema ou progresso nesse sentido.

> *Alerta de domínio de conceito*
>
> Enfermeiros na fase de planejamento do processo de enfermagem descrevem as etapas para a realização das atividades que irão ajudar a alcançar as metas do paciente. Nesse estágio, os enfermeiros descrevem o que será feito e o plano de cuidados.

A escolha das intervenções apropriadas baseia-se nos desfechos esperados que ajudam a desenvolver plano de ação ou plano de cuidados do paciente. Planejamento específico para o fármaco a ser administrado pode levar a maior acurácia na administração do fármaco, melhor compreensão do esquema medicamentoso pelo paciente e sua maior adesão à terapia farmacológica prescrita após receber alta do hospital. Por exemplo, durante a entrevista de avaliação inicial, o paciente pode relatar alergia à penicilina. Então, o enfermeiro precisa repassar a todos os membros da equipe de saúde essa importante informação.

A fase de planejamento descreve as etapas para execução de atividades ou intervenções de enfermagem específicas e relacionadas com os desfechos esperados. O planejamento antecipa as ações para uso durante a implementação ou a execução de ações específicas para o fármaco que está sendo administrado. Por exemplo, se o paciente deve receber fármaco por via intravenosa, é preciso planejar os materiais necessários e fornecer as instruções adequadas para a administração do medicamento por essa via. Nesse caso, a fase de planejamento ocorre imediatamente antes da fase de implementação, sendo necessária para a execução correta dessa técnica de administração. A falta de planejamento efetivo pode resultar no esquecimento em obter todos os materiais necessários para a administração do fármaco.

Implementação

Implementação é a concretização de um plano de ação e representa a expansão natural das etapas de avaliação e planejamento do processo de enfermagem. Em relação à administração de fármacos, a implementação refere-se a preparo e administração de um ou mais medicamentos a um paciente específico. Antes da administração de um fármaco, dados subjetivos e objetivos obtidos na avaliação devem ser analisados e devem-se considerar dados adicionais, como pressão arterial, pulso ou declarações feitas pelo paciente. A decisão quanto à administração do medicamento baseia-se em análise de toda a informação. Como exemplo, tome-se o caso de um paciente hipertenso que deva receber medicamento anti-hipertensivo. Os dados objetivos basais incluem pressão arterial de 188/110. Dados objetivos adicionais mostram pressão arterial de 182/110 imediatamente antes da administração do medicamento. O enfermeiro toma a decisão de administrá-lo, visto que a alteração na pressão arterial do paciente é mínima. Entretanto, se a pressão arterial do paciente cair subitamente para 132/84, já na segunda dose do medicamento, o enfermeiro poderia suspender a administração seguinte do fármaco e entrar em contato com o médico que o prescreveu. Tais decisões constituem atividades relacionadas com a etapa de implementação do processo de enfermagem.

Os diagnósticos de enfermagem mais comuns durante a administração de fármacos são: disposição para controle da saúde melhorado, controle ineficaz da saúde, conhecimento deficiente, falta de adesão e ansiedade. Intervenções de enfermagem aplicáveis a cada um desses diagnósticos serão discutidas nas seções seguintes. Entretanto, cada paciente é um indivíduo, e os cuidados de enfermagem precisam ser planejados em base individual, após cuidadosa coleta e análise dos dados. Além disso, cada fármaco é diferente e pode exercer vários efeitos no corpo. (Para os fármacos discutidos em capítulos subsequentes, são destacados alguns diagnósticos de enfermagem possíveis relacionados com o fármaco específico.)

Disposição para controle da saúde melhorado

Esse diagnóstico de enfermagem leva em consideração o fato de que o paciente está disposto a participar e a integrar em sua vida diária o tratamento de uma doença, como autoadministração de medicamentos. Para que esse diagnóstico de enfermagem seja utilizado, o paciente deve verbalizar o desejo de seguir o esquema de administração. Quando o paciente demonstra disposição e é capaz de gerenciar as atividades do tratamento, pode simplesmente necessitar de informações sobre o fármaco, o método de administração, o tipo de reações esperadas e o que precisa relatar ao médico. O paciente disposto a assumir a responsabilidade pode precisar que se elabore um plano de orientação com informações necessárias ao adequado gerenciamento das atividades do tratamento (ver Capítulo 5 para mais informações sobre a orientação aos pacientes).

Controle ineficaz da saúde

Controle ineficaz da saúde é definido como "padrão de dificuldade em integrar na vida diária um programa para o tratamento da doença e suas sequelas". No caso da terapia com medicamentos, o paciente pode tomá-los incorretamente ou não estar seguindo os horários de administração prescritos.

Os motivos para o paciente não seguir a rotina de administração do medicamento são variados (Boxe 4.1). Por exemplo, algumas pessoas não aviam suas prescrições porque não possuem dinheiro suficiente para pagá-las. Outras omitem doses, tomam dose incorreta ou utilizam horários de administração errados. Alguns tomam medicamento durante alguns dias e, não percebendo nenhum efeito terapêutico, o abandonam.

BOXE 4.1 Possíveis causas de controle ineficaz da saúde.

- Desestímulo por causa de terapia prolongada para doença crônica
- Reações adversas incômodas
- Falha em compreender o propósito do fármaco
- Esquecimento
- Compreensão errada das instruções orais ou por escrito sobre como tomar o medicamento
- Relação enfermeiro–paciente fraca
- Falta de recursos para obter o medicamento
- Problemas de mobilidade
- Falta de apoio da família
- Déficits cognitivos
- Déficits visuais ou auditivos.

Carpenito-Moyet, 2006.

No caso de paciente que não gerencia corretamente a rotina de administração do medicamento, deve-se investigar seu nível de letramento em saúde (ver Capítulo 5). Se possível, é aconselhável observar o paciente fazer autoadministração do medicamento antes de ser dispensado do posto de saúde. Deve-se também determinar se dispõe de recursos adequados para obter o medicamento e quaisquer suplementos necessários. Por exemplo, inalação de broncodilatador pode exigir espaçador ou extensor para a administração adequada, o que representa gasto adicional. Encaminhar o paciente ao departamento de serviço social da instituição quando as finanças constituem um problema.

Para aqueles que precisam de ajuda para se lembrar de tomar o medicamento, sugere-se o uso de pequenas caixas divididas em compartimentos, marcados com o dia da semana ou a hora em que o medicamento precisa ser tomado (Figura 4.2). Esses recipientes podem ser obtidos na farmácia.

É importante discutir o esquema medicamentoso com o paciente, incluindo a razão pela qual o medicamento precisa ser tomado, os horários, a quantidade, os efeitos adversos esperados e as reações que devem ser relatadas. O paciente precisa ter completo entendimento do efeito terapêutico

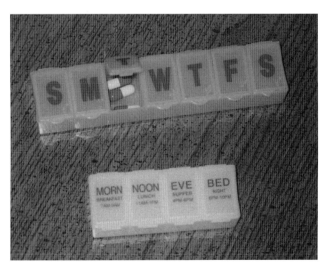

FIGURA 4.2 Vários tipos de porta-comprimidos podem ser utilizados para ajudar as pessoas a lembrar de tomar seus medicamentos na hora correta.

48 Parte 1 Fundamentos de Farmacologia Clínica na Enfermagem

desejado ou esperado e o momento aproximado em que se espera alcançar esse efeito. Por exemplo, um paciente pode ficar desestimulado depois de tomar um antidepressivo por 5 a 7 dias e não perceber nenhuma resposta. A explicação de que são necessárias 2 a 3 semanas para que a depressão comece a diminuir irá, em muitos casos, promover a adesão do paciente ao esquema medicamentoso.

É importante fornecer maneiras de reduzir ao máximo as reações adversas, se possível. Por exemplo, muitos agentes anticolinérgicos provocam ressecamento da boca. Deve-se instruir o paciente a tomar goles frequentes de água ou a chupar uma bala dura para ajudar a minimizar o desconforto da boca seca.

São necessárias sessões frequentes de acompanhamento para determinar a adesão do paciente ao esquema medicamentoso. Se não for possível efetuar visita de acompanhamento, deve-se considerar chamada telefônica ou visita domiciliar. É de importância vital estabelecer relação atenciosa e acolhedora entre o paciente e o profissional. A adesão ao esquema medicamentoso melhora quando o paciente confia no enfermeiro e sente-se confortável ao revelar-lhe qualquer problema observado durante a terapia farmacológica.

Conhecimento deficiente

O conhecimento deficiente refere-se à ausência ou à deficiência de informação cognitiva sobre um assunto específico. No caso da autoadministração de fármacos, o paciente não tem conhecimento suficiente para administrar corretamente o esquema medicamentoso. Pode também não ter interesse em aprender, limitação cognitiva ou incapacidade de lembrar.

A maioria dos pacientes, ao menos nos estágios iniciais do tratamento, não tem conhecimento sobre o fármaco, possíveis reações adversas, horários e métodos de administração. Algumas vezes, o paciente pode não ter conhecimento sobre a doença. Nessas situações, é fundamental abordar os déficits de conhecimento específicos (p. ex., reações adversas, processo patológico, método de administração), utilizando palavras que o paciente possa compreender. É importante determinar, em primeiro lugar, que informações estão faltando ao paciente e, em seguida, planejar uma sessão de orientações referentes à área específica necessária (ver Capítulo 5 para informações sobre a orientação dos pacientes). Se o paciente não tem capacidade cognitiva para entender a informação relativa à autoadministração de fármacos, então um ou mais cuidadores devem ser ensinados a administrar o esquema apropriado de tratamento.

Falta de adesão

A falta de adesão refere-se ao comportamento do paciente ou de seu cuidador não coincidente com o plano terapêutico acordado entre paciente e médico. Não adesão ao plano terapêutico ocorre por vários motivos, como falta de informação sobre o medicamento, razão da prescrição e resultados terapêuticos esperados. Alguns pacientes consideram os efeitos adversos tão incômodos que abandonam o tratamento sem notificar o profissional de saúde que o prescreveu. O Boxe 4.1 identifica algumas razões para isso.

A falta de adesão também pode resultar de ansiedade e de efeitos adversos. A ansiedade pode ser aliviada ao deixar o paciente expressar seus sentimentos ou suas preocupações, escutando ativamente o paciente que verbaliza seus sentimentos e fornecendo explicações, para que ele possa estar totalmente informado sobre o medicamento. Muitos pacientes tendem a interromper o uso do medicamento quando ocorre alívio dos sintomas. É importante completar o ciclo prescrito de terapia. Por exemplo, um ciclo incompleto de antibioticoterapia pode resultar em recidiva da infecção. Para combater a falta de adesão do paciente, é preciso descobrir a razão exata do problema. Os fatores relacionados com a falta de adesão são semelhantes aos listados no Boxe 4.1. O termo *falta de adesão* frequentemente tem conotação negativa para pacientes e profissional de saúde. Neste livro, o termo *adesão* é usado para encorajar um desfecho mais positivo.

Ansiedade

Ansiedade é uma vaga inquietação ou apreensão, que se manifesta em graus variáveis, desde a expressão de uma preocupação a respeito do esquema medicamentoso até a falta total de adesão à rotina de administração do medicamento. A ansiedade sentida durante a administração do medicamento depende da gravidade da doença, da ocorrência de reações adversas e do nível de conhecimento do paciente. Quando a ansiedade é alta, o foco nos detalhes fica reduzido. Se o paciente ou o cuidador receberem informações sobre o esquema medicamentoso durante um estado de alta ansiedade, poderão não se lembrar da informação recebida. Isso pode levar à falta de adesão ao esquema. Habitualmente a ansiedade diminui com a compreensão do plano de tratamento, discutido com calma, a fim de explicá-lo e escutar as dúvidas do paciente. Isso ajuda a construir uma relação atenciosa e diminui a ansiedade do paciente. É fundamental reservar tempo suficiente para responder a todas as questões e preocupações do paciente, detalhadamente e em linguagem compreensível (ver Capítulo 5).

É importante identificar e abordar o medo específico e, se possível, tranquilizar o paciente, afirmando que o medicamento aliviará os sintomas ou, se possível, curará o distúrbio. Tranquilização e compreensão por parte do profissional são necessárias. O grau de tranquilização e compreensão dependerá de cada paciente.

Reavaliação

Reavaliação é um processo de tomada de decisão, que envolve determinar a efetividade das intervenções de enfermagem na obtenção dos desfechos esperados. Quando relacionada com a administração de um fármaco, essa etapa do processo de enfermagem é usada para avaliar a resposta do paciente à terapia farmacológica. Os desfechos esperados definem o comportamento do paciente ou de sua família, indicando estar o problema resolvido ou haver progresso na direção de sua resolução. Os desfechos esperados servem de base para avaliar a efetividade das intervenções de enfermagem. Por exemplo, se o desfecho esperado for "o paciente não apresenta elevação adicional da pressão arterial", então a intervenção de enfermagem consiste em "monitorar a pressão arterial a cada hora". A reavaliação é positiva se os resultados esperados forem alcançados ou se houver progresso. Se isso não ocorrer, serão necessárias diferentes intervenções. Durante a

Capítulo 4 O Processo de Enfermagem 49

administração do fármaco, a resposta esperada consiste em alívio dos sintomas específicos ou ocorrência de efeito terapêutico. A reavaliação também pode ser utilizada para determinar se o paciente ou a sua família entendem o esquema medicamentoso.

Para avaliar a resposta do paciente à terapia, na dependência do fármaco administrado, verificar a pressão arterial do paciente a cada hora, investigar se houve alívio da dor ou monitorar o pulso a cada 15 minutos. Após reavaliação, pode haver necessidade de tomar outras decisões e implementar novos planos de ação. Por exemplo, pode ser necessário notificar o médico sobre alteração acentuada de pulso ou de frequência respiratória do paciente após administração de medicamento. Pode ser necessário trocar a roupa de cama, devido à ocorrência de sudorese após administração de um medicamento para baixar a temperatura elevada do paciente.

Para avaliar a compreensão do paciente ou de sua família sobre o esquema medicamentoso, observar se parecem compreender o material que foi apresentado. A expressão facial pode indicar se entenderam o que foi explicado. Perguntas sobre as informações fornecidas devem ser feitas, a fim de avaliar ainda mais a compreensão do paciente ou de sua família.

PONTOS-CHAVE

■ O processo de enfermagem é o método de resolução de problema utilizado na disciplina de enfermagem, consistindo em cinco fases: avaliação, análise, planejamento, implementação e reavaliação

■ A avaliação envolve a coleta dos dados do paciente. A avaliação inicial fornece informações basais para comparação posterior. Pode ser objetiva, isto é, quando os fatos são obtidos de fontes de informação como exame físico, exames laboratoriais ou outros achados. Pode ser também subjetiva, isto é, o enfermeiro obtém dados a partir do paciente ou de sua família. A avaliação continuada ajuda a atualizar as informações acerca do progresso do paciente

■ A análise envolve agrupamento de dados da avaliação em tópicos semelhantes. A análise dos dados determina as necessidades do paciente e é descrita utilizando uma linguagem consistente, denominada *diagnóstico de enfermagem.*

Um diagnóstico de enfermagem é diferente de um diagnóstico médico, visto que as intervenções consistem em ações de enfermagem independentes, isto é, não necessitam de prescrição de um médico

■ A fase de planejamento consiste na formulação das metas e dos desfechos esperados para ajudar o paciente a readquirir o nível máximo de bem-estar. Essas metas devem ser razoavelmente alcançáveis e orientadas para o paciente. Os desfechos ajudam a formular o plano de ação utilizado durante a implementação e a medir o sucesso durante a fase de reavaliação

■ Na maioria das rotinas de terapia farmacológica, existem problemas típicos do paciente que devem ser abordados: controle ineficaz da saúde, conhecimento deficiente, falta de adesão e ansiedade. Outros problemas específicos dependem de tipos de doenças, medicamentos prescritos e conhecimento e experiência do paciente com a rotina de tratamento.

REVISÃO DO CAPÍTULO

Prepare-se para provas

1. Quando o enfermeiro anota os dados subjetivos no prontuário do paciente, essa informação é obtida:
   1. Do médico
   2. De outros membros da equipe de cuidado de saúde
   3. Do paciente e de sua família
   4. Dos laudos laboratoriais e de radiografia
2. Qual é o nome da organização que aprova e padroniza os diagnósticos de enfermagem nos EUA?
   1. ANA
   2. NLN
   3. NCSBN
   4. NANDA-I
3. Um paciente afirma que não compreende por que deve tomar medicamento específico. O diagnóstico de enfermagem mais acurado para esse homem seria:
   1. Controle ineficaz da saúde
   2. Ansiedade
   3. Falta de adesão
   4. Conhecimento deficiente
4. Qual das seguintes afirmativas constituiria um desfecho esperado após apropriada administração de fármacos?

1. O paciente irá verbalizar três maneiras de utilizar bengalas
2. O paciente irá tomar diariamente um comprimido de antibiótico
3. O paciente irá entender o uso dos medicamentos para pressão arterial
4. O paciente irá demonstrar maneiras de evitar a necessidade de utilizar insulina

5. Qual das seguintes afirmativas constitui ação de enfermagem independente?
   1. Administração de insulina
   2. Suspensão de um medicamento, de acordo com as orientações do médico
   3. Orientações ao paciente sobre a terapia farmacológica
   4. Solicitação de cuidados respiratórios para tratamento inalatório
6. Durante a fase de reavaliação do processo de enfermagem, o enfermeiro:
   1. Toma decisões a respeito da efetividade das intervenções de enfermagem com base nos resultados
   2. Assegura que os procedimentos de enfermagem tenham sido realizados corretamente

50   Parte 1 Fundamentos de Farmacologia Clínica na Enfermagem

3. Faz anotações sobre a resposta do paciente ao tratamento médico

4. Lista todas as reações adversas que o paciente pode apresentar enquanto estiver tomando o medicamento

7. Qual das seguintes opções é exemplo de dados objetivos do paciente?

1. A filha do paciente declara: "A PA de minha mãe é sempre 150/90"

2. "Minha dor é, neste exato momento, cerca de 7 em uma escala de 10"

3. "Acho que o médico disse que meu açúcar no sangue era 105"

4. O auxiliar de enfermagem relata PA de 132/78

8. O enfermeiro faz uma anotação no prontuário, assinalando que a dor do paciente diminuiu depois de um ciclo de antibióticos de 14 dias. Este é exemplo de qual das seguintes fases do processo de enfermagem?

1. Avaliação
2. Análise
3. Implementação
4. Reavaliação

9. Organize corretamente as seguintes etapas do processo de enfermagem:

1. Análise
2. Avaliação
3. Reavaliação
4. Implementação
5. Planejamento

10. O enfermeiro recebe um novo paciente na clínica dizendo: "Conte-me sobre a dor que está sentindo." Este é um exemplo de coleta de dados. Descreva o tipo de dados. **Escolha todas as opções corretas.**

1. Avaliação basal
2. Dados objetivos
3. Avaliação continuada
4. Dados subjetivos

Para verificar suas respostas, ver Apêndice F.

5

Ensino ao Paciente e à sua Família

Termos-chave

aprendizado aquisição de novos conhecimentos ou habilidades; o desfecho do aprendizado é a mudança de comportamento, pensamento ou ambos

competência cultural capacidade de compreender, apreciar e interagir com pessoas de diferentes culturas

comunicação em saúde uso de estratégias de comunicação para informar e influenciar decisões individuais e comunitárias que melhorem a saúde

ensino processo interativo que promove o aprendizado

letramento em saúde capacidade de compreender a informação sobre saúde e doença para utilizá-la na tomada de decisões sobre cuidados de saúde

motivação desejo de ação ou reconhecimento de necessidade

Objetivos de aprendizagem

Ao fim deste capítulo, o leitor deverá ser capaz de:

1. Descrever as etapas do ensino ao paciente sobre a terapia com medicamentos.
2. Identificar importantes aspectos da relação enfermeiro–paciente.
3. Descrever os três componentes da boa comunicação em saúde.
4. Identificar aspectos importantes do processo de ensino/aprendizado.
5. Descrever como utilizar a informação sobre relacionamento e comunicação no processo de enfermagem.
6. Discutir sugestões feitas ao paciente para adaptar a administração dos medicamentos em casa.

O ensino ao paciente constitui parte integrante do exercício da enfermagem. Quando os fármacos são prescritos pelo médico, o enfermeiro é responsável por sua administração e pelo fornecimento de informações acuradas e atualizadas sobre os medicamentos ao paciente. O paciente precisa ser instruído sobre os fármacos que tomará durante a internação, bem como acerca dos que irá usar depois de receber alta. Ao compreender o motivo pelo qual precisa tomar os medicamentos prescritos, o paciente tem mais probabilidade de aderir ao plano de tratamento e obter melhores resultados.

Quando descrito como plano sequencial, o ensino ao paciente pode logicamente ser considerado tarefa essencial de enfermagem. Para executar melhor tal tarefa, é preciso otimizar a relação com o paciente, além de utilizar os princípios de ensino.

RELAÇÃO ENFERMEIRO–PACIENTE

A relação entre o enfermeiro e o paciente é construída a partir da confiança e do respeito. Diferentes fatores podem apoiar ou bloquear a capacidade de formar relações positivas. Enfermeiros utilizam seu conhecimento de mudanças ocorridas no sistema de assistência à saúde e a ênfase em melhor comunicação em saúde para construir relações positivas. Isso faz do paciente o ponto focal da atenção, o que é denominado cuidados centrados no paciente (Figura 5.1).

Mudanças na assistência à saúde

Os EUA estão realizando uma reforma na assistência à saúde em nível igual ou superior ao advento do Medicare, há mais de 50 anos. O Health Care and Education Reconciliation Act, aprovado em 2010 e apoiado pela Suprema Corte em 2012, mudou a assistência à saúde até então conhecida. Modificaram-se as leis que obrigavam todas as pessoas a ter seguro de saúde. Com o Affordable Care Act (ACA), todos os cidadãos

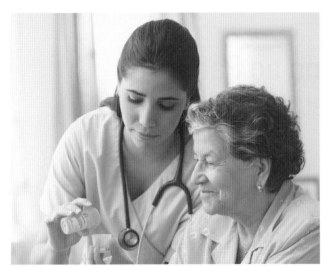

FIGURA 5.1 O cuidado centrado no paciente é construído a partir do respeito mútuo entre paciente e profissional de saúde.

passaram a ter garantia de cobertura de saúde básica, sem qualquer recusa para condições existentes.[1]

Como parte desse novo plano, os indivíduos estão sendo solicitados a assumir maior responsabilidade, não apenas na tomada de decisão, mas também no gerenciamento diário de sua saúde pessoal. Isso modifica o modo pelo qual pacientes e profissionais de saúde se relacionam entre si. Com a eleição nacional de 2016, nos EUA, a presidência e ambas as casas do Congresso passaram a ser governadas por maioria republicana. Um dos itens de destaque nessa administração foi a revogação do ACA. Ainda não se sabe como isso irá mudar (no momento em que este capítulo está sendo redigido). O que sabemos é que a facilidade com que isso irá evoluir depende de como a mudança será bem-recebida pelo paciente e como nós, como profissionais de saúde e enfermeiros, especificamente, iremos educar os pacientes sobre a promoção de sua saúde e problemas de doença. Fatores importantes que influenciam pacientes e sua disposição de mudar incluem atitudes, envelhecimento populacional e aumento das doenças crônicas.

Atitudes

A assistência tradicional à saúde era praticada diferentemente da que é feita atualmente. Era uma *relação patriarcal*, em que o médico dava a prescrição ao enfermeiro e, então, este a ministrava ao paciente. Antigamente, as pessoas eram internadas por longos períodos de tempo, não sendo responsáveis por esquemas ou tratamentos. Tudo lhes era dado. A relação com os pacientes era muito diferente. Médicos diziam aos pacientes o que fazer, os quais seguiam as instruções. Se o paciente questionasse o tratamento, era considerado "um paciente difícil".

Na atualidade, pacientes são frequentemente tratados em base ambulatorial ou domiciliar. Tratamentos antes realizados apenas em hospital podem agora ser efetuados em domicílio pelo paciente ou por familiares. Mudou a maneira pela qual profissionais de saúde tratam as pessoas. Dependendo da situação, as pessoas recebem títulos diferentes – cliente, paciente ou consumidor. A despeito do nome escolhido, todas têm um problema de saúde (doença aguda, distúrbio genético ou condição crônica) que pode se agravar com o passar do tempo.

Envelhecimento da população

Os indivíduos idosos cresceram no sistema de assistência à saúde tradicional. Consideram o médico como especialista que tem autoridade. Essa atitude é particularmente observada quando o paciente tem algum problema médico agudo. Mais uma vez, ele aguarda orientações médicas e permite que enfermeiros executem os tratamentos.

Isso representa um problema, uma vez que os idosos utilizam mais os serviços de saúde. Nos EUA, pessoas com 65 anos de idade ou mais representam atualmente 14% da população, porém respondem por mais de 30% dos medicamentos usados, bem como da permanência em hospitais e em serviços de emergência. Até 2040, estima-se que 21% da população nos EUA terão mais de 65 anos (Figura 5.2). Se os custos aumentarem na mesma proporção, ninguém será capaz de arcar com os cuidados de saúde. É possível ajudar o idoso a assumir um papel maior no seu autocuidado, encontrando meios de capacitá-lo de modo a ajudar a reduzir os custos. Uma opção é auxiliar na educação dos pacientes para que assumam seus próprios cuidados, em lugar de depender de profissionais de saúde.

Doença crônica

À medida que as pessoas com condições clínicas viverem por mais tempo e nossa população envelhecer, haverá taxas crescentes de doenças crônicas. Acredita-se que esse grupo de pacientes seja o melhor a lidar com a mudança de um cuidado fornecido pelo profissional de saúde para um cuidado centrado no paciente. De acordo com alguns pesquisadores, pacientes com doenças crônicas possuem alto nível de controle. Não importa o que os profissionais de saúde façam ou digam, quando o paciente recebe alta do hospital ou deixa a clínica, é ele quem determina o que irá fazer. Pacientes decidem o que comerão, se praticarão alguma atividade física e até que ponto tomarão os medicamentos prescritos.

É indispensável que os pacientes tomem decisões sensatas e conscientes de custo no gerenciamento de seus próprios cuidados de saúde. O enfermeiro pode ressaltar essa necessidade, praticando boa **comunicação em saúde** com os pacientes.

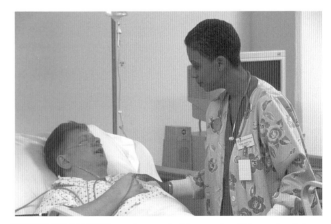

FIGURA 5.2 Até 2060, o número de idosos atendidos pelo sistema de assistência à saúde dos EUA duplicará para quase 100 milhões de pessoas.

---
[1] N. R. T.: No Brasil, há atendimento público à saúde básica (o Sistema Único de Saúde [SUS]) destinado a atender toda a população, bem como atendimento privado (geralmente aos participantes dos planos privados).

Comunicação em saúde

A qualidade da comunicação em saúde tem impacto sobre o desfecho das interações enfermeiro–paciente. A capacidade do paciente de seguir as instruções é fortemente influenciada pelo seu estilo de comunicação.

Os resultados de boa comunicação em saúde incluem melhor adesão do paciente à medicação. As taxas de adesão dos pacientes aos tratamentos prescritos aumentam quando os profissionais de saúde fornecem instruções claras e concisas. A má comunicação em saúde resulta em incapacidade de seguir as instruções relativas aos medicamentos.

Praticar boa comunicação em saúde pressupõe que o enfermeiro compreenda os pacientes e fale com eles. Três fatores importantes incluem **letramento em saúde**, **competência cultural** e identificação de proficiência limitada no idioma.

Letramento em saúde

O letramento em saúde é a capacidade de compreender as informações sobre saúde e doença, usando-as para tomar decisões sobre os cuidados de saúde. É necessária avaliação para determinar a capacidade do paciente de compreender conceitos de saúde e realizar as instruções sobre seu cuidado. Pode ser difícil identificar pacientes com letramento em saúde limitado. Uma pessoa pode falar bem e ser aparentemente bem-instruída; contudo, pode não entender conceitos relativos à doença ou não compreender adequadamente as instruções posológicas.

Considerações sobre o paciente

O letramento em saúde não significa o mesmo que conhecimento ou habilidade linguísticos. Expressiva proporção da população adulta tem letramento em saúde limitado.

- **Identificação de letramento em saúde limitado**

Frequentemente, pacientes com letramento em saúde limitado tentam esconder esse problema. O Boxe 5.1 descreve populações de risco ou comportamentos que podem levar o enfermeiro a suspeitar de letramento em saúde limitado. Identifique a possibilidade de letramento em saúde limitado ao compreender quais grupos populacionais correm maior risco de apresentar capacidade limitada de letramento em saúde. Determinados comportamentos indicam a existência desse problema.

- **Melhora do letramento em saúde**

Falar em linguagem simples e clara ajuda os pacientes a compreender e seguir as instruções. Mesmo pessoas cultas podem ter problemas em compreender a linguagem utilizada nos cuidados de saúde. Um exemplo é a palavra *negativo*, que constitui achado positivo quando se trata de infecção ou câncer. Isso pode ser confuso para aqueles que usam o termo negativo em um contexto diferente. É melhor evitar termos técnicos, dando preferência à linguagem do dia a dia; por exemplo, dizer "remédio para dor" em lugar de "analgésico", para melhor compreensão dos pacientes. Outros exemplos incluem "ferida" em lugar de "lesão" ou "tumor" em lugar de "carcinoma".

Limite o volume de informação fornecida em cada interação com os pacientes, pois eles só se lembram de pequenas partes relevantes para as necessidades ou situações atuais. Isso não significa não fornecer informações, mas concentrar a comunicação em um ou dois dos elementos mais importantes que o paciente precisa saber no momento.

> **BOXE 5.1 Identificação de letramento em saúde limitado.**
>
> Grupos com taxas mais altas de letramento em saúde limitado incluem:
> - Idosos
> - Indivíduos com baixo rendimento
> - Pacientes que falam o idioma local como segunda língua
> - Surdos ou com redução da acuidade auditiva
> - Pessoas que não concluíram o ensino médio
> - Pessoas com dificuldades de aprendizagem
> - Imigrantes que não falam o idioma do país
> - Desempregados.
>
> Comportamentos indicativos de que o paciente tem letramento em saúde limitado incluem:
> - Formulários médicos incompletos ou incorretamente preenchidos
> - Consultas frequentemente omitidas
> - Não adesão às orientações sobre medicamentos
> - Incapacidade de citar o nome dos medicamentos ou explicar sua finalidade
> - Incapacidade de descrever como tomar os medicamentos
> - Exames laboratoriais cujos resultados não mudam, embora o paciente declare estar tomando seus medicamentos.

Considerações sobre o paciente

Até 80% dos pacientes esquecem as instruções que lhes são transmitidas. Entre aqueles que dizem lembrá-las, 50% fazem-no de modo incorreto.

Competência cultural

A competência cultural é a capacidade de interagir com pessoas de diferentes culturas. Isso é pertinente quando o paciente é imigrante, provém de outro país ou tem outra cultura.

Existem muitos elementos que precisam ser levados em consideração quando se trabalha com ampla diversidade de pessoas de diferentes culturas. Para cuidá-las, é preciso respeitar suas tradições, normas e outras características.

Para se tornar respeitoso, a primeira consideração se refere às diferentes culturas atendidas pela instituição. Aprender sobre normas culturais permite identificar comportamentos aceitáveis. Os profissionais de saúde ganham a confiança dos pacientes e de suas famílias quando os costumes são respeitados ou defendidos na instituição de saúde.

Outro conceito importante é ter cuidado para não estereotipar pacientes devido à sua cultura. Por exemplo, ao cuidar de um paciente asiático, não se deve pressupor que ele preferirá arroz em uma refeição, mesmo sabendo que esse alimento é básico em muitas dietas asiáticas. Em vez disso, é mais adequado perguntar ao paciente suas preferências para a escolha da dieta. O conceito importante é reconhecer as diferenças culturais e perguntar se o indivíduo pratica essas tradições.

Proficiência limitada no idioma do país

Nos últimos anos, os EUA se tornaram cada vez mais uma nação multilíngue. Nessa última década, o número de pessoas que falam espanhol e um idioma asiático cresceu em 50%. Quase 62 milhões de pessoas nos EUA falam outro idioma que não o inglês; além disso, 20% da população falam um idioma diferente do inglês em casa.

Com a crescente complexidade de tratamentos e instruções sobre medicamentos, é importante fornecer materiais de ensino por escrito aos pacientes de outros países, traduzidos no idioma que lhes seja familiar. Durante a comunicação oral, será útil o serviço de intérpretes profissionais, evitando utilizar familiares e amigos, que poderão parafrasear a comunicação, perdendo algumas partes importantes da interação. Não se deve usar crianças como intérpretes; isso lhes impõe uma responsabilidade excessiva, visto que podem sentir que devem contar notícias ruins ou ficar constrangidas pela conversação.

PROCESSO DE ENSINO/APRENDIZADO

Ensino é um processo interativo que promove o **aprendizado**. Tanto o paciente quanto o enfermeiro precisam estar ativamente envolvidos para que o ensino seja efetivo. O enfermeiro estará mais bem-preparado para interagir ativamente com os pacientes quando compreender os princípios de motivação, aprendizado do adulto e diferentes estilos de transmissão da informação. O comportamento ou o pensamento do paciente ou ambos podem mudar quando ocorrer o processo de aprendizado.

Motivação

O paciente precisa estar motivado para o aprendizado, sentindo desejo ou necessidade de fazê-lo. A **motivação** depende dessa percepção do paciente. Educar o paciente sobre a doença melhora sua motivação para aprender tarefas que o mantenham saudável. Incentivar a participação do paciente no planejamento de metas realistas e alcançáveis também promove a motivação. Criar atmosfera acolhedora e positiva também aumenta o aprendizado. Com pouca ou nenhuma motivação, o paciente provavelmente não aderirá ao tratamento.

Aprendizado no paciente adulto

Em geral, adultos só aprendem quando precisam aprender ou têm forte motivação interna de adquirir nova habilidade ou novo conhecimento. Aprenderão menos se forem receptores passivos de conteúdo educativo "enlatado". Adultos possuem enorme número de experiências e conhecimento que trazem para a nova experiência de aprendizagem. Enfermeiros que utilizam essa experiência produzirão maior mudança de comportamento. A maioria dos adultos retém a informação ensinada se for capaz de imediatamente "fazer" algo com o novo conhecimento. Por exemplo, o enfermeiro, ao ensinar um paciente a administrar sua própria insulina, deve demonstrar a técnica, reservar tempo suficiente para a prática supervisionada e, logo após, deixar o paciente preparar e injetar sua própria insulina. A maioria dos adultos prefere um ambiente de aprendizado informal, no qual possam prevalecer troca mútua e liberdade de expressão.

Estilos e domínios do aprendizado

Os estilos de aprendizado envolvem maneiras preferidas de aprender determinado conceito e são frequentemente classificados em visuais, auditivos ou cinestésicos. A avaliação do estilo de aprendizagem de um paciente ajuda o enfermeiro a descobrir os melhores métodos a serem usados quando o estiver ensinando.

O aprendizado ocorre em três domínios: cognitivo, afetivo e psicomotor. Ao desenvolver um plano de ensino para o paciente, o enfermeiro deve considerar como ele aprende e o que deve aprender. O Boxe 5.2 descreve os estilos e os domínios do aprendizado.

Considerações sobre o paciente

Cerca de 83% dos adultos aprendem pelo estilo visual, e apenas 11% pelo auditivo. Para instruir pacientes, são úteis materiais de apoio e visuais, sempre que possível.

COMBINAÇÃO DE HABILIDADES DE ENSINO COM O PROCESSO DE ENFERMAGEM

Enfermeiros estão em posição privilegiada para fornecer cuidados de saúde e educar pacientes. Utilizando os conceitos anteriormente descritos, ensinam os pacientes a dominar as habilidades e assumir a responsabilidade de seu autocuidado. O paciente, assim empoderado, sente-se confiante por fazer parte de uma relação nele centrada. Consequentemente, serão obtidos resultados positivos.

Referencial para o ensino ao paciente

O processo de enfermagem é um método sistemático para identificar as necessidades de saúde dos pacientes, elaborar plano de cuidados para atender àquelas necessidades, iniciar o plano e avaliar sua efetividade. Esse processo fornece o referencial necessário para desenvolver um plano de ensino efetivo, concentrado principalmente nas necessidades de aprendizado do paciente. Entretanto, tal plano difere do processo de enfermagem, que abrange todas as necessidades de cuidados de saúde do paciente. O uso do processo de enfermagem como base e os conceitos de relação, comunicação em saúde e processo de ensino demonstram maneiras de ensinar aos pacientes a correta tomada dos medicamentos, a possibilidade de reações adversas e os sinais e sintomas de toxicidade (se pertinente).

BOXE 5.2 Estilos e domínios de aprendizado.

Estilos de aprendizado
Visual: a pessoa aprende vendo ou observando
Auditivo: a pessoa aprende ouvindo (na verdade, apenas pequena porcentagem de pessoas aprende melhor por essa via)
Cinestésico: a pessoa aprende movendo-se, tocando e fazendo

Domínios do aprendizado
Cognitivo: atividades intelectuais, como pensamento, lembrança, tomada de decisão e tirada de conclusões. Nesse domínio, o paciente utiliza experiências prévias, bem como conhecimento e percepções anteriores para atribuir significado a nova informação ou modificar pensamento prévio.
Afetivo: inclui atitudes, sentimentos, crenças e opiniões do paciente ou do cuidador.
Psicomotor: envolve habilidades físicas de aprendizado (como injeção de insulina) ou tarefas (como troca de um curativo).

PROCESSO DE ENFERMAGEM
Ensino ao paciente sobre informações relativas à medicação

AVALIAÇÃO

A avaliação é a etapa de coleta de dados do processo de enfermagem, que ajuda a escolher os melhores métodos de ensino e a individualizar o plano de ensino. Para elaborar um plano de ensino efetivo, é preciso primeiro determinar as necessidades do paciente, as quais derivam de três áreas: (1) informações que o paciente ou sua família precisam obter a respeito de determinado medicamento; (2) a capacidade de o paciente ou sua família aprender, aceitar e utilizar a informação; e (3) identificar quaisquer barreiras ou obstáculos ao aprendizado.

Alguns medicamentos têm usos simples, e, portanto, relativamente é necessário pouco ensino ao paciente. Por exemplo, a aplicação de uma pomada isenta de prescrição à pele requer ensino mínimo. Outros medicamentos, como insulina, exigem informação detalhada, e podem ser necessários vários dias para fornecê-la.

Pode ser difícil avaliar a capacidade de aprendizagem de um indivíduo. Utilizando o conceito de boa *comunicação em saúde*, é possível constatar que nem todos os adultos possuem o mesmo nível de *letramento em saúde*. A informação deve ser adaptada ao nível de compreensão do paciente. Deve-se avaliar cuidadosamente a capacidade de comunicação do paciente, seu idioma de preferência e a habilidade de letramento em saúde. Alguns pacientes não leem bem. Se o paciente demonstrar alguma dificuldade de aprendizado, deve-se incluir um familiar ou amigo no processo de ensino. Por exemplo, paciente com comprometimento visual pode não ser capaz de ler as orientações impressas fornecidas pelo médico, farmacêutico ou enfermeiro. Somente pelo fato de o paciente repetir as instruções não significa que as compreenda. O Boxe 5.3 ilustra o método que encoraja o paciente a trazer todos os medicamentos e suplementos no momento da consulta para oportunizar a discussão sobre seu uso e o nível de compreensão do paciente sobre eles.

Com base na avaliação, é possível determinar barreiras ou obstáculos (se houver) que impeçam o paciente ou sua família de compreender plenamente o material apresentado. Utilize suas habilidades de *competência cultural* para considerar a origem cultural do paciente quando for planejar uma sessão de ensino. Por exemplo, para alguns pacientes, é necessário recorrer a um intérprete. Em outras culturas, um determinado indivíduo (p. ex., a mãe ou a avó) é quem toma as decisões na família, sendo importante incluir essa pessoa na sessão de ensino.

DIAGNÓSTICOS DE ENFERMAGEM (ANÁLISE)

O diagnóstico de enfermagem é elaborado após analisar as informações obtidas durante a fase da avaliação. Exemplos de diagnósticos de enfermagem relacionados com a administração de fármacos estão listados a seguir.

Lista dos diagnósticos de enfermagem
- Disposição para controle da saúde melhorado
- Controle ineficaz da saúde, relacionado com a falta de conhecimento
- Conhecimento deficiente, relacionado com esquema posológico, possíveis reações adversas, doença ou outros fatores

O diagnóstico de enfermagem *Disposição para controle da saúde melhorado* geralmente descreve um paciente que

---

BOXE 5.3   Revisão da medicação.

Trata-se de um método simples para identificar pacientes com letramento em saúde limitado.

1. **Pedir ao paciente que traga todos os medicamentos e suplementos nutricionais na consulta para verificar o que está tomando.**
   "Por favor, traga todos os medicamentos que você usa – com prescrição, de venda livre, suplementos nutricionais e de manipulação que possam lhe ter sido indicados."
2. **Pedir ao paciente que nomeie cada medicamento, explique sua finalidade e descreva como o administra.**
   Observe se o paciente identifica os medicamentos ao ler o rótulo, abrir o frasco, derramar os comprimidos ou olhar para eles.
3. **Ouvir como o paciente responde a perguntas sobre a administração dos medicamentos.**
   É importante ouvir de modo imparcial e sem demonstrar sinais sutis de desaprovação.
4. **Reestruturar a pergunta se lhe parecer que o paciente pode ter memorizado as instruções.**
   Quando o paciente declara "tomo um comprimido 3 vezes/dia", procure perguntar: "Quando foi a última vez que você tomou um desses comprimidos?" e "Qual foi a hora em que o tomou antes desta última vez?"

   Você pode descobrir que o paciente não compreende as orientações, embora consiga repeti-las.

---

está controlando com sucesso o esquema medicamentoso. Utilize esse diagnóstico para melhorar o controle do paciente, ensinando-lhe as possíveis reações adversas que possam afetar sua saúde e como tratá-las ou reduzir os possíveis efeitos prejudiciais.

O diagnóstico de enfermagem *Controle ineficaz da saúde* é útil para ensinar o paciente a gerenciar tarefas e horários dos medicamentos. Com frequência, por ter doença crônica ou vários problemas de saúde, o paciente toma oito ou mais medicamentos, o que acarreta dificuldade para gerenciar esse esquema complicado. Esse diagnóstico justifica haver indivíduos com dificuldade em obter resultados positivos.

Conhecimento deficiente é um diagnóstico de enfermagem que reflete paciente com déficit cognitivo ou de habilidade psicomotora, o que o impede de administrar adequadamente um medicamento. São características definidoras que o paciente relate um conhecimento deficiente, solicite informações ou não desempenhe corretamente uma habilidade prescritiva necessária para a tarefa de administração do medicamento. Algumas vezes, é difícil saber exatamente quando utilizar esse diagnóstico de enfermagem, visto que deveria relacionar-se ao ensino ao paciente como parte das intervenções de enfermagem. Se o ensino estiver diretamente relacionado a um diagnóstico de enfermagem, deve ser incorporado ao plano.

PLANEJAMENTO

O planejamento inicia-se com o desenvolvimento de uma meta e desfechos esperados, que o enfermeiro irá utilizar para verificar se a meta foi alcançada. A próxima etapa consiste em

> **BOXE 5.4 Informações importantes a incluir em qualquer plano de ensino sobre medicamentos.**
>
> 1. Resposta terapêutica esperada do medicamento.
> 2. Reações adversas esperadas com o uso do medicamento.
> 3. Reações adversas a relatar ao enfermeiro ou ao médico da assistência primária.
> 4. Dose e via de administração.
> 5. Qualquer consideração especial ou precauções associadas a medicamento específico prescrito.
> 6. Educação adicional relativa a considerações especiais para determinados medicamentos, como técnicas para aplicação de injeções, aplicação de adesivos tópicos ou instilação de colírios.

desenvolver estratégias a serem utilizadas no plano de ensino e na seleção das informações transmitidas na etapa seguinte. O Boxe 5.4 identifica importantes informações básicas sobre qualquer medicamento a serem incluídas em qualquer plano de ensino.

Alerta de domínio de conceito

Enfermeiros que estejam elaborando plano de ensino para um paciente devem, em primeiro lugar, determinar a meta do plano de ensino. Um plano efetivo começa com uma meta, e as demais opções – como a quem se destina o plano de ensino, o nível de educação do paciente e quem serão os cuidadores – são consideradas com base nessa meta.

Elaboração de um plano de ensino individualizado

Planos de ensino são individualizados, visto que as necessidades de cada paciente são únicas. Deve-se fazer uso das capacidades cognitivas do paciente quando fornecer informações ao paciente ou cuidadores sobre o processo mórbido, o esquema medicamentoso e as reações adversas. O paciente utiliza o *domínio cognitivo* para processar informação, fazer perguntas e tomar decisões.

As áreas incluídas em um plano de ensino individualizado variam, dependendo do medicamento prescrito, da preferência do médico de assistência primária para incluir ou excluir fatos específicos acerca do medicamento e do que o paciente precisa saber para tomar corretamente o medicamento. As estratégias de ensino refletirão o conhecimento da limitação da proficiência do idioma do paciente. Por exemplo, paciente que só fala e lê espanhol deve receber materiais preparados nesse idioma por ocasião de sua alta. Se necessário, a entrevista deve ser acompanhada por enfermeiro fluente em espanhol.

Desenvolva estratégias para individualizar o plano de ensino, com base nas informações adquiridas durante a obtenção da avaliação. Por exemplo, se, durante a investigação, você descobre que o paciente é do *tipo cinestésico*, o plano de ensino pode concentrar-se no aprendizado que utiliza o *domínio psicomotor*. Planeje ensinar uma tarefa ou habilidade que utilize um método passo a passo. O paciente realizará a prática sob sua supervisão. Deve-se planejar retorno com demonstração pelo paciente, para mostrar o domínio da habilidade adquirida.

Seleção da informação relevante

O uso de conceitos de *letramento em saúde* na elaboração de plano de ensino individualizado para pacientes e suas famílias permite selecionar a informação relevante para um medicamento específico, adaptar o ensino ao nível de compreensão do indivíduo e evitar o uso de terminologia técnica, a não ser que os termos empregados sejam explicados ou definidos.

É importante lembrar que a repetição reforça o aprendizado. Sessões de ensino repetidas ajudam a avaliar o que o paciente está realmente aprendendo e proporcionam tempo para esclarecimentos. Deve-se incentivar o paciente a perguntar e a expressar seus sentimentos para desenvolver confiança nos cuidados fornecidos ou na capacidade de envolver-se em estratégias de autocuidados.

Ao fornecer material escrito individualizado, se o paciente tiver proficiência limitada no idioma, certificar-se de que o material inclua a informação básica que o paciente deve receber. O Boxe 5.5 identifica informações básicas sobre medicamentos para todos os pacientes, independentemente do idioma.

IMPLEMENTAÇÃO

Implementação refere-se à execução efetiva das intervenções identificadas no plano de ensino – colocar o plano em ação. Utilizando o conhecimento do *domínio afetivo do aprendizado*, desenvolve-se a relação terapêutica com o paciente, baseada em confiança e atenção, daí provindo a confiança de paciente/família no profissional e na informação transmitida. Como mostra a Figura 5.3, o acolhimento respeitoso de paciente e cuidadores estimula a expressão de pensamentos e sentimentos. Explorar as crenças do paciente sobre saúde e doença aumenta a compreensão do comportamento por ele apresentado.

Ensinar no momento apropriado de cada paciente estimula o aprendizado. Planos de ensino devem começar quando o paciente chega ao hospital, e as sessões podem ser iniciadas quando o paciente estiver sozinho, atento e sem distrações. Por exemplo, não se deve instruir o paciente quando houver visitas (a não ser que estejam envolvidas na administração de seus medicamentos), imediatamente antes da alta hospitalar ou se o paciente está sedado ou com dor. Deve-se compreender o princípio da *motivação* e perceber que o desconforto físico afeta negativamente a concentração do paciente e, portanto, sua capacidade de aprender. O paciente com dor está motivado a livrar-se da dor, não a ser orientado sobre a medicação.

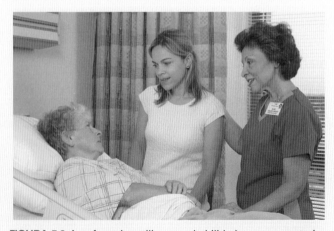

FIGURA 5.3 A enfermeira utiliza suas habilidades para construir a relação terapêutica, de modo a melhorar o aprendizado do paciente.

BOXE 5.5 Considerações básicas à elaboração de um plano de ensino sobre medicamentos.

As informações gerais para elaborar um plano de ensino incluem descrição de esquema posológico, reações adversas, problemas relacionados com os familiares e informações básicas sobre medicamentos, recipientes dos medicamentos e sua conservação.

Todos os pacientes devem compreender as seguintes informações antes de receber alta:

- **Tomar cápsulas ou comprimidos com um copo cheio de água (240 mℓ)**, salvo quando houver orientação do médico ou farmacêutico (p. ex., tomar com alimento, leite ou antiácido). Alguns líquidos, como café, chá, suco de fruta ou bebidas gaseificadas, podem interferir na ação de determinados medicamentos
- **Não triturar nem mastigar cápsulas** antes de deglutir, pois têm de ser engolidas por inteiro. Também não mastigar comprimidos, a não ser que estejam rotulados como "mastigáveis". Isso se deve ao fato de que alguns comprimidos possuem revestimento especial, que é necessário para finalidades específicas, como absorção adequada do medicamento ou prevenção de irritação do revestimento do estômago
- **Mesma dose, mesmo horário:** a dose de um medicamento ou o intervalo entre as doses nunca são aumentados ou diminuídos, a não ser que indicado pelo médico
- **Tomar tudo:** um ciclo de terapia com medicamento, sob prescrição ou isento de prescrição, não deve ser interrompido nem omitido, exceto quando indicado pelo médico
- **Contatar o médico se:** os sintomas para os quais o medicamento foi prescrito não melhoram ou pioram; pode haver necessidade de mudança na dose ou uso de medicamento diferente
- **Não modificar nem acrescentar dose:** se uma dose de um medicamento for omitida ou esquecida, a próxima dose não deve ser duplicada nem tomada a intervalo mais frequente, a não ser que orientado pelo médico
- **Não omitir informação:** médicos, dentistas, enfermeiros e demais membros da equipe de saúde precisam sempre estar informados sobre todos os medicamentos (sob prescrição e isentos de prescrição) presentemente tomados de modo regular ou ocasional
- **Manter uma lista:** os nomes exatos de todos os medicamentos sob prescrição e de venda livre atualmente em uso devem ser mantidos na carteira ou na bolsa para referência imediata quando consultar médico, dentista ou outro profissional de saúde
- **Relatar diferenças:** verificar cuidadosamente as prescrições quando obtiver nova dispensação da farmácia e relatar quaisquer mudanças no medicamento prescrito (p. ex., mudanças de cor, tamanho, formato) ao farmacêutico ou ao médico antes de tomar o medicamento, visto que pode ter ocorrido algum erro
- **Fontes para maior aprendizado:** a internet é uma das fontes utilizadas com mais frequência quando se assume a responsabilidade de entender autocuidados e medicamentos. As fontes devem ser seguras e acuradas. Em geral, *sites* que terminam em .gov, .edu ou .org são confiáveis. Os *sites* comerciais terminam em .com; *sites* na internet nem sempre são confiáveis. Quando tiver dúvida, pergunte ao médico sobre a fonte
- **Utilizar pulseira** ou outro tipo de identificação médica quando estiver tomando medicamento por longo período de tempo. Isso é particularmente importante para medicamentos como anticoagulantes, esteroides, hipoglicemiantes orais, insulina ou digitálicos. Em caso de emergência, a pulseira assegura que a equipe de saúde tome conhecimento de doenças e da terapia farmacológica atual.

Efeitos adversos de medicamentos

- **Todos os medicamentos causam reações adversas**. Exemplos de algumas reações adversas comuns incluem náuseas, vômitos, diarreia, constipação intestinal, exantema cutâneo, tontura, sonolência e boca seca. Tais efeitos podem ser leves e desaparecer com o passar do tempo ou com reajuste de dose. Em alguns casos, reações leves, como boca seca, devem ser toleradas. Entretanto, algumas reações adversas são potencialmente graves e até mesmo comportam risco à vida
- **Relatar as reações adversas** o mais rápido possível ao médico
- **Relatar alergias a medicamentos:** a equipe de saúde precisa estar informada sobre todas as alergias a medicamentos antes da administração de qualquer tratamento ou fármaco.

Membros da família

Os seguintes aspectos sobre os membros da família devem ser levados em consideração quando um plano de ensino for elaborado:

- **Nunca tome os medicamentos de outra pessoa:** medicamento prescrito para um membro da família nunca deve ser dado a outro familiar, parente ou amigo, a não ser sob orientação do médico
- **Avisar toda a família:** certificar-se de que todos os membros da família ou parentes estejam a par de todos os medicamentos, sob prescrição e de venda livre, atualmente tomados pelo paciente.

Medicamentos e suas embalagens e armazenamento/descarte dos medicamentos

- **Um medicamento precisa sempre ser guardado dentro da embalagem na qual foi dispensado ou comprado:** alguns medicamentos exigem embalagens especiais, como frascos resistentes à luz (de cor marrom), para evitar sua deterioração, quando expostos
- **Manter o rótulo original na embalagem do medicamento:** não retirar as orientações no rótulo (p. ex., "agitar bem antes de utilizar", "manter refrigerado", "tomar antes das refeições"), visto que precisam ser seguidas para assegurar a efetividade do medicamento
- **Nunca misturar medicamentos diferentes em um recipiente,** mesmo por breve período de tempo, visto que um medicamento pode afetar quimicamente o outro. Misturar medicamentos também pode levar a confundir um medicamento com outro, particularmente quando tamanho e cor forem semelhantes
- **Todos os medicamentos precisam ser mantidos fora do alcance de crianças e animais domésticos**
- **Não expor medicamento** a extremos de calor, frio, umidade e luz solar, para evitar deterioração
- **Ao viajar, sempre transportar os medicamentos em suas embalagens originais, com rótulo adequado**
- **Nunca guardar uma prescrição para uso posterior**, a não ser quando aconselhado pelo médico
- **Descartar adequadamente medicamentos não usados:** utilizar recipientes fornecidos ou recipientes de plástico para objetos perfurocortantes. Nunca descartar medicamentos não utilizados no vaso sanitário; esses devem ser devolvidos à local de descarte permitido.

58 Parte 1 Fundamentos de Farmacologia Clínica na Enfermagem

É preciso adaptar o ensino ao nível de compreensão do paciente e, quando necessário, fornecer instruções por escrito, bem como orais. Se muita informação for fornecida, frequentemente é melhor apresentar o material em duas ou mais sessões. Podem ser necessárias modificações na administração dos medicamentos quando o paciente estiver em casa (ver Orientação ao paciente para desfechos melhores | Preparo do paciente e da sua família para a administração dos medicamentos em casa). É conveniente ter essas modificações em mente ao ensinar o paciente.

REAVALIAÇÃO

Para determinar a efetividade do ensino ao paciente, deve-se reavaliar sua real compreensão sobre o material apresentado. A reavaliação pode ser realizada de diversas maneiras, dependendo da natureza da informação. Por exemplo, se for ensinar ao paciente a administrar insulina, um método de avaliação será a observação da técnica por ele executada na demonstração de retorno. Esse processo é também conhecido como *retroalimentação do ensino*, quando o paciente, utilizando suas próprias palavras, retorna a informação ou o procedimento ao enfermeiro (London, 2016).

Para informar-se sobre o letramento em saúde limitado, perguntas como "Você entendeu?" ou "Existe algo que não tenha entendido?" devem ser evitadas, visto que o paciente pode se sentir desconfortável ao admitir falta de compreensão; pode também não se sentir bastante bem para admitir aquilo que não sabe. Quando dados concretos estão sendo avaliados, o paciente deve enumerar ou repetir algumas das informações apresentadas.

Orientação ao paciente para desfechos melhores

Preparo do paciente e da sua família para a administração dos medicamentos em casa

Quando o paciente estiver em casa, podem ser necessárias algumas modificações para garantir a administração segura dos medicamentos, tais como fornecer instruções por escrito, usando termos que paciente ou cuidador possam compreender. É importante modificar a maneira de ensinar, utilizando as seguintes sugestões.

Ao ensinar o paciente, certificar-se dos seguintes itens:

✔ Quando se usa mais de um medicamento, estabelecer horário de administração claro e de fácil leitura a ser consultado pelo paciente ou cuidador

✔ Utilizar calendário – meio barato, porém efetivo, para fornecer os horários de administração

✔ Se paciente ou cuidador tiverem algum problema com nomes dos medicamentos, convém referir-se ao medicamento pelo formato ou pela cor apenas se outro método de ensino não for bem-sucedido. Outra ideia é numerar os frascos e utilizar esse número na tabela de administração dos medicamentos

✔ Sugerir o uso de organizadores de medicamentos comercialmente disponíveis

✔ Se o paciente considerar útil manter todos os medicamentos reunidos, sugerir o uso de uma pequena caixa (como a destinada para equipamento de pesca) para guardar todos os recipientes, mantendo-a longe das crianças e dos animais de estimação

✔ Sugerir a realização de inventário dos medicamentos no início de cada semana para garantir suprimento adequado nos finais de semana e feriados

✔ Se houver necessidade de refrigeração temporária, sugerir uso de pequeno recipiente refrigerado ou bolsa térmica

✔ Se forem utilizadas agulhas e seringas, sugerir manter todo o suprimento em um local. Se os suprimentos vierem em caixa, sugerir que o paciente a utilize para armazenamento

✔ Aconselhar o paciente a utilizar recipiente aprovado com tampa hermética para descarte seguro de agulhas e seringas. Devolver os suprimentos usados ao hospital, à farmácia ou à instituição de saúde local

✔ Explicar a importância do descarte de qualquer medicamento não utilizado na instituição apropriada e a não derramar itens na água do vaso sanitário.

PONTOS-CHAVE

■ O ensino ao paciente é tarefa essencial em enfermagem. Envolve tanto a relação estabelecida quanto o uso dos princípios de ensino/aprendizado. Consiste em fornecer informações ao paciente e avaliar sua compreensão

■ As relações enfermeiro–paciente são construídas a partir de confiança e respeito mútuos. Enfermeiros que compreendem as mudanças do sistema de assistência à saúde e as habilidades da prática de boa comunicação em saúde podem delegar poderes aos pacientes, resultando em melhores desfechos

■ Boa comunicação em saúde inclui avaliação e intervenções para melhorar o letramento em saúde, com competência cultural e fornecimento de recursos para pessoas com características particulares

■ Para que ocorra aprendizado, o indivíduo precisa estar motivado. Adultos aprendem melhor quando possuem motivação interna. Em sua maioria, utilizam o estilo visual para aprender, outros aprendem praticando e apenas alguns aprendem melhor ao ouvir. Estratégias de ensino cognitivas, afetivas e psicomotoras melhoram o aprendizado de pacientes e suas famílias. Todos esses três domínios ajudam a avaliar a efetividade do ensino

■ Ao avaliar o letramento em saúde, reconhecer que o letramento básico do idioma e a compreensão sobre saúde e doença não são a mesma coisa. A análise dos dados pode indicar o quanto um paciente está motivado a aprender. Saber suas preferências de estilo de aprendizagem ajuda a planejar os melhores métodos de ensino para esse paciente. Competência cultural e atenção às peculiaridades do paciente orientam a escolha das intervenções utilizadas para seu aprendizado

■ Adaptar as informações básicas sobre medicamentos ao ambiente domiciliar, de modo a garantir a segurança do paciente e de outros membros da família.

Farmacologia na prática
PENSE CRITICAMENTE
Adultos aprendem melhor quando aplicam conceitos familiares a novas situações e deparam várias vezes com a informação. Para reforçar o aprendizado do leitor, este livro utiliza a abordagem de estudo de casos relacionada a informações sobre medicamentos.

Em lugar de apresentar um paciente diferente para cada novo caso, o livro apresenta um grupo de sete pacientes que chegam a uma clínica ambulatorial local. Eles aparecem em vários capítulos, com referência a muitos conceitos farmacológicos.

Familiarizando-se com suas situações e necessidades de cuidados de saúde, o leitor adquire melhor compreensão de como a farmacologia e as habilidades de enfermagem caminham juntas.

Em cada unidade subsequente, a informação relacionada a tipos específicos de fármacos será discutida. O estudo de caso apresentado no início de cada capítulo conduz à reflexão sobre um problema clíinico agudo ou crônico de um paciente. Isso irá desafiá-lo a pensar criticamente sobre as intervenções de enfermagem. No final de cada capítulo, a seção Farmacologia na prática I Pense criticamente fornecerá mais informações acerca do cenário do paciente apresentado para discussão e reflexão, de modo a explorar a melhor maneira de atender às suas necessidades.

Visualizando o papel do enfermeiro que está obtendo os sinais vitais na clínica, com base nas informações descritas neste capítulo, e analisando a lista dos pacientes, o leitor pode identificar qualquer paciente com letramento em saúde limitado e preparar uma lista de perguntas a serem feitas para ajudá-lo a determinar quem apresenta letramento em saúde limitado.

CONHEÇA OS PACIENTES

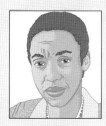

Lillian Chase é uma mulher de 36 anos de idade, asmática durante a maior parte da infância e na vida adulta. Após um acidente, sofreu convulsões e lesões na cabeça e na perna; agora precisa realizar artroplastia de joelho. Além disso, é fumante e apresenta hipertensão.

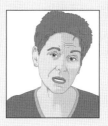

Betty Peterson vive em um apartamento. Sofre de mialgias, dor e depressão.

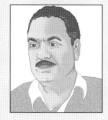

Alfredo Garcia fala muito pouco inglês. É examinado devido a infecção das vias respiratórias superiores. Ao exame clínico, detecta-se hipertensão arterial.

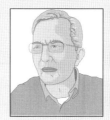

O **Sr. Phillip,** viúvo de 72 anos de idade, vive sozinho. Tem diabetes melito e doença renal crônica em estágio inicial. Seus filhos não moram perto; por esse motivo, além de gerenciar seus próprios cuidados de saúde, ele precisa aprender a viver sozinho e a administrar uma casa.

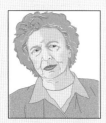

A **Sra. Moore** tem 85 anos de idade e ocasionalmente mostra esquecimento e confusão. Conseguia controlar sua insuficiência cardíaca até ter infecção urinária. Sua dor torácica piorou agora, e ela tem grande número de medicamentos para gerenciar.

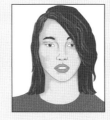

Janna Wong é atleta, tem 16 anos de idade e cursa o ensino médio. Sua mãe informou que a jovem estava em recuperação de mononucleose antes de iniciar o ano escolar. Ambas atribuem seu maior nível de fadiga a uma agenda extracurricular sobrecarregada.

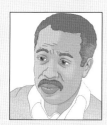

O **Sr. Park**, de 77 anos de idade, encontra-se em uma instituição de cuidados prolongados após artroplastia de quadril. O estresse do procedimento provocou episódio de herpes-zóster.

60 Parte 1 Fundamentos de Farmacologia Clínica na Enfermagem

REVISÃO DO CAPÍTULO

Prepare-se para provas

1. Um processo interativo que promove o aprendizado é definido como:
   1. Motivação
   2. Capacidade cognitiva
   3. Domínio psicomotor
   4. Ensino
2. A relação enfermeiro–paciente é construída a partir de:
   1. Comunicação
   2. Competência cultural
   3. Letramento em saúde
   4. Respeito
3. Normalmente, que porcentagem de pessoas lembra-se das instruções fornecidas pelo médico?
   1. 80%
   2. 65%
   3. 20%
   4. 10%
4. Ao elaborar um plano de ensino, o enfermeiro avalia o domínio de aprendizado afetivo, o que significa considerar:
   1. Atitudes, sentimentos, crenças e opiniões do paciente
   2. A capacidade do paciente de realizar uma demonstração de retorno
   3. A capacidade intelectual do paciente
   4. O ambiente domiciliar do paciente
5. O desenvolvimento das estratégias a serem utilizadas no plano de ensino e a seleção da informação a ser fornecida ocorrem na seguinte etapa do processo de enfermagem:
   1. Avaliação
   2. Planejamento
   3. Implementação
   4. Reavaliação
6. Uma paciente prepara-se para sua alta do hospital, que ocorrerá amanhã. Ela confessa que tem algumas dúvidas acerca dos medicamentos que deverá tomar em casa, pois o esquema é complicado. Ela tem medo de não conseguir lembrar quando tomar seus medicamentos. Qual dos seguintes diagnósticos de enfermagem seria mais apropriado para essa paciente?
   1. Disposição para controle da saúde melhorado
   2. Controle ineficaz da saúde
   3. Conhecimento deficiente
   4. Manutenção do lar prejudicada
7. A não ser que o médico ou o farmacêutico forneçam orientações diferentes, o enfermeiro ensina o paciente a tomar medicamentos orais com:
   1. Suco de fruta
   2. Leite
   3. Água
   4. Alimento
8. O enfermeiro está ensinando a mãe de duas crianças pequenas a se autoadministrar injeções. Ela declara: "Vou procurar em casa se há algo onde colocar as agulhas." A melhor ação do enfermeiro é:
   1. Elogiar a mulher pelo seu planejamento antecipado
   2. Obter recipiente para perfurocortantes na farmácia
   3. Anotar sua resposta no prontuário
   4. Dolicitar que ela demonstre a técnica antes de ir para casa
9. Ordene corretamente as seguintes etapas de ensino ao paciente:
   1. Fornecer folhetos de informação sobre os medicamentos no idioma preferido
   2. Recorrer a um intérprete para auxiliar a sessão de ensino
   3. Investigar o letramento em saúde e a capacidade de compreensão do idioma
   4. Pedir ao paciente que demonstre como administrar a medicação
10. Identifique as populações de alto risco para letramento em saúde limitado. **Escolha todas as opções corretas.**
    1. Indivíduos idosos
    2. Pessoas de alta renda
    3. Indivíduos desempregados
    4. Pessoas com déficit da acuidade auditiva

Para verificar suas respostas, ver Apêndice F.

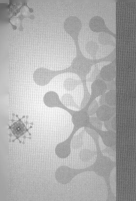

PARTE 2
Fármacos Utilizados para Combater Infecções

A maioria das partes deste livro foca em sistemas orgânicos para discutir a terapia farmacológica. Nesta parte, agrupam-se fármacos utilizados para combater infecções, visto que não se direcionam a sistema orgânico específico, mas atuam de maneira semelhante por todo o corpo. Microrganismos infecciosos estão em toda parte, sendo alguns benéficos e outros não. Para se proteger, o corpo dispõe de um sistema de defesa natural, pele e secreções corporais.

Ocorre infecção quando o microrganismo patogênico rompe o sistema de defesa orgânico, por diferentes maneiras: solução de continuidade na pele, ingestão, respiração ou contato com as mucosas do corpo. Esta parte discute os fármacos anti-infecciosos, utilizados para destruir ou retardar o crescimento desses microrganismos. Esses fármacos classificam-se em antibacterianos, antivirais, antifúngicos e antiprotozoários.

Agentes antibacterianos são de difícil aprendizado. Por isso, os Capítulos 7 a 9 são divididos com base na parte da célula bacteriana que atua como alvo, auxiliando na compreensão dos motivos pelos quais determinados agentes antibacterianos são administrados e outros não. Bactérias patogênicas possuem determinados componentes que diferem daqueles das células humanas, como enzimas específicas e parede celular, em lugar de membrana celular. Determinados fármacos, conhecidos como antibióticos, têm como alvo essas diferenças celulares bacterianas. Seus mecanismos de ação inibem sínteses de parede celular (Capítulo 7), DNA ou RNA (Capítulo 8) e proteínas (Capítulo 9). Agentes utilizados no tratamento de infecções bacterianas associadas à tuberculose são discutidos no Capítulo 10.

Além de aprender sobre infecções bacterianas, também são apresentadas estratégias para combatê-las efetivamente. Nos Capítulos 7 a 10, são apresentadas etapas específicas nos boxes Orientação ao paciente para desfechos melhores, que se superpõem umas às outras. Esses conceitos incluem:

- Noções básicas sobre detecção e diagnóstico das infecções na apresentação das sulfonamidas (Capítulo 6)
- Como fármacos apropriados são selecionados, juntamente com uma discussão sobre os primeiros antibióticos desenvolvidos para o tratamento efetivo das infecções bacterianas (Capítulo 7)

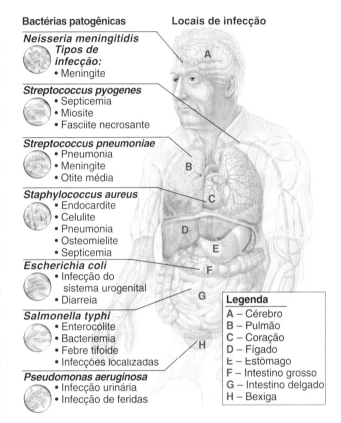

Bactérias patogênicas

Neisseria meningitidis
Tipos de infecção:
- Meningite

Streptococcus pyogenes
- Septicemia
- Miosite
- Fasciite necrosante

Streptococcus pneumoniae
- Pneumonia
- Meningite
- Otite média

Staphylococcus aureus
- Endocardite
- Celulite
- Pneumonia
- Osteomielite
- Septicemia

Escherichia coli
- Infecção do sistema urogenital
- Diarreia

Salmonella typhi
- Enterocolite
- Bacteriemia
- Febre tifoide
- Infecções localizadas

Pseudomonas aeruginosa
- Infecção urinária
- Infecção de feridas

Locais de infecção

Legenda
A – Cérebro
B – Pulmão
C – Coração
D – Fígado
E – Estômago
F – Intestino grosso
G – Intestino delgado
H – Bexiga

- Como alimentos e fármacos ingeridos ao mesmo tempo podem reduzir a efetividade antimicrobiana (Capítulo 8)
- Como o combate a um patógeno pode causar uma superinfecção por outro patógeno (Capítulo 9)
- Por que as bactérias podem se tornar resistentes a fármacos (Capítulo 10).

O Capítulo 11 trata dos fármacos utilizados no tratamento das infecções virais. Diferentemente das bactérias, vírus são microrganismos que não possuem estrutura celular típica. Utilizam a célula hospedeira para crescer e multiplicar-se. Como utilizam DNA ou RNA de outras células, sua capacidade de sofrer mudanças constantes tem representado problema para desenvolvimento de antivirais. A identificação desses problemas levou a descobertas científicas e à produção aumentada de diversos antivirais efetivos.

O último capítulo desta parte trata especificamente das infecções causadas por fungos e protozoários, que se tornaram mais proeminentes em questões de saúde nesses últimos anos, em consequência dos avanços nos tratamentos médicos que provocam imunossupressão (redução no número de leucócitos). Infecções insignificantes em indivíduo sadio tornam-se potencialmente fatais em pacientes imunossuprimidos. As baixas contagens de leucócitos incapacitam o organismo de resistir à infecção. Esses fármacos são discutidos no Capítulo 12.

O entendimento dos fundamentos desses processos infecciosos e dos fármacos utilizados para tratá-los ajuda a combater infecções e promover estilos de vida saudáveis.

6 | Fármacos Antibacterianos | Sulfonamidas

Termos-chave

anemia aplásica distúrbio hematológico causado por dano à medula óssea, resultando em acentuada redução do número de eritrócitos e de alguns leucócitos

anorexia perda do apetite

antibacteriano agente ativo contra bactérias

antibiótico termo empregado como sinônimo de antibacteriano

bactericida fármaco ou agente capaz de destruir ou matar bactérias

bacteriostático fármaco ou agente que diminui ou retarda a velocidade de multiplicação das bactérias

cristalúria formação de cristais na urina

estomatite inflamação de cavidade oral

leucopenia diminuição do número de leucócitos

necrólise epidérmica tóxica (NET) reação cutânea tóxica, com descamação de pele e mucosas

prurido coceira

síndrome de Stevens-Johnson (SSJ) febre, tosse, mialgia e dores, cefaleia, lesões de pele, mucosas e olhos; as lesões aparecem como máculas eritematosas ou bolhas, frequentemente iniciadas na face, na boca ou nos lábios, bem como no pescoço e nos membros

trombocitopenia diminuição do número de plaquetas no sangue

urticária vergões pruriginosos na pele, em consequência de contato ou ingestão de substância ou alimento alergênicos

Objetivos de aprendizagem

Ao fim deste capítulo, o leitor deverá ser capaz de:

1. Discutir usos, ações farmacológicas gerais, reações adversas comuns, contraindicações, precauções e interações de sulfonamidas.
2. Discutir atividades a serem realizadas pelo enfermeiro na avaliação pré-administração e na avaliação continuada do paciente tratado com sulfonamidas.
3. Listar os diagnósticos de enfermagem específicos para paciente em uso de sulfonamidas.
4. Discutir maneiras de promover resposta ótima ao tratamento, controlar reações adversas e instruir os pacientes sobre o uso das sulfonamidas.
5. Identificar a justificativa para aumentar o aporte de líquidos quando são administradas sulfonamidas.
6. Descrever sinais objetivos de reação cutânea grave, como a síndrome de Stevens-Johnson.

Classes de fármacos

Sulfonamidas como agentes isolados	Combinações de anti-infecciosos urinários	Preparações tópicas

Farmacologia na prática
Cada capítulo neste livro apresenta um estudo de caso específico que corresponde à terapia farmacológica então discutida. Neste capítulo, destaca-se a Sra. Moore, com 85 anos de idade, a quem foi prescrita sulfonamida por 10 dias para tratamento de infecção urinária (IU). A Sra. Moore parece distraída e um pouco confusa durante a entrevista inicial com o enfermeiro.

Para entender a terapia com agentes antibacterianos, você precisa compreender como esses fármacos interagem com as bactérias. Agentes antibacterianos são **bacteriostáticos** (diminuem ou retardam a velocidade de multiplicação das bactérias) ou **bactericidas** (destroem as bactérias). Para escolher o medicamento apropriado, o médico precisa saber o grau de sensibilidade das bactérias aos fármacos.

CULTURA E TESTE DE SENSIBILIDADE (ANTIBIOGRAMA)

Para determinar se um tipo específico de bactéria é sensível a um **antibiótico**, são realizados cultura e teste de sensibilidade (antibiograma). A cultura consiste em aplicar material infeccioso – obtido da pele e de outros tecidos, das secreções das vias respiratórias e outras, do sangue, da urina, do líquido cerebrospinal e do pus – à placa de cultura contendo meio de crescimento especial. Esse meio de cultura representa o "alimento" para as bactérias. Depois de especificado período de tempo, as bactérias são examinadas ao microscópio e identificadas. O teste de sensibilidade (antibiograma) consiste em colocar o material infeccioso em placa de cultura separada, onde há pequenos discos impregnados com vários antibióticos. Após tempo especificado, a placa de cultura é examinada. A observação de pouco ou nenhum crescimento em torno de um disco indica que as bactérias são sensíveis a esse antibiótico específico. Por conseguinte, a infecção deverá ser controlada por esse antibiótico. Se houver crescimento considerável em torno do disco, as bactérias são consideradas resistentes a esse antibiótico específico, de modo que a infecção não será controlada com esse fármaco (Figura 6.1).

SULFONAMIDAS

Sulfonamidas (comumente designadas como sulfas) são agentes **antibacterianos**, o que significa que são ativas contra bactérias. Sulfadiazina e sulfametizol são exemplos de sulfonamidas. Embora seu uso tenha começado a declinar depois da introdução de agentes anti-infecciosos mais efetivos, como penicilinas e outros, sulfonamidas continuam sendo importantes para tratamento de determinados tipos de infecção. Com frequência, sulfonamidas são utilizadas em associação com outros fármacos para tratar infecções (esse conceito é detalhado no Capítulo 48).

AÇÕES

Sulfonamidas são principalmente *bacteriostáticas* (retardam o crescimento), em virtude de sua capacidade de inibir a atividade do ácido fólico no metabolismo das células bacterianas. Uma vez reduzida a velocidade de multiplicação das bactérias, os próprios mecanismos de defesa do corpo (leucócitos) são capazes de livrar o corpo dos microrganismos invasores, controlando, assim, a infecção. Sulfonamidas são bem absorvidas pelo tubo gastrintestinal (GI) e excretadas pelos rins (ver Capítulo 48). Controlam infecções causadas por bactérias tanto gram-positivas e gram-negativas, como *Escherichia coli*, *Staphylococcus aureus* e espécies de *Klebsiella* e *Enterobacter*. Além disso, quando sulfassalazina interage com bactérias intestinais, há inibição do processo inflamatório, efeito que explica a atuação do fármaco no tratamento da colite ulcerativa.

 Alerta de domínio de conceito

Sulfonamidas são classificadas como bacteriostáticas porque inibem a ação do ácido fólico no metabolismo celular bacteriano, diminuindo a velocidade de multiplicação das bactérias.

USOS

Sulfonamidas são frequentemente utilizadas no tratamento de infecções como:

- Infecções urinárias e otite média aguda
- Colite ulcerativa
- Mafenida e sulfadiazina de prata são sulfonamidas tópicas empregadas no tratamento e na prevenção de infecções em queimaduras de segundo e terceiro graus.

Outros usos das sulfonamidas estão indicados em Resumo de Fármacos | Sulfonamidas.

REAÇÕES ADVERSAS

Sulfonamidas são capazes de provocar uma variedade de reações adversas. Algumas são graves ou potencialmente graves, enquanto outras são leves. **Anorexia** (perda do apetite) é exemplo de reação adversa leve.

Reações do sistema digestório

- Náuseas, vômitos, anorexia
- Diarreia, dor abdominal
- **Estomatite** (inflamação da boca).

Em alguns casos, essas reações podem ser leves. Em outros casos, podem provocar sérios problemas, como acentuada perda de peso, exigindo a suspensão do fármaco.

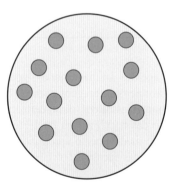 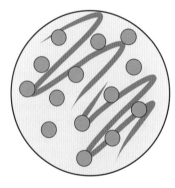 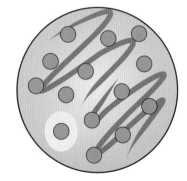

A Placa de cultura com pequenos discos contendo vários antibióticos.

B O material infeccioso é semeado na placa de cultura.

C Depois de tempo específico, a placa de cultura é inspecionada. Se houver pouco ou nenhum crescimento em torno de um disco, a bactéria é considerada sensível a este antibiótico.

FIGURA 6.1 Cultura e testes de sensibilidade indicam qual fármaco é mais efetivo contra as bactérias existentes na placa de cultura.

Outras reações

- Calafrios, febre
- **Cristalúria** (presença de cristais na urina)
- Fotossensibilidade.

Podem-se observar vários tipos de reação de hipersensibilidade (alergia) durante a terapia com sulfonamidas, incluindo **urticária, prurido** (coceira), erupções cutâneas generalizadas ou reações graves, levando a condições potencialmente letais, como **necrólise epidérmica tóxica** (NET) ou **síndrome de Stevens-Johnson** (SSJ).

> **ALERTA DE ENFERMAGEM**
>
> NET e SSJ são reações de hipersensibilidade graves e, algumas vezes, fatais. Pode ocorrer descamação disseminada de pele e mucosas. O comprometimento de órgãos internos pode causar morte. Pacientes com SSJ podem queixar-se de febre, tosse, mialgias, dor e cefaleia, que também constituem sinais e sintomas de muitos outros distúrbios. Podem ocorrer outras lesões de pele e mucosas, olhos e outros órgãos, constituindo indicadores importantes para o diagnóstico. As lesões aparecem como máculas eritematosas ou bolhas, começando frequentemente na face, na boca ou nos lábios, no pescoço e nos membros. Essas condições também podem ocorrer com a administração de outros tipos de fármacos. A ocorrência desses problemas exige notificação ao médico e suspensão da próxima dose do medicamento. Além disso, deve-se evitar qualquer lesão adicional nas áreas acometidas.

A reação adversa mais frequente com a aplicação tópica de sulfonamidas consiste em sensação de ardência ou dor quando o fármaco é aplicado à pele. Outras reações alérgicas possíveis incluem exantema, prurido, edema e urticária. Sensação de queimação, exantema e prurido podem ocorrer com uso de sulfadiazina de prata. Pode ser difícil distinguir entre reações adversas causadas pelo uso de mafenida ou sulfadiazina de prata e as que ocorrem em consequência de queimadura grave ou do uso de outros agentes para o tratamento de queimaduras.

Podem-se observar as seguintes alterações hematológicas durante a terapia prolongada com sulfonamidas:

- **Leucopenia**: diminuição no número de leucócitos
- **Trombocitopenia**: diminuição no número de plaquetas
- **Anemia aplásica**: produção deficiente de eritrócitos na medula óssea.

Essas alterações são exemplos de reações adversas graves. Se qualquer uma delas ocorrer, pode ser necessário suspender a terapia com sulfonamidas.

CONTRAINDICAÇÕES

Sulfonamidas são contraindicadas para pacientes com hipersensibilidade a esses fármacos, durante a lactação e em crianças com menos de 2 anos de idade. Também não devem ser usadas próximo ao final da gestação (termo) (categoria D de risco gestacional). Se forem administradas próximo ao término da gestação, podem ocorrer níveis sanguíneos significativamente altos do fármaco, causando icterícia e anemia hemolítica no recém-nascido. Além disso, sulfonamidas não são utilizadas para infecções causadas por estreptococos beta-hemolíticos do grupo A, visto que *não* demonstraram efetividade na prevenção das complicações da febre reumática ou glomerulonefrite.

PRECAUÇÕES

Sulfonamidas devem ser utilizadas com cautela em pacientes com comprometimento renal ou hepático e asma brônquica.

Esses fármacos são administrados com cautela a pacientes com alergias. Sua segurança para uso durante a gravidez não foi estabelecida (categoria C para uso na gestação, exceto a termo; ver anteriormente).

INTERAÇÕES

As seguintes interações podem ocorrer quando se administra sulfonamida com outro agente:

Fármaco combinado	Uso comum	Efeito da interação
Anticoagulantes orais	Anticoagulação; prevenção da formação de coágulos	Aumento da ação do anticoagulante
Metotrexato	Imunossupressão e quimioterapia	Aumento da supressão da medula óssea
Hidantoínas	Anticonvulsivantes	Aumento dos níveis séricos de hidantoína

Considerações sobre cuidados crônicos

Quando são prescritas sulfonamidas para pacientes diabéticos, deve-se avaliar a possibilidade de reação hipoglicêmica. Sulfonamidas podem inibir o metabolismo hepático dos hipoglicemiantes orais tolbutamida e clorpropamida.

Considerações fitoterápicas

Oxicoco (*cranberry*) e o suco dessa fruta são remédios populares comumente utilizados na prevenção e no alívio dos sintomas de infecção urinária (IU). O uso de oxicoco em associação com antibióticos tem sido recomendado por médicos para a supressão a longo prazo das IU. Acredita-se que essas frutas impeçam a fixação das bactérias às paredes do sistema urinário. A dose sugerida é de 180 mℓ de suco, 2 vezes/dia. As cápsulas de oxicoco não são recomendadas, visto que o líquido do suco para hidratação pode ser tão útil quanto as bagas (Brown, 2012). Doses extremamente grandes podem provocar distúrbios GI, como diarreia ou cólica abdominal. Embora oxicoco possa aliviar sintomas ou evitar a ocorrência de IU, seu uso não cura IU estabelecida. Se uma pessoa suspeitar de IU, deve procurar assistência médica.

PROCESSO DE ENFERMAGEM
Paciente tratado com sulfonamida

AVALIAÇÃO

Avaliação pré-administração

Antes da administração inicial do fármaco, é importante: avaliar a aparência geral do paciente; registrar seus sinais vitais; obter informações a respeito dos sintomas por ele apresentados e a duração desse comprometimento; investigar qualquer automedicação prévia ao atendimento. Os sinais de IU não se limitam ao sistema geniturinário. Se um paciente idoso mostra-se distraído, ou sua família percebe súbita ocorrência de confusão, esses sinais podem corresponder à infecção geniturinária. Muitas infecções são diagnosticadas e tratadas em ambientes ambulatoriais. Dependendo do tipo e da localização da infecção ou doença, é importante rever os resultados de exames prévios, como cultura de urina, exame de urina, hemograma completo, urografia excretora, provas de função renal e exame das fezes.

Avaliação continuada

Durante a terapia, deve-se avaliar o paciente a intervalos periódicos para observar a resposta ao medicamento – alívio dos sintomas, queda da temperatura (se estava elevada antes de iniciar a terapia) – bem como a ocorrência de quaisquer reações adversas.

Se o paciente apresentar febre e a temperatura aumentar subitamente, ou se a temperatura estiver normal e elevar-se de maneira súbita, instruir o paciente a entrar em contato imediatamente com o médico.

A avaliação continuada para pacientes em uso de sulfassalazina para colite ulcerativa inclui observação quanto a sinais de alívio ou intensificação dos sintomas da doença. Peça ao paciente para observar qualquer mudança no número de evacuações ou na aparência das fezes. O paciente deve entrar em contato com o médico devido a essas mudanças.

Quando se administra sulfonamida para queimadura, devem-se inspecionar as áreas queimadas a cada 1 a 2 horas, visto que alguns esquemas de tratamento exigem que as áreas afetadas sejam cobertas continuamente com pomada de mafenida ou sulfadiazina de prata. Quaisquer reações adversas devem ser relatadas imediatamente ao médico.

DIAGNÓSTICOS DE ENFERMAGEM

Os diagnósticos de enfermagem específicos para agentes farmacológicos incluem os seguintes:

- **Eliminação urinária prejudicada** relacionada a efeito vesical de sulfonamidas
- **Integridade da pele prejudicada** relacionada com queimaduras
- **Integridade da pele prejudicada** relacionada com fotossensibilidade ou reação alérgica grave às sulfonamidas
- **Risco de infecção** (secundária) relacionado com a contagem diminuída de leucócitos em decorrência de terapia com sulfonamidas.

Os diagnósticos de enfermagem relacionados com administração de medicamentos são discutidos no Capítulo 4.

PLANEJAMENTO

Os desfechos esperados no paciente dependem da razão pela qual se administra a sulfonamida, mas incluem resposta ótima à terapia farmacológica, atendimento às necessidades do paciente relacionadas com controle das reações adversas comuns e confiabilidade na compreensão do esquema terapêutico.

IMPLEMENTAÇÃO

Promoção da resposta ótima à terapia

O paciente que recebe prescrição de sulfonamida quase sempre apresenta infecção ativa. Alguns pacientes podem receber um desses fármacos para prevenir infecção (profilaxia) ou como parte do tratamento de uma doença, como colite ulcerativa.

A não ser que o médico prescreva de outro modo, sulfonamidas devem ser administradas ao paciente com estômago vazio – ou seja, 1 hora antes ou 2 horas depois das refeições. Caso ocorra irritação gastrintestinal, deve-se administrar sulfassalazina com alimento ou imediatamente após as refeições.

Sulfassalazina pode conferir coloração amarelo-alaranjada a urina ou pele, o que é normal. Pode ocorrer cristalúria durante a administração de uma sulfonamida, problema potencialmente grave que pode ser evitado com aumento do aporte de líquidos durante a terapia. É importante instruir o paciente a beber um copo de água (240 mℓ) quando ingerir sulfonamida ou beber pelo menos oito grandes copos de água por dia até completar a terapia.

Monitoramento e manejo das necessidades do paciente

É preciso observar o paciente para detectar reações adversas, especialmente alérgicas (ver Capítulo 1). Se ocorrerem, deve-se suspender a próxima dose do medicamento e notificar o médico.

Eliminação urinária prejudicada

Um dos efeitos adversos das sulfonamidas consiste em alterar os padrões de eliminação. Por conseguinte, é importante ajudar o paciente a manter balanço hídrico adequado. O paciente deve ingerir 2.000 mℓ de líquidos por dia ou mais, de modo a evitar cristalúria e formação de cálculos no sistema geniturinário, bem como a ajudar a eliminar os microrganismos do sistema urinário. É importante medir e registrar o aporte e a eliminação de líquidos a cada 8 horas e notificar o médico se o débito urinário diminuir ou se o paciente não aumentar a ingestão oral (Figura 6.2).

 Considerações sobre o paciente

Gerontologia

Como a função renal normalmente diminui com o envelhecimento, devem-se administrar sulfonamidas com muita cautela ao paciente idoso. Existe maior risco de lesão renal causada pelas sulfonamidas quando o paciente já apresenta comprometimento renal. Aumento na ingestão de líquidos para 2.000 mℓ (se o indivíduo idoso conseguir tolerar esse volume) diminui o risco de formação de cristais e cálculos no sistema urinário. O idoso pode hesitar em aumentar a ingestão de líquidos, devido ao medo de incontinência. É importante verificar a existência desse medo e instruir o paciente sobre quando beber líquidos para manter a continência e diminuir o risco de formação de cristais.

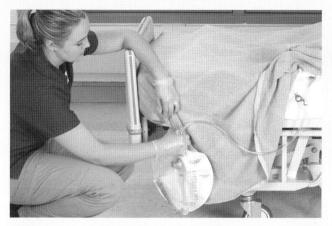

FIGURA 6.2 Os enfermeiros monitoram qualquer redução do débito urinário e a possível formação de cristais no paciente em uso de sulfonamidas.

Integridade da pele prejudicada / Lesão por queimadura
Quando se utiliza mafenida ou sulfadiazina de prata no tratamento de queimaduras, o esquema de tratamento é definido pelo médico ou pela equipe na unidade de tratamento de queimados. Existem vários esquemas de tratamento para queimaduras, como desbridamento (retirada do tecido queimado ou desvitalizado da área queimada), curativos especiais e limpeza da área queimada (Boxe 6.1). O uso de esquema de tratamento específico frequentemente depende da extensão da área queimada, do grau das queimaduras, do estado físico e da idade do paciente. Outros problemas concomitantes, como lesão pulmonar causada pela fumaça ou lesões térmicas ou físicas que ocorreram por ocasião da queimadura, também podem influenciar o esquema de tratamento.

Integridade da pele prejudicada / Fotossensibilidade
A pele pode tornar-se mais sensível à luz solar durante a terapia com sulfonamidas. Em regiões onde o céu é encoberto, reflexo do sol e luz solar indireta podem causar reação de queimadura solar. Pacientes devem ser aconselhados a vestir roupas protetoras e a usar protetor solar sempre que estiverem fora de casa. No início do tratamento, a pele deve ser inspecionada à procura de sinais de feridas ou bolhas, indicando a possibilidade de reação alérgica grave. No atendimento ambulatorial, a pele deve ser inspecionada com frequência. Pele e mucosas são inspecionadas por até 14 dias após o término da terapia, correspondendo ao período em que ainda podem ocorrer reações.

BOXE 6.1 Passos na aplicação de preparações tópicas em queimaduras.

1. Limpar e remover resíduos presentes na superfície da pele.
2. Aplicar o medicamento em camada de aproximadamente 1,5 mm de espessura; não se recomenda aplicação de maior espessura.
3. Enquanto a ferida estiver exposta, mantê-la longe de correntes de ar, visto que isso pode causar dor.
4. Avisar o paciente de que poderá ter sensação de picada ou queimação durante a aplicação e por um curto tempo após ela.

Risco de infecção secundária
Resultados laboratoriais são examinados para monitorar a ocorrência de leucopenia e trombocitopenia. Leucopenia pode também apresentar-se com sinais e sintomas de infecção, como febre, faringite e tosse. Deve-se proteger o paciente com leucopenia de indivíduos que apresentam infecção.

Trombocitopenia manifesta-se na forma de equimoses e sangramento incomum após traumatismo leve a moderado de pele ou mucosas. Os membros de um paciente com trombocitopenia devem ser manuseados com cuidado, de modo a evitar a formação de equimoses. É preciso ter cuidado para evitar qualquer traumatismo quando o paciente for movido. Inspecionar diariamente a pele quanto a extensão das equimoses e evidências de exacerbação das áreas de equimose existentes. É importante incentivar o paciente a usar escova dental de cerdas macias para evitar trauma da mucosa da cavidade oral. É importante relatar imediatamente quaisquer sinais de leucopenia ou trombocitopenia, visto que constituem indicações para interromper a terapia farmacológica.

Orientação ao paciente e aos familiares

Educação cuidadosamente planejada ao paciente e à sua família é importante para estimular a adesão à terapia, aliviar a ansiedade e promover o efeito terapêutico. Quando se prescreve sulfonamida para uma infecção, os sintomas podem diminuir rapidamente, e alguns pacientes ambulatoriais tendem a interromper o medicamento ao se tornarem assintomáticos. Na orientação ao paciente e à sua família, deve-se ressaltar a importância de completar o ciclo de tratamento prescrito, de modo a assegurar a erradicação de todos os microrganismos responsáveis pela infecção e evitar a recidiva da infecção. Para aumentar a adesão às recomendações do tratamento, um plano de ensino é desenvolvido para incluir a informação que aparece na seção Orientação ao paciente para desfechos melhores / Uso de anti-infecciosos.

Orientação ao paciente para desfechos melhores

Uso de anti-infecciosos
Ao orientar o paciente, certificar-se dos seguintes itens:

✔ Tomar o medicamento nos intervalos prescritos, visto que certa quantidade do fármaco precisa permanecer constantemente no corpo para que a infecção seja controlada
✔ Beber seis a oito copos de água de 240 mℓ durante o tratamento com esses medicamentos, e tomar cada dose com um copo de água
✔ Não aumentar nem omitir a dose, a não ser que seja orientado a fazê-lo pelo médico
✔ Completar todo o ciclo do tratamento. Exceto quando orientado pelo médico, não interromper o medicamento antes de completar o tratamento, mesmo se houver melhora ou desaparecimento dos sintomas. A interrupção pode resultar em recidiva da infecção
✔ Seguir as orientações fornecidas sobre a necessidade de tomar os medicamentos às refeições ou com estômago vazio (1 hora antes ou 2 horas depois de comer)
✔ Distinguir entre medicamentos de liberação imediata e liberação prolongada. Não quebrar, mastigar ou esmagar medicamentos de liberação prolongada

✔ Notificar o médico sobre agravamento dos sintomas da infecção ou na ausência de melhora dos sintomas originais depois de 5 a 7 dias de terapia farmacológica
✔ Evitar qualquer exposição à luz solar ou ultravioleta (câmaras e lâmpadas de bronzeamento artificial) durante a administração desses medicamentos e por várias semanas após completar o ciclo de terapia. Utilizar bloqueador solar, óculos de sol e roupas protetoras quando for exposto à luz solar
✔ Evitar tarefas que exijam prontidão mental, até que a resposta ao fármaco seja conhecida.

Instruções específicas sobre sulfonamidas
✔ Ingerir sulfassalazina com alimento ou imediatamente depois de uma refeição
✔ Sulfassalazina induz coloração amarelo-alaranjada de pele ou urina; isso é *normal*. Lentes de contato gelatinosas podem adquirir pigmentação amarelada permanente. É uma boa ideia procurar a orientação de oftalmologista sobre lentes descartáveis enquanto estiver tomando esse medicamento.

REAVALIAÇÃO
- A resposta terapêutica é obtida e não há evidências de infecção
- As reações adversas são identificadas, relatadas ao médico e controladas com sucesso por meio de intervenções de enfermagem apropriadas:
  ◦ O paciente mantém adequado aporte de líquido para eliminação urinária apropriada
  ◦ A pele está intacta e sem inflamação, irritação, infecção ou ulcerações
  ◦ Não há sinal de infecção
- O paciente e sua família expressam confiança e demonstram entender o esquema medicamentoso.

Farmacologia na prática
PENSE CRITICAMENTE
A informação obtida na pré-avaliação pode ajudar a determinar se a confusão mental da Sra. Moore é problema constante ou foi causada pela doença atual. O problema também afeta outros membros da família? Existem exames laboratoriais específicos que detectem a causa da confusão dessa paciente? Quando o resultado do exame de urina revela 3+ para bactérias, como isso influencia a avaliação?

PONTOS-CHAVE

■ Ocorrem infecções quando microrganismos patogênicos violam as defesas naturais, como a da pele

■ Cultura e teste de sensibilidade ajudam a identificar o melhor fármaco para erradicar a infecção bacteriana

■ Sulfonamidas são principalmente bacteriostáticas, diminuindo ou retardando a velocidade de multiplicação das bactérias, porém sem destruí-las

■ Sulfonamidas são utilizadas principalmente em infecções urinárias e como preparações tópicas

■ Durante o tratamento com sulfonamidas é preciso aumentar a ingestão de líquidos para pelo menos 2.000 mℓ, de modo a evitar problemas geniturinários causados por esses fármacos. Como a função renal diminui com o envelhecimento, existe maior perigo de lesão renal no indivíduo idoso, e o aumento na ingestão dos líquidos é ainda mais importante

■ Fotossensibilidade é reação adversa às sulfonamidas; pessoas que tomam esses fármacos devem reduzir suas atividades em ambientes externos ou proteger a pele enquanto estiverem ao ar livre.

RESUMO DE FÁRMACOS
Sulfonamidas

Nome genérico	Usos	Reações adversas	Faixas posológicas
Agentes isolados			
*Sulfadiazina	IU, cancroide, otite média aguda, infecção por *Haemophilus influenzae*, febre reumática	Vômitos, cefaleia, diarreia, calafrios, febre, anorexia, cristalúria, estomatite, urticária, prurido, alterações hematológicas, síndrome de Stevens-Johnson, náuseas	Dose de ataque: 2 a 4 g VO Dose de manutenção: 2 a 4 g/dia VO, fracionados em quatro a seis doses
Sulfassalazina	IU, otite média aguda, infecção por *H. influenzae*	Iguais às da sulfadiazina; pode conferir coloração amarelo-alaranjada a pele e urina	Terapia inicial: 1 a 4 g/dia VO, em doses fracionadas Dose de manutenção: 2 g/dia VO, em quatro tomadas iguais
Combinações de anti-infecciosos urinários			
Trimetoprima (TMP) e sulfametoxazol (SMZ)	IU bacteriana aguda, otite média aguda, diarreia do viajante causada por *E. coli*	Cefaleia, distúrbios GI, reações cutâneas alérgicas, alterações hematológicas, síndrome de Stevens-Johnson, anorexia, glossite	160 mg de TMP/800 mg de SMZ VO, a cada 12 h; 8 a 10 mg/kg/dia (com base na TMP) IV, em duas a quatro doses fracionadas

Nome genérico	Usos	Reações adversas	Faixas posológicas
Preparações tópicas de sulfonamidas			
Mafenida	Queimaduras de segundo e terceiro graus	Dor ou sensação de queimação, exantema, prurido, edema facial	Aplicar 1 a 2 vezes/dia sobre a área queimada
Sulfadiazina de prata	Iguais aos da mafenida	Leucopenia, necrose cutânea, coloração da pele, sensação de queimação	Iguais às da mafenida

*Esse fármaco deve ser administrado pelo menos 1 hora antes ou 2 horas depois de uma refeição.

REVISÃO DO CAPÍTULO

Calcule a dosagem dos medicamentos

1. O médico prescreve suspensão oral de sulfassalazina, 500 mg a cada 8 horas. O enfermeiro tem suspensão oral de sulfassalazina de 250 mg/5 mℓ. Que volume deve ser administrado pelo enfermeiro?

2. O médico prescreve sulfametoxazol VO, em dose inicial de 2 g, seguida de 1 g VO, 2 vezes/dia. O enfermeiro dispõe de comprimidos de 1.000 mg. Quanto comprimidos o enfermeiro deve separar para a dose inicial?

Prepare-se para provas

1. O enfermeiro de uma clínica pergunta como sulfonamidas controlam uma infecção. A resposta mais acurada é a de que esses fármacos _____
   1. Estimulam a produção de anticorpos
   2. Inibem o metabolismo do ácido fólico
   3. Reduzem o débito urinário
   4. Tornam a urina alcalina, o que elimina as bactérias

2. Pacientes que recebem sulfassalazina para colite ulcerativa são orientados sobre o fato de que esse medicamento _____
   1. Não é ingerido com alimento
   2. Raramente provoca efeitos adversos
   3. Pode causar queda dos cabelos
   4. Pode conferir coloração amarelo-alaranjada à urina

3. Em um dia nublado, o enfermeiro orienta o paciente que toma sulfonamidas a _____
   1. Usar protetor solar
   2. Tomar banho de sol sem medo de uma reação cutânea
   3. Permanecer em casa com as cortinas fechadas
   4. Proteger os pés de lesões

4. Um paciente com diabetes em uso de medicamento oral está em tratamento de ITU com sulfonamida. O paciente é instruído sobre o fato de que, em comparação com as leituras habituais anteriores, o nível de glicemia será:
   1. Mais alto
   2. O mesmo
   3. Mais baixo
   4. Impossível de ser medido, devido ao medicamento

5. O enfermeiro examina um paciente tratado com sulfonamida à procura de sinais de síndrome de Stevens-Johnson. Os sinais e sintomas que podem indicar essa síndrome incluem _____.
   1. Edema dos membros
   2. Aumento da pressão arterial e frequência do pulso
   3. Lesões em pele ou mucosas
   4. Dor articular

6. O enfermeiro pode avaliar a resposta do paciente à terapia perguntando-lhe se _____.
   1. Completou o ciclo de terapia
   2. Os sintomas foram aliviados
   3. Não observou sangue na urina
   4. Não apresentou constipação intestinal

7. O enfermeiro orienta a Sra. Moore a ingerir pelo menos 2.000 mℓ de líquido enquanto toma uma sulfonamida. A paciente responde que não consegue beber tanta água. Perguntas sobre qual dos seguintes sistemas orgânicos devem ser feitas para avaliar o estado da paciente?
   1. Respiratório
   2. Geniturinário
   3. Neurológico
   4. Cardíaco

8. Quando a mafenida é aplicada a uma área queimada, o enfermeiro _____.
   1. Primeiro recobre a área queimada com uma compressa estéril
   2. Irriga a área com soro fisiológico
   3. Avisa o paciente de que ele poderá ter uma sensação de picada ou queimação
   4. Orienta o paciente a tomar diariamente dois ou três copos adicionais de água

9. Ordene corretamente as seguintes etapas de cuidados com sulfadiazina de prata para tratamento de uma queimadura:
   1. Aplicar o curativo
   2. Limpar e remover resíduos da superfície
   3. Aplicar o fármaco de acordo com as orientações
   4. Remover o curativo

10. Identifique as propriedades corretas das sulfonamidas. **Escolha todas as opões corretas.**
    1. Bactericida
    2. Anti-inflamatória no cólon
    3. Inibição do ácido fólico nas células bacterianas
    4. Antibacteriana

Para verificar suas respostas, ver Apêndice F.

7 Fármacos Antibacterianos que Interferem na Estrutura da Parede Celular Bacteriana

Termos-chave

anel betalactâmico parte da molécula de penicilina, que pode romper uma parede celular bacteriana

angioedema lesões papulares ou edema localizados em tecidos subcutâneos ou mucosas, que podem ser causados por resposta alérgica

colite pseudomembranosa forma grave e potencialmente fatal de diarreia, que ocorre quando a flora normal do intestino é eliminada e substituída por bactérias da espécie *Clostridium difficile*

cultura e antibiograma cultura de bactérias para determinar a que tipo de antibiótico o microrganismo é sensível

estomatite inflamação em abertura de cavidade, como a cavidade oral

flebite inflamação de uma veia

glossite inflamação da língua

mal-estar desconforto e inquietação

nefrotoxicidade lesão dos rins causada por substância tóxica

otite média infecção da orelha média

patógenos microrganismos produtores de doença

penicilinase enzima bacteriana que desativa a penicilina

peroperatório relativo a períodos pré-operatório, intraoperatório ou pós-operatório

profilaxia prevenção

reações anafiláticas reações alérgicas incomuns ou exageradas; ver choque anafilático (Capítulo 1)

resistência bacteriana fenômeno pelo qual uma substância produzida por bactérias inativa ou destrói um antibiótico

sensibilidade cruzada alergia a fármacos de mesmo grupo ou de grupos relacionados

síndrome de Stevens-Johnson (SSJ) febre, tosse, mialgia e dor muscular, cefaleia e lesões de pele, mucosas e olhos; as lesões aparecem como pápulas eritematosas ou

(continua)

Objetivos de aprendizagem

Ao fim deste capítulo, o leitor deverá ser capaz de:

1. Identificar usos, ações farmacológicas gerais, reações adversas comuns, contraindicações, precauções e interações dos fármacos antibacterianos que interferem na estrutura da parede celular das bactérias.
2. Identificar atividades a serem realizadas pelo enfermeiro na avaliação pré-administração e na avaliação continuada do paciente tratado com fármaco antibacteriano que interfere na estrutura da parede celular bacteriana.
3. Listar os diagnósticos de enfermagem específicos para paciente em uso de antibacteriano que cause interferência na parede celular das bactérias.
4. Discutir as reações de hipersensibilidade relacionadas com a antibioticoterapia.
5. Discutir meios para promover resposta ótima ao tratamento, ações de enfermagem para minimizar efeitos adversos e instruir pacientes sobre o uso de antibacterianos que interferem na estrutura da parede celular bacteriana.

 Classes de fármacos

Penicilinas
- Penicilinas naturais
- Aminopenicilinas
- Penicilinas de amplo espectro

Cefalosporinas de
- Primeira geração
- Segunda geração
- Terceira geração
- Quarta geração
- Quinta geração

Carbapenêmicos

 Farmacologia na prática
Alfredo Garcia é examinado no ambulatório devido a infecção das vias respiratórias superiores. O médico prescreve uma cefalosporina e pede ao enfermeiro que oriente o paciente sobre o uso do medicamento. O Sr. Garcia, de origem hispânica, fala pouco o português. O enfermeiro preocupa-se quanto à capacidade de o paciente tomar o medicamento de acordo com as orientações. O que fazer para minorar o problema?

As classes de fármacos apresentadas neste capítulo são efetivas porque atuam sobre a parede celular das bactérias, estrutura diferente da encontrada em uma célula humana. O conteúdo da célula humana é delimitado por membrana celular, não parede, como na célula bacteriana. Penicilinas, cefalosporinas, carbapenêmicos e vancomicina

Termos-chave (continuação)

bolhas, frequentemente localizadas em face, boca ou lábios, bem como em pescoço e membros

síntese combinação ou aumento no número de diferentes partes para produzir um novo item

***Staphylococcus aureus* resistente à meticilina (MRSA)** bactéria resistente à meticilina

tromboflebite inflamação de veia, com formação de coágulo

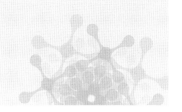

inibem a **síntese** (crescimento e reparo) da parede celular das bactérias. Quando o fármaco interfere na estrutura da parede celular, a bactéria não resiste às pressões osmóticas e morre.

Determinadas enzimas, conhecidas como proteínas de ligação às penicilinas (PBP; do inglês, *penicillin-binding proteins*), estão envolvidas na síntese da parede celular e na divisão celular das bactérias. Antibióticos que interferem nesses processos inibem a síntese da parede celular, provocando rápida destruição da célula bacteriana. Quando a penicilina foi utilizada pela primeira vez, sua ação foi excelente porque as bactérias possuem receptor na parede celular que atrai a molécula de penicilina. Ao ligar-se à célula, parte da molécula do fármaco – **o anel betalactâmico** – rompe a parede celular e a célula morre (ação bactericida). A Figura 7.1 ilustra como o fármaco destrói a parede celular da bactéria. Entretanto, depois de muitos anos de uso das penicilinas, desenvolveram-se cepas de microrganismos resistentes a esses fármacos, tornando-os menos efetivos do que alguns dos novos antibióticos usados no tratamento de ampla variedade de infecções.

Cefalosporinas constituem um grupo farmacológico comumente utilizado. Relacionam-se, estrutural e quimicamente, com a penicilina. São efetivas no tratamento de infecções causadas por quase todas as cepas de bactérias sensíveis às penicilinas, bem como por algumas que se tornaram resistentes à penicilina. Carbapenêmicos são uma classe relativamente nova de agentes bactericidas que têm o maior espectro de ação dentre os antibióticos.

IDENTIFICAÇÃO DO ANTI-INFECCIOSO APROPRIADO

Seleção dos fármacos

Normalmente, o indivíduo procura um médico devido a queixas sugestivas de infecção. Um agente antibacteriano de amplo espectro pode ser prescrito aos mesmo tempo que é coletado *swab* da área infectada para realização de **cultura e antibiograma** (teste de sensibilidade a antibióticos) (C/TSA) (ver Capítulo 6). Uma vez obtido o resultado de C/TSA, a cepa dos microrganismos bacterianos responsáveis pela infecção é identificada, assim como os antibióticos capazes de destruí-los. Confirmando-se a infecção, o médico escolhe o antibiótico ao qual o microrganismo seja sensível, para que o tratamento seja efetivo. Esta é a razão pela qual é importante analisar o resultado de C/TSA.

Os agentes são bactericidas quando existe concentração adequada dos mesmos no corpo. A concentração do fármaco no corpo é denominada *nível sanguíneo*. A concentração inadequada do fármaco pode resultar em atividade bacteriostática, que pode ou não controlar a infecção.

Resistência a fármacos

Resistência bacteriana é a capacidade das bactérias de produzir substâncias que inativam ou destroem os antibióticos. Visto que as bactérias têm essa capacidade, muitos outros

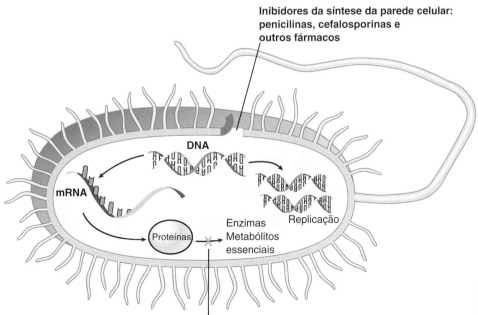

FIGURA 7.1 Célula bacteriana. Locais de ação de penicilinas, cefalosporinas e outros fármacos capazes de inibir a síntese da parede celular.

fármacos foram elaborados (além das sulfonamidas e das penicilinas) para combater as infecções bacterianas (p. ex., cefalosporinas, tetraciclinas).

Quando antibióticos são utilizados por um indivíduo ao longo do tempo ou por um grupo de pessoas que vivem em estreita proximidade (p. ex., em unidades de longa permanência), a resistência microbiana torna-se um problema. Algumas bactérias podem ser naturalmente resistentes a determinado antibiótico, ou podem adquirir resistência ao fármaco. Quando bactérias sensíveis são destruídas, as resistentes podem multiplicar-se. Essas variam de bactérias produtoras da enzima penicilinase a *Staphylococcus aureus* meticilina-resistentes (MRSA).

MRSA é um tipo de bactéria resistente a vários antibióticos, como oxacilina, penicilina e amoxicilina. De acordo com os Centers for Disease Control and Prevention (CDC), as infecções por estafilococos, incluindo MRSA, ocorrem mais frequentemente em indivíduos nas situações previamente mencionadas ou naqueles que apresentam sistema imune enfraquecido. Nesses últimos anos, surtos observados na comunidade levaram à maior conscientização do público sobre o MRSA. Um novo tipo de resistência também está emergindo, associada a bactérias que exibem resistência natural e adquirida. Um exemplo é a enterococos resistentes à vancomicina (VRE; do inglês, *vancomycin-resistant enterococci*). Essa resistência afeta pacientes em estado grave e imunocomprometidos, encontrados em unidades de terapia intensiva, pós-transplante e de tratamento de câncer.

Como resistência bacteriana está se tornando um problema significativo e muitos médicos estão modificando suas práticas de prescrição e métodos de instruções aos pacientes, mudanças ocorrem, como exemplificado nos dez mandamentos para uso de antibióticos (Boxe 7.1).

Quando são prescritos antibióticos, é importante reforçar comportamentos no paciente que irão evitar ou diminuir a resistência microbiana (ver Orientação ao paciente para desfechos melhores | Prevenção do desenvolvimento de resistência aos anti-infecciosos, no final deste capítulo). A partir dos conceitos fornecidos nos dez mandamentos para o uso de antibióticos, reconhece-se a importância do papel do profissional na adesão do paciente ao tratamento.

> **BOXE 7.1 Os dez mandamentos para uso de antibióticos.**
>
> 1. Ensine aos pacientes que há maneiras não farmacológicas de controlar infecções não bacterianas
> 2. Identifique as bactérias, tratando-as de modo específico
> 3. Objetive a efetividade e reduza o curso de tratamento, se apropriado
> 4. Comunique-se com os pacientes para aumentar sua adesão ao tratamento
> 5. Use combinação de fármacos apenas em situações específicas
> 6. Substitua apenas quando houver disponibilidade de produto equivalente
> 7. Oriente o paciente para evitar automedicação
> 8. Siga diretrizes baseadas em evidências
> 9. Utilize corretamente os resultados laboratoriais para prescrever
> 10. Investigue e compreenda tendências e limites locais

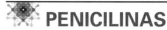

PENICILINAS

Historicamente, as sulfonamidas foram os primeiros agentes anti-infecciosos, enquanto as penicilinas naturais foram os primeiros antibióticos usados em larga escala para combater a infecção. Suas propriedades antibacterianas foram descobertas em 1928 e utilizadas clinicamente para tratar infecções em 1941. Usadas há quase 80 anos, ainda são antibióticos importantes e efetivos para tratamento de **patógenos** (microrganismos causadores de doenças) suscetíveis.

AÇÕES

Existem quatro grupos de penicilinas: (1) penicilinas naturais, (2) penicilinas resistentes à penicilinase, (3) aminopenicilinas e (4) penicilinas de espectro estendido, todas inibindo a integridade da parede celular bacteriana. Ver Resumo de Fármacos | Fármacos antibacterianos que inibem a síntese da parede celular, tabela com uma lista mais completa das penicilinas.

Penicilinas naturais possuem pequeno espectro de atividade, agindo apenas contra algumas cepas de bactérias. Aminopenicilinas, com modificações químicas, têm o espectro de atividade antibacteriana mais amplo, tendo atividade sobre bactérias gram-negativas, e são eliminadas mais lentamente pelos rins.

Penicilinas resistentes à penicilinase foram desenvolvidas para se contrapor à resistência bacteriana determinada pela enzima **penicilinase**, que inativa a penicilina.

Outras substâncias químicas (ácido clavulânico, sulbactam e tazobactam) foram descobertas para inibir a atividade das enzimas denominadas *betalactamases*, capazes de destruir o anel betalactâmico do fármaco. Combinações de penicilina–inibidor da betalactamase constituem penicilinas com espectro de atividade antibacteriana mais amplo. Exemplos desses inibidores das betalactamases são ácido clavulânico, sulbactam e tazobactam. Quando esses inibidores são utilizados isoladamente, exercem pouca atividade antimicrobiana. Entretanto, quando associadas a determinadas penicilinas, elas ampliam o espectro de atividade antibacteriana da penicilina. Os inibidores da betalactamase ligam-se à penicilina e a protegem da destruição. Exemplos de combinações de penicilinas com inibidores da betalactamase são apresentados no Boxe 7.2. Ver também Resumo de Fármacos | Fármacos antibacterianos que inibem a síntese da parede celular.

Penicilinas de espectro estendido são efetivas contra uma gama ainda maior de bactérias do que as penicilinas de amplo espectro. São utilizadas para destruir bactérias como *Pseudomonas*.

USOS

Doença infecciosa

Penicilinas naturais e semissintéticas são utilizadas no tratamento de infecções bacterianas moderada a levemente graves. Penicilinas são indicadas para:

- Infecções urinárias
- Septicemia
- Meningite
- Infecções intra-abdominais
- Infecções sexualmente transmissíveis (sífilis)
- Pneumonia e outras infecções respiratórias.

Capítulo 7 Fármacos Antibacterianos que Interferem na Estrutura da Parede Celular Bacteriana

---

> **BOXE 7.2 Combinações de penicilina-inibidor da betalactamase.**
>
> - Combinação de amoxicilina e ácido clavulânico
> - Combinação de ampicilina e sulbactam
> - Combinação de piperacilina e tazobactam.

Exemplos de bactérias que podem responder à terapia com penicilinas incluem pneumococos e estreptococos beta-hemolíticos do grupo A. Devido à resistência crescente dos estafilococos à penicilina G, são utilizadas penicilinas resistentes à penicilinase como terapia inicial para qualquer suspeita de infecção estafilocócica, até que os resultados de C/TSA sejam conhecidos.

Profilaxia

Como a penicilina é direcionada às células bacterianas, não tem valor no tratamento de infecções virais ou fúngicas. Entretanto, em certas ocasiões, a penicilina pode ser prescrita como **profilaxia** (prevenção) contra potencial infecção bacteriana secundária à infecção viral. Isso ocorre porque a infecção viral enfraquece as defesas do organismo, tornando o indivíduo suscetível a outras infecções, em especial bacterianas.

Deve-se frisar que a penicilina tem sido historicamente prescrita como profilaxia para possível infecção em indivíduos de alto risco submetidos a procedimentos que comprometem o sistema de defesa cutâneo (ver Capítulo 6), como os indivíduos com história pregressa de febre reumática. Nesse caso, a penicilina é administrada várias horas ou, em alguns casos, vários dias antes e depois de um procedimento cirúrgico, como procedimentos dentários, orais ou das vias respiratórias superiores. Os pesquisadores acreditam que essa prática, efetuada em pacientes que não apresentam alto risco, seja outra razão para o aumento da resistência bacteriana. A penicilina também pode ser administrada profilaticamente e de modo contínuo em pacientes com febre reumática ou otites crônicas.

REAÇÕES ADVERSAS

Reações do sistema digestório

- **Glossite** (inflamação da língua) na administração oral
- **Estomatite** (inflamação da boca)
- Xerostomia (boca seca)
- Gastrite
- Náuseas, vômitos
- Diarreia, dor abdominal.

Reações associadas à via de administração incluem dor no local de injeção intramuscular (IM) e irritação da veia e **flebite** (inflamação de uma veia) subsequente à administração intravenosa (IV).

Reações de hipersensibilidade

Uma reação de hipersensibilidade (ou alérgica) a determinado fármaco ocorre em alguns indivíduos, particularmente naqueles com história de alergia a várias substâncias. No Boxe 7.3 listam-se sinais e sintomas de hipersensibilidade à penicilina.

> **BOXE 7.3 Sinais e sintomas de hipersensibilidade a penicilina e outros antibióticos.**
>
> - Exantema
> - Urticária
> - Espirros
> - Sibilos
> - Prurido (coceira)
> - Broncospasmo (espasmo dos brônquios)
> - Laringospasmo (espasmo da laringe)
> - Angioedema (edema angioneurótico) – edema de pele e mucosas, particularmente em torno e dentro de boca e garganta
> - Hipotensão – que pode progredir para o choque
> - Sinais e sintomas semelhantes aos da doença do soro – calafrios, febre, edema, dor articular e muscular e mal-estar.

Reação anafilática, forma grave de hipersensibilidade (ver Capítulo 1), também pode ocorrer, mais frequentemente após administração parenteral, podendo também ser observada com uso oral. Essa reação é, provavelmente, imediata e grave nos indivíduos suscetíveis. Os sinais de reação ou choque anafilático incluem hipotensão grave, perda da consciência e angústia respiratória aguda. Se não for tratada imediatamente, pode ser fatal.

Quando um indivíduo é alérgico a determinada penicilina, habitualmente é alérgico a todas as outras, bem como tende a apresentar maior incidência de alergia às cefalosporinas. A alergia a fármacos pertencentes aos mesmos grupos ou a grupos relacionados é denominada **sensibilidade cruzada**. Por exemplo, uma pessoa alérgica à penicilina também pode ser sensível às cefalosporinas.

Outras reações

Outras reações adversas mais graves associadas à penicilina incluem alterações hematopoéticas (das células sanguíneas):

- Anemia (baixa contagem de eritrócitos)
- Trombocitopenia (baixa contagem de plaquetas)
- Leucopenia (baixa contagem de leucócitos)
- Depressão da medula óssea.

CONTRAINDICAÇÕES E PRECAUÇÕES

As penicilinas estão contraindicadas para pacientes com história de hipersensibilidade à penicilina ou às cefalosporinas.

As penicilinas devem ser usadas com cautela em pacientes com doença renal, asma, distúrbios hemorrágicos, doença gastrintestinal (GI), gravidez (categoria C para uso na gestação) ou lactação (podem causar diarreia ou candidíase no lactente) e história de alergia. Qualquer indicação de sensibilidade é motivo para cautela.

INTERAÇÕES

As seguintes interações podem ocorrer ao se administrar penicilina com outro agente:

Fármaco combinado	Uso comum	Efeito da interação
Contraceptivos orais (com estrógeno)	Contracepção	Diminuição da efetividade do contraceptivo (com ampicilina, penicilina V)
Tetraciclinas	Anti-infeccioso	Diminuição da efetividade das penicilinas
Anticoagulantes	Prevenção da coagulação do sangue	Risco aumentado de sangramento (com grandes doses de penicilinas)
Bloqueadores beta-adrenérgicos	Controle de pressão arterial e problemas cardíacos	Aumentam risco de reação anafilática

Considerações fitoterápicas

Hidraste (*Hydrastis canadensis*) é uma planta que cresce em determinadas regiões do nordeste dos EUA, particularmente no Vale do Rio Ohio. Tem sido utilizada como antisséptico para pele e olhos inflamados ou infectados, bem como para produzir um corante amarelo, como colutório para aftas, tratamento de infecções dos seios da face e problemas digestivos, como úlcera péptica e gastrite. No século XIX, a hidraste era promovida como "antibiótico vegetal" para o tratamento da gonorreia e infecção urinária. Embora utilizada ao longo do tempo por tribos de ameríndios como repelente contra insetos, estimulante e diurético, não há evidências científicas para confirmar o benefício da planta para essas finalidades. Outro mito é que o uso da hidraste mascara a presença de substâncias ilícitas na urina. As evidências não sustentam o uso dessa planta no tratamento da diarreia causada por bactérias ou parasitas intestinais, como *Giardia*. A hidraste está contraindicada durante a gravidez e em indivíduos com hipertensão. As reações adversas são raras quando a planta é usada de acordo com as orientações. Entretanto, não deve ser tomada por mais de alguns dias a 1 semana (DerMarderosian, 2003).

CEFALOSPORINAS

Cefalosporinas são divididas em primeira, segunda, terceira, quarta e quinta gerações. Em geral, a progressão dos fármacos de primeira geração para os de quarta geração mostra aumento na sensibilidade dos microrganismos gram-negativos e diminuição na sensibilidade dos microrganismos gram-positivos. Por exemplo, uma cefalosporina de primeira geração seria mais útil contra microrganismos gram-positivos do que uma cefalosporina de terceira geração. Essa classificação está se tornando menos claramente definida com a introdução de novos fármacos. Cefalosporinas de quarta geração apresentam espectro mais amplo e maior duração de resistência à betalactamase, sendo utilizadas no tratamento de infecções

> **BOXE 7.4** Exemplos de cefalosporinas de primeira, segunda, terceira, quarta e quinta gerações.
>
> - Primeira geração: cefalexina, cefazolina
> - Segunda geração: cefaclor, cefoxitina, cefuroxima
> - Terceira geração: cefoperazona, cefotaxima, ceftriaxona
> - Quarta geração: cefepima
> - Quinta geração: ceftarolina.

do trato urinário e da pele, bem como da pneumonia hospitalar. À medida que as bactérias (*i. e.*, *S. aureus*) se tornaram resistentes a agentes antibacterianos, emergiram as cefalosporinas de quinta geração (Duplessis e Crum-Cianflone, 2011), que mostram eficácia singular contra MRSA e outras bactérias resistentes. Exemplos de cefalosporinas de primeira, segunda, terceira, quarta e quinta gerações são fornecidos no Boxe 7.4. O Resumo de Fármacos | Fármacos antibacterianos que inibem a síntese da parede celular apresenta listagem mais completa.

AÇÕES

Cefalosporinas possuem anel betalactâmico e têm como alvo a parede celular bacteriana, tornando-a defeituosa e instável, com consequente destruição da bactéria. Essa ação assemelha-se à da penicilina. Cefalosporinas são habitualmente bactericidas.

USOS

Cefalosporinas são utilizadas no tratamento de infecções bacterianas, incluindo:

- Infecções respiratórias
- **Otite média**
- Infecções ósseas/articulares
- Infecções complicadas intrabdominais ou do trato geniturinário.

Cefalosporinas são usadas profilaticamente em potenciais infecções de vítimas de abuso sexual. As infecções mais frequentes diagnosticadas após abuso sexual incluem tricomoníase, vaginite bacteriana, gonorreia e infecção por clamídias. Cefalosporinas constituem os principais fármacos no protocolo medicamentoso após abuso sexual (ver Apêndice E).

Também podem ser usadas no período **peroperatório** (pré-operatório, intraoperatório e pós-operatório) para prevenir infecções em pacientes submetidos a cirurgia em área contaminada ou potencialmente contaminada, como tubo GI ou vagina. Em alguns casos, recomenda-se fármaco específico apenas para uso profilático pós-operatório.

REAÇÕES ADVERSAS

Reações do sistema digestório

- Náuseas
- Vômitos
- Diarreia.

Outras reações

- Cefaleia
- Tontura
- **Mal-estar**
- Pirose
- Febre
- **Nefrotoxicidade**
- Reações de hipersensibilidade (alérgicas), de leves (prurido, urticária e exantema cutâneo) a potencialmente fatais (**síndrome de Stevens-Johnson [SSJ]** e disfunção hepática e renal)
- Anemia aplásica (produção deficiente de eritrócitos)
- Necrólise epidérmica tóxica (morte da camada epidérmica da pele).

> ### ! ALERTA DE ENFERMAGEM
>
> Devido à estreita relação estrutural e de mecanismo entre cefalosporinas e penicilina, um paciente alérgico à penicilina pode ser alérgico às cefalosporinas. Isso ocorre em cerca de 10% dos indivíduos alérgicos.

Reações associadas à via de administração consistem em dor, hipersensibilidade e inflamação no local de injeção intramuscular e flebite ou **tromboflebite** ao longo da veia quando administradas por via intravenosa. A terapia com cefalosporinas pode resultar em superinfecção bacteriana ou fúngica. Diarreia pode ser indicativa de **colite pseudomembranosa**, que é um tipo de superinfecção bacteriana (ver Capítulo 9).

CONTRAINDICAÇÕES E PRECAUÇÕES

Não se administram cefalosporinas se o paciente tiver história de alergia às cefalosporinas.

As cefalosporinas devem ser utilizadas com cautela em pacientes com doença renal, comprometimento hepático, distúrbio hemorrágico, gravidez (categoria B para uso na gestação) e alergia conhecida à penicilina.

INTERAÇÕES

As seguintes interações podem ocorrer quando se administra cefalosporina com outro agente:

Fármaco combinado	Uso comum	Efeito da interação
Aminoglicosídios	Anti-infeccioso	Risco aumentado de nefrotoxicidade
Anticoagulantes orais	Anticoagulante	Risco aumentado de sangramento
Diuréticos de alça	Hipertensão, redução de edema	Aumento do nível sanguíneo de cefalosporina

Probenecida (usada para dor na gota) aumenta os níveis da maioria das cefalosporinas (*exceto* cefoperazona, ceftazidima e ceftriaxona).

> ### ! ALERTA DE ENFERMAGEM
>
> Pode ocorrer reação semelhante à do dissulfiram se o indivíduo consumir álcool no decorrer das 72 horas após a administração de determinadas cefalosporinas (*i. e.*, cefamandol, cefoperazona e cefotetana). Os sintomas dessa reação consistem em rubor, dor latejante na cabeça e no pescoço, dificuldade respiratória, vômitos, sudorese, dor torácica e hipotensão. Arritmias e inconsciência ocorrem em reações graves.

CARBAPENÊMICOS E OUTROS FÁRMACOS QUE INIBEM A SÍNTESE DA PAREDE CELULAR BACTERIANA

Carbapenêmicos, monobactâmicos e vancomicina também inibem a síntese da parede celular das bactérias.

AÇÕES

Carbapenêmicos (imipeném, meropeném, ertapeném e doripeném) inibem a síntese da parede celular bacteriana e provocam morte das células suscetíveis. Vancomicina, telavancina (seu derivado sintético) e oritavancina também inibem a síntese da parede bacteriana e aumentam sua permeabilidade. Aztreonam possui um núcleo betalactâmico e, portanto, é denominado *monobactâmico*. É estruturalmente diferente do anel betalactâmico das penicilinas; todavia, ainda atua na inibição da síntese da parede celular bacteriana.

USOS

Meropeném é utilizado em infecções intra-abdominais e meningite bacteriana. Imipeném-cilastatina é usado no tratamento de infecções graves, endocardite e septicemia. Doripeném é utilizado no tratamento de infecções intra-abdominais e infecções urinárias complicadas causadas por bactérias. Telavancina e oritavancina são administradas no tratamento de infecções complicadas da pele e suas estruturas, sendo ativas contra muitas cepas de *estafilococos* e *estreptococos*, incluindo microrganismos resistentes à meticilina. Vancomicina é utilizada no tratamento de infecções graves por microrganismos gram-positivos, não responsivos a outros anti-infecciosos. Também pode ser usada no tratamento de colite pseudomembranosa causada por *C. difficile*, em associação com outros anti-infecciosos. Monobactâmicos têm ação bactericida e são prescritos para infecções causadas por microrganismos gram-negativos.

REAÇÕES ADVERSAS

As reações adversas mais comuns desses fármacos são náuseas, vômitos, diarreia e exantema. À semelhança de outros anti-infecciosos, existe o risco de colite pseudomembranosa (ver Capítulo 9). É necessário examinar as fezes à procura de sangue quando o paciente tem diarreia.

Os carbapenêmicos também podem causar abscesso ou flebite no local de injeção. Deve-se suspeitar de abscesso se o local de injeção estiver avermelhado ou hipersensível e quente ao toque. Além disso, pode ocorrer descamação do tecido no local de injeção.

Pode-se observar nefrotoxicidade (lesão dos rins) e ototoxicidade (lesão dos órgãos da audição) com a administração de vancomicina, particularmente em pacientes com doença renal preexistente. Outras reações adversas incluem calafrios, febre, urticária e queda súbita da pressão arterial com administração parenteral. Maiores informações encontram-se no Resumo de Fármacos | Fármacos antibacterianos que inibem a síntese da parede celular.

CONTRAINDICAÇÕES, PRECAUÇÕES E INTERAÇÕES

Carbapenêmicos, aztreonam e telavancina estão contraindicados em pacientes alérgicos a cefalosporinas e penicilinas, bem como naqueles que apresentam insuficiência renal. Esses fármacos não são recomendados para crianças com menos de 3 meses de idade ou para mulheres durante a gravidez (categoria B para uso na gestação) ou lactação. Carbapenêmicos devem ser usados com cautela em pacientes com distúrbios do sistema nervoso central (SNC), distúrbios convulsivos e insuficiência renal ou hepática. A excreção de carbapenêmicos é inibida quando o fármaco é administrado a paciente que também faz uso de probenecida. Aztreonam deve ser usado com cautela em pacientes com comprometimentos renal ou hepático.

Vancomicina não deve ser usada em pacientes com hipersensibilidade conhecida ao fármaco. É administrada com cautela a pacientes com comprometimento renal ou auditivo. Usada isoladamente, pode não causar problema auditivo ou renal; entretanto, quando é administrada com outro fármaco com efeitos adversos semelhantes, o paciente tem mais probabilidade de apresentar tais problemas. Também não é aconselhada durante a gravidez (categoria C para uso na gestação) e a lactação. Esses medicamentos devem ser utilizados com cautela em pacientes submetidos à terapia anticoagulante, devido ao risco aumentado de sangramento.

PROCESSO DE ENFERMAGEM
Paciente tratado com penicilinas, cefalosporinas, carbapenêmicos ou outros inibidores da parede celular bacteriana

AVALIAÇÃO

Avaliação pré-administração
Antes de administrar a primeira dose de penicilina ou cefalosporina, deve-se fazer anamnese geral do paciente, com ênfase em história de alergia, todos os tratamentos clínicos e cirúrgicos, emprego de fármacos e sintomas atuais da infecção. Se o paciente tiver história de alergia – particularmente alergia a fármacos – é preciso garantir que o paciente não seja alérgico à penicilina ou a uma cefalosporina.

⚠ ALERTA DE ENFERMAGEM

A reação é realmente uma alergia? Aproximadamente 30 milhões de pessoas relatam que são alérgicas à penicilina. A reação é uma resposta alérgica verdadeira ou a pessoa apresentou reação não alérgica, como dermatite de contato? Pesquisas realizadas com testes cutâneos verificaram que cerca de 95% dos indivíduos que se autodefinem como alérgicos a um fármaco realmente não têm alergia, o que leva a maiores custos de assistência à saúde quando são administrados medicamentos mais caros para evitar uma resposta que, na realidade, não é uma alergia, e que pode resultar em maior permanência do paciente no hospital (Macy e Contreras, 2013). Qualquer relato de alergia a fármacos deve ser minuciosamente investigado.

Obter e registrar sinais vitais. Quando apropriado, é importante obter descrição dos sinais e sintomas da infecção pelo paciente ou sua família. Deve-se avaliar a área infectada (quando possível) e registrar os achados no prontuário do paciente. É importante descrever de modo acurado quaisquer sinais e sintomas relacionados com a infecção do paciente, como cor e tipo de drenagem de uma ferida, dor, vermelhidão e inflamação, coloração do escarro ou presença de odor. Além disso, é importante observar a aparência geral do paciente. Em quase todos os casos, deve-se solicitar a realização de C/TSA. O médico pode solicitar provas de função hepática e renal; nesse caso, verificar os resultados antes de administrar o fármaco.

Avaliação continuada
É importante realizar avaliação contínua para verificar a resposta do paciente à terapia, a qual abrange redução de temperatura, alívio dos sintomas causados pela infecção (p. ex., dor ou desconforto), aumento de apetite e alteração em aspecto ou quantidade da drenagem de pus (quando originalmente presente). Notificar o médico se houver agravamento dos sinais da infecção.

Podem-se efetuar C/TSA adicionais durante a terapia, visto que os microrganismos causadores da infecção podem tornar-se resistentes ao antibiótico, ou pode ocorrer superinfecção. Verificar resultados laboratoriais 3 a 7 dias após o tratamento inicial, confirmar que o agente etiológico da infecção seja suscetível ao medicamento administrado e notificar o médico sobre a evolução do paciente. Examinar regularmente a pele do paciente à procura de qualquer exantema, e estar atento para a evacuação de fezes moles ou diarreia. Além disso, exame de urina, hemograma completo e provas de função hepática e renal também podem ser realizados a determinados intervalos durante a terapia.

⚠ ALERTA DE ENFERMAGEM

É preciso observar atentamente o paciente quanto à possibilidade de reação de hipersensibilidade, que pode ocorrer a qualquer momento durante a terapia com penicilinas. Caso isso ocorra, é importante entrar em contato imediatamente com o médico e suspender o medicamento. As intervenções a seguir descrevem medidas de cuidados de suporte para reações de hipersensibilidade enquanto se aguardam as orientações do médico.

DIAGNÓSTICOS DE ENFERMAGEM

Os diagnósticos de enfermagem específicos para fármacos incluem:

- **Integridade da pele prejudicada** relacionada com hipersensibilidade ao agente farmacológico

- **Troca de gases prejudicada** relacionada com reação alérgica ao agente farmacológico
- **Eliminação urinária prejudicada** relacionada com efeitos nefrotóxicos das cefalosporinas
- **Diarreia** relacionada com infecção secundária bacteriana ou superinfecção
- **Integridade da membrana mucosa oral prejudicada** relacionada com infecção bacteriana ou fúngica secundária
- **Conforto prejudicado: febre alta** relacionado com a falta de efetividade do antibiótico contra a infecção.

Os diagnósticos de enfermagem relacionados com administração de medicamentos são discutidos no Capítulo 4.

PLANEJAMENTO

Os desfechos esperados no paciente dependem da razão pela qual se administra o antibiótico, mas podem incluir: resposta ótima à terapia farmacológica, identificação de necessidades do paciente relacionadas a controle das reações adversas, detecção de sua compreensão sobre o esquema de medicamento.

IMPLEMENTAÇÃO

Promoção da resposta ótima à terapia | Administração correta

Os resultados de C/TSA podem levar vários dias, devido ao tempo necessário para o crescimento das bactérias nos meios de cultura. Entretanto, algumas infecções precisam ser tratadas o mais rápido possível. Nesse caso, o médico determina tratamento inicial com antibiótico de amplo espectro e de reconhecida sensibilidade no meio até a obtenção dos resultados de C/TSA.

⚠ ALERTA DE ENFERMAGEM

É imprescindível perguntar ao paciente se tem alergia a penicilina ou cefalosporinas antes de administrar a primeira dose, até mesmo após a obtenção de história medicamentosa acurada. É importante informar ao paciente qual medicamento irá receber, visto que o questionamento a respeito de alergia medicamentosa pode ter sido esquecido por ocasião da anamnese inicial. Se o paciente declarar que é alérgico a penicilinas ou cefalosporinas, é necessário suspender a presente administração e entrar em contato com o médico.

Administração oral

É necessário manter níveis sanguíneos adequados do agente farmacológico para que ele seja efetivo. Omissão acidental ou atraso na administração de uma dose resulta em diminuição dos níveis sanguíneos, reduzindo a ação terapêutica. É melhor administrar penicilinas orais e cefalosporinas (particularmente ceftibuteno) com estômago vazio, 1 ou 2 horas depois de uma refeição. Entretanto, se o paciente tiver desconforto GI, esses medicamentos podem ser administrados com alimentos. A administração de penicilina V e amoxicilina não tem relação com horários de refeições. A absorção oral de cefuroxima e cefpodoxima aumenta quando são tomadas com alimento.

Alguns antibióticos estão disponíveis na forma de pó para suspensão e são reconstituídos por farmacêutico ou enfermeiro. Suspensões orais devem ser refrigeradas até serem utilizadas e adequadamente agitadas antes da administração.

 Considerações sobre cuidados crônicos

Indivíduos com fenilcetonúria (PKU) precisam saber que a suspensão oral de cefprozila contém fenilalanina, substância que são incapazes de processar. Pacientes diabéticos, para os quais são prescritas cefalosporinas e que usam teste urinário para determinar a dose dos antidiabéticos, precisam estar cientes de que esses antibióticos podem interferir na acurácia dos resultados dos testes. O médico deve ser consultado antes da realização de quaisquer mudanças na dieta e nos medicamentos.

Administração parenteral

Na maioria dos serviços de saúde, o medicamento é preparado na farmácia e entregue ao enfermeiro para administração. Quando esse serviço não está disponível para a preparação de forma parenteral de antibiótico, é necessário ler a bula do fabricante para orientações sobre reconstituição do pó para injeção, armazenamento das porções não utilizadas, prazo de validade após reconstituição, método de administração por via intravenosa e precauções durante a administração.

⚠ ALERTA DE ENFERMAGEM

Administre cada dose IV de vancomicina ou telavancina durante 60 minutos (a oritavancina é infundida durante 3 horas). Infusão excessivamente rápida pode resultar em queda súbita e acentuada da pressão arterial e choque.

Quando se administram vancomicina, telavancina ou oritavancina IV, é fundamental monitorar rigorosamente a velocidade de infusão e a pressão arterial do paciente. O enfermeiro deve relatar qualquer redução da pressão arterial ou ocorrência de dor latejante em pescoço ou costas. Esses sintomas podem indicar reação adversa grave, designada como síndrome do pescoço vermelho ou do homem vermelho. Outros sintomas dessa síndrome incluem febre, calafrios, parestesias e eritema (vermelhidão) de pescoço e costas.

É importante observar que a penicilina é frequentemente prescrita em unidades; o equivalente em miligramas pode ou não estar incluído. A equivalência exata é habitualmente fornecida no recipiente ou na bula. Se houver qualquer dúvida a respeito da reconstituição de qualquer fármaco, deve-se consultar o farmacêutico.

 Considerações sobre o paciente

Gerontologia

Quando penicilina ou cefalosporina são administradas por via IM, o fármaco deve ser injetado em massa muscular volumosa, como região glútea ou face lateral da coxa. Se o paciente não anda há algum tempo ou tiver paralisia, deve-se examinar cuidadosamente o músculo, visto que pode estar atrofiado. É importante revezar os locais de injeção. É preciso avisar ao paciente que o medicamento injetado no músculo pode causar ardência ou queimação, bem como deixar o local dolorido, por curto período. Também é necessário informar ao médico quando áreas anteriormente usadas para injeção apresentam vermelhidão ou se há queixa de dor contínua na região.

Monitoramento e manejo das necessidades do paciente

Integridade da pele prejudicada
Podem ocorrer urticária, exantema e lesões cutâneas com a administração de penicilina ou cefalosporina. Para tratar reações de hipersensibilidade de menor gravidade (erupção cutânea ou prurido), administra-se anti-histamínico, como difenidramina, além de cuidados cutâneos frequentes, como aplicações de emolientes, cremes antissépticos ou corticosteroides tópicos. Sabões ásperos e loções perfumadas devem ser evitados. Instruir o paciente para evitar esfregar a área e usar roupa que não seja áspera ou irritante. É importante relatar a ocorrência de exantema ou urticária ao médico, pois podem representar o início de reação anafilática grave (ver Reações de hipersensibilidade). Nos casos graves, o médico pode suspender a terapia farmacológica.

Troca de gases prejudicada
Graves reações de hipersensibilidade, como broncospasmo, laringospasmo, hipotensão e **angioedema** (Figura 7.2) exigem tratamento imediato com epinefrina, cortisona ou anti-histamínico IV. Se ocorrer qualquer dificuldade respiratória, pode ser necessária a realização de traqueostomia.

ALERTA DE ENFERMAGEM
Após administração de penicilina IV em ambiente ambulatorial, deve-se solicitar ao paciente que permaneça no local e aguarde por ao menos 30 minutos. As reações anafiláticas têm mais tendência a ocorrer dentro de 30 minutos após a injeção.

Eliminação urinária prejudicada
A administração de cefalosporinas pode causar nefrotoxicidade, que pode expressar-se precocemente por diminuição do débito cardíaco. É preciso medir e registrar aporte e débito de líquidos, notificando o médico se o débito diário for inferior a 500 mℓ. Qualquer alteração na relação entre aporte e perda de líquidos ou na aparência da urina pode indicar nefrotoxicidade. É importante o aviso imediato desses achados ao médico.

Considerações sobre o paciente

Gerontologia
O idoso é mais suscetível aos efeitos nefrotóxicos das cefalosporinas, particularmente se a função renal já estiver diminuída em consequência de envelhecimento ou doença. Se houver comprometimento renal, indica-se dose menor, com monitoramento dos níveis sanguíneos de creatinina. Níveis sanguíneos de creatinina acima de 4 mg/dℓ indicam comprometimento renal grave, necessitando ajuste da dose.

Diarreia
Diarreia pode indicar superinfecção do tubo GI ou colite pseudomembranosa (ver Capítulo 9). Examinar todas as evacuações e notificar o médico em caso de diarreia, visto que pode ser necessário interromper o medicamento. Se for constatada presença de sangue e muco nas fezes, é importante obter amostra das fezes para exame laboratorial a fim de descartar infecção por *C. difficile*. Também se deve coletar amostra de fezes para detectar sangue oculto. Para reduzir a disseminação da infecção a outros pacientes, é fundamental manter boa higiene das mãos após manuseio de fezes.

Também são pesquisados outros sintomas de superinfecção bacteriana ou fúngica em área vaginal ou anal, como dor ou prurido. É importante relatar quaisquer sinais e sintomas de superinfecção ao médico antes de administrar a próxima dose do medicamento. Quando os sintomas são graves, pode ser necessária administração de antipirético para febre ou agente antifúngico.

Integridade da membrana mucosa oral prejudicada
A administração de penicilina oral pode resultar em superinfecção fúngica na cavidade oral, caracterizada por graus variáveis de inflamação da mucosa oral, língua, gengivas e dor na boca e na garganta. A detecção precoce desse problema exige inspeção diária da boca do paciente à procura de glossite, língua dolorida, ulceração ou língua pilosa preta (língua saburrosa). Uma dieta adequada consiste em iogurte, leite coalhado ou cápsulas de *Acidophilus* para reduzir o risco de superinfecção fúngica.

Alerta de domínio de conceito
Após administração de cefalosporina, o paciente pode relatar sensação "engraçada" e aparecimento de placas brancas sobre a língua, descrição que pode decorrer de superinfecção fúngica, consequente à morte das boas bactérias que mantém o fungo sob controle, não constituindo estritamente reação farmacológica adversa.

Inspecionar boca e gengivas e orientar o paciente a efetuar cuidados bucais frequentes com solução não irritante e escova dental macia. Pode ser necessária dieta pastosa não irritante. Algumas vezes, são recomendados agentes antifúngicos ou anestésicos locais para aliviar as membranas irritadas.

Conforto prejudicado: febre alta
Elevação da temperatura corporal após vários dias do início da terapia pode indicar infecção bacteriana secundária ou incapacidade do medicamento de controlar a infecção original. É necessário controlar sinais vitais a cada 4 horas ou com mais frequência. É importante relatar qualquer elevação de temperatura ao médico, que pode indicar antipirético, mudança de dose ou ainda substituição do medicamento. Se a febre representar reação adversa à penicilina, deve ser controlada com antipirético.

Orientação ao paciente e aos familiares
Sempre que um agente farmacológico for prescrito a um paciente, o enfermeiro deve assegurar-se do entendimento

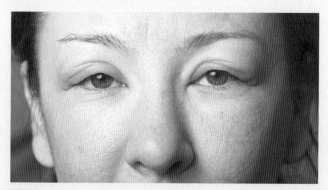

FIGURA 7.2 Exemplo de pessoa com angioedema após uso de agente farmacológico.

completo do paciente sobre o medicamento, seu esquema de administração e suas reações adversas. Terapia continuada e ininterrupta é alcançada com a explicação de sua importância para curar a doença e evitar o desenvolvimento de resistência ao fármaco. Alguns pacientes não aderem ao esquema farmacológico prescrito porque não o compreendem, nem a fundamentação do uso do medicamento.

Devem-se fornecer as seguintes informações sobre o antibiótico prescrito aos pacientes:

- Tratamento profilático: usar medicamento, mesmo sem haver sintomas, a fim de evitar a doença; obedecer ao esquema prescrito, sem omitir doses e sem interromper a terapia, mesmo que seja prolongada
- Tratamento da infecção: completar todo o ciclo de terapia, sem interrupção, mesmo que os sintomas tenham desaparecido
- Tomar o medicamento na frequência prescrita diariamente, visto que é importante manter níveis adequados do fármaco no corpo durante as 24 horas do dia
- Penicilina oral: tomar o fármaco com estômago vazio, 1 hora antes ou 2 horas depois das refeições (exceções: penicilina V e amoxicilina)
- Tomar cada dose com 240 mℓ de água
- Suspensões orais: manter o recipiente refrigerado (se indicado no rótulo), agitar bem antes de tomar (se indicado) e imediatamente colocar o medicamento no refrigerador após o uso. Medicamentos que exigem refrigeração perdem sua atividade quando mantidos em temperatura ambiente. Mesmo que sobre pequena quantidade do medicamento após a última dose, descartar qualquer medicamento remanescente, visto que o fármaco em suspensão perde sua atividade depois de algumas semanas
- Evitar o consumo de bebidas alcoólicas durante e por 3 dias após completar o ciclo de terapia com cefalosporinas, devido à possível ocorrência de reações graves
- Para reduzir o risco de superinfecção durante a antibioticoterapia, tomar iogurte, leitelho ou cápsulas de *Acidophilus*
- Para mulheres com prescrição de ampicilina e penicilina V e em uso de contraceptivos orais contendo estrógeno, são necessárias medidas adicionais de contracepção
- É preciso notificar imediatamente o médico se surgir um ou mais dos seguintes sintomas: exantema; urticária; diarreia intensa; prurido vaginal ou anal; língua saburrosa; aftas na boca; edema em torno da boca ou dos olhos; dificuldade respiratória; náuseas, vômitos e diarreia. O paciente não deve tomar a próxima dose do medicamento até ser reavaliado pelo médico
- O paciente nunca deve compartilhar medicamento com outra pessoa, embora seus sintomas sejam similares
- Notificar o médico se não houver melhora dos sintomas da infecção ou se ocorrer agravamento da condição
- Nunca pular doses ou parar a terapia a não ser sob orientação do médico (ver Orientação ao paciente para desfechos melhores I Prevenção do desenvolvimento de resistência aos anti-infecciosos). Quando uma penicilina é tomada por longo período para fins de profilaxia, o paciente pode se sentir bem apesar da necessidade de antibioticoterapia a longo prazo. Há tendência à omissão de uma ou duas doses, podendo até mesmo haver negligência na tomada do medicamento por longo tempo.

Orientação ao paciente para desfechos melhores

Prevenção do desenvolvimento de resistência aos anti-infecciosos

Ao orientar o paciente, certificar-se dos seguintes itens:

- ✔ O paciente deve repetir a razão de uso, o nome do medicamento, a dose correta e o intervalo entre administrações com suas próprias palavras
- ✔ Entender a importância da terapia continuada e ininterrupta, mesmo na ausência de sintomas, distinguindo que não se trata de medicamento sintomático, mas preventivo ou curativo de uma infecção
- ✔ Levar materiais escritos para casa, em linguagem acessível e de fácil compreensão
- ✔ Mostrar adesão a tratamento continuado, da forma que foi prescrito
- ✔ Descartar sobras de qualquer medicamento não utilizado após término ou interrupção da terapia
- ✔ Não utilizar antibiótico remanescente ou receitado a outro familiar diante de suspeita de infecção
- ✔ Comunicar reações adversas, sinais e sintomas de nova infecção ou agravamento da infecção, tanto verbalmente quanto por escrito
- ✔ Orientar paciente e familiares que notifiquem imediatamente o médico caso o paciente apresente reações adversas ou sinais e sintomas de infecção.

REAVALIAÇÃO

- A resposta terapêutica é obtida e não há evidências de infecção
- As reações adversas são identificadas, relatadas ao médico e controladas com sucesso por meio de intervenções de enfermagem apropriadas:
  ° A pele está intacta e sem infecção
  ° O paciente mantém troca gasosa adequada
  ° O paciente mantém aporte adequado de líquido para eliminação urinária apropriada
  ° O paciente relata evacuações adequadas
  ° As mucosas estão úmidas e intactas
  ° O paciente relata conforto sem febre
- O paciente e sua família expressam confiança e demonstram entender o esquema medicamentoso.

Farmacologia na prática
PENSE CRITICAMENTE

A Sra. Garcia acompanhou o marido à clínica. Contou para a equipe sobre a festa que dariam no fim de semana e espera que o marido esteja bem o suficiente para servir de *barman*. Após avaliar o Sr. Garcia, o que o enfermeiro aprendeu sobre seu letramento limitado em saúde? Que informações essenciais o enfermeiro deve enfatizar após ouvir a Sra. Garcia? De que ferramentas pode lançar mão para lidar com sua falta de proficiência no idioma do país?

PONTOS-CHAVE

■ Penicilina, cefalosporinas, carbapenêmicos e vancomicina e congêneres são principalmente bactericidas; atuam ao interromper ou inibir o crescimento da parede das células bacterianas. As categorias de penicilinas são definidas por modificações quanto à resistência, enquanto as gerações de cefalosporinas são definidas por sua sensibilidade aos microrganismos

■ Esses medicamentos são utilizados no tratamento de infecções bacterianas, como infecção urinária ou otite média, e na profilaxia de infecções bacterianas secundárias

■ Pessoas podem ser alérgicas às penicilinas e às cefalosporinas, visto que são fármacos relacionados do ponto de vista estrutural e químico

■ Bactérias podem tornar-se resistentes a determinados fármacos. São desenvolvidos fármacos com modificações que combatem a resistência. Um dos melhores métodos para evitar desenvolvimento de resistência é ensinar o paciente a tomar o medicamento na hora correta, sem omitir nenhuma dose e durante o período de tempo prescrito

■ As reações adversas são frequentemente GI. Uso crônico de cefalosporinas pode resultar em lesão renal. Ocorrem superinfecções quando a microbiota normal também é destruída pelos fármacos. O uso crônico de cefalosporina pode resultar em lesão renal. Idosos em uso desses medicamentos devem ser rigorosamente monitorados quanto à função renal.

RESUMO DE FÁRMACOS
Fármacos antibacterianos que inibem a síntese da parede celular

Nome genérico	Usos	Reações adversas	Faixas posológicas
Penicilinas			
Penicilinas de espectro estreito			
*Penicilina G (aquosa)	Infecções causadas por microrganismos sensíveis; meningite meningocócica, septicemia	Glossite, estomatite, gastrite, língua saburrosa, náuseas, vômitos, diarreia, exantema, febre, dor no local de injeção, reações de hipersensibilidade, alterações hematopoéticas	Até 20 a 30 milhões de unidades/dia IV ou IM; a dose também pode ser baseada no peso
*Penicilina G benzatina	Infecções causadas por microrganismos sensíveis, sífilis; profilaxia da febre reumática ou coreia	Iguais às da penicilina G	Até 2,4 milhões de unidades/dia IM
*Penicilina G procaína	Infecções moderadas a graves causadas por microrganismos sensíveis	Iguais às da penicilina G	600.000 a 2,4 milhões de unidades/dia IM
*Penicilina V	Infecções causadas por microrganismos sensíveis	Iguais às da penicilina G	125 a 500 mg VO, a cada 6 ou 8 h
Penicilinas semissintéticas			
Penicilinas resistentes à penicilinase (espectro estreito)	Iguais aos da penicilina G	Iguais às da penicilina G	125 a 250 mg VO, a cada 6 h
*Dicloxacilina			
*Nafcilina	Iguais aos da penicilina G	Iguais às da penicilina G	500 mg IV, a cada 4 h
*Oxacilina	Iguais aos da penicilina G	Iguais às da penicilina G	500 mg a 1 g VO, a cada 4 a 6 h, 250 mg a 1 g a cada 4 a 6 h IM, IV
Aminopenicilinas (amplo espectro)	Iguais aos da penicilina G	Iguais às da penicilina G	500 a 875 mg VO, a cada 12 h, ou 250 mg VO, a cada 8 h
*Amoxicilina			
*Ampicilina	Iguais aos da penicilina G	Iguais às da penicilina G	250 a 500 mg VO, a cada 6 h; 1 a 12 g/dia IM, IV em doses fracionadas a cada 4 a 6 h
Penicilinas de espectro ampliado			
*Piperacilina	Iguais aos da penicilina G	Iguais às da penicilina G	3 a 4 g a cada 4 a 6 h IV ou IM; dose máxima de 24 g/dia
Combinações de penicilina com inibidor da betalactamase			
*Amoxicilina e clavulanato	Iguais aos da penicilina G	Iguais às da penicilina G	250 mg VO, a cada 8 h, ou 500 mg VO, a cada 12 h; para infecções graves: até 875 mg, a cada 12 h

Nome genérico	Usos	Reações adversas	Faixas posológicas
*Ampicilina/sulbactam	Iguais aos da penicilina G	Iguais às da penicilina G	1,5 a 3 g, a cada 6 h IM ou IV
*Piperacilina e tazobactam	Iguais aos da penicilina G	Iguais às da penicilina G	3,375 a 4,5 g, a cada 6 h IV
Cefalosporinas			
Cefalosporinas de primeira geração			
Cefadroxila	Infecções causadas por microrganismos sensíveis	Náuseas, vômitos, diarreia, reações de hipersensibilidade, superinfecção, nefrotoxicidade, cefaleia, síndrome de Stevens-Johnson, colite pseudo-membranosa	1 a 2 g/dia VO em doses fracionadas
Cefazolina	Iguais aos da cefadroxila; profilaxia peroperatória	Iguais às da cefadroxila	250 mg a 1 g IM, IV, a cada 6 a 12 h; peroperatório: 0,5 a 1 g IM, IV
Cefalexina	Iguais aos da cefadroxila	Iguais às da cefadroxila	1 a 4 g/dia VO, em doses fracionadas
Cefalosporinas de segunda geração			
Cefaclor	Infecções causadas por microrganismos sensíveis	Náuseas, vômitos, diarreia, reações de hipersensibilidade, nefrotoxicidade, cefaleia, reações hematológicas	250 mg VO, a cada 8 h
Cefotetana	Iguais aos do cefaclor; profilaxia peroperatória	Iguais às do cefaclor	1 a 2 g IM, IV, a cada 12 h, durante 5 a 10 dias; peroperatório: 1 a 2 g em dose única IV
Cefoxitina	Iguais aos do cefaclor; profilaxia peroperatória	Iguais às do cefaclor	1 a 2 g IV, a cada 6 a 8 h
Cefprozila	Iguais aos do cefaclor	Iguais às do cefaclor	250 a 500 mg VO, a cada 12 h
Cefuroxima	Iguais aos do cefaclor; profilaxia pré-operatória	Iguais às do cefaclor	250 mg VO, 2 vezes/dia; 750 mg a 11,5 g IM ou IV, a cada 8 h
Cefalosporinas de terceira geração			
Cefdinir	Iguais aos do cefaclor	Iguais às do cefaclor	300 mg VO, a cada 12 h, ou 600 mg VO, a cada 24 h
Cefditoreno	Iguais aos do cefaclor	Iguais as do cefaclor	200 a 400 mg VO, 2 vezes/dia
Cefixima	Iguais aos do cefaclor	Iguais às do cefaclor	400 mg/dia VO
Cefotaxima	Iguais aos do cefaclor; profilaxia peroperatória	Iguais às do cefaclor	2 a 8 g/dia IM, IV, em doses igualmente fracionadas a cada 6 a 8 h; dose máxima de 12 g/dia
Cefpodoxima	Iguais aos do cefaclor; tratamento de infecções sexualmente transmissíveis	Iguais às do cefaclor	100 a 400 mg/dia VO em doses igualmente fracionadas
Ceftazidima	Iguais aos do cefaclor	Iguais às do cefaclor	250 mg a 2 g IV, IM a cada 8 a 12 h
*Ceftibuteno	Iguais aos do cefaclor	Iguais às do cefaclor	400 mg/dia VO
Ceftriaxona	Iguais aos do cefaclor; profilaxia peroperatória; gonorreia	Iguais às do cefaclor	1 a 2 g/dia IM, IV a cada 12 h, dose máxima de 4 g/dia; peroperatório: 1 g IV; gonorreia: 250 mg IM em dose única
Cefalosporinas de quarta geração			
Cefepima	Iguais aos do cefaclor; neutropenia febril	Iguais às do cefaclor	0,5 a 2 g IV, IM a cada 12 h
Cefalosporinas de quinta geração			
Ceftarolina	Infecções bacterianas agudas da pele/tecidos moles, pneumonia	Náuseas, diarreia, exantema	600 mg IV, a cada 12 h
Ceftobiprol	MRSA, infecções da pele/tecidos moles por microrganismos resistentes à penicilina	Náuseas, alterações do paladar, vômitos, diarreia, cefaleia	500 mg IV, a cada 8 h

(continua)

82 Parte 2 Fármacos Utilizados para Combater Infecções

Nome genérico	Usos	Reações adversas	Faixas posológicas
Ceftolozana/taxobactam	Infecções intra-abdominais ou urinárias complicadas	Náuseas, diarreia, cefaleia, febre	1,5 g IV, a cada 8 h
Carbapenêmicos			
Doripeném	Infecções intra-abdominais ou urinárias complicadas	Cefaleia, náuseas, diarreia e anemia	500 mg IV, a cada 8 h
Ertapeném	Infecções intra-abdominais ou urinárias complicadas	Cefaleia, náuseas, diarreia e disfunção hepática	1 g IV ao dia, 3 a 14 dias
Imipeném–cilastatina	Infecções graves causadas por *Staphylococcus* spp., *Streptococcus* spp. e *Escherichia coli*	Náuseas, diarreia	250 mg a 1 g a cada 6 h, sem ultrapassar 4 g/dia
Meropeném	Infecções intra-abdominais e dos tecidos moles causadas por microrganismos gram-negativos multirresistentes	Cefaleia, diarreia, dor abdominal, náuseas, dor e inflamação no local de injeção, colite pseudomembranosa	500 mg a 1 g IV, a cada 8 h
Outros fármacos que inibem a síntese da parede celular bacteriana			
Aztreonam	Infecções por *E. coli* (e bactérias relacionadas) urinárias, respiratórias e GI, de pele e tecidos moles	Náuseas, vômitos, diarreia, exantema	1 a 2 g a cada 8 a 12 h, sem ultrapassar 8 g/dia
Dalbavancina	Infecções bacterianas agudas da pele/tecidos moles	Náuseas, vômitos e cefaleia	1.000 mg IV, seguida de 500 mg IV dentro de 1 semana
Oritavancina	Infecções bacterianas agudas da pele/tecidos moles	Náuseas, vômitos e cefaleia	Dose única de 1.200 mg IV
Telavancina	Infecções cutâneas complicadas	Náuseas, vômitos e alteração do paladar	10 mg/kg IV ao dia, 4 a 7 dias
Vancomicina	Infecções graves por microrganismos gram-positivos sensíveis, que não respondem ao tratamento com outros antibióticos	Náuseas; calafrios; febre; urticária; queda súbita da pressão arterial, vermelhidão em face, pescoço, braços e costas; nefrotoxicidade; ototoxicidade	500 mg a 2 g/dia VO em doses fracionadas; 500 mg IV a cada 6 h ou 1 g IV a cada 12 h

*Esse fármaco deve ser administrado pelo menos 1 hora antes ou 2 horas depois de uma refeição.

REVISÃO DO CAPÍTULO

Calcule a dosagem dos medicamentos

1. A uma criança foi prescrita suspensão oral de amoxicilina, reconstituída como solução de 250 mg/5 mℓ. O médico receita 500 mg de amoxicilina. O cuidador insiste em utilizar uma colher para administrar o medicamento. Responda às seguintes questões: Quantos mℓ estão contidos em uma colher de chá? Em quantos mililitros (mℓ) está contida a dose de antibiótico prescrita? Quantas colheres de chá o enfermeiro deve ensinar o cuidador a administrar?

2. O médico da Clínica de Abuso Sexual prescreve 1 g de cefoxitina para administração parenteral, a qual está disponível em solução de 250 mg/mℓ. Que quantidade de cefoxitina o enfermeiro deve preparar? Essa quantidade pode ser administrada por meio de injeção IM?

Prepare-se para provas

1. As células bacterianas diferem das células humanas porque:
   1. Possuem parede celular

2. Sintetizam DNA e RNA
3. Contêm anel betalactâmico
4. Contêm proteínas

2. As cefalosporinas são divididas em "gerações" de acordo com:
   1. A época em que foram descobertas
   2. Seu método de administração
   3. A preferência do fabricante
   4. A sensibilidade aos microrganismos

3. Paciente em uso de penicilina oral queixa-se de afta. Ao exame, o enfermeiro percebe língua saburrosa e mucosa oral vermelho-vivo. Esses sintomas podem ser causados por:
   1. Deficiência de vitamina C
   2. Superinfecção
   3. Reação alérgica
   4. Higiene oral inadequada

4. O enfermeiro administra corretamente penicilina V:
   1. 1 hora antes ou 2 horas depois das refeições
   2. Sem qualquer relação com as refeições

3. Com refeições para evitar o desconforto GI

4. A cada 3 horas, por 24 horas

5. Ao administrar cefalosporina por via IM, o enfermeiro diz ao paciente que _____.

1. Poderá sentir ardência ou queimação e dor no local

2. O local de injeção ficará vermelho por vários dias

3. Todas as injeções serão aplicadas na mesma área

4. A injeção não irá causar desconforto

6. O enfermeiro observa um paciente em uso de cefalosporina à procura de reações adversas comuns, como _____.

1. Hipotensão, tontura, urticária

2. Náuseas, vômitos, diarreia

3. Exantema, constipação intestinal, cefaleia

4. Bradicardia, prurido, insônia

7. Após administrar penicilina em ambiente ambulatorial, o enfermeiro:

1. Pede ao paciente que aguarde 10 a 15 minutos antes de deixar a clínica

2. Orienta o paciente para relatar qualquer sensação de dormência ou formigamento nos membros

3. Mantém pressão digital sobre o local de injeção por 10 minutos

4. Pede ao paciente que aguarde no local durante pelo menos 30 minutos

8. Ao rever os resultados de cultura e antibiograma de um paciente, um enfermeiro constata que as bactérias causadoras da infecção são sensíveis à penicilina. O enfermeiro interpreta esse resultado da seguinte maneira:

1. O paciente é alérgico à penicilina

2. A penicilina será efetiva no tratamento da infecção

3. A penicilina não será efetiva no tratamento da infecção

4. O teste precisa ser repetido para obter resultados acurados

9. Um enfermeiro pergunta ao paciente se ele é alérgico à penicilina antes de administrar a primeira dose de cefalosporina. A justificativa para essa pergunta é o fato de que os indivíduos alérgicos à penicilina _____.

1. São habitualmente alérgicos à maioria dos antibióticos

2. Respondem inadequadamente à antibioticoterapia

3. Necessitam de doses mais altas de outros antibióticos

4. Apresentam maior incidência de alergia às cefalosporinas

10. Quais das seguintes opções constituem sinais e sintomas de reação de hipersensibilidade a fármacos? **Escolha todas as opções corretas.**

1. Exantema

2. Sibilos

3. Hipertensão arterial

4. Angioedema

5. Incontinência urinária

Para verificar suas respostas, ver Apêndice F.

8 Fármacos Antibacterianos que Interferem na Síntese de Proteínas

Termos-chave

bloqueio neuromuscular paralisia muscular aguda e apneia (ausência de respiração)

coma hepático coma induzido por doença hepática

discrasias sanguíneas anormalidades na estrutura das células sanguíneas

***Enterococcus faecium* resistente à vancomicina (VREF)** bactéria resistente à vancomicina

fenilcetonúria (PKU) presença do aminoácido fenilalanina na urina, consequente a defeito congênito genético que provoca acúmulo dessa substância no organismo

Helicobacter pylori bactéria do estômago que provoca úlcera péptica; também conhecida como *H. pylori*

hematúria presença de sangue na urina

nefrotoxicidade dano aos rins causado por substância tóxica

neurotoxicidade dano ao sistema nervoso causado por substância tóxica

ototoxicidade dano aos órgãos da audição causado por substância tóxica

perioral em torno da boca

preparo intestinal protocolo de tratamento para eliminação de bactérias intestinais antes de cirurgia ou outros procedimentos

proteinúria presença de proteína na urina

revestimento entérico revestimento especial do fármaco para evitar sua absorção até alcançar o intestino delgado

tinido percepção de ruído ou zumbido nos ouvidos

tratamento adjuvante prescrito após tratamento primário

Objetivos de aprendizagem

Ao fim deste capítulo, o leitor deverá ser capaz de:

1. Discutir usos, ações gerais, reações adversas, contraindicações, precauções e interações desses agentes.
2. Discutir atividades a serem realizadas pelo enfermeiro na avaliação pré-administração e na avaliação continuada do paciente tratado com fármacos antibacterianos que interferem na síntese de proteínas.
3. Listar os diagnósticos de enfermagem específicos para paciente em uso de antibacterianos que interferem na síntese de proteínas.
4. Discutir maneiras de promover resposta ótima ao tratamento, controlar reações adversas e instruir os pacientes sobre o uso de antibacterianos que interferem na síntese de proteínas.

Classes de fármacos

Tetraciclinas
• Glicilciclinas
Aminoglicosídios

Macrolídios
• Cetolida
Lincosamidas

Fármacos diversos
• Oxazolidinona

Farmacologia na prática
Pela manhã, o enfermeiro verifica os resultados de C/TSA da Sra. Moore e constata que o fármaco por ela ingerido para infecção urinária recebeu a indicação de **"RESISTENTE"**. Em nova consulta, é prescrita minociclina, uma tetraciclina. Pela história medicamentosa, observa-se que a paciente usa diariamente 0,25 mg de digoxina e 100 mg de ácido acetilsalicílico. No presente caso, é preciso refletir sobre possíveis interações medicamentosas.

Os fármacos descritos neste capítulo são agentes antibacterianos que interferem na produção de proteínas (*síntese*) nas células bacterianas. Para sintetizar uma proteína, o RNA mensageiro (mRNA) envia mensagem que especifica como a célula deve reunir os aminoácidos. A mensagem é traduzida pelos ribossomos, de modo a sequenciar os aminoácidos para formar a proteína. Esses fármacos atuam em diferentes áreas da célula, interferindo no processo de síntese de proteínas (Figura 8.1).

Este capítulo discute quatro classes de antibióticos de amplo espectro: tetraciclinas, aminoglicosídios, macrolídios e lincosamidas. Existem agentes antibacterianos mais recentes que são únicos em uma classe. Por isso são agrupados como fármacos diversos.

O Resumo de Fármacos | Fármacos antibacterianos que interferem na síntese de proteínas descreve os antibióticos de amplo espectro discutidos neste capítulo.

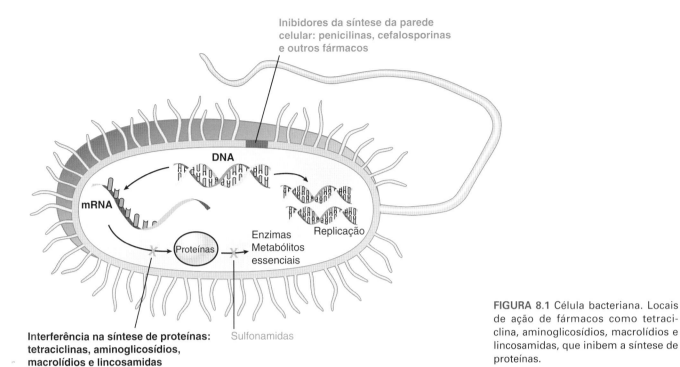

FIGURA 8.1 Célula bacteriana. Locais de ação de fármacos como tetraciclina, aminoglicosídios, macrolídios e lincosamidas, que inibem a síntese de proteínas.

TETRACICLINAS

Tetraciclinas constituem um grupo de fármacos antibacterianos composto de agentes naturais e semissintéticos. Eles são úteis em infecções selecionadas (cólera, febre maculosa das Montanhas Rochosas e tifo), quando o microrganismo causador demonstra sensibilidade (ver Capítulo 6) às tetraciclinas. Esses fármacos também são úteis quando o paciente é alérgico a penicilinas ou cefalosporinas.

AÇÕES

Tetraciclinas são bacteriostáticas e inibem a síntese de proteínas bacterianas, processo necessário à reprodução do microrganismo. A resistência bacteriana crescente a esses fármacos constitui um problema para seu emprego. Tigeciclina é o primeiro representante da classe das glicilciclinas (estruturalmente similares às tetraciclinas), que não é afetado por dois principais mecanismos de resistência das bactérias.

USOS

Esses antibióticos são efetivos no tratamento de infecções causadas por microrganismos gram-negativos e gram-positivos. Por seu largo espectro, tetraciclinas são utilizadas quando penicilina está contraindicada, bem como no tratamento das seguintes infecções:

- Riquetsioses (febre maculosa das Montanhas Rochosas, tifo e febre maculosa)
- Amebíase intestinal
- Algumas infecções cutâneas e dos tecidos moles
- Infecções uretrais, endocervicais ou retais não complicadas causadas por *Chlamydia trachomatis*
- Acne grave como **tratamento adjuvante**
- Infecção por *Helicobacter pylori* em substituição à amoxicilina (quando os pacientes são alérgicos a penicilinas) e associada a metronidazol e claritromicina.[1]

REAÇÕES ADVERSAS

Reações do sistema digestório

- Náuseas ou vômitos
- Diarreia
- Desconforto epigástrico
- Estomatite
- Faringite.

Outras reações

- Exantema
- Reação de fotossensibilidade (demeclociclina parece causar reação de fotossensibilidade mais grave, enquanto minociclina é a que menos provavelmente provoca esse tipo de reação).

CONTRAINDICAÇÕES

Tetraciclinas são contraindicadas para paciente com hipersensibilidade reconhecida a qualquer representante deste grupo, bem como durante a gravidez, devido à possibilidade de efeitos tóxicos para o feto em desenvolvimento (categoria D para uso na gestação), durante a lactação e em crianças com menos de 9 anos de idade.

---

[1] N.R.T.: O consenso brasileiro contempla a associação de inibidores de bomba 1 vez/dia, claritromicina (500 mg, 2 vezes/dia) e amoxicilina (1.000 mg, 2 vezes/dia), que pode ser substituída por metronidazol (400 a 500 mg, 2 vezes/dia) naqueles com história de alergia a penicilinas.

Considerações sobre o paciente

Paciente pediátrico

Tetraciclinas não são administradas a crianças com menos de 9 anos de idade, a não ser que seu uso seja imprescindível, visto que tais fármacos podem causar pigmentação amarelada a cinza-acastanhada permanente dos dentes. A administração de tetraciclinas, particularmente para tratamento prolongado ou repetido, pode resultar em sobrecrescimento de bactérias ou fungos não sensíveis.

PRECAUÇÕES

Tetraciclinas devem ser usadas com cautela em pacientes com comprometimento de função renal (degradação de tetraciclinas acarreta compostos altamente tóxicos para os rins) e hepática (doses superiores a 2 g/dia podem causar extremo dano ao fígado).

Considerações sobre cuidados crônicos

Tetraciclinas podem reduzir as necessidades de insulina em pacientes com diabetes melito. A glicemia deve ser monitorada com frequência durante a terapia com tetraciclinas.

INTERAÇÕES

As seguintes interações podem ocorrer quando tetraciclina é administrada com outro agente:

Fármaco combinado	Uso comum	Efeito da interação
Antiácidos, contendo alumínio, zinco, magnésio ou sais de bismuto	Alívio de pirose e desconforto gastrintestinal	Diminuição da efetividade da tetraciclina
Anticoagulantes orais	Anticoagulante	Risco aumentado de sangramento
Contraceptivos orais	Contracepção	Diminuição da efetividade do agente contraceptivo (sangramento de escape ou gravidez)
Digoxina	Controle de doença cardíaca	Risco aumentado de intoxicação digitálica (ver Capítulo 38)

Considerações sobre o paciente

Mulheres

As mulheres em idade fértil devem ser avaliadas quanto ao uso de contracepção oral sempre que forem prescritas tetraciclinas. A efetividade da contracepção é reduzida, e as mulheres sempre devem ser instruídas no uso de outros métodos de controle da natalidade durante e após o tratamento com tetraciclinas.

AMINOGLICOSÍDIOS

Aminoglicosídios incluem estreptomicina, neomicina, gentamicina, canamicina, amicacina, tobramicina, paromomicina e netilmicina.

AÇÕES

Aminoglicosídios exercem efeito bactericida ao bloquear a leitura do mRNA pelo ribossomo, etapa da síntese de proteínas necessária à multiplicação bacteriana.

USOS

Aminoglicosídios são utilizados principalmente no tratamento de infecções causadas por microrganismos gram-negativos. Além disso, podem ser utilizados para reduzir bactérias intestinais (flora normal) quando o paciente é submetido à cirurgia abdominal ou está em **coma hepático**. Aminoglicosídios orais são pouco absorvidos e, por isso, mostram-se úteis na supressão das bactérias GI, visto que permanecem no intestino e destroem a flora normal. Por exemplo, canamicina e neomicina são utilizadas antes da cirurgia de intestino, pois se acredita que diminuam a possibilidade de infecção abdominal pós-operatória. Esse protocolo farmacológico faz parte do **preparo intestinal** para cirurgia. Ao se destruírem as bactérias no intestino, que são eliminadas com laxativos ou enemas, a área cirúrgica fica tão limpa quanto possível antes da cirurgia.

Canamicina, neomicina e paromomicina orais são utilizadas no tratamento do coma hepático. Nesse distúrbio, a insuficiência hepática resulta em elevação dos níveis sanguíneos de amônia. Ao reduzir o número de bactérias formadoras de amônia no intestino, é possível baixar os níveis sanguíneos de amônia, diminuindo temporariamente alguns dos sintomas associados a esse distúrbio.

REAÇÕES ADVERSAS

Reações sistêmicas adversas incluem:

- Náuseas
- Vômitos
- Anorexia
- Exantema
- Urticária.

Reações adversas mais graves podem exigir a interrupção do fármaco. Essas reações incluem:

- **Nefrotoxicidade**
- **Ototoxicidade**
- **Neurotoxicidade**.

Nefrotoxicidade se manifesta como **proteinúria** (presença de proteína na urina), **hematúria** (sangue na urina), elevação dos níveis sanguíneos de ureia, diminuição do débito urinário e aumento na concentração sérica de creatinina. Nefrotoxicidade é habitualmente reversível após a interrupção do fármaco.

Sinais e sintomas de ototoxicidade incluem **tinido**, tontura, vertigem e perda leve a grave da audição. Caso ocorra, a perda auditiva é habitualmente permanente. Ototoxicidade pode ocorrer durante a terapia ou mesmo depois de ser interrompida. Administração por breves períodos de canamicina e neomicina para preparo de cirurgia intestinal raramente provoca ototoxicidade e nefrotoxicidade.

Sinais e sintomas de neurotoxicidade incluem dormência, formigamento da pele, parestesia **perioral**, parestesia periférica, tremores, espasmos musculares, convulsões, fraqueza muscular e **bloqueio neuromuscular** (paralisia muscular aguda e apneia).

A administração de aminoglicosídios pode resultar em reação de hipersensibilidade, de leve a grave e, em alguns casos, potencialmente fatal. Reações de hipersensibilidade leve podem exigir apenas a suspensão do fármaco, enquanto as mais graves necessitam de tratamento imediato. Quando se administram aminoglicosídios, devem-se consultar as referências do fármaco específico, identificando as reações adversas mais específicas. À semelhança de outros anti-infecciosos, podem ocorrer superinfecções bacterianas ou fúngicas e colite pseudomembranosa (ver Capítulo 9) com uso desses fármacos.

CONTRAINDICAÇÕES

Aminoglicosídios são contraindicados para pacientes com hipersensibilidade a eles, perda auditiva preexistente, miastenia *gravis* e doença de Parkinson. Estão também contraindicados durante a lactação ou a gravidez (categoria C para uso na gestação, exceto neomicina, amicacina, gentamicina, canamicina e tobramicina, que estão na categoria D para uso na gestação). Também são contraindicados para terapia prolongada, em virtude do potencial de ototoxicidade e nefrotoxicidade.

PRECAUÇÕES

Aminoglicosídios devem ser utilizados com cautela em pacientes idosos, naqueles com insuficiência renal (pode haver necessidade de ajuste da dose) e com distúrbios neuromusculares.

INTERAÇÕES

Podem ocorrer as seguintes interações quando se administra aminoglicosídio com outro agente:

Fármaco combinado	Uso comum	Efeito da interação
Cefalosporinas	Agente anti-infeccioso	Risco aumentado de nefrotoxicidade
Diuréticos de alça	Manejo de edema e retenção hídrica	Risco aumentado de ototoxicidade
Pancurônio e cloreto de suxametônio (anestésicos gerais)	Relaxantes musculares	Risco aumentado de bloqueio neuromuscular

 # MACROLÍDIOS

Macrolídios são efetivos contra vários microrganismos patogênicos, particularmente causadores de infecções dos sistemas respiratório e geniturinário.

AÇÕES

Macrolídios são bacteriostáticos ou bactericidas em bactérias sensíveis. Atuam por meio de alterações na função e na síntese de proteínas.

USOS

São efetivos como profilaxia antibacteriana de procedimentos dentários ou outros, efetuados em pacientes de alto risco alérgicos à penicilina. Também são prescritos para as seguintes condições:

- Ampla variedade de infecções por microrganismos gram-negativos e gram-positivos
- Acne vulgar e infecções cutâneas
- Infecções de vias respiratórias superiores causadas por *Haemophilus influenzae* (com sulfonamidas).

REAÇÕES ADVERSAS

Reações GI incluem:

- Náuseas
- Vômitos
- Diarreia
- Dor ou cólica abdominal.

Como no uso de outros antibacterianos, pode ocorrer colite pseudomembranosa, cuja gravidade varia desde leve a potencialmente fatal. Também podem ocorrer distúrbios visuais (associados à telitromicina).

CONTRAINDICAÇÕES

Esses fármacos são contraindicados para pacientes com hipersensibilidade aos macrolídios ou com doença hepática preexistente. Telitromicina não deve ser prescrita se o paciente estiver em uso de cisaprida ou pimozida.

PRECAUÇÕES

Macrolídios devem ser utilizados com cautela em pacientes que apresentam disfunção hepática ou miastenia *gravis* (doença que afeta a junção mioneural e que se manifesta por extrema fraqueza e exaustão dos músculos). Azitromicina pode causar alteração anormal na atividade elétrica do coração (prolongamento do intervalo QT), podendo provocar arritmia fatal. Além disso, é preciso ter cautela na vigência de gravidez ou lactação (azitromicina e eritromicina estão na categoria B para uso na gestação; claritromicina e telitromicina estão na categoria C para uso na gestação).

INTERAÇÕES

Podem ocorrer as seguintes interações quando se administra macrolídio com outro agente:

Parte 2 Fármacos Utilizados para Combater Infecções

Fármaco combinado	Uso comum	Efeito da interação
Antiácidos (caolim, sais de alumínio ou magaldrato)	Alívio do desconforto gastrintestinal	Diminuição da absorção e da efetividade dos macrolídios
Digoxina	Manejo de distúrbios cardíacos	Aumento dos níveis séricos
Anticoagulantes	Efeito anticoagulante	Risco aumentado de sangramento
Clindamicina, lincomicina ou cloranfenicol	Efeito anti-infeccioso	Diminuição da atividade dos macrolídios
Teofilina	Manejo de distúrbios respiratórios, como asma	Aumento dos níveis séricos de teofilina

🦠 LINCOSAMIDAS

As lincosamidas, outro grupo de antibacterianos com alto potencial de toxicidade, são habitualmente utilizadas apenas para tratamento de infecções graves, contra as quais penicilina ou eritromicina (macrolídio) não são efetivas.

AÇÕES

Lincosamidas inibem a síntese de proteínas em bactérias sensíveis, causando morte celular. Esses fármacos interferem na capacidade funcional dos ribossomos (responsáveis pela montagem dos aminoácidos na célula), causando morte celular.

USOS

Esses antibióticos são efetivos no tratamento de infecções causadas por uma variedade de microrganismos gram-negativos e gram-positivos. São utilizados para tratamento de infecções mais graves e podem ser administrados em associação com outros antibióticos.

REAÇÕES ADVERSAS

Reações do sistema digestório
- Dor abdominal
- Esofagite
- Náuseas
- Vômitos
- Diarreia.

Outras reações
- Exantema
- **Discrasias sanguíneas**.

Esses fármacos também podem provocar colite pseudomembranosa leve a muito grave. A suspensão do fármaco pode aliviar os sintomas leves da colite pseudomembranosa.

CONTRAINDICAÇÕES

Lincosamidas são contraindicadas em recém-nascidos e para pacientes:

- Hipersensíveis às lincosamidas
- Em uso de cisaprida ou do antipsicótico pimozida
- Com infecções bacterianas ou virais leves.

PRECAUÇÕES

Esses fármacos devem ser utilizados com cautela em pacientes com história de distúrbios GI, doença renal, comprometimento hepático ou miastenia *gravis* (lincosamidas possuem ação bloqueadora neuromuscular).

INTERAÇÕES

Podem ocorrer as seguintes interações quando se administra lincosamida com outro agente:

Fármaco combinado	Uso comum	Efeito da interação
Antiácido à base de caolim ou alumínio	Alívio do desconforto gástrico	Diminuição da absorção das lincosamidas
Agentes bloqueadores neuromusculares	Anestesia	Ação aumentada do bloqueador neuromuscular, podendo levar a depressão respiratória grave e profunda

🦠 OUTROS FÁRMACOS QUE INIBEM A SÍNTESE DE PROTEÍNAS

AÇÕES

Esses fármacos são singulares e individuais em suas próprias classes; entretanto, todos interferem na síntese de proteínas da célula bacteriana. Daptomicina é membro de nova categoria de agentes antibacterianos denominados *lipopeptídios cíclicos*. Linezolida é o primeiro agente de uma nova classe de fármacos, as oxazolidinonas. Quinupristina/dalfopristina têm ação bactericida contra estafilococos, tanto sensíveis quanto resistentes à meticilina.

USOS

Daptomicina é utilizada no tratamento de infecções bacterianas complicadas da pele e estruturas cutâneas, bem como de bacteriemia por *Staphylococcus aureus*. Linezolida é o fármaco de escolha para infecções da pele e suas estruturas causadas por *S. aureus* resistente à meticilina (MRSA). É também utilizada no tratamento de pneumonias (hospitalares e adquiridas na comunidade) por ***Enterococcus faecium* resistente à vancomicina (VREF)**. Quinupristina/dalfopristina são agentes bacteriostáticos também utilizados no tratamento de infecções causadas por VREF.

REAÇÕES ADVERSAS

Reações adversas mais comuns incluem:

- Náuseas
- Vômitos
- Diarreia ou constipação intestinal
- Cefaleia e tontura
- Insônia
- Exantema
- Calafrios.

Reações adversas menos comuns incluem:

- Fadiga
- Depressão
- Nervosismo
- Fotossensibilidade.

Colite pseudomembranosa e trombocitopenia constituem as reações adversas mais graves causadas por linezolida.

ALERTA DE ENFERMAGEM

Quinupristina/dalfopristina são irritantes para as veias. Após infusão periférica, a veia deve ser "lavada" com soro glicosado a 5%, visto que o fármaco é incompatível com soro fisiológico ou soluções de heparina.

CONTRAINDICAÇÕES E PRECAUÇÕES

Linezolida é contraindicada para pacientes alérgicos ao fármaco, mulheres grávidas (categoria C para uso na gestação), lactantes e pacientes com **fenilcetonúria (PKU)**. Daptomicina e quinupristina/dalfopristina são contraindicadas para pacientes com hipersensibilidade reconhecida aos fármacos e não devem ser utilizadas durante gravidez (categoria B para uso na gestação) ou lactação.

Linezolida deve ser utilizada com cautela em pacientes com depressão da medula óssea, disfunção hepática, comprometimento renal, hipertensão e hipertireoidismo. Se houver outra infecção sexualmente transmissível (IST) associada a gonorreia, podem ser necessários anti-infecciosos (além da espectinomicina) para erradicar os processos infecciosos. Como o uso prolongado de agentes anti-infecciosos pode destruir a microbiota normal, o paciente deve ser monitorado quanto ao aparecimento de infecções bacterianas ou fúngicas secundárias.

INTERAÇÕES

Podem ocorrer as seguintes interações quando linezolida é administrada com outro agente:

- Antiplaquetários (ácido acetilsalicílico ou anti-inflamatórios não esteroides [AINEs]), risco aumentado de sangramento e trombocitopenia
- Inibidores da monoaminaoxidase (IMAO) – diminuição da efetividade
- Grandes quantidades de alimento contendo tiramina (p. ex., queijo envelhecido, bebidas cafeinadas, iogurte, chocolate, vinho tinto, cerveja, *pepperoni*) – risco de hipertensão grave.

Pode ocorrer miopatia com níveis elevados de creatinofosfoquinase (CPK) se daptomicina for administrada com estatinas (para redução do colesterol). Daptomicina deve ser utilizada com cautela em pacientes em uso de varfarina. Quando o paciente utiliza quinupristina/dalfopristina, os níveis séricos dos seguintes fármacos podem aumentar: antirretrovirais, antineoplásicos e imunossupressores, bloqueadores dos canais de cálcio, benzodiazepinas e cisaprida.

PROCESSO DE ENFERMAGEM
Paciente tratado com agente antibacteriano que interfere na síntese de proteínas

AVALIAÇÃO

Avaliação pré-administração

É importante estabelecer uma base de dados acurada antes da administração de qualquer antibiótico. Identificar e registrar sinais e sintomas da infecção, que podem variar, com frequência, na dependência do órgão ou do sistema acometido e de a infecção ser externa ou interna. Exemplos de alguns dos sinais e sintomas de infecção em várias áreas do corpo incluem dor, secreção, vermelhidão, alterações no aspecto do escarro, mal-estar generalizado, calafrios, febre, tosse e edema.

Obter minuciosa história de alergia, particularmente de alergia a fármacos. Alguns antibióticos apresentam maior incidência de reações de hipersensibilidade em indivíduos com história de alergia a fármacos ou outras substâncias. Se o paciente tiver história de alergia medicamentosa e não a tiver relatado ao médico, a primeira dose do fármaco não deve ser administrada; deve-se entrar imediatamente em contato com o médico responsável para discutir a história de alergia.

O médico pode solicitar cultura e teste de sensibilidade a antibióticos, que também devem ser realizados antes da administração da primeira dose do medicamento. Outros exames laboratoriais, como provas de função renal e hepática, hemograma completo e exame de urina, também podem ser solicitados. Nos indivíduos com comprometimento da audição ou risco de perda auditiva, pode-se recomendar teste auditivo.

Quando se administra canamicina ou neomicina a paciente com alteração da consciência por coma hepático, deve-se avaliar a capacidade do indivíduo de seguir as orientações e de deglutir antes da administração de fármaco oral.

Avaliação continuada

É importante realizar avaliação contínua durante a terapia com antibacterianos que interferam na síntese de proteínas. Obter sinais vitais a cada 4 horas ou conforme solicitado pelo médico. Notificá-lo se houver quaisquer alterações nos sinais vitais: queda significativa da pressão arterial, aumento em frequência de pulso ou respiratória, súbita elevação da temperatura. Quando se administra aminoglicosídio, é importante

90 Parte 2 Fármacos Utilizados para Combater Infecções

monitorar a frequência respiratória do paciente, visto que foi relatada a ocorrência de bloqueio neuromuscular com a administração desses fármacos. Relatar ao médico quaisquer alterações da frequência ou do ritmo respiratórios, já que pode haver necessidade de tratamento imediato. Quando se administra canamicina ou neomicina para tratar coma hepático, deve-se avaliar e anotar a condição geral do paciente e as alterações mentais diariamente.

Diariamente, comparar sinais e sintomas da infecção com aqueles inicialmente apresentados e registrar achados específicos no prontuário do paciente.

Quando antibiótico é prescrito para prevenção de infecção secundária (profilaxia), observar o paciente à procura de sinais e sintomas que possam indicar o início de uma infecção, apesar do uso profilático do antibiótico. Caso apareçam tais alterações, relatá-las ao médico.

DIAGNÓSTICOS DE ENFERMAGEM

Diagnósticos de enfermagem específicos para fármacos incluem:

- **Conforto prejudicado: febre alta**, relacionado à falta de efetividade da terapia anti-infecciosa
- **Confusão aguda**, relacionada a aumento dos níveis sanguíneos de amônia
- **Perfusão tissular ineficaz: renal**, relacionada com reações adversas dos aminoglicosídios
- **Risco de lesão**, relacionado a distúrbios visuais decorrentes do tratamento com telitromicina, parestesia secundária à neurotoxicidade ou lesão auditiva em consequência do uso de aminoglicosídios
- **Diarreia**, relacionada a superinfecção secundária à terapia anti-infecciosa, reação medicamentosa adversa.

Os diagnósticos de enfermagem relacionados com a administração de fármacos são discutidos no Capítulo 4.

PLANEJAMENTO

Os desfechos esperados para o paciente podem incluir resposta ótima à terapia, que consiste em controle do processo infeccioso ou profilaxia da infecção bacteriana, necessidades do paciente atendidas, relacionadas ao manejo dos efeitos farmacológicos adversos, e confiabilidade no entendimento do esquema de medicamentos.

IMPLEMENTAÇÃO

Promoção da resposta ótima à terapia

Esses fármacos não têm valor no tratamento de infecções virais ou fúngicas. Pode haver ocasiões de surgimento de infecção bacteriana secundária, ou esta pode ocorrer quando o paciente apresenta infecção fúngica ou viral. Pode-se prescrever antibiótico de amplo espectro, porém sua finalidade é prevenir (profilaxia) ou tratar infecção bacteriana secundária desenvolvida após infecção fúngica ou viral primária.

Administração oral

Reações adversas à maioria dos agentes anti-infecciosos incluem náuseas, vômitos ou dor abdominal. Há pacientes desejosos de ingerir alimentos junto aos fármacos administrados, de modo a reduzir os problemas GI. É importante saber as interações de fármacos com alimentos.

TETRACICLINAS. É importante ingerir esses fármacos com estômago vazio, à exceção de minociclina e tigeciclina. Todas as tetraciclinas devem ser ingeridas com um copo cheio de água (240 mℓ).

> **! ALERTA DE ENFERMAGEM**
>
> Não se deve ingerir tetraciclinas com produtos lácteos (leite ou queijos), antiácidos, laxativos ou produtos contendo ferro. Por isso, tetraciclinas devem ser administradas 2 horas antes ou depois das refeições ou da administração daqueles medicamentos. Alimentos ou medicamentos que contenham cálcio, magnésio, alumínio ou ferro impedem a absorção das tetraciclinas quando ingeridos concomitantemente.

AMINOGLICOSÍDIOS. Quando se administram canamicina ou neomicina para suprimir bactérias intestinais antes de cirurgia, os horários de administração do fármaco são extremamente importantes. A omissão de uma dose ou a não administração do medicamento no horário especificado podem resultar em supressão inadequada das bactérias intestinais. Quando se utiliza neomicina, pode-se administrar eritromicina de **revestimento entérico** ao mesmo tempo como parte do preparo intestinal para cirurgia. Comprimidos de revestimento entérico possuem revestimento especial que impede a absorção do fármaco no estômago. A absorção ocorre mais distalmente no tubo GI, após a dissolução do revestimento.

MACROLÍDIOS. Claritromicina, fidaxomicina e telitromicina podem ser ingeridas sem considerar as refeições. Claritromicina pode ser ingerida com leite. Azitromicina e eritromicina são administradas 1 hora ou mais antes ou 2 horas ou mais depois de uma refeição, com 180 a 240 mℓ de água.

LINCOSAMIDAS. Alimento prejudica a absorção da lincomicina. O paciente deve permanecer em jejum (com exceção de água) durante 1 a 2 horas antes e depois de tomar lincomicina. Clindamicina pode ser ingerida com alimento ou com um copo cheio de água.

Administração parenteral

Quando esses medicamentos são administrados por via intramuscular, é preciso antes inspecionar os locais de injeção à procura de sinais de dor ou hipersensibilidade, vermelhidão e edema. Alguns antibióticos podem causar reações locais temporárias, porém a persistência de reação localizada deve ser notificada ao médico. É importante revezar os locais de injeção e registrar o local usado para a aplicação da injeção no prontuário do paciente.

Quando esses fármacos são administrados por via intravenosa (IV), inspecionar o local de entrada da agulha e a área ao redor desse local à procura de sinais de extravasamento do líquido IV ou sinais de hipersensibilidade, dor e vermelhidão (que podem indicar *flebite* ou *tromboflebite*). Se esses sintomas forem evidentes, recomeçar a administração em outra veia e notificar o médico.

Monitoramento e manejo das necessidades do paciente

Observar o paciente a intervalos frequentes, particularmente durante as primeiras 48 horas de terapia. É importante relatar ao médico a ocorrência de qualquer reação adversa antes da próxima dose do medicamento.

> **! ALERTA DE ENFERMAGEM**
>
> É necessário relatar imediatamente ao médico a ocorrência de reações adversas graves, como reação de hipersensibilidade grave, dificuldade respiratória, diarreia intensa ou acentuada queda da pressão arterial, visto que uma reação adversa grave exige intervenção de emergência.

Capítulo 8 Fármacos Antibacterianos que Interferem na Síntese de Proteínas 91

Conforto prejudicado: febre alta
Monitorar a temperatura a intervalos frequentes, habitualmente a cada 4 horas, a menos que o paciente tenha temperatura elevada. Nessa circunstância, verificar temperatura, pulso e respiração do paciente a cada hora e administrar antipirético, se prescrito pelo médico, até a normalização da temperatura.

Confusão aguda: coma hepático
É preciso ter cuidado quando canamicina e neomicina são administradas por via oral como tratamento de coma hepático. Durante os estágios iniciais desse distúrbio, podem-se observar várias alterações no nível de consciência. Algumas vezes, o paciente pode ter aparência letárgica e responder inadequadamente aos comandos. Por causa dessas alterações do nível de consciência, pode apresentar dificuldade em deglutir, existindo risco de aspiração. Se houver dificuldade para deglutir medicamento VO, suspender a administração e contatar o médico.

Perfusão tissular ineficaz: renal
Uso de aminoglicosídio gera risco de nefrotoxicidade. Deve-se medir e registrar o balanço hídrico e notificar o médico se o débito for inferior a 750 mℓ/dia. É importante manter registro diário de aporte e eliminação de líquidos, bem como do peso corporal para avaliar hidratação e função renal do paciente. Incentivar ingestão de líquidos de 2.000 mℓ/dia (se a condição do paciente o permitir). Qualquer alteração na relação entre aporte e eliminação ou na aparência da urina pode indicar nefrotoxicidade. Relatar imediatamente tais alterações ao médico, que poderá solicitar exames laboratoriais diariamente (p. ex., creatinina sérica e nitrogênio ureico) para monitorar a função renal. Relatar elevações dos níveis de creatinina ou ureia ao médico porque indicam disfunção renal.

Risco de lesão
Telitromicina, fármaco relacionado a macrolídios, pode fazer com que o paciente tenha dificuldade no foco visual e na acomodação ocular à luz. Os pacientes devem ser advertidos sobre o potencial de acidentes e lesão quando dirigem veículos, operam máquinas ou realizam outras atividades perigosas.

É preciso estar atento para sintomas como dormência ou formigamento da pele, parestesia perioral, parestesia periférica (dormência ou formigamento nos membros), tremores e espasmo ou fraqueza musculares. O enfermeiro deve relatar imediatamente qualquer sintoma de neurotoxicidade ao médico. Podem ocorrer convulsões se o fármaco não for interrompido.

ⓘ ALERTA DE ENFERMAGEM
Podem ocorrer bloqueio neuromuscular ou paralisia respiratória após a administração de aminoglicosídios. Por conseguinte, é extremamente importante que qualquer sintoma de dificuldade respiratória seja imediatamente relatado. Caso ocorra, o bloqueio neuromuscular pode ser revertido pela administração de sais de cálcio, embora possa haver necessidade de ventilação mecânica.

O paciente que recebe ciclo prolongado de aminoglicosídios corre risco de ototoxicidade. Instruir o paciente a relatar qualquer zumbido, dificuldade auditiva ou tontura ao médico. Alterações na audição podem não ser percebidas inicialmente pelo paciente; entretanto, quando ocorrem, habitualmente progridem desde dificuldade na audição de sons agudos para problemas de audição de sons graves. As alterações auditivas são irreversíveis, habitualmente bilaterais e podem ser parciais ou totais. O risco é maior em pacientes com comprometimento renal ou naqueles com perda auditiva preexistente.

ⓘ ALERTA DE ENFERMAGEM
Para detectar ototoxicidade, avaliar cuidadosamente queixas ou comentários do paciente relacionados com audição, como zumbidos nos ouvidos. O paciente pode relatar sensação de entupimento nos ouvidos ou dificuldade de audição. Nesse caso, é preciso comunicá-las imediatamente ao médico. Para monitorar dano do oitavo nervo craniano, pode-se realizar avaliação por meio de audiometria antes e durante a terapia.

Diarreia
Diarreia pode indicar superinfecção ou colite pseudomembranosa, ambas podendo ser graves. É preciso inspecionar as fezes à procura de sangue ou muco. Se a diarreia for de cor escura ou apresentar muco, deve-se coletar amostra suficiente para realizar dois exames: identificação de *C. difficile* e pesquisa de sangue oculto. Havendo sangue, deve-se guardar amostra de fezes para análise laboratorial posterior. Para reduzir a disseminação da infecção a outros pacientes, boa higiene das mãos é fundamental quando se lida com excrementos corporais.

É importante estimular o consumo de líquidos para repor as perdas com a diarreia e manter registro acurado de aporte e eliminação para ajudar a determinar o balanço hídrico.

Devem-se procurar sinais e sintomas de superinfecção bacteriana ou fúngica, como prurido vaginal ou anal, aftas na boca, diarreia, febre, calafrios e faringite. É importante relatar ao médico quaisquer sinais e sintomas novos que ocorram durante a antibioticoterapia, para que se determine se esses problemas constituem parte da infecção original ou indicam superinfecção.

Orientação ao paciente e aos familiares
O paciente e sua família devem estar seguros de sua compreensão sobre o esquema farmacológico prescrito. Não raro, pacientes interrompem o uso de um medicamento prescrito por se sentirem melhor. Plano detalhado de ensino ajuda a reduzir a incidência desse problema.

Dar suporte ao letramento em saúde, utilizando termos de fácil compreensão ao fornecer instruções sobre reações adversas associadas ao antibiótico prescrito. Recomenda-se ao paciente que entre em contato com o médico diante de aparecimento de reações adversas potencialmente graves, como hipersensibilidade, diarreia moderada a intensa, início súbito de calafrios e febre, faringite ou aftas na boca.

O plano de ensino deve incluir as seguintes informações:

- Tomar o medicamento nos intervalos prescritos porque é importante manter determinada quantidade do fármaco constantemente no organismo para haver controle da infecção
- Não aumentar nem omitir dose, a não ser haja recomendação do médico
- Completar todo o curso de tratamento, exceto quando indicado pelo médico, mesmo quando os sintomas melhoram ou desaparecem. Interromper o tratamento prescrito pode resultar em retorno da infecção
- Tomar cada dose com um copo cheio de água (240 mℓ). Seguir as orientações fornecidas pelo farmacêutico sobre a necessidade de tomar o medicamento com estômago vazio ou com alimento (ver Orientação ao paciente para desfechos melhores I Prevenção de interações fármaco–alimento)

- Notificar o médico se houver agravamento dos sintomas da infecção, ou se não houver melhora dos sintomas originais em cerca de 5 dias
- Quando tetraciclina é prescrita, evitar exposição ao sol ou a qualquer tipo de lâmpada ou câmara de bronzeamento artificial. Se não for possível evitar exposição à luz solar direta, cobrir totalmente braços e pernas e usar chapéu de aba larga que proteja rosto e pescoço. Aplicação de filtro solar pode ou não ser efetiva. Por conseguinte, consultar o médico antes de utilizar filtro solar para prevenir reação de fotossensibilidade.

Orientação ao paciente para desfechos melhores

Prevenção de interações fármaco–alimento
Ao orientar o paciente, certificar-se dos seguintes itens:

✔ Os medicamentos podem ser ingeridos com alimento ou leite para reduzir risco de desconforto GI. Entretanto, tetraciclinas (administradas com alimentos contendo cálcio, como laticínios) não são absorvidas tão bem quanto as ingeridas com estômago vazio. Por isso, o paciente em uso domiciliar de tetraciclina deve tomar o medicamento com estômago vazio, 1 hora antes ou 2 horas depois de uma refeição
✔ Instruir o paciente a ler rótulos de produtos (p. ex., cereais) no supermercado para evitar os que possam ser enriquecidos com cálcio
✔ Ensinar o paciente a evitar os seguintes produtos lácteos antes ou depois de tomar tetraciclina:
  - Leite (integral, desnatado, condensado ou evaporado) e *milk-shakes*
  - Creme de leite (integral, *light*), creme azedo, café com nata e molhos cremosos
  - Gemadas
  - Queijo (natural e processado) e queijo tipo *cottage*
  - Iogurte e iogurte congelado
  - Sorvete, leite gelado e creme congelado.

REAVALIAÇÃO

- A resposta terapêutica é obtida, e não há evidência de infecção
- Reações adversas são identificadas, relatadas ao médico e manejadas com sucesso por meio de apropriadas intervenções de enfermagem:
  ○ O paciente relata conforto sem febre
  ○ Senso de orientação e estado mental permanecem intactos
  ○ Há perfusão tissular renal adequada
  ○ Não há evidência de lesão decorrente de distúrbios visuais ou auditivos
  ○ O paciente não apresenta diarreia ou sabe como controlá-la
- O paciente e sua família expressam segurança e demonstram entender o esquema medicamentoso.

Farmacologia na prática
PENSE CRITICAMENTE
Com base no conhecimento sobre tetraciclinas, é importante determinar se existe razão para preocupar-se com o esquema farmacológico da Sra. Moore. Tendo em vista sua confusão mental, que instruções devem ser fornecidas sobre as interações potenciais dos medicamentos?

PONTOS-CHAVE

■ Tetraciclinas são principalmente bacteriostáticas, sendo, com frequência, utilizadas em paciente alérgico à penicilina ou a uma cefalosporina

■ Um maior número de bactérias está se tornando resistente a essa classe de fármacos. Uma classe mais recente, a glicilciclina, é mais resistente às bactérias. Aminoglicosídios, macrolídios e lincosamidas são principalmente bactericidas, impedindo a síntese de proteínas pela célula bacteriana e causando morte celular

■ Esses fármacos são utilizados no tratamento de ampla variedade de microrganismos gram-negativos e gram-positivos. Muitos são usados para remover bactérias do intestino, como parte do preparo intestinal para procedimentos cirúrgicos. Utilizados para outras infecções e indicações, podem provocar problemas intestinais, incluindo desde diarreia até colite pseudomembranosa

■ Embora alguns medicamentos possam ser ingeridos com alimento, muitos apresentam interações com alimentos e líquidos. Produtos lácteos e os que contêm cálcio inibem a absorção das tetraciclinas. Assim, essas precisam ser ingeridas pelo menos 1 hora antes ou 2 horas depois de uma refeição

■ Audição, estado neurológico e contracepção devem ser monitorados quando esses fármacos são administrados.

RESUMO DE FÁRMACOS
Fármacos antibacterianos que interferem na síntese de proteínas

Nome genérico	Usos	Reações adversas	Faixas posológicas
Tetraciclinas			
*Demeclociclina	Tratamento das infecções causadas por microrganismos sensíveis	Náuseas, vômitos, diarreia, tontura, cefaleia, reações de hipersensibilidade, reações de fotossensibilidade, colite pseudomembranosa, alterações hematológicas, pigmentação dos dentes no feto e em crianças pequenas	150 mg VO, 4 vezes/dia, ou 300 mg VO, 2 vezes/dia; em gonorreia: inicialmente, 600 mg VO; em seguida, 300 mg VO, a cada 12 h, por 4 dias

Capítulo 8 Fármacos Antibacterianos que Interferem na Síntese de Proteínas 93

Nome genérico	Usos	Reações adversas	Faixas posológicas
Doxiciclina	Iguais aos da demeclociclina; em suspeita de exposição ao antraz	Iguais às da demeclociclina	100 mg VO, a cada 12 h, no primeiro dia; em seguida, 100 mg/dia VO; infecções graves: 100 mg, a cada 12 h
Minociclina	Iguais aos da demeclociclina	Iguais às da demeclociclina	Inicialmente, 200 mg VO; em seguida, 100 mg VO, a cada 12 h
*Tetraciclina	Iguais aos da demeclociclina	Iguais às da demeclociclina	1 a 2 g/dia VO, em 2 a 4 doses fracionadas
Tigeciclina	Infecções complicadas das estruturas da pele e intra-abdominais	Náuseas, vômitos, diarreia	Inicialmente, 100 mg IV; em seguida, 50 mg IV, a cada 12 h
Aminoglicosídios			
Amicacina	Tratamento de infecções graves causadas por microrganismos sensíveis	Náuseas, vômitos, diarreia, exantema, ototoxicidade, nefrotoxicidade, reações de hipersensibilidade, neurotoxicidade, superinfecções, bloqueio neuromuscular	15 mg/kg IM ou IV, em doses fracionadas, sem ultrapassar 1,5 g/dia
Gentamicina	Iguais aos da amicacina	Iguais às da amicacina	3 mg/kg/dia IM ou IV, fracionados em três doses. Para infecções com risco à vida: 5 mg/kg/dia, em doses fracionadas
Canamicina	Iguais aos da amicacina; para coma hepático e supressão das bactérias intestinais	Iguais às da amicacina	7,5 a 15 mg/kg/dia, IM, em doses divididas; não exceder 15 mg/kg/dia IV, em doses fracionadas; não ultrapassar 1,5 g/dia
Neomicina	Iguais aos da amicacina	Profilaxia pré-operatória; 1 g/dia VO, por 3 dias	Coma hepático: 4 a 12 g/dia, em doses fracionadas
Paromomicina	Coma hepático, amebíase intestinal	Iguais às da amicacina	25 a 35 mg/kg/dia
Estreptomicina	Iguais aos da amicacina, tratamento de tuberculose	Iguais às da amicacina	15 mg/kg/dia IM ou 25 a 30 mg/kg IM, 2 a 3 vezes/semana
Tobramicina	Iguais aos da amicacina	Iguais às da amicacina	3 a 5 mg/kg/dia IM ou IV, em três doses iguais
Macrolídios			
* Azitromicina	Iguais aos da demeclociclina	Náuseas, vômitos, diarreia, dor abdominal, reações de hipersensibilidade, colite pseudomembranosa, arritmias cardíacas	500 mg VO no primeiro dia; em seguida, 250 mg/dia VO
Claritromicina	Iguais aos da demeclociclina; terapia para *H. pylori*	Iguais às da azitromicina	250 a 500 mg VO, a cada 12 h
*Eritromicina	Iguais aos da demeclociclina	Iguais às da azitromicina	250 mg VO, a cada 6 h, ou 333 mg, a cada 8 h, até 4 g/dia
Fidaxomicina	Tratamento de diarreia por (*C. difficile*)	Náuseas, vômitos, dor no estômago, exantema	200 mg VO, a cada 24 h
Telitromicina	Iguais aos da demeclociclina	Distúrbios visuais, náuseas, diarreia, vômitos, cefaleia, tontura	800 mg VO, a cada 24 h
Lincosamidas			
Clindamicina	Iguais aos da demeclociclina	Dor abdominal, esofagite, náuseas, vômitos, diarreia, exantema, colite pseudomembranosa, reações de hipersensibilidade	Infecção grave: 150 a 450 mg VO, a cada 6 h; infecção mais grave: 600 a 2.700 mg/dia, em 2 a 4 doses iguais; infecção que acarrete risco à vida: até 4,8 g/dia IV ou IM
*Lincomicina	Iguais aos da demeclociclina	Iguais às da clindamicina	500 mg VO, a cada 6 a 8 h; 600 mg, IM, a cada 12 a 24 h; até 8 g/dia IV, em situações que acarretem risco à vida
Outros fármacos que interferem na síntese de proteínas			
*Daptomicina	Infecções complicadas da pele e estruturas cutâneas, infecções sanguíneas por *S. aureus*	Náuseas, diarreia, constipação intestinal, exantema, irritação da veia	4 mg/kg/dia IV, durante 7 a 14 dias
Linezolida	Infecções por VREF e MRSA; pneumonia por *S. aureus* e *Streptococcus pneumoniae* sensível à penicilina; infecções da pele e estruturas cutâneas	Náuseas, diarreia, cefaleia, insônia, colite pseudomembranosa	600 mg VO ou IV, a cada 12 h

(continua)

94 Parte 2 Fármacos Utilizados para Combater Infecções

Nome genérico	Usos	Reações adversas	Faixas posológicas
Quinupristina/ dalfopristina	VREF	Inflamação de veia, náuseas, vômitos, diarreia	7,5 mg/kg IV, a cada 8 h
Tedizolida	Infecções bacterianas agudas de pele/tecidos moles	Diarreia, cefaleia, pirose	200 mg VO ou IV, diariamente
Telitromicina	Iguais aos da demeclociclina	Distúrbio visual, náuseas, diarreia, vômitos, cefaleia, tontura	800 mg VO, a cada 24 h

*Esse fármaco deve ser administrado pelo menos 1 hora antes ou 2 horas depois de uma refeição.

REVISÃO DO CAPÍTULO

Calcule a dosagem dos medicamentos

1. Foram prescritos para um paciente 600 mg de lincomicina, IM, a cada 12 horas. O fármaco está disponível como 300 mg/ml. Quantos mililitros o enfermeiro deve administrar?

2. Foram prescritos para um paciente 200 mg de suspensão de minociclina oral, seguidos de 100 mg VO, a cada 12 horas. Minociclina está disponível em suspensão oral de 50 mg/5 ml. Quantos mililitros de dose inicial devem ser administrados pelo enfermeiro?

Prepare-se para provas

1. Uma paciente pergunta ao enfermeiro por que o médico receitou antibiótico quando lhe disseram que ela tem infecção viral. A resposta correta do enfermeiro é de que o antibiótico pode ser usado para suspeita de _____.
   1. Infecção fúngica primária
   2. Infecção viral repetida
   3. Infecção bacteriana secundária
   4. Supressão do sistema imune

2. Um paciente recebe eritromicina para uma infecção. Sua resposta ao tratamento é mais bem-avaliada por _____.
   1. Monitoramento dos sinais vitais a cada 4 horas
   2. Comparação dos sinais e sintomas iniciais e atuais
   3. Monitoramento do balanço hídrico
   4. Questionamento sobre sentir-se melhor

3. Quando solicitado a descrever reação de fotossensibilidade, o enfermeiro declara corretamente que essa reação pode ser descrita como _____.
   1. Lacrimejamento dos olhos com exposição à luz intensa
   2. Aversão à luz intensa e luz solar
   3. Sensibilidade a produtos presentes no ambiente
   4. Reação de queimadura solar exagerada quando a pele é exposta à luz solar

4. Quando administra doxiciclina para tratamento da gonorreia, o enfermeiro deve aconselhar o paciente a _____.
   1. Retornar para exame de acompanhamento
   2. Limitar a ingestão de líquido para 1.200 ml/dia enquanto toma o medicamento
   3. Retornar no dia seguinte para uma segunda injeção
   4. Evitar o consumo de álcool nos próximos 10 dias

5. Qual das seguintes queixas de paciente em uso de tetraciclina seria mais indicativa de que está apresentando ototoxicidade?
   1. Formigamento dos membros
   2. Incapacidade de ouvir a televisão
   3. Alteração no estado mental
   4. Curtos períodos de tontura

6. Quando administra um antibiótico macrolídio, o enfermeiro avalia o paciente quanto às reações adversas mais comuns, que são _____.
   1. Relacionadas ao sistema digestório
   2. Exantema e retenção urinária
   3. Aftas na boca e hipertensão
   4. Relacionadas ao sistema nervoso

7. Qual das seguintes medidas de débito urinário deve ser relatada imediatamente ao médico?
   1. 2.400 ml em 24 horas
   2. 30 ml em 1 hora
   3. 750 ml em 1 hora
   4. 1.000 ml em 1 dia

8. Qual dos seguintes medicamentos pode ser ingerido com alimentos?
   1. Eritromicina
   2. Doxiciclina
   3. Demeclociclina
   4. Tigeciclina

9. Quando um paciente é instruído a não ingerir um medicamento com produtos lácteos, o que o paciente pode beber junto com a medicação? **Escolha todas as opções corretas.**
   1. Água
   2. Iogurte batido com frutas
   3. Chá gelado
   4. Suco de oxicoco
   5. Leite

10. Para paciente com letramento em saúde limitado, foi prescrita azitromicina para tratamento de infecção das vias respiratórias inferiores, no seguinte esquema: 500 mg no primeiro dia, seguida de 250 mg nos dias 2 a 5. O fármaco está disponível em comprimidos de 250 mg. Quantos comprimidos devem ser ingeridos no primeiro dia? _____. E no último dia do tratamento? _____.

Para verificar suas respostas, ver Apêndice F.

9 Fármacos Antibacterianos que Interferem na Síntese de DNA/RNA

Termos-chave

colite pseudomembranosa forma grave e potencialmente fatal de diarreia, que ocorre quando a microbiota normal do intestino é eliminada e substituída por bactérias *Clostridium difficile* (*C. difficile*)

extravasamento escape de líquido de um vaso sanguíneo para o tecido adjacente

fotossensibilidade reação exagerada de queimadura solar quando a pele é exposta à luz solar ou à luz ultravioleta

liberação prolongada formulação em que o fármaco é liberado com o passar do tempo

microbiota normal microrganismos não patogênicos existentes no corpo

superinfecção crescimento exagerado de bactérias ou fungos não afetados pelo antibiótico administrado

Objetivos de aprendizagem

Ao fim deste capítulo, o leitor deverá ser capaz de:

1. Discutir usos, ações farmacológicas gerais, contraindicações, precauções, interações e reações adversas dos fármacos antibacterianos que interferem na síntese de DNA/RNA.
2. Discutir atividades a serem realizadas pelo enfermeiro na avaliação pré-administração e na avaliação continuada do paciente tratado com fármaco antibacteriano que interfere na síntese de DNA/RNA.
3. Listar os diagnósticos de enfermagem específicos para paciente em uso de agente antibacteriano que interfere na síntese de DNA/RNA.
4. Discutir maneiras de promover resposta ótima ao tratamento, controlar reações adversas e instruir os pacientes sobre o uso de agentes antibacterianos que interferem na síntese de DNA/RNA.

 Classes de fármacos

Fluoroquinolonas

 Farmacologia na prática
O Sr. Park, de 77 anos de idade, morador de clínica de repouso qualificada, recebe há 9 dias gemifloxacino para tratamento de infecção das vias respiratórias inferiores. Que reações adversas este paciente pode apresentar ao completar um ciclo de terapia com agentes antibacterianos?

À medida que diversos microrganismos tornam-se resistentes a antibióticos, os pesquisadores desenvolvem novos fármacos capazes de afetar diferentes partes da célula bacteriana. Nos Capítulos 7 e 8, abordaram-se fármacos antibacterianos que tinham como alvo a parede celular e a síntese de proteínas das bactérias. Neste capítulo, serão abordados os fármacos que matam as bactérias ao interferir na síntese de DNA ou RNA. Quando esses processos são interrompidos, a célula bacteriana é incapaz de se reproduzir e morre (Figura 9.1). Alguns desses fármacos são utilizados para tratamento de um amplo espectro de infecções, outros apenas para tratamento de um tipo de infecção, e outros ainda podem limitar-se ao tratamento de infecções graves não suscetíveis a outros agentes anti-infecciosos. Resumo de Fármacos | Fármacos antibacterianos que interferem na síntese de DNA/RNA lista os medicamentos discutidos neste capítulo.

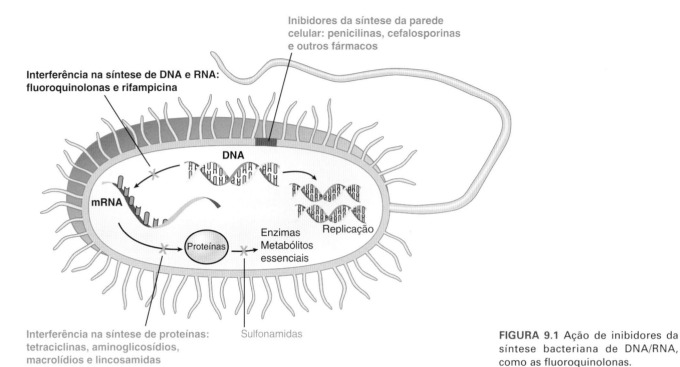

FIGURA 9.1 Ação de inibidores da síntese bacteriana de DNA/RNA, como as fluoroquinolonas.

 ## FLUOROQUINOLONAS

Fluoroquinolonas incluem ciprofloxacino, gemifloxacino, levofloxacino, moxifloxacino e ofloxacino.

AÇÕES

As fluoroquinolonas exercem seus efeitos bactericidas por interferência na síntese de DNA das bactérias. Essa interferência impede a reprodução da célula bacteriana, causando sua morte (Figura 9.1).

USOS

As fluoroquinolonas são efetivas no tratamento de infecções causadas por microrganismos gram-positivos e gram-negativos. São utilizadas principalmente no tratamento de:

- Infecções das vias respiratórias inferiores
- Infecções ósseas e articulares
- Infecções urinárias
- Infecções da pele
- Infecções sexualmente transmissíveis.

Ciprofloxacino e ofloxacino estão disponíveis em formas oftálmicas para tratamento de infecções oculares.

REAÇÕES ADVERSAS

Os efeitos adversos comuns incluem:

- Náuseas
- Diarreia
- Cefaleia
- Dor ou desconforto abdominal
- Tontura

- **Fotossensibilidade** (reação exagerada da pele à exposição ao sol), que é a reação adversa mais grave observada com a administração das fluoroquinolonas, particularmente ofloxacino.

A administração de qualquer fármaco pode resultar em reação de hipersensibilidade, que pode variar de leve a grave, sendo, em alguns casos, potencialmente fatal. Reações leves de hipersensibilidade podem exigir apenas a interrupção do fármaco, enquanto as mais graves necessitam de tratamento imediato. Podem ocorrer superinfecções bacterianas ou fúngicas e colite pseudomembranosa com o uso desses fármacos.

Superinfecções

Pode-se observar rápido desenvolvimento de **superinfecção**, potencialmente grave e até mesmo com risco à vida do paciente. Os antibióticos podem interferir na **microbiota normal** (bactérias intestinais não patogênicas), causando infecção secundária ou superinfecção. Essa nova infecção está "superposta" à infecção original. A destruição de grande número de bactérias não patogênicas (microbiota normal) pelo antibiótico provoca alterações no ambiente químico. Isso possibilita o crescimento descontrolado de bactérias ou fungos, que não são afetados pelo antibiótico administrado. Pode ocorrer superinfecção com o uso de qualquer antibiótico, particularmente quando esses fármacos são administrados por longo período de tempo, ou quando são necessários ciclos repetidos de terapia.

 Considerações sobre o paciente

Gerontologia
É mais provável que adultos mais velhos debilitados, cronicamente doentes ou tomando antibióticos orais por longo período de tempo desenvolvam superinfecção.

Os sintomas de superinfecção bacteriana do intestino consistem em diarreia ou diarreia sanguinolenta, sangramento retal, febre e cólica abdominal. A **colite pseudomembranosa** é um tipo de superinfecção bacteriana. Esse distúrbio potencialmente fatal desenvolve-se em consequência do crescimento excessivo do microrganismo *Clostridium difficile* (*C. difficile*) no intestino. Esse microrganismo produz toxina que afeta o revestimento do cólon. Os sinais e sintomas incluem diarreia intensa, com sangue e muco visíveis, febre e cólicas abdominais. Em geral, essa reação adversa exige a suspensão imediata do antibiótico. Casos leves podem responder à interrupção do fármaco. Casos moderados a graves podem necessitar de tratamento com líquidos e eletrólitos administrados por via intravenosa (IV), suplementação proteica e tratamento com fármacos, como fidaxomicina, para eliminar o microrganismo.

Considerações sobre cuidados crônicos

Pesquisadores sugerem que 40 a 75% dos antibióticos prescritos para uso prolongado não são necessários (Dellit, 2007). A Antibiotic Stewardship for Nursing Homes foi iniciada em 2015 em resposta à infecção por *C. difficile* por ser a causa mais comum de diarreia aguda relacionada com antibióticos em instituições de cuidados prolongados. A intenção foi reduzir a prescrição inapropriada e desnecessária de antibióticos em cuidados prolongados.

Candidíase ou moniliáse é tipo comum de superinfecção fúngica, ocorrendo comumente nos sistemas digestório e genital. Os sintomas consistem em lesões de boca ou língua, secreção vaginal e prurido anal ou vaginal.

Infecções fúngicas vaginais são frequentes, visto que existe normalmente um fungo leveduriforme na vagina, presente em pequenos números. A multiplicação desses microrganismos é normalmente lenta e mantida sob controle por uma cepa bacteriana vaginal (bacilo de Döderlein). Se a terapia anti-infecciosa destruir esses microrganismos normais da vagina, os fungos ficam descontrolados, multiplicam-se rapidamente e provocam sintomas da infecção fúngica conhecida como candidíase (ou moniliáse).

CONTRAINDICAÇÕES E PRECAUÇÕES

Fluoroquinolonas são contraindicadas para pacientes com história de hipersensibilidade a esses fármacos, menores de 18 anos de idade e durante a gravidez (categoria C para uso na gestação). Também são contraindicados para pacientes cujos estilos de vida não permitem a adesão às precauções relativas à fotossensibilidade.

O risco de tendinite e ruptura de tendões aumenta durante a administração de fluoroquinolona. Embora isso possa ser observado em qualquer idade, indivíduos com mais de 60 anos de idade e que tomam corticosteroides correm maior risco.

Fluoroquinolonas devem ser utilizadas com cautela em pacientes com diabetes melito, comprometimento renal, história de convulsões, idosos e submetidos a diálise.

INTERAÇÕES

As seguintes interações podem ocorrer quando se administra fluoroquinolona com outro agente:

Fármaco combinado	Uso comum	Efeito da interação
Teofilina	Manejo de distúrbios respiratórios, como asma	Nível sérico aumentado de teofilina
Cimetidina	Manejo de desconforto gastrintestinal	Interfere na eliminação do antibiótico
Anticoagulantes orais	Anticoagulante	Risco aumentado de sangramento
Antiácidos, sais de ferro ou zinco	Alívio de pirose e desconforto gastrintestinal	Absorção diminuída do antibiótico
Anti-inflamatórios não esteroides (AINEs)	Alívio de dor e inflamação	Risco de atividade convulsiva

Existe também risco de arritmias cardíacas graves quando se administram fluoroquinolonas – moxifloxacino – com fármacos que aumentam o intervalo QT (p. ex., quinidina, procainamida, amiodarona, sotalol).

PROCESSO DE ENFERMAGEM
Paciente tratado com uma fluoroquinolona ou outro anti-infeccioso

AVALIAÇÃO

Avaliação pré-administração

Antes de administrar fluoroquinolona ou outro inibidor do DNA/RNA, é preciso identificar e registrar sinais e sintomas da infecção, bem como sinais vitais do paciente. É particularmente importante obter história minuciosa de alergia, particularmente qualquer alergia relacionada a fármacos. O médico pode solicitar a realização de cultura e testes de sensibilidade, que devem ser obtidos antes da administração da primeira dose do medicamento. Outros exames laboratoriais, como provas de função renal e hepática, hemograma completo e exame de urina, também podem ser solicitados antes e no decorrer da terapia farmacológica para a detecção precoce de reações tóxicas.

Avaliação continuada

Durante a terapia farmacológica com os diversos inibidores do DNA/RNA, é importante proceder a avaliação contínua, comparando sinais e sintomas registrados na avaliação inicial com os atuais. É preciso registrar esses achados no prontuário do paciente. Em geral, sinais vitais do paciente são monitorados a cada 4 horas ou conforme solicitado pelo médico. Alterações dos sinais vitais, como queda significativa da pressão arterial, aumento da frequência do pulso ou frequência respiratória ou súbita elevação da temperatura devem ser notificados ao médico.

DIAGNÓSTICOS DE ENFERMAGEM

Os diagnósticos de enfermagem específicos para agentes farmacológicos incluem os seguintes:

- **Risco de conforto prejudicado**, relacionado com febre
- **Risco de integridade da pele prejudicada**, relacionado com fotossensibilidade
- **Dor aguda**, relacionada com lesão tecidual durante a terapia farmacológica
- **Diarreia**, relacionada com superinfecção secundária à antibioticoterapia, reação medicamentosa adversa.

Os diagnósticos de enfermagem relacionados com a administração de medicamentos são discutidos no Capítulo 4.

PLANEJAMENTO

Os desfechos esperados no paciente podem incluir resposta ótima à terapia, que consiste em controle do processo infeccioso, atendimento às necessidades do paciente relacionadas com manejo de reações farmacológicas adversas e confiabilidade na compreensão do esquema medicamentoso.

IMPLEMENTAÇÃO

Promoção da resposta ótima à terapia

Pode-se observar uma variedade de reações adversas com a administração das fluoroquinolonas. É necessário observar o paciente, particularmente durante as primeiras 48 horas de terapia. É importante relatar a ocorrência de qualquer reação adversa antes de administrar a próxima dose do medicamento. Caso ocorra reação adversa grave, como reação de hipersensibilidade, dificuldade respiratória, diarreia intensa ou queda acentuada da pressão arterial, entrar em contato imediato com o médico. Essas reações adversas podem ser estressantes para o paciente, exigindo medidas de conforto, como cobertor quente ou toque suave, enquanto se aguarda a resposta do médico.

O enfermeiro deve sempre escutar, avaliar e relatar qualquer queixa que o paciente possa ter; algumas delas podem representar um sinal precoce de reação farmacológica adversa. Também deve relatar o mais rápido possível todas as alterações no estado do paciente, bem como quaisquer problemas novos que possam surgir (p. ex., náuseas ou diarreia). O médico irá avaliar se essas alterações ou problemas fazem parte do processo infeccioso do paciente ou representam uma reação adversa a medicamentos.

É preciso encorajar os pacientes que recebem fluoroquinolonas a aumentar o consumo de líquidos. Norfloxacino é administrado com estômago vazio (p. ex., 1 hora antes ou 2 horas depois das refeições). Alguns fármacos são formulados de modo a paulatinamente liberar o medicamento no corpo; essas formulações são conhecidas como fármacos de **liberação prolongada**, de liberação sustentada ou de liberação controlada. Como a quantidade de fármaco seria muito grande se fosse liberada de uma só vez no corpo, é importante deglutir esses medicamentos por inteiro. Os pacientes não devem triturar, mastigar ou quebrar os medicamentos de liberação prolongada. Se o paciente estiver tomando antiácido, ciprofloxacino e moxifloxacino devem ser administrados 2 a 4 horas antes ou 6 a 8 horas depois do antiácido.

Administração intravenosa

Quando esses fármacos são administrados por via intravenosa, deve-se inspecionar a intervalos frequentes o local da punção e a área ao seu redor, à procura de sinais de **extravasamento** do líquido IV nos tecidos moles. São realizadas avaliações mais frequentes se o paciente estiver inquieto ou não estiver cooperando. Muitos desses agentes anti-infecciosos irritam as veias quando administrados por via IV.

A velocidade de infusão é verificada a cada 15 minutos e ajustada, quando necessário. Inspeciona-se a veia usada para infusão IV a cada 4 a 8 horas, à procura de sinais de hipersensibilidade, dor e vermelhidão (que podem indicar flebite ou tromboflebite). Se esses sintomas forem aparentes, a infusão IV é reiniciada em outra veia, e o problema é comunicado ao médico.

Monitoramento e manejo das necessidades do paciente

Embora os medicamentos apresentados neste capítulo sejam diferentes, muitos dos problemas dos pacientes são semelhantes. Considerar os fármacos em conjunto para pesquisar problemas comuns.

Conforto prejudicado / Febre alta

O processo infeccioso é acompanhado de elevação da temperatura, pelo que devem ser monitorados sinais vitais (temperatura, pulso e respiração), particularmente temperatura corporal. Como o agente anti-infeccioso atua para livrar o corpo do microrganismo infeccioso, a temperatura corporal deve normalizar-se. O monitoramento frequente dos sinais vitais ajuda a avaliar a efetividade do fármaco na erradicação da infecção. Notificar imediatamente o médico se a elevação da temperatura ultrapassar 38,3°C.

Integridade da pele prejudicada

Fluoroquinolonas causam reações de fotossensibilidade graves, tais como a "queimadura solar", até mesmo quando os pacientes utilizam protetores ou bloqueadores solares. Deve haver aconselhamento para uso de roupas com mangas longas, chapéus de aba larga e bloqueador solar ao saírem de casa. É importante lembrar ao paciente que o protetor solar precisa ser aplicado repetidamente durante o dia ou quando entrar na água. Os pacientes devem estar cientes de que a luminosidade nos dias nublados ou com névoa pode causar reações cutâneas tão prontamente quanto a luz solar direta em dia claro.

Dor aguda / Lesão tissular

Muitos desses agentes antibacterianos são irritantes para a veia quando administrados por via intravenosa. Deve-se atentar para a velocidade da infusão, inspecionar o local da punção e a área ao seu redor a cada hora, à procura de sinais de extravasamento do líquido IV enquanto o fármaco está sendo infundido. Os demais cuidados relativos à punção e à infusão venosa já foram descritos no item *Administração intravenosa*.

⚠ ALERTA DE ENFERMAGEM

Com todas as fluoroquinolonas, existe risco de provocar dor, inflamação ou ruptura de tendão. O tendão do calcâneo é particularmente vulnerável. Pacientes com 60 anos de idade ou mais que tomam corticosteroides correm maior risco de ruptura de tendão.

Diarreia

A evacuação frequente de fezes líquidas sugere superinfecção ou colite pseudomembranosa. Caso ocorra, colite pseudomembranosa é habitualmente observada 4 a 10 dias após o início do tratamento.

Ensinar o paciente ou sua família a adquirir confiança na sua capacidade de verificar as evacuações e a relatar imediatamente a ocorrência de diarreia ou de fezes de consistência pastosa, contendo sangue e muco. Pode ser necessário interromper a terapia farmacológica e instituir tratamento para diarreia, superinfecção ou colite pseudomembranosa.

Se a diarreia for sanguinolenta ou houver muco nas fezes, deve ser coletado material suficiente para a realização de dois testes: uma amostra deve ser enviada para descartar a possibilidade de *C. difficile*, enquanto a outra amostra é usada para pesquisa de sangue oculto nas fezes, utilizando mistura de fezes com reagentes químicos específicos (p. ex., o teste do guáiaco). Se esse exame for positivo, deve-se guardar a amostra para comparação com possível análise laboratorial futura. Para reduzir a disseminação da infecção a outros pacientes, é fundamental manter boa higiene das mãos quando estiver lidando com fezes.

Orientação ao paciente e aos familiares

Ao instruir o paciente ou seus familiares, devem-se explicar todas as reações adversas associadas ao antibiótico específico que foi prescrito. As informações serão escritas em linguagem acessível, incluindo sinais e sintomas de manifestações adversas potencialmente graves, como reações de hipersensibilidade, diarreia moderada a intensa e início súbito de calafrios e febre. O paciente deve ser instruído a comunicar-se com o médico caso esses sintomas apareçam, bem como a não tomar a próxima dose do medicamento até que haja esclarecimento sobre essa ocorrência (ver Orientação ao paciente para desfechos melhores | Superinfecções).

REAVALIAÇÃO

- A resposta terapêutica é obtida, e não há evidências de infecção
- As reações adversas são identificadas, relatadas ao médico e controladas com sucesso por meio de intervenções de enfermagem apropriadas:
  - O paciente relata conforto sem febre
  - A pele está intacta e sem inflamação, irritação, infecção ou ulceração
  - O paciente relata a ausência de dor ou lesão
  - O paciente não apresenta diarreia
- O paciente e sua família expressam confiança e demonstram entender o esquema medicamentoso.

Orientação ao paciente para desfechos melhores

Superinfecções

Antibióticos constituem um dos tipos de farmacoterapia mais comumente administrada em casa. Qualquer paciente em uso de agentes antibacterianos é suscetível ao desenvolvimento de superinfecção. É importante que o paciente conheça sinais e sintomas de superinfecção. A superinfecção bacteriana ocorre comumente no intestino.

Qualquer uma das seguintes queixas precisa ser relatada:

✔ Febre
✔ Sensação de queimação na boca ou na garganta
✔ Eritema, inflamação ou escoriação localizados, particularmente dentro da boca, nas virilhas ou nas dobras de pele da área anogenital
✔ Cólicas abdominais
✔ Exantema papular, escamoso e avermelhado, comumente localizado em dobras de mamas, axilas, virilha ou umbigo
✔ Diarreia, possivelmente intensa, com sangue e muco visíveis.

É comum a ocorrência de superinfecção fúngica na boca, na vagina e na área anogenital. O paciente deve relatar qualquer um dos seguintes achados:

✔ Placas de cor branco-creme, reticuladas na língua, na boca ou na garganta
✔ Secreção vaginal branca ou amarelada
✔ Prurido anal ou vaginal, vermelhidão perianal aumentada.

Farmacologia na prática
PENSE CRITICAMENTE

O Sr. Park queixa-se de distensão do estômago e sensação de muitos "roncos abdominais". O assistente de enfermagem relata que o paciente foi várias vezes ao banheiro devido à ocorrência de diarreia nos últimos 2 dias. O paciente está aborrecido e diz que não pode aguardar uma pessoa para ajudá-lo a andar; o assistente de enfermagem está preocupado de que ele possa levantar sozinho à noite e cair. Analisar se esse evento deve ser investigado.

PONTOS-CHAVE

■ Fluoroquinolonas constituem uma classe de fármacos bactericidas que afetam a célula bacteriana, interferindo na síntese de DNA. São utilizadas no tratamento de ampla gama de microrganismos gram-negativos e gram-positivos. Alguns fármacos dessa classe estão disponíveis em solução oftálmica para tratamento de infecções oculares

■ Alguns desses fármacos são administrados oralmente na forma de liberação prolongada, de modo que o fármaco seja liberado no corpo com o passar do tempo. Quando administrados por via intravenosa, a veia precisa ser monitorada com frequência, visto que podem ser irritantes para os tecidos

■ Fotossensibilidade pode ser reação adversa grave dessa classe de fármacos. Protetor solar e roupas leves devem ser usados toda vez que o paciente estiver ao ar livre, mesmo em dias nublados

■ Foi observada a ocorrência de ruptura de tendões em pacientes que tomam esses fármacos, particularmente nos com mais de 60 anos de idade

■ Usar qualquer fármaco antibacteriano pode acarretar crescimento excessivo de outras bactérias ou eliminação da microbiota normal, resultando em superinfecção. Os fármacos devem ser interrompidos; medidas de suporte com soluções IV e suplementos dietéticos e uso de agente antibacteriano diferente podem ajudar.

RESUMO DE FÁRMACOS
Fármacos antibacterianos que interferem na síntese de DNA/RNA

Nome genérico	Usos	Reações adversas	Faixas posológicas
Fluoroquinolonas			
*Ciprofloxacino	Tratamento de infecções causadas por microrganismos sensíveis	Náuseas, diarreia, cefaleia, desconforto abdominal, fotossensibilidade, superinfecções, reações de hipersensibilidade	250 a 750 mg VO, a cada 12 h; 200 a 400 mg IV, a cada 12 h
Gemifloxacino	Bronquite e pneumonia adquirida na comunidade	Vômitos, diarreia, dor no estômago, inquietação, tontura, confusão, alterações do paladar, transtornos do sono	320 mg/dia VO
Levofloxacino	Iguais aos do ciprofloxacino	Iguais às do ciprofloxacino	250 a 750 mg/dia VO, IV
Moxifloxacino	Iguais aos do ciprofloxacino	Iguais às do ciprofloxacino	400 mg/dia VO
Ofloxacino	Iguais aos do ciprofloxacino	Iguais às do ciprofloxacino	200 a 400 mg VO, IV, a cada 12 h
Outros fármacos que inibem a síntese de RNA/DNA			
Metronidazol	Tratamento de microrganismos anaeróbicos em osso, pele, sistema nervoso central, cavidades internas do corpo, sistema respiratório	Cefaleia, náuseas, neuropatia periférica, interação tipo dissulfiram com álcool	Dose de ataque de 15 mg/kg; em seguida, 7,5 mg/kg
Rifaximina	Encefalopatia hepática, síndrome do intestino irritável, infecção por *C. difficile*	Gases, cefaleia	400 a 550 mg VO, 2 a 3 vezes/dia

*Esse fármaco deve ser administrado pelo menos 1 hora antes ou 2 horas depois de uma refeição.

REVISÃO DO CAPÍTULO

Calcule a dosagem dos medicamentos

1. A um paciente foram prescritos 500 mg de ciprofloxacino VO, a cada 12 horas, para tratamento de infecção sinusal aguda. O fármaco está disponível em comprimidos de 500 mg. O enfermeiro ensina o paciente a administrar _____.
2. Metronidazol está disponível em comprimidos de 250 mg. O paciente é instruído a tomar 750 mg, 1 vez/dia. Quantos comprimidos o paciente deve tomar em cada dose? _____.

Prepare-se para provas

1. Fluoroquinolonas matam células bacterianas por _____.
   1. Inibição da síntese proteica
   2. Destruição da parede celular bacteriana
   3. Eliminação do oxigênio do ribossomo
   4. Inibição da síntese de DNA
2. Pacientes que tomam fluoroquinolona são incentivados a _____.
   1. Tirar um cochilo de 1 a 2 horas diariamente enquanto estiver tomando o medicamento
   2. Seguir dieta rica em proteína
   3. Aumentar sua ingestão de líquidos
   4. Evitar alimentos ricos em carboidratos
3. Ao tomar levofloxacino, o paciente é instruído a _____.
   1. Usar proteção solar sempre se estiver ao ar livre
   2. Avaliar a ocorrência de perda auditiva
   3. Carregar sempre uma caneta com epinefrina autoinjetável
   4. Consumir mais frutas e vegetais
4. Ao monitorar a infusão IV de levofloxacino, o enfermeiro deve certificar-se de que a agulha esteja na veia, porque se não estiver, isso pode resultar em _____.
   1. Irritação do tecido circundante
   2. Coágulo sanguíneo no braço
   3. Déficit hídrico e desidratação
   4. Elevação súbita e grave da pressão arterial
5. Para evitar superinfecção ao tomar fluoroquinolonas, instruir o paciente a _____.
   1. Seguir dieta rica em fibras
   2. Lavar-se com sabão antibacteriano
   3. Monitorar a ocorrência de diarreia
   4. Usar cremes de venda livre em erupções cutâneas
6. Foi prescrito moxifloxacino a um paciente. O enfermeiro constata que o paciente também toma antiácido. O enfermeiro administra corretamente moxifloxacino _____.
   1. 1 vez/dia VO, 4 h antes do antiácido
   2. 2 vezes/dia VO, imediatamente depois do antiácido
   3. 1 vez/dia IM, sem considerar o horário de administração do antiácido
   4. A cada 12 horas IV, sem considerar o horário de administração do antiácido
7. Um paciente tratado com fluoroquinolona planeja participar de uma maratona depois do tratamento. O enfermeiro está preocupado com _____.
   1. Alterações cardíacas com intervalo QT prolongado

2. Ruptura espontânea de tendão
3. Flebite no local de administração por via intravenosa
4. Sintomas de colite pseudomembranosa

8. Qual das seguintes afirmativas feita pelo paciente indica que ele entendeu que precisa tomar todo o ciclo de tratamento antibacteriano?
1. "Se eu ficar avermelhado, devo interromper o remédio que não está atuando"
2. "Quando a dor desaparecer, interromperei o remédio"
3. "Tomarei o remédio até ter diarreia"
4. "Tomarei todo o remédio conforme prescrito"

9. Levofloxacino, 500 mg IV, é prescrito para paciente internado com pneumonia. O fármaco é colocado em seringa na concentração de 250 mg/15 mℓ para bomba de infusão. Quantos mℓ devem estar na seringa? _____

10. Identifique as intervenções necessárias quando são administrados fármacos que causam reações de fotossensibilidade. **Escolha todas as opções corretas**.
1. Lavar a pele com frequência.
2. Usar protetor solar com FPS alto.
3. Usar chapéu mesmo nos dias nublados.
4. Usar roupas com mangas longas.

Para verificar suas respostas, ver Apêndice F.

10

Fármacos Antituberculosos

Termos-chave

extrapulmonar que ocorre fora dos pulmões no sistema respiratório

gota distúrbio metabólico que resulta em níveis elevados de ácido úrico e provoca dor articular intensa

Mycobacterium leprae bactéria que causa hanseníase (doença de Hansen), doença crônica transmissível, atualmente de ocorrência incomum nos EUA

Mycobacterium tuberculosis bactéria que causa tuberculose

***Mycobacterium tuberculosis* multidrogarresistente (TB-MDR)** micobactéria resistente a diferentes fármacos antituberculosos, cujo tratamento tem alto custo

neurite óptica inflamação do nervo óptico, causando redução da acuidade visual e alterações na percepção das cores

neuropatia periférica manifestada por dormência e formigamento dos membros

tratamento diretamente observado (TDO) dose do fármaco tomada pelo paciente na presença do administrador

tuberculose latente tuberculose assintomática, mas que pode tornar-se ativa; ocorre em pessoas infectadas pelo HIV, especialmente naquelas com teste tuberculínico positivo

vertigem sensação de movimento giratório ou rotacional; tontura

Objetivos de aprendizagem

Ao fim deste capítulo, o leitor deverá ser capaz de:

1. Discutir os fármacos utilizados no tratamento das micobactérias responsáveis pela tuberculose (TB).
2. Discutir usos, ações gerais, reações adversas, interações e precauções de fármacos antituberculosos.
3. Discutir atividades de enfermagem importantes nas avaliações pré-administração e continuada do paciente tratado com antituberculosos.
4. Listar os diagnósticos de enfermagem específicos para paciente em uso de antituberculosos.
5. Descrever o tratamento diretamente observado (TDO).
6. Discutir maneiras de promover resposta ótima ao tratamento, controlar reações adversas e instruir pacientes sobre o uso de agentes antituberculosos.

Classes de fármacos

Fármaco antituberculoso primário   Fármaco antituberculoso secundário

Farmacologia na prática
Betty Peterson procura a clínica com queixas de tosse crônica. Diz estar preocupada com a possibilidade de TB, porque "muitas pessoas" vivem no apartamento ao lado e assistiu a um programa de TV que mostrou elevada incidência dessa doença em áreas densamente habitadas. Solicita teste tuberculínico e radiografia de tórax. Betty Peterson deve ser avaliada quanto à possibilidade de TB?

A tuberculose (TB) é um problema importante de saúde no mundo inteiro, e quase um terço da população mundial tem essa doença.[1] TB é particularmente prevalente na Ásia e na África Subsaariana, onde causa quase 1,5 milhão de mortes anualmente. Segundo a previsão da Organização Mundial da Saúde (OMS), 9 milhões de pessoas no mundo inteiro irão contrair essa doença a cada ano. Indivíduos que vivem em áreas superpovoadas, apresentam comprometimento do sistema imune ou têm condições debilitantes são particularmente suscetíveis à TB. Em especial os indivíduos infectados pelo vírus da imunodeficiência humana (HIV) correm maior risco de TB, devido ao comprometimento do sistema imune.

---

[1]N.R.T.: Segundo a OMS, 10 milhões de pessoas foram acometidas pela doença no ano de 2017, havendo morte de 1,3 milhão entre os indivíduos HIV-negativos (número acrescido em 300.000 mortes nos infectados pelo HIV).

Nos EUA, são relatados aproximadamente 10.000 casos de TB. Embora isso possa parecer um pequeno número de casos, o problema torna-se importante por duas razões: (1) as pessoas fazem viagens internacionais com maior frequência e podem apresentar **TB latente**; (2) a bactéria está se tornando resistente à terapia farmacológica.

A TB é uma doença infecciosa causada por *Mycobacterium tuberculosis*, também designado como bacilo de Koch. Geralmente, manifesta-se com tosse, febre, sudorese noturna e perda de peso. Transmite-se de uma pessoa para outra por gotículas dispersas no ar quando o infectado tosse ou espirra. Essas gotículas são então inaladas por indivíduos não infectados. Embora a TB acometa principalmente os pulmões, outros órgãos podem ser afetados.

ⓘ ALERTA DE ENFERMAGEM

Vinte e cinco por cento de todas as mortes relacionadas ao HIV são causadas por TB ativa, por vezes de difícil diagnóstico. Esses pacientes têm sistema imune deficiente, razão pela qual o teste tuberculínico (PPD, derivado proteico purificado; do inglês, *purified protein derivative*) pode não exibir reação, mesmo na presença da doença. Podem ser necessários exames radiográficos, análise do escarro ou exames físicos para diagnosticar acuradamente a infecção por *M. tuberculosis* em pacientes infectados pelo HIV.

Os agentes antituberculosos são classificados em fármacos primários (de primeira linha) e secundários (de segunda linha). Fármacos de primeira linha constituem a base para o tratamento. A TB responde bem a tratamento prolongado com associação de três ou mais agentes. Esses também são utilizados profilaticamente para evitar disseminação da doença. Fármacos de segunda linha tratam **TB multidrogarresistente (TB-MDR)**, sendo mais tóxicos e de custo mais elevado do que os agentes antituberculosos de primeira linha.

A **TB extrapulmonar** (fora dos pulmões) afeta outros órgãos do corpo, tais como fígado, ossos, baço e glândulas suprarrenais. A Figura 10.1 ilustra as áreas afetadas pela TB e os fármacos utilizados no tratamento.

Fármacos de segunda linha também são utilizados para tratar TB extrapulmonar. Todos os antituberculosos estão listados no Resumo de Fármacos | Fármacos antituberculosos. Certas fluoroquinolonas, como ciprofloxacino, ofloxacino e levofloxacino, são comprovadamente efetivas contra a TB, sendo consideradas fármacos de segunda linha (ver Capítulo 9).

AÇÕES

Os agentes antituberculosos são bacteriostáticos e bactericidas contra *M. tuberculosis*. Em geral, atuam por inibição da síntese da parede celular bacteriana, reduzindo a velocidade de multiplicação das bactérias. Isoniazida é bactericida, enquanto rifampicina e estreptomicina possuem alguma atividade bactericida.

USOS

Os agentes antituberculosos são utilizados em um protocolo denominado *tratamento-padrão* para tratar TB ativa. Entretanto, isoniazida (INH) pode ser utilizada isoladamente na profilaxia da **TB latente**. O Boxe 10.1 identifica os sinais da TB latente.

BOXE 10.1 Sinais de TB latente.

- O paciente não se sente doente ou não apresenta sintomas da doença
- Teste cutâneo (PPD) ou exame de sangue positivo para TB
- Radiografia de tórax normal e exame de escarro negativo
- Apresenta *M. tuberculosis* vivas, porém inativas
- Não dissemina *M. tuberculosis* para outras pessoas
- *Necessita de tratamento* para a doença, de modo a prevenir a doença ativa no futuro.

Tratamento da TB latente

Esse tratamento é administrado em pessoas infectadas pelo *M. tuberculosis*, mas que não apresentam a doença. Esses indivíduos apresentam testes cutâneo/sanguíneo positivos, embora não sejam infectantes e não disseminem a doença para outras pessoas. Se não tratados, 5 a 10% desses indivíduos acabam apresentando doença ativa no decorrer da vida. Portanto, normalmente recebem isoniazida (INH), em esquema posológico diário ou quinzenal, durante 6 a 9 meses. Para aumentar a adesão ao tratamento e prevenir o desenvolvimento de resistência aos fármacos, protocolos menos frequentes estão sendo utilizados, como associação de rifapentina/isoniazida, tomada semanalmente, durante 12 semanas.

Protocolo para tratamento-padrão

O tratamento-padrão da TB é dividido em fase *inicial*, seguida de fase *continuada*. Durante a fase inicial, fármacos são utilizados para destruir *M. tuberculosis* de multiplicação rápida e prevenir o desenvolvimento de resistência a fármacos. Essa fase se estende por aproximadamente 2 meses. A fase continuada dura cerca de 4 meses. Assim, o tratamento total é de 6 a 9 meses, dependendo da resposta do paciente.

Os Centers for Disease Control and Prevention (CDC), dos EUA, recomendam que o tratamento seja iniciado o mais rápido possível após o diagnóstico de TB, com a administração dos fármacos de primeira linha – rifampicina, isoniazida, pirazinamida e etambutol – por período mínimo de 2 meses. A segunda fase inclui apenas rifampicina e isoniazida, administradas por 4 meses, ou até 7 meses em circunstâncias especiais, que incluem:

- Cultura de escarro positiva após completar o tratamento inicial
- Doença cavitária (cavidade ou bolsa) e cultura de escarro positiva após o tratamento inicial
- Casos em que pirazinamida não foi incluída no tratamento inicial
- Cultura de escarro positiva após tratamento inicial em paciente com infecção pelo HIV previamente diagnosticada.

Protocolo de retratamento

Algumas vezes, o tratamento falha por inadequado uso do fármaco inicial ou não adesão do paciente ao esquema medicamentoso. Nessa circunstância, retratamento é necessário, sendo feito com quatro ou mais fármacos de segunda linha, tais como: etionamida, ácido paraminossalicílico, ciclosserina e capreomicina. Ofloxacino e ciprofloxacino também

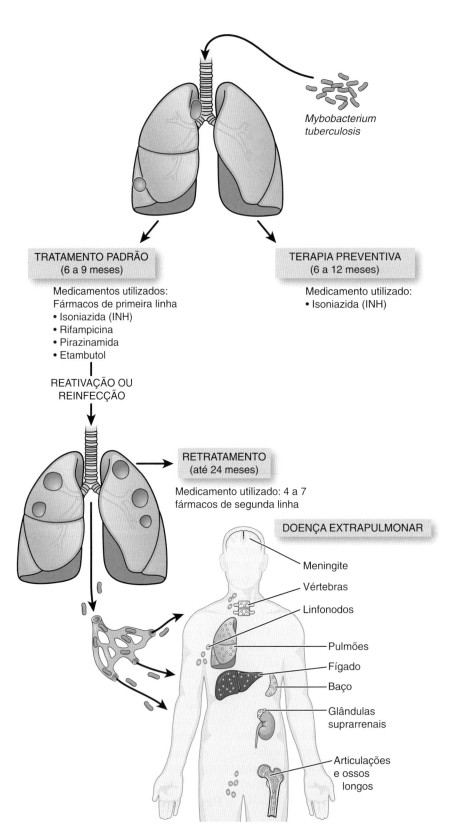

FIGURA 10.1 Locais de infecção da tuberculose e opções de tratamento.

podem ser utilizados no retratamento. Algumas vezes, nessa fase, podem-se utilizar sete ou mais fármacos, com suspensão dos medicamentos ineficazes uma vez obtido o resultado dos testes de sensibilidade. O tratamento é individualizado, com base na sensibilidade do microrganismo. Um período de até 24 meses de tratamento contínuo após a obtenção de culturas de escarro negativas para TB pode constituir parte do plano.

Resistência aos fármacos antituberculosos

A TB-MDR suscita preocupação crescente. Ocorre desenvolvimento de resistência bacteriana, algumas vezes rapidamente, graças principalmente à falta de adesão do paciente aos esquemas posológicos prolongados. O tratamento individualizado baseia-se nos exames laboratoriais que identificam os fármacos aos quais o microrganismo é sensível. Os CDC recomendam o uso de três ou mais fármacos na terapia inicial e no retratamento, visto que o uso de uma combinação de fármacos retarda o desenvolvimento de resistência das micobactérias. Deve-se pensar em TB causada por microrganismos resistentes a fármacos em pacientes que não respondem à terapia e naqueles que foram tratados no passado. Um fármaco mais recente, a bedaquilina, foi desenvolvido para tratar especificamente a TB-MDR. Esse fármaco interfere nas enzimas bacterianas. Infelizmente, a bedaquilina está associada a risco aumentado de morte cardíaca, e os pacientes devem ser monitorados a intervalos frequentes com ECG, devido ao prolongamento do intervalo QT.[2]

Este capítulo apresenta antituberculosos de primeira linha: etambutol, isoniazida, pirazinamida e rifampicina. Outros fármacos de primeira e segunda linhas estão listados no Resumo de Fármacos | Fármacos antituberculosos.

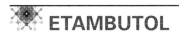
ETAMBUTOL

REAÇÕES ADVERSAS

Reações generalizadas
- Dermatite e prurido (coceira)
- Dor articular
- Anorexia
- Náuseas e vômitos.

Reações graves
- Reações anafilactoides (reações alérgicas incomuns ou exageradas)

- **Neurite óptica** (diminuição da acuidade visual e alterações na percepção das cores); neurite óptica relaciona-se com a dose utilizada.

CONTRAINDICAÇÕES, PRECAUÇÕES E INTERAÇÕES

Etambutol não é recomendado para pacientes com história de hipersensibilidade ao fármaco ou para crianças com menos de 13 anos de idade. O fármaco é utilizado com cautela durante a gravidez (categoria B), em pacientes com comprometimento hepático ou renal e naqueles com retinopatia diabética ou catarata.

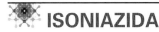
ISONIAZIDA

REAÇÕES ADVERSAS

A incidência de reações adversas parece ser maior quando são prescritas doses mais altas de isoniazida.

Reações generalizadas
- Náuseas e vômitos
- Desconforto epigástrico
- Febre
- Erupções cutâneas
- Alterações hematológicas
- Icterícia
- Hipersensibilidade.

Toxicidade
- **Neuropatia periférica** (dormência e formigamento nos membros) constitui o mais comum sintoma de toxicidade
- Hepatite grave associa-se à terapia com isoniazida, pode aparecer depois de muitos meses de tratamento e ser fatal.

CONTRAINDICAÇÕES E PRECAUÇÕES

Isoniazida é contraindicada para pacientes com história de hipersensibilidade a ela. O fármaco é utilizado com cautela durante gravidez (categoria C) e lactação, bem como em pacientes com comprometimento hepático e renal.

INTERAÇÕES

As seguintes interações associam-se a isoniazida:

Fármaco combinado	Uso comum	Efeito da interação
Antiácidos contendo sais de alumínio	Alívio de pirose e desconforto gastrintestinal	Absorção reduzida de isoniazida
Anticoagulantes	Anticoagulante	Risco aumentado de sangramento
Fenitoína	Anticonvulsivante	Aumento de níveis séricos de fenitoína
Álcool (em bebidas)	Situações sociais	Maior incidência de hepatite relacionada ao fármaco

---

[2]N.R.T.: Em 2017, a OMS estimou haver 558.000 novos casos de resistência a rifampicina (o mais efetivo agente de primeira linha), dos quais 82% correspondiam a TB-MDR. Cerca de 8% casos de TB-MDR apresentam resistência mais intensa a tratamento antituberculoso (TB-XDR). Em 2016, a OMS aprovou esquema de retratamento com combinação de fármacos de segunda linha por 9 a 12 meses, em pacientes cujas cepas bacterianas demonstrassem sensibilidade a esses agentes. É esquema menos caro e que, sendo mais curto, favorece a adesão. Em pacientes não responsivos aos esquemas propostos para TB-MDR, fármacos mais recentemente desenvolvidos – bedaquilina e delamanide – podem ser administrados.

Quando o paciente ingere isoniazida com alimentos contendo tiramina, como queijo curado, carnes, bananas, fermentos e álcool, pode ocorrer exagerada resposta neuronal simpática (*i. e.*, hipertensão, taquicardia e palpitações).

PIRAZINAMIDA

REAÇÕES ADVERSAS

Reações generalizadas

- Náuseas e vômitos
- Diarreia
- Mialgia
- Exantemas.

Hepatotoxicidade

Hepatotoxicidade é a principal reação adversa observada com uso da pirazinamida. Varia de discreta anormalidade nos resultados das provas de função hepática com sintomas ausentes até icterícia, a reação mais grave.

CONTRAINDICAÇÕES E PRECAUÇÕES

As contraindicações englobam reações de hipersensibilidade ao fármaco, **gota** aguda (distúrbio metabólico que eleva níveis de ácido úrico e provoca dor articular intensa) e lesão hepática grave.

A pirazinamida deve ser usada com cautela durante a gravidez (categoria C) e a lactação e em pacientes com comprometimento hepático e renal, infecção pelo HIV e diabetes melito.

INTERAÇÕES

Uso de medicamentos antigotosos, como alopurinol, colchicina ou probenecida, diminui a efetividade de pirazinamida.

RIFAMPICINA

REAÇÕES ADVERSAS

As reações generalizadas incluem as seguintes:

- Náuseas e vômitos
- Desconforto epigástrico, pirose
- **Vertigem** (tontura)
- Exantema
- Coloração laranja-avermelhada dos líquidos corporais (urina, lágrimas, saliva, suor e escarro)
- Alterações hematológicas, insuficiência renal.

CONTRAINDICAÇÕES E PRECAUÇÕES

Rifampicina é contraindicada para pacientes com história de hipersensibilidade ao fármaco. Utiliza-se com cautela durante gravidez (categoria C) e lactação, bem como em pacientes com comprometimento hepático ou renal.

INTERAÇÕES

Rifampicina apresenta as seguintes interações:

Fármaco combinado	Uso comum	Efeito da interação
Antirretrovirais (efavirenz, nevirapina)	Infecção pelo HIV	Reduz níveis séricos dos antirretrovirais
Digoxina	Tratamento de distúrbios cardíacos	Reduz níveis séricos de digoxina
Contraceptivos orais	Contracepção	Diminuição da efetividade contraceptiva
Isoniazida	Antituberculoso	Maior risco de hepatotoxicidade
Anticoagulantes orais	Anticoagulante	Risco aumentado de sangramento
Hipoglicemiantes orais	Antidiabéticos	Reduz efetividade dos hipoglicemiantes orais
Cloranfenicol	Anti-infeccioso	Risco aumentado de convulsões
Fenitoína	Anticonvulsivante	Diminuição da eficiência de fenitoína
Verapamil	Tratamento de distúrbios cardíacos e pressão arterial	Diminuição da efetividade de verapamil

Outra condição associada à família Mycobacteriaceae é a hanseníase, ou *doença de Hansen*, causada por **Mycobacterium leprae** (*M. leprae*). É uma doença transmissível crônica, que não se dissemina com facilidade e apresenta longo período de incubação. Desde 1985, a prevalência da hanseníase caiu em 90%. Cerca de 100 novos casos são diagnosticados anualmente nos EUA (principalmente nos estados do Sul, no Havaí e nas possessões do país).

A doença afeta nervos periféricos, causando perda sensitiva e fraqueza muscular. O acometimento da pele pode manifestar-se como lesões limitadas a áreas isoladas ou ser bastante disseminado pelo corpo. Fármacos atualmente utilizados em hanseníase são dapsona, clofazimina, rifampicina e etionamida, que estão listados em Resumo de Fármacos | Fármacos antituberculosos.

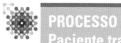

PROCESSO DE ENFERMAGEM
Paciente tratado com fármaco antituberculoso

AVALIAÇÃO

Avaliação pré-administração
Normalmente, a TB é diagnosticada a partir de conjunto de queixas sugestivas, radiografia de tórax, baciloscopia direta (exame de escarro), prova cutânea (teste de Mantoux com injeção subcutânea de tuberculina ou PPD) ou teste sanguíneo que identifica uma "assinatura" de expressão gênica, distinguindo pessoas com TB ativa daquelas com TB latente ou outras doenças. Pode ser feito em adultos e crianças e é realizado com uma só visita do paciente. Embora o teste cutâneo exija leitura do resultado em 72 horas, ele é mais barato do que o teste sanguíneo. Após confirmação do diagnóstico de TB, o médico seleciona os fármacos que controlarão mais adequadamente a doença, evitando sua disseminação a outras pessoas. Podem ser necessários outros exames laboratoriais antes de iniciar a terapia, incluindo testes de sensibilidade aos antituberculosos e hemograma completo. É também importante avaliar história familiar e identificar os contatos se o paciente tiver TB ativa.

Dependendo da gravidade da doença, os pacientes podem ser tratados inicialmente em hospital e, após a alta, receber cuidados e acompanhamento supervisionados, ou podem ter todo o tratamento realizado em base ambulatorial.

Avaliação continuada
Nessa etapa, ensina-se paciente ou cuidador a observar diariamente o aparecimento de reações adversas, principalmente se um fármaco prescrito for tóxico para nervos ou olhos. Qualquer reação adversa deve ser relatada ao médico. Além disso, é preciso monitorar cuidadosamente os sinais vitais, diariamente ou a intervalos de até 4 horas, quando o paciente estiver internado.

DIAGNÓSTICOS DE ENFERMAGEM

Os diagnósticos de enfermagem específicos para agentes farmacológicos incluem:

- **Risco de lesão**, relacionado com dormência nos membros causada por neurotoxicidade
- **Nutrição desequilibrada: menor do que as necessidades corporais**, relacionada com desconforto gástrico e precário estado geral de saúde
- **Controle ineficaz da saúde**, relacionado a indiferença, falta de conhecimento, esquema de tratamento a longo prazo ou outros fatores.

O diagnóstico de enfermagem de controle ineficaz da saúde pode ser particularmente importante para esses pacientes, tendo em vista a terapia prolongada necessária para tratamento de TB. As intervenções discutidas no Capítulo 4 ajudam a lidar com as necessidades do paciente.

PLANEJAMENTO

Os desfechos esperados no paciente podem incluir resposta ótima à terapia antituberculosa, atendimento às necessidades do paciente relacionadas com controle de reações adversas comuns e segurança em compreensão e adesão ao esquema medicamentoso prescrito.

IMPLEMENTAÇÃO

Promoção da resposta ótima à terapia
O diagnóstico de TB e a necessidade de tratamento e acompanhamento prolongados frequentemente representam ansiedade para o paciente, manifestada por muitas perguntas sobre a doença e seu tratamento. Comunidades com imigrantes de regiões do mundo com altas taxas de TB também se preocupam. Crenças culturais podem desempenhar um papel na compreensão do paciente sobre causa e tratamento da doença. O letramento em saúde pode ser baixa; os pacientes podem não estar familiarizados com o idioma local, os termos técnicos e as estratégias de tratamento. O enfermeiro deve indagar a opinião do paciente sobre sua doença e orientá-lo adequadamente com vista à adesão ao tratamento prolongado. Devem ser utilizados serviços de intérpretes e instrumentos de tradução para o paciente nas sessões de orientação. Deve-se também proporcionar o tempo necessário para que o paciente e sua família façam perguntas. Em alguns casos, o paciente pode ser encaminhado a assistente social ou nutricionista.

Monitoramento e manejo das necessidades do paciente
O manejo das reações adversas em pacientes tratados com antituberculosos constitui importante responsabilidade do enfermeiro, que deve observar continuamente quaisquer reações adversas e relatá-las imediatamente ao médico.

Risco de lesão relacionada com dormência nos membros causada por neurotoxicidade
Isoniazida inibe a ativação da piridoxina (vitamina B_6), resultando em sintomas neurológicos de dormência e formigamento nos membros. Por esse motivo, vitamina B_6 é normalmente prescrita a esses pacientes. Ao prescrever suplementação vitamínica, é importante ressaltar as seguintes informações para garantir adesão ao tratamento:

- *A razão da ingestão da vitamina*. A vitamina está sendo administrada para evitar problemas neurológicos, não como suplemento nutricional por motivos dietéticos
- *Relatar imediatamente qualquer sensação estranha percebida*. Por exemplo, sensação estranha nas mãos, perda sensorial ou paralisia. Os pacientes têm mais probabilidade de sofrer lesão dos membros quando apresentam sensações diferentes.

Nutrição desequilibrada: menor do que as necessidades corporais
Quando a TB acomete pacientes que vivem em condições de empobrecimento, a desnutrição pode prevalecer. Em alguns casos, o alcoolismo pode somar-se às dificuldades do paciente. Isso complica a administração de fármacos e compromete o estado geral do tubo gastrintestinal. Etambutol deve ser administrado no mesmo horário diariamente e pode ser tomado na presença ou não de alimento. Pirazinamida também pode ser tomada com alimento. Outros antituberculosos orais são administrados com estômago vazio, a não ser que ocorra desconforto epigástrico. Se houver desconforto gástrico, é importante notificar o médico antes da administração da próxima dose. Se uma dose for omitida, *não* se deve duplicar a dose no dia seguinte.

Foi desenvolvido esquema posológico alternativo de 2 vezes/semana para promover a adesão do paciente em base ambulatorial. Isso pode melhorar a nutrição do paciente, diminuindo o desconforto gástrico causado por doses frequentes. Combinações de fármacos (p. ex., isoniazida, rifampicina e pirazinamida) estão sendo fabricadas para promover a adesão dos pacientes aos esquemas medicamentosos.

O paciente deve reduzir o consumo de álcool, devido a risco aumentado de hepatite. Mais uma vez, recomenda-se a inclusão de piridoxina (vitamina B_6) para promover nutrição e prevenir neuropatia.

É útil explicar ao paciente que a coloração laranja-avermelhada dos líquidos corporais (urina, fezes, saliva, escarro, suor e lágrimas), consequente aos diferentes medicamentos, não significa anormalidade. Essa coloração é diferente das alterações na cor da pele e das escleróticas, que pode indicar disfunção hepática (icterícia). Monitorar cuidadosamente todos os pacientes pelo menos mensalmente à procura de evidências de disfunção hepática. É importante instruir o paciente a relatar qualquer um dos seguintes sintomas: anorexia, náuseas, vômitos, fadiga, fraqueza, cor amarelada de pele ou olhos, coluria ou dormência em mãos e pés.

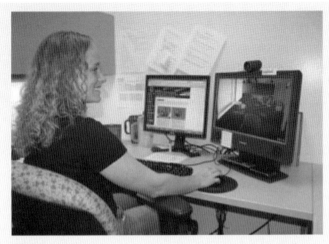

FIGURA 10.2 Uso do monitoramento por vídeo para o TDO a fim de aumentar a adesão do paciente aos antituberculosos.

(ver Figura 10.2). TDO pode ser realizado diariamente ou 2 a 3 vezes/semana, dependendo do esquema de assistência médica do paciente. Estudos indicam que a administração intermitente não provoca queda nos níveis sanguíneos terapêuticos dos fármacos antituberculosos, mesmo se forem tomados apenas 2 ou 3 vezes/semana (Munsiff, 2006).

 Considerações sobre o paciente

Mulheres não caucasianas
Isoniazida é degradada pelo fígado, originando potente toxina hepática. Em virtude da longa duração da terapia, 1 em cada 100 pacientes tratados desenvolve hepatite. Ela é comumente observada nos primeiros 3 meses de tratamento em adultos mais velhos e naqueles que consomem álcool diariamente. Mulheres afro-americanas e hispânicas são particularmente suscetíveis à hepatite potencialmente fatal, particularmente se consomem bebidas alcoólicas de modo regular. Rifampicina e pirazinamida também podem causar disfunção hepática no adulto mais velho. É necessária cuidadosa observação, bem como monitoramento para sinais de comprometimento hepático (p. ex., icterícia e elevação dos níveis séricos de aspartato aminotransferase [AST], alanina aminotransferase [ALT] e bilirrubina).

Controle ineficaz da saúde
Como os fármacos antituberculosos têm de ser tomados por período prolongado, a adesão do paciente ao esquema terapêutico torna-se um problema e aumenta o risco de desenvolvimento de TB-MDR. Para reduzir esse problema, pesquisam-se combinações melhores e esquemas de doses menos frequentes. O método mais bem-sucedido é o **tratamento diretamente observado (TDO)**, em que o paciente faz visitas periódicas ao médico ou ao posto de saúde e ali o medicamento é ingerido na presença do enfermeiro, que monitora a deglutição de cada dose. Em alguns casos, o enfermeiro pode deslocar-se ao domicílio, local de trabalho ou escola do paciente para observá-lo ou administrar o medicamento. Quando o paciente mora longe e/ou o enfermeiro tem grande número de pacientes a observar, pode-se recorrer ao monitoramento por vídeo, como Skype ou Facetime, para visualizar o paciente na preparação e tomada dos fármacos

Orientação ao paciente para desfechos melhores

Aumento da adesão ao programa de tratamento com antituberculosos
Ao orientar o paciente, certificar-se dos seguintes itens:

✔ Pergunte ao paciente o que ele acredita que seja a causa dos sintomas; promova o letramento em saúde, integrando crenças e medos do paciente sobre como bactérias invadem o corpo e como medicamentos atuam para matá-las
✔ Descreva, em termos não técnicos e simples, causas e transmissibilidade de TB, apontando a necessidade de tratamento prolongado para controle da doença
✔ Utilize recursos visuais ou materiais educativos para ajudar a enfatizar que o tratamento a curto prazo não é eficaz
✔ Revise o esquema medicamentoso, incluindo fármacos prescritos, doses e frequência de administração
✔ Reafirme que várias associações de fármacos são efetivas no tratamento da TB
✔ Estimule o paciente a tomar os medicamentos exatamente conforme a prescrição e a não omitir, aumentar ou reduzir doses, a não ser quando orientado pelo médico
✔ Instrua o paciente sobre possíveis reações adversas, além da necessidade de notificar o médico caso ocorram
✔ Providencie TDO para o paciente e sua família
✔ Instrua o paciente sobre medidas usadas para minimizar desconforto gastrintestinal
✔ Aconselhe o paciente a evitar consumo de álcool e uso de medicamentos isentos de prescrição, particularmente os que contenham ácido acetilsalicílico, a não ser sob aprovação do médico
✔ Reafirme a necessidade de monitoramento dos resultados da terapia por meio de exames laboratoriais periódicos e consultas médicas de acompanhamento

Orientação ao paciente e aos familiares
No tratamento da tuberculose são necessárias cuidadosa educação do paciente e de sua família e rigorosa supervisão médica. A falta de adesão ao esquema medicamentoso pode ser um problema, já que uma doença exige tratamento prolongado. Por esse motivo, prefere-se o método de administração TDO. O paciente e sua família precisam entender que terapia a curto prazo é inutil. É importante estar atento para declarações feitas pelo paciente ou sua família que possam indicar futura falta de adesão ao esquema medicamentoso necessário para controlar a doença. Ver Orientação ao paciente para desfechos melhores I Aumento da adesão ao programa de tratamento com antituberculosos para mais informações.

REAVALIAÇÃO

- A resposta terapêutica é obtida, e não há evidências de infecção
- Reações adversas são identificadas, relatadas ao médico e controladas com sucesso por meio de intervenções de enfermagem apropriadas
  - Não há evidências de lesão em decorrência de alterações neurossensoriais
  - O paciente mantém estado nutricional adequado
  - O paciente administra efetivamente o esquema terapêutico
- O paciente e sua família expressam confiança e demonstram entender o esquema medicamentoso.

Farmacologia na prática
PENSE CRITICAMENTE
Após ler este capítulo, que dados podem ajudar a decidir se Betty Peterson corre risco de TB? Que justificativas e informações podem ser usadas para instruir a Sra. Peterson sobre os riscos de TB?

PONTOS-CHAVE

■ TB é uma doença infecciosa que ainda é um importante problema de saúde em todo o mundo. Condições de vida desfavoráveis, particularmente para pessoas imunocomprometidas ou debilitadas, são fatores de risco para TB

■ Comumente, TB acomete pulmões e outras estruturas do sistema respiratório, mas também fígado, ossos, baço, glândulas suprarrenais e outros órgãos

■ Pacientes com TB latente não disseminam a doença; todavia, necessitam de tratamento por 6 meses a 1 ano para evitar desenvolvimento de doença ativa no futuro

■ Tratamento de TB ativa obedece a protocolo-padrão que inclui fase inicial (de cerca de 2 meses) e fase de continuação (com duração aproximada de 4 meses). Ao menos quatro fármacos diferentes são utilizados. A falta de resposta a esse protocolo pode levar à necessidade de ciclo adicional de quatro a sete fármacos durante 2 anos. Pode ocorrer resistência bacteriana, razão pela qual são utilizados múltiplos fármacos. Combinações de fármacos são desenvolvidas para possibilitar administração menos frequente, aumentando a adesão do paciente ao ciclo completo do tratamento

■ TDO consiste na observação direta do paciente por profissional de saúde durante a tomada de antituberculosos

■ Líquidos corporais adquirem coloração alaranjada; o paciente precisa ser ensinado a diferenciá-la de icterícia, manifestação de comprometimento hepático (hepatite). Tanto desconforto gastrintestinal quanto hepatite são reações adversas a antituberculosos.

RESUMO DE FÁRMACOS
Fármacos antituberculosos

Nome genérico	Usos	Reações adversas	Faixas posológicas
Fármacos de primeira linha			
Etambutol	TB pulmonar	Neurite óptica, febre, prurido, cefaleia, náuseas, anorexia, dermatite, hipersensibilidade, transtornos psíquicos	15 a 25 mg/dia VO
*Isoniazida (INH)	TB ativa Profilaxia de TB	Neuropatia periférica, náuseas, vômitos, desconforto epigástrico, icterícia, hepatite, deficiência de piridoxina, erupções cutâneas, hipersensibilidade	*TB ativa*: 5 mg/kg VO (até 300 mg/dia) ou 15 mg/kg VO, 2 a 3 vezes/semana *Profilaxia de TB*: 300 mg/dia VO
Pirazinamida	TB ativa	Hepatotoxicidade, náuseas, vômitos, diarreia, mialgia, exantemas	15 a 30 mg/kg/dia VO (até de 3 g/dia); ou 50 a 70 mg/kg VO, 2 vezes/semana
*Rifabutina	*Mycobacterium avium*	Náuseas, vômitos, diarreia, exantema, coloração da urina	300 mg/dia VO ou 150 mg VO, 2 vezes/dia
*Rifampicina	TB ativa, doença de Hansen	Pirose, sonolência, fadiga, tontura, desconforto epigástrico, alterações hematológicas, insuficiência renal, exantema, coloração dos líquidos corporais	10 mg/kg (até 600 mg/dia) VO ou IV

(continua)

110 Parte 2 Fármacos Utilizados para Combater Infecções

Nome genérico	Usos	Reações adversas	Faixas posológicas
*Rifapentina	TB ativa	Hiperuricemia, proteinúria, hematúria, exantema, linfopenia	600 mg VO, 2 vezes/semana
Combinação de fármacos de primeira linha			
*Isoniazida 150 mg e rifampicina 300 mg	TB	Ver cada fármaco específico	1 a 2 comprimidos/dia VO
*Isoniazida 50 mg, rifampicina 120 mg e pirazinamida 300 mg	TB	Ver cada fármaco específico	1 a 2 comprimidos/dia VO
Fármacos de segunda linha			
Aminossalicilato	TB	Náuseas, vômitos, diarreia, dor abdominal, reações de hipersensibilidade	4 g (1 envelope) VO, 3 vezes/dia
Bedaquilina	TB-MDR	Náuseas, cefaleia, artralgia, dor torácica, hemoptise	Utilizar apenas sob TDO: 400 mg/dia (2 semanas), 200 mg (3 vezes/semana)
Capreomicina	TB	Reações de hipersensibilidade, nefrotoxicidade, comprometimento hepático, dor e enduração no local de injeção, ototoxicidade	1 g/dia (máximo de 20 mg/kg/dia), IM
Ciclosserina	TB	Convulsões, sonolência, confusão, comprometimento renal, desenvolvimento súbito de insuficiência cardíaca congestiva, psicose	500 mg a 1 g/dia VO, em doses fracionadas
Etionamida	TB, doença de Hansen	Náuseas, vômitos, diarreia, cefaleia	15 a 20 mg/kg/dia VO
Estreptomicina (ainda disponível, mas raramente utilizada)	TB, infecções causadas por microrganismos sensíveis	Nefrotoxicidade, ototoxicidade, dormência, formigamento, parestesia na face, náuseas, tontura	15 mg/kg/dia, IM, sem ultrapassar 1 g/dia (tratamento completo: máximo de 120 g)
Fármacos para tratamento de M. leprae			
Clofazimina	Doença de Hansen	Pigmentação cutânea (rosada a castanha), ressecamento da pele, exantema, dor abdominal/epigástrica, náuseas, vômitos, ardência ou prurido ocular, tontura, cefaleia	100 mg/dia VO
Dapsona	Doença de Hansen, dermatite herpetiforme, pneumonia por *Pneumocystis carinii*,[3] distúrbios reumáticos (artrite reumática, lúpus eritematoso sistêmico), picada de aranha-marrom (*Loxosceles reclusa*)	Anemia hemolítica, cefaleia, insônia, fototoxicidade, náuseas, vômitos, anorexia, exantema, febre, icterícia, necrólise epidérmica tóxica	50 a 300 mg/dia VO

[3]N.R.T.: *Pneumocystis carinii* é agora denominado *P. jiroveci*.
*Esse fármaco deve ser administrado pelo menos 1 hora antes ou 2 horas depois de uma refeição.

REVISÃO DO CAPÍTULO

Calcule a dosagem dos medicamentos

1. Foi prescrito xarope de isoniazida 300 mg a um paciente. Isoniazida está disponível na concentração de 50 mg/mℓ. O enfermeiro deve administrar _____.
2. Foi prescrita rifampicina na dose oral de 600 mg. O fármaco está disponível em comprimidos de 150 mg. O enfermeiro deve administrar _____.

Prepare-se para provas

1. Qual dos seguintes fármacos é o único antituberculoso a ser prescrito isoladamente?
   1. Rifampicina
   2. Pirazinamida
   3. Estreptomicina
   4. Isoniazida

2. O enfermeiro monitora o paciente em uso de isoniazida à procura de sintomas tóxicos. A manifestação mais comum de toxicidade é _____.
   1. Edema periférico
   2. Edema perioral
   3. Neuropatia periférica
   4. Icterícia
3. Qual das seguintes é uma reação adversa relacionada a dose de etambutol?
   1. Neuropatia periférica
   2. Neurite óptica
   3. Hiperglicemia
   4. Hepatite fatal
4. Qual dos seguintes antituberculosos está contraindicado para pacientes com gota?
   1. Rifampicina
   2. Estreptomicina
   3. Isoniazida
   4. Pirazinamida
5. Qual das seguintes bactérias causa doença de Hansen (hanseníase)?
   1. *Mycobacterium leprae*
   2. *Clostridium difficile*
   3. *Mycobacterium tuberculosis*
   4. *Pneumocystis carinii*
6. Uma paciente constata cor alaranjada na urina. Qual das seguintes intervenções deve ser inicialmente feita pelo enfermeiro?
   1. Notificar o médico
   2. Perguntar à paciente o que ela acha que está ocorrendo
   3. Explicar que isso é manifestação esperada do medicamento em uso
   4. Obter amostra de urina para exames laboratoriais
7. A enfermeira explica ao paciente que, para evitar o desenvolvimento de multidrogarresistência aos antituberculosos, o médico prescreve _____.
   1. Pelo menos três antituberculosos
   2. Um antibiótico adicionado ao antituberculoso prescrito
   3. Vitamina B$_6$
   4. Apenas administração semanal do fármaco indicado

8. Qual das seguintes opções descreve melhor o TDO no cuidado de pacientes com TB?
   1. O paciente toma pelo menos quatro medicamentos diariamente
   2. O paciente entra em contato com a clínica 1 vez/semana para descrever as reações adversas
   3. O enfermeiro envolve a família nas atividades de instruções ao paciente
   4. O enfermeiro observa o paciente tomar os fármacos anti-TB
9. Identificar quais fármacos estão incluídos no tratamento de primeira linha para TB. **Escolha todas as opções corretas.**
   1. Etambutol
   2. Isoniazida
   3. Ofloxacino
   4. Pirazinamida
   5. Rifampicina
10. Identificar qual das seguintes placas de cultura (cultura e teste de sensibilidade) indica que a bactéria é resistente a todos os fármacos testados na placa.

   1.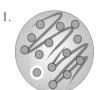

   2.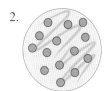

   3.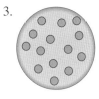

Para verificar suas respostas, ver Apêndice F.

11

Fármacos Antivirais

Termos-chave

célula hospedeira célula viva (vegetal ou animal) na qual o vírus se aloja para se reproduzir

circum-oral perioral ou que circunda a boca

retinite inflamação da retina ocular

retrovírus vírus que utiliza RNA como componente primário, em lugar de DNA

terapia antirretroviral altamente ativa (HAART) uso conjunto de diversos fármacos para tratamento da infecção pelo vírus da imunodeficiência humana (HIV)

uso não rotulado tratamento de determinada condição com fármaco não oficialmente aprovado por órgão regulador

Objetivos de aprendizagem

Ao fim deste capítulo, o leitor deverá ser capaz de:

1. Discutir usos, ações farmacológicas gerais, reações adversas, contraindicações, precauções e interações de antivirais.
2. Discutir atividades a serem realizadas pelo enfermeiro na avaliação pré-administração e na avaliação continuada do paciente tratado com antiviral/antirretroviral.
3. Listar os diagnósticos de enfermagem específicos para paciente em uso de antiviral.
4. Listar possíveis metas para paciente tratado com antiviral/antirretroviral.
5. Discutir maneiras de promover resposta ótima ao tratamento, controlar reações adversas e instruir o paciente e sua família sobre o uso de antivirais/antirretrovirais.

Classes de fármacos

Agentes antivirais
- Agentes anti-herpes (HSV, VZV e CMV)
- Agentes contra hepatites (HBV e HCV)
- Agentes anti-influenza (vírus A e B), inibidor da neuraminidase (INA)

Agentes antirretrovirais
- Inibidores da protease
- Inibidores nucleosídicos/nucleotídicos da transcriptase reversa (INTR)
- Inibidores não nucleosídicos da transcriptase reversa (INNTR)
- Inibidores de entrada
- Inibidores da integrase

Farmacologia na prática

O Sr. Park, de 77 anos de idade, vive sozinho em casa. Um dia, ao trabalhar no jardim, ele caiu, fraturando o fêmur. Permaneceu deitado no jardim por cerca de 2 horas antes de ser encontrado. Esse evento, complicado por outros estressores de vida solitária, desencadeou um episódio de herpes-zóster. Neste capítulo, são abordados medicamentos capazes de reduzir os sintomas dessa doença viral.

Na última década, avanços científicos levaram à produção de diversos medicamentos antivirais. Em alguns casos, esses fármacos transformaram infecções virais potencialmente fatais (como AIDS e hepatite C) em condições crônicas. Também controlaram infecções potencialmente menos fatais (como infecções herpéticas).

Comparado a fungo ou bactéria, o vírus é um microrganismo infeccioso extremamente minúsculo, que adentra o corpo por diversas vias.

Pode ser deglutido, inalado, injetado com agulha contaminada ou transmitido por picada de inseto. Para se reproduzir, o vírus necessita do material celular de outra célula viva (**célula hospedeira**), onde se fixa, penetra e libera seu DNA ou RNA. O material viral assume o controle da célula hospedeira e a força a replicar o vírus. Dali, novos vírus são liberados para infectar outras células. Embora o vírus da imunodeficiência humana (HIV) seja denominado retrovírus (por utilizar RNA, não DNA), ele ilustra esse processo na Figura 11.1. Em geral, a célula hospedeira infectada morre, pois o vírus a impede de executar suas funções normais.

Já foram identificados mais de 200 vírus capazes de produzir doença. Infecções virais comuns acometem nariz, garganta e sistema respiratório. Um exemplo é o resfriado comum e a gripe (*influenza*). As verrugas de pele também se originam de um vírus comum. Outras infecções virais comuns são causadas por herpes-vírus, como o herpes labial. Oito diferentes herpes-vírus infectam pessoas. Infecções virais sistêmicas ocorrem quando o vírus ataca estruturas dentro do corpo, como sistema nervoso (vírus do Nilo Ocidental), fígado (hepatite C) ou leucócitos (imunodeficiência).

Infecções virais podem ser tratadas por agentes antivirais e antirretrovirais. Uma lista mais completa é apresentada em Resumo de Fármacos | Fármacos antivirais, onde estão agrupados os fármacos e a infecção correspondentemente tratada.

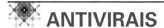

ANTIVIRAIS

Fármacos antivirais interferem na capacidade do vírus de se reproduzir dentro de uma célula. A estrutura viral engloba material genético e algumas enzimas encerradas em cápsula proteica, localizada no interior de um envelope lipídico. Um vírus é incapaz de se reproduzir autonomamente; para fazê-lo, "escapa" do envelope e penetra uma célula viva, na qual se multiplica. Por isso, para serem efetivos, os fármacos precisam ter como alvo eventos específicos do ciclo de replicação viral.

AÇÕES

Fármacos antivirais procuram desativar a parte proteica do vírus. Por exemplo, rimantadina inibe o "desencapsulamento" do conteúdo viral do vírus influenza A. Agentes antivirais procuram impedir a remoção da cápsula proteica do vírus, que impede o extravasamento do material genético do vírus dentro da célula hospedeira. A dificuldade nesse processo consiste no desenvolvimento de resistência viral aos fármacos antivirais. Esta é a razão pela qual é difícil desenvolver fármacos antivirais.

USOS

Usos aprovados

Embora infecções causadas por vírus sejam comuns, agentes antivirais têm uso limitado, porque são efetivos apenas contra pequeno número de infecções virais (Boxe 11.1). Antivirais são utilizados em tratamento ou prevenção de infecções causadas por:

- Citomegalovírus (CMV), em **retinite** (inflamação da retina)
- Citomegalovírus (CMV), na prevenção de infecção em receptores de transplante
- HBV e HCV, respectivamente, causadores de hepatites B e C
- Herpes-vírus simples (HSV) 1 e 2 (genital) e herpes-zóster
- HIV, causador da síndrome da imunodeficiência adquirida
- Influenza A e B, responsáveis por doença do sistema respiratório
- Vírus sincicial respiratório (RSV), causador de infecção grave das vias respiratórias inferiores, principalmente em crianças.

 Considerações sobre o paciente

Paciente pediátrico
Crianças em estado grave, infectadas pelo vírus influenza, apresentam melhora significativa e diminuição da mortalidade quando tratadas com inibidores da neuraminidase (INA) nas primeiras 48 horas após a identificação dos sintomas de gripe.

Uso não rotulado de antivirais

Com número limitado de agentes e mais de 200 doenças virais, antivirais constituem uma das categorias farmacológicas em que o médico pode decidir prescrever um fármaco para **uso não rotulado**, embora a efetividade para esse uso específico não esteja documentada. Nos EUA, é necessária a aprovação pela U.S. Food and Drug Administration (FDA) para que um fármaco seja prescrito. Em certas ocasiões, o uso de determinado fármaco para um distúrbio ou condição específica pode estar em processo de investigação, ou pode já ter sido aprovado em outro país. Nesses casos, o fármaco pode ser prescrito pelo médico para a condição em processo de investigação. O uso de um fármaco para um distúrbio ou condição específica que não está oficialmente aprovado pela FDA é denominado *uso não rotulado*. Exemplos de usos não rotulados dos agentes antivirais incluem a prevenção das infecções por CMV e HSV após transplantes e pneumonia por varicela.[1]

REAÇÕES ADVERSAS
Reações do sistema digestório
- Náuseas, vômitos
- Diarreia.

Outras reações
- Cefaleia
- Exantema
- Febre
- Insônia.

---

[1]N.R.T.: De acordo com o uso racional de medicamentos, luta-se contra o emprego de fármacos recém-lançados, sobretudo quando não aprovados pelos órgãos reguladores.

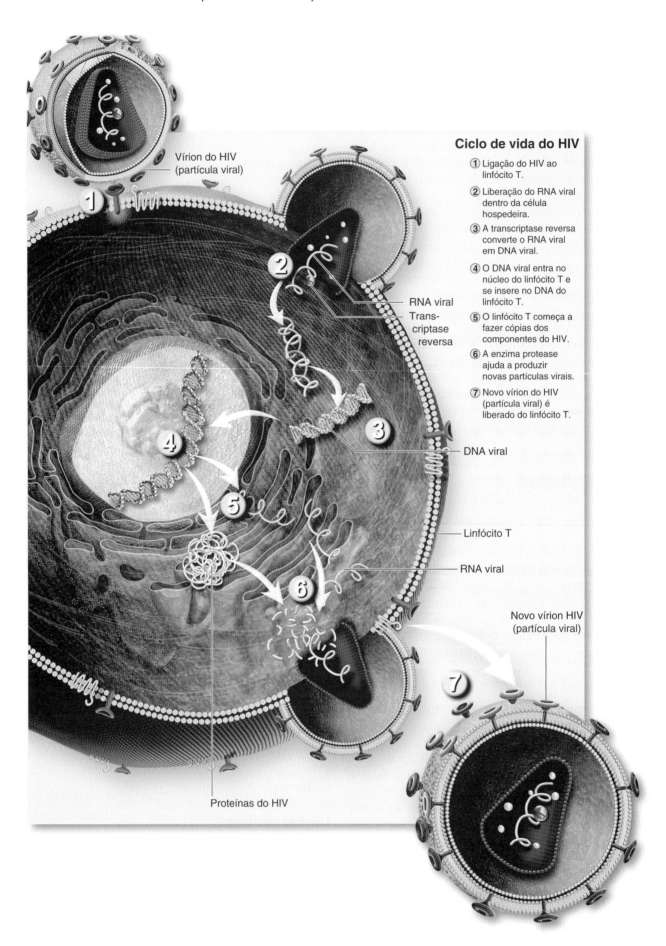

FIGURA 11.1 Ciclo de replicação viral (HIV).

BOXE 11.1 Descrição das infecções virais.

Citomegalovírus (CMV)

CMV, vírus da família do herpes, causa infecção viral comum. Indivíduos sadios podem infectar-se e permanecer assintomáticos. Entretanto, pacientes imunocomprometidos (com HIV ou câncer) podem manifestar a infecção, expressa por mal-estar, febre, pneumonia e superinfecção. Lactentes podem adquirir o vírus da mãe enquanto estão no útero, resultando em incapacidade de aprendizagem e retardamento mental. A infecção ocular por CMV é irreversível e causa retinite, acarretando borramento visual e diminuição da acuidade visual. Sem tratamento pode levar à cegueira.

Papilomavírus humano (HPV)

O HPV é a infecção sexualmente transmissível (IST) mais comum. Existem mais de 40 tipos diferentes de HPV, que infectam órgãos genitais, boca e garganta. Os sintomas podem ser tão insignificantes que a maioria das pessoas nem mesmo percebe que está infectada. Por outro lado, a infecção pelo HPV pode resultar em verrugas genitais, câncer cervical e formas raras de verrugas ou câncer de garganta. Verrugas genitais podem aparecer semanas a meses após contato com parceiro infectado. Sintomas cervicais só aparecem tardiamente. O tratamento consiste na remoção das verrugas. Contudo, HPV é combatido melhor pela prevenção com vacina (ver Capítulo 49).

Vírus de hepatite B (HBV) e hepatite C (HCV)

A hepatite é uma inflamação do fígado. HBV dissemina-se pelo sangue ou líquidos corporais infectados. O contato sexual constitui o modo de transmissão mais frequente, seguido do uso de agulhas contaminadas. Os sintomas de infecção incluem febre e dor articular. Normalmente, ocorre resolução da infecção aguda pelo HBV; a infecção crônica por HBV é tratada para reforçar o sistema imune. HCV relaciona-se ao vírus da febre amarela e do Nilo Ocidental e dissemina-se principalmente por exposição a sangue infectado. A maioria dos indivíduos não apresenta sinais ou sintomas de hepatite C até que a infecção se torne crônica, com resultados laboratoriais que revelem lesão hepática persistente. Tratamento com antivirais pode proporcionar cura em 60 a 90% dos casos. Atualmente, a cirrose de estágio tardio causada pelo HCV constitui a principal razão para transplante hepático.

Herpes-vírus simples (HSV)

HSV-1 provoca infecções orais, oculares ou faciais e HSV-2 causa infecção genital. Entretanto, os dois tipos podem provocar doença nos mesmos locais do corpo. HSV-1 causa lesões vesiculares dolorosas em mucosa oral, face ou ao redor dos olhos. HSV-2 ou herpes genital é habitualmente transmitido por contato sexual e provoca lesões vesiculares dolorosas nas mucosas da genitália. Lesões vaginais podem aparecer como placas mucosas com ulcerações acinzentadas. Sistemicamente, podem ocorrer irritação, letargia,

icterícia, dificuldade em respirar e convulsões. As lesões cutâneas e mucosas cicatrizam habitualmente em 2 semanas. Nos pacientes imunossuprimidos, pode desenvolver-se doença sistêmica grave.

Herpes-vírus-zóster

Em crianças, herpes-zóster (cobreiro) causa varicela (catapora), doença altamente contagiosa. O vírus dissemina-se facilmente pelo sistema respiratório.[2] A recuperação da varicela infantil resulta em infecção dormente nas células nervosas. O vírus pode sofrer reativação durante a vida, à medida que o sistema imune do indivíduo idoso torna-se fraco ou adoece por outros motivos. As lesões aparecem na forma de pústulas ao longo do trajeto de nervos sensitivos. Com frequência, a dor continua por vários meses após a cicatrização das lesões (neuralgia pós-herpética).

Vírus da imunodeficiência humana (HIV)

A síndrome da imunodeficiência adquirida (AIDS) é infecção viral transmitida pelas secreções corporais (sangue ou sêmen) de pessoa infectada. O HIV destrói o sistema imune, com consequente desenvolvimento de infecções oportunistas, como sarcoma de Kaposi, pneumonia por *Pneumocystis carinii* (*P. jiroveci*) ou tuberculose. Os sintomas consistem em calafrios e febre, sudorese noturna, tosse produtiva seca, dispneia, letargia, mal-estar, fadiga, perda de peso e diarreia.

***Influenza* (gripe)**

A *influenza*, comumente denominada "gripe", é uma doença respiratória aguda causada pelos vírus influenza A e B. Os sintomas consistem em febre, tosse, faringite, coriza, obstrução nasal, cefaleia, mialgias e fadiga extrema. A maioria das pessoas recupera-se em 1 a 2 semanas. A *influenza* pode causar complicações graves, como pneumonia em crianças, idosos e outros grupos vulneráveis. Os vírus influenza modificam-se continuamente com o passar do tempo, permitindo que escapem do sistema imune do hospedeiro. Essas rápidas mudanças nos vírus influenza circulantes exigem modificações anuais na composição da vacina contra a gripe.

Vírus sincicial respiratório (RSV)

A infecção pelo RSV é altamente contagiosa e afeta principalmente crianças, causando bronquiolite e pneumonia. Lactentes com menos de 6 meses de idade são mais gravemente acometidos. Nos adultos, RSV provoca resfriado e bronquite, com febre, tosse e congestão nasal. Em pacientes imunocomprometidos, as consequências podem ser graves e, algumas vezes, fatais.

---

[2]N.R.T.: A infecção aguda dura de 5 a 10 dias. A resolução da erupção cutânea se dá em 2 a 4 semanas. A vacinação protege da doença em 70 a 90% dos casos. A vacina contra herpes-zóster diminui a probabilidade de desenvolver a afecção em cerca de 50% das pessoas.

CONTRAINDICAÇÕES

Não se administram antivirais se o paciente tiver história de alergia a um ou mais agentes. Cidofovir não deve ser administrado em pacientes com comprometimento renal ou em associação com medicamentos nefrotóxicos, como os aminoglicosídios. Ribavirina não deve ser usada em pacientes com doença cardíaca instável. Zanamivir não é recomendado para pacientes com DPOC. Em sua maioria, antivirais devem ser utilizados durante gravidez (categorias B e C para uso na gestação) e lactação somente quando o benefício supera o risco para o feto ou a criança. Ribavirina encontra-se na categoria X para uso na gestação; qualquer terapia para HCV que utilize esse fármaco requer duas formas de contracepção não hormonal durante e até 6 meses após o tratamento.

Considerações sobre o paciente

Mulheres em idade fértil
Influenza (gripe) tende a ser grave em gestantes, devido às alterações corporais na gestação. *Vacinas injetáveis* contra gripe (em comparação com fármacos utilizados no tratamento da *influenza*) são seguras e recomendadas para mulheres grávidas ou que podem engravidar.

PRECAUÇÕES

Antivirais devem ser utilizados com cautela em pacientes que apresentam comprometimento renal, baixa contagem de células sanguíneas, história de epilepsia (rimantadina) e história de doença respiratória (zanamivir). Pacientes sofrem depleção eletrolítica quando tomam foscarnete. Pacientes tratados para hepatite B (HBV) podem ter exacerbação da hepatite após a suspensão de adefovir dipivoxila ou entecavir.

INTERAÇÕES

As seguintes interações podem ocorrer quando se administra antiviral com outro agente:

Fármaco combinado	Uso comum	Efeito da interação
Probenecida	Tratamento da gota	Aumenta níveis séricos de antivirais
Cimetidina	Desconforto gástrico, pirose	Aumenta nível sérico de valaciclovir
Ibuprofeno	Alívio de dor	Aumenta níveis séricos de adefovir
Imipeném-cilastatina	Agente anti-infeccioso	Com ganciclovir apenas, aumenta risco de convulsões
Agentes anticolinérgicos	Controle de espasmos vesicais	Aumenta as reações adversas do anticolinérgico
Teofilina	Tratamento de distúrbios respiratórios	Com aciclovir apenas, aumenta nível sérico de teofilina

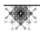 ANTIRRETROVIRAIS

AÇÕES

Um exemplo de **retrovírus** é o vírus da imunodeficiência humana (HIV). Retrovírus ataca a célula hospedeira exatamente como um vírus. Os retrovírus têm RNA como componente principal, não DNA. Contêm também a enzima *transcriptase reversa*, utilizada para transformar o RNA do vírus em DNA, ajudando a reproduzir maior número de vírus. Essa infecção viral, quando não tratada, pode progredir para a síndrome da imunodeficiência adquirida (AIDS).

Quando a doença foi inicialmente tratada, constatou-se que o HIV tinha capacidade de tornar-se resistente quando se utilizava monoterapia, o que diminuía com esquemas de múltiplos fármacos. O uso de múltiplos antirretrovirais na terapia é denominado terapia antirretroviral altamente ativa (**HAART**; do inglês, *highly active antiretroviral therapy*). A Figura 11.2 ilustra onde ocorre a ação dos antirretrovirais durante a replicação do HIV no interior da célula hospedeira. São utilizados os seguintes tipos de fármacos na HAART (mais informações podem ser encontradas no Resumo de Fármacos | Fármacos antivirais):

- Inibidores da protease, que bloqueiam a enzima protease, de modo que não possa ocorrer maturação de novas partículas virais
- Inibidores da transcriptase reversa, que bloqueiam a enzima transcriptase reversa, de modo que o RNA viral não possa ser transformado em DNA na nova célula, impedindo a produção de novas cópias do HIV
- Inibidores não nucleosídicos da transcriptase reversa, que se fixam à molécula de transcriptase reversa para bloquear a capacidade de produzir DNA viral
- Inibidores de entrada, que impedem a fixação ou fusão do HIV a uma célula hospedeira para sua entrada inicial
- Inibidores da integrase, que impedem enzimas de inserir material genético do HIV no DNA da célula.

Desfechos bem-sucedidos do tratamento dependem da adesão do paciente a esquemas de múltiplos fármacos. Conforme discutido no Capítulo 10, a necessidade de tomar vários comprimidos por dia é problemática para os pacientes e seus cuidadores. Empresas farmacêuticas fornecem diversas combinações de antivirais (listadas na Tabela 11.1) visando promover essa adesão, pois reduzem acentuadamente número e frequência de administrações. Cobicistate é um agente de reforço antirretroviral utilizado em combinação com antirretrovirais. Também existe a combinação de quatro fármacos em um comprimido, em que um agente inibe enzimas hepáticas que metabolizam os três outros, resultando em concentrações sanguíneas mais altas dos antivirais, o que possibilita menores doses, e assim, menos reações adversas.

USOS

São utilizados no tratamento do HBV, da infecção pelo HIV e da AIDS. A combinação de entricitabina e tenofovir desoproxila é a única combinação antirretroviral aprovada para prevenção de HIV, sendo usada para profilaxia pré-exposição (PPrE) quando um adulto, disposto a manter práticas sexuais mais seguras e confirmadamente HIV-negativo, tem relação sexual de alto risco.

REAÇÕES ADVERSAS

Reações do sistema digestório

- Náuseas, vômitos
- Diarreia
- Alteração do paladar.

Outras reações

- Cefaleia, febre e calafrios
- Exantema
- Dormência e formigamento na região **circum-oral** ou perifericamente ou ambas.

Capítulo 11 Fármacos Antivirais

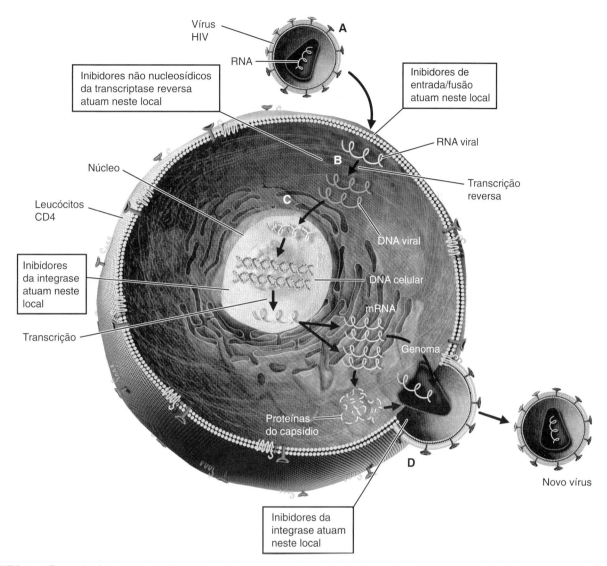

FIGURA 11.2 Exemplo de alvos de antirretrovirais durante a replicação do HIV. **A.** Inibidores de entrada/fusão atuam para impedir o HIV de se livrar de seu revestimento protetor e inserir seu material genético dentro da célula. **B.** INNTR impedem a separação do RNA viral, de modo que ele não possa ser transcrito. **C.** Inibidores da integrase impedem que o material genético viral alcance o núcleo. **D.** Inibidores da protease impedem que o HIV recém-montado deixe a célula para infectar outros linfócitos CD4.

TABELA 11.1 Combinações de antirretrovirais.

Fármacos genéricos	Posologia
Abacavir/lamivudina	1 comprimido ao dia
Abacavir/lamivudina/dolutegravir	1 comprimido ao dia
Abacavir/lamivudina/zidovudina	1 comprimido, 2 vezes/dia
Atazanavir/cobicistate	
Darunavir/cobicistate	1 comprimido ao dia
Efavirenz/entricitabina/tenofovir desoproxila	1 comprimido ao dia
Elvitegravir/cobicistate/entricitabina/tenofovir alafenamida	1 comprimido ao dia
Elvitegravir/cobicistate/entricitabina/tenofovir desoproxila	1 comprimido ao dia
Entricitabina/rilpivirina/tenofovir desoproxila	1 comprimido ao dia
Entricitabina/tenofovir desoproxila	1 comprimido, 2 vezes/dia
Lamivudina/zidovudina	1 comprimido, 2 vezes/dia
Lopinavir/ritonavir	1 comprimido, 2 vezes/dia

CONTRAINDICAÇÕES

Não administrar antirretrovirais se o paciente tiver história de alergia ao fármaco ou a outros antirretrovirais. Não se devem utilizar antirretrovirais em lactantes e em paciente sob uso de cisaprida, pimozida, triazolam, midazolam ou derivado do esporão do centeio. Ritonavir é contraindicado para paciente em uso de bupropiona, zolpidem ou antiarrítmico.

PRECAUÇÕES

Antirretrovirais devem ser utilizados com cautela em pacientes com diabetes melito, comprometimento da função hepática, gravidez (categorias B e C para uso na gestação) ou hemofilia. É preciso cautela em paciente sob uso de indinavir, o qual apresenta história de formação de cálculos renais ou vesicais. Pacientes, particularmente idosos, que tomam didanosina correm maior risco de pancreatite. Também é necessário cautela com uso de fosamprenavir e amprenavir em paciente alérgico à sulfonamida. Derivados do esporão do centeio (utilizados no tratamento de enxaqueca) não devem ser prescritos se o paciente estiver tomando inibidor da protease, devido a risco aumentado de isquemia periférica. Em uso de inibidores da protease, a ingestão de suco de toronja (*grapefruit*) pode aumentar a concentração desses fármacos no sangue, enquanto alho reduz sua efetividade, ambos tendo consumo contraindicado durante o tratamento.

INTERAÇÕES

As seguintes interações podem ocorrer quando se administra antirretroviral com outro agente:

Fármaco combinado	Uso comum	Efeito da interação
Agentes antifúngicos	Eliminação ou controle de infecções fúngicas	Aumento dos níveis séricos do antirretroviral
Claritromicina	Antibacteriano	Aumento dos níveis séricos de ambos os fármacos
Sildenafila	Tratamento de disfunção erétil	Aumento das reações adversas de sildenafila
Analgésicos opioides	Alívio de dor	Risco de intoxicação por ritonavir
Anticoagulantes, anti-convulsivantes, anti-parasitários	Prevenção de coágulos sanguíneos, convulsões, parasitoses, respectivamente	Diminuição da efetividade de ritonavir
Interleucinas	Impedem contagens acentuadamente baixas de plaquetas, associadas à quimioterapia	Risco de intoxicação por antirretroviral
Fentanila	Analgesia, usada tipicamente em procedimentos com anestesia	Aumento dos níveis séricos de fentanila
Contraceptivos orais	Controle da natalidade	Diminuição da efetividade do contraceptivo
Rifampicina	Tuberculose pulmonar	Com efavirenz e nevirapina apenas, diminuição dos níveis séricos dos antivirais

 Considerações fitoterápicas

Hipérico (Figura 11.3) tem efeitos antibacterianos, antidepressivos e antivirais como suplemento fitoterápico, sendo um dos produtos desse nicho mais comumente adquiridos nos EUA, por exemplo. Estudos demonstram que tal erva é efetiva no tratamento da depressão leve e apresenta menos reações adversas do que os antidepressivos sob prescrição. Todavia, pesquisadores constataram que, em pacientes submetidos a medicamentos antirretrovirais, a efetividade da terapia farmacológica é reduzida se for combinada a hipérico. Deve-se instruir os pacientes a relatarem o uso de todos os medicamentos e suplementos de venda livre ao médico, de modo a evitar interações potencialmente prejudiciais.

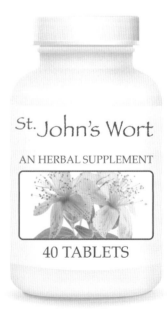

FIGURA 11.3 Hipérico, utilizado por suas propriedades antidepressivas e antivirais.

PROCESSO DE ENFERMAGEM
Paciente tratado com antiviral/antirretroviral

AVALIAÇÃO

Avaliação pré-administração

No paciente tratado com agente antiviral, a avaliação pré-administração depende do diagnóstico ou dos sintomas. Pode haver infecção grave, que enfraquece as defesas naturais contra a doença. Antes de administrar o antiviral a um paciente, é preciso determinar seu estado geral de saúde e sua resistência à infecção. O enfermeiro deve registrar sintomas, queixas e sinais vitais do paciente. Outras avaliações podem ser necessárias em determinados tipos de infecção viral ou em pacientes em estado agudo. Por exemplo, antes do tratamento de pacientes com infecção pelo HSV-1 ou pelo HSV-2, as lesões (p. ex., em boca, face, olhos ou genitália) devem ser inspecionadas, como base de dados para comparação durante a terapia. Muitas instituições têm a possibilidade de realizar fotografias da área acometida. Isso é útil para comparação posterior na fase de tratamento.

 Considerações sobre o paciente

Mulheres em idade fértil/menopausadas

Sabe-se que etinilestradiol aumenta resultados de provas de função hepática quando tomado com combinação de medicamentos para HCV. As mulheres em idade fértil tratadas para HCV não devem tomar contraceptivos orais nem usar anéis vaginais de hormônio. É também importante avaliar mulheres idosas com HCV quanto ao uso de reposição hormonal ou creme de estrogênio.

Avaliação continuada

A avaliação continuada depende da razão pela qual se administra o fármaco antiviral. É importante avaliar frequentemente a melhora de sinais e sintomas identificados na avaliação inicial, bem como monitorar e relatar quaisquer reações adversas do agente antiviral. Paciente ou cuidadores devem ser instruídos a examinar o local de infusão intravenosa (IV) várias vezes ao dia, à procura de vermelhidão, inflamação ou dor, bem como relatar quaisquer sinais de flebite.

DIAGNÓSTICOS DE ENFERMAGEM

Diagnósticos específicos de enfermagem incluem:

- **Nutrição desequilibrada: menor do que as necessidades corporais**, relacionada com reações adversas de antivirais
- **Integridade da pele prejudicada**, relacionada com infecção inicial, administração do agente antiviral e suas reações adversas
- **Risco de lesão**, relacionado com estado mental, neuropatia periférica e fraqueza generalizada do paciente
- **Distúrbio na imagem corporal**, relacionado com redistribuição de gordura corporal
- **Dor aguda**, relacionada com cálculos renais ou vesicais ou inflamação causada por antivirais.

Diagnósticos de enfermagem relacionados com administração de medicamentos são discutidos no Capítulo 4.

PLANEJAMENTO

Os desfechos esperados no paciente dependem da razão pela qual se administra o antiviral. Podem incluir resposta ótima à terapia, atendimento às necessidades do paciente relacionado com controle de reações adversas e segurança na compreensão do esquema terapêutico.

IMPLEMENTAÇÃO

Promoção da resposta ótima à terapia

Como esses medicamentos podem ser utilizados no tratamento de infecções virais graves e, por vezes, potencialmente fatais, o paciente pode estar preocupado com o diagnóstico e o prognóstico. Paciente e sua família devem ter tempo para falar e fazer perguntas sobre o tratamento, particularmente quando é administrado por via IV. É importante preparar os agentes antivirais de acordo com as orientações do fabricante. A frequência de administração é decidida pelo médico.

Amantadina

É administrada para prevenção ou tratamento de doença respiratória causada pelo vírus influenza A, com o propósito de controlar efeitos extrapiramidais de fármacos usados no tratamento do parkinsonismo (ver Capítulo 28). Deve-se observar o paciente quanto ao aparecimento de efeitos adversos semelhantes àqueles associados a agentes bloqueadores colinérgicos (ver Capítulo 27).

Ribavirina

Ribavirina VO é usada na HAART. Por inalação, mediante emprego de aerossóis de pequenas partículas, é utilizada no tratamento de infecção por RSV. É importante descartar e substituir a solução a cada 24 horas, bem como monitorar rigorosamente a função respiratória durante toda a terapia porque o medicamento pode agravar o estado respiratório. Em lactentes, pode ocorrer deterioração súbita do estado respiratório, o que deve ser relatado imediatamente ao médico. Esse medicamento está incluído na categoria X de risco gestacional, e mulheres em idade fértil não devem inalá-lo quando de sua preparação ou administração ao paciente. Em paciente sob ventilação mecânica, o tratamento só deve ser administrado por profissionais de saúde familiarizados com o ventilador específico.

Administração IV

Rápida infusão ou administração em *bolus* de agentes antivirais tem produzido intoxicação em pacientes, causada por níveis plasmáticos excessivos do medicamento. A velocidade de infusão recomendada não deve ser ultrapassada.

Monitoramento e manejo das necessidades do paciente

Nutrição desequilibrada: menor do que as necessidades corporais

As necessidades metabólicas de pacientes com infecção pelo HIV são complexas. Como antivirais podem causar anorexia, náuseas ou vômitos, nutrição adequada constitui verdadeiro desafio (ver Capítulo 48 para estimulantes do apetite). Efeitos gastrintestinais (GI) variam de leves a graves. Muitos dos medicamentos podem ser administrados sem relação com a presença de alimento, à exceção de didanosina em solução oral, pois provoca desconforto GI. O paciente pode receber mistura do pó tamponado com antiácido líquido, mantida refrigerada e agitada vigorosamente antes da administração, 30 minutos antes ou 2 horas depois de uma refeição.

O paciente consegue tolerar refeições pequenas e frequentes com alimentos leves e não irritantes, se as náuseas forem discretas. Goles frequentes de bebidas gaseificadas ou chá quente podem ser úteis. É importante manter ambiente limpo e sem odores. Há necessidade de boa higiene oral antes e depois das refeições. Algumas vezes, medicamentos administrados em dose única diária podem ser tomados ao deitar, de modo a reduzir as náuseas. Se houver náuseas intensas ou vômitos, é preciso notificar o médico.

Integridade da pele prejudicada
Deve-se monitorar cuidadosamente melhora ou agravamento de quaisquer lesões cutâneas. Esses medicamentos podem causar exantema. Havendo piora das lesões, é preciso notificar o médico. É conveniente usar luvas para a aplicação tópica de antiviral, de modo a evitar a disseminação da infecção.

Ao administrar antiviral por via IV, deve-se procurar sinais de flebite no local de injeção. É preciso evitar qualquer traumatismo, visto que pode resultar em equimose se a contagem de plaquetas estiver baixa. Se forem administradas injeções, deve-se aplicar pressão no local de injeção para evitar sangramento. Em certas ocasiões, podem ocorrer cefaleia e febre baixa em pacientes sob uso de antivirais, controladas por analgésico. Dependendo dos sintomas do paciente, monitorar sinais vitais a cada 4 horas ou conforme solicitado pelo médico.

 Considerações sobre cuidados crônicos

No tratamento de herpes genital, aciclovir age nas lesões sintomáticas, sem cura da infecção viral. Pacientes devem evitar relações sexuais na presença de lesões/sintomas, de modo a reduzir a transmissão do vírus.

Risco de lesão
Alguns pacientes com infecção viral apresentam quadro agudo. Outros podem apresentar fadiga, letargia, tontura ou fraqueza como reações adversas ao agente antiviral/antirretroviral. Devem-se monitorar cuidadosamente esses pacientes. Campainhas são colocadas em lugar conveniente para o paciente, e qualquer chamada deve ser imediatamente atendida. Havendo fadiga, tontura, confusão ou fraqueza, o paciente pode necessitar de assistência em deambulação ou atividades de vida diária. No planejamento dessas atividades, é conveniente estabelecer períodos adequados de repouso. Outros medicamentos podem causar dano aos nervos periféricos, particularmente quando são utilizados com outros agentes neurotóxicos. Quaisquer sinais de neuropatia periférica (dormência, formigamento ou dor em pés ou mãos, devem ser imediatamente relatados ao médico.

Distúrbio na imagem corporal
Pacientes em uso de inibidores da protease (saquinavir, ritonavir, indinavir, nelfinavir, fosamprenavir, amprenavir e atazanavir) apresentam redistribuição da gordura corporal. O tecido adiposo desloca-se para o centro do corpo, de modo que os pacientes parecem ter braços e pernas mais finos, com abdome mais redondo ou aumento das mamas. Algumas vezes, a gordura corporal acumula-se na parte posterior do pescoço (denominada *giba de búfalo*). O enfermeiro deve incentivar esses pacientes a verbalizar seus sentimentos sobre a mudança de aparência. É também importante reconhecer que essas alterações acarretam preocupação válida e importante para o paciente.

Dor aguda
Indinavir comprovadamente provoca litíase renal ou vesical. Os agentes antirretrovirais sabidamente causam pancreatite aguda. Qualquer dor deve ser investigada quanto a sua localização e intensidade. Em paciente com náuseas, vômitos, dor abdominal e icterícia (sintomas de pancreatite), deve-se investigar dor. Se de início súbito e agudo, a dor deve ser relatada ao médico para tratamento e avaliação adicional à procura da doença envolvida.

> **ALERTA DE ENFERMAGEM**
>
> Pacientes tratados com antirretrovirais para infecção pelo HIV podem apresentar infecções oportunistas e outras complicações. É preciso monitorar rigorosamente sinais de infecção, como febre (até mesmo febre baixa), mal-estar, faringite ou letargia. É preciso que todos os cuidadores usem técnicas de boa higienização das mãos.

Orientação ao paciente e aos familiares
Na administração oral de agente antiviral, o paciente e sua família devem ser orientados a tomar os medicamentos exatamente conforme a prescrição durante todo o ciclo de terapia. Se uma dose for omitida, o paciente deve tomá-la tão logo lembrar, porém não deve duplicar a dose no próximo horário de administração. Qualquer reação adversa deve ser relatada ao médico ou ao enfermeiro. É importante que o paciente compreenda que muitos desses medicamentos não curam as infecções virais, mas diminuem sintomas e aumentam a sensação de bem-estar.

O paciente deve ser instruído a relatar sinais de infecção (temperatura elevada, faringite, dispneia, fraqueza ou letargia), pancreatite (náuseas, vômitos, dor abdominal, icterícia) ou neuropatia periférica (formigamento, sensação de queimação, dormência ou dor em mãos ou pés).

Incluir as seguintes informações no plano de ensino dos fármacos antivirais:

- Antivirais não curam as infecções virais, porém encurtam os surtos e promovem cicatrização das lesões. Também não impedem a disseminação da doença para outras pessoas
- Medicamentos tópicos devem ser aplicados com protetor de dedo ou luvas, na frequência prescrita. Todas as lesões devem ser cobertas, de modo a evitar irritação adicional. É preciso notificar o médico se sensação de queimação, ardência, prurido ou exantema se agravarem
- O paciente não deve ter contato sexual enquanto houver lesões
- Alguns fármacos causam fotossensibilidade, devendo o paciente aplicar protetor solar, cobrir a cabeça e usar roupas protetoras quando exposto à luz solar. Também se deve evitar bronzeamento artificial
- Pode haver exacerbação aguda da doença quando medicamentos usados em hepatite B são interrompidos. A função hepática deve ser rigorosamente monitorada nesses pacientes
- Uso de antirretrovirais acarreta aumento de reações adversas (hipotensão, distúrbios visuais, ereção peniana prolongada) quando é usada sildenafila. Os sintomas devem ser relatados imediatamente ao médico

- Alguns fármacos afetam o estado mental, a visão e a coordenação motora. Assim, atividades que exigem agilidade mental, como dirigir um carro, devem ser adiadas até que o efeito do fármaco seja aparente. Pacientes devem passar lentamente do decúbito dorsal para a posição sentada, de modo a diminuir a possibilidade de tontura causada pela hipotensão ortostática. Deve-se relatar a ocorrência de nervosismo, tremores, fala arrastada ou depressão
- Alguns pacientes seguem esquema de doses em dias alternados. Nesse caso, é importante designar os dias em que o medicamento precisa ser tomado, anotando-os em calendários e aplicativos de celulares
- Zanamivir é administrado a cada 12 horas, durante 5 dias, por inalação de comprimidos ou *blisters* que contêm dose individual do fármaco. Se for também prescrito um broncodilatador, ele deve ser utilizado antes do zanamivir. O medicamento pode causar tontura, portanto, é preciso cautela ao dirigir automóvel ou operar máquina perigosa. Esse fármaco não diminui o risco de transmissão de vírus influenza a outras pessoas.

REAVALIAÇÃO

- A resposta terapêutica é obtida, e há controle da infecção e da carga viral

- Reações adversas são identificadas, relatadas ao médico e controladas com sucesso por meio de intervenções de enfermagem apropriadas:
  - O paciente mantém estado nutricional adequado
  - A pele está intacta e sem inflamação, irritação, infecção ou ulcerações
  - Não há evidência de lesão
  - As percepções das alterações corporais são gerenciadas com sucesso
  - O paciente não sente dor
- O paciente e sua família expressam confiança e demonstram entender o esquema medicamentoso.

Farmacologia na prática
PENSE CRITICAMENTE
O Sr. Park encontra-se em instituição de cuidados prolongados após artroplastia do quadril. Para o herpes-zóster, o médico prescreve aciclovir, 200 mg a cada 4 horas, durante o período de vigília do paciente. Que informações sobre herpes-zóster, seu esquema de tratamento e possíveis reações adversas de aciclovir devem ser conhecidas pela equipe de enfermagem?

PONTOS-CHAVE

■ Um vírus é menor do que uma bactéria. Para se reproduzir, o vírus necessita do material celular de outra célula viva. Infecções virais incluem desde resfriado comum até infecções sistêmicas crônicas do fígado ou do sistema imune

■ Fármacos antivirais interferem na capacidade do vírus de se reproduzir no interior da célula hospedeira e reduzem sintomas das infecções virais ou retardam a evolução de doenças mais graves, tornando-as condições crônicas. A efetividade desses medicamentos é limitada, em razão da capacidade do vírus de sofrer mutação, resultando em resistência viral ao fármaco

■ Na maioria das situações, antivirais causam reações adversas menores, como distúrbios gastrintestinais ou sintomas de tipo gripal

■ Retrovírus atacam as células e impedem a atuação do RNA na célula. AIDS é causada pelo retrovírus (HIV)

■ Antirretrovirais são utilizados principalmente para reduzir carga viral em pacientes com HIV e HBV. São utilizados múltiplos fármacos para atacar o vírus em diferentes partes de seu ciclo de vida, e esse método é denominado terapia antirretroviral altamente ativa

■ Reações adversas variam desde distúrbios gastrintestinais menores até neuropatia periférica ou anafilaxia. Mudanças na localização da gordura corporal podem causar preocupação em pacientes que usam esses medicamentos.

RESUMO DE FÁRMACOS
Fármacos antivirais

Nome genérico	Usos	Reações adversas	Faixas posológicas
Antivirais			
Agentes utilizados no tratamento de infecções relacionadas com CMV			
Cidofovir	Retinite por CMV	Cefaleia, náuseas, vômitos, diarreia, anorexia, dispneia, alopecia, exantema, neutropenia, febre, calafrios	5 mg/kg IV, 1 vez/semana, durante 2 semanas; em seguida, a cada 2 semanas para manutenção
Foscarnete	Retinite por CMV; HSV-1 e HSV-2 resistentes a aciclovir	Cefaleia, convulsões, náuseas, vômitos, diarreia, anemia, resultados anormais de testes de função renal	Retinite por CMV: 90 a 120 mg/kg/dia IV; HSV: 40 mg/kg IV, a cada 8 a 12 h
Ganciclovir	Retinite por CMV; prevenção de cetomegalovirose em transplantados	Anorexia, vômitos, diarreia, febre, sudorese, anemia, leucopenia	5 mg/kg IV, a cada 12 h, por 14 a 21 dias; em seguida, diariamente

(continua)

122 Parte 2 Fármacos Utilizados para Combater Infecções

Nome genérico	Usos	Reações adversas	Faixas posológicas
Valganciclovir	Retinite por CMV; prevenção de ceto-megalovirose em transplantados	Cefaleia, insônia, diarreia, náuseas, vômitos, pancitopenia, febre	900 mg VO, 2 vezes/dia; em receptores de transplante: iniciar 10 dias antes do transplante e continuar por 100 dias após o transplante
Agentes anti-herpes-vírus			
Aciclovir	HSV, herpes-zóster, varicela-zóster	Náuseas, vômitos, diarreia, febre, cefaleia, tontura, confusão, exantemas, mialgia	200 a 800 mg VO, a cada 4 h, para 5 vezes/dia, tratar durante 5 a 10 dias; 5 a 10 mg/kg IV, a cada 8 h; tópico: aplicar às lesões a cada 3 h
Fanciclovir	Herpes-zóster agudo, HSV-2	Fadiga, febre, náuseas, vômitos, diarreia, sinusite, constipação intestinal, cefaleia	Herpes-zóster: 500 mg VO, a cada 8 h, durante 7 dias; HSV-2: 125 mg VO, 2 vezes/dia, durante 5 dias
Valaciclovir	Herpes-zóster; HSV-1 e HSV-2	Náuseas, cefaleia	HSV-1: 2 g, a cada 12 h, durante 1 dia; HSV-2 inicial: 1 g, a cada 12 h, durante 10 dias; infecção recorrente: 500 mg VO, 2 vezes/dia, durante 5 dias; herpes-zóster: 1 g VO, 3 vezes/dia, durante 7 dias
Agentes utilizados no tratamento de hepatite B e hepatite C			
Adefovir dipivoxila	Hepatite B crônica (HBV)	Astenia, cefaleia, dor abdominal	10 mg/dia VO
*Entecavir	Hepatite B (HBV)	Tontura, fadiga, cefaleia	0,5 a 1 mg/dia VO
Boceprevir	Hepatite C crônica (HCV)	Fadiga, náuseas, vômitos, alterações do paladar	800 mg VO, 3 vezes/dia, pelo menos com intervalo de 7 h entre as doses
Declatasvir	Hepatite C crônica (HCV), em combinação com sofosbuvir	Cefaleia, náuseas, diarreia, fadiga, prurido	60 mg VO, 1 vez/dia, durante 12 semanas
Simeprevir	Hepatite C crônica (HCV), em combinação com interferona	Cefaleia, insônia, náuseas, diarreia, fadiga, prurido	150 mg VO, ao dia
Sofosbuvir	Hepatite C crônica (HCV), em combinação com interferona ou ribavirina	Cefaleia, insônia, náuseas, diminuição do apetite, fadiga, prurido	400 mg VO, ao dia
Ledipasvir/sofosbuvir	Hepatite C crônica (HCV)	Cefaleia, fadiga	1 comprimido VO, ao dia
Ombitasvir/paritaprevir/ritonavir	Hepatite C crônica (HCV)	Náuseas, fadiga, insônia	2 comprimidos VO, ao dia, pela manhã
Ribavirina	Infecção por vírus sincicial respiratória (RSV)	Agravamento do estado pulmonar, pneumonia bacteriana, hipotensão	Administrada por inalação com gerador especial de aerossol
Combinação de ribavirina/interferona	Hepatite C	Fadiga, cefaleia, mialgia, anorexia, náuseas, vômitos, insônia, nervosismo	800 a 1.200 mg VO, 2 vezes/dia
Agentes antivirais e inibidores da neuraminidase para tratamento da influenza			
Amantadina	Prevenção e tratamento da *influenza* A; doença de Parkinson	Náuseas, diarreia, tontura, hipotensão, insônia	200 mg/dia VO ou 100 mg/dia para pacientes com mais de 65 anos de idade; iniciar antes da exposição à gripe e continuar por 10 dias após exposição
Oseltamivir	Prevenção e tratamento da *influenza* A e B	Náuseas, vômitos, diarreia	75 mg VO, 2 vezes/dia, durante 5 dias
Peramivir	Iguais aos do oseltamivir	Diarreia	600 mg IV, em dose única (solução com 200 mg/20 mℓ), infundir por 15 a 30 min
Rimantadina	*Influenza* A	Vertigem, tontura, insônia, náuseas, anorexia	100 mg/dia VO, 2 vezes/dia
Zanamivir	Iguais aos do oseltamivir	Náuseas, cefaleia, rinite	5 mg, por inalação, a cada 12 h
Antirretrovirais			
Inibidores da protease			
Atazanavir	Infecção pelo HIV	Náuseas, exantema	300 a 400 mg/dia VO

Capítulo 11 Fármacos Antivirais

Nome genérico	Usos	Reações adversas	Faixas posológicas
Darunavir	Infecção pelo HIV	Cefaleia, diarreia, constipação intestinal e dor	600 mg VO, 2 vezes/dia
Fosamprenavir	Infecção pelo HIV	Cefaleia, náuseas, vômitos, diarreia, exantema	1.400 mg/dia VO
Indinavir	Infecção pelo HIV	Cefaleia, náuseas, vômitos, diarreia, cálculos renais/vesicais	800 mg VO, a cada 8 h
Nelfinavir	Infecção pelo HIV	Diarreia	750 mg VO, 3 vezes/dia, ou 1.250 mg VO, 2 vezes/dia
Ritonavir	Infecção pelo HIV	Parestesias periféricas e periorais, náuseas, vômitos, diarreia, anorexia	600 mg VO 2 vezes/dia
Saquinavir	Infecção pelo HIV	Cefaleia, náuseas, diarreia, pirose, flatulência	Fortovase®: 6 cápsulas de 200 mg VO, 3 vezes/dia; Invirase®: 3 cápsulas de 200 mg VO, 3 vezes/dia
Tipranavir	Infecção pelo HIV	Náuseas, diarreia, disfunção hepática, sangramento intracraniano	500 mg VO, 2 vezes/dia
Inibidores nucleosídicos/nucleotídicos da transcriptase reversa (INTR)			
Abacavir	Infecção pelo HIV	Náuseas, vômitos, diarreia, anorexia, disfunção hepática	300 mg VO, 2 vezes/dia, ou 600 mg, 1 vez/dia
*Didanosina (ddl)	Infecção pelo HIV	Cefaleia, náuseas, exantema, vômitos, neuropatia periférica, dor abdominal, diarreia	Oral: 400 mg/dia ou 200 mg, 2 vezes/dia; para pacientes com peso abaixo de 60 kg, 250 mg/dia ou 125 mg, 2 vezes/dia
Entricitabina	Infecção pelo HIV	Cefaleia, náuseas, vômitos, diarreia, exantema	200 mg/dia VO
Lamivudina (3TC)	Infecção pelo HIV, hepatite B crônica	Cefaleia, náuseas, diarreia, congestão nasal, tosse, fadiga	HIV: 150 mg VO, 2 vezes/dia; HBV: 100 mg/dia VO, diariamente
Estavudina	Infecção pelo HIV	Cefaleia, náuseas, diarreia, febre, exantema, neuropatia periférica	40 mg VO, a cada 12 h
Telbivudina	Hepatite B crônica	Cefaleia, dor abdominal, síndrome de tipo gripal, fadiga, sintomas de infecção respiratória superior	600 mg/dia VO
Tenofovir disoproxila	Infecção pelo HIV, hepatite B crônica	Náuseas, vômitos, diarreia, flatulência	300 mg/dia VO
Zidovudina (AZT)	Infecção pelo HIV, prevenção da transmissão materno-fetal do HIV	Astenia, mal-estar, fraqueza, cefaleia, anorexia, diarreia, náuseas, dor abdominal, tontura, insônia, anemia, agranulocitose	600 mg/dia VO, em doses fracionadas; 1 mg/kg IV, a cada 4 h
Inibidores não nucleosídicos da transcriptase reversa (INNTR)			
Delavirdina	Infecção pelo HIV	Cefaleia, náuseas, diarreia	400 mg VO, 3 vezes/dia
Efavirenz	Infecção pelo HIV	Exantema, prurido tontura, insônia, fadiga, náuseas, vômitos	600 mg/dia VO
Etravirina	Infecção pelo HIV	Exantema, náuseas, diarreia	200 mg VO, 2 vezes/dia
Nevirapina	Infecção pelo HIV	Exantema, febre, cefaleia, náuseas, estomatite, disfunção hepática	200 mg VO, 2 vezes/dia
Rilpivirina	Infecção pelo HIV	Cefaleia, insônia, depressão, exantema	25 mg VO, diariamente
Inibidores de entrada			
Maraviroque	Infecção pelo HIV	Tontura, tosse, exantema, dor abdominal e muscular	150 a 600 mg/dia, dependendo de outros antivirais
Enfuvirtida	Infecção pelo HIV	Desconforto, enduração e eritema no local de injeção	90 mg SC, 2 vezes/dia
Inibidores da integrase			
Elvitegravir	Infecção pelo HIV	Diarreia	85 mg VO, 1 vez/dia
Raltegravir	Infecção pelo HIV	Cefaleia, náuseas, diarreia, febre	400 mg VO, 2 vezes/dia
Dolutegravir	Infecção pelo HIV	Insônia	50 mg VO, 1 vez/dia

*Esse fármaco deve ser administrado pelo menos 1 hora antes ou 2 horas depois de uma refeição.

REVISÃO DO CAPÍTULO

Calcule a dosagem dos medicamentos

1. Ao paciente foram prescritos 200 mg de amantadina. O medicamento está disponível em comprimidos de 100 mg. O enfermeiro administra _____.
2. O enfermeiro deve administrar 100 mg de zidovudina VO. O medicamento está disponível na forma de xarope 50 mg/5 mℓ. O enfermeiro administra _____.

Prepare-se para provas

1. Qual das seguintes afirmativas é verdadeira no que se refere a um vírus?
   1. O vírus tem aproximadamente o mesmo tamanho de uma bactéria
   2. A reprodução ocorre pela invasão da célula hospedeira
   3. É transmitido apenas por via hematogênica
   4. Existe apenas limitado número de vírus
2. Qual a diferença entre vírus e retrovírus?
   1. Necessidade de material celular de outra célula (hospedeira) para se reproduzir
   2. Conteúdo viral reprograma a célula para reproduzir o vírus
   3. Ataque ao RNA da célula hospedeira em lugar do DNA
   4. A célula infectada readquire sua função original
3. Qual das seguintes reações adversas o enfermeiro esperaria em paciente tratado com aciclovir VO?
   1. Náuseas e vômitos
   2. Constipação intestinal e polaciúria
   3. Conjuntivite e borramento visual
   4. Nefrotoxicidade
4. Qual das seguintes ocorrências em paciente de 3 meses de idade tratado com ribavirina o enfermeiro deve imediatamente relatar?
   1. Qualquer agravamento do estado respiratório
   2. Recusa em tomar alimentos ou líquidos
   3. Sonolência
   4. Constipação intestinal
5. O enfermeiro está administrando adequadamente didanosina quando _____.
   1. O antiácido não é separado no líquido
   2. O medicamento é preparado para injeção subcutânea
   3. O medicamento é administrado às refeições
   4. O medicamento é administrado misturado com suco de laranja ou suco de maçã

6. A administração de agentes antirretrovirais pode resultar em _____.
   1. Crescimento anormal de pelos
   2. Redistribuição da gordura corporal
   3. Parada cardíaca
   4. Coloração da pele
7. Em unidade pediátrica, um lactente recebe ribavirina por aerossol para tratamento de infecção por RSV. Qual dos seguintes profissionais de saúde deve assumir a responsabilidade de cuidar desse paciente?
   1. Doris, enfermeira de 22 anos de idade
   2. Ariel, fisioterapeuta respiratória
   3. Brad, técnico em enfermagem de 26 anos de idade
   4. Vanessa, enfermeira com capacitação em pediatria de 45 anos de idade
8. O Sr. Park inicia tratamento com aciclovir para o episódio de herpes-zóster. O enfermeiro verifica a prescrição medicamentosa para identificar qual medicamento ali listado tem possibilidade de interação medicamentosa?
   1. Cimetidina
   2. Ibuprofeno
   3. Sildenafila
   4. Teofilina
9. Foi prescrito para um paciente inalação de zanamivir a cada 12 horas. O medicamento está disponível em *blister* de 5 mg para inalação, que deve ser administrado com dispositivo próprio. Quantos miligramas o enfermeiro administrará em um período de 24 horas?
10. Associe a infecção viral a seu local de infecção.

    1. Vírus da hepatite C
    2. Vírus da imunodeficiência humana
    3. Herpes-vírus-zóster
    4. Papilomavírus humano
    5. Vírus sincicial respiratório

    A. Permanece latente no sistema nervoso
    B. Infecção sexualmente transmissível (IST) mais comum
    C. Inflamação do fígado
    D. Infecção respiratória principalmente em crianças
    E. Destrói o sistema imune

Para verificar suas respostas, ver Apêndice F.

12 Fármacos Antifúngicos e Antiparasitários

Termos-chave

candidíase infecção de pele ou mucosas causada por *Candida albicans*

cinchonismo intoxicação ou envenenamento por quinina

de venda livre referente a medicamentos ou outras substâncias vendidos sem prescrição; também conhecidos como medicamentos *isentos de prescrição*

fungicida letal para fungos

fungistático referente a agentes que retardam o crescimento dos fungos

fungo microrganismo eucariota uni ou multicelular

helmintíase infecção causada por helmintos (vermes)

micose infecção causada por fungos

parasita organismo que vive no interior ou na superfície de outro organismo (hospedeiro), sem contribuir para sobrevida ou bem-estar do hospedeiro

Objetivos de aprendizagem

Ao fim deste capítulo, o leitor deverá ser capaz de:

1. Distinguir entre infecções fúngicas superficiais e sistêmicas.
2. Distinguir entre infecções helmínticas, infecções por protozoários e amebíase.
3. Discutir usos, ações farmacológicas gerais, reações adversas, contraindicações, precauções e interações dos fármacos antifúngicos e antiparasitários.
4. Identificar atividades a serem realizadas pelo enfermeiro na avaliação pré-administração e na avaliação continuada do paciente tratado com antifúngico ou antiparasitário.
5. Discutir maneiras de promover resposta ótima ao tratamento, controlar reações adversas e instruir o paciente e sua família sobre o uso de antifúngicos e antiparasitários.

Classes de fármacos

Antifúngicos	Anti-helmínticos	Antiprotozoários

Farmacologia na prática
Lillian Chase, de 36 anos de idade, está cuidando de seus dois netos. Ela entra em contato com a clínica, pois os acha muito agitados. As informações sobre as crianças não indicam que possam estar doentes. O único dado chamativo é que eles costumam brincar em uma grande quadra de areia em casa. À medida que for lendo este capítulo, o leitor deverá elaborar perguntas sobre essas crianças.

INFECÇÕES FÚNGICAS

Fungo é um microrganismo eucariota uni ou multicelular (Figura 12.1). Nos seres humanos, causa doenças denominadas **micoses** ou infecções fúngicas, incluindo desde infecções cutâneas superficiais até infecções sistêmicas com risco à vida. Micoses superficiais ocorrem em pele ou unhas (ver Capítulo 52). *Infecções fúngicas sistêmicas* ocorrem quando os fungos conseguem penetrar no corpo, causando quadros graves.

Infecções fúngicas profundas desenvolvem-se em pulmões, cérebro ou tubo gastrintestinal (GI). O tratamento das infecções profundas é frequentemente difícil e prolongado.

Infecções causadas pela levedura *Candida albicans* são conhecidas como **candidíases**. Candidíase também afeta a área vulvovaginal. Em pacientes imunocomprometidos, candidíase localiza-se em períneo, cavidade oral ou sistemicamente. Há risco aumentado de contrair

Parte 2 Fármacos Utilizados para Combater Infecções

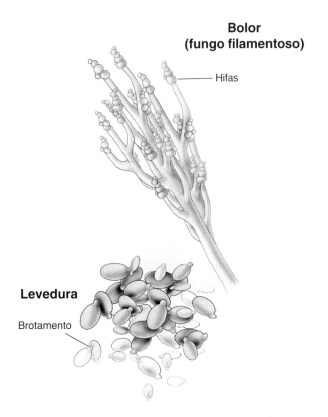

FIGURA 12.1 Exemplos de fungos causadores de infecções.

infecções por *Candida* em pacientes com diabetes melito, gestantes, mulheres em uso de contraceptivos orais, usuários de antibióticos ou corticosteroides e pacientes cirúrgicos.

Devido ao uso de fármacos para impedir a ocorrência de rejeição, infecções fúngicas representam grande preocupação em pacientes submetidos a transplante de órgãos. Nessa população, as infecções fúngicas mais comuns são candidíase, aspergilose (fungo filamentoso comum) e criptococose (causada por *Cryptococcus neoformans*). Resumo de Fármacos | Fármacos antifúngicos e antiparasitários identifica os medicamentos utilizados para combater infecções fúngicas.

FÁRMACOS ANTIFÚNGICOS

AÇÕES

Antifúngicos podem ser **fungicidas** (capazes de destruir fungos) ou **fungistáticos** (capazes de retardar a multiplicação dos fungos ou reduzir sua velocidade). Acredita-se que anfotericina B, isavuconazônio, miconazol, nistatina, voriconazol, micafungina e cetoconazol tenham efeito sobre a membrana celular dos fungos. O efeito fungicida ou fungistático desses fármacos parece relacionado com sua concentração nos tecidos corporais. Fluconazol possui atividade fungistática, que parece resultar da depleção de esteróis (grupo de substâncias relacionadas com gorduras) nas células dos fungos.

Griseofulvina exerce seus efeitos por deposição em células precursoras de queratina, que são então gradualmente perdidas (devido à constante descamação das células cutâneas mais superficiais) e substituídas por novas células não infectadas. O modo de ação de flucitosina consiste em inibir síntese de DNA e RNA no fungo. Clotrimazol liga-se a fosfolipídios na membrana celular dos fungos, aumentando a permeabilidade da célula e resultando em perda dos componentes intracelulares.

USOS

Antifúngicos são utilizados em prevenção ou tratamento de infecções fúngicas em pacientes imunocomprometidos. São também utilizados no tratamento das seguintes condições:

- Infecções fúngicas superficiais e profundas
- Infecções sistêmicas, como aspergilose, candidíase e meningite criptocócica
- Infecções superficiais dos leitos ungueais e regiões oral, anal e vaginal.

Usos específicos de antifúngicos estão listados em Resumo de Fármacos | Fármacos antifúngicos e antiparasitários. Miconazol é utilizado no tratamento de infecções "leveduriformes" vulvovaginais, sendo representativo de todos os agentes antifúngicos vaginais. Infecções fúngicas de pele e mucosas podem ser tratadas com preparações tópicas ou vaginais. A Tabela 12.1 lista antifúngicos tópicos, enquanto antifúngicos vulvovaginais aparecem na Tabela 12.2; esses medicamentos são também discutidos no Capítulo 52.

TABELA 12.1 Antifúngicos tópicos no Brasil.

Nome genérico
Amorolfina (esmalte ungueal)
Cetoconazol (xampu 2%, creme 2%)
Cloridrato de butenafina (creme)
Ciclopirox (creme, loção)
Clotrimazol (creme, solução, loção)
Econazol (creme)
Efinaconazol (solução)
Miconazol (creme, gel oral, solução, pó, *spray*)
Naftifina (creme, gel)
Nistatina (suspensão oral, drágeas)
Oxiconazol (creme, loção)
Sulconazol (creme, loção)
Tavaborol (solução)
Tioconazol (creme, solução para unhas, loção)

TABELA 12.2 Antifúngicos vulvovaginais.

Nome genérico
Clotrimazol (creme vaginal, comprimido vaginal)
Miconazol (creme e gel vaginal, solução, *spray*)
Nistatina (creme vaginal)
Terconazol (creme vaginal)
Tioconazol (creme vaginal)

Considerações fitoterápicas

Pesquisadores identificaram várias plantas que são efetivas contra infecções fúngicas cutâneas, como o **óleo de melaleuca** ou *tea tree (Melaleuca alternifolia)* e o **alho** *(Allium sativum)*. O óleo de melaleuca é obtido de uma árvore perene nativa da Austrália. A planta tem sido utilizada como antimicrobiano não irritante para cortes, picadas, feridas, queimaduras e acne. Pode ser encontrada em xampus, sabões e loções. O óleo de melaleuca não deve ser ingerido, porém é efetivo quando usado topicamente em cortes menores e picadas. A aplicação tópica é mais efetiva na forma de creme a 10%, aplicado nas áreas afetadas 2 vezes/dia, durante várias semanas. Dispõe-se no comércio sob forma de pomada.

O alho também é utilizado com antifúngico. O creme de ajoeno a 0,4% (o componente antifúngico do alho) demonstrou aliviar sintomas do pé de atleta, sendo aplicado 2 vezes/dia (DerMarderosian, 2003).

REAÇÕES ADVERSAS

Administração sistêmica

- Cefaleia
- Exantema
- Anorexia e mal-estar
- Dor abdominal, articular ou muscular
- Náuseas, vômitos, diarreia.

CONTRAINDICAÇÕES

Antifúngicos são contraindicados para pacientes com história de alergia ao fármaco. A maioria dos antifúngicos sistêmicos é contraindicada durante a gravidez e a lactação; são agentes apenas usados quando a situação materna comporta risco à vida ou supera o risco para o feto.

Griseofulvina não é recomendada para pacientes com doença hepática grave. Voriconazol é contraindicado para pacientes tratados com terfenadina, astemizol, sirolimo, rifampicina, rifabutina, carbamazepina, ritonavir, alcaloides do esporão do centeio ou barbitúricos de ação longa.

Voriconazol e itraconazol são contraindicados para pacientes em uso de cisaprida, pimozida ou quinidina. Itraconazol sistêmico (cápsulas de 100 mg) não deve ser utilizado para tratamento de onicomicoses em pacientes com história de insuficiência cardíaca.

PRECAUÇÕES

Antifúngicos devem ser utilizados de modo cauteloso em pacientes com disfunção ou comprometimento renal. As precauções específicas incluem:

- Uso cauteloso de anfotericina B em pacientes que apresentem desequilíbrio eletrolítico ou estejam em uso de agentes antineoplásicos (devido à possível ocorrência de grave supressão da medula óssea)
- Administração cautelosa de griseofulvina com penicilina, devido à possibilidade de sensibilidade cruzada
- Uso cauteloso de itraconazol em pacientes com infecção pelo vírus da imunodeficiência humana (HIV) ou hipocloridria (baixos níveis de ácido gástrico).

INTERAÇÕES

Há muitas possíveis interações que dependem de cada fármaco. A Tabela 12.3 traz mais informações sobre interações medicamentosas.

TABELA 12.3 Possíveis interações de antifúngicos com outros fármacos.

Fármaco combinado	Uso comum	Efeito da interação
Anfotericina B		
Corticosteroides	Anti-inflamatórios	Risco de hipopotassemia grave
Digoxina	Tratamento de cardiopatia	Risco aumentado de intoxicação digitálica
Aminoglicosídios	Anti-infecciosos	Risco aumentado de nefrotoxicidade
Ciclosporina	Agente imunossupressor (particularmente para receptores de transplante)	Risco aumentado de nefrotoxicidade
Flucitosina	Antifúngico	Intoxicação farmacológica
Miconazol	Antifúngico para infecções vaginais	Diminuição da efetividade da anfotericina B
Fluconazol		
Hipoglicemiantes orais	Antidiabéticos	Aumento da efetividade hipoglicemiante
Fenitoína	Anticonvulsivante	Redução da efetividade da fenitoína
Griseofulvina		
Barbitúricos	Sedação	Redução da efetividade do sedativo
Contraceptivos orais	Controle da natalidade	Redução da efetividade da contracepção (sangramento de escape, gravidez ou amenorreia)
Salicilatos	Analgésicos	Diminuição dos níveis séricos do analgésico
Itraconazol		
Digoxina e ciclosporina	Ver anteriormente	Níveis sanguíneos elevados de itraconazol
Fenitoína, antagonistas da histamina	Anticonvulsivante e supressores do ácido gástrico, respectivamente	Diminuição dos níveis séricos de itraconazol
Isoniazida e rifampicina	Antituberculosos	Diminuição dos níveis séricos de itraconazol

(continua)

TABELA 12.3 Possíveis interações entre antifúngicos e outros fármacos. (*continuação*)

Fármaco combinado	Uso comum	Efeito da interação
Cetoconazol		
Antagonistas da histamina e antiácidos	Controle do desconforto GI	Absorção diminuída do cetoconazol
Rifampicina ou isoniazida	Antituberculosos	Diminuição dos níveis séricos do cetoconazol
Posaconazol		
Cimetidina	Supressor do ácido gástrico	Diminuição dos níveis séricos do posaconazol
Fenitoína	Anticonvulsivante	Aumento da efetividade da fenitoína
Rifabutina	Antituberculoso	Diminuição dos níveis séricos do posaconazol
Estatinas	Hipolipêmicos	Aumento da efetividade das estatinas
Voriconazol		
Metadona, tacrolimo, estatinas, benzodiazepínicos, bloqueadores dos canais de cálcio	Analgésico opioide, imunossupressor, hipolipêmicos, hipnossedativos e antianginoso/anti-hipertensivo, respectivamente	Aumento da efetividade do voriconazol
Sulfonilureias	Antidiabéticos	Hipoglicemia
Alcaloides da vinca	Agentes antineoplásicos	Risco aumentado de neurotoxicidade
Micafungina		
Sirolimo	Imunossupressor	Risco de maior imunossupressão
Nifedipino	Antianginoso	Risco de intoxicação por nifedipino
Terbinafina		
Betabloqueadores e antidepressivos	Problemas cardíacos e depressão, respectivamente	Aumento da efetividade de betabloqueadores e antidepressivos
Fluconazol, cetoconazol, itraconazol, voriconazol ou griseofulvina		
Varfarina	Anticoagulante	Risco aumentado de sangramento

PROCESSO DE ENFERMAGEM
Paciente tratado com fármacos antifúngicos

AVALIAÇÃO

Avaliação pré-administração

Avaliar sinais de infecção (dor, placas brancas ou áreas ulceradas na mucosa das regiões oral e perineal, secreção vaginal) antes de administrar a primeira dose do antifúngico. Obter e registrar sinais vitais. Aferir peso corporal quando a dose do medicamento (p. ex., anfotericina ou flucitosina) for determinada em função do peso do paciente.

Avaliação continuada

A avaliação continuada envolve cuidadosa observação do paciente a cada 2 a 4 horas à procura de reações adversas quando se administra agente antifúngico por vias oral ou parenteral. Na administração tópica ou em uso ambulatorial, instruir o paciente sobre efeitos aos quais ele deve atentar. A avaliação continuada deve avaliar sinais de melhora e ocorrência de reações adversas, tanto insignificantes quanto graves (o que exige notificação imediata ao médico).

DIAGNÓSTICOS DE ENFERMAGEM

Os diagnósticos de enfermagem específicos incluem:

- **Conforto prejudicado**, relacionado com administração intravenosa (IV) de anfotericina B
- **Risco de perfusão tissular renal ineficaz**, relacionado com reações adversas do agente antifúngico.

Diagnósticos de enfermagem relacionados com administração de medicamentos são discutidos no Capítulo 4.

PLANEJAMENTO

Os desfechos esperados no paciente dependem da razão pela qual se administra o antifúngico, mas podem incluir resposta terapêutica ao medicamento, atendimento às necessidades do paciente, controle de reações adversas e confiança na compreensão do esquema terapêutico.

IMPLEMENTAÇÃO

Promoção da resposta ótima à terapia |
Administração de antifúngicos específicos

Anfotericina B

Anfotericina B é administrada apenas sob supervisão rigorosa, normalmente em hospital ou clínica. Seu uso é reservado para infecções fúngicas graves e potencialmente fatais. É administrada diariamente ou em dias alternados, por vários dias ou meses.

A solução IV de anfotericina B é sensível à luz e deve ser protegida da exposição luminosa. Se a solução for utilizada dentro de 8 horas, há perda insignificante da atividade do fármaco. Por conseguinte, uma vez reconstituída, anfotericina B deve ser administrada imediatamente, visto que a infusão IV usual estende-se por 6 horas ou mais. O farmacêutico clínico pode orientar sobre a necessidade de usar cobertura protetora para o recipiente de infusão.

❗ ALERTA DE ENFERMAGEM

Lesão renal é a reação adversa mais grave do uso da anfotericina B. O comprometimento melhora habitualmente com modificação do esquema posológico (redução de dose ou aumento do intervalo entre doses). Níveis séricos de creatinina e ureia são verificados com frequência durante tratamento para monitorar função renal. Se o nível de nitrogênio ureico ultrapassar 40 mg/dℓ ou se a creatinina sérica for superior a 3 mg/dℓ, o médico pode suspender o fármaco ou reduzir sua dose até haver melhora da função renal.

Preparações para infecções fúngicas não sistêmicas
Quando infecção fúngica vaginal é tratada com miconazol durante a gravidez, o uso de aplicador vaginal é contraindicado, preferindo-se a inserção manual dos comprimidos vaginais. Como a vagina pode absorver pequenas quantidades desses fármacos, eles são usados quando sua administração é indispensável durante o primeiro trimestre.

Candidíase oral pode ser tratada com bochechos de soluções orais, mantidas na boca por vários segundos antes de gargarejar e degluti-las. Infecções orais também podem ser tratadas com pastilhas. Algumas vezes, pastilha vaginal de antifúngico é prescrita para uso oral. O paciente precisa receber instruções específicas sobre como utilizar o medicamento, de modo a evitar confusão ou uso incorreto.

Monitoramento e manejo das necessidades do paciente

Conforto prejudicado / Administração do medicamento
Quando se administra anfotericina B por infusão IV, podem ocorrer reações adversas imediatas. Em 15 a 20 minutos após início da infusão, pode haver náuseas, vômitos, hipotensão, taquipneia, febre e calafrios (algumas vezes denominados tremores). Para evitar tais reações adversas, pode-se fazer pré-medicação com antipiréticos, anti-histamínicos ou antieméticos. É importante verificar cuidadosamente temperatura, pulso, respiração e pressão arterial do paciente durante os primeiros 30 a 60 minutos de tratamento. Durante a terapia, monitoram-se sinais vitais a cada 2 a 4 horas, dependendo da condição do paciente, e verificam-se com frequência velocidade e local da infusão IV. Isso é particularmente importante se o paciente estiver inquieto ou confuso.

Antes da administração do medicamento, os pacientes devem ser avisados sobre efeitos colaterais desconfortáveis. Devem-se fornecer cobertores quentes para o conforto do paciente e tranquilizá-lo sobre o fato de que a pré-medicação ajudará a aliviar as reações adversas, as quais diminuirão de intensidade com a continuação da terapia.

Risco de perfusão tissular renal ineficaz
Quando o paciente faz uso de medicamento potencialmente nefrotóxico, é necessário monitoramento cuidadoso do balanço hídrico. Em paciente com comprometimento renal diagnosticado, determina-se o débito urinário a cada hora. Em geral, são solicitados exames laboratoriais periódicos (creatinina e ureia séricas) para detectar reações tóxicas sobre a função renal. Se níveis séricos de ureia e creatinina ultrapassarem, respectivamente, 40 mg/dℓ e 3 mg/dℓ, o médico pode suspender a terapia farmacológica ou reduzir a dose até observar melhora da função renal.

Considerações sobre o paciente

Gerontologia
Antes de administrar fluconazol a idoso ou paciente com comprometimento renal, o médico solicita determinação da depuração da creatinina (*clearance* de creatinina). Os resultados laboratoriais podem exigir ajuste de dosagem.

Orientação ao paciente e aos familiares
O planejamento para paciente ambulatorial inclui os seguintes itens:

- Limpar a área afetada e aplicar pomada ou o creme à pele, conforme orientado pelo médico
- Não aumentar nem reduzir quantidade utilizada ou número de aplicações de pomada ou creme, a não ser que determinado pelo médico

Informações essenciais sobre medicamentos específicos incluem:

- Flucitosina – para reduzir ou eliminar náuseas, vômitos e diarreia, tomar poucas cápsulas de cada vez ao longo de 15 minutos. Se os efeitos persistirem, é preciso rapidamente notificar o médico
- Griseofulvina – como os efeitos benéficos podem ser tardios, o medicamento deve ser tomado durante todo o ciclo de terapia. Evitar a exposição à luz solar ou a lâmpadas de bronzeamento, devido à possível ocorrência de reação cutânea exagerada (semelhante à queimadura solar grave), até mesmo após breve exposição à luz ultravioleta. Notificar o médico se houver febre, faringite ou exantema
- Cetoconazol – completar todo o ciclo de terapia, conforme prescrito pelo médico. Não tomar esse medicamento com antiácido. Além disso, evitar uso de medicamentos isentos de prescrição, a não ser sob aprovação do médico. Caso ocorram sonolência e tontura, é preciso ter cautela ao dirigir veículos ou realizar outras tarefas perigosas. Notificar o médico caso ocorram dor abdominal pronunciada, febre ou diarreia
- Itraconazol – deve ser ingerido com alimento. A terapia continua ao menos por 3 meses até que a infecção seja controlada. Relatar a ocorrência de qualquer fadiga, coloração amarelada da pele, urina escura, anorexia, náuseas e vômitos
- Miconazol – se o fármaco (na forma de creme ou comprimido) for administrado por via vaginal, deve ser inserido profundamente na vagina, utilizando aplicador fornecido pelo fabricante. Usar protetor de calcinha após a inserção do medicamento para evitar manchar a roupa interna e a de cama. Continuar com o medicamento por via vaginal durante o período menstrual. Abster-se de relações sexuais durante o tratamento ou aconselhar o parceiro a usar preservativo para evitar reinfecção. Para evitar infecções recorrentes, evitar roupas íntimas tipo "fio dental" de náilon e roupas apertadas. Se não for observada melhora em 5 a 7 dias, interromper o medicamento e consultar o médico, visto que pode haver infecção mais grave. Se houver dor abdominal ou pélvica, exantema, febre ou secreção vaginal de odor forte, não utilizar o medicamento e notificar o médico.

REAVALIAÇÃO

- A resposta terapêutica é obtida, e não há evidências de infecção
- Reações adversas são identificadas, relatadas ao médico e controladas com sucesso por meio de intervenções de enfermagem apropriadas:
  - O paciente relata conforto, sem febre ou calafrios
  - A perfusão renal é mantida
- O paciente e sua família expressam segurança e demonstram entender o esquema medicamentoso.

130 **Parte 2** Fármacos Utilizados para Combater Infecções

INFECÇÕES PARASITÁRIAS

Parasita é um organismo que vive no interior ou na superfície de outro organismo (hospedeiro), sem contribuir para sobrevida ou bem-estar deste. Essas infecções ocorrem em indivíduos em más condições de vida e nos imunocomprometidos. **Helmintíase** (causada por helmintos) e protozooses (causadas por parasitas unicelulares ou agentes de malária) são problemas mundiais de saúde. Para sua disseminação, contribui a frequência das viagens internacionais. Condições outrora limitadas a partes específicas do mundo podem atualmente disseminar-se em questão de horas ou dias pelas viagens aéreas.

✳️ FÁRMACOS ANTI-HELMÍNTICOS

Nematódeos, oxiúros, anciléstomos e tênias são exemplos de helmintos. Os vermes parasitas mais comuns no mundo são os nematódeos. Nos EUA, o helminto mais comum é o oxiúro. Os fármacos *anti-helmínticos* são usados no tratamento da helmintíase.[1]

AÇÕES E USOS

Embora ações de anti-helmínticos variem, seu principal propósito é matar os parasitas.

Albendazol interfere na síntese dos microtúbulos dos helmintos, resultando em morte das larvas sensíveis. É utilizado para tratar formas larvárias de *Taenia solium*, bem como para tratar doença hepática, pulmonar e peritoneal causada por *Echinococcus granulosus*. Também mostra efetividade no tratamento de ascaridíase.

Mebendazol bloqueia a captação de glicose pelo helminto, resultando em depleção do glicogênio do verme. É utilizado no tratamento de ascaridíase, tricuríase, necatorose, ancilostomíase, oxiuríase e teníase.

Pirantel é capaz de paralisar o helminto, fazendo com que se desprenda da parede intestinal e seja, então, excretado nas fezes. É utilizado no tratamento de oxiuríase.[2]

REAÇÕES ADVERSAS

As reações adversas generalizadas incluem:

- Sonolência, tontura
- Náuseas, vômitos
- Dor e cólica abdominais, diarreia.

---

[1]N.R.T.: A classe dos nematódeos abriga as espécies *Ascaris lumbricoides, Trichuris trichiura, Necator americanus, Ancylostoma duodenale, Enterobius vermicularis, Strongyloides stercoralis*. São agentes de ascaridíase, tricuríase, necatorose, ancilostomíase, oxiuríase e estrongiloidíase, respectivamente. A classe dos cestódeos tem como espécies *Taenia solium* e *Taenia saginata*, responsáveis por teníase e neurocisticercose (larvas de *T. solium* no sistema nervoso central), além de *Hymenolepis nana*, que causa himenolepíase. A classe dos trematódeos inclui a espécie *Schistossoma mansoni*, responsável pela esquistossomíase.

[2]N.R.T.: Sete anti-helmínticos intestinais estão presentes na lista de medicamentos essenciais da OMS-2017. Além de albendazol, mebendazol e pirantel, constam: levamisol (agente específico para ascaridíase), praziquantel (boa efetividade clínica em neurocisticercose, himenolepíase e esquistossomíase), niclosamida (tratamento de teníases e himenolepíase), ivermectina (tratamento de escolha para estrongiloidíase).

Quando ocorrem, as reações adversas associadas a anti-helmínticos, nas doses recomendadas, são em geral leves. Exantema constitui a reação adversa mais grave de pirantel. Por isso, é importante perguntar ao paciente sobre a ocorrência de reações cutâneas quando em uso desse medicamento. Para mais informações, consultar Resumo de Fármacos | Fármacos antifúngicos e antiparasitários.

CONTRAINDICAÇÕES E PRECAUÇÕES

Anti-helmínticos são contraindicados para pacientes com hipersensibilidade conhecida aos fármacos, bem como durante a gravidez (categoria C para uso na gestação). Devem ser utilizados com cautela durante a amamentação natural e em presença de comprometimento hepático ou renal, desnutrição e anemia.

INTERAÇÕES

As seguintes interações podem ocorrer quando se administra anti-helmíntico específico com outro agente:

Fármaco combinado	Uso comum	Efeito da interação
Albendazol		
Dexametasona	Inflamação ou imunossupressão	Aumento da efetividade de albendazol
Cimetidina	Antiulceroso	Aumento da efetividade de albendazol
Mebendazol		
Hidantoínas e carbamazepina	Anticonvulsivantes	Níveis mais baixos de mebendazol

ANTIPROTOZOÁRIOS

Um dos maiores problemas relacionados com infecção por protozoário no mundo inteiro é o tratamento e a prevenção da malária. Em escala mundial, ocorrem quase 200 milhões de casos de malária anualmente, com taxa de mortalidade anual de mais de meio milhão de pessoas. Por causa do aumento das viagens internacionais, mais pessoas podem correr risco, dependendo de seu destino. As infecções por protozoário incluem giardíase (contraída a partir de água ou alimentos contaminados), tricomoníase, toxoplasmose e infecção oportunista (como a pneumonia observada em pacientes imunocomprometidos). Exemplos de fármacos antiprotozoários de uso atual estão listados em Resumo de Fármacos | Fármacos antifúngicos e antiparasitários.

AÇÕES

Protozoários são animais unicelulares. Um dos agentes causais da malária é *Plasmodium falciparum*, transmitido de uma pessoa a outra por mosquitos do gênero *Anopheles*. A Figura 12.2 ilustra o ciclo de vida da transmissão da malária e os fármacos utilizados no seu tratamento. Por outro lado, a transmissão dos protozoários mais comuns (*Giardia, Trichomonas* e *Toxoplasma* spp.) ocorre por meio de água ou alimentos contaminados, material fecal ou relação sexual. Em pacientes imunocomprometidos, *Pneumocystis jirovecii*

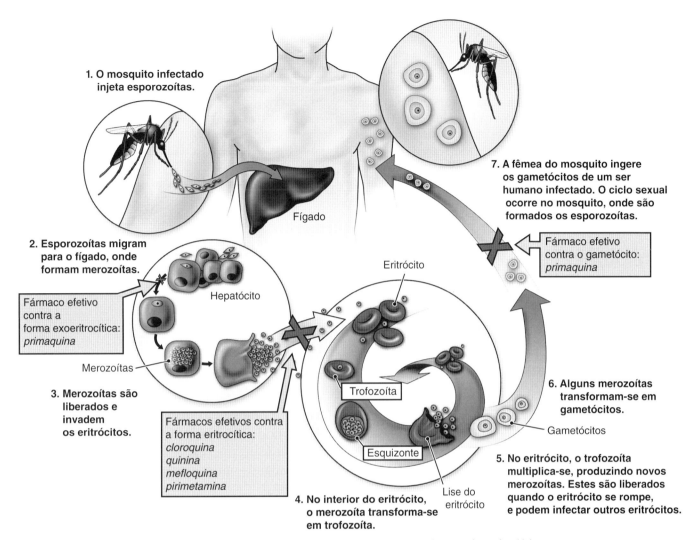

FIGURA 12.2 Ciclo de vida do parasita da malária e locais de ação de antimaláricos.

causa pneumonia. Antiprotozoários interferem no ciclo de vida do protozoário ou são ativos contra ele.

USOS

Doenças infecciosas

Antiprotozoários podem ser utilizados no tratamento de diversas infecções, como:

- Malária
- Giardíase
- Toxoplasmose
- Amebíase intestinal
- Infecções sexualmente transmissíveis (tricomoníase)
- Pneumonia por *Pneumocystis jirovecii*.

Profilaxia

Antimaláricos são utilizados para prevenir a malária.

REAÇÕES ADVERSAS

Reações GI incluem:

- Anorexia
- Náuseas, vômitos
- Cólica abdominal e diarreia.

Outras reações

- Cefaleia e tontura
- Distúrbios visuais e zumbidos
- Hipotensão ou alterações detectadas no eletrocardiograma (ECG) associadas à cloroquina
- **Cinchonismo** – grupo de sintomas associados à administração de quinina, incluindo zumbido, tontura, cefaleia, distúrbios GI e distúrbios visuais. Esses sintomas desaparecem habitualmente quando a dose é reduzida
- Neuropatia periférica (dormência e formigamento das extremidades) com metronidazol
- Nefrotoxicidade e ototoxicidade, com paromomicina.

CONTRAINDICAÇÕES E PRECAUÇÕES

Antiprotozoários são contraindicados para pacientes com hipersensibilidade conhecida. Muitos dos medicamentos são contraindicados durante a gravidez (a maioria está incluída na categoria C; para uso na gestação), exceto metronidazol e nitazoxanida (categoria B para uso na gestação); doxiciclina, na categoria D; quinina na categoria X. Quinina não deve ser prescrita a pacientes com miastenia *gravis*, pois pode causar angústia respiratória e disfagia. Antiprotozoários devem ser utilizados com cautela em crianças, lactantes e pacientes com doença hepática, renal ou depressão de medula óssea. Mesmo antiprotozoários incluídos na categoria B para uso na gestação devem ser utilizados com cautela durante gravidez e lactação (podem ser administrados durante segundo e terceiro trimestres), bem como em pacientes com discrasia sanguínea, distúrbios convulsivos, comprometimento hepático grave (metronidazol), doença intestinal (paromomicina interfere na absorção, causando ototoxicidade e comprometimento renal) ou história de dependência de álcool.

INTERAÇÕES

Alimentos que acidificam a urina (*cranberry*, ameixas, ameixas secas, carnes, queijos, ovos, peixes e grãos) podem interagir com cloroquina e aumentar sua excreção, diminuindo sua efetividade. As seguintes interações também podem ocorrer quando se administra antiprotozoário com outros agentes:

Fármaco combinado	Uso comum	Efeito da interação
Antiácidos	Desconforto GI	Diminuição da absorção do antimalárico
Ferro	Tratamento da anemia	Diminuição da absorção do antimalárico
Digoxina	Tratamento de doença cardíaca	Risco aumentado de intoxicação digitálica
Cimetidina	Controle do desconforto GI ou pirose	Diminuição do metabolismo do metronidazol
Fenobarbital	Sedativo	Aumento do metabolismo do metronidazol
Quinina		
Varfarina	Anticoagulante, prevenção de coágulos sanguíneos	Risco aumentado de sangramento

PROCESSO DE ENFERMAGEM
Paciente tratado com antiparasitário

AVALIAÇÃO

Avaliação pré-administração
Pacientes com infecções parasitárias podem ou não apresentar um quadro agudo que exija internação. Contudo, muitos indivíduos com parasitoses podem ser tratados ambulatorialmente. Frequentemente transmitidas por via GI, o diagnóstico de infecção parasitária é estabelecido pelo exame parasitológico de fezes. Podem ser necessárias várias amostras de fezes antes que o parasita seja encontrado e identificado. A história do paciente pode levar à suspeita de infecção parasitária, porém alguns pacientes não apresentam sintomas.

Uma infecção relativamente comum, especialmente em população pediátrica, é a oxiuríase (helmintos). Quando há suspeita de infecção por oxiúros, instruir os pais a obter coleta de uma amostra em área anal, de preferência cedo, pela manhã, antes de o paciente levantar-se. Amostras são obtidas por meio de cotonete recoberto por fita de celofane e aplicado na área perianal.

Avaliação continuada
A menos que seja prescrito de outro modo, instruir o paciente a observar todas as fezes evacuadas após a administração do medicamento. É importante inspecionar visualmente cada evacuação à procura de eliminação do helminto. Se forem coletadas amostras de fezes para exame laboratorial, seguir as instruções de procedimento da instituição para essa coleta e seu transporte até o laboratório. Se o quadro for agudo ou houver infecção maciça, é importante monitorar sinais vitais a cada 4 horas, medir e registrar o aporte e o débito de líquido e observar a ocorrência de reações adversas ao fármaco e de episódios de diarreia intensa, que devem ser notificados ao médico.

DIAGNÓSTICOS DE ENFERMAGEM

Os diagnósticos de enfermagem dependem do paciente e do tipo de parasitose. Diagnósticos de enfermagem específicos para agentes farmacológicos incluem:

- **Diarreia**, relacionada com invasão parasitária
- **Risco de volume de líquidos deficiente,** relacionado com diarreia abundante
- **Nutrição desequilibrada: menor do que as necessidades corporais**, relacionada com os efeitos adversos da terapia antiparasitária
- **Desobstrução ineficaz das vias aéreas,** relacionado com os efeitos adversos da terapia farmacológica.

Diagnósticos de enfermagem associados à administração de medicamentos são discutidos no Capítulo 4.

PLANEJAMENTO

Os desfechos esperados dependem do motivo da prescrição do antiparasitário, mas podem incluir resposta ótima à terapia farmacológica, atendimento às necessidades do paciente relacionadas com o controle das reações adversas comuns e segurança na compreensão do esquema farmacológico pelo paciente.

IMPLEMENTAÇÃO

Promoção da resposta ótima à terapia |
Administração correta
Ao tratar paciente com parasitose, instruir a família sobre métodos de prevenção de reinfecção ou transmissão da infecção a outras pessoas. Instruir a família sobre a necessidade de troca e lavagem frequentes de roupas de cama e íntimas. Cuidadores precisam ter cuidado na obtenção e manipulação

das amostras de fezes. O paciente deve lavar adequadamente as mãos após cuidados pessoais e antes das refeições.

Para receber pentamidina, os pacientes devem ser colocados em posição reclinada ou decúbito dorsal para evitar redução eventual e súbita da pressão arterial. O paciente deve ser monitorado quanto à hipotensão durante a administração de várias doses para certificar-se de que permaneça estável durante o tratamento.

Quando cloroquina é prescrita profilaticamente, a administração deve ser iniciada 2 semanas antes da exposição e continuar por 6 a 8 semanas após o paciente deixar a área onde a malária é prevalente.

Monitoramento e manejo das necessidades do paciente
Diarreia e risco de volume de líquidos deficiente
Podem-se solicitar amostras diárias de fezes para exame laboratorial imediato, visto que os microrganismos podem morrer (e, portanto, não ser identificados no exame microscópico). A amostra precisa ser mantida próxima da temperatura corporal até o a realização do exame microscópico.

Deve ser feito registro de frequência de defecação e consistência e cor das fezes. Monitoram-se também balanço hídrico e sintomas de volume de líquidos deficiente. Se desidratação for constatada, o médico deve ser notificado para repor líquidos e eletrólitos VO ou IV.

Nutrição desequilibrada: menor do que as necessidades corporais
Podem ocorrer desconforto GI, náuseas, vômitos, dor abdominal e diarreia. Tomar medicamento com alimento ajuda a aliviar as náuseas. O paciente pode necessitar de refeições pequenas e frequentes com alimentos de fácil digestão. Discussão de seus hábitos, preferências e aversões alimentares ajuda a planejar as refeições, cuidando para que sejam balanceadas, apetitosas e servidas de modo atraente. Pode-se consultar o nutricionista, se necessário. Deve-se monitorar diariamente o peso corporal para identificar qualquer alteração (aumento ou redução).

Desobstrução ineficaz das vias aéreas
Broncospasmo ou tosse podem ocorrer durante inalação com pentamidina. Pode-se prescrever broncodilatador para ser administrado antes do tratamento com tal fármaco. É preciso instruir paciente e cuidadores sobre a correta administração da pentamidina e os cuidados do equipamento respiratório utilizado em casa (ver Orientação ao paciente para desfechos melhores I Administração de pentamidina em domicílio).

Orientação ao paciente e aos familiares
Quando um antiparasitário é para uso ambulatorial, instruir o paciente ou sua família sobre como tomar o medicamento, bem como as precauções a serem seguidas em casa até eliminar o parasita do intestino. Se a família tiver proficiência limitada no idioma falado pelos profissionais de saúde, certificar-se de incluir materiais por escrito no idioma apropriado. Ao desenvolver plano de educação para o paciente, o enfermeiro deve certificar-se de incluir as seguintes instruções:

- Seguir o esquema posológico exatamente conforme impresso na prescrição. É absolutamente necessário seguir essas orientações para erradicar o parasita
- O acompanhamento com amostras de fezes é necessário, pois é a única maneira de determinar o sucesso da terapia farmacológica

- Quando se diagnostica infecção em um paciente, pode ser necessário tratar todos os membros do ambiente domiciliar pelo risco de disseminação. Colegas de uma criança infectada também podem necessitar de tratamento
- É importante lavar todos os lençóis e roupas de cama uma vez iniciado o tratamento
- Recomenda-se banho de chuveiro diariamente, cuidando para desinfetar banheiro, banheira ou chuveiro imediatamente após. Utilizar o desinfetante recomendado pelo médico ou alvejante à base de cloro. Esfregar vigorosamente as superfícies e deixar que o desinfetante permaneça por vários minutos em contato com as elas
- Durante tratamento de infecção por tinha, manter toalhas de banho e de rosto separadas daquelas dos outros membros da família, de modo a evitar a disseminação da infecção. É importante manter a área afetada limpa e seca
- Orientar o paciente a lavar bem as mãos após urinar ou defecar e antes de preparar o alimento e alimentar-se. Limpar diariamente as unhas dos dedos das mãos e evitar colocá-los na boca ou roer unhas
- Pacientes que manipulam alimentos só devem retornar ao trabalho após completar todo o ciclo de tratamento e quando as fezes não tiverem mais parasitas
- Pessoas que cuidam de crianças devem ter cuidado especial ao descartar fraldas e lavar apropriadamente as mãos, de modo a evitar disseminação da infecção
- Relatar qualquer sintoma de infecção (febre baixa ou faringite) ou trombocitopenia (equimose ou sangramento)
- Albendazol pode causar grave prejuízo ao feto em desenvolvimento. É importante avisar mulheres em idade fértil sobre esse medicamento, recomendando uso de contraceptivo de barreira durante o tratamento e por 1 mês após seu término.

Orientação ao paciente para desfechos melhores

Administração de pentamidina em domicílio
O paciente pode necessitar receber aerossol de pentamidina em casa. Antes da alta, o enfermeiro verifica a correta entrega domiciliar de equipamento especializado e suplementos necessários, como nebulizador e diluente.

Ao orientar o paciente, certificar-se dos seguintes itens:

- ✔ O paciente compreende como preparar a solução imediatamente antes de seu uso
- ✔ Como dissolver o conteúdo no volume adequado de água estéril e proteger a solução da luz
- ✔ Colocar toda a solução no reservatório do nebulizador, sem outros medicamentos
- ✔ Conectar o tubo do nebulizador ao reservatório
- ✔ Colocar o bocal e ligar o nebulizador
- ✔ Inspirar e expirar profunda e lentamente. Todo o tratamento deve durar 30 a 45 minutos
- ✔ Bater de leve periodicamente no reservatório de modo a assegurar que todo o medicamento tenha sido consumido ao terminar o tratamento; então desligar o nebulizador
- ✔ Limpar o equipamento de acordo com as instruções do fabricante
- ✔ Deixar o tubo, o reservatório e o bocal secar ao ar
- ✔ Conservar o equipamento em bolsa de plástico limpa e guardar para a próxima dose
- ✔ Utilizar calendário para marcar os dias em que for usar o medicamento e ticar toda vez que efetuar o tratamento.

Na prevenção da malária, o antimalárico é utilizado 1 vez/semana, no mesmo dia a cada semana. A prevenção e', em geral, iniciada 1 semana antes de o indivíduo se deslocar para área onde a malária prevalece.

REAVALIAÇÃO

- A resposta terapêutica é obtida, e não há evidências de infecção
- As reações adversas são identificadas, relatadas ao médico e controladas com sucesso por intervenções de enfermagem apropriadas:
  - O paciente relata defecação adequada
  - O volume adequado de líquido é mantido
- O paciente mantém estado nutricional adequado
- Os pulmões funcionam efetivamente
- O paciente e sua família expressam confiança e demonstram entender o esquema medicamentoso.

Farmacologia na prática
PENSE CRITICAMENTE
Enquanto escuta Lillian falar dos netos, o médico suspeita de que as crianças possam ter oxiúros. O que o enfermeiro deve incluir no ensino a essa paciente sobre coleta de amostra para exame e prevenção da disseminação dos oxiúros a outros membros da família?

PONTOS-CHAVE

■ Fungo é um microrganismo eucariota uni ou multicelular que pode causar infecções (micoses). Agentes antifúngicos retardam o crescimento dos fungos ou os destroem

■ Infecções fúngicas superficiais de pele, unhas e área genital são incômodas e tratadas oral ou topicamente. Ocorrem infecções sistêmicas quando os fungos entram no corpo; trata-se de infecções graves, particularmente em indivíduos imunocomprometidos

■ Antifúngicos utilizados em infecções superficiais causam, em sua maioria, reações adversas mínimas, como cefaleia, exantema ou distúrbios GI menores. Antifúngicos utilizados em infecções sistêmicas podem provocar reações adversas mais acentuadas. Pacientes recebem pré-medicação com antipiréticos, anti-histamínicos e antieméticos para minorar reações adversas (calafrios, febre, tremores etc.) causadas por anfotericina B. A função renal deve ser monitorada quando indivíduos idosos ou com problemas renais tomam esses medicamentos

■ Helmintíases e infecções por protozoários ocorrem quando os parasitas invadem o hospedeiro. Essas infecções são preocupantes mesmo em países onde são raras, visto que pessoas que viajam podem, quando retornam, introduzi-las em seu país de origem. Como muitas pessoas viajam pelo mundo inteiro, esses indivíduos devem ser tratados profilaticamente, a fim de que a infecção seja prevenida

■ Muitas dessas infecções são tratadas ambulatorialmente, de modo que a confiança do paciente ou cuidador no gerenciamento do tratamento e controle das reações adversas é importante. Pacientes e cuidadores precisam aprender a separar pertences da pessoa infectada daqueles de outros membros da família para evitar infecção ou reinfecção.

RESUMO DE FÁRMACOS
Fármacos antifúngicos e antiparasitários

Nome genérico	Usos	Reações adversas	Faixas posológicas
Antifúngicos			
Anfotericina B	Infecções fúngicas sistêmicas, meningite criptocócica em pacientes com infecção pelo HIV	Cefaleia, hipotensão, febre, tremores, calafrios, mal-estar, náuseas, vômitos, diarreia, função renal anormal, dor articular e muscular	Desoxicolato: 1 a 1,5 mg/kg/dia IV; à base de lipídio: 3 a 6 mg/kg/dia IV
Anidulafungina	Candidíase abdominal e esofágica	Cefaleia, exantema, náuseas, vômitos	Dose de ataque: 100 a 200 mg IV; posteriormente: 50 a 100 mg/dia IV, por ao menos 14 dias
Caspofungina	Aspergilose invasiva, candidíase esofágica	Cefaleia, exantema, náuseas, vômitos, dor abdominal, alterações hematológicas, febre	Dose de ataque: 70 mg IV; posteriormente: 50 mg/dia IV, por ao menos 14 dias
Fluconazol	Candidíase orofaríngea, esofágica e vaginal, meningite criptocócica	Cefaleia, náuseas, vômitos, diarreia, exantema	50 a 400 mg/dia VO e IV
Flucitosina (5-FC)	Infecções fúngicas sistêmicas	Náuseas, diarreia, exantema, anemia, leucopenia, trombocitopenia, insuficiência renal	50 a 150 mg/kg/dia VO, a cada 6 h

Capítulo 12 Fármacos Antifúngicos e Antiparasitários 135

Nome genérico	Usos	Reações adversas	Faixas posológicas
Griseofulvina	Infecções de pele, cabelos e unhas por tinha	Náuseas, vômitos, diarreia, candidíase oral, cefaleia, exantema, urticária	Para dermatofitose e tinha inguinal: 330 a 375 mg VO, em dose única ou fracionada; para pé de atleta: 660 a 750 mg/dia VO, em doses fracionadas, por 2 a 6 semanas, até resolução completa da infecção
Isavuconazônio	Infecções sistêmicas por *Aspergillus*	Náuseas, vômitos, dor abdominal, cefaleia	372 mg IV/VO, a cada 8 h, para 6 doses; 372 mg/dia
Itraconazol	Infecções fúngicas sistêmicas, pode ser usado para onicomicoses	Náuseas, vômitos, diarreia, exantema, dor abdominal, edema, hipopotassemia com doses acima de 600 mg/dia	200 a 400 mg/dia VO; IV em dose única ou fracionada; onicomicoses: 200 mg, 2 vezes/dia, por 1 semana; posteriormente, repetir em 3 semanas
Cetoconazol	Infecções fúngicas sistêmicas	Náuseas, vômitos, dor abdominal, cefaleia, prurido	200 mg/dia VO; pode-se aumentar para 400 mg/dia,VO
Micafungina	Candidíase esofágica, infecção por *Candida*, prevenção no transplante de células-tronco	Exantema, prurido, edema facial, vasodilatação, rubor, cefaleia, tontura, anorexia, náuseas, vômitos	150 mg/dia IV
Miconazol	Candidíase orofaríngea	Cefaleia, náuseas	50 mg na cavidade oral, diariamente
Nistatina	Candidíase de membrana GI não esofágica	Exantema, diarreia, náuseas, vômitos	500.000 a 1 milhão de unidades, 3 vezes/dia
Posaconazol	Candidíase oral/faríngea, profilaxia de infecções fúngicas	Cefaleia, febre, dor abdominal, diarreia, baixos níveis de potássio, eritrócitos, leucócitos e plaquetas	100 a 200 mg VO, 1 a 3 vezes/dia
Terbinafina	Onicomicoses	Cefaleia, náuseas, flatulência, diarreia, exantema	250 mg/dia, por 6 a 12 semanas
Voriconazol	Infecções fúngicas sistêmicas por *Aspergillus*	Distúrbios visuais, febre, exantema, cefaleia, anorexia, náuseas, vômitos, diarreia, edema periférico, fotossensibilidade	Dose de ataque: 6 mg/kg, a cada 12 h no primeiro dia; manutenção: se tolerado VO: 200 mg, a cada 12 h; se não tolerado, 4 mg/kg IV, a cada 12 h, até conseguir passar para VO

Antiparasitários

Anti-helmínticos

Nome genérico	Usos	Reações adversas	Faixas posológicas
Albendazol	Neurocisticercose parenquimatosa (causada por tênia do porco), hidatidose (causada pela forma larvária da tênia do cão)	Anormalidades em provas de função hepática, dor abdominal, náuseas, vômitos, cefaleia, tontura	Peso igual ou acima de 60 kg: 400 mg; peso inferior a 60 kg: 15 mg/kg/dia
Ivermectina	Infecção por nematódeos	Prurido, exantema, hipersensibilidade de linfonodos	Dose única de 200 mcg/kg
Mebendazol	*Trichuris trichiura*, oxiúros, nematódeos, ancilóstomo comum e americano	Dor abdominal transitória, diarreia	100 mg VO, pela manhã e à noite, durante 3 dias consecutivos; oxiúros: 100 mg VO, em dose única
Praziquantel	Fasciolíase	Mal-estar, cefaleia, tontura, dor abdominal	25 mg/kg 3 vezes/dia durante 1 dia
Pirantel	Oxiuríase e infecções por nematódeos	Anorexia, náuseas, vômitos, cólicas abdominais, diarreia, exantema (grave)	11 mg/kg VO, em dose única; dose máxima de 1.000 mg

Antiprotozoários

Antimaláricos de primeira linha

Nome genérico	Usos	Reações adversas	Faixas posológicas
Cloroquina	Tratamento e prevenção de malária, amebíase extraintestinal	Hipotensão, alterações eletrocardiográficas, cefaleia, náuseas, vômitos, anorexia, diarreia, cólicas abdominais, distúrbios visuais	Tratamento: 160 a 200 mg, IM; repetir em 6 h, se necessário; prevenção: 300 mg VO, semanalmente; começar 1 a 2 semanas antes da viagem e continuar por 4 semanas após retornar de área endêmica
Doxiciclina	Prevenção da malária a curto prazo	Fotossensibilidade, anorexia, náuseas, vômitos, diarreia, superinfecção, exantema	100 mg VO, diariamente, 1 a 2 dias antes da viagem e 4 semanas após retorno de área endêmica

(continua)

136 Parte 2 Fármacos Utilizados para Combater Infecções

Nome genérico	Usos	Reações adversas	Faixas posológicas
Sulfato de quinina	Malária	Náuseas, vômitos, cinchonismo, exantema, distúrbios visuais	650 mg VO, a cada 8 h, por 7 a 15 dias
Outros antiprotozoários			
Arteméter e lumefantrina	Malária	Cefaleia, náuseas, anorexia, dores musculares	4 comprimidos, 2 vezes/dia, por 3 dias
Atovaquona	Prevenção e tratamento de pneumocistose	Náuseas, vômitos, diarreia, cefaleia, exantema	750 mg VO, 2 vezes/dia, por 21 dias
Atovaquona e proguanil	Prevenção e tratamento de malária	Cefaleia, febre, mialgia, dor abdominal, diarreia	Prevenção: 1 comprimido/dia VO, 1 a 2 dias antes da viagem, durante o período de exposição e por 7 dias após a exposição; tratamento: 4 comprimidos/dia VO, por 3 dias
Hidroxicloroquina	Prevenção e tratamento de malária, lúpus eritematoso sistêmico e artrite reumatoide	Náuseas, vômitos, diarreia, cefaleia	Prevenção: 400 mg/semana VO, iniciados 1 a 2 semanas antes da viagem e continuados por 4 semanas após o retorno da área endêmica; tratamento da crise: dose inicial de 800 mg (620 mg de base ativa) VO, seguida de 400 mg após 6 a 8 h, e após 400 mg/dia durante 2 dias consecutivos
Mefloquina	Prevenção e tratamento de malária	Vômitos, tontura, alteração de equilíbrio, náuseas, febre, cefaleia, distúrbios visuais	Prevenção: 250 mg/semana VO, 1 semana antes da viagem; continuar por 4 semanas após retorno da área endêmica; tratamento: 5 comprimidos VO, em dose única
Metronidazol	Amebíase, tricomoníase, anaerobioses	Cefaleia, náuseas, neuropatia periférica, interação com álcool semelhante a dissulfiram	750 mg VO, 3 vezes/dia, durante 5 a 10 dias
Miltefosina	Leishmaniose	Náuseas, vômitos	50 mg VO, 3 vezes/dia
Nitazoxanida	Diarreia causada por *Giardia lamblia*	Dor abdominal, náuseas, vômitos, diarreia, cefaleia	500 mg VO, a cada 12 h, com alimento
Paromomicina	Amebíase intestinal	Náuseas, vômitos, diarreia	25 a 35 mg/kg/dia, em 3 doses fracionadas com as refeições, durante 5 a 10 dias
Pentamidina	Pneumocistose	IM: dor no local de injeção; fadiga, gosto metálico, anorexia, dispneia, tontura, exantema, tosse	Injeção: 4 mg/kg IM ou IV, diariamente, durante 14 dias; aerossol (preventivo): 300 mg/semana, por 4 semanas,
Primaquina	Malária	Náuseas, vômitos, desconforto epigástrico, cólicas abdominais	26,3 mg/dia VO, por 14 dias
Pirimetamina	Prevenção e tratamento de malária	Náuseas, vômitos, alterações hematológicas, anorexia	Prevenção: 25 mg VO, 1 vez/semana; tratamento: 50 mg/dia VO, durante 2 dias
Sulfadoxina e pirimetamina	Prevenção e tratamento de malária	Alterações hematológicas, náuseas, vômitos, cefaleia, reações de hipersensibilidade, síndrome de Stevens-Johnson	Prevenção: 1 comprimido VO por semana; tratamento: 2 a 3 comprimidos VO, em dose única
Tinidazol	Giardíase e tricomoníase	Náuseas, vômitos, gosto metálico	Prevenção: dose única de 2 g VO; tratamento: 2 g no primeiro dia, seguidos de 1 g em dose única ou 500 mg, 2 vezes/dia, por 5 a 6 dias

REVISÃO DO CAPÍTULO

Calcule a dosagem dos medicamentos

1. O médico prescreveu inicialmente 200 mg de fluconazol VO, seguidos de 100 mg/dia VO. Dispõe-se de comprimidos de fluconazol 100 mg. Quantos comprimidos o enfermeiro deve administrar como dose inicial?

2. Foram prescritos 360 mg de pirantel. O medicamento está disponível em cápsulas de 180 mg. O enfermeiro ensina o cuidador a administrar _____.

Prepare-se para provas

1. As micoses são causadas por:
   1. Bactérias
   2. Fungos
   3. Parasitas
   4. Vírus

2. Um paciente pergunta como os fármacos antimaláricos previnem ou tratam a malária. O enfermeiro responde corretamente que esse grupo de medicamentos:
   1. Mata o mosquito que transporta os protozoários
   2. Interfere no ciclo de vida do protozoário, que causa malária
   3. Causa ruptura dos eritrócitos que contêm merozoítas
   4. Aumenta a resposta imune natural do corpo aos protozoários

3. Qual dos seguintes exames laboratoriais seria monitorado pelo enfermeiro nos pacientes que recebem flucitosina?
   1. Provas de função hepática
   2. Hemograma completo
   3. Provas de função renal
   4. Níveis de protrombina

4. Ao descrever as reações adversas de um agente anti-helmíntico, o enfermeiro afirma corretamente que:
   1. Os pacientes precisam ser rigorosamente observados durante 2 horas após a administração do medicamento
   2. As reações adversas são habitualmente leves quando se utilizam doses recomendadas
   3. A maioria dos pacientes apresenta reações adversas graves e precisa de monitoramento rigoroso
   4. Não há reação adversa associada a esses medicamentos.

5. Quando prepara um paciente para a administração de pentamidina, a posição correta é a seguinte:
   1. Decúbito lateral esquerdo
   2. Trendelenburg reversa
   3. Decúbito ventral
   4. Posição reclinada

6. Quando administra antifúngico tópico, o enfermeiro investiga a ocorrência das reações adversas mais comuns, que _____.
   1. Estão relacionadas com tubo GI
   2. Consistem em retenção urinária
   3. Consistem em hipotensão
   4. Estão relacionadas com sistema nervoso

7. Um paciente está em tratamento com anfotericina B para infecção fúngica sistêmica. Qual das seguintes reações adversas mais provavelmente indica o aparecimento de reação adversa à anfotericina B?
   1. Febre e calafrios
   2. Dor abdominal
   3. Sonolência
   4. Rubor da pele

8. O enfermeiro ensina mães com filhos de idade pré-escolar sobre o tratamento com pirantel para oxiúros. Qual das seguintes reações adversas as mães devem relatar imediatamente ao médico?
   1. Náuseas
   2. Exantema
   3. Diarreia
   4. Cefaleia

9. Identifique as precauções domiciliares para evitar disseminação de infecções parasitárias. **Escolha todas as opções corretas.**
   1. Lavar todas as roupas de cama da casa
   2. Fornecer toalhas separadas para o banho
   3. Lavar as mãos após usar o banheiro ou trocar as fraldas
   4. Esterilizar os brinquedos com água fervente

10. Um paciente pesa 68 kg. Se for prescrita anfotericina B, 1,5 mg/kg/dia, qual dose diária total deve receber?

Para verificar suas respostas, ver Apêndice F.

PARTE 3
Fármacos Utilizados no Tratamento da Dor

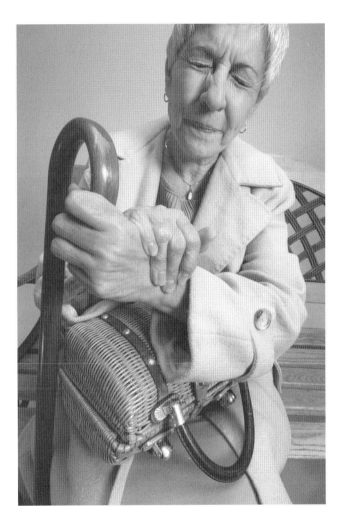

Esta parte examina como a dor afeta todo o corpo, introduz conceitos básicos para a compreensão da dor e discute fármacos utilizados para reduzir ou aliviar a dor. Ninguém deseja sentir dor; todavia, ela tem um propósito muito útil. O corpo utiliza a dor para nos alertar acerca de um perigo potencial ou real para os tecidos. Existindo tal perigo, os tecidos enviam sinal ao encéfalo para que o corpo se afaste do objeto ou da situação prejudicial. O perigo pode estar fora do corpo, como calor, ou dentro, como coágulo sanguíneo. A dor é uma sensação protetora, indicando ao corpo existência ou possibilidade de lesão.

Quando persistente, a dor afeta os pacientes, fazendo com que se recuperem mais lentamente do que o esperado de lesão ou doença. Nesta parte, abordam-se a avaliação da dor, o conhecimento dos fármacos antiálgicos e meios de reduzir a dor para melhorar a qualidade de vida dos pacientes. Como tratamento de dor é tema complexo, diferentes conceitos são destacados nos cinco capítulos que compõem esta parte.

No Capítulo 13, discutem-se conceitos básicos sobre dor e o termo "analgésico", frequentemente usado no alívio da dor. Analgésicos não opioides (Capítulos 13 e 14) são utilizados para aliviar dor leve a moderada. Dividem-se em três categorias: salicilatos, não salicilatos (paracetamol) e anti-inflamatórios não esteroides (AINEs). Como em geral são adquiridos sem prescrição e tomados sem supervisão de profissional de saúde, o ensino ao paciente e as interações farmacológicas são ressaltados no Capítulo 13. O Capítulo 14 trata da avaliação da dor no paciente, a qual é tão importante quanto a medição da temperatura, do pulso e da frequência respiratória, sendo, por isso, designada como quinto sinal vital. Fármacos utilizados no tratamento de cefaleia e enxaqueca são também discutidos no Capítulo 14; esses medicamentos afetam impulsos nervosos que controlam os vasos sanguíneos no cérebro.

O Capítulo 15 descreve o papel de analgésicos opioides em alívio ou controle de dor aguda e crônica, moderada a intensa. A ação analgésica de opioides depende de diversos fatores: representante, dose, via de administração, tipo de dor, paciente e duração de uso. Tratamento de dor moderada a intensa pode incluir analgésicos opioides e não opioides. Fabricam-se combinações desses fármacos para facilitar sua administração, as quais estão listadas no Capítulo 15, no qual se apresentam ainda conhecimentos sobre as melhores estratégias de tratamento da dor. Diversas pessoas com dor crônica recorrem ao uso de substâncias ilícitas para seu alívio. Embora utilizada para fins médicos, maconha é uma dessas opções. O Capítulo 15 fornece informação objetiva para compreender melhor essa alternativa de controle da dor.

Se determinado opioide for tomado em excesso, podem-se utilizar antagonistas opioides, que são discutidos no Capítulo 16. O Capítulo 17 revisa uso de fármacos em anestesia, que eliminam sensação e percepção de dor.

Ao compreender os conceitos básicos da dor, sua avaliação e fármacos utilizados em seu tratamento, o enfermeiro poderá ajudar os pacientes a lidarem com a dor e promover sua qualidade de vida.

13

Analgésicos Não Opioides | Salicilatos e Não Salicilatos

Termos-chave

agregação aglutinação de elementos do sangue

analgésico fármaco que alivia a dor

antipirético agente que reduz a febre

dor percepção sensorial ou emocional desagradável

icterícia coloração amarelada da pele, devido a doença hepática ou imaturidade do fígado

pancitopenia redução no número de todos os elementos celulares do sangue

prostaglandinas derivados de ácidos graxos encontrados em quase todos os tecidos e líquidos do corpo, afetando útero e outros músculos lisos; também aumentam a sensibilidade de receptores de dor periférica a estímulos álgicos

síndrome de Reye doença aguda e potencialmente fatal da infância associada a infecção viral prévia

salicilismo reação adversa a salicilato, caracterizada por tontura, comprometimento da audição, náuseas, vômitos, rubor, sudorese, respiração rápida e profunda, taquicardia, diarreia, confusão mental, cansaço, sonolência, depressão, respiratória e, possivelmente, coma

tinido sensação de ruído ou sons nas orelhas

Objetivos de aprendizagem

Ao fim deste capítulo, o leitor deverá ser capaz de:

1. Discutir, em termos gerais, a definição de dor e os desafios para compreender a experiência de dor do paciente.
2. Discutir tipos, usos, ações farmacológicas gerais, reações adversas comuns, contraindicações, precauções e interações de salicilatos e paracetamol.
3. Discutir atividades de enfermagem na avaliação pré-administração e na avaliação continuada do paciente tratado com salicilatos ou paracetamol.
4. Listar diagnósticos de enfermagem específicos para paciente em uso de salicilatos ou paracetamol.
5. Discutir maneiras de promover resposta ótima ao tratamento, controlar reações adversas comuns e instruir pacientes sobre o uso de salicilatos ou paracetamol.

Classes de fármacos

Salicilatos	Paracetamol

Farmacologia na prática
Betty Peterson, em atendimento ambulatorial, queixa-se de resfriado, mialgia e dor. Está em uso de produto de venda livre contendo ácido acetilsalicílico. Declara desconforto gástrico e planeja tomar paracetamol, por saber que não provoca esse desconforto. Ao estudar este capítulo, é possível saber se Betty fará boa troca.

A **dor** pode ser descrita como "percepção sensorial e emocional desagradável, associada a lesão real ou potencial dos tecidos" (International Association for the Study of Pain, 1979). Para tratá-la, são utilizados analgésicos opioides e não opioides. Neste capítulo discute-se a compreensão simples da dor e seu tratamento com analgésicos não opioides: salicilatos e paracetamol.

COMPREENSÃO DA DOR

O sistema nervoso reconhece e percebe a sensação dolorosa. A Figura 13.1 ilustra a via de percepção da dor e como ela sinaliza que um estímulo nocivo causou lesão de tecidos corporais. Fibras nervosas nos tecidos são estimuladas por estiramento (p. ex., aumento de coágulo sanguíneo que forçaria estiramento do nervo) ou por substância nociva,

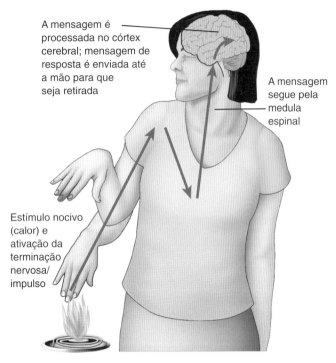

FIGURA 13.1 Exemplo de via de percepção da dor em resposta ao calor.

como o calor de uma panela quente ou da chama. Nos tecidos periféricos (de fora ou distais), terminações nervosas (ou receptores) são ativadas e enviam mensagem à medula espinal, de onde os impulsos nervosos são transferidos para diferentes vias do sistema nervoso central e alcançam o tronco encefálico. A partir dessa área, a mensagem dirige-se para o córtex cerebral, onde ocorre a percepção da dor. Por sua vez, uma mensagem é devolvida, de modo que a pessoa retira a mão do calor para eliminar a sensação de dor e evitar a lesão.

Definição de dor

Existem diversas maneiras de definir a dor. Qualquer que seja a definição de dor pelo paciente, a melhor maneira de compreender a dor é por sua duração e sua localização. Aqui se discutem duração e sensação dolorosas.

A duração de dor pode ser aguda e crônica. *Dor aguda* é breve e dura menos de 3 a 6 meses. As causas incluem desde queimadura solar até dor pós-operatória, pós-procedimento ou traumática. Habitualmente, a dor aguda desaparece com a cicatrização da lesão. Um dedo da mão queimado pela chama de um fogão (conforme ilustrado na Figura 13.1) é um exemplo de dor aguda.

Dor crônica tem duração de mais de 6 meses e se associa a doenças específicas, como câncer, anemia falciforme e falência terminal de órgãos ou sistemas. Diversos distúrbios neuropáticos e musculoesqueléticos, como cefaleias, fibromialgia, artrite reumatoide e osteoartrite, também causam dor crônica.

A *sensação* de dor pode ser modificada no local (perifericamente), quando a causa é tratada ou por modificação do sinal cerebral (centralmente). A dor, como a de um dedo queimado, pode ser reduzida quando o local de lesão é tratado.

Experiência da dor

Para tratar efetivamente a dor, é preciso compreender a experiência dolorosa do paciente. Isso representa um desafio, pois, algumas vezes, o paciente acredita que o profissional de saúde esteja muito ocupado para se preocupar com a dor; também pode ocorrer de um tratamento prévio inadequado da dor ter feito o paciente pressupor que o profissional não sabe tratá-la. Além disso, alguns pacientes fornecem apenas uma descrição vaga ou pobre de sua experiência de dor. A sensação dolorosa é um fenômeno complexo e unicamente experimentado pelo indivíduo. Por essa razão, o relato de dor do paciente sempre deve ser considerado com seriedade.

Medicamentos utilizados no tratamento da dor lidam com a sensação experimentada – corrigem ou ajudam a cicatrizar o local de lesão tecidual ou estimulação nervosa (perifericamente), bem como modulam a percepção do sinal de dor pelo cérebro (centralmente). Dor periférica leve a moderada (como a do dedo da mão queimado) pode ser aliviada com analgésicos não opioides, salicilatos e não salicilatos, de venda livre. Esse fato faz com que alguns pacientes considerem tais medicamentos inofensivos. Este capítulo discute o uso rotineiro e as reações adversas de analgésicos salicilatos e não salicilatos.

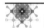 ## SALICILATOS

Salicilatos (ácido acetilsalicílico e salicilato de magnésio) são fármacos derivados de ácido salicílico. São úteis no controle da dor, em virtude de seus efeitos **analgésicos** (alívio da dor), **antipiréticos** (redução da febre) e anti-inflamatórios. Salicilatos específicos estão listados em Resumo de Fármacos | Analgésicos não opioides | Salicilatos e não salicilatos.

AÇÕES

O efeito antipirético dos salicilatos decorre de redução da temperatura corporal por meio de dilatação dos vasos sanguíneos periféricos. O sangue flui para as extremidades, resultando na dissipação do calor da febre, o que resfria o corpo.

Sua ação analgésica deve-se à inibição das **prostaglandinas** encontradas em quase todos os tecidos e líquidos corporais. Quando ocorre liberação de prostaglandinas, a sensibilidade dos receptores de dor no tecido aumenta, de modo que o paciente tem mais probabilidade de sentir dor. O salicilato inibe a produção de prostaglandinas, e, em consequência, os receptores de dor têm menos tendência a enviar a mensagem de dor ao cérebro. Acredita-se que a redução das prostaglandinas também seja responsável pela atividade anti-inflamatória dos salicilatos.

O ácido acetilsalicílico inibe mais poderosamente a síntese de prostaglandinas e exerce maiores efeitos anti-inflamatórios do que outros salicilatos. Além disso, prolonga o tempo de sangramento ao inibir **agregação** (aglutinação) das plaquetas. Com isso, é necessário mais tempo para ocorrer coagulação do sangue depois de corte, cirurgia ou outra lesão de pele ou mucosa. Isso justifica a interrupção da administração de qualquer produto contendo ácido acetilsalicílico 1 semana ou mais antes da realização de procedimentos cirúrgicos. Outros salicilatos não possuem efeito antiagregante plaquetário tão pronunciado quanto o do ácido acetilsalicílico. Seu efeito é irreversível e persiste por toda a vida da plaqueta (7 a 10 dias).

Considerações fitoterápicas

A casca do salgueiro tem uma longa história de uso analgésico desde os antigos egípcios até membros de várias tribos nativas da América. A árvore cresce em locais úmidos, frequentemente ao longo das margens dos rios, em climas temperados ou frios. Quando usada como planta medicinal, a casca do salgueiro é coletada no início da primavera a partir dos ramos jovens da árvore. Casca e folhas de várias espécies de salgueiro têm efeitos analgésicos e anti-inflamatórios. Os salicilatos foram isolados da casca do salgueiro e identificados como a fonte mais provável de tais efeitos. A estrutura química foi reproduzida em laboratório, e a substância foi produzida em massa na forma de ácido salicílico sintético. Anos mais tarde, uma versão modificada (ácido acetilsalicílico) foi vendida pela primeira vez com o nome de ácido acetilsalicílico (AAS). O AAS tornou-se o analgésico, antipirético e anti-inflamatório mais amplamente usado; o uso da casca do salgueiro foi abandonado. Agentes anti-inflamatórios sintéticos atuam rapidamente e possuem maior potência do que a casca do salgueiro, pois ela necessita de mais tempo para exercer a sua ação e são necessárias doses bastante altas para obter efeito perceptível. Todavia, a casca do salgueiro associa-se a menos reações adversas em comparação com salicilatos. Embora reações adversas sejam raras com casca do salgueiro, seu uso deve ser realizado com cautela nos pacientes com úlceras pépticas e condições clínicas para as quais o AAS esteja contraindicado (DerMarderosian, 2003).

USOS

Analgésicos não opioides salicilatos são utilizados para:

- Alívio da dor leve a moderada
- Redução da temperatura corporal elevada
- Tratamento de condições inflamatórias, como artrite reumatoide, osteoartrite e febre reumática
- Diminuição do risco de infarto do miocárdio em pacientes com angina estável ou infarto do miocárdio anterior (apenas ácido acetilsalicílico)
- Redução do risco de ataque isquêmico transitório ou acidente vascular encefálico em homens que sofreram isquemia transitória do encéfalo, devido a embolia plaquetária de fibrina (apenas ácido acetilsalicílico). Esse uso demonstrou ser efetivo em homens e em mulheres com mais de 65 anos de idade
- Ajuda para manter a gravidez em populações especiais de risco (ácido acetilsalicílico em dose baixa). Por exemplo, pode ser utilizado para prevenir ou tratar o fluxo sanguíneo uteroplacentário inadequado.

REAÇÕES ADVERSAS

Reações do sistema digestório incluem:

- Desconforto gástrico, pirose, náuseas, vômitos
- Anorexia
- Sangramento gastrintestinal.

Embora salicilatos sejam relativamente seguros quando ingeridos segundo a prescrição ou as recomendações do rótulo, seu uso pode, em certas ocasiões, resultar em reações mais graves. Pode ocorrer perda de sangue pelo tubo gastrintestinal com uso de salicilatos. O volume de sangue perdido é insignificante quando se toma dose única. Entretanto, o uso prolongado, mesmo em doses normais, pode levar a perda sanguínea significativa. Alergia a ácido acetilsalicílico e outros salicilatos pode manifestar-se como urticária, exantema, angioedema, broncospasmo com sintomas semelhantes aos da asma e reações anafilactoides (alérgicas).

CONTRAINDICAÇÕES

Salicilatos são contraindicados para pacientes com hipersensibilidade conhecida a esses fármacos ou a anti-inflamatórios não esteroides (AINEs). Devido ao efeito antiagregante plaquetário, seu uso é contraindicado para indivíduos com distúrbios hemorrágicos ou tendência a sangramento gastrintestinal (de qualquer causa), discrasias (anormalidades) sanguíneas ou uso de anticoagulantes ou agentes antineoplásicos. Salicilatos são classificados nas categorias D (ácido acetilsalicílico) e C para uso na gestação e devem ser utilizados com cautela durante gravidez e lactação.

Considerações sobre o paciente

Paciente pediátrico

Crianças ou adolescentes com *influenza* ou varicela não devem tomar salicilatos, particularmente ácido acetilsalicílico, visto que seu uso associa-se à **síndrome de Reye** (condição potencialmente fatal, caracterizada por vômitos e letargia que evolui para coma). Recomenda-se paracetamol para tratamento analgésico e antipirético nesses pacientes.

PRECAUÇÕES

Uso de salicilatos deve ser feito com cautela durante a lactação e em indivíduos com doença hepática ou renal, hipoprotrombinemia preexistente (baixos níveis de protrombina, comprometendo a capacidade de coagulação), deficiência de vitamina K, úlcera péptica, diabetes melito leve e gota.

Considerações sobre cuidados crônicos

O ácido acetilsalicílico é um medicamento de venda livre, podendo por isso ser usado no autotratamento da dor. Se for ingerido em dose maior do que a recomendada, pode induzir **salicilismo**, cujos sinais e sintomas incluem tontura, tinido, redução da audição, náuseas, vômitos, rubor, sudorese, respiração rápida e profunda, taquicardia, diarreia, confusão mental, cansaço, sonolência, depressão respiratória e coma (em consequência de grandes doses). O salicilismo leve, decorrente de administração repetida de grandes doses de salicilato, é reversível com redução de dose do medicamento.

INTERAÇÕES

Alimentos que contenham salicilatos (p. ex., *curry* em pó, páprica, alcaçuz, ameixas, uvas-passas e chá) aumentam o risco de reações adversas. As seguintes interações podem ocorrer quando se administra salicilato com outro agente:

Fármaco combinado	Uso comum	Efeito da interação
Anticoagulante	Anticoagulante	Risco aumentado de sangramento
AINEs	Alívio da dor	Níveis séricos elevados do AINE
Carvão ativado	Antídoto (habitualmente de venenos)	Diminuição da absorção de salicilatos
Antiácidos	Alívio do desconforto gástrico, pirose	Efeitos diminuídos de salicilatos
Inibidores da anidrase carbônica	Redução da pressão intraocular; também utilizados como diuréticos	Risco aumentado de salicilismo

 ## NÃO SALICILATOS

O principal representante dessa classe é o paracetamol, constituindo o substituto mais usado de ácido acetilsalicílico em pacientes alérgicos ou que sofrem extremo desconforto gástrico ao tomá-lo. Paracetamol também é fármaco de escolha em crianças com febre e sintomas de tipo gripal.

AÇÕES

O mecanismo de ação do paracetamol não é conhecido. Suas atividades analgésica e antipirética são similares às dos salicilatos. Entretanto, o paracetamol não possui ação anti-inflamatória, não sendo usado no tratamento de distúrbios inflamatórios (Tabela 13.1). O paracetamol não inibe a agregação plaquetária, constituindo o analgésico de escolha quando existe tendência hemorrágica.

USOS

O paracetamol é utilizado para:

- Tratamento de dor leve a moderada
- Redução de temperatura corporal elevada (febre)
- Manejo de dor e desconforto associados a distúrbios artríticos.

TABELA 13.1 Comparação das propriedades farmacológicas.

Tipo de analgésico	Ácido acetilsalicílico	Paracetamol
Analgésico (alívio da dor)	Sim	Sim
Antipirético (redução da febre)	Sim	Sim
Anti-inflamatório (redução de edema/eritema)	Sim	Não
Antiagregante plaquetário	Sim	Não

O paracetamol é particularmente útil em pacientes alérgicos a ácido acetilsalicílico e com distúrbios hemorrágicos por: úlcera sangrante, hemofilia, uso de terapia anticoagulante e recentes procedimentos cirúrgicos de pequeno porte.

REAÇÕES ADVERSAS

Reações adversas a paracetamol são raras quando o fármaco é utilizado de acordo com as orientações. Ocorrem habitualmente com uso crônico do medicamento ou quando a dose recomendada é ultrapassada. Incluem as seguintes:

- Erupções cutâneas, urticária
- Anemia hemolítica
- **Pancitopenia** (redução de todos os componentes celulares do sangue)
- Hipoglicemia
- **Icterícia** (coloração amarelada da pele), hepatotoxicidade (dano ao fígado) e insuficiência hepática.

Intoxicação aguda por paracetamol pode ocorrer após dose única de 10 a 15 g. Doses de 20 a 25 g podem ser fatais. Com uso de doses excessivas, os hepatócitos necrosam (morrem), e pode resultar morte por insuficiência hepática, cujo risco aumenta em etilistas regulares. Os sinais de intoxicação aguda por paracetamol incluem náuseas, vômitos, confusão, dor à palpação do fígado, hipotensão, arritmias cardíacas, icterícia e insuficiências hepática e renal agudas.

CONTRAINDICAÇÕES E PRECAUÇÕES

Hipersensibilidade a paracetamol é uma contraindicação a seu uso. Hepatotoxicidade ocorre em etilistas após doses terapêuticas. A pessoa em uso de paracetamol não deve ingerir bebidas alcoólicas, mesmo em doses terapêuticas. Deve-se evitar uso concomitante de paracetamol com salicilatos ou AINE. Paracetamol é classificado na categoria B para uso na gestação e deve ser utilizado com cautela durante gravidez e lactação. Se, nessas condições, houver necessidade de analgésico, paracetamol parece seguro para uso a curto prazo. O medicamento deve ser utilizado com cautela em pacientes com dor intensa ou recorrente ou que apresentem febre alta ou contínua, visto que isso pode indicar doença grave não tratada. Se a dor persistir por mais de 5 dias, ou se for constatado eritema ou edema, deve-se consultar o médico.

 Considerações sobre o paciente

Adolescentes

Muitas pessoas ingerem paracetamol para alívio de dor, por não provocar desconforto gastrintestinal. Como está contido em muitas preparações para resfriado, recomenda-se que a dose diária máxima seja de 3.250 mg, em vez de 4 g. Essa dose pode ser ultrapassada rápida e não intencionalmente quando se usam tais medicamentos para resfriado e alívio da dor. É importante instruir os pacientes para atentar sobre o uso de diferentes preparações, particularmente em autoadministração por adolescentes para controlar sintomas de resfriado ou gripe.

INTERAÇÕES

As seguintes interações podem ocorrer quando se administra paracetamol com outro agente:

Fármaco combinado	Uso comum	Efeito da interação
Barbitúricos	Sedação, depressores do sistema nervoso central	Possibilidade aumentada de intoxicação e diminuição do efeito do paracetamol
Hidantoínas	Anticonvulsivantes	Possibilidade aumentada de intoxicação e diminuição do efeito do paracetamol
Isoniazida e rifampicina	Antituberculosos	Possibilidade aumentada de intoxicação e diminuição do efeito do paracetamol
Diuréticos de alça	Controle do desequilíbrio hídrico	Diminuição da efetividade do diurético

Considerações sobre cuidados crônicos

É preciso considerar interações de polifarmácia quando se administra paracetamol a pacientes diabéticos. É necessário também ter cuidado quando se determina a glicemia, pois paracetamol pode acarretar valores falsamente baixos de glicose no sangue, resultando na administração de doses inacuradas e mais baixas de hipoglicemiantes.

PROCESSO DE ENFERMAGEM
Paciente tratado com salicilato ou não salicilato

AVALIAÇÃO

Avaliação pré-administração

Normalmente, paciente em uso de analgésico não opioide não está internado. Por esse motivo, é importante perguntar por quanto tempo o paciente usa o medicamento antes de vir à consulta. Deve-se questionar se os sintomas são diferentes dos apresentados anteriormente. Em caso de distúrbio artrítico ou musculoesquelético ou inflamação de tecido mole, deve-se examinar as articulações acometidas.

ALERTA DE ENFERMAGEM

Antes da administração de paracetamol, é preciso investigar o estado geral de saúde do paciente, bem como o consumo de bebidas alcoólicas. Pacientes desnutridos ou que consomem habitualmente bebidas alcoólicas (mais de 3 drinques/dia de modo regular) correm maior risco de desenvolver hepatotoxicidade (dano ao fígado) com uso de paracetamol. Recomenda-se dose limitada a 1.000 ou 2.000 mg/dia para pacientes que consomem bebidas alcoólicas diariamente.

Avaliação continuada

Como parte da avaliação continuada, monitorar o paciente quanto a alívio da dor 30 a 60 minutos após a administração do medicamento. Se a dor persistir, é importante avaliar e documentar sua gravidade, localização e intensidade. (No Capítulo 14, são fornecidos exemplos de perguntas a serem formuladas ao paciente.) Quando se administram analgésicos não opioides para a febre, a temperatura deve ser monitorada a cada 4 horas ou com mais frequência, se necessário. A pele pode estar quente, seca e ruborizada, e pode ocorrer diminuição do débito urinário. Se a elevação da temperatura for prolongada, pode ocorrer desidratação. Quando administrado por qualquer período de tempo, instruir o paciente e sua família a relatar ao médico quaisquer reações adversas, como sangramento incomum ou prolongado ou fezes escuras.

DIAGNÓSTICOS DE ENFERMAGEM

Os diagnósticos de enfermagem específicos para agentes farmacológicos incluem:

- **Conforto prejudicado**, relacionado com a febre do processo mórbido (p. ex., infecção ou cirurgia)
- **Dor crônica** ou **aguda**, relacionada com dano de nervos periféricos e/ou inflamação tecidual, devido ao processo mórbido
- **Mobilidade física prejudicada**, relacionada com rigidez muscular e articular
- **Risco de envenenamento**, relacionado com uso aumentado de salicilatos ou paracetamol.

Diagnósticos de enfermagem relacionados com administração de medicamentos são discutidos no Capítulo 4.

PLANEJAMENTO

Os desfechos esperados no paciente dependem da razão pela qual se administra o analgésico não opioide, mas podem incluir resposta ótima à terapia farmacológica, que consiste em alívio de dor e febre; atendimento às necessidades do paciente relacionadas a controle das reações adversas a fármacos; e confiabilidade na compreensão do esquema medicamentoso.

IMPLEMENTAÇÃO

Promoção da resposta ótima à terapia

Salicilatos

O paciente deve evitar uso de salicilatos pelo menos na semana precedente à realização de cirurgia de grande ou pequeno porte, incluindo cirurgia dentária, devido à possibilidade de sangramento pós-operatório. Além disso, o paciente não deve utilizar salicilatos após qualquer tipo de cirurgia até que tenha ocorrido cicatrização completa, em virtude dos efeitos dos salicilatos sobre as plaquetas. O paciente pode usar paracetamol ou AINE após cirurgia ou procedimento dentário, quando houver necessidade de alívio de dor leve.

É necessário observar a ocorrência de reações adversas a fármacos. Quando são administradas altas doses de salicilatos (p. ex., a pacientes com distúrbios artríticos graves), deve-se observar o aparecimento de sinais de salicilismo. Caso ocorram, instruir o paciente a notificar o médico antes de tomar a próxima dose, visto que pode ser necessária redução de dose ou determinação dos níveis plasmáticos de salicilato. Os níveis terapêuticos de salicilato situam-se entre 100 e 300 mcg/ml. Ver Tabela 13.2 para os sintomas associados à intoxicação por salicilatos.

TABELA 13.2 Sintomas de salicilismo.

Nível plasmático de salicilato	Sintomas
Superior a 150 mcg/ml (salicilismo leve)	Tinido, dificuldade de audição, tontura, náuseas, vômitos, diarreia, confusão mental, depressão do sistema nervoso central, cefaleia, sudorese e hiperventilação (respiração rápida e profunda)
Superior a 250 mcg/ml	Sintomas de salicilismo leve, juntamente com cefaleia, diarreia, sede e rubor
Superior a 400 mcg/ml	Alcalose respiratória, hemorragia, excitação, confusão, asterixe (movimentos de contratura involuntários, particularmente das mãos), edema pulmonar, convulsões, tetania (espasmos musculares), febre, coma, choque e insuficiência renal e respiratória

ALERTA DE ENFERMAGEM

A intoxicação gastrintestinal grave pode causar sangramento, ulceração e perfuração, ocorrendo a qualquer momento durante a terapia, com ou sem sintomas. Embora desconforto gastrintestinal leve seja comum, é preciso atentar para sintomas indicadores de ulceração e sangramento em pacientes que recebem terapia prolongada, mesmo se não tiverem apresentado sintoma gástrico anterior.

Paracetamol
Paracetamol deve ser ingerido com um copo cheio de água, junto às refeições ou com estômago vazio. Sintomas de superdosagem incluem náuseas, vômitos, diaforese e mal-estar generalizado.

Monitoramento e manejo das necessidades do paciente

Conforto prejudicado
Se o paciente estiver recebendo paracetamol para reduzir a temperatura corporal elevada, verifica-se a temperatura antes da administração e 45 a 60 minutos após. Se o medicamento for usado na forma de supositório, é importante verificar sua retenção no paciente depois de 30 minutos. Se o medicamento não reduzir a temperatura elevada, o médico deve ser notificado, para se utilizarem outros meios de controle da temperatura, como manta de resfriamento. Aumenta o conforto dos pacientes a troca de roupas e da roupa de cama, que ficam úmidas em consequência da perda de líquido durante a febre.

Alguns médicos não prescrevem antipirético ao paciente porque as evidências sugerem que a febre resulte da produção de anticorpos pelo sistema imune para combater a doença. Quando a febre é inferior a 38,9°C, a decisão de usar antipirético é individual, levando em conta causa da febre, intensidade do desconforto do paciente e seu estado físico.

Dor
Deve-se ensinar ao paciente ou seu cuidador que notifiquem o médico se o fármaco não tiver aliviado dor ou desconforto. Salicilato deve ser ingerido com alimento, leite ou um copo cheio de água para evitar desconforto gástrico. Se isso não resolver o desconforto gástrico, é necessário notificar o médico porque podem ser necessários outros tipos de terapia farmacológica. Pode-se prescrever antiácido para minimizar o desconforto gastrintestinal. Deve-se também verificar a cor das fezes. Fezes pretas, escuras ou com sangue vivo sugerem sangramento gastrintestinal. O paciente deve relatar ao médico qualquer alteração na cor das fezes.

Considerações sobre o paciente

Gerontologia
Salicilatos são prescritos para alívio de dor e inflamação associadas à artrite. Como idosos têm maior incidência de artrite reumatoide e osteoartrite e podem estar utilizando analgésicos não opioides a longo prazo, são particularmente vulneráveis a sangramento gastrintestinal. O paciente deve ingerir o medicamento com um copo cheio de água ou com alimento, o que pode diminuir os efeitos gastrintestinais.

Mobilidade física prejudicada
O paciente pode apresentar distúrbio agudo ou crônico, com graus variáveis de mobilidade. Pode ter dor aguda ou apresentar dor leve a moderada de longa duração. Além da dor, pode haver deformidades esqueléticas, como deformidades articulares observadas na artrite reumatoide avançada. Dependendo da natureza da condição do paciente, pode ser necessário atendimento de fisioterapia ou terapia ocupacional para recomendação de dispositivos de assistência, de modo a ajudar na deambulação ou em outras atividades da vida diária.

Risco de envenenamento
Quando o paciente relata febre, dor ou sintomas de resfriado ou gripe, é preciso perguntar com o que trata a condição e por quanto tempo. Os pacientes nem sempre têm conhecimento dos medicamentos que contêm salicilatos ou paracetamol, nem os identificam como medicamentos para alívio da dor. É preciso ter cuidado com as associações medicamentosas, bem como garantir que a dose máxima de paracetamol não seja ultrapassada. Superdosagem aguda pode ser tratada com administração de acetilcisteína para prevenir a lesão hepática.

ALERTA DE ENFERMAGEM

Diagnóstico precoce de intoxicação aguda por paracetamol é importante porque a insuficiência hepática pode ser reversível. Seu tratamento consiste em lavagem gástrica, de preferência nas primeiras 4 horas após a ingestão do paracetamol. As provas de função hepática são realizadas com frequência. Acetilcisteína é um antídoto para a intoxicação por paracetamol, protegendo os hepatócitos e destruindo metabólitos do fármaco. Acetilcisteína é administrada por nebulizador nas primeiras 24 horas após a ingestão do medicamento e após lavagem gástrica.

É preciso ensinar ao paciente os sinais e sintomas de intoxicação aguda por salicilatos ou de salicilismo quando utilizar ácido acetilsalicílico. O tratamento inicial da superdosagem de salicilatos consiste em indução de vômito ou lavagem gástrica para retirada de qualquer quantidade do medicamento não absorvida do estômago. Carvão ativado diminui a absorção do salicilato quando administrado nas primeiras 2 horas após a ingestão. A terapia subsequente é de suporte (redução da hipertermia e tratamento de convulsões graves com diazepam). Hemodiálise é efetiva na remoção do salicilato, porém só é utilizada em pacientes com salicilismo grave.

Orientação ao paciente e aos familiares

Em alguns casos, analgésico não opioide é prescrito por período prolongado, como no caso de artrite. Alguns pacientes interrompem o uso do medicamento, não o tomam nos intervalos prescritos ou recomendados ou aumentam ou diminuem a dose, particularmente se a resposta terapêutica não for a esperada. O paciente e sua família devem sentir-se seguros na compreensão de como o medicamento deve ser tomado. Para tanto, devem ser instruídos a ler e entender os rótulos dos medicamentos de venda livre (ver Orientação ao paciente para desfechos melhores | Utilização de analgésicos não opioides de venda livre). Como os pacientes frequentemente utilizam analgésicos de venda livre antes de entrar em contato com o médico, devem constar do plano de ensino:

- Registro do uso de analgésicos de venda livre e notificação ao médico desse uso na próxima consulta
- Ingerir o medicamento com alimento ou um copo cheio de água, exceto se indicado outro modo pelo médico. Se ocorrer desconforto gástrico, ingerir o medicamento com alimento ou leite. Caso o problema persista, entrar em contato com o médico
- Se o medicamento for utilizado para reduzir febre, entrar em contato com o médico se a temperatura continuar aumentando ou permanecer elevada por mais de 24 horas
- Não efetuar autotratamento de dor crônica com analgésico não opioide de venda livre sem antes consultar o médico
- Todos os medicamentos deterioram com o tempo. Salicilatos o fazem muito rapidamente. Se o salicilato tiver odor de vinagre, o paciente deve descartar todo o conteúdo do recipiente
- Alguns medicamentos de venda livre contêm ácido acetilsalicílico ou paracetamol. O nome do salicilato, mesmo não aparecendo no nome do medicamento, está incluído no rótulo. Consultar o farmacêutico sobre os componentes do produto, se houver dúvida
- Se for prevista a realização de cirurgia ou procedimento odontológico, como extração dentária ou cirurgia de gengiva, notificar o dentista sobre o medicamento, que deve ser interrompido 1 semana antes do procedimento, devido à possibilidade de sangramento pós-operatório
- Se a medicação for para tratamento da artrite, não trocar o ácido acetilsalicílico por paracetamol sem consultar o médico. O paracetamol não tem as propriedades anti-inflamatórias do ácido acetilsalicílico
- Evitar o consumo de bebidas alcoólicas.

Orientação ao paciente para desfechos melhores

Utilização de analgésicos não opioides de venda livre

A maioria dos analgésicos não opioides pode ser adquirida sem prescrição. Dispõe-se facilmente de ampla variedade desses medicamentos para aliviar dor e reduzir febre; por essa razão, um paciente pode estar usando esses medicamentos por certo período de tempo antes de consultar o médico.

O potencial de interações com medicamentos prescritos é alto, particularmente quando as pessoas consideram os medicamentos de venda livre inócuos, visto que são facilmente disponíveis. Por isso é importante aproveitar qualquer oportunidade com o paciente para orientá-lo sobre esses produtos.

Ao orientar o paciente, certificar-se dos seguintes itens:

✔ O paciente compreende que deve ler sempre o rótulo antes de comprar um produto
✔ Qual é o princípio ativo e se outro medicamento com tal princípio está sendo usado
✔ Qual é a ação do medicamento
✔ Quem deve e quem não deve fazer uso do medicamento
✔ Quando deve ser consultado o médico
✔ Preocupar-se com possível adulteração do produto e conferir se a embalagem ainda possui selo de segurança intacto
✔ Como o produto deve ser armazenado e se está embalado em recipiente seguro para impedir a abertura por crianças.

REAVALIAÇÃO

- A resposta terapêutica é obtida, e a dor é aliviada
- As reações adversas são identificadas, relatadas ao médico e controladas com sucesso por meio das intervenções de enfermagem apropriadas
  - O paciente relata conforto sem febre
  - O desconforto é reduzido ou eliminado
  - O paciente mantém mobilidade adequada
  - Níveis tóxicos dos medicamentos são reconhecidos antes da ocorrência de lesão
- O paciente e sua família expressam confiança e demonstram entender o esquema medicamentoso.

Farmacologia na prática
PENSE CRITICAMENTE

Que avaliação seria importante fazer sobre o ácido acetilsalicílico que Betty toma e suas queixas gástricas? Estaria ela usando outros medicamentos que poderiam conter ácido acetilsalicílico ou paracetamol? Que informações deveriam ser fornecidas à paciente sobre paracetamol?

PONTOS-CHAVE

■ A dor é a percepção sensorial e emocional desagradável associada a lesão real ou potencial dos tecidos

■ A sensação de dor é emitida pelo tecido periférico e transmitida ao encéfalo, onde é interpretada. Medicamentos analgésicos modificam a sensação nos tecidos ou modulam o sinal no encéfalo

■ Dor aguda tem curta duração, de menos de 3 a 6 meses, enquanto dor crônica dura mais de 6 meses

- Salicilatos e paracetamol são utilizados para tratar dor leve a moderada e febre. Ações anti-inflamatórias e antiplaquetárias constituem propriedades adicionais dos salicilatos

- Desconforto gástrico constitui a principal reação adversa dos salicilatos. Usuários de salicilatos a longo prazo devem ser monitorados quanto a sangramento potencial do tubo GI. Tinido pode constituir sinal precoce de salicilismo (reação tóxica). Ácido acetilsalicílico não deve ser administrado a crianças, devido à síndrome de Reye

- Paracetamol é muito utilizado devido a menores reações adversas gástricas. A dose total máxima diária é de 3.000 mg, porém é menor em pacientes com problemas de função hepática

- Múltiplos produtos de venda livre contêm salicilatos ou paracetamol. Os pacientes precisam compreender como adquirir e usar esses produtos, visto que a maioria o faz sem supervisão de profissional de saúde.

RESUMO DE FÁRMACOS
Analgésicos não opioides | Salicilatos e não salicilatos

Nome genérico	Usos	Reações adversas	Faixas posológicas
Salicilatos			
Ácido acetilsalicílico (AAS)	Analgésico, antipirético, anti-inflamatório; prevenção de acidente vascular encefálico nos homens (e apenas em mulheres com mais de 65 anos de idade)	Náuseas, vômitos, desconforto epigástrico, sangramento gastrintestinal, tinido, reações alérgicas e anafiláticas; salicilismo com uso excessivo	325 a 650 mg VO ou retal, a cada 4 h, até 8 g/dia
Diflunisal	Iguais aos do AAS	Iguais às do AAS	250 a 500 mg VO, a cada 8 a 12 h (dose máxima, 1,5 g/dia)
Salicilato de magnésio	Iguais aos do AAS	Iguais às do AAS	650 mg VO, a cada 3 h, ou 1.090 mg, 3 vezes/dia
Não salicilato			
Paracetamol	Analgésico, antipirético	Raras, quando usado de acordo com as orientações; erupções cutâneas, urticária, anemia hemolítica, pancitopenia, icterícia, hepatotoxicidade	325 a 650 mg VO, a cada 4 a 6 h; dose máxima, 3 g/dia

REVISÃO DO CAPÍTULO

Calcule a dosagem dos medicamentos

1. O médico receita elixir de paracetamol, 180 mg VO. Esse produto está disponível em solução de 120 mg/mℓ. O enfermeiro administra _____.
2. Foi prescrito ácido acetilsalicílico 650 mg VO. Dispõe-se de ácido acetilsalicílico em comprimidos de 325 mg. O enfermeiro administra _____.

Prepare-se para provas

1. A melhor medida de dor é:
   1. Aferição de pressão arterial
   2. Dosagem de níveis plasmáticos do medicamento
   3. Observação da família
   4. Autorrelato do paciente
2. Em reunião da equipe, o enfermeiro explica que as ações anti-inflamatórias dos salicilatos devem-se, mais provavelmente, a:
   1. Diminuição do tempo de protrombina
   2. Redução na produção de endorfina
   3. Inibição das prostaglandinas
   4. Vasodilatação
3. Quais dos seguintes sintomas o enfermeiro deve esperar em paciente que apresenta salicilismo?
   1. Tontura, tinido, confusão mental
   2. Diarreia, náuseas, perda de peso
   3. Constipação intestinal, anorexia, exantema
   4. Ganho de peso, hiperglicemia, polaciúria
4. Quando se ingere salicilato, o medicamento é corretamente administrado:
   1. Entre as refeições
   2. Com bebida gaseificada
   3. Com alimento ou leite
   4. Dissolvido em suco
5. Enquanto ingerem paracetamol, pacientes que consomem habitualmente bebidas alcoólicas são monitorados pelo enfermeiro para sintomas de intoxicação, que incluem:
   1. Hipertensão arterial
   2. Distúrbios visuais
   3. Hipersensibilidade hepática
   4. Lesões cutâneas
6. Quando hospitalizada, qual dos seguintes medicamentos o enfermeiro mais provavelmente irá administrar à criança com temperatura elevada?

1. Ácido acetilsalicílico para uso pediátrico
2. Paracetamol
3. Fenoprofeno
4. Diflunisal

7. O enfermeiro instrui o paciente que toma ácido acetilsalicílico a evitar alimentos contendo salicilatos, visto que isso aumenta o risco de reações adversas. Que alimentos o paciente deve evitar?
1. Sal, refrigerantes
2. Brócolis, leite
3. Ameixas, chá
4. Fígado, pimenta

8. Um paciente entra em contato com o enfermeiro e relata que seu analgésico tem cheiro de vinagre. A melhor resposta do enfermeiro é:
1. "Traga o remédio para a clínica"
2. "Descarte o remédio no vaso sanitário"
3. "Tome o remédio e, em uma hora, diga como está seu estômago"
4. "Descarte o medicamento em local fora do alcance das crianças e animais"

Para verificar suas respostas, ver Apêndice F.

14 Analgésicos Não Opioides | Fármacos Anti-Inflamatórios Não Esteroides e Medicamentos para Enxaqueca (Migrânea)

Termos-chave

acidente isquêmico transitório (AIT) interferência temporária no suprimento sanguíneo para o cérebro, causando sintomas relacionados com a parte do cérebro afetada (*i. e.*, cegueira temporária, afasia, tontura, dormência, dificuldade na deglutição, ou parestesias); pode ter duração de alguns momentos até várias horas, sem evidências de lesão neurológica residual

ciclo-oxigenase enzima responsável pela síntese de prostaglandinas; contribui para integridade do revestimento do estômago, dor e inflamação

dismenorreia cólica dolorosa durante a menstruação

disúria micção dolorosa ou difícil

dor referida dor percebida em área distante do local de origem, possivelmente ao longo do mesmo dermátomo

equimose hemorragia no tecido subcutâneo

estomatite doença ou inflamação da cavidade oral, caracterizada por lesões bucais, dor e febre

fenilcetonúria (PKU) defeito congênito genético, que provoca acúmulo do aminoácido fenilalanina até alcançar níveis tóxicos no corpo

icterícia coloração amarelada da pele causada por doença hepática

oligúria redução do débito de urina

poliúria aumento da micção

púrpura pontos e manchas de coloração arroxeada na pele e nas membranas mucosas com 4 a 10 mm de tamanho; secundária a ruptura de vasos sanguíneos

quinto sinal vital inclusão de investigação da dor quando são aferidos temperatura, pulso, frequência respiratória e pressão arterial

sonolência estado intermediário entre o sono e a vigília

Objetivos de aprendizagem

Ao fim deste capítulo, o leitor deverá ser capaz de:

1. Discutir a importância de avaliação adequada da dor.
2. Descrever métodos padronizados de avaliação da dor em diferentes populações de pacientes.
3. Discutir tipos, usos, ações farmacológicas gerais, reações adversas comuns, contraindicações, precauções e interações de anti-inflamatórios não esteroides (AINEs).
4. Descrever tipos, ações farmacológicas gerais, reações adversas comuns, contraindicações, precauções e interações de fármacos utilizados no tratamento da enxaqueca.
5. Discutir atividades a serem realizadas pelo enfermeiro na avaliação pré-administração e na avaliação continuada do paciente tratado com AINE.
6. Listar os diagnósticos de enfermagem específicos para paciente em uso de AINEs.
7. Discutir maneiras de promover resposta ótima ao tratamento, controlar reações adversas comuns e instruir os pacientes sobre o uso de AINEs.

Classes de fármacos

Anti-inflamatório não esteroide   Agonistas seletivos da serotonina

Farmacologia na prática
O Sr. Park toma ácido acetilsalicílico tamponado para osteoartrite há quase 1 ano. Algumas vezes, apresenta confusão e tem dificuldade em ouvir; a perda auditiva preocupa sua filha. Mudança para celecoxibe seria uma opção para aliviar a dor deste paciente?

Alguns textos incluem os salicilatos no grupo de AINEs por exercerem efeitos anti-inflamatórios, antipiréticos e analgésicos. AINEs são analgésicos não opioides, à semelhança dos salicilatos. Neste livro, salicilatos são descritos no Capítulo 13, no contexto do manejo de dor aguda. AINEs surgiram para tratamento de dor crônica e inflamação, associadas a distúrbios como artrite reumatoide e osteoartrite. Pacientes com dor aguda ou crônica frequentemente são tratados insuficientemente, em consequência de avaliação inadequada. Este capítulo descreve a avaliação de dor leve a moderada e discute o tratamento com AINEs, principalmente administrados em base ambulatorial. Os medicamentos estão listados no Resumo de Fármacos | Analgésicos não opioides | Anti-inflamatórios não esteroides e medicamentos para enxaqueca.

AVALIAÇÃO DA DOR

O enfermeiro deve efetuar cuidadosa avaliação da dor e monitorar a resposta do paciente aos medicamentos usados para seu alívio. Na avaliação de enfermagem, a dor é considerada o "**quinto sinal vital**". Em qualquer avaliação da dor, duas medidas básicas são necessárias: *localização* e *intensidade*. Guiado pela localização, o médico prescreve fármacos de ação periférica ou central. A concentração do analgésico é selecionada pelo relato do paciente sobre a intensidade de sua dor, e essa descrição sempre deve ser encarada com seriedade.

A intensidade da dor é subjetiva e individualizada, sendo algumas vezes difícil medir objetivamente sinais de dor que correspondam ao nível de sofrimento relatado pelo paciente. A incapacidade de avaliar adequadamente a dor constitui importante fator responsável pelo tratamento insuficiente da dor. O Boxe 14.1 fornece uma lista de diretrizes que ajudam a formular perguntas ao paciente com dor.

Barreiras para avaliação e tratamento da dor

Nas doenças agudas e crônicas, o controle da dor constitui importante responsabilidade de enfermagem. Para adequado manejo da dor, é preciso superar suas três principais barreiras, relacionadas com avaliação, intervenção e reavaliação:

- Doses de analgésicos insuficientes ou incorretamente prescritas
- Administração incorreta do medicamento adequado para alívio da dor
- Falta de acurácia no relato dos pacientes sobre os níveis de dor.

Essas barreiras podem ser amenizadas, demonstrando-se sensibilidade às necessidades do paciente e tendo domínio das técnicas para conduzir boa avaliação.

Técnica de avaliação

Para prescrever analgésicos efetivos no alívio da dor, o médico precisa determinar localização e intensidade. Para o primeiro aspecto, o paciente descreve a dor ou aponta onde se situa; é preciso ter cautela com tal informação, pois dor na mandíbula pode se dever a dor de dente, ou ser **dor referida**. Ajuda quanto à descrição da dor pode ser encontrada em Orientação ao paciente para desfechos melhores | Descrição da dor aos profissionais de saúde.

São utilizadas ferramentas padronizadas de mensuração da dor para obter consistência na avaliação da intensidade (ver exemplos na Figura 14.1). O método mais comum utilizado consiste em pedir ao paciente que classifique a dor em uma escala de 0 a 10, em que 0 corresponde a "sem dor" e 10 refere-se à "pior dor já imaginada".

BOXE 14.1 Diretrizes e perguntas para a avaliação da dor.

Conhecida como *quinto sinal vital*, a avaliação da dor é tão importante quanto a aferição de temperatura, pulso, frequência respiratória e pressão arterial. As seguintes considerações irão ajudá-lo a orientar a sua capacidade de avaliar a dor.

Diretrizes para avaliação
- Descrição subjetiva da dor pelo paciente
- Localização da dor
- Intensidade, gravidade e duração
- Quaisquer fatores que influenciem a dor
- Características da dor
- Padrões de enfrentamento
- Efeitos de tratamento anterior (se aplicável)
- Observações do enfermeiro sobre o comportamento do paciente.

Exemplos de perguntas para avaliação da dor
As perguntas a incluir na avaliação da dor são as seguintes:

- A dor o mantém acordado à noite, impedindo o sono ou sua permanência?
- O que piora a dor? O que alivia a dor?
- Como descreve sua dor: aguda, em punhalada, em queimação ou latejante?
- Qual sua reação à dor? Sente-se deprimido? Irritável? Ansioso?
- Que remédios de venda livre ou fitoterápicos foram utilizados para aliviar a dor?
- Como a dor afeta seu nível de atividade? Consegue andar e realizar atividades de autocuidado?

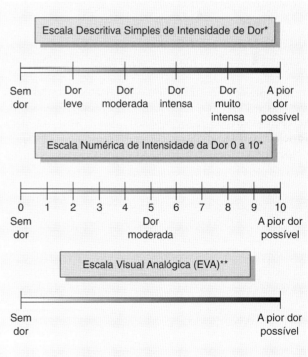

* Se for usada na forma de escala de classificação gráfica, recomenda-se o uso de 10 cm como base.
** Recomenda-se o uso de 10 cm como base para a escala EVA.

FIGURA 14.1 Exemplos de ferramentas padronizadas de avaliação da dor.

Alguns grupos populacionais têm dificuldade em atribuir valor numérico à dor, sendo-lhes difícil pensar em sua experiência de dor de maneira quantitativa. O Boxe 14.2 fornece exemplo de populações para as quais pode ser necessário utilizar outras ferramentas de avaliação da dor. Para um grupo de pessoas ou indivíduo com letramento limitado em saúde, são oferecidas alternativas de descrever a intensidade da dor. Todas essas ferramentas ajudam a avaliar a dor dos pacientes, independentemente de estarem sendo tratados com opioides fortes ou analgésicos não opioides, como os AINEs.

ANTI-INFLAMATÓRIOS NÃO ESTEROIDES

AÇÕES

AINEs têm efeitos anti-inflamatórios, analgésicos e antipiréticos. Contudo, não pertencem ao grupo de anti-inflamatórios esteroides e, portanto, não provocam reações adversas a eles associadas (ver Capítulo 43). Embora seus mecanismos exatos de ação não sejam conhecidos, acredita-se que sejam capazes de inibir a síntese de prostaglandinas, que controla o processo de inflamação. Isso ocorre por bloqueio de ação da enzima **ciclo-oxigenase**, responsável pela síntese de prostaglandinas.

AINEs inibem a atividade de duas ciclo-oxigenases:

- *Ciclo-oxigenase-1* (COX-1), enzima que ajuda a manter o revestimento do estômago, o qual controla o processo de inflamação
- *Ciclo-oxigenase-2* (COX-2), enzima que desencadeia dor e inflamação.

Acredita-se que AINEs tradicionais, como ibuprofeno e naproxeno, regulem a dor e a inflamação por bloqueio da COX-2. Entretanto, esses fármacos também inibem a COX-1, enzima que ajuda a manter o revestimento do estômago. A primeira ação produz alívio da dor, enquanto a segunda produz reações adversas gastrintestinais, como irritação e úlceras gástricas. Associações medicamentosas (que incluem inibidor da bomba de prótons) estão sendo utilizadas para reduzir o risco de úlceras gástricas e duodenais.

BOXE 14.2 Populações com maior risco de avaliação inadequada de dor.

Pacientes mal-avaliados correm maior risco de manejo inadequado da dor. Em pacientes de alto risco, recomenda-se uso de ferramentas padronizadas de escala visual analógica para avaliar a dor:

- Lactentes e crianças
- Idosos, particularmente aqueles com comprometimento cognitivo
- Déficit intelectual em crianças e adultos
- Indivíduos com problemas de comunicação, como proficiência comprometida no idioma do país, ou letramento limitado em saúde
- Indivíduos incapazes de se comunicar, devido à doença ou ao processo de tratamento.

Inibidores seletivos de COX-2, como o celecoxibe, aliviam dor e inflamação, com menor potencial de reações adversas gastrintestinais.

Alerta de domínio de conceito

História de doença cardíaca constitui importante fator a avaliar quando se inicia terapia com celecoxibe em pacientes com dor.

ALERTA DE ENFERMAGEM

O celecoxibe está associado a risco aumentado de trombose cardiovascular grave, infarto do miocárdio e acidente vascular encefálico, potencialmente fatais. Todos os AINEs são acompanhados desse risco. Devido a esse risco, celecoxibes e outros AINE não devem ser utilizados para aliviar a dor pós-operatória de cirurgia de revascularização do miocárdio (CRM). Convém perguntar ao paciente sobre história atual de risco de doença cardiovascular antes de administrar um AINE.

USOS

AINEs são utilizados para as seguintes condições:

- Dor associada a distúrbios musculoesqueléticos, como osteoartrite e artrite reumatoide
- Dor leve a moderada
- **Dismenorreia** (cólicas menstruais) primária
- Febre (redução).

REAÇÕES ADVERSAS

Reações do sistema digestório

- Náuseas, vômitos, dispepsia
- Anorexia, boca seca
- Diarreia, constipação intestinal
- Dor epigástrica, indigestão, desconforto abdominal, distensão abdominal
- Ulceração intestinal, **estomatite**
- **Icterícia**.

Reações do sistema nervoso central

- Tontura, ansiedade, desorientação, vertigem
- Cefaleia
- **Sonolência**, insônia
- Confusão, depressão
- Acidente vascular encefálico, transtornos psíquicos.

Reações do sistema cardiovascular

- Redução ou elevação da pressão arterial
- Insuficiência cardíaca congestiva, arritmias cardíacas
- Infarto do miocárdio.

Reações do sistema renal

- **Poliúria** (micção excessiva), **disúria** (micção dolorosa), **oligúria** (redução do débito cardíaco)
- Hematúria (sangue na urina), cistite

- Nível sanguíneo elevado de ureia
- Insuficiência renal aguda em indivíduos com comprometimento da função renal.

Reações do sistema hematológico
- Pancitopenia (redução no número de células sanguíneas), trombocitopenia (redução da contagem de plaquetas)
- Neutropenia (número anormalmente reduzido de neutrófilos), eosinofilia (baixa contagem de eosinófilos), leucopenia (redução da contagem de leucócitos), agranulocitose (redução da contagem de granulócitos)
- Anemia aplásica.

Reações do sistema tegumentar
- Exantema, eritema (vermelhidão), irritação, erupções cutâneas
- **Equimose** (hemorragia subcutânea), **púrpura** (hemorragia cutânea excessiva, produzindo placas de cor vermelho-púrpura sob a pele)
- Dermatite esfoliativa, síndrome de Stevens-Johnson.

Reações metabólicas/do sistema endócrino
- Diminuição de apetite, aumento ou redução de peso
- Rubor, sudorese
- Distúrbios menstruais, sangramento vaginal
- Hiperglicemia ou hipoglicemia (nível elevado ou baixo de açúcar no sangue).

Reações sensoriais e outras reações
- Alterações do paladar
- Rinite (coriza)
- Tinido (zumbido nas orelhas)
- Distúrbios visuais, visão embaçada ou diminuída, diplopia (visão dupla), olhos inchados ou irritados, fotofobia (sensibilidade à luz), perda reversível da visão para cores
- Sede, febre, calafrios
- Vaginite.

CONTRAINDICAÇÕES

Os AINEs são contraindicados para pacientes com hipersensibilidade conhecida. Ocorre sensibilidade cruzada a outros AINEs, o que significa que, se um paciente for alérgico a determinado agente, existe risco aumentado de reação alérgica a qualquer outro. Hipersensibilidade a ácido acetilsalicílico constitui contraindicação para todos os AINEs. Em geral, AINEs são contraindicados durante o terceiro trimestre de gravidez, bem como durante a lactação. Além disso, não são utilizados para alívio da dor pós-operatória após CRM. Alguns AINEs não são utilizados no tratamento de artrite reumatoide ou osteoartrite: cetorolaco, ácido mefenâmico e meloxicam. Celecoxibe é contraindicado para pacientes alérgicos às sulfonamidas ou que apresentam história de doença cardíaca ou acidente vascular encefálico. Ibuprofeno é contraindicado para pacientes que apresentam hipertensão, ulceração péptica ou sangramento gastrintestinal. A combinação de diclofenaco e misoprostol (abortifaciente) não deve ser administrada a gestantes.

PRECAUÇÕES

AINEs devem ser utilizados com cautela durante a gravidez (categoria B para uso na gestação), em idosos (risco aumentado de formação de úlceras em pacientes com mais de 65 anos de idade) e pacientes com distúrbios hemorrágicos, doença renal, doença cardiovascular ou comprometimento hepático.

INTERAÇÕES

As seguintes interações podem ocorrer quando se administra AINEs com outro agente:

Fármaco combinado	Uso comum	Efeito da interação
Anticoagulantes	Anticoagulante	Risco aumentado de sangramento
Lítio	Antipsicótico	Aumento da efetividade e possível intoxicação por lítio
Ciclosporina	Agente para prevenção da rejeição (imunossupressor)	Aumento da efetividade da ciclosporina
Hidantoínas	Anticonvulsivante	Aumento da efetividade do anticonvulsivante
Diuréticos	Excreção de quantidade adicional de líquido corporal	Efetividade diminuída do diurético
Agentes anti-hipertensivos	Controle da pressão arterial	Diminuição da efetividade do agente anti-hipertensivo
Paracetamol (uso prolongado)	Alívio da dor	Risco aumentado de comprometimento renal

Considerações fitoterápicas

Capsicum (pimenta) tem sido cultivado em quase todas as sociedades, por ser valioso como tempero e aromatizante de alimentos. Capsaicina é a substância encontrada em pimentas que, aplicada topicamente, produz sensações que variam desde calor até queimação. Durante anos, herbalistas acreditaram que a capsaicina atuava por meio de simples dilatação dos vasos sanguíneos, aumentando o fornecimento de nutrientes às articulações lesionadas. Isso pode ser um fator, porém a capsaicina atua, na realidade, de modo muito diferente.

Pessoas que sofrem de osteoartrite apresentam níveis elevados de substância P decapeptídica (DSP) no sangue e no líquido sinovial das articulações. A DSP desempenha duas funções indesejáveis. Em primeiro lugar, decompõe os coxins cartilagíneos nas articulações, contribuindo para a osteoartrite. Em segundo lugar, atua como neurotransmissor de dor em osteoartrite e artrite reumatoide.

Pesquisadores descobriram que a capsaicina inibe a atividade da DSP. Creme de capsaicina, quando esfregado sobre a pele, penetra nas articulações artríticas, onde interrompe a destruição da cartilagem, alivia a dor e aumenta a flexibilidade. Os efeitos adversos incluem sensação de queimação localizada durante as primeiras semanas de aplicação, a qual diminui com uso continuado do produto.

Pessoas que sofrem de úlcera são aconselhadas a evitar alimentos temperados. Entretanto, pesquisas recentes sugerem que a capsaicina produz o efeito oposto, podendo proteger da formação de úlceras pépticas. Diversos experimentos realizados ao longo dos anos constataram que a capsaicina protege a mucosa gástrica do dano causado por álcool etílico e ácido acetilsalicílico (DerMarderosian, 2003).

FÁRMACOS USADOS NO TRATAMENTO DE ENXAQUECA (MIGRÂNEA)

A dor associada à enxaqueca corresponde a processo complexo (Figura 14.2). Fármacos antienxaqueca são administrados profilaticamente para prevenir espasmos vasculares ou como tratamento da dor aguda dela decorrente. Esses fármacos têm mecanismo de ação e classificação diferentes em cada finalidade de emprego. Na profilaxia, são usadas as seguintes categorias: betabloqueadores (ver Capítulo 25), bloqueadores dos canais de cálcio (ver Capítulo 35), antidepressivos (ver Capítulo 22) ou antiepilépticos (ver Capítulo 29). O tratamento utiliza agonistas seletivos da serotonina (5-HT) para aliviar a dor aguda (listados no Resumo de Fármacos | Analgésicos não opioides | Anti-inflamatórios não esteroides e medicamentos para enxaqueca).

AÇÕES E USOS

Acredita-se que sintomas de enxaqueca sejam causados por vasodilatação craniana local e estimulação do nervo trigêmeo. A ativação dos receptores de serotonina (5-HT) provoca vasoconstrição e reduz a neurotransmissão, produzindo alívio da dor. Agonistas seletivos da serotonina são utilizados para alívio da dor moderada a intensa e inflamação relacionadas com a enxaqueca. Como pode ocorrer redução da motilidade gastrintestinal durante um episódio de enxaqueca, pode-se observar absorção tardia dos fármacos administrados por via oral, tornando-se necessário o uso de vias de administração alternativas: retal, intranasal ou subcutânea (por injeção). Agonistas de serotonina (5-HT) não são utilizados na prevenção da enxaqueca.

REAÇÕES ADVERSAS

Em geral, esses agentes são bem tolerados, e a maioria das reações adversas tem caráter leve e transitório. As mais comuns são tontura, náuseas, fadiga, dor, boca seca e rubor.

Reações do sistema cardiovascular

- Espasmo das artérias coronárias
- Arritmias cardíacas e taquicardia
- Infarto do miocárdio.

CONTRAINDICAÇÕES E PRECAUÇÕES

Esses agentes são contraindicados para pacientes com hipersensibilidade conhecida a agonistas seletivos da serotonina e só devem ser utilizados quando houver diagnóstico bem definido de enxaqueca. Agonistas de 5-HT não devem ser utilizados em pacientes com cardiopatia isquêmica (angina ou infarto do miocárdio), **acidentes isquêmicos transitórios (AITs)** e hipertensão não controlada ou naqueles em uso de antidepressivos inibidores da monoamina oxidase (IMAOs). Esses fármacos devem ser administrados com cautela a pacientes com comprometimento da função hepática ou renal, como pacientes idosos ou em diálise. Por estarem incluídos na categoria C para uso na gestação, só devem ser administrados durante a gravidez quando os benefícios superarem o risco para o feto. É preciso ter cautela quando administrados a lactantes.

Derivados do esporão do centeio (ver Resumo de Fármacos | Analgésicos não opioides | Anti-inflamatórios não esteroides e medicamentos para enxaqueca) não devem ser administrados a paciente infectado pelo HIV em uso de inibidores da protease ou nos que tomam antibióticos macrolídios, devido a risco de isquemia periférica.

INTERAÇÕES

As seguintes interações podem ocorrer quando se administra agonista seletivo da serotonina com outro agente:

Fármaco combinado	Uso comum	Efeito da interação
Cimetidina	Redução de ácido gástrico	Aumento da efetividade do agonista 5-HT
Contraceptivos orais	Contracepção	Aumento da efetividade do agonista 5-HT

PROCESSO DE ENFERMAGEM
Paciente tratado com anti-inflamatório não esteroide ou medicamento para enxaqueca

AVALIAÇÃO

Avaliação pré-administração

Antes de administrar AINEs, é preciso determinar se o paciente tem história de alergia a ácido acetilsalicílico ou outro AINE, se refere história de sangramento gastrintestinal, doença cardiovascular, acidente vascular encefálico, hipertensão, úlcera péptica ou comprometimento da função hepática ou renal. Se houver menção a alguma dessas condições, deve-se notificar o médico antes de se administrar AINE.

Antes de administrar AINE, é necessário avaliar e documentar tipo, início, intensidade e localização da dor. Ensinar o paciente a classificar sua dor, utilizando uma das esca-

Capítulo 14 Analgésicos Não Opioides | Fármacos Anti-Inflamatórios Não Esteroides... 155

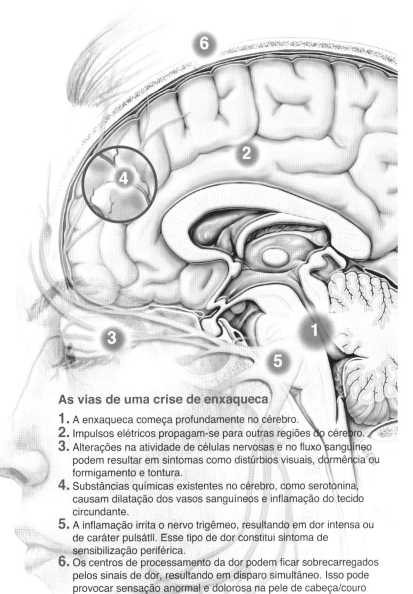

As vias de uma crise de enxaqueca

1. A enxaqueca começa profundamente no cérebro.
2. Impulsos elétricos propagam-se para outras regiões do cérebro.
3. Alterações na atividade de células nervosas e no fluxo sanguíneo podem resultar em sintomas como distúrbios visuais, dormência ou formigamento e tontura.
4. Substâncias químicas existentes no cérebro, como serotonina, causam dilatação dos vasos sanguíneos e inflamação do tecido circundante.
5. A inflamação irrita o nervo trigêmeo, resultando em dor intensa ou de caráter pulsátil. Esse tipo de dor constitui sintoma de sensibilização periférica.
6. Os centros de processamento da dor podem ficar sobrecarregados pelos sinais de dor, resultando em disparo simultâneo. Isso pode provocar sensação anormal e dolorosa na pele de cabeça/couro cabeludo, denominada alodinia cutânea, que é um sinal de sensibilização central e pode prolongar sintomas da enxaqueca. Essa condição ressalta a necessidade de tratamento abortivo precoce. Observação: algumas pessoas não desenvolvem sensibilização central nem alodinia cutânea.

FIGURA 14.2 Vias de uma crise de enxaqueca.

las padronizadas para essa mensuração. Uma ferramenta analógica visual, conhecida como Escala de FACES de Wong-Baker para Classificação da Dor, pode ser usada em pacientes com dificuldade em quantificar a dor numericamente. Há muitas dessas ferramentas visuais que podem ser úteis, como escalas feitas com cores ou expressões faciais. Assegurar o paciente de que os profissionais de saúde querem saber sobre o episódio de dor e que a mensuração consistente facilita o tratamento (ver Orientação ao paciente para desfechos melhores | Descrição da dor aos profissionais de saúde).

É importante determinar se esse problema difere, de algum modo, de episódios anteriores de dor ou desconforto. Se o paciente estiver recebendo AINE para tratamento de artrite, distúrbio musculoesquelético ou inflamação dos tecidos moles, examinar as articulações ou as áreas acometidas. Deve-se documentar a aparência da pele sobre a articulação ou a área afetada, ou qualquer limitação de movimento. Perguntar ao paciente sobre qualquer mudança em sua capacidade de executar as atividades da vida diária. Essa informação é utilizada para desenvolver um plano de cuidados, bem como para avaliar a resposta à terapia farmacológica.

 Considerações sobre o paciente

Paciente pediátrico
Ibuprofeno está disponível como medicamento de venda livre. Quando se avalia um paciente com dor, é preciso indagar seus medicamentos atuais e pregressos para alívio de dor. Em virtude do risco de síndrome de Reye consequente a uso de ácido acetilsalicílico, ibuprofeno é utilizado no tratamento de crianças com artrite juvenil, bem como para redução da febre em crianças de 6 meses a 12 anos de idade.

Avaliação continuada
Fármacos utilizados em dor leve a moderada são principalmente administrados em casa ou em instituições de cuidados prolongados. Cabe ao paciente ou ao cuidador a responsabilidade de monitorar a dor 30 a 60 minutos após a administração do analgésico, com acompanhamento por enfermeiro. Se a dor persistir, é importante anotar sua gravidade, localização e intensidade e transmitir essa informação a um enfermeiro ou médico. Podem ocorrer pele quente, seca e ruborizada e diminuição do débito urinário, com consequente desidratação, se a elevação da temperatura for prolongada. Também é preciso monitorar as articulações para verificar diminuição da inflamação e maior mobilidade. Fornecer instruções, utilizando materiais por escrito em linguagem acessível, para explicar reações adversas, como sangramento incomum ou prolongado ou fezes de cor escura, solicitando relato dessas observações ao médico.

DIAGNÓSTICOS DE ENFERMAGEM
Diagnósticos de enfermagem específicos para agentes farmacológicos incluem:

- **Dor aguda ou crônica**, relacionada com dano a tecidos periféricos, causado por doença, sangramento gastrintestinal ou inflamação consequentes à terapia com AINE
- **Mobilidade física prejudicada**, relacionada com rigidez muscular e articular

---

Orientação ao paciente para desfechos melhores

Descrição da dor aos profissionais de saúde
Com frequência, pacientes são indagados sobre a dor. Contudo, raramente instrui-se sobre aspectos essenciais da mensuração da dor. Alguns princípios devem ser ensinados ao paciente a fim de que esteja preparado para discutir a dor quando ocorrer.

Ao orientar o paciente, certificar-se dos seguintes itens:

✔ Localização da dor. Nem toda dor origina-se na área que está doendo; pode ser referida, proveniente de região diferente. A inflamação da vesícula biliar, por exemplo, pode manifestar-se como dor no ombro

✔ Intensidade da dor. É medida com escalas padronizadas, de modo a uniformizar seu tratamento. O paciente pode classificar a dor em uma escala de 0 a 10, em que 0 indica "sem dor" e 10, "a pior dor possível"

✔ Descrição da dor. O paciente deve dizer ao profissional de saúde qual é a pior dor que ele consegue imaginar, a fim de mostrar-lhe como lida com a dor

✔ Mensuração da dor. Em escalas numéricas, escalas visuais analógicas ou por descrição, utilizando termos como *dor leve*, *moderada* ou *intensa*. O enfermeiro deve pedir ao paciente que traga ferramenta para avaliação da dor que lhe é familiar, a fim de que essa dor seja medida consistentemente

✔ Expressão da dor. Algumas pessoas são estoicas e podem não demonstrar dor com gemidos ou caretas faciais até que a dor seja intolerável. O enfermeiro deve estimular o paciente a expressar seus sentimentos em relação à vigência de dor

✔ Padrão de dor. Relatar fatores de piora ou melhora de dor. Referir como a dor afeta as atividades

✔ Alívio da dor. O que ajuda? O que a torna mais tolerável? O que piora a dor? Assegurar o paciente de que tudo será tentado para não lhe causar mais dor.

- **Risco de lesão**, relacionado com reação adversa aos AINEs, causando dano ao campo óptico
- **Integridade da pele prejudicada**, relacionada com fotossensibilidade quando são utilizados agonistas da 5-HT.

Diagnósticos de enfermagem relacionados com a administração de medicamentos são discutidos no Capítulo 4.

PLANEJAMENTO
Os desfechos esperados do paciente dependem da razão pela qual se administra o AINE, mas podem incluir: resposta ótima à terapia farmacológica, com alívio de dor e febre; atendimento às necessidades do paciente, com controle de reações adversas; e confiabilidade na compreensão do esquema medicamentoso.

IMPLEMENTAÇÃO

Promoção da resposta ótima à terapia
AINEs são tomados, geralmente, em ambiente ambulatorial; por conseguinte, ensino ao paciente é importante tarefa de enfermagem. Por exemplo: ensinar o paciente a tomar AINE com alimento, leite ou antiácidos e substituir uso de um AINE por outro se não tiver havido alívio adequado da dor. Todavia, podem ser necessárias várias semanas para obter uma resposta terapêutica completa.

Considerações sobre cuidados crônicos

Indivíduos com **fenilcetonúria** que sofrem de enxaqueca devem ser informados de que rizatriptana e zolmitriptana contêm fenilalanina, de modo que seu uso deve ser evitado.

Injeção de sumatriptana para alívio da dor de enxaqueca
O medicamento é dispensado em seringas pré-carregadas. Cada fabricante fornece um tipo ligeiramente diferente de dispensador; por esse motivo, o paciente deve compreender o funcionamento do dispositivo antes da autoadministração do medicamento. Cada dispensador deve ser usado para injeção única e descartado de modo apropriado, mesmo se não for utilizada toda a quantidade contida na seringa. Instruir o paciente a nunca administrar o medicamento se estiver amarelo ou turvo no dispensador. Sumatriptana deve ser administrada no tecido subcutâneo. Esse medicamento deve ser usado no início da cefaleia, mas pode ser administrado a qualquer momento durante a crise. Uma segunda injeção pode ser aplicada após 1 hora, caso a dor não tenha sido aliviada. Não se devem administrar mais de duas injeções em 24 horas. É conveniente observar o paciente administrar a primeira dose subcutânea de sumatriptana para certificar-se de que a técnica esteja correta.

Monitoramento e manejo das necessidades do paciente

Dor
Os AINEs são prescritos para a dor e a inflamação associadas à artrite. Como idosos apresentam maior incidência de artrite reumatoide e osteoartrite e podem utilizar AINEs a longo prazo, ficam particularmente vulneráveis a sangramento gastrintestinal. Incentivar o paciente a ingerir o medicamento com um copo cheio de água (240 mℓ) ou com alimento, para diminuir efeitos adversos gastrintestinais.

Considerações sobre o paciente

Gerontologia
A idade parece aumentar a possibilidade de reações adversas aos AINEs. O risco de doença ulcerosa grave em adultos com mais de 65 anos de idade aumenta com doses mais altas de AINE. É preciso ter mais cuidado e iniciar o medicamento com doses reduzidas nos pacientes idosos, aumentando lentamente a dose.

Mobilidade física prejudicada
Ensinar cuidadores a fornecer medidas de conforto ao paciente com dor nos membros ou nas articulações afetados pelos vários distúrbios musculoesqueléticos. Sustentar os membros em posicionamento adequado ou com talas ou órteses; aplicar calor ou frio; repousar as articulações, evitar seu uso excessivo e incentivar a deambulação são medidas que auxiliam o paciente. Bengalas, muletas e andadores auxiliam a mobilidade, limitam o movimento ou o estresse causado pelo peso sobre as articulações doloridas e aliviam a dor. É necessário avaliar a melhora da função proporcionada pelos AINEs (Figura 14.3). Pacientes com osteoartrite em uso de AINE devem apresentar aumento da amplitude de movimento e redução em dor, hipersensibilidade, rigidez e edema.

É importante instruir o paciente em uso de AINE sobre reações adversas durante o tratamento. Reações gastrintestinais são as mais comuns e podem ser graves, particularmente em indivíduos predispostos. Reações cardiovasculares podem ser graves e potencialmente letais. Devido à gravidade de algumas dessas reações adversas, é importante instruir o paciente a comunicar quaisquer queixas ao médico.

⚠ ALERTA DE ENFERMAGEM

Instruir pacientes e cuidadores sobre a ocorrência de sintomas gástricos ou cardíacos súbitos ou extremamente dolorosos que podem indicar problema emergente. Nessas situações, os pacientes devem entrar imediatamente em contato com serviço de emergência e suspender a próxima dose.

Risco de lesão
AINEs podem causar distúrbios e lesões visuais. É importante relatar ao médico queixas de visão embaçada ou diminuída ou alterações na visão de cores. Além disso, podem ocorrer depósitos na córnea e distúrbios da retina. O médico pode suspender a terapia se forem observadas alterações oculares. A visão turva também pode ser significativa e exigir exame minucioso. Como as alterações visuais podem ser assintomáticas, pacientes em uso prolongado de AINEs necessitam de exames oftalmológicos periódicos.

Integridade da pele prejudicada / Fotossensibilidade
A pele pode ficar mais sensível à luz solar quando o paciente toma agonistas da 5-HT para alívio de enxaqueca. Portanto, deve ser orientado a usar roupas protetoras e protetor solar quando estiver ao ar livre. Ensinar ao paciente que a exposição à luz ultravioleta em câmaras de bronzeamento também pode causar reação, pelo que esse procedimento deve ser desestimulado até que seja determinada a tolerância.

⚠ ALERTA DE ENFERMAGEM

Pacientes que tomam medicamentos para enxaqueca e antidepressivos (ISRS ou ISRN) devem ser monitorados para síndrome serotoninérgica, que se expressa como alterações mentais, taquicardia, elevação da pressão arterial ou temperatura, rigidez muscular e dificuldade em deambular (ver Capítulo 22).

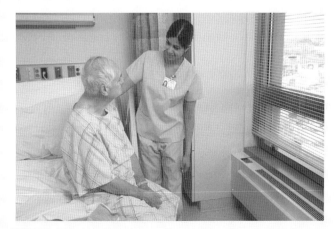
FIGURA 14.3 A enfermeira avalia os efeitos da medicação para dor enquanto ajuda o paciente idoso na deambulação.

Orientação ao paciente e aos familiares

Em muitos casos, como artrite, AINE pode ser prescrito por período prolongado. Alguns pacientes podem interromper seu uso, não tomá-lo nos intervalos prescritos ou recomendados, aumentar a dose ou diminuir o intervalo entre as doses, particularmente se houver aumento ou redução dos sintomas. O paciente e sua família devem sentir-se seguros na compreensão de como o medicamento deve ser tomado, mesmo quando os sintomas são aliviados, e o paciente pode estar sem dor. Em um plano de ensino, devem ser incluídas as seguintes informações:

- Tomar o medicamento exatamente conforme prescrito. Não aumentar nem diminuir a dose. Não tomar ácido acetilsalicílico, outros salicilatos ou qualquer medicamento de venda livre sem antes consultar o médico. Notificar o médico se não obtiver alívio da dor
- Tomar o medicamento com alimento ou com um copo cheio de água, a não ser quando indicado de outro modo pelo médico. Se ocorrer desconforto gástrico, tomar o medicamento com alimento ou leite. Caso o problema persista, entrar em contato com o médico
- Se estiver tomando AINE de modo regular ou em certas ocasiões, comunicar esse fato a todos os profissionais de saúde, incluindo dentistas
- Se o medicamento for utilizado para reduzir febre, entrar em contato com o médico se a temperatura permanecer elevada por mais de 24 horas após iniciar a terapia. Dor intensa ou recorrente ou febre alta ou contínua podem indicar presença de doença grave. Em adultos, se a dor persistir por mais de 10 dias ou se a febre persistir por mais de 3 dias, consultar o médico
- Não efetuar autotratamento de dor crônica com analgésico não opioide de venda livre; consultar o médico
- O medicamento pode necessitar de vários dias para produzir efeito (alívio de dor e hipersensibilidade). Se alguns dos sintomas ou todos eles não forem aliviados depois de 2 semanas de tratamento, continuar tomando o medicamento, porém notificar o médico
- Esses medicamentos podem causar sonolência, tontura ou visão turva. É preciso ter cautela ao dirigir veículos ou executar tarefas que exijam muita atenção

- Notificar o médico se ocorrer qualquer uma das seguintes reações adversas: exantema cutâneo, prurido, distúrbios visuais, ganho de peso, edema, diarreia, evacuação de fezes pretas, náuseas, vômitos, dor torácica/nas pernas, dormência ou cefaleia persistente.

As instruções para uso de agonistas seletivos da serotonina no alívio da enxaqueca incluem o seguinte:

- Esses medicamentos são utilizados para tratamento da crise de enxaqueca atual; não previnem nem reduzem o número de crises de enxaqueca
- Administrar o medicamento no início dos sintomas de enxaqueca. As doses podem ser repetidas uma vez depois de 1 hora (2 horas para *spray* nasal)
- Nunca aplicar mais de duas doses em período de 24 horas. Notificar o médico quando não houver alívio da cefaleia.

REAVALIAÇÃO

- A resposta terapêutica é obtida, e o desconforto é reduzido
- As reações adversas são identificadas, relatadas ao médico e controladas com sucesso por meio de intervenções de enfermagem apropriadas
  - O paciente relata redução ou eliminação da dor
  - O paciente relata melhora da mobilidade
  - O paciente não apresenta lesão ou utiliza dispositivos adaptativos para o déficit visual
  - A pele está intacta e sem inflamação, irritação ou ulcerações
- O paciente e sua família expressam confiança e demonstram entender o esquema medicamentoso.

Farmacologia na prática
PENSE CRITICAMENTE
Com a informação adquirida sobre a experiência e avaliação de dor, discutir como o enfermeiro deverá avaliar a dor do Sr. Park. Que história de tratamento da dor é importante obter para auxiliar o médico a definir as melhores estratégias de manejo da dor para esse paciente?

PONTOS-CHAVE

■ Componente-chave para bom manejo da dor é sua avaliação. Localização e intensidade constituem componentes básicos da avaliação

■ A sensação de dor é subjetiva – são utilizadas ferramentas padronizadas de mensuração da dor para ajudar o paciente a transmitir a informação necessária, a fim de aliviar a dor

■ AINEs reduzem a inflamação por meio da inibição das prostaglandinas. São utilizados no tratamento da dor leve a moderada, febre e inflamação, que ocorrem em vários distúrbios musculoesqueléticos crônicos

■ Esses medicamentos também bloqueiam uma enzima que mantém o revestimento do estômago; por conseguinte, é comum a ocorrência de reações adversas gastrintestinais. Os pacientes também precisam ser monitorados quanto a problemas cardiovasculares graves, como trombose, infarto do miocárdio e acidente vascular encefálico

■ Acredita-se que enxaqueca seja causada por espasmos vasculares. Agonistas seletivos da serotonina atuam no alívio da dor aguda associada à cefaleia, porém não evitam a crise de enxaqueca.

RESUMO DE FÁRMACOS
Analgésicos não opioides | Anti-inflamatórios não esteroides e medicamentos para enxaqueca

Nome genérico	Usos	Reações adversas	Faixas posológicas
Fármacos anti-inflamatórios não esteroides (AINEs)			
Diclofenaco	Dor aguda ou crônica de artrite reumatoide, osteoartrite, espondilite anquilosante e dismenorreia	Náuseas, formação de úlceras gástricas ou duodenais, sangramento gastrintestinal	50 a 200 mg VO, divididos em 2 ou 3 doses
Etolodaco	Osteoartrite, artrite reumatoide e dor aguda	Tontura, náuseas, dispepsia, exantema, constipação intestinal, sangramento, diarreia, tinido	300 a 500 mg VO, 2 vezes/dia; dose máxima diária de 1.200 mg
Fenoprofeno	Iguais aos do etodolaco	Iguais às do etodolaco	300 a 600 mg VO, 3 ou 4 vezes/dia; dose máxima diária de 3,2 g
Flurbiprofeno	Iguais aos do etodolaco	Iguais às do etodolaco	Até 300 mg/dia VO, em doses fracionadas
Ibuprofeno	Dor leve a moderada, distúrbios reumatoides, dismenorreia, febre	Náuseas, tontura, dispepsia, úlcera gástrica ou duodenal, sangramento gastrintestinal, cefaleia	400 mg VO, a cada 4 a 6 h, dose máxima diária de 3,2 g
Indometacina	Distúrbios reumatoides	Náuseas, constipação intestinal, úlcera gástrica ou duodenal, sangramento gastrintestinal, alterações hematológicas	25 a 50 mg VO, 3 a 4 vezes/dia
Cetoprofeno	Dor leve a moderada, distúrbios reumatoides, dismenorreia, mialgias e febre	Tontura, distúrbios visuais, náuseas, constipação intestinal, vômitos, diarreia, formação de úlceras gástricas ou duodenais, sangramento gastrintestinal	12,5 a 75 mg VO, 3 vezes/dia
Cetorolaco	Dor aguda moderada a grave	Dispepsia, náuseas, dor e sangramento gastrintestinal	Dose única: 60 mg IM ou 30 mg IV Doses múltiplas: 10 mg a cada 4 a 6 h; dose máxima diária de 40 mg
Meclofenamato	Artrite reumatoide, dor leve a moderada, dismenorreia com fluxo menstrual volumoso	Cefaleia, tontura, cansaço, insônia, náuseas, dispepsia, constipação intestinal, exantema, sangramento	50 a 400 mg VO, a cada 4 a 6 h; dose máxima de 400 mg/dia
Ácido mefenâmico	Dor aguda episódica, leve a moderada (com duração de menos de 1 semana)	Tontura, cansaço, náuseas, dispepsia, exantema, constipação intestinal, sangramento, diarreia	250 a 500 mg a cada 6 h
Meloxicam	Osteoartrite	Náuseas, dispepsia, dor gastrintestinal, cefaleia, tontura, sonolência, insônia, exantema	7,5 a 15 mg/dia VO
Nabumetona	Artrite reumatoide e osteoartrite	Tontura, cansaço, náuseas, dispepsia, exantema, constipação intestinal, sangramento, diarreia	1.000 a 2.000 mg/dia VO
Naproxeno	Artrite reumatoide, artrite juvenil, osteoartrite, dor leve a moderada, dismenorreia, dor generalizada e febre	Tontura, cefaleia, náuseas, vômitos, úlcera gástrica ou duodenal, sangramento gastrintestinal	250 a 500 mg VO, a cada 6 a 8 h dose máxima diária de 1,25 g
Oxaprozina	Artrite reumatoide e osteoartrite	Tontura, náuseas, dispepsia, exantema, constipação intestinal, sangramento gastrintestinal, diarreia	1.200 mg/dia VO
Piroxicam	Dor leve a moderada, artrite reumatoide e osteoartrite	Náuseas, vômitos, diarreia, úlcera gástrica ou duodenal, sangramento gastrintestinal	20 mg/dia VO, em dose única, ou 10 mg VO, 2 vezes/dia
Sulindaco	Dor leve a moderada, artrite reumatoide, espondilite anquilosante, osteoartrite, artrite gotosa	Náuseas, vômitos, diarreia, constipação intestinal, úlcera gástrica ou duodenal, sangramento gastrintestinal	150 a 200 mg VO, 2 vezes/dia
Tolmetina	Artrite reumatoide, artrite juvenil e osteoartrite	Náuseas, vômitos, diarreia, constipação intestinal, úlcera gástrica ou duodenal, sangramento gastrintestinal	400 mg VO, 2 ou 3 vezes/dia; dose máxima diária de 1.800 mg

160 Parte 3 Fármacos Utilizados no Tratamento da Dor

Nome genérico	Usos	Reações adversas	Faixas posológicas
Combinações de AINEs			
Diclofenaco/miso-prostol	Iguais aos do diclofenaco, com proteção da formação de úlceras gástricas/duodenais	Náuseas, pirose, diarreia	50 mg/200 mcg VO, divididos em 2 ou 3 doses
Ibuprofeno/famo-tidina	Iguais aos do ibuprofeno, com proteção da formação de úlceras gástricas/duodenais	Náuseas, pirose, diarreia	1 comprimido VO, 3 vezes/dia
Naproxeno/esome-prazol	Iguais aos do naproxeno, com proteção da formação de úlceras gástricas/duodenais	Náuseas, pirose, diarreia	1 comprimido VO, diariamente
Naproxeno/lanso-prazol	Iguais aos do naproxeno, com proteção da formação de úlceras gástricas/duodenais	Náuseas, pirose, diarreia	Embalagem contendo 1 cápsula/2 comprimidos VO, 2 vezes/dia
Inibidor da COX-2			
Celecoxibe	Dor aguda, artrite reumatoide, espondilite anquilosante, disme-norreia primária e osteoartrite; redução dos pólipos colorretais na polipose adenomatosa familiar	Cefaleia, dispepsia, exantema, risco aumentado de eventos cardiovas-culares	100 a 200 mg VO, 2 vezes/dia
Agentes para enxaqueca – Agonistas do receptor de serotonina 5-HT			
Almotriptana	Dor aguda da enxaqueca	Cefaleia, tontura, fadiga, sonolência, náuseas, boca seca, rubor, sensa-ção de calor/frio, dor no tórax ou no pescoço, parestesias	6,25 a 12,5 mg VO; a dose pode ser repetida em 2 h
Eletriptana	Dor aguda da enxaqueca	Iguais às da almotriptana	20 a 40 mg VO, no início dos sinto-mas; a dose pode ser repetida em 2 h, não ultrapassando 80 mg/dia
Frovatriptana	Dor aguda da enxaqueca	Iguais às da almotriptana	2,5 mg VO, no início dos sintomas; a dose pode ser repetida em 2 h, não ultrapassando 80 mg/dia
Naratriptana	Dor aguda da enxaqueca	Iguais às da almotriptana	1,0 a 2,5 mg VO, no início dos sinto-mas; a dose pode ser repetida em 4 h, não ultrapassando 5 mg/dia
Rizatriptana	Dor aguda da enxaqueca	Iguais às da almotriptana	5 a 10 mg VO, no início dos sinto-mas; a dose pode ser repetida em 4 h, não ultrapassando 30 mg/dia
Sumatriptana	Dor aguda da enxaqueca e da cefaleia em salvas	Iguais às da almotriptana	25 a 100 mg VO; 20 mg por via nasal; 6 mg SC; 25 mg VR; a dose pode ser repetida em 2 h, não ultrapas-sando 100 mg/dia
Zolmitriptana	Dor aguda da enxaqueca	Iguais às da almotriptana	2,5 a 5,0 mg VO; 5 mg por via nasal; a dose pode ser repetida em 2 h, não ultrapassando 10 mg/dia
Derivados da ergotamina			
Di-hidroergotamina	Dor aguda da enxaqueca e da cefaleia em salvas	Náuseas, rinite, alteração do paladar	Via nasal: dose total de 2 mg; via parenteral: não ultrapassar 3 mg injetados em 24 h
Ergotamina	Cefaleias vasculares	Náuseas, rinite, alteração do paladar	2 mg, via sublingual; a dose pode ser repetida em 30 min, não ultrapas-sando 6 mg/dia

REVISÃO DO CAPÍTULO

Calcule a dosagem dos medicamentos

1. Foi prescrito naproxeno, em suspensão oral com 250 mg. A concentração disponível é de 125 mg/5 mℓ. O enfermeiro administra _____.

2. O médico prescreve celecoxibe 200 mg VO. O enfer-meiro tem comprimidos de 100 mg de celecoxibe. Ele administra _____.

Prepare-se para provas

1. Os AINEs inibem a ação de _____.
   1. Síntese de DNA
   2. Prostaglandinas
   3. Músculo cardíaco
   4. Fibras nervosas

2. As duas mensurações básicas da avaliação da dor são:
   1. Tempo e intensidade
   2. Local e tempo
   3. Duração e localização
   4. Localização e intensidade

3. Quais das seguintes reações adversas comuns o enfermeiro deve monitorar quando administra naproxeno a um paciente?
   1. Cefaleia, dispepsia
   2. Visão turva, constipação intestinal
   3. Anorexia, tinido
   4. Estomatite, confusão

4. Um paciente idoso está recebendo sulindaco. O enfermeiro sabe que os indivíduos idosos que tomam AINE correm risco aumentado de _____.
   1. Úlcera péptica
   2. Acidente vascular encefálico
   3. Infarto do miocárdio
   4. Gota

5. Em paciente que recebe AINE, o enfermeiro precisa monitorar a ocorrência de _____.
   1. Agitação, que indica comprometimento do sistema nervoso
   2. Retenção urinária, que indica insuficiência renal
   3. Diminuição da contagem de leucócitos, que aumenta risco de infecção
   4. Sintomas gastrintestinais, que podem ser graves e, algumas vezes, fatais

6. Qual das seguintes afirmativas o enfermeiro deve incluir em plano de ensino para paciente em uso de AINE?
   1. "Caso ocorra desconforto gastrintestinal, ingerir esse medicamento com estômago vazio"
   2. "Evite uso de ácido acetilsalicílico ou outros salicilatos quando estiver tomando esses medicamentos"
   3. "Esses medicamentos podem provocar extrema confusão e devem ser utilizados com cautela"
   4. "O alívio de dor e inflamação deve ocorrer dentro de 30 minutos após a primeira dose"

7. O enfermeiro ensina a um paciente a autoadministração de sumatriptana; quando essa injeção está contraindicada?
   1. No início de crise de enxaqueca
   2. Quando ocorre aura visual
   3. Duas horas após dose prévia
   4. Para uso profilático, semanalmente

8. Qual das seguintes afirmativas feita pelo paciente em uso de AINE indicaria que ele precisa consultar imediatamente o médico?
   1. "Consigo andar sem auxílio da bengala até o supermercado"
   2. "Minha esposa tem febre, de modo que eu lhe dei um dos meus comprimidos"
   3. "Essa perna continua doendo e agora está vermelha, quente e inchada"
   4. "Eu só tenho três comprimidos, e o final de semana está próximo"

9. Devido a náuseas apresentadas durante crise de enxaqueca e à redução da motilidade gastrintestinal, medicamentos antienxaqueca estão disponíveis em formas não orais, para administração nessa circunstância. Quais das seguintes formas estão disponíveis? **Escolha todas as opções corretas.**
   1. Sublingual
   2. Internasal
   3. Subcutânea
   4. Retal

10. Que ferramenta para avaliação da dor seria mais fácil de compreender por pessoa com capacidade limitada de leitura? **Escolha todas as opções corretas.**
    1. Escala de Classificação da dor das FACES de Wong–Baker
    2. Escala Descritiva Simples de Intensidade da Dor
    3. Escala Numérica de Intensidade da Dor de 0 a 10
    4. Escala Visual Analógica

Para verificar suas respostas, ver Apêndice F.

15

Analgésicos Opioides

Termos-chave

adjuvante terapia utilizada além do tratamento primário

agonista fármaco que se liga a um receptor e o estimula a produzir uma resposta terapêutica

agonista parcial agente que se liga a um receptor, porém produz resposta limitada

agonista-antagonista fármaco que possui propriedades tanto agonistas quanto antagonistas

analgesia controlada pelo paciente sistema de bombeamento e liberação do fármaco, que possibilita ao paciente administrar IV seu próprio analgésico de acordo com protocolo predeterminado

caquético desnutrido, com saúde precária, com desgaste muscular

medicamentos de manipulação produzidos sob supervisão de farmacêutico, que combina, mistura ou altera os componentes do fármaco para produzir um medicamento adaptado às necessidades individuais do paciente

miose constrição da pupila do olho

opioide substância sintética com ação semelhante a dos opiáceos

tolerância adaptação física ou psíquica do corpo a um fármaco

virgem de opioide sem uso prévio ou uso raro de medicamentos opioides

Objetivos de aprendizagem

Ao fim deste capítulo, o leitor deverá ser capaz de:

1. Avaliar a intensidade da dor para determinar a escolha de analgésicos opioides ou não opioides.
2. Discutir usos, ações farmacológicas gerais, reações adversas comuns, contraindicações, precauções e interações de analgésicos opioides.
3. Discutir atividades a serem realizadas pelo enfermeiro na avaliação pré-administração e na avaliação continuada do paciente tratado com analgésico opioide.
4. Listar diagnósticos de enfermagem específicos para paciente em uso de analgésico opioide.
5. Discutir maneiras de promover resposta ótima ao tratamento, controlar reações adversas e instruir os pacientes sobre o uso de analgésicos opioides.

Classes de fármacos

Agonistas opioides   Agonistas-antagonistas opioides

Farmacologia na prática
A Sra. Moore toma sulfato de morfina para controlar dor intensa em consequência de insuficiência cardíaca. O médico prescreveu esquema posológico ininterrupto. A paciente declara que abreviou o intervalo entre doses de 1 a 2 horas. Quais são as orientações apropriadas de enfermagem à paciente sobre o uso mais frequente desse medicamento?

Neste capítulo, são descritos fármacos opioides utilizados para manejo de dor intensa, cuja intensidade baliza seu esquema de uso. A Organização Mundial da Saúde (OMS) desenvolveu protocolo analgésico em três etapas, baseado na intensidade da dor, como diretriz para seu tratamento. Essa "escada analgésica" utiliza três degraus para guiar o uso de analgésicos opioides e não opioides no tratamento da dor (Figura 15.1). Para dor leve (Degrau 1), prescreve-se analgésico não opioide, como AINE ou paracetamol. Se houver necessidade, pode-se utilizar agente **adjuvante** para promover alívio da dor. Esses agentes incluem fármacos que afetam os sistemas neurológico ou musculoesquelético, discutidos nas Partes 4 a 6. Se a dor persistir ou se agravar, o médico passa para o Degrau 2 ou o Degrau 3, substituindo o analgésico prévio ou adicionando-lhe outro, conforme indicado. Analgésicos nos Degraus 2 e 3 em geral contêm opioides. Pacientes com dor intensa necessitam, em sua maioria, de tratamento nesses patamares.

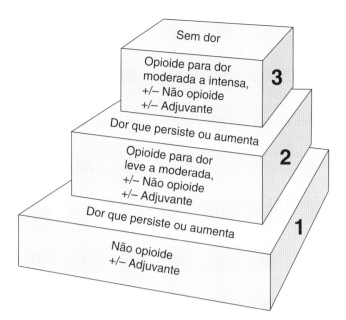

FIGURA 15.1 Escada de alívio da dor da Organização Mundial da Saúde.

ANALGÉSICOS OPIOIDES

Opioide é o termo geral utilizado para analgésicos derivados do ópio ou sintéticos, utilizados no tratamento de dor moderada a intensa. Analgésicos opioides são substâncias controladas (ver Capítulo 1). As propriedades analgésicas do ópio são conhecidas há centenas de anos. Esses fármacos não modificam os tecidos onde se origina a sensação dolorosa; na verdade, modificam a percepção da dor no cérebro.

Opioides são substâncias naturais que incluem sulfato de morfina,* codeína, alcaloides do ópio e tintura de ópio. Os opioides sintéticos são analgésicos com propriedades e ações semelhantes às dos opioides naturais. Analgésicos opioides sintéticos incluem metadona, levorfanol, fentanila, alfentanila, sufentanila, remifentanila e meperidina. Sulfato de morfina, extraído do ópio natural, é tratado quimicamente, produzindo opioides semissintéticos: hidromorfona, oximorfona, oxicodona e heroína. Hidrocodona é um fármaco semissintético produzido a partir da codeína.

Heroína é uma substância narcótica e ilegal, não sendo utilizada em medicina. *Narcótico* é um termo que se refere às propriedades de um fármaco de produzir entorpecimento ou um estado semelhante ao torpor. Embora os termos *opioide* e *narcótico* tenham sido outrora usados de modo intercambiável, *narcótico* se refere à substância que leva à drogadição e ao uso abusivo ou uso ilegal. O termo *opioide* descreve fármaco utilizado no alívio da dor. Outros analgésicos estão listados em Resumo de Fármacos | Analgésicos opioides.

---

*Segundo o Institute for Safe Medicine Practices, numerosos erros cometidos com fármacos são atribuídos ao uso de sufixos em seus nomes (p. ex., sulfato ou cloridrato [HCl]). Por essa razão, foram retirados deste livro. Como sulfato de morfina é considerado um fármaco com maior risco de erro quando abreviado, ele é assim mencionado (ISMP, 2015).

AÇÕES

As células no sistema nervoso central (SNC) possuem locais receptores, denominados *receptores de opiáceos*. Embora os opiáceos sejam atraídos por muitos locais receptores diferentes, os receptores mu (μ) e capa (κ) provocam efeitos analgésicos, sedativos e euforizantes associados a agentes analgésicos.

Substâncias que se ligam bem a um receptor são denominadas **agonistas**. Um analgésico opioide pode ser classificado como agonista, agonista parcial ou agonista-antagonista misto. O agonista liga-se ao receptor e produz uma resposta. O **agonista parcial** ligado ao receptor produz resposta limitada (*i. e.*, não tão acentuada quanto aquela observada com o agonista). O **agonista-antagonista** possui propriedades de agonista e de antagonista. Esses agentes apresentam alguma atividade agonista e alguma atividade antagonista nos locais receptores. Antagonistas ligam-se ao receptor sem produzir resposta e podem reverter os efeitos do agonista, uma vez que competem com o agonista pelo local receptor. Fármacos que atuam como antagonistas opioides são discutidos no Capítulo 16.

Além do alívio da dor, são observadas respostas não desejadas quando receptores opiáceos são estimulados. Essas respostas incluem depressão respiratória, diminuição da motilidade gastrintestinal e **miose** (contração das pupilas). A Tabela 15.1 identifica as respostas associadas a três dos receptores de opiáceos. As ações dos analgésicos opioides sobre vários órgãos e estruturas do corpo (também denominadas *efeitos farmacológicos secundários*) são apresentadas no Boxe 15.1. Com o uso desses fármacos a longo prazo, o organismo do paciente adapta-se a esses efeitos secundários. O único sistema orgânico que não se adapta é o digestório, apresentando motilidade gastrintestinal lenta e constipação intestinal, que constituem sempre problema na terapia com opioides.

Sulfato de morfina é o opioide mais utilizado, produzindo alívio de dor moderada a intensa. É considerado o protótipo (modelo) dos opioides e o padrão-ouro no manejo da dor – ações, usos e capacidade analgésica do sulfato de morfina constituem padrões a partir dos quais outros analgésicos opioides são frequentemente comparados. *Tabelas de conversão de analgésicos* comparam outras doses de opioides com doses de sulfato de morfina que seriam utilizadas para o mesmo nível de controle da dor. Esse processo de conversão mostra-se útil quando são efetuadas trocas de fármacos, devido a redução ou intensificação da dor, ou quando os efeitos adversos se agravam a ponto de não serem controláveis.

TABELA 15.1 Respostas do corpo associadas a locais receptores de opioides.

Receptor	Resposta do corpo
Mu (μ)	Analgesia supraespinal semelhante à da morfina, depressão respiratória e física, miose, redução da motilidade gastrintestinal
Delta (δ)	Disforia, efeitos psicotomiméticos (p. ex., alucinações), estimulações respiratórias e vasomotoras provocadas por fármacos com atividade antagonista
Capa (κ)	Sedação e miose (contração das pupilas)

BOXE 15.1 Efeitos farmacológicos secundários de analgésicos opioides.

- **Cardiovasculares** – vasodilatação periférica, diminuição da resistência periférica, inibição dos barorreceptores (receptores de pressão localizados no arco aórtico e seio carotídeo, que regulam a pressão arterial), hipotensão ortostática e desmaio
- **Sistema nervoso central** – euforia, sonolência, apatia, confusão mental, alterações do humor, redução da temperatura corporal, sensação de relaxamento, disforia (depressão acompanhada de ansiedade); náuseas e vômitos são causados por estimulação direta de quimiorreceptores eméticos localizados no bulbo. Seu grau de ocorrência depende, habitualmente, do fármaco e da dose
- **Dermatológicos** – liberação de histamina, prurido, rubor e congestão conjuntival
- **Gastrintestinais** – diminuição da motilidade gástrica (tempo de esvaziamento prolongado); diminuição de secreções biliares, pancreáticas e intestinais; atraso na digestão dos alimentos no intestino delgado; aumento do tônus em repouso, com potencial de espasmos, desconforto epigástrico ou cólica biliar (causada pela constrição do esfíncter de Oddi). Esses fármacos podem causar constipação intestinal e anorexia
- **Geniturinários** – urgência urinária e dificuldade na micção, causada por espasmos de ureter. Urgência urinária também pode ocorrer em virtude das ações dos fármacos sobre o músculo detrusor da bexiga. Alguns pacientes têm dificuldade em urinar, devido à contração do esfíncter vesical
- **Respiratórios** – efeitos depressores sobre frequência respiratória (produzidos por redução da sensibilidade do centro respiratório ao dióxido de carbono)
- **Tosse** – supressão do reflexo da tosse (efeito antitussígeno) ao exercer efeito direto sobre o centro da tosse no bulbo. Codeína possui o efeito mais notável sobre o reflexo da tosse
- **Bulbares** – podem ocorrer náuseas e vômitos quando a zona-gatilho quimiorreceptora localizada no bulbo é estimulada. Analgésicos opioides também deprimem, em grau variável, a zona-gatilho quimiorreceptora. Por conseguinte, podem ocorrer náuseas e vômitos quando esses fármacos são administrados.

Essas conversões são particularmente úteis quando há mudança na formulação dos fármacos, como de infusão IV para doses orais. Mais informações sobre conversões e doses equianalgésicas são fornecidas no Capítulo 54. Na bibliografia são incluídos exemplos de *websites* que fornecem calculadoras de doses equianalgésicas.

Outros opioides, como meperidina e levorfanol, mostram-se efetivos para o tratamento da dor moderada a intensa. Para dor moderada, pode-se prescrever hidrocodona, codeína ou pentazocina.

USOS

Analgésicos opioides são principalmente utilizados para tratamento de dor aguda e crônica, moderada a intensa, bem como em tratamento e manejo da dependência a opiáceos. Além disso, analgésicos opioides estão indicados para:

- Redução de ansiedade e sedação do paciente antes da cirurgia. Pacientes relaxados e sedados são mais fáceis de anestesiar (*i. e.*, necessitam de menor dose de anestésico na indução), além de ser mais fácil mantê-los sob anestesia
- Sustentação da anestesia (*i. e.*, como adjuvante durante a anestesia)
- Promoção de analgesia obstétrica
- Alívio de ansiedade em pacientes com dispneia (dificuldade de respirar) associada a edema pulmonar
- Administração intratecal (injeção única no espaço da medula espinal) ou epidural (cateter colocado no espaço da medula espinal para múltiplas injeções), de modo a controlar dor por período extenso, sem perda aparente das funções motora, sensorial ou nervosa simpática
- Alívio de dor associada a infarto do miocárdio (sulfato de morfina é o agente de escolha)
- Manejo da dependência de opiáceos
- Indução de sedação consciente antes de procedimento diagnóstico ou terapêutico em ambiente hospitalar
- Tratamento de diarreia grave e cólica intestinal (pode-se utilizar tintura canforada de ópio)
- Alívio de tosse intensa e persistente (codeína pode ser útil, embora seu uso tenha declinado).

REAÇÕES ADVERSAS

Reações do sistema nervoso central

- Euforia, fraqueza, cefaleia
- Vertigem, tontura, sedação
- Miose, insônia, agitação psicomotora, tremor
- Aumento da pressão intracraniana, dificuldade em tarefas mentais e físicas.

Reações do sistema respiratório

- Depressão da frequência respiratória e profundidade da respiração.

Reações do sistema digestório

- Náuseas, vômitos
- Boca seca, espasmos das vias biliares
- Constipação intestinal, anorexia.

Reações do sistema cardiovascular

- Rubor facial
- Taquicardia, bradicardia, palpitações
- Colapso circulatório periférico.

Reações do sistema geniturinário

- Retenção ou hesitação urinárias
- Espasmos de ureteres e esfíncter vesical.

Reações alérgicas e outras reações

- Pruridos, exantema e urticária
- Sudorese, dor no local de injeção e irritação tecidual local.

 Alerta de domínio de conceito

Embora o sistema respiratório se adapte aos efeitos secundários dos opioides, isso não ocorre com o sistema digestório. Efeitos adversos como constipação intestinal e motilidade gastrintestinal lenta não desaparecem.

CONTRAINDICAÇÕES

Todos os analgésicos opioides são contraindicados para pacientes com hipersensibilidade conhecida aos fármacos. Esses medicamentos são contraindicados para pacientes com asma brônquica aguda, enfisema ou obstrução de vias respiratórias superiores, bem como para pacientes com traumatismo cranioencefálico ou aumento da pressão intracraniana. Esses fármacos também são contraindicados para pacientes que apresentam distúrbios convulsivos, disfunção renal ou hepática grave e colite ulcerativa aguda. Analgésicos opioides incluem-se na categoria C para uso na gestação (oxicodona encontra-se na categoria B para uso na gestação), e seu uso não é recomendado durante a gravidez ou o trabalho de parto, visto que podem prolongar o trabalho de parto ou causar depressão respiratória no recém-nascido. O uso de analgésicos opioides só é recomendado durante a gravidez se o benefício para a mãe superar o prejuízo potencial para o feto.

PRECAUÇÕES

Analgésicos opioides devem ser utilizados com cautela em indivíduos idosos e em pacientes considerados **virgens de opioides**, ou seja, que não foram medicados anteriormente com esses agentes e, consequentemente, correm maior risco de depressão respiratória. Esses fármacos devem ser administrados com cautela a pacientes submetidos a cirurgia biliar (devido ao risco de espasmos do esfíncter de Oddi, entre ducto biliar e intestino delgado; nesses pacientes, meperidina constitui o fármaco de escolha). Após tomar o medicamento, lactantes devem aguardar pelo menos 4 a 6 horas para amamentar seus filhos. Precauções adicionais precisam ser tomadas em pacientes com dor abdominal não diagnosticada, hipoxia, taquicardia supraventricular, hipertrofia prostática e comprometimento renal ou hepático.

INTERAÇÕES

As seguintes interações podem ocorrer quando se administra analgésico opioide com outro agente:

Fármaco combinado	Uso comum	Efeito da interação
Álcool etílico	Ocasiões sociais	Risco aumentado de depressão do SNC
Anti-histamínicos	Prevenção ou alívio de reações alérgicas	Risco aumentado de depressão do SNC
Antidepressivos	Alívio da depressão	Risco aumentado de depressão do SNC
Sedativos	Sedação	Risco aumentado de depressão do SNC
Fenotiazinas	Alívio da agitação, ansiedade, vômitos	Risco aumentado de depressão do SNC
Agonista-antagonista opioide	Alívio de dor ginecológica ou obstétrica	Sintoma de abstinência de opioides (em caso de uso prolongado)
Barbitúricos	Utilizados em anestesia geral	Depressão respiratória, hipotensão ou sedação

BOXE 15.2 Uso de *Cannabis* (maconha) medicinal.

O uso da maconha é alvo de contínuos debates. Contudo, é importante ter em mente a probabilidade de o enfermeiro vir a cuidar de paciente que esteja utilizando ou tenha utilizado maconha. É importante documentar o uso de *Cannabis* no prontuário, de modo que todos os membros da equipe estejam a par de seu uso e das possíveis interações com outros fármacos.

Historicamente, o uso medicinal da maconha (*Cannabis*) data de 4.000 anos. Foi inicialmente introduzida na medicina ocidental na década de 1850.

Cannabis é uma planta herbácea com florescência, cultivada para obtenção de cânhamo (fibras para corda), bem como por suas propriedades psicoativas. Canabinoides são compostos químicos encontrados na planta, os quais produzem os efeitos procurados pelos usuários. Tetra-hidrocanabinol (THC) é o principal componente psicoativo. Outro composto, canabidiol (CBD), parece aliviar inflamação, ansiedade e náuseas.[1]

Dronabinol e nabilona são canabinoides sintéticos utilizados para tratar náuseas induzidas por quimioterapia e anorexia associada à infecção pelo HIV. Paciente que utiliza esses medicamentos irá apresentar os efeitos psicoativos da droga. Produtos derivados do CBD estão sendo pesquisados para produzir efeitos gastrintestinais, sem os efeitos psicoativos.

A *Cannabis* medicinal está disponível como cigarro, vaporização, aplicação tópica ou opção comestível, como infusões de óleos, manteigas e tinturas contidas em produtos semelhantes a balas, pirulitos, menta, bebidas e produtos assados. À semelhança de outros fitoterápicos, qualidade e pureza não são reguladas. Por exemplo, um cigarro típico pode conter 0,5 g de *Cannabis*; todavia, o teor de THC pode variar de 12 a 23%. A velocidade de início também é variável. O fumo pode produzir efeito em 10 minutos, enquanto a ingestão necessita de pelo menos 30 a 60 minutos. Devido à demora de efeito com produtos comestíveis, as pessoas podem acreditar não terem tomado o suficiente para produzir efeito, daí ingerindo maior quantidade, o que resulta em superdosagem perigosa. Além dos efeitos desejados, é preciso ensinar os pacientes a reconhecer efeitos adversos potenciais da droga.

Usos terapêuticos da *Cannabis* (maconha)

Câncer	Vírus da imunodeficiência humana
Insuficiência renal crônica	Dor intratável
Doença de Crohn com sintomas debilitantes	Esclerose múltipla
Epilepsia ou outros distúrbios convulsivos	Espasmos musculares ou espasticidade
Glaucoma, agudo ou crônico	Transtorno de estresse pós-traumático
Hepatite C com náuseas debilitantes ou dor intratável	Lesão cerebral traumática

---

[1] N.R.T.: No Brasil, existe um composto comercializado em solução oral (*spray*) que mescla as duas substâncias derivadas da *Cannabis sativa*: 27 mg/mℓ de THC + 25 mg/mℓ de CBD. Sua indicação é para tratamento da espasticidade relacionada à esclerose múltipla, em pacientes adultos não responsivos a medicamentos antiespásticos.

(continua)

BOXE 15.2 Uso de *Cannabis* (maconha) medicinal. *(continuação)*

Efeitos adversos agudos

SNC	Cardíacos
Ansiedade	Aumento da frequência cardíaca
Reação de pânico	Flutuação da pressão arterial
Sintomas psicóticos	

Efeitos adversos crônicos

SNC	*Respiratórios* (quando inalada)
Comprometimento cognitivo da memória	Bronquite crônica
	Diminuição da função pulmonar
Sintomas psicóticos	Infecção pulmonar

As seguintes interações podem ocorrer quando se administra *Cannabis* medicinal com outro agente:

Fármaco combinado	Uso comum	Efeito da interação
Anticoagulantes, antiplaquetários, AINEs	Anticoagulante	Risco aumentado de sangramento
Hipoglicemiante oral, insulina	Para controlar glicemia	Redução do nível de açúcar no sangue
Agentes anti-hipertensivos	Controle da pressão arterial	Redução da pressão arterial
Sedativos e hipnóticos	Para relaxamento e indução do sono	Aumento da efetividade
Anti-histamínicos	Prevenção ou alívio de reações alérgicas, indução do sono	Aumento da sonolência
Opioides e relaxantes musculares	Alívio da dor	Aumento do efeito depressivo
Fenitoína	Anticonvulsivante	Aumento do efeito anticonvulsivante
Álcool etílico	Ocasiões sociais	Aumento do efeito depressivo

PROCESSO DE ENFERMAGEM
Paciente tratado com analgésico opioide para a dor

AVALIAÇÃO

Avaliação pré-administração

Deve-se avaliar e documentar tipo, início, intensidade e localização da dor. A dor pode ser descrita como aguda, vaga, em punhalada, latejante. Trata-se cada dor diferente como se fosse dor nova. Podem-se utilizar as questões apresentadas no Capítulo 14 (diretrizes e perguntas para a avaliação da dor) se a dor for de tipo ou região diferente do anteriormente apresentado pelo paciente.

É conveniente rever história de saúde, alergias pregressas e terapias farmacológicas anteriores e atuais do paciente. Isso é particularmente importante quando se administra opioide pela primeira vez, pois dados podem ser obtidos durante anamnese e exame físico iniciais, os quais exigem que o enfermeiro entre em contato com o médico. Por exemplo, o paciente pode declarar que ocorreram náuseas e vômitos quando recebeu medicamento para alívio da dor há vários anos. É necessário fazer perguntas adicionais, visto que essa informação pode influenciar a decisão do médico quanto à administração de agente opioide específico.

Se prometazina for adicionada ao opioide para intensificar seus efeitos e reduzir sua dose, é necessário verificar pressão arterial, pulso e frequência respiratória do paciente antes de administrar o medicamento. A prometazina pode exacerbar sedação e depressão respiratória quando utilizada com opiáceo.

Avaliação continuada

É possível mensurar o efeito do opioide por meio de pressão arterial, pulso, frequência respiratória e classificação da intensidade da dor em 5 a 10 minutos (injeção intravenosa), em 20 a 30 minutos (injeção intramuscular ou subcutânea) e em 30 minutos ou mais se for administrado por via oral. É importante notificar o médico se o analgésico não for efetiva, visto que pode haver necessidade de dose mais alta ou de analgésico opioide diferente.

Durante a avaliação continuada, é importante perguntar regularmente ao paciente sobre sua dor e aceitar os relatos do paciente e de sua família. É preciso exercer o julgamento de enfermagem, visto que nem sempre uma mudança em tipo, localização ou intensidade da dor exige a notificação do médico. Por exemplo, se um paciente em recuperação de cirurgia abdominal recente apresentar dor na panturrilha (sugerindo trombose venosa), é preciso notificar imediatamente o médico, o mesmo não sendo necessário quando a dor for ligeiramente mais intensa porque o paciente se moveu no leito.

Medo de depressão respiratória

O paciente virgem de opioides e medicado com um para alívio de dor aguda pós-cirúrgica corre maior risco de depressão respiratória. O mesmo pode ocorrer em paciente vulnerável (enfraquecido ou debilitado), ao qual se administra dose normal. Pacientes idosos, **caquéticos** (desnutridos/com saúde geral precária) ou debilitados devem receber dose inicial reduzida até que a resposta ao fármaco seja conhecida.

Se a frequência respiratória do paciente for de 10 incursões/min ou menos, é preciso monitorá-la a intervalos mais frequentes e notificar imediatamente o médico. Pacientes submetidos à terapia analgésica prolongada com opioides desenvolvem tolerância a seus efeitos adversos; normalmente não se observa depressão respiratória nesses pacientes.

Quando um opiáceo é utilizado como antidiarreico, deve-se documentar aparência, cor e consistência das fezes em cada evacuação, bem como notificar imediatamente o médico se a diarreia não for aliviada ou piorar, houver dor abdominal intensa ou se observar sangue nas fezes.

DIAGNÓSTICOS DE ENFERMAGEM

Diagnósticos de enfermagem específicos para agentes farmacológicos incluem:

- **Padrão respiratório ineficaz**, relacionado com dor ou efeitos do opioide sobre o centro respiratório
- **Risco de lesão**, relacionado com tontura ou vertigem consequentes à administração de opioides
- **Constipação intestinal**, relacionada com diminuição de motilidade gastrintestinal causada por opioides
- **Nutrição desequilibrada: menor do que as necessidades corporais,** relacionada com anorexia causada por opioides.

Os diagnósticos de enfermagem relacionados com administração de medicamentos são discutidos no Capítulo 4.

PLANEJAMENTO

Os desfechos esperados no paciente podem incluir alívio da dor, atendimento às necessidades do paciente relacionadas com controle de reações adversas, compreensão da **analgesia controlada pelo paciente** (ACP; quando aplicável), ausência de lesão, nutrição adequada e confiabilidade na compreensão do esquema de medicamento.

IMPLEMENTAÇÃO

Promoção da resposta ótima à terapia

Alívio da dor aguda

Dor aguda pode ser intensa após procedimento cirúrgico. A meta é controlá-la e, em seguida, reduzir a dose à medida que ocorre cicatrização dos tecidos. Muitos pacientes no pós-operatório necessitam de menor dose analgésica de opioide na vigência de autoadministração do medicamento. No pós-operatório, a ACP permite ao paciente administrar seu próprio analgésico por meio de sistema de bomba de infusão IV, ao acionar um botão na bomba (Figura 15.2). Essa bomba é pré-ajustada para dispensar pequenas doses de opioide, liberadas quando o paciente começa a sentir dor ou deseja deambular ou levantar da cama sem sentir dor. O paciente não precisa esperar o enfermeiro para administrar o medicamento. Em consequência, ao se automedicar antes de a dor se tornar intolerável, utiliza menos medicamento e retoma às atividades mais rapidamente. Quando o paciente toma menos opioide, também apresenta menos reações adversas desagradáveis, como náuseas e constipação intestinal. Como o sistema de autoadministração está sob controle do enfermeiro, que adiciona o fármaco à bomba de infusão e determina o intervalo de tempo (ou intervalo de bloqueio) entre as doses, o paciente não pode receber superdosagem do fármaco.

Nem toda dor aguda necessita de medicamento IV. Pacientes podem queixar-se de dor moderada a intensa após numerosos procedimentos odontológicos e ambulatoriais. Além disso, lidar com controle da dor em ambiente domiciliar exige analgésico oral, por exemplo a combinação de hidrocodona + paracetamol. Utilizando o conceito da escala de dor da OMS no manejo de dor crônica, são prescritos medicamentos que atuam no alívio de dor periférica ou central, combinando agente não opioide a analgésico opioide. Esses medicamentos atuem também no tratamento da inflamação em locais periféricos, bem como na modificação da percepção da dor centralmente no cérebro. A Tabela 15.2 fornece uma lista de alguns desses medicamentos, com os componentes das combinações.

Até recentemente, a hidrocodona[2] só era disponível em uma fórmula de combinação de fármacos nos EUA, por ser considerada substância controlada, levando a crer que fosse um opioide de fácil uso abusivo (opiáceos, em sua maioria, são designados como substâncias controladas, exigindo procedimentos mais rigorosos para sua prescrição). Tal fármaco assemelha-se quimicamente à oxicodona; contudo, no organismo, atua como a hidromorfona e apresenta potência semelhante à do sulfato de morfina. É utilizada por via oral para alívio da dor intensa, que pode ser aguda ou crônica. Hidrocodona existe como substância controlada em forma farmacológica sem combinação (hidrocodona apenas).

Alívio da dor crônica intensa

Sulfato de morfina é o fármaco mais utilizado no manejo da dor crônica intensa. Como pode ser administrado por vias oral, nasal, subcutânea, IM, IV e retal (como supositório), torna-se medicamento de extrema versatilidade para a dor crônica, devendo ser prescrito a determinados intervalos e de forma contínua, não administrado apenas quando necessário (SOS). No caso de qualquer medicamento para alívio da dor crônica,

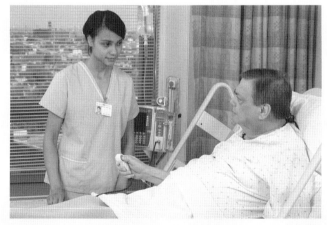

FIGURA 15.2 Analgesia controlada pelo paciente (ACP) possibilita autoadministração do medicamento, quando necessário, para controlar a dor.

TABELA 15.2 Analgésicos orais com combinação opioide/não opioide.

Opioides	Não opioides
Fosfato de codeína 7,5 mg	Paracetamol 500 mg
Fosfato de codeína 30 mg	Paracetamol 500 mg
Fosfato de codeína 50 mg	Diclofenaco 50 mg
Cloridrato de tramadol 37,5 mg	Paracetamol 325 mg

---

[2]N.R.T.: No Brasil, não há remédios com hidrocodona, segundo o Conselho Nacional de Farmácia (disponível em: http://www.cff.org.br/noticia.php?id=1416). A oxicodona tem registro na Anvisa como fármaco isolado, não em associação (disponível em: http://www.anvisa.gov.br/datavisa/fila_bula/frmVisualizarBula.asp?pNuTransacao=24209002016&pIdAnexo=3974036).

prefere-se a VO, contanto que o paciente possa deglutir ou tolerar a administração sublingual.

Formas de opioides de liberação controlada estão indicadas para manejo de dor moderada a intensa, quando há necessidade de analgésico contínuo, por 24 horas no dia e largo período de tempo. Exemplos desses fármacos incluem oxicodona e sulfato de morfina. O medicamento é administrado a cada 8 ou 12 horas, mas o princípio ativo é liberado lentamente no decorrer do tempo, de modo que o paciente não receba toda a dose de uma vez. Analgésicos de liberação controlada não são desenvolvidos para uso "SOS". O paciente pode apresentar menos reações adversas com produtos à base de oxicodona do que com sulfato de morfina. Oxicodona é efetiva e segura para pacientes idosos. Comprimidos de liberação controlada devem ser deglutidos inteiros, não partidos, mastigados ou triturados.

Quando se utilizam formas de longa ação de opioides, pode-se administrar uma forma de ação rápida para a dor de escape. Normalmente, essas formas farmacêuticas são prescritas em episódios de dor aguda para uso, SOS, entre doses de ação longa. Em geral, utiliza-se sulfato de morfina em comprimidos orais ou sublinguais. Fentanila por via transmucosa oral também é utilizada para o tratamento da dor de escape do câncer em pacientes que não conseguem deglutir comprimidos.

A fentanila transdérmica é efetiva no manejo da dor intensa associada a câncer. Só deve ser utilizada quando outros opioides ou vias de administração não forem bem-sucedidos; nunca deve ser administrada em paciente virgem de opiáceos. O sistema transdérmico permite que o adesivo de liberação controlada de fentanila seja ativado durante 72 h. Pequeno número de pacientes pode precisar da aplicação desses sistemas a cada 48 h. Quando a fentanila transdérmica for utilizada, é preciso monitorar a ocorrência de reações adversas da mesma maneira que para outros analgésicos opioides.

 Considerações sobre o paciente

Gerontologia
A via transdérmica deve ser utilizada com cautela em indivíduos idosos, visto que a espessura do tecido subcutâneo é reduzida no processo de envelhecimento. A via transdérmica de administração de analgésicos é utilizada para tratar dor intensa quando outros métodos não tiverem sucesso; não deve ser usada simplesmente pela conveniência de sua administração.

Medicamentos de manipulação
Às vezes, a dor é acompanhada de sintomas como ansiedade ou inquietação, e seu alívio é obtido melhor por meio de uma combinação de fármacos, e não apenas por analgésicos opioides isoladamente. Para melhor administração, particularmente no paciente domiciliar, pode-se utilizar mistura de opioide oral a outros fármacos para obter alívio, e essa mistura é designada como **medicamento de manipulação**. Além do opioide, como sulfato de morfina ou metadona, outros fármacos podem ser utilizados na preparação de manipulação, incluindo antidepressivos, estimulantes, ácido acetilsalicílico, paracetamol e sedativos. O farmacêutico prepara o medicamento como solução, pomadas ou supositório, dependendo do melhor método de administração da preparação para o paciente específico. Frequentemente, o enfermeiro precisa ensinar ao paciente ou aos cuidadores como armazenar e autoadministrar essas preparações. É necessário monitorar as reações adversas de cada fármaco contido na preparação. O intervalo de tempo para a administração das doses varia. Alguns médicos receitam a mistura para uso quando necessário; outros podem prescrevê-la a intervalos regulares.

Tolerância versus dependência
Com o passar do tempo, o paciente em uso de analgésico opioide desenvolve **tolerância** ao medicamento. Isso difere da dependência física, em que o corpo apresenta efeitos adversos se o medicamento for interrompido. Na tolerância, o corpo adapta-se fisicamente ao fármaco, e são necessárias quantidades maiores para obter os mesmos efeitos. A velocidade em que a tolerância se desenvolve varia de acordo com dose, via de administração e indivíduo. Pacientes que tomam medicamentos VO desenvolvem tolerância mais lentamente do que os que utilizam vias parenterais. Alguns desenvolvem tolerância rapidamente e necessitam de doses mais altas a intervalos de poucas semanas, enquanto outros são mantidos com o mesmo esquema posológico durante todo o curso da doença.

A ocorrência de depressão respiratória é uma preocupação de muitos enfermeiros quando administram opioide, e alguns podem mesmo hesitar em administrar o fármaco. Entretanto, depressão respiratória raramente ocorre em pacientes que utilizam opioide para aliviar dor crônica. De fato, esses pacientes habitualmente desenvolvem tolerância aos efeitos depressores respiratórios do fármaco com muita rapidez. O enfermeiro precisa estar mais preocupado com efeitos adversos sobre o sistema digestório. A diminuição da motilidade gastrintestinal provoca constipação intestinal, náuseas, dor abdominal aguda e anorexia. É importante fornecer um programa para manejo agressivo do intestino aos pacientes que estão uso terapêutico de opioides.

ALERTA DE ENFERMAGEM
Quando o paciente apresenta redução da frequência respiratória, o enfermeiro pode treinar o paciente a aumentar a frequência das respirações. Caso haja necessidade de antídoto, deve-se administrar naloxona com muita cautela e apenas quando for necessário em pacientes que recebem opioides para dor intensa. Naloxona remove todos os efeitos do opioide no alívio da dor e pode levar a sintomas de abstinência ou retorno da dor intensa.

Manejo da dor com uso de sistema transdérmico
Quando se utiliza sistema transdérmico, é importante assegurar que apenas um adesivo seja aplicado de cada vez, de modo a evitar efeitos aditivos do fármaco. É preciso retirar o adesivo antigo antes de substituí-lo por novo adesivo. Para descarte, dobra-se o adesivo pelo lado aderente, jogando-o então em vaso sanitário ou recipiente para "perfurocortantes". Nunca se descarta o adesivo em lixeira acessível a crianças ou animais de estimação. Antes da aplicação do novo adesivo transdérmico, datar e rubricar com iniciais o adesivo, utilizando caneta com tinta indelével. Utilizar apenas água para limpar o local antes da aplicação, visto que sabonetes, óleos e outras substâncias podem irritar a pele. Revezar o local de aplicação e não aplicar sobre pelos. Para assegurar contato

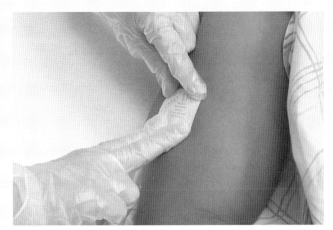

FIGURA 15.3 O enfermeiro aplica com segurança o adesivo transdérmico.

completo com a superfície da pele, exercer pressão por 10 a 20 segundos (Figura 15.3). Depois de 72 horas, remover o sistema e, se for prescrita terapia contínua, aplicar novo adesivo.

ALERTA DE ENFERMAGEM

O calor pode aumentar a absorção do fármaco em sistema transdérmico, causando superdosagem. Recomendar a pacientes e suas famílias para nunca colocar manta ou almofada térmica sobre o adesivo. Além disso, ensinar o paciente a estar atento para outras fontes de calor, como lâmpadas de bronzeamento, banheiras com água quente, saunas e banhos quentes.

Manejo da dor com uso da administração epidural
Administração de sulfato de morfina e fentanila por via epidural proporciona alternativa para vias IM ou oral. Essa abordagem foi introduzida com a ideia de que doses muito pequenas de opioides devem proporcionar alívio prolongado da dor com número significativamente menor de reações adversas sistêmicas.

A administração epidural oferece várias vantagens sobre outras vias, incluindo dose total menor do fármaco administrado, menos reações adversas e maior conforto para o paciente. Esse tipo de manejo é utilizado para dores pós-operatória, de trabalho de parto e crônica intratável. A administração do opioide é feita em *bolus* (administração realizada em tempo menor ou igual a 1 minuto) ou por bomba de infusão contínua.

Os pacientes apresentam alívio da dor com menos reações adversas; as que ocorrem relacionam-se com processos sob controle direto do SNC. Depressão respiratória constitui a reação adversa mais grave associada à administração epidural de opioides. Monitoram-se problemas respiratórios com monitor de apneia em pacientes submetidos a analgésicos epidurais para a dor crônica. Também podem ocorrer sedação, confusão, náuseas, prurido ou retenção urinária. Fentanila está sendo cada vez mais utilizada como alternativa a sulfato de morfina, pois gera menos reações adversas.

ALERTA DE ENFERMAGEM

Analgesia peridural só deve ser administrada por pessoas especificamente treinadas no uso de anestésicos IV ou epidurais. Deve-se dispor imediatamente de oxigênio e equipamentos de reanimação e intubação.

Cuidados de enfermagem incluem monitoramento rigoroso do paciente à procura de depressão respiratória imediatamente após a inserção do cateter epidural e durante toda a terapia. Sinais vitais são obtidos a cada 30 minutos, são utilizados monitores de apneia, e deve-se dispor imediatamente de antagonista de opioides, como naloxona.

Esse procedimento é mais frequentemente administrado por enfermeiros com treinamento especial nos cuidados e manejo de cateteres epidurais.

Monitoramento e manejo das necessidades do paciente
É preciso contatar imediatamente o médico se qualquer um dos seguintes achados estiver presente:

- Decréscimo significativo da frequência respiratória ou frequência respiratória de 10 incursões/min ou menos
- Aumento ou redução significativos da frequência do pulso ou mudança das características do pulso
- Redução significativa da pressão arterial (sistólica ou diastólica) ou pressão sistólica inferior a 100 mmHg.

Padrão respiratório ineficaz
Opioides podem deprimir o reflexo da tosse. Incentivar os pacientes tratados com opioide, mesmo por alguns dias, a tossir e respirar profundamente a cada 2 horas. Essa prática impede o acúmulo de secreção pulmonar que pode levar à pneumonia hipostática e a outros problemas pulmonares. O paciente pode temer que o exercício provoque ainda mais dor. Deve-se ensinar ao paciente que essas atividades objetivam ajudar o corpo a se recuperar melhor. A execução de tarefas (como levantar da cama) e atividades terapêuticas (respiração profunda, tosse e exercícios com as pernas), habitualmente 1 a 2 horas após a administração do opioide, ajuda na recuperação. Se o paciente apresentar náuseas e vômitos, notificar o médico. Pode ser necessário o uso de analgésico diferente ou antiemético.

Risco de lesão
Opioides podem produzir hipotensão ortostática e consequente tontura. Deve-se relatar ao médico qualquer alteração nos sinais vitais do paciente. Particularmente vulneráveis são pacientes em pós-operatório ou incapazes de manter pressão arterial controlada. O enfermeiro deve ajudar o paciente a deambular e a levantar lentamente de uma posição sentada ou de decúbito para avaliar a existência de indícios de hipotensão. Miose (contração das pupilas) pode ocorrer com administração de alguns opioides, sendo mais pronunciada com sulfato de morfina, hidromorfona e alcaloides do ópio. Miose diminui a capacidade de enxergar com pouca iluminação. Caso ocorra, orienta-se o paciente e sua família a manter o cômodo bem iluminado durante as horas do dia e aconselha-se o paciente a procurar ajuda se tiver necessidade de levantar da cama à noite.

Constipação intestinal
A maioria dos pacientes deve começar a tomar emoliente fecal ou laxante com a dose inicial de analgésico opioide. A diminuição da motilidade gastrintestinal consequente ao uso de opioides provoca constipação intestinal. Ensinar o paciente a manter registro das evacuações e notificar o médico caso a constipação intestinal pareça constituir problema. Muitos pacientes precisam continuar tomando laxante durante o uso do analgésico opioide. Quando o paciente permanece constipado, apesar do uso de emoliente fecal ou laxante, o médico pode prescrever enema ou outro método para aliviar a constipação intestinal.

Parte 3 Fármacos Utilizados no Tratamento da Dor

Nutrição desequilibrada: menor que as necessidades corporais

Quando se prescreve opioide por tempo prolongado, pode ocorrer anorexia (perda do apetite). Pacientes com doença terminal frequentemente apresentam anorexia grave, em consequência de doença e administração de analgésico opioide. Deve-se registrar ingestão de alimento depois de cada refeição e pesar o paciente quando a anorexia for prolongada. É importante incentivar os cuidadores a discutir com o médico os planos de tratamento em caso de perda continuada de peso e anorexia. Podem ser prescritos suplementos para administração oral, enteral ou parenteral. Uma decisão pode ser tomada para dar suporte ao paciente terminal que se torna anorético: fornecer medidas de conforto sem tentar aumentar o peso corporal ou incentivar a ingestão de alimentos.

Dependência física a opioides em manejo da dor aguda

Pacientes que recebem analgésicos opioides para dor aguda a curto prazo não desenvolvem dependência física. Atrasos na administração do medicamento fazem com que pacientes o solicitem repetidamente para alívio da dor. Esse comportamento é algumas vezes interpretado como busca da substância ou indício de dependência do medicamento pelo paciente. Enfermeiros têm receio de que pacientes se tornem dependentes, principalmente aqueles com história de dependência psicológica. Esses últimos também sentem dor, necessitando de alívio adequado da dor para *evitar* seu retorno a comportamentos de dependência. Normalmente, é o comportamento de enfermeiros e médicos, ao retardar a administração de opioides para bom controle da dor, que causa problemas associados a aparente dependência.

Entretanto, pode ocorrer dependência em recém-nascido de mãe dependente de opiáceos durante a gestação. Sintomas de abstinência no recém-nascido aparecem habitualmente durante os primeiros dias de vida, consistindo em irritabilidade, choro excessivo, bocejos, espirros, aumento da frequência respiratória, tremores, febre, vômitos e diarreia.

Esforços de fiscalização de substâncias para refrear o uso abusivo constituem uma maneira de reduzir a dependência. Opioides de liberação sustentada, prolongada ou controlada são formulados para liberar quantidade predeterminada do fármaco ao longo do tempo, tornando-os medicamentos de ação longa e reduzindo os intervalos entre administrações, o que auxilia indivíduos com dificuldade em tomar múltiplas doses. Opioides estão entre os maiores itens no mercado de abuso de substâncias, visto que podem ser esmagados, permitindo aos indivíduos tomar grandes quantidades da substância de uma só vez. A indústria farmacêutica tenta produzir produtos com barreira de adulteração, de modo que se fármacos de ação longa forem esmagados, não poderão fornecer ao usuário sensação de liberação imediata.

Manejo da dependência de opioides

Dois opioides são utilizados em tratamento e manejo da dependência de opiáceos: levacetilmetadol (ou levometadil) e metadona. O primeiro é administrado em programas abrangentes de tratamento de dependência de opiáceos para manter o controle sobre a administração da substância. Ajuda a evitar sintomas de abstinência, mas não serve de cura para o vício. Devido a seu potencial de efeitos pré-arrítmicos graves e potencialmente fatais, levacetilmetadol é reservado para tratamento de drogadição em pacientes sem nenhuma res-

posta a outros tratamentos. Levacetilmetadol é administrado 3 vezes/semana, em dias alternados, pois o uso diário da dose habitual provoca superdosagem grave.

ALERTA DE ENFERMAGEM

Se levacetilmetadol for substituído por metadona em um paciente, o enfermeiro deve aguardar 48 horas após a última dose de levacetilmetadol antes de administrar a primeira dose de metadona ou outro opioide.

Metadona, opioide sintético, pode ser utilizada para alívio da dor, porém é também administrada para destoxificação e tratamento de manutenção em indivíduos dependentes de opioides. A destoxificação envolve a retirada do opioide do paciente, quando os sintomas de abstinência são minimizados. A terapia de manutenção objetiva reduzir o desejo do paciente de retornar ao uso da substância que causou dependência, bem como evitar os sintomas de abstinência. As dosagens variam de acordo com paciente, duração da dependência e quantidade média diária da substância. Pacientes inscritos em programa ambulatorial de destoxificação ou terapia de manutenção com metadona precisam continuar recebendo o fármaco quando hospitalizados. Nos adultos, os sintomas de abstinência são conhecidos como *síndrome de abstinência* (ver Boxe 15.3 para mais informações).

Orientação ao paciente e aos familiares

O enfermeiro deve instruir o paciente sobre o medicamento que está recebendo para alívio da dor, com informações sobre sua frequência de administração, reações adversas que precisam ser monitoradas e providências a tomar caso ocorra falta do medicamento.

Se receber medicamento por meio de bomba de infusão (ACP), o paciente é instruído a como utilizar o aparelho durante a visita pré-operatória, em lugar de aguardar que esteja sentindo dor na unidade pós-operatória (ver Orientação ao paciente para desfechos melhores l Utilização da analgesia controlada pelo paciente para dor pós-operatória). Notificar o anestesiologista ou o cirurgião se o paciente não entender o procedimento da ACP, de modo que possa ser prescrito método alternativo de alívio da dor.

Para uso ambulatorial, podem ser prescritos opioides na forma oral ou como adesivo transdérmico de liberação prolongada. Em caso de pacientes em estado terminal que recebem cuidados no domicílio, o enfermeiro pode fornecer instruções à família sobre a administração parenteral do medicamento ou o uso de bomba de infusão IV.

BOXE 15.3 Sintomas da síndrome de abstinência.

Sintomas precoces
Bocejo, lacrimejamento, rinorreia, sudorese

Sintomas intermediários
Midríase, taquicardia, espasmo muscular, tremor, inquietação, irritabilidade, ansiedade, anorexia

Sintomas tardios
Espasmo muscular, febre, náuseas, vômitos, movimentos de pontapé, fraqueza, depressão, dores no corpo, perda de peso, dor lombar intensa, dor abdominal e nas pernas, ondas de calor e frio, insônia, espirros repetidos; aumento de pressão arterial, frequência respiratória e frequência cardíaca

Orientação ao paciente para desfechos melhores

Utilização da analgesia controlada pelo paciente para dor pós-operatória

Em algumas situações, podem ser prescritos analgésicos opioides IV para aliviar a dor após procedimento cirúrgico. Se o paciente for capaz de participar, o anestesiologista pode oferecer a ACP. O propósito da ACP é permitir ao paciente controlar a dor, de modo a ter recuperação mais rápida e retornar mais cedo às atividades diárias da vida.
Ao orientar o paciente, certificar-se dos seguintes itens:

✔ Funcionamento da bomba; a máquina regula a dose do medicamento, bem como o intervalo entre doses
✔ Localização do botão de controle que ativa a administração do medicamento; a diferença entre botão de controle e botão para chamar o enfermeiro (particularmente quando ambos são semelhantes em aparência e toque)
✔ Uso do aparelho para prevenir dor; como quando o paciente sente necessidade de alívio de dor ou está prestes a realizar atividade passível de causar dor (p. ex., tosse, exercício ou levantar da cama)
✔ Pressão do botão; pressionar uma única vez, o que é suficiente para que o medicamento possa fluir na via IV
✔ Regulagem da bomba de infusão; a dose do medicamento é determinada pelo médico e regulada pelo enfermeiro; se o botão de controle for acionado precocemente após a última dose, o aparelho não liberará o medicamento até o momento correto; por essa razão, o paciente e sua família não precisam preocupar-se com a possibilidade de administração excessiva do medicamento.

Quando opioide for prescrito, incluir os seguintes itens no plano de ensino:

- Esse medicamento pode provocar sonolência, tontura e borramento visual. É preciso ter cautela ao dirigir veículos ou executar tarefas que exijam prontidão
- Evitar consumo de bebidas alcoólicas, a não ser que tenha sido aprovado pelo médico. Álcool pode intensificar a ação do fármaco e provocar extrema sonolência ou tontura. Em alguns casos, consumo de álcool e opioide pode ter consequências extremamente graves e até mesmo potencialmente fatais, que podem exigir tratamento médico de emergência
- Tomar o medicamento de acordo com as orientações da bula, sem ultrapassar a dose prescrita. Entrar em contado com o médico se o medicamento não for efetivo
- Caso ocorra desconforto gastrintestinal, tomar o medicamento com alimento
- Notificar o médico se náuseas, vômitos e constipação intestinal ficarem graves.

REAVALIAÇÃO

- A resposta terapêutica é obtida, e o desconforto reduzido. Quando solicitado, o paciente mostra capacidade no uso efetivo da ACP
- Reações adversas são identificadas, relatadas ao médico e controladas com sucesso por meio de intervenções de enfermagem apropriadas:
  - É mantido adequado padrão de respiração
  - Não se observa evidência de lesão
  - O paciente relata evacuações adequadas
  - O paciente mantém estado nutricional adequado
- O paciente e sua família expressam confiança e demonstram entender o esquema medicamentoso.

Farmacologia na prática
PENSE CRITICAMENTE
Ao discutir as mudanças medicamentosas da Sra. Moore, é preciso inicialmente efetuar avaliação da dor, atentando sobre sua percepção pela paciente. Que estratégias poderiam ser utilizadas para determinar as necessidades de manejo da dor dessa paciente ao necessitar doses mais frequentes?

PONTOS-CHAVE

▪ A Organização Mundial da Saúde desenvolveu protocolo analgésico de três etapas baseado na intensidade, como diretriz para tratamento da dor. A "escada de dor" determina o uso de opioides e não opioides no tratamento de dor moderada a intensa

▪ *Opioide* é o termo usado para designar fármacos que modificam a sensação dolorosa ao se ligarem a receptores cerebrais, produzindo efeitos analgésico, sedativo e euforizante. Esses fármacos derivam do ópio ou são narcóticos sintéticos semelhantes ao ópio

▪ Esses fármacos são usados para tratar dor moderada a intensa

▪ *Narcótico* é um termo que se refere às propriedades de fármaco de produzir entorpecimento ou estado semelhante ao torpor. Autoridades regulamentadoras generalizaram o termo *narcótico* com o significado de substância associada a drogadição e uso abusivo ou utilizada de modo ilegal

▪ Sulfato de morfina é administrado por diversas vias para alívio da dor aguda e crônica. Outros opioides são comparados a esse fármaco (padrão de referência) quando se procura determinar doses ou conversão entre analgésicos

▪ A analgesia controlada pelo paciente consiste no uso de bomba de infusão IV de autoadministração, a ser utilizada após realização de procedimentos dolorosos. Esse método permite ao paciente controlar sua administração, assim utilizando menor quantidade do medicamento e recuperando-se mais rapidamente

▪ Efeitos secundários mais comuns de opioides e não associados a alívio de dor incluem depressão respiratória, diminuição da modalidade gastrintestinal e miose. Constipação intestinal é efeito colateral ao qual o organismo não desenvolve tolerância.

RESUMO DE FÁRMACOS
Analgésicos opioides

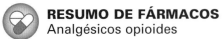

Nome genérico	Usos	Reações adversas[a]	Faixas posológicas
Agonistas (ativam os receptores e produzem ação)			
Alfentanila	Adjuvante anestésico	Depressão respiratória, rigidez da musculatura esquelética, constipação intestinal, náuseas, vômitos	Individualizar e titular a dose para obter o efeito desejado
Codeína	Dor moderada a intensa, antitussígeno, adjuvante anestésico	Sedação, sudorese, cefaleia, tontura, letargia, confusão, vertigem	Analgésico: 15 a 60 mg a cada 4 a 6 h VO, SC, IM
Fentanila	Dor intensa, adjuvante anestésico, manejo da dor de escape do câncer	Sudorese, cefaleia, vertigem, letargia, confusão, náuseas, vômitos, depressão respiratória	200 a 1.600 mcg/dose, dependendo da intensidade da dor
Fentanila (sistemas transdérmicos)	Dor crônica não aliviada por outros opioides	Sedação, sudorese, cefaleia, vertigem, letargia, confusão, tontura, náuseas, vômitos	Dose individualizada: adesivo transdérmico de 25 a 175 mcg (dose é a quantidade absorvida por hora)
Hidrocodona	Dor intensa	Sedação, sudorese, cefaleia, vertigem, letargia, confusão, tontura, náuseas, vômitos	20 a 50 mg/dia VO; dose superior a 80 mg/dia apenas se houver tolerância a opioides
Hidromorfona	Dor moderada a intensa	Sedação, vertigem, letargia, confusão, tontura, náuseas, vômitos	2 a 4 mg VO, a cada 4 a 6 h; 3 mg VR, a cada 6 a 8 h; 1 a 2 mg IM ou SC, a cada 4 a 6 h
Levorfanol	Dor moderada a intensa, sedação pré-operatória	Tontura, náuseas, vômitos, boca seca, sudorese, depressão respiratória	2 mg VO, a cada 3 a 6 h; 1 mg IV, a cada 3 a 8 h
Meperidina	Dor aguda, moderada a intensa, sedação pré-operatória, adjuvante anestésico	Vertigem, constipação intestinal, tontura, náuseas, vômitos, depressão respiratória	50 a 150 mg IV, IM, SC, a cada 3 a 4 h
Metadona	Dor intensa; tratamento da dependência de opioides	Vertigem, tontura, sedação, náuseas, vômitos, constipação intestinal	Analgésico: 2,5 a 10 mg VO, IM, SC, a cada 4 h; destoxificação: 10 a 40 mg VO, IV
Morfina	Dor aguda/crônica, sedação pré-operatória, adjuvante anestésico	Sedação, hipotensão, aumento da sudorese, constipação intestinal, tontura, entorpecimento, náuseas, vômitos, boca seca, sonolência, depressão respiratória	Alívio da dor aguda: 10 a 30 mg a cada 4 h; IM, IV, peridural e intratecal Alívio da dor crônica: dose individualizada
Oxicodona	Dor moderada a intensa	Vertigem, sedação, constipação intestinal, tontura, náuseas, vômitos, sudorese, depressão respiratória	10 a 30 mg VO, a cada 4 h
Oximorfona	Dor moderada a intensa, sedação pré-operatória, analgesia obstétrica	Vertigem, sedação, constipação intestinal, tontura, náuseas, vômitos, depressão respiratória	1 a 1,5 mg SC ou IM, a cada 4 a 6 h
Remifentanila	Adjuvante anestésico	Vertigem, rigidez da musculatura esquelética, náuseas, vômitos, depressão respiratória, sudorese	Iguais às da alfentanila
Sulfentanila	Adjuvante anestésico	Iguais às da alfentanila	Iguais às da alfentanila
Tapentadol	Dor moderada a intensa, dor neuropática	Vertigem, náuseas, vômitos, depressão respiratória, sudorese, síndrome serotoninérgica	50 a 100 mg VO, a cada 4 a 6 h; dose máxima de 700 mg no dia 1; em seguida, 600 mg/dia
Tramadol	Dor crônica moderada a intensa	Iguais às da morfina	Titular dose individual, iniciando com 25 mg até 100 mg/dia VO, IM, IV
Agonistas-antagonistas (ativam/bloqueiam os receptores, causando efeitos em menor grau)			
Buprenorfina	Dor crônica moderada a intensa, tratamento da dependência de opioides	Vertigem, sedação, tontura, náuseas, vômitos, depressão respiratória	Parenteral: 0,03 mg a cada 6 h IV ou IM Sublingual: 12 a 16 mg/dia

Nome genérico	Usos	Reações adversas[a]	Faixas posológicas
Butorfanol	Dor aguda, adjuvante anestésico	Vertigem, sedação, constipação intestinal, tontura, náuseas, vômitos, depressão respiratória	1 a 4 mg, IM, 0,5 a 2 mg IV *Spray* nasal (SN): 1 mg (*spray*), repetir em 60 a 90 min; a dose pode ser repetida a cada 3 a 4 h
Nalbufina	Dor crônica moderada a intensa, adjuvante anestésico	Vertigem, sedação, constipação intestinal, tontura, náuseas, vômitos, depressão respiratória	10 mg/70 kg SC, IM ou IV, a cada 3 a 6 h
Pentazocina	Iguais aos da nalbufina	Iguais às da nalbufina	30 a 60 mg IM, SC, IV, a cada 3 a 4 h; dose máxima diária de 360 mg

[a]Reações adversas aos analgésicos opioides são discutidas detalhadamente neste capítulo. Algumas das reações podem ser menos graves ou intensas do que outras.

REVISÃO DO CAPÍTULO

Calcule a dosagem dos medicamentos

1. Foi prescrito a um paciente sulfato de morfina oral, 12 mg. A dose disponível é de 10 mg/mℓ. O enfermeiro administra _____.
2. Foi prescrito a um paciente oxicodona 10 mg para alívio da dor, a cada 3 a 4 horas. A dose disponível é de 5 mg/cápsula. O enfermeiro administra _____.

Prepare-se para provas

1. O enfermeiro explica ao paciente que alguns opioides podem ser utilizados como parte do esquema medicamentoso pré-operatório para _____.
   1. Aumentar a motilidade intestinal
   2. Facilitar a passagem de tubo endotraqueal
   3. Aumentar os efeitos do relaxante musculoesquelético
   4. Diminuir a ansiedade e sedar o paciente
2. Toda vez que o paciente solicita um analgésico opioide, o enfermeiro precisa _____.
   1. Verificar o diagnóstico do paciente
   2. Falar com o paciente para verificar se ele está acordado
   3. Determinar a localização exata e a intensidade da dor
   4. Administrar o medicamento com alimento, de modo a evitar a ocorrência de desconforto gástrico
3. Quando administra analgésicos opioides a paciente idoso, o enfermeiro deve monitorá-lo rigorosamente à procura de _____.
   1. Aumento da frequência cardíaca
   2. Euforia
   3. Confusão
   4. Reação sinérgica
4. Quando administra medicamento de liberação prolongada a um paciente, o enfermeiro precisa saber que _____.
   1. Ele não deve ser esmagado
   2. O medicamento é mais forte
   3. Pode haver desenvolvimento de arritmias cardíacas graves
   4. É possível ocorrer estimulação do SNC

5. O paciente tratado com opioides queixa-se de dor abdominal. Qual é a melhor resposta do enfermeiro?
   1. "Diga-me quando tomou pela última vez seu medicamento para dor"
   2. "Você poderia classificar a sua dor?"
   3. "Mostre-me onde está doendo na sua barriga"
   4. "Quando você foi pela última vez ao banheiro?"
6. Qual das seguintes combinações estaria de acordo com o Degrau 1 da escala de dor da OMS?
   1. Sulfato de morfina VO, 100 mg a cada 4 h, e sulfato de morfina sublingual, 1 mg quando necessário
   2. Hidrocodona VO, 5 mg, e paracetamol 500 mg
   3. Naproxeno VO, 200 mg 2 vezes/dia, e paracetamol, 325 mg ao deitar
   4. Meperidina 20 mg com prometazina IM
7. Qual dos seguintes achados exige que o enfermeiro entre imediatamente em contato com o médico?
   1. Frequência do pulso de 80 bpm
   2. Queixa de dor de escape
   3. Frequência respiratória de 20 incursões/min
   4. Pressão arterial sistólica de 140 mmHg
8. Quais são os receptores de opiáceos no cérebro que produzem os efeitos analgésicos e eufóricos? **Escolha todas as opções corretas.**
   1. Alfa
   2. Delta
   3. Capa
   4. Mu
9. Foi prescrita associação paracetamol/hidrocodona para alívio da dor em paciente após procedimento cirúrgico. Se tomar 1 comprimido a cada 4 h, que quantidade de paracetamol o paciente ingerirá em 24 h?
10. A um paciente, foi prescrita fentanila, 50 mcg, IM, 30 min antes da cirurgia. O enfermeiro dispõe de um frasco com concentração de 0,05 mg/1 mℓ. O enfermeiro calcula a dose e administra _____.

Para verificar suas respostas, ver Apêndice F.

16

Antagonistas de Opioides

Termos-chave

antagonista substância que neutraliza a ação de outra substância

receptor de superfície celular área formada na membrana celular, que se liga a sinais químicos e induz resposta pela célula

virgem de opioides sem uso prévio ou uso infrequente de medicamentos opioides

Objetivos de aprendizagem

Ao fim deste capítulo, o leitor deverá ser capaz de:

1. Discutir usos, ações farmacológicas gerais, reações adversas comuns, contraindicações, precauções e interações dos antagonistas de opioides.
2. Discutir atividades a serem realizadas pelo enfermeiro na avaliação pré-administração e na avaliação continuada do paciente tratado com antagonista de opioide.
3. Listar diagnósticos de enfermagem específicos para paciente em uso de antagonista de opioide.
4. Discutir maneiras de promover resposta ótima ao tratamento, controlar reações adversas e instruir pacientes sobre o uso de antagonistas de opioides.

 Classes de fármacos

Antagonistas de opioides

 Farmacologia na prática

Quando o Sr. Park chegou à unidade pré-operatória, queixou-se de que a dor nas costas (no local de erupção do herpes-zóster) era mais intensa do que a dor sentida pela fratura de fêmur e perna. No plantão antes do procedimento cirúrgico para reparo do fêmur, o médico assegurou que aciclovir aliviaria parte da dor associada ao herpes-zóster. Após o procedimento cirúrgico, o cirurgião prescreveu meperidina para manejo da dor pós-operatória. Na avaliação, o Sr. Park relatou grau de dor de "8 em 10" em escala de 0 a 10 para dor. O enfermeiro imediatamente injetou meperidina e, cerca de 20 minutos após, registrou os seguintes sinais vitais: pressão arterial de 80/50 mmHg, frequência do pulso de 130 bpm e frequência respiratória de 8 incursões/minuto.

Com base neste capítulo, pode-se discutir a avaliação antecipada do risco de intoxicação por opioide nesse paciente, bem como ações a serem tomadas para avaliação adequada da dor e administração do medicamento.

Antagonista é uma substância que neutraliza a ação de outra. Um antagonista de opioide tem maior afinidade pelo **receptor de superfície celular** do que o opioide (agonista). Por meio de sua ligação à célula, o antagonista impede que essa responda ao opioide. Portanto, o antagonista de opioide reverte as ações do opioide. Uma das reações adversas mais graves no tratamento com opioides é depressão respiratória, que pode ser revertida por antagonistas específicos. No cérebro, o antagonista "colide com" o fármaco opioide do receptor ou o substitui, e o sinal para respirar é então restabelecido. Naloxona é capaz de restaurar a função respiratória 1 a 2 minutos após sua administração. Naltrexona (outro antagonista) é utilizada principalmente no tratamento da dependência de álcool, bem como para bloquear efeitos opioides suspeitos se estiverem sendo usados por pessoa em tratamento para dependência ao álcool.

ANTAGONISTAS DE OPIOIDES

AÇÕES

A administração de um antagonista impede ou reverte os efeitos dos fármacos opioides, ao competir em seus sítios receptores, deslocando o opioide (ver Capítulo 15). O antagonista não tem seletividade para reações adversas específicas. Quando administrado para reverter reação adversa específica, como depressão respiratória, reverterá *todos* os efeitos opioides, inclusive os desejados. Por conseguinte, a administração do antagonista para reverter depressão respiratória também reverterá o alívio da dor, fazendo-a retornar. Se o indivíduo não tiver tomado ou recebido nenhum opioide, o antagonista não exerce efeito farmacológico.

USOS

Naloxona é o antagonista de opioide tipicamente utilizado no tratamento das seguintes condições:

- Depressão respiratória aguda no pós-operatório
- Efeitos adversos dos opioides (reversão)
- Suspeita de superdosagem aguda de opioides.

BOXE 16.1 Fármacos utilizados no tratamento da adição de opiáceos.

Buprenorfina
Naltrexona

Outros antagonistas de opioides são utilizados para tratamento da adição a opiáceos (heroína ou medicamentos de venda controlada, como oxicodona), retirando o efeito euforizante e prazeroso das substâncias. No Boxe 16.1, listam-se medicamentos comumente utilizados para tratamento da adição de opiáceos.

REAÇÕES ADVERSAS

Reações generalizadas incluem:

- Náuseas e vômitos
- Sudorese
- Taquicardia
- Aumento da pressão arterial
- Tremores.

Ver Resumo de Fármacos | Antagonistas de opioides, para mais informações.

CONTRAINDICAÇÕES, PRECAUÇÕES E INTERAÇÕES

Antagonistas são contraindicados para pessoas hipersensíveis a eles. Devem ser utilizados com cautela em mulheres grávidas (categoria B para uso na gestação), filhos de mulheres com dependência de opioides, pacientes com dependência de opioides ou doença cardiovascular.

Esses fármacos produzem sintomas de abstinência em indivíduos com dependência física de opioides. Antagonistas podem impedir a ação ou o efeito pretendido de antidiarreicos, antitussígenos e analgésicos opioides.

PROCESSO DE ENFERMAGEM
Paciente em uso de antagonista de opioide para tratar depressão respiratória em fase aguda

AVALIAÇÃO

Avaliação pré-administração
Pacientes que recebem terapia analgésica prolongada com opioides desenvolvem tolerância a seus efeitos adversos físicos. No cenário de cuidados agudos (ou em cuidados de enfermagem especializados), pode-se encontrar paciente, usuário de opioides a longo prazo, que apresenta problema respiratório agudo ou crônico. Esse indivíduo corre risco de depressão respiratória. Com mais frequência, paciente que não utiliza rotineiramente opioides e recebe esse fármaco para alívio de dor aguda ou pós-cirúrgica corre maior risco de depressão respiratória após sua administração (Figura 16.1). Esse indivíduo é descrito como **virgem de opioides.**

Algumas vezes, sonolência e alívio de dor produzidos pelo opioide lentificarão a frequência respiratória do paciente. Isso pode ser alarmante se era rápida previamente por causa de ansiedade e dor. O primeiro passo é procurar despertar o paciente e treinar seu padrão respiratório, se possível. Antes de administrar o antagonista, verificar pressão arterial, pulso e frequência respiratória e examinar o registro do fármaco suspeito de causar os sintomas de depressão respiratória. Se houver tempo suficiente, rever história de saúde inicial, ocorrência de alergias e modalidades atuais de tratamento.

Avaliação continuada
Durante a administração do antagonista, continuar monitorando pressão arterial, pulso e frequência respiratória a intervalos frequentes, habitualmente a cada 5 minutos, até o paciente responder. Esse monitoramento deve ser mais frequente se ocorrer depressão respiratória no período pós-operatório imediato. Após o paciente ter respondido ao fármaco, monitorar os sinais vitais a cada 5 a 15 minutos. Notificar o anestesiologista ou o médico caso ocorram quaisquer reações adversas aos fármacos, visto que pode haver necessidade de tratamento médico adicional. Continuar monitorando frequência, ritmo e profundidade da respiração, pulso, pressão arterial e nível de consciência até o desaparecimento dos efeitos do opioide.

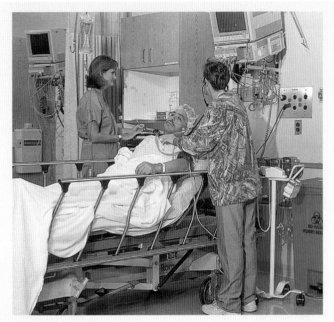

FIGURA 16.1 Pacientes em dor aguda após procedimento cirúrgico, não usuários rotineiros de opioides, correm maior risco de depressão respiratória.

⚠️ ALERTA DE ENFERMAGEM

Os efeitos de alguns opioides podem durar mais tempo do que os da naloxona. Pode-se prescrever dose repetida de naloxona se os resultados obtidos com a dose inicial não forem satisfatórios. A duração da observação rigorosa do paciente depende de sua resposta à administração do antagonista de opioide.

DIAGNÓSTICOS DE ENFERMAGEM

Os diagnósticos de enfermagem específicos para agentes farmacológicos incluem:

- **Ventilação espontânea prejudicada**, relacionada com resposta cerebral à respiração lenta induzida pelo fármaco opioide
- **Dor aguda**, relacionada ao deslocamento do opioide dos sítios receptores nas células induzido pelo antagonista.

Os diagnósticos de enfermagem relacionados com a administração de medicamentos são discutidos no Capítulo 4.

PLANEJAMENTO

Os desfechos esperados no paciente com depressão respiratória consistem em resposta ótima à terapia e atendimento às necessidades do paciente relacionadas com o manejo dos efeitos adversos do fármaco. Consiste essencialmente em normalização de frequência, ritmo e profundidade da respiração. Nessa situação, é necessário atender às necessidades do paciente, fornecendo-lhe ventilação adequada, bem como alívio continuado da dor.

IMPLEMENTAÇÃO

Promoção da resposta ótima à terapia

Com frequência, naloxona é utilizada no contexto controlado da *unidade de recuperação pós-anestésica* (URPA) ou *sala de recuperação pós-anestésica*. Quando o paciente desperta do sono operatório profundo, é necessário equilibrar a necessidade de alívio continuado da dor com a capacidade do paciente de respirar independentemente após o procedimento.

Monitoramento e manejo das necessidades do paciente

Ventilação espontânea prejudicada

Dependendo da condição do paciente, pode-se precisar de monitoramento cardíaco, oxigenoterapia, ventilação artificial (respirador) ou outros fármacos durante e após a administração de naloxona. É importante manter disponível o equipamento de aspiração, pois a reversão abrupta da depressão respiratória induzida por opioides pode causar vômitos. A meta é manter via respiratória desobstruída, de modo que aspiração pode ser necessária.

Se naloxona for infundida intravenosamente (IV), o médico ou o anestesiologista prescrevem o volume de líquido IV, a dose do fármaco e a velocidade de infusão. A administração do fármaco por infusão IV exige uso de acesso secundário, *piggyback* eletrônico (troca de soro automática) ou injeção IV (ver Capítulo 54).

⚠️ ALERTA DE ENFERMAGEM

Quando se utiliza a naloxona para reverter depressão respiratória e a resultante sonolência, o fármaco é administrado por injeção IV lenta até que a frequência respiratória comece a aumentar e a sonolência desapareça. A administração de injeção em *bolus* rápido irá causar abstinência e retorno da dor intensa.

Dor aguda

Quando o fármaco antagonista é administrado ao paciente, a dor retorna de maneira abrupta, pois o opioide não atua mais no corpo. É preciso avaliar o nível de dor e começar a tratá-la novamente. À medida que a respiração do paciente retorna, examinam-se as circunstâncias que levaram ao uso do antagonista para reversão opioide. Em seguida, podem-se tomar medidas para proporcionar novamente o alívio da dor, sem reação adversa.

Monitorar balanço hídrico e notificar o médico sobre qualquer alteração. Mais uma vez, notificar o médico se houver qualquer alteração súbita na condição do paciente.

Orientação ao paciente e aos familiares

Se o paciente estiver em ambiente onde os familiares estejam presentes, cabe ao enfermeiro a responsabilidade de orientá-los sobre a ação do fármaco e o que irão presenciar. Pode ser difícil para eles ver o paciente sentir dor intensa quando o antagonista começa a atuar se não entenderem a razão dessa intervenção.

Em 2013, os dados registrados mostraram que mais de 100 norte-americanos morreram diariamente de superdosagem de substâncias; desse número, 46 mortes/dia foram atribuídas à superdosagem de opioides sob prescrição (ASAM, 2015). Como mortes relacionadas a uso de opioides estão mais prevalentes na sociedade atual, foi desenvolvida *nova forma de administração* do fármaco antagonista. Em ambiente médico, a suspeita de superdosagem de opioides pode ser tratada por profissionais. Dispõe-se de naloxona em autoinjetor de dose única para administração por familiar ou cuidador à pessoa em depressão respiratória por superdosagem. O dispositivo atua como um aparelho de áudio (semelhante a um desfibrilador automático), fornecendo instruções verbais sobre como aplicar a injeção, permanecer com o paciente até a chegada da ajuda de emergência e entregar ao profissional de saúde a embalagem do fármaco utilizado. A intenção do dispositivo é iniciar o tratamento mais cedo com o propósito de salvar vidas. Os familiares que solicitam esse dispositivo precisam ser instruídos sobre como utilizá-lo, bem como sobre a possível ocorrência de sintomas de abstinência de opioides (ver Capítulo 15, Boxe 15.3) e o que fazer se eles ocorrerem.

REAVALIAÇÃO

- A resposta terapêutica é obtida, e a toxicidade do fármaco é revertida
- Reações adversas são identificadas, relatadas ao médico e controladas com sucesso por meio de apropriadas intervenções de enfermagem:
- Frequência, ritmo e profundidade da respiração do paciente estão normais
- Alívio de dor é novamente obtido.

Farmacologia na prática
PENSE CRITICAMENTE
É função do enfermeiro determinar se o Sr. Park poderia ser considerado *virgem de tratamento* e ter mais probabilidade de sofrer depressão respiratória. Que fatores foram negligenciados durante a avaliação da dor, resultando em depressão respiratória?

PONTOS-CHAVE

■ Antagonista de opioide reverte os efeitos de fármaco opioide. Antagonista é utilizado quando pacientes apresentam reações adversas extremas, como depressão respiratória

■ Esses fármacos revertem todos os efeitos dos opioides, de modo que o paciente sentirá dor

■ Pacientes que raramente utilizam opioides para alívio de dor são designados como virgens de opioides e correm maior risco de sofrer depressão respiratória quando recebem opioides.

RESUMO DE FÁRMACOS
Antagonistas de opioides

Nome genérico	Usos	Reações adversas	Faixas posológicas
Naloxona	Reversão completa ou parcial dos efeitos dos opioides após cirurgia ou superdosagem	Náuseas, vômitos, taquicardia, hipertensão, retorno da dor pós-operatória, febre, tontura	Reversão de opioides no pós-operatório: 0,1 a 0,2 mg IV, a intervalos de 2 a 3 min. Suspeita de superdosagem de opioides: 0,4 a 2,0 mg IV, a intervalos de 2 a 3 min

REVISÃO DO CAPÍTULO

Calcule a dosagem dos medicamentos

1. Para paciente em depressão respiratória pós-operatória causada por morfina, prescreveu-se 0,8 mg de naloxona IV. Dispõe-se de frasco com 1 mg/mℓ. O enfermeiro administra _____.

Prepare-se para provas

1. Qual dos seguintes fármacos tem mais probabilidade de ser prescrito para tratamento de paciente em superdosagem de opioides?
   1. Naltrexona
   2. Naloxona
   3. Naproxeno
   4. Nifedipino
2. Qual ação é observada quando se administra antagonista de opioide?
   1. Aumento da depuração renal do opioide
   2. Aceleração do sistema cardiovascular
   3. Deslocamento do opioide de seu receptor
   4. Interrupção do funcionamento do centro respiratório
3. Qual dos seguintes pacientes que recebem analgésico opioide para alívio de dor aguda deve ser monitorado mais rigorosamente pelo enfermeiro à procura de angústia respiratória?
   1. Paciente com câncer em uso regular de sulfato de morfina
   2. Atleta que toma uma combinação de oxicodona/paracetamol para lesão da perna
   3. Homem que nunca utilizou opioide para alívio da dor
   4. Paciente tratado com metadona por fratura de braço
4. Na sala de recuperação, o médico prescreve naloxona 0,4 mg por injeção como dose inicial para a depressão respiratória induzida por opioide; essa dose pode ser seguida de 0,2 mg dentro de 5 minutos. A prescrição diz que o enfermeiro deve entrar em contato com o médico quando for administrado o total de 1 mg. Quantas vezes o enfermeiro pode administrar o fármaco antes de entrar em contato com o médico?

Para verificar suas respostas, ver Apêndice F.

17

Anestésicos

Termos-chave

anestesia perda de sensação ou sensibilidade

anestesia espinal tipo de anestesia regional produzida por injeção de anestésico local no espaço subaracnóideo da medula espinal

anestesia geral estado de ausência total de sensações em todo o corpo

anestesia local ausência de dor em área específica do corpo

anestesia regional injeção de anestésico local ao redor de nervos para bloquear a sensação

anestesiologista médico com formação especializada na administração de anestesia

bloqueio de condução tipo de anestesia regional produzido pela injeção de anestésico local dentro de tronco nervoso ou próximo a ele; podem ser epidural, transacral (caudal) e braquial

medicamento pré-anestésico dado antes da administração de agente anestésico

neuroleptoanalgesia estado alterado de consciência ou sensação

Objetivos de aprendizagem

Ao fim deste capítulo, o leitor deverá ser capaz de:

1. Descrever usos, métodos de administração e responsabilidades de enfermagem quando se administra anestésico local.
2. Descrever o propósito de medicamento pré-anestésico e a responsabilidade de enfermagem relativa à sua administração.
3. Identificar fármacos utilizados para anestesia local, regional e geral.
4. Listar e descrever de maneira sucinta os quatro estágios da anestesia geral.
5. Discutir importantes responsabilidades de enfermagem associadas aos cuidados de paciente que recebe medicação pré-anestésica, bem como durante o período pós-anestésico (sala de recuperação).

 Classes de fármacos

Anestésicos locais   Pré-anestésicos   Anestésicos gerais

 Farmacologia na prática
Lillian Chase pediu ao médico que removesse um nevo de seu braço. Para executar a tarefa, é preciso preencher uma seringa com anestésico local para tornar a área insensível. Qual será a seleção apropriada entre diferentes agentes anestésicos?

Anestesia refere-se a perda de sensação ou sensibilidade. Pode ser induzida por diversos fármacos, que produzem perda parcial ou completa da sensação. Para o propósito deste livro, a anestesia será dividida em três tipos: anestesia local, anestesia regional e anestesia geral. **Anestesia local** refere-se à produção de ausência de sensação em uma área específica. Sob anestesia local, o paciente frequentemente está desperto o suficiente para seguir as orientações, porém não sente dor na área anestesiada. Entretanto, alguns procedimentos realizados sob anestesia local podem exigir sedação do paciente. Embora não esteja totalmente desperto, o paciente sedado ainda pode ouvir o que está acontecendo em torno dele. **Anestesia regional** proporciona sensação de entorpecimento a área maior ou região do corpo, como membros inferiores ou área pélvica. **Anestesia geral** corresponde à produção de ausência de sensação em todo o corpo. Sob anestesia geral, o paciente perde a consciência, não tem mais controle, nem sente dor. Durante anestesia geral profunda, ocorre perda de reflexos, como os de deglutição e de engasgo (Figura 17.1). Os anestésicos estão incluídos na Parte 3

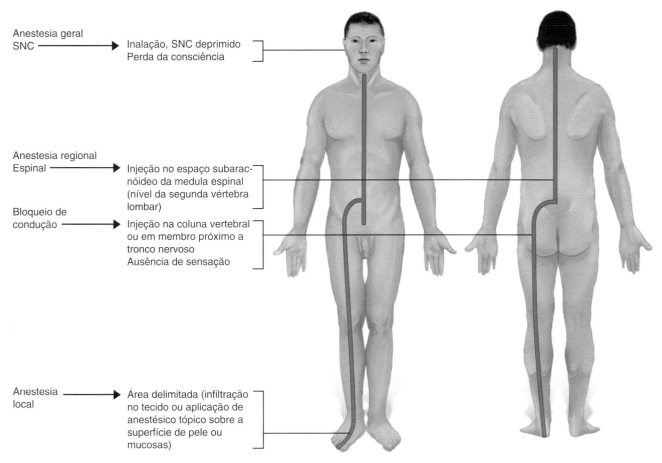

FIGURA 17.1 Locais e mecanismos de ação de fármacos usados em anestesia.

porque eliminam a sensação de dor, o que completa o espectro do manejo de dor.

No Brasil, apenas médicos podem administrar anestesia, também sendo responsáveis pelo monitoramento das funções vitais do paciente durante o procedimento cirúrgico. **Anestesiologista** é médico com formação especializada na administração de anestesia.

ANESTESIA LOCAL

Os vários métodos de administração de anestésico local incluem aplicação tópica e infiltração local.

ANESTESIA TÓPICA

Anestesia tópica envolve a aplicação do anestésico à superfície da pele, em área aberta, ou nas mucosas. O anestésico pode ser aplicado com *swab* de algodão ou pulverizado sobre a área. Esse tipo de anestesia pode ser utilizado para dessensibilizar pele ou mucosas à injeção de anestésico local mais profundo. Em alguns casos, anestésicos tópicos são fornecidos em forma transdérmica para alívio de dor crônica.

ANESTESIA INFILTRATIVA LOCAL

Anestesia infiltrativa local refere-se à injeção de anestésico local em pele, tecido celular subcutâneo e mucosas. Esse tipo de anestesia pode ser utilizado para procedimentos odontológicos, sutura de pequenas feridas ou incisão em pequena área (p. ex., para retirada de amostra superficial de tecido destinada a biopsia ou exérese de verrugas, nevos e cistos de retenção). Em cuidados paliativos, medicamento analgésico pode ser administrado no tecido subcutâneo com uso de bomba.

ANESTESIA REGIONAL

Anestesia regional (também chamada de bloqueio regional) refere-se à injeção de anestésico local ao redor de nervo específico (trigêmeo, oftálmico, maxilar, mandibular) ou plexo nervoso (p. ex., cervical, braquial) de modo que a área por eles inervada não emita sinais de dor ao cérebro. A área anestesiada é habitualmente maior do que a área afetada pela anestesia infiltrativa local. A anestesia espinal e o bloqueio de condução constituem dois tipos de anestesia regional.

ANESTESIA ESPINAL

Anestesia espinal é um tipo de anestesia regional que envolve a injeção de um anestésico local no espaço subaracnóideo da medula espinal, habitualmente no nível da segunda vértebra lombar. Há perda de sensação (anestesia) e movimento em membros inferiores, parte inferior do abdome e períneo. Utiliza-se essa anestesia para cirurgias de membros inferiores, como artroplastia total do joelho ou cirurgia de quadril.

BLOQUEIO DE CONDUÇÃO

Bloqueio de condução é produzido por injeção de anestésico local dentro de tronco nervoso ou próximo a ele. Exemplos de bloqueio de condução incluem bloqueio epidural (injeção de anestésico local no espaço que circunda a dura-máter da medula espinal), bloqueio transacral ou caudal (injeção de anestésico local no espaço epidural no nível da junção sacrococcígea) e bloqueio do plexo braquial (injeção de anestésico local no plexo braquial). Bloqueios epidural – em particular – e transacral são frequentemente utilizados em obstetrícia. Pode-se efetuar bloqueio do plexo braquial para cirurgia de braço ou mão.

A colocação de agulha ou cateter é feita por médico ou enfermeiro qualificado e exige técnica asséptica rigorosa. O fármaco injetado pelo cateter espalha-se livremente por todos os tecidos no espaço da inserção, interrompendo a condução da dor nos pontos onde as fibras nervosas sensitivas deixam a medula espinal.

Pode-se colocar cateter para administração de injeções intermitentes, de modo a manter a anestesia ao longo do tempo, como no pós-operatório imediato. Esse método também é utilizado nos cuidados paliativos para dor não aliviada por outros métodos.

PREPARO DO PACIENTE PARA ANESTESIA LOCAL

Dependendo do procedimento realizado, a preparação do paciente para anestesia local pode ou não ser semelhante ao preparo para anestesia geral. Por exemplo, administração de anestésico local para cirurgia dentária ou para a sutura de pequena ferida pode exigir alguns procedimentos: explicação ao paciente sobre o processo de administração anestésica; obtenção de história de alergias do paciente; preparação da área a ser anestesiada (limpeza da área com antisséptico ou tricotomia). Outros procedimentos anestésicos locais podem exigir que o paciente permaneça em jejum, porque também será administrado um sedativo. Essa sedação consciente consiste em iniciar acesso intravenoso e administrar sedativo intravenoso (IV), como midazolam, durante alguns procedimentos anestésicos locais, como cirurgia de catarata ou colonoscopia.

ADMINISTRAÇÃO DE ANESTESIA LOCAL

Médico ou dentista administram anestésicos injetáveis locais, que podem ser associados a epinefrina que provoca vasoconstrição local, prologando a ação anestésica. Todavia, epinefrina está contraindicada quando o anestésico local é utilizado em uma extremidade. Ao preparar medicamentos comercializados em associação, é preciso proceder com cautela e saber quando epinefrina não deve ser utilizada. A Tabela 17.1 lista anestésicos locais comumente utilizados.

RESPONSABILIDADES DE ENFERMAGEM

Ao cuidar de um paciente que recebeu anestesia local, o enfermeiro pode ser responsável pela aplicação de curativo na área cirúrgica. Familiares ou cuidadores do paciente devem ser instruídos a observar a área para detectar sangramento, exsudação ou outros problemas após a administração do anestésico. Havendo alguma ocorrência, é necessário entrar em contato com o médico.

TABELA 17.1 Exemplos de anestésicos locais.

Curta duração	Média duração	Longa duração
Cloroprocaína	Lidocaína	Bupivacaína
Procaína	Mepivacaína	Ropivacaína
	Prilocaína	Tetracaína

FÁRMACOS PRÉ-ANESTÉSICOS

Medicamento pré-anestésico é administrado com o objetivo de relaxamento e sedação do paciente para a realização do procedimento cirúrgico. Esses fármacos podem ser tomados em casa, administrados por enfermeiro na unidade pré-anestésica ou imediatamente antes da anestesia geral. A medicação pré-anestésica pode consistir em uso de um fármaco ou combinação de fármacos.

USOS DE MEDICAMENTOS PRÉ-ANESTÉSICOS

O propósito ou uso geral do fármaco pré-anestésico é preparar o paciente para a anestesia. Os propósitos mais específicos incluem:

- Opioides ou ansiolíticos: para diminuir ansiedade e apreensão imediatamente antes da cirurgia. Paciente calmo e relaxado pode ser anestesiado mais rapidamente, necessita, em geral, de menor dose de fármaco na indução e menos anestesia durante a cirurgia e pode ter recuperação mais suave do período anestésico (despertar da anestesia)
- Bloqueadores colinérgicos: para diminuir secreções de vias respiratórias superiores. Alguns gases e líquidos voláteis anestésicos são irritantes para o revestimento do sistema respiratório e, consequentemente, aumentam as secreções mucosas. Ocorre perda dos reflexos de tosse e deglutição durante a anestesia geral, e pode haver acúmulo de secreções excessivas nos pulmões, resultando em pneumonia ou atelectasia (colapso pulmonar) durante o período pós-operatório. A administração de bloqueador colinérgico, como glicopirrolato, resseca secreções das vias respiratórias superiores e diminui a possibilidade de produção excessiva de muco
- Antieméticos: para diminuir a incidência de náuseas e vômitos durante a recuperação pós-operatória imediata.

 Considerações sobre o paciente

Gerontologia

Fármacos pré-anestésicos podem ser omitidos em pacientes a partir dos 60 anos de idade, porque muitos dos distúrbios clínicos induzidos por eles constituem contraindicações para idosos. Por exemplo, atropina e glicopirrolato, utilizados para diminuir secreções de vias respiratórias superiores, são contraindicados para hipertrofia de próstata, glaucoma e isquemia do miocárdio. Outros fármacos pré-anestésicos que deprimem o SNC, como opioides, barbitúricos e ansiolíticos, com ou sem propriedades antieméticas, são contraindicados em idosos.

SELEÇÃO DE FÁRMACOS PRÉ-ANESTÉSICOS

Medicação pré-anestésica é habitualmente escolhida pelo anestesiologista e pode consistir em um ou mais fármacos (Tabela 17.2). Podem-se administrar opioide (Capítulo 16) ou ansiolítico (Capítulo 20) para relaxar e sedar o paciente. Administra-se bloqueador colinérgico (Capítulo 27) para "secar" secreções respiratórias altas. Escopolamina e glicopirrolato possuem propriedades sedativas leves, e atropina pode ou não provocar discreta sedação. Ansiolíticos possuem ação sedativa e, combinados com opioide, possibilitam redução da dose deste, visto que são sinérgicos quanto à sedação. Diazepam, um ansiolítico, é comumente utilizado em sedação pré-operatória, pois em forma oral pode ser ingerido em casa pelo paciente.

RESPONSABILIDADES DE ENFERMAGEM

Ao cuidar de paciente que recebe medicamento pré-anestésico, deve-se avaliar seu estado físico e fornecer-lhe explicação sobre a anestesia. Em alguns hospitais, o anestesiologista examina o paciente em visita ambulatorial, alguns dias ou 1 semana antes da cirurgia, embora isso não seja possível em situações de emergência. Alguns hospitais utilizam membros da equipe do centro cirúrgico ou da unidade de recuperação pós-anestésica (URPA) para visitar o paciente antes da cirurgia e esclarecer sobre duração da cirurgia, efeitos do fármaco pré-anestésico, preparações para a cirurgia e a URPA. Explicação correta desses eventos e os cuidados ministrados após a cirurgia exigem abordagem em equipe. O enfermeiro da equipe tem as seguintes responsabilidades:

- Descrever ou explicar os preparos para a cirurgia solicitados pelo médico. Exemplos de preparo pré-operatório

TABELA 17.2 Exemplos de fármacos pré-anestésicos.

Nome genérico
Opioides
Fentanila
Meperidina
Morfina
Barbitúricos
Secobarbital
Anticolinérgicos
Atropina
Glicopirrolato
Escopolamina
Ansiolíticos com propriedades antieméticas
Hidroxizina
Ansiolíticos
Clordiazepóxido
Diazepam
Lorazepam
Midazolam
Sedativos
Droperidol

incluem jejum a partir da meia-noite (ou da hora especificada pelo médico), enema, tricotomia do sítio cirúrgico, uso de agente hipnótico para bem dormir na véspera da cirurgia e injeção de medicamento pré-operatório cerca de 30 minutos antes da cirurgia
- Descrever e explicar os cuidados pós-operatórios imediatos, como aqueles fornecidos na URPA (também denominada *sala de recuperação*) ou unidade pós-operatória especial, bem como as atividades da equipe de cuidados durante esse período. Explicar ao paciente que os sinais vitais serão monitorados com frequência, e que poderão ser usados outros equipamentos, como acessos e líquidos IV e monitores hemodinâmicos (cardíacos)
- Explicar ao paciente as atividades pós-operatórias, como respiração profunda, tosse e exercícios das pernas
- Ressaltar a importância do controle da dor e certificar-se de que o paciente compreenda que aliviar a dor no início é melhor do que tentar suportá-la sem tomar o medicamento e, posteriormente, procurar aliviar a dor. Ensinar o paciente como utilizar a bomba de analgesia controlada pelo paciente (ACP)
- Individualizar as explicações pré-operatórias pelo tipo de cirurgia a ser realizada. Nem todos os itens precisam ser incluídos em todas as situações
- Fornecer instruções escritas para o paciente levar para casa, de modo que possa lê-las para reforçar as orientações.

ANESTESIA GERAL/REGIONAL

A administração de anestesia geral requer uso de um ou mais fármacos. A escolha do anestésico depende de muitos fatores, incluindo:

- Estado físico geral do paciente
- Área, órgão ou sistema a serem operados
- Duração prevista do procedimento cirúrgico.

O anestesiologista seleciona anestésicos e coadjuvantes que produzirão anestesia segura, analgesia (ausência de dor) e, em algumas cirurgias, relaxamento musculoesquelético efetivo. Pode-se utilizar anestesia regional com sedação para procedimentos em centros cirúrgicos ambulatoriais ou hospitalares. Anestesia geral é mais comumente obtida com vapores anestésicos de líquidos voláteis ou óxido nitroso.

ESTÁGIOS DA ANESTESIA GERAL

A anestesia cirúrgica geral é dividida nos seguintes estágios:

- Estágio I: analgesia (indução)
- Estágio II: *delirium*
- Estágio III: analgesia cirúrgica
- Estágio IV: paralisia respiratória.

O Boxe 17.1 descreve de modo mais detalhado os estágios da anestesia geral. Com fármacos e técnicas mais recentes, os estágios da anestesia podem não ser tão proeminentes como aqueles descritos no Boxe 17.1. Além disso, a passagem pelos primeiros dois estágios é habitualmente muito rápida.

182 Parte 3 Fármacos Utilizados no Tratamento da Dor

A anestesia começa com perda da consciência. Isso faz parte da fase de indução (estágio I), quando o paciente está relaxado e não mais compreende o que está ocorrendo. Após a perda da consciência, são administrados agentes anestésicos adicionais. Alguns deles também são utilizados na fase de indução, bem como para aprofundar a anestesia. Dependendo do tipo de cirurgia, pode-se inserir tubo endotraqueal para proporcionar via respiratória adequada e ajudar na administração de oxigênio e outros anestésicos. O tubo endotraqueal é removido durante o período pós-anestésico, após reinício dos reflexos de engasgo (faríngeo) e deglutição. Se não foi obtido acesso IV antes da chegada do paciente na sala cirúrgica, ele é inserido pelo anestesiologista antes da administração do fármaco de indução.

FÁRMACOS UTILIZADOS EM ANESTESIA GERAL

Barbitúricos e similares

Metoexital, barbitúrico de ação ultracurta, é utilizado para:

- Indução da anestesia
- Procedimentos cirúrgicos curtos com estímulos dolorosos mínimos
- Em associação ou como suplemento de outros anestésicos.

Esses fármacos apresentam início rápido e curta duração de ação. Deprimem o SNC, produzindo hipnose e anestesia, mas não analgesia. A recuperação pós-administração de pequena dose é rápida.

BOXE 17.1 Estágios da anestesia geral.

Estágio I
Indução constitui parte do estágio I da anestesia. Começa com administração do anestésico e estende-se até perda da consciência. Com alguns fármacos de indução, como barbitúricos de ação curta, esse estágio pode durar apenas 5 a 10 segundos.

Estágio II
É estágio de duração breve, quando se instalam *delirium* e excitação, no qual o paciente pode movimentar-se e resmungar incoerentemente. Os músculos estão ligeiramente rígidos, e o paciente está inconsciente e incapaz de sentir dor. Durante esse estágio, os ruídos são exagerados e até mesmo sons baixos podem parecer extremamente altos para o paciente. Se a cirurgia fosse iniciada nesse estágio, haveria reação física a estímulos dolorosos, porém o paciente não iria lembrar a sensação de dor. Durante esses primeiros dois estágios da anestesia, deve-se evitar barulho ou movimento desnecessários na sala.

Estágio III
É o estágio da analgesia cirúrgica, sendo dividido em quatro partes, subestágios ou planos. O anestesiologista diferencia esses planos pelo caráter da respiração, movimentos oculares, determinados reflexos, tamanho da pupila e outros fatores. Os níveis dos planos variam desde o plano 1 (leve) até o plano 4 (profundo). Nos planos 2 ou 3, o paciente está habitualmente pronto para o procedimento cirúrgico.

Estágio IV
É o estágio da paralisia respiratória, sendo raro e perigoso. Nesse estágio, podem ocorrer parada respiratória e cessação de todos os sinais vitais.

Etomidato, não barbitúrico, é utilizado em indução anestésica ou para suplementar outros anestésicos, como óxido nitroso, em cirurgias de curta duração. Trata-se de hipnótico sem atividade analgésica.

Propofol é utilizado para indução e manutenção da anestesia. Também pode ser administrado para obter sedação durante procedimentos diagnósticos e procedimentos que utilizam um anestésico local. Esse fármaco também é administrado para sedação contínua de pacientes intubados ou com respiração controlada em unidade de terapia intensiva.

Benzodiazepínicos

Midazolam, benzodiazepínico depressor do SNC de ação curta, é usado em pré-anestesia para aliviar ansiedade; na indução da anestesia; para sedação consciente antes de procedimentos menores, como endoscopia, e para suplementar óxido nitroso e oxigênio em procedimentos cirúrgicos de curta duração. Quando o fármaco é utilizado para indução da anestesia, o paciente perde gradualmente a consciência no decorrer de 1 a 2 minutos.

Cetamina

Cetamina é anestésico geral de ação rápida. Provoca estado anestésico caracterizado por analgesia profunda, estimulação cardiovascular e respiratória, tônus musculoesquelético normal ou aumentado e, ocasionalmente, depressão respiratória leve. Cetamina é utilizada em procedimentos diagnósticos e cirúrgicos que não exigem relaxamento da musculatura esquelética, em indução da anestesia antes da administração de outros agentes anestésicos e como suplemento para outros anestésicos.

Gases e líquidos voláteis

Óxido nitroso é o gás anestésico mais utilizado. Trata-se de anestésico fraco, habitualmente administrado em combinação com outros anestésicos. Não provoca relaxamento da musculatura esquelética. O principal perigo associado a seu uso é hipoxemia. Óxido nitroso medicinal não é explosivo e é fornecido em cilindros de cor azul-marinho (os cilindros de oxigênio medicinal são de cor verde).
Sem planos de anestesia profundos, pode ocorrer hipotensão.

Sevoflurano é anestésico líquido volátil, fornecido por inalação. Produz rápidas indução e recuperação da anestesia. É utilizado em indução e manutenção da anestesia geral em pacientes adultos e pediátricos, submetidos a procedimentos cirúrgicos ambulatoriais ou hospitalares. Em planos de anestesia profundos, pode ocorrer hipotensão.

Isoflurano é líquido volátil administrado por inalação. É utilizado para indução e manutenção da anestesia.

Desflurano, líquido volátil, é administrado para indução e manutenção da anestesia. É fornecido por vaporizador especial, pois sua administração por máscara determina irritação do sistema respiratório.

Opioides

Fentanila (analgésico opioide) e droperidol (neuroléptico com efeito sedativo) podem ser utilizados em combinação, em processo denominado **neuroleptanalgesia** e caracterizado por quietude geral, redução da atividade motora e analgesia profunda. A perda completa da consciência pode não ocorrer, a não ser que sejam administrados outros anestésicos. O uso de droperidol como sedativo, antiemético no período pós-anestésico imediato, fármaco de indução e adjuvante da anestesia geral diminuiu, em virtude de sua associação a arritmias cardíacas fatais. Fentanila pode ser utilizada isoladamente como suplemento da anestesia geral ou regional. Pode ser também administrada isoladamente ou com outros fármacos no pré-operatório e como analgésico durante o período pós-operatório imediato.

Remifentanila é utilizada para indução e manutenção da anestesia geral e para analgesia continuada durante o pós-operatório imediato. Esse fármaco é utilizado com cautela em pacientes com história de hipersensibilidade à fentanila.

Relaxantes musculares

Relaxantes do músculo esquelético podem ser utilizados durante a anestesia geral e estão listados na Tabela 17.3. Produzem relaxamento da musculatura esquelética durante certos tipos de cirurgia, como as que envolvem tórax ou abdome. Além disso, podem ser utilizados para facilitar inserção de tubo endotraqueal. O início de ação é habitualmente rápido (45 segundos a alguns minutos), e a duração de ação é de 30 minutos ou mais.

RESPONSABILIDADES DE ENFERMAGEM

Pré-anestesia

Antes da cirurgia e durante a administração da anestesia geral, o enfermeiro tem as seguintes responsabilidades:

- Executar tarefas e procedimentos necessários antes da cirurgia e documentá-los no prontuário do paciente, conforme prescrito pelo médico e determinado pela política do hospital. As tarefas incluem, por exemplo, administração de agente hipnótico antes da cirurgia, tricotomia da área operatória, obtenção de sinais vitais, verificação da assinatura do paciente no formulário de consentimento, verificação de que todas as joias ou objetos de metal tenham sido retirados do paciente, inserção de cateter, inserção de tubo nasogástrico e orientações ao paciente
- Paciente ambulatorial: verificar se há cuidador disponível para levar o paciente para casa e monitorar o paciente após o procedimento
- Verificar no prontuário quaisquer resultados anormais de exames laboratoriais recentes. Se houve e foi incluído no prontuário do paciente pouco antes da cirurgia, avisar cirurgião e anestesiologista sobre a anormalidade
- Assinalar alergias a fármacos ou idiossincrasias conhecidas ou suspeitas

TABELA 17.3 Exemplos de relaxantes musculares utilizados durante a anestesia geral.

Nome genérico
Cisatracúrio
Pancurônio
Succinilcolina

- Administrar medicação pré-anestésica (pré-operatória)
- Instruir o paciente a permanecer no leito e colocar grades laterais após a administração do medicamento pré-anestésico.

> **ALERTA DE ENFERMAGEM**
> Medicamentos pré-anestésicos precisam ser administrados no momento certo para produzir os efeitos desejados, sob pena de resultar em eventos como aumento das secreções respiratórias, em consequência do efeito irritante dos gases anestésicos, ou necessidade de maior dose do fármaco de indução, visto que o medicamento pré-anestésico não teve tempo de sedar o paciente.

Pós-anestesia | Unidade de recuperação pós-anestésica (URPA)

Após a cirurgia, as responsabilidades do enfermeiro variam de acordo com o local em que primeiramente contata o paciente recém-operado:

- Admitir o paciente na unidade, de acordo com o procedimento ou a política do hospital
- Verificar se as vias respiratórias estão pérvias, avaliar estado respiratório e administrar oxigênio, se necessário
- Posicionar o paciente para evitar aspiração de vômito e secreções
- No caso da anestesia regional, verificar se os membros e o corpo estão em posição adequada para evitar qualquer lesão
- Verificar perviedade de acessos venosos, cateteres e tubos de drenagem e checar curativos cirúrgicos e aparelhos gessados
- Rever registros de cirurgia e anestesia do paciente
- Monitorar pressão arterial, pulso e frequência respiratória a cada 5 a 15 minutos, até que o paciente receba alta da área
- Verificar o paciente a cada 5 a 15 minutos quanto à recuperação da anestesia e efetuar aspiração, se necessário
- Verificar frequência respiratória, pressão arterial e pulso do paciente antes da administração de opioides, bem como avaliar o nível de dor em 20 a 30 minutos após (ver Capítulo 16). Contatar o médico se a frequência respiratória for inferior a 10 incursões/min antes da administração do fármaco, ou se cair abaixo de 10 incursões/min após sua administração
- Transferir o paciente da área para o quarto ou outra área específica. Completar a documentação de todos os fármacos administrados, bem como as tarefas de enfermagem realizadas antes de o paciente deixar a URPA
- Paciente ambulatorial: assegurar que o paciente consiga deambular (quando apropriado), esteja urinando e tenha sinais vitais estáveis. Fornecer instruções por escrito para cuidados e acompanhamento.

Farmacologia na prática
PENSE CRITICAMENTE
Lillian Chase necessita de anestésico local para remover um nevo do braço. Dispõe-se de dois frascos no balcão: solução de lidocaína a 2% e lidocaína a 2% com epinefrina 1:100.000 em solução. Qual a solução correta para a anestesia local?

184 Parte 3 Fármacos Utilizados no Tratamento da Dor

PONTOS-CHAVE

■ Anestesia refere-se à perda de sensação ou sensibilidade. Anestesia local e geral objetivam alívio de dor para realizar procedimentos que, de outro modo, seriam dolorosos

■ Anestesia local determina alívio de dor por aplicação tópica, infiltração local e administração regional e é utilizada quando se trata de área específica do corpo, porém o paciente permanece consciente

■ Anestesia geral exige diversos fármacos e passa por vários estágios para alcançar estado em que procedimentos cirúrgicos possam ser realizados sem dor, movimento ou memória

■ Um maior número de sistemas de órgãos é envolvido quando se administra anestesia geral; o paciente necessita de assistência e orientação para recomeçar o desempenho das funções respiratória, gastrintestinal e musculoesquelética após o procedimento

■ A responsabilidade de enfermagem inclui tarefas para auxiliar, manter e recuperar o paciente ao qual foi administrado anestésico.

REVISÃO DO CAPÍTULO

Calcule a dosagem dos medicamentos

1. Como medicação pré-operatória para paciente a ser submetido a cirurgia, o anestesiologista prescreve meperidina 50 mg IM, que está disponível em solução de 50 mg/mℓ. O enfermeiro prepara _____ para administrar.

Prepare-se para provas

1. A anestesia utilizada ao se efetuar sutura de pequeno corte ou ferida é denominada _____.
1. Tópica
2. Regional
3. Local
4. Bloqueio de condução

2. Ao planejar os cuidados pré-operatórios, o enfermeiro espera que o medicamento pré-anestésico seja administrado _____ antes de o paciente ser transportado para cirurgia.
1. 10 minutos
2. 30 minutos
3. 40 minutos
4. 60 minutos

3. Qual dos seguintes fármacos é o gás mais comumente utilizado para anestesia geral?
1. Etileno
2. Isoflurano
3. Óxido nitroso
4. Sevoflurano

4. Neuroleptanalgesia é utilizada para promover quietude geral, reduzir atividade motora e induzir analgesia profunda. Quais dos seguintes fármacos são utilizados em combinação para produzir neuroleptanalgesia?
1. Fentanila e droperidol
2. Morfina e glicopirrolato
3. Atropina e meperidina
4. Fentanila e midazolam

5. Um dos usos de relaxantes musculares como parte da anestesia geral é:
1. Prevenir o movimento do paciente durante a cirurgia
2. Facilitar a inserção do tubo endotraqueal
3. Possibilitar uma anestesia mais profunda
4. Produzir anestesia adicional

6. Que grupo de indivíduos corre risco de complicações particularmente maior em medicação pré-anestésica?
1. Lactentes
2. Adolescentes
3. Obesos
4. Idosos

7. Após anestesia geral, paciente é colocado em decúbito lateral durante o período de recuperação para:
1. Avaliar o estado respiratório
2. Prevenir a deglutição do tubo endotraqueal
3. Avaliar melhor os sinais vitais
4. Prevenir a aspiração durante a recuperação

8. Associe o medicamento com sua ação desejada relacionada a procedimentos anestésicos:

1. Opioide	A. Diminui a chance de náuseas
2. Antiemético	
3. Bloqueador colinérgico	B. Deprime o sistema nervoso central
4. Benzodiazepínico	C. Alivia a dor e diminui a ansiedade
	D. Diminui as secreções

9. Ordenar as seguintes ações conforme sua ocorrência durante os estágios da anestesia geral:
1. Paralisia respiratória
2. Movimentação e resmungos
3. Perda da consciência
4. Músculos tornam-se rígidos e ruídos são exageradamente percebidos

Para verificar suas respostas, ver Apêndice F.

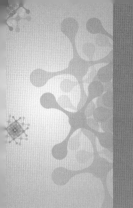

PARTE 4
Fármacos que Atuam no Sistema Nervoso Central

O sistema nervoso é parte complexa do corpo humano, que envia mensagens para o cérebro e dele recebe. Essa conexão cérebro–corpo ajuda na regulação e na coordenação de atividades como movimento, comportamento, digestão e sono. O sistema nervoso tem duas divisões principais: sistema nervoso central (SNC) e sistema nervoso periférico (SNP). O SNC é constituído por encéfalo e medula espinal e recebe, integra e interpreta impulsos nervosos, enquanto o SNP é o sistema mensageiro, conectando todas as partes do corpo com o SNC.

Nesta parte, são descritos fármacos que atuam no SNC, sendo capazes de alterar humor, sensação e interpretação da informação no cérebro. Esses medicamentos, estimulantes e depressores dos sinais no SNC, são utilizados para aumentar o bem-estar mental em pacientes internados e ambulatoriais.

Fármacos que estimulam o SNC são descritos no Capítulo 18. São utilizados para estimular funções orgânicas, revertendo, por exemplo, depressão respiratória. Medicamentos estimulantes podem intensificar um sinal e atenuar outros, como no tratamento de crianças e adultos com transtorno de déficit de atenção–hiperatividade (TDAH).

O Capítulo 19 apresenta fármacos utilizados para intensificar a neurotransmissão, de modo a manter ou melhorar a função cognitiva de indivíduos com demência. Atualmente, a doença de Alzheimer (DA) constitui a nona causa principal de morte em adultos com mais de 65 anos de idade, acarretando grande dispêndio de dinheiro em custos diretos e indiretos. Embora a cura dessa doença degenerativa ainda não seja conhecida, a demência pode ser retardada por *inibidores da colinesterase*, discutidos no Capítulo 19. Em geral, a pessoa vive, em média, 8 anos após o estabelecimento do diagnóstico; contudo, algumas pessoas já viveram até 20 anos após o

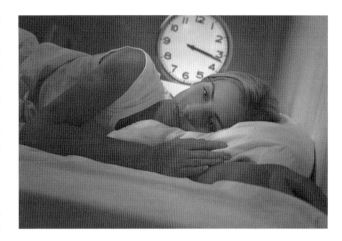

diagnóstico de DA graças a fármacos para combater sintomas de demência.

A era da tecnologia e da informação exige atividade e atenção contínuas, gerando pessoas estressadas, cansadas e ansiosas. Para controle dessas manifestações, fármacos depressores da neurotransmissão são utilizados: ansiolíticos no tratamento da ansiedade (Capítulo 20); hipnossedativos no tratamento da insônia (Capítulo 21); antidepressivos no tratamento da depressão (Capítulo 22). Depressão caracteriza-se por sentimentos de intensa tristeza, desamparo e inutilidade que comprometem a capacidade funcional do indivíduo, alterando apetite, sono e interesse por trabalho, família e atividades habitualmente consideradas agradáveis.

Por outro lado, um transtorno psicótico, como esquizofrenia, caracterizado por extrema desorganização da personalidade e perda de contato com a realidade, é tratado com *fármacos antipsicóticos* ou *neurolépticos* (Capítulo 23).

18
Fármacos Estimulantes do Sistema Nervoso Central

Termos-chave

euforia sentimento de excitação e alegria intensos

narcolepsia transtorno crônico que resulta em episódios recorrentes de sonolência e sono durante o dia

saciedade sensação de plenitude no sistema digestório ou apetite satisfeito

simpatomimético fármaco que mimetiza a estimulação do sistema nervoso simpático

transtorno de déficit de atenção–hiperatividade (TDAH) caracterizado por desatenção, hiperatividade e impulsividade

Objetivos de aprendizagem

Ao fim deste capítulo, o leitor deverá ser capaz de:

1. Citar as três classes de estimulantes do SNC.
2. Discutir usos, ações farmacológicas gerais, reações adversas comuns, contraindicações, precauções e interações dos estimulantes do SNC.
3. Discutir atividades a serem realizadas pelo enfermeiro na avaliação pré-administração e na avaliação continuada no paciente tratado com estimulante do SNC.
4. Listar diagnósticos de enfermagem específicos para paciente em uso de estimulante do SNC.
5. Discutir maneiras de promover resposta ótima ao tratamento, controlar reações adversas comuns aos fármacos e instruir os pacientes sobre o uso dos estimulantes do SNC.

 Classes de fármacos

| Anfetaminas | Analépticos | Anorexígenos |

Farmacologia na prática

Janna Wong, com 16 anos, é uma ginasta do ensino médio. Sua mãe a traz à clínica após ter lido na internet sobre transtorno de déficit de atenção–hiperatividade (TDAH). Está preocupada com a falta de concentração de Janna nos treinos, o que pode ser devido a esse transtorno. Solicita prescrição de medicamentos para a filha.

Este capítulo descreve os fármacos estimulantes do SNC e as implicações de enfermagem relacionadas com sua administração. As três principais classes de estimulantes são anfetaminas, analépticos e anorexígenos, cujas definições são apresentadas no Boxe 18.1. Esses fármacos possuem alto potencial de uso abusivo, devido à sua capacidade de produzir euforia e excitação, devendo ser usados com cautela.

BOXE 18.1   Definições de estimulantes do sistema nervoso central.

Anfetaminas. Fármacos utilizados no tratamento de crianças com TDAH
Analépticos. Fármacos estimulantes do centro respiratório cerebral e do sistema cardiovascular, utilizados em narcolepsia e como adjuvantes em apneia obstrutiva do sono
Anorexígenos. Fármacos utilizados para suprimir o apetite

ESTIMULANTES DO SISTEMA NERVOSO CENTRAL

AÇÕES

Anfetaminas estimulam uma via neural específica no cérebro e são denominadas agentes **simpatomiméticos** (i. e., adrenérgicos). Sua ação resulta em elevação de pressão arterial, frequência do pulso e excitação. Também provocam **euforia**; essa sensação prazerosa aumenta seu potencial de dependência psíquica.

> **ALERTA DE ENFERMAGEM**
> Estimulantes aumentam a transmissão de dopamina para áreas do cérebro que interpretam o bem-estar. Para manter as sensações de prazer, as pessoas continuam o uso dos estimulantes, o que leva a uso abusivo e potencial drogadição.

O **transtorno de déficit de atenção–hiperatividade (TDAH)** em crianças é tratado com sucesso por anfetaminas. Esses medicamentos bloqueiam recaptação de norepinefrina e dopamina. Isso diminui a ação de outros neurotransmissores, e o aumento da neurotransmissão em via selecionada ajuda a focar concentração e atenção.

Um dos estimulantes do SNC mais utilizados é a cafeína, com efeito analéptico de leve a potente. Analépticos aumentam a profundidade das respirações, estimulando receptores especiais (*quimiorreceptores*), localizados nas artérias carótidas e na parte superior da aorta e sensíveis à concentração de oxigênio no sangue arterial. A cafeína é um analéptico que estimula o SNC em todos os níveis: córtex cerebral, bulbo e medula espinal. Também possui atividade diurética leve. A cafeína é corriqueiramente ingerida na forma de café, chá ou chocolate; contudo, seu uso terapêutico como agente estimulante está aumentando no contexto neonatal. Outras ações dos analépticos incluem estimulação cardíaca (como taquicardia), dilatação de vasos sanguíneos coronários e periféricos, constrição de vasos sanguíneos cerebrais e estimulação de músculo esquelético.

Modafinila e armodafinila são analépticos utilizados no tratamento da **narcolepsia** (sonolência excessiva diurna, mesmo quando o indivíduo tem padrão normal de sono noturno). O mecanismo exato dessa ação não é conhecido, porém acredita-se que esses fármacos aumentem os níveis de dopamina no cérebro, reduzindo, assim, o número de episódios de sonolência. Não exercem efeitos estimulantes cardíacos e outros efeitos estimulantes sistêmicos, como outros estimulantes do SNC. Algumas vezes, esses medicamentos são utilizados no tratamento da apneia obstrutiva do sono para promover excitação diurna (não para substituir a pressão positiva contínua nas vias respiratórias durante o sono).

Anorexígenos são agentes farmacologicamente semelhantes às anfetaminas. Acredita-se que sua capacidade de suprimir a fome esteja ligada à ação sobre o centro do apetite no hipotálamo. O anorexígeno lorcasserina atua sobre receptores de serotonina, reduzindo o consumo de alimento ao promover sensação de **saciedade**.

USOS

Estimulantes do SNC são utilizados no tratamento das seguintes condições:

- TDAH
- Depressão respiratória fármaco-induzida
- Depressão respiratória pós-anestesia, sem redução da analgesia
- Narcolepsia
- Apneia obstrutiva do sono
- Obesidade exógena
- Fadiga (cafeína).

> **ALERTA DE ENFERMAGEM**
> O TDAH é um transtorno que afeta crianças e adultos, caracterizando-se por desatenção, hiperatividade e impulsividade. Como esses comportamentos, quando ocorrem independentemente, podem ser normais em qualquer indivíduo, é importante que a criança seja submetida a exame completo, e que apropriado diagnóstico seja estabelecido por profissional qualificado antes de iniciar a terapia farmacológica (Figura 18.1).

REAÇÕES ADVERSAS

Reações do sistema neuromuscular

- Estimulação excessiva do SNC, cefaleia, tontura
- Apreensão, desorientação, hiperatividade.

Outras reações

- Náuseas, vômitos, tosse, dispneia
- Retenção urinária, taquicardia, palpitações.

Para mais informações sobre reações adversas, ver Resumo de Fármacos | Fármacos estimulantes do sistema nervoso central.

CONTRAINDICAÇÕES

Estimulantes do SNC são contraindicados para pacientes com reconhecida hipersensibilidade, distúrbios convulsivos e de ventilação (p. ex., doença pulmonar obstrutiva crônica [DPOC]). Não se administram estimulantes do SNC a

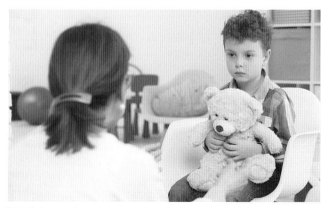

FIGURA 18.1 Crianças sempre devem ser submetidas a exame completo antes que sejam prescritos estimulantes para transtorno de déficit de atenção–hiperatividade (TDAH).

pacientes com problemas cardíacos, hipertensão arterial grave ou hipertireoidismo. *Estimulantes do SNC não são recomendados como tratamento para depressão.* Anfetaminas e anorexígenos não devem ser administrados concomitantemente ou dentro de 14 dias após o uso de antidepressivos. Além disso, anfetaminas são contraindicadas para pacientes com glaucoma. A maioria dos anorexígenos é classificada na categoria X para uso na gestação, não devendo ser utilizados durante a gravidez. Embora armodafinila seja considerada na categoria C para uso na gestação, sua segurança não foi comprovada.

PRECAUÇÕES

Estimulantes do SNC devem ser utilizados com cautela em pacientes com doença respiratória, comprometimento renal ou hepático e história de uso abusivo de substâncias. Esses fármacos devem ser utilizados com cautela em gestantes ou lactantes.

INTERAÇÕES

Os seguintes fármacos podem interagir com estimulante do SNC quando administrados concomitantemente:

Fármaco combinado	Uso comum	Efeito da interação
Anestésicos	Anestesia durante procedimentos cirúrgicos	Risco aumentado de arritmias cardíacas
Teofilina	Broncodilatador	Risco aumentado de comportamentos hiperativos
Contraceptivos orais	Contracepção	Diminuição da efetividade do contraceptivo oral quando tomado com modafinila

PROCESSO DE ENFERMAGEM
Paciente tratado com estimulante do sistema nervoso central

AVALIAÇÃO

A avaliação do paciente tratado com estimulante do SNC depende do fármaco, do paciente e do motivo de sua administração.

Avaliação pré-administração

Transtorno de déficit de atenção–hiperatividade
Quando se prescreve anfetamina por qualquer razão, deve-se pesar o paciente e verificar pressão arterial, pulso e frequência respiratória antes de iniciar a terapia farmacológica. Recorrer à família para descrever e documentar o padrão de comportamento observado na criança com TDAH para comparação posterior. Se a criança estiver internada, pedir à família um *feedback* e registrar as observações diárias do comportamento da criança no prontuário. Isso fornece registro dos resultados da terapia.

 Considerações sobre o paciente

Paciente pediátrico
Foi constatado risco aumentado de ideação suicida em crianças e adolescentes em uso de atomoxetina, sendo necessário monitorar rigorosamente pensamentos ou comportamentos suicidas nos usuários. Ensinar à família sobre comportamentos específicos a observar e sobre como perguntar à criança acerca de pensamentos suicidas, o que sinalizaria a necessidade de contatar o médico.

Depressão respiratória
Quando se prescreve estimulante do SNC para depressão respiratória, a avaliação inicial do paciente deve incluir pressão arterial, pulso e frequência respiratória. É importante anotar a profundidade das respirações, como respiração superficial ou respirações profundas e superficiais alternadas. Rever resultados de exames laboratoriais recentes (se houver algum), como gasometria arterial. É importante examinar o prontuário para identificar os fármacos passíveis de causar a depressão respiratória.

Obesidade
Quando se utiliza anorexígeno como parte do tratamento da obesidade, o fármaco é habitualmente prescrito para uso ambulatorial. Verificar e documentar pressão arterial, pulso, frequência respiratória e peso (IMC) antes de iniciar a terapia e a cada visita ambulatorial.

Avaliação continuada

Depressão respiratória
Após a administração de analéptico, deve-se monitorar cuidadosamente a frequência e o padrão respiratórios do paciente até que ocorra normalização da respiração. Também se deve monitorar o nível de consciência, a pressão arterial e a frequência do pulso a intervalos de 5 a 15 minutos ou conforme solicitado pelo médico. Deve-se obter gasometria arterial em determinados intervalos, de modo a determinar a efetividade do analéptico e a eventual necessidade de terapia farmacológica adicional. É importante observar o paciente à procura de reações adversas ao fármaco e relatar imediatamente sua ocorrência ao médico.

DIAGNÓSTICOS DE ENFERMAGEM

Os diagnósticos de enfermagem específicos para agentes farmacológicos incluem:

- **Distúrbio no padrão de sono**, relacionado com estimulação e hiperatividade do SNC, nervosismo, insônia, outros fatores (especificar)
- **Padrão respiratório ineficaz**, relacionado com depressão respiratória
- **Nutrição desequilibrada: menor do que as necessidades corporais**, relacionada com a diminuição do apetite.

Diagnósticos de enfermagem relacionados com administração de medicamentos são discutidos no Capítulo 4.

PLANEJAMENTO

Os desfechos esperados no paciente dependem do motivo da prescrição do estimulante do SNC, mas podem incluir resposta ótima à terapia, atendimento às necessidades do paciente relacionadas com o controle das reações adversas do fármaco e confiança em sua compreensão do esquema medicamentoso.

IMPLEMENTAÇÃO

Promoção da resposta ótima à terapia
Estimulantes são utilizados prolongadamente para TDAH. Podem ser usados em tratamento a curto prazo para obesidade exógena (obesidade causada por ingestão persistente de calorias em quantidade maior do que a necessária pelo corpo). Entretanto, esse uso declinou, uma vez que o emprego prolongado do fármaco associa-se a potencial dependência e uso abusivo.

Monitoramento e manejo das necessidades do paciente

Distúrbios no padrão de sono
Quando a terapia com estimulante do SNC provoca insônia, ensinar paciente ou cuidador a administrar o medicamento cedo durante o dia (quando possível) para diminuir o transtorno do sono. O médico pode escolher uma forma de ação prolongada do fármaco, a ser administrada diariamente pela manhã, para reduzir problemas relacionados ao padrão de sono. O paciente deve distrair-se com atividades, para evitar cochilo durante o dia.

Outros estimulantes, como café, chá ou bebidas à base de cola devem ser evitados. É preciso estar atento para o fato de que as bebidas energéticas contêm cafeína, bem como produtos fitoterápicos e vitaminas. Em alguns pacientes, podem ocorrer nervosismo, inquietação e palpitações. Verificar sinais vitais a cada 6 a 8 horas ou com mais frequência se for constatada ocorrência de taquicardia, hipertensão arterial ou palpitações. Reações adversas possíveis com uso de anfetaminas podem ser suficientemente graves para exigir interrupção do medicamento. Em alguns casos, os efeitos adversos são leves e podem desaparecer à medida que se desenvolve tolerância física. Ensinar o paciente a relatar quaisquer reações adversas ou diferenças de comportamento ao médico. Um exemplo seria o de paciente que declara dormir sem problema, mesmo utilizando o estimulante. Isso indica que o paciente desenvolveu tolerância ao fármaco, e, neste caso, a dose não é aumentada.

 Considerações sobre o paciente

Gerontologia
Os adultos mais velhos são particularmente sensíveis aos efeitos dos estimulantes do SNC e podem exibir ansiedade excessiva, nervosismo, insônia e confusão mental. Distúrbios cardiovasculares, comuns no adulto mais velho, podem ser agravados pelos estimulantes do SNC. Cuidadoso monitoramento é importante, porque tais reações podem condicionar suspensão do medicamento.

Esses fármacos também podem ser úteis no manejo da narcolepsia, distúrbio que começa na adolescência ou no adulto jovem e persiste durante toda a vida.

Padrão respiratório ineficaz
Depressão respiratória pode constituir evento grave, exigindo administração de estimulante respiratório. Quando se administra fármaco analéptico, deve-se documentar previamente frequência, profundidade e caráter das respirações, como valores basais para avaliar a efetividade da terapia farmacológica. Além disso, antes de administrar o medicamento, o enfermeiro deve certificar-se de que o paciente tenha via respiratória desobstruída. Em geral, administra-se oxigênio antes, no decorrer e depois da administração do medicamento. Após a administração, monitorar rigorosamente as respirações e documentar os efeitos da terapia.

Quando ocorre depressão respiratória no período pós-operatório, é preciso avaliar cuidadosamente o nível de dor do paciente. A depressão respiratória pode ocorrer em consequência da combinação de fármacos utilizados para produzir anestesia. Naloxona reverte efeitos de opioides, porque os substitui nos receptores celulares. Isso significa que o paciente pode sentir retorno súbito e intenso da dor, pois seu alívio é eliminado juntamente com a reversão da depressão respiratória. O uso de analépticos para estimular a respiração pode melhorar o padrão respiratório, sem modificar o efeito de alívio da dor do opioide. Assim, a respiração melhora e o alívio da dor continua para o paciente.

Podem ocorrer náuseas e vômitos com administração de analéptico; logo, é necessário manter aparelho de aspiração próximo, caso o paciente vomite. Administração de doxapram pode resultar em retenção urinária; certificar-se de controlar o balanço hídrico e notificar o médico se o paciente não conseguir urinar, ou se a bexiga estiver distendida à palpação.

Nutrição desequilibrada: menor do que as necessidades corporais
Diminuição do apetite constitui uma das reações adversas do uso de estimulante do SNC em criança com TDAH. Embora diminuição do apetite seja efeito desejado para paciente com problemas de peso, não é desejável no tratamento de TDAH. Acredita-se que esse efeito retarde o crescimento das crianças, visto que não se alimentam (Manos, 2007). Por conseguinte, é importante monitorar peso e padrões de crescimento de crianças em tratamento prolongado com estimulantes do SNC.

Deve-se ensinar aos pais como monitorar padrões alimentares da criança em uso de estimulantes do SNC e a estarem seguros no preparo de refeições e lanches nutritivos. É importante oferecer bom desjejum, visto que o medicamento possivelmente fará com que a criança não sinta fome na hora do almoço na escola, quando os pais não podem monitorar a ingestão nutricional. Devem-se aferir frequentemente altura e peso corporal. O esquema medicamentoso pode ser interrompido periodicamente sob a supervisão do médico para avaliar a efetividade do tratamento farmacológico e descansar o corpo dos efeitos do medicamento. Algumas vezes, essas interrupções no tratamento são denominadas *férias farmacológicas*.

Orientação ao paciente e aos familiares
A informação incluída no plano de ensino depende do fármaco e da razão pela qual está sendo administrado. O paciente e sua família devem sentir-se seguros sobre o propósito do medicamento e suas possíveis reações adversas. É importante ressaltar a necessidade de seguir o esquema posológico recomendado. Ao desenvolver o plano de ensino, incluir as seguintes instruções adicionais:

- TDAH: Administrar o medicamento pela manhã, 30 a 45 minutos antes do desjejum e antes do almoço. Não administrar o medicamento no final da tarde. Manter diário do comportamento da criança, incluindo padrões gerais, socialização com outras pessoas e tempo de atenção. Trazer

Orientação ao paciente para desfechos melhores

Uso de anorexígenos para perda de peso
Ao orientar o paciente, certificar-se dos seguintes itens:
- ✔ Esses medicamentos são destinados a pacientes com problemas crônicos de manejo do peso, sendo associados a dieta e programa de atividade física aprovados
- ✔ Esses medicamentos só devem ser utilizados para obesidade (índice de massa corporal [IMC] de 30 ou mais) ou para sobrepeso (IMC de 25 a 29,9) quando existirem comorbidades, como hipertensão arterial, diabetes melito tipo 2 ou dislipidemia
- ✔ Nunca deve tomar preparações de venda livre junto com anorexígenos para perder peso
- ✔ Se não conseguir perder 5% de peso em 12 semanas, deve contatar o médico; nunca aumentar a dose para acelerar ou aumentar a perda de peso
- ✔ Contatar imediatamente o médico se surgirem alterações mentais (agitação ou alucinações), taquicardia, tontura, falta de coordenação ou sensação de calor. Essas alterações podem sinalizar síndrome neuroléptica maligna, que exige tratamento de emergência
- ✔ Estar ciente de possível comprometimento na capacidade de dirigir veículos ou executar tarefas perigosas
- ✔ Evitar outros estimulantes, incluindo os que contêm cafeína (café, chá e bebidas energéticas ou à base de cola)
- ✔ Ler rótulos de alimentos e medicamentos isentos de prescrição à procura de eventual estimulante
- ✔ Estar atento para a ocorrência de alterações mentais, particularmente ante uso de antidepressivos à base de serotonina. Deve notificar imediatamente o médico nessa situação, de modo a evitar desenvolvimento da síndrome serotoninérgica (ver Capítulo 22)
- ✔ Mulheres: devem utilizar método contraceptivo e não amamentar enquanto usarem esses medicamentos
- ✔ Homens: a lorcasserina pode causar priapismo (ereção prolongada e dolorosa do pênis). Devem procurar tratamento médico imediato em caso de ereção de mais de 4 horas de duração.

esse registro a cada consulta com o médico ou ambulatório, porque isso ajuda o profissional a determinar futuros ajustes na dose do medicamento ou modalidades adicionais de tratamento. O médico pode recomendar uso do medicamento apenas nos dias de escola, quando são necessários altos níveis de atenção e desempenho

- Narcolepsia: Manter registro do número de vezes por dia em que ocorrem períodos de sonolência e trazer esse registro a cada visita ao consultório do médico ou ambulatório
- Anfetaminas e anorexígenos devem ser tomados cedo para evitar insônia, secundados por atividade física e controle no consumo de alimentos. Não modificar o esquema posológico, a não ser sob orientação do médico. Esses medicamentos podem comprometer a capacidade de dirigir veículos ou executar tarefas perigosas e podem mascarar fadiga extrema. Caso ocorram tontura, vertigem, ansiedade, nervosismo ou tremores, entrar em contato com o médico. Evitar ou diminuir consumo de café, chá e bebidas energéticas/gaseificadas que contenham cafeína (ver Orientação ao paciente para desfechos melhores I Uso de anorexígenos para perda de peso)
- Cafeína (oral, isenta de prescrição): deve-se evitar uso de preparações de cafeína de venda livre em indivíduo com história de doença cardíaca, hipertensão arterial ou úlceras pépticas. Esses produtos são desenvolvidos para uso ocasional e não devem ser utilizados se forem constatadas palpitações, tontura ou vertigem.

REAVALIAÇÃO

- A resposta terapêutica é obtida, e a depressão respiratória é revertida; observa-se melhora em comportamento e desempenho escolar da criança; a perda de peso desejada é obtida
- As reações adversas são identificadas, relatadas ao médico e controladas com sucesso por meio de apropriadas intervenções de enfermagem:
  - O paciente relata menor número de episódios de padrões inapropriados de sono
  - O padrão respiratório é mantido
  - O paciente mantém estado nutricional adequado
- O paciente e sua família expressam confiança e demonstram entender o esquema medicamentoso.

Farmacologia na prática
PENSE CRITICAMENTE
Que perguntas sobre a rotina diária de Janna permitirão avaliar se ela tem os padrões de comportamento descritos como TDAH? Existem outras razões que justifiquem o desejo da mãe de Janna de que ela tome estimulantes?

PONTOS-CHAVE

■ Estimulantes do SNC intensificam a neurotransmissão e estimulam os receptores em diferentes partes do cérebro. Esses fármacos são utilizados em TDAH, narcolepsia, depressão respiratória e progamas de perda de peso. Não devem ser utilizados no tratamento de depressão clínica

■ Esses fármacos associam-se a alto potencial de adição, devido à estimulação dos centros cerebrais de prazer pelo aumento do neurotransmissor dopamina

■ Em uso rotineiro, estimulantes de ação prolongada são administrados pela manhã e no almoço para reduzir a incidência de insônia

■ Estimulantes podem afetar outros órgãos, provocando taquicardia, palpitações, cefaleia, tontura, apreensão, náuseas, vômitos e retenção urinária.

RESUMO DE FÁRMACOS
Fármacos estimulantes do sistema nervoso central

Nome genérico	Usos	Reações adversas	Faixas posológicas
Anfetaminas			
Anfetamina	Narcolepsia, TDAH, obesidade exógena	Insônia, nervosismo, cefaleia, taquicardia, anorexia, tontura, excitação	Narcolepsia: 5 a 60 mg/dia VO, em doses fracionadas TDAH: 5 mg VO, 2 vezes/dia aumentar 10 mg/semana até obter o efeito desejado
Anfetamina/dextroanfetamina	Narcolepsia, TDAH	Iguais às da anfetamina	10 a 30 mg VO, 1 vez/dia
Dexmetilfenidato	TDAH	Nervosismo, insônia, perda do apetite, dor abdominal, perda de peso, taquicardia, exantema	2,5 mg VO, 2 vezes/dia; dose máxima de 20 mg/dia
Dextroanfetamina	Narcolepsia, TDAH	Iguais às da anfetamina	Narcolepsia: 5 a 60 mg/dia VO, em doses fracionadas TDAH: até 40 mg/dia VO
Lisdexanfetamina	TDAH	Iguais às da anfetamina	30 a 70 mg/dia VO, uma dose matinal
Metanfetamina	TDAH, obesidade exógena	Iguais às da anfetamina	TDAH: até 25 mg/dia VO Obesidade: 5 mg VO, 30 min antes das refeições
Metilfenidato	TDAH, narcolepsia	Insônia, anorexia, tontura, cefaleia, dor abdominal	5 a 60 mg/dia VO
Analépticos			
Armodafinila	Narcolepsia, apneia obstrutiva do sono, sonolência causada por trabalho por turnos	Cefaleia, náuseas, insônia	150 a 250 mg/dia VO, em dose única pela manhã
Cafeína	Fadiga, sonolência, como adjuvante em formulação analgésica, depressão respiratória	Palpitações, náuseas, vômitos, insônia, taquicardia, inquietação	Depressão respiratória: 500 mg/1 g IM, IV
Doxapram	Depressão respiratória: pós-anestesia, fármaco-induzida, insuficiência respiratória aguda sobreposta à DPOC	Tontura, cefaleia, apreensão, desorientação, náuseas, tosse, dispneia, retenção urinária	0,5 a 1 mg/kg IV
Modafinila	Narcolepsia, apneia obstrutiva do sono	Cefaleia, náuseas	200 a 400 mg/dia VO
Anorexígenos			
Benzfetamina	Obesidade	Insônia, nervosismo, cefaleia, boca seca, palpitações, taquicardia, tontura, excitação	25 a 50 mg VO, 1 a 3 vezes/dia
Dietilpropiona	Obesidade	Iguais às da benzfetamina	Liberação imediata: 25 mg VO, 3 vezes/dia Liberação prolongada: 75 mg VO, 1 vez/dia
Lorcasserina	Obesidade	Baixo nível de glicemia, cefaleia, boca seca, constipação intestinal, tontura	10 mg VO, 2 vezes/dia
Fendimetrazina	Obesidade	Iguais às da benzfetamina	35 mg VO, 2 a 3 vezes/dia
Fentermina	Obesidade	Iguais às da benzfetamina	8 mg VO, 3 vezes/dia, ou 15 a 37,5 mg VO em dose única diária
Fentermina/topiramato	Obesidade	Iguais às da benzfetamina	1 comprimido por dia
Naltrexona/bupropiona	Obesidade	Iguais às da benzfetamina	2 comprimidos, 2 vezes/dia

Capítulo 18 Fármacos Estimulantes do Sistema Nervoso Central 193

Nome genérico	Usos	Reações adversas	Faixas posológicas
Outros fármacos			
Atomoxetina	TDAH (atua como antidepressivo em vez de estimulante)	Cefaleia, diminuição do apetite, dor abdominal, vômitos, tosse	Dose inicial: 40 mg/dia VO, podendo aumentar até 100 mg/dia VO
Oxibato de sódio	Narcolepsia, sonolência diurna excessiva	Cefaleia, tontura, sonolência	4,5 a 9 g/noite, em 2 doses com intervalo de pelo menos 2,5 h

REVISÃO DO CAPÍTULO

Calcule a dosagem dos medicamentos

1. Foi prescrita a associação anfetamina/dextroanfetamina, de liberação prolongada, em dose diária de 30 mg, pela manhã. O fármaco é apresentado em cápsula de 15 mg. Os pais administrarão _____.

2. Foi prescrita modafinila 400 mg. O medicamento está disponível em comprimidos de 200 mg. O enfermeiro administra _____.

Prepare-se para provas

1. Qual das categorias de fármacos listados não é incluída como classe de estimulantes do SCN?
   1. Anfetaminas
   2. Analépticos
   3. Analgésicos
   4. Anorexígenos

2. A avaliação inicial de criança com TDAH inclui _____.
   1. Investigar a que estímulos a criança mais responde
   2. Determinar a inteligência da criança
   3. Obter registro do padrão comportamental da criança
   4. Obter os sinais vitais

3. Ao avaliar paciente tratado com doxapram para doença pulmonar crônica, o enfermeiro investiga reações adversas, que podem incluir:
   1. Cefaleia, tontura, variações de frequência cardíaca
   2. Diarreia, sonolência, hipotensão
   3. Diminuição da frequência respiratória, ganho de peso, bradicardia
   4. Febre, disúria, constipação intestinal

4. Ao fornecer instruções a paciente em tratamento com anfetamina devido a narcolepsia, o enfermeiro o orienta a _____.
   1. Registrar as horas do dia em que toma o medicamento
   2. Ingerir o medicamento ao deitar, bem como pela manhã
   3. Ingerir o medicamento com as refeições
   4. Manter um registro da frequência de ocorrência dos períodos de sonolência

5. Quando administra anfetamina, o enfermeiro verifica em primeiro lugar se o paciente está tomando ou tomou inibidor da monoamina oxidase (IMAO), visto que _____.
   1. Pode ser necessária menor dose de anfetamina
   2. Pode ser necessária dose mais alta de anfetamina

3. Anfetamina pode substituir o fármaco antidepressivo
   4. Anfetamina não deve ser administrada nos 14 dias seguintes ao uso de IMAO

6. Uma criança com TDAH é internada na unidade pediátrica devido a fratura de tíbia. Foi prescrito dexmetilfenidato, 7,5 mg, 2 vezes/dia; quando essas doses devem ser administradas?
   1. 7 e 11 horas
   2. 7 e 17 horas
   3. 9 e 17 horas
   4. 9 e 21 horas

7. Os pais de uma criança com TDAH perguntam por que foi prescrito estimulante a seu filho que já é excessivamente estimulado. A melhor resposta é:
   1. A estimulação do centro do prazer relaxa a criança
   2. O fármaco fortalece a via neural para focar a concentração
   3. O fármaco estimula a criança a se cansar o suficiente para se concentrar
   4. O fármaco é aditivo com o comportamento para cancelar os comportamentos ruins

8. Um paciente obeso tem peso inicial de 167 kg; depois de 12 semanas, está pesando 157 kg. A melhor ação neste momento consiste em:
   1. Continuar o anorexígeno
   2. Aumentar a dose do anorexígeno
   3. Reduzir a dose do anorexígeno
   4. Interromper o uso do anorexígeno

9. Uma paciente obesa inicia tratamento com anorexígeno para perder peso. Escolha todas as recomendações que o enfermeiro enfatiza a essa paciente sobre o medicamento. **Escolha todas as opções corretas.**
   1. Você deve modificar sua dieta e exercícios quando tomar esse medicamento
   2. Nunca ingerir comprimidos de venda livre para dieta quando estiver tomando esses medicamentos
   3. Você pode tomar esses medicamentos se seu IMC for de 22
   4. Interrompa o uso do anorexígeno se planeja engravidar

10. Foi prescrita fentermina, 8 mg VO, 3 vezes/dia, como adjuvante para perda de peso. A quantidade total do medicamento que o paciente irá receber diariamente é _____. Esta é uma dose apropriada para este medicamento?

Para verificar suas respostas, ver Apêndice F.

19 Inibidores da Colinesterase

Termos-chave

acetilcolina neurotransmissor que envia impulsos através do ramo parassimpático do sistema nervoso autônomo

delirium estado agudo e temporário de confusão mental

demência diminuição da função cognitiva

doença de Alzheimer (DA) distúrbio neurológico progressivo que afeta cognição, emoção e movimento

parassimpático que pertence à parte do sistema nervoso autônomo relacionada com a conservação da energia corporal

placa de proteína amiloide emaranhado de proteína no tecido nervoso

Objetivos de aprendizagem

Ao fim deste capítulo, o leitor deverá ser capaz de:

1. Discutir manifestações clínicas da doença de Alzheimer (DA).
2. Listar usos, ações farmacológicas gerais, reações adversas comuns, contraindicações, precauções e interações associadas à administração de inibidores da colinesterase.
3. Discutir atividades de enfermagem na avaliação pré-administração e na avaliação continuada do paciente tratado com inibidor da colinesterase.
4. Listar diagnósticos de enfermagem específicos para paciente em uso de inibidor da colinesterase.
5. Discutir maneiras de promover resposta ótima ao tratamento, controlar reações adversas comuns e instruir os pacientes sobre o uso de inibidores da colinesterase.

Classes de fármacos

Inibidores da colinesterase   Antagonistas do receptor
                                   N-metil-D-aspartato (NMDA)

Farmacologia na prática

A Sra. Moore, de 85 anos de idade, sofre de esquecimento progressivo há 1 ano. Por isso veio à clínica, acompanhada da filha. Depois do exame inicial, o médico decidiu tentar um inibidor da colinesterase. Hoje, a Sra. Moore telefonou para a clínica queixando-se de desconforto gastrintestinal e perguntando se pode fazer radiografia para detectar úlcera gástrica. É então marcada nova consulta. Que perguntas de avaliação devem ser formuladas para determinar se radiografia é um pedido apropriado?

Um dos maiores temores do envelhecimento é a **demência**, que envolve redução da função cognitiva, como memória, atenção, linguagem ou habilidades de comunicação e de resolução de problemas. Demência, em sentido global, engloba várias doenças e condições. A **doença de Alzheimer** (DA) é responsável por cerca de 80 a 90% de todos os casos de demência. Alterações anatomopatológicas específicas da DA são observadas no córtex cerebral. Essas alterações envolvem degeneração dos nervos por **placas de proteína amiloide** e emaranhados de feixes nervosos, que lentificam ou bloqueiam a transmissão no cérebro (Figura 19.1). Quando a neurotransmissão é prejudicada, surgem sintomas clínicos de demência. Inibidores da colinesterase e os mais recentes antagonistas dos receptores NMDA são utilizados para fortalecer a neurotransmissão e melhorar ou conservar a memória em indivíduos com demência.

Capítulo 19 Inibidores da Colinesterase 195

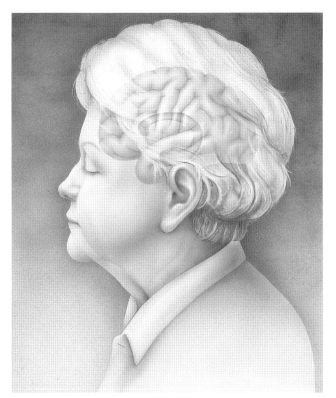

FIGURA 19.1 Doença de Alzheimer e a demência resultante ocorrem quando alterações no cérebro dificultam a neurotransmissão.

> **BOXE 19.1 Proposta de três estágios para doença de Alzheimer (DA).**
>
> **DA pré-clínica (pode ocorrer 20 anos antes do aparecimento dos sintomas clínicos)**
> - Foco na pesquisa
> - São observadas alterações mensuráveis no cérebro na ressonância magnética
> - Biomarcadores podem ser encontrados no sangue ou no líquido cefalorraquidiano
> - Não há alteração na capacidade cognitiva ou funcional.
>
> **Comprometimento cognitivo leve (CCL) causado por DA**
> - Foco em limitar a progressão com medicamentos
> - Alterações na capacidade cognitiva percebidas pelo paciente e sua família
> - Alterações em raciocínio ou memória, excluídas outras causas
> - Capacidade funcional intacta
> - Ansiedade leve a moderada percebida pela pessoa.
>
> **Demência causada por DA**
> - Foco em sustentar a função
> - Memória, pensamento e comportamento limitam a capacidade funcional
> - São necessários graus variáveis de assistência para atividades da vida diária
> - Raciocínio e julgamento comprometidos.

Nos EUA, aproximadamente 5,4 milhões de pessoas são diagnosticadas com DA. Os fármacos utilizados no tratamento dessa doença não a curam nem interrompem seu curso, mas retardam sua progressão. Quando se estabelece o diagnóstico de DA, seus sintomas são definidos de acordo com a quantidade de perda física e cognitiva sofrida. Esse processo é definido como os Sete Estágios da Demência (Reisberg, 2012). Na atualidade, Alzheimer's Association e National Institutes of Health estão trabalhando para criar uma definição da doença em três estágios para a pesquisa de fármacos, o que deverá ajudar na descoberta das causas e maneiras de limitar a progressão dos sintomas. O Boxe 19.1 identifica os três estágios da DA e suas manifestações clínicas.

Outras condições, como doença de Parkinson, têm um componente de demência, porém inibidores da colinesterase são aprovados pela FDA principalmente para o tratamento da demência leve a moderada causada por DA. Há duas classes de fármacos utilizadas para retardar a progressão de DA: inibidores da colinesterase, como donepezila, e antagonista do receptor NMDA, como memantina. Outras classes de fármacos são utilizadas para alívio de sintomas específicos. Por exemplo, comportamento de perambular, irritabilidade e agressividade em indivíduos com DA são tratados com antipsicóticos, como risperidona e olanzapina. Antidepressivos e ansiolíticos podem ser úteis para aliviar sintomas de depressão e ansiedade em pacientes com DA. Esses fármacos são discutidos em capítulos individuais.

AÇÕES

Acetilcolina é o neurotransmissor da via **parassimpática** (ou colinérgica). Indivíduos com DA apresentam redução na transmissão de impulsos nervosos, devido a placas e emaranhados, conforme ilustrado na Figura 19.2. Consequentemente, o paciente apresenta problemas de memória e pensamento. Inibidores da colinesterase aumentam o nível de acetilcolina no sistema nervoso central (SNC), inibindo sua degradação e retardando a destruição neural. Entretanto, a doença é progressiva, e, embora esses medicamentos sejam capazes de retardar a evolução, eles não a interrompem. Inibidores da colinesterase não são frequentemente utilizados na DA em estágio avançado.

A contribuição mais recente para tratamento da demência da DA é o antagonista do receptor NMDA, memantina. Acredita-se que diminua a excitabilidade da neurotransmissão causada por excesso do aminoácido glutamato no SNC.

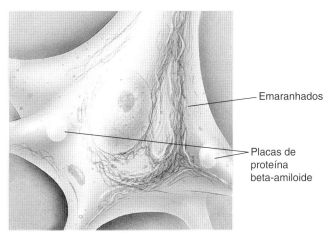

FIGURA 19.2 Placas amiloides e emaranhados nervosos obstruem vias neurológicas; inibidores da colinesterase mantêm a acetilcolina por mais tempo na junção nervosa, promovendo a transmissão.

196 Parte 4 Fármacos que Atuam no Sistema Nervoso Central

Glutamato também é transmissor em áreas de aprendizagem e memória no cérebro; todavia, quando a concentração é excessiva pode danificar as células. O bloqueador do receptor NMDA liga-se aos receptores das células nervosas e ajuda a prevenir a lesão celular.

USOS

Inibidores da colinesterase e o antagonista do receptor NMDA são utilizados no tratamento precoce e nos estágios moderados da demência associada à DA. Seu uso está sendo estudado para declínio cognitivo grave, bem como para outras demências, como a demência vascular ou de Parkinson.

REAÇÕES ADVERSAS

As reações adversas generalizadas incluem:

- Anorexia, náuseas, vômitos, diarreia
- Tontura e cefaleia.

Outras reações adversas estão listadas em Resumo de Fármacos | Inibidores da colinesterase e outros agentes.

ALERTA DE ENFERMAGEM

O diagnóstico precoce é fundamental para o uso de fármacos destinados a retardar os sintomas de DA. A tomografia por emissão de pósitrons (PET) do cérebro é realçada com contrastes radioativos: flutemetamol e florbetapir. As reações adversas a esses fármacos incluem rubor, cefaleia, elevação da pressão arterial, náuseas e tontura.

CONTRAINDICAÇÕES E PRECAUÇÕES

Esses medicamentos são contraindicados para pacientes hipersensíveis a eles, bem como durante gravidez (categoria B para uso da gestação) e lactação.

São utilizados com cautela em pacientes com doença renal, obstrução da bexiga, distúrbios convulsivos, síndrome do seio doente (ou síndrome sinoatrial), sangramento gastrintestinal e asma. Em indivíduos com história de doença ulcerosa, sangramento pode recidivar. Alguns pacientes podem apresentar *delirium*, bem como demência subjacente. Esses medicamentos são usados no tratamento de demência e não devem ser administrados a pacientes confusos que apresentem *delirium*. O Boxe 19.2 resume as diferenças entre *delirium* e demência.

INTERAÇÕES

As seguintes interações podem ocorrer quando se administram inibidor da colinesterase ou antagonista do receptor NMDA com outro agente:

Fármaco combinado	Uso comum	Efeito da interação
Anticolinérgicos	Diminuição das secreções corporais	Diminuição da efetividade dos agentes anticolinérgicos
Anti-inflamatórios não esteroides	Alívio de dor e inflamação	Risco aumentado de sangramento GI
Teofilina	Condições respiratórias	Risco aumentado de intoxicação por teofilina
Diuréticos tiazídicos (com antagonista do receptor NMDA)	Redução da retenção hídrica	Diminuição da efetividade do tiazídico

Considerações fitoterápicas

Ginkgo biloba, um dos fitoterápicos mais antigos do mundo, tem numerosos efeitos benéficos. Acreditava-se que melhorasse memória e função cerebral e aumentasse circulação para cérebro, coração, membros e olhos. Pesquisas divergentes sustentam e questionam a capacidade do *ginkgo* em melhorar a memória. Estudos médicos conduzidos nos EUA e na Inglaterra (UM, 2008; Snitz *et al.*, 2009) não demonstraram aumento da função mental. Apesar dessas pesquisas, a "planta do cérebro" continua sendo consumida por adultos sadios na esperança de manter memória e função cognitiva atuais. A dose recomendada é de 40 mg de extrato de *ginkgo* padronizado, 3 vezes/dia. Os efeitos podem tornar-se evidentes somente após 4 a 24 semanas de tratamento. As reações adversas mais comuns incluem desconforto gastrintestinal leve, cefaleia e exantema. Foi relatado que doses excessivamente grandes provocam diarreia, náuseas, vômitos e inquietação. *Ginkgo* é contraindicado para pacientes em uso de antidepressivos, inibidores seletivos da recaptação de serotonina (ISRS) e inibidores da monoamina oxidase (IMAO), devido a risco de toxicidade. Além disso, indivíduos em uso de anticoaculante só devem tomar *ginkgo* com recomendação do médico.

BOXE 19.2 Diferenças entre confusão de *delirium* e demência.

	Delirium	Demência
Início	Alteração súbita	Alteração progressiva
Apresentação típica	Afeta os sentidos (visão, audição, sensação)	Afeta memória e julgamento
Reversibilidade	Sim, quando causas, como oxigênio, desequilíbrio químico ou infecção, são detectadas e tratadas	Não, pode ter sua progressão retardada com medicamentos; há necessidade de modificar o ambiente para que o paciente permaneça seguro

PROCESSO DE ENFERMAGEM
Paciente tratado com inibidor da colinesterase/antagonista do receptor NMDA para a demência da doença de Alzheimer

AVALIAÇÃO

Avaliação pré-administração

Paciente em uso de inibidor da colinesterase/antagonista do receptor NMDA pode ser tratado em hospital, instituição de cuidados prolongados ou ambulatório. Capacidade cognitiva e habilidade funcional do paciente são avaliadas antes e no decorrer da terapia. Cognição pode ser investigada por meio do Miniexame do Estado Mental (MEEM), que avalia orientação, cálculo, lembrança e linguagem. A pontuação é obtida por meio de comparação com uma folha de respostas padronizada, determinando-se a probabilidade de demência. Além disso, é preciso avaliar agitação, comportamento impulsivo e habilidade funcional, como a realização das atividades da vida diária e autocuidado. Essas avaliações servem para monitorar melhora pós-tratamento (se houver alguma) e também para determinar adaptações apropriadas da vida cotidiana e nível de cuidados necessários.

Antes de iniciar a terapia, obter completa história de saúde física e mental. Com a progressão da doença, pacientes com DA nem sempre são capazes de fornecer relato confiável de sua doença. Familiar ou cuidador podem ser úteis para fornecer informação mais acurada. É importante perguntar à família sobre comportamentos incomuns, como ato de perambular ou ataques de raiva ou frustração. Ao obter a anamnese, procurar qualquer padrão de comportamento que se afaste do normal, como contato ocular precário, incapacidade de responder por completo às perguntas, respostas inadequadas às perguntas formuladas, fala monótona e riso, tristeza ou choro inapropriados, indicadores de estágios variáveis de declínio. Utilizando ferramenta de avaliação padrão (MEEM), documentar a capacidade cognitiva do paciente.

A avaliação física deve incluir determinação da pressão arterial em ambos os braços, com o paciente na posição sentada, frequência do pulso, frequência respiratória e peso. É também importante avaliar a capacidade funcional do paciente.

Avaliação continuada

A avaliação continuada de pacientes em uso de inibidores da colinesterase/antagonista do receptor NMDA inclui avaliação mental e física. As capacidades cognitiva e funcional são avaliadas rotineiramente à procura de quaisquer alterações. A avaliação inicial será comparada com as subsequentes, de modo a monitorar a ocorrência de melhora (se houver alguma) do paciente sob uso de inibidores da colinesterase/antagonista do receptor NMDA.

Uso de ferramentas padronizadas para obter descrição acurada de comportamento e capacidade cognitiva do paciente ajuda o médico a planejar a terapia e, portanto, passa a constituir importante parte no manejo do paciente. Pacientes com resposta insatisfatória à terapia medicamentosa podem necessitar mudança na dosagem, suspensão do fármaco ou acréscimo de terapias adjuvantes. Todavia, a resposta a esses medicamentos pode levar várias semanas. Os sintomas podem melhorar ou permanecer inalterados; pode haver apenas pequena resposta à terapia. É importante lembrar que retardo na progressão dos sintomas de DA é tratamento bem-sucedido.

DIAGNÓSTICOS DE ENFERMAGEM

Diagnósticos de enfermagem específicos para agentes farmacológicos incluem os seguintes:

- **Nutrição desequilibrada: menor do que as necessidades corporais**, relacionada com anorexia, náuseas ou vômitos
- **Risco de lesão**, relacionado com tontura, síncope, perda da destreza ou processo patológico.

Os diagnósticos de enfermagem relacionados com a administração de medicamentos são discutidos no Capítulo 4.

PLANEJAMENTO

Os desfechos esperados no paciente podem incluir resposta ótima à terapia farmacológica, atendimento às necessidades do paciente relacionadas com controle de reações adversas, ausência de lesão e confiança na compreensão do esquema medicamentoso.

IMPLEMENTAÇÃO

Promoção da resposta ótima à terapia

Ao desenvolver um plano de cuidados para atender às necessidades individuais do paciente, deve-se ter em mente que a DA é uma doença progressiva. Quando os medicamentos não têm mais efeito sobre a memória, pode ser necessário modificar fatores ambientais, em lugar de mudar o comportamento do paciente.

Se o paciente estiver internado, é importante monitorar sinais vitais e avaliar se as alterações observadas provêm de demência ou de *delirium* (confusão aguda) provocado por causas reversíveis (ver Boxe 19.2).

> **ALERTA DE ENFERMAGEM**
>
> Se terapia com inibidor da colinesterase for suspensa, o indivíduo perde qualquer benefício recebido dos medicamentos em 6 semanas.

Rivastigmina está disponível em forma transdérmica. Os adesivos são trocados diariamente, devendo-se revezar a região, que deve ser limpa, seca e sem pelos. Em paciente com demência, o local de aplicação deve ser onde o adesivo não possa ser pego ou removido, como as partes superior ou inferior das costas. O mesmo lado não deve ser utilizado mais de uma vez a cada 2 semanas, devendo-se documentar ou ensinar o cuidador a traçar um mapa das costas que indique onde os adesivos foram aplicados nos últimos 14 dias.

Monitoramento e manejo das necessidades do paciente

Nutrição desequilibrada: menor do que as necessidades corporais

Ao tomar inibidor da colinesterase/antagonista do receptor NMDA, o paciente pode apresentar náuseas e vômitos, predominantemente quando rivastigmina é usada. A atenção à posologia dos medicamentos pode diminuir as reações gastrintestinais adversas e promover a nutrição. O médico pode suspender o uso do fármaco e, em seguida, reiniciar a terapia farmacológica na menor dose possível. O reinício da terapia em dose menor ajuda a reduzir náuseas e vômitos.

Inibidores da colinesterase/antagonista do receptor NMDA podem ser administrados com ou sem alimento. Embora a donepezila seja administrada por via oral, 1 vez/dia ao deitar, ela também pode ser tomada com um lanche. Quando se administra rivastigmina em solução oral, remove-se a seringa para doseamento oral, fornecida no recipiente protetor. A seringa é utilizada para retirar a dose prescrita. A dose pode ser deglutida diretamente da seringa ou misturada com água, suco de fruta gelado ou soda em copo pequeno.

Considerações sobre cuidados crônicos

A primeira combinação de inibidor da colinesterase e antagonista do receptor NMDA disponível no mercado reúne donezepila e memantina. Ao combinar esses medicamentos, a administração é reduzida a uma cápsula 1 vez/dia, à noite, em vez de até seis comprimidos durante o dia, o que facilita a administração em pacientes com DA que têm dificuldade em tomar medicamentos. É indicada para tratamento de DA de moderada a grave.

No estágio tardio de DA, os dois principais problemas consistem em perda de peso e problemas alimentares, relacionados à incapacidade de deglutição. Somados a anorexia e náuseas associadas à administração de inibidores da colinesterase, representam desafio para os cuidadores. Em geral, não são medicamentos para estágio tardio da demência, porém pode haver agravamento dos sintomas antes que sejam interrompidos por completo.

As refeições devem ser simples e em ambiente calmo. A dieta deve ser balanceada, com alimentos fáceis de mastigar e digerir. Refeições pequenas e frequentes são mais bem-toleradas do que três refeições regulares. É importante oferecer alimentos de consistência e sabores diferentes, na tentativa de o paciente aceitar mais uns do que outros. Deve-se estimular a ingestão de seis a oito copos de líquidos por dia, para prevenir desidratação.

Risco de lesão
Com o declínio físico e o aparecimento de tontura e síncope, o paciente corre risco de lesão, minimizado em ambiente controlado e seguro. Pode necessitar de ajuda na deambulação. Andadores ou bengalas podem reduzir quedas. Risco de lesão pode ser reduzido com uso de campainhas de cama, leito em posição baixa e iluminação noturna, bem como monitoramento frequente. O paciente deve sempre utilizar pulseira de identificação.

Orientação ao paciente e aos familiares
No início da doença, o paciente pode compreender as mudanças, mas suspeita e negação constituem sintomas clássicos da doença, tornando-o não receptivo ao tratamento. Com a diminuição da capacidade cognitiva do paciente, deve-se focar a educação sobre suas necessidades na família e no cuidador. Dependendo do grau de declínio cognitivo, discutir o esquema medicamentoso com paciente, família ou cuidador. É importante avaliar acuradamente a capacidade de o paciente se responsabilizar pela administração dos medicamentos em casa. O paciente e sua família devem compreender que os medicamentos utilizados não curam, mas controlam os sintomas da doença. O enfermeiro deve ajudar membros da família a assumir a responsabilidade da administração medicamentosa quando o paciente parece ser incapaz de gerenciar seu próprio tratamento em casa.

Deve-se ensinar e fornecer folhetos por escrito sobre medicamentos e suas possíveis reações adversas e incentivar cuidador ou familiares a contatar imediatamente o médico quando for observada reação grave ao medicamento.

Ao desenvolver um plano de ensino para paciente ou familiar, incluir os seguintes itens:

- Manter todas as consultas marcadas no consultório do médico ou no ambulatório, porque monitoramento rigoroso da terapia é essencial. Pode haver necessidade de mudança de doses para obter melhores resultados
- Relatar qualquer alteração incomum ou efeitos físicos ao médico
- Tomar o medicamento exatamente de acordo com as orientações. Não aumentar, diminuir, omitir dose ou suspender o medicamento, a não ser quando orientado pelo médico
- Não dirigir veículos nem realizar outras tarefas perigosas caso ocorra sonolência. Discutir com o médico quando os pacientes devem ser avaliados quanto à sua capacidade de dirigir veículos
- Não tomar medicamento isento de prescrição antes de falar com o médico
- Controlar a administração do medicamento, por meio de calendário, alarmes no celular ou contador de comprimidos que regule os medicamentos a cada dia da semana pode ajudar o paciente a lembrar de tomar o medicamento ou determinar se já foi tomado no dia
- Notificar o médico se persistirem as seguintes reações adversas: náuseas, diarreia, dificuldade em dormir, vômitos ou perda do apetite
- Relatar imediatamente a ocorrência de vômitos intensos, desidratação ou alterações neurológicas
- Notificar o médico se ocorrer desmaio, dor intensa no estômago, hematêmese ou eliminação de fezes sanguinolentas ou pretas em paciente com história de úlcera péptica
- Lembrar que esses medicamentos não curam DA, porém retardam degeneração mental e física associada à doença. O medicamento precisa ser tomado rotineiramente para retardar a progressão.

REAVALIAÇÃO

- O efeito terapêutico é obtido, e a função cognitiva é mantida
- Reações adversas são identificadas, relatadas ao médico e controladas com sucesso por meio de apropriadas intervenções de enfermagem:
  - O paciente mantém estado nutricional adequado
  - Não há lesão evidente
- O paciente (se capaz) e sua família expressam confiança e demonstram entender o esquema medicamentoso.

Farmacologia na prática
PENSE CRITICAMENTE
Enquanto a Sra. Moore coloca avental de paciente na clínica, o enfermeiro percebe que ela tem múltiplos "curativos" em todo o corpo. Exame mais minucioso detecta que são adesivos de rivastigmina. Isso explica o desconforto gastrintestinal dessa paciente?

PONTOS-CHAVE

- DA é uma das condições em que demência é uma manifestação importante. Isso ocorre devido a acúmulo de placas de proteína amiloide e emaranhados neuronais do cérebro. Acetilcolina está reduzida, resultando em sintomas de demência
- A progressão da perda de memória associada à demência é tratada com inibidores da colinesterase/antagonista do receptor NMDA. Esses medicamentos retardam a progressão, mas não curam a demência
- Algumas vezes, pacientes com demência apresentam confusão aguda, conhecida como *delirium*. Esses medicamentos não tratam *delirium*
- Algumas das reações adversas mais comuns a esses medicamentos incluem boca seca, náuseas e vômitos. A nutrição torna-se importante no tratamento, visto que os pacientes com DA também apresentam redução de apetite e dificuldade em alimentar-se
- A participação de família ou cuidadores é essencial para tratamento e manejo do paciente com DA, devido às alterações cognitivas e funcionais envolvidas.

RESUMO DE FÁRMACOS
Inibidores da colinesterase e outros agentes

Nome genérico	Usos	Reações adversas	Faixas posológicas
Inibidores da colinesterase			
Donepezila	Demência leve a grave causada por DA, melhora da memória na demência causada por acidente vascular encefálico, doença vascular, esclerose múltipla	Cefaleia, náuseas, diarreia, insônia, cãibras musculares	5 a 10 mg/dia VO
Galantamina	Demência leve a moderada (DA)	Náuseas, vômitos, diarreia, anorexia, tontura	16 a 24 mg VO, 2 vezes/dia
Rivastigmina	Demência leve a moderada de DA e doença de Parkinson	Náuseas, vômitos, diarreia, dispepsia, anorexia, insônia, fadiga, tontura, cefaleia	1,5 a 12,0 mg/dia VO, 2 vezes/dia; adesivo transdérmico de 4,6, 9,5, 13,3 mg, diariamente
Antagonista de receptor NMDA			
Memantina	Demência moderada a grave (DA)	Tontura, cefaleia, confusão	5 a 10 mg VO, 2 vezes/dia
Associação medicamentosa			
Memantina/donepezila	Demência moderada a grave (DA)	Ver fármacos individuais, acima	14 a 28/10 mg VO, todas as noites

REVISÃO DO CAPÍTULO

Calcule a dosagem dos medicamentos

1. Foi prescrita dose de 6 mg de solução oral de rivastigmina. O medicamento está disponível em solução oral de 2 mg/mℓ. O enfermeiro administra _____.
2. Foi prescrita memantina oral para paciente com DA. Dispõe-se de comprimidos 5 mg. O enfermeiro administra _____.

Prepare-se para provas

1. A formação de placas de proteína e emaranhados nervosos em DA limita qual dos seguintes neurotransmissores?
   1. Acetilcolina
   2. Dopamina
   3. Norepinefrina
   4. Serotonina
2. As reações adversas de rivastigmina incluem _____.
   1. Cefaleia occipital
   2. Vômitos
   3. Hiperatividade
   4. Hipoatividade
3. Quando administra donepezila a paciente com DA, o enfermeiro deve esperar a solicitação de qual dos seguintes exames complementares?
   1. Hemograma completo
   2. Dosagem de colesterol
   3. Exame de imagem do cérebro
   4. Dosagem de eletrólitos
4. Qual dos seguintes diagnósticos de enfermagem, relacionado a reações adversas de inibidores da colinesterase, o enfermeiro mais provavelmente colocaria no plano de cuidados de paciente com DA?
   1. Nutrição desequilibrada
   2. Confusão
   3. Risco de suicídio
   4. Incontinência intestinal

5. O enfermeiro administra corretamente donepezila
_____.
  1. 3 vezes/dia, de modo ininterrupto
  2. 2 vezes/dia, 1 hora antes ou 2 horas depois das refeições
  3. 1 vez/dia, pela manhã
  4. 1 vez/dia, ao deitar

6. Em paciente com demência, o adesivo transdérmico de rivastigmina deve ser colocado:
  1. No abdome
  2. Nos braços
  3. Entre as escápulas
  4. Na coxa

7. O enfermeiro descarta corretamente o adesivo transdérmico de rivastigmina ao:
  1. Colocá-lo inicialmente em um lenço e após descartá-lo na lata de lixo
  2. Despejá-lo no vaso sanitário
  3. Dobrá-lo pelo lado aderente
  4. Descartá-lo em caixa para perfurocortantes contaminados no quarto do paciente

8. Qual dos seguintes achados é indicador de *delirium*?
  1. Início insidioso e progressivo
  2. Agressividade permanente
  3. Confusão continuada
  4. Problemas com memória

9. Quais dos seguintes exames são utilizados para monitorar a progressão da DA? **Escolha todas as opções corretas.**
  1. MEEM
  2. TC ou RM do cérebro
  3. Exames de sangue
  4. Exame de urina
  5. Teste de memória

10. Para fins de desenvolvimento de fármacos, a DA é atualmente definida em três estágios. Os inibidores da colinesterase são utilizados durante qual(is) estágio(s)? **Escolha todas as opções corretas.**
  1. Estágio 1
  2. Estágio 2
  3. Estágio 3

Para verificar suas respostas, ver Apêndice F.

20

Fármacos Ansiolíticos

Termos-chave

ácido gama (γ)-aminobutírico (GABA) neurotransmissor inibidor envolvido na regulação de sono e ansiedade

ansiedade sentimentos de apreensão, preocupação ou inquietação

ansiolíticos fármacos utilizados no tratamento da ansiedade

ataxia marcha instável; incoordenação motora

dependência física uso habitual de uma substância, cuja interrupção abrupta provoca sintomas de abstinência físicos negativos

dependência psicológica compulsão ou desejo insaciável do uso de uma substância para obter experiência agradável

tolerância aumentos sucessivos de doses de uma substância para obter o efeito desejado

transtorno de ansiedade generalizada (TAG) transtorno de ansiedade crônica, preocupação e tensão exageradas

transtorno de estresse pós-traumático (TEPT) condição de saúde mental desencadeada por evento aterrorizante

Objetivos de aprendizagem

Ao fim deste capítulo, o leitor deverá ser capaz de:

1. Discutir usos, ações farmacológicas gerais, reações adversas comuns, contraindicações, precauções e interações associadas à administração de fármacos ansiolíticos.
2. Discutir importantes atividades de enfermagem na avaliação pré-administração e na avaliação continuada do paciente tratado com ansiolítico.
3. Listar os diagnósticos de enfermagem específicos para paciente em uso de ansiolítico.
4. Discutir maneiras de promover resposta ótima ao tratamento, controlar as reações adversas comuns e instruir os pacientes sobre o uso de ansiolíticos.

Classes de fármacos

Benzodiazepínicos   Não benzodiazepínicos

Farmacologia na prática
O Sr. Garcia, de 55 anos de idade, está sendo examinado na clínica, devido a infecção das vias respiratórias superiores. Queixa-se de falta de ar, o que o torna ansioso. Apresenta frequência respiratória de 32 incursões/min, frequência cardíaca de 98 bpm e pressão arterial de 161/92 mmHg. O médico prescreve alprazolam 0,25 mg VO, 3 vezes/dia. Será essa prescrição apropriada?

Ansiedade refere-se a sentimento de apreensão, preocupação ou inquietação, que podem ou não ter base na realidade. Ansiedade pode ser observada em muitos tipos de situações, desde agitação e excitação ante novo emprego até pânico agudo, observado durante abstinência de álcool. Embora certa ansiedade seja normal, ansiedade em excesso interfere no funcionamento diário e pode provocar estresse excessivo na vida de alguns indivíduos. Fármacos utilizados no tratamento da ansiedade são denominados **ansiolíticos**.

Ansiolíticos incluem duas classes: benzodiazepínicos e não benzodiazepínicos. Exemplos de benzodiazepínicos incluem alprazolam, clordiazepóxido, diazepam e lorazepam. Os não benzodiazepínicos incluem buspirona, doxepina e hidroxizina. Devido a risco de dependência, benzodiazepínicos são prescritos por curto prazo para alívio de ansiedade. O uso prolongado provoca **dependência física** e **dependência psicológica**. Por conseguinte, são classificados como substâncias controladas na lista IV (ver Capítulo 1). Normalmente, os transtornos de ansiedade a longo prazo, como **transtorno de ansiedade generalizada (TAG)** ou **transtorno de estresse pós-traumático (TEPT)**, são tratados com medicamentos antidepressivos (Capítulo 22). Ansiolíticos não constituem tratamento farmacológico de primeira linha para esses transtornos.

AÇÕES

Ansiolíticos exercem efeito tranquilizante ao porque bloqueiam determinados sítios receptores de neurotransmissores. Por sua vez, isso impede a neurotransmissão da percepção ansiosa e a reação física do corpo à ansiedade. Benzodiazepínicos exercem efeito tranquilizante ao potencializar os efeitos do **ácido gama (γ)-aminobutírico (GABA)**, um transmissor inibitório (Figura 20.1). Os não benzodiazepínicos exercem suas ações de várias maneiras. Por exemplo, acredita-se que buspirona atue sobre receptores de serotonina no cérebro. Hidroxizina produz efeito ansiolítico ao atuar no hipotálamo e na formação reticular do tronco encefálico.

USOS

Fármacos ansiolíticos são utilizados no manejo das seguintes condições:

- Episódios isolados de ansiedade intensa
- Uso temporário para indivíduos com grave comprometimento funcional
- Sedação e relaxamento muscular pré-anestésicos
- Convulsões ou crises epilépticas
- Abstinência alcoólica.

REAÇÕES ADVERSAS

Reações frequentes e precoces incluem:

- Sonolência leve ou sedação
- Sensação de desmaio ou tontura
- Cefaleia.

Outras reações sistêmicas adversas incluem:

- Letargia, apatia, fadiga
- Desorientação
- Raiva
- Inquietação
- Náuseas, constipação intestinal ou diarreia, boca seca
- Distúrbios visuais.

Para mais informações, ver Resumo de Fármacos | Fármacos ansiolíticos.

Dependência

Benzodiazepínicos são prescritos durante décadas com o objetivo de lidar com problemas de ansiedade. Uso prolongado de benzodiazepínicos resulta em dependência física e **tolerância** (necessidade de doses cada vez maiores para obter o efeito desejado). Ocorrem sintomas de abstinência quando o fármaco é interrompido depois de 4 a 6 meses de uso diário como sedativo, ou depois de 2 a 3 meses quando são utilizadas altas doses diárias. Sintomas de abstinência aguda duram de 5 a 28 dias e alcançam seu pico na segunda semana (Boxe 20.1). Usuários por longo período defrontam-se com aumento da ansiedade quando interrompem o fármaco. Essa ansiedade é gerada porque os usuários desconhecem como responderão ao ser interrompido o medicamento. Subsequentemente, apresentam comportamentos ansiosos e solicitam retorno do benzodiazepínico ou aumento de sua dose. Esse comportamento é frequentemente interpretado como adição aos benzodiazepínicos, não como reação de medo. Por essa razão, quando o médico interrompe o uso do benzodiazepínico, deve-se utilizar esquema de redução gradual da dose, apoiar o paciente e incentivá-lo a obter interrupção bem-sucedida do fármaco.

> **ALERTA DE ENFERMAGEM**
>
> Sintomas de abstinência são mais prováveis quando benzodiazepínicos são administrados por 3 meses ou mais e são subitamente interrompidos. Portanto, fármacos ansiolíticos nunca devem ser interrompidos de maneira abrupta.

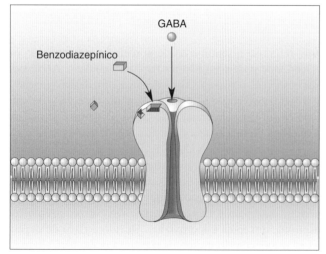

FIGURA 20.1 Benzodiazepínicos ligam-se a um sítio no receptor celular, potencializando o efeito do GABA (neurotransmissor inibitório) no receptor.

BOXE 20.1 Sintomas de abstinência dos benzodiazepínicos.
• Intensificação da ansiedade e do pânico
• Fadiga
• Hipersonia e pesadelos
• Gosto metálico
• Dificuldades de concentração
• Cefaleia e tinido
• Tremores
• Dormência nas extremidades
• Taquicardia, hipertensão arterial
• Náuseas, vômitos, diarreia
• Febre e sudorese
• Tensão muscular, mialgias e cãibras
• Psicoses e alucinações
• Agitação psicomotora
• Comprometimento da memória
• Convulsões (possíveis).

Buspirona, ansiolítico não benzodiazepínico, associa-se a menor potencial de dependência física e a menos efeitos sobre capacidade motora e cognição.

CONTRAINDICAÇÕES

Ansiolíticos não devem ser administrados a pacientes com hipersensibilidade conhecida, psicoses e glaucoma agudo de ângulo estreito. Benzodiazepínicos são contraindicados durante a gravidez (categoria D para uso na gestação) e trabalho de parto. No recém-nascido de mãe em uso de benzodiazepínicos, foi relatada síndrome que se manifesta por dificuldades de sucção, letargia e hipotonia. Nutrizes também devem evitar o uso de benzodiazepínicos, devido a efeitos no lactente (letargia e perda de peso). Devido a reação enzimática específica, toranja (*grapefruit*) ou seu suco não devem ser consumidos por paciente em uso de buspirona e diazepam.

Buspirona está classificada na categoria B para uso na gestação, enquanto hidroxizina é da categoria C. Sua segurança ainda é questionável, visto que não foram conduzidos estudos adequados em mulheres grávidas. Todos esses fármacos são contraindicados para pacientes em coma, choque e intoxicação alcoólica aguda (com sinais vitais baixos).

PRECAUÇÕES

Ansiolíticos são utilizados com cautela em adultos mais velhos, debilitados e indivíduos com comprometimento de função hepática e renal.

Considerações sobre o paciente

Gerontologia
Estudos recentes ligaram uso crônico de benzodiazepínicos em indivíduos com mais de 65 anos de idade a maior chance de desenvolvimento de demência (Billioti, 2012).

INTERAÇÕES

As seguintes interações podem ocorrer quando se administra fármaco ansiolítico com outro agente:

Fármaco combinado	Uso comum	Efeito da interação
Álcool	Relaxamento e prazer em situações sociais	Risco aumentado de depressão do sistema nervoso central (SNC) ou convulsões
Analgésicos	Alívio da dor	Risco aumentado de depressão do SNC
Antidepressivos tricíclicos	Tratamento da depressão	Risco aumentado de sedação e depressão respiratória
Antipsicóticos	Controle dos sintomas psicóticos	Risco aumentado de sedação e depressão respiratória
Digoxina	Cardiotônico	Risco aumentado de intoxicação digitálica

Considerações fitoterápicas

Cava-cava é um fitoterápico popular, o qual acredita-se que tenha a propriedade de aliviar estresse, ansiedade, tensão e desconforto menstrual e promover sono. Esses benefícios não são confirmados pela ciência, e a U.S. Food and Drug Administration (FDA) publicou aviso, indicando que o uso da cava-cava pode causar dano hepático. Como produtos contendo essa planta têm sido associados a lesão hepática (p. ex., hepatite, cirrose e insuficiência hepática), a melhor maneira de utilizá-la é tomar ocasionalmente, não diariamente. Se surgirem sinais de doença hepática, é importante consultar imediatamente o médico. A leitura cuidadosa de rótulos de preparados com diferentes nomes pode identificar a presença de cava-cava.

PROCESSO DE ENFERMAGEM
Paciente tratado com fármacos ansiolíticos

AVALIAÇÃO

Avaliação pré-administração
Indivíduos com ansiedade ou depressão leves não necessitam internação. São pacientes vistos periodicamente em consultório ou em ambulatório de doença mental. Qualquer tratamento em hospital ou ambulatório pode provocar ansiedade, particularmente se o indivíduo tiver letramento em saúde reduzido (Figura 20.2). A avaliação de ambos os grupos de pacientes é semelhante.

Ao prescrever um ansiolítico, é necessário obter história patológica pregressa que inclua estado mental e nível de ansiedade. Como a ansiedade é uma sensação subjetiva, pode-se pedir ao paciente que classifique sua ansiedade em escala de 0 a 10, exatamente como se avalia dor. Os pacientes em estado de ansiedade leve a moderada podem ser capazes de fornecer relato confiável.

Já aqueles com ansiedade intensa podem não ter efetiva capacidade de comunicação. Nessa circunstância, é importante obter informações de um familiar ou amigo, quando possível. Durante o exame inicial, observar quaisquer sinais de comportamento indicativos de ansiedade (p. ex., incapacidade de concentração, inquietação extrema, caretas faciais, postura tensa).

A avaliação física deve incluir medidas de pressão arterial, pulso, frequência respiratória e peso. Manifestações fisiológicas de ansiedade podem consistir em aumento de pressão arterial, frequências cardíaca e respiratória, profundidade da respiração e tensão muscular. Paciente ansioso pode ter pele fria e pálida.

É preciso pesquisar uso pregresso de substâncias psicoativas ou álcool. Essa informação pode ajudar a estabelecer o que o paciente utilizou no passado como mecanismo de enfrenta-

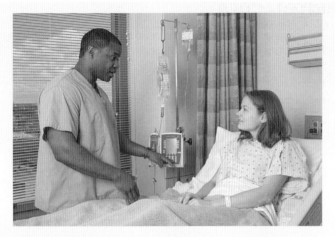

FIGURA 20.2 A hospitalização pode ser uma experiência que gera ansiedade nos pacientes. Medicamentos ansiolíticos podem ajudar o paciente a se concentrar no aprendizado e nas atividades diárias que melhorem seus desfechos.

mento para lidar com ansiedade. Informações iniciais mais acuradas são obtidas com certas perguntas, como "Qual a quantidade de bebida alcoólica que você consome diariamente?" ou "Você bebe mais ou menos três doses por dia?"

Avaliação continuada

A avaliação continuada é importante no paciente em uso de ansiolítico. Periodicamente, solicitar ao paciente que classifique sua ansiedade, comparando-a ao nível basal e verificar a pressão arterial durante a avaliação. Se houver queda de 20 mmHg na pressão sistólica, suspender o fármaco, pois o paciente corre maior risco de quedas, e notificar o médico. Monitorar periodicamente estado mental e nível de ansiedade do paciente durante a terapia e investigar melhora ou declínio da capacidade comportamental e funcional.

Durante o acompanhamento ambulatorial, perguntar ao paciente ou a membro da família sobre a ocorrência de reações adversas ao fármaco ou quaisquer outros problemas durante a terapia. Sinalizar essas reações ou problemas para assegurar que sejam identificados pelo médico. No prontuário do paciente, descrever e documentar os comportamentos manifestos, bem como quaisquer queixas ou problemas. Comparar as novas informações com anotações e observações prévias.

DIAGNÓSTICOS DE ENFERMAGEM

Diagnósticos de enfermagem específicos para agentes farmacológicos incluem:

- **Risco de lesão**, relacionado com ocorrência de tontura, hipotensão ou problemas de marcha
- **Conforto prejudicado**, relacionado com ressecamento no tubo gastrintestinal em consequência do medicamento
- **Enfrentamento individual ineficaz**, relacionado com a situação causadora de ansiedade.

Os diagnósticos de enfermagem relacionados com a administração de medicamentos são discutidos no Capítulo 4.

PLANEJAMENTO

Os desfechos esperados no paciente incluem resposta ótima à terapia farmacológica, atendimento às suas necessidades relacionadas com controle de reações adversas ao fármaco e confiança na compreensão do esquema medicamentoso.

IMPLEMENTAÇÃO

Promoção da resposta ótima à terapia

Durante a terapia inicial, observar rigorosamente o paciente à procura de reações adversas ao fármaco. Algumas delas, como episódios de hipotensão postural e sonolência ou boca seca, precisam ser algumas vezes toleradas, visto que é necessário continuar a terapia farmacológica. Ansiolíticos não são recomendados para uso prolongado. Utilizados por 1 a 2 semanas, em geral não determinam tolerância, dependência ou sintomas de abstinência. O médico deve ser contatado se surgirem tais manifestações ou se houver necessidade de doses mais altas do fármaco ou queixas de aumento de ansiedade e agitação (ver Boxe 20.1).

Monitoramento e manejo das necessidades do paciente

Risco de lesão

Quando esses fármacos são administrados em ambiente ambulatorial, instruir o paciente e sua família sobre reações adversas (tontura, sensação de desmaio ou **ataxia**) que levem a risco de queda e lesão. Essa informação é muito importante quando ansiolíticos são administrados a idosos.

 Considerações sobre o paciente

Gerontologia

Benzodiazepínicos são excretados mais lentamente em adultos mais velhos, com consequente prolongamento no efeito do fármaco que, acumulando-se no sangue, resulta em aumento de reações adversas ou intoxicação.

Fármacos ansiolíticos permanecem no corpo dos adultos mais velhos por mais tempo, de modo que a dose inicial deve ser pequena, sendo aumentada gradualmente até obter resposta terapêutica. Entretanto, lorazepam e oxazepam são relativamente seguros para adultos mais velhos, quando utilizados em doses normais. Buspirona também é uma escolha mais segura para adultos mais velhos com ansiedade, visto que não provoca sedação excessiva, e o risco de queda não é tão grande.

Quando o paciente está hospitalizado, deve-se desenvolver plano individual de cuidados de enfermagem sobre o comportamento ansioso. Sinais vitais devem ser monitorados a intervalos frequentes, habitualmente 3 a 4 vezes/dia, enquanto as doses de ansiolítico são ajustadas. Os pacientes devem ser indagados sobre tontura ou sensação de desmaio. No início ou com o aumento da terapia, deve-se instruir o paciente a permanecer deitado e solicitar ajuda para levantar da cama ou da cadeira. Fornecer ajuda para atividades diárias (comer, vestir-se e deambular) de um paciente que apresenta sedação. Em ocorrência de episódio hipotensivo, os sinais vitais precisam ser obtidos com mais frequência e relatados ao médico. Sedação e sonolência decorrentes do uso de ansiolítico podem diminuir à medida que a terapia continua.

Administração parenteral está indicada principalmente em estados agudos, quando o comportamento do paciente dificulta a administração oral. Para administrar o fármaco por via intramuscular (IM), deve-se escolher grande massa muscular, como o músculo glúteo. Observar rigorosamente o paciente durante pelo menos 3 horas após administração parenteral, mantendo-o em decúbito (quando possível) por 30 minutos a 3 horas.

Considerações sobre o paciente

Gerontologia
Administração parenteral (IV ou IM) em adultos mais velhos, debilitados e pacientes com reserva pulmonar limitada exige extremo cuidado, pois pode desencadear apneia e parada cardíaca. Deve-se dispor imediatamente de equipamento para reanimação durante a administração parenteral (particularmente IV). Mais informações específicas sobre administração parenteral de diazepam podem ser vistas no Capítulo 29.

Conforto prejudicado
Ansiolíticos podem causar ressecamento de mucosas e lentidão no trânsito intestinal, levando à constipação intestinal. Avaliar deglutição (devido à boca seca) e fornecer muito líquido (pequenos goles de água para aliviar a boca seca), particularmente ao adulto mais velho institucionalizado, para garantir hidratação adequada. O paciente também pode mastigar chiclete sem açúcar ou chupar bala dura para reduzir o desconforto da boca seca. Administrar ansiolíticos orais com alimento ou às refeições para diminuir desconforto gastrintestinal. As refeições devem incluir fibras, frutas e vegetais para ajudar a prevenir a constipação intestinal.

Enfrentamento individual ineficaz
Quando o paciente é ambulatorial, comparar as respostas à terapia a cada visita clínica. Em alguns casos, questionar paciente ou membro da família sobre a resposta à terapia. O tipo de perguntas formuladas irá depender do paciente e do diagnóstico, mas pode incluir perguntas abertas: "Como está se sentindo?", "Sente-se menos nervoso?" ou "Você gostaria de contar como está indo?" Algumas vezes, pode ser necessário reformular as perguntas ou direcionar a conversa para outro assunto até que o paciente se sinta suficientemente confortável para falar de seu tratamento.

Após ter conseguido reduzir o comportamento ansioso, é possível ajudar o paciente a identificar o que causa ansiedade ou precipita ataques de pânico É importante assegurar ao paciente que pode ser ajudado a adquirir habilidades para enfrentar situações antes geradoras de ansiedade.

Apesar de rara com a administração correta de benzodiazepínicos, intoxicação pode ocorrer em consequência de superdosagem, a qual provoca sedação, depressão respiratória e coma. Flumazenil é antídoto (antagonista) para a intoxicação por benzodiazepínicos, revertendo sedação, depressão respiratória e coma dentro de 6 a 10 minutos após sua administração por via intravenosa. Reações adversas a flumazenil consistem em agitação, confusão, convulsões e, em alguns casos, sintomas de abstinência de benzodiazepínicos. Reações adversas ao flumazenil, relacionadas com sintomas de abstinência de benzodiazepínicos, são aliviadas pela administração do benzodiazepínico.

Orientação ao paciente e aos familiares
É preciso avaliar a capacidade do paciente de assumir a responsabilidade pelo uso dos medicamentos em casa. Explicações orais e escritas sobre reações adversas devem ser fornecidas. É importante incentivar paciente ou membros de sua família a entrar imediatamente em contato com o médico, caso ocorra alguma reação adversa grave. O paciente e sua família devem sentir confiança de que os medicamentos prescritos irão ajudar a reduzir a ansiedade a curto prazo. Se a ansiedade persistir, notificar o médico, de modo que possam ser exploradas outras opções terapêuticas. O plano de ensino para o paciente ou sua família deve incluir os seguintes itens:

- Tomar o medicamento exatamente conforme indicado. Não aumentar, diminuir ou omitir dose, tampouco suspender o uso desse fármaco, a não ser quando orientado pelo médico
- Não interromper abruptamente o uso do medicamento, visto que podem ocorrer sintomas de abstinência
- Evitar dirigir veículos ou executar outras tarefas perigosas caso ocorra sonolência
- Não ingerir medicamento isento de prescrição até discutir o uso do medicamento específico com o médico
- Informar médicos, dentistas e outros profissionais de saúde sobre o tratamento com esse medicamento
- Não consumir bebidas alcoólicas enquanto estiver tomando ansiolítico
- Se ocorrer tontura com mudança de posição, levantar lentamente de cama ou cadeira. Se a tontura for intensa, solicitar ajuda para mudar de posição
- Se ocorrer boca seca, aliviá-la tomando goles frequentes de água, chupando bala dura ou mastigando chiclete (de preferência sem açúcar)
- Evitar constipação intestinal com o consumo de alimentos ricos em fibras, aumento da ingestão de líquidos e realização de atividade física se a condição o permitir
- Manter todas as consultas marcadas com o médico, pois monitoramento rigoroso da terapia é essencial
- Relatar quaisquer alterações ou efeitos físicos diferentes ao médico.

REAVALIAÇÃO

- A resposta terapêutica é obtida, e o paciente relata diminuição na sensação de ansiedade
- As reações adversas são identificadas, relatadas ao médico e controladas com sucesso por meio de apropriadas intervenções de enfermagem
  - Não se observa evidência de lesão
  - O paciente relata conforto, sem aumento do desconforto gastrintestinal
  - O paciente maneja efetivamente o enfrentamento do problema
- O paciente e sua família expressam confiança e demonstram entender o esquema medicamentoso.

Farmacologia na prática
PENSE CRITICAMENTE
Discutir que achados da avaliação no início do capítulo indicariam aumento da ansiedade. Como parte do ensino ao paciente, que precauções devem ser transmitidas ao Sr. Garcia sobre esse medicamento? Como se pode determinar se ele entendeu corretamente a informação?

PONTOS-CHAVE

- Ansiedade envolve sentimento ou sensação de apreensão, preocupação ou inquietude, que pode ou não estar baseada na realidade. A ansiedade é sensação normal; todavia, quando aumenta, pode interferir no funcionamento diário
- Por ser subjetiva, pode-se solicitar ao paciente para classificar ansiedade como se classifica a dor em escala de 1 a 10
- Benzodiazepínicos e não benzodiazepínicos são utilizados no tratamento da ansiedade a curto prazo. Podem ocorrer dependências física e psicológica com o uso desses medicamentos; normalmente, transtornos de ansiedade psiquiátricos (que necessitam de tratamento prolongado) são tratados com antidepressivos em lugar de benzodiazepínicos
- Ansiolíticos bloqueiam determinados neurotransmissores, reduzindo a ansiedade; além disso, podem reduzir pressão arterial, o que pode provocar reações adversas, como hipotensão, tontura e sonolência
- As doses de benzodiazepínicos sempre devem ser reduzidas gradualmente; interrupção abrupta pode induzir abstinência, com sintomas como retorno da ansiedade, problemas de concentração, tremor e alterações sensoriais
- Adultos mais velhos não eliminam esses fármacos tão bem quanto adultos mais jovens e podem apresentar reações adversas com doses menores do que as que são toleradas por pessoas mais jovens.

RESUMO DE FÁRMACOS
Fármacos ansiolíticos

Nome genérico	Usos	Reações adversas	Faixas posológicas
Benzodiazepínicos			
Alprazolam	Transtornos de ansiedade, alívio da ansiedade a curto prazo, ataques de pânico	Sonolência leve transitória, tontura, cefaleia, depressão, constipação intestinal, diarreia, boca seca	0,25 a 0,5 mg VO, 3 vezes/dia; a dose pode ser aumentada para 4 mg/dia em doses fracionadas
Clordiazepóxido	Transtornos de ansiedade, alívio da ansiedade a curto prazo, abstinência de álcool aguda	Iguais às do alprazolam	Ansiedade: 5 a 25 mg VO, 3 ou 4 vezes/dia Abstinência de álcool aguda: 50 a 100 mg, IM; em seguida, 25 a 50 mg, IM
Clonazepam	Transtorno do pânico, anticonvulsivante	Iguais às do alprazolam	0,25 mg VO, 2 vezes/dia
Clorazepato	Transtornos de ansiedade, alívio da ansiedade a curto prazo, abstinência de álcool aguda, anticonvulsivante	Iguais às do alprazolam	Ansiedade: 15 a 60 mg/dia VO em doses fracionadas Abstinência de álcool aguda: até 90 mg/dia VO, com esquema de redução gradual da dose
Diazepam	Transtornos de ansiedade, alívio da ansiedade a curto prazo, abstinência de álcool aguda, anticonvulsivante, relaxante muscular no pré-operatório	Iguais às do alprazolam	Individualizar a dose: 2 a 10 mg IM, IV ou VO, 2 a 4 vezes/dia
Lorazepam	Transtornos de ansiedade, alívio da ansiedade a curto prazo, pré-anestésico	Iguais às do alprazolam	1 a 10 mg/dia VO, em doses fracionadas; quando utilizado como pré-anestésico: até 4 mg IM, IV
Oxazepam	Transtornos de ansiedade, alívio da ansiedade a curto prazo	Iguais às do alprazolam	10 a 30 mg VO, 3 a 4 vezes/dia
Não benzodiazepínicos			
Buspirona	Transtornos de ansiedade, alívio da ansiedade a curto prazo	Tontura, sonolência	15 a 60 mg/dia VO, em doses fracionadas
Doxepina	Ansiedade e depressão	Iguais às da buspirona	75 a 150 mg/dia, até 300 mg/dia para pacientes em estado crítico
Hidroxizina	Ansiedade e tensão associada com psiconeurose, prurido, sedativo pré-anestésico	Boca seca, sonolência transitória, atividade motora involuntária	25 a 100 mg VO, 4 vezes/dia Pré-anestésico: 50 a 100 mg VO ou 25 a 100 mg, IM
Meprobamato	Transtornos de ansiedade, alívio da ansiedade a curto prazo	Sonolência, ataxia, náuseas, tontura, fala arrastada, cefaleia, fraqueza, vômitos, diarreia	1,2 a 1,6 g/dia, VO, em 3 a 4 doses, sem ultrapassar 2,4 g/dia
Antídoto dos benzodiazepínicos			
Flumazenil	Reverter a sedação e a sonolência dos benzodiazepínicos e de alguns sedativos, diminuir os sintomas de abstinência dos benzodiazepínicos	Taquicardia, ataques de pânico	0,2 mg IV, podendo ser repetida até 4 doses

REVISÃO DO CAPÍTULO

Calcule a dosagem dos medicamentos

1. Foi prescrita hidroxizina, 100 mg, IM. Dispõe-se de frasco com 100 mg/mℓ de hidroxizina. O enfermeiro deve administrar _____.

2. Para um paciente, prescreveram-se 30 mg de oxazepam, 3 vezes/dia VO. O medicamento está disponível em comprimidos de 15 mg. O enfermeiro deve administrar _____.

Prepare-se para provas

1. Qual neurotransmissor é potencializado pelos benzodiazepínicos?
   1. Acetilcolina
   2. GABA
   3. Norepinefrina
   4. Serotonina

2. Alprazolam está contraindicado para pacientes com _____.
   1. Glaucoma
   2. Insuficiência cardíaca congestiva
   3. Diabetes melito
   4. Hipertensão arterial

3. Qual das seguintes opções é sinal de abstinência de fármaco, não reação adversa?
   1. Tontura
   2. Gosto metálico
   3. Constipação intestinal
   4. Sedação

4. Benzodiazepínicos são fármacos da categoria D para uso na gestação, que não devem ser tomados durante a lactação, visto que o recém-nascido pode ficar _____.
   1. Deprimido
   2. Excitado e irritável
   3. Letárgico e com perda de peso
   4. Hipoglicêmico

5. Qual das seguintes condições é mais bem-tratada com benzodiazepínicos?
   1. Transtorno de ansiedade obsessivo-compulsivo.
   2. Apreensão pré-cirúrgica
   3. Transtorno de estresse pós-traumático
   4. Reações de luto

6. Familiar entra em contato com o enfermeiro para relatar que o paciente em uso de ansiolítico está com hipotensão. O enfermeiro fornece a seguinte instrução ao familiar:
   1. Administrar líquidos orais para elevar a pressão arterial
   2. Levantar mais lentamente o paciente da posição deitada ou sentada
   3. Levar o paciente ao corpo de bombeiros local 3 vezes/semana para verificar a pressão arterial
   4. Interromper o medicamento até o enfermeiro falar com o médico

7. Medicamentos ansiolíticos são utilizados com cautela em adultos mais velhos pela seguinte razão:
   1. Incapacidade de absorvê-los, devido à diminuição da produção de ácido gástrico
   2. Pouca distribuição do fármaco, devido à circulação deficiente
   3. Metabolização hepática rápida do fármaco, tornando-o ineficaz
   4. Redução da eliminação, resultando em acúmulo na circulação

8. Descrever as sensações de ansiedade. Escolha todas as opções corretas.
   1. Apreensão
   2. Pânico
   3. Inquietação
   4. Preocupação
   5. Nervosismo

9. Um paciente está inquieto ao ser preparado para procedimento sintético em esquema ambulatorial. O médico pede ao enfermeiro para injetar 4 mg de lorazepam, retirados de frasco com 2 mg/mℓ de solução. Quantos mililitros serão colocados na seringa?

Para verificar suas respostas, ver Apêndice F.

21

Fármacos Sedativos e Hipnóticos

Termos-chave

ansiolítico (sedativo) fármaco que exerce efeito relaxante e calmante

ataxia marcha instável; incoordenação muscular

hipnótico fármaco que induz o sono

reação paradoxal quando um fármaco ou um tratamento tem o efeito oposto da esperado

Objetivos de aprendizagem

Ao fim deste capítulo, o leitor deverá ser capaz de:

1. Diferenciar sedativo de hipnótico.
2. Discutir usos, ações farmacológicas gerais, reações adversas, contraindicações, precauções e interações de sedativos e hipnóticos.
3. Discutir atividades a serem realizadas pelo enfermeiro na avaliação pré-administração e na avaliação continuada do paciente tratado com sedativo ou hipnótico.
4. Listar os diagnósticos de enfermagem específicos para paciente em uso de sedativo ou hipnótico.
5. Discutir maneiras de promover reação ótima ao tratamento, controlar reações adversas comuns e instruir pacientes sobre uso de sedativos ou hipnóticos.

Classes de fármacos

Barbitúricos
Não barbitúricos

- Benzodiazepínicos
- Não benzodiazepínicos

Farmacologia na prática

A esposa do Sr. Phillip faleceu em um acidente automobilístico e ele tem dificuldade de lidar com a perda. Queixa-se de dificuldades de sono, acordando frequentemente à noite. O médico prescreveu um agente hipnótico, a ser ingerido à noite por 3 semanas. Essa prescrição seria útil para o Sr. Phillip?

Sedativos e hipnóticos são utilizados principalmente no tratamento de insônia. De acordo com a National Sleep Foundation, insônia afeta aproximadamente 30 a 50% da população nos EUA – isso representa cerca de 40 milhões de pessoas (NSF, 2014). Insônia pode ser causada por diversos fatores, incluindo mudanças em estilo de vida, como novo emprego, nova cidade, retorno aos estudos, alteração do fuso horário, dor crônica, cefaleias, estresse ou ansiedade. O Boxe 21.1 fornece os critérios empregados para definir a insônia.

Em muitos casos, a insônia é tratada em ambiente ambulatorial. Todavia, um dos problemas mais frequentes durante internação de pacientes é insônia. Os pacientes encontram-se em ambiente estranho ao ambiente domiciliar. Ruídos e luzes à noite frequentemente interferem no sono ou o interrompem, particularmente quando há múltiplas interrupções (Figura 21.1). Importante aspecto no atendimento às

Capítulo 21 Fármacos Sedativos e Hipnóticos

> **BOXE 21.1 Critérios da NSF para diagnóstico de insônia.**
>
> Um ou mais dos seguintes sintomas devem ocorrer:
> - Dificuldade para iniciar o sono
> - Despertares frequentes ou problemas para retornar ao sono à noite
> - Despertar muito cedo pela manhã
> - Sentir-se cansado ao despertar

necessidades do paciente durante a doença é ajudá-lo a repousar e dormir. Privação de sono pode interferir no processo de cicatrização. Portanto, um **hipnótico** pode ser dado. Esses fármacos podem ser prescritos para uso por curto período para promover sono após a alta hospitalar, quando o paciente volta ao ambiente domiciliar.

Um hipnótico é um fármaco que induz sonolência ou sono, permitindo ao paciente iniciar o sono e mantê-lo. É administrado à noite ou ao deitar. **Ansiolítico ou sedativo** é um fármaco que produz efeito calmante e relaxante, sendo habitualmente administrado durante as horas do dia, com pouco ou nenhum efeito sobre funções motoras e mentais. Embora possam tornar o paciente sonolento, não costumam produzir sono.

Sedativos e hipnóticos são divididos em barbitúricos e não barbitúricos. Os não barbitúricos são classificados em benzodiazepínicos e não benzodiazepínicos. Os barbitúricos eram usados para tratamento de insônia e ansiedade, porém seus efeitos colaterais demonstraram ser excessivamente graves. Atualmente, barbitúricos podem ser utilizados em casos que necessitam sono profundo sem despertares. Não barbitúricos são utilizados como sedativos em lugar dos barbitúricos, visto que são mais efetivos na insônia e têm menos reações adversas. Alguns dos benzodiazepínicos também são utilizados como agentes ansiolíticos (ver Capítulo 20). Benzodiazepínicos administrados principalmente por efeito sedativo, mais do que pelo alívio de ansiedade, incluem temazepam e triazolam.

Não benzodiazepínicos formam um grupo de fármacos não relacionados. Entre os exemplos, destacam-se eszopiclona e zolpidem. Barbitúricos, benzodiazepínicos e não benzodiazepínicos estão listados em Resumo de Fármacos | Fármacos sedativos e hipnóticos.

AÇÕES

Barbitúricos

Todos os barbitúricos são capazes de produzir depressão do sistema nervoso central (SNC) e alterações de humor, que incluem sedação leve, hipnose (sono) e coma profundo. São também depressores respiratórios, efeito dose-dependente. Barbitúricos têm meia-vida longa, o que prolonga a sensação de sono ou sonolência. Esta é a razão pela qual são utilizados com pouca ou nenhuma frequência.

Benzodiazepínicos e não benzodiazepínicos

Sedativos e hipnóticos não barbitúricos possuem essencialmente o mesmo modo de ação dos barbitúricos – ou seja, provocam depressão do SNC. Exercem sua ação no GABA (ácido gama-aminobutírico), potencializando a inibição neural (ver Capítulo 20). Todavia, esses medicamentos exercem menor efeito sobre a frequência respiratória – outra razão pela qual são preferidos aos barbitúricos para o tratamento da insônia.

Os efeitos dos agentes não benzodiazepínicos diminuem depois de aproximadamente 2 semanas. Indivíduos que usam esses medicamentos por mais de 2 semanas tendem a aumentar a dose para produzir os efeitos desejados (p. ex., sono, sedação). Podem ocorrer tolerância física e dependência psicológica, particularmente após uso prolongado de altas doses. Todavia, seu potencial de drogadição parece ser menor que o dos barbitúricos. A interrupção de sedativo ou hipnótico após uso prolongado pode resultar em sintomas de abstinência leves a graves.

USOS

Sedativos e hipnóticos são utilizados no tratamento de:

1. Insônia
2. Convulsões ou crises convulsivas.

São também utilizados como adjuvantes da anestesia para:

1. Sedação pré-operatória
2. Sedação consciente.

> *Alerta de domínio de conceito*
>
> Sedativos e hipnóticos são utilizados principalmente no tratamento da insônia. Também podem ser administrados no tratamento de convulsões ou para sedação pré-operatória.

Considerações sobre o paciente

Gerontologia

Adultos mais velhos precisam de menor dose de hipnótico, e, em alguns casos, um fármaco sedativo pode atuar como hipnótico, provocando sono.

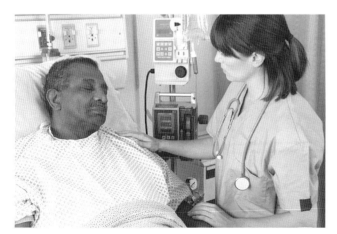

FIGURA 21.1 Os ruídos e as luzes no ambiente podem causar insônia no paciente internado.

REAÇÕES ADVERSAS

- Reações do sistema nervoso consistem em tontura, sonolência e cefaleia
- Náuseas constituem reação gastrintestinal comum.

CONTRAINDICAÇÕES

Esses fármacos são contraindicados para pacientes com hipersensibilidade conhecida a eles. Não devem ser administrados a pacientes comatosos, pacientes com distúrbios respiratórios graves, indivíduos com história de uso habitual de drogas psicoativas e álcool etílico e gestante ou lactantes. Em virtude de uma reação enzimática específica, toranja (*grapefruit*) ou seu suco não devem ser consumidos se o paciente estiver recebendo triazolam ou zaleplona. Barbitúricos são classificados na categoria D para uso na gestação.

Benzodiazepínicos (p. ex., estazolam, temazepam, triazolam) utilizados para sedação são classificados como fármacos da categoria X para uso na gestação. A maior parte dos não benzodiazepínicos está nas categorias B ou C para uso na gestação.

Considerações sobre o paciente

Mulheres em idade fértil
Mulheres que tomam benzodiazepínicos devem ser avisadas sobre risco potencial para o feto, de modo que possam ser instituídos métodos contraceptivos, se necessário. O recém-nascido cuja mãe faz uso de benzodiazepínicos pode apresentar sintomas de abstinência durante o período pós-natal.

PRECAUÇÕES

Sedativos e hipnóticos devem ser utilizados com cautela em pacientes durante a lactação, bem como em indivíduos com comprometimento hepático ou renal, consumo habitual de álcool etílico e problemas de saúde mental.

INTERAÇÕES

As seguintes interações podem ocorrer quando se administram um sedativo ou hipnótico com outro agente:

Fármaco combinado	Uso comum	Efeito da interação
Antidepressivos	Tratamento da depressão	Aumento do efeito sedativo
Analgésicos opioides e anti-histamínicos	Alívio da dor; alívio dos sintomas de alergia (coriza e prurido)	Aumento do efeito sedativo
Fenotiazinas	Manejo de agitação e sintomas psicóticos	Aumento do efeito sedativo
Cimetidina	Antiulceroso	Aumento do efeito sedativo
Álcool etílico	Relaxamento e prazer em situações sociais	Aumento do efeito sedativo

Anti-histamínicos possuem efeito sedativo e podem ser utilizados de maneira independente por pacientes em casa, pois não exigem prescrição. Existem também numerosos outros sedativos de venda livre; os pacientes podem não relatar uso desses remédios alternativos ou complementares. Deve-se investigar sempre o uso de fitoterápicos ou produtos de venda livre. Embora os exames laboratoriais não sejam conclusivos, relatos médicos indicam possível interação com produtos à base de eucalipto, que promovem aumento da sedação.

Considerações fitoterápicas

A **melatonina** é um hormônio produzido pela glândula pineal. Tem sido utilizada no tratamento da insônia, controle da síndrome de alteração do fuso horário, na melhoria da efetividade do sistema imune e como antioxidante. Seu uso mais significativo – em baixas doses – consiste no tratamento a curto prazo da insônia. Melatonina obtida de tecido pineal de origem animal não é recomendada para uso, devido a risco de contaminação, o que não ocorre com sua forma sintética. Os suplementos devem ser adquiridos de fonte confiável, de modo a minimizar o risco de contaminação. Pode ocorrer sonolência 30 minutos após tomar o suplemento. A sonolência pode persistir por 1 hora ou mais, afetando qualquer atividade que exija prontidão mental, como dirigir veículos. As possíveis reações adversas incluem cefaleia e depressão. Embora sejam incomuns, foram relatadas reações alérgicas à melatonina (dificuldade respiratória, urticária, edema de lábios, língua ou face) (DerMarderosian, 2003).

PROCESSO DE ENFERMAGEM
Paciente tratado com sedativo ou hipnótico

AVALIAÇÃO
Avaliação pré-administração
Antes da administração de sedativo ou hipnótico, documentar pressão arterial, pulso e frequência respiratória do paciente. Podem ocorrer alterações dos sinais vitais (particularmente hipotensão) após a administração desses medicamentos – é importante dispor de valores basais para comparação.

Além disso, avaliar o estado do paciente com as seguintes perguntas:

Administração de hipnótico (para transtornos do sono)
- O paciente sente-se desconfortável? Se a razão do desconforto for dor, pode ser necessário um analgésico em vez de um hipnótico. Pode não ser necessário hipnótico, pois analgésico também pode induzir sonolência e sono

- Quando o medicamento está prescrito para administração? É muito cedo para o paciente tomar o medicamento – irá despertar muito cedo pela manhã se o fármaco for tomado agora?
- Há distúrbios no meio ambiente que possam manter o paciente desperto ou diminuir a efetividade do medicamento?

ALERTA DE ENFERMAGEM

Pacientes em uso de hipnóticos necessitam de tempo para que seu efeito desapareça, de modo que possam despertar. Isso significa 6 a 8 horas de sono ininterrupto. Se o paciente precisar despertar entre 5 e 6 horas da manhã, o medicamento deve ser tomado entre 22 e 23 horas. Se o medicamento for administrado mais cedo ou mais tarde, a pessoa despertará mais cedo ou estará sonolenta e difícil de ser despertada pela manhã.

Administração de agente sedativo (para relaxamento e acalmia)
- O sedativo usado para procedimento cirúrgico está sendo administrado na hora correta?
- Existe termo de consentimento assinado para o procedimento antes da administração do medicamento? O termo de consentimento não pode ser assinado se o paciente tiver medicamento em seu sistema.

Se o paciente estiver recebendo um desses fármacos para sedação diurna, avaliar seu estado mental geral e nível de consciência. Caso o paciente pareça estar sedado e tiver dificuldade em ser despertado, é preciso suspender o medicamento e contatar o médico o mais cedo possível.

Considerações fitoterápicas

Valeriana foi originalmente utilizada na Europa e levada à América do Norte no navio *Mayflower* (Figura 21.2). Essa erva é amplamente utilizada por seus efeitos sedativos em ansiedade leve ou inquietação. É particularmente útil para indivíduos com insônia. Melhora a qualidade global do sono ao reduzir o tempo levado para iniciar o sono e diminuir o número de despertares noturnos.

É formulada como chá, comprimido, cápsula ou tintura, sendo classificada como "geralmente segura". Quando utilizada como sedativo, é tomada cerca de 1 hora antes do momento de deitar; e em menos tempo se for usada para ansiedade. Pode ser associada a outras ervas de ação calmante, como capim-limão ou camomila. Podem ser necessárias 2 a 4 semanas para que ocorra o efeito terapêutico integral (*i. e.*, melhora de humor e padrões de sono). Sabe-se que indivíduos apresentam sintomas de abstinência quando interrompem abruptamente o uso da valeriana (DerMarderosian, 2003).

Avaliação continuada
Antes da administração do fármaco, devem-se avaliar temperatura, pulso, respiração e pressão arterial do paciente, verificar seu nível de consciência (p. ex., alerta, confuso ou letárgico) e perguntar quais circunstâncias provocam insônia, além de que outros fatores (dor, luzes ou atividade perturbadora) são incômodos. Após avaliar o paciente, decide-se entre administração do medicamento ou tentativa inicial com outras intervenções.

Pergunta-se se o medicamento ajudou o paciente a dormir em noites anteriores. Se não houve efeito, pode ser necessá-

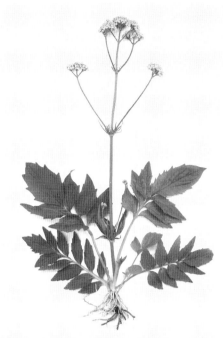

FIGURA 21.2 A raiz da erva valeriana é usada para fins medicinais.

rio utilizar medicamento ou dose diferentes; o médico é consultado sobre a falta de efetividade do medicamento.

Se o paciente tiver prescrição de analgésico opioide ou outro depressor do SNC e hipnótico para uso SOS, é preciso que o médico informe o intervalo de tempo entre as doses desses medicamentos. Em geral, o intervalo deve ser de pelo menos 2 horas entre a administração de hipnótico e qualquer outro depressor do SNC, porém esse intervalo pode variar, dependendo de determinados fatores, como idade do paciente e diagnóstico.

ALERTA DE ENFERMAGEM

Quando administrar sedativo ou hipnótico, o enfermeiro deve notificar o médico se houver variação significativa de um ou mais sinais vitais em relação aos valores basais, se a frequência respiratória for inferior a 10 incursões/min ou se o paciente parecer letárgico.

DIAGNÓSTICOS DE ENFERMAGEM

Os diagnósticos de enfermagem específicos para esses fármacos incluem:

- **Risco de lesão**, relacionado com sonolência ou memória prejudicada
- **Padrão respiratório ineficaz**, relacionado com depressão respiratória
- **Enfrentamento individual ineficaz**, relacionado com uso excessivo de medicamento.

Diagnósticos específicos de enfermagem relacionados com a administração de medicamentos são discutidos no Capítulo 4.

PLANEJAMENTO

Os desfechos esperados no paciente dependem do motivo de administração do sedativo ou hipnótico, mas podem incluir resposta ótima à terapia farmacológica (p. ex., sedação ou sono), atendimento às necessidades do paciente relacionadas com controle das reações adversas aos fármacos e confiabilidade na compreensão do esquema medicamentoso.

IMPLEMENTAÇÃO

Promoção da resposta ótima à terapia
É necessário fornecer cuidados de suporte para promover efeitos do sedativo ou hipnótico, tais como: massagear as costas, quarto com luz fraca e atmosfera tranquila. O paciente é desestimulado a consumir bebidas contendo cafeína, café, refrigerantes contendo cola ou bebidas energéticas, que podem contribuir para o estado de vigília.

Nunca se deixam hipnóticos e sedativos (substâncias controladas; ver Capítulo 1) à cabeceira do paciente para consumo posterior nem expostos no posto de enfermagem, saguão ou outras áreas onde pacientes, visitantes ou funcionários do hospital tenham acesso direto.

> **ALERTA DE ENFERMAGEM**
> Alguns agentes hipnóticos (zolpidem) provocam perda de memória ou amnésia. A pessoa pode não se lembrar de ter levantado da cama, dirigido ou se alimentado. Esses medicamentos só devem ser tomados quando a pessoa planeja ter sono de 7 a 8 horas.

Monitoramento e manejo das necessidades do paciente

Risco de lesão
É importante procurar reações adversas dos fármacos no paciente. Em períodos de confusão, é importante protegê-lo de qualquer dano e fornecer cuidados de suporte, bem como ambiente seguro. Medidas de segurança são tomadas em função da dose do sedativo.

Após a administração de hipnótico, como antes de procedimento cirúrgico ou diagnóstico, deve-se levantar as grades laterais do leito e aconselhar o paciente a permanecer na cama ou a solicitar assistência se for necessário levantar-se. É aconselhável observar o paciente que recebe hipnótico durante 1 a 2 horas após a administração do medicamento, de modo a avaliar o seu efeito. Quando usado para tratamento da insônia, notificar o médico se o paciente não consegue dormir, desperta uma ou mais vezes durante a noite ou apresenta alguma reação adversa ao fármaco. Em alguns casos, são prescritas doses suplementares de hipnótico se o paciente acordar durante a noite. Em alguns pacientes, ocorrem sonolência excessiva e cefaleia na manhã seguinte à administração de hipnótico (ressaca do fármaco).

É preciso relatar esse problema ao médico, pois pode ser necessário utilizar dose menor ou medicamento diferente. Ao levantar da cama, o paciente é incentivado a inicialmente adotar posição sentada, aguardar alguns minutos e, em seguida, assumir a posição ortostática. Quando necessário, deve-se ajudar o paciente ambulatorial se estiver atordoado.

Pacientes que recebem esses medicamentos em ambientes ambulatoriais são instruídos sobre o risco de operar máquinas ou executar outras tarefas potencialmente perigosas até estarem certos de que concentração e foco não estejam afetados.

Considerações sobre o paciente

Gerontologia
O adulto mais velho corre maior risco de hipersedação, tontura, confusão ou **ataxia** (marcha instável) ao tomar sedativo ou hipnótico. Também pode ocorrer **reação paradoxal**, com excitação acentuada ou confusão. Nesse caso, observa-se o paciente a intervalos mais frequentes (a cada 5 a 10 minutos) e instituem-se medidas de segurança para evitar qualquer lesão. Se ocorrer hipersedação, tontura extrema ou ataxia, é preciso notificar o médico.

Padrão respiratório ineficaz
Sedativos e hipnóticos deprimem o SNC e podem causar depressão respiratória. Por isso se avalia cuidadosamente função respiratória (frequência, profundidade e qualidade, antes da administração de sedativo, 30 minutos a 1 hora após e a intervalos frequentes posteriormente.

O paciente não deve consumir álcool etílico quando estiver tomando sedativos ou hipnóticos, pois há potencialização do efeito depressor no SNC. Em certas ocasiões, isso resulta em graves efeitos e pode levar à morte.

Enfrentamento individual ineficaz
Sedativos e hipnóticos são administrados melhor por período inferior a 2 semanas e, de preferência, por menor período de tempo, pois perdem efetividade com tempo prolongado de uso. Como consequência, o paciente pode tender a aumentar a dose sem consultar o médico. Para assegurar a adesão do paciente ao esquema de tratamento, o enfermeiro deve ressaltar a importância de cumprir a orientação do médico e não repetir a dose durante a noite se o sono for interrompido ou se durar apenas algumas horas. Existem apresentações de liberação prolongada, que podem ser apropriados se a insônia persistir, o que constitui melhor opção, em lugar de mudar a dose por conta própria.

Sedativos e hipnóticos em uso prolongado podem causar dependência. Deve-se ensinar o paciente a não interromper subitamente o uso desses medicamentos, quando houver suspeita de possível dependência. A retirada deve ser gradual para evitar a ocorrência de sintomas de abstinência (ver Capítulo 20), que consistem em inquietação, excitação, euforia e confusão. Abstinência pode resultar em graves consequências, particularmente em pacientes com doenças ou distúrbios já existentes.

Orientação ao paciente e aos familiares
Ao orientar o paciente e sua família sobre sedativos e hipnóticos, vários aspectos gerais precisam ser considerados. O paciente e sua família devem confiar que o medicamento irá ajudar a promover sono e constitui solução de tempo limitado. Ao elaborar plano de ensino, é preciso incluir um ou mais dos seguintes itens:

- O médico habitualmente prescreve esses medicamentos apenas por períodos curtos
- Se o medicamento não for efetivo, o médico pode aumentar a dose, o que não deve ser feito por conta própria
- Notificar o médico caso ocorra qualquer reação adversa a fármacos
- Não consumir bebida alcoólica 2 horas antes ou 8 horas após tomar o medicamento
- Reconhecer que o sedativo pode comprometer capacidade mental e física necessária para a execução de tarefas potencialmente perigosas, como dirigir ou operar máquinas
- Após tomar hipnótico, é preciso ter cautela ao levantar da cama à noite. Manter o quarto com luz fraca e retirar qualquer obstáculo que possa resultar em lesão ao levantar da cama. Nunca tentar dirigir veículos ou realizar tarefas perigosas após ingerir um hipnótico
- Não ingerir esses medicamentos durante a gravidez, se desejar engravidar ou se estiver amamentando
- Não utilizar remédios para resfriado, tosse ou alergia de venda livre enquanto estiver tomando esse medicamento, a não ser que seu uso tenha sido aprovado pelo médico. Alguns desses

produtos contêm anti-histamínicos ou outros fármacos que também podem causar sonolência leve a extrema. Outros podem conter agente adrenérgico, que é estimulante leve, frustrando, assim, o propósito sedativo ou hipnótico
- Não ingerir zolpidem nem tasimelteona com alimento. Eszopiclona, ramelteona e zaleplona podem ser ingeridas com alimento; todavia, refeições ou lanches com alto conteúdo de gordura podem interferir na absorção desses medicamentos.

REAVALIAÇÃO

- A resposta terapêutica é obtida, e observa-se melhora no padrão do sono, ou o paciente está calmo e relaxado para a realização de um procedimento
- Reações adversas são identificadas, relatadas ao médico e controladas com sucesso por meio de apropriadas intervenções de enfermagem:
- Não se observa evidência de lesão
- Padrão respiratório adequado é mantido
- O paciente gerencia o enfrentamento de maneira efetiva
- O paciente e sua família expressam confiança e demonstram entender o esquema medicamentoso.

Farmacologia na prática
PENSE CRITICAMENTE
Duas semanas após a prescrição inicial, o Sr. Phillip contata o médico e solicita renovação da prescrição de seu medicamento para sono. O que é preciso perguntar ao Sr. Phillip? Explique.

PONTOS-CHAVE

■ Ansiolíticos (sedativos) provocam efeito relaxante e calmante. Hipnóticos provocam sono. Esses fármacos atuam por meio de depressão do SNC. Barbitúricos são raramente utilizados, em virtude de sua meia-vida longa, potencial de dependência e reações adversas graves. Os não barbitúricos incluem benzodiazepínicos e não benzodiazepínicos

■ Embora seja frequentemente tratada em ambiente ambulatorial, muitos pacientes internados também sofrem de insônia. Fármacos que tratam insônia devem ser usados apenas por curto período de tempo, como 2 semanas. Se sua administração for continuada, pode ocorrer dependência

■ Deve-se sempre investigar uso prévio de sedativos pelos pacientes, pois fitoterápicos e produtos de venda livre são numerosos

■ Os pacientes devem ser orientados sobre determinadas atividades que exigem concentração e foco, como dirigir, e é preciso estar atento para a possibilidade de queda da pressão arterial, resultando em tontura e potencial de lesão. As doses não devem ser aumentadas sem antes consultar o médico

■ Sedativos e hipnóticos também podem causar depressão respiratória. Outros depressores do SNC, como álcool etílico, não devem ser associados a esses fármacos.

RESUMO DE FÁRMACOS
Fármacos sedativos e hipnóticos

Nome genérico	Usos	Reações adversas	Faixas posológicas
Benzodiazepínicos			
Estazolam	Hipnótico	Cefaleia, pirose, náuseas, vômito, exantema, fraqueza, palpitações, dores articulares	1 a 2 mg VO
Flurazepam	Hipnótico	Iguais às de estazolam	15 a 30 mg VO
Temazepam	Hipnótico	Iguais às de estazolam	15 a 30 mg VO
Triazolam	Hipnótico, sedativo	Iguais às de estazolam	0,125 a 0,5 mg VO
Não benzodiazepínicos			
Dexmedetomidina	Sedação em intubação, sedação	Hipotensão, náuseas, bradicardia	1 mcg/kg, por 10 min IV
Eszopiclona	Insônia	Cefaleia, sonolência, alteração do paladar, dor torácica, migrânea, edema	1 a 3 mg VO, ao deitar
Ramelteona	Insônia	Tontura, cefaleia	8 mg VO, ao deitar
Suvorexanto	Insônia	Sonolência, cefaleia	10 a 20 mg VO, ao deitar
*Tasimilteona	Distúrbio do sono	Cefaleia, pesadelos, rinite, faringite	20 mg VO, ao deitar
Zaleplona	Insônia transitória	Tontura, cefaleia, insônia rebote, náuseas, mialgia	10 mg VO, ao deitar
*Zolpidem	Insônia transitória	Sonolência, cefaleia, náuseas, mialgia	10 mg VO, ao deitar
Barbitúricos			
Pentobarbital	Sedativo, hipnótico, sedação pré-operatória	Depressão respiratória e de SNC, náuseas, vômito, constipação intestinal, diarreia, bradicardia, hipotensão, síncope, reações de hipersensibilidade, cefaleia	100 mg, IV ou IM profunda; doses tituladas até 200 a 500 mg
Secobarbital	Hipnótico, sedação pré-operatória	Iguais às de pentobarbital	Hipnótico: 100 mg VO, ao deitar Sedativo: 200 a 300 mg VO, 1 a 2 h antes do procedimento

*Esse fármaco não deve ser administrado com alimento (em particular refeições ricas em gordura).

REVISÃO DO CAPÍTULO

Calcule a dosagem dos medicamentos

1. Foi prescrito triazolam, na dose de 0,125 mg. O medicamento está disponível em comprimidos de 0,125 mg. O enfermeiro administra _____.
2. Eszopiclona 2 mg é prescrita para tratamento de insônia. O medicamento está disponível em comprimidos de 1 mg. O enfermeiro administra _____.

Prepare-se para provas

1. Agentes sedativos e hipnóticos exercem sua ação por meio da depressão do _____.
   1. Sistema nervoso periférico
   2. Sistema cardiovascular e sistema respiratório
   3. Sistema musculoesquelético
   4. SNC
2. Os não barbitúricos são utilizados em vez de barbitúricos, porque _____.
   1. Produzem melhores padrões do sono
   2. Apresentam menos reações adversas
   3. São fórmulas mais recentes
   4. Provocam menos amnésia
3. Qual das seguintes manifestações do paciente o enfermeiro deve relatar imediatamente ao médico?
   1. Tontura ao levantar da cadeira
   2. Frequência cardíaca de 80 bpm
   3. Frequência respiratória de 8 incursões/min
   4. Dor articular
4. Quando administra hipnótico a paciente idoso, o enfermeiro deve saber que _____.
   1. São habitualmente administradas doses menores a esses pacientes
   2. Adultos mais velhos habitualmente necessitam de doses maiores de hipnótico
   3. Adultos mais velhos excretam o medicamento mais rapidamente do que adultos mais jovens
   4. Pode-se aumentar a dose do hipnótico a cada noite até alcançar o efeito desejado
5. Qual dos seguintes itens deve ser incluído em um plano de ensino para paciente que toma sedativo ou hipnótico?
   1. Bebida alcoólica pode ser consumida 1 a 2 horas antes da administração de sedativo sem qualquer efeito prejudicial
   2. A dose do sedativo pode ser aumentada se o sono não for reparador
   3. Esses medicamentos podem ser utilizados com segurança durante 6 meses a 1 ano quando administrados para o tratamento da insônia
   4. Não se deve utilizar qualquer medicamento para resfriado, tosse ou alergia de venda livre enquanto se toma sedativo ou hipnótico

6. Qual dos seguintes sedativos/hipnóticos é fármaco incluído na categoria X para uso na gestação?
   1. Zolpidem
   2. Ramelteona
   3. Temazepam
   4. Eszopiclona
7. Uma mulher idosa apresenta artrite na região lombar, e a dor a mantém acordada à noite. Ela pergunta se poderia tomar um "calmante". Ao considerar seu pedido, o enfermeiro precisa levar em consideração que hipnóticos _____.
   1. Podem não ser a melhor escolha quando a dor provoca insônia
   2. Podem ser administrados em lugar de analgésico para aliviar dor
   3. Podem aumentar o limiar da dor
   4. Podem ser acrescentados a analgésico para melhorar essa situação
8. O enfermeiro clínico prepara materiais de ensino sobre uso de agente hipnótico para um paciente e conversa com ele sobre o tema. Qual das seguintes afirmativas do paciente levaria o enfermeiro a entrar em contato com o médico?
   1. "Estou planejando ouvir alguma música relaxante essa noite"
   2. "Tomar algo no bar deve ajudar a me acalmar antes da hora de dormir"
   3. "Um colega de trabalho deve me pegar amanhã de manhã"
   4. "Uma refeição nutritiva pode me ajudar a dormir melhor"
9. Quais dos seguintes itens constituem critérios para diagnóstico de insônia? **Escolha todas as opções corretas.**
   1. Despertar muito cedo
   2. Dormir na metade do dia
   3. Dificuldade em iniciar o sono
   4. Dificuldade em voltar a dormir à noite
10. Ao fornecer orientações sobre o uso de hipnóticos não benzodiazepínicos, o enfermeiro enfatiza que determinados alimentos não devem ser consumidos, pois interferem na absorção. **Escolha todos os alimentos que entram nessa categoria.**
    1. Pasta de amendoim e biscoitos
    2. Sorvete
    3. Torta de maçã com sorvete
    4. Pudim de chocolate

Para verificar suas respostas, ver Apêndice F.

22 Fármacos Antidepressivos

Termos-chave

depressão unipolar transtorno mental de humor deprimido, baixa autoestima e perda do interesse/prazer; também conhecida como transtorno depressivo maior

discinesia tardia movimentos rítmicos e involuntários da língua, da face, da boca ou da mandíbula e, algumas vezes, dos membros

disfórico caracterizado por tristeza, ansiedade ou infelicidade extremas ou exageradas

endógeno relativo a algo normalmente produzido ou existente no organismo

hipotensão ortostática redução da pressão arterial que ocorre após permanecer de pé por período prolongado

neuro-hormônios neurossubstâncias secretadas, em vez de transmitidas

off-label indicação não aprovada pela FDA e/ou sociedades profissionais

priapismo ereção peniana dolorosa e persistente

síndrome serotoninérgica reação medicamentosa potencialmente fatal, que leva o corpo a produzir serotonina em excesso

tiramina aminoácido comumente encontrado em alimentos fermentados, como queijo e vinho tinto

transtorno bipolar transtorno do humor, caracterizado por oscilações significativas desde extrema hiperatividade até depressão

transtornos do humor espectro de transtornos que incluem desde debilitação grave até euforia completa

Objetivos de aprendizagem

Ao fim deste capítulo, o leitor deverá ser capaz de:

1. Definir depressão e identificar sintomas do transtorno depressivo maior (TDM).
2. Citar diferentes tipos de fármacos antidepressivos.
3. Discutir usos, ações farmacológicas gerais, reações adversas comuns, contraindicações, precauções e interações dos antidepressivos.
4. Discutir atividades a serem realizadas pelo enfermeiro na avaliação pré-administração e avaliação continuada do paciente tratado com antidepressivos.
5. Listar os diagnósticos de enfermagem específicos para paciente em uso de fármaco antidepressivo.
6. Discutir maneiras de promover resposta ótima ao tratamento, controlar as reações adversas comuns e instruir pacientes sobre uso dos antidepressivos.

Classes de fármacos

Inibidores seletivos da recaptação de serotonina (ISRSs)

Inibidores da recaptação de serotonina/ norepinefrina ou de dopamina/ norepinefrina (IRSNs ou IRDNs)

Antidepressivos tricíclicos (ATCs)

Inibidores da monoamina oxidase (IMAOs)

Farmacologia na prática

Após a morte da esposa em um acidente de carro, o Sr. Phillip apresentou depressão grave durante cerca de 2 meses. Há 1 semana, o médico receitou-lhe sertralina, 100 mg, diariamente VO. Sua família está frustrada, porque o Sr. Phillip continua deprimido, além de se sentir sonolento, só conseguindo levantar às 11 h da manhã ou ao meio-dia na maior parte dos dias. O médico é solicitado a aumentar a dose. Como explicar os dois eventos que ocorrem ao paciente nesta semana de tratamento?

Depressão pode ser descrita como sensação de tristeza, infelicidade ou desânimo. A maioria das pessoas sente isso em algum momento, por um curto período de tempo, o que é perfeitamente normal. Por outro lado, o transtorno depressivo maior (TDM) é diagnóstico médico para um dos **transtornos do humor**, espectro de condições que inclui desde debilitação grave até euforia. Os sintomas depressivos não resultam de luto normal, como a perda de um ente querido, e não são causados por outra doença, como hipotireoidismo. De fato, especula-se que até 25% dos pacientes internados sofrem de sintomas depressivos, além da doença clínica, e que quase 50% de todos os residentes em instituições de cuidados prolongados também sofrem de depressão (Kramer, 2009).

Muitos dos fármacos utilizados no tratamento de um episódio depressivo maior (TDM) destinam-se ao tratamento da condição denominada **depressão unipolar**. Indivíduos com esse diagnóstico apresentam humor **disfórico** (tristeza extrema ou exagerada, ansiedade ou infelicidade), que interfere no funcionamento diário. Para diagnosticar esse transtorno, cinco ou mais dos sintomas listados no Boxe 22.1 precisam ocorrer diariamente ou quase todos os dias, por período de 2 semanas ou mais.

Sintomas depressivos dos transtornos do humor são tratados com fármacos antidepressivos e psicoterapia. As quatro classes principais de antidepressivos são:

- Inibidores seletivos da recaptação de serotonina (ISRSs)
- Inibidores da recaptação de serotonina/norepinefrina ou da recaptação de dopamina/norepinefrina (IRSNs ou IRDNs)
- Antidepressivos tricíclicos (ATCs)
- Inibidores da monoamina oxidase (IMAOs).

Durante vários anos, acreditou-se que antidepressivos bloqueavam a recaptação de neurotransmissores **endógenos** (produzidos pelo corpo): norepinefrina e serotonina. Essa ação resultava em estimulação do sistema nervoso central (SNC) por esses neurotransmissores, aliviando o humor deprimido. Essa teoria está sendo atualmente questionada. Pesquisas indicam que os efeitos dos antidepressivos relacionam-se com alterações adaptativas lentas nos sistemas dos receptores de norepinefrina e serotonina (Fuller, 1985). Acredita-se que o tratamento com antidepressivos produza alterações complexas na sensibilidade dos locais receptores pré-sinápticos e pós-sinápticos. Antidepressivos aumentam a sensibilidade de receptores alfa-adrenérgicos (α-adrenérgicos) e serotoninérgicos pós-sinápticos e diminuem a sensibilidade dos locais receptores pré-sinápticos. Isso melhora a recuperação do episódio depressivo, tornando a atividade neurotransmissora mais efetiva, conforme ilustrado na Figura 22.1.

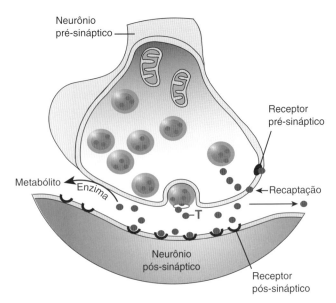

FIGURA 22.1 Antidepressivos inibem a recaptação do neurotransmissor (T) por receptores pré-sinápticos, tornando-o, assim, disponível para o neurônio pós-sináptico mais sensível.

INIBIDORES SELETIVOS DA RECAPTAÇÃO DE SEROTONINA

AÇÕES

Os ISRSs inibem a recaptação de serotonina (neurotransmissor) no SNC. Acredita-se que o aumento dos níveis de serotonina atue como estimulante para reverter a depressão.

USOS

Os ISRSs são utilizados no tratamento das seguintes condições:

- Episódios depressivos
- Transtornos de ansiedade (transtorno de pânico, transtorno de estresse pós-traumático [TEPT], transtorno de ansiedade generalizada [TAG] e fobias sociais)
- Transtorno disfórico pré-menstrual (TDPM)
- Transtorno obsessivo-compulsivo (TOC)
- Bulimia nervosa.

Usos *off-label* incluem doença de Raynaud, enxaqueca, neuropatia diabética e ondas de calor. Esses medicamentos podem ser usados com psicoterapia nos casos graves.

REAÇÕES ADVERSAS

Reações do sistema neuromuscular

- Sonolência, tontura
- Cefaleia, insônia
- Tremor, fraqueza.

Reações dos sistemas digestório e geniturinário

- Constipação intestinal, boca seca, náuseas
- Faringite e coriza
- Retenção urinária e ejaculação anormal.

BOXE 22.1 Sintomas de depressão.

- Sentimentos de desesperança ou desamparo
- Diminuição de interesse nas atividades da vida
- Perda ou ganho significativo de peso (não intencional)
- Insônia (incapacidade de dormir) ou hipersonia (sono excessivo)
- Agitação, inquietação ou irritabilidade
- Fadiga ou perda de energia
- Sentimentos de inutilidade
- Culpa excessiva ou inapropriada
- Capacidade diminuída de pensar ou concentrar-se ou indecisão
- Pensamentos recorrentes de morte ou ideação suicida (ou tentativa de suicídio).

CONTRAINDICAÇÕES

Os ISRSs são contraindicados para pacientes com hipersensibilidade específica a esses fármacos, bem como durante a gravidez (categoria C para uso na gestação). Pacientes em uso de cisaprida, pimozida ou carbamazepina não devem tomar fluoxetina. Devido a uma reação enzimática específica, toranja (*grapefruit*) ou seu suco não devem ser consumidos se o paciente estiver utilizando sertralina.

Considerações sobre o paciente

Gestantes
Em revisão sistemática da literatura, constatou-se risco aumentado de hipertensão pulmonar persistente em recém-nascidos de mulheres que usaram ISRSs durante a gestação (Grigoriadis, 2014). Pesquisas em andamento procuram verificar correlação entre uso de ISRSs durante o segundo e o terceiro trimestre de gestação e desenvolvimento subsequente de transtorno do espectro autista diagnosticado em crianças (Boukhris, 2015).

PRECAUÇÕES

Os ISRSs devem ser utilizados com cautela em pacientes com diabetes melito do tipo 2, doença cardíaca ou comprometimento da função hepática ou renal, bem como naqueles com risco de ideação ou comportamento suicida. Não se utiliza antidepressivo ISRS nas primeiras 2 semanas após a interrupção de antidepressivo IMAO. Os pacientes devem ser instruídos sobre o potencial de síndrome serotoninérgica (Boxe 22.2).

BOXE 22.2 Síndrome serotoninérgica.

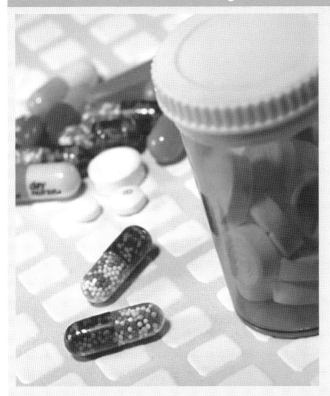

Uma paciente para quem foi recentemente prescrito ISRS, acorda com náuseas e inquietação. Ao se apressar para o banheiro com diarreia, ela tropeça. Suas palpitações constituem uma consequência do súbito desconforto gastrintestinal e do tropeço, ou representa mais um sintoma indicando a ocorrência de síndrome serotoninérgica?

A **síndrome serotoninérgica** é uma reação adversa potencialmente fatal a fármaco, caracterizada por serotonina em excesso no cérebro. Ocorre com mais frequência quando dois fármacos que afetam o nível de serotonina no corpo são administrados de modo simultâneo. Os pacientes correm maior risco quando se prescreve antidepressivo ISRS ou IRSN. Outros fármacos sob prescrição e de venda livre que provocam elevação dos níveis de serotonina, isoladamente ou em combinação com antidepressivos à base de serotonina, incluem:

- Fármacos que alteram o humor, como IMAOs
- Fármacos utilizados no tratamento da ansiedade, como buspirona e trazodona
- Medicamentos antienxaqueca, como almotriptana, naratriptana, sumatriptana, rizatriptana e zolmitriptana
- Analgésicos, como meperidina, fentanila, tramadol ou pentazocina
- Antinauseosos, como granisetrona, metoclopramida e ondansetrona
- Remédios para tosse e resfriado contendo dextrometorfano
- Fitoterápicos, como hipérico e *ginseng*

Para receber diagnóstico de síndrome serotoninérgica, o paciente precisa apresentar pelo menos três dos seguintes sinais e sintomas:

- Agitação ou confusão
- Náuseas ou diarreia
- Pupilas dilatadas
- Batimento cardíaco rápido ou irregular
- Elevação da temperatura, tremor e calafrios
- Aumento da sudorese não causado por atividade
- Espasmos musculares (mioclonia) ou reflexos hiperativos (hiper-reflexia)
- Tremor ou inquietação
- Movimentos descoordenados (ataxia).

Exames de sangue, exames de imagem e rastreamento toxicológico são utilizados para descartar a possibilidade de outras condições, como infecções, intoxicação, distúrbios metabólicos e hormonais ou abstinência e superdosagem de substâncias. Pacientes com diagnóstico de síndrome serotoninérgica devem ser internados durante pelo menos 24 horas para observação rigorosa, com instituição de tratamento, que inclui:

- Benzodiazepínicos, como diazepam e lorazepam, para diminuir agitação, movimentos convulsionantes e rigidez muscular
- Cipro-heptadina, fármaco que bloqueia a produção de serotonina
- Líquidos intravenosos
- Retirada dos medicamentos que causaram a síndrome.

A FDA pede aos fabricantes que incluam rótulos de advertência em seus produtos, assinalando o risco potencial de síndrome serotoninérgica. Deve-se ensinar aos pacientes a verificar cada medicamento, particularmente produtos de venda livre, como remédios para resfriados, antes de sua aquisição.

INTERAÇÕES

As seguintes interações podem ocorrer quando se administra um ISRS com outro agente:

Fármaco combinado	Uso comum	Efeito da interação
Outros antidepressivos	Tratamento da depressão	Risco aumentado de efeitos tóxicos
Cimetidina	Alívio do desconforto gástrico	Aumento de sintomas anticolinérgicos (boca seca, retenção urinária, borramento visual)
Anti-inflamatórios não esteroides (AINEs)	Alívio de inflamação e dor	Risco aumentado de sangramento gastrintestinal; diminuição da efetividade do ISRS
Lítio (interação com fluoxetina)	Tratamento do transtorno bipolar	Risco aumentado de intoxicação por lítio

Observar que a efetividade de fluoxetina é diminuída em pacientes que fumam cigarros durante sua administração.

🕸 INIBIDORES DA RECAPTAÇÃO DE SEROTONINA/ NOREPINEFRINA OU DE DOPAMINA/NOREPINEFRINA

AÇÕES

Acredita-se que o mecanismo de ação da maioria dos IRSNs/ IRDNs consiste em afetar a neurotransmissão de serotonina, norepinefrina e dopamina. Exemplos desse grupo de fármacos incluem a venlafaxina e bupropiona.

USOS

ISRNs/IRDNs podem ser combinados com psicoterapia em casos graves ou isoladamente no tratamento das seguintes condições:

- Episódios depressivos
- Depressão acompanhada de transtornos de ansiedade (TAG, transtorno de pânico, fobia social, TEPT)
- Dor neuropática periférica diabética, fibromialgia e dor muscular crônica.

Usos *off-label* incluem aumento da perda de peso e tratamento de comportamentos agressivos, distúrbios menstruais, abstinência de cocaína e desejo insaciável de álcool, prevenção de enxaqueca e incontinência de estresse.

REAÇÕES ADVERSAS

Reações do sistema neuromuscular

- Sonolência, enxaqueca
- Hipotensão, tontura e vertigem

- Borramento visual, fotossensibilidade, insônia, nervosismo ou agitação e tremor.

Reações do sistema digestório

- Náuseas, boca seca, anorexia, sede
- Diarreia, constipação intestinal, sabor amargo.

Outras reações sistêmicas

- Fadiga, taquicardia e palpitações
- Alteração da libido, disfunção erétil
- Exantema cutâneo, prurido, vasodilatação resultando em rubor e sudorese excessiva.

Outras reações adversas e reações adversas associadas ao uso de todos os antidepressivos estão listadas em Resumo de Fármacos | Fármacos antidepressivos.

CONTRAINDICAÇÕES

Os IRSNs/IRDNs são contraindicados para pacientes com hipersensibilidade conhecida aos fármacos. Entre esses antidepressivos, bupropiona e maprotilina encontram-se na categoria B para uso na gestação. Outros antidepressivos estão incluídos na categoria C para uso na gestação. O uso seguro dos antidepressivos durante a gravidez não foi estabelecido. Esses fármacos só devem ser utilizados durante a gravidez quando os benefícios potenciais superam os riscos potenciais para o feto em desenvolvimento. Maprotilina não deve ser utilizada em pacientes que apresentam distúrbio convulsivo ou durante a fase aguda do infarto do miocárdio. Pacientes em uso de cisaprida, pimozida ou carbamazepina não devem tomar nefazodona, devido a risco de insuficiência hepática. Devido a uma reação enzimática específica, toranja (*grapefruit*) ou seu suco não devem ser consumidos se o paciente estiver utilizando vilazodona ou trazodona.

> **⚠ ALERTA DE ENFERMAGEM**
>
> Cloridrato de bupropiona é usado para cessação do tabagismo. Fumantes não devem utilizar esse produto se já estiverem em tratamento com bupropiona, devido à possibilidade de superdosagem.

PRECAUÇÕES

Os ISRNs/IRDNs devem ser utilizados com cautela em pacientes com doença cardíaca, comprometimento renal ou hepático ou doença hipertireóidea, bem como em indivíduos com risco de ideação ou comportamento suicida. Os pacientes devem ser instruídos sobre o potencial da síndrome serotoninérgica (ver Boxe 22.2).

INTERAÇÕES

As seguintes interações podem ocorrer quando se administra um IRSN/IRDN com outro agente:

Fármaco combinado	Uso comum	Efeito da interação
Hipnossedativos e analgésicos	Sedação e alívio da dor	Risco aumentado de depressão respiratória e do sistema nervoso
Varfarina	Anticoagulação	Risco aumentado de sangramento
Cimetidina	Desconforto gastrintestinal	Aumento dos sintomas anticolinérgicos (boca seca, retenção urinária, borramento visual)
Agentes anti-hipertensivos	Tratamento da pressão arterial elevada	Risco aumentado de hipotensão
IMAOs	Antidepressivo	Risco aumentado de episódios hipertensivos, convulsões graves e episódios de hiperpirexia

ANTIDEPRESSIVOS TRICÍCLICOS

A descoberta do papel da dopamina na depressão e a capacidade de ser mais seletiva na recaptação tornaram as seguintes classes de antidepressivos menos frequentemente prescritas do que as já descritas.

AÇÕES

Antidepressivos tricíclicos (ATCs), como amitriptilina e doxepina, inibem recaptação de norepinefrina ou serotonina no cérebro.

USOS

Antidepressivos tricíclicos são utilizados no tratamento das seguintes condições:

- Episódios depressivos
- Transtorno bipolar
- Transtorno obsessivo-compulsivo (TOC)
- Dor neuropática crônica
- Depressão acompanhada de transtornos de ansiedade
- Enurese.

Usos *off-label* incluem úlcera péptica, apneia do sono, transtorno de pânico, bulimia nervosa, sintomas pré-menstruais e algumas condições dermatológicas. Esses fármacos podem ser utilizados com psicoterapia em casos graves.

REAÇÕES ADVERSAS

Reações generalizadas incluem:

- Efeitos anticolinérgicos (p. ex., sedação, boca seca, distúrbios visuais, retenção urinária)
- Constipação intestinal e fotossensibilidade.

ALERTA DE ENFERMAGEM

Embora os ATCs não sejam considerados agentes antipsicóticos, amoxapina tem sido associada a **discinesia tardia** e síndrome neuroléptica maligna (SNM). Discinesia tardia é uma síndrome de movimentos involuntários, que pode ser irreversível. Os sintomas da SNM são semelhantes e consistem em rigidez muscular, alteração do estado mental e distúrbios do sistema autônomo, como taquicardia ou sudorese. Essas síndromes tendem a ocorrer mais facilmente em mulheres mais velhas; o fármaco deve ser interrompido, e o médico precisa ser notificado imediatamente, devendo-se iniciar rapidamente o tratamento dos efeitos adversos.

CONTRAINDICAÇÕES

Os ATCs são contraindicados para pacientes com hipersensibilidade conhecida aos fármacos. Não são administrados a: pacientes que receberam IMAOs nos 14 dias precedentes, pacientes com infarto do miocárdio recente, crianças ou lactantes. Esses medicamentos estão incluídos nas categorias C e D para uso na gestação, e a segurança de seu uso durante a gravidez não foi estabelecida. Doxepina é contraindicada para pacientes com glaucoma ou com tendência à retenção urinária.

PRECAUÇÕES

Os ATCs devem ser utilizados com cautela em pacientes com doença cardíaca, comprometimento hepático ou renal, hipertireoidismo, história de convulsões, glaucoma de ângulo estreito, elevação da pressão intraocular, retenção urinária e com risco de ideação ou comportamento suicida.

ALERTA DE ENFERMAGEM

Os ATCs podem causar reações adversas cardíacas, como taquicardia e bloqueio atrioventricular (BAV). Devem ser administrados com cautela a idosos ou a paciente com doença cardíaca preexistente.

INTERAÇÕES

As seguintes interações podem ocorrer quando se administra ATC com outro agente:

Fármaco combinado	Uso comum	Efeito da interação
Sedativos e hipnóticos, analgésicos	Sedação e alívio de dor, respectivamente	Risco aumentado de depressão respiratória e de sistema nervoso
Cimetidina	Tratamento de desconforto gastrintestinal	Aumento de sintomas anticolinérgicos (boca seca, retenção urinária, borramento visual)
IMAOs	Antidepressivos	Risco aumentado de episódios hipertensivos, convulsões graves e episódios de hiperpirexia
Agentes adrenérgicos	Agentes neuromusculares	Risco aumentado de arritmias e hipertensão

INIBIDORES DA MONOAMINA OXIDASE

Os IMAOs inibem a atividade da monoamina oxidase, um complexo sistema enzimático responsável pela inativação de determinados neurotransmissores. O bloqueio da monoamina oxidase resulta em aumento de epinefrina, norepinefrina, dopamina e serotonina *endógenas* no sistema nervoso. Um aumento nesses **neuro-hormônios** (neurossubstâncias secretadas, em lugar de transmitidas) estimula o SNC.

USOS

Os IMAOs são utilizados no tratamento de episódios depressivos e coadjuvados com psicoterapia em casos graves. Usos *off-label* incluem bulimia, terror noturno, enxaqueca, transtorno afetivo sazonal e esclerose múltipla.

REAÇÕES ADVERSAS

- Reações neuromusculares incluem **hipotensão ortostática**, tontura, vertigem, cefaleia e borramento visual
- Reações dos sistemas digestório e geniturinário incluem constipação intestinal, boca seca, náuseas, diarreia e disfunção erétil
- Crise hipertensiva (pressão arterial extremamente alta) é reação adversa grave que pode ocorrer quando são consumidos alimentos que contêm **tiramina** (um aminoácido) (o Boxe 22.3 fornece lista de alimentos contendo tiramina).

> **ALERTA DE ENFERMAGEM**
>
> Um dos sintomas mais precoces da crise hipertensiva é a cefaleia (habitualmente occipital), seguida de rigidez de nuca, náuseas, vômitos, sudorese, febre, dor torácica, dilatação das pupilas e bradicardia ou taquicardia. Se ocorrer crise hipertensiva, é necessário intervenção médica imediata para reduzir a pressão arterial. Já foi relatada a ocorrência de acidente vascular encefálico e morte.

BOXE 22.3 Alimentos contendo tiramina a serem evitados durante o uso de IMAO.

- Queijo envelhecido (p. ex., azul, Camembert, *cheddar*, Emmental, mozarela, parmesão, romano, Stilton, queijo suíço)
- Creme azedo
- Iogurte
- Fígado de boi ou de galinha
- Conserva de arenque
- Carnes fermentadas (p. ex., mortadela, *pepperoni*, salame, peixe seco)
- Bebidas alcoólicas não destiladas (p. ex., cerveja e vinho tinto, particularmente Chianti e xerez)
- Bebidas cafeinadas (p. ex., café, chá, refrigerantes contendo cola)
- Chocolate
- Algumas frutas e vegetais (p. ex., abacate, banana, feijão-fava, figos, uvas-passas, chucrute)
- Extratos de levedura
- Molho de soja.

CONTRAINDICAÇÕES E PRECAUÇÕES

Os IMAOs são contraindicados para idosos, pacientes com hipersensibilidade conhecida aos fármacos, feocromocitoma, doença hepática, doença renal, doença vascular encefálica, hipertensão arterial sistêmica, história de cefaleia e insuficiência cardíaca congestiva. A segurança desses fármacos não foi estabelecida em pacientes com menos de 16 anos de idade e durante gravidez (categoria C para uso na gestação) ou lactação.

Os IMAOs devem ser utilizados com cautela em pacientes com comprometimento da função hepática, história de crises convulsivas, sintomas parkinsonianos, diabetes melito ou hipertireoidismo, bem como em indivíduos com risco de ideação ou comportamento suicida. Pacientes em uso de IMAOs não devem tomar descongestionantes sem permissão do médico.

INTERAÇÕES

As seguintes interações podem ocorrer quando se administra IMAO com outro agente:

Fármaco ou agente combinado	Uso comum	Efeito da interação
Sedativos e hipnóticos, analgésicos	Sedação e alívio da dor, respectivamente	Risco aumentado de reações adversas durante cirurgia
Diurético tiazídico	Alívio da retenção hídrica	Aumento do efeito hipotensivo do IMAO
Meperidina	Alívio da dor	Risco aumentado de episódios hipertensivos, convulsões graves e episódios de hiperpirexia
Agentes adrenérgicos	Agente neuromuscular	Risco aumentado de arritmias cardíacas e hipertensão
Tiramina ou triptofano	Aminoácidos encontrados em alguns alimentos	Crise hipertensiva, que pode ocorrer até 2 semanas após a interrupção do IMAO
Antitussígenos	Alívio da tosse	Hipotensão, febre, náuseas, movimentos em contratura das pernas e coma

Considerações fitoterápicas

Pacientes devem ser avaliados quanto ao uso de fitoterápicos contendo hipérico, devido a potenciais reações adversas quando tomados com antidepressivos e a risco aumentado de síndrome serotoninérgica (DerMarderosian, 2003).

LÍTIO

Embora lítio não seja realmente um antidepressivo, é agrupado com esses fármacos, em virtude de seu uso regulador de flutuações acentuadas da fase maníaca do **transtorno bipolar** (transtorno do humor com graves oscilações, de extrema hiperatividade até depressão). Durante a fase maníaca, o indivíduo sofre alteração dos processos do pensamento, podendo levar a delírios bizarros. O fármaco diminui frequência e intensidade de episódios de hiperatividade (mania).

Lítio é rapidamente absorvido após administração oral. As reações adversas mais comuns consistem em tremores, náuseas, vômitos, sede e poliúria. Podem ocorrer reações tóxicas quando os níveis séricos de lítio ultrapassam 1,5 mEq/ℓ (Tabela 22.1). Como algumas reações tóxicas são graves, níveis sanguíneos de lítio são habitualmente obtidos durante o tratamento, e a dose de lítio é então ajustada conforme os resultados.

Lítio é contraindicado para pacientes com hipersensibilidade à tartrazina (corante alimentar amarelo comumente utilizado), doença renal ou cardiovascular, depleção de sódio e desidratação e em uso concomitante de diuréticos. Lítio pertence à categoria D para uso na gestação e é contraindicado durante a gravidez e a lactação. Para mulheres em idade fértil, são prescritos contraceptivos enquanto tomam lítio.

Lítio deve ser monitorado cuidadosamente em pacientes com sudorese profusa, que apresentam diarreia ou vômitos ou têm infecção ou febre que provocam perda de líquido.

TABELA 22.1 Intoxicação por lítio.

Nível sérico de lítio	Sinais de intoxicação
Nível	
1,5 a 2,0 mEq/ℓ	Diarreia, vômitos, náuseas, sonolência, fraqueza muscular, falta de coordenação (sinais precoces de intoxicação)
2 a 3 mEq/ℓ	Tontura, ataxia, borramento visual, tinido, vertigem, confusão mental, fala arrastada, desmaio, mioclonia, movimento dos membros, movimentos coreoatetoides (involuntários), incontinência urinária ou fecal, agitação ou comportamento tipo maníaco, hiper-reflexia, hipertonia, disartria
Mais de 3 mEq/ℓ	Pode produzir quadro clínico complexo, envolvendo múltiplos órgãos e sistemas de órgãos; inclui crises convulsivas (generalizadas e focais), arritmias, hipotensão, colapso vascular periférico, torpor, contração de grupos musculares, espasticidade, coma

Pacientes em uso de diuréticos ou antipsicóticos devem ser monitorados quanto à ocorrência de intoxicação por lítio. Antiácidos diminuem a efetividade de lítio.

PROCESSO DE ENFERMAGEM
Paciente tratado com antidepressivos

AVALIAÇÃO

Avaliação pré-administração

Paciente que recebe antidepressivo pode ser tratado em hospital ou ambulatório. Antes do início da terapia, deve-se fazer anamnese e efetuar prova de função da tireoide para descartar a possibilidade de hipotireoidismo. O estado mental do paciente pode ser avaliado por meio de instrumentos padronizados para detectar depressão ou mediante perguntas sobre *desejo* de participar de atividades, *isolamento* de interações sociais e aumento da *dependência* de outras pessoas. Rápida avaliação de depressão feita pelo enfermeiro envolve: perguntar ao paciente se, nas últimas 2 semanas, teve algum sentimento de desamparo ou desesperança; escutar o paciente comentar sobre sentimentos de ansiedade, tristeza, culpa ou maior apego a outras pessoas; documentar quaisquer alterações no nível de atividade ou relacionamento com outras pessoas; observar, durante a entrevista, lentidão para responder às perguntas, fala monótona ou choro.

Na entrevista inicial, é importante investigar potencial de autoagressão, ideação suicida ou suicídio. Profissionais de saúde algumas vezes pensam que fazer perguntas sobre pensamentos suicidas é o que leva os pacientes a se suicidar; isso não é verdade. É importante indagar de modo direto, utilizando perguntas simples. O Boxe 22.4 fornece indicações de risco de comportamento suicida. Documentar acuradamente e relatar imediatamente ao médico quaisquer afirmativas relativas a suicídio ou capacidade de o paciente concretizar intenção suicida.

Avaliação continuada

Efeitos terapêuticos de antidepressivos podem levar 2 a 4 semanas para aparecerem. Assim, muitos pacientes internados em uso de antidepressivos recebem alta antes da avaliação de seguimento, sendo após examinados periodicamente em consultório ou em ambulatório de saúde mental.

Antes que o medicamento exerça seu efeito sobre o humor depressivo, pacientes são monitorados quanto a reações adversas que possam levar o paciente à interrupção prematura do tratamento.

Em cada consulta, observar a resposta do paciente à terapia. Questionar paciente ou familiar sobre o que percebem ou

BOXE 22.4 Indicações de comportamento suicida.

- Pistas verbais: declarações de sentimento de inutilidade ou que, em breve, essa "situação" irá acabar
- Manifestação de humor depressivo: quando o indivíduo corre maior risco de causar dano a si próprio
- Alucinação de "comando": quando "vozes" estão dizendo ao paciente que é inútil e deveria morrer
- Falta de alternativas: quando o indivíduo tem relativamente poucas habilidades de enfrentamento e poucas redes de suporte, desenvolvendo falsa crença de que descartou todos os recursos disponíveis e que, agora, a morte é a única solução

Parte 4 Fármacos que Atuam no Sistema Nervoso Central

pensam da resposta terapêutica. O tipo de perguntas dependerá do paciente e do diagnóstico, incluindo:

- Como você se sente?
- Como você descreve seu sentimento de depressão?
- Como você classifica sua depressão?
- Você gostaria de contar como anda sua vida diária?

Pode ser necessário reformular perguntas ou direcionar a conversação para outros assuntos até que o paciente se sinta confortável e possa discutir o tratamento. Além disso, deve-se ressaltar que é necessário certo tempo para obtenção de resultados e elogiar o paciente por estar tomando seu medicamento, embora ainda não tenha observado resposta.

DIAGNÓSTICOS DE ENFERMAGEM

Diagnósticos de enfermagem específicos para agentes farmacológicos incluem:

- **Síndrome de déficit no autocuidado**, relacionada à incapacidade de participar nas atividades da vida diária, devido a sonolência e estado depressivo
- **Distúrbios no padrão de sono**, relacionado a depressão e sonolência excessiva
- **Nutrição desequilibrada: menor do que as necessidades corporais**, relacionada a anorexia, constipação intestinal e depressão
- **Risco de suicídio**, relacionado a ideação suicida e reação adversa ao antidepressivo
- **Dor aguda**, relacionada a priapismo (ereção dolorosa)
- **Risco de volume de líquidos desequilibrado**, relacionado à intoxicação por lítio.

Diagnósticos de enfermagem relacionados com administração de medicamentos são discutidos no Capítulo 4.

PLANEJAMENTO

Os desfechos esperados no paciente dependem da razão pela qual se administra o antidepressivo, mas podem incluir resposta ótima à terapia farmacológica, atendimento às necessidades do paciente relacionadas com controle de reações adversas ao fármaco e confiabilidade na compreensão do esquema medicamentoso.

IMPLEMENTAÇÃO

Promoção da resposta ótima à terapia

A resposta aos antidepressivos não é rápida, às vezes ocorrendo após várias semanas. Fluoxetina pode levar até 4 semanas para alcançar completo efeito terapêutico. Algumas reações adversas, como boca seca, episódios de hipotensão ortostática e sonolência, aparecem bem antes do efeito desejado do antidepressivo. A incapacidade de lidar com essas reações desagradáveis constitui um dos principais motivos para interrupção do uso de antidepressivos. Sonolência e boca seca são as duas reações adversas que mais prejudicam a tolerância do paciente ao uso do medicamento. Durante a terapia inicial ou sempre que houver aumento ou redução da dose, deve-se instruir o paciente sobre possíveis reações adversas ou alterações do comportamento, que precisam ser relatadas ao médico, pois podem gerar necessidade de aumento ou diminuição da dose, ou mesmo interrupção do medicamento.

Ao cuidar de pacientes hospitalizados com depressão, o enfermeiro deve desenvolver um plano de cuidados para atender às necessidades individuais do paciente. Se seu comportamento exigir administração parenteral de antidepressivos, esses medicamentos devem ser administrados por via intramuscular (IM), por exemplo no músculo glúteo. Manter o paciente deitado (quando possível) por cerca de 30 minutos após a administração do medicamento.

Monitoramento e manejo das necessidades do paciente

Síndrome de déficit no autocuidado

Inicialmente, o paciente pode precisar de ajuda, pois frequentemente não possui energia física ou emocional para executar autocuidado. Soma-se a isso o complicador de que muitos antidepressivos provocam sonolência excessiva durante os estágios iniciais do tratamento, e os pacientes podem necessitar de ajuda para deambulação e atividades de autocuidado. Em geral, tais problemas desaparecem com a melhora da depressão e o aumento da tolerância às reações adversas com o uso continuado do antidepressivo. Para minimizar o risco de lesão, deve-se ajudar o paciente quando necessário e tornar o ambiente o mais seguro possível. Quando ocorre hipotensão ortostática, instruir o paciente a levantar da posição deitada para a sentada. Nessa posição, permanecer por alguns minutos antes de ficar de pé. Mudanças de posição devem ser feitas lentamente, devendo-se oferecer ajuda, se necessário.

Se o paciente tiver dificuldade no autocuidado, em virtude de depressão ou efeitos sedativos dos antidepressivos, providenciar ajuda nas atividades da vida diária, como alimentar-se, vestir-se e caminhar. Entretanto, incentivar o autocuidado sempre que possível, reservando tempo suficiente para que o paciente possa executar as tarefas até o limite máximo permitido pelo seu estado atual. É importante fornecer *feedback* positivo, quando apropriado. Uma vez alcançado o efeito terapêutico do medicamento, o paciente deverá ser capaz de retomar autocuidados (se não houver interferência de outra condição física).

Documentar comportamentos observados a intervalos periódicos, cuja frequência irá depender das diretrizes do hospital ou da unidade. Avaliação acurada do comportamento do paciente ajuda o médico a planejar a terapia e, dessa maneira, constitui importante parte do manejo de enfermagem. Pacientes com resposta insatisfatória à terapia farmacológica podem necessitar de mudança de dose, substituição do antidepressivo ou acréscimo de outras terapias.

Distúrbios no padrão de sono

Muitos antidepressivos provocam sonolência, um dos maiores motivos para interrupção do medicamento. Deve-se priorizar a administração do medicamento à noite – efeitos sedativos promovem o sono e as reações adversas parecem menos desagradáveis. Os ISRSs constituem exceção a essa recomendação; é melhor administrá-los pela manhã.

Avaliar o ambiente para ajudar a promover sono à noite e estado de vigília durante o dia. Cortinas devem ser fechadas à noite e abertas durante o dia para deixar a luz entrar, e deve haver relógio à vista para o paciente verificar a hora do dia. Esses procedimentos ajudarão o paciente a se orientar de dia e à noite, promovendo padrão efetivo de sono.

Nutrição desequilibrada: menor do que as necessidades corporais

Pacientes deprimidos podem não ter vontade de comer, por isso perdendo peso. Isso pode ser agravado por anorexia e constipação intestinal. Monitorar a dieta e ajudar o nutricionista a providenciar refeições nutritivas, levando em consideração preferências e aversões alimentares do paciente. Ingestão de líquidos e consumo de alimentos ricos em fibra são importantes na prevenção de constipação intestinal. É importante pesar o paciente semanalmente para monitorar perda ou ganho de peso. Para aliviar secura de boca, recomendar boa higiene oral e fornecer goles frequentes de líquidos e goma de mascar sem açúcar ou balas duras.

Considerações sobre o paciente

Paciente pediátrico
Estudos mostram que crianças e adolescentes com depressão maior correm risco aumentado de ideação suicida quando são prescritos antidepressivos a esses pacientes.

Risco de suicídio
Pacientes com alto potencial suicida necessitam de ambiente bem supervisionado e protegido contra atos suicidas. Na depressão grave, precauções contra suicídio são importantes até que seja alcançado efeito terapêutico. Para paciente internado, normas de observação precisam ser rigorosamente seguidas para sua proteção.

A maior preocupação é não identificar paciente deprimido com ideação suicida (ver Boxe 22.4 para indicações de risco suicida). Pacientes em estado depressivo grave podem não ter a necessária energia para executar planos de dar fim à própria vida. Sendo efeito terapêutico alcançado apenas após o período de 10 dias a 4 semanas, há tempo suficiente para os pacientes adquirirem energia e executarem ato prejudicial contra si próprios, pelo que precisam ser rigorosamente monitorados. Deve-se atentar para expressão de sentimento de culpa, desesperança, desamparo, insônia e ideação suicida.

Quando se suspeita de ideação suicida, a administração oral de medicamentos exige maior consideração. Após administração oral, deve-se inspecionar a cavidade oral do paciente para certificar-se de que o medicamento tenha sido deglutido. Se o paciente não permitir o exame, relatar a recusa ao médico. O paciente pode não deglutir o medicamento para juntar quantidade suficiente e tentar posteriormente cometer suicídio ou pode simplesmente recusar-se a ingeri-lo. Então, o enfermeiro deve entrar em contato com o médico para relatar esse problema, com vista à administração parenteral do fármaco.

Considerações sobre o paciente

Gerontologia
Homens mais velhos com aumento de próstata correm risco de retenção urinária quando tomam antidepressivos.

Dor aguda
Priapismo (ereção persistente do pênis) constitui reação adversa incomum, porém potencialmente grave, da trazodona. Pode ser muito doloroso e, se não tratado em algumas horas, pode resultar em disfunção erétil. Para evitar constrangimento, instruir o paciente a relatar qualquer ereção do pênis prolongada ou inapropriada e ensinar-lhe estratégias de autotratamento com pseudoefedrina (ver Capítulo 47). O antidepressivo deve ser interrompido imediatamente pelo paciente, notificando o médico. Se o autotratamento não for efetivo, pode ser necessária injeção de estimulantes alfa-adrenérgicos (p. ex., norepinefrina) para tratamento do priapismo. Em alguns casos, é necessário intervenção cirúrgica.

Risco de volume de líquidos desequilibrado
O volume de líquidos determina a concentração de lítio no sangue. A dose de lítio deve ser individualizada, de acordo com níveis séricos e resposta clínica ao fármaco. O nível sérico desejável de lítio situa-se entre 0,6 e 1,2 mEq/ℓ. São coletadas amostras de sangue imediatamente antes da próxima dose de lítio (8 a 12 horas após a última dose), quando os níveis do fármaco estão relativamente estáveis.

Intoxicação por lítio está estreitamente relacionada com seus níveis séricos e pode ocorrer até mesmo quando administrado em doses terapêuticas. Durante a fase maníaca aguda, os pacientes podem estar tão ativos que não percebem a necessidade de alimentar-se ou ingerir líquidos, correndo risco de desidratação, o que resulta em níveis séricos mais elevados de lítio. Pacientes hospitalizados podem necessitar de períodos de "ingestão de líquidos", em que são ensinados a ingerir líquidos a intervalos específicos, chegando a aproximadamente 3.000 mℓ/dia. Reações adversas raramente são observadas com níveis séricos de lítio inferiores a 1,5 mEq/ℓ, exceto em paciente particularmente sensível ao lítio. Na Tabela 22.1, apresentam-se seus efeitos tóxicos. Ao receber alta, o paciente deve ser instruído a notificar o médico se ocorrer febre, diarreia, vômitos ou náuseas, de modo a evitar ocorrência de desidratação e possível aumento na concentração sérica de lítio.

Considerações sobre o paciente

Gerontologia
Adultos mais velhos correm risco aumentado de intoxicação por lítio, devido à diminuição na taxa de excreção. Portanto, pode ser necessário usar menores doses.

Orientação ao paciente e aos familiares
Quando pacientes recebem alta, é muito importante educá-los (ou familiares) acerca da importância do manejo das reações, de modo que haja seguimento de esquema medicamentoso correto. Deve-se avaliar a capacidade do paciente de assumir a responsabilidade pela administração dos medicamentos em casa (ver Orientação ao paciente para desfechos melhores I Empoderamento do paciente para assumir a responsabilidade pela terapia com antidepressivos). A administração dos antidepressivos passa a ser responsabilidade da família se o paciente não for capaz de gerenciar seu próprio tratamento em casa.

O paciente e sua família devem sentir confiança ao compreender as reações adversas de antidepressivo específico. Também devem ser incentivados a entrar imediatamente em contato com o médico se ocorrer alguma reação grave ao fármaco. Ao desenvolver plano de ensino, o enfermeiro deve incluir os seguintes itens:

- Informar o médico, o dentista ou outro profissional da saúde sobre uso desse medicamento
- Caso ocorra tontura, o paciente deve levantar lentamente da cama ou da cadeira. Se a tontura for intensa, sempre pedir ajuda ao mudar de posição
- Aliviar o ressecamento da boca do paciente com frequentes goles de água, balas duras ou goma de mascar (de preferência sem açúcar)

- O paciente deve manter todas as consultas clínicas, pois o monitoramento rigoroso da terapia é essencial
- Não se deve tomar antidepressivo durante a gravidez. Mulheres devem notificar o médico se estiverem grávidas ou desejarem engravidar

Orientação ao paciente para desfechos melhores

Empoderamento do paciente para assumir a responsabilidade pela terapia com antidepressivos

Antidepressivos são usados por longos períodos, exigindo automanejo por parte do paciente. Quando as pessoas se sentem empoderadas na tomada de decisão, é mais provável a adesão ao plano de cuidados.

Ao orientar o paciente, certificar-se dos seguintes itens:

✔ Explicar a razão da terapia com o antidepressivo prescrito, incluindo tipo, nome, dosagem e frequência de administração
✔ Obter ajuda dos familiares para sustentar a adesão do paciente à terapia
✔ Estimular o paciente a ingerir o medicamento exatamente conforme prescrito, não aumentando nem diminuindo a dosagem, omitindo doses ou suspendendo seu uso, a não ser quando orientado pelo médico
✔ Avisar que o efeito terapêutico máximo pode não ocorrer durante várias semanas
✔ Fornecer instruções sobre sinais e sintomas de alterações comportamentais que indicam efetividade terapêutica ou, ao contrário, aumento de depressão e tendência suicida
✔ Rever medidas para reduzir risco de ideação suicida
✔ Fornecer instruções sobre possíveis reações adversas, orientando o paciente a notificar o médico se ocorrerem
✔ Reforçar medidas de segurança, como mudar lentamente de posição e evitar dirigir veículos ou executar tarefas perigosas
✔ Aconselhar a evitar consumo de álcool e uso de fármacos de venda livre, a não ser se discutido com o médico
✔ Incentivar o paciente a informar outros profissionais de saúde sobre o esquema medicamentoso
✔ Fornecer instruções sobre medidas para minimizar o ressecamento da boca
✔ Tranquilizar o paciente, afirmando que os resultados da terapia serão monitorados por exames laboratoriais periódicos e visitas de acompanhamento com o médico
✔ Ajudar na marcação das visitas de acompanhamento.

- Relatar ao médico quaisquer alterações ou efeitos físicos incomuns
- Deve-se evitar exposição prolongada à luz solar ou a lâmpadas de bronzeamento artificial, pois pode ocorrer reação exagerada à luz ultravioleta (fotossensibilidade), resultando em queimadura
- Homens em uso de trazodona que apresentam ereções prolongadas, inapropriadas e dolorosas devem interromper o medicamento e notificar o médico
- O lítio deve ser ingerido com alimento ou imediatamente após as refeições, de modo a evitar qualquer desconforto gástrico. Beber pelo menos 10 grandes copos de água diariamente e acrescentar sal ao alimento, se permitido. A exposição prolongada ao sol pode resultar em desidratação. Se qualquer uma das seguintes manifestações ocorrer, não tomar a próxima dose do medicamento e notificar imediatamente o médico: diarreia, vômitos, febre, tremores, sonolência, falta de coordenação muscular ou fraqueza muscular.

REAVALIAÇÃO

- A resposta terapêutica é obtida, e observa-se melhora do humor depressivo
- Reações adversas são identificadas, relatadas ao médico e controladas com sucesso por meio de intervenções de enfermagem apropriadas:
  - O paciente readquire a capacidade de autocuidado
  - O paciente relata menos episódios de padrão inapropriado de sono
  - O paciente mantém estado nutricional adequado
  - O paciente não tenta suicídio
  - O paciente não tem dor
  - Adequado volume de líquidos é mantido
- O paciente e a sua família expressam confiança e demonstram entender o esquema medicamentoso.

Farmacologia na prática
PENSE CRITICAMENTE
Que informações precisam ser fornecidas ao Sr. Phillip e sua família a respeito da ação e das reações adversas desses medicamentos? Como esse medicamento pode interagir com outros medicamentos prescritos em capítulos anteriores desta parte?

PONTOS-CHAVE

■ Transtornos do humor são um espectro de sentimentos que variam desde debilitação grave até euforia exagerada

■ Transtorno depressivo maior, também denominado depressão unipolar ou clínica, caracteriza-se por humor disfórico de pelo menos 2 semanas de duração. Depressão bipolar pode ou não ter a fase de depressão, porém apresenta fase maníaca ou energizada

■ Fármacos utilizados em tratamento de depressão unipolar incluem modificadores de um ou mais dos seguintes neurotransmissores: serotonina, norepinefrina e dopamina. Na atualidade, as classes mais frequentemente utilizadas são ISRS ou IRSN/IRDN

■ Antidepressivos podem levar 2 a 4 semanas para produzir a resposta desejada. Reações adversas (sonolência, tontura e vertigem, boca seca, sede e constipação intestinal) podem ocorrer mais cedo, causando interrupção do tratamento antes de ser obtido benefício máximo

■ Antidepressivos aumentam risco de ideação suicida, e os pacientes precisam ser questionados e observados quanto a qualquer comportamento suicida

■ Pacientes que tomam medicamentos para mania apresentam comportamentos (energizados) que aumentam o risco de desidratação – condição que pode aumentar níveis séricos de lítio, fármaco utilizado para depressão bipolar, resultando em intoxicação.

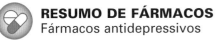

RESUMO DE FÁRMACOS
Fármacos antidepressivos

Nome genérico	Usos	Reações adversas	Faixas posológicas
Inibidores seletivos da recaptação de serotonina (ISRSs)			
Citalopram	Depressão, transtorno de pânico, transtorno de estresse pós-traumático (TEPT), transtorno pré-menstrual	Náuseas, boca seca, sudorese, sonolência, insônia, anorexia, diarreia	20 a 40 mg/dia VO
Escitalopram	Depressão, transtorno de ansiedade generalizada, transtorno de pânico	Cefaleia, insônia, sonolência, náuseas	10 a 20 mg/dia VO
Fluoxetina	Depressão, bulimia, TOC, transtorno de pânico, transtorno disfórico pré-menstrual	Ansiedade, nervosismo, sonolência, insônia, astenia, tremor, cefaleia, náuseas, diarreia, constipação intestinal, boca seca, anorexia	20 mg/dia VO, pela manhã ou até 80 mg/dia (dividir a dose entre manhã e meio-dia)
Fluvoxamina	TOC, depressão	Cefaleia, nervosismo, sonolência, insônia, náuseas, diarreia, boca seca, constipação intestinal, dispepsia, distúrbios ejaculatórios	50 a 300 mg/dia VO, em doses fracionadas
Paroxetina	Depressão, TOC, transtorno de pânico, transtorno de ansiedade generalizada, transtorno de ansiedade social, TEPT	Cefaleia, tremores, sonolência, nervosismo, tontura, insônia, náuseas, diarreia, constipação intestinal, boca seca, sudorese, fraqueza, disfunção sexual	20 a 50 mg/dia VO
Sertralina	Depressão, TOC, transtorno de pânico, TEPT	Cefaleia, sonolência, ansiedade, tontura, insônia, fadiga, náuseas, diarreia, boca seca, distúrbio ejaculatório, sudorese	50 a 200 mg/dia VO
Vilazodona	Depressão	Boca seca, aumento do apetite, pirose, tontura, tremores	40 mg/dia VO
Vortioxetina	Depressão	Náuseas, vômitos, constipação intestinal	5 a 20 mg/dia VO
Inibidores da recaptação de serotonina/norepinefrina e de dopamina/norepinefrina (IRSNs/IRDNs)			
Bupropiona	Depressão, dor neuropática, transtorno de déficit de atenção-hiperatividade (TDAH), cessação do tabagismo	Agitação, tontura, boca seca, insônia, sedação, cefaleia, náuseas, vômitos, tremor, constipação intestinal, perda de peso, anorexia, sudorese excessiva	100 a 300 mg/dia VO, em doses fracionadas; liberação prolongada, 1 comprimido VO, 2 vezes/dia
Desvenlafaxina	Depressão	Ansiedade, constipação intestinal, diminuição do apetite, tontura, insônia, disfunção sexual	50 mg/dia VO
Duloxetina	Depressão, neuropatia periférica diabética, fibromialgia, incontinência de estresse	Insônia, boca seca, náuseas, constipação intestinal	40 a 60 mg/dia VO
Levomilnaciprana	Depressão	Náuseas, vômitos, constipação intestinal, sudorese, aumento da frequência cardíaca, disfunção erétil	120 mg/dia VO
Milnaciprana	Fibromialgia	Constipação intestinal, boca seca, taquicardia, ondas de calor, vômitos	12,5 a 50,0 mg VO, 2 vezes/dia
Nefazodona	Depressão	Sonolência, insônia, tontura, náuseas, boca seca, constipação intestinal, cefaleia, fraqueza	200 a 600 mg/dia VO, em doses fracionadas
Trazodona	Depressão, desejo insaciável por álcool	Sonolência, tontura, priapismo, boca seca, náuseas, vômitos, constipação intestinal, fadiga, nervosismo	150 a 400 mg/dia VO, em doses fracionadas, sem ultrapassar 600 mg/dia
Venlafaxina	Depressão, transtornos de ansiedade, transtorno pré-menstrual	Cefaleia, insônia, tontura, nervosismo, fraqueza, anorexia, náuseas, constipação intestinal, boca seca, sonolência, sudorese	75 a 225 mg/dia VO, em doses fracionadas
Antidepressivos tricíclicos (ATOs)			
Amitriptilina	Depressão, dor neuropática, transtornos alimentares	Sedação, efeitos anticolinérgicos (boca seca, olhos secos, retenção urinária), constipação intestinal	Até 150 mg/dia VO, em doses fracionadas; 20 a 30 mg, IM, 4 vezes/dia; paciente internado gravemente deprimido: até 300 mg/dia VO. Não administrar por via IV

226 Parte 4 Fármacos que Atuam no Sistema Nervoso Central

Nome genérico	Usos	Reações adversas	Faixas posológicas
Amoxapina	Depressão acompanhada de ansiedade	Iguais às de amitriptilina	50 mg VO, 2 a 3 vezes/dia, até 300 mg/dia; se a resposta for precária, pode-se aumentar até 600 mg/dia
Clomipramina	TOC	Iguais às de amitriptilina, disfunção sexual	25 a 250 mg/dia VO, em doses fracionadas
Desipramina	Depressão, transtornos alimentares	Iguais às de amitriptilina	100 a 200 mg/dia VO, sem ultrapassar 300 mg/dia
Doxepina	Ansiedade ou depressão, sintomas emocionais que acompanham doença orgânica	Iguais às de amitriptilina	25 a 150 mg/dia VO, em doses fracionadas
Imipramina	Depressão, enurese, transtornos alimentares	Iguais às de amitriptilina	100 a 200 mg/dia VO, em doses fracionadas. Enurese infantil (com mais de 6 anos de idade): 25 mg/dia, 1 h antes de deitar, sem ultrapassar 2,5 mg/kg/dia
Nortriptilina	Depressão, sintomas pré-menstruais	Iguais às de amitriptilina	25 mg VO, 3 a 4 vezes/dia; não ultrapassar 150 mg/dia
Protriptilina	Depressão, apneia do sono	Iguais às de amitriptilina	15 a 40 mg/dia VO, em 3 a 4 doses, sem ultrapassar 60 mg/dia
Trimipramina	Depressão, doença ulcerosa péptica	Iguais às de amitriptilina	75 a 150 mg/dia VO, em doses fracionadas, sem ultrapassar 300 mg/dia
Inibidores da monoamina oxidase (IMAOs)			
Fenelzina	Depressão atípica	Hipotensão ortostática, vertigem, tontura, náuseas, constipação intestinal, boca seca, diarreia, cefaleia, inquietação, borramento visual, crise hipertensiva	45 a 90 mg/dia VO, em doses fracionadas
Tranilcipromina	Depressão atípica	Iguais às da fenelzina	30 a 60 mg/dia VO, em doses fracionadas
Isocarboxazida	Depressão	Iguais às da fenelzina	10 a 40 mg/dia VO
Outros antidepressivos			
Aripiprazol	Adjuvante para transtornos depressivos maiores, esquizofrenia	Agitação, acatisia, ansiedade, sonolência, cefaleia, constipação intestinal, boca seca, náuseas	10 a 30 mg/dia VO
Asenapina	Adjuvante para transtornos depressivos maiores, esquizofrenia	Agitação, acatisia, ansiedade, sonolência, cefaleia, constipação intestinal, boca seca, náuseas	5 a 10 mg VO, 2 vezes/dia
Brexpiprazol	Adjuvante para transtornos depressivos maiores, esquizofrenia	Inquietação, ganho de peso	0,5 a 4,0 mg/dia VO
Cariprazina	Adjuvante para transtornos depressivos maiores, esquizofrenia	Agitação, acatisia, ansiedade, sonolência, cefaleia, constipação intestinal, boca seca, náuseas	1,5 a 6,0 mg/dia VO
Maprotilina	Depressão, ansiedade, dor neuropática	Sedação, boca seca, constipação intestinal, hipotensão ortostática	75 a 150 mg/dia VO; para depressão grave, pode-se aumentar a dose para 225 mg/dia VO
Mirtazapina	Depressão, TAG, TEPT, insônia, cefaleia, náuseas e vômitos	Sedação, boca seca, constipação intestinal, hipotensão ortostática	15 a 45 mg/dia VO
Estabilizador do humor			
Lítio	Episódios maníacos do transtorno bipolar	Cefaleia, sonolência, tremores, náuseas, poliúria (ver Tabela 22.1)	Baseadas nos níveis séricos de lítio; a faixa posológica média é de 900 a 1.800 mg/dia VO, em doses fracionadas

REVISÃO DO CAPÍTULO

Calcule a dosagem dos medicamentos

1. O médico prescreve trazodona 150 mg VO. A farmácia dispõe de comprimidos de 50 mg. O enfermeiro administra _____.
2. O médico prescreve paroxetina oral, 50 mg/dia. O medicamento está disponível como suspensão oral em concentração de 10 mg/5 mℓ. O enfermeiro administra _____.

Prepare-se para provas

1. Um paciente exibe alto nível de energia e comportamento desorganizado na unidade de saúde mental. Essa condição é mais denominada _____.
   1. Depressão clínica
   2. Transtorno unipolar
   3. Transtorno depressivo maior
   4. Transtorno bipolar
2. Quais das seguintes reações adversas o enfermeiro deve esperar em paciente sob uso de amitriptilina?
   1. Constipação intestinal e cólica abdominal
   2. Bradicardia e visão dupla
   3. Sedação e boca seca
   4. Poliúria e hipotensão
3. Em qual dos seguintes pacientes deve-se suspeitar de transtorno depressivo maior?
   1. Mulher que está chorando devido à mastectomia realizada ontem
   2. Homem que trabalha em linha de montagem e que perdeu o seu emprego em uma fábrica há 3 meses
   3. Pessoa com diagnóstico de hipotireoidismo
   4. Criança cujo pai ou mãe cometeu suicídio
4. Qual dos seguintes antidepressivos tem mais probabilidade de causar convulsão no paciente?
   1. Amitriptilina
   2. Bupropiona
   3. Sertralina
   4. Venlafaxina
5. Quais dos seguintes sintomas indicariam ao enfermeiro intoxicação por lítio?
   1. Constipação intestinal, cólica abdominal, exantema
   2. Torpor, oligúria, hipertensão arterial
   3. Náuseas, vômitos, diarreia
   4. Boca seca, borramento visual, dificuldade na deglutição

6. O enfermeiro ensina ao paciente em uso de IMAO para não consumir alimentos contendo _____.
   1. Glutamina
   2. Açúcar
   3. Tiramina
   4. Grandes quantidades de ferro
7. Ao fornecer instruções de alta a paciente em uso de lítio, o enfermeiro ressalta que o paciente:
   1. Deve consumir dieta rica em carboidratos e pobre em proteínas.
   2. Deve aumentar a ingestão de líquidos para aproximadamente 3.000 mℓ/dia.
   3. Deve efetuar coleta de sangue antes da administração de cada dose de lítio.
   4. Deve evitar consumo de alimentos ricos em aminas.
8. Quando se administra antidepressivo a paciente com ideação suicida, é mais importante que o enfermeiro _____.
   1. Mantenha o paciente em posição ortostática durante pelo menos 30 minutos após tomar o antidepressivo
   2. Avalie o paciente após 30 minutos à procura de resposta terapêutica ao medicamento
   3. Monitore o paciente devido à possibilidade de cefaleia occipital
   4. Inspecione a cavidade oral do paciente para certificar-se de que o medicamento foi deglutido
9. Fluoxetina de liberação controlada foi prescrita para tratamento da depressão de um paciente com letramento em saúde limitado. O esquema constou de uma cápsula de 90 mg por semana. Que métodos podem ajudar esse paciente a lembrar o momento em que precisa tomar o medicamento? **Escolha todas as opções corretas.**
   1. Utilizar calendário na parede
   2. Pedir a familiar que telefone semanalmente ao paciente
   3. Ajustar celular para que dispare o alarme semanalmente
   4. Pedir ao recepcionista da clínica que telefone semanalmente
10. Antidepressivos impedem a recaptação de qual ou quais neurotransmissores? **Escolha todas as opções corretas.**
    1. Acetilcolina
    2. Dopamina
    3. Norepinefrina
    4. Serotonina

Para verificar suas respostas, ver Apêndice F.

23

Fármacos Antipsicóticos

Termos-chave

acatisia extrema inquietação e aumento da atividade motora

agranulocitose diminuição ou falta de granulócitos (um tipo de leucócito)

alogia pobreza acentuada da fala e fala sem conteúdo

alucinações falsa sensação ou percepção da realidade

anedonia ausência de alegria ou sentimentos de prazer

avolição incapacidade de estabelecer e iniciar metas e atividades

discinesia tardia movimentos rítmicos e involuntários de língua, face, boca ou mandíbula e, algumas vezes, de membros

discrasias sanguíneas condição anormal das células sanguíneas

distonia contração muscular prolongada que pode causar torção muscular e movimentos repetitivos de postura anormal

dopamina neurotransmissor primário do sistema nervoso simpático, associado a prazer e recompensa no cérebro

fotofobia intolerância à luz

fotossensibilidade sensibilidade anormal com exposição à luz

ideias delirantes crenças falsas inabaláveis apesar de argumentos em contrário

psicose espectro de transtornos que afetam humor e comportamento

recidivismo ato de repetir um comportamento

síndrome extrapiramidal grupo de reações adversas, envolvendo a porção extrapiramidal do sistema nervoso e causando movimentos musculares anormais, particularmente acatisia e distonia

Objetivos de aprendizagem

Ao fim deste capítulo, o leitor deverá ser capaz de:

1. Listar usos, ações farmacológicas gerais, reações adversas comuns, contraindicações, precauções e interações associadas à administração de antipsicóticos.
2. Discutir atividades a serem realizadas pelo enfermeiro na avaliação pré-administração e na avaliação continuada do paciente tratado com fármaco antipsicótico.
3. Listar os diagnósticos de enfermagem para paciente em uso de antipsicótico.
4. Discutir maneiras de promover resposta ótima ao tratamento, controlar as reações adversas comuns e instruir pacientes sob uso de antipsicóticos.

Classes de fármacos

- Antipsicóticos de primeira geração (convencionais)
- Antipsicóticos de segunda geração (atípicos)

Farmacologia na prática

A filha da Sra. Moore declara que a mãe permaneceu acordada à noite, andando pela casa, ouvindo e falando com pessoas que não estavam ali. Quando tentou interrompê-la, a mãe ficou agitada e tentou lhe bater. A filha conta que trabalha como voluntária em instituição de cuidados prolongados, onde há diversas pessoas como sua mãe que tomam quetiapina. Ela pergunta se pode dar esse medicamento à sua mãe. Que resposta pode ser dada à filha da Sra. Moore?

Antipsicóticos são administrados a pacientes que apresentam transtorno psicótico. O termo **psicose** refere-se a espectro de transtornos que afetam o humor e o comportamento, dos quais a esquizofrenia é o mais conhecido, caracterizando-se por alteração do pensamento, distúrbio da percepção, anormalidades comportamentais, transtornos afetivos e socialização prejudicada. Os sintomas da doença são classificados em positivos e negativos (Boxe 23.1). Medicamentos antipsicóticos têm por objetivo diminuir esses comportamentos, de modo que o indivíduo possa funcionar na sociedade.

AÇÕES

Antipsicóticos atuam sobre receptores de **dopamina** do cérebro. A teoria neurobiológica sugere que transtornos são causados por níveis mais altos do neurotransmissor dopamina. Sintomas positivos resultam da falha de disparo

BOXE 23.1 Sintomas positivos e negativos da esquizofrenia.

Positivos (acrescentados ao comportamento típico)	Negativos (removidos do comportamento típico)
• Agitação • **Ideias delirantes** (crenças falsas) • **Alucinações** (sensação sem estímulos externos – as auditivas são mais comuns)	• **Afeto** (embotado) • **Alogia** (pobreza da fala) • **Avolição** (falta de vontade) • **Anedonia** (ausência de prazer) • Pensamento concreto (incapacidade de abstração)

USOS

Antipsicóticos são utilizados no tratamento dos seguintes transtornos:

- Psicoses agudas e crônicas, como esquizofrenia
- Transtorno bipolar (fase maníaca)
- Agitação psicomotora e transtornos comportamentais.

Determinados fármacos podem ser utilizados para tratar condições de menor importância; por exemplo, clorpromazina pode ser usada em soluços incontroláveis, enquanto clorpromazina e proclorperazina são utilizadas como antieméticos.

REAÇÕES ADVERSAS

Reações sistêmicas generalizadas

- Sedação, cefaleia, hipotensão
- Boca seca, congestão nasal
- Urticária, **fotofobia** (intolerância à luz), **fotossensibilidade** (sensibilidade anormal com exposição à luz). Fotossensibilidade pode resultar em grave queimadura solar quando pacientes em uso de antipsicóticos são expostos ao sol ou à luz ultravioleta, como a utilizada em bronzeamento artificial.

Alterações comportamentais

- Possível aumento na intensidade dos sintomas psicóticos
- Letargia, hiperatividade, reações paranoides, agitação e confusão.

Alterações endócrinas (com antipsicóticos atípicos)

- Ganho de peso
- Aumento dos níveis de colesterol, triglicerídios e glicemia.

na sinapse nervosa. Sintomas negativos são provocados por alterações anatômicas acopladas à falha de disparo. Fármacos inibem ou bloqueiam a liberação de dopamina no cérebro e, possivelmente, regulam o disparo dos neurônios em determinadas áreas do cérebro. Esses efeitos podem ser responsáveis pela capacidade de esses medicamentos suprimirem os sintomas de alguns transtornos psicóticos (Figura 23.1). Antipsicóticos convencionais ou de primeira geração (APG) diminuem sintomas positivos. Entretanto, como bloqueiam transmissão dopaminérgica, também provocam efeitos **extrapiramidais** desagradáveis (ver Reações adversas). Exemplos desses antipsicóticos incluem haloperidol e flufenazina.

Acredita-se que um grupo mais recente de antipsicóticos, classificados como antipsicóticos atípicos ou de segunda geração (ASGs), atue sobre receptores de serotonina e dopamina no cérebro. Seus efeitos extrapiramidais são reduzidos, o que ajuda tanto a diminuir sintomas positivos quanto a aumentar comportamentos que reduzem sintomas negativos. Exemplos de antipsicóticos atípicos incluem clozapina e aripiprazol. O Resumo de Fármacos | Fármacos antipsicóticos fornece uma lista mais completa dos antipsicóticos.

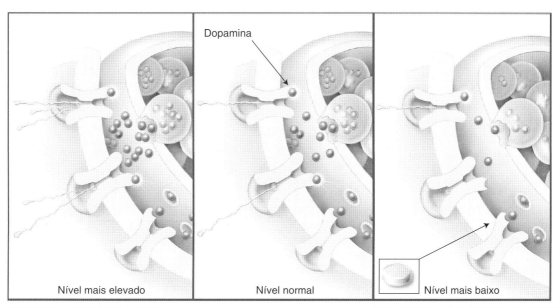

FIGURA 23.1 Transtornos psicóticos envolvem transmissão excessiva de dopamina. Os antipsicóticos bloqueiam dopamina.

> **ALERTA DE ENFERMAGEM**
> Estudos realizados indicam maior incidência de diabetes melito em pacientes com esquizofrenia do que na população geral (Llorente, 2006). Isso pode ser devido às reações adversas dos medicamentos ou a comportamentos no estilo de vida dessa população de pacientes.

Síndrome neuroléptica maligna (SNM) é uma reação rara, caracterizada por combinação de efeitos extrapiramidais, hipertermia e distúrbio autônomo. Em geral, ocorre no primeiro mês após o início dos antipsicóticos. A SNM é potencialmente fatal e exige tratamento sintomático intensivo e interrupção imediata do fármaco responsável pela síndrome. Uma vez interrompida a administração do antipsicótico, a recuperação ocorre em 7 a 10 dias.

Recidivismo

Grande preocupação no tratamento da psicose é a adesão a um esquema medicamentoso consistente. Comportamentos associados à doença frequentemente tornam necessária a internação dos pacientes. Quando medicamentos são iniciados, os sintomas comportamentais (ver Boxe 23.1) diminuem; porém ocorrem reações adversas, algumas das quais podem ser tão desconfortáveis para o paciente quanto a própria doença. Além disso, esses medicamentos levam certo tempo para produzir efeito ótimo (algumas vezes, 6 a 10 semanas). Pacientes podem interromper por conta própria o uso do medicamento, devido à experiência desagradável das reações adversas, o que leva ao retorno dos sintomas psicóticos. Alguns dos comportamentos recidivantes podem exigir internação. Isso se transforma em uma "porta giratória" de internações e altas, conhecida como **recidivismo**. A seguir são descritas as reações adversas normalmente inaceitáveis aos pacientes.

Síndrome extrapiramidal

Efeitos extrapiramidais estão entre as reações adversas mais significativas dos antipsicóticos. **Síndrome extrapiramidal** (SEP) refere-se a grupo de reações adversas que afetam a parte extrapiramidal do sistema nervoso responsável por postura corporal e movimentos estáveis e ininterruptos de vários grupos musculares. Antipsicóticos alteram a função do sistema nervoso extrapiramidal, causando **acatisia** e **distonia**, semelhantes às da doença de Parkinson (Boxe 23.2). Em geral, efeitos extrapiramidais diminuem com a redução da dose do antipsicótico ou a substituição por antipsicótico atípico.

Discinesia tardia

Discinesia tardia (DT) consiste em movimentos rítmicos involuntários de língua, face, boca ou mandíbula e, algumas vezes, membros, potencialmente irreversíveis. Pode haver protrusão de língua, movimentos de mastigação, lábios franzidos e caretas faciais. DT é uma reação de ocorrência tardia, observada em pacientes que recebem antipsicótico ou após a interrupção dessa terapia. Como DT não é reversível, a terapia com antipsicóticos precisa ser interrompida quando os sintomas aparecem no início do curso do tratamento. Devido ao risco de DT, é melhor utilizar a menor dose e a menor duração de tratamento passíveis de produzir resposta clínica satisfatória. O uso de agentes antipsicóticos atípicos aumentou, devido à menor probabilidade de efeitos relacionados com DT.

CONTRAINDICAÇÕES

Antipsicóticos são contraindicados para pacientes com as seguintes condições: hipersensibilidade conhecida a esses fármacos, coma, depressão grave e depressão de medula óssea, **discrasias sanguíneas**, doença de Parkinson (especificamente, haloperidol), comprometimento hepático, doença arterial coronariana ou hipotensão e hipertensão graves. Devido a reação enzimática específica, toranja (*grapefruit*) ou seu suco não devem ser consumidos se o paciente usar quetiapina ou pimozida.

Antipsicóticos são classificados na categoria C para uso na gestação (com exceção de clozapina, que está na categoria B). O uso seguro desses medicamentos durante gravidez e lactação não foi claramente estabelecido. Só devem ser utilizados quando claramente necessários e quando o benefício potencial superar qualquer prejuízo potencial ao feto.

PRECAUÇÕES

Antipsicóticos devem ser utilizados com cautela em pacientes com distúrbios respiratórios, glaucoma, hipertrofia prostática, epilepsia, diminuição da função renal e úlcera péptica.

 Considerações sobre o paciente

Gerontologia
Pacientes com demência apresentam comportamentos agitados, sendo tratados com antipsicóticos. Existe associação entre aumento de eventos vasculares encefálicos e taxa de mortalidade com uso de agentes antipsicóticos (particularmente os atípicos) nessa população.

INTERAÇÕES

As seguintes interações podem ocorrer quando se administra antipsicótico com outro agente:

Fármaco combinado	Uso comum	Efeito da interação
Agentes anticolinérgicos	Tratamento de distúrbios gastrintestinais, como úlcera péptica	Risco aumentado de DT e sintomas psicóticos
Agentes imunológicos	Tratamento de doença crônica, como câncer, artrite, infecção pelo HIV	Agravamento da supressão da medula óssea
Álcool etílico	Relaxamento e prazer em situações sociais	Risco aumentado de depressão do sistema nervoso central

---

BOXE 23.2 Síndrome extrapiramidal.

- Sintomas parkinsonianos: tremores finos, rigidez muscular, face sem expressão, lentidão de movimentos, fala arrastada, marcha irregular
- Acatisia: extrema inquietação e atividade motora aumentada
- Distonia: trejeitos faciais e postura anômala do pescoço

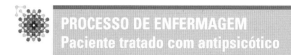

PROCESSO DE ENFERMAGEM
Paciente tratado com antipsicótico

AVALIAÇÃO

Avaliação pré-administração
Paciente que recebe antipsicótico pode ser tratado em hospital ou no ambulatório. Em qualquer situação, deve-se proceder à avaliação do estado mental do paciente antes de iniciar a terapia e periodicamente durante seu curso. Pesquisar sintomas positivos (alucinações ou ideias delirantes) e negativos, documentando-os de maneira acurada no prontuário do paciente.

Antes de iniciar a terapia no paciente internado, procura-se obter história completa de saúde mental, social e clínica. No caso de psicose, os pacientes frequentemente não são capazes de fornecer história confiável da doença, que pode ser obtida de familiar ou amigo. Durante a anamnese, observar quaisquer padrões de comportamento do paciente que pareçam se desviar da normalidade, tais como contato ocular precário, incapacidade de responder por completo às perguntas, respostas inadequadas às perguntas, padrão de fala monótono e riso, tristeza ou choro inapropriados.

Durante a avaliação inicial, é mais importante observar o paciente do que fazer exame físico. Durante um episódio psicótico, o paciente frequentemente não percebe a realidade da mesma maneira que outros pacientes: o toque pode ser considerado um ato violento cometido contra eles, em vez de um gesto terapêutico. O paciente pode atacar, devido ao medo causado pela psicose; por essa razão, o toque, percebido como gesto ameaçador, deve ser evitado.

Pacientes com esquizofrenia controlada não necessitam de internação, mas devem ser examinados a intervalos periódicos no ambulatório de saúde mental. A avaliação inicial do paciente ambulatorial é basicamente a mesma da efetuada no paciente internado. Devem ser obtidas, por meio de um familiar, histórias patológica pregressa e dos sintomas do transtorno mental, ou registros hospitalares do paciente.

Avaliação continuada
Muitos antipsicóticos são administrados por longo período, de modo que a avaliação continuada é importante para determinar efeitos terapêuticos do fármaco e monitorar a ocorrência de reações adversas, particularmente SEP e DT (ver Boxe 23.2). O papel do enfermeiro é importante na administração desses medicamentos, pelas seguintes razões:

- A resposta do paciente à terapia farmacológica, quando internado, exige avaliação ininterrupta, pois pode haver necessidade de frequentes ajustes de dose durante a terapia
- Avaliação acurada de efeitos adversos do fármaco assume maior importância quando o paciente não consegue verbalizar sua ocorrência ao médico ou à equipe de enfermagem.

DIAGNÓSTICOS DE ENFERMAGEM
Diagnósticos de enfermagem específicos para esses fármacos incluem:

- **Risco de lesão**, relacionado com hipotensão ou sedação
- **Mobilidade física prejudicada**, relacionada com comprometimento motor
- **Risco de infecção**, relacionado com agranulocitose
- **Risco de glicemia instável**, relacionado com medicamento e estilo de vida.

Diagnósticos de enfermagem relacionados com administração de medicamentos são discutidos no Capítulo 4.

PLANEJAMENTO
Os desfechos esperados no paciente dependem da razão pela qual se administra o fármaco, mas podem incluir resposta ótima à terapia farmacológica, atendimento às necessidades do paciente relacionadas com controle das reações adversas ao fármaco, ausência de lesão e confiabilidade na compreensão do esquema medicamentoso.

IMPLEMENTAÇÃO

Promoção da resposta ótima à terapia
O desenvolvimento de plano de cuidados de enfermagem ajuda a capacitar o paciente para enfrentar a doença, além de atender às suas necessidades individuais.

Manejo dos cuidados ao paciente internado
São efetuadas anotações dos padrões de comportamento do paciente a intervalos periódicos (cuja frequência depende das diretrizes do hospital ou da unidade). Uma descrição acurada do comportamento do paciente ajuda o médico a planejar a terapia e, portanto, torna-se importante parte do manejo de enfermagem. Pacientes com resposta insatisfatória à terapia farmacológica podem necessitar de uma mudança para outro fármaco psicoativo ou da adição de outras terapias ao esquema de tratamento. Entretanto, é importante saber que a resposta completa aos antipsicóticos requer várias semanas.

Se o comportamento do paciente for violento ou agressivo, pode ser necessário iniciar antipsicóticos por via parenteral. É necessária ajuda para conter o paciente, e os fármacos devem ser administrados por via intramuscular (IM) em grande massa muscular, como músculo glúteo. Manter o paciente deitado (quando possível) por cerca de 30 minutos após a administração do fármaco.

> **ALERTA DE ENFERMAGEM**
>
> Em pacientes agressivos ou com manifestações graves de psicose aguda (p. ex., alucinações ou perda de contato com a realidade), a administração parenteral pode ser repetida a cada 1 a 4 horas até alcançar os efeitos desejados. Monitorar rigorosamente o paciente à procura de arritmias cardíacas ou hipotensão.

Normalmente, antipsicóticos são administrados em dose única diária VO. A administração oral, particularmente em cuidados prolongados, exige atenção especial, pois alguns pacientes têm dificuldade em deglutir (devido à boca seca ou outras causas). Após administração de fármaco oral, inspecionar a boca do paciente para assegurar que o medicamento tenha sido deglutido. Se o paciente demonstrar resistência em ser inspecionado, relatar essa recusa ao médico.

Outros pacientes podem se recusar por completo a tomar o medicamento. Nunca se deve forçar um paciente a tomar medicamento oral. Se o enfermeiro não consegue convencê-lo, deve notificar o médico, pois poderá ser necessária administração parenteral do fármaco.

Há concentrados líquidos orais para pacientes que não conseguem deglutir facilmente as apresentações usuais. Para ajudar na administração em pacientes debilitados ou idosos, medicamentos orais podem ser misturados com líquidos, como suco de frutas, suco de tomate, leite ou bebidas gaseificadas. Podem-se utilizar também alimentos semissólidos, como sopas ou pudins.

Manejo dos cuidados ao paciente ambulatorial

Houve grandes avanços na formulação de fármacos de ação estendida que ajudam a monitorar e manter a adesão do paciente ao tratamento. Algumas clínicas oferecem aos pacientes a opção de injetáveis. Muitos pacientes são receptivos à formulação injetável, quando destinada a reduzir a necessidade de internação (devido à adesão ao tratamento).

Por ocasião de cada consulta do paciente, observar e documentar o comportamento do paciente, indicativo de resposta à terapia. Em alguns casos, pode-se perguntar ao paciente ou a familiar sobre a resposta ao tratamento. As perguntas formuladas dependem do paciente e do diagnóstico, mas podem incluir:

- Está se sentindo nervoso ou inquieto?
- Está ouvindo vozes que outros não conseguem ouvir?
- Como está passando?

Pode haver a necessidade de reformular perguntas ou direcionar a conversa para outros assuntos até que o paciente se sinta confortável e capaz de falar sobre seu tratamento.

É preciso perguntar ao paciente ou a familiar sobre a ocorrência de reações adversas ao fármaco ou quaisquer outros problemas observados durante a terapia. Documentar todas as respostas no prontuário, bem como quaisquer queixas ou problemas. Comparar essas anotações com a documentação prévia do comportamento do paciente. Quaisquer reações ou problemas devem ser levados ao conhecimento do médico.

Monitoramento e manejo das necessidades do paciente

Pode ser necessário que o paciente tolere algumas reações adversas da terapia, como boca seca, episódios de hipotensão ortostática e sonolência. Intervenções de enfermagem para aliviar algumas dessas reações podem consistir em oferecer frequentes goles de água e lembretes ou ajuda quando o paciente se levantar da cama ou de uma cadeira e supervisionar atividades ambulatoriais.

Risco de lesão

Antipsicóticos podem causar extrema sonolência e sedação, particularmente durante a primeira ou a segunda semana de terapia. Essa reação pode comprometer habilidades mentais ou físicas. O paciente pode necessitar de ajuda nas atividades da vida diária, devido à extrema sedação. Isso inclui fornecer informações ou ajudá-lo a comer, vestir-se e deambular. Se forem observadas hipotensão e sedação com esses fármacos, sua administração ao deitar ajuda a minimizar o risco de lesão. Durante episódios de hipotensão, é importante monitorar os sinais vitais pelo menos diariamente, se possível. Relatar qualquer alteração significativa de sinais vitais ao médico.

Em geral, sonolência diminui depois de 2 ou 3 semanas de terapia. Entretanto, se o paciente continuar sonolento ou sedado, o médico pode reduzir a dose ou receitar outro fármaco.

Mobilidade física prejudicada

Na SEP, podem ocorrer problemas de mobilidade durante uso de antipsicóticos. Efeitos extrapiramidais consistem em espasmos musculares de face e pescoço, incapacidade de dormir ou sentar quieto, tremores, rigidez ou movimentos rítmicos involuntários. Durante o início do tratamento e sempre que houver aumento ou redução de dose, deve-se procurar reações adversas no paciente, de modo a evitar desenvolvimento de SEP e DT. Uma ferramenta padronizada, como a Escala de Movimentos Involuntários Anormais (AIMS; do inglês, *Abnormal Involuntary Movement Scale*), rastreia o paciente à procura de sintomas (Boxe 23.3) e qualquer alteração comportamental. Como esses efeitos adversos são considerados de "estágio tardio", é preciso estar atento para sua ocorrência. Relatar imediatamente ao médico qualquer alteração do comportamento ou aparecimento de reações adversas. Redução imediata da dose não modificará a condição, mas poderá evitar deterioração adicional do paciente.

🛈 ALERTA DE ENFERMAGEM

Como não existe tratamento conhecido para DT, que é irreversível, relatar imediatamente sintomas como movimentos rítmicos e involuntários de língua, face, boca, mandíbula ou extremidades.

Risco de infecção

Clozapina tem sido associada a desenvolvimento de **agranulocitose** (diminuição da contagem dos leucócitos) grave. Em consequência, o paciente torna-se mais suscetível a doenças e infecções. Para assegurar o monitoramento rigoroso dessa reação adversa, nos EUA, a clozapina só está disponível por meio de um sistema de manejo do paciente (programa que combina contagem de leucócitos, monitoramento do paciente e serviços farmacêuticos de distribuição do medicamento). Apenas suprimento de clozapina para 1 semana é dispensado de cada vez. Efetua-se contagem semanal de leucócitos durante toda a terapia e por 4 semanas após seu término. Além disso, ensina-se o paciente a monitorar os sinais ou sintomas que indicam supressão de medula óssea: letargia, fraqueza, febre, faringite, mal-estar, ulceração da mucosa ou queixas de tipo gripal.

Risco de glicemia instável

A tendência a desenvolvimento de diabetes melito e seus fatores de risco (ver Capítulo 42) é maior em pacientes com doença mental grave. Esses fatores de risco podem incluir estilo de vida sedentário, dieta ou outros fatores, como obesidade. A administração de fármacos antipsicóticos atípicos pode aumentar o risco de adquirir diabetes melito do tipo 2 (indivíduos em uso de clozapina e olanzapina ganham mais peso). Antes de iniciar esse tratamento, o paciente deve ser pesado, além de ser pesquisado histórico familiar de diabetes do tipo 2. Exames laboratoriais de glicemia em jejum, colesterol total, lipoproteínas de baixa densidade (LDL) e triglicerídios devem ser feitos a intervalos periódicos.

Orientação ao paciente e aos familiares

Adesão ao uso rotineiro do medicamento é difícil para alguns pacientes após a alta. É importante avaliar acuradamente a capacidade de o paciente assumir a responsabilidade pela administração contínua dos medicamentos. Alguns recebem ajuda da família, outros não. Há melhora no desempenho quando o paciente compreende o efeito benéfico do medicamento em reduzir sintomas positivos e negativos. Além disso, é fundamental relatar as reações adversas ao médico, assim permitindo modificar doses e reduzir reações associadas.

Capítulo 23 Fármacos Antipsicóticos 233

BOXE 23.3 Ferramenta de rastreamento: escala de movimentos involuntários anormais.

Identificação do paciente: _____ Data: _____
Avaliado por: _____

1. Antes ou depois de completar o exame, observe discretamente o paciente em repouso (p. ex., na sala de espera).
2. A cadeira utilizada no exame deve ser firme, sem braços.
3. Após observar o paciente, ele pode ser avaliado em uma escala de 0 (ausente), 1 (mínimo), 2 (leve), 3 (moderado) e 4 (grave), de acordo com a gravidade dos sintomas.
4. Pergunte ao paciente se há algo em sua boca (*i. e.*, goma de mascar, bala etc.) e, se houver, peça que o remova.
5. Pergunte ao paciente sobre a condição atual de sua dentição. Pergunte se utiliza dentadura. Dentes ou dentadura incomodam o paciente nesse momento?
6. Pergunte ao paciente se percebe algum movimento em sua boca, face, mãos ou pés. Se a resposta for sim, peça para que descreva o movimento e o quanto ele atualmente incomoda ou interfere em suas atividades.

0	1	2	3	4	Peça ao paciente para tocar o polegar com cada dedo tão rapidamente quanto possível por 10 a 15 segundos, cada mão em separado. (Observe os movimentos faciais e das pernas.)
0	1	2	3	4	Flexione e estenda o braço esquerdo e o braço direito do paciente (um de cada vez).
0	1	2	3	4	*Peça ao paciente para ficar de pé. (Observe-o de perfil. Observe todas as áreas do corpo mais uma vez, incluindo os quadris.)
0	1	2	3	4	Peça ao paciente para sentar-se com mãos ou joelhos e pernas ligeiramente afastados, e com os pés sobre o assoalho (examine todo o corpo à procura de movimentos nessa posição).
0	1	2	3	4	Peça ao paciente para sentar-se com mãos pendentes, sem apoio: se for homem, com as mãos entre as pernas; se for mulher e estiver de vestido, com as mãos pendentes sobre os joelhos. (Observe as mãos e outras partes do corpo.)
0	1	2	3	4	Peça ao paciente para abrir a boca. (Observe a língua em repouso dentro da boca.) Repita isso duas vezes.
0	1	2	3	4	Peça ao paciente para colocar a língua para fora da boca. (Observe quaisquer anormalidades do movimento da língua.) Repita isso duas vezes.
0	1	2	3	4	Peça ao paciente para estender por completo ambos os braços à frente, com as palmas das mãos voltadas para baixo. (Observe tronco, pernas e boca.)
0	1	2	3	4	*Peça ao paciente que dê alguns passos, gire e retorne. (Observe mãos e marcha.) Repita isso duas vezes.

*Movimentos ativados.

Ao orientar o paciente, certificar-se dos seguintes itens:

- O paciente entende que deve manter todas as consultas com o médico, visto que monitoramento rigoroso da terapia é essencial
- Que deve relatar ao médico quaisquer alterações incomuns ou efeitos físicos
- Deve também tomar o medicamento exatamente de acordo com as orientações, sem aumentar, diminuir ou omitir dose ou suspender o uso desse medicamento
- Não deve dirigir nem realizar outras tarefas perigosas se ocorrer sonolência
- Também não deve usar medicamentos isentos de prescrição, a não ser que seu uso seja aprovado pelo médico
- Compreende que deve informar médicos, dentistas e outros profissionais de saúde sobre uso desse medicamento
- Que não deve consumir bebidas alcoólicas, a não ser com aprovação do médico
- Se ocorrer tontura com mudança de posição, deve se levantar lentamente da cama ou da cadeira. Se a tontura for intensa, procurar sempre ajuda para mudar de posição
- Para aliviar boca seca, deve tomar goles de água com frequência, chupar bala dura ou mastigar chiclete (de preferência sem açúcar)
- Deve notificar o médico se engravidar ou pretender engravidar durante o tratamento
- Deve relatar imediatamente a ocorrência de: inquietação, incapacidade de permanecer sentado e quieto, espasmos musculares, expressão semelhante a máscara, rigidez, tremores, sialorreia ou movimentos rítmicos involuntários de boca, face ou membros
- Deve também evitar exposição ao sol. Se for inevitável, utilizar bloqueador solar, manter braços e pernas cobertos e usar chapéu para sol
- Deve relatar ao médico aumento de sede, micção e ganho de peso
- Deve observar que nos EUA apenas um suprimento de clozapina é dispensado a cada semana. O fármaco é obtido por meio de programa especial destinado a assegurar o monitoramento hematológico necessário. É necessário realizar exames laboratoriais semanais com contagem dos leucócitos. Relatar imediatamente ao médico fraqueza, febre, faringite, mal-estar ou sintomas gripais
- Deve observar que olanzapina está disponível na forma de comprimido de desintegração oral, revestido de película do *blister*, a qual deve ser retirada. Com mãos secas, remover o comprimido e colocá-lo inteiro na boca. O comprimido irá se desintegrar imediatamente, com ou sem líquido.

REAVALIAÇÃO

- A resposta terapêutica é obtida, com redução do comportamento psicótico
- Reações adversas são identificadas, relatadas ao médico e controladas com sucesso por meio de intervenções de enfermagem apropriadas:
  - Não há evidência de lesão
  - O paciente mantém mobilidade adequada
  - Não há evidências de infecção
  - A glicemia permanece estável
- O paciente e sua família expressam confiança e demonstram entender o esquema medicamentoso.

Farmacologia na prática
PENSE CRITICAMENTE
Os comportamentos descritos pela filha da Sra. Moore podem ser considerados como sintomas positivos de transtorno psicótico. Existem outras razões ou condições que poderiam estar causando esses comportamentos? Os diagnósticos da Sra. Moore foram demência e insuficiência cardíaca. Existem indicações para uso de quetiapina nessa paciente? Há contraindicações com base em sua história? Se esse medicamento for prescrito, que avaliações precisam ser realizadas de modo contínuo?

PONTOS-CHAVE

■ Psicose refere-se a espectro de transtornos de humor e comportamento, entre os quais o mais reconhecido é a esquizofrenia, com sintomas positivos e negativos. Antipsicóticos destinam-se a diminuir comportamentos alterados, de modo que o indivíduo possa funcionar em sociedade

■ Antipsicóticos de primeira geração (convencionais) aliviam sintomas positivos, como agitação, ideias delirantes e alucinações. Fármacos de segunda geração (atípicos) reduzem sintomas negativos – que possuem impacto sobre afeto, comunicação, iniciativa, cognição e emoções

■ Esses fármacos reduzem a quantidade de dopamina para neurotransmissão. Algumas vezes, essa redução é excessiva, resultando no aparecimento de sintomas extrapiramidais. Se o medicamento não for interrompido, pode ocorrer DT (distúrbio irreversível). Medicamentos atípicos afetam tanto dopamina quanto serotonina, e as reações de SEP são menores

■ Embora antipsicóticos de segunda geração (atípicos) produzam menos reações extrapiramidais, é preciso ter cautela em pacientes que apresentam demência, devido à relação entre acidente vascular encefálico e mortalidade. Além disso, ganho de peso e outros fatores podem predispor o indivíduo a diabetes melito do tipo 2

■ A maioria dos medicamentos necessita de 6 a 10 semanas para exercer efeito sobre o transtorno. Infelizmente, reações adversas começam bem antes; em consequência, os pacientes precisam enfrentar sintomas desagradáveis do transtorno ou reações aos fármacos. Ocorre ciclo repetitivo de falta de adesão ao tratamento e re-hospitalização, denominado *recidivismo*.

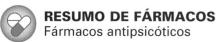

RESUMO DE FÁRMACOS
Fármacos antipsicóticos

Nome genérico	Usos	Reações adversas	Faixas posológicas
Antipisicóticos de primeira geração (convencionais)			
Clorpromazina	Transtornos psicóticos, náuseas, vômitos, soluços intratáveis	Hipotensão, sonolência, DT, congestão nasal, boca seca, distonia, SEP, alterações do comportamento, fotossensibilidade	Transtornos psiquiátricos: até 400 mg/dia VO, em doses fracionadas. Náuseas e vômitos: 10 a 25 mg VO, 25 a 50 mg, IM, 50 a 100 mg VR
Flufenazina	Transtornos psicóticos	Sonolência, taquicardia, SEP, distonia, acatisia, hipotensão	0,5 a 10,0 mg/dia VO, em doses fracionadas, até 20 mg/dia; 1,25 a 10,0 mg/dia, IM, em doses fracionadas
Haloperidol	Transtornos psicóticos, síndrome de Tourette, hiperatividade, transtornos de comportamento em crianças	SEP, acatisia, distonia, DT, sonolência, cefaleia, boca seca, hipotensão ortostática	0,5 a 5,0 mg VO, 2 ou 3 vezes/dia, com dose até 100 mg/dia, em doses fracionadas; 2 a 5 mg, IM. Crianças: 0,05 a 0,075 mg/kg/dia VO
Loxapina	Transtornos psicóticos	SEP, acatisia, distonia, DT, sonolência, cefaleia, boca seca, hipotensão ortostática	10 a 100 mg/dia VO, sem ultrapassar 250 mg/dia
Perfenazina	Transtornos psicóticos	Hipotensão, hipotensão postural, DT, fotofobia, urticária, congestão nasal, boca seca, acatisia, distonia, pseudoparkinsonismo, alterações do comportamento, cefaleia, fotossensibilidade	4 a 16 mg VO, 2 a 4 vezes/dia

Capítulo 23 Fármacos Antipsicóticos 235

Nome genérico	Usos	Reações adversas	Faixas posológicas
Pimozida	Síndrome de Tourette	Sintomas parkinsonianos, agitação motora, distonia, crise oculógira, DT, boca seca, diarreia, cefaleia, exantema, sonolência	Dose inicial: 1 a 2 mg/dia VO Dose de manutenção: até 10 mg/dia VO
Proclorperazina	Transtornos psicóticos, náuseas, vômitos, ansiedade	SEP, sedação, DT, ressecamento dos olhos, borramento visual, constipação intestinal, boca seca, fotossensibilidade	Transtornos psicóticos: até 150 mg VO, 10 a 20 mg, IM Náuseas, vômitos: 15 a 40 mg/dia VO, em doses fracionadas Ansiedade: 5 mg VO, 3 vezes/dia
Tioridazina	Esquizofrenia	Arritmias cardíacas, sonolência, DT, náuseas, boca seca, constipação intestinal, diarreia	50 a 100 mg VO, 3 vezes/dia, sem ultrapassar 800 mg/dia
Tiotixeno	Esquizofrenia	SEP, sonolência, náuseas, diarreia, DT	6 a 30 mg/dia VO, sem ultrapassar 60 mg/dia
Trifluoperazina	Transtornos psicóticos, ansiedade	Sonolência, pseudoparkinsonismo, distonia, acatasia, DT, fotofobia, borramento visual, boca seca, salivação, congestão nasal, náuseas, coloração da urina (rosada a castanho-avermelhada)	Psicose: 4 a 10 mg/dia VO, em doses fracionadas Ansiedade: 1 a 2 mg VO, 2 vezes/dia

Antipsicóticos de segunda geração (atípicos)

Nome genérico	Usos	Reações adversas	Faixas posológicas
Aripiprazol	Esquizofrenia, fase maníaca do transtorno bipolar	Agitação, acatisia, ansiedade, cefaleia, sonolência, náuseas, constipação intestinal, boca seca	10 a 30 mg/dia VO
Asenapina	Esquizofrenia, fase maníaca do transtorno bipolar	Agitação, acatisia, ansiedade, cefaleia, sonolência, náuseas, constipação intestinal, boca seca	5 a 10 mg VO, 2 vezes/dia
Brexpiprazol	Esquizofrenia, transtorno depressivo maior	Inquietação, ganho de peso	0,5 a 4,0 mg VO, diariamente
Cariprazina	Esquizofrenia, transtorno depressivo maior	Agitação, acatisia, ansiedade, cefaleia, sonolência, náuseas, constipação intestinal, boca seca,	1,5 a 6,0 mg VO, diariamente
Clozapina	Pacientes com esquizofrenia em estado crítico, sem resposta a outras terapias	Sonolência, sedação, acatisia, taquicardia, náuseas, agranulocitose	Dose inicial: 25 a 50 mg/dia, titular até 300 a 400 mg/dia VO, sem ultrapassar 900 mg/dia
Iloperidona	Esquizofrenia	Agitação, tontura, nervosismo, acatisia, ganho de peso, constipação intestinal	12 mg VO, 2 vezes/dia
Lurasidona	Esquizofrenia	Sonolência, nervosismo, náuseas	40 a 80 mg/dia VO
Olanzapina	Esquizofrenia, tratamento a curto prazo dos episódios maníacos do transtorno bipolar	Agitação, tontura, nervosismo, acatisia, constipação intestinal, febre, ganho de peso	5 a 20 mg/dia VO
Paliperidona	Transtornos psicóticos	Tontura, fraqueza, cefaleia, boca seca, salivação aumentada, ganho de peso, dor no estômago	6 a 12 mg/dia VO
Quetiapina	Transtornos psicóticos, episódios maníacos do transtorno bipolar	Hipotensão ortostática, tontura, vertigem, náuseas, constipação intestinal, boca seca, diarreia, cefaleia, inquietação, borramento visual	150 a 750 mg/dia VO, em doses fracionadas
Risperidona	Transtornos psicóticos; esquizofrenia e mania do adolescente	Agitação, tontura, nervosismo, acatisia, constipação intestinal, febre, ganho de peso	1 a 3 mg VO, 2 vezes/dia; adolescentes: 0,5 a 6,0 mg VO, 1 vez/dia
Ziprasidona	Esquizofrenia, mania do transtorno bipolar, agitação aguda	Sonolência, sedação, cefaleia, arritmias, dispepsia, febre, constipação intestinal, SEP	80 mg VO, 2 vezes/dia
Aripiprazol lauroxil	Esquizofrenia	Iguais às do aripiprazol	IM; titular dose para aripiprazol oral
Olanzapina/fluoxetina	Episódios depressivos bipolares	Iguais às da olanzapina	Comprimido de combinação 6 mg/25 mg VO, à noite

236 Parte 4 Fármacos que Atuam no Sistema Nervoso Central

REVISÃO DO CAPÍTULO

Calcule a dosagem dos medicamentos

1. Para um paciente, foi prescrita quetiapina, na dose de 100 mg, 2 vezes/dia. O medicamento está disponível em comprimidos de 50 mg. O enfermeiro deve administrar _____.

2. Para paciente agitado, foi prescrito haloperidol, 3 mg. O medicamento está disponível em seringa pré-carregada de 5 mg/1 mℓ. Quantos mililitros devem ser administrados?

Prepare-se para provas

1. Na esquizofrenia há abundância de:
   1. Acetilcolina
   2. Dopamina
   3. Norepinefrina
   4. Serotonina

2. Qual das seguintes opções é um sintoma negativo associado à esquizofrenia?
   1. Alucinações
   2. Ideias delirantes
   3. Embotamento do afeto
   4. Agitação

3. Qual das seguintes doenças é importante quando a pessoa usa antipsicótico de segunda geração?
   1. Hipertensão arterial
   2. Insuficiência hepática
   3. Diabetes melito do tipo 2
   4. Insuficiência cardíaca

4. Quais dos seguintes comportamentos o enfermeiro deve esperar identificar em paciente que apresenta DT?
   1. Rigidez muscular, boca seca, insônia
   2. Movimentos rítmicos e involuntários de língua, face, boca ou mandíbula
   3. Fraqueza muscular, paralisia das pálpebras, diarreia
   4. Dispneia, sonolência, espasmos musculares

5. Qual dos seguintes fármacos tem menos probabilidade de produzir efeitos extrapiramidais?
   1. Clorpromazina
   2. Haloperidol
   3. Flufenazina
   4. Risperidona

6. Foi também prescrito antiparkinsoniano a paciente em uso de flufenazina para tratamento de esquizofrenia. Qual é a melhor explicação para adição de antiparkinsoniano ao esquema?
   1. Evitar reação alérgica grave com exposição ao sol
   2. Promover efeitos da flufenazina
   3. Reduzir tremores finos, rigidez muscular e movimentos lentos
   4. Diminuir alucinações e ideias delirantes

7. Enfermeiro em unidade de saúde mental solicita semanalmente coletas para exames laboratoriais pela manhã. Três pacientes estão tomando clozapina. Qual dos seguintes exames laboratoriais deve ser obtido desses pacientes?
   1. Glicemia em jejum
   2. LDL
   3. Hemograma completo
   4. Amilase

8. O enfermeiro conduz grupo de apoio sobre medicamentos. Qual é a melhor afirmativa em resposta a paciente que declara que medicamentos não funcionam?
   1. "Eles não irão funcionar se você não os tomar"
   2. "Sei que é difícil continuar tomando o medicamento, quando você não verifica rapidamente seus efeitos"
   3. "Não é conveniente dizer isso na frente de todo o mundo aqui"
   4. "Afirmativas como esta me dão dor de cabeça"

9. Quando administra antipsicótico de segunda geração a um paciente, o enfermeiro mais provavelmente espera a solicitação de quais exames complementares? **Escolha todas as opções corretas.**
   1. Hemograma completo
   2. Glicemia em jejum
   3. Colesterol
   4. Eletrólitos

10. Associe o fármaco à sua categoria:

1. Convencional (primeira geração)	A. Aripiprazol
	B. Clorpromazina
2. Atípico (segunda geração)	C. Ziprasidona
	D. Quetiapina
	E. Olanzapina

Para verificar suas respostas, ver Apêndice F.

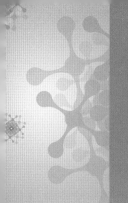

PARTE 5
Fármacos que Atuam no Sistema Nervoso Periférico

A neurotransmissão é um conceito muito complexo e proporciona um mecanismo essencial pelo qual muitos fármacos atuam no corpo. Na Parte 4, descreveram-se fármacos que afetam quase exclusivamente neurotransmissores que atuam no cérebro. Nesta parte, enfocam-se fármacos utilizados para intensificar ou bloquear impulsos nervosos à medida que se propagam pelo resto do corpo. Para ajudá-lo a compreender a complexidade do sistema nervoso, vamos compará-lo a um sistema telefônico. Embora muitas pessoas vivam apenas com um telefone celular, imagine os nossos nervos como o sistema de telefones fixos que existia antigamente. Nossos nervos são semelhantes aos longos cabos telefônicos, conectando o encéfalo a todas as partes do corpo. Quando você deseja fazer uma chamada, você utiliza o telefone, e um sinal é enviado ao longo de uma série de cabos a outra pessoa. Quando a pessoa para a qual você está telefonando pega o aparelho e diz "alô", começa uma série de conversações de ambos os lados ao longo dessa linha telefônica. A rede de nosso sistema nervoso é tão complexa quanto as linhas telefônicas em sua redondeza. Uma pessoa pode chamar e conectar-se com muitas casas diferentes. Algumas chamadas podem ser apenas para lembrar amigavelmente um evento, enquanto outras são chamadas de urgência para pedir ajuda.

A diferença entre o nosso corpo e um sistema telefônico é que a via não é constituída por um longo cabo; na verdade, são vários segmentos de fios que atravessam nosso corpo. No final de cada nervo existe uma terminação nervosa, e a mensagem precisa "saltar" através de um espaço (ou sinapse) para um receptor no início do próximo nervo da via. Substâncias denominadas neurotransmissores são os elementos que atravessam a sinapse para manter a condução da mensagem. Essa área sináptica é o local de atuação de muitos fármacos.

Agora que podemos visualizar a rede telefônica, pense nisso quando discutirmos a rede neural. Quando um de nossos sentidos é estimulado (paladar, visão, olfato, sensibilidade), uma mensagem é enviada ao cérebro ao longo de várias vias neurais, denominadas *nervos aferentes* (porte de informações). A mensagem do nervo é processada pelo cérebro, e, em seguida, uma mensagem de comando é enviada a partir do cérebro pelos *nervos eferentes* até os vários órgãos ou tecidos do corpo onde a ação é executada (efluxo).

O sistema nervoso periférico (SNP) é uma complexa rede de nervos que se estende desde a medula espinal até os órgãos

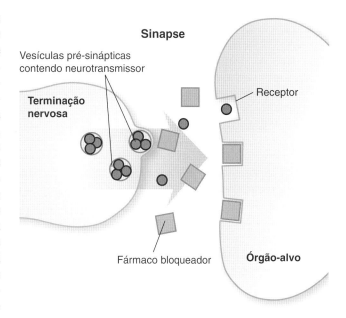

e outras estruturas do corpo. O SNP é dividido em duas partes: sistema nervoso somático e sistema nervoso autônomo. A parte somática do SNP está relacionada com a sensação e o movimento voluntários. Essa parte sensorial do sistema nervoso somático é discutida na Parte 6. Em resumo, na parte somática, mensagens são enviadas ao encéfalo sobre os ambientes interno e externo, como sensações de calor, dor, frio e pressão. A mensagem enviada pelo sistema nervoso somático está relacionada com o movimento voluntário dos músculos esqueléticos, como aqueles usados na marcha, para falar ou para escrever uma carta.

Nesta parte, os capítulos tratam dos fármacos que afetam a divisão autônoma dos nervos periféricos. A divisão autônoma do SNP está relacionada com funções essenciais à sobrevida do organismo. A atividade funcional da divisão autônoma do sistema nervoso não é controlada conscientemente (*i. e.*, a atividade é automática). Esse sistema controla a pressão arterial, a frequência cardíaca, a atividade gastrintestinal e as secreções glandulares.

Uma compreensão clara da divisão autônoma do sistema nervoso facilita bastante a aprendizagem desses fármacos. O sistema nervoso autônomo é dividido nas partes simpática e parassimpática. Os capítulos que compõem essa parte seguem a estrutura do sistema autônomo, com potencialização e bloqueio da parte simpática e, em seguida, potencialização e bloqueio da parte parassimpática. Essas duas partes atuam em oposição uma à outra para o funcionamento apropriado do corpo. A parte simpática tende a regular o gasto de energia e é ativada quando o organismo enfrenta situações estressantes. Os termos empregados para descrever ambos os sistemas e os fármacos podem gerar confusão. O sistema simpático também é denominado *sistema adrenérgico*. Por conseguinte, esses termos serão repetidos ao longo de todos os capítulos para ajudá-lo a compreender esses conceitos. O Capítulo 24 descreve os fármacos que simulam os efeitos do sistema simpático – os fármacos adrenérgicos. Mais uma vez, esses fármacos possuem impacto em muitos sistemas e órgãos diferentes do corpo; por esse motivo, o Capítulo 24 concentra-se nos fármacos utilizados na prevenção (resposta às reações alérgicas) e no tratamento do choque. Os fármacos que bloqueiam ou inibem esse sistema são denominados *antiadrenérgicos, bloqueadores adrenérgicos* ou *simpatolíticos*. O coração e o sistema vascular são os principais sistemas orgânicos afetados pelos fármacos bloqueadores adrenérgicos. Alguns dos fármacos utilizados no tratamento da hipertensão arterial são apresentados no Capítulo 25.

A parte parassimpática da divisão autônoma do sistema nervoso, quando ativada, procura executar ações opostas da parte simpática. A parte parassimpática ajuda a conservar a energia do corpo e é responsável, parcialmente, por atividades como redução da frequência cardíaca, digestão dos alimentos e eliminação de escórias metabólicas. O sistema nervoso parassimpático é conhecido como *parte colinérgica*. Os fármacos que potencializam a neurotransmissão são discutidos no Capítulo 26, enquanto os que bloqueiam a transmissão são descritos no Capítulo 27. As vias neurais e os tecidos ou órgãos do corpo que eles afetam são ilustrados nesta parte. Em cada capítulo, você irá aprender como esses nervos atuam em conjunto ou de modo antagônico para manter o funcionamento perfeito do corpo.

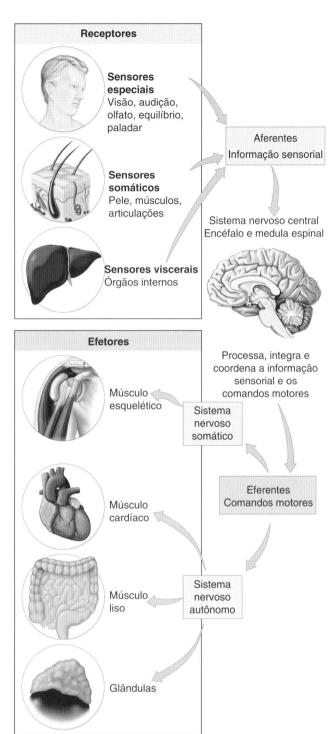

24

Fármacos Adrenérgicos

Termos-chave

adrenérgico que pertence à parte simpática do sistema nervoso, controlando frequência cardíaca, frequência respiratória e capacidade de desviar sangue para os músculos esqueléticos

catecolaminas neurotransmissores liberados durante a resposta a estresse; incluem norepinefrina, epinefrina e dopamina

choque fluxo sanguíneo inadequado para os tecidos do corpo

extravasamento escape de líquido de vaso sanguíneo para o tecido adjacente

neurotransmissores substâncias químicas liberadas na terminação nervosa, que facilitam a transmissão dos impulsos nervosos

norepinefrina neurotransmissor que transmite impulsos através do sistema nervoso autônomo simpático

parassimpático que pertence à parte do sistema nervoso autônomo relacionada com conservação de energia corporal (i. e., redução da frequência cardíaca, digestão do alimento e eliminação de escórias metabólicas)

simpático que pertence à parte simpática do sistema nervoso

simpatomimético refere-se a fármacos que simulam as ações do sistema nervoso simpático; ver *adrenérgico*

sistema nervoso autônomo (SNA) divisão autônoma do sistema nervoso periférico relacionada com funções essenciais à vida do organismo e não controlada conscientemente (p. ex., pressão arterial, frequência cardíaca, atividade gastrintestinal)

sistema nervoso periférico (SNP) todos os nervos fora do encéfalo e da medula espinal

vasopressores fármacos que elevam a pressão arterial

volume sistólico volume de sangue ejetado por um ventrículo a cada contração cardíaca

Objetivos de aprendizagem

Ao fim deste capítulo, o leitor deverá ser capaz de:

1. Discutir a atividade do sistema nervoso autônomo, especificamente a parte simpática.
2. Discutir os tipos de choque, as respostas fisiológicas ao choque e o uso de fármacos adrenérgicos no tratamento do choque.
3. Discutir usos, ações farmacológicas gerais, contraindicações, precauções, interações e reações adversas associadas à administração de fármacos vasopressores adrenérgicos.
4. Discutir atividades a serem realizadas pelo enfermeiro na avaliação pré-administração e na avaliação continuada do paciente tratado com fármaco adrenérgico.
5. Listar os diagnósticos de enfermagem específicos para paciente em uso de fármaco adrenérgico.
6. Discutir maneiras de promover resposta ótima ao tratamento, controlar as reações adversas comuns e instruir os pacientes sobre o uso de fármacos adrenérgicos.

Classes de fármacos

Adrenérgicos (simpatomiméticos)　　Agonistas beta$_2$ de ação longa
Agonistas beta$_2$ de ação curta　　Agonistas alfa$_2$/simpatomiméticos
　　　　　　　　　　　　　　　　　　(agentes oftálmicos)

Farmacologia na prática
Janna Wong é levada até a clínica pela mãe. Ontem, Janna estava no jardim e entrou em casa gritando após ter sido picada por uma abelha. Mais tarde, no final do dia, queixou-se de prurido na garganta, o que ela descreveu como "língua gorda". Ao estudar este capítulo, identifique que tipo de reação ela pode ter tido.

A parte do **sistema nervoso periférico (SNP)** estudada na Parte 5 (Capítulos 24 a 27) é um sistema de nervos que regula *automaticamente* as funções corporais, o que explica a sua designação como **sistema nervoso autônomo (SNA)**. Esses conceitos serão repetidos muitas vezes nesta parte para ajudá-lo a solidificar sua compreensão sobre a importância do sistema nervoso para a ação dos fármacos. O SNA é ainda dividido em duas partes: **simpática** e **parassimpática.** Este capítulo trata da parte simpática, que é regulada por controle involuntário. Em outras palavras, as pessoas não têm controle intencional

240 Parte 5 Fármacos que Atuam no Sistema Nervoso Periférico

sobre o que esse sistema executa. A ativação dessa parte do sistema nervoso é frequentemente designada como *resposta de luta, fuga ou congelamento*. Esses nervos são estimulados quando o corpo enfrenta situações estressantes, como perigo, emoção intensa ou doença grave. A parte simpática controla a frequência cardíaca, a frequência respiratória e a capacidade de desviar o sangue para os músculos esqueléticos – por exemplo, para que a pessoa consiga correr (resposta de fuga). A Figura 24.1 ilustra vias autônomas para órgãos específicos do corpo e ressalta como esses órgãos respondem quando o sistema simpático os estimula em todo o corpo.

TERMINOLOGIA AUTÔNOMA

Catecolamina é um termo empregado para designar neuro-hormônio natural ou **neurotransmissor,** produzido quando o corpo sofre estresse. A **norepinefrina** (produzida na medula da glândula suprarrenal) é o principal neurotransmissor de produção natural. Outros neurotransmissores incluem a epinefrina e a dopamina. Para lembrar e compreender mais facilmente, o Boxe 24.1 fornece maneiras de lembrar os nomes dos vários componentes da parte simpática. A norepinefrina constitui o principal neurotransmissor da parte simpática da

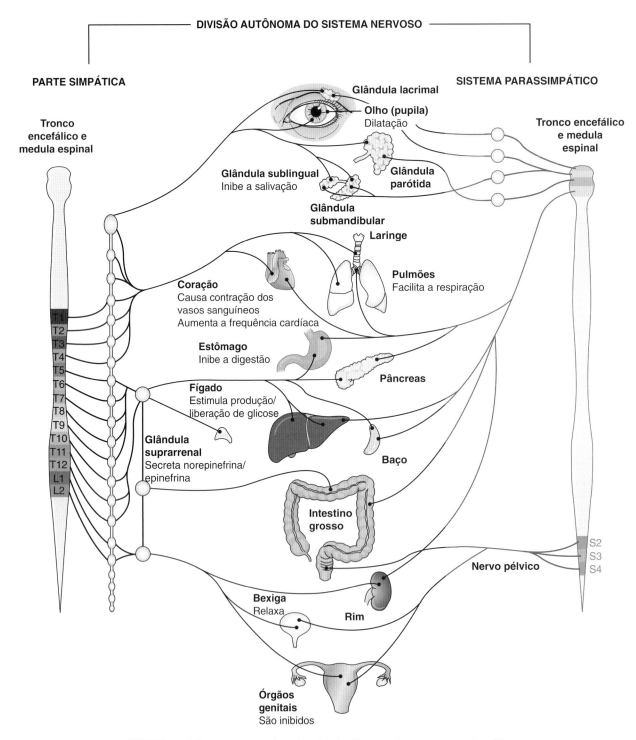

FIGURA 24.1 Respostas orgânicas à estimulação do sistema nervoso simpático.

BOXE 24.1	Desmistificação do sistema nervoso autônomo – sistema simpático.	
Terminologia		Dica para lembrar
Nome anatômico	Simpático	*Simpático* para sua situação
Nome funcional	Adrenérgico	Como *adrenalina*, ele acelera
Principal neurotransmissor	Norepinefrina	Precursor da *epinefrina* (*adrenalina*)

divisão autônoma do sistema nervoso e é a substância que faz com que a mensagem (ou impulso) do nervo seja propagada do cérebro até o órgão-alvo. Como esse sistema é ativado pela norepinefrina, que é o precursor da epinefrina (também denominada adrenalina), outro termo para referir-se à via simpática é a parte **adrenérgica**. Por essa razão, os medicamentos utilizados que atuam de modo semelhante à parte adrenérgica são denominados fármacos adrenérgicos.

Na parte simpática da divisão autônoma do sistema nervoso, os fármacos adrenérgicos produzem atividade semelhante à do neurotransmissor norepinefrina. O outro termo empregado para esses fármacos é fármaco **simpatomimético** (*i. e.*, que simula as ações do sistema nervoso simpático). Os agentes adrenérgicos produzem efeitos farmacológicos semelhantes aos que ocorrem no corpo quando os nervos simpáticos (norepinefrina) e a medula espinal (epinefrina) são estimulados. Como possuem estrutura similar, são denominados catecolaminas para refletir a semelhança existente entre cada um deles. Os principais efeitos desses fármacos são observados no coração, nos vasos sanguíneos e nos músculos lisos, como os brônquios dos pulmões. Todos esses termos são muito confusos; por isso, a compreensão do sistema nervoso e dos nomes associados irá facilitar a aprendizagem dos fármacos e seus efeitos. Consulte o Boxe 24.2 para melhor compreensão da classe de fármacos adrenérgicos.

AÇÕES

O propósito da estimulação dos nervos simpáticos (adrenérgicos) é desviar o fluxo sanguíneo para órgãos vitais, de modo que o corpo possa enfrentar situação estressante (resposta de luta, fuga ou congelamento). Em geral, fármacos adrenérgicos (simpatomiméticos) produzem, em graus variáveis, uma ou mais das seguintes respostas (ver Figura 24.1):

- Sistema nervoso central: estado de vigília, reação rápida a estímulos, reflexos acelerados
- Sistema nervoso autônomo: relaxamento do músculo liso dos brônquios, contração dos vasos sanguíneos, esfíncteres do estômago, dilatação dos vasos coronários, diminuição da motilidade gástrica
- Coração: aumento da frequência cardíaca
- Metabolismo: uso aumentado de glicose (açúcar) e liberação de ácidos graxos do tecido adiposo.

Seletividade dos receptores

O grau com que um determinado órgão é afetado pelo sistema nervoso simpático depende dos sítios receptores pós-sinápticos que são ativados (Figura 24.2). Os nervos adrenérgicos possuem receptores alfa (α) ou beta (β). Os fármacos que atuam sobre os receptores são denominados *seletivos* ou *não seletivos*. Os fármacos adrenérgicos podem ser seletivos (*i. e.*, quando atuam apenas em receptores alfa ou receptores beta) ou não seletivos (quando atuam nos receptores tanto alfa quanto beta). Por exemplo, o isoproterenol atua principalmente sobre os receptores beta; por essa razão, é considerado um fármaco seletivo. A epinefrina é um agente não seletivo, ou seja, ela não atua em um receptor específico; atua em ambos os receptores alfa e beta.

A atuação de um fármaco adrenérgico sobre receptores apenas alfa ou beta ou sobre receptores alfa e beta responde pela variação das respostas observadas com esse grupo de fármacos. A Tabela 24.1 fornece uma lista dos tipos de receptores dos nervos adrenérgicos que correspondem a cada ação do sistema nervoso autônomo no corpo. Os receptores alfa e beta podem ser ainda divididos em receptores alfa$_1$ (α_1) e alfa$_2$ (α_2)-adrenérgicos e em receptores beta$_1$ (β_1) e beta$_2$ (β_2)-adrenérgicos. Compare essa divisão com os grupos de órgãos ilustrados na Figura 24.1 para ajudá-lo a aprender as conexões existentes entre receptores específicos e determinados fármacos.

BOXE 24.2 Mais variações nas classes de fármacos.

Terminologia dos fármacos para ajudá-lo a compreender as diferenças entre classes de fármacos:

Sistema adrenérgico = parte simpática da divisão autônoma do sistema nervoso

Fármacos adrenérgicos = fármacos simpato*miméticos* (que imitam a transmissão do nervo simpático)

Fármacos bloqueadores adrenérgicos = fármacos simpato*líticos* (que interrompem a transmissão do nervo simpático)

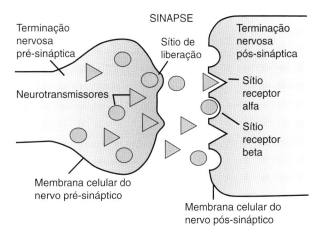

FIGURA 24.2 O neurotransmissor (p. ex., norepinefrina) liberado pelo nervo pré-sináptico atravessa a sinapse e liga-se a receptores alfa e beta na membrana celular do nervo pós-sináptico, continuando a transmissão do impulso nervoso.

242 Parte 5 Fármacos que Atuam no Sistema Nervoso Periférico

TABELA 24.1 Efeitos dos receptores adrenérgicos.

Receptor	Local	Efeito
Alfa$_1$	Vasos sanguíneos periféricos	Vasoconstrição periférica
Alfa$_2$	Neurônio pré-sináptico	Regula a liberação de neurotransmissores; diminui tônus, motilidade e secreções do tubo gastrintestinal
Beta$_1$	Miocárdio	Aumento de frequência cardíaca e de força contrátil do miocárdio
Beta$_2$	Vasos sanguíneos periféricos	Dilatação de vasos periféricos
	Músculo liso brônquico	Broncodilatação

TABELA 24.2 Simpatomiméticos respiratórios e oftálmicos.

Beta$_2$-agonistas de ação curta (BAAC – utilizados para alívio de sintomas respiratórios agudos)
Salbutamol
Epinefrina
Levalbuterol
Metaproterenol
Terbutalina

Beta$_2$-agonistas de ação longa (BAAL – utilizados para manejo respiratório a longo prazo)[a]
Arformoterol
Formoterol
Indacaterol
Salmeterol

Agonistas alfa$_2$-adrenérgicos (agentes oftálmicos)[b]
Tartarato de brimonidina

Simpatomiméticos[b]
Apraclonidina
Dipivefrina
Epinefrina

[a]Ver Capítulo 32 para informações detalhadas.
[b]Ver Capítulo 53 para informações detalhadas.

USOS

Fármacos adrenérgicos têm vários usos e podem ser administrados no tratamento das seguintes condições:

- **Choque** hipovolêmico e séptico
- Episódios moderados a graves de hipotensão
- Controle do sangramento superficial durante procedimentos cirúrgicos e odontológicos de boca, nariz, garganta e pele
- Descompensação e parada cardíacas
- Reações alérgicas (choque anafilático, edema angioneurótico)
- Tratamento temporário do bloqueio atrioventricular
- Arritmias ventriculares (em determinadas condições)
- Angústia respiratória (como broncodilatadores)
- Congestão nasal e glaucoma (formulação tópica).

Pacientes em risco de reações potencialmente fatais a alergênios, exercício ou deflagradores desconhecidos podem adquirir fármacos adrenérgicos e receber instruções sobre seu uso, de modo a diminuir as reações alérgicas antes de receber cuidados médicos de emergência.

Os fármacos adrenérgicos também podem ser utilizados como adjuvantes vasoconstritores de anestésicos locais, de modo a prolongar a ação do anestésico nos tecidos. Os fármacos adrenérgicos utilizados principalmente como **vasopressores** (fármacos que elevam a pressão arterial, em virtude de sua capacidade de causar contração dos vasos sanguíneos) estão listados no Resumo de Fármacos | Fármacos adrenérgicos. Os agentes simpatomiméticos também são utilizados como broncodilatadores no tratamento de problemas respiratórios (ver Capítulo 32) ou topicamente no tratamento do glaucoma (ver Capítulo 53). Esses fármacos estão listados na Tabela 24.2 apenas pelo seu nome; mais informações sobre esses medicamentos são fornecidas nos respectivos capítulos.

Tratamento do choque

Fármacos adrenérgicos são importantes nos cuidados e no tratamento de pacientes em choque. Choque refere-se a perfusão inadequada dos tecidos. Na Tabela 24.3, são descritos três tipos de choque: hipovolêmico, cardiogênico e distributivo. Durante o choque, o suprimento de sangue arterial e oxigênio é desviado, de modo que o fluxo para células e tecidos é inadequado para a sobrevida. Diversos mecanismos fisiológicos

TABELA 24.3 Tipos de choque.

Tipo[a]	Descrição
Hipovolêmico	Ocorre quando o volume sanguíneo diminui significativamente. *Exemplos:* hemorragia, perda de líquidos causada por queimaduras, desidratação ou diurese excessiva
Choque cardiogênico-obstrutivo	Ocorre quando o débito cardíaco é insuficiente, e a perfusão para os órgãos vitais não pode ser mantida. *Exemplos:* resultado de infarto agudo do miocárdio, arritmias ventriculares, insuficiência cardíaca congestiva ou miocardiopatia grave
	Choque obstrutivo está classificado com choque cardiogênico. Ocorre quando a obstrução ao fluxo sanguíneo resulta em perfusão inadequada dos tecidos. *Exemplos:* tamponamento pericárdico, pericardite restritiva e disfunção valvar cardíaca grave
Choque distributivo (vasogênico)	Ocorre quando há alterações dos vasos sanguíneos, causando dilatação, porém sem volume sanguíneo adicional. Ocorre redistribuição do sangue dentro do corpo. Essa categoria é ainda diferenciada em:
	• Choque séptico: insuficiência circulatória resultante de infecção maciça (p. ex., infecção de acesso central)
	• Choque anafilático: hipersensibilidade que resulta em vasodilatação sistêmica maciça (p. ex., reação alérgica a substâncias)
	• Choque neurogênico: interferência no controle dos vasos sanguíneos pelo SNP (p. ex., lesão da medula espinal).

[a]Outras causas de choque incluem: hipoglicemia, hipotireoidismo e doença de Addison.

são iniciados pelo corpo para combater os sintomas do choque. O cérebro ativa o sistema hipotalâmico–hipofisário–suprarrenal (HHSR), que desencadeia a produção de hormônios e a liberação de epinefrina (adrenalina) e norepinefrina (noradrenalina). Em algumas situações, o corpo tem a capacidade de compensar, e a pressão arterial é mantida. Entretanto, se o choque não for tratado e os mecanismos compensatórios do corpo falharem, ocorre choque irreversível, levando à morte.

Várias manifestações clínicas podem ser observadas no paciente em choque. Nos estágios iniciais do choque, as extremidades podem estar quentes, devido à vasodilatação iniciada, e o fluxo sanguíneo para pele e extremidades é mantido. Se a condição não for tratada, o fluxo sanguíneo para órgãos vitais, pele e extremidades é comprometido, e o paciente torna-se frio e com pele pegajosa. Independentemente do tipo, choque resulta em diminuição de débito cardíaco e pressão arterial (hipotensão), reabsorção de água pelos rins (causando redução do débito urinário), diminuição na troca de oxigênio e dióxido de carbono nos pulmões, aumento no dióxido de carbono e redução do oxigênio no sangue, hipoxia (diminuição do oxigênio que alcança as células) e concentração aumentada de líquido intravascular. Esse cenário compromete o funcionamento de órgãos vitais, como coração, cérebro e rins. As várias respostas fisiológicas causadas pelo choque estão listadas na Tabela 24.4.

O manejo do choque tem por objetivo fornecer suporte básico de vida (via respiratória, respiração e circulação), enquanto se procura corrigir a causa subjacente. Antibióticos, agentes inotrópicos, hormônios (p. ex., insulina, hormônio tireoidiano) e outros fármacos podem ser utilizados no tratamento da doença subjacente. Entretanto, a intervenção farmacológica inicial tem por objetivo sustentar a circulação com vasopressores.

Os fármacos adrenérgicos (simpatomiméticos) melhoram o estado hemodinâmico ao melhorar a contratilidade do miocárdio e ao aumentar a frequência cardíaca, resultando em aumento do débito cardíaco. A resistência periférica é aumentada por meio de vasoconstrição. No choque cardiogênico ou no choque associado a baixo débito cardíaco, pode-se utilizar um fármaco adrenérgico com um agente vasodilatador. Um vasodilatador, como nitroprussiato de sódio (ver Capítulo 35) ou nitroglicerina (ver Capítulo 36), melhora o desempenho miocárdico, visto que a ação do fármaco adrenérgico sobre o sistema cardiovascular mantém a pressão arterial.

TABELA 24.4 Manifestações fisiológicas do choque.

Sistema orgânico	Possíveis sinais e sintomas
Tegumentar (pele)	Palidez, cianose, pele fria e pegajosa e sudorese
Sistema nervoso central	Agitação, confusão, desorientação, coma
Cardiovascular	Hipotensão, taquicardia, arritmias, pressão do pulso ampla, ritmo de galope
Respiratório	Taquipneia, edema pulmonar
Renal	Débito urinário inferior a 20 mℓ/h
Metabólico (endócrino)	Acidose

REAÇÕES ADVERSAS

As reações adversas associadas à administração de fármacos adrenérgicos dependem do fármaco utilizado, da dose administrada e da resposta específica do paciente. Algumas reações adversas comuns incluem:

- Arritmias cardíacas (bradicardia ou taquicardia)
- Cefaleia
- Náuseas e vômitos
- Aumento da pressão arterial (que pode alcançar níveis perigosamente altos).

Outras reações adversas a fármacos adrenérgicos específicos estão listadas em Resumo de Fármacos | Fármacos adrenérgicos.

Considerações sobre o paciente

Gerontologia
O adulto mais velho é particularmente vulnerável às reações adversas de fármacos adrenérgicos, particularmente epinefrina. Além disso, é mais provável que adultos mais velhos apresentem doença cardiovascular preexistente, que os predispõe a arritmias cardíacas potencialmente graves. Deve-se monitorar rigorosamente todos os pacientes idosos tratados com fármaco adrenérgico e relatar imediatamente quaisquer alterações da frequência de pulso ou do ritmo cardíaco. Além disso, epinefrina pode aumentar temporariamente tremor e rigidez em adultos mais velhos com doença de Parkinson.

CONTRAINDICAÇÕES

Os fármacos adrenérgicos são contraindicados para pacientes com hipersensibilidade conhecida. O isoproterenol é contraindicado para pacientes com taquiarritmias ou bloqueio atrioventricular causados por intoxicação digitálica, arritmias ventriculares e angina de peito. A dopamina é contraindicada para indivíduos com feocromocitoma (tumor das glândulas suprarrenais), arritmias não controladas e fibrilação ventricular. A epinefrina é contraindicada para pacientes com glaucoma de ângulo estreito e como adjuvante de anestésico local em dedos de mãos e pés. A norepinefrina é contraindicada para indivíduos hipotensos em consequência de déficits do volume sanguíneo. A midodrina provoca hipertensão grave no paciente em decúbito dorsal.

ALERTA DE ENFERMAGEM

A hipertensão em decúbito dorsal é uma reação adversa potencialmente perigosa no paciente em uso de midodrina. O fármaco só deve ser administrado a pacientes cujas vidas estejam comprometidas, apesar do tratamento padrão oferecido. Essa reação é minimizada pela administração de midodrina durante o dia, enquanto o paciente está em posição ortostática. O esquema posológico sugerido para a administração de midodrina é pouco antes de levantar pela manhã, ao meio-dia e no final da tarde (mas não depois das 18 horas). A terapia farmacológica só deve continuar no paciente cuja hipotensão ortostática melhorou durante o tratamento inicial.

PRECAUÇÕES

Esses fármacos são utilizados com cautela em pacientes com insuficiência coronariana, arritmias cardíacas, angina de peito, diabetes melito, hipertireoidismo, doença vascular oclusiva ou hipertrofia prostática. Pacientes com diabetes melito podem necessitar de aumento na dose de insulina. Os fármacos adrenérgicos são classificados na categoria C para uso na gestação e são utilizados com extrema cautela durante a gravidez.

INTERAÇÕES

As seguintes interações podem ocorrer quando se associa um fármaco adrenérgico a outro agente:

Fármaco combinado	Uso comum	Efeito da interação
Antidepressivos	Tratamento de depressão	Aumento do efeito simpatomimético
Ocitocina	Indução de contrações uterinas	Risco aumentado de hipertensão

Observa-se risco aumentado de crises convulsivas, hipotensão e bradicardia quando se administra dopamina com fenitoína. Metaraminol é utilizado com cautela em pacientes em uso de digoxina, devido a risco aumentado de arritmias cardíacas. Existe risco aumentado de hipertensão arterial quando dobutamina é associada a bloqueadores beta-adrenérgicos.

Considerações fitoterápicas

Ephedra (Ma Huang) e as numerosas substâncias encontradas no gênero *Ephedra* têm sido usadas medicinalmente (p. ex., *Ephedra sinica* e *Ephedra intermedia*). Tradicionalmente, as preparações de *Ephedra* (efedrina) têm sido utilizadas para aliviar os sintomas do resfriado e melhorar a função respiratória, bem como adjuvante na perda de peso. O uso de grandes doses pode causar várias reações adversas, como hipertensão arterial e frequência cardíaca irregular. O uso da *Ephedra* deixou de se concentrar no alívio de problemas respiratórios para auxiliar na perda de peso e aumento do desempenho atlético, embora a U.S. Food and Drug Administration (FDA) tenha alertado o público para não consumir suplementos dietéticos contendo efedrina. Antes de tomar esse fitoterápico, o paciente deve consultar um médico. *Ephedra* não deve ser utilizada com glicosídios cardíacos, halotano, guanetidina, inibidores da monoamina oxidase (IMAO) como antidepressivos ou ocitocina, nem por pacientes que fazem uso de hipérico (antidepressivo). O uso desses produtos resultou na ocorrência de acidente vascular encefálico e infarto do miocárdio. Muitos produtores de suplementos para perda de peso estão retirando a *Ephedra*, em virtude do potencial de responsabilidade legal (DerMarderosian, 2003).

PROCESSO DE ENFERMAGEM
Paciente tratado com fármaco adrenérgico

AVALIAÇÃO

A avaliação do paciente tratado com um agente adrenérgico difere, dependendo do fármaco, do paciente e da razão da administração. Por exemplo, a avaliação do paciente em estado de choque que deve ser tratado com norepinefrina é diferente daquela de um paciente que recebe epinefrina com um anestésico local durante reparo de uma cárie. Ambos estão recebendo fármacos adrenérgicos, porém as circunstâncias são muito diferentes.

Avaliação pré-administração

Quando se administra um agente adrenérgico a um paciente para tratamento do choque, obter a pressão arterial, a frequência e as características do pulso e a frequência e ritmo respiratórios. Avaliar os sintomas, os problemas ou as necessidades do paciente antes da administração do fármaco e documentar quaisquer dados subjetivos ou objetivos no prontuário do paciente. Nas emergências, a avaliação precisa ser efetuada rapidamente e de modo acurado. Essas informações proporcionam uma importante base de dados que é utilizada durante o tratamento.

É também necessário efetuar um exame geral do paciente. É importante investigar manifestações adicionais de choque, como pele fria, cianose, diaforese e alteração no nível de consciência. Outras avaliações podem ser necessárias quando o episódio hipotensivo é causado por traumatismo, infecção grave ou perda de peso.

Avaliação continuada

Durante a avaliação continuada, observar o paciente quanto ao efeito do fármaco, como melhora da respiração do paciente com asma ou resposta da pressão arterial à administração do vasopressor. Durante a terapia, avaliar e documentar o efeito do fármaco e os sinais vitais. A comparação das avaliações realizadas antes e depois da administração ajuda o médico a determinar o uso futuro do fármaco para esse paciente. É importante notificar ao médico o mais rápido possível quaisquer reações adversas ao fármaco.

Quando um paciente se autoadministra um fármaco para reação alérgica potencialmente fatal, procurar obter o máximo de informação possível do paciente sobre o incidente que o levou a administrar o medicamento. Se o paciente estava com familiares ou amigos, obter dados subjetivos dessas pessoas sobre os eventos que levaram à necessidade de injetar o fármaco.

DIAGNÓSTICOS DE ENFERMAGEM

Os diagnósticos de enfermagem específicos para agentes farmacológicos incluem os seguintes:

- **Risco de reação alérgica**, relacionado com a resposta a substância deflagradora (picada de inseto, alergia a fármacos, alimentos específicos)
- **Perfusão tissular ineficaz**, relacionada com hipovolemia, perda de sangue, comprometimento na distribuição de

líquidos, circulação prejudicada, transporte de oxigênio prejudicado através do leito alveolar e capilar, outros (especificar)
- **Débito cardíaco diminuído**, relacionado com a alteração da frequência e/ou ritmo cardíacos
- **Distúrbio no padrão de sono**, relacionado com as reações adversas (nervosismo) ao fármaco e ao ambiente.

Os diagnósticos de enfermagem relacionados com a administração de medicamentos são discutidos no Capítulo 4.

PLANEJAMENTO

Os desfechos esperados no paciente dependem do motivo da administração do agente adrenérgico, mas podem incluir resposta ótima à terapia farmacológica, atender às necessidades do paciente relacionadas com o controle das reações adversas ao fármaco e confiabilidade na compreensão do esquema de medicação.

IMPLEMENTAÇÃO

Promoção da resposta ótima à terapia

O manejo do paciente ao qual se administra um agente adrenérgico varia e depende do fármaco utilizado, do motivo da administração e da resposta do paciente ao fármaco. Na maioria dos casos, os fármacos adrenérgicos são potentes e potencialmente perigosos. É preciso minimizar as distrações e dispensar um enorme cuidado no cálculo e na preparação desses fármacos para administração. Embora os agentes adrenérgicos sejam potencialmente perigosos, supervisão e manejo apropriados antes, durante e após a administração minimizam a ocorrência de reações graves. Relatar e documentar qualquer queixa que o paciente faça enquanto está recebendo um agente adrenérgico. Entretanto, é necessário ter discernimento ao notificar as reações adversas. Deve-se relatar imediatamente a ocorrência de quaisquer efeitos adversos, como desenvolvimento de arritmias cardíacas, independentemente da hora do dia ou da noite. Contudo, outros efeitos adversos, como nervosismo, não precisam ser tratados de modo emergencial.

Monitoramento e manejo das necessidades do paciente

Risco de reação alérgica

Após ter sofrido uma reação alérgica, o indivíduo corre risco de ter outra reação. Os fatores desencadeantes podem incluir alimentos, picadas de insetos, látex, produtos químicos ou itens ambientais e até mesmo exercício. Os pacientes que sofreram uma reação alérgica podem ser instruídos no uso de epinefrina por meio de dispositivo autoinjetor, como a caneta EpiPen® (Figura 24.3), de modo que possam realizar as atividades diárias normais sem o medo de que possa ocorrer um incidente quando não dispõe de ajuda. Algumas vezes, os pacientes têm medo e desejam saber se a situação exige o uso do medicamento ou se, em seu lugar, devem procurar assistência. Durante uma reação alérgica, o fármaco deve ser administrado em primeiro lugar e, em seguida, deve-se obter assistência médica.

Considerações sobre cuidados crônicos

A pesquisa conduzida por Chaudhry, Portnoy e Purser (2012) constatou que quase todas as pessoas leigas às quais se ensina o uso de um autoinjetor se esquecem dessa habilidade 3 meses após terem recebido as instruções. Certificar-se de discutir e rever os procedimentos a cada visita do paciente quando ele recebe um desses dispositivos para uso.

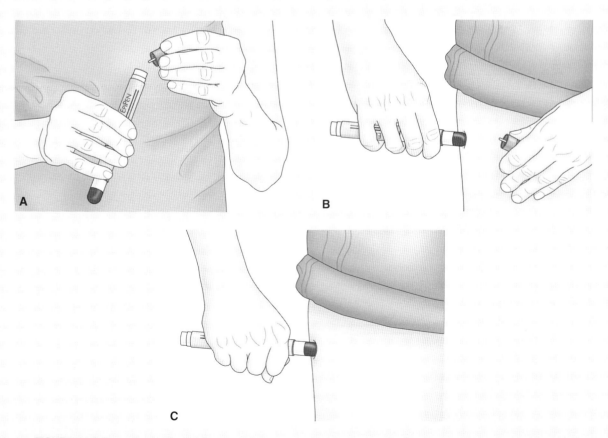

FIGURA 24.3 Exemplo de dispositivo autoinjetor pré-carregado para uso no tratamento de reações alérgicas.

É importante que o paciente seja instruído sobre como reconhecer os sinais/sintomas e utilizar o dispositivo. Ensinar o paciente a reconhecer os sintomas de uma reação alérgica, que incluem urticária, prurido, rubor e edema dos lábios, da língua ou da cavidade da boca. Os pacientes podem sentir aperto na garganta ou no tórax se as vias respiratórias forem afetadas. Outros sintomas podem incluir dor torácica, tontura e cefaleia, à medida que a pressão arterial cai. Instruções específicas para uso da epinefrina autoinjetável são fornecidas no boxe Orientação ao paciente para desfechos melhores I Uso de autoinjetor para reações alérgicas.

Orientação ao paciente para desfechos melhores

Uso de autoinjetor para reações alérgicas

Caso um indivíduo já tenha sofrido uma reação alérgica ou corra risco de ter uma reação, pode ser prescrito um antídoto para autoadministração. É importante que o indivíduo carregue sempre esse dispositivo com ele. O dispositivo não deve permanecer exposto a temperaturas extremas (p.ex., não deve ser conservado no refrigerador nem colocado no porta-luvas do carro). O dispositivo é um autoinjetor, o que significa que ele se destina a injetar o medicamento com treinamento mínimo, minimizando, assim, o medo de seu uso. Mesmo que o dispositivo seja utilizado, é importante procurar tratamento médico o mais rápido possível. Se estiver sozinho, o paciente deve em primeiro lugar telefonar para a emergência e, em seguida, administrar a dose. O uso desses dispositivos não deve ser considerado como substituto dos cuidados e aconselhamento médicos; o paciente deve procurar um serviço de emergência o mais cedo possível.

Ao orientar o paciente, certificar-se dos seguintes itens:

✔ Dependendo do dispositivo, existe uma ponta de cor laranja ou preta na pequena extremidade do autoinjetor. NUNCA colocar os dedos ou a mão sobre ela, visto que é o local onde sai a agulha

✔ Retirar a tampa de ativação apenas quando estiver pronto para utilizar o autoinjetor, mas nunca quando você não planeja fazê-lo

✔ Utilizar apenas se o conteúdo visível pela "janela" do autoinjetor estiver claro

✔ Segurar o autoinjetor com a mão fechada, com a ponta de cor laranja ou preta voltada para baixo. Retirar a tampa de ativação (na extremidade oposta da ponta preta) com a outra mão

✔ Segurar a ponta de cor laranja ou preta próximo à face lateral da coxa da pessoa que está aplicando a injeção. A maior parte desses dispositivos foi desenhada para ser usada através da roupa. Nota: se a pessoa for obesa, orientar o indivíduo a certificar-se de que a agulha tenha penetrado corretamente

✔ Suavemente, porém COM FIRMEZA, balançar e injetar a ponta de cor preta na parte lateral da coxa, de modo que o autoinjetor fique perpendicular à coxa

✔ Manter firmemente o autoinjetor na coxa por 10 segundos

✔ Remover o autoinjetor e massagear a área da injeção por 10 segundos

✔ Verificar a ponta de cor laranja ou preta. Se a agulha estiver exposta, significa que a dose foi administrada. Caso contrário, repetir os passos anteriores

✔ NÃO DESCARTAR O DISPOSITIVO. Confirmar que esteja levando o dispositivo usado ao serviço de emergência.

Perfusão tissular ineficaz

Se um fármaco adrenérgico está sendo administrado ao paciente para hipotensão, já existe comprometimento da perfusão tissular. A administração do agente adrenérgico pode corrigir o problema, ou, se a pressão arterial ficar muito elevada, a perfusão tissular pode novamente representar um problema. A manutenção da pressão arterial sistólica nos níveis indicados pelo médico preserva a perfusão tissular.

Quando um paciente está em choque e apresentando perfusão tissular ineficaz, há uma redução do oxigênio, de modo que o corpo não consegue nutrir suas células em nível capilar. Se o paciente apresentar hipotensão acentuada, torna-se necessária a administração de um agente vasopressor. O médico determina a causa da hipotensão e, em seguida, seleciona o melhor método de tratamento. Alguns episódios hipotensivos exigem o uso de um vasopressor menos potente, como o metaraminol; em outras situações, há necessidade de um agente vasopressor mais potente, como dobutamina, dopamina ou norepinefrina.

Considerar os seguintes pontos quando são administrados vasopressores potentes, como a dopamina e a norepinefrina:

• Utilizar um dispositivo de infusão eletrônico para a administração desses fármacos

• Não misturar dopamina com outros fármacos, sobretudo bicarbonato de sódio ou outras soluções alcalinas intravenosas (IV). Verificar com o farmacêutico antes de acrescentar um segundo medicamento a uma solução IV contendo esse fármaco

• Não diluir as soluções de norepinefrina ou dopamina IV antes de sua administração. O médico prescreve a dose do fármaco com base na sua concentração; qualquer alteração na quantidade do fármaco adicionada à solução irá modificar a quantidade infundida

• A pressão arterial deve ser monitorada continuamente desde o início da terapia até que seja alcançada a pressão arterial desejada e até que o paciente seja transferido para uma unidade de menor supervisão

• Ajustar a velocidade de administração do fármaco de acordo com a pressão arterial do paciente. A velocidade de administração da solução IV é aumentada ou reduzida para manter a pressão arterial sistólica nos níveis indicados pelo médico

• Com frequência, é necessário efetuar um reajuste da velocidade de fluxo da solução IV. A frequência de ajuste depende da resposta do paciente ao agente vasopressor

• Inspecionar o local da agulha e os tecidos adjacentes a intervalos frequentes à procura de **extravasamento** (infiltração) da solução para os tecidos subcutâneos ao redor do local da agulha. Caso ocorra extravasamento, estabelecer imediatamente outro acesso IV; em seguida, suspender o acesso IV contendo o agente vasopressor e notificar o médico. Esses fármacos são particularmente lesivos quando extravasam para os tecidos adjacentes. Você precisa conhecer o protocolo para extravasamento e receber uma prescrição assinada pelo médico para implementar o protocolo sempre que esses fármacos forem utilizados

• Nunca deixar o paciente receber esses fármacos sem supervisão.

Alerta de domínio de conceito

Os enfermeiros que cuidam de pacientes medicados com dopamina devem inspecionar o local da agulha e os tecidos adjacentes à procura de extravasamento.

A infiltração dos tecidos adjacentes pode causar morte tecidual, e a PA deve ser determinada continuamente, visto que a dopamina é vasoativa e pode atuar com muita rapidez.

O monitoramento do paciente em choque exige muita atenção. A frequência cardíaca, a pressão arterial e o ECG do paciente são monitorados continuamente. O débito urinário é medido com frequência (habitualmente a cada hora), e são obtidas medidas acuradas do aporte e da eliminação. O monitoramento da pressão venosa central (PVC) por meio de cateter venoso central fornece uma estimativa do estado hídrico do paciente. Algumas vezes, há necessidade de monitoramento hemodinâmico adicional com cateter de artéria pulmonar. O uso de um cateter de artéria pulmonar permite ao enfermeiro monitorar diversos parâmetros, como débito cardíaco e resistência vascular periférica. A terapia é ajustada de acordo com as instruções do médico.

Débito cardíaco diminuído

A frequência cardíaca e o **volume sistólico** (volume de sangue ejetado) determinam o débito cardíaco. O volume sistólico é determinado, em parte, pelo estado contrátil do coração e pelo volume de sangue disponível no ventrículo para ser bombeado. As intervenções listadas para suporte da perfusão tissular também ajudam a sustentar o débito cardíaco do paciente em choque.

Quando um paciente está em choque, é importante monitorar continuamente os sinais vitais (frequência e ritmo cardíacos, frequência respiratória e pressão arterial) com cuidado, de modo a determinar a gravidade do choque. Por exemplo, à medida que o débito cardíaco diminui, ocorre desenvolvimento de taquicardia (aceleração da frequência cardíaca) compensatória para aumentar o débito cardíaco. À medida que o choque se aprofunda, o volume do pulso torna-se progressivamente mais fraco e filiforme. A frequência cardíaca aumenta, e o ritmo cardíaco pode tornar-se irregular. Inicialmente, a frequência respiratória é rápida, visto que o paciente apresenta dispneia; entretanto, no choque profundo, a frequência respiratória diminui. A pressão arterial cai à medida que o choque progride.

ALERTA DE ENFERMAGEM

Independentemente da leitura numérica da pressão arterial, a ocorrência de redução progressiva da pressão arterial é grave. Relatar qualquer queda progressiva da pressão arterial, diminuição da pressão arterial sistólica abaixo de 100 mmHg ou qualquer redução de 20 mmHg ou mais na pressão arterial normal do paciente.

Distúrbio no padrão de sono

Com frequência, os fármacos adrenérgicos são utilizados em unidades de cuidados críticos. Essas unidades podem estar tão ativas no meio da noite quanto do meio do dia. Os pacientes facilmente podem ficar confusos quanto à hora do dia. Isso pode provocar muito estresse no paciente. É útil identificar as condições que prejudicam o sono, como, por exemplo,

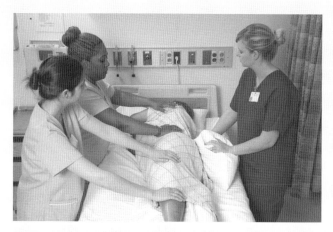

FIGURA 24.4 As atividades de enfermagem são reunidas para minimizar a interferência nos padrões de sono.

quando a equipe de enfermagem entra no quarto durante a noite ou acende a luz sobre o leito durante a noite (Figura 24.4). Planejar os cuidados com o menor número possível de interrupções ou efetuar modificações. Por exemplo, para diminuir a luz, as cortinas podem ser fechadas nas janelas e entre pacientes nas unidades de cuidados críticos. Analisar a importância de monitorar o estado do paciente e combinar com intervenções de conforto quando for administrar os fármacos adrenérgicos. É necessário fornecer uma explicação minuciosa do motivo do monitoramento rigoroso dos sinais vitais, particularmente aos familiares. Além disso, deve-se evitar o uso de bebidas cafeinadas, particularmente depois de 17 horas. Outros auxiliares do sono podem ser utilizados (p. ex., leite morno, esfregar as costas, relaxamento progressivo ou lanche ao deitar).

Orientação ao paciente e aos familiares

Médicos especialmente treinados administram alguns fármacos adrenérgicos, como os vasopressores. A responsabilidade do profissional de enfermagem limita-se ao monitoramento e à orientação ao paciente ou aos familiares sobre o tratamento e o fármaco administrado. Dependendo da situação, podem ser incluídos determinados fatos, como a maneira pela qual o fármaco será administrado (p. ex., via de administração) e que resultados devem ser esperados. Utilizar o seu julgamento em relação a algumas das informações fornecidas ao paciente ou aos familiares sobre a administração de um fármaco adrenérgico em situações potencialmente fatais, visto que certos fatos, como a gravidade da condição do paciente, são habitualmente melhor explicados pelo médico.

Quando instruir o paciente sobre a autoadministração de epinefrina, certificar-se de que o paciente e a sua família entendam que a autoadministração não deve ser usada em lugar do tratamento médico. Trata-se de uma intervenção imediata utilizada enquanto se procura um tratamento para a reação alérgica. Após a injeção, o paciente pode apresentar as seguintes reações: aceleração da frequência cardíaca, náuseas, vômitos, sudorese, tontura, fraqueza, cefaleia e nervosismo.

REAVALIAÇÃO

- O efeito terapêutico é obtido, e a perfusão é mantida
- As reações adversas são identificadas, relatadas ao médico e controladas com sucesso por meio de intervenções de enfermagem apropriadas:
  - A resposta alérgica é minimizada

- A perfusão tissular adequada é mantida
- O débito cardíaco adequado é mantido
- O paciente relata menos episódios de padrões de sono inadequados
- O paciente (se for capaz) e a sua família expressam confiança e demonstram entender o esquema medicamentoso.

Farmacologia na prática
PENSE CRITICAMENTE
O médico prescreveu um fármaco de resgate com autoinjetor para Janna. A mãe considera que isso seja muita responsabilidade para a sua filha de 16 anos de idade. Como você iria abordar a mãe para ajudá-la a compreender o significado da reação e a facilidade de uso desse dispositivo?

PONTOS-CHAVE

■ A parte simpática da divisão autônoma do sistema nervoso regula as funções orgânicas involuntárias. A norepinefrina (noradrenalina) é o principal neurotransmissor da parte simpática; a ativação desse sistema é frequentemente designada como resposta de luta, fuga ou congelamento

■ Quando nervos simpáticos são estimulados, o propósito é desviar o fluxo sanguíneo para órgãos vitais, de modo que o corpo possa enfrentar a situação estressante. O indivíduo entra em estado de vigília, com reflexos mais rápidos e dilatação das pupilas (midríase). O músculo liso dos brônquios relaxa, assim como as artérias coronárias, e a frequência cardíaca aumenta. O fluxo sanguíneo é reduzido para áreas como os sistemas digestório e geniturinário

■ Fármacos que simulam a resposta simpática são denominados simpatomiméticos ou adrenérgicos (devido à adrenalina ou epinefrina, que é o principal transmissor). As ações no corpo são modificadas, dependendo da atuação do fármaco sobre diferentes receptores celulares. Os fármacos podem ser seletivos ou não para receptores alfa ou beta

■ Esses fármacos são utilizados em tratamento de choque, hipotensão, reações alérgicas, condições cardíacas e broncoconstrição. São utilizadas formulações tópicas para glaucoma e congestão nasal. Os idosos são muito suscetíveis às reações adversas, particularmente à epinefrina

■ As reações adversas consistem em elevação da pressão arterial, náuseas, vômitos, cefaleia e arritmias cardíacas.

RESUMO DE FÁRMACOS
Fármacos adrenérgicos

Nome genérico	Usos	Reações adversas	Faixas posológicas
Fármacos adrenérgicos (simpatomiméticos) utilizados principalmente para efeitos vasopressores			
Dobutamina	Descompensação cardíaca, devido a menor contratilidade causada por cardiopatia orgânica ou procedimentos cirúrgicos cardíacos	Cefaleia, náuseas, aumento de frequência cardíaca e pressão arterial sistólica, palpitações, angina e dor torácica inespecífica	2,5 a 10,0 mcg/kg/min IV (até 40 mcg/kg/min); titular segundo estado hemodinâmico e renal do paciente
Dopamina	Choque causado por infarto do miocárdio, traumatismo, cirurgia cardíaca a céu aberto, insuficiência renal e descompensação cardíaca crônica na insuficiência cardíaca congestiva	Náuseas, vômitos, batimentos ectópicos, taquicardia, dor anginosa, palpitações, hipotensão, dispneia	2 a 50 mcg/kg/min IV (velocidade de infusão determinada pela resposta do paciente)
Droxidopa	Hipotensão ortostática neurogênica	Tontura, síncope, cefaleia, retenção urinária	100 a 600 mg, VO, 3 vezes/dia
Epinefrina	Parada ventricular; tratamento e profilaxia de parada cardíaca, bloqueio atrioventricular; congestão da mucosa e sinusite aguda; prolongamento de efeitos de anestésicos regionais/locais; reações anafiláticas	Ansiedade, inquietação, cefaleia, vertigem, tontura, náuseas, disúria, palidez	Parada cardíaca: 0,5 a 1,0 mg, IV Angústia respiratória (p. ex., anafilaxia): 0,1 a 0,25 mg, para rinite alérgica, rinite
Isoproterenol	Choque, broncospasmo durante a anestesia, parada cardíaca e arritmias cardíacas	Ansiedade, sudorese, rubor, cefaleia, vertigem, tontura, náuseas, vômitos, taquicardia	Choque: 4 mcg/mℓ em solução diluída, IV Arritmias cardíacas, parada cardíaca: 0,02 a 0,06 mg de solução diluída, IV, ou injeção intracardíaca de solução 1:5.000
Metaraminol	Hipotensão em anestesia espinal, hipotensão causada por hemorragia, reações a fármacos, complicação cirúrgica, choque associado à lesão cerebral	Cefaleia, apreensão, palpitações, náuseas, vômitos em jato, urgência urinária	2 a 10 mg, IM ou SC; 15 a 100 mg em 250 ou 500 mℓ de solução, IV

Nome genérico	Usos	Reações adversas	Faixas posológicas
Midodrina	Hipotensão ortostática, apenas quando o paciente estiver consideravelmente comprometido	Parestesias, cefaleia, dor, tontura, hipertensão em decúbito dorsal, bradicardia, piloereção, prurido, disúria, calafrios	10 mg, VO, 3 vezes/dia, durante as horas do dia, quando o paciente estiver em posição ortostática
Norepinefrina (levarterenol)	Choque, hipotensão, parada cardíaca	Inquietação, cefaleia, tontura, bradicardia, hipertensão arterial	2 a 4 mcg/min, com velocidade ajustada para manter a pressão arterial desejada

REVISÃO DO CAPÍTULO

Calcule a dosagem dos medicamentos

1. O médico prescreve 2 mg de solução de epinefrina 1:1.000 por via IV. O fármaco está disponível em solução de 1 mg/mℓ a 1:1.000. O enfermeiro administra _____.

2. O médico prescreve 0,5 mg de epinefrina 1:1.000 em injeção subcutânea. O fármaco está disponível em solução de 1 mg/mℓ a 1:1.000. O enfermeiro administra _____.

Prepare-se para provas

1. Qual é a principal substância transmissora na parte simpática do sistema nervoso?
   1. Serotonina
   2. Norepinefrina
   3. Dopamina
   4. Acetilcolina

2. O choque é descrito como:
   1. Consequência de perda sanguínea
   2. Compensação para agressão corporal
   3. Perfusão tecidual inadequada
   4. Resposta de luta, fuga ou congelamento

3. O médico prescreve norepinefrina, poderoso vasopressor, para um paciente em estado de choque. A velocidade da administração da solução IV contendo norepinefrina é:
   1. Mantida em velocidade estabelecida de infusão
   2. Ajustada de acordo com protocolo para manter a pressão arterial do paciente
   3. Administrada em velocidade que não deve ultrapassar 5 mg/min
   4. Interrompida quando a pressão arterial sistólica chegar a 100 mmHg

4. Em que intervalos o enfermeiro precisa monitorar a pressão arterial de paciente ao qual se administra norepinefrina?
   1. Continuamente
   2. A cada 30 minutos
   3. A cada hora
   4. A cada 4 horas

5. Quais das seguintes reações adversas são comuns e esperadas com a administração de agentes adrenérgicos?
   1. Bradicardia, letargia, broncoconstrição
   2. Aumento do apetite, nervosismo, sonolência
   3. Anorexia, vômitos, hipotensão arterial
   4. Cefaleia, nervosismo, náuseas

6. Quando dobutamina é administrada com fármacos bloqueadores beta-adrenérgicos, o enfermeiro deve estar atento para risco aumentado de _____.
   1. Crises convulsivas
   2. Arritmias
   3. Hipotensão arterial
   4. Hipertensão arterial

7. Se um paciente utilizar dispositivo para autoinjeção de epinefrina, a melhor maneira de descartá-lo deve ser:
   1. No recipiente onde está acondicionado o injetor
   2. Guardar até o paciente ser avaliado pela equipe de emergência
   3. Recipiente plástico duro
   4. Caixa para perfurocortantes ou recipiente para agulhas

8. Quando epinefrina é transmitida na parte simpática do sistema nervoso, o que ocorre?
   1. Alentecimento da frequência cardíaca
   2. Redução da pressão arterial
   3. Aceleração do sistema digestório
   4. Broncorrelaxamento

9. Selecionar os termos que descrevem os fármacos que estimulam a parte simpática do SNA. **Escolha todas as opções corretas.**
   1. Simpatomimético
   2. Simpatolítico
   3. Adrenérgico
   4. Colinérgico

10. Um adulto com alergia a abelhas-de-mel (*Apis mellifera*) é picado e telefona para o enfermeiro na clínica. O paciente tem duas canetas autoinjetoras de epinefrina em casa. A solução é de 1 mg/mℓ, e cada caneta contém 0,3 mℓ. Qual foi a dose do fármaco recebida pelo paciente se já foram aplicadas duas injeções? _____.

Para verificar suas respostas, ver Apêndice F.

25 Fármacos Bloqueadores Adrenérgicos

Termos-chave

alfa (α)-adrenérgico receptores alfa dos nervos adrenérgicos que controlam o sistema vascular

antiadrenérgico tipo de fármaco que bloqueia a neurotransmissão do sistema nervoso simpático

arritmia cardíaca ritmo anormal do coração

beta (β)-adrenérgico receptores beta dos nervos adrenérgicos que controlam principalmente o coração

efeito de primeira dose reação adversa acentuada que ocorre com a primeira dose

feocromocitoma tumor da medula suprarrenal, caracterizado por hipersecreção de epinefrina e norepinefrina

glaucoma segundo o National Eye Institute, é um grupo de doenças do olho, caracterizado por aumento da pressão intraocular; resulta em alterações do olho, defeitos do campo visual e, por fim, cegueira (se não for tratado)

hipotensão ortostática diminuição da pressão arterial que ocorre após a pessoa permanecer em posição ortostática por um período prolongado

hipotensão postural diminuição da pressão arterial após mudança súbita da posição do corpo

insuficiência cardíaca (IC) condição em que o coração não consegue bombear sangue suficiente para atender às necessidades teciduais do corpo, comumente denominada *insuficiência cardíaca congestiva (ICC)*

simpatolítico tipo de fármaco que bloqueia o sistema nervoso simpático

Objetivos de aprendizagem

Ao fim deste capítulo, o leitor deverá ser capaz de:

1. Citar os quatro tipos de agentes bloqueadores adrenérgicos.
2. Discutir usos, ações farmacológicas gerais, reações adversas gerais, contraindicações, precauções e interações dos agentes bloqueadores adrenérgicos.
3. Discutir atividades a serem realizadas pelo enfermeiro na avaliação pré-administração e na avaliação continuada do paciente tratado com bloqueador adrenérgico.
4. Listar os diagnósticos de enfermagem específicos para paciente em uso de bloqueador adrenérgico.
5. Discutir maneiras de promover resposta ótima ao tratamento, como controlar as reações adversas comuns e minimizar a hipotensão ortostática ou postural, e instruir pacientes sobre uso dos fármacos bloqueadores adrenérgicos.

 Classes de fármacos

Bloqueadores alfa-adrenérgicos
Bloqueadores beta-adrenérgicos
Bloqueadores alfa/beta-adrenérgicos

Antiadrenérgicos de ação central e periférica

 Farmacologia na prática

Alfredo Garcia chega à clínica com queixas compatíveis com infecção das vias respiratórias superiores. Ao obter os sinais vitais, o enfermeiro constata pressão arterial de 210/120 mmHg. O paciente nunca teve diagnóstico de hipertensão arterial. Enquanto lê este capítulo, pense sobre quais fármacos antiadrenérgicos podem ser úteis para corrigir os níveis pressóricos, por agirem sobre vasos sanguíneos e pressão arterial.

Neste capítulo, continuaremos o estudo do sistema nervoso autônomo simpático, focando sobre o que ocorre quando os impulsos nervosos são bloqueados.

TERMINOLOGIA AUTONÔMICA

A norepinefrina é o principal neurotransmissor do sistema nervoso autônomo simpático. A ativação dos nervos dessa via neural é, algumas vezes, designada como *resposta de luta, fuga ou congelamento*. Fármacos que facilitam a transmissão da norepinefrina (simpatomiméticos ou adrenérgicos) foram apresentados no Capítulo 24. No presente capítulo, serão abordados fármacos que impedem a resposta simpática, denominados *bloqueadores adrenérgicos*, também designados como **antiadrenérgicos** ou **simpatolíticos**. Esses agentes bloqueiam a transmissão da norepinefrina nas sinapses simpáticas do sistema nervoso autônomo (Boxe 25.1).

A Figura 25.1 mostra como os órgãos do corpo respondem quando os impulsos nervosos simpáticos são bloqueados por esses medicamentos.

> **BOXE 25.1 Variações dos nomes da classe de fármacos.**
>
> Simpaticolíticos
> Antiadrenérgicos
> Bloqueadores adrenérgicos
>
> Todos esses termos têm o seguinte significado: interromper a neurotransmissão da norepinefrina ao longo do ramo simpático do sistema nervoso autônomo

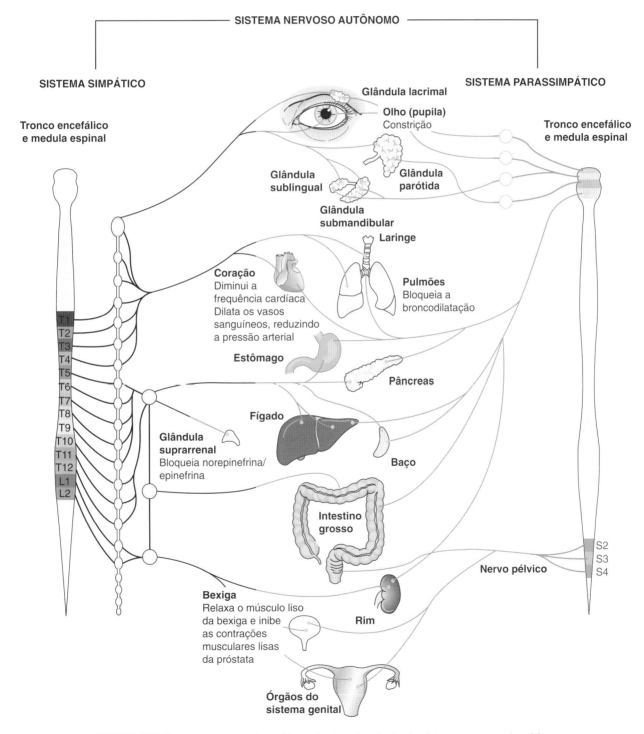

FIGURA 25.1 Respostas corporais ao bloqueio da estimulação do sistema nervoso simpático.

Os fármacos que bloqueiam a neurotransmissão no sistema nervoso simpático atuam *diretamente*, bloqueando o receptor, ou *indiretamente*, impedindo a liberação de norepinefrina. Esses fármacos pertencem a um de quatro diferentes grupos:

- Agentes bloqueadores **alfa** (α)-**adrenérgicos:** bloqueiam receptores alfa-adrenérgicos. Seus efeitos são máximos nos receptores alfa dos nervos adrenérgicos que controlam o sistema vascular
- Agentes bloqueadores **beta** (β)-**adrenérgicos:** bloqueiam receptores beta-adrenérgicos. Seus efeitos são máximos nos receptores beta dos nervos adrenérgicos, principalmente os do coração
- Agentes bloqueadores α/β-adrenérgicos: bloqueiam os receptores alfa e beta-adrenérgicos, atuando sobre fibras nervosas alfa e beta
- Agentes antiadrenérgicos de ação central e periférica: impedem a liberação do neurotransmissor (norepinefrina), bloqueando o impulso nervoso adrenérgico no sistema nervoso central e periférico.

Neste capítulo, maior enfoque é dado em fármacos bloqueadores beta-adrenérgicos. Ver lista mais completa desses medicamentos na tabela Resumo de Fármacos | Fármacos bloqueadores adrenérgicos.

BLOQUEADORES ALFA-ADRENÉRGICOS

AÇÕES

A estimulação dos nervos alfa-adrenérgicos resulta em vasoconstrição. Se essa estimulação for interrompida ou bloqueada, o resultado consiste em *vasodilatação*. Por conseguinte, agentes bloqueadores alfa-adrenérgicos produzem efeito diretamente oposto ao de fármaco alfa-adrenérgico. Vasodilatação é resultante do relaxamento do músculo liso dos vasos sanguíneos. De modo semelhante, os bloqueadores alfa-adrenérgicos utilizados em preparações oftálmicas provocam constrição da pupila (miose) e são discutidos no Capítulo 53.

USOS

Os bloqueadores alfa-adrenérgicos são utilizados no tratamento das seguintes condições:

- Hipertensão arterial causada por **feocromocitoma** (tumor da glândula suprarrenal que produz epinefrina e norepinefrina de modo excessivo
- Hipertensão arterial durante o preparo pré-operatório.

Esses fármacos também são utilizados na prevenção ou no tratamento de lesão tecidual causada pelo extravasamento de dopamina.

REAÇÕES ADVERSAS

A administração de um agente bloqueador alfa-adrenérgico pode resultar em fraqueza, hipotensão ortostática, arritmias cardíacas, hipotensão e taquicardia. Para mais informações, ver Resumo de Fármacos | Fármacos bloqueadores adrenérgicos.

CONTRAINDICAÇÕES, PRECAUÇÕES E INTERAÇÕES

Os agentes bloqueadores alfa-adrenérgicos são contraindicados para pacientes hipersensíveis aos fármacos e para aqueles com doença arterial coronariana. Devem ser utilizados com cautela durante a gravidez (categoria C para uso na gestação) e a lactação, após ocorrência recente de infarto do miocárdio (IAM) e em pacientes com insuficiência renal ou doença de Raynaud. Quando fentolamina é administrada com epinefrina (um simpatomimético), observa-se diminuição da ação vasoconstritora e hipertensiva.

BLOQUEADORES BETA-ADRENÉRGICOS

AÇÕES

Bloqueadores beta-adrenérgicos ou *betabloqueadores* diminuem ou bloqueiam a estimulação simpática do sistema nervoso autônomo em determinados tecidos. Receptores beta-adrenérgicos são encontrados principalmente no coração. Sua estimulação resulta em aumento da frequência cardíaca. O bloqueio do impulso nervoso dos nervos beta-adrenérgicos diminui a frequência cardíaca e dilata os vasos sanguíneos. Esses fármacos bloqueiam o disparo da área sináptica do nervo e a continuação do impulso nervoso para o nervo adjacente (Figura 25.2). Com isso, diminuem a excitabilidade do coração, a carga de trabalho cardíaca e o consumo de oxigênio. Bloqueadores beta-adrenérgicos exercem efeitos estabilizadores de membrana, o que explica sua atividade antiarrítmica. Entre os exemplos dessa categoria, destacam-se esmolol e propranolol, utilizados para propósitos cardíacos.

Bloqueadores beta-adrenérgicos, como o betaxolol e o timolol, são utilizados no tratamento do glaucoma. **Glaucoma** é doença ocular, em que ocorre estreitamento ou bloqueio dos canais de drenagem (canais de Schlemm) entre as câmaras anterior e posterior. Isso resulta em elevação da pressão intraocular. Pode ocorrer cegueira se o glaucoma não for tratado.

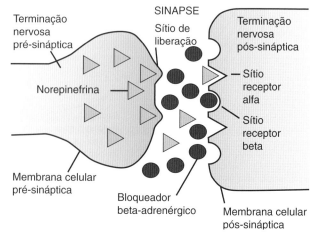

FIGURA 25.2 Bloqueadores beta-adrenérgicos impedem que epinefrina e norepinefrina ocupem receptores nas membranas celulares.

Quando os fármacos anteriormente mencionados são administrados topicamente na forma de colírio, parecem reduzir a produção de humor aquoso na câmara anterior, reduzindo os efeitos do glaucoma.

USOS

Bloqueadores beta-adrenérgicos são utilizados no tratamento das seguintes condições:

- Hipertensão arterial (fármaco de primeira escolha para pacientes com angina estável)
- **Arritmia cardíaca** (ritmo anormal do coração), como taquicardia ventricular ou supraventricular
- Enxaqueca
- **Insuficiência cardíaca (IC)**
- Angina de peito
- Glaucoma (colírio).

Os bloqueadores beta-adrenérgicos também são utilizados para prevenir reinfarto em pacientes que sofreram IAM recente (1 a 4 semanas após o IAM).

Considerações sobre cuidados crônicos

Pesquisas sobre hipertensão arterial demonstram melhores desfechos em pacientes afro-americanos quando bloqueadores beta-adrenérgicos são associados a diuréticos em comparação com uso isolado de outros fármacos (inibidores da enzima conversora de angiotensina – IECA) no tratamento da hipertensão arterial (Ferdinand, 2007).

REAÇÕES ADVERSAS

- Reações adversas que afetam o corpo de maneira generalizada incluem hipotensão ortostática, bradicardia, tontura, vertigem e cefaleia
- Reações gastrintestinais (GI) incluem hiperglicemia, náuseas, vômitos e diarreia
- Outra reação sistêmica é broncospasmo (particularmente em indivíduos com história pregressa de asma).

Muitas dessas reações são leves e podem desaparecer com terapia. Reações adversas mais graves incluem sintomas de IC (*i. e.*, dispneia, ganho ponderal, edema periférico).

Considerações sobre o paciente

Gerontologia
Adultos mais velhos correm mais risco de reações adversas quando tomam bloqueadores beta-adrenérgicos. Neles, devem-se monitorar rigorosamente confusão, IC, agravamento de angina, dispneia e insuficiência vascular periférica (p. ex., extremidades frias, parestesias das mãos, pulsos periféricos fracos).

CONTRAINDICAÇÕES, PRECAUÇÕES E INTERAÇÕES

Esses fármacos são contraindicados para pacientes com alergia aos bloqueadores beta-adrenérgicos, bradicardia sinusal, bloqueio atrioventricular (BAV) de segundo ou terceiro graus, IC, asma, enfisema e hipotensão. Esses medicamentos devem ser utilizados com cautela em pacientes com diabetes melito, tireotoxicose ou úlcera péptica.

Considerações sobre o paciente

Gravidez
Bloqueadores beta-adrenérgicos são recomendados para gestantes em comparação com outros agentes hipertensivos, visto que o risco para o feto é menor com esses agentes.

As seguintes interações podem ocorrer quando se administra um bloqueador beta-adrenérgico com outro agente:

Fármaco que interage	Uso comum	Efeito da interação
Antidepressivos (inibidores da monoamina oxidase [IMAO], inibidores seletivos de recaptação de serotonina [ISRS])	Tratamento de depressão	Efeito aumentado do bloqueador beta-adrenérgico, bradicardia
Anti-inflamatórios não esteroides (AINEs), salicilatos	Alívio da dor	Diminuição do efeito do bloqueador beta-adrenérgico
Diuréticos de alça	Manejo de condições cardiovasculares	Risco aumentado de hipotensão
Clonidina	Manejo de condições cardiovasculares	Risco aumentado de efeito hipertensivo paradoxal
Cimetidina	Manejo de condições GI	Nível sérico aumentado do bloqueadores beta-adrenérgicos com maior risco de toxicidade
Lidocaína	Manejo de condições cardíacas	Nível sérico aumentado do bloqueador beta-adrenérgicos com maior risco de toxicidade

BLOQUEADORES ALFA/BETA-ADRENÉRGICOS

AÇÕES

Os bloqueadores alfa/beta-adrenérgicos bloqueiam a estimulação de receptores alfa e beta-adrenérgicos, resultando em vasodilatação periférica. Os dois fármacos incluídos nessa categoria são o carvedilol e o labetalol.

USOS

O carvedilol é utilizado no tratamento de hipertensão essencial e para reduzir progressão de IC. O labetalol também é um anti-hipertensivo, usado isoladamente ou associado a outro medicamento, como um diurético.

REAÇÕES ADVERSAS

A maioria das reações adversas dos bloqueadores alfa/beta-adrenérgicos é leve, não exigindo interrupção da terapia. As reações adversas sistêmicas incluem fadiga, tontura, hipotensão, sonolência, insônia, fraqueza, diarreia, dispneia, dor torácica, bradicardia e exantema.

CONTRAINDICAÇÕES, PRECAUÇÕES E INTERAÇÕES

Os bloqueadores alfa/beta-adrenérgicos são contraindicados para pacientes com hipersensibilidade aos fármacos, asma brônquica, IC descompensada e bradicardia grave. Esses fármacos são utilizados com cautela em pacientes com IC controlada com medicamentos, bronquite crônica, comprometimento de função hepática ou cardíaca, diabetes melito e durante gravidez (categoria C para uso na gestação) e lactação.

As seguintes interações podem ocorrer quando se administra um bloqueador alfa/beta-adrenérgico com outro agente:

Fármaco que interage	Uso comum	Efeito da interação
Antidepressivos (tricíclicos e ISRS)	Tratamento de depressão	Risco aumentado de tremores
Cimetidina	Manejo de condições GI	Aumento de efeito do bloqueador adrenérgico
Clonidina	Manejo de condições cardiovasculares	Aumento de efeito da clonidina
Digoxina	Manejo de condições cardíacas	Níveis séricos aumentados de digoxina, com maior risco de intoxicação digitálica

ANTIADRENÉRGICOS DE AÇÃO CENTRAL E PERIFÉRICA

AÇÕES

Um grupo de fármacos antiadrenérgicos inibe a liberação de norepinefrina de determinadas terminações nervosas adrenérgicas no sistema nervoso periférico. Esse grupo é composto por antiadrenérgicos *de ação periférica*. A prazosina é um exemplo de antiadrenérgico de ação periférica utilizado como anti-hipertensivo. Esses fármacos também são utilizados no tratamento da hipertrofia prostática benigna (HPB).

Outro grupo inclui antiadrenérgicos de *ação central,* visto que eles atuam no sistema nervoso central (SNC) e não no sistema nervoso periférico. Esse grupo afeta centros específicos do SNC, diminuindo, assim, parte da atividade do sistema nervoso simpático. A clonidina é um exemplo de antiadrenérgico de ação central.

Embora a ação de ambos os tipos de fármacos antiadrenérgicos seja um pouco diferente, os resultados são basicamente os mesmos.

USOS

Agentes antiadrenérgicos são utilizados principalmente no tratamento de certas arritmias cardíacas, hipertensão arterial e HPB (ver Resumo de Fármacos | Fármacos bloqueadores adrenérgicos).

REAÇÕES ADVERSAS

- Boca seca, sonolência, sedação, anorexia, exantema, mal-estar e fraqueza são reações generalizadas aos antiadrenérgicos com ação sobre o SNC
- Hipotensão, fraqueza, vertigem e bradicardia constituem reações adversas associadas à administração de antiadrenérgicos de ação periférica.

CONTRAINDICAÇÕES, PRECAUÇÕES E INTERAÇÕES

Antiadrenérgicos de ação periférica são contraindicados para pacientes com hipersensibilidade a qualquer um dos fármacos. A reserpina é contraindicada para pacientes com úlcera péptica ativa ou colite ulcerativa e para os que apresentam depressão mental. Deve ser utilizada com cautela em pacientes com história de depressão, comprometimento renal, doença cardiovascular e durante a gravidez e a lactação.

Antiadrenérgicos de ação central são contraindicados em doença hepática ativa, durante terapia antidepressiva com IMAO e em pacientes com história de hipersensibilidade a esses medicamentos. Antiadrenérgicos de ação central são utilizados com cautela em pacientes com história de doença hepática ou comprometimento renal, bem como durante a gravidez e a lactação.

As seguintes interações podem ocorrer quando se administra antiadrenérgico com outro agente:

Fármaco que interage	Uso comum	Efeito da interação
Adrenérgicos	Manejo de condições cardiovasculares	Risco aumentado de hipertensão arterial
Levodopa	Manejo da doença de Parkinson	Efeito diminuído da levodopa, hipotensão
Agentes anestésicos	Anestesia cirúrgica	Aumento do efeito do anestésico
Bloqueadores beta-adrenérgicos	Manejo de condições cardiovasculares	Risco aumentado de hipertensão arterial
Lítio	Tratamento de mania	Risco aumentado de intoxicação por lítio
Haloperidol	Tratamento de psicose	Risco aumentado de comportamento psicótico

PROCESSO DE ENFERMAGEM
Paciente tratado com bloqueador adrenérgico

AVALIAÇÃO

A avaliação depende do fármaco, do paciente e da razão pela qual se administra o medicamento.

Avaliação pré-administração

Estabelecer base de dados acurada antes da primeira administração de qualquer bloqueador adrenérgico. Por exemplo, em hipertensos, documentar sintomas subjetivos e objetivos, bem como sinais vitais durante a avaliação inicial; pressão arterial e frequência de pulso devem ser obtidas em ambos os braços nas posições sentada ortostática e de decúbito dorsal antes de iniciar a terapia. Se o paciente tiver arritmia cardíaca, a avaliação inicial deve incluir frequência e ritmo do pulso, bem como observação da aparência geral do paciente.

Se o fármaco for administrado para alívio de dor anginosa, documentar a experiência de dor e suas características: início, tipo (p. ex., aguda, surda, compressiva), irradiação, localização, intensidade e duração. Investigar fatores precipitantes dessa dor, tais como esforço ou estresse emocional. Ao iniciar tratamento, avaliar benefício da terapia, comparando os sintomas atuais do paciente com aqueles apresentados previamente. Além disso, podem ser solicitados exames laboratoriais e complementares adicionais, como eletrocardiograma.

Se o fármaco for administrado para tratamento de IC, o paciente é avaliado quanto a evidências da doença, como dispneia (particularmente aos esforços), edema periférico, distensão das veias do pescoço e tosse.

Avaliação continuada

A avaliação continuada depende, com frequência, do motivo da prescrição. Sempre que forem administrados bloqueadores adrenérgicos, é importante observar os pacientes quanto ao aparecimento de reações adversas. Algumas delas são leves, enquanto outras, como diarreia, podem causar problema, particularmente se o paciente for idoso ou estiver debilitado.

Tipicamente, deve-se solicitar ao paciente hipertenso que monitore sua própria pressão arterial entre as consultas, de preferência com o mesmo equipamento, bem calibrado, e na mesma posição. Uma leitura diferente da habitual pode resultar de erro do aparelho e deve ser validada com outra leitura realizada em outro local. No Capítulo 35, são fornecidas informações mais detalhadas sobre o cuidado do paciente hipertenso.

DIAGNÓSTICOS DE ENFERMAGEM

Diagnósticos de enfermagem específicos para agentes farmacológicos incluem:

- **Conforto prejudicado**, relacionado com ressecamento de secreções em consequência do medicamento
- **Perfusão tissular periférica ineficaz**, relacionada com hipotensão
- **Risco de lesão**, relacionado com vertigem, tontura, fraqueza e síncope em consequência da hipotensão.

Diagnósticos de enfermagem relacionados com administração de medicamentos são discutidos no Capítulo 4.

PLANEJAMENTO

Os desfechos esperados no paciente dependem do motivo da administração do bloqueador adrenérgico, mas podem incluir resposta ótima à terapia farmacológica, atendimento às necessidades do paciente relacionadas com controle de reações adversas e confiabilidade na compreensão do esquema medicamentoso.

IMPLEMENTAÇÃO

Promoção da resposta ótima à terapia

Os bloqueadores adrenérgicos, em sua maioria, podem ser administrados com alimento. A exceção é o sotalol, que deve ser administrado com estômago vazio, porque os alimentos reduzem sua absorção. Antiadrenérgicos devem ser ingeridos diariamente no mesmo horário, visto que a flutuação dos níveis sanguíneos pode afetar a pressão arterial.

Quando bloqueadores adrenérgicos são administrados a pacientes com a finalidade de controlar hipertensão arterial, angina ou arritmias cardíacas, é importante comunicar ao médico a resposta do paciente à terapia. Quando administrados para tratar arritmia cardíaca, esses medicamentos podem provocar novas arritmias ventriculares ou agravar aquelas já existentes. Se houver agravamento da angina, ou esta não for controlada pelo medicamento, o paciente precisa contatar imediatamente o médico.

Quando o fármaco for administrado para tratar hipertensão arterial, mas houver *elevação* significativa da pressão arterial, deve-se administrar a dose prescrita e notificar imediatamente o médico, visto que pode ser necessária terapia farmacológica adicional.

Quando pacientes com glaucoma utilizam preparação oftálmica de timolol para efetuar bloqueio beta-adrenérgico, é importante fazer acompanhamento periódico com um oftalmologista, quando será medida a pressão intraocular para determinar a eficiência da terapia.

Monitoramento e manejo das necessidades do paciente

Conforto prejudicado

O tratamento com agentes bloqueadores adrenérgicos pode acarretar reações adversas, mas que não representam nenhuma ameaça séria ao paciente; podem ser leves, como boca seca ou constipação intestinal, mas prejudicam o conforto.

Até mesmo reações adversas menores podem causar sofrimento ao paciente, sobretudo se persistirem por longo tempo. Medidas simples de enfermagem podem aliviar reações adversas menores, como ajudar ou ensinar o paciente com boca seca a tomar frequentes goles de água ou chupar bala dura (caso não haja restrição ao aporte de açúcar) para aliviar o ressecamento. Para ajudar a aliviar a constipação intestinal do paciente, pode-se estimular o aumento do consumo de alimentos ricos em fibra e líquidos, exceto se houver contraindicações, ou prescrever um laxante ou um emoliente fecal. É importante manter registro diário da evacuação do paciente internado. Ressecamento, menor motilidade GI e imobilidade fazem com que a constipação intestinal seja um risco maior para paciente hospitalizado. Outros efeitos adversos GI, como anorexia e diarreia, podem ser minimizados pela administração dos medicamentos com alimento ou antiácidos e em horário específico em relação às refeições.

Perfusão tissular periférica ineficaz

No início ou no decorrer da terapia, quando bloqueador adrenérgico é administrado para tratamento de hipertensão

Parte 5 Fármacos que Atuam no Sistema Nervoso Periférico

arterial, a pressão arterial do paciente é medida antes da administração de cada dose. Alguns pacientes exibem resposta incomum aos medicamentos. Além disso, alguns fármacos podem, em certos indivíduos, diminuir a pressão arterial mais rapidamente do que outros. É importante monitorar a pressão arterial do paciente em ambos os braços e em posições sentada, de pé e decúbito dorsal durante a primeira semana ou mais de terapia. Uma vez estabilizada a pressão arterial, fazer medição antes de cada dose do medicamento, utilizando o mesmo braço e a mesma posição para cada leitura até que o paciente receba alta. Medir a pressão arterial perto do final do intervalo entre as doses ou próximo ao fim do dia, depois da última dose, ajuda a determinar se há controle da pressão arterial durante todo o dia.

❗ ALERTA DE ENFERMAGEM

Quando administrar um agente simpatolítico, como o propranolol, medir previamente frequência de pulso apical e pressão arterial. Se o pulso for inferior a 60 bpm, ou se houver qualquer irregularidade na frequência ou no ritmo cardíaco do paciente, ou se a pressão arterial sistólica for inferior a 90 mmHg, suspender o medicamento e entrar em contato com o médico.

Paciente com arritmia potencialmente fatal pode receber um agente bloqueador adrenérgico, como o propranolol por via intravenosa (IV). Quando esses fármacos são administrados por via IV, é necessário fazer monitoramento cardíaco, alojando o paciente em unidade com esse recurso. É importante manter continuamente monitoramento cardíaco, bem como medidas frequentes de pressão arterial e frequência respiratória.

Quando se administra propranolol por via oral (VO) para arritmia cardíaca menos grave, o monitoramento cardíaco não é habitualmente necessário, mas registro eletrônico da última leitura é necessário. Após a alta, o paciente deve monitorar periodicamente a pressão arterial e a frequência e o ritmo de pulso, em intervalos variáveis, dependendo da duração do tratamento e da resposta ao fármaco.

Risco de lesão

A administração de bloqueadores adrenérgicos pode causar hipotensão. Se o medicamento for administrado para tratamento de hipertensão arterial, espera-se queda da pressão arterial. Se ocorrer redução significativa da pressão arterial (queda de 20 mmHg da pressão arterial sistólica, ou pressão arterial sistólica inferior a 90 mmHg), após uma dose do medicamento, suspender a próxima dose e notificar imediatamente o médico. Pode haver necessidade de redução da dose ou interrupção do medicamento.

❗ ALERTA DE ENFERMAGEM

Alguns bloqueadores adrenérgicos (p. ex., prazosina ou terazosina) podem causar efeito de primeira dose, expresso por hipotensão acentuada (ou hipotensão postural) e síncope, com perda súbita da consciência.

O **efeito de primeira dose** pode ser minimizado pela redução da dose inicial e administração ao deitar. Em seguida, a dose pode ser lentamente aumentada a cada 2 semanas até obter o efeito terapêutico. Se o paciente apresentar síncope (desfalecimento ou desmaio), colocá-lo em decúbito e fornecer tratamento de suporte. Esse efeito é autolimitado e, na maioria

dos casos, não sofre recidiva após o período inicial de terapia. Desfalecimento e tontura são mais comuns do que perda de consciência. Em certas ocasiões, um bloqueador adrenérgico provoca hipotensão postural ou ortostática. **Hipotensão postural** caracteriza-se por sensação de desfalecimento e tontura quando o paciente passa subitamente do decúbito para posição sentada ou ortostática, ou de posição sentada para a ortostática. **Hipotensão ortostática** caracteriza-se por sintomas semelhantes e ocorre quando o paciente muda de posição após permanecer em pé por longo período de tempo. O Boxe 25.2 informa como minimizar essas reações adversas.

Os sintomas de hipotensão postural ou ortostática frequentemente diminuem com o passar do tempo, e pode-se deixar que o paciente levante de uma cama ou cadeira lentamente, sem ajuda. É preciso ter bom senso sobre isso. Permitir ao paciente levantar de posição deitada ou sentada sem ajuda só é possível quando sintomas diminuírem e a deambulação não mais acarretar perigo de queda.

Orientação ao paciente e aos familiares

Alguns pacientes não aderem ao esquema medicamentoso prescrito por vários motivos, como não compreensão do tratamento, custo dos medicamentos ou incapacidade de entender a importância de terapia continuada e ininterrupta mesmo na ausência de sintomas. Se um paciente estável apresentar súbita elevação da pressão arterial, investigar a possibilidade de um desses fatores que provavelmente está causando o problema. Quando o preço dos medicamentos representa um problema, pode haver necessidade de assistência financeira. Nos outros casos, os pacientes precisam saber por que a terapia precisa ser contínua para alcançar e manter estado ótimo de saúde e bem-estar.

Na assistência ao letramento em saúde, descrever o protocolo medicamentoso ao paciente, ressaltando a importância de terapia continuada e ininterrupta com bloqueador

---

> **BOXE 25.2 Como minimizar os efeitos de bloqueadores adrenérgicos.**
>
> Ajudar pacientes a minimizar efeitos desconfortáveis de bloqueadores adrenérgicos é desafiador. As seguintes medidas podem ser úteis:
>
> - Instruir o paciente a levantar lentamente de posição sentada ou deitada
> - Fornecer ajuda ao paciente para levantar da cama ou de uma cadeira se os sintomas de hipotensão postural forem intensos. Colocar campainha próxima ao paciente e orientá-lo a pedir ajuda quando quiser deitar ou levantar
> - Ajudar o paciente a passar da posição deitada para sentada, devendo permanecer sentado na beira da cama por cerca de 1 minuto antes de caminhar
> - Ajudar o paciente sentado a adotar posição ortostática e instruí-lo a permanecer parado por cerca de 1 minuto antes de começar a andar
> - Permanecer com o paciente enquanto estiver parado de pé, bem como durante a deambulação
> - Instruir o paciente a evitar permanecer de pé por período prolongado. Isso raramente é um problema no hospital, porém deve ser incluído no plano de ensino ao paciente e sua família após a alta
> - Ensinar o paciente a evitar banhos quentes, que tendem a aumentar a vasodilatação.

adrenérgico. A orientação ao paciente será feita de acordo com o motivo da prescrição do bloqueador adrenérgico. No tratamento da hipertensão arterial, arritmia cardíaca, angina ou outras doenças cardíacas, o paciente precisa ser auxiliado para ter plena compreensão do esquema de tratamento. Em alguns casos, o profissional de assistência primária pode aconselhar o paciente hipertenso a perder peso ou seguir dieta especial, como a dieta DASH (*Dietary Approaches to Stop Hypertension*). Pode-se recomendar também uma dieta especial para o paciente que apresenta angina ou arritmia cardíaca. Quando apropriado, recorrer aos serviços de um nutricionista para ressaltar a importância da dieta e da perda de peso na terapia da hipertensão arterial.

É importante incluir os seguintes itens no plano de ensino de paciente com hipertensão arterial, angina ou arritmia cardíaca:

- Não interromper subitamente o medicamento, exceto quando indicado pelo médico. A maioria desses medicamentos exige redução gradativa da dose, de modo a evitar precipitação ou agravamento dos efeitos adversos
- Notificar imediatamente o médico se ocorrer qualquer reação adversa ao fármaco
- Ter cautela ao dirigir veículos ou executar outras tarefas perigosas, visto que esses medicamentos (bloqueadores beta-adrenérgicos) podem causar sonolência, tontura ou vertigem
- Relatar imediatamente quaisquer sinais de IC (ganho de peso, dispneia ou edema de membros)
- Não utilizar medicamentos de venda livre (p. ex., remédios para resfriado ou gripe ou descongestionantes nasais), a não ser que tenha discutido seu uso com o médico
- Informar o dentista e outros profissionais de assistência à saúde sobre a terapia com esse medicamento
- Manter todas as consultas com o médico, porque é essencial o monitoramento rigoroso do tratamento
- Verificar com o médico ou com o farmacêutico se o medicamento precisa ser ingerido com alimentos ou de estômago vazio.

Além disso, quando bloqueador adrenérgico é prescrito para tratamento de hipertensão arterial, o médico pode desejar que o paciente afira a pressão arterial entre as consultas (ver Orientação ao paciente para desfechos melhores l Monitoramento da pressão arterial em casa).

REAVALIAÇÃO

- O efeito terapêutico é obtido, e a hipertensão arterial ou outra doença são controladas
- Reações adversas são identificadas, relatadas ao médico e controladas com sucesso por meio de apropriadas intervenções de enfermagem.
    - O ressecamento de mucosas é tratado, e o conforto é mantido
    - A perfusão tecidual periférica é mantida
    - Não são observadas evidências de lesão
- O paciente e sua família expressam confiança e demonstram entender o esquema medicamentoso.

Orientação ao paciente para desfechos melhores

Monitoramento da pressão arterial em casa

Pacientes em uso de medicamentos para tratar hipertensão arterial tipicamente precisam de monitoramento frequente. Embora as aferições da pressão arterial precisem ser feitas com frequência, não necessariamente devem ser efetuadas em consultório quando o paciente dispõe do equipamento adequado em casa.

Ao orientar o paciente, certificar-se dos seguintes itens:

✔ Avaliar a capacidade do paciente ou familiar de ler os números e manusear o esfigmomanômetro enquanto os ajuda a determinar o melhor equipamento a ser utilizado em casa. Certificar-se de que a braçadeira tenha tamanho apropriado ao diâmetro do braço, para minimizar leituras incorretas. Lembrar o paciente de esvaziar por completo a braçadeira a cada aferição

✔ Ensinar o paciente ou o familiar a inflar e esvaziar a braçadeira e demonstrar seu uso antes que realizem o procedimento independentemente. Certificar-se de que o braço usado seja estendido no nível do coração. Muitos esfigmomanômetros têm mostradores digitais; ensinar o paciente como olhar o mostrador

✔ Ensinar o paciente ou o familiar a utilizar o mesmo braço para aferir a pressão arterial, a assumir posição confortável e relaxada e a remover roupa apertada antes de colocar a braçadeira

✔ Explicar que a pressão arterial pode variar um pouco de acordo com a emoção, a hora do dia e a posição do corpo. Tipicamente, não há necessidade de efetuar múltiplas leituras durante o dia, a não ser que isso seja solicitado pelo médico

✔ Instruir o paciente a continuar tomando o medicamento, independentemente das leituras da pressão arterial. Fornecer os parâmetros sobre quando entrar em contato com o médico ou serviço de emergência, se necessário

✔ Instruir o paciente a manter lista acurada dos medicamentos prescritos. Isso fornecerá referência fácil para qualquer mudança solicitada

✔ Explicar como documentar as leituras da pressão arterial, de modo que tanto o paciente quanto o médico possam verificar as tendências das leituras.

Farmacologia na prática
PENSE CRITICAMENTE

Foram prescritos para o Sr. Garcia 100 mg de metoprolol, diariamente, após o desjejum. Sua esposa está preocupada porque ele acorda cedo pela manhã para urinar. Quando o paciente tem mais e menos probabilidade de apresentar reações hipotensivas? Como ensiná-lo a lidar com a possibilidade de hipotensão ortostática?

PONTOS-CHAVE

- O sistema nervoso autônomo simpático regula as funções corporais involuntárias. Antiadrenérgicos bloqueiam o neurotransmissor norepinefrina nas vias simpáticas

- Bloqueadores adrenérgicos bloqueiam ou interrompem sinais que desviam o fluxo sanguíneo para órgãos vitais. Ao contrário, ocorre relaxamento do músculo liso e os vasos sanguíneos se dilatam. A frequência cardíaca diminui e há redução da pressão arterial

- Os bloqueadores do sistema simpático são denominados simpatolíticos ou antiadrenérgicos, podendo agir seletivamente sobre receptores alfa ou beta. As ações no corpo são modificadas, dependendo do modo com que o fármaco atua sobre esses diferentes receptores celulares. Os fármacos também podem ser não seletivos

- Esses medicamentos são utilizados no tratamento de hipertensão arterial, arritmias cardíacas, HPB, glaucoma e feocromocitoma. Adultos mais velhos são muito suscetíveis às reações adversas desses fármacos

- Reações adversas consistem em diminuição da pressão arterial, fraqueza, aumento da frequência cardíaca, náuseas, vômitos, cefaleia e broncospasmo em pacientes que apresentam asma

- Quando se inicia terapia com antiadrenérgicos, os pacientes devem ser monitorados e orientados sobre ocorrência de hipotensão ortostática – súbita queda da pressão arterial quando passam de posição deitada para posição sentada ou ortostática. Essa informação pode ajudar a prevenir quedas e lesões.

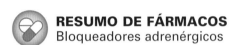

RESUMO DE FÁRMACOS
Bloqueadores adrenérgicos

Nome genérico	Usos	Reações adversas	Faixas posológicas
Fármacos bloqueadores alfa-adrenérgicos			
Fentolamina	Diagnóstico de feocromocitoma, episódios hipertensivos antes e durante cirurgia, prevenção/tratamento de necrose da derme após injeção IV de norepinefrina ou dopamina	Fraqueza, tontura, rubor, náuseas, vômitos, hipotensão ortostática	5 mg, IV, IM Necrose tecidual: 5 a 10 mg em 10 mℓ de soro fisiológico, infiltrados na área acometida
Bloqueadores beta-adrenérgicos (betabloqueadores)			
Acebutolol	Hipertensão arterial, arritmias ventriculares	Bradicardia, tontura, fraqueza, hipotensão, náuseas, vômitos, diarreia, nervosismo	Hipertensão arterial: 400 mg, VO, 1 a 2 doses Arritmias: 400 a 1.200 mg/dia, VO, em doses fracionadas
Atenolol	Hipertensão arterial, angina, IAM	Bradicardia, tontura, fadiga, fraqueza, hipotensão, náuseas, vômitos, diarreia, nervosismo	Hipertensão arterial/angina: 50 a 200 mg/dia, VO IAM: 5 mg, IV, durante 5 min, podendo a dose ser repetida
Betaxolol	Hipertensão arterial	Iguais às do acebutolol	10 a 40 mg/dia, VO
Bisoprolol	Hipertensão arterial	Iguais às do acebutolol	2,5 a 10,0 mg/dia, VO; dose máxima: 20 mg/dia, VO
Esmolol	Taquicardia supraventricular, taquicardia não compensatória	Hipotensão, fraqueza, vertigem, retenção urinária	50 a 200 mcg/kg/min, IV, podendo a dose de ataque ser de até 500 mcg/kg durante 1 min
Metoprolol	Hipertensão arterial, angina, IAM, IC	Tontura, hipotensão, IC, arritmia cardíaca, náuseas, vômitos, diarreia	Hipertensão arterial/angina: 100 a 450 mg/dia, VO Liberação prolongada: 50 a 100 mg/dia, VO IC: 25 a 200 mg/dia, VO IAM: 3 doses em *bolus* IV de 5 mg
Nadolol	Hipertensão arterial, angina	Tontura, hipotensão, náuseas, vômitos, diarreia, IC, arritmia cardíaca	Hipertensão arterial: 40 a 80 mg/dia, VO Angina: 40 a 80 mg/dia, VO, podendo alcançar 240 mg/dia, VO
Nebivolol	Hipertensão arterial	Tontura, cefaleia, náuseas, diarreia, formigamento nas extremidades	5 a 40 mg/dia, VO
Pembutolol	Hipertensão arterial	Bradicardia, tontura, hipotensão, náuseas, vômitos, diarreia	20 mg/dia, VO
Pindolol	Hipertensão arterial	Bradicardia, tontura, hipotensão, náuseas, vômitos, diarreia	5 a 60 mg/dia, VO, 2 vezes/dia

Nome genérico	Usos	Reações adversas	Faixas posológicas
Propranolol	Arritmias cardíacas, IAM, angina, hipertensão arterial, profilaxia da enxaqueca, estenose subaórtica hipertrófica, feocromocitoma, tremor essencial	Bradicardia, tontura, hipotensão, náuseas, vômitos, diarreia, broncospasmo, hiperglicemia, edema pulmonar	Arritmias: 10 a 30 mg, VO, 3 a 4 vezes/dia Hipertensão arterial: 120 a 240 mg/dia, VO, em doses fracionadas Angina: 80 a 320 mg/dia, VO, em doses fracionadas Enxaqueca: 160 a 240 mg/dia, VO, em doses fracionadas
*Sotalol	Arritmias ventriculares (mantém ritmo sinusal normal)	Tontura, hipotensão, náuseas, vômitos, diarreia, angústia respiratória	160 a 320 mg/dia, VO, em doses fracionadas
Timolol	Hipertensão arterial, IAM, profilaxia de enxaqueca	Tontura, hipotensão, náuseas, vômitos, diarreia, edema pulmonar	Hipertensão arterial: 10 a 40 mg/dia, VO, em doses fracionadas IAM: 10 mg, VO, 2 vezes/dia Enxaqueca: 20 mg/dia, VO

Preparações tópicas oftálmicas

Nome genérico	Usos	Reações adversas	Faixas posológicas
Betaxolol	Glaucoma	Desconforto ocular breve, lacrimejamento	1 gota, 2 vezes/dia
Timolol	Glaucoma	Irritação ocular, lacrimejamento	1 gota, 2 vezes/dia

Bloqueadores alfa/beta-adrenérgicos

Nome genérico	Usos	Reações adversas	Faixas posológicas
Carvedilol	Hipertensão arterial, IC, disfunção ventricular esquerda	Bradicardia, hipotensão, IC, fadiga, tontura, diarreia	6,25 a 25,0 mg, VO, 2 vezes/dia
Labetalol	Hipertensão arterial	Fadiga, sonolência, insônia, hipotensão, disfunção erétil, diarreia	200 a 400 mg/dia, VO, em doses fracionadas. IV: 20 mg, por 2 min com monitoramento da pressão arterial, podendo repetir a dose

Antiadrenérgicos de ação central

Nome genérico	Usos	Reações adversas	Faixas posológicas
Clonidina	Hipertensão, dor intensa em pacientes com câncer	Sonolência, tontura, sedação, boca seca, constipação intestinal, síncope, sonhos vívidos, exantema	100 a 600 mcg/dia, VO Transdérmica: liberação de 0,1 a 0,3 mg/24 h
Guanabenzo	Hipertensão arterial	Boca seca, sedação, tontura, cefaleia, fraqueza, arritmias	4 a 32 mg, VO, 2 vezes/dia
Guanfacina	Hipertensão arterial	Boca seca, sonolência, astenia, tontura, cefaleia, constipação intestinal, fadiga	1 a 3 mg/dia, VO, ao deitar
Metildopa	Hipertensão arterial, crise hipertensiva	Bradicardia, agravamento de angina de peito, IC, sedação, cefaleia, exantema, náuseas, vômitos, congestão nasal	250 mg, VO, 2 ou 3 vezes/dia; dose de manutenção: 2 g/dia; 250 a 500 mg a cada 6 h, IV

Antiadrenérgicos de ação periférica

Nome genérico	Usos	Reações adversas	Faixas posológicas
Alfuzosina	HPB	Cefaleia, tontura	10 mg/dia, VO
Doxazosina	Hipertensão arterial, HPB	Cefaleia, tontura, fadiga	Hipertensão arterial: 1 a 8 mg/dia, VO HPB: 1 a 16 mg/dia, VO
Prazosina	Hipertensão arterial	Tontura, hipotensão postural, sonolência, cefaleia, perda da força, palpitações, náuseas	1 a 20 mg/dia, VO, em doses divididas
Reserpina	Hipertensão arterial, psicose	Bradicardia, tontura, náuseas, vômitos, diarreia, congestão nasal	Hipertensão arterial: 0,1 a 0,5 mg/dia, VO Psicose: 0,1 a 1,0 mg/dia, VO
Silodosina	HPB	Tontura, vertigem, cefaleia, diarreia, congestão nasal	8 mg/dia, VO
Tansulosina	HPB	Cefaleia, disfunção ejaculatória, tontura, rinite	0,4 mg/dia, VO
Terazosina	Hipertensão arterial, HPB	Tontura, hipotensão postural, cefaleia, dispneia, congestão nasal	Hipertensão arterial: 1 a 20 mg/dia, VO HPB: 1 a 10 mg/dia, VO

*Esse fármaco deve ser administrado pelo menos 1 hora antes ou 2 horas depois de uma refeição.

260   Parte 5 Fármacos que Atuam no Sistema Nervoso Periférico

REVISÃO DO CAPÍTULO

Calcule a dosagem dos medicamentos

1. Foram prescritos 50 mg de atenolol para paciente em cuidados prolongados. A embalagem apresenta comprimidos de 25 mg do fármaco. Quantos comprimidos o enfermeiro deve remover da embalagem?

2. O médico prescreve 0,4 mg de tansulosina diariamente, antes do desjejum. O medicamento está disponível em cápsulas de 0,4 mg. O enfermeiro instrui o paciente a ingerir _____.

Prepare-se para provas

1. Qual dos seguintes transmissores é bloqueado por fármacos antiadrenérgicos?
   1. Serotonina
   2. Norepinefrina
   3. Dopamina
   4. Acetilcolina

2. Um paciente deve receber um beta-adrenérgico para hipertensão arterial. Antes da administração do medicamento, a avaliação mais importante realizada pelo enfermeiro é _____.
   1. Pesar o paciente
   2. Obter amostra de sangue para exames laboratoriais
   3. Obter história médica pregressa
   4. Medir pressão arterial em ambos os braços

3. Quando um bloqueador adrenérgico é administrado para tratar arritmia cardíaca potencialmente fatal, qual das seguintes atividades deve-se esperar do enfermeiro como parte dos cuidados do paciente?
   1. Eletrocardiograma diariamente
   2. Restrição de líquidos para 1.000 mℓ/dia
   3. Pesar diariamente o paciente
   4. Monitoramento cardíaco contínuo

4. Para prevenir complicações quando administra um bloqueador beta-adrenérgico a paciente idoso, o enfermeiro deve estar particularmente atento para _____.
   1. Insuficiência vascular (p. ex., pulsos periféricos fracos e extremidades frias)
   2. Queixas de cefaleia occipital
   3. Insônia
   4. Hipoglicemia

5. O paciente com glaucoma provavelmente irá receber um _____.
   1. Bloqueador alfa/beta-adrenérgico
   2. Bloqueador alfa-adrenérgico
   3. Bloqueador beta-adrenérgico
   4. Fármaco antiadrenérgico

6. O que ocorre quando norepinefrina é bloqueada no sistema nervoso simpático?
   1. A frequência cardíaca aumenta
   2. A pressão arterial diminui
   3. O sistema GI torna-se lento
   4. Ocorre broncoconstrição

7. Ao exame, o Sr. Garcia apresentava pressão arterial de 210/120 mmHg e, tendo tomado uma dose de metoprolol, retornou para nova aferição da pressão arterial. Qual das seguintes medidas de pressão arterial deve ser imediatamente relatada ao médico?
   1. 150/100
   2. 200/100
   3. 250/130
   4. 170/80

8. O médico prescreve 60 mg de propranolol para administrar por tubo GI. O medicamento está disponível em solução oral de 5 mg/mℓ. O enfermeiro utiliza um volume total de 30 mℓ de água morna para lavagem antes e depois da administração do fármaco. O volume total de líquido para esse procedimento foi:
   1. 35 mℓ de água e solução do fármaco
   2. 42 mℓ de água e solução do fármaco
   3. 65 mℓ de água e solução do fármaco
   4. 72 mℓ de água e solução do fármaco

9. Escolha os termos que descrevem os fármacos que bloqueiam o sistema nervoso autônomo simpático. **Escolha todas as opções corretas.**
   1. Simpatomimético
   2. Simpatolítico
   3. Antiadrenérgico
   4. Anticolinérgico

10. Um paciente acaba de aumentar a dose de carvedilol para 12,5 mg. Como tem um frasco com comprimidos de 3,125 mg, insiste em terminá-lo antes de adquirir um novo com concentração diferente. O enfermeiro fala com o paciente para ingerir _____.

Para verificar as respostas, ver Apêndice F.

26

Fármacos Colinérgicos

Termos-chave

acetilcolina neurotransmissor que transmite impulsos através do sistema nervoso parassimpático

acetilcolinesterase enzima que inativa o neurotransmissor acetilcolina

crise colinérgica intoxicação por agentes colinérgicos

miastenia *gravis* condição neuromuscular caracterizada por fraqueza e fatigabilidade dos músculos

micção eliminação de urina

miose constrição da pupila do olho

parassimpatomimético fármaco que simula a atividade do sistema nervoso parassimpático; também denominado *agente colinérgico*

receptores muscarínicos receptores neurológicos no sistema nervoso parassimpático que estimulam o músculo liso

receptores nicotínicos receptores no sistema nervoso parassimpático que estimulam os músculos esqueléticos

sinérgico o efeito é maior do que aquele de dois fármacos separadamente

Objetivos de aprendizagem

Ao fim deste capítulo, o leitor deverá ser capaz de:

1. Discutir aspectos importantes do sistema nervoso parassimpático.
2. Discutir usos, ações farmacológicas, reações adversas gerais, contraindicações, precauções e interações dos fármacos colinérgicos.
3. Identificar atividades a serem realizadas pelo enfermeiro na avaliação pré-administração e na avaliação continuada do paciente tratado com agente colinérgico.
4. Listar os diagnósticos de enfermagem específicos para um paciente em uso de fármaco colinérgico.
5. Discutir maneiras de promover resposta ótima ao tratamento, controlar as reações adversas comuns e instruir o paciente sobre uso de fármacos colinérgicos.

Classes de fármacos

De ação direta
De ação indireta (anticolinesterásicos)

Farmacologia na prática

O Sr. Park está no peroperatório e acabou de receber a medicação pré-operatória para a cirurgia do fêmur. Ele está muito preocupado com a função da bexiga e do intestino, visto que, após ter caído no jardim, não consegue levantar para urinar e precisou ser imediatamente cateterizado no serviço de emergência. O Sr. Park teme que a cirurgia possa agravar a retenção urinária e resultar em outra infecção, desta vez na bexiga.

Para compreender melhor como o sistema nervoso parassimpático e os fármacos a ele associados atuam, *deve-se pensar nos opostos!* A estimulação da via parassimpática resulta em reações opostas as desencadeadas pelo sistema simpático. Ocorre dilatação dos vasos sanguíneos, que enviam sangue para o tubo gastrintestinal (GI); secreções e peristaltismo são ativados, e as glândulas salivares aumentam sua produção; o coração torna-se mais lento, e ocorre constrição dos bronquíolos pulmonares; o músculo liso da bexiga contrai, bem como as pupilas dos olhos (Figura 26.1). Todos esses efeitos são opostos ao que ocorre quando o sistema simpático é estimulado.

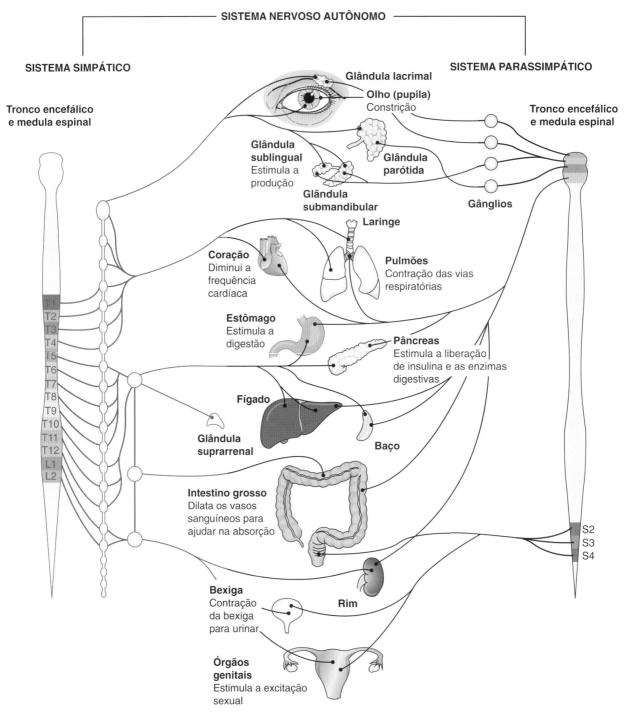

FIGURA 26.1 Respostas orgânicas e das estruturas corporais quando o sistema nervoso parassimpático é estimulado.

TERMINOLOGIA AUTÔNOMA

Podemos dizer que a resposta é o oposto do conceito de luta, fuga ou congelamento. De fato, a atividade desses nervos é algumas vezes designada como *resposta de repouso e digestão*. O Boxe 26.1 ilustra maneiras de lembrar o nome dos vários componentes do sistema parassimpático.

A **acetilcolina** (ACh) é o neurotransmissor que transporta os impulsos nervosos no sistema nervoso parassimpático. Atua em dois tipos de receptores: **receptores muscarínicos** (que estimulam o músculo liso) e **receptores nicotínicos** (que estimulam o músculo esquelético).

Agentes colinérgicos simulam a atividade do sistema nervoso parassimpático. São também denominados **parassimpatomiméticos.** O que faz com que o sistema parassimpático funcione de modo diferente é a enzima **acetilcolinesterase** (AChE), que tem a capacidade de inativar a ACh, impedindo, assim, a propagação do impulso nervoso pela sinapse do nervo. No Boxe 26.2, define-se a terminologia, apontando distinções importantes. A interrupção na neurotransmissão pode diminuir a função cognitiva, o que é observado na doença de Alzheimer. Fármacos que inibem a enzima AChE são denominados *anticolinesterásicos* ou *inibidores da acetilcolinesterase*. Esses fármacos são discutidos especificamente no Capítulo 19.

Capítulo 26 Fármacos Colinérgicos 263

> **BOXE 26.1 Desmistificação do sistema nervoso parassimpático.**
>
> | Terminologia | | Dica para lembrar |
> |---|---|---|
> | Nome anatômico | Parassimpático | *Para* – ao lado de, olha, mas não participa na ação rápida |
> | Nome funcional | Colinérgico | Parece com "cólon" – conexão com a digestão |
> | Principal neurotransmissor | Acetilcolina (ACh) | |
> | Bloqueador enzimático | Acetilcolinesterase (AChE) | |

AÇÕES

Os fármacos colinérgicos que atuam como o neurotransmissor ACh são denominados *agentes colinérgicos de ação direta*. O sistema nervoso parassimpático controla, parcialmente, o processo da **micção** (eliminação de urina) por meio de contração do músculo detrusor e relaxamento do esfíncter da bexiga (Figura 26.1). A micção é um ato tanto voluntário quanto involuntário. Ocorre retenção urinária (não causada por obstrução mecânica, como cálculo na bexiga urinária) quando a micção está comprometida. O tratamento de retenção urinária com agentes colinérgicos de ação direta provoca contração do músculo liso da bexiga, com consequente eliminação da urina.

Miastenia *gravis* é uma doença caracterizada por rápida fadiga dos músculos esqueléticos, devido à falta de liberação de ACh nas terminações nervosas dos nervos parassimpáticos. Os fármacos colinérgicos que prolongam a atividade da ACh por meio de inibição da liberação de AChE são denominados *agentes colinérgicos de ação indireta* ou *estimulantes musculares anticolinesterásicos*. O principal tratamento para essa doença

> **BOXE 26.2 Mais variações nas classes de fármacos.**
>
> *Terminologia farmacológica para ajudá-lo a compreender as diferenças entre classes de fármacos:*
> Sistema colinérgico = parte parassimpática do sistema nervoso autônomo
> Fármacos colinérgicos = parassimpato*miméticos* (que mimetizam a transmissão no nervo parassimpático)
> Anticolinérgicos = bloqueadores colinérgicos ou fármacos parassimpato*líticos* (que interrompem a transmissão do nervo parassimpático)
>
> *Ações opostas:*
> Fármacos adrenérgicos *atuam como* bloqueadores colinérgicos
> Bloqueadores adrenérgicos *atuam como* fármacos colinérgicos
> *Enzimas fazem a diferença no sistema parassimpático:*
> Acetilcolinesterase (AChE) – inativa a neurotransmissão no nervo parassimpático
> *O duplo negativo:*
> Anticolinesterásicos ou inibidores da acetilcolinesterase – **BLOQUEIAM** a atividade da enzima (AChE) que **BLOQUEIA** a transmissão parassimpática – em outras palavras, possibilita o seu fluxo!

consiste em imunoterapia. Os fármacos anticolinesterásicos são utilizados para o tratamento dos sintomas dessa doença, visto que atuam indiretamente para inibir a atividade da AChE e promover contração muscular.

O tratamento de glaucoma com fármaco colinérgico de ação indireta provoca **miose** (constrição da íris). Embora tenham sido utilizados durante muitos anos, esses fármacos raramente são prescritos hoje em dia, devido à frequência das doses e aos efeitos colaterais apresentados. Ver Resumo de Fármacos | Fármacos colinérgicos para mais informações sobre esses fármacos.

USOS

Os principais usos dos fármacos colinérgicos são observados no tratamento das seguintes condições:

- Retenção urinária (quando há indicação de terapia farmacológica)
- Miastenia *gravis* (para manejo dos sintomas).

REAÇÕES ADVERSAS

As reações adversas gerais incluem:

- Náuseas, diarreia, cólica abdominal
- Salivação
- Rubor da pele
- Arritmias cardíacas e fraqueza muscular.

CONTRAINDICAÇÕES

Esses fármacos são contraindicados para pacientes com hipersensibilidade conhecida aos fármacos, asma, úlcera péptica, doença arterial coronariana e hipertireoidismo. Betanecol é contraindicado para pacientes com obstrução mecânica dos sistemas digestório ou geniturinário. Os pacientes com glaucoma secundário, irite, abrasão da córnea ou qualquer doença inflamatória aguda dos olhos não devem utilizar formulações oftálmicas colinérgicas.

PRECAUÇÕES

Esses fármacos devem ser utilizados com cautela em pacientes com hipertensão arterial, epilepsia, arritmias cardíacas, bradicardia, oclusão coronariana recente e megacólon. A segurança desses fármacos não foi estabelecida para uso durante a gravidez (categoria C para uso na gestação) ou a lactação, e tampouco em crianças.

INTERAÇÕES

As seguintes interações podem ocorrer quando se administra um fármaco colinérgico com outro agente:

Fármaco combinado	Uso comum	Efeito da interação
Aminoglicosídeos	Anti-infecciosos	Aumento do efeito bloqueador neuromuscular
Corticosteroides	Tratamento de inflamação/ condições respiratórias	Diminuição do efeito do agente colinérgico

Quando fármacos colinérgicos são administrados com outros colinérgicos, observa-se efeito **sinérgico** dos fármacos, bem como maior risco de intoxicação. O uso concomitante de mais de um fármaco anticolinérgico antagoniza os efeitos dos agentes colinérgicos. Como os anticolinérgicos têm a capacidade de exercer esse efeito, a atropina é considerada um antídoto para a superdosagem de agentes colinérgicos.

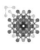

PROCESSO DE ENFERMAGEM
Paciente tratado com fármaco colinérgico

AVALIAÇÃO

Avaliação pré-administração
A avaliação pré-administração depende do fármaco e do motivo de sua administração

Retenção urinária
Antes de administrar agente colinérgico para tratamento de retenção urinária, palpar o abdome na área pélvica e utilizar escâner de bexiga para determinar se há retenção urinária. Habitualmente, aumento de volume sobre a pelve indica distensão da bexiga por retenção de urina. O paciente também pode se queixar de desconforto na parte inferior do abdome. Além disso, aferir e documentar a pressão arterial e a frequência do pulso do paciente.

Miastenia gravis
Antes de administrar agente colinérgico a paciente com miastenia *gravis*, o médico deve realizar uma avaliação neurológica completa, à procura de sinais de fraqueza muscular, como sialorreia (*i. e.*, ausência de capacidade de deglutir), incapacidade de mastigar e deglutir, ptose palpebral, incapacidade de realizar movimentos repetitivos (p. ex., caminhar, pentear os cabelos, usar utensílios para alimentar-se), dispneia e fadiga extrema. Tipicamente, é menos provável que sintomas oculares, como ptose palpebral ou visão dupla, melhorem do que outros sintomas.

Avaliação continuada
Durante o tratamento com agente colinérgico, é importante monitorar a ocorrência de efeitos tóxicos do fármaco ou crise colinérgica.

ALERTA DE ENFERMAGEM
Os sintomas da **crise colinérgica** (efeitos tóxicos dos agentes colinérgicos) consistem em cólica abdominal intensa, diarreia, salivação excessiva, fraqueza muscular, rigidez e espasmo e contração da mandíbula. Os pacientes que apresentam esses sinais/sintomas necessitam de tratamento médico imediato. Em caso de superdosagem do fármaco, administra-se um antídoto, como atropina (0,4 a 0,6 mg por via intravenosa [IV]).

Retenção urinária
A avaliação continuada de paciente com retenção urinária consiste em medir e documentar aporte e eliminação de líquidos. Se o volume de urina em cada micção não for suficiente, ou se o paciente não urinar, o enfermeiro deve palpar a bexiga para determinar seu tamanho, utilizar o escâner de bexiga após tentativa de urinar e medir a urina residual. Notificar o médico sobre o volume de urina retido ou se o paciente não urinar após a administração do fármaco.

Miastenia gravis
Uma vez iniciada a terapia, documentar qualquer agravamento dos sintomas da doença ou ocorrência de reações adversas antes de administrar cada dose do fármaco. Avaliar os sintomas de miastenia *gravis* do paciente antes de cada dose. Nos pacientes com manifestações significativas de miastenia *gravis*, efetuar essas avaliações entre as doses do fármaco, bem como imediatamente antes de sua administração. Documentar cada sintoma, bem como a resposta ou a falta de resposta do paciente à terapia farmacológica.

A avaliação é importante, porque a dose frequentemente é aumentada ou diminuída no início da terapia, dependendo da resposta do paciente. O controle posológico é importante para impedir que os sintomas da miastenia *gravis* incapacitem o paciente. Para muitos pacientes, os sintomas são razoavelmente bem controlados pela terapia farmacológica, uma vez estabelecida a dose ótima do fármaco.

DIAGNÓSTICO DE ENFERMAGEM

O diagnóstico de enfermagem específico para agentes farmacológicos inclui:

- **Diarreia**, relacionada com reação adversa.

Os diagnósticos de enfermagem relacionados com a administração de medicamentos são discutidos no Capítulo 4.

PLANEJAMENTO

Os desfechos esperados no paciente dependem do motivo da prescrição do agente colinérgico, mas podem incluir resposta ótima à terapia, atendimento às necessidades do paciente relacionadas com o controle das reações adversas e confiabilidade na compreensão do esquema medicamentoso.

IMPLEMENTAÇÃO

Promoção da resposta ótima à terapia
O cuidado de paciente tratado com agente colinérgico depende do fármaco utilizado, da razão de sua administração e da resposta do paciente.

Manejo da retenção urinária
Em geral, a micção ocorre 5 a 15 ou 30 a 90 minutos após administração subcutânea ou oral do fármaco, respectivamente. Para pacientes em instituições, colocar a seu alcance campainha de chamada e quaisquer outros itens de que possam necessitar, como urinol ou comadre. Entretanto, se o paciente tiver urgência urinária e não for capaz de manipular facilmente esses itens, responder imediatamente à sua chamada.

Manejo da miastenia gravis
A administração oral do fármaco é a via usual para controle dos sintomas. Inicialmente, pode ser difícil determinar essa dosagem, necessitando-se de reajustes até obter efeitos ótimos do fármaco. Pacientes com sintomas graves da doença precisam tomar o medicamento a cada 2 a 4 horas, mesmo durante a noite. Dispõe-se de comprimidos de liberação prolongada que possibilitam diminuir a frequência de administração e que ajudam o paciente a ter períodos de repouso mais longos durante a noite.

ALERTA DE ENFERMAGEM

Em virtude da necessidade de efetuar frequentes ajustes da dosagem, observar rigorosamente o paciente quanto a aparecimento de sintomas de superdosagem ou dosagem insuficiente do medicamento. Sinais de superdosagem consistem em rigidez e espasmos musculares, salivação e contração da mandíbula. Sinais de dosagem insuficiente são fadigabilidade rápida dos músculos, ptose palpebral e dificuldade na respiração. Frente a tais manifestações, deve-se contatar imediatamente o médico.

Monitoramento e manejo das necessidades do paciente

Quando se administra agente colinérgico VO ou parenteral, reações adversas ao fármaco podem afetar muitos sistemas orgânicos, como o coração, o sistema respiratório, o sistema digestório e o sistema nervoso central. Observar rigorosamente o paciente quanto ao aparecimento de reações adversas ao fármaco, como alteração de sinais vitais ou aumento de sintomas. É preciso documentar quaisquer queixas que o paciente possa ter e notificar o médico.

Diarreia

Quando esses fármacos são administrados por via oral, eles ocasionalmente resultam em salivação excessiva, cólica abdominal, flatulência e, algumas vezes, diarreia. O paciente deve ser avisado que essas reações continuarão até que ocorra desenvolvimento de tolerância, habitualmente observada em algumas semanas. Enquanto isso não ocorrer, é preciso assegurar fácil disponibilidade de instalações e recursos apropriados, como urinol, comadre ou banheiro. O paciente deve ser incentivado a deambular para ajudar a eliminação de flatos. Se houver necessidade, pode-se utilizar cateter retal para ajudar na eliminação dos flatos. Deve-se documentar o aporte e a eliminação de líquidos e anotar número, consistência e frequência de eliminação de fezes diarreicas. Deve-se notificar o médico se a diarreia for excessiva, visto que pode ser sinal de intoxicação.

Orientação ao paciente e aos familiares

Pacientes que precisam tomar um medicamento por longo tempo podem apresentar descontinuidade na adesão ao horário estabelecido para sua administração. Exceto por esquecimento ocasional, essa descontinuidade pode ser causada por outros fatores, como não entendimento da importância do tratamento farmacológico, custo do medicamento ou desconhecimento das consequências associadas à interrupção da terapia.

Ao elaborar um plano de ensino para o paciente e seus familiares, ressaltar a importância de não interromper a terapia farmacológica. Reservar um tempo para que o paciente e seus familiares possam fazer perguntas, sobretudo no caso de adultos mais velhos ou pessoas que não compreendam o idioma. Explorar quaisquer problemas que pareçam estar associados ao esquema medicamentoso prescrito e, em seguida, relatá-los ao médico. Certificar-se de que o paciente e seus familiares tenham segurança na compreensão do propósito da terapia farmacológica, bem como compreensão das possíveis reações adversas.

Miastenia gravis

Os pacientes com miastenia *gravis* aprendem a ajustar a dose do medicamento de acordo com suas necessidades, visto que as necessidades de dosagem podem variar discretamente de um dia para outro. Orientar o paciente e seus familiares a sentirem segurança na identificação dos sintomas de superdosagem e dosagem insuficiente, bem como a conduta indicada pelo médico se esses problemas ocorrerem. O esquema posológico é explicado, e são fornecidas instruções sobre como ajustar a dosagem, com aumento ou com redução da mesma.

Certificar-se de que as descrições por escrito ou impressas dos sinais e sintomas de superdosagem ou dosagem insuficiente do fármaco estejam no idioma que o paciente seja fluente. Demonstrar ao paciente como manter um registro da resposta à terapia farmacológica (p. ex., hora do dia, aumento ou diminuição da força muscular, fadiga) e levar esse registro ao médico a cada visita, até que os sintomas estejam bem controlados e a dose do fármaco esteja estabilizada. Certificar-se de que esses clientes possuam uma identificação indicando que são portadores de miastenia *gravis*.

REAVALIAÇÃO

- O efeito terapêutico é obtido
- As reações adversas são identificadas, relatadas ao médico e controladas com sucesso mediante apropriadas intervenções de enfermagem:
  - O paciente relata defecação adequada
- O paciente e sua família expressam confiança e demonstram entender o esquema medicamentoso.

Farmacologia na prática
PENSE CRITICAMENTE

Quando a retenção urinária exige colocação de cateter urinário, o paciente corre risco de infecção. A partir do que se sabe sobre a administração de fármacos colinérgicos, o que pode ser dito ao Sr. Park para acalmá-lo antes da cirurgia?

PONTOS-CHAVE

■ O sistema nervoso parassimpático atua de maneira oposta ao simpático. Seu neurotransmissor é acetilcolina, e a ativação desse sistema é frequentemente designada como resposta de repouso e digestão. O que torna esse sistema diferente é a enzima acetilcolinesterase, que inativa a acetilcolina na sinapse do nervo

■ O propósito de fármacos colinérgicos é direcionar o fluxo sanguíneo para o sistema digestório, estimulando as secreções e o peristaltismo. A frequência cardíaca diminui e ocorre contração dos brônquios pulmonares. O músculo liso da bexiga contrai, possibilitando a micção

- Os fármacos que simulam a resposta são denominados parassimpatomiméticos ou colinérgicos (devido ao principal neurotransmissor, que é a acetilcolina). As ações no corpo são modificadas, dependendo do modo de atuação do fármaco nos diferentes receptores celulares. Os fármacos podem ser seletivos para os receptores muscarínicos ou nicotínicos. Os fármacos também podem ser de ação direta ou indireta

- Esses medicamentos são utilizados no tratamento de retenção urinária, miastenia *gravis* e, raramente, glaucoma. Tipicamente, suas reações adversas são de natureza GI, incluindo náuseas, diarreia e cólica abdominal.

RESUMO DE FÁRMACOS
Fármacos colinérgicos

Nome genérico	Usos	Reações adversas	Faixas posológicas
Agentes colinérgicos de ação direta			
Betanecol	Retenção urinária aguda não obstrutiva, atonia neurogênica da bexiga com retenção urinária	Desconforto abdominal, cefaleia, diarreia, náuseas, salivação, urgência urinária	10 a 50 mg, VO, 2 a 4 vezes/dia; 2,5 a 5 mg, SC, 3 a 4 vezes/dia
Estimulantes musculares de ação indireta (anticolinesterásicos)			
Edrofônio	Diagnóstico de miastenia *gravis*	Aumento de secreções brônquicas, arritmias cardíacas, fraqueza muscular, polaciúria	2 a 10 mg, IV, para investigar a ocorrência de reação colinérgica (fraqueza muscular)
Guanidina	Síndrome miastênica (doença de Eaton-Lambert)	Palpitações, dormência nos lábios e extremidades, boca seca, náuseas, cólica abdominal	10 a 30 mg/kg/dia, titular até a ocorrência de reações adversas
Piridostigmina	Miastenia *gravis*	Aumento de secreções brônquicas, arritmias cardíacas, fraqueza muscular	A dose média é de 600 mg/dia, VO, em intervalos regulares

Ver Capítulo 19 para inibidores da colinesterase.

REVISÃO DO CAPÍTULO

Calcule a dosagem dos medicamentos

1. O médico prescreve 2,5 mg de betanecol por via subcutânea. O fármaco está disponível em solução de 5 mg/mℓ. O enfermeiro administra _____.

Prepare-se para provas

1. Qual é o neurotransmissor no sistema parassimpático?
   1. Serotonina
   2. Norepinefrina
   3. Dopamina
   4. Acetilcolina
2. Em que condição são utilizados fármacos para interromper a enzima que impede a neurotransmissão?
   1. Retenção urinária
   2. Miastenia *gravis*
   3. Glaucoma
   4. Doença de Alzheimer
3. Um paciente com miastenia *gravis* inicia esquema de piridostigmina. A avaliação de enfermagem é importante, visto que a dose desse fármaco _____.
   1. Habitualmente precisa ser aumentada a cada 4 horas no início da terapia
   2. Frequentemente é aumentada ou diminuída no início da terapia
   3. É titulada de acordo com a pressão arterial do paciente
   4. É gradualmente diminuída à medida que se obtém resposta terapêutica
4. Quando a acetilcolina é transmitida no sistema parassimpático, o que ocorre?
   1. Aumento da frequência cardíaca
   2. Dilatação das pupilas do olho
   3. Estimulação da digestão
   4. Relaxamento dos brônquios
5. Selecione os termos que descrevem fármacos que afetam o sistema parassimpático. **Escolha todas as opções corretas.**
   1. Parassimpatomiméticos
   2. Parassimpatolíticos
   3. Adrenérgicos
   4. Colinérgicos
6. A dose de piridostigmina é de 600 mg/dia. Quantos comprimidos de 60 mg o paciente irá tomar?

Para verificar suas respostas, ver Apêndice F.

27
Fármacos Bloqueadores Colinérgicos

Termos-chave

anticolinérgico fármaco que bloqueia a neurotransmissão do sistema nervoso parassimpático

bloqueador colinérgico fármaco que bloqueia o efeito do sistema nervoso parassimpático; também denominado anticolinérgico

cicloplegia paralisia do músculo ciliar, resultando em incapacidade de focar o olho

idiossincrasia farmacológica qualquer resposta incomum ou anormal que difira da resposta normalmente esperada a fármaco e dose específicos

midríase dilatação da pupila

parassimpatolítico fármaco que bloqueia o sistema nervoso parassimpático

xerostomia ressecamento das secreções orais

Objetivos de aprendizagem

Ao fim deste capítulo, o leitor deverá ser capaz de:

1. Discutir usos, ações farmacológicas gerais, reações adversas gerais, contraindicações, precauções e interações dos bloqueadores colinérgicos (também denominados anticolinérgicos).
2. Discutir atividades a serem realizadas pelo enfermeiro na avaliação pré-administração e na avaliação continuada do paciente tratado com bloqueador colinérgico.
3. Listar os diagnósticos de enfermagem específicos para paciente em uso de bloqueador colinérgico.
4. Discutir maneiras de promover resposta ótima ao tratamento, controlar as reações adversas comuns e instruir os pacientes sobre o uso de bloqueadores colinérgicos.

Classes de fármacos

Anticolinérgicos
Antiespasmódicos urinários anticolinérgicos

Bloqueador colinérgico antiparkinsoniano
Bloqueador colinérgico respiratório

Farmacologia na prática

O Sr. Park está no peroperatório e acabou de receber a medicação pré-operatória para a cirurgia de fêmur. Está muito preocupado com a função de sua bexiga e seu intestino. Está sentindo o estômago "roncar" e está muito preocupado com a possibilidade de ter incontinência fecal na cama. Após estudar este capítulo, decida se as preocupações desse paciente são válidas.

À semelhança da relação existente entre os fármacos adrenérgicos e bloqueadores adrenérgicos e o sistema nervoso simpático discutida em capítulos anteriores, os **bloqueadores colinérgicos** descritos neste capítulo possuem efeito semelhante sobre o sistema parassimpático.

TERMINOLOGIA AUTÔNOMA

A acetilcolina (ACh) é o principal neurotransmissor do sistema nervoso parassimpático. Bloqueadores colinérgicos bloqueiam a ação da ACh no sistema nervoso parassimpático. Esses fármacos são também denominados **anticolinérgicos** ou **parassimpatolíticos** (Boxe 27.1).

BOXE 27.1	Mais variações dos nomes da classe de fármacos.
Parassimpatolítico Anticolinérgico Bloqueadores colinérgicos	Todos os termos significam interrupção da neurotransmissão de acetilcolina ao longo do sistema nervoso parassimpático

Os nervos parassimpáticos alcançam muitas áreas do corpo; em consequência, os efeitos dos bloqueadores colinérgicos são numerosos.

AÇÕES

Bloqueadores colinérgicos inibem a atividade da ACh na sinapse dos nervos parassimpáticos, fazendo com que os impulsos que se propagam ao longo do nervo parassimpático não sejam transmitidos da terminação axônica para um órgão ou uma estrutura.

Conforme assinalado no Capítulo 26, são encontrados dois tipos de receptores no sistema nervoso parassimpático: muscarínicos e nicotínicos. Os bloqueadores colinérgicos costumam ter como alvo apenas um desses dois tipos de receptores. O receptor-alvo depende do fármaco. Por exemplo, antiespasmódicos utilizados no tratamento de bexiga hiperativa inibem a ação de receptores muscarínicos no sistema nervoso parassimpático. Em consequência, não ocorre contração do músculo detrusor da bexiga, impedindo a sensação de urgência urinária. Entretanto, um antiespasmódico urinário não exerce efeito nos músculos esqueléticos, visto que ele não inibe os receptores nicotínicos do sistema nervoso parassimpático existentes em músculos esqueléticos.

Alguns desses fármacos não são seletivos para um tipo específico de receptor. Quando se utiliza um fármaco não seletivo, tendo em vista a ampla distribuição dos nervos parassimpáticos, muitos órgãos e estruturas do corpo podem ser afetados, incluindo olhos, sistemas respiratório e digestório, coração e bexiga (Figura 27.1). Revendo o Capítulo 24, podemos verificar que as respostas decorrentes de bloqueio do sistema nervoso parassimpático assemelham-se àquelas que ativam a resposta simpática.

À medida que se adquire maior compreensão da complexidade da interação de fármaco e sinapse, depreende-se que as respostas nem sempre seguem os padrões aqui explicados. Por exemplo, em certas ocasiões, a escopolamina (fármaco anticolinérgico) provoca excitação, *delirium* e inquietação, que são respostas diferentes das antecipadas. Essa reação é considerada **idiossincrasia farmacológica** (efeito inesperado ou incomum de fármacos).

 Considerações sobre o paciente

Gerontologia

Adultos mais velhos tratados com bloqueador colinérgico podem exibir manifestações como excitação, agitação psicomotora, confusão mental, sonolência, retenção urinária ou outros efeitos adversos. Esses efeitos ocorrem até mesmo com a administração de pequenas doses. Se qualquer um deles for observado, o enfermeiro deve suspender a próxima dose do fármaco e entrar em contato com o médico.

USOS

Bloqueadores colinérgicos são utilizados, principalmente, no tratamento das seguintes condições:

- Cólica ureteral ou biliar e hiperatividade da bexiga
- Parkinsonismo
- Espasmo pilórico e úlcera péptica
- Bradicardia vagal.

Além disso, bloqueadores colinérgicos também são administrados para redução de secreções orais pré-operatória. A tabela Resumo de fármacos | Bloqueadores colinérgicos lista os usos de bloqueadores colinérgicos específicos.

REAÇÕES ADVERSAS

Com frequência, a gravidade de muitas reações adversas depende da dose – isto é, quanto maior a dose, mais intensa a reação adversa. As reações adversas de sistemas orgânicos selecionados, que ocorrem com a administração de bloqueador colinérgico, estão listadas a seguir.

Reações do sistema digestório

- Boca seca, náuseas, vômitos
- Dificuldade em deglutir, pirose
- Constipação intestinal.

Reações do sistema nervoso central

- Cefaleia, rubor, nervosismo
- Sonolência, fraqueza, insônia
- Congestão nasal, febre.

Reações visuais

- Borramento visual
- Midríase (dilatação da pupila)
- Fotofobia
- Cicloplegia (paralisia da acomodação e incapacidade de focar o olho)
- Aumento da pressão intraocular.

Reações do sistema geniturinário

- Hesitação e retenção urinárias
- Disúria.

Reações do sistema cardiovascular

- Palpitações
- Bradicardia (após doses baixas de atropina)
- Taquicardia (após doses mais altas de atropina).

Outras reações

- Urticária
- Diminuição da produção de suor
- Choque anafilático
- Exantema.

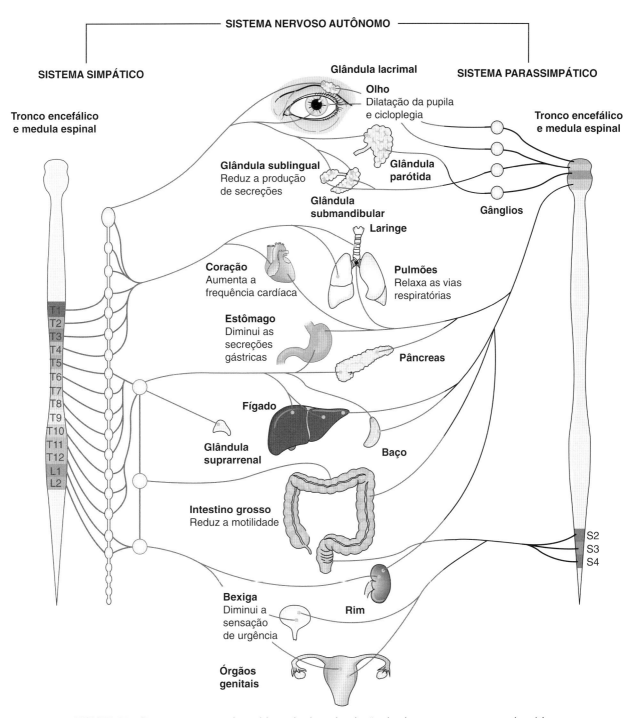

FIGURA 27.1 Respostas corporais ao bloqueio da estimulação do sistema nervoso parassimpático.

Algumas vezes, uma reação adversa secundária é tão desejável quanto o uso pretendido. Um exemplo é a sonolência, quando atropina é administrada antes de uma cirurgia para reduzir as secreções respiratórias. Embora o ressecamento do sistema respiratório seja o motivo da administração do fármaco, a sonolência é um benefício além da resposta desejada.

Durante os meses quentes do verão, pacientes em uso de bloqueador colinérgico devem ser instruídos a observar o aparecimento de quaisquer sinais de insolação (p. ex., febre, taquicardia, rubor, pele seca e quente, confusão mental) porque esses fármacos diminuem a sudorese.

CONTRAINDICAÇÕES

Bloqueadores colinérgicos são contraindicados para pacientes com hipersensibilidade conhecida aos fármacos ou glaucoma. Outras contraindicações incluem miastenia *gravis*, taquiarritmia, infarto do miocárdio e insuficiência cardíaca (a não ser que o paciente tenha bradicardia).

PRECAUÇÕES

Esses fármacos devem ser utilizados com cautela em pacientes com infecções GI, hipertrofia prostática benigna, retenção urinária, hipertireoidismo, doença hepática ou renal e hipertensão arterial. A atropina deve ser utilizada com cautela em pacientes que sofrem de asma. Bloqueadores colinérgicos são classificados como fármacos da categoria C para uso na gestação e são apenas administrados quando o benefício para a mulher supera o risco para o feto.

Essa cautela aplica-se também para os medicamentos de venda livre disponíveis para alívio de sintomas de alergia e resfriado, assim como para os medicamentos de indução do sono. Alguns desses produtos contêm atropina, escopolamina ou outros bloqueadores colinérgicos. Embora essa advertência esteja impressa no recipiente ou na bula, muitos usuários não leem com cuidado os rótulos dos medicamentos.

INTERAÇÕES

As seguintes interações podem ocorrer quando se administra um bloqueador colinérgico com outro agente:

Fármaco combinado	Uso comum	Efeito da interação
Antibióticos/ antifúngicos	Combate à infecção	Diminuição da efetividade do fármaco anti-infeccioso
Meperidina, flurazepam, fenotiazinas	Sedação pré-operatória	Aumento de efeito do bloqueador colinérgico
Antidepressivos tricíclicos	Tratamento da depressão	Aumento de efeito do bloqueador colinérgico
Haloperidol	Antipsicótico	Diminuição da efetividade do antipsicótico
Digoxina	Cardiotônico	Aumento dos níveis séricos de digoxina

PROCESSO DE ENFERMAGEM
Paciente tratado com bloqueador colinérgico

AVALIAÇÃO

Os principais usos dos bloqueadores colinérgicos consistem no tratamento de sintomas de doença de Parkinson e espasmo da bexiga. Como essas duas condições são discutidas em capítulos separados, o enfoque de enfermagem neste capítulo será no manejo cirúrgico ou de úlceras.

Avaliação pré-administração

Antes de administrar bloqueador colinérgico pela primeira vez a um paciente, obter história completa de saúde, bem como descrição de sinais e sintomas da doença atual. O enfoque do exame físico inicial depende da razão pela qual se administra o fármaco. Na maioria dos casos, aferem-se pressão arterial, pulso e frequência respiratória. Avaliações adicionais podem incluir exame da cor e pesquisa de sangue oculto nas fezes de paciente que apresenta úlcera péptica, determinação da acuidade visual em paciente com glaucoma, investigação de sinais de desidratação e pesagem em paciente com diarreia prolongada.

Avaliação continuada

Quando se administra bloqueador colinérgico, deve-se verificar sinais vitais, observar a ocorrência de reações adversas ao fármaco e avaliar sintomas e queixas relacionados com o diagnóstico do paciente. Respostas às perguntas feitas ao paciente sobre sintomas atuais devem ser comparadas com aquelas presentes antes do início da terapia. É preciso documentar qualquer aumento na gravidade dos sintomas e notificar o médico.

DIAGNÓSTICOS DE ENFERMAGEM

Diagnósticos de enfermagem específicos para esses agentes farmacológicos incluem:

- **Conforto prejudicado**, relacionado com **xerostomia**
- **Constipação**, relacionada com redução de peristaltismo no sistema digestório
- **Risco de lesão**, relacionado com tontura, sonolência, confusão mental, visão prejudicada ou insolação
- **Perfusão tissular ineficaz**, relacionada com comprometimento do bombeamento do coração.

Diagnósticos de enfermagem relacionados com administração de medicamentos são discutidos no Capítulo 4.

PLANEJAMENTO

Os desfechos esperados no paciente dependem do motivo da administração do bloqueador colinérgico, mas podem incluir resposta ótima à terapia, atendimento às necessidades do paciente relacionadas com o controle das reações adversas e confiabilidade na compreensão e adesão ao esquema medicamentoso prescrito.

IMPLEMENTAÇÃO

Promoção da resposta ótima à terapia

Se um bloqueador colinérgico for administrado antes de uma cirurgia, certificar-se de administrá-lo na hora exata prescrita, pois o fármaco precisa de um determinado tempo para produzir seu efeito máximo (*i. e.*, ressecamento de secreções orais e de vias respiratórias superiores) antes da administração do anestésico geral. Antes da administração, instruir o paciente a urinar. Avisar o paciente e os familiares que deverão ocorrer sonolência e ressecamento extremo da boca e do nariz cerca de 20 a 30 minutos após a administração do fármaco. Essa reação é esperada, e o paciente não deve ingerir líquidos. As grades laterais do leito devem ser elevadas, e o paciente é instruído a permanecer na cama após a administração pré-operatória do fármaco.

 Considerações sobre o paciente

Gerontologia

Em geral, os fármacos bloqueadores colinérgicos não são incluídos no esquema pré-operatório de pacientes com mais de 60 anos de idade, devido a seus efeitos sobre o olho e o sistema nervoso central.

Monitoramento e manejo das necessidades do paciente

Conforto prejudicado / Xerostomia
Com a administração diária desses fármacos, o ressecamento da boca pode ser substancial e extremamente desconfortável.

O paciente pode queixar-se de sensação de "boca de algodão", produzida pelo ressecamento oral. O paciente pode sentir dificuldade moderada a extrema de deglutir medicamentos e alimentos. A fala pode ser impedida e difícil de entender, devido à boca seca.

Estimular o paciente a beber alguns goles de água antes e enquanto ingere medicamento oral e bebericar a intervalos durante as refeições. Quando permitido, balas duras dissolvidas lentamente na boca e goles frequentes de água durante o dia podem ajudar a aliviar o ressecamento oral persistente. Examinar frequentemente a cavidade oral à procura de feridas ou ulcerações. Consultar o boxe Orientação ao paciente para desfechos melhores I Combate ao ressecamento da boca para sugestões destinadas a diminuir o desconforto.

Constipação
Constipação intestinal causada pela redução da motilidade gástrica pode constituir um problema com o uso de bloqueadores colinérgicos. Incentivar o paciente a aumentar a ingestão diária de líquido para 2.000 mℓ (se o estado de saúde permitir), consumir dieta rica em fibras e realizar exercícios físicos adequados. Pacientes tratados por hiperatividade da bexiga podem hesitar em aumentar a ingestão de líquidos, devido ao medo de sofrer incontinência urinária. Deve-se tranquilizar o paciente, explicando que o aumento da ingestão de líquidos minimizará constipação intestinal e boca seca, enquanto o bloqueador colinérgico ajuda a eliminar polaciúria e urgência urinária (Figura 27.2). O médico pode prescrever um emoliente fecal, se necessário, para prevenir constipação intestinal.

Risco de lesão
Esses fármacos podem causar sonolência, tontura e borramento visual. Os pacientes (sobretudo adultos mais velhos) podem necessitar de ajuda na deambulação. É comum a ocorrência de borramento visual e fotofobia com a administração de bloqueador colinérgico. A gravidade dessa reação adversa é comumente dependente da dose, isto é, quanto maior a dose, mais intensa a reação adversa.

Orientação ao paciente para desfechos melhores

Combate ao ressecamento da boca
Boca seca constitui um dos efeitos adversos mais comuns e desconfortáveis do uso de bloqueadores colinérgicos. Existem estratégias para ajudar a reduzir o desconforto e a manter uma cavidade oral saudável.
Ao orientar o paciente, certificar-se dos seguintes itens:
✔ Realizar frequentes cuidados na boca, incluindo escovar, enxaguar e passar fio dental
✔ Ter à disposição copo ou garrafa cheios de água o tempo todo
✔ Tomar pequenos goles de água ou líquido frio durante o dia e às refeições
✔ Tentar acrescentar sabor ou fatia de limão, lima ou pepino na água
✔ Tomar alguns goles de água antes de ingerir qualquer medicamento
✔ Chupar pedacinhos de gelo ou sorvete congelado, como picolés
✔ Mastigar goma, de preferência sem açúcar
✔ Chupar balas duras sem açúcar
✔ Evitar colutórios à base de álcool.

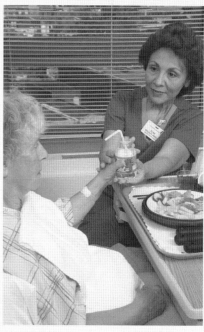

FIGURA 27.2 Devido à redução das secreções causada pelos anticolinérgicos, incentive a ingestão de líquido durante todas as interações com o paciente.

É preciso monitorar o paciente à procura de qualquer distúrbio visual. Se fotofobia for um problema, o paciente pode necessitar de óculos escuros ao sair ao ar livre, mesmo em dias nublados. Salas e quartos devem ser fracamente iluminados, e as cortinas ou persianas devem ser fechadas para eliminar luz solar brilhante no quarto do paciente. Para esses pacientes, quarto semiescuro é mais confortável, particularmente em dias ensolarados. É conveniente evitar o uso de lâmpadas de teto.

Midríase (dilatação prolongada das pupilas) e **cicloplegia** (paralisia do músculo ciliar, resultando em focalização difícil), quando ocorrem, podem interferir na leitura, em assistir televisão e em atividades semelhantes. Se esses efeitos do fármaco incomodarem o paciente, discutir sobre o problema com o médico. Algumas vezes, será necessário tolerar essas perturbações visuais, pois a terapia farmacológica não pode ser modificada nem interrompida. Deve-se incentivar o paciente a procurar outras formas de distração, como conversar ou ouvir rádio.

 Considerações sobre o paciente

Gerontologia
Discutir com familiares de paciente idoso os possíveis comprometimentos visuais e mentais (borramento visual, confusão mental, agitação psicomotora) decorrentes da terapia com esses fármacos. Objetos ou situações passíveis de provocar quedas, como tapetes, escabelos e assoalhos úmidos ou recentemente encerados, devem ser removidos ou evitados, se possível. Mostrar aos familiares como colocar móveis contra as paredes (p. ex., bancos, cadeiras, bancadas) para desobstruir a passagem. Alertar os familiares sobre os perigos da insolação e explicar as medidas a serem tomadas para evitar esse problema.

Em clima quente, a sudorese pode diminuir e ser seguida de insolação. Certificar-se de que o paciente esteja sendo observado a intervalos frequentes à procura de sinais de insolação, particularmente se for idoso ou debilitado. Evitar sair ao ar livre em dias quentes e ensolarados; utilizar ventiladores para resfriar o corpo se o dia estiver extremamente quente; passar esponja com água fria na pele se não houver outras medidas de resfriamento disponíveis; e vestir roupas largas em dias de calor. Em caso de suspeita de insolação, a dose seguinte do medicamento é suspensa, e o médico deve ser notificado imediatamente. O adulto mais velho tratado com bloqueador colinérgico também deve ser observado a intervalos frequentes quanto à ocorrência de excitação, agitação psicomotora, confusão mental, sonolência, retenção urinária ou outros efeitos adversos. Nestes casos, deve-se suspender a próxima dose do fármaco e notificar o médico. A segurança do paciente precisa ser garantida até que essas reações adversas desapareçam.

Perfusão tissular ineficaz
Utilizar monitor cardíaco em paciente tratado com atropina para bloqueio atrioventricular (BAV) de terceiro grau, durante e após a administração do fármaco, para detectar alteração na frequência ou no ritmo do pulso. Taquicardia, arritmias cardíacas ou ausência de aumento da frequência cardíaca com o fármaco são relatadas imediatamente ao médico porque outros fármacos ou manejo médico podem ser necessários.

Orientação ao paciente e aos familiares
Bloqueadores colinérgicos podem ser prescritos por período prolongado. Alguns pacientes podem interromper o tratamento, particularmente quando ocorrer alívio dos sintomas originais. Paciente e familiares devem compreender que é necessário continuar o medicamento prescrito, mesmo quando houver alívio dos sintomas.

Quando um bloqueador colinérgico for prescrito para uso ambulatorial, instruir o paciente sobre as reações adversas mais comuns associadas a esses fármacos, como boca seca, sonolência, tontura e distúrbios visuais. Avisar o paciente que, caso ocorram sonolência, tontura ou borramento visual, é preciso ter muita cautela ao dirigir veículos ou executar outras tarefas que exijam atenção e acuidade visual.

Algumas das reações adversas associadas a bloqueadores colinérgicos podem ser desconfortáveis ou incômodas. Incentivar o paciente a discutir esses problemas com o médico. Pode-se oferecer sugestões para diminuir a intensidade de algumas dessas reações adversas.

REAVALIAÇÃO
- O efeito terapêutico é obtido
- As reações adversas são identificadas, relatadas ao médico e controladas com sucesso por meio de apropriadas intervenções de enfermagem:
  - As mucosas permanecem úmidas
  - O paciente relata evacuações adequadas
  - Não há evidência de lesão
  - A visão permanece intacta
  - A perfusão tissular é mantida
- O paciente e a sua família expressam confiança e demonstram entender o esquema medicamentoso.

Farmacologia na prática
PENSE CRITICAMENTE
Um enfermeiro auxiliar está tendo dificuldade com o Sr. Park. Está frustrado com a contínua luta do paciente para levantar da cama e pergunta sobre a finalidade dos fármacos pré-operatórios e o motivo pelo qual os pacientes não podem levantar da cama após ter recebido um fármaco pré-operatório. Qual a melhor explicação a ser dada ao enfermeiro auxiliar?

PONTOS-CHAVE

■ O sistema nervoso parassimpático regula funções corporais involuntárias e de músculos esqueléticos. Anticolinérgicos bloqueiam o neurotransmissor acetilcolina no sistema parassimpático

■ A finalidade dos bloqueadores colinérgicos é interromper os sinais que direcionam o fluxo sanguíneo para o sistema digestório, incluindo secreções salivares e peristaltismo do cólon. Esses fármacos também diminuem hiperatividade e espasmos na bexiga, reduzindo a urgência urinária

■ Os fármacos que bloqueiam o sistema parassimpático são denominados parassimpatolíticos ou anticolinérgicos. As ações no corpo são modificadas, dependendo do modo de atuação dos fármacos em diferentes receptores celulares. Podem ser seletivos para receptores muscarínicos ou nicotínicos. Também podem afetar o músculo esquelético

■ Esses medicamentos são utilizados no tratamento do espasmo do esfíncter gástrico, cólica ureteral e biliar, hiperatividade da bexiga, bradicardia, angústia respiratória e doença de Parkinson

■ As reações adversas consistem em diminuição das secreções orais, redução da motilidade GI, constipação intestinal, congestão nasal, distúrbios visuais e retenção urinária. Podem ocorrer reações mentais de excitação, agitação psicomotora, confusão mental e sonolência, particularmente no adulto mais velho.

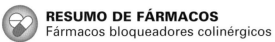

RESUMO DE FÁRMACOS
Fármacos bloqueadores colinérgicos

Nome genérico	Usos	Reações adversas	Faixas posológicas
Atropina	Pilorospasmo, redução das secreções brônquicas e orais, bradicardia vagal excessiva, cólica ureteral e biliar	Sonolência, borramento visual, taquicardia, boca seca, hesitação urinária	0,4 a 0,6 mg, VO, IM, SC, IV
Diciclomina	Síndrome do intestino funcional/intestino irritável	Iguais às da atropina	80 a 160 mg, VO, 4 vezes/dia
Glicopirrolato	VO: úlcera péptica Via parenteral: em associação com anestesia, para reduzir secreções brônquicas e orais, bloquear reflexos inibitórios vagais cardíacos durante a indução da anestesia e intubação; proteção contra efeitos muscarínicos periféricos de agentes colinérgicos (p. ex., neostigmina)	Borramento visual, boca seca, alteração da percepção do paladar, náuseas, vômitos, disfagia, hesitação e retenção urinárias	VO: 1 a 2 mg, 2 ou 3 vezes/dia Via parenteral: úlcera péptica, 0,1 a 0,2 mg, IM, IV, 3 a 4 vezes/dia Pré-medicação anestésica: 0,004 mg/kg, IM Intraoperatório: 0,1 mg, IV
Mepenzolato	Tratamento adjuvante da úlcera péptica	Iguais às da atropina	25 a 50 mg, VO, 3 ou 4 vezes/dia, com as refeições e ao deitar
Metescopolamina	Tratamento adjuvante da úlcera péptica	Iguais às da atropina	2,5 mg, VO, 30 min antes das refeições e 2,5 a 5 mg, VO ao deitar
Propantelina	Tratamento adjuvante da úlcera péptica	Boca seca, constipação intestinal, hesitação ou retenção urinária, borramento visual	15 mg, VO, 30 min antes das refeições e ao deitar
Escopolamina	Sedação pré-anestésica, cinetose	Confusão mental, boca seca, constipação intestinal, hesitação urinária, retenção urinária, borramento visual	0,32 a 0,65 mg, IM, SC, IV, diluída com água estéril para injeção Via transdérmica: aplicar 1 adesivo 4 h antes da viagem e a cada 3 dias
Trimetobenzamida	Controle das náuseas e dos vômitos	Hipotensão (uso IM), sintomas semelhantes ao parkinsonismo, borramento visual, sonolência, tontura	250 mg, VO, ou 20 mg, IM, supositório retal, 3 ou 4 vezes/dia
Bloqueadores colinérgicos usados como antiespasmódicos urinários			
Darifenacina	Bexiga hiperativa	Boca seca, constipação intestinal	7,5 mg/dia, VO
Fesoterodina	Bexiga hiperativa	Boca seca, constipação intestinal	4 a 8 mg/dia, VO
Flavoxato	Sintomas urinários causados por cistite, prostatite e outros problemas urinários	Boca seca, sonolência, borramento visual, cefaleia, retenção urinária	100 a 200 mg, VO, 3 a 4 vezes/dia
Oxibutinina	Bexiga hiperativa, bexiga neurogênica	Boca seca, náuseas, cefaleia, sonolência, constipação intestinal, retenção urinária	5 mg, VO, 2 a 3 vezes/dia; 3,9 mg por via transdérmica, utilizar 3 a 4 dias
Solifenacina	Bexiga hiperativa	Boca seca, constipação intestinal, borramento visual, ressecamento dos olhos	5 mg/dia, VO
Tolterodina	Bexiga hiperativa	Boca seca, constipação intestinal, cefaleia, tontura	2 mg, VO, 3 vezes/dia; liberação prolongada: 4 mg/dia
*Tróspio	Bexiga hiperativa	Boca seca, constipação intestinal, cefaleia	20 mg, VO, 3 vezes/dia
Bloqueadores colinérgicos para tratar doença de Parkinson			
Mesilato de benzatropina	Doença de Parkinson, SEP induzida por fármacos	Boca seca, borramento visual, tontura, náuseas, nervosismo, exantema, retenção urinária, disúria, taquicardia, fraqueza muscular, desorientação, confusão mental	0,5 a 6 mg/dia, VO Distonia aguda: 1 a 2 mℓ, IM ou IV
Difenidramina	SEP induzida por fármacos, alergia	Iguais às do mesilato de benzatropina	25 a 50 mg, VO, 3 ou 4 vezes/dia
Triexifenidil	Sintomas do parkinsonismo, SEP induzida por fármacos	Iguais às do mesilato de benzatropina	1 a 15 mg/dia, VO, em doses fracionadas

(*continua*)

274 **Parte 5** Fármacos que Atuam no Sistema Nervoso Periférico

Nome genérico	Usos	Reações adversas	Faixas posológicas
Bloqueadores colinérgicos para alívio de sintomas respiratórios agudos			
Aclidínio	Prevenção do broncospasmo associado a DPOC, bronquite crônica e enfisema	Cefaleia, tosse, irritação sinusal, vômitos, diarreia, dor de dente, infecção urinária	Inalação de 400 mcg, 2 vezes/dia
Ipratrópio	Broncospasmo associado a DPOC, bronquite crônica e enfisema, rinorreia	Ressecamento da orofaringe, nervosismo, irritação em consequência do aerossol, tontura, cefaleia, desconforto GI, boca seca, exacerbação dos sintomas, náuseas, palpitações	Aerossol: 2 inalações, 4 vezes/dia, sem ultrapassar 12 inalações Solução: 500 mg (1 frasco de dose unitária), 3 a 4 vezes/dia durante nebulização oral *Spray* nasal: 2 *sprays* por narina, 2 a 3 vezes/dia a 0,03% ou 2 *sprays* por narina, 3 a 4 vezes/dia, a 0,06%
Tiotrópio	Iguais aos do ipratrópio	Iguais às do ipratrópio, aumento do potencial de AVE	1 cápsula por dia, utilizando dispositivo inalatório, não para uso oral
Umeclidínio	Prevenção do broncospasmo associado a DPOC, bronquite crônica e enfisema	Congestão nasal, tosse, faringite, dor muscular, articular e de dente, taquicardia	62,5 mcg por inalação, 1 vez/dia

*Esse fármaco deve ser administrado pelo menos 1 hora antes ou 2 horas depois de uma refeição.
SEP = síndrome extrapiramidal; AVE = acidente vascular encefálico; DPOC = doença pulmonar obstrutiva crônica.

REVISÃO DO CAPÍTULO

Calcule a dosagem dos medicamentos

1. A um paciente, foi prescrito glicopirrolato, 0,1 mg por via intramuscular (IM). O fármaco está disponível em solução de 0,2 mg/mℓ. O enfermeiro administra _____.

2. Foi prescrito triexifenidil, na dose de 4 mg, por via oral. O fármaco está disponível como elixir em concentração de 2 mg/5 mℓ. O enfermeiro administra _____.

Prepare-se para provas

1. Qual dos seguintes neurotransmissores é bloqueado por anticolinérgicos?
1. Acetilcolina
2. Dopamina
3. Norepinefrina
4. Serotonina

2. Um paciente tratado com solifenacina para bexiga hiperativa queixa-se de boca seca. O enfermeiro deve _____.
1. Considerar essa queixa incomum e entrar em contato com o médico
2. Estimular o paciente a tomar goles frequentes de água
3. Fornecer ao paciente colutórios de água com sal
4. Ignorar essa reação, uma vez que ela é apenas temporária

3. Qual das seguintes reações adversas o enfermeiro deve esperar após administração de atropina a um paciente, como parte de esquema medicamentoso pré-operatório?
1. Ação potencializada da anestesia
2. Redução das secreções das vias respiratórias superiores
3. Ação prolongada do opioide pré-operatório
4. Aumento da motilidade gástrica

4. Devido ao efeito dos bloqueadores colinérgicos sobre motilidade intestinal, o enfermeiro precisa monitorar o paciente em uso desses fármacos quanto ao desenvolvimento de _____.
1. Úlceras esofágicas
2. Diarreia
3. Pirose
4. Constipação intestinal

5. Bloqueadores colinérgicos estão contraindicados para pacientes com _____.
1. Gota
2. Glaucoma
3. Diabetes melito
4. Bradicardia

6. Após administração de bloqueador colinérgico, o paciente apresenta confusão mental aguda; trata-se de um exemplo de _____.
1. Sinergismo
2. Efeito agonista-antagonista
3. Idiossincrasia farmacológica
4. Resposta do sistema nervoso simpático

7. O que ocorre quando a acetilcolina é bloqueada no sistema nervoso parassimpático?
1. Constrição das pupilas
2. Diminuição da frequência cardíaca
3. Ativação do sistema digestório
4. Menor secreção das glândulas salivares

8. O enfermeiro administrou um anticolinérgico pré-operatório há cerca de 30 minutos. Qual das seguintes afirmativas do paciente deve causar preocupação e ser relatada imediatamente?
1. "Enfermeiro, minha garganta está seca"
2. "Estou me sentindo muito ansioso. Quando o cirurgião irá chegar?"

Capítulo 27 Fármacos Bloqueadores Colinérgicos 275

3. "Preciso sair daqui. Eu tenho negócios importantes a fazer!"
4. "Meu nariz está subitamente entupido. Acredito que eu esteja com resfriado"

9. Escolha os termos que descrevem fármacos que bloqueiam o sistema nervoso parassimpático. **Escolha todas as opções corretas.**
   1. Parassimpatomiméticos
   2. Parassimpatolíticos
   3. Antiadrenérgicos
   4. Anticolinérgicos

10. Um paciente declara que suspendeu o uso de anticolinérgico devido à ocorrência de boca seca e constipação intestinal. Que orientação o enfermeiro pode fornecer ao paciente para reduzir essas reações adversas? **Escolha todas as opções corretas.**
    1. Acrescente mais fibras à dieta.
    2. Limite a ingestão de líquidos.
    3. Faça bochecho com água periodicamente.
    4. Acrescente pepino à água para beber.
    5. Escove os dentes e passe fio dental regularmente.

Para verificar suas respostas, ver Apêndice F.

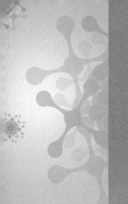

PARTE 6
Fármacos que Atuam no Sistema Neuromuscular

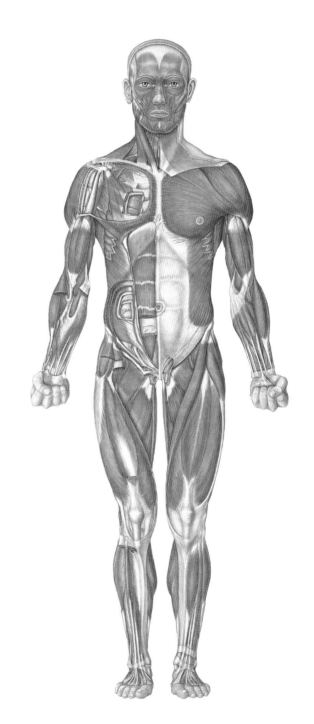

A Parte 6 tem como foco descrever como fármacos podem ajudar a conectar o sistema nervoso com os músculos do corpo para auxiliar a produzir movimentos.

Partes anteriores deste livro examinaram tanto o sistema nervoso central (SNC) quanto o sistema nervoso periférico (SNP) e discutiram como fármacos afetam a função em ambos os sistemas, bem como outros sistemas corporais selecionados. Na Parte 5, viu-se que o SNP é dividido em duas partes: sistema nervoso somático e sistema nervoso autônomo.

Na Parte 6, discute-se mais detalhadamente a parte somática do SNP, que está relacionada com a sensação e o movimento voluntário. Na parte somática, mensagens provenientes de ambientes interno e externo (sensações de calor, dor, frio e pressão) são transmitidas ao encéfalo. A mensagem de saída do sistema nervoso somático relaciona-se com o movimento voluntário de músculos esqueléticos, como os utilizados para caminhar, falar ou escrever.

O sistema musculoesquelético é constituído por ossos, articulações e músculos que proporcionam ao corpo a capacidade de movimentação. Embora separados do sistema nervoso, atuam em conjunto e são designados como sistema neuromuscular – proporcionando ao corpo a capacidade de viver, trabalhar e distrair-se. Diversas doenças degenerativas (doença de Alzheimer, doença de Parkinson e fibromialgia) afetam os sistemas musculoesquelético e neurológico.

Muitos fármacos destinam-se a intensificar ou a diminuir mensagens motoras do cérebro para músculos e outros tecidos. Alguns desses fármacos incluem antiparkinsonianos, antiepilépticos (ou anticonvulsivantes) e relaxantes musculares.

Parkinsonismo é um termo geral referente a grupo de sinais e sintomas que envolvem motricidade. O nome provém da doença de Parkinson, doença neurológica progressiva com sinais e sintomas que se agravam progressivamente. Em capítulos anteriores, foram descritos fármacos cujas reações adversas se assemelhavam a manifestações da doença de Parkinson. Determinados fármacos conseguem reduzir as manifestações do sistema neuromuscular quando causadas por doença ou por outros fármacos. Esses fármacos, descritos no Capítulo 28, ajudam a manter mobilidade e capacidade funcional do paciente pelo maior tempo possível.

A neurotransmissão do cérebro pode ser excessivamente estimulada por lesão ou doença. Quando isso acontece, ocorrem crises epilépticas (ou convulsões). As diretrizes mais recentes para definir as crises epilépticas, apresentadas pela International League Against Epilepsy, ajudam a compreender os fármacos utilizados no tratamento da epilepsia e de outros distúrbios convulsivos. O Capítulo 29 descreve fármacos antiepilépticos utilizados para deprimir atividade cerebral anormal e diminuir ou impedir atividade convulsiva.

A promoção da mobilidade e da função de ossos e articulações é objeto do Capítulo 30. Nele estão incluídos fármacos utilizados para condições agudas e crônicas. Quando músculos são lesionados e precisam cicatrizar, são administrados fármacos para relaxá-los e possibilitar a cicatrização. São discutidos fármacos usados na prevenção de lesões ou fraturas consequentes de osteoporose, bem como os utilizados no tratamento de condições como a artrite reumatoide.

28

Fármacos Antiparkinsonianos

Termos-chave

acalasia incapacidade de relaxar; refere-se habitualmente às fibras musculares lisas do tubo gastrintestinal (GI), sobretudo da parte inferior do esôfago, causando dificuldade de deglutição e sensação de plenitude na região esternal

acatisia extrema inquietação e aumento da atividade motora

agonista substância que se liga a um receptor, estimulando-o a produzir resposta terapêutica

barreira hematencefálica capacidade do sistema nervoso de impedir a passagem de moléculas grandes e potencialmente prejudiciais provenientes do sangue

bradicinesia movimento lento

distonia espasmos musculares que afetam mais frequentemente a língua, a mandíbula, os olhos e o pescoço

doença de Parkinson transtorno degenerativo causado por desequilíbrio de dopamina e acetilcolina no sistema nervoso central

fenômeno liga-desliga (*on-off*) flutuação observada na terapia com levodopa, em que a absorção inconsistente provoca alternância entre melhora da doença e perda do efeito terapêutico

movimentos coreiformes contrações musculares involuntárias dos membros ou dos músculos faciais

parkinsonismo referente a grupo de sinais e sintomas associados à doença de Parkinson (tremores finos, lentidão dos movimentos voluntários, fraqueza muscular)

síndrome das pernas inquietas transtorno caracterizado por impulso irresistível de movimentar os membros inferiores; o impulso diminui com o movimento e agrava-se com o repouso

sintomas extrapiramidais (SEP) grupo de reações adversas que envolvem o sistema nervoso extrapiramidal, causando movimentos musculares anormais, sobretudo acatisia e distonia

Objetivos de aprendizagem

Ao fim deste capítulo, o leitor deverá ser capaz de:

1. Definir *doença de Parkinson* e *parkinsonismo*.
2. Discutir usos, ações farmacológicas gerais, reações adversas, contraindicações, precauções e interações dos fármacos antiparkinsonianos.
3. Discutir atividades a serem realizadas pelo enfermeiro na avaliação pré-administração e na avaliação continuada do paciente tratado com fármaco antiparkinsoniano.
4. Listar os diagnósticos de enfermagem específicos para paciente em uso de fármaco antiparkinsoniano.
5. Discutir maneiras de promover resposta ótima ao tratamento, controlar reações adversas e instruir os pacientes sobre o uso de fármacos antiparkinsonianos.

Classes de fármacos

Agentes dopaminérgicos
Inibidores da monoamina oxidase (IMAO) dopaminérgicos
Agonistas dos receptores de dopamina

Inibidores da catecol-O-metiltransferase (COMT)
Agentes bloqueadores colinérgicos (agentes anticolinérgicos)

Farmacologia na prática
Uma mulher na sala de espera da clínica dirige-se à recepcionista e queixa-se: "aquela senhora é estranha, pois parece estar acompanhando o ritmo de uma canção com a mão e a cabeça, porém não há nenhuma música tocando. Estou me sentindo desconfortável, sentada junto a ela." A paciente mencionada é Betty Peterson, em uso de amitriptilina para depressão.

A **doença de Parkinson** acomete cerca de 1 milhão de pessoas a cada ano nos EUA (PD Foundation, 2016). Essa doença afeta as mensagens enviadas pelo SNC para os músculos esqueléticos via SNP somático. O principal neurotransmissor do SNP somático é a dopamina. No SNC de indivíduos com doença de Parkinson, ocorre desequilíbrio entre dopamina e acetilcolina (ACh). Isso se deve à perda de células da substância negra (área do encéfalo), reduzindo o suprimento de dopamina. Em consequência, o excesso de ACh afeta essa área do encéfalo, resultando em sinais e sintomas como tremor, rigidez, dificuldade na marcha e problemas de equilíbrio. Esses, juntamente com lentidão de movimento (**bradicinesia**), constituem sinais cardinais da doença de Parkinson. Outras manifestações incluem fala arrastada, face semelhante a uma máscara e sem emoção, dificuldade em mastigação e deglutição. À medida que a coluna vertebral assume postura rígida e inclinada para frente, a marcha torna-se instável e arrastada. Tais sintomas constituem os **sintomas extrapiramidais (SEP)**.

Esse conjunto de sintomas também pode ser observado com uso de determinados fármacos, traumatismo cranioencefálico (TCE) e encefalite. Os fármacos descritos neste capítulo são utilizados no tratamento de doença de Parkinson e de reações adversas a outros medicamentos. Fármacos usados no tratamento do **parkinsonismo**, denominados *antiparkinsonianos*, suplementam a dopamina no encéfalo ou bloqueiam o excesso de ACh, de modo a ocorrer melhor transmissão de impulsos nervosos. O Resumo de Fármacos | Fármacos antiparkinsonianos lista fármacos utilizados no tratamento da doença de Parkinson e dos SEP.

FÁRMACOS DOPAMINÉRGICOS

Os dopaminérgicos são fármacos que afetam o conteúdo de dopamina do encéfalo. Esses fármacos incluem levodopa, carbidopa, amantadina e a combinação carbidopa/levodopa. Outros fármacos que atuam para aumentar a dopamina incluem agonistas, como bromocriptina, e inibidores da monoamina oxidase (IMAO), como selegilina (ver Resumo de Fármacos | Fármacos antiparkinsonianos).

AÇÕES

Conforme discutido anteriormente, os sinais e sintomas parkinsonianos são causados por depleção de dopamina no SNC. Infelizmente, a suplementação de dopamina é difícil, devido à existência de uma estrutura denominada **barreira hematencefálica**. A barreira hematencefálica é uma rede de células densamente agrupadas nas paredes dos capilares do encéfalo, que atuam para proteger o encéfalo ao excluir determinadas substâncias. Essa rede singular de células no SNC impede as moléculas grandes e potencialmente prejudiciais de sair do sangue e penetrar no encéfalo. Essa capacidade de excluir determinadas substâncias possui implicações importantes para a terapia farmacológica, visto que diferentes fármacos podem atravessar a barreira hematencefálica mais facilmente do que outros. A suplementação de dopamina não é fácil, visto que, quando administrada como medicação oral, ela não atravessa facilmente a barreira hematencefálica.

A levodopa é uma substância química encontrada em plantas e animais, sendo convertida em dopamina pelo corpo. A dopamina, na forma de levodopa, atravessa a barreira hematencefálica, porém apenas em pequenas quantidades. Antigamente, a levodopa era utilizada isoladamente, causando graves reações adversas, devido à permanência de excesso de dopamina no SNP. A combinação de levodopa com carbidopa possibilita que mais levodopa possa alcançar o encéfalo, o que permite, por sua vez, que o fármaco exerça melhor efeito farmacológico em pacientes com doença de Parkinson (Figura 28.1). A carbidopa não tem efeito quando administrada isoladamente.

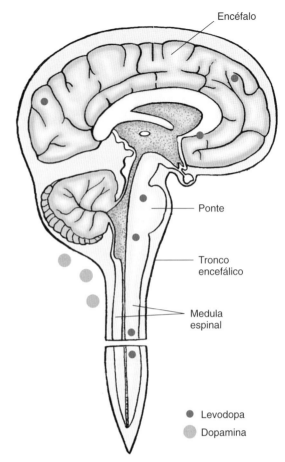

FIGURA 28.1 A barreira hematencefálica inibe seletivamente a entrada de determinadas substâncias no encéfalo e no líquido cerebrospinal. As células no encéfalo formam junções firmes, que impedem ou retardam a passagem de determinadas substâncias. A levodopa consegue atravessar a barreira hematencefálica, o que não ocorre com a dopamina.

Por isso, a combinação faz com que mais levodopa fique disponível para o encéfalo, e, em consequência, pode-se reduzir sua dosagem, diminuindo efeitos periféricos. Comprimidos dessa combinação estão disponíveis em várias concentrações e como medicamento de liberação programada.

Os fármacos que estimulam receptores de dopamina são denominados **agonistas**. A bromocriptina é um exemplo dessa categoria. Outros fármacos aumentam a disponibilidade de dopamina, como a amantadina, que aumenta a disponibilidade da dopamina no sítio receptor. A rasagilina e a selegilina inibem a monoamina oxidase tipo B, também tornando a dopamina mais disponível.

USOS

Fármacos dopaminérgicos são utilizados no tratamento de sintomas parkinsonianos que ocorrem nas seguintes condições:

- Doença de Parkinson
- Sintomas parkinsonianos (extrapiramidais) em consequência de lesão, terapia farmacológica ou encefalite
- **Síndrome das pernas inquietas** (SPI)
- Infecções virais (amantadina).

REAÇÕES ADVERSAS

Durante o tratamento inicial com levodopa/carbidopa, reações adversas habitualmente não representam um problema, devido à resolução dos sintomas parkinsonianos. À medida que a efetividade do medicamento diminui, sobressaem reações adversas generalizadas que incluem:

- Boca seca e dificuldade de deglutição
- Anorexia, náuseas e vômitos
- Dor abdominal e constipação intestinal
- Aumento do tremor das mãos
- Cefaleia e tontura.

Reações adversas mais graves observadas com o uso da levodopa incluem **movimentos coreiformes** (contrações musculares involuntárias de membros ou músculos faciais) e movimentos **distônicos** (espasmos musculares que afetam mais frequentemente língua, mandíbula, olhos e pescoço). Reações menos comuns, porém ainda graves, incluem alterações mentais, como demência, depressão, episódios psicóticos, paranoia e tendência suicida (essas reações são discutidas na Parte 4 | Fármacos que Atuam no Sistema Nervoso Central).

CONTRAINDICAÇÕES E PRECAUÇÕES

Fármacos dopaminérgicos são contraindicados para pacientes com hipersensibilidade conhecida aos fármacos. A levodopa é contraindicada para pacientes com glaucoma de ângulo estreito ou que recebem antidepressivos IMAO. O paciente deve ser rastreado para lesões cutâneas incomuns, pois levodopa pode ativar melanoma maligno. A levodopa deve ser utilizada com cautela em pacientes com doenças cardiovasculares ou pulmonares, doença ulcerosa péptica, doença renal ou hepática e psicose. A levodopa e as associações antiparkinsonianas de combinação (p. ex., carbidopa/levodopa) são classificadas na categoria C para uso na gestação e devem ser utilizadas com cautela durante gravidez e lactação.

> **ALERTA DE ENFERMAGEM**
>
> Os agonistas da dopamina, selegilina e rasagilina, não devem ser utilizados com o opioide meperidina, devido à conversão em antimetabólito. É necessário ter cautela com qualquer outro opioide utilizado juntamente com esses antiparkinsonianos.

INTERAÇÕES

As seguintes interações podem ocorrer quando se administra um fármaco dopaminérgico com outro agente:

Fármaco combinado	Uso comum	Efeito da interação
Antidepressivos tricíclicos	Tratamento da depressão	Risco aumentado de hipertensão e discinesia
Antiácidos	Alívio de desconforto GI e pirose	Aumento do efeito da levodopa
Antiepiléptico	Controle da crise epiléptica	Diminuição do efeito da levodopa

Alimentos ricos em piridoxina (vitamina B_6) ou preparações de vitamina B_6 reduzem o efeito de levodopa. Entretanto, quando a carbidopa é associada à levodopa, a piridoxina não exerce efeito sobre a ação da levodopa. De fato, quando a levodopa e a carbidopa são administradas juntas, pode-se prescrever piridoxina para diminuir os efeitos adversos associados à levodopa.

AGONISTAS DE RECEPTORES DE DOPAMINA

AÇÕES

Acredita-se que agonistas não ergóticos de receptores de dopamina atuem diretamente sobre receptores dopaminérgicos pós-sinápticos de neurônios no encéfalo, simulando os efeitos da dopamina no encéfalo.

USOS

Agonistas de receptores de dopamina são utilizados no tratamento de sinais e sintomas da doença de Parkinson. São usados também no tratamento da SPI, transtorno no qual o paciente tem um desejo irresistível de movimentar as pernas, que diminui com o movimento, mas que se agrava com o repouso. Os sintomas desse transtorno agravam-se à noite, dificultando o sono. Outro fármaco aprovado para tratamento de SPI é a gabapentina enacarbila (ver Capítulo 29). A apomorfina é utilizada para **fenômenos liga-desliga** (*on-off*) da doença de Parkinson. Terapia antiemética precisa ser iniciada com o uso desse fármaco.

REAÇÕES ADVERSAS

As reações adversas mais comuns consistem em:

- Náuseas, tontura, vômitos
- Sonolência, alucinações, confusão, distúrbios visuais
- Hipotensão postural, movimentos involuntários anormais
- Cefaleia.

CONTRAINDICAÇÕES E PRECAUÇÕES

Agonistas de receptores de dopamina são contraindicados para pacientes com hipersensibilidade conhecida aos fármacos e devem ser utilizados com cautela por pacientes com discinesia, hipotensão ortostática, comprometimento hepático ou renal, doença cardiovascular e história de alucinações ou psicose. Ropinirol e pramipexol são fármacos da categoria C para uso na gestação, e sua segurança durante a gravidez não foi estabelecida.

Há aumento no risco de depressão do SNC quando agonistas dos receptores de dopamina são administrados com outros depressores do SNC. Administrados com levodopa, os agonistas dos receptores de dopamina aumentam os efeitos da levodopa (podendo haver necessidade de menor dose de levodopa). Além disso, quando agonistas dos receptores de dopamina são administrados com levodopa, observa-se risco aumentado de alucinações. Com ciprofloxacino, há aumento no efeito do agonista dos receptores de dopamina.

INTERAÇÕES

As seguintes interações podem ocorrer quando se administra um agonista dos receptores de dopamina com outro agente:

Fármaco combinado	Uso comum	Efeito da interação
Cimetidina, ranitidina	Controle de distúrbios GI	Aumento da efetividade dos agonistas da dopamina
Verapamil, quinidina	Tratamento de condições cardíacas	Aumento da efetividade dos agonistas da dopamina
Estrogênio	Suplemento hormonal feminino	Aumento da efetividade dos agonistas da dopamina
Fenotiazinas	Agente antipsicótico	Diminuição da efetividade dos agonistas da dopamina

 # INIBIDORES DA COMT

Outra classificação dos fármacos antiparkinsonianos é constituída pelos inibidores da catecol-O-metiltransferase (COMT). A entacapona e a tolcapona são exemplos de inibidores da COMT.

AÇÕES

Acredita-se que esses fármacos prolonguem os efeitos da levodopa por meio de bloqueio da enzima COMT, que elimina a dopamina. Quando administrados com levodopa, os inibidores da COMT aumentam as concentrações plasmáticas e a duração de ação da levodopa.

USOS

Os inibidores da COMT são utilizados como adjuvantes da levodopa/carbidopa no tratamento da doença de Parkinson. A entacapona é um inibidor leve da COMT, utilizada para ajudar a controlar as flutuações da resposta à levodopa em indivíduos com doença de Parkinson. A tolcapona é um potente inibidor da COMT, que atravessa facilmente a barreira hematencefálica. Entretanto, o fármaco está associado a lesão e insuficiência hepáticas. Devido ao perigo para o fígado, a tolcapona é reservada para indivíduos que não respondem a outras terapias.

REAÇÕES ADVERSAS

As reações adversas mais frequentemente associadas à administração de inibidores da COMT incluem as seguintes:

- Tontura
- Discinesias, hipercinesias, **acatisia** (extrema inquietação e aumento da atividade motora)
- Náuseas, anorexia e diarreia
- Hipotensão ortostática, transtornos do sono, sonhos excessivos
- Sonolência e cãibras musculares.

CONTRAINDICAÇÕES E PRECAUÇÕES

Esses fármacos são contraindicados para pacientes com hipersensibilidade aos fármacos, bem como durante a gravidez e a lactação (categoria C para uso na gestação). A tolcapona é contraindicada para pacientes que apresentam disfunção hepática. Os inibidores da COMT são utilizados com cautela em pacientes com hipertensão, hipotensão e diminuição da função hepática ou renal.

INTERAÇÕES

As seguintes interações podem ocorrer quando se administra um inibidor da COMT com outro agente:

Fármaco combinado	Uso comum	Efeito da interação
Antidepressivos IMAO	Tratamento da depressão	Risco aumentado de intoxicação por ambos os fármacos
Fármacos adrenérgicos	Tratamento de condições cardíacas e da pressão arterial	Risco aumentado de sintomas cardíacos

BLOQUEADORES COLINÉRGICOS (AGENTES ANTICOLINÉRGICOS)

AÇÕES

A ACh, um neurotransmissor, é produzida em excesso na doença de Parkinson. Os fármacos que possuem atividade bloqueadora colinérgica bloqueiam a ACh no SNC, aumentando a transmissão de dopamina. Em geral, os fármacos com atividade de bloqueio colinérgico são menos efetivos do que a levodopa no tratamento do parkinsonismo e são limitados na dose administrada por reações adversas periféricas. Os anti-histamínicos, como a difenidramina, são utilizados em pacientes idosos, visto que eles produzem menos efeitos adversos.

USOS

Os bloqueadores colinérgicos são utilizados como terapia adjuvante para todos os sinais e sintomas parkinsonianos, bem como no controle dos distúrbios extrapiramidais induzidos por fármacos (Boxe 28.1).

BOXE 28.1 Fármacos com reações adversas parkinsonianas.

Os seguintes fármacos podem provocar sinais e sintomas semelhantes aos da doença de Parkinson, também conhecidos como sintomas extrapiramidais (SEP), que podem ser tratados com fármacos semelhantes para reduzir as reações adversas:

- Antidepressivos
- Antieméticos
- Antipsicóticos – de primeira geração
- Lítio
- Estimulantes

REAÇÕES ADVERSAS

Reações adversas a bloqueadores colinérgicos incluem:

- Boca seca
- Borramento visual
- Tontura, náuseas leves e nervosismo.

Essas reações podem tornar-se menos pronunciadas com o progresso da terapia. Outras reações adversas observadas podem incluir:

- Exantema, urticária
- Retenção urinária, disúria
- Taquicardia, fraqueza muscular
- Desorientação e confusão.

Se qualquer uma dessas reações for grave, o fármaco pode ser suspenso por vários dias e reiniciado em menor dose, ou pode-se prescrever um fármaco antiparkinsoniano diferente.

CONTRAINDICAÇÕES E PRECAUÇÕES

Esses fármacos são contraindicados para indivíduos com hipersensibilidade aos fármacos anticolinérgicos, glaucoma (glaucoma de ângulo fechado), obstrução pilórica ou duodenal, úlceras pépticas, hipertrofia prostática, **acalasia** (incapacidade de relaxamento dos músculos da parte inferior do esôfago, causando dificuldade de deglutição), miastenia *gravis* e megacólon.

Esses fármacos devem ser utilizados com cautela em pacientes que apresentem taquicardia, arritmias cardíacas, hipertensão ou hipotensão; naqueles com tendência à retenção urinária; em pacientes com diminuição da função hepática ou renal; e doença obstrutiva do sistema urinário ou do sistema digestório. Os bloqueadores colinérgicos são administrados com cautela aos adultos mais velhos.

Considerações sobre o paciente

Gerontologia

Os indivíduos com mais de 60 anos de idade frequentemente desenvolvem sensibilidade aumentada aos agentes anticolinérgicos e necessitam de monitoramento cuidadoso. Podem ocorrer confusão e desorientação. Pode ser necessário o uso de doses menores.

INTERAÇÕES

As seguintes interações podem ocorrer quando se administra um fármaco bloqueador colinérgico com outro agente:

Fármaco combinado	Uso comum	Efeito da interação
Amantadina	Tratamento do parkinsonismo	Aumento dos efeitos anticolinérgicos
Digoxina	Tratamento de doença cardíaca	Elevação dos níveis séricos de digoxina
Haloperidol	Agente antipsicótico	Aumento do comportamento psicótico
Fenotiazinas	Agente antipsicótico	Aumento dos efeitos anticolinérgicos

PROCESSO DE ENFERMAGEM
Paciente tratado com fármaco antiparkinsoniano

AVALIAÇÃO

Avaliação pré-administração
Por causa do comprometimento da memória e das alterações mentais de alguns pacientes com manifestações parkinsonianas, o relato do paciente não é confiável. Sempre que possível, suplementar a anamnese com os dados fornecidos por um familiar. Os dados importantes a serem incluídos são informações relativas aos sintomas do transtorno, à duração dos sintomas desde o seu aparecimento, à capacidade do paciente de realizar as atividades da vida diária e ao estado mental atual do paciente (p. ex., comprometimento da memória, sinais de depressão ou isolamento).

Antes de iniciar a terapia farmacológica, um exame físico do paciente é feito de modo a obter uma base para futuras avaliações da terapia farmacológica. É também importante incluir uma avaliação do estado neuromuscular do paciente. O Boxe 28.2 descreve as observações efetuadas quando se procede a uma avaliação do estado neurológico e musculoesquelético.

Avaliação continuada
Avaliar a resposta do paciente à terapia farmacológica, observando-o ou indagando sobre vários sinais neuromusculares (Boxe 28.2). Comparar essas observações com os dados obtidos durante o exame físico inicial. Por exemplo, o paciente é avaliado quanto a melhora clínica dos sinais e sintomas da doença, como melhora do tremor da cabeça ou das mãos em repouso, da rigidez muscular, da expressão facial semelhante a uma máscara e da estabilidade da marcha. Embora a resposta aos fármacos possa ocorrer lentamente em alguns pacientes, essas observações ajudam o médico a ajustar a dose, de modo a obter os resultados terapêuticos desejados.

BOXE 28.2 Avaliação neuromuscular.

A avaliação neuromuscular inclui as seguintes observações:

- Tremor das mãos ou da cabeça enquanto o paciente está em repouso
- Expressão facial semelhante a uma máscara
- Alterações da marcha (em relação ao normal)
- Tipo de padrão de fala (hesitante, monótona)
- Deformidades posturais
- Rigidez muscular
- Salivação excessiva, dificuldade na mastigação ou deglutição
- Alterações nos processos do pensamento
- Capacidade do paciente de realizar qualquer uma ou todas as atividades da vida diária (p. ex., banho, deambulação, vestir roupas)

284 Parte 6 Fármacos que Atuam no Sistema Neuromuscular

A lesão hepática constitui uma reação adversa grave e potencialmente fatal à tolcapona. Em geral, são solicitados exames de sangue regulares para monitorar a função hepática. A determinação dos níveis séricos de aminotransferases é solicitada a intervalos frequentes (p. ex., a cada 2 semanas no primeiro ano e a cada 8 semanas, subsequentemente). O tratamento é suspenso se o nível de alanina aminotransferase (ALT; antes transaminase glutamicopirúvica sérica [TGP]) ultrapassar o limite superior normal, ou se houver desenvolvimento de sinais ou sintomas de insuficiência hepática. O paciente é observado à procura de indicadores de disfunção hepática, como náuseas persistentes, fadiga, letargia, anorexia, icterícia, coluria, prurido e dor à palpação do quadrante superior direito do abdome.

DIAGNÓSTICOS DE ENFERMAGEM

Os diagnósticos de enfermagem específicos para agentes farmacológicos incluem:

- **Nutrição desequilibrada: menor do que as necessidades corporais**, relacionada com as náuseas e a boca seca
- **Constipação**, relacionada com alterações neurológicas no intestino
- **Risco de lesão**, relacionado com tontura, vertigem, hipotensão ortostática e perda de equilíbrio
- **Mobilidade física prejudicada**, relacionada com alterações do equilíbrio, marcha instável, tontura
- **Distúrbio no padrão de sono**, relacionado com os movimentos involuntários em repouso.

Os diagnósticos de enfermagem relacionados com a administração de medicamentos são discutidos no Capítulo 4.

PLANEJAMENTO

Os desfechos esperados no paciente podem incluir resposta ótima à terapia farmacológica, atender às necessidades do paciente relacionadas com o controle das reações adversas, ausência de lesão e a confiabilidade na compreensão do esquema de medicação.

IMPLEMENTAÇÃO

Promoção da resposta ótima à terapia

O manejo efetivo do paciente com doença de Parkinson exige um cuidadoso monitoramento da terapia farmacológica. A resposta ótima a esses fármacos frequentemente requer uma titulação das doses, com base nas atividades do paciente. Para isso, é necessário suporte psicológico, com ênfase na orientação ao paciente e aos familiares. Com frequência, pode-se fornecer ao paciente e aos familiares uma faixa de doses do fármaco a serem administradas para encontrar a melhor resposta com o menor número de reações adversas.

Os fármacos antiparkinsonianos também podem ser prescritos para as manifestações parkinsonianas que ocorrem quando da administração de alguns dos psicoterápicos. Quando utilizados para esse propósito, os fármacos antiparkinsonianos podem exacerbar os sintomas mentais e precipitar um evento psicótico. Consultar o Capítulo 23 para as estratégias de intervenção e o monitoramento.

Monitoramento e manejo das necessidades do paciente

Ensinar ao paciente ou a um familiar como manter um diário sobre o desenvolvimento de reações adversas. Ao elaborar um registro ou diário descrevendo as reações adversas, estas podem ser relatadas com mais facilidade ao médico, visto que pode haver necessidade de um ajuste da dose ou de uma mudança para outro fármaco antiparkinsoniano caso ocorram reações adversas mais graves. Ensinar ao paciente ao aos familiares como descrever os movimentos e como estar atento para determinados movimentos, como careta facial, protrusão da língua, movimentos de mastigação e da cabeça exagerados e movimentos de contratura dos braços e das pernas. Se ocorrerem, o paciente não deve tomar a próxima dose do fármaco e deve notificar imediatamente o médico.

Nutrição desequilibrada: menor do que as necessidades corporais

Os pacientes podem apresentar numerosas reações adversas, as quais podem afetar a ingestão dietética e causar perda de peso. Algumas reações adversas, apesar de não serem graves, são desconfortáveis. Um exemplo de reação adversa menos grave, porém desconfortável, é o ressecamento da boca. Ensinar o paciente a aliviar o ressecamento da boca com frequentes goles de água, pedacinhos de gelo ou bala dura (quando permitida). Se o ressecamento da boca for muito acentuado e causar dificuldade na deglutição ou na fala, ou se ocorrer perda do apetite e de peso, pode-se reduzir a dose do fármaco antiparkinsoniano.

Alguns pacientes tratados com fármacos antiparkinsonianos apresentam distúrbios GI, como náuseas, vômitos, ou constipação intestinal. Isso pode afetar o estado nutricional do paciente. Ajudar a família a aprender a criar um ambiente tranquilo; a preparar refeições pequenas e frequentes e a oferecer alimentos preferidos pelo paciente para ajudar a melhorar a nutrição. Para os que apresentam problemas alimentares, monitorar com frequência o peso corporal. Os distúrbios GI são algumas vezes aliviados ao tomar o fármaco com as refeições. As náuseas ou os vômitos intensos podem exigir a interrupção do fármaco e a sua substituição por um fármaco antiparkinsoniano diferente. Com o uso continuado do medicamento, as náuseas habitualmente diminuem ou desaparecem.

Constipação

As alterações neurológicas provocam alterações na peristalse e dilatação das alças intestinais, resultando em constipação intestinal crônica. Além disso, alguns pacientes com doença de Parkinson têm dificuldade em se comunicar e podem ser incapazes de descrever ao cuidador ou ao enfermeiro as necessidades corporais que estão ocorrendo. Observar o paciente com doença de Parkinson à procura de mudanças externas que possam indicar a necessidade de defecar. Por exemplo, uma súbita mudança na expressão facial ou mudanças de postura podem indicar dor ou desconforto abdominal, que podem ser causados por retenção urinária, íleo paralítico ou constipação intestinal. Se a constipação intestinal for um problema, ressaltar a necessidade de dieta rica em fibras e aumento do consumo de líquido. Pode ser necessário emoliente fecal para ajudar a prevenir a constipação intestinal.

Risco de lesão

A minimização do risco de lesão é um importante aspecto nos cuidados do paciente com doença de Parkinson. O paciente com dificuldades visuais pode necessitar de ajuda na deambulação. As dificuldades visuais (p. ex., as reações adversas de borramento visual e diplopia) podem ser identificadas apenas pela súbita recusa do paciente em ler ou assistir televisão ou pelo paciente que tropeça em objetos quando deambula. A falta de equilíbrio representa um problema para os que têm doença de Parkinson. As pesquisas indicam uma redução das lesões quando os pacientes participam em atividades que melhoram o equilíbrio, como Tai Chi (Li, 2012). Os pacientes podem ser encaminhados para orientadores ocupacionais ou de atividades, que tenham listas de programas de exercícios direcionados para indivíduos com problemas de equilíbrio.

Avaliar cuidadosamente quaisquer alterações súbitas no comportamento ou na atividade do paciente e relatá-las ao médico. Alterações súbitas do comportamento podem indicar alucinações, depressão ou outros episódios psicóticos.

Considerações sobre o paciente

Gerontologia

Alucinações ocorrem mais frequentemente nos adultos mais velhos do que nos adultos mais jovens em uso de fármacos antiparkinsonianos. As alucinações são especialmente mais prováveis quando são usados agonistas dos receptores de dopamina.

Reações adversas como tontura, fraqueza muscular e ataxia (falta de coordenação muscular) dificultam ainda mais as atividades ambulatoriais. Os pacientes com doença de Parkinson são particularmente propensos a sofrer quedas e outros acidentes, devido à doença e às possíveis reações adversas aos fármacos. O paciente deve aprender a solicitar ajuda para levantar da cama ou de uma cadeira, para andar e realizar outras atividades de autocuidado. Além disso, dispositivos auxiliares, como o uso de bengala ou andador, podem ajudar na deambulação (Figura 28.2). Você pode sugerir que o paciente use sapatos com sola de borracha para minimizar a possibilidade de escorregar. Quando internado, os chinelos com meias normalmente têm um código colorido para indicar risco de queda para esses pacientes. O quarto deve ser mantido bem iluminado, deve-se evitar o uso de almofadas ou tapetes, e quaisquer móveis pequenos ou objetos que possam aumentar o risco de quedas devem ser removidos. Examinar cuidadosamente o ambiente e efetuar as modificações necessárias para garantir a segurança do paciente.

Os pacientes propensos à hipotensão ortostática em consequência do esquema medicamentoso são instruídos a levantar lentamente da posição deitada ou sentada, particularmente após ter permanecido deitado ou sentado por longo tempo.

Mobilidade física prejudicada

O fenômeno liga-desliga (*on-off*) pode ocorrer em pacientes que tomam levodopa. Nessa condição, o paciente alterna subitamente entre melhora do estado clínico e perda do efeito terapêutico. Esse efeito está associado ao tratamento prolongado com levodopa. Podem-se prescrever baixas doses do fármaco, pode-se reservar o fármaco para casos graves ou efetuar *interrupção temporária do fármaco*. Caso ocorram sintomas, o médico pode suspender temporariamente a medicação, incluindo suspensão completa da levodopa por 5 a 14 dias, seguida por reinício gradual da terapia farmacológica em dose mais baixa. Os pacientes cuja medicação foi suspensa temporariamente precisam ser monitorados quanto à ocorrência de complicações.

Distúrbio no padrão de sono

Os pacientes com SPI têm dificuldade em dormir, devido aos movimentos das pernas que aumentam durante os períodos de repouso. Para facilitar o sono, ensinar o paciente a procurar atividades que promovam o repouso enquanto está se preparando para dormir. Rituais na hora de deitar, como banho quente, ocupar a mente em uma atividade agradável (palavras cruzadas ou leitura) e massagear as pernas, podem ajudar a melhorar a capacidade de dormir. Além disso, podem ser prescritos antidepressivos (como escitalopram).

Orientação ao paciente e aos familiares

Providenciar o encaminhamento do paciente ao coordenador do planejamento de alta ou ao assistente social se forem identificados problemas com a capacidade do paciente de compreender o esquema terapêutico, a sua capacidade de realizar os autocuidados no ambiente domiciliar ou a sua capacidade de aderir ao esquema medicamentoso prescrito.

Se o paciente necessitar de supervisão ou ajuda nas atividades diárias e no esquema medicamentoso, incentivar os familiares a criar um ambiente domiciliar que tenha menos probabilidade de resultar em acidentes ou quedas. Podem ser efetuadas mudanças, como remover os tapetes, instalar um corrimão próximo ao vaso sanitário e retirar os obstáculos que possam resultar em tropeços ou quedas, com pouco ou nenhum custo para a família. Ao elaborar um plano de ensino ao paciente ou aos familiares, incluir os seguintes itens:

- Caso ocorram tontura, sonolência ou borramento visual, evitar dirigir veículos ou executar outras tarefas que exijam prontidão
- Evitar o consumo de bebidas alcoólica, a não ser que tenha sido aprovado pelo médico
- Aliviar o ressecamento da boca chupando balas duras (a não ser que o paciente tenha diabetes melito) ou ingerindo água com frequência. Consultar um dentista se o ressecamento da boca interferir no uso, na inserção ou na retirada de próteses dentárias ou se causar outros problemas dentários
- Manter todas as consultas com o médico devido à necessidade de monitoramento rigoroso da terapia

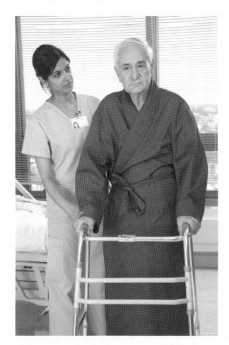

FIGURA 28.2 Enfermeiros promovem segurança ao oferecer ajuda ambulatorial ao paciente com manifestações parkinsonianas (extrapiramidais).

- Falar com o médico antes de comprar suplementos vitamínicos quando estiver tomando levodopa. A vitamina B_6 (piridoxina) pode interferir na ação da levodopa.

REAVALIAÇÃO

- O efeito terapêutico é obtido, e os sintomas parkinsonianos são controlados
- As reações adversas são identificadas, relatadas ao médico e controladas com sucesso por meio de intervenções de enfermagem apropriadas
  - O paciente mantém um estado nutricional adequado
  - O paciente relata evacuações adequadas
  - Não se observa evidência de lesão
  - O paciente mantém mobilidade adequada
- O paciente relata sono restaurador
- O paciente e sua família expressam confiança e demonstram entender o esquema medicamentoso

Farmacologia na prática
PENSE CRITICAMENTE
Você pede a Betty para acompanhá-lo na sala de exame. Você avalia o tremor repetitivo das mãos, e ela parece abrir a boca com frequência, com um som seco e demorado. O que suspeita que ela está apresentando e como você irá documentar esses achados ao médico?

PONTOS-CHAVE

■ A doença de Parkinson é uma doença neurológica progressiva causada pela redução da dopamina no encéfalo. Os sinais cardinais consistem em tremores, rigidez e bradicinesia

■ Quando determinados fármacos ou outras doenças provocam reações adversas como os sintomas cardinais da doença de Parkinson, são denominados sintomas parkinsonianos ou extrapiramidais

■ Os fármacos utilizados no tratamento da doença de Parkinson e sintomas parkinsonianos suplementam a dopamina ou bloqueiam o excesso de acetilcolina para aumentar a neurotransmissão. Devido à barreira hematencefálica, a suplementação de dopamina torna-se difícil

■ As reações adversas mais comuns consistem em boca seca e desconforto GI, como náuseas, vômitos e constipação intestinal. Quando combinados com outros fármacos, podem ocorrer reações menos comuns, como contração muscular involuntária e espasmo.

RESUMO DE FÁRMACOS
Fármacos antiparkinsonianos

Nome genérico	Usos	Reações adversas	Faixas posológicas
Fármacos dopaminérgicos			
Amantadina	Doença de Parkinson/sinais e sintomas extrapiramidais induzidos por fármacos, prevenção de tratamento da infecção pelo vírus influenza A	Vertigem, tontura, insônia, confusão, náuseas, constipação intestinal, boca seca, hipotensão ortostática, depressão	200 a 400 mg/dia VO, em doses fracionadas
Bromocriptina	Doença de Parkinson, desequilíbrios endócrinos na mulher, doença fibrocística da mama	Sonolência, sedação, tontura, desmaio, desconforto epigástrico, anorexia	10 a 40 mg/dia VO
Carbidopa	Utilizada com levodopa no tratamento da doença de Parkinson	Nenhuma; as reações adversas são causadas pela levodopa	70 a 100 mg/dia VO
Carbidopa/levodopa	Doença de Parkinson	Anorexia, náuseas, vômitos, dor abdominal, disfagia, boca seca, alterações mentais, cefaleia, tontura, aumento do tremor das mãos, movimentos coreiformes ou distônicos	Iniciar com um comprimido de 10 mg/100 mg VO, 3 vezes/dia, titular a dose da associação medicamentosa para minimizar os sintomas
Levodopa	Doença de Parkinson	Iguais às da carbidopa/levodopa	0,5 a 1 g/dia VO inicialmente, sem ultrapassar 8 g/dia
Fármacos dopaminérgicos (IMAO)			
Rasagilina	Doença de Parkinson	Cefaleia, artralgia, depressão, dispepsia, síndrome gripal	0,5 a 1 mg/dia VO
Selegilina	Agonista para levodopa/carbidopa na doença de Parkinson	Náuseas, tontura	5 mg VO no desjejum e no almoço, via transdérmica

Nome genérico	Usos	Reações adversas	Faixas posológicas
Agonistas não ergóticos de receptores de dopamina			
Apomorfina	Episódio "*off*" da doença de Parkinson	Hipotensão profunda, náuseas, vômitos	0,2 mℓ quando necessário para episódios "*off*"
Pramipexol	Doença de Parkinson, SPI	Tontura, sonolência, insônia, alucinações, confusão, náuseas, dispepsia, síncope	0,125 a 1,5 mg VO, 3 vezes/dia
Ropinirol	Doença de Parkinson, SPI	Tontura, sonolência, insônia, alucinações, confusão, náuseas, dispepsia, síncope	0,25 a 1 mg VO, 3 vezes/dia
Inibidores da COMT			
Entacapona	Como adjuvante da levodopa/carbidopa na doença de Parkinson	Discinesia, hipercinesia, náuseas, diarreia, coloração da urina	200 a 1.600 mg/dia VO
Tolcapona	Doença de Parkinson quando refratária à levodopa/carbidopa	Hipotensão ortostática, discinesia, distúrbios do sono, distonia, sonhos excessivos, sonolência, tontura, náuseas, anorexia, cãibras musculares, insuficiência hepática	100 a 200 mg VO, 3 vezes/dia
Bloqueadores colinérgicos (agentes anticolinérgicos)			
Benztropina	Doença de Parkinson, SEP induzida por fármacos	Boca seca, borramento visual, tontura, náuseas, nervosismo, exantema, retenção urinária, disúria, taquicardia, fraqueza muscular, desorientação, confusão	0,5 a 6 mg/dia VO Distonia aguda: 1 a 2 mℓ IM ou IV
Difenidramina	SEP induzidos por fármacos, alergias	Iguais às da benztropina	25 a 50 mg VO, 3 ou 4 vezes/dia
Triexifenidil	Doença de Parkinson	Iguais às da benztropina	1 a 15 mg/dia VO, em doses fracionadas
Associações medicamentosas			
Carbidopa, levodopa, entacapona	Doença de Parkinson	Ver cada fármaco	Titulação para a necessidade individual dos fármacos combinados

REVISÃO DO CAPÍTULO

Calcule a dosagem dos medicamentos

1. Foi prescrita levodopa oral 0,75 g. O fármaco está disponível em comprimidos de 100 mg, 250 mg e 500 mg. O enfermeiro administra _____.
2. Foi prescrito ropinirol oral 6 mg. O fármaco está disponível em comprimidos de 2 mg. O enfermeiro administra _____.

Prepare-se para provas

1. A doença de Parkinson ou parkinsonismo ocorre em consequência da falta de qual dos seguintes neurotransmissores?
   1. Acetilcolina
   2. Dopamina
   3. Serotonina
   4. GABA
2. As reações adversas mais graves observadas com o uso da levodopa incluem _____.
   1. Movimentos coreiformes e distônicos
   2. Depressão
   3. Tendências suicidas
   4. Paranoia

3. Os indivíduos mais velhos em uso de um dos agonistas dos receptores de dopamina são monitorados rigorosamente para qual das seguintes reações adversas?
   1. Cefaleia occipital
   2. Alucinações
   3. Íleo paralítico
   4. Arritmias cardíacas
4. Os pacientes devem ser monitorados rigorosamente à procura de SEP quando tomam fármacos antiparkinsonianos com fármacos pertencentes a qual das seguintes classes?
   1. Anticoagulantes
   2. Vitaminas
   3. Antidepressivos
   4. Anti-hipertensivos
5. O paciente que toma tolcapona para doença de Parkinson é rigorosamente monitorado para _____.
   1. Disfunção renal
   2. Disfunção hepática
   3. Agranulocitose
   4. Desenvolvimento de doença autoimune

6. O enfermeiro relata qual dos seguintes sintomas como resposta diminuída ao tratamento com fármacos antiparkinsonianos em vez de reação adversa?
1. Boca seca e dificuldade em deglutir
2. Anorexia, náuseas e vômitos
3. Dor abdominal e constipação intestinal
4. Aumento dos tremores das mãos

7. Quando toma um fármaco bloqueador colinérgico para os sintomas parkinsonianos, o paciente tem mais probabilidade de apresentar quais das seguintes reações adversas?
1. Constipação intestinal, polaciúria
2. Espasmo muscular, convulsões
3. Diarreia, hipertensão arterial
4. Boca seca, tontura

8. Um familiar pergunta ao enfermeiro que exercício seria mais adequado para ajudar um paciente com doença de Parkinson a manter o equilíbrio. Qual é a melhor resposta?
1. Natação
2. Tai Chi
3. *Jogging*
4. Quebra-cabeças

9. Identifique as intervenções a serem usadas para ajudar a promover o sono de um paciente com SPI. **Escolha todas as opções corretas.**
1. Tomar um banho quente
2. Assistir a um programa de ritmo acelerado na televisão
3. Fazer palavras cruzadas
4. Fazer uma caminhada rápida ao ar livre durante a noite
5. Ingerir vitamina B_6

10. Organize as seguintes etapas para a distribuição da dopamina a um paciente com doença de Parkinson:
1. A levodopa tem como alvo o nervo para completar a neurotransmissão
2. O(s) comprimido(s) é(são) deglutido(s)
3. A carbidopa permite que a levodopa atravesse a barreira hematencefálica
4. A levodopa e a carbidopa combinam-se e são absorvidas para a circulação

Para verificar suas respostas, ver Apêndice F.

29

Fármacos Antiepilépticos

Termos-chave

ataxia marcha instável; falta de coordenação muscular

convulsão paroxismo de contrações e relaxamentos musculares involuntários e alternantes

crise atônica crise epiléptica generalizada, com perda do tônus muscular; a pessoa cai subitamente

crise epiléptica conjunto de manifestações resultantes de atividade elétrica anormal no cérebro

crise epiléptica focal crise epiléptica localizada no cérebro, sem comprometimento da consciência, algumas vezes denominada crise epiléptica parcial

crise epiléptica generalizada perda da consciência durante a convulsão

crise tônico-clônica crise epiléptica generalizada, que consiste em contração (tônica) ou relaxamento (clônico) alternados dos músculos

epilepsia transtorno neurológico caracterizado por episódios abruptos e recorrentes de distúrbio sensorial, perda da consciência ou convulsões associados à atividade elétrica anormal no cérebro

estado de mal epiléptico situação de emergência caracterizada por atividade epiléptica contínua

hiperplasia gengival crescimento excessivo do tecido gengival

mioclonia contração muscular vigorosa e súbita

nistagmo movimento involuntário e constante do bulbo do olho

pancitopenia redução de todos os elementos celulares do sangue

precipitação condensação de um sólido a partir de uma solução durante uma reação química

síndrome de Stevens-Johnson (SSJ) febre, tosse, dor muscular, cefaleia e lesões da pele, das mucosas e dos olhos; as lesões aparecem como pápulas vermelhas ou bolhas, que frequentemente começam na face, na boca ou nos lábios, no pescoço e nos membros

Objetivos de aprendizagem

Ao fim deste capítulo, o leitor deverá ser capaz de:

1. Listar os diferentes tipos de fármacos utilizados como antiepilépticos.
2. Discutir ações farmacológicas gerais, usos, reações adversas, contraindicações, precauções e interações dos fármacos antiepilépticos.
3. Discutir atividades a serem realizadas pelo enfermeiro na avaliação pré-administração e na avaliação continuada no paciente tratado com antiepiléptico.
4. Listar diagnósticos de enfermagem específicos para paciente em uso de antiepilépticos.
5. Discutir maneiras de promover resposta ótima ao tratamento, controlar reações adversas comuns e instruir pacientes sobre o uso de antiepilépticos.

Classes de fármacos

Hidantoínas
Derivados do ácido carboxílico
Succinimidas
Oxazolidinedionas
Benzodiazepínicos
Fármacos não especificados

Farmacologia na prática
Lillian Chase sofreu um acidente de carro no ano passado e teve uma convulsão a caminho do hospital. Ao ser perguntada sobre sua história clínica e uso de medicamentos, a paciente declara que não apresentou crises epilépticas desde que passou a tomar fenitoína.

Os fármacos utilizados no manejo dos distúrbios epilépticos são denominados antiepilépticos. Em algumas referências, você também encontrará o termo anticonvulsivante – ambos os termos descrevem o mesmo grupo de fármacos. Outros termos que podem parecer confusos são *convulsão* e *crise epiléptica*, que frequentemente são empregados de modo intercambiável, embora tenham significados diferentes. O termo **convulsão** refere-se a um comportamento, a súbita contração involuntária dos músculos do corpo, frequentemente acompanhado de perda da consciência. Por outro lado, uma **crise epiléptica** pode ser definida como um evento; refere-se aos distúrbios periódicos da atividade elétrica do cérebro (Fisher, 2014). Em outras palavras, uma pessoa pode sofrer convulsão quando ela apresenta uma crise epiléptica.

CRISES EPILÉPTICAS

As crises epilépticas são geralmente classificadas em idiopáticas, hereditárias ou adquiridas. As crises epilépticas idiopáticas não têm causa conhecida; as crises epilépticas hereditárias são transmitidas dos pais aos filhos na sua constituição genética; e as crises epilépticas adquiridas apresentam uma causa conhecida – tais como febre alta, desequilíbrio eletrolítico, uremia, hipoglicemia, hipoxia, tumores ou lesões cerebrais e reações de abstinência a algumas substâncias psicoativas. A meta primária é tratar o processo patológico subjacente para interromper as crises epilépticas. Algumas vezes, a causa não está bem definida, e não é possível interromper as crises; a atividade precisa ser controlada de maneira crônica.

Convulsões causadas por doença específica, como **epilepsia,** podem ser difíceis de eliminar. A epilepsia caracteriza-se por crises epilépticas não provocadas recorrentes (Fischer, 2014). Exemplos de causas conhecidas de epilepsia incluem lesão cerebral ao nascimento, traumatismo intracraniano e erros inatos do metabolismo. Em alguns pacientes, a causa da epilepsia nunca é estabelecida. As crises epilépticas são classificadas de acordo com a International League Against Epilepsy (ILAE), conforme ilustrado na Figura 29.1. Cada tipo de crise epiléptica caracteriza-se por um padrão específico de eventos, bem como por um padrão diferente de manifestação motora ou sensorial.

Os fármacos constituem o tratamento de primeira linha para a maioria das crises epilépticas. A lamotrigina é considerada o fármaco de primeira escolha para as **crises epilépticas focais,** e o valproato, para as **crises epilépticas generalizadas.** Entretanto, com os medicamentos mais novos disponíveis no mercado, qualquer fármaco isolado ou combinação de fármacos podem ser utilizados com as seguintes metas: (1) controle das crises epilépticas e (2) reações adversas mínimas. Outros fatores a considerar são o tipo de crises epilépticas, a idade e o sexo do paciente, comorbidades e custo. A maioria dos fármacos antiepilépticos têm usos específicos, isto é, são valiosos no tratamento de tipos específicos de crises epilépticas. As categorias de fármacos utilizadas como antiepilépticos incluem as hidantoínas, os derivados do ácido carboxílico, as succinimidas, as oxazolidinedionas e os benzodiazepínicos. Além disso, vários fármacos mais recentes são utilizados como antiepilépticos e não se enquadram em uma categoria específica. Todos esses fármacos têm a capacidade de deprimir as descargas neurais anormais no sistema nervoso central (SNC), inibindo, assim, a atividade convulsiva. O Resumo de Fármacos | Fármacos antiepilépticos fornece uma lista dos agentes utilizados no tratamento das crises convulsivas.

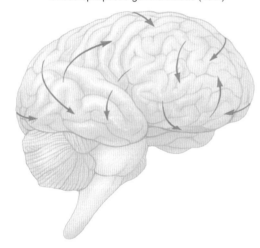
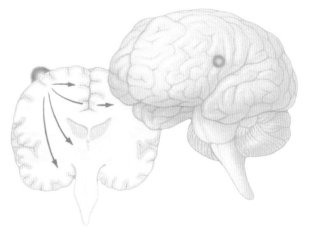

Crises epilépticas generalizadas (40%)

Crises de ausência
Consistem em perda da consciência, com olhar vago ou ausência de responsividade.

Crises mioclônicas
Envolvem contrações súbitas e vigorosas de um ou vários grupos de músculos.

Crises clônicas
Atividade de contração mais prolongada.

Crises tônico-clônicas
Incluem contração (fase tônica) e relaxamento (fase clônica) alternados dos músculos, perda da consciência e comportamento anormal.

Crises atônicas
Perda do tônus muscular, a pessoa cai subitamente.

Crises epilépticas focais (60%)

Crises simples
A consciência não é comprometida, pode envolver os sentidos (luzes piscando ou alteração do paladar ou da fala) ou capacidade motora (rigidez ou contração descontrolada em uma parte do corpo, como dedo da mão, boca, mão ou pé), náuseas, sensação de *déjà vu*.

Crises complexas
A consciência é comprometida e variável (ações repetitivas inconscientes), olhar fixo, alucinação/ilusão.

Crise focal evoluindo para generalizada
Começa como crise focal e torna-se generalizada.

FIGURA 29.1 Classificação das crises epilépticas pela International League Against Epilepsy (ILAE, 2014).

AÇÕES

Os fármacos antiepilépticos deprimem as descargas neuronais anormais no SNC. As seis categorias de antiepilépticos exercem esse efeito por meio de diferentes modos de ação:

1. As **hidantoínas** estabilizam a hiperexcitabilidade pós-sinapticamente no córtex motor do cérebro.
2. Os **derivados do ácido carboxílico** aumentam os níveis de ácido gama (γ)-aminobutírico (GABA), estabilizando as membranas celulares.
3. As **succinimidas** deprimem o córtex motor, elevando o limiar antes que os nervos possam reagir aos estímulos convulsivos.
4. As **oxazolidinedionas** diminuem a transmissão sináptica repetitiva dos impulsos nervosos.
5. Os **benzodiazepínicos** elevam o limiar convulsivo ao diminuir a excitação pós-sináptica.
6. Os **fármacos não especificados** possuem propriedades diferentes; por exemplo, gabapentina é um agonista do GABA, enquanto o topiramato bloqueia a atividade convulsiva, em vez de elevar o limiar.

Teoricamente, a intensidade e a frequência de ocorrência de crises epilépticas podem ser reduzidas ou, em alguns casos, praticamente eliminadas. Para alguns pacientes, pode-se obter apenas controle parcial do transtorno convulsivo com essa terapia.

USOS

Os antiepilépticos são utilizados na prevenção das crises epilépticas, após traumatismo ou neurocirurgia ou em pacientes com tumor, bem como no tratamento das seguintes condições:

- Crises epilépticas de todos os tipos
- Dor neuropática
- Transtornos bipolares
- Transtornos de ansiedade.

Ocasionalmente ocorre **estado de mal epiléptico** (uma emergência caracterizada por atividade convulsiva contínua, sem interrupção). Lorazepam é o fármaco de escolha para essa condição. Entretanto, como os efeitos do lorazepam têm menos de 1 hora de duração, são administrados agentes antiepilépticos de ação mais longa, como a fenitoína, para manter o controle da atividade convulsiva. Outro exemplo específico é o clobazam, que é um benzodiazepínico aprovado pela FDA exclusivamente como adjuvante para o tratamento da síndrome de Lennox-Gastaut, uma forma muito rara de epilepsia.

REAÇÕES ADVERSAS

Pelo menos 25% dos indivíduos que apresentam reações adversas interrompem a medicação (Kwan, 2000), visto que os efeitos são intoleráveis para o paciente. As reações adversas que podem ocorrer com a administração de um antiepiléptico estão descritas a seguir.

Reações do sistema nervoso central

- Sonolência, fraqueza, tontura
- Cefaleia, sonolência
- **Nistagmo** (movimento constante e involuntário do bulbo do olho)
- **Ataxia** (perda do controle dos movimentos voluntários, particularmente da marcha)
- Fala arrastada.

Reações do sistema digestório

- Náuseas, vômitos
- Anorexia
- Constipação intestinal, diarreia
- **Hiperplasia gengival** (crescimento excessivo do tecido da gengiva)
- Insuficiência hepática aguda (com uso de felbamato).

OUTRAS REAÇÕES

- Exantema, prurido, urticária
- Polaciúria; ezogabina tem sido associada a retenção urinária e dor
- Reações cutâneas graves, como a **síndrome de Stevens-Johnson**, foram associadas a lamotrigina
- Foi constatada a ocorrência de alterações hematológicas, como **pancitopenia** (diminuição de todos os componentes celulares do sangue), leucopenia, anemia aplásica e trombocitopenia, com administração de fármacos específicos, incluindo carbamazepina, felbamato e trimetadiona. Ver o Resumo de fármacos | Antiepilépticos para informações mais detalhadas.

 Considerações sobre o paciente

Gestantes

Pesquisas sugerem associação entre uso de antiepilépticos por gestantes com epilepsia e incidência aumentada de defeitos congênitos. A Epilepsy Foundation estabeleceu o North American AED Pregnancy Registry para que as mulheres possam obter informações sobre segurança dos agentes antiepilépticos durante a gravidez e manter o controle das crises epilépticas. Isso foi patrocinado por pesquisadores do Massachusetts General Hospital e da Harvard Medical School.

CONTRAINDICAÇÕES

Todas as categorias de antiepilépticos são contraindicadas para pacientes com hipersensibilidade conhecida aos fármacos. A fenitoína é contraindicada para pacientes com bradicardia sinusal, bloqueio sinoatrial, síndrome de Adams-Stokes e bloqueio atrioventricular (BAV) de segundo e terceiro graus, bem como na gravidez e na lactação (etotoína e fenitoína são fármacos de categoria D para uso na gestação). Etotoína é contraindicada para pacientes com anormalidades hepáticas. Oxazolidinedionas têm sido associadas a reações adversas graves e malformações fetais, devendo apenas ser utilizadas quando outros medicamentos menos tóxicos não forem efetivos no controle das convulsões. Succinimidas são contraindicadas para pacientes com mielodepressão ou comprometimento hepático ou renal. Foi observada incidência mais alta de lúpus eritematoso sistêmico (LES) em pacientes tratados com succinimidas.

A carbamazepina não deve ser administrada dentro de 14 dias após uso de inibidores da monoamina oxidase (IMAO) como antidepressivos. Também é contraindicada para pacientes com depressão de medula óssea ou comprometimento hepático ou renal, bem como durante a gravidez (categoria D para uso na gestação). O ácido valproico não é administrado a pacientes com comprometimento renal ou durante a gravidez (categoria D para uso na gestação). A oxcarbazepina, um antiepiléptico não específico, pode exacerbar a demência.

PRECAUÇÕES

Antiepilépticos devem ser utilizados com cautela em pacientes com doença hepática ou renal, bem como naqueles que apresentam transtornos neurológicos. Os medicamentos mais recentes, como a eslicarbazepina e a oxcarbazepina podem causar hiponatremia. Os benzodiazepínicos devem ser utilizados com cautela durante a gravidez (categoria D para uso na gestação) e em pacientes com psicoses, glaucoma agudo de ângulo estreito e pacientes idosos ou debilitados. A fenitoína e a lacosamida são utilizadas com cautela em pacientes que apresentam hipotensão, insuficiência miocárdica grave e comprometimento hepático. A trimetadiona é usada com cautela em pacientes com distúrbios oculares (p. ex., doença de retina ou em nervo óptico).

Antiepilépticos inespecíficos são utilizados com cautela em pacientes que apresentam glaucoma ou pressão intraocular elevada, história de disfunção cardíaca, renal ou hepática e transtornos psiquiátricos. Além de insuficiência hepática e defeitos congênitos, o ácido valproico se associa a risco aumentado de pancreatite. Vigabatrina, utilizada para ajudar a tratar crises focais complexas refratárias, pode causar perda progressiva e permanente da visão.

> **ALERTA DE ENFERMAGEM**
> Foi observado comportamento ou ideação suicida em alguns pacientes que tomam antiepilépticos. É importante estar atento para os sinais, particularmente quando pacientes estão tomando antiepilépticos de categoria não especificada.

INTERAÇÕES

As seguintes interações podem ocorrer quando se administra antiepiléptico com outro agente:

Fármaco combinado	Uso comum	Efeito da interação
Antibióticos/antifúngicos	Anti-infecciosos	Aumento do efeito do antiepiléptico
Antidepressivos tricíclicos	Manejo da depressão	Aumento do efeito do antiepiléptico
Salicilatos	Alívio da dor	Aumento do efeito do antiepiléptico
Cimetidina	Controle do desconforto gastrintestinal (GI)	Aumento do efeito do antiepiléptico
Teofilina	Tratamento de distúrbios respiratórios	Diminuição dos níveis séricos do antiepiléptico
Medicamentos antiepilépticos	Redução da atividade convulsiva	Pode haver aumento da atividade convulsiva
Inibidores da protease	Tratamento da infecção pelo vírus da imunodeficiência humana (HIV)	Elevação dos níveis de carbamazepina, resultando em toxicidade
Contraceptivos orais	Contracepção	Diminuição da efetividade da contracepção, resultando em sangramento de escape ou gravidez (Boxe 29.1)
Analgésicos ou álcool etílico	Depressores do SNC	Aumento do efeito depressor
Hipoglicemiantes	Tratamento do diabetes melito	Elevação dos níveis glicêmicos

---

BOXE 29.1 Prevenção da gravidez.

A probabilidade de gravidez é maior quando mulheres em uso de contraceptivos (*i. e.*, orais, adesivos, anel) recebem um dos seguintes antiepilépticos:

- Carbamazepina
- Oxcarbazepina
- Fenitoína
- Topiramato
- Felbamato
- Fenobarbital
- Primidona

Devem ser prescritas outras formas de contracepção para mulheres que utilizam esses antiepilépticos.

PROCESSO DE ENFERMAGEM
Paciente tratado com antiepilépticos

AVALIAÇÃO

Avaliação pré-administração

Convulsões que ocorrem em contexto ambulatorial são quase sempre observadas pela primeira vez por familiares ou amigos, e não por um profissional de saúde. A ocorrência de padrões de comportamento anormais ou movimentos convulsivos geralmente leva o paciente a procurar um médico ou clínica neurológica. É necessário obter história completa do paciente para identificar o tipo de transtorno convulsivo. Além do relato da atividade convulsiva pelo paciente, os tipos de informações que precisam ser obtidas daqueles que testemunharam a crise epiléptica estão listados no Boxe 29.2.

A informação do paciente deve incluir história familiar de crises epilépticas (se houver) e terapia farmacológica recente (todos os medicamentos que atualmente estão sendo utilizados). Dependendo do tipo de transtorno convulsivo, podem ser necessárias outras informações, como história de traumatismo craniano ou outra lesão, bem como história médica completa.

É preciso obter e documentar sinais vitais por ocasião da avaliação inicial, de modo a obter dados basais. O médico pode

Capítulo 29 Fármacos Antiepilépticos 293

> ### BOXE 29.2 Avaliação geral da atividade convulsiva.
>
> - Descrição das convulsões (atividade motora ou psíquica que ocorre durante a crise epiléptica)
> - Frequência das convulsões (número aproximado por dia)
> - Duração média da convulsão
> - Descrição da aura (sensação subjetiva que precede a convulsão), caso tenha ocorrido
> - Descrição do grau de alteração da consciência
> - Descrição daquilo que parece desencadear (se houver) a convulsão

TABELA 29.1 Monitoramento laboratorial de rotina específico durante a administração de determinados antiepilépticos.

Agente antiepiléptico	Exames laboratoriais
Carbamazepina	Leucometria
Eslicarbazepina	Nível sérico de sódio
Felbamato	Provas de função hepática
Oxcarbazepina	Nível sérico de sódio
Fenitoína	Níveis séricos de fenitoína
Ácido valproico	Contagem de plaquetas/nível sérico de amônia

solicitar exames laboratoriais e exames complementares, como eletroencefalograma (EEG), tomografia axial computadorizada (TAC) e ressonância magnética (RM). Hemograma completo, punção lombar e provas de função hepática e renal são realizados para confirmar o diagnóstico e identificar possível causa para o transtorno convulsivo, bem como para fornecer linha de base durante a terapia com antiepilépticos.

Avaliação continuada

Antiepilépticos controlam a epilepsia, porém não a curam. É importante realizar avaliação continuada acurada para obter o efeito terapêutico desejado. Podem ser necessários ajustes frequentes da dose durante o período inicial de tratamento, os quais se baseiam na resposta do paciente à terapia (p. ex., controle das convulsões), bem como na ocorrência de reações adversas. Dependendo dessa resposta, pode-se acrescentar um segundo antiepiléptico ou realizar troca do primeiro fármaco por outro. Níveis séricos de antiepilépticos são determinados regularmente para monitorar sua toxicidade.

Convulsões, juntamente com resposta à terapia, devem ser observadas quando o paciente internado recebe antiepiléptico. A maioria das crises epilépticas ocorre sem aviso, e outras pessoas podem não ver o paciente até que a convulsão tenha se iniciado ou terminado. O Boxe 29.3 fornece perguntas para avaliação à beira do leito. As respostas são documentadas no prontuário do paciente. Quaisquer observações feitas durante e após a convulsão são importantes e podem ajudar no diagnóstico do tipo de epilepsia, bem como ajudar o médico a avaliar a eficiência da terapia farmacológica.

Parte do problema de adesão ao uso consistente de antiepilépticos está relacionada com reações adversas experimentadas em outros sistemas orgânicos consideradas, pelo paciente, totalmente separadas da atividade convulsiva (Kwan, 2000). Os pacientes podem reduzir a dose ou interromper a sua medicação, devido aos sintomas que apresentam. É importante monitorar o aparecimento de reações adversas, particularmente as

que podem ocorrer em outro sistema orgânico, além do sistema neurológico. Por exemplo, o paciente pode não relacionar a capacidade reduzida de combater infecções com o antiepiléptico. A Tabela 29.1 ilustra os níveis sanguíneos que são monitorados de modo rotineiro em pacientes em uso de antiepilépticos. Quando os problemas são identificados no início e são tratados, isso reduz a falta de adesão do paciente.

DIAGNÓSTICOS DE ENFERMAGEM

Diagnósticos de enfermagem específicos para antiepilépticos incluem:

- **Risco de lesão**, relacionado com transtorno convulsivo, sonolência, ataxia e distúrbios visuais
- **Risco de integridade da pele prejudicada**, relacionado com reações adversas (exantema)
- **Risco de infecção**, relacionado com imunossupressão em consequência da terapia farmacológica
- **Mucosa oral prejudicada**, relacionado com o crescimento excessivo das gengivas, em consequência do uso de hidantoínas.

Diagnósticos de enfermagem relacionados com administração de medicamentos são discutidos no Capítulo 4.

PLANEJAMENTO

Os desfechos esperados no paciente dependem do tipo e da gravidade da convulsão, mas podem incluir resposta ótima à terapia (controle da crise epiléptica), atendimento às necessidades do paciente relacionadas com o controle das reações adversas e confiabilidade na compreensão do esquema medicamentoso.

IMPLEMENTAÇÃO

Promoção da resposta ótima à terapia

Quando se administra antiepiléptico, não omitir ou deixar de tomar uma dose (exceto quando orientado pelo médico).

> ### ❗ ALERTA DE ENFERMAGEM
>
> Recorrência da atividade convulsiva pode resultar da suspensão abrupta do fármaco, mesmo quando o antiepiléptico está sendo administrado em pequenas doses diárias.

Documentar e sinalizar, no plano de cuidados, a administração do fármaco antiepiléptico. Se o médico suspender o agente antiepiléptico, a dose é gradualmente suspensa, ou o fármaco é substituído de modo gradativo por outro.

Considerações especiais sobre hidantoínas

A fenitoína ainda é um fármaco antiepiléptico comumente prescrito, em virtude de sua efetividade, baixa toxicidade e

---

> ### BOXE 29.3 Avaliação rápida à beira do leito.
>
> Fazer as seguintes perguntas ou solicitar ao paciente que descreva o comportamento:
>
> - Qual é o seu nome?
> - O que está sentindo?
> - O que está vendo? (*Colocar dois dedos da mão em frente do paciente*)
> - Onde você se encontra e onde vive?
> - Toque a sua orelha esquerda
> - Qual o nome disso? (*Segurar um objeto, como uma caneta*)

custo relativamente baixo. Entretanto, foi identificada incapacidade geneticamente determinada de metabolizar a fenitoína. Por esse motivo, é importante monitorar de modo regular as concentrações séricas do fármaco, a fim de detectar quaisquer sinais de toxicidade (fala arrastada, ataxia, letargia, tontura, náuseas e vômitos). Níveis plasmáticos de fenitoína situados entre 10 e 20 mcg/mℓ produzem efeito antiepiléptico ótimo. Entretanto, muitos pacientes conseguem controle das convulsões com níveis séricos mais baixos. Níveis acima de 20 mcg/mℓ associam-se a toxicidade. Pacientes com níveis plasmáticos superiores a 20 mcg/mℓ podem exibir nistagmo, e, quando as concentrações são superiores a 30 mcg/mℓ, é comum a ocorrência de ataxia e alterações mentais. A fenitoína pode ser administrada por vias oral e parenteral. Quando administrada por via oral, deve ser ingerida às refeições, de modo a evitar desconforto GI. Se for administrada por via parenteral, prefere-se a por via intravenosa (IV) à por via intramuscular (IM), visto que a absorção errática da fenitoína provoca dor e dano ao músculo no local de injeção.

ALERTA DE ENFERMAGEM
Foram encontrados níveis plasmáticos abaixo da média em pacientes que receberam fenitoína por tubo enteral. Foi sugerido monitoramento mais frequente dos níveis sanguíneos para esses pacientes.

Considerações especiais sobre benzodiazepínicos
A dose de um benzodiazepínico é altamente individualizada; o aumento da dose deve ser feito com cautela, para evitar reações adversas, particularmente em idosos e pacientes debilitados. Lorazepam IV pode proporcionar rápido controle das crises epilépticas. Todavia, em alguns pacientes, a atividade convulsiva pode retornar, em virtude da curta duração de efeitos do fármaco. Pode ocorrer **precipitação** do fármaco quando se administra diazepam por via IV. Esse nunca deve ser misturado com outros fármacos. Quando utilizado para controlar convulsões, deve ser lentamente administrado por via IV, deixando pelo menos 1 minuto para cada 5 mg do fármaco.

Considerações sobre o paciente

Gerontologia
Ocorreram apneia e parada cardíaca quando diazepam foi administrado a idosos, pacientes em estado grave e indivíduos com reserva pulmonar limitada. Idosos e pacientes debilitados necessitam de dose reduzida de diazepam para diminuir ataxia e sedação excessiva.

Monitoramento e manejo das necessidades do paciente
Risco de lesão
Sonolência constitui reação adversa comum aos antiepilépticos, particularmente no início da terapia. É preciso ajudar o paciente em todas as atividades ambulatoriais, até que esteja estável. Lembrar ao paciente a necessidade de levantar-se lentamente da cama e sentar por alguns minutos antes de ficar de pé. A sonolência diminui com o uso continuado.

É preciso cautela ao administrar preparação oral, devido à possível ocorrência de aspiração do comprimido, da cápsula ou do líquido se o paciente estiver sonolento. Verificar a capacidade de deglutição do paciente, oferecendo pequenos goles de água antes de administrar o medicamento. Se o paciente tiver dificuldade em deglutir, suspender o fármaco e notificar o mais rápido possível o médico. Pode ser necessário usar uma via de administração diferente. Devido à possível ocorrência de lesão durante a crise, tomar as devidas precauções contra quedas e outras lesões até que haja controle farmacológico.

Podem ocorrer distúrbios visuais com a terapia antiepiléptica. Perda permanente da visão tem sido associada à vigabatrina, e os pacientes tratados com esse medicamento e outros fármacos que provocam distúrbios visuais devem ser avaliados regularmente por um oftalmologista. Paciente com distúrbio visual deve ser auxiliado na deambulação e orientado cuidadosamente no ambiente. O paciente pode ser particularmente sensível a uma iluminação intensa e pode desejar ter o quarto com iluminação fraca. Devido à possível ocorrência de fotossensibilidade, o paciente deve evitar exposição ao sol, utilizar protetores solares e vestir roupas protetoras, quando necessário.

Risco de integridade da pele prejudicada
Pode ocorrer exantema grave e potencialmente fatal em pacientes tratados com lamotrigina. Fenitoína provoca exantema por hipersensibilidade. Se ocorrer, notificar imediatamente o médico para suspender o fármaco. Se o exantema for esfoliativo (erupção cutânea avermelhada associada a descamação) ou bolhoso (lesões cutâneas preenchidas com líquido), o fármaco não deve ser retomado. Se o exantema for mais leve (p. ex., acne/semelhante a queimadura solar), a terapia pode ser reiniciada após o desaparecimento completo do exantema. Enquanto o exantema não cicatrizar, manter as unhas do paciente curtas, aplicar creme antisséptico (quando prescrito) e evitar uso de sabão até o desaparecimento das lesões.

Risco de infecção
É preciso estar alerta para sinais de pancitopenia, como faringite, febre, mal-estar geral, sangramento das mucosas, epistaxe (sangramento nasal) e equimoses. Antiepilépticos como carbamazepina e fenitoína podem causar anemia aplásica e agranulocitose. As succinimidas também são particularmente tóxicas. Exames laboratoriais de rotina, como hemograma completo e contagem diferencial, devem ser realizados periodicamente. Se depressão da medula óssea for evidente (p. ex., redução significativa da contagem de plaquetas e leucócitos), o médico pode suspender o fármaco ou trocá-lo. Quando existir pancitopenia e as contagens das células sanguíneas estiverem baixas, o uso de escova de dentes com cerdas macias pode proteger as mucosas contra sangramento e equimoses. As extremidades também precisam ser protegidas de traumatismos ou lesões.

ALERTA DE ENFERMAGEM
É necessário relatar imediatamente a ocorrência de alterações hematológicas (p. ex., anemia aplásica, leucopenia e trombocitopenia) e ensinar o paciente como identificar sinais de trombocitopenia (sangramento das gengivas, equimoses, aumento do sangramento menstrual, fezes alcatroadas) ou leucopenia (faringite, calafrios, linfadenopatia, fadiga excessiva e dispneia) e a entrar em contato com o médico.

Mucosa oral prejudicada
A administração prolongada de hidantoínas pode provocar gengivite e hiperplasia gengival (crescimento excessivo do

tecido das gengivas). É importante inspecionar periodicamente boca, dentes e gengivas de pacientes hospitalizados ou em unidades de cuidados prolongados que estejam sendo tratados com um desses fármacos. Qualquer alteração nas gengivas ou nos dentes deve ser relatada ao médico. Ensinar o paciente a realizar a higiene oral depois de cada refeição.

Orientação ao paciente e aos familiares

Ao receber diagnóstico de epilepsia, o paciente e sua família devem ser ajudados no processo de adaptação à doença. Instruir os familiares sobre cuidados ao paciente antes, durante e após uma convulsão. Explicar a importância de restringir algumas atividades até que as crises epilépticas sejam controladas por fármacos. A restrição das atividades frequentemente depende de idade, sexo e ocupação do paciente. Para alguns pacientes, a restrição das atividades pode criar problemas com determinadas atividades como trabalho, manejo do ambiente domiciliar ou cuidados dos filhos. Por exemplo, o paciente pode ser proibido de dirigir veículos, enquanto o médico procura controlar a atividade convulsiva. Pode-se ajudar o paciente a buscar outras formas de transporte para continuar as atividades típicas ou manter o emprego. Se algum problema for identificado, pode haver necessidade de encaminhamento a assistente social, coordenador no planejamento da alta ou enfermeiro de saúde pública.

O enfermeiro deve rever reações adversas associadas ao antiepiléptico prescrito com o paciente e seus familiares. Se tais reações ocorrerem, eles são instruídos a contatar o médico antes da próxima dose do fármaco. O paciente não deve interromper a medicação até que o problema seja discutido com o médico.

Alguns pacientes, uma vez controladas as convulsões (p. ex., cessam ou ocorrem com menos frequência), podem interromper abruptamente o medicamento ou omitir ocasionalmente uma dose. O fármaco nunca deve ser interrompido de maneira abrupta, nem as doses devem ser omitidas. Se o paciente sentir sonolência no início da terapia, um familiar deve ser responsável pela administração do fármaco. Ao desenvolver um plano de ensino para o paciente ou seus familiares, incluir os seguintes itens:

- Não omitir, aumentar ou diminuir a dose prescrita
- Os níveis sanguíneos dos fármacos antiepilépticos precisam ser monitorados a intervalos regulares, mesmo quando as crises epilépticas estiverem bem controladas
- Esse fármaco nunca deve ser interrompido de maneira abrupta, exceto quando recomendado pelo médico
- Não colocar nada na boca de uma pessoa em crise epiléptica
- Se o médico considerar necessário interromper o fármaco, habitualmente outro fármaco é prescrito. Iniciar imediatamente esse medicamento (no mesmo horário em que seria administrada a próxima dose do fármaco previamente utilizado)
- Os fármacos antiepilépticos podem causar sonolência ou tontura. É preciso ter cautela ao realizar tarefas perigosas. Não dirigir veículos, a não ser que as reações adversas de sonolência, tontura ou borramento visual não sejam significativas. A permissão de dirigir veículos será fornecida ou reinstituída pelo médico, com base no controle das crises epilépticas

- Evitar o consumo de álcool, a não ser que o seu uso tenha sido aprovado pelo médico
- Utilizar identificação clínica, como identificador ou pulseira, indicando o uso do medicamento e o tipo de transtorno convulsivo
- Não utilizar medicamentos de venda livre, a não ser que a preparação tenha sido aprovada pelo médico
- Manter registro de todas as crises epilépticas (data, hora, duração), bem como de quaisquer manifestações menores (p. ex., sonolência, tontura, letargia) e levá-lo a cada visita no consultório ou na clínica
- Contatar setores locais de agências especializadas em epilepsia para obter informações e ajuda com determinados problemas, como questões legais, seguro, carteira de motorista, serviços de atendimento de baixo custo e treinamento ou reabilitação.

Hidantoínas

- Informar ao dentista ou outro profissional de saúde sobre uso desse antiepiléptico
- Escovar os dentes e passar fio dental depois de cada refeição e marcar consultas periódicas ao dentista para exame e cuidados orais
- Tomar o medicamento com alimento para reduzir desconforto GI
- Agitar bem a suspensão de fenitoína imediatamente antes do uso
- Não ingerir cápsulas cuja coloração tiver mudado
- Notificar o médico se observar a ocorrência de qualquer dos seguintes achados: exantema, sangramento, edema ou hipersensibilidade das gengivas, coloração amarelada da pele ou dos olhos, febre inexplicável, faringite, sangramento incomum ou equimoses, cefaleia persistente, mal-estar ou gravidez.

Succinimidas

- Se ocorrer desconforto GI, tomar o medicamento com alimento ou leite
- Notificar o médico se for observada a ocorrência de qualquer dos seguintes achados: exantema, dor articular, febre inexplicável, faringite, sangramento incomum ou equimoses, sonolência, tontura, borramento visual ou gravidez.

Oxazolidinedionas

- Esse medicamento pode causar fotossensibilidade. Tomar medidas protetoras (p. ex., aplicar protetor solar e vestir roupas protetoras) quando exposto à luz ultravioleta ou luz solar até determinar a tolerância
- Notificar o médico se as seguintes reações ocorrerem: distúrbios visuais, sonolência ou tontura excessivas, faringite, febre, exantema, gravidez, mal-estar, equimoses, epistaxe ou tendência hemorrágica
- Evitar a gravidez enquanto tomar trimetadiona; o fármaco já provocou graves defeitos congênitos.

Vigabatrina

- Uma avaliação periódica da visão é necessária.[1]

REAVALIAÇÃO

- O efeito terapêutico é obtido, e as convulsões são controladas

---

[1]N.R.T.: No Brasil, a Portaria Conjunta nº 17, de 21 de junho de 2018, aprova o protocolo clínico e as diretrizes terapêuticas da epilepsia, inclusive as indicações e cuidados com esse medicamento (ver http://portalsms.saude.gov.br/protocolos-e-diretrizes).

- Reações adversas são identificadas, relatadas ao médico e controladas com sucesso por meio de apropriadas intervenções de enfermagem:
  - Não há lesão evidente
  - A pele permanece intacta
  - Não se observa evidência de infecção
  - As mucosas estão úmidas e intactas
- O paciente e sua família expressam confiança e demonstram entender o esquema medicamentoso.

Farmacologia na prática
PENSE CRITICAMENTE
Durante a conversa com Lillian, ela declara que omitiu uma ou duas doses do antiepiléptico no mês passado porque estava "se sentindo bem". Como você responderia a essa declaração da Sra. Chase?

PONTOS-CHAVE

■ *Convulsão* e *crise epiléptica* são termos frequentemente utilizados como sinônimos para descrever um paroxismo, que consiste em súbita contração muscular involuntária causada por alterações na atividade elétrica do cérebro. As convulsões podem ser causadas por doença, lesão e alterações metabólicas ou genéticas

■ Fármacos antiepilépticos são usados para deprimir a descarga de impulsos nervosos anormais no cérebro. Quando suspensos, esses fármacos devem ser reduzidos de modo gradual, senão a atividade convulsiva pode retornar

■ Reações adversas mais comuns consistem em desconforto GI (náuseas, vômitos, constipação intestinal ou diarreia), cefaleia, sonolência e tontura. O uso prolongado de hidantoínas pode causar hiperplasia gengival. Vinte e cinco por cento dos pacientes interrompem, reduzem ou mudam o agente antiepiléptico, devido a reações adversas desagradáveis

■ O monitoramento das reações adversas mais graves, como exantema e diminuição das contagens hematológicas potencialmente fatais, deve ser efetuado de modo regular.

RESUMO DE FÁRMACOS
Fármacos antiepilépticos

Nome genérico	Usos	Reações adversas	Faixas posológicas
Hidantoínas			
Etodoína	Crises epilépticas tônico-clônicas	Ataxia, depressão do SNC, cefaleia, hipotensão, nistagmo, confusão mental, fala arrastada, tontura, sonolência, náuseas, vômitos, exantema, hiperplasia gengival	2 a 3 g/dia VO, divididos em 4 a 6 doses
Fosfenitoína	Estado de mal epiléptico	Mesmas da etodoína	Dose de ataque: 15 a 20 mg/kg IV Manutenção: 4 a 6 mg/kg/dia IV
Fenitoína	Crises epilépticas tônico-clônicas, estado de mal epiléptico, prevenção de convulsão	Mesmas da etodoína	Dose de ataque: 1 g, dividido em 3 doses (400 mg, 300 mg, 300 mg) VO, a cada 2 h Manutenção: 300 a 400 mg/dia, iniciados 24 h após dose de ataque Parenteral: 10 a 15 mg/kg IV
Derivados do ácido carboxílico			
Ácido valproico (divalproex)	Epilepsia, mania, enxaqueca	Cefaleia, sonolência, tontura, tremor, náuseas, vômitos, diplopia	10 a 60 mg/kg/dia VO; se a dosagem exceder 250 mg/dia, administrar em doses divididas
Succinimidas			
Etossuximida	Crises epilépticas focais	Sonolência, tontura, ataxia, náuseas, vômitos, polaciúria, prurido, urticária, hiperplasia gengival	Até 1,5 g/dia VO, em doses divididas; crianças: 250 mg/dia VO
Metossuximida	Crises epilépticas focais	Mesmas da etossuximida	300 a 1.200 mg/dia VO
Oxazolidinedionas			
Trimetadiona	Epilepsia	Tontura, sonolência, náuseas, vômitos, fotossensibilidade, alterações da personalidade, irritabilidade, cefaleia, fadiga	900 mg a 2,4 g/dia VO, em doses igualmente fracionadas

Capítulo 29 Fármacos Antiepilépticos 297

Nome genérico	Usos	Reações adversas	Faixas posológicas
Benzodiazepinas			
Clonazepam	Transtornos convulsivos, transtornos de pânico	Sonolência, depressão, ataxia, anorexia, diarreia, constipação intestinal, boca seca, palpitações, distúrbios visuais, exantema	Dose inicial: até 1,5 mg/dia VO, em 3 doses fracionadas Aumentar em 0,5 a 1 mg, a cada 3 dias; não ultrapassar 20 mg/dia
Clobazam	Adjuvante de outro antiepiléptico no tratamento da síndrome de Lennox-Gastaut	Letargia, sonolência, ataxia, agressividade, fadiga, insônia	Dose inicial: 5 a 10 mg VO; titular sem ultrapassar 40 mg
Clorazepato	Crises epilépticas focais, transtornos de ansiedade, abstinência de álcool	Iguais às do clonazepam	Dose inicial: 7,5 mg VO, 3 vezes/dia, dose máxima: 90 mg/dia
Diazepam	Estado de mal epiléptico, transtornos convulsivos (todas as formas), transtornos de ansiedade, abstinência de álcool	Iguais às do clonazepam	Controle de convulsões: 2 a 10 mg/dia VO, 3 a 4 vezes/dia Estado de mal epiléptico: 5 a 10 mg IV, inicialmente; dose máxima: 30 mg VR: 0,2 a 0,5 mg/kg
Lorazepam	Estado de mal epiléptico, pré-anestesia	Iguais às do clonazepam	Estado de mal epiléptico: 4 mg IV, durante 2 min
Preparações não específicas			
Acetazolamida	Epilepsia, doença da altitude	Sonolência, tontura, diarreia, constipação intestinal, distúrbios visuais	8 a 30 mg/kg/dia, em doses fracionadas
Brivaracetam	Adjuvante para crises epilépticas focais	Tontura, fadiga, náuseas, vômitos	25 a 100 mg VO, diariamente
Carbamazepina	Epilepsia, transtorno bipolar, neuralgia do trigêmeo/neuralgia pós-herpética	Tontura, náuseas, sonolência, marcha instável, anemia aplásica e outras anormalidades hematológicas, síndrome de Stevens-Johnson	Manutenção: 800 a 1.200 mg/dia VO, em doses fracionadas
Eslicarbaxepina	Crises epilépticas focais	Tontura, sonolência, cefaleia, náuseas, vômitos	400 a 1.200 mg VO, 1 vez/dia
Ezogabina	Crises epilépticas focais (adultos)	Sonolência, fadiga, tontura, confusão	100 a 400 mg VO, em 3 doses fracionadas
Felbamato	Crises epilépticas focais em pacientes que não respondem inicialmente a outra terapia farmacológica	Insônia, cefaleia, ansiedade, acne, exantema, dispepsia, vômitos, constipação intestinal, diarreia, infecção das vias respiratórias superiores, fadiga, rinite, anemia aplásica, distúrbios hepáticos	1.200 a 3.600 mg/dia VO, em doses divididas
Gabapentina	Crises epilépticas focais (adultos), neuralgia pós-herpética	Sonolência, tontura, ataxia	900 a 1.800 mg/dia VO, em 3 a 4 doses fracionadas
Gabapentina enacarbila	Síndrome das pernas inquietas, neuralgia pós-herpética	Mesmas da gabapentina	600 mg VO, 2 vezes/dia
Lacosamida	Crises epilépticas focais (adultos)	Tontura, cefaleia, náuseas, diplopia	100 a 400 mg VO, em 2 doses fracionadas
Lamotrigina	Crises epilépticas focais (usada com outros antiepilépticos), transtorno bipolar	Tontura, insônia, sonolência, ataxia, náuseas, vômitos, diplopia, cefaleia, síndrome de Stevens-Johnson, exantema	50 a 500 mg/dia VO, em 2 doses fracionadas
Levetiracetam	Crises epilépticas focais e tônico-clônicas, transtorno bipolar, enxaqueca	Cefaleia, tontura, astenia, sonolência, infecção	500 mg VO, 2 vezes/dia, com aumento da dose a cada 2 semanas, até alcançar 3.000 mg/dia
Magnésio	Hipomagnesemia, crises epilépticas associadas a eclâmpsia e nefrite aguda (crianças)	Rubor, sudorese, hipotermia, reflexos deprimidos, hipotensão, depressão cardíaca e do SNC	Nefrite: 20 a 40 mg/kg IM, em solução diluída Eclâmpsia: 4 g IV, em solução diluída; titular a infusão continuada de acordo com os níveis séricos

(continua)

298 **Parte 6** Fármacos que Atuam no Sistema Neuromuscular

Nome genérico	Usos	Reações adversas	Faixas posológicas
Oxcarbazepina	Epilepsia	Cefaleia, tontura, fadiga, sonolência, ataxia, diplopia, náuseas, vômitos, dor abdominal	600 a 1.200 mg VO, 2 vezes/dia
Perampanel	Crises epilépticas focais e tônico-clônicas (utilizado com outros antiepilépticos)	Tontura, sonolência, fadiga, irritabilidade	2 a 12 mg VO, ao deitar
Pregabalina	Crises epilépticas focais (adultos), dor neuropática, neuralgia pós-herpética	Tontura, sonolência	Atividade convulsiva: 150 mg/dia, em 2 a 3 doses fracionadas
Primidona	Epilepsia	Tontura, sonolência, náuseas, vômitos	Até 500 mg VO, 4 vezes/dia
Rufinamida	Crises epilépticas (associadas à síndrome de Lennox-Gastaut)	Tontura, fadiga, cefaleia, sonolência, náuseas	400 a 3.200 mg VO, 2 vezes/dia
Tiagabina	Crises epilépticas focais	Tontura, sonolência, astenia, nervosismo, náuseas	4 a 56 mg/dia VO
Topiramato	Crises epilépticas focais e tônico-clônicas, enxaqueca	Fadiga, problemas de concentração, sonolência, anorexia	Atividade convulsiva: 200 a 400 mg/dia VO, em doses fracionadas
Vigabatrina	Crises epilépticas focais, espasmos infantis	Sonolência, fadiga, tontura, cefaleia, ganho de peso, sintomas de infecção respiratória superior, perda visual	1,5 g VO, 2 vezes/dia, titular para lactentes com base no peso corporal
Zonisamida	Crises epilépticas focais	Sonolência, anorexia, tontura, cefaleia, exantema, hiperpirexia maligna	100 a 400 mg/dia VO

REVISÃO DO CAPÍTULO

Calcule a dosagem dos medicamentos

1. Foi prescrita zonisamida 200 mg. O fármaco está disponível em comprimidos de 100 mg. O enfermeiro administra _____.

2. O médico prescreve xarope de etossuximida 500 mg para paciente com crises de ausência. O fármaco está disponível em concentração de 250 mg/5 mℓ. O enfermeiro administra _____.

Prepare-se para provas

1. Uma convulsão é mais bem descrita como _____.
   1. Perda da consciência
   2. Distúrbios da atividade elétrica do cérebro
   3. Contrações súbitas e involuntárias
   4. Alteração dos impulsos neurológicos do SNC

2. As crises epilépticas focais representam que porcentagem das crises epilépticas totais?
   1. 20%
   2. 40%
   3. 60%
   4. 100%

3. Foi prescrita fenitoína para paciente com transtorno convulsivo recorrente. O enfermeiro ensina ao paciente que as reações adversas mais comuns estão relacionadas a _____.
   1. Sistema digestório
   2. Sistema genital
   3. Função renal
   4. SNC

4. Quando administra diazepam a paciente idoso, o enfermeiro deve monitorá-lo à procura de efeitos incomuns do fármaco, como _____.
   1. Excitação acentuada
   2. Sudorese excessiva
   3. Arritmias cardíacas
   4. Agitação psicomotora

5. Alguns antiepilépticos podem causar defeitos congênitos. O enfermeiro deve instruir mulheres sobre:
   1. Métodos contraceptivos
   2. Vitaminas e suplementos pré-natais
   3. Terapia alternativa para controle das crises epilépticas
   4. Como interromper os fármacos para engravidar

6. Ao cuidar de paciente sob uso de succinimida para controle das crises epilépticas, o enfermeiro monitora o paciente à procura de discrasias sanguíneas. Quais dos seguintes sinais e sintomas são indicativos do desenvolvimento desse transtorno?
   1. Constipação intestinal, presença de sangue nas fezes
   2. Diarreia, letargia
   3. Faringite, mal-estar geral
   4. Hipertermia, excitação

7. Qual das seguintes afirmativas deve ser incluída na orientação ao paciente que recebe trimetadiona para crises epilépticas?
   1. Ingerir esse fármaco com leite para aumentar sua absorção
   2. Aplicar protetor solar e colocar roupas protetoras quando se expuser à luz solar

Capítulo 29 Fármacos Antiepilépticos   **299**

3. Para minimizar as reações adversas, ingerir a trimetadiona uma vez ao dia, ao deitar
4. Visitar com frequência um dentista, visto que esse fármaco aumenta o risco de doença gengival

8. Qual das seguintes reações adversas, quando observada em um paciente medicado com fenitoína, deve indicar que pode estar havendo desenvolvimento de toxicidade da fenitoína?
   1. Cefaleia occipital intensa
   2. Ataxia
   3. Hiperatividade
   4. Sonolência

9. O enfermeiro está preparando a administração de um antiepiléptico para tratamento do estado de mal epiléptico. O médico prescreve lorazepam 4 mg IV. A solução injetável tem concentração de 2 mg/mℓ. O enfermeiro deve administrar _____.

10. Dentre os antiepilépticos carbamazepina, fenitoína e gabapentina, indique o que mais provavelmente causará hiperplasia gengival? _____

Para verificar suas respostas, ver Apêndice F.

30 Fármacos para Tratamento de Distúrbios Musculoesqueléticos, Ósseos e Articulares

Termos-chave

alopecia queda anormal dos cabelos; calvície

artrite reumatoide (AR) doença caracterizada por alterações inflamatórias do tecido conjuntivo

autoimune resposta caracterizada pela formação de anticorpos contra o próprio corpo

dispepsia plenitude ou desconforto epigástrico

doença de Paget distúrbio da remodelação óssea associado à reabsorção óssea excessiva, seguida por aumento da atividade osteoblástica (ossos mecanicamente mais fracos, maiores, mais vascularizados e mais suscetíveis a fraturas)

gota distúrbio metabólico que resulta em níveis aumentados de ácido úrico e causa dor articular intensa

hipercalcemia nível sérico anormalmente elevado de cálcio

musculoesquelético relativo a ossos e músculos

osteoporose distúrbio do esqueleto, caracterizado por ossos porosos, resultando em diminuição da resistência óssea e maior risco de fratura

síndrome de Stevens-Johnson (SSJ) reação alérgica grave associada a febre, tosse, mialgias, cefaleia e lesões de pele, mucosas e olhos; as lesões aparecem como vergões vermelhos ou bolhas, que frequentemente começam na face, na boca ou nos lábios, no pescoço e nos membros

Objetivos de aprendizagem

Ao fim deste capítulo, o leitor deverá ser capaz de:

1. Listar os tipos de fármacos utilizados no tratamento dos distúrbios musculoesqueléticos.
2. Discutir usos, ações farmacológicas gerais, reações adversas, contraindicações, precauções e interações dos fármacos utilizados no tratamento dos distúrbios musculoesqueléticos.
3. Discutir atividades a serem realizadas pelo enfermeiro na avaliação pré-administração do medicamento e na avaliação continuada do paciente em uso de fármaco utilizado em tratamento de distúrbios musculoesqueléticos.
4. Listar diagnósticos de enfermagem específicos para paciente em uso de fármaco para tratamento de distúrbios musculoesqueléticos.
5. Discutir maneiras de promover resposta ótima ao tratamento, controlar reações adversas, e instruir os pacientes sobre fármacos utilizados no tratamento de distúrbios musculoesqueléticos.

Classes de fármacos

Relaxantes da musculatura esquelética
Fármacos antirreumáticos modificadores da doença (ARMDs)
Inibidores da reabsorção óssea – bifosfonatos
Inibidores de ácido úrico

Farmacologia na prática

A filha da Sra. Moore, que vive fora da cidade, liga para a clínica, demonstrando preocupação sobre a falta de equilíbrio da mãe e o possível risco de quedas. Pergunta se a mãe deveria tomar algum comprimido para fortalecer os ossos. Repostas a esse pedido podem ser encontradas neste capítulo.

Neste capítulo, são descritos os fármacos utilizados para condições agudas e crônicas. Diversos fármacos são utilizados no tratamento de lesões e distúrbios **musculoesqueléticos** (ossos e músculos). Em uma situação aguda, como no caso de lesão muscular ou se não houver necessidade de cirurgia, exercício e fisioterapia são utilizados para cicatrizar a lesão. Podem-se utilizar relaxantes musculares para promover a cicatrização; nossa discussão se inicia com esses fármacos.

Posteriormente, serão comentados os fármacos usados no tratamento de condições musculoesqueléticas crônicas. Quando uma doença crônica afeta a musculatura esquelética, ela tipicamente provoca limitações da

Capítulo 30 Fármacos para Tratamento de Distúrbios Musculoesqueléticos, Ósseos e Articulares 301

função. Com frequência, são utilizados fármacos para manter a função devido à doença crônica. Exemplos de fármacos administrados para distúrbios musculoesqueléticos incluem antirreumáticos modificadores da doença (ARMDs), inibidores da reabsorção óssea (para tratamento de osteoporose) e inibidores do ácido úrico (para tratamento de gota). A Tabela 30.1 descreve esses e outros distúrbios musculoesqueléticos.

RELAXANTES DA MUSCULATURA ESQUELÉTICA

Além de aliviar a dor (Parte 3), os relaxantes da musculatura esquelética são utilizados no tratamento de entorses e distensões.

AÇÕES

O modo de ação de muitos relaxantes da musculatura esquelética, como carisoprodol, baclofeno e clorzoxazona, ainda não foi plenamente elucidado. Muitos desses medicamentos não relaxam diretamente os músculos esqueléticos, mas sua capacidade de aliviar condições musculoesqueléticas agudas e dolorosas pode decorrer de sua ação sedativa. A ciclobenzaprina parece exercer efeito no tônus muscular, reduzindo, assim, o espasmo muscular.

O modo exato de ação do diazepam, um fármaco ansiolítico (ver Capítulo 20), no alívio de condições musculoesqueléticas dolorosas, não é conhecido. O fármaco possui ação sedativa, o que pode explicar parte de sua capacidade de aliviar espasmo e dor musculares.

USOS

Os relaxantes da musculatura esquelética são utilizados em várias condições musculoesqueléticas agudas e dolorosas, como distensão muscular e dor lombar.

REAÇÕES ADVERSAS

Sonolência é a reação mais observada com o uso dos relaxantes musculares. Outras reações adversas são apresentadas no Resumo de Fármacos | Fármacos utilizados no tratamento de distúrbios musculoesqueléticos, ósseos e articulares. Algumas das reações adversas que podem ocorrer com a administração de diazepam incluem sonolência, sedação, letargia, constipação intestinal ou diarreia, bradicardia ou taquicardia e exantema.

CONTRAINDICAÇÕES

Os relaxantes da musculatura esquelética são contraindicados para pacientes com hipersensibilidade conhecida aos fármacos. O baclofeno é contraindicado para espasmos da musculatura esquelética provocados por distúrbios reumáticos. O carisoprodol é contraindicado para pacientes com hipersensibilidade conhecida ao meprobamato. A ciclobenzaprina é contraindicada para pacientes que sofreram infarto agudo do miocárdio (IAM) recente, distúrbios de condução cardíaca e hipertireoidismo. Além disso, a ciclobenzaprina é contraindicada nos primeiros 14 dias após a administração de inibidor da monoamina oxidase (IMAO). O dantroleno oral é contraindicado durante a lactação, bem como em pacientes que apresentam doença hepática ativa e espasmo muscular causado por distúrbios reumáticos.

TABELA 30.1 Distúrbios musculoesqueléticos selecionados.

Distúrbio	Descrição
Sinovite	Inflamação da membrana sinovial de uma articulação, resultando em dor, edema e inflamação. Ocorre em distúrbios como febre reumática, artrite reumatoide (AR) e gota
Artrite	Inflamação de uma articulação. O termo é frequentemente empregado para referir-se a qualquer doença envolvendo dor ou rigidez do sistema musculoesquelético
Osteoartrite ou doença articular degenerativa (DAD)	DAD não inflamatória caracteriza-se por degeneração da cartilagem articular, alterações na membrana sinovial e hipertrofia do osso nas margens
Artrite reumatoide	Doença sistêmica crônica que provoca alterações inflamatórias em todo o tecido conjuntivo do corpo. Afeta articulações e outros sistemas orgânicos do corpo. Ocorre destruição da cartilagem articular, afetando estrutura e mobilidade das articulações. A AR acomete principalmente indivíduos entre 20 e 40 anos de idade
Gota	Forma de artrite na qual as concentrações sanguíneas de ácido úrico estão aumentadas e, com frequência, ocorre depósito de ácido úrico nas articulações. O depósito ou o acúmulo de cristais de urato nas articulações provocam os sinais e sintomas (dor, vermelhidão, edema, deformidade articular)
Osteoporose	Perda da densidade óssea que ocorre quando a perda da substância óssea ultrapassa a sua taxa de formação. O osso torna-se poroso, quebradiço e frágil. É comum a ocorrência de fraturas das vértebras por compressão. Esse distúrbio ocorre com mais frequência após a menopausa, mas também pode ser observado nos homens
Hipercalcemia das neoplasias malignas	Doença maligna em estágio avançado. Pode ocorrer em 10 a 50% dos tumores. Associa-se à produção de paratormônio (PTH), e seu tratamento pode ser difícil. Os sinais e sintomas incluem letargia, anorexia, náuseas, vômitos, sede, polidipsia, constipação intestinal e desidratação. Se não for tratada, pode levar a dificuldades cognitivas, confusão, obnubilação (depressão do nível de consciência, quase coma) e coma
Doença de Paget (osteíte deformante)	Distúrbio ósseo crônico, caracterizado por remodelagem óssea anormal. A doença compromete o crescimento do novo tecido ósseo, provocando espessamento e amolecimento do osso. Isso enfraquece o osso, com consequente aumento da suscetibilidade a fraturas ou colapso do osso (p. ex., vértebras), até mesmo com traumatismo leve

PRECAUÇÕES

Os relaxantes da musculatura esquelética são utilizados com cautela em pacientes com história de acidente vascular encefálico, paralisia cerebral, parkinsonismo ou transtornos convulsivos, bem como durante a gravidez e a lactação (categoria C para uso na gestação). O carisoprodol deve ser utilizado com cautela em pacientes com doença hepática ou renal grave e durante a gravidez (categoria desconhecida) e a lactação. A ciclobenzaprina é utilizada com cautela em pacientes com doença cardiovascular, bem como durante a gravidez e a lactação (categoria B para uso na gestação). O dantroleno, um fármaco na categoria C para uso na gestação, é utilizado com cautela durante a gravidez.

INTERAÇÕES

As seguintes interações podem ocorrer quando se administra um relaxante da musculatura esquelética com outro agente:

Fármaco combinado	Uso comum	Efeito da interação
Depressores do sistema nervoso central (SNC), como álcool etílico, anti-histamínicos, opiáceos e sedativos	Promoção de efeito calmante ou alívio da dor	Aumento do efeito depressor do SNC
Ciclobenzaprina		
IMAOs	Tratamento da depressão	Risco de febre alta e convulsões
Orfenadrina		
Haloperidol	Tratamento de comportamento psicótico	Agravamento da psicose
Tizanidina		
Anti-hipertensivos	Redução da pressão arterial	Risco aumentado de hipotensão

Ao examinar o prontuário de um paciente pós-operatório, investigar o uso de relaxantes musculares durante o procedimento cirúrgico. Essa categoria de fármacos é utilizada para relaxar o tônus muscular de todo o corpo ou para relaxar músculos específicos. Durante a indução da anestesia (inserção de tubo endotraqueal), esses fármacos relaxam os músculos do pescoço e da garganta, o que facilita a inserção do tubo e diminui a probabilidade de lesão dos tecidos. Os relaxantes musculares também reduzem a tensão muscular no abdome ou no tórax para a cirurgia e possibilitam mobilização mais fácil das articulações e dos membros quando o paciente é posicionado para a cirurgia. A Tabela 30.2 fornece exemplos de relaxantes musculares utilizados durante a cirurgia.

TABELA 30.2 Exemplos de relaxantes musculares utilizados para procedimentos cirúrgicos.

Nome genérico
Cisatracúrio
Mivacúrio
Pancurônio
Rocurônio
Succinilcolina
Vecurônio

As classes de fármacos descritas a seguir são utilizadas no tratamento de várias doenças crônicas apresentadas em cada seção.

FÁRMACOS ANTIRREUMÁTICOS MODIFICADORES DA DOENÇA (ARMDs)

A **artrite reumatoide (AR)** é um distúrbio **autoimune**, caracterizado pela formação de anticorpos contra o próprio corpo. Como mecanismo de defesa, os leucócitos são mobilizados e alojam-se nas articulações, provocando edema, dor e inflamação (Figura 30.1). Essa condição é tipicamente tratada com fármacos pertencentes a três classes: anti-inflamatórios não esteroides (AINEs), corticosteroides e ARMDs. Os estágios iniciais do processo mórbido podem responder de modo satisfatório aos AINEs isoladamente. Com a progressão da AR, podem-se utilizar analgésicos e corticosteroides para promover rápido alívio e ARMDs para suprimir a resposta imune.

Esta seção descreve os ARMDs. Os AINEs e os corticosteroides são discutidos nos Capítulos 14 e 43, respectivamente.

AÇÕES E USOS

Quando a imobilidade e a dor da AR não podem ser mais controladas por agentes analgésicos e anti-inflamatórios, são utilizados ARMDs. Os ARMDs mais usados incluem o metotrexato, a sulfassalazina, a hidroxicloroquina e a leflunomida. Esses fármacos têm a propriedade de induzir imunossupressão, o que, por sua vez, diminui a resposta autoimune do corpo. Por conseguinte, no tratamento da AR, os ARMDs mostram-se úteis em virtude de sua capacidade imunossupressora. Outras doenças autoimunes tratadas com esses fármacos incluem a doença de Crohn e a fibromialgia. O metotrexato é utilizado na terapia do câncer, em que a imunossupressão é uma reação adversa em vez de um efeito desejado.

Os fármacos denominados inibidores do fator de necrose tumoral (TNF) são utilizados em indivíduos que apresentam AR e condições inflamatórias relacionadas. O TNF-alfa é uma pequena proteína que regula as células imunes do corpo e que produz inflamação. Esses fármacos são denominados

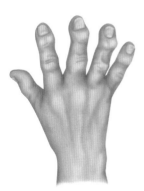

FIGURA 30.1 Exemplo de artrite reumatoide aguda nas articulações dos dedos das mãos.

Capítulo 30 Fármacos para Tratamento de Distúrbios Musculoesqueléticos, Ósseos e Articulares **303**

ARMDs biológicos e suprimem a resposta imune natural do corpo (ver Capítulo 51). Os ARMDs biológicos incluem o etanercepte, o adalimumabe, o infliximabe, o certolizumabe pegol e o golimumabe.

Os fármacos citotóxicos, como a azatioprina, a ciclofosfamida, a ciclosporina e os sais de ouro, são extremamente tóxicos e são reservados para condições potencialmente fatais (como vasculite sistêmica), ou quando outros fármacos não conseguem promover remissão. Os agentes citotóxicos são apenas mencionados neste capítulo, visto que o enfermeiro pode ouvir sobre o seu uso, como em uma anamnese.

REAÇÕES ADVERSAS

Os fármacos imunossupressores podem causar as seguintes reações adversas:

- Náuseas
- Estomatite
- **Alopecia** (queda de cabelo).

As reações adversas aos fármacos à base de sulfa, como a sulfassalazina, consistem em alterações oculares, desconforto gastrintestinal (GI) e pancitopenia leve. Os ARMDs biológicos provocam sinais e sintomas semelhantes aos gripais. Como eles reduzem a resposta imune, as doenças infecciosas, como a tuberculose, são uma preocupação. A irritação da pele constitui a reação adversa mais comum aos fármacos administrados por injeção. Para informações mais detalhadas, ver o Resumo de Fármacos | Fármacos utilizados no tratamento de distúrbios musculoesqueléticos, ósseos e articulares.

CONTRAINDICAÇÕES

Todas as categorias de ARMDs são contraindicadas para pacientes com hipersensibilidade conhecida aos fármacos. Pacientes com insuficiência renal, doença hepática, uso abusivo de álcool etílico, pancitopenia ou deficiência de folato não devem fazer uso de metotrexato. O etanercepte, o adalimumabe e o infliximabe não devem ser utilizados em pacientes com insuficiência cardíaca congestiva ou doenças desmielinizantes neurológicas. A anacinra não deve ser combinada com etanercepte, adalimumabe ou infliximabe.

PRECAUÇÕES

Esses fármacos devem ser utilizados com cautela em pacientes com obesidade, diabetes melito e hepatite B ou C. Mulheres não devem engravidar, e parceiros sexuais devem usar contraceptivo de barreira para prevenir a transmissão do fármaco pelo sêmen.

A sulfassalazina é preferida ao metotrexato para pacientes que apresentam doença hepática. Quando os pacientes estão em uso de etanercepte, adalimumabe ou infliximabe, deve-se efetuar rastreamento de tuberculose preexistente, devido ao aumento das infecções oportunistas após o tratamento.

INTERAÇÕES

As seguintes interações podem ocorrer quando se administra ARMDs, como o metotrexato, com outro agente:

Fármaco combinado	Uso comum	Efeito da interação
Antibióticos à base de sulfa	Combater infecção	Risco aumentado de intoxicação por metotrexato
Ácido acetilsalicílico e AINEs	Alívio da dor	Risco aumentado de intoxicação por metotrexato

> ### ⚠ ALERTA DE ENFERMAGEM
>
> Como os ARMDs foram desenvolvidos para provocar imunossupressão, os pacientes precisam ser monitorados rotineiramente quanto à ocorrência de infecções. Instruir os pacientes a relatar qualquer problema, não importa o quanto insignificante seja, como resfriado ou ferida aberta – visto que até mesmo esses problemas podem se tornar potencialmente fatais.

INIBIDORES DA REABSORÇÃO ÓSSEA | BIFOSFONATOS

Cerca de 54 milhões de norte-americanos apresentam **osteoporose** ou massa óssea reduzida (NOF, 2016). A osteoporose envolve a perda da massa óssea, que é observada tipicamente após a menopausa. Nos EUA, estima-se que 700.000 fraturas de vértebras e 300.000 fraturas de fêmur ocorram anualmente em consequência dessa doença (Black, 2016). Os bifosfonatos e os agentes biológicos mais recentes estão ajudando a reduzir essas fraturas, bem como as da **doença de Paget**.

AÇÕES

Os bifosfonatos atuam basicamente nos ossos, inibindo a reabsorção óssea normal e anormal. Isso resulta em aumento da densidade mineral óssea, revertendo a progressão da osteoporose.

USOS

Os bifosfonatos são utilizados no tratamento das seguintes condições:

- Osteoporose após a menopausa, bem como em homens (causada pelo uso de glicocorticoides)
- **Hipercalcemia** (elevação dos níveis séricos de cálcio) de doenças malignas e metástases ósseas de alguns tumores sólidos
- Doença de Paget do osso.

REAÇÕES ADVERSAS

As reações adversas aos bifosfonatos incluem:

- Náuseas, diarreia
- Dor óssea intensificada ou recorrente
- Cefaleia
- **Dispepsia** (desconforto GI), regurgitação ácida, disfagia
- Dor abdominal.

Tipicamente, os bifosfonatos não provocam reações adversas quando o paciente é instruído sobre sua administração correta (ver seção Processo de Enfermagem). Pedir ao paciente que demonstre compreensão dos procedimentos irá ajudar a esclarecer os problemas antes que eles ocorram e a reduzir as reações adversas.

CONTRAINDICAÇÕES E PRECAUÇÕES

Esses fármacos são contraindicados para pacientes hipersensíveis aos bifosfonatos. O alendronato e o risedronato são contraindicados para pacientes com hipocalcemia. O alendronato é um fármaco de categoria C para uso na gestação, sendo contraindicado para gestantes. Esses medicamentos também são contraindicados para pacientes com esvaziamento esofágico tardio ou com comprometimento renal. Não se recomenda o uso concomitante desses fármacos com terapia de reposição hormonal.

A administração do agente biológico denosumabe associa-se a hipopotassemia, osteonecrose da mandíbula (ONM), infecção, reações cutâneas e fraturas atípicas de fêmur. O benefício do fármaco *versus* reações adversas graves e incomuns é monitorado pela FDA no programa denominado Avaliação de Risco e Estratégias de Mitigação (*Risk Evaluation and Mitigation Strategy* [REMS]). De acordo com esse programa, é preciso fornecer instruções específicas e proceder a monitoramento, com envio da documentação à FDA sobre a administração do fármaco e o conhecimento das reações adversas potenciais pelo paciente.

Embora esses fármacos não tenham sido estudados, se uma gestante apresentar uma neoplasia maligna, seu uso durante a gestação pode ser justificado se o benefício potencial superar o risco potencial para o feto.

 Considerações sobre cuidados crônicos

O tratamento farmacológico padrão da osteoporose consiste na administração de bifosfonatos durante aproximadamente 5 anos. Depois desse período, recomenda-se uma pausa. Estudos atuais indicam que a melhor estimativa sobre a pausa dos fármacos é o risco basal do paciente – se for alto, recomenda-se tratamento mais prolongado (McClung, 2013).

INTERAÇÕES

As seguintes interações podem ocorrer quando se associa um bifosfonato a outro agente:

Fármaco combinado	Uso comum	Efeito da interação
Suplemento de cálcio ou antiácidos com magnésio e alumínio	Alívio do desconforto gástrico	Diminuição da efetividade dos bifosfonatos
Ácido acetilsalicílico	Alívio da dor	Risco aumentado de sangramento GI
Teofilina	Alívio de distúrbios respiratórios	Risco aumentado de intoxicação por teofilina

INIBIDORES DO ÁCIDO ÚRICO

A **gota** é um tipo de artrite, caracterizada por elevação dos níveis sanguíneos de ácido úrico que frequentemente se deposita nas articulações. O depósito ou o acúmulo de cristais de urato nas articulações provoca as manifestações de gota: dor, vermelhidão, edema, deformidade articular.

AÇÕES

O alopurinol diminui a produção de ácido úrico, com consequente redução dos níveis séricos de ácido úrico e dos depósitos de cristais de urato nas articulações. Isso provavelmente explica a capacidade desse fármaco de aliviar a dor intensa da gota aguda. O febuxostate, um fármaco mais recente, é utilizado para reduzir os níveis séricos de ácido úrico, prevenindo, assim, as crises de gota.

O mecanismo exato de ação da colchicina não é conhecido, porém foi constatado que reduz efetivamente a inflamação associada ao depósito de cristais de urato nas articulações. A colchicina não influencia o metabolismo do ácido úrico.

Nos indivíduos com gota, os níveis séricos de ácido úrico estão habitualmente elevados. Na crise aguda, pode-se administrar a pegloticase, uma infusão IV, para diminuir a concentração existente de ácido úrico no corpo. A probenecida atua da mesma maneira e pode ser administrada isoladamente ou com colchicina quando o paciente apresenta crises recorrentes e frequentes de gota. A probenecida também tem sido utilizada para prolongar os níveis plasmáticos das penicilinas e das cefalosporinas.

USOS

Os fármacos indicados para o tratamento da gota podem ser utilizados para o manejo das crises agudas de gota ou sua prevenção (profilaxia).

REAÇÕES ADVERSAS

Reações do sistema digestório
- Náuseas, vômitos, diarreia
- Dor abdominal.

Outras reações
- Cefaleia
- Polaciúria.

Uma das reações adversas associadas ao alopurinol é o exantema que, em alguns casos, é acompanhado por reações de hipersensibilidade grave, como dermatite esfoliativa e **síndrome de Stevens-Johnson**. A administração de colchicina pode resultar em náuseas intensas, vômitos e depressão da medula óssea; por conseguinte, é utilizada como tratamento de segunda linha quando outros fármacos fracassam.

CONTRAINDICAÇÕES

Os fármacos utilizados no tratamento da gota são contraindicados para pacientes com hipersensibilidade conhecida aos mesmos.

A colchicina é contraindicada para pacientes que apresentam graves distúrbios GI, renais, hepáticos ou cardíacos e para aqueles com discrasias sanguíneas. A probenecida é contraindicada para pacientes com discrasias sanguíneas ou cálculos renais de ácido úrico, bem como para crianças com menos de 2 anos de idade. Se o paciente estiver tomando azatioprina, mercaptopurina ou teofilina, não se deve prescrever febuxostate.

PRECAUÇÕES

Os inibidores do ácido úrico devem ser utilizados com cautela em pacientes com comprometimento renal e durante a gravidez; esses agentes estão incluídos nas categorias B ou C para uso na gestação. O alopurinol é utilizado com cautela em pacientes que apresentam comprometimento hepático. A probenecida deve ser usada com cautela em pacientes hipersensíveis às sulfas ou que apresentam doença ulcerosa péptica. A colchicina é utilizada com cautela nos indivíduos idosos.

Já foram observadas reações anafiláticas com infusões de pegloticase; por conseguinte, são utilizados anti-histamínicos e corticosteroides como pré-medicação.

INTERAÇÕES

As seguintes interações podem ocorrer quando se administra inibidor do ácido úrico com outro agente:

Fármaco combinado	Uso comum	Efeito da interação
Alopurinol e febuxostate		
Ampicilina	Agente anti-infeccioso	Risco aumentado de exantema
Teofilina	Alívio de condições respiratórias	Risco aumentado de intoxicação por teofilina
Antiácidos à base de alumínio	Alívio do desconforto gástrico	Diminuição da efetividade do alopurinol

Fármaco combinado	Uso comum	Efeito da interação
Probenecida		
Penicilinas, cefalosporinas, aciclovir, rifampicina e sulfonamidas	Agente anti-infeccioso	Elevação dos níveis séricos do agente anti-infeccioso
Barbitúricos e benzodiazepínicos	Sedação	Nível sérico aumentado do sedativo
AINEs	Alívio da dor	Níveis séricos aumentados de AINE
Salicilatos	Alívio da dor	Diminuição da efetividade da probenecida

Considerações fitoterápicas

A glicosamina e a condroitina são utilizadas em combinação ou isoladamente no tratamento da artrite, em particular da osteoartrite. A condroitina atua como matriz de conexão flexível entre os filamentos de proteína na cartilagem. A condroitina pode ser produzida no laboratório ou pode ser obtida de fontes naturais (p. ex., cartilagem de tubarão). Alguns estudos sugerem que, se houver condroitina disponível para a matriz celular, pode ocorrer síntese de tecido. Por esse motivo, é utilizada no tratamento da artrite. Embora haja poucas informações sobre os efeitos da condroitina a longo prazo, ela geralmente não é considerada prejudicial.

Teoricamente, a glicosamina fornece elementos para a regeneração da cartilagem danificada. A absorção da glicosamina oral é de 90 a 98%, tornando-a amplamente aceita para uso. Em geral, a glicosamina é bem tolerada, e não foram relatadas reações adversas ao seu uso (Der-Marderosian, 2003).

PROCESSO DE ENFERMAGEM
Paciente tratado com fármaco para distúrbio musculoesquelético

AVALIAÇÃO

Avaliação pré-administração

A obtenção da história do paciente é variável, dependendo do tipo de fármaco utilizado para prevenir determinado problema ou interrompê-lo – isto é, se o fármaco for preventivo (como os bifosfonatos), pode não haver início dos sintomas, nem tratamento atual. Em alguns casos, é necessário indagar do paciente sobre sua capacidade de realizar as atividades da vida diária, incluindo as laborais, quando for o caso; outras vezes, a atividade laboral não é comprometida.

Durante a avaliação física, o enfermeiro deve descrever a condição física e as limitações do paciente. Em caso de artrite (qualquer tipo), precisa examinar as articulações dos membros, quanto a aparência da pele sobre elas, sinais de deformidade articular e mobilidade da articulação afetada. Pacientes com osteoporose são indagados sobre dor, particularmente na região dorsal, na região lombar ou no quadril.

Em caso de gota, deve-se observar a aparência da pele sobre as articulações, o tipo de dor e qualquer aumento das articulações. Sinais vitais e peso são obtidos para dispor de valores basais para comparação durante a terapia.

O médico pode solicitar exames laboratoriais e densitometria óssea antes do tratamento. Isso é particularmente importante quando é prescrito um inibidor da reabsorção óssea.

! ALERTA DE ENFERMAGEM

Quando se administram bifosfonatos, os níveis séricos de cálcio devem ser monitorados antes, durante a após a terapia.

Avaliação continuada

A avaliação periódica constitui importante parte da terapia dos distúrbios musculoesqueléticos. Em alguns deles, como gota aguda, pode-se esperar resposta do paciente à terapia

Parte 6 Fármacos que Atuam no Sistema Neuromuscular

em horas. Por conseguinte, é importante inspecionar e documentar as articulações acometidas a cada 1 a 2 horas para identificar imediatamente uma resposta ou sua ausência à terapia. Além disso, verificar alívio de dor, bem como reações adversas ao fármaco.

Em outros distúrbios, a resposta é gradual e pode levar dias, semanas ou até meses de tratamento. Dependendo do fármaco administrado e do distúrbio a ser tratado, a avaliação da terapia pode ser diária ou anual. Essas avaliações documentadas ajudam o médico a planejar terapias atual e futura, incluindo mudanças de doses, alterações no fármaco administrado e instituição de fisioterapia.

DIAGNÓSTICOS DE ENFERMAGEM

Diagnósticos de enfermagem específicos para agentes farmacológicos incluem:

- **Disposição para equilíbrio de líquidos melhorado:** relacionada com a necessidade de um aumento no aporte de líquidos para promover a excreção de cristais de urato
- **Conforto prejudicado: desconforto gástrico:** relacionado com a irritação do revestimento gástrico em consequência da administração de medicamentos
- **Risco de lesão:** relacionado com sonolência induzida por medicamentos e risco associado de perda do equilíbrio e quedas
- **Risco de reação alérgica:** relacionado com resposta a uma substância deflagradora (alergia a fármacos).

Os diagnósticos de enfermagem relacionados com a administração de medicamentos são discutidos no Capítulo 4.

PLANEJAMENTO

Os desfechos esperados no paciente dependem do motivo da administração do fármaco, mas podem incluir resposta ótima à terapia, atendimento às necessidades do paciente, como controle das reações adversas, e confiabilidade na compreensão do esquema medicamentoso.

IMPLEMENTAÇÃO

Promoção da resposta ótima à terapia

O paciente com distúrbio musculoesquelético pode sentir dor crônica de longa duração, o que pode ser tão difícil quanto tolerar uma dor aguda. Juntamente com a dor, pode haver deformidades esqueléticas, como as deformidades articulares observadas na AR avançada. No caso de muitas condições musculoesqueléticas, a terapia farmacológica é a modalidade principal. Além da terapia farmacológica, o repouso, a fisioterapia e outras medidas podem constituir parte do tratamento. Incluir fármacos como uma importante parte do plano de tratamento pode manter o distúrbio sob controle (p. ex., terapia para a gota), melhorar a capacidade do paciente de realizar as atividades da vida diária (AVDs) ou tornar a dor e o desconforto toleráveis.

Os pacientes com distúrbio musculoesquelético podem ter sentimentos negativos em relação aos sintomas e à cronicidade do distúrbio. Além dos cuidados físicos, esses pacientes frequentemente necessitam de apoio emocional, particularmente quando o distúrbio é incapacitante e crônico. Incentivar o paciente quando explicar que a terapia pode levar algumas semanas ou mais antes que possa ser observado qualquer benefício. Quando isso é explicado antes do início da terapia, é menos provável que o paciente fique desmotivado por resultados lentos.

É importante estar atento para a ocorrência de reações, como exantema, febre, tosse ou equimoses. Escutar atentamente as queixas específicas do paciente que possam aparentemente não estar relacionadas com a terapia farmacológica, como alterações visuais, tinido ou perda auditiva. Relatar imediatamente essas reações adversas; o médico pode modificar as doses ou até mesmo os fármacos prescritos. É preciso dispensar atenção especial às alterações visuais, visto que pode ocorrer dano irreversível à retina.

A administração de alopurinol pode resultar em exantema. O exantema deve ser monitorado rigorosamente, visto que ele pode preceder uma reação adversa grave, como a síndrome de Stevens-Johnson. Relatar imediatamente a ocorrência de qualquer exantema ao médico.

O metotrexato é potencialmente tóxico. Por conseguinte, é preciso monitorar rigorosamente os resultados laboratoriais quanto ao desenvolvimento de reações adversas, como trombocitopenia e leucopenia. Exame hematológico e provas de função hepática e renal são monitorados a cada 1 a 3 meses durante a terapia com metotrexato. Notificar o médico sobre quaisquer achados anormais nesses exames.

MONITORAMENTO E MANEJO DAS NECESSIDADES DO PACIENTE

Disposição para equilíbrio de líquidos melhorado

Quando o paciente utiliza inibidores do ácido úrico, deve-se incentivar a ingestão liberal de líquidos. O paciente sabe se está tomando líquidos adequados quando o débito urinário diário é de cerca de 2 ℓ. É necessário um aumento do débito urinário para excretar os uratos (sais de ácido úrico) e impedir a formação de cálculos de ácido úrico no sistema geniturinário. Discutir maneiras de fornecer líquidos adequados e lembrar frequentemente ao paciente da importância de aumentar o aporte de líquidos. Se o paciente não aumentar a ingestão de líquidos, entrar em contato com o médico. Em alguns casos, pode ser necessário administrar líquidos por via intravenosa (IV) para suplementar a ingestão oral quando o paciente não consegue ingerir cerca de 3.000 mℓ de líquidos por dia.

Conforto prejudicado: desconforto gástrico

A absorção adequada e o metabolismo dos fármacos podem depender da cronologia com as refeições. Para facilitar a liberação do inibidor da reabsorção óssea no estômago e minimizar os efeitos GI adversos, instruir o paciente a ingerir o medicamento ao levantar pela manhã, com 180 a 240 mℓ de água, e a permanecer em posição ortostática. O paciente é instruído a permanecer de pé (evitando deitar) durante pelo menos 30 minutos após tomar o medicamento. Ajudar o paciente a manter uma rotina de permanecer de pé por 30 minutos após a administração diminuirá o desconforto gástrico e promoverá a adesão ao esquema medicamentoso (Figura 30.2). Instruções específicas para ajudar os pacientes a lembrar-se da rotina são fornecidas no boxe Orientação ao paciente para desfechos melhores | Uso de bifosfonatos para desfechos melhores. O etidronato não é administrado nas primeiras 2 horas após a ingestão de alimentos, suplementos vitamínicos e minerais ou antiácidos.

Muitos bifosfonatos estão disponíveis em formas posológicas de uma vez por semana e uma vez por mês. Embora se disponha de um fármaco administrado uma vez por ano, o paciente precisa ir à clínica ambulatorial para sua administração por via intravenosa. Os ARMDs, inibidores do ácido úrico e relaxantes musculares são ingeridos com alimentos

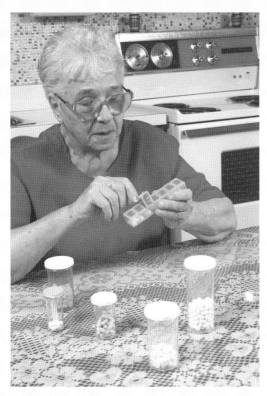

FIGURA 30.2 Quando se tomam bifosfonatos, a adesão a rotinas específicas ajuda a reduzir as reações adversas desagradáveis.

ou imediatamente após as refeições, de modo a minimizar desconforto gástrico.

Risco de lesão

Muitos desses medicamentos podem causar sonolência. Além disso, dor ou deformidade podem dificultar a mobilidade. Esses dois fatores fazem com que o paciente corra risco de lesão. Por conseguinte, ensinar a família a monitorar cuidadosamente o paciente antes de permitir que ele caminhe sozinho. Caso ocorra sonolência, é necessária ajuda com as atividades ambulatoriais. Se a sonolência for intensa, instruir o paciente ou sua família a entrar em contato com o médico antes de tomar a próxima dose.

O paciente com artrite pode sentir muita dor ou desconforto e pode necessitar de ajuda para determinadas atividades, como caminhar, comer e arrumar-se. Os pacientes com repouso ao leito necessitam de mudanças de posição e cuidados da pele a cada 2 horas. Os pacientes com osteoporose podem necessitar de uma órtese ou colete quando estiverem fora da cama.

Risco de reação alérgica

Quando fármacos de primeira linha para gota não têm sucesso, podem-se prescrever, algumas vezes, fármacos mais tóxicos, como infusão de pegloticase. Durante a infusão, o paciente é rigorosamente monitorado quanto ao desenvolvimento de reações adversas. Se ocorrer reação anafilática, os membros da equipe do centro de infusão estão preparados para iniciar medidas de reanimação enquanto a emergência é notificada.

Orientação ao paciente e aos familiares

O esquema posológico para esses fármacos pode ser variável, exigindo administração em dias alternados, em horas específicas do dia, semanalmente ou mensalmente. O paciente pode não obter resposta terapêutica nas primeiras 3 a 6 semanas de

---

Orientação ao paciente para desfechos melhores

Uso de bifosfonatos para desfechos melhores

Os inibidores da reabsorção óssea não apenas aumentam a densidade óssea, mas também previnem fraturas ósseas (algumas vezes em até 50%). Você pode ter escutado opiniões boas e ruins de amigos e da família que tomam esses medicamentos. Aqui, você irá aprender o que é melhor para você. Ao fornecer instruções, certifique-se de que o paciente entenda o descrito a seguir.

Quando tratar. O diagnóstico para o tratamento da osteoporose é estabelecido pelo escore T (obtido da densitometria óssea). Você não é candidato ao tratamento se tiver distúrbios gastresofágicos, doença renal ou deficiência grave de vitamina D. Algumas preparações são tomadas diariamente, enquanto outras são administradas a intervalos mensais. As pesquisas mostram resultados satisfatórios quando o medicamento é administrado por 5 a 10 anos – por isso, a administração correta é importante.

Suplementos. Esses medicamentos atuam ao utilizar os blocos de construção na formação óssea. Para isso, você precisa de um aporte diário de 1.500 mg de cálcio e 400 a 800 unidades de vitamina D. O medicamento que você está tomando pode ou não ter esse suplemento incluído na preparação. Verifique isso com o médico e siga a recomendação do suplemento vitamínico.

Rotina para a administração de medicamentos específicos. Esses medicamentos são absorvidos lentamente pelo estômago e podem causar grave irritação ao esôfago. Você precisa ingerir o comprimido com 180 a 240 mℓ de água e não pode ingerir alimento nem beber água durante 30 min após a administração do medicamento; além disso, precisa permanecer na posição ortostática durante esse período. Aqui, são fornecidas sugestões para que a administração desse medicamento seja mais fácil e seja incorporada à sua rotina semanal:

✔ Utilizar um calendário ou o alarme do celular para lembrar a dose mensal
✔ Não preparar a sua máquina de café na véspera do dia de administração do medicamento. Isso irá evitar que tome a sua xícara de café pela manhã antes de lembrar que você precisa tomar o medicamento
✔ Na véspera, colocar o medicamento em um local que possa facilmente ver quando levantar da cama
✔ Tomar a medicação e, em seguida, fazer alguma atividade que possa distraí-lo, como tomar o seu banho de chuveiro pela manhã ou sentar em uma cadeira e assistir às notícias pela televisão, ouvir música no rádio ou verificar o seu *e-mail* ou responder a ele
✔ Preparar um desjejum especial nessa manhã, com alimentos de sua preferência; usar o desjejum como recompensa por ter tomado corretamente a sua medicação!
✔ Desenvolver o hábito de telefonar ao médico pelo menos a cada 6 meses (se o medicamento for tomado mensalmente), de modo a comunicar se está tendo ou não qualquer alteração GI (distensão abdominal, pressão, pirose) que possa ser causada pelo medicamento.

---

terapia, tornando-se desmotivado. Em alguns casos, o paciente pode até interromper o tratamento. Para assegurar adesão ao esquema de tratamento, o paciente precisa sentir confiança e compreender a importância da terapia prescrita, tomando o medicamento exatamente conforme as indicações, de modo a obter os melhores resultados. Para alcançar essa meta, é importante desenvolver plano efetivo de orientação a pacientes e familiares. Os seguintes itens são incluídos no plano de ensino:

- Explicar cuidadosamente que o tratamento para o distúrbio inclui terapia farmacológica, bem como outras medidas, como dieta, exercício, limitações ou especificações de atividade e fisioterapia periódica
- Ensinar a importância de falar com o médico antes de tomar qualquer fármaco ou suplemento de venda livre
- Alguns medicamentos utilizados para a AR exigem a auto-administração de injeções subcutâneas. Instruir o paciente e seus familiares sobre as técnicas corretas de injeção e descarte
- Orientar sobre o revezamento dos locais de injeção e solicitar ao paciente que demonstre a técnica correta de injeção antes que se torne um procedimento autoadministrado
- Os pacientes precisam ser orientados sobre como aliviar desconforto no local de injeção e relatar ao médico o aparecimento de vermelhidão, dor e edema.

Quando utilizar fármacos para espasmo e cãibras musculares:

- Esse fármaco pode causar sonolência. Não dirigir veículos nem executar outras tarefas perigosas caso ocorra sonolência
- Esse medicamento é para uso a curto prazo. Não tomá-lo por mais de 2 a 3 semanas
- Evitar o consumo de álcool etílico ou outros depressores do SNC enquanto estiver tomando esse medicamento.

Quando estiver utilizando medicamentos para tratamento de AR:

- Quando tomar metotrexato, utilizar um calendário ou qualquer outro dispositivo de memória para lembrar-se de tomar o medicamento no mesmo dia a cada semana
- Notificar imediatamente o médico se ocorrer qualquer uma das seguintes reações: aftas na boca, diarreia, febre, faringite, equimoses, exantema, prurido, náuseas e vômitos
- As mulheres em idade fértil devem utilizar um contraceptivo efetivo durante a terapia com metotrexato e por 8 semanas após o término do tratamento.

Quando estiver utilizando medicamentos para tratamento da gota:

- Ingerir pelo menos 10 copos de água por dia até a resolução da crise aguda
- Ingerir o medicamento com alimento, de modo a minimizar o desconforto GI
- Se ocorrer sonolência, não dirigir veículos ou realizar outras tarefas perigosas
- Gota aguda – notificar o médico se não houver alívio da dor em alguns dias
- Notificar o médico se ocorrer exantema.

REAVALIAÇÃO

- O efeito terapêutico do fármaco é obtido, há redução da dor, e a mobilidade é melhorada ou mantida
- As reações adversas são identificadas, relatadas ao médico e controladas por meio de intervenções de enfermagem apropriadas:
  - O paciente melhora o equilíbrio de líquidos
  - O conforto GI é mantido
  - Não se observa evidências de lesão
  - A resposta alérgica é minimizada
- O paciente e sua família expressam confiança e demonstram entender o esquema medicamentoso.

Farmacologia na prática
PENSE CRITICAMENTE
Com base na sua compreensão dos fármacos utilizados para melhorar a densidade óssea e as exigências desses fármacos, a Sra. Moore é uma candidata apropriada para esse medicamento?

PONTOS-CHAVE

■ Os distúrbios musculoesqueléticos para os quais são prescritos fármacos incluem artrite (tanto artrite reumatoide quanto osteoartrite), elevação dos níveis séricos de ácido úrico que provoca gota e doenças ósseas, como osteoporose. Esses distúrbios são crônicos e exigem terapia prolongada

■ São utilizados diversos fármacos para o tratamento das lesões e distúrbios musculoesqueléticos. Incluem ARMDs, inibidores da reabsorção óssea, relaxantes da musculatura esquelética e inibidores do ácido úrico

■ As reações adversas mais comuns consistem em desconforto GI, queda de cabelo e sonolência

■ Pacientes que utilizam ARMDs devem ser cuidadosamente monitorados à procura de infecção. Os pacientes em uso de bifosfonatos devem desenvolver rotinas específicas de administração do fármaco para evitar irritação gastresofágica. Quando são utilizados inibidores do ácido úrico, deve-se monitorar a ocorrência de exantema grave.

RESUMO DE FÁRMACOS
Fármacos utilizados no tratamento de distúrbios musculoesqueléticos, ósseos e articulares

Nome genérico	Usos	Reações adversas	Faixas posológicas
Relaxantes da musculatura esquelética			
Baclofeno	Espasticidade causada por esclerose múltipla, lesões da medula espinal (administração intratecal para espasticidade grave)	Sonolência, tontura, náuseas, fraqueza, hipotensão	15 a 80 mg/dia VO, em doses fracionadas

Capítulo 30 Fármacos para Tratamento de Distúrbios Musculoesqueléticos, Ósseos e Articulares 309

Nome genérico	Usos	Reações adversas	Faixas posológicas
Carisoprodol	Alívio do desconforto causado por condições musculoesqueléticas agudas e dolorosas	Tontura, sonolência, taquicardia, náuseas, vômitos	350 mg VO, 3 ou 4 vezes/dia
Clorzoxazona	Iguais aos do carisoprodol	Distúrbios GI, sonolência, tontura, exantema	250 a 750 mg VO, 3 ou 4 vezes/dia
Ciclobenzaprina	Iguais aos do carisoprodol	Sonolência, tontura, boca seca, náuseas, constipação intestinal	10 a 60 mg/dia VO, em doses fracionadas
Dantroleno	Espasticidade causada por lesão da medula espinal, acidente vascular encefálico, paralisia cerebral, esclerose múltipla	Sonolência, tontura, fraqueza, constipação intestinal, taquicardia, mal-estar	Dose inicial: 25 mg/dia VO; em seguida, 400 mg/dia VO, em doses fracionadas
Diazepam	Alívio de espasmo muscular, espasticidade causada por paralisia cerebral, epilepsia, paraplegia, ansiedade	Sonolência, sedação, letargia, constipação intestinal, diarreia, bradicardia, taquicardia, exantema	2 a 10 mg VO, 2 a 4 vezes/dia; 2 a 20 mg IM, IV Liberação prolongada: 15 a 30 mg/dia VO
Metaxalona	Iguais aos do carisoprodol	Sonolência, tontura, cefaleia, náuseas, exantema	800 mg VO, 3 a 4 vezes/dia
Metocarbamol	Alívio do desconforto causado por distúrbios musculoesqueléticos	Sonolência, tontura, vertigem, confusão, cefaleia, exantema, borramento visual, desconforto GI	1 a 1,5 g VO, 4 vezes/dia; limitar a dose IM, IV para 3 g/dia
Orfenadrina	Desconforto causado por distúrbios musculoesqueléticos	Sonolência, tontura, vertigem, confusão, cefaleia, exantema, borramento visual, desconforto GI	100 mg VO, 2 vezes/dia; 60 mg IV ou IM, a cada 12 h
Tizanidina	Espasticidade causada por lesão da medula espinal, esclerose múltipla	Sonolência, fadiga, tontura, boca seca, infecção urinária	4 a 8 mg VO, até 3 vezes/dia
Fármacos antirreumáticos modificadores da doença (ARMDs)			
Hidroxicloroquina	AR, antimalárico	Irritabilidade, nervosismo, alterações da retina e da córnea, anorexia, náuseas, vômitos, efeitos hematológicos	400 a 600 mg/dia VO
Leflunomida	AR	Hipertensão arterial, alopecia, exantema, náuseas, diarreia	Dose inicial: 100 mg por 3 dias Dose de manutenção: 20 mg/dia VO
Metotrexato (MTX)	AR, quimioterapia do câncer	Náuseas, estomatite, alopecia	7,5 a 20 mg VO, 1 vez/semana
Sulfassalazina	AR, doença de Crohn, colite ulcerativa	Náuseas, vômitos, dor abdominal, cristalúria, hematúria, síndrome de Stevens-Johnson, exantema, cefaleia, sonolência, diarreia	2 a 4 g/dia VO, em doses fracionadas
Fármacos antirreumáticos modificadores da doença (ARMDs) – agentes biológicos			
Abatacepte	AR	Cefaleia, congestão nasal, sintomas de infecção das vias respiratórias superiores (VRS), náuseas	500 a 750 mg IV, a cada 4 semanas
Adalimumabe	AR, outros distúrbios autoimunes (p. ex., doença de Crohn)	Irritação no local de injeção, risco aumentado de infecções	40 mg SC, em semanas alternadas
Anacinra	AR	Cefaleia, irritação no local de injeção, pancitopenia	100 mg SC, diariamente
Certolizumabe	AR, doença de Crohn	Sintomas de infecção das VRS e infecção urinária	400 mg SC, a cada 2 semanas ou mensalmente
Etanercepte	AR	Cefaleia, rinite, irritação no local de injeção, risco aumentado de infecções	25 mg SC, 2 vezes/semana, ou 50 mg SC, semanalmente
Golimumabe	AR	Sintomas de infecção das VRS, rinite, irritação no local de injeção, risco aumentado de infecções	50 mg SC, semanalmente
Infliximabe	AR em combinação com metotrexato, doença de Crohn	Febre, calafrios, cefaleia	Infusão de 3 a 10 mg/kg IV, em intervalos semanais específicados

(continua)

310　Parte 6　Fármacos que Atuam no Sistema Neuromuscular

Nome genérico	Usos	Reações adversas	Faixas posológicas
Tocilizumabe	AR	Cefaleia, congestão nasal, sintomas de infecção das VRS, elevação da pressão arterial, nível elevado de alanina aminotransferase (função hepática)	4 mg/kg IV, a cada 4 semanas
Inibidores da reabsorção óssea: bifosfonatos			
*Alendronato	Tratamento e prevenção da osteoporose pós-menopausa, osteoporose induzida por glicocorticoides, osteoporose em homens, doença de Paget	Dor abdominal, refluxo gastresofágico	5 a 10 mg VO, em doses diárias ou semanais (70 mg)
*Etidronato	Hipercalcemia da neoplasia maligna, doença de Paget, prevenção de osteófitos após artroplastia total de quadril ou lesão da medula espinal	Náuseas, febre, sobrecarga hídrica	5 a 20 mg/kg/dia VO (o tratamento não deve ultrapassar 6 meses)
*Ibandronato	Osteoporose pós-menopausa	Dor abdominal, náuseas, diarreia	2,5 mg/dia VO, disponível em comprimido de 150 mg administrado 1 vez/mês; dispõe-se de forma com 3 mg IV, para administração a cada 3 meses
Pamidronato	Hipercalcemia da neoplasia maligna, doença de Paget	Ansiedade, cefaleia, insônia, náuseas, vômitos, diarreia, constipação intestinal, dispepsia, pancitopenia, febre, fadiga, dor óssea	60 a 90 mg em dose única, infundida IV durante 2 a 24 h
*Risedronato	Tratamento e prevenção da osteoporose pós-menopausa, osteoporose induzida por glicocorticoides, osteoporose em homens, doença de Paget	Cefaleia, dor abdominal, artralgia, dor óssea recorrente, náuseas, diarreia	5 a 75 mg VO, em doses diárias ou semanais (75 mg)
Ácido zoledrônico	Zometa®: hipercalcemia da neoplasia maligna, metástases ósseas de tumor sólido Reclast®: osteoporose da pós-menopausa, doença de Paget	Hipotensão, confusão, ansiedade, agitação psicomotora, náuseas, diarreia, constipação intestinal, fadiga	Zometa®: 4 mg em dose IV única, infundida durante 15 min, a cada 3 a 4 semanas Reclast®: 5 mg IV 1 vez/ano
Inibidores da reabsorção óssea: não bifosfonatos			
Denosumabe	Tratamento da osteoporose pós-menopausa, perda óssea em homens com osteoporose, câncer de próstata, mulheres com câncer de mama	Exantema, imunossupressão, dose alta – osteonecrose da mandíbula	60 mg SC, a cada 6 meses
Raloxifeno	Tratamento e prevenção da osteoporose pós-menopausa	Câimbras nas perna, tontura, coágulos sanguíneos	60 mg VO, diariamente
Teriparatida	Tratamento e prevenção da osteoporose da pós-menopausa de alto risco	Câimbras nas pernas, tontura, aumento dos níveis de cálcio	20 mcg SC, diariamente, com duração máxima de 2 anos
Inibidores do ácido úrico			
Alopurinol	Manejo dos sintomas da gota	Exantema, dermatite esfoliativa, síndrome de Stevens-Johnson, náuseas, vômitos, diarreia, dor abdominal, alterações hematológicas	100 a 800 mg/dia VO
Colchicina	Alívio das crises agudas de gota, prevenção das crises de gota	Náuseas, vômitos, diarreia, dor abdominal, depressão de medula óssea	Profilaxia: 0,5 a 0,6 mg/dia VO Crise aguda: dose inicial de 0,5 a 1,2 mg VO ou 2 mg IV; em seguida, 0,5 a 1,2 mg VO, a cada 1 a 2 h, ou 0,5 mg IV a cada 6 h, até que haja resolução da crise ou ocorrência de efeitos adversos
Febuxostate	Hiperuricemia	Náuseas, exantema, artralgia	40 a 80 mg/dia VO

Capítulo 30 Fármacos para Tratamento de Distúrbios Musculoesqueléticos, Ósseos e Articulares 311

Nome genérico	Usos	Reações adversas	Faixas posológicas
Pegloticase	Manejo de sintomas de gota	Exacerbação da doença, reação à infusão, náuseas, equimoses	8 mg IV, a cada 2 semanas
Probenecida	Tratamento de hiperuricemia, gota e artrite gotosa; adjuvante de antibióticos	Cefaleia, anorexia, náuseas, vômitos, polaciúria, rubor, tontura	0,25 g VO, 2 vezes/dia, durante 1 semana; em seguida, 0,5 g VO, 2 vezes/dia
Agentes biológicos utilizados no tratamento da esclerose múltipla			
Natalizumabe	Esclerose múltipla, doença de Crohn	Cefaleia, mialgias, diarreia	300 mg IV, a cada 4 semanas[a]

*Esse fármaco deve ser administrado pelo menos 1 hora antes ou 2 horas depois de uma refeição.
[a]Administrado como parte do programa TOUCH; ver Capítulo 41.

REVISÃO DO CAPÍTULO

Calcule a dosagem dos medicamentos

1. Um paciente deve receber 300 mg de alopurinol por via oral para tratamento de gota. O enfermeiro dispõe de comprimidos de 100 mg. Quantos comprimidos o enfermeiro deve administrar? _____

2. O médico prescreve 1,5 g de metocarbamol por via oral para tratar um paciente com distúrbio musculoesquelético. Dispõe-se de comprimidos de 500 mg para administração. O enfermeiro administra _____.

Prepare-se para provas

1. Os bifosfonatos atuam ao _____.
1. Inibir a ingestão do cálcio
2. Inibir a reabsorção óssea anormal
3. Eliminar mais fósforo
4. Impedir a absorção da vitamina D

2. Quando administra um relaxante muscular, o enfermeiro observa o paciente à procura da reação adversa mais comum, que consiste em _____.
1. Sonolência
2. Sangramento GI
3. Vômitos
4. Constipação intestinal

3. Quando é prescrito alendronato para osteoporose, o enfermeiro orienta o paciente a tomar o medicamento _____.
1. Com alimento ou leite
2. Por injeção
3. 30 minutos antes do desjejum
4. Ao deitar

4. Quando alopurinol é utilizado para tratamento de gota, o enfermeiro _____.
1. Administra o medicamento com suco ou leite
2. Administra o medicamento após o jantar
3. Restringe líquidos durante as horas da noite
4. Estimula a ingestão liberal de líquido

5. Que informações essenciais o enfermeiro deve incluir na orientação ao paciente que iniciará a tomar risedronato?
1. O medicamento é administrado 1 vez/semana
2. Ingerir um laxante diariamente, visto que o fármaco provavelmente causará constipação intestinal
3. Ingerir o medicamento com antiácidos para diminuir desconforto gástrico
4. Após tomar o medicamento, permanecer em pé durante pelo menos 30 minutos

6. Quando administra um dos inibidores do ácido úrico, o enfermeiro avalia o paciente à procura das reações adversas mais comuns, que consistem em _____.
1. Reações relacionadas com o sistema digestório
2. Retenção urinária
3. Hipertensão
4. Reações relacionadas com o sistema nervoso

7. Quando administra um ARMD por via subcutânea, o enfermeiro deve:
1. Utilizar seringa de 5 mℓ
2. Injetar no tecido próximo ao umbigo
3. Massagear a área para aumentar o fluxo sanguíneo para os músculos
4. Revezar os locais de administração para minimizar a irritação tecidual

8. Qual das seguintes perguntas feita pela paciente indicaria que ela compreendeu como tomar corretamente medicamento contra reabsorção óssea?
1. "Se eu ficar com sono após tomar o medicamento, posso deitar?"
2. "Se eu sentir dor no estômago, isso significa que o remédio está agindo?"
3. "Devo tomar o remédio até ter diarreia?"
4. "Posso tomar banho após ingerir o medicamento e antes de comer?"

9. Identifique que fármacos estão incluídos na terapia da AR. **Escolha todas as opções corretas.**
1. AINEs
2. ARMDs
3. Agentes anti-infecciosos
4. Corticosteroides
5. Agentes imunossupressores

10. Um paciente pesa 63 kg. Se for prescrito tocilizumabe 4 mg/kg, qual é a dosagem total de tocilizumabe para esse paciente?

Para verificar as respostas, ver Apêndice F.

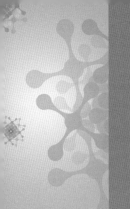

PARTE 7
Fármacos que Atuam no Sistema Respiratório

O sistema respiratório compreende as vias respiratórias superiores e inferiores, os pulmões e a cavidade torácica. Ele proporciona um mecanismo para a troca de oxigênio e dióxido de carbono nos pulmões. Qualquer alteração no estado respiratório de uma pessoa tem o potencial de afetar cada um dos outros sistemas orgânicos. Isso se deve ao fato de que todas as células necessitam de suprimento adequado de oxigênio para seu pleno funcionamento. A Parte 7 aborda fármacos utilizados no tratamento de alguns dos distúrbios mais comuns que acometem o sistema respiratório. Os fármacos desta parte são apresentados em dois grupos: aqueles utilizados para condições que acometem as vias respiratórias superiores e os utilizados para condições das vias respiratórias inferiores.

Entre as condições que mais frequentemente acometem as vias respiratórias superiores estão infecções, rinite alérgica, tosse, resfriado comum e congestão. A maioria dessas condições é causada por alergênios ou vírus (p. ex., resfriado, que pode ser causado por rinovírus, entre outros vírus), e são utilizadas medidas para aliviar o desconforto dos pacientes. Essas medidas incluem: (1) esteroides intranasais ou anti-histamínicos para aliviar as manifestações alérgicas; (2) descongestionantes para reduzir edema nasal; e (3) antitussígenos, mucolíticos e expectorantes para a tosse associada. Tipicamente, infecções de vias respiratórias superiores são tratadas com antibióticos apenas se houver bactérias. Esses fármacos são discutidos no Capítulo 31. Muitos deles estão disponíveis como fármacos isentos de prescrição (de venda livre), enquanto alguns estão disponíveis apenas sob prescrição.

O Capítulo 32 aborda os distúrbios das vias respiratórias inferiores, incluindo asma (doença inflamatória crônica das vias respiratórias), enfisema (distúrbio pulmonar, em que os alvéolos se dilatam e são obstruídos por muco) e bronquite crônica (inflamação crônica e possível infecção dos brônquios). Essas condições são coletivamente designadas como doença pulmonar obstrutiva crônica (DPOC). A DPOC é uma patologia lentamente progressiva das vias respiratórias, que se caracteriza por perda gradual da função pulmonar. Os sinais e sintomas de DPOC variam desde tosse crônica e produção de escarro até dispneia intensa e incapacitante. Não existe cura conhecida para a DPOC; em geral, o tratamento é de suporte e planejado para aliviar os sinais e sintomas e melhorar a qualidade de vida do paciente.

A asma é uma condição inflamatória crônica das vias respiratórias inferiores com broncospasmo e broncoconstrição. Essa condição e os fármacos utilizados no seu tratamento são descritos no Capítulo 32. Os pacientes com asma podem

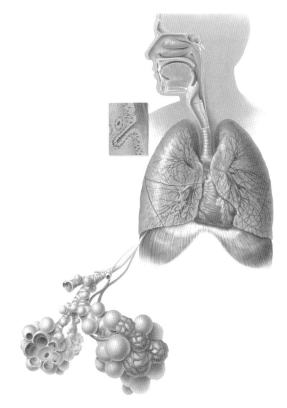

apresentar períodos de exacerbação que se alternam com períodos de função pulmonar normal. A exposição ambiental a alergênios, como ácaros de poeira doméstica, fumaça de tabaco, animais de estimação e seus pelos, mofo, excretas de baratas, e exercício físico são "deflagradores" de crise asmática. Fármacos anti-inflamatórios desempenham importante papel no tratamento de indivíduos com asma. Esses fármacos evitam as crises asmáticas ao diminuir o edema e a produção de muco nas vias respiratórias, tornando, assim, as vias respiratórias menos sensíveis aos "deflagradores" de asma. A terapia farmacológica para a asma visa prevenir as crises e reduzir o edema e a produção de muco nas vias respiratórias.

Os fármacos utilizados no tratamento de distúrbios das vias respiratórias inferiores são discutidos no Capítulo 32. Esses fármacos incluem agentes broncodilatadores, que são agonistas beta$_2$-adrenérgicos (agonistas β_2-adrenérgicos) (que possuem propriedades simpatomiméticas) e derivados da xantina. Juntamente com os fármacos broncodilatadores, são descritos os fármacos antiasmáticos, que incluem corticosteroides, modificadores de leucotrienos e estabilizadores de mastócitos.

31 Fármacos que Atuam nas Vias Respiratórias Superiores

Termos-chave

ação anticolinérgica bloqueio do sistema nervoso parassimpático

histamina substância encontrada em várias partes do corpo (*i. e.*, fígado, pulmões, intestino e pele) e produzida a partir do aminoácido histidina em resposta à lesão para desencadear uma resposta inflamatória

rinite inflamação das vias nasais

tosse improdutiva tosse seca e entrecortada, que não produz secreção

tosse produtiva tosse com eliminação de secreções do sistema respiratório

urticária lesões urticadas pruriginosas que resultam de contato com substância alergênica ou ingestão de alimento

Objetivos de aprendizagem

Ao fim deste capítulo, o leitor deverá ser capaz de:

1. Descrever as classes de medicamentos utilizados para condições das vias respiratórias superiores.
2. Discutir usos, ações farmacológicas gerais, reações adversas, contraindicações, precauções e interações dos esteroides intranasais, antitussígenos, mucolíticos, expectorantes, anti-histamínicos e descongestionantes.
3. Discutir atividades a serem realizadas pelo enfermeiro na avaliação pré-administração e na avaliação continuada no paciente tratado com esteroides intranasais, antitussígenos, mucolíticos, expectorantes, anti-histamínicos ou descongestionantes.
4. Listar os diagnósticos de enfermagem específicos para paciente em uso de esteroides intranasais, antitussígeno, mucolítico, expectorante, anti-histamínico ou descongestionante.
5. Discutir maneiras de promover resposta ótima ao tratamento, controlar reações adversas comuns e instruir os pacientes sobre o uso de esteroides intranasais, antitussígenos, mucolíticos, expectorantes, anti-histamínicos ou descongestionantes.

Classes de fármacos

Esteroide intranasal	Descongestionante	Expectorante
Anti-histamínico	Antitussígeno	Mucolítico

Farmacologia na prática

Janna Wong, ginasta de 16 anos de idade, apresenta congestão nasal. Foi prescrita para ela uma combinação de anti-histamínico e descongestionante nasal. Vários anti-histamínicos exercem efeitos anticolinérgicos. Que informações essenciais devem ser fornecidas a Janna?

A rinite aguda ou inflamação nasal, que resulta em vários sintomas, é uma das condições mais incômodas das vias respiratórias superiores. A rinite é frequentemente causada por um alergênio, e os indivíduos tipicamente se automedicam no caso de condições como congestão nasal. Outros sintomas para os quais as pessoas se automedicam incluem espirros, gotejamento pós-nasal, olhos avermelhados e pruriginosos, faringite, fadiga e pressão facial. Os fármacos utilizados para tratar o desconforto associado a distúrbios das vias respiratórias superiores incluem esteroides intranasais, anti-histamínicos, descongestionantes, antitussígenos e expectorantes. Muitos desses fármacos estão disponíveis como medicamentos isentos de prescrição (de venda livre), enquanto outros só estão disponíveis sob prescrição. Durante a anamnese, deve-se questionar o paciente sobre uso desses fármacos, os quais podem afetar outras condições de saúde ou outros medicamentos prescritos.

Este capítulo também irá discutir os mucolíticos – fármacos utilizados para tratar acúmulo de secreções nas vias respiratórias inferiores. Esses agentes fluidificam as secreções, facilitando sua remoção.

ESTEROIDES INTRANASAIS

USOS E AÇÕES

Esteroides intranasais (EINs), também conhecidos como glicocorticoides nasais, constituem o tratamento de primeira linha para as manifestações clínicas da rinite alérgica. Além disso, os EINs são utilizados no tratamento de rinite causada por substâncias não alergênicas, pólipos nasais e sinusite crônica. Esses fármacos exercem ação anti-inflamatória ao inibir a resposta de vários tipos de células, incluindo mastócitos, leucócitos, neutrófilos, eosinófilos e macrófagos. Também reduzem mediadores como a histamina, diminuindo a resposta inflamatória. Como a administração é tópica, o resultado é observado localmente, com reações adversas sistêmicas mínimas.

REAÇÕES ADVERSAS

As reações adversas são, tipicamente, leves e consistem em olfato ou paladar desagradável. Pode ocorrer ressecamento das vias nasais, resultando em irritação e sangramento nasal (epistaxe) – particularmente quando o clima é seco. Recomenda-se a interrupção dos EINs quando a epistaxe persistir. Infecções fúngicas (por *Candida albicans*) das narinas são reação rara.

CONTRAINDICAÇÕES E PRECAUÇÕES

Indivíduos com hipersensibilidade a esteroides não devem usar EINs. Esses fármacos estão na categoria C para uso na gestação e só devem ser utilizados quando o benefício superar o risco para o feto. Os EINs são utilizados com cautela em pacientes em uso de esteroides sistêmicos. Em participantes de um estudo, foi constatado nível sanguíneo de budesonida duas vezes maior do que o de um adulto. Acredita-se que isso seja consequente a diferenças de peso corporal. Alguns estudos sugerem haver redução na velocidade de crescimento de crianças que utilizam esses produtos por períodos prolongados (Lee, 2014).

INTERAÇÕES

Quando a cimetidina (redutora da acidez gástrica) é combinada com budesonida, o EIN é menos efetivo.

ANTI-HISTAMÍNICOS

A histamina é produzida em resposta a reação alérgica ou lesão tecidual. A liberação de histamina provoca resposta inflamatória. A dilatação das pequenas arteríolas resulta em vermelhidão localizada. O aumento da permeabilidade dos pequenos vasos sanguíneos promove escape de líquido desses vasos para os tecidos adjacentes, provocando edema localizado. Essa reação está ilustrada na Figura 31.1. A histamina também é liberada por mastócitos nas reações alérgicas ou reações de hipersensibilidade, como choque anafilático.

AÇÕES

Os anti-histamínicos (ou antagonistas dos receptores H_1) bloqueiam a maioria dos efeitos da histamina, porém nem todos eles. Eles atuam dessa maneira ao competir pelos sítios receptores de histamina distribuídos por todo o corpo, impedindo, assim, a entrada da histamina nesses receptores e produzindo um efeito sobre os tecidos corporais. Os anti-histamínicos de primeira geração ligam-se de modo *não seletivo* aos receptores H_1 centrais e periféricos e podem resultar em estimulação ou depressão do sistema nervoso central (SNC). Em geral, ocorre depressão do SNC com doses mais altas, e isso explica o motivo pelo qual alguns desses agentes são utilizados para sedação. Outros fármacos de primeira geração têm efeitos adicionais, como efeitos antipruriginosos (contra a coceira) ou antieméticos (contra as náuseas). Os anti-histamínicos de segunda geração são seletivos para os receptores H_1 periféricos e, como grupo, são menos sedativos.

Desloratadina, loratadina e fexofenadina têm penetração mínima na barreira hematencefálica, o que significa que ocorre pouca distribuição do fármaco no SNC, de modo que há menos efeitos sedativos.

USOS

Os usos gerais dos anti-histamínicos incluem os seguintes:

- Alívio dos sintomas das alergias sazonais e perenes
- Rinite alérgica e vasomotora
- Conjuntivite alérgica

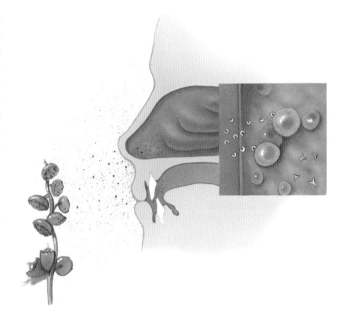

FIGURA 31.1 Alergênios e inflamação das vias respiratórias superiores.

- Edema angioneurótico leve e não complicado e urticária
- Alívio de reações alérgicas a fármacos, sangue ou plasma
- Alívio de tosse causada por resfriados ou alergias
- Terapia adjuvante no choque anafilático
- Tratamento de sintomas semelhantes aos da doença de Parkinson
- Alívio de náuseas e vômitos
- Alívio de cinetose
- Sedação
- Adjuvantes de analgésicos.

Cada anti-histamínico pode ser utilizado por uma ou mais dessas razões. Usos mais específicos das várias preparações de anti-histamínicos são apresentados no Resumo de Fármacos | Fármacos que atuam nas vias respiratórias superiores.

REAÇÕES ADVERSAS

Reações no sistema nervoso central
- Sonolência ou sedação
- Coordenação prejudicada.

Reações no sistema respiratório

As **ações anticolinérgicas** dos anti-histamínicos afetam o sistema respiratório e incluem as seguintes:

- Ressecamento da boca, do nariz e da garganta
- Espessamento das secreções brônquicas.

As preparações de segunda geração (p. ex., loratadina) provocam menos sonolência e menos efeitos anticolinérgicos do que alguns dos outros anti-histamínicos. Embora esses fármacos sejam algumas vezes utilizados no tratamento das alergias, pode ocorrer alergia a fármaco com o uso de um anti-histamínico. Sinais e sintomas que sugerem a ocorrência de alergia a esses fármacos incluem exantema ou **urticária**.

CONTRAINDICAÇÕES

Embora os anti-histamínicos estejam classificados nas categorias B (clorfeniramina, cetirizina, dexclorfeniramina, clemastina, difenidramina e loratadina) e C (bronfeniramina, desloratadina, fexofenadina, hidroxizina e prometazina) para uso na gestação, são contraindicados durante a gravidez e a lactação.

Os anti-histamínicos de primeira geração são contraindicados para pacientes com hipersensibilidade conhecida aos fármacos, bem como para recém-nascidos, prematuros e lactantes. Esses medicamentos também estão contraindicados para indivíduos em uso de antidepressivos inibidores da monoamina oxidase (IMAO) ou que apresentam uma das seguintes condições: glaucoma de ângulo fechado, úlcera péptica, hipertrofia prostática sintomática e obstrução do colo da bexiga.

Os anti-histamínicos de segunda geração são contraindicados para pacientes com hipersensibilidade conhecida. A cetirizina está contraindicada para pacientes sensíveis à hidroxizina.

PRECAUÇÕES

Os anti-histamínicos devem ser utilizados com cautela em pacientes que apresentam asma brônquica, doença cardiovascular, glaucoma de ângulo fechado, hipertensão arterial, comprometimento da função renal, retenção urinária, obstrução piloroduodenal e hipertireoidismo.

INTERAÇÕES

As seguintes interações podem ocorrer quando se administra um anti-histamínico com outro agente:

Fármaco combinado	Uso comum	Efeito da interação
Rifampicina	Fármaco antituberculoso	Reduz a absorção do anti-histamínico (p. ex., fexofenadina)
IMAO	Agente antidepressivo	Aumento dos efeitos anticolinérgicos e sedativos do anti-histamínico
Depressores do SNC (p. ex., analgésicos opioides ou álcool etílico)	Alívio da dor	Possível efeito depressor aditivo do SNC
Betabloqueadores	Tratamento de doença cardiovascular	Risco de aumento de efeitos cardiovasculares (p. ex., com difenidramina)
Antiácidos à base de alumínio ou magnésio	Alívio de desconforto gastrintestinal (GI)	Concentração diminuída do fármaco no sangue (p. ex., fexofenadina)

 DESCONGESTIONANTES

Um descongestionante é um fármaco que atua diretamente nos vasos sanguíneos para reduzir o edema das vias nasais, o que, por sua vez, desobstrui as mesmas e aumenta a drenagem dos seios paranasais. São prescritos para promover alívio temporário da congestão nasal causada por resfriado comum, rinite alérgica, sinusite e outras alergias respiratórias.

AÇÕES

Os descongestionantes nasais são simpatomiméticos, visto que provocam constrição localizada dos pequenos vasos sanguíneos das membranas nasais, à semelhança dos fármacos adrenérgicos. A vasoconstrição diminui o edema nas vias nasais (atividade descongestionante). Os descongestionantes nasais podem ser aplicados topicamente, e alguns estão disponíveis para uso oral. Podem ser administrados juntamente com um EIN para desobstruir as vias nasais antes da administração do esteroide. Exemplos de descongestionantes nasais incluem fenilefrina e oximetazolina, ambas disponíveis na forma de *spray* ou gotas nasais, e pseudoefedrina, que é administrada por via oral. Outros descongestionantes nasais estão listados no Resumo de Fármacos | Fármacos que atuam nas vias respiratórias superiores.

USOS

Descongestionantes são utilizados no tratamento da congestão associada a:

- Resfriado comum
- Rinite alérgica
- Sinusite
- Congestão associada à rinite.

REAÇÕES ADVERSAS

Quando utilizados topicamente nas doses prescritas, os descongestionantes habitualmente exercem efeitos sistêmicos mínimos na maioria dos indivíduos. Em certas ocasiões, ocorrem sensação de queimação, ardência e ressecamento nasais. Quando a forma tópica é utilizada com frequência, ou quando o líquido é deglutido, podem ocorrer as mesmas reações adversas observadas com os descongestionantes orais. O uso de descongestionantes orais pode resultar nas seguintes reações adversas:

- Taquicardia e outras arritmias cardíacas
- Nervosismo, inquietação e insônia
- Borramento visual
- Náuseas e vômitos.

CONTRAINDICAÇÕES

Os descongestionantes são contraindicados para pacientes com hipersensibilidade conhecida e para pacientes em uso de IMAO. A pseudoefedrina de liberação prolongada é contraindicada para crianças com menos de 12 anos de idade.

PRECAUÇÕES

Descongestionantes são utilizados com cautela em pacientes com as seguintes condições:

- Doença da tireoide
- Diabetes melito
- Doença cardiovascular
- Hipertrofia prostática
- Doença arterial coronariana
- Doença vascular periférica
- Hipertensão arterial sistêmica
- Glaucoma.

Não foi estabelecido uso seguro de descongestionantes durante gravidez (categoria C para uso na gestação) e lactação. Gestantes devem consultar o obstetra antes de utilizar esses medicamentos.

INTERAÇÕES

As seguintes interações podem ocorrer quando se administra um descongestionante com outro agente:

Fármaco combinado	Uso comum	Efeito da interação
IMAO	Antidepressivo	Cefaleia intensa, hipertensão e, possivelmente, crise hipertensiva
Bloqueadores beta-adrenérgicos	Tratamento de doença cardiovascular	Episódio de hipertensão seguido de bradicardia

ANTITUSSÍGENOS, EXPECTORANTES E MUCOLÍTICOS

A tosse é a expulsão explosiva de ar dos pulmões. A tosse pode ser produtiva ou improdutiva. A **tosse improdutiva** é seca e entrecortada e não tem secreção. Utiliza-se um antitussígeno para aliviar a tosse.

Quando a **tosse é produtiva**, há secreções no sistema respiratório. Um expectorante liquefaz as secreções respiratórias para que possam ser removidas com mais facilidade do sistema respiratório. Muitas preparações para *tosse e resfriado* consistem em uma combinação, como anti-histamínico, antitussígeno, de venda livre. Outros antitussígenos, isoladamente ou em associação com outros fármacos, estão disponíveis apenas sob prescrição. Um **mucolítico** é um fármaco que dissolve o muco tenaz e espesso nas partes inferiores dos pulmões para a sua melhor eliminação pelo sistema respiratório.

AÇÕES

Os antitussígenos em sua maioria deprimem o centro da tosse localizado no bulbo e são designados como fármacos de ação central. O benzonatato é uma exceção: atua perifericamente ao anestesiar os receptores de estiramento nas vias respiratórias, diminuindo, assim, a tosse.

Os expectorantes aumentam a produção das secreções respiratórias, o que, por sua vez, parece diminuir a viscosidade do muco. Isso ajuda a passagem das secreções pelas vias respiratórias. Um exemplo de expectorante é a guaifenesina. Os fármacos com atividade mucolítica reduzem a viscosidade das secreções respiratórias por uma ação direta sobre o muco. A acetilcisteína é um exemplo de fármaco mucolítico. Outro fármaco mucolítico disponível no mercado é a alfadornase. Esse agente é utilizado no tratamento da fibrose cística.

USOS

Antitussígenos são utilizados para aliviar tosse improdutiva. Expectorantes são utilizados para ajudar a eliminar secreções respiratórias. O mucolítico acetilcisteína é utilizado no tratamento das seguintes condições:

- Doença broncopulmonar aguda (pneumonia, bronquite, traqueobronquite)
- Cuidados de traqueostomia
- Complicações pulmonares de fibrose cística
- Complicações pulmonares associadas a cirurgia e durante anestesia
- Condições torácicas pós-traumáticas
- Atelectasia, devido à obstrução de muco
- Superdosagem de paracetamol.

Esse fármaco também é utilizado em exames complementares, como broncogramas e cateterismo brônquico. Acetilcisteína é administrada principalmente por nebulização, mas também pode ser instilada diretamente em traqueostomia para liquefazer secreções.

REAÇÕES ADVERSAS

Quando utilizados de acordo com as orientações, antitussígenos de venda livre provocam poucas reações adversas. Entretanto, aqueles associados a um anti-histamínico podem causar:

- Vertigem
- Tontura
- Sonolência ou sedação.

CONTRAINDICAÇÕES

Antitussígenos, expectorantes e mucolíticos são contraindicados para pacientes com hipersensibilidade conhecida a esses fármacos. Os antitussígenos opioides (aqueles com codeína) são contraindicados para prematuros ou durante o trabalho de parto quando se antecipa o parto de um prematuro. Os mucolíticos não são recomendados para pacientes com asma. O expectorante iodeto de potássio está contraindicado durante a gravidez (categoria D para uso na gestação).

PRECAUÇÕES

Antitussígenos são administrados com cautela a pacientes com tosse persistente ou crônica ou acompanhada por secreções excessivas, febre alta, exantema, cefaleia persistente, náuseas ou vômitos.

Antitussígenos que contêm codeína são utilizados com cautela durante a gravidez (categoria C para uso na gestação) ou no trabalho de parto (categoria D para uso na gestação), bem como em pacientes com DPOC, crise asmática aguda, distúrbios respiratórios preexistentes, condições abdominais agudas, traumatismo cranioencefálico, aumento da pressão intracraniana, transtornos convulsivos, comprometimento hepático ou renal e hipertrofia prostática.

Os expectorantes são utilizados com cautela durante a gravidez e a lactação (a guaifenesina é um fármaco incluído na categoria C para uso na gestação, enquanto a acetilcisteína é um fármaco da categoria B), em pacientes com tosse persistente, insuficiência respiratória grave ou asma e em adultos mais velhos e pacientes debilitados.

INTERAÇÕES

Outros depressores do SNC e álcool etílico exercem efeitos depressores aditivos quando administrados com antitussígenos que contêm codeína. Quando se administra dextrometorfano com os antidepressivos IMAO (ver Capítulo 22), os pacientes podem apresentar hipotensão, febre, náuseas, movimentos espasmódicos das pernas e coma. Não foi relatada interação significativa quando os expectorantes são utilizados de acordo com as orientações. A exceção é representada por produtos à base de iodo. Se forem usados concomitantemente com produtos à base de iodo, o lítio e outros fármacos antitireoidianos podem potencializar os efeitos hipotireoidianos desses fármacos. Quando medicamentos contendo potássio e diuréticos poupadores de potássio são administrados com produtos à base de iodo, o paciente pode desenvolver hiperpotassemia, arritmias cardíacas ou parada cardíaca. Resultados das provas de função tireoidiana também podem ser alterados pelo iodo.

ALERTA DE ENFERMAGEM

Antigamente, iodeto de potássio era acrescentado, em doses mínimas, a líquidos para atuar como expectorante e redutor da viscosidade das secreções. Esse uso foi abandonado. Atualmente, o iodeto de potássio é usado como tratamento de emergência para hipertireoidismo ou exposição à radiação. À medida que as pessoas se voltam para os remédios homeopáticos, os enfermeiros poderão novamente ver pacientes que utilizam iodeto de potássio como expectorante.

Considerações fitoterápicas

Eucalipto (*Eucalyptus*) é utilizado como descongestionante e expectorante e pode ser encontrado como componente de produtos de venda livre utilizados no tratamento de sinusite e faringite. A árvore é encontrada no mundo inteiro, e as folhas e o óleo são utilizados para tratamento de várias condições respiratórias, como asma e bronquite crônica. Pastilhas são úteis para aliviar dor de garganta e tosse. O eucalipto também pode ser utilizado para preparo de banho a vapor para asma ou outras condições brônquicas. Evidências científicas sobre o benefício respiratório da planta não são conclusivas; contudo, as pessoas têm sensação de bem-estar com seu uso. O eucalipto está disponível em muitas formas, incluindo óleo essencial, extrato líquido e solução aquosa em álcool, bem como componente de vários produtos de venda livre. Não deve ser utilizado durante a gravidez e a lactação, nem em crianças com menos de 2 anos de idade. Pode ser usado topicamente em crianças e adultos, em associação com mentol e cânfora. Indivíduos com hipersensibilidade a eucalipto devem evitar o seu uso (DerMarderosian, 2003).

PROCESSO DE ENFERMAGEM
Paciente tratado com fármaco que atua nas vias respiratórias superiores

AVALIAÇÃO

Avaliação pré-administração

Os pacientes se automedicam mais comumente com remédios para *tosse e resfriado* (anti-histamínico, descongestionante, antitussígeno e/ou expectorante). Para alívio da alergia, um EIN pode ser adquirido na forma de venda livre, e esses remédios são preferidos, visto que as reações de sedação são reduzidas. Quando o paciente entra em contato com um profissional de saúde, é porque a automedicação ou os remédios caseiros usados para tratar a tosse não tiveram sucesso. Enquanto obtém e registra os sinais vitais, perguntar ao paciente se ele apresenta sinais ou sintomas sugestivos de infecção nas vias respiratórias superiores ou tosse produtiva.

Em certas ocasiões, um paciente internado pode ser medicado com uma dessas preparações por causa de um distúrbio respiratório ou quando a tosse impede que um paciente cirúrgico levante e caminhe ou provoca dor no local da incisão.

Avaliação continuada

A efetividade do medicamento é medida com base no relato de diminuição dos sintomas pelo próprio paciente (p. ex., capacidade de dormir melhor, devido à ocorrência de menos tosse). Se o paciente volta ao ambiente ambulatorial ou é monitorado diariamente, os sons pulmonares são auscultados, e os sinais vitais são obtidos periodicamente. Quando um paciente tem tosse, descrever na documentação o tipo (tosse produtiva ou improdutiva) e a sua frequência. Assinalar e registrar se a tosse interrompe as atividades da vida diária, como o sono, e se ela provoca dor no tórax ou em outras partes do corpo.

DIAGNÓSTICOS DE ENFERMAGEM

Os diagnósticos de enfermagem específicos para agentes farmacológicos incluem os seguintes:

- **Risco de lesão**, relacionado com sonolência, tontura ou sedação
- **Desobstrução ineficaz das vias aéreas**, relacionado com acúmulo de secreções ou presença de secreções espessas
- **Mucosa oral prejudicada**, relacionado com ressecamento da boca, do nariz e da garganta.

Os diagnósticos de enfermagem relacionados com a administração de medicamentos são discutidos no Capítulo 4.

PLANEJAMENTO

Os desfechos esperados no paciente dependem do motivo da administração do fármaco, mas podem incluir resposta ótima à terapia, atendimento às necessidades do paciente relacionadas com controle de reações adversas e confiabilidade na compreensão do esquema medicamentoso.

IMPLEMENTAÇÃO

Promoção da resposta ótima à terapia

Podem surgir problemas em decorrência de automedicação para tosse crônica com um fármaco de venda livre que atua nas vias respiratórias superiores. O uso indiscriminado desses produtos pelo público geral pode impedir diagnóstico e tratamento precoces de distúrbios graves, como câncer de pulmão e enfisema. Os pacientes devem ser orientados de que se a tosse durar mais de 10 dias ou for acompanhada de febre, dor torácica, cefaleia intensa ou exantema, eles devem consultar o médico.

Monitorar crianças que tomam EIN durante períodos prolongados ou rotineiramente a cada ano (p. ex., 2 meses a cada ano). Altura e peso devem ser obtidos e comparados com gráficos de crescimento para detectar atraso do crescimento. Embora improvável, é importante identificar essa ocorrência, sobretudo quando outras formas de esteroides podem ser usadas.

Quando tiver contato com pacientes que tomam medicamentos que atuam nas vias respiratórias superiores, certificar-se de reforçar as seguintes orientações essenciais:

- Loratadina ou outros comprimidos de rápida desintegração podem ser administrados com ou sem água e colocados sobre a língua, onde o comprimido se dissolve quase instantaneamente
- Fexofenadina não deve ser administrada nas 2 horas seguintes à ingestão de antiácido
- Mastigação de comprimidos de benzonatato pode resultar em efeito anestésico local (anestesia orofaríngea), podendo resultar em asfixia

- A acetilcisteína possui um odor distinto e desagradável. O medicamento pode ter cheiro semelhante a "ovos podres". Embora esse odor possa ser enjoativo, ele se dissipa rapidamente.

Monitoramento e manejo das necessidades do paciente

Risco de lesão

Se a sonolência for intensa, ou se houver outros problemas, como tontura ou distúrbios na coordenação muscular, o paciente pode necessitar de ajuda na deambulação e em outras atividades. Se o paciente estiver em uma instituição, assegurar que esteja orientado para o ambiente, que o percurso até o banheiro esteja desobstruído e que seja fornecida supervisão caso haja algum problema cognitivo. Colocar uma campainha de chamada ao fácil alcance do paciente e instruí-lo a chamar antes de tentar levantar da cama ou deambular. Quando o medicamento for tomado no ambiente domiciliar, aconselhe o paciente a evitar atividades que exijam mente alerta ou a operação de equipamentos que necessitem de atenção para detalhes. Explicar ao paciente que essa reação adversa pode diminuir com o uso continuado do medicamento.

Considerações sobre o paciente

Gerontologia

É mais provável que adultos mais velhos sofram lesões em consequência da tontura, visto que, com a idade, aumenta o risco de quedas. Os déficits sensorimotores, como perda auditiva, comprometimento visual ou problemas de equilíbrio, aumentam o risco de lesão do adulto mais velho. A codeína pode causar hipotensão ortostática quando o paciente levanta com muita rapidez de uma posição sentada ou deitada. Pacientes não devem tomar preparações contendo codeína para aliviar tosse persistente ou crônica, como a que ocorre com tabagismo, asma ou enfisema, ou quando é acompanhada por secreções excessivas, exceto sob supervisão de um profissional de saúde.

Desobstrução ineficaz das vias aéreas

Um problema associado à administração de um antitussígeno está relacionado com a sua ação farmacológica. Embora não constitua uma reação adversa, a depressão do reflexo da tosse pode provocar acúmulo das secreções nos pulmões. O acúmulo das secreções que normalmente são removidas pela tosse pode resultar em condições mais graves, como pneumonia e atelectasia. Por isso, o uso de um antitussígeno para *tosse produtiva* está contraindicado em muitas situações. Os pacientes devem ser incentivados a aumentar o consumo de líquido e a mudar com frequência de posição, de modo a facilitar a remoção das secreções.

Quando o paciente apresenta escarro espesso, estimular ingestão diária de até 2.000 mℓ de líquido se não houver contraindicação clínica. São fornecidas instruções para ajudar o paciente na respiração diafragmática profunda. Enquanto o escarro é expelido do sistema respiratório, monitorar sua coloração, seu volume e sua consistência.

O uso excessivo de EIN, anti-histamínicos e descongestionantes na forma tópica pode provocar congestão nasal "de rebote". Isso significa que a congestão piora com o uso do medicamento. Embora possa ser aliviada pouco tempo após a administração do fármaco, a congestão retorna em um curto período de tempo, levando o paciente a utilizar o medicamento a intervalos mais frequentes, com perpetuação da congestão de rebote. Instruir o paciente a usar o medicamento exatamente conforme prescrito. Uma solução simples, porém desconfortável, para a congestão de rebote é suspender por completo a medicação tópica. O médico pode recomendar um descongestionante oral. Um método alternativo para minimizar a ocorrência de congestão nasal de rebote consiste em suspender a terapia farmacológica de modo gradual, suspendendo inicialmente a medicação em uma narina, seguida da suspensão na outra narina. Pode-se sugerir uma irrigação das vias nasais com soro fisiológico, utilizando um "pote neti" (lavador nasal) em vez de um descongestionante. O "pote neti", originalmente da tradição iogue e atualmente parte da medicina aiurvédica, é um recipiente no qual se coloca água destilada ou estéril (mas não água da torneira) para irrigar os seios paranasais. Esses potes frequentemente podem ser adquiridos em lojas de produtos naturais.

Mucosa oral prejudicada
Pode ocorrer ressecamento da boca, do nariz e da garganta quando são administrados anti-histamínicos. Oferecer ao paciente goles frequentes de água ou pedaços de gelo para aliviar o ressecamento. Goma de mascar ou balas duras sem açúcar também podem aliviar o ressecamento.

 Considerações sobre o paciente

Gerontologia
É mais provável que adultos mais velhos apresentem efeitos anticolinérgicos (p. ex., ressecamento de boca, nariz e garganta), tontura, sedação, hipotensão e confusão com uso de anti-histamínicos.

Orientação ao paciente e aos familiares
Durante qualquer encontro, orientar o paciente sobre o uso correto dos medicamentos de venda livre que atuam nas vias respiratórias superiores, particularmente quando a tosse for produtiva. Aconselhar o paciente a ler cuidadosamente o rótulo, a seguir as recomendações posológicas e a consultar o médico se a tosse persistir por mais de 10 dias, se houver alteração na cor do escarro, ou se for constatada febre ou dor torácica.

A acetilcisteína é habitualmente administrada no hospital, mas pode ser prescrita para o paciente que recebe alta. Normalmente, o terapeuta respiratório fornece ao paciente ou a um familiar instruções detalhadas sobre o uso e a manutenção do equipamento, bem como sobre a técnica de administração da acetilcisteína. Cabe ao enfermeiro a responsabilidade de assegurar que paciente ou familiar compreendam as instruções e tenham todas as dúvidas sanadas antes do uso do medicamento.

Ao desenvolver plano de ensino para pacientes ou familiares, o enfermeiro deve incluir os seguintes itens:

- Não ultrapassar a dose recomendada
- Evitar irritantes, como fumaça de cigarro, poeira ou vapores, para diminuir a irritação da garganta
- Ingerir muito líquido (se não houver contraindicação devido ao processo mórbido). Recomenda-se ingestão de 1.500 a 2.000 mℓ de líquido
- Se ingerir cápsula oral, não mastigar nem partir as cápsulas; elas devem ser deglutidas por inteiro
- Se ingerir pastilha, evitar a ingestão de líquidos por 30 minutos após a administração, de modo a evitar a perda da efetividade do medicamento
- Os anti-histamínicos podem causar ressecamento na boca e na garganta. Goles frequentes de água, chupar bala dura ou mastigar goma (de preferência sem açúcar) podem aliviar esse problema
- Anti-histamínicos em altas doses podem contribuir para alterações mentais em populações vulneráveis
- Não dirigir veículos nem executar outras tarefas perigosas se ocorrer sonolência. Esse efeito pode diminuir com o uso continuado
- Evitar o consumo de álcool etílico, bem como o uso de medicamentos que provoquem sonolência ou torpor, enquanto estiver em uso de anti-histamínicos
- Compreender que o uso excessivo de descongestionantes nasais de aplicação tópica pode agravar os sintomas, causando congestão de rebote
- Pode ocorrer sensação de queimação e ardência nasais com a aplicação tópica de descongestionantes. Esse efeito desaparece habitualmente com o uso. Se a sensação de queimação ou ardência se tornar intensa, interromper o uso do medicamento e discutir esse problema com o médico, que pode prescrever ou recomendar outro fármaco
- Se utilizar *spray*, não deixar que a ponta do frasco entre em contato com a mucosa nasal e não compartilhar o frasco com outras pessoas
- O uso de EIN pode resultar em infecção fúngica das narinas. Entrar em contato com o médico se a área se tornar avermelhada e dolorida, ou se forem observadas placas brancas
- Se a tosse não aliviar ou piorar, contatar o médico
- Caso ocorram calafrios, febre, dor torácica ou produção de escarro, contatar o médico o mais rápido possível

REAVALIAÇÃO

- A resposta terapêutica é obtida, e a tosse é aliviada
- Reações adversas são identificadas, relatadas ao médico e controladas com sucesso por meio de intervenções de enfermagem apropriadas:
  - Não se evidencia lesão
  - As vias respiratórias estão desobstruídas
  - As mucosas estão úmidas e intactas
- O paciente e sua família expressam confiança e demonstram entender o esquema medicamentoso.

 Farmacologia na prática
PENSE CRITICAMENTE
A enfermeira de Janna sabe que ela é uma adolescente ativa. Que informações importantes e essenciais devem ser incluídas no desenvolvimento do plano de ensino para ela? Que limitações esses fármacos podem ter sobre a atividade de Janna? Que produtos de venda livre ela deve evitar?

PONTOS-CHAVE

- Tosse, resfriado, congestão e alergias são condições comuns nas vias respiratórias superiores

- EINs e anti-histamínicos são utilizados para reduzir a inflamação; descongestionantes são usados para diminuir edema e congestão; e antitussígenos são administrados para eliminar tosse. Quando a congestão provoca secreções nas vias respiratórias ou nos pulmões, são utilizados expectorantes ou mucolíticos, respectivamente

- Muitos desses produtos são de venda livre, e sua aquisição não exige prescrição. Por conseguinte, a avaliação do uso e as instruções apropriadas constituem importantes ações de enfermagem, pois os pacientes podem não relatar imediatamente o uso desses medicamentos

- Anti-histamínicos podem provocar sonolência; tipicamente, outros medicamentos não apresentam reações adversas incômodas, a menos que seus efeitos sejam potencializados pela interação com outros fármacos prescritos (particularmente sintomas extrapiramidais).

RESUMO DE FÁRMACOS
Fármacos que atuam nas vias respiratórias superiores

Nome genérico	Usos	Reações adversas	Faixas posológicas
Esteroides intranasais (EINs)			
Beclometasona	Pólipos nasais e rinite (perene, sazonal e vasomotora)	Irritação nasal, cefaleia	1 a 2 inalações, 2 vezes/dia
Budesonida	Rinite (perene e sazonal)	Epistaxe	Até 4 *sprays* em cada narina, 1 vez/dia
Ciclesonida	Iguais aos da budesonida	Epistaxe, desconforto nasal	2 *sprays* em cada narina, até 3 vezes/dia
Flunisolida	Iguais aos da budesonida	Sensação de picada nasal ao administrar	2 *sprays* em cada narina, até 3 vezes/dia
Fluticasona	Iguais aos da budesonida	Epistaxe	2 *sprays* em cada narina, 1 vez/dia
Mometasona	Pólipos nasais, rinite (perene e sazonal)	Epistaxe, tosse	2 *sprays* em cada narina, 1 vez/dia
Triancinolona	Rinite (perene e sazonal)	Faringite	2 *sprays* em cada narina, 1 vez/dia
Anti-histamínicos de primeira geração			
Bronfeniramina	Alívio temporário de espirros, lacrimejamento, prurido em olhos, nariz ou garganta, coriza causada por rinite alérgica ou outras alergias respiratórias; também é utilizado para sintomas de resfriado comum, tratamento de reações alérgicas a sangue ou plasma e reações anafiláticas	Sonolência, sedação, tontura, coordenação prejudicada, hipotensão, cefaleia, borramento visual, espessamento de secreções brônquicas	Adultos e crianças a partir de 12 anos: 6 a 12 mg VO, a cada 12 h Liberação prolongada: 8 a 12 mg VO, a cada 2 h Líquido oral: 4 mg, 4 vezes/dia
Clorfeniramina	Alívio temporário de espirros, lacrimejamento, prurido na garganta e coriza causada por rinite alérgica, outras alergias das vias respiratórias superiores e resfriado comum	Sonolência, sedação, hipotensão, palpitações, borramento visual, boca seca, hesitação urinária	Adultos e crianças a partir de 12 anos de idade: 4 mg a cada 4 a 6 h, dose máxima de 24 mg/24 h Liberação prolongada: 8 a 12 mg VO, a cada 8 a 12 h
Clemastina	Rinite alérgica, urticária, angioedema	Sonolência, sedação, hipotensão, palpitações, borramento visual, boca seca, hesitação urinária	Rinite alérgica: 1,34 mg VO, 2 vezes/dia (não ultrapassar 8,04 mg/dia para xarope e 2,68 mg para comprimido) Urticária e angioedema: 2,68 mg VO, 2 vezes/dia (até 4,02 mg/dia)
Difenidramina	Sintomas alérgicos; reações de hipersensibilidade, incluindo anafilaxia e reações transfusionais; cinetose; sedativo; antitussígeno e efeitos semelhantes à doença de Parkinson	Sonolência, boca seca, anorexia, borramento visual, polaciúria	25 a 50 mg VO, a cada 4 a 6 h; dose diária máxima de 300 mg; 10 a 400 mg IM, IV
Prometazina	Antiemético, reações de hipersensibilidade, cinetose, sedação	Sedação excessiva, sonolência, boca seca, confusão, desorientação tontura, fadiga, borramento visual	Individualizar a dose para a menor dose efetiva Alergia: 12,5 a 25 mg VO, 25 mg IM, IV Êmese: 12,5 a 25 mg VO, IM, IV Cinetose: 25 mg, 2 vezes/dia Pré-operatório: 50 mg IM ou VO na noite anterior à cirurgia
Anti-histamínicos de segunda geração			
Azelastina	Rinite sazonal e vasomotora	Tontura, sonolência, glossite, epistaxe	2 *sprays* em cada narina, 2 vezes/dia

Capítulo 31 Fármacos que Atuam nas Vias Respiratórias Superiores 323

Nome genérico	Usos	Reações adversas	Faixas posológicas
Cetirizina	Rinites sazonal e perene, urticária crônica	Sedação, boca seca, faringite, sonolência, tontura	5 a 10 mg/dia VO; dose máxima de 20 mg/dia
Desloratadina	Rinite sazonal e perene	Cefaleia, fadiga, sonolência, boca seca, do nariz e da garganta, sintomas gripais	Adultos e crianças a partir de 12 anos de idade: 5 mg/dia VO
Fexofenadina	Rinite sazonal, urticária	Cefaleia, náuseas, sonolência, dispepsia, fadiga, dor lombar, infecção de vias respiratórias superiores	30 a 60 mg VO, 2 vezes/dia; dose máxima: 180 mg/dia
Levocetirizina	Rinite alérgica, urticária	Tontura, sonolência	5 mg VO, à noite
Loratadina	Rinite alérgica	Tontura, cefaleia, tremores, insônia, boca seca, fadiga	10 mg/dia VO
Descongestionantes			
Epinefrina	Congestão nasal	Ansiedade, inquietação, anorexia, arritmias, nervosismo	2 a 3 gotas ou 1 *spray* em cada narina, a cada 4 a 6 h
Fexofenadina e pseudoefedrina	Rinite alérgica e congestão nasal	Ver fármacos separados	1 comprimido a cada 12 h
Nafazolina	Congestão nasal	Iguais às da epinefrina	1 a 2 gotas ou *sprays* em cada narina, não mais do que a cada 6 h
Oximetazolina	Congestão nasal	Iguais às da epinefrina	2 a 3 gotas ou *sprays*, a cada 10 a 12 h
Fenilefrina	Congestão nasal	Iguais às da epinefrina	2 a 3 *sprays* de solução a 0 a 25%, a cada 3 a 4 h
Pseudoefedrina	Congestão nasal	Ansiedade, inquietação, anorexia, arritmias, nervosismo, náuseas, vômitos, borramento visual	60 mg VO, a cada 4 a 6 h
Tetra-hidrozolina	Congestão nasal	Iguais às da pseudoefedrina	2 a 4 gotas em cada narina ou 3 a 4 *sprays* em cada narina, a cada 3 h
Xilometazolina	Congestão nasal	Iguais às da epinefrina	2 a 3 gotas ou *sprays* em cada narina, a cada 8 a 10 h
Antitussígenos			
Antitussígenos opioides			
Codeína	Supressão de tosse improdutiva, alívio de dor leve a moderada	Sedação, náuseas, vômitos, tontura, constipação intestinal, depressão do SNC	10 a 20 mg VO a cada 4 a 6 h; dose máxima: 120 mg/dia
Antitussígenos não opioides			
Benzonatato	Alívio sintomático da tosse	Sedação, cefaleia, tontura leve, constipação intestinal, náuseas, desconforto GI, prurido, congestão nasal	Adultos e crianças a partir de 10 anos: 100 a 200 mg, 3 vezes/dia (até 600 mg/dia)
Dextrometorfano[1]	Alívio sintomático da tosse	Sonolência, tontura, desconforto GI	Adultos e crianças a partir de 12 anos: 10 a 30 mg, a cada 4 a 8 h. Crianças de 6 a 12 anos: 5 a 10 mg, a cada 4 h ou 15 mg a cada 6 a 8 h. Crianças de 2 a 5 anos: 2,5 a 7,5 mg, a cada 4 a 8 h
Difenidramina	Alívio sintomático de tosse causada por resfriados, alergia ou irritação brônquica	Sonolência, tontura, desconforto GI	Adultos: 25 mg VO, a cada 4 h, até 150 mg/dia. Crianças de 6 a 12 anos: 12,5 mg VO, a cada 4 h, até 75 mg/dia. Crianças de 2 a 5 anos: 6,25 mg a cada 4 h, até 25 mg/dia
Mucolíticos			
Acetilcisteína	Redução da viscosidade do muco em doenças broncopulmonares agudas e crônicas e exames diagnósticos brônquicos; intoxicação por paracetamol	Estomatite, náuseas, vômitos, febre, sonolência, broncospasmo, irritação da traqueia e dos brônquios	1 a 10 mℓ de solução a 20% por nebulização ou 2 a 20 mℓ de solução a 10%, a cada 2 a 6 h, quando necessário. Intoxicação por paracetamol: inicialmente, 140 mg/kg VO; em seguida, 70 mg/kg VO, a cada 4 h, 17 doses (total)

(continua)

324 Parte 7 Fármacos que Atuam no Sistema Respiratório

Nome genérico	Usos	Reações adversas	Faixas posológicas
Expectorantes			
Guaifenesina	Alívio da tosse associada a infecção do sistema respiratório (sinusite, asma, bronquite, faringite), particularmente quando a tosse é seca (improdutiva)	Náuseas, vômitos, tontura, cefaleia, exantema	Adultos e crianças a partir de 12 anos: 200 a 400 mg VO, a cada 4 h Crianças de 6 a 12 anos: 100 a 200 mg VO, a cada 4 h Crianças de 2 a 6 anos: 50 a 100 mg a cada 4 h

[1]N.R.T.: No Brasil, dextrometorfano é comercializado apenas como xarope.

REVISÃO DO CAPÍTULO

Calcule a dosagem dos medicamentos

1. Para um paciente, foram prescritos 200 mg de guaifenesina, sob forma de xarope, cuja concentração é de 200 mg/5 ml. O enfermeiro administra _____.

2. Para um paciente, foram prescritos 10 mg de loratadina. O medicamento está disponível em comprimidos de 5 mg. O enfermeiro orienta o paciente a tomar _____.

Prepare-se para provas

1. Antitussígenos são medicamentos que _____.
1. Fludificam as secreções respiratórias
2. Deprimem o centro da tosse no cérebro
3. Aumentam a produção de secreção de muco
4. Combatem infecções microbianas pulmonares

2. Qual dos seguintes fármacos é classificado como expectorante?
1. Guaifenesina
2. Codeína
3. Dextrometorfano
4. Difenidramina

3. Qual das seguintes reações adversas é comum quando se administra anti-histamínico?
1. Sedação
2. Borramento visual
3. Cefaleia
4. Hipertensão arterial

4. Quando são administrados anti-histamínicos a pacientes que recebem depressores do SNC, o enfermeiro monitora o paciente à procura de _____.
1. Aumento dos efeitos anticolinérgicos
2. Sedação excessiva
3. Atividade convulsiva
4. Perda auditiva

5. Um paciente recebe prescrição de fenilefrina. O enfermeiro explica que o uso excessivo desse medicamento pode _____.
1. Resultar em episódios hipotensivos
2. Diminuir a drenagem sinusal
3. Causar congestão nasal de rebote
4. Dilatar os capilares na mucosa nasal

6. Qual das seguintes afirmativas é apropriada para incluir nas instruções de alta fornecidas pelo enfermeiro a paciente em uso de antitussígeno?
1. Aumentar a dose se o medicamento não aliviar a tosse
2. Limitar os líquidos para menos de 1.000 ml/dia
3. Esperar agravamento da tosse nos primeiros dias de tratamento
4. A tosse pode ser reduzida com frequentes goles de água

7. O enfermeiro deve administrar um agente mucolítico. Qual das seguintes ações de enfermagem é apropriada para promover uma via respiratória efetiva?
1. Aumentar a ingestão de líquido para 2.000 ml/dia
2. Limitar a ingestão de líquido a 200 ml/dia
3. Monitorar o balanço hídrico a cada 8 horas
4. Administrar o mucolítico ao paciente depois de cada episódio de tosse

8. Qual das seguintes interações tem mais probabilidade de ocorrer quando a difenidramina é administrada com um betabloqueador, como o propranolol?
1. Risco aumentado de efeitos cardiovasculares
2. Risco aumentado de crises convulsivas
3. Risco diminuído de efeitos cardiovasculares
4. Risco diminuído de crises convulsivas

9. Qual dos seguintes medicamentos tem mais probabilidade de ser usado para remover tampões de muco de localização profunda nos pulmões de um paciente com traqueostomia? **Escolha todas as opções corretas.**
1. Acetilcisteína
2. Guaifenesina
3. Benzonatato
4. Dextrometorfano

10. Foi prescrito para um paciente com letramento limitado em saúde um anti-histamínico para alergia nas vias respiratórias superiores. Você quer ter certeza de que o paciente não esteja utilizando outros remédios para resfriado nos quais estejam incluídos anti-histamínicos. Qual é a melhor maneira de transmitir essa informação? **Escolha todas as opções corretas.**
1. Dizer ao paciente que fármacos não devem ser usados
2. Fornecer ao paciente lista de medicamentos que contêm anti-histamínicos
3. Mostrar ao paciente onde encontrar os componentes no rótulo
4. Colocar cartaz na parede com os fármacos que contêm anti-histamínicos para orientação

Para verificar suas respostas, ver Apêndice F.

32 Fármacos que Atuam nas Vias Respiratórias Inferiores

Termos-chave

asma distúrbio respiratório caracterizado por broncospasmo e dificuldade respiratória, sobretudo na expiração

dispneia sensação de falta de ar, respiração laboriosa ou difícil

leucotrieno composto biologicamente ativo liberado por mastócitos durante a crise asmática (provoca broncoconstrição)

taquipneia aumento da frequência respiratória

teofilinização administração de uma dose de teofilina alta o suficiente para elevar os níveis sanguíneos para uma faixa terapêutica mais rapidamente (em vez de em alguns dias)

Objetivos de aprendizagem

Ao fim deste capítulo, o leitor deverá ser capaz de:

1. Descrever usos, ações farmacológicas gerais, reações adversas gerais, contraindicações, precauções e interações de broncodilatadores e outros agentes antiasmáticos.
2. Discutir atividades a serem realizadas pelo enfermeiro na avaliação pré-administração e na avaliação continuada de paciente tratado com broncodilatador ou antiasmático.
3. Listar os diagnósticos de enfermagem específicos para paciente em uso de broncodilatador ou antiasmático.
4. Discutir maneiras de promover resposta ótima ao tratamento, controlar reações adversas comuns e instruir os pacientes sobre o uso de broncodilatadores ou agentes antiasmáticos.

Classes de fármacos

Broncodilatadores
- Beta₂ (β₂) agonistas (adrenérgicos) de ação curta (BAAC)
- Beta₂ (β₂) agonistas (adrenérgicos) de ação longa (BAAL)
- Derivados da xantina
- Bloqueadores colinérgicos (anticolinérgicos)

Antiasmáticos
- Corticosteroides inalados (CSI)
- Estabilizador de mastócitos
- Modificadores de leucotrienos e imunomoduladores

Farmacologia na prática

Lillian Chase, 36 anos, teve um problema respiratório no final de semana e foi atendida no serviço de emergência do hospital local. Ela vai à clínica para uma visita de acompanhamento. No final do capítulo, reveja a prescrição feita à paciente e compare-a com as diretrizes estabelecidas para o automanejo de asma.

Neste capítulo, são discutidos os fármacos utilizados no tratamento de muitas das condições que acometem os brônquios e os alvéolos pulmonares. O termo *doença pulmonar obstrutiva crônica* (DPOC) é utilizado para descrever os seguintes distúrbios: **asma**, bronquite crônica, bronquite obstrutiva crônica e enfisema, assim como uma combinação dessas condições. O paciente com DPOC apresenta **dispneia** (dificuldade na respiração) aos esforços físicos, tem dificuldade na inspiração e expiração e pode apresentar tosse crônica. Todos esses distúrbios interferem na troca gasosa que ocorre nos alvéolos pulmonares. A melhor maneira de aprender estratégias de tratamento é focalizar um desses distúrbios. Neste capítulo, a asma é utilizada como exemplo para ajudar o leitor compreender os fármacos utilizados no tratamento das condições das vias respiratórias inferiores.

ASMA

Mais de 24 milhões de norte-americanos apresentam asma (CDC, 2016), uma doença inflamatória crônica, que provoca broncoconstrição espasmódica. Trata-se de uma das doenças crônicas mais comuns da infância, afetando, segundo estimativas, 6 milhões de crianças.

A Figura 32.1 ilustra o que ocorre durante um episódio de restrição das vias respiratórias na asma. Durante o processo inflamatório, ocorre liberação de muita histamina dos mastócitos existentes no sistema respiratório. Os brônquios pulmonares tornam-se hiper-responsivos à broncoconstrição, com consequente formação de edema. Na asma, o calibre das vias respiratórias diminui, os músculos ao redor das vias respiratórias ficam tensionados, o revestimento interno dos brônquios se torna edemaciado e o muco em excesso obstrui as vias respiratórias menores. Essa falta de ar, caracterizada por episódios recorrentes de dispneia e sibilos, provoca ansiedade no paciente.

Pacientes com asma apresentam períodos de função respiratória normal, alternando com exacerbação de sintomas respiratórios. O período de exacerbação pode surgir abruptamente, frequentemente desencadeado por exercício ou ar frio; entretanto, é habitualmente precedido de sintomas crescentes (que o paciente pode ou não reconhecer) no decorrer de vários dias:

- Tosse (que se agrava à noite ou pela manhã)
- Sibilos generalizados (som de assobio ou rangido na inspiração ou na expiração)
- Sensação de constrição generalizada no tórax (como se alguém estivesse sentado sobre o tórax)
- Dispneia (sensação de falta de ar)
- **Taquipneia** (aumento da frequência respiratória).

Esses sintomas são semelhantes aos observados quando há estimulação do sistema nervoso simpático, a resposta de luta

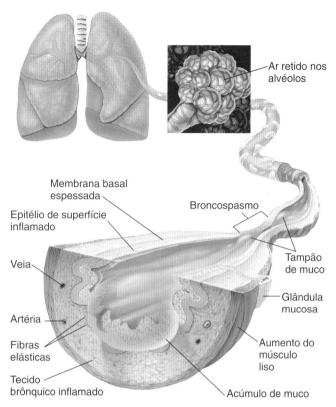

FIGURA 32.1 Obstrução do fluxo de ar nos brônquios durante crise asmática.

ou fuga (conforme descrito no Capítulo 24). Essa resposta simpática é a reação corporal à inflamação que está ocorrendo nos pulmões.

Os medicamentos para a asma são classificados em dois grupos principais: (1) controladores a longo prazo e (2) para alívio rápido, utilizados para tratamento da obstrução aguda ao fluxo de ar. O manejo a longo prazo da asma utiliza uma abordagem escalonada (Boxe 32.1), o que significa que os medicamentos e a sua frequência de administração são ajustados de acordo com a gravidade da asma do paciente. Os medicamentos controladores a longo prazo mais efetivos são

BOXE 32.1	Abordagem escalonada para o manejo da asma em adultos e crianças a partir de 12 anos de idade.	
Classificação da asma	**Medicamentos diários para manejo a longo prazo**	**Medicamentos de resgate**
Passo 1: asma intermitente	Nenhuma medicação de uso diário	BAAC
Passo 2: asma leve persistente	CSI em doses baixas	BAAC
	Alternativa: cromoglicato dissódico ou zafirlucaste para pacientes com menos de 12 anos de idade ou teofilina de liberação prolongada	
Passo 3: asma persistente leve a moderada	CSI em dose baixa *mais* BAAL *ou* CSI em dose média	BAAC
	Alternativa: CSI em dose baixa e zafirlucaste ou teofilina ou zileutona	
Passo 4: asma persistente moderada	CSI em dose média *mais* BAAL	BAAC
Passo 5: asma persistente moderadamente grave	Uso combinado diário de CSI em alta dose *e* BAAL e considerar uso de imunomodulador	BAAC
Passo 6: asma persistente grave	CSI em alta dose *e* BAAL *mais* corticosteroide oral e considerar uso de imunomodulador	BAAC

os que reduzem a inflamação, e a intervenção de primeira linha consiste em corticosteroides inalados (CSI). As medicações para alívio rápido incluem agonistas beta$_2$-adrenérgicos (β_2-adrenérgicos) de ação curta (BAAC) e esteroides orais.

Os broncodilatadores constituem a base do tratamento para muitos distúrbios pulmonares crônicos. Os BAAC broncodilatadores são utilizados no alívio do broncospasmo associado a distúrbios respiratórios, como asma brônquica, bronquite crônica e enfisema. Essas condições são progressivas e caracterizadas por diminuição da capacidade inspiratória e expiratória dos pulmões. Exemplos de broncodilatadores beta$_2$ (β_2-agonistas) incluem salbutamol, epinefrina (adrenalina), salmeterol e terbutalina. Juntamente com os broncodilatadores, vários tipos de fármacos são efetivos no tratamento da asma. Esses fármacos incluem CSI, estabilizadores dos mastócitos, inibidores da formação de leucotrienos, agonistas dos receptores de leucotrienos e imunomoduladores.

BRONCODILATADORES PARA CONDIÇÕES RESPIRATÓRIAS

Os dois principais tipos de broncodilatadores são os agonistas beta$_2$-adrenérgicos (ou simpatomiméticos) e os derivados da xantina. O bloqueador colinérgico brometo de ipratrópio é utilizado em situações de emergência para o broncospasmo associado a DPOC, bronquite crônica e enfisema. O ipratrópio é caracterizado no Resumo de Fármacos | Fármacos que atuam nas vias respiratórias inferiores. O Capítulo 27 fornece informações específicas a respeito dos fármacos bloqueadores colinérgicos (anticolinérgicos).

Broncodilatadores adrenérgicos

Quando os receptores alfa-adrenérgicos (α-adrenérgicos) (sistema nervoso periférico simpático) nos pulmões são estimulados, ocorre broncoconstrição, e o paciente sente falta de ar aguda. O oposto, a *broncodilatação*, ocorre quando os receptores beta-adrenérgicos são estimulados. Algumas teorias propõem que a asma resulte de falta de estimulação beta-adrenérgica. Muitos dos agentes adrenérgicos utilizados como broncodilatadores são subclassificados como agonistas dos receptores beta$_2$, que são *de ação curta* (p. ex., salbutamol e terbutalina) ou *de ação longa* (p. ex., salmeterol). Informações adicionais sobre os vários agentes adrenérgicos são fornecidas no Resumo de Fármacos | Fármacos que atuam nas vias respiratórias inferiores.

AÇÕES

Quando ocorre broncospasmo, há redução do lúmen (ou diâmetro interno) dos brônquios, o que diminui o volume de ar que entra nos pulmões a cada respiração. A redução do volume de ar que entra nos pulmões resulta em angústia respiratória. O agente broncodilatador relaxa a musculatura lisa dos brônquios e possibilita a entrada de mais ar nos pulmões, o que, por sua vez, alivia parcialmente ou por completo a angústia respiratória.

USOS

Os fármacos beta$_2$-adrenérgicos (que simulam a ação do sistema nervoso simpático) são utilizados no tratamento de condições respiratórias crônicas causadas por broncoconstrição, tais como:

- Broncospasmo associado a asma brônquica aguda e crônica
- Broncospasmo induzido por exercício (BIE)
- Bronquite
- Enfisema
- Bronquiectasia (dilatação crônica de brônquios e bronquíolos)
- Outras doenças pulmonares obstrutivas.

REAÇÕES ADVERSAS

Reações do sistema cardiovascular

- Taquicardia, palpitações ou arritmias cardíacas
- Hipertensão arterial.

Outras reações

- Nervosismo, ansiedade
- Insônia.

Quando esses medicamentos são administrados por inalação, o seu uso excessivo (p. ex., mais vezes do que as doses recomendadas) pode resultar em broncospasmo paradoxal.

⚠ ALERTA DE ENFERMAGEM

Os beta$_2$-agonistas (adrenérgicos) de ação longa (BAAL; por exemplo, salmeterol) aumentam o risco de morte relacionada com a asma. Os CSI devem ser considerados em primeiro lugar para o controle prolongado da asma.

CONTRAINDICAÇÕES

Os broncodilatadores adrenérgicos são contraindicados para pacientes com hipersensibilidade conhecida ao fármaco, arritmias cardíacas associadas a taquicardia, dano cerebral orgânico, arteriosclerose cerebral e glaucoma de ângulo estreito. O salmeterol é contraindicado durante o broncospasmo agudo.

PRECAUÇÕES

Os agentes adrenérgicos devem ser utilizados com cautela em pacientes com hipertensão arterial, disfunção cardíaca, hipertireoidismo, glaucoma, diabetes melito, hipertrofia prostática e história pregressa de crises epilépticas. Os agentes adrenérgicos também devem ser utilizados com cautela durante a gravidez e a lactação (todos estão incluídos na categoria C para uso na gestação, exceto a terbutalina, que está na categoria B).

INTERAÇÕES

As seguintes interações podem ocorrer quando se administra um fármaco adrenérgico concomitantemente com outro agente:

Fármaco combinado	Uso comum	Efeito da interação
Agentes adrenérgicos	Tratamento de hipotensão e choque	Possíveis efeitos adrenérgicos aditivos
Tricíclicos	Tratamento de depressão	Possível ocorrência de hipotensão
Bloqueadores beta-adrenérgicos	Tratamento de hipertensão arterial	Inibição dos efeitos cardíacos, broncodilatadores e vasodilatadores dos agentes adrenérgicos
Metildopa	Tratamento de hipertensão arterial	Possível ocorrência de hipotensão
Agentes ocitócicos	Estimulantes uterinos	Possível ocorrência de hipotensão grave
Teofilina	Tratamento de asma e DPOC	Risco aumentado de cardiotoxicidade

Broncodilatadores derivados da xantina

Os derivados da xantina (também denominados *metilxantinas*) constituem uma classe diferente de agentes adrenérgicos porque também possuem atividade broncodilatadora. Algumas vezes classificados no grupo dos estabilizadores dos mastócitos, são incluídos aqui em virtude de sua ação e seus usos. Embora não sejam considerados fármacos de primeira linha para o tratamento da asma, podem ser utilizados quando os pacientes são refratários a outros medicamentos. A melhora do paciente precisa ser medida em relação ao monitoramento e efeitos colaterais tóxicos dos fármacos (Simon, 2016). Em algumas circunstâncias, o custo significativamente mais baixo torna esses fármacos uma boa alternativa para algumas populações de pacientes. Exemplos são a teofilina e a aminofilina. Informações adicionais sobre derivados da xantina são fornecidas no Resumo de Fármacos | Fármacos que atuam nas vias respiratórias inferiores.

AÇÕES

Os derivados da xantina estimulam o sistema nervoso central (SNC), promovendo broncodilatação. Provocam relaxamento direto do músculo liso dos brônquios.

USOS

Os derivados da xantina são utilizados nas seguintes condições:

- Alívio sintomático ou prevenção de asma brônquica
- Tratamento do broncospasmo reversível associado à bronquite crônica e ao enfisema.

REAÇÕES ADVERSAS

Reações do sistema nervoso central

- Inquietação, irritabilidade, cefaleia
- Nervosismo, tremores.

Reações cardíacas e do sistema respiratório

- Taquicardia
- Palpitações
- Alterações eletrocardiográficas
- Taquipneia.

Outras reações

- Náuseas, vômitos, febre
- Hiperglicemia, rubor, alopecia.

CONTRAINDICAÇÕES

Os derivados da xantina são contraindicados para pacientes com hipersensibilidade conhecida aos fármacos, úlcera péptica, transtornos convulsivos (a não ser que estejam bem controlados com anticonvulsivantes apropriados) e arritmias graves não controladas.

PRECAUÇÕES

Os derivados da xantina devem ser utilizados com cautela em pacientes que apresentam doença cardíaca, hipoxemia, hipertensão arterial, insuficiência cardíaca congestiva e doença hepática. São também utilizados com cautela em adultos mais velhos e etilistas habituais. Aminofilina, difilina, oxtrifilina e teofilina são fármacos da categoria C para uso na gestação e devem ser administrados com cautela a gestantes e lactantes.

INTERAÇÕES

Quando administrados com teofilina, os seguintes agentes influenciam os níveis de teofilina.

Ocorre **diminuição** dos níveis de teofilina quando o medicamento é tomado com o fármaco combinado, conforme assinalado a seguir:

Nível sérico de teofilina	Fármaco combinado	Uso comum
	Barbitúricos	Sedação
	Carvão ativado (em grandes quantidades)	Neutralizar envenenamento
	Hidantoínas	Anticonvulsivante
	Cetoconazol	Antifúngico
	Rifampicina	Antituberculoso
	Nicotina (tabaco, goma de mascar com nicotina e adesivos)	Substituto de tabaco ou auxiliar no abandono do tabagismo
	Agentes adrenérgicos	Tratamento de hipotensão e choque
	Isoniazida	Antituberculoso
	Diuréticos de alça	Tratamento da hipertensão arterial

Ocorre **aumento** dos níveis de teofilina quando a metilxantina é associada a outro fármaco, conforme assinalado a seguir:

Nível sérico de teofilina	Fármaco combinado	Uso comum
↑	Alopurinol	Antigotoso
	Bloqueadores beta-adrenérgicos	Anti-hipertensivos
	Bloqueadores dos canais de cálcio	Antianginosos e anti-hipertensivos
	Cimetidina	Tratamento de condições gastrintestinais (GI)
	Contraceptivos orais	Contracepção
	Corticosteroides	Anti-inflamatórios
	Vacina antigripal	Prevenção de *influenza*
	Macrolídios, quinolonas	Tratamento de infecções
	Hormônios tireoidianos	Tratamento de hipotireoidismo
	Isoniazida	Antituberculoso
	Diuréticos de alça	Tratamento de edema

ANTIASMÁTICOS ESPECÍFICOS

Os medicamentos controladores a longo prazo são usados diariamente para obter e manter o controle da asma persistente. Os mais efetivos são os que reduzem a inflamação subjacente da asma.

Corticosteroides inalados

Os CSI são os medicamentos controladores a longo prazo mais consistentemente efetivos em todas as etapas de cuidados para asma persistente. Os CSI e os BAAL podem ser combinados para facilitar a administração e produzir desfechos positivos no manejo da asma. Essas combinações de CSI/BAAL podem ser encontradas no Resumo de Fármacos | Fármacos que atuam nas vias respiratórias inferiores.

AÇÕES

Os CSI são medicações anti-inflamatórias que reduzem a hiper-reatividade das vias respiratórias, reduzem o número de mastócitos nas vias respiratórias e bloqueiam a reação a alergênios. Os CSI, como a beclometasona ou a flunisolida, são administrados por inalação e diminuem o processo inflamatório diretamente nas vias respiratórias. Além disso, os corticosteroides aumentam a sensibilidade dos receptores beta$_2$, o que, por sua vez, aumenta a efetividade dos agonistas dos receptores beta$_2$.

USOS

Os CSI são utilizados no manejo e no tratamento profilático da inflamação associada à asma crônica. Além disso, várias dessas preparações podem ser utilizadas por via intranasal para o tratamento de pólipos nasais e rinite (ver Capítulo 31). Ver no Resumo de Fármacos do Capítulo 31 os esteroides intranasais (EINs) utilizados no tratamento de condições das vias respiratórias inferiores.

REAÇÕES ADVERSAS

Quando utilizados no manejo da asma crônica, os corticosteroides são mais frequentemente administrados por via inalatória. É menos provável a ocorrência de reações adversas sistêmicas aos corticosteroides quando são administrados por via inalatória em vez de oral. Eventualmente os pacientes apresentam reações.

Reações do sistema respiratório
- Irritação da garganta
- Rouquidão
- Infecção de vias respiratórias superiores
- Infecção fúngica de boca e garganta.

Ver no Capítulo 43 as reações adversas que ocorrem após administração oral de corticosteroides. Uma lista mais completa das reações adversas associadas ao uso de CSI é encontrada no Resumo de Fármacos | Fármacos que atuam nas vias respiratórias inferiores.

CONTRAINDICAÇÕES

Os CSI são contraindicados para pacientes com hipersensibilidade aos corticosteroides, broncospasmo agudo, estado de mal asmático ou outros episódios agudos de asma. A beclometasona é contraindicada para o alívio de sintomas que podem ser controlados por um broncodilatador e outros medicamentos não esteroides e no tratamento de bronquite não asmática.

PRECAUÇÕES

Os CSI são utilizados com cautela em pacientes com comprometimento do sistema imune, glaucoma, doença renal, doença hepática, transtornos convulsivos e diabetes melito. A combinação de CSI com corticosteroides sistêmicos pode aumentar o risco de supressão do eixo hipotálamo-hipófise-suprarrenal (HHSR), resultando em insuficiência suprarrenal. Esses fármacos também devem ser utilizados com cautela durante a gravidez (categoria C para uso na gestação) e lactação (categoria B para uso na gestação – budesonida).

> **! ALERTA DE ENFERMAGEM**
>
> Durante períodos de estresse ou em caso de crise asmática grave, pacientes que suspenderam uso de corticosteroides sistêmicos devem ser instruídos a retomá-los imediatamente e a entrar em contato com o médico. Pode ocorrer morte em consequência de insuficiência suprarrenal durante e após a transferência dos corticosteroides sistêmicos para os CSI.

INTERAÇÕES

O cetoconazol eleva os níveis plasmáticos de budesonida e fluticasona.

Estabilizador de mastócitos

O cromoglicato é um estabilizador de mastócitos. Outros produtos são utilizados para alergias nasal e ocular.

330 Parte 7 Fármacos que Atuam no Sistema Respiratório

AÇÕES

Embora a sua ação não esteja totalmente elucidada, acredita-se que o cromoglicato estabilize a membrana dos mastócitos, possivelmente ao impedir a entrada de íons cálcio nos mastócitos, com consequente prevenção da liberação de mediadores inflamatórios, como a histamina e os **leucotrienos**.

USOS

O estabilizador de mastócitos é utilizado em combinação com outros fármacos no tratamento da asma e de distúrbios alérgicos, incluindo rinite alérgica (solução nasal). É também utilizado para prevenir a BIE. Esses fármacos são usados tipicamente na etapa 2 dos cuidados para asma crônica (ver Boxe 32.1).

REAÇÕES ADVERSAS

Reações do sistema respiratório

- Irritação e ressecamento da garganta
- Sensação de gosto desagradável
- Tosse ou espirro.

O cromoglicato pode causar sensação de náuseas. Uma lista mais completa de reações adversas associadas estabilizador de mastócitos é encontrada no Resumo de Fármacos I Fármacos que atuam nas vias respiratórias inferiores.

CONTRAINDICAÇÕES E PRECAUÇÕES

O estabilizador de mastócitos é contraindicado para pacientes com hipersensibilidade conhecida ao mesmo, bem como durante crises de asma aguda, visto que pode agravar broncospasmo nessa situação.

Deve ser utilizado com cautela durante gravidez (categoria B para uso na gestação) e lactação, bem como em pacientes com comprometimento de função renal ou hepática.

INTERAÇÕES

Não há relato de interação medicamentosa significativa.

Modificadores de leucotrienos e imunomoduladores

Os antagonistas dos receptores de leucotrienos incluem o montelucaste e o zafirlucaste. A zileutona é classificada como inibidor da formação de leucotrienos. O omalizumabe é um anticorpo monoclonal utilizado no tratamento da asma. Informações adicionais sobre esses fármacos são encontradas no Resumo de Fármacos I Fármacos que atuam nas vias respiratórias inferiores.

AÇÕES

As crises asmáticas são frequentemente desencadeadas por alergênios ou por exercício. Os *leucotrienos*, que são substâncias inflamatórias, constituem uma das várias substâncias liberadas pelos mastócitos durante uma crise asmática. Os leucotrienos são principalmente responsáveis pela broncoconstrição. Quando a produção de leucotrienos é inibida, a broncodilatação é facilitada. A zileutona (um inibidor) diminui a formação de leucotrienos. Embora o resultado seja o mesmo, o montelucaste e o zafirlucaste atuam de maneira discretamente diferente da zileutona. O montelucaste e o zafirlucaste são considerados antagonistas dos receptores de leucotrienos, visto que eles inibem os sítios receptores de leucotrienos no trato respiratório, impedindo o edema das vias respiratórias e facilitando a broncodilatação. O omalizumabe modula a resposta imune ao impedir a ligação de imunoglobulina a receptores em basófilos e mastócitos, limitando, assim, a reação alérgica. A ação desses fármacos está ilustrada na Figura 32.2, que mostra como a exposição a um alergênio desencadeia a resposta dos anticorpos no sistema respiratório.

USOS

Os modificadores dos leucotrienos são utilizados na profilaxia e no tratamento da asma crônica em adultos e crianças com mais de 12 anos de idade. O omalizumabe é utilizado como terapia adjuvante para pacientes a partir de 12 anos de idade que apresentam sensibilidade a alergênios (p. ex., ácaros da poeira, baratas, pelos de gatos ou cães) e necessitam de cuidados das etapas 5 ou 6 (ver Boxe 32.1).

REAÇÕES ADVERSAS

- Uma reação do SNC consiste em cefaleia
- As reações sistêmicas generalizadas incluem sintomas gripais
- Os imunomoduladores podem causar reações anafiláticas
- Deve-se dispor de equipamento de emergência quando essa medicação for administrada.

CONTRAINDICAÇÕES E PRECAUÇÕES

Esses fármacos são contraindicados para pacientes com hipersensibilidade conhecida, broncospasmo em crises asmáticas agudas ou doença hepática (zileutona). Devem ser utilizados com cautela durante a gravidez e não devem ser administrados durante a lactação (zafirlucaste, montelucaste e omalizumabe são fármacos da categoria B para uso na gestação, enquanto zileutona é fármaco de categoria C).

INTERAÇÕES

As seguintes interações podem ocorrer quando se administra um modificador de leucotrienos com outro agente:

Fármaco combinado	Uso comum	Efeito da interação
Ácido acetilsalicílico	Analgésico	Aumento dos níveis plasmáticos de zafirlucaste
Varfarina	Anticoagulante	Aumento do efeito anticoagulante
Teofilina	Tratamento de asma e DPOC	Nível diminuído de zafirlucaste; aumento de níveis séricos de teofilina com uso da zileutona
Eritromicina	Tratamento de infecção bacteriana	Diminuição dos níveis de zafirlucaste

Capítulo 32 Fármacos que Atuam nas Vias Respiratórias Inferiores 331

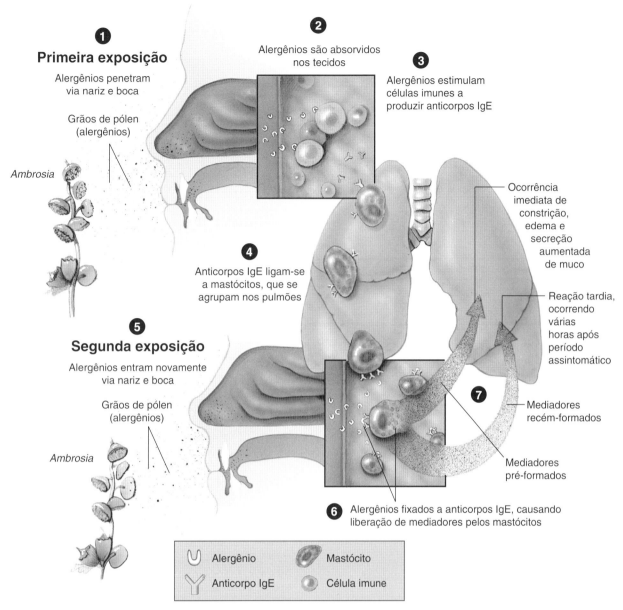

FIGURA 32.2 Exposição a alergênio e resposta imune.

PROCESSO DE ENFERMAGEM
Paciente tratado com fármaco que atua nas vias respiratórias inferiores

AVALIAÇÃO

Avaliação pré-administração

Como os broncodilatadores ou antiasmáticos podem ser administrados para tratar asma, enfisema ou bronquite crônica, a avaliação pré-administração do paciente exige cuidadosa observação e documentação. Muitas condições respiratórias são crônicas, com exacerbações agudas. Rápido reconhecimento e ação imediata são essenciais no tratamento das condições respiratórias agudas. Controle de condições respiratórias a longo prazo consiste em avaliação e monitoramento, orientação ao paciente, controle do ambiente e manejo dos medicamentos. Pacientes são incentivados a utilizar planos de ação para autogerenciamento diário e controle de exacerbações agudas de asma brônquica.

Os planos de ação utilizam uma abordagem de "sinais de trânsito" para monitorar o estado respiratório (Figura 32.3). Pacientes são incentivados a monitorar a própria respiração e a estar atentos para a ocorrência de desconforto utilizando um medidor de fluxo máximo (*peakflow*). Os resultados são registrados nos planos nas seções verde, amarela e vermelha, que sinalizam uma exacerbação respiratória iminente, dependendo da cor dos achados. As intervenções para cada seção estão listadas, utilizando a abordagem sequencial, conforme recomendado pelo médico.

Em situações de desconforto respiratório agudo, verificar pressão arterial, pulso, frequência respiratória e oximetria de pulso antes da terapia com broncodilatador ou antiasmático. Frequências respiratórias inferiores a 12 incursões/minuto ou superiores a 24 incursões/minuto são consideradas anormais

332 Parte 7 Fármacos que Atuam no Sistema Respiratório

Meu Plano para Asma   PORTUGUÊS

Nome do paciente: _____

Prontuário do paciente #: _____

Nome do médico: _____   Data de Nascimento: _____

Telefone do médico: _____   Preenchido por: _____   Data: _____

Medicamentos Controladores	Quantidade a tomar	Frequência	Outras instruções
		_____ vezes/dia **TODOS OS DIAS!**	☐ Gargarejar ou lavar a boca após o uso
		_____ vezes/dia **TODOS OS DIAS!**	
		_____ vezes/dia **TODOS OS DIAS!**	
		_____ vezes/dia **TODOS OS DIAS!**	

Medicamentos para alívio rápido	Quantidade a tomar	Frequência	Outras instruções
☐ Salbutamol ☐ Levalbuterol	☐ 2 doses ☐ 4 doses ☐ 1 tratamento nebulizador	Tomar APENAS quando necessário (ver adiante – iniciar na Zona Amarela ou antes da realização de exercício)	NOTA: se precisar desse medicamento mais de 2 dias por semana, entre em contato com o médico para solicitar um aumento dos medicamentos controladores e discutir o seu plano de tratamento.

Instruções especiais quando eu estou ● *passando bem,* ○ *piorando,* ● *tendo um alerta médico.*

ZONA VERDE

Estou passando ***bem***

- Não há tosse, sibilos, compressão torácica ou dispneia durante o dia ou à noite
- Consigo realizar as atividades habituais

Fluxo máximo (a partir dos 5 anos de idade): é de _____ ou mais. (80% ou mais do meu melhor)

Melhor fluxo máximo pessoal (a partir dos 5 anos de idade): _____

PREVENÇÃO dos sintomas de asma diariamente:

- ☐ Tomar meus medicamentos controladores (indicados acima) todos os dias.
- ☐ Antes da realização de exercício, tomar _____ dose(s) de _____
- ☐ Evitar coisas que pioram minha asma. (Ver o verso.)

ZONA AMARELA

Estou *piorando*

- Tosse, sibilos, compressão torácica, dispneia ou
- Desperto à noite devido a sintomas de asma ou
- Posso realizar algumas atividades habituais, porém nem todas.

Fluxo máximo (a partir dos 5 anos de idade):

_____ a _____ (50 a 79% do melhor fluxo máximo pessoal)

CUIDADO Continuar tomando os medicamentos controladores todos os dias, E:

- ☐ Tomar _____ doses ou _____ tratamento nebulizador do medicamento de alívio rápido. Se não voltar para a *Zona Verde* em 20 a 30 minutos, tomar _____ doses ou aplicações a mais. Se não voltar à *Zona Verde* em 1 hora, então preciso:
- ☐ Aumentar _____
- ☐ Acrescentar _____
- ☐ Telefonar _____
- ☐ Continuar utilizando medicamento de alívio rápido a cada 4 horas, se necessário. Telefonar para o médico se não houver melhora em _____ dias.

ZONA VERMELHA

Alerta Médico

- Dispneia intensa ou
- Os medicamentos de alívio rápido não produziram alívio ou
- Não consigo realizar as atividades habituais ou
- Os sintomas permanecem iguais ou pioram depois de 24 h na Zona Amarela.

Fluxo máximo (a partir dos 5 anos de idade): menos de _____ (50% do melhor fluxo máximo pessoal)

***ALERTA MÉDICO!* Procure ajuda!**

- ☐ Tomar medicamento de alívio rápido: _____ doses a cada _____ minutos e procurar ajuda imediata.
- ☐ Tomar _____
- ☐ Telefonar _____

Perigo! Procure ajuda imediatamente! Ligue para 192 se tiver dificuldade em andar ou falar devido à falta de ar ou se estiver com lábios ou unhas dos dedos na cor cinza ou azul. Para as crianças, ligue para 192 se a pele estiver sugada ao redor do pescoço e nas costelas durante a respiração ou a criança não responder normalmente.

Médico: Minha assinatura autoriza as prescrições escritas acima. Entendo que todos os procedimentos serão implementados de acordo com leis e regulamentos do Estado. O estudante pode portar medicamentos para sua asma: ☐ Sim ☐ Não Autoadministrar medicamentos para asma: ☐ Sim ☐ Não (Esta autorização é válida por no máximo 1 ano a partir da data de assinatura.)

©2008, Public Health Institute (RAMP)

_____   _____
Assinatura do Médico   Data

ORIGINAL (paciente)/AMARELA (Escola/Creche/Trabalho/Outro Sistema de Apoio))/ROSA (prontuário)

FIGURA 32.3 Exemplo de plano de ação RAMP (Regional Asthma Management and Prevention).

e sugerem a necessidade de intervenção para facilitar a respiração. Os valores da oximetria de pulso dependem da condição do paciente: leitura de 96% pode indicar desconforto em paciente sem doença crônica; por outro lado, pode constituir leitura normal em indivíduo com DPOC. É importante avaliar campos pulmonares e documentar cuidadosamente sons audíveis antes de iniciar a terapia. Relatar qualquer dispneia, tosse, sibilos, respirações "ruidosas" ou uso dos músculos acessórios durante a respiração. Se o paciente tiver escarro, descrevê-lo. É também importante registrar sinais não respiratórios de hipoxia, como confusão mental, inquietação, ansiedade e cianose (coloração azulada de pele e mucosas). Em alguns casos, o médico pode solicitar gasometria arterial ou provas de função pulmonar.

Quando o paciente conseguir falar confortavelmente, perguntar sobre possíveis fatores desencadeantes da crise de asma e que estejam causando incapacidade para respirar. A Figura 32.4 ilustra os fatores desencadeantes comuns de asma. O paciente esteve em situações ambientais diferentes, como novo animal de estimação ou mudanças da temperatura ambiente? O paciente sofreu estresse excessivo, seja físico ou emocional? O paciente esteve monitorando a função pulmonar com medidor de fluxo máximo e notou alguma alteração?

Desencadeantes comuns de asma

Fatores desencadeantes são os que deflagram os sintomas da asma. Podem variar entre indivíduos asmáticos, tornando importante identificar quais fatores desencadeiam um ataque.

Alergênios
Pelos de animais, ácaros de poeira, pólen; alimentos como amendoim, peixe, frutos do mar e ovos

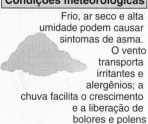

Poluição
Fumaça de cigarros, charutos ou cachimbos; poluentes de automóveis e fumaça industrial

Condições meteorológicas
Frio, ar seco e alta umidade podem causar sintomas de asma. O vento transporta irritantes e alergênios; a chuva facilita o crescimento e a liberação de bolores e polens

Irritantes
Aerossóis, poeira e vapores de produtos de limpeza

Doença
Infecções virais constituem deflagradores comuns de asma em crianças pequenas
Vírus

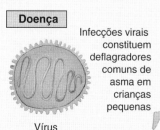

Exercício
Exercício físico é fator desencadeante comum de asma. Pode ocorrer em todos os asmáticos depois de 5 minutos de exercício vigoroso. É menos provável que esportes como natação, beisebol e ginástica deflagrem asma, enquanto corrida de longa distância e futebol geralmente o fazem

FIGURA 32.4 Desencadeantes comuns de asma.

Avaliação continuada
Durante uma crise aguda, avaliar o estado respiratório cerca de 30 minutos após a administração de um fármaco ou a cada 4 horas até o paciente readquirir padrão respiratório normal (ou com mais frequência, se necessário). Observar a frequência respiratória, os sons pulmonares e se há uso de músculos acessórios na respiração. Além disso, manter registro cuidadoso do balanço hídrico e registrar qualquer desequilíbrio, que pode indicar sobrecarga hídrica ou diurese excessiva.

Durante as fases crônicas estáveis, o paciente assume a responsabilidade de monitorar a ocorrência de quaisquer alterações. Quando um plano de ação para asma é utilizado, o médico prescreve a medicação de uso diário, bem como a medicação para alívio rápido. O paciente, por sua vez, monitora ocorrência de sintomas, como sibilos e tosse, alterações no medidor de fluxo máximo e fatores desencadeantes passíveis de agravar a asma. Durante as sessões de acompanhamento, deve-se perguntar ao paciente sobre quaisquer alterações observadas no plano de ação para asma.

A condição do paciente permaneceu nos parâmetros da zona verde, ou o estado do paciente progrediu para zonas amarela ou vermelha? É importante monitorar todos os pacientes com história de problemas cardiovasculares à procura de dor torácica e alterações no eletrocardiograma. O médico pode solicitar provas de função pulmonar periodicamente, sobretudo para pacientes que apresentam enfisema ou bronquite, de modo a monitorar o estado respiratório.

DIAGNÓSTICOS DE ENFERMAGEM
Diagnósticos de enfermagem específicos para agentes farmacológicos incluem:

- **Ansiedade**, relacionada com sensação de falta de ar
- **Desobstrução ineficaz das vias aéreas**, relacionada com broncospasmo
- **Integridade da membrana mucosa oral prejudicada**, relacionada com ressecamento ou irritação
- **Nutrição desequilibrada: menor do que as necessidades corporais**, relacionada com diminuição de apetite em consequência de náuseas, pirose ou gosto desagradável.

Os diagnósticos de enfermagem relacionados com a administração de medicamentos são discutidos no Capítulo 4.

PLANEJAMENTO
Os desfechos esperados no paciente dependem da razão específica pela qual se administra o fármaco, mas podem incluir resposta ótima à terapia, atendimento às necessidades do paciente relacionadas com controle das reações adversas e confiabilidade na compreensão do esquema medicamentoso.

IMPLEMENTAÇÃO
Promoção da resposta ótima à terapia
Os cuidados de enfermagem para o paciente tratado com agente broncodilatador ou com fármaco antiasmático exigem monitoramento cuidadoso do paciente e instruções sobre a administração correta dos vários medicamentos. Esses fármacos podem ser administrados por via oral, parenteral ou tópica (por inalação ou nebulização). As dosagens são individualizadas, o que possibilita a administração da menor dose efetiva.

Rápido alívio com intervenção para sintomas agudos
Os broncodilatadores BAAC são utilizados no tratamento dos sintomas respiratórios agudos. Instruir o paciente a administrar

duas a quatro aplicações do medicamento inalado quando ocorrer desconforto agudo. Dependendo da gravidade da exacerbação, podem-se administrar até três aplicações a intervalos de 20 minutos. Um nebulizador pode ser prescrito para fornecer a medicação, em lugar de um dispositivo para inalação. Essas aplicações são administrados com menos frequência.

Considerações sobre o paciente

Gerontologia
Adultos mais velhos que tomam broncodilatadores adrenérgicos correm risco aumentado de reações adversas relacionadas com o sistema cardiovascular (taquicardia, arritmias, palpitações e hipertensão arterial) e o SNC (inquietação, agitação psicomotora e insônia)

Se o paciente procurar serviço de urgência ou emergência, o médico pode prescrever epinefrina por via subcutânea para alívio de broncospasmo agudo. As doses de determinados fármacos, como a epinefrina, são medidas em décimos de mililitro. Ao preparar esses medicamentos, o enfermeiro deve minimizar as distrações que podem impedir a correta leitura da prescrição feita pelo médico quando for preparar esses medicamentos para administração, de modo a evitar erros. Os efeitos terapêuticos são observados 5 minutos após a administração e duram até 4 horas. Medicamentos anticolinérgicos ou esteroides intravenosos (IV) também podem ser utilizados em caso de emergência.

Para os sintomas respiratórios agudos, pode ser necessária **teofilinização** rápida, utilizando um dos derivados da xantina. Os pacientes são incentivados a utilizar inaladores de BAAC como parte do método sequencial para a resolução dos sintomas respiratórios agudos; todavia, a teofilina ainda é uma alternativa efetiva de baixo custo. Na teofilinização, o paciente recebe uma dose inicial mais alta, denominada *dose de ataque*, para elevar mais rapidamente os níveis sanguíneos até uma faixa terapêutica, em vez de aguardar vários dias para que o fármaco exerça um efeito terapêutico. Tipicamente, isso é realizado com o paciente internado e o médico prescreve doses de ataque por via oral ou IV durante 12 a 24 horas. É importante monitorar atentamente o paciente à procura de sinais de intoxicação por teofilina (Tabela 32.1). Se for prescrito um broncodilatador por via IV, ele deve ser administrado por meio de bomba de infusão. Verificar o local de infusão IV a intervalos frequentes, visto que esses pacientes podem ser extremamente inquietos, e pode ocorrer extravasamento.

Controle de sintomas a longo prazo
A meta dos medicamentos utilizados a longo prazo consiste em controlar a inflamação da mucosa respiratória. O método sequencial de autocuidados (ver Boxe 32.1) constitui uma diretriz para os pacientes e serve de base para a elaboração de um plano individualizado pelo médico. Quando empregam o método sequencial, os pacientes não utilizam medicamentos diariamente. Os CSI são utilizados na segunda etapa do plano. É importante lembrar ao paciente que ele não deve deglutir o medicamento e deve enxaguar por completo a boca após o uso do inalador.

Considerações sobre o paciente

Pediatria/Gerontologia
Quando se administram corticosteroides orais ou altas doses da forma inalatória:
- As crianças correm risco de redução na velocidade de crescimento. Documentar de maneira consistente o registro de crescimento do paciente, em particular durante os períodos de crescimento, como puberdade e adolescência
- Para adultos mais velhos que correm risco de osteoporose, pode-se prescrever um suplemento de cálcio ou de vitamina D.

Instruir o paciente para assegurar sua compreensão de que o propósito dos autocuidados consiste em um programa de automanejo para o agravamento dos sintomas. Parte de um programa de cuidados sequenciais consiste em iniciar com o menor número e as menores doses de fármacos que irão tratar o distúrbio respiratório do paciente. Quando a respiração do paciente torna-se problemática, as doses são modificadas pelo paciente, e são acrescentados diferentes medicamentos a cada etapa. Com a redução dos sintomas, o paciente também diminui os medicamentos e a rotina de medicações dele move-se um degrau para baixo. Fornecer apoio emocional e estímulo à medida que o paciente realiza ajustes de acordo com cada passo constitui um fator essencial para o sucesso.

O paciente aprende a ajustar a medicação de acordo com sua experiência diária de desconforto respiratório ou leitura dos fluxos expiratórios máximos. Os broncodilatadores BAAL não são administrados mais frequentemente do que 2 vezes ao dia (pela manhã e à noite). Os BAAL, como salmeterol ou formoterol, não substituem os inaladores de ação rápida para os sintomas de ocorrência súbita, e tampouco são utilizados no tratamento dos sintomas agudos de asma. Os fármacos podem ser administrados por meio de inalador dosimetrado (Boxe 32.2). Se for utilizado um inalador de pó seco para administração, é necessário orientar o paciente sobre como usá-lo.

⚠ ALERTA DE ENFERMAGEM
Formoterol é apresentado em cápsulas e deve ser administrado apenas por inalação oral, utilizando inalador. Lembrar ao paciente que essa cápsula não deve ser ingerida.

O estabilizador dos mastócitos cromoglicato pode ser acrescentado ao esquema terapêutico já instituído do paciente (p. ex., CSI). Se houver necessidade de suspender o uso do estabilizador dos mastócitos por qualquer motivo, a dose deve

TABELA 32.1 Processo de teofilinização.

Administração do fármaco (por via IV ou oral) durante 12 a 24 h		
Determinação dos níveis séricos 1 a 2 h após a administração da dose (5 a 9 h com o fármaco de liberação prolongada)		
Faixa terapêutica: 10 a 20 mcg/ℓ	Monitoramento de efeitos tóxicos: 15 a 20 mcg/ℓ	Intoxicação: acima de 20 mcg/ℓ
	Anorexia	Cólica abdominal
	Náuseas	Confusão mental
	Vômitos	Inquietação
	Diarreia	Taquicardia
	Cefaleia	Arritmias
	Insônia	Crises convulsivas

BOXE 32.2 Como usar um inalador dosimetrado.

Como usar um inalador

Quando um paciente é diagnosticado pela primeira vez com asma, e o médico prescreve terapia inalatória, ele precisa aprender como usar o inalador que irá fornecer o medicamento. O enfermeiro é o profissional de saúde que fornece as seguintes instruções:

Inalador dosimetrado (ID)

1. Quando for utilizar um inalador pela primeira vez ou um que não tenha sido utilizado por vários dias, aponte o inalador afastando-o de você e acione-o uma a duas vezes.
2. Segure o dispositivo na vertical e agite o inalador.
3. Incline a cabeça ligeiramente para trás.
4. Solte o ar (expire) e abra a boca.
5. Coloque o inalador de uma de três maneiras:
   - Introduza o inalador 1 a 2 polegadas dentro da boca (maneira preferida)
   - Utilize um espaçador
   - Coloque o inalador entre os lábios.
6. Comece a inspirar lentamente e aperte a extremidade superior do inalador para liberar o medicamento.
7. Inspire durante 3 a 5 segundos.
8. Prenda a sua respiração por 10 segundos para que o medicamento alcance os pulmões.
9. Repita o número prescrito de doses, esperando 1 minuto entre cada dose.

Os espaçadores são recomendados para crianças, para adultos mais velhos e para qualquer pessoa que tenha dificuldade em utilizar um nebulizador. Os espaçadores estão indicados quando são administrados esteroides inalados.

Inalador de pó seco (DPS)

1. Prepare a medicação para inalação.
2. Coloque o bocal nos lábios.
3. Inspire rapidamente.
4. Segure sua respiração por 10 segundos para permitir que o medicamento alcance os pulmões.
5. As cápsulas para inalação não devem ser deglutidas.
6. Não coloque o seu dispositivo na água.

Quando for prescrito mais de um tipo de inalador, instruir o paciente a usar em primeiro lugar o broncodilatador para dilatar as vias respiratórias e, em seguida, utilizar outras medicações prescritas.

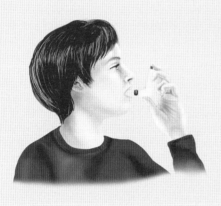 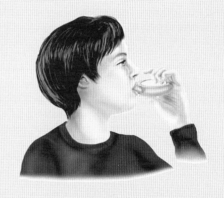

ser gradualmente reduzida. Quando administrado por via oral, o cromoglicato deve ser administrado 90 minutos antes das refeições e ao deitar. A forma oral do fármaco é fornecida em uma ampola. A ampola é aberta e o conteúdo é despejado em um copo de água. O paciente ou o cuidador deve agitar por completo a mistura. O paciente deve ingerir toda a mistura. O fármaco não pode ser misturado com outra substância (p. ex., suco de fruta, leite ou alimentos).

Os antagonistas dos receptores de leucotrienos, os inibidores dos leucotrienos e os imunomoduladores são utilizados no manejo da asma e nunca devem ser administrados durante uma crise asmática aguda. Se forem administrados durante uma crise aguda, esses medicamentos podem agravar a crise. Esses fármacos são administrados por via oral.

A zileutona pode causar dano ao fígado. Devido ao risco de hepatotoxicidade, o médico pode solicitar a determinação de níveis das aminotransferases hepáticas no início do tratamento e durante a terapia. Os pacientes são instruídos a relatar imediatamente quaisquer sintomas de disfunção hepática, como dor no quadrante direito superior do abdome, náuseas, fadiga, letargia, prurido e icterícia. Os pacientes podem ser hipersensíveis a anticorpos monoclonais (p. ex., omalizumabe), utilizados para modular a resposta imune. Os anticorpos monoclonais são administrados por via subcutânea, a cada 2 a 4 semanas (mepolizumabe é administrado uma vez por mês), tipicamente no hospital ou no ambulatório, onde o paciente pode ser monitorado após a injeção, devido à possibilidade de reação anafilática. Avisar o paciente de que poderá ocorrer uma reação até 4 dias após a injeção, devendo ter informações para contato de emergência à mão.

Monitoramento e manejo das necessidades do paciente

Ansiedade

Pacientes com dificuldade de respirar e em uso de broncodilatador ou antiasmático podem apresentar extrema ansiedade, nervosismo e inquietação, causados pela dificuldade respiratória ou pela ação do medicamento. Neles, o médico pode ter dificuldade em determinar se está ocorrendo uma reação adversa ao fármaco ou se o problema está relacionado com o distúrbio respiratório. Tranquilizar o paciente sobre o fato de que o medicamento que está sendo administrado irá mais provavelmente aliviar o desconforto respiratório em pouco tempo. Pacientes com extrema apreensão são observados com mais frequência até que sua respiração esteja quase

336 Parte 7 Fármacos que Atuam no Sistema Respiratório

normal. Deve-se monitorar rigorosamente pressão arterial e pulso do paciente durante a terapia e relatar quaisquer alterações significativas. Falar e agir calmamente ajudam a diminuir a ansiedade ou o nervosismo causados pelo agente adrenérgico. A explicação dos efeitos adversos do fármaco pode ajudar o paciente a tolerar reações desconfortáveis.

Desobstrução ineficaz das vias aéreas
Ocasionalmente, o paciente apresenta broncospasmo agudo, em consequência da doença, após exposição a alergênio ou como reação adversa a alguns fármacos antiasmáticos, como CSI.

> ## ❗ ALERTA DE ENFERMAGEM
> Broncospasmo agudo provoca desconforto respiratório grave e sibilos em consequência da expiração vigorosa de ar, sendo considerado uma emergência médica. Iniciar a intervenção clínica ou instruir o paciente e seus familiares a chamar o serviço de emergência, caso isso ocorra em casa.

Durante um episódio de broncospasmo agudo, verificar pressão arterial, pulso, frequência respiratória/oximetria de pulso e resposta ao fármaco a cada 5 a 15 minutos, até que a condição do paciente se estabilize e o desconforto respiratório seja aliviado.

Integridade da membrana mucosa oral prejudicada
Os inaladores, sobretudo os aerossóis de corticosteroides e estabilizadores dos mastócitos, podem irritar a garganta e promover infecção por *Candida albicans*. Instruir o paciente a fazer higiene oral rigorosa, limpar o inalador de acordo com as orientações fornecidas na bula e utilizar a técnica correta quando efetuar a inalação. O uso de CSI acompanhado de escovação diária dos dentes após o tratamento também pode reduzir a incidência de infecções fúngicas. Essas intervenções diminuem a incidência de candidíase e ajudam a aliviar a garganta. Em certas ocasiões, o médico prescreve um agente antifúngico para tratamento da candidíase.

Nutrição desequilibrada: menor do que as necessidades corporais
Alguns fármacos antiasmáticos provocam náuseas. O paciente com náuseas deve receber refeições menores e frequentes, em lugar de três grandes refeições. As refeições devem ser seguidas por boa higiene oral. Limitar o consumo de líquido nas refeições pode ajudar a diminuir as náuseas. Ensinar aos familiares como criar uma atmosfera agradável e relaxada durante as refeições.

O paciente em uso de teofilina pode relatar pirose, visto que esse agente relaxa o esfíncter esofágico inferior, possibilitando o refluxo gastresofágico. A pirose é minimizada quando o paciente permanece em posição ortostática e dorme com a cabeceira da cama elevada. Alguns fármacos antiasmáticos podem causar gosto desagradável na boca. O consumo de goles frequentes de água, chupar balas duras sem açúcar ou utilizar goma de mascar ajudam a aliviar o problema.

Orientação ao paciente e aos familiares
Em virtude da natureza crônica das doenças respiratórias, cabe ao enfermeiro instruir o paciente e seus familiares sobre o monitoramento da condição, o controle de fatores ambientais desencadeantes e o manejo correto dos medicamentos para obter respiração ótima.

Planos de ação de asma em diversos idiomas podem ser encontrados na internet. O enfermeiro pode fornecer *websites* ao paciente ou demonstrar-lhe como preencher aqueles planos durante uma sessão de ensino. Esses planos podem ser impressos, ou o indivíduo pode preencher a informação e utilizá-la para monitorar diariamente o manejo da asma e os episódios agudos.

É preciso ensinar o paciente a monitorar o estado respiratório e regular os medicamentos, com base no plano de ação de asma. Demonstrar ao paciente como incluir medicamentos prescritos para manter respiração ótima. Em seguida, instruir o paciente a monitorar seu próprio padrão respiratório, com base nas zonas definidas por sintomas específicos, leituras do fluxo máximo e ajuste correspondente dos medicamentos, conforme definido pelo médico. Um método comumente utilizado para interpretar o estado respiratório é relacioná-lo com as três cores do semáforo: verde, amarelo e vermelho (ver Figura 32.3).

O paciente deve receber instruções para utilizar o medidor de fluxo máximo a fim de monitorar o estado respiratório e a efetividade do esquema medicamentoso. O paciente recebe instruções para saber utilizar o medidor de fluxo máximo e quando notificar o médico (ver Orientação ao paciente para desfechos melhores I Como usar um medidor de fluxo máximo). A maioria dos medicamentos prescritos é administrada por via inalatória. Se o paciente utilizar inalador por aerossol, deve-se explicar detalhadamente seu uso (ver Boxe 32.2). Não pressupor que o paciente compreenda corretamente como utilizar um inalador por aerossol. Existem muitos dispositivos diferentes no mercado, utilizados com medicamentos específicos, e nem todos funcionam da mesma maneira. É preciso rever as instruções por escrito e examinar o dispositivo com o paciente. Em seguida, pedir a ele que demonstre o uso do inalador para avaliar se utiliza a técnica correta. É importante rever as instruções a cada visita de acompanhamento.

À medida que o paciente se torna mais confiante no manejo da medicação para asma, o enfermeiro pode começar a ajudá-lo a avaliar seu ambiente. O Boxe 32.3 descreve maneiras de reduzir ou limitar a exposição a deflagradores ambientais. Pacientes conseguem reduzir as crises asmáticas se sentirem que têm capacidade de modificar a exposição aos elementos desencadeantes.

Ao desenvolver plano de ensino para o paciente ou familiares, o enfermeiro deve incluir os seguintes pontos:

- Tomar o medicamento regularmente, conforme determinado pelo médico, mesmo durante os períodos assintomáticos. Medicamentos de ação longa devem ser tomados para prevenir crises agudas e manter nível de respiração. Não utilizá-los para tratamento de episódios agudos de asma
- Se os sintomas se tornarem graves, aumentar a dose ou a frequência de uso, conforme orientação do médico ou estabelecido no plano de ação
- Falar com o médico antes de usar fármacos de venda livre ou fitoterápicos. Alguns contêm substâncias semelhantes e causam aumento involuntário da dose
- Verificar semanalmente os medicamentos, para determinar quais receitas precisam ser renovadas e evitar ficar sem eles quando as farmácias estão fechadas. Muitos inaladores têm um contador inserido. Verificar quantas aplicações ainda existem no dispositivo
- Não mastigar nem triturar comprimidos revestidos ou de liberação prolongada
- Verificar a compreensão da montagem, utilização e limpeza do inalador
- Se forem utilizados BAAL para prevenção de BIE, o fármaco deve ser administrado pelo menos 30 minutos antes do exercício. Doses adicionais não devem ser administradas durante pelo menos 12 horas

Orientação ao paciente para desfechos melhores

Como usar um medidor de fluxo máximo

Pacientes tratados em casa com broncodilatadores ou antiasmáticos frequentemente precisam monitorar sua função pulmonar com um medidor de fluxo máximo. Esse monitoramento fornece ao paciente e ao médico informações valiosas sobre as condições do paciente e a efetividade da terapia. Com frequência, tendências nas leituras conseguem detectar alterações nas vias respiratórias e no fluxo de ar do paciente, mesmo antes do aparecimento de sinais e sintomas. Isso permite possível intervenção antes do aparecimento de algum problema importante.

Devido à variedade de medidores disponíveis no comércio, é importante explicar o tipo de medidor que será usado, a frequência com que o fluxo máximo deverá ser verificado e as faixas das leituras, juntamente com instruções sobre o que fazer em cada faixa. O enfermeiro pode utilizar os seguintes passos para instruir o paciente sobre uso do medidor de fluxo máximo:

- ✔ Certificar-se de que o indicador esteja na parte inferior da escala
- ✔ Permanecer em posição ereta para possibilitar a melhor inspiração possível. (Certificar-se de remover goma de mascar ou alimento da boca)
- ✔ Inspirar o mais profundamente possível e, em seguida, colocar os lábios em torno do bocal, certificando-se de que estejam bem fechados
- ✔ Expirar o mais forte e rapidamente possível em grande sopro único
- ✔ Observar o indicador subir pela escala e anotar o local onde ele para. O número abaixo da posição do indicador é a *leitura do fluxo máximo*
- ✔ Repetir o procedimento mais duas vezes
- ✔ Comparar as três leituras. Registrar a maior leitura em seu plano de ação. Não calcular a média
- ✔ Levar o plano de ação com as leituras do medidor de fluxo máximo em suas visitas de acompanhamento
- ✔ Medir o fluxo máximo aproximadamente no mesmo horário todos os dias. (Seu médico pode lhe fornecer um horário predeterminado. Alguns pacientes medem o fluxo máximo 2 vezes/dia, entre 7 e 9 h e entre 18 e 20 h. Outros medem o fluxo máximo antes e depois da medicação)
- ✔ Seguir as instruções escritas sobre as medicações no seu plano de ação, ao lado da cor da zona de sua leitura (ver Figura 32.3)
- ✔ Limpar o medidor de fluxo máximo com sabão neutro e água quente após o uso.

- *Para pacientes que utilizam broncodilatadores adrenérgicos:* esses fármacos podem causar nervosismo, insônia e inquietação. Entrar em contato com o médico se os sintomas se tornarem graves
- *Para pacientes que utilizam derivados da xantina:* seguir as instruções do médico sobre o monitoramento dos níveis séricos de teofilina. Evitar o consumo de alimentos contendo xantina, como refrigerantes à base de cola, café, chocolate e alimentos preparados com carvão
- *Para pacientes que utilizam CSI:* utilizar um objeto de alerta médico (p. ex., pulseira), indicando a necessidade de esteroides sistêmicos suplementares em caso de estresse ou crise de asma grave que não responda aos broncodilatadores. Não interromper a terapia de modo abrupto

BOXE 32.3 Promoção de controle ambiental para asma.

O paciente precisa saber o que desencadeia os sintomas da asma. Em seguida, faça o que for possível para evitar ou limitar o contato com esses deflagradores.

- Se pelos de animais forem um agente deflagrador, manter o animal de estimação fora da casa ou, pelo menos, fora do quarto de dormir. Outra alternativa é encontrar novo lar para ele
- Não fumar nem permitir que outros fumem dentro de casa
- Se pólen for um agente desencadeador, permanecer dentro de casa com o ar-condicionado ligado, se possível, quando a contagem de pólen for alta
- Para controlar ácaros da poeira, lavar lençóis, cobertores, travesseiros e brinquedos de pelúcia 1 vez/semana em água quente. Também há protetores especiais contra poeira para colchão e travesseiros
- Se o ar frio for incômodo, usar cachecol sobre a boca e o nariz no inverno pode ajudar
- Se surgirem sintomas durante a prática de exercícios físicos ou de uma atividade física de rotina, como subir escada, procure encontrar, com o seu médico, maneiras de permanecer ativo(a) sem apresentar sintomas de asma. A atividade física é importante
- Se for alérgico a sulfitos, evite consumir os alimentos (como frutas secas) ou bebidas (como vinho) que os contêm.

- *Para pacientes que utilizam imunomoduladores:* saber que pode ocorrer reação anafilática até 1 ano após a administração de uma dose. Entrar em contato com o médico se apresentar prurido ou urticária e procurar o serviço de emergência se tiver problemas com a respiração.

REAVALIAÇÃO

- A resposta terapêutica é obtida, e a respiração é mais fácil e mais efetiva
- Reações adversas são identificadas, relatadas ao médico e controladas com sucesso por meio de apropriadas intervenções de enfermagem:
  - Ansiedade é controlada com sucesso
  - O paciente apresenta vias respiratórias desobstruídas
  - As mucosas estão úmidas e intactas
  - A nutrição é adequadamente mantida
- O paciente e sua família expressam confiança e demonstram entender o esquema medicamentoso e o uso do medidor de fluxo máximo e do inalador.

Farmacologia na prática
PENSE CRITICAMENTE

A Sra. Chase foi diagnosticada com asma pelo médico, e o seguinte plano é estabelecido:

- A meta do medidor de fluxo máximo deve ser de 350
- Usar mometasona, em aplicação diária ao deitar
- Usar inalador de salbutamol, fazendo duas aplicações 30 minutos antes do exercício ou quando a leitura de fluxo máximo estiver na zona amarela ou se ela sentir falta de ar
- Solicitar mudança dos medicamentos se estiver na zona vermelha.

A Sra. Chase assinala que não quer utilizar o inalador, visto que, quando sua mãe utilizava medicamento inalado, cheirava a ovos podres.

PONTOS-CHAVE

■ A DPOC abrange asma, bronquite crônica, bronquite obstrutiva e enfisema ou qualquer combinação dessas condições. Asma é doença pulmonar crônica que provoca broncoconstrição espasmódica e inflamação pulmonar. Muitos norte-americanos sofrem dessa afecção, que é uma das condições crônicas mais comuns da infância

■ Broncodilatadores são utilizados em pacientes com DPOC que apresentam dificuldade em respirar (dispneia) e interferência de troca gasosa nos alvéolos pulmonares

■ Antiasmáticos são utilizados para alívio rápido de dificuldade da respiratória, bem como para manejo a longo prazo de asma. O uso dos medicamentos obedece ao método de escalonamento. Os CSI reduzem a inflamação, enquanto broncodilatadores aliviam o broncospasmo. Os médicos definem parâmetros e ajudam o paciente a elaborar um plano de ação para a asma, de modo a ajudá-lo no automanejo dessa afecção

■ Reações adversas comuns aos medicamentos incluem nervosismo, inquietação, náuseas, anorexia, vômitos e taquicardia ou sensação de palpitações.

RESUMO DE FÁRMACOS
Fármacos que atuam nas vias respiratórias inferiores

Nome genérico	Usos	Reações adversas	Faixas posológicas
Broncodilatadores			
Beta₂ agonistas de ação curta (BAAC – agentes adrenérgicos ou simpatomiméticos utilizados para alívio dos sintomas agudos)			
Salbutamol	Broncospasmo, prevenção de BIE	Cefaleia, palpitações, taquicardia, tremor, tontura, nervosismo, hiperatividade	2 a 4 mg VO, 3 a 4 vezes/dia; 1 a 2 inalações, a cada 4 a 6 h; 2 inalações antes do exercício; pode ser também administrado por nebulizador
Efedrina	Asma, broncospasmo	Dor precordial, hesitação urinária	12,5 a 25 mg VO, a cada 3 a 4 h quando necessário; 25 a 50 mg IM, SC, IV
Epinefrina	Asma, broncospasmo	Palpitações, tremor, tontura, sonolência, vertigem, nervosismo, cefaleia, náuseas, vômitos, ansiedade, medo, palidez	Inalação por aerossol: individualizar a dose Injeção: solução 1:1.000, 0,3 a 0,5 mℓ SC, suspensão IM (1:200), 0,1 a 0,3 mℓ SC apenas
Levalbuterol	Tratamento e prevenção de broncospasmo	Taquicardia, nervosismo, ansiedade, dor, tontura, rinite, tosse, arritmias cardíacas	Nebulização: 0,63 mg, 3 vezes/dia, a cada 6 a 8 h; se não houver resposta, aumentar a dose para 1,25 mg, 3 vezes/dia, por nebulizador
Metaproterenol	Asma, broncospasmo	Taquicardia, tremor, nervosismo, náuseas, vômitos	20 mg VO, 3 vezes/dia Aerossol: 2 a 3 inalações a cada 3 a 4 h; não exceder 12 inalações
Terbutalina	Tratamento e prevenção de broncospasmo	Palpitações, tremor, tontura, vertigem, nervosismo, sonolência, cefaleia, náuseas, vômitos, desconforto GI	2,5 a 5 mg VO, a cada 6 h, 3 vezes/dia durante as horas de vigília; 0,25 mg SC (pode repetir uma vez, se necessário)
Beta₂ agonistas de ação longa (BAAL – agentes adrenérgicos ou simpatomiméticos utilizados no manejo a longo prazo)			
Arformoterol	Tratamento a longo prazo e prevenção do broncospasmo na DPOC	Nervosismo, tremor, tontura, cefaleia, insônia, náuseas, vômitos, diarreia, cãibras nas pernas, dorsalgia	Nebulização com solução de 15 mcg/2 mℓ, 2 vezes/dia, pela manhã e à noite
Formoterol	Tratamento a longo prazo e prevenção do broncospasmo	Palpitações, taquicardia, tontura, nervosismo	Uma cápsula de 12 mg a cada 12 h, utilizando o dispositivo de inalação; não para uso oral; em BIE, utilizar 15 min antes do exercício
Indacaterol	Tratamento a longo prazo e prevenção de broncospasmo	Palpitações, taquicardia, fraqueza, cãibras, sede, aumento da micção	1 cápsula de 75 mcg diariamente
Olodaterol	Tratamento a longo prazo da DPOC, não aprovado para uso na asma	Nasofaringite	2 inalações, 1 vez/dia
Salmeterol	Tratamento a longo prazo e prevenção de broncospasmo	Tremor, cefaleia, tosse	1 inalação, 2 vezes/dia, pela manhã e à noite; pó para inalação, não utilizar espaçador

Capítulo 32 Fármacos que Atuam nas Vias Respiratórias Inferiores   339

Nome genérico	Usos	Reações adversas	Faixas posológicas
Derivados da xantina			
Aminofilina	Alívio sintomático ou prevenção de asma brônquica e broncospasmo reversível da bronquite crônica e enfisema	Náuseas, vômitos, inquietação, nervosismo, taquicardia, tremor, cefaleia, palpitações, hiperglicemia, alterações eletrocardiográficas, arritmias cardíacas	Individualizar dose: basear o ajuste nas respostas clínicas, monitorar níveis séricos de aminofilina, manter faixa terapêutica de 10 a 20 mcg/mℓ; basear a dosagem na massa corporal magra Administração por VO ou IV
Difilina	Iguais aos da aminofilina	Iguais às da aminofilina	Até 15 mg/kg VO, a cada 6 h
Oxtrifilina	Iguais aos da aminofilina	Iguais às da aminofilina	4,7 mg/kg VO, a cada 8 h; ação prolongada: 1 comprimido VO, a cada 12 h
Teofilina	Iguais aos da aminofilina	Iguais às da aminofilina	Dose inicial: 15 mg/kg/dia; 300 mg a cada 12 h VO, por 3 dias
Bloqueadores colinérgicos (agentes anticolinérgicos utilizados para alívio dos sintomas agudos)			
Aclidínio	Prevenção de broncospasmo associado a DPOC, bronquite crônica e enfisema	Cefaleia, tosse, irritação dos seios paranasais, vômitos, diarreia, dor de dente, infecção urinária	Inalação de 400 mcg, 2 vezes/dia
Ipratrópio	Broncospasmo associado a DPOC, bronquite crônica e enfisema, rinorreia	Ressecamento da orofaringe, nervosismo, irritação em consequência do aerossol, tontura, cefaleia, desconforto GI, boca seca, exacerbação dos sintomas, náuseas, palpitações	Aerossol: 2 inalações, 4 vezes/dia, sem ultrapassar 12 inalações Solução: 500 mg (frasco de 1 dose unitária), 3 ou 4 vezes/dia, por nebulização oral *Spray* nasal de 0,03%: 2 *sprays* por narina, 2 a 3 vezes/dia; de 0,06%: 2 *sprays* por narina, 3 a 4 vezes/dia
Tiotrópio	Iguais aos do ipratrópio	Iguais às do ipratrópio, maior risco de acidente vascular encefálico	1 cápsula por dia, utilizando dispositivo de inalação; não para uso oral
Umeclidínio	Prevenção de broncospasmo associado a DPOC, bronquite crônica e enfisema	Congestão nasal, tosse, faringite, dor muscular, articular e de dente, taquicardia	Inalação de 62,5 mcg, 1 vez/dia
Fármacos antiasmáticos			
Corticosteroides inalatórios			
Beclometasona	Tratamento de manutenção da asma	Irritação oral, laríngea e faríngea; infecção fúngicas; supressão da função do eixo HHSR	Dose inicial usada com broncodilatadores apenas: 40 a 80 mcg, 2 vezes/dia Uso com CSI: 40 a 160 mcg, 2 vezes/dia; dose máxima de 320 mcg, 2 vezes/dia Crianças de 5 a 12 anos: 40 mcg, 2 vezes/dia, quando usada com broncodilatadores apenas ou com CSI
Budesonida	Tratamento de manutenção de asma	Iguais às da beclometasona	Dose individualizada para inalação oral Adultos: 200 a 800 mcg, 2 vezes/dia Crianças a partir de 6 anos de idade: 200 a 400 mcg, 2 vezes/dia Crianças de 12 meses a 8 anos de idade: dose diária total de 0,5 a 1 mcg, 1 ou 2 vezes/dia, em doses fracionadas
Ciclesonida	Manutenção profilática e tratamento de asma	Iguais às da beclometasona	Até 320 mcg, 2 vezes/dia, por inalação
Flunisolida	Tratamento de manutenção de asma, especialmente pacientes que recebem terapia com corticosteroides sistêmicos	Iguais às da beclometasona	Adultos: 2 inalações, 2 vezes/dia; dose máxima: 4 inalações, 2 vezes/dia Crianças de 6 a 15 anos: 2 inalações, 2 vezes/dia
Fluticasona	Manutenção profilática e tratamento de asma	Iguais às da beclometasona	88 a 880 mcg, 2 vezes/dia

(continua)

340 Parte 7 Fármacos que Atuam no Sistema Respiratório

Nome genérico	Usos	Reações adversas	Faixas posológicas
Mometasona	Tratamento de manutenção de asma	Iguais às da beclometasona	1 inalação (220 mcg) a cada dia, à noite, para pacientes previamente mantidos apenas com CIS ou broncodilatadores; 2 inalações (440 mcg), 2 vezes/dia, para pacientes previamente mantidos com corticosteroides orais
Combinações de CSI/BAAL			
Budesonida/formoterol	Manutenção a longo prazo de asma	Ver cada fármaco individualmente	Dose baixa a média (CSI) 80/4,5 mcg; dose média a alta (CSI) 160/4,5 mcg, 2 inalações pela manhã e à noite
Fluticasona/salmeterol	Manutenção a longo prazo de asma, DPOC	Ver cada fármaco individualmente	2 inalações, 2 vezes/dia
Estabilizador de mastócitos			
Cromoglicato	Asma brônquica, prevenção do broncospasmo, prevenção de BIE Preparações nasais: prevenção e tratamento da rinite alérgica	Tosse, sibilos, sabor incomum, tontura, cefaleia, náuseas, garganta seca e irritada, exantema, edema articular e dor	Solução para inalação: 20 mg (1 ampola/frasco) administrados por nebulizador, 4 vezes/dia Aerossol: adultos e crianças a partir de 5 anos de idade: 2 *sprays* dosimetrados, 4 vezes/dia BIE: 2 *sprays* dosimetrados pouco antes (10 a 15 min, porém não mais do que 60 min) da exposição ao fator precipitante Solução nasal: 1 *spray* em cada narina, 3 a 6 vezes/dia Oral: adultos e crianças a partir de 13 anos de idade: 2 ampolas, 4 vezes/dia, 30 min antes das refeições e ao deitar Crianças de 2 a 12 anos de idade: 1 ampola, 4 vezes/dia, antes das refeições e ao deitar; não ultrapassar 40 mg/kg/dia
Modificadores de leucotrienos e imunomoduladores			
Mepolizumabe	Adjuvante para asma grave	Cefaleia	100 mg SC, 1 vez/mês
Montelucaste	Profilaxia e tratamento de asma crônica em adultos e crianças a partir de 12 meses de idade, rinite alérgica sazonal em adultos e crianças a partir de 2 anos de idade	Cefaleia, sintomas gripais	Adultos e crianças com mais de 15 anos de idade: 10 mg VO, à noite Crianças de 6 a 14 anos de idade: 1 comprimido mastigável de 5 mg/dia, à noite Crianças de 1 a 5 anos de idade: 1 comprimido de 4 mg mastigável, diariamente, à noite, ou 1 envelope de grânulos de 4 mg VO, diariamente
Omalizumabe	Asma persistente moderada a grave	Reação no local de injeção, anafilaxia	150 a 375 mg SC, a cada 2 a 4 semanas
Roflumilaste	DPOC grave – inibidor da fosfodiesterase	Diarreia	500 mcg VO, diariamente
Zafirlucaste	Profilaxia e tratamento de asma crônica em adultos e crianças a partir de 5 anos	Iguais às do montelucaste	Adultos e crianças a partir de 12 anos de idade: 20 mg VO, 2 vezes/dia Crianças de 5 a 11 anos de idade: 10 mg VO, 2 vezes/dia
Zileutona	Profilaxia e tratamento de asma crônica em adultos e crianças a partir de 12 anos	Dispepsia, náuseas, cefaleia	600 mg VO, 4 vezes/dia

REVISÃO DO CAPÍTULO

Calcule a dosagem dos medicamentos

1. Foi prescrito para um paciente 0,25 mg de terbutalina por via subcutânea. O medicamento está disponível para injeção em uma solução de 1 mg/mℓ. O enfermeiro administra _____.

2. Foi prescrito para um paciente zafirlucaste 20 mg por via oral, 2 vezes/dia. O medicamento está disponível em comprimidos de 10 mg. O enfermeiro administra _____. Quantos miligramas de zafirlucaste o paciente irá receber a cada dia?

Prepare-se para provas

1. Qual das seguintes condições não se inclui em DPOC?
   1. Asma aguda
   2. Pneumonia aguda
   3. Bronquite crônica
   4. Enfisema

2. Qual das seguintes ações é exercida quando se utilizam broncodilatadores?
   1. Redução da resposta inflamatória
   2. Promoção da remoção do muco
   3. Reversão da broncoconstrição
   4. Remoção de líquido dos pulmões

3. Quando se administram BAAC a adultos mais velhos, existe risco aumentado de _____.
   1. Efeitos GI
   2. Efeitos nefrotóxicos
   3. Efeitos neurotóxicos
   4. Efeitos cardiovasculares

4. Quando administra aminofilina, um broncodilatador derivado da xantina, o enfermeiro monitora o paciente à procura de reações adversas, que incluem _____.
   1. Inquietação e nervosismo
   2. Hipoglicemia e hipotireoidismo
   3. Bradicardia e broncospasmo
   4. Sonolência e letargia

5. O enfermeiro administra corretamente montelucaste _____.
   1. 1 vez/dia, à noite
   2. 2 vezes/dia, pela manhã e à noite
   3. 3 vezes/dia, com as refeições
   4. 1 vez/dia, pela manhã

6. Qual dos seguintes exames laboratoriais o enfermeiro espera que seja solicitado para paciente em uso de teofilina?
   1. Níveis de hormônios tireoidianos
   2. Níveis séricos de alanina aminotransferase
   3. Níveis séricos de sódio
   4. Níveis séricos de teofilina

7. O corpo reage a um fator desencadeante e estimula o sistema nervoso simpático, causando broncoconstrição e inflamação. Qual é o neurotransmissor estimulado?
   1. Serotonina
   2. Norepinefrina
   3. Dopamina
   4. Acetilcolina

8. A seguinte afirmativa indica que o paciente compreende o propósito do medidor de fluxo máximo.
   1. "Utilizo o medidor de fluxo máximo quando estou com falta de ar"
   2. "Preciso lavar o medidor de fluxo máximo depois de cada uso"
   3. "Devo medir meu fluxo máximo diariamente"
   4. "Coloco o medicamento no medidor de fluxo máximo"

9. O fármaco Seretide® é uma combinação de diferentes medicamentos. Quais os medicamentos que estão nesse inalador? **Escolha todas as opções corretas.**
   1. Fluticasona
   2. Omalizumabe
   3. Salmeterol
   4. Zafirlucaste

10. O fármaco Seretide® é uma combinação de quais categorias de medicamentos? **Escolha todas as opções corretas.**
    1. Corticosteroides
    2. Imunomoduladores
    3. Beta$_2$ agonistas de ação longa
    4. Derivados da xantina

Para verificar suas respostas, ver Apêndice F.

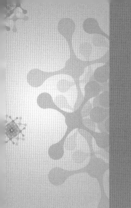

PARTE 8
Fármacos que Atuam no Sistema Cardiovascular

O coração e o sistema circulatório fornecem nutrientes ao corpo e dele retiram as escórias metabólicas. O corpo funciona de modo adequado quando o coração bombeia efetivamente o sangue e os vasos sanguíneos fazem o líquido circular sem bloqueio nem restrição. A doença cardiovascular é uma condição que dificulta esse processo. Isso é motivo de muita preocupação, visto que uma em cada três mortes nos EUA deve-se a causas cardíacas (AHA, 2015). A doença da artéria coronária (DAC) é o "maior assassino" de homens e mulheres nos EUA (quase 2.500 mortes diariamente). Isso parece um grande número; contudo, a taxa de mortalidade da DAC e do acidente vascular encefálico diminuiu em 68% no período de 1969 a 2013 (American Heart Association, 2016). Isso se deve, em parte, a avanços realizados no diagnóstico, no tratamento e nas mudanças de estilo de vida. Nesta parte, mostramos que os fármacos continuam desempenhando um importante papel em todos os estágios da saúde ou da doença cardíaca. Os fármacos discutidos nesta parte incluem desde aqueles administrados no início do tratamento (como os diuréticos) até os fármacos utilizados em unidades de cuidados críticos, quando o paciente apresenta doença avançada.

Nesta parte, os primeiros capítulos abordam fármacos utilizados para reduzir o risco de doenças cardiovasculares. Os indivíduos que correm risco de hipertensão necessitam de modificações no estilo de vida com o objetivo de promover a saúde, de modo a evitar a ocorrência de doença cardiovascular. O acréscimo de algumas medicações pode reduzir ainda mais o risco de doença. O Capítulo 33 discute o uso de diuréticos. Esses fármacos fazem com que os rins filtrem mais efetivamente e removam o líquido, bem como as escórias metabólicas. Embora os rins sejam o órgão-alvo desses fármacos, a remoção de líquido também é necessária em alguns pacientes para promover a função cardíaca. Algumas vezes, a redução do volume de líquidos, juntamente com modificações no estilo de vida, é a única medida necessária para reduzir a pressão arterial.

Outra preocupação relacionada com a saúde do coração é o colesterol. O Capítulo 34 trata dos fármacos que reduzem os níveis de colesterol (hipolipemiantes). À medida que os níveis sanguíneos de colesterol se elevam, aumenta também o risco de DAC. Em geral, quanto mais alto o nível de lipoproteínas de baixa densidade (LDL) e quanto maior o número de fatores de risco envolvidos, maior também será o risco de cardiopatia. A aterosclerose caracteriza-se por depósitos de placas

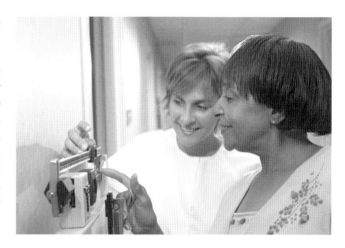

gordurosas nas paredes internas das artérias. A redução dos níveis sanguíneos de colesterol pode interromper ou reverter a aterosclerose nos vasos e diminuir significativamente a incidência de cardiopatia.

Os agentes diuréticos, como terapia isolada, não reduzem a pressão arterial o suficiente. O Capítulo 35 descreve fármacos específicos utilizados no tratamento da hipertensão arterial quando os diuréticos isoladamente não reduzem a pressão arterial. Alguns desses fármacos específicos incluem bloqueadores adrenérgicos, inibidores da enzima conversora de angiotensina (ECA), bloqueadores dos canais de cálcio e outros inibidores ou antagonistas. A hipertensão arterial, se não for tratada, pode resultar em disfunção, não apenas do sistema cardiovascular, mas também de outros sistemas, como o renal e o respiratório. Nos indivíduos entre 40 e 70 anos de idade, cada elevação de 20 mmHg da pressão sistólica ou cada elevação de 10 mmHg da pressão diastólica duplica o risco de doença cardiovascular. O tratamento precoce da hipertensão arterial diminui o risco de doença cardiovascular e morte e protege contra complicações relacionadas com a hipertensão arterial, como acidente vascular encefálico (AVE), insuficiência cardíaca (IC) e doença renal. O Capítulo 36 descreve os fármacos antianginosos, cujo principal propósito é aumentar o aporte sanguíneo para determinada área por meio de dilatação dos vasos sanguíneos. A dor aguda que ocorre no tórax, na mandíbula ou no braço pode ser uma das primeiras vezes em que uma pessoa irá dar uma pausa e considerar seu estado cardíaco. DAC, doença vascular encefálica e doença vascular periférica são causadas pelo estreitamento das artérias e podem resultar em dor quando os tecidos ficam privados de oxigênio. Pode ocorrer obstrução dos vasos na forma de coágulos sanguíneos no sistema cardiovascular. A terapia farmacológica para as doenças vasculares pode incluir fármacos que dilatam os vasos sanguíneos, consequentemente, aumentam o aporte de sangue para determinada área.

O Capítulo 37 discute os fármacos utilizados na prevenção (anticoagulantes e antiplaquetários) e aqueles utilizados na remoção (agentes trombolíticos) de coágulos que se formam nos vasos sanguíneos.

Quase 5 milhões de norte-americanos apresentam IC (antes denominada *insuficiência cardíaca congestiva*). Trata-se da causa mais frequente de internação em indivíduos com mais de 65 anos de idade. Os indivíduos afro-americanos e obesos correm maior risco de IC (AHA, 2016). Com o tratamento, alguns pacientes têm vidas praticamente normais, embora mais de 300.000 indivíduos com IC morram a cada ano. Os inibidores da ECA são considerados agentes de primeira escolha e constituem a base da terapia farmacológica para a IC. Esses fármacos são discutidos em relação à sua capacidade de reduzir a hipertensão. Muitos adultos mais velhos continuam utilizando um cardiotônico, como, por exemplo, a digoxina, que é discutido no Capítulo 38. A digoxina é prescrita para pacientes com IC que não respondem aos inibidores da ECA e aos agentes diuréticos.

O último capítulo desta parte (Capítulo 39) aborda os fármacos antiarrítmicos utilizados no tratamento da arritmia cardíaca (distúrbio de condução que resulta em frequência cardíaca regular anormalmente lenta ou rápida, ou ritmo irregular). Algumas arritmias não necessitam de tratamento, enquanto outras exigem tratamento imediato, visto que elas são potencialmente fatais. Embora esses fármacos sejam utilizados no tratamento das arritmias, eles também podem provocar ou agravar uma arritmia. Os benefícios do tratamento precisam ser cuidadosamente ponderados pelo médico contra os riscos associados ao uso do fármaco antiarrítmico.

À medida que progredir nesta parte, poderá perceber que algumas das classes de fármacos podem ser repetidas em diversos capítulos. Isso se deve ao fato de que a sua administração reduz efetivamente a morte por cardiopatia, que é a razão pela qual administramos esses medicamentos a nossos pacientes.

33

Fármacos Diuréticos

Termos-chave

anúria cessação da produção de urina

azotemia elevação das concentrações de compostos nitrogenados no sangue, no plasma ou no soro

diurese produção de urina

edema acúmulo de água nos tecidos

ginecomastia aumento das mamas no homem

hiperpotassemia altos níveis sanguíneos de potássio

hipopotassemia baixos níveis sanguíneos de potássio

Objetivos de aprendizagem

Ao fim deste capítulo, o leitor deverá ser capaz de:

1. Listar os cinco tipos gerais de diuréticos.
2. Discutir usos, ações farmacológicas gerais, reações adversas, contraindicações, precauções e interações dos diuréticos.
3. Descrever atividades a serem realizadas pelo enfermeiro na avaliação pré-administração e na avaliação continuada do paciente tratado com diurético.
4. Listar os diagnósticos de enfermagem específicos para paciente em uso de diurético.
5. Discutir maneiras de promover resposta ótima ao tratamento, controlar reações adversas comuns e instruir os pacientes sobre o uso de diuréticos.

Classes de fármacos

Diuréticos de alça
Tiazídicos e diuréticos relacionados
Diuréticos poupadores de potássio

Diuréticos osmóticos
Inibidores da anidrase carbônica

Farmacologia na prática

Você está preocupada com a Sra. Moore devido ao aumento das chamadas telefônicas feitas por sua filha que reside fora da cidade. Já é tempo de efetuar um ajuste da medicação. Ela traz uma bolsa de comprimidos e você constata que um frasco de diuréticos de uso diário, sob prescrição, aviado há 3 semanas, está praticamente cheio. Ao estudar este capítulo, verifique se consegue elaborar as perguntas que precisa fazer a essa paciente.

Muitas condições ou doenças, como IC, distúrbios endócrinos e doenças renais e hepáticas, podem causar sobrecarga hídrica ou **edema** (retenção excessiva de líquido). Quando um paciente apresenta sinais de retenção excessiva de líquido, o médico prescreve um diurético. Os diuréticos aumentam a excreção de urina (*i. e.*, água, eletrólitos e escórias metabólicas) pelos rins. Existem vários tipos de agentes diuréticos, e o médico selecionará aquele que melhor atenda às necessidades do paciente e que efetivamente reduza o excesso de líquido nos tecidos corporais.

Ao estudar as doenças cardíacas, você pode se perguntar o que um fármaco que afeta o rim tem a ver com o coração. A hipertensão arterial, um distúrbio cardíaco, é frequentemente tratada com uma combinação de um agente anti-hipertensivo e um diurético. Os diuréticos utilizados incluem

Parte 8 Fármacos que Atuam no Sistema Cardiovascular

os diuréticos de alça e os tiazídicos. Os usos específicos de cada tipo de diuréticos são discutidos nas seções a seguir.

AÇÕES

Os diuréticos modificam a excreção ou a reabsorção dos eletrólitos (sódio e cloreto) no rim. Por sua vez, isso determina o volume de água que se torna urina e que será eliminada pelo sistema urinário. Veja a ilustração do néfron renal (Figura 33.1) para melhor compreensão dessas ações à medida que for estudando os diuréticos.

* *Diuréticos de alça* inibem a reabsorção de sódio e de cloreto nos túbulos distais e proximais do rim, bem como na alça de Henle. A ação nesses três locais aumenta sua efetividade como diuréticos
* *Diuréticos tiazídicos e diuréticos relacionados* inibem a reabsorção de íons sódio e cloreto no ramo ascendente da alça de Henle e na parte inicial do túbulo distal do néfron. Essa ação resulta na excreção de sódio, cloreto e água.

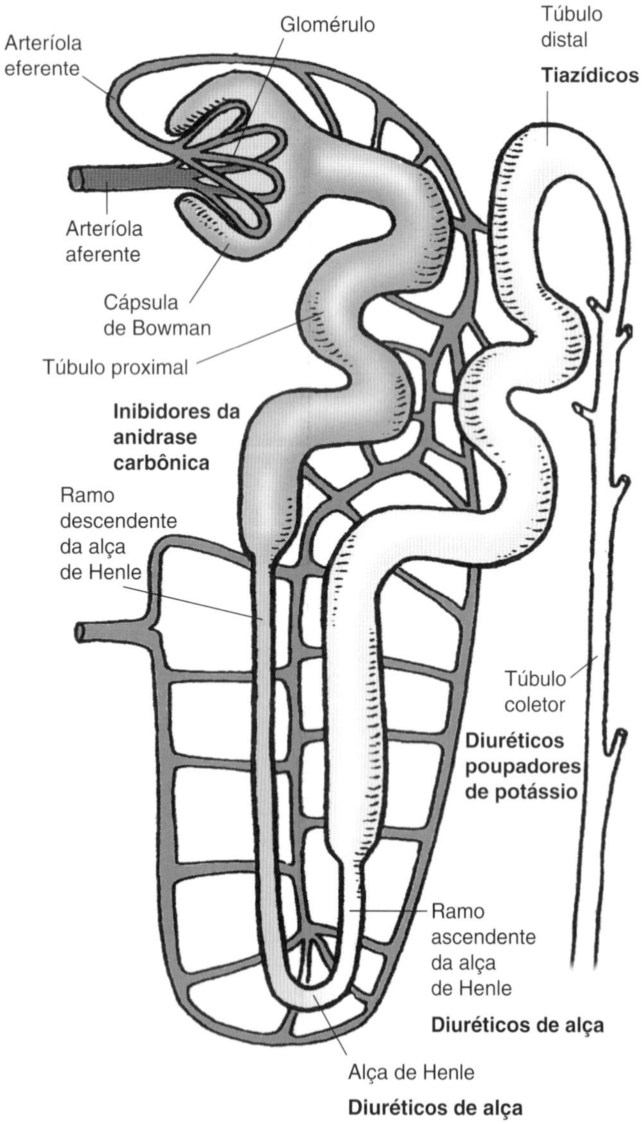

Ambos os tipos de diuréticos também provocam a excreção de potássio na urina. Se for necessário conservar potássio no corpo, é prescrito outro tipo de diurético.

* *Diuréticos poupadores de potássio* reduzem a excreção de potássio pelo rim. Eles bloqueiam a reabsorção de sódio nos túbulos renais, com consequente aumento da eliminação de sódio e água na urina; isso reduz a excreção de potássio. A espironolactona antagoniza a ação da aldosterona. A aldosterona, um hormônio produzido pelo córtex das glândulas suprarrenais, aumenta a reabsorção de sódio nos túbulos contorcidos distais do rim. Quando essa reabsorção é bloqueada pelo fármaco, o sódio (mas não o potássio) e a água são excretados
* *Diuréticos osmóticos* (manitol, sorbitol) aumentam a densidade do filtrado no glomérulo. Isso impede a reabsorção seletiva de água, que é eliminada na forma de urina. Ocorre também aumento da excreção de sódio e cloreto
* *Inibidores da anidrase carbônica* (acetazolamida) são sulfonamidas, sem ação bacteriostática, que inibem a enzima anidrase carbônica, resultando em excreção de sódio, potássio, bicarbonato e água.

USOS

Os diuréticos são utilizados no tratamento das seguintes condições:

* Edema (retenção de líquido) associado a IC, terapia com corticosteroides/estrogênios e cirrose hepática
* Hipertensão arterial
* Doença renal (insuficiência aguda, insuficiência renal e síndrome nefrótica)
* Edema cerebral
* Glaucoma agudo (aplicação tópica) e elevação da pressão intraocular (PIO; antes e depois de cirurgia ocular)
* Crises epilépticas e doença da montanha
* A espironolactona é associada a terapia hormonal na disforia de gênero (redesignação de gênero).

O ácido etacrínico (um diurético de alça), também é utilizado no manejo a curto prazo da ascite causada por neoplasia maligna, edema idiopático ou linfedema. Quando pacientes correm risco de perda de potássio, os diuréticos poupadores de potássio podem ser utilizados com outras categorias de diuréticos ou em seu lugar.

> **ⓘ ALERTA DE ENFERMAGEM**
>
> Diuréticos de venda livre como pamabrom podem ser usados para alívio da distensão pré-menstrual. Tipicamente, esses produtos contêm cafeína e cloreto de amônio. É preciso estar atento para o fato de que pessoas podem utilizar esses medicamentos para perder peso, causando desequilíbrio eletrolítico.

REAÇÕES ADVERSAS

As reações adversas associadas a qualquer categoria de agentes diuréticos envolvem vários sistemas de órgãos.

Reações do sistema neuromuscular

* Tontura, vertigem, cefaleia
* Fraqueza, fadiga.

FIGURA 33.1 O néfron é a unidade funcional do rim. Observe os locais onde as diversas classes de agentes diuréticos atuam nos vários túbulos do néfron.

Reações do sistema cardiovascular
- Hipotensão ortostática
- Desequilíbrios eletrolíticos, glicosúria.

Reações do sistema digestório
- Anorexia
- Náuseas, vômitos.

Outras reações sistêmicas

As reações dermatológicas consistem em exantema e fotossensibilidade. Parestesias nos membros (dormência ou formigamento) ou flacidez muscular podem indicar **hipopotassemia** (baixo nível sanguíneo de potássio). **Hiperpotassemia** (elevação do nível sanguíneo de potássio), um evento grave, pode ocorrer com a administração de diuréticos poupadores de potássio. É mais provável ocorrer hiperpotassemia em pacientes com balanço hídrico inadequado, em pacientes com diabetes melito ou doença renal, em adultos mais velhos e em pacientes com quadros clínicos graves.

Em pacientes do sexo masculino que tomam espironolactona, pode ocorrer **ginecomastia** (aumento das mamas). Essa reação parece estar relacionada tanto com a dose quanto com a duração da terapia. A ginecomastia é habitualmente reversível com a interrupção da terapia; todavia, em raros casos, há persistência do aumento das mamas.

 Considerações sobre o paciente

Transgênero
A espironolactona inibe a secreção de testosterona e é utilizada na terapia hormonal transgênero em associação com hormônios femininos na redesignação de gênero, de masculino para feminino (Fisher & Maggi, 2015).

Outras reações adversas desses fármacos estão listadas no Resumo de Fármacos | Fármacos diuréticos. Quando um diurético poupador de potássio e outro diurético são administrados concomitantemente, as reações adversas associadas a ambos os fármacos podem ser maiores.

CONTRAINDICAÇÕES

Os diuréticos são contraindicados para pacientes com hipersensibilidade conhecida aos fármacos, desequilíbrios eletrolíticos, disfunção renal ou hepática grave e **anúria** (cessação da produção de urina). Manitol (diurético osmótico) é contraindicado para pacientes com sangramento intracraniano ativo (exceto durante craniotomia). Os diuréticos poupadores de potássio são contraindicados para pacientes com hiperpotassemia, e seu uso não é recomendado para crianças.

PRECAUÇÕES

Os diuréticos são utilizados com cautela em pacientes com disfunção renal. Os diuréticos são, em sua maioria, fármacos de categoria C para uso na gestação (embora ácido etacrínico, torsemida, isossorbida, amilorida e triantereno estejam na categoria B para uso na gestação) e precisam ser utilizados com cautela durante a gravidez e a lactação. Todos os diuréticos tiazídicos pertencem à categoria B para uso na gestação, com exceção da benztiazida e meticlotiazida, que são fármacos da categoria C. A segurança desses fármacos para uso durante gravidez e a lactação não foi estabelecida, de modo que só devem ser administrados quando houver necessidade bem definida e quando os benefícios potenciais para a paciente superarem os riscos potenciais para o feto.

Os diuréticos tiazídicos e os diuréticos de alça são utilizados com cautela em pacientes com gota, doença hepática, diabetes melito, lúpus eritematoso sistêmico (que podem exacerbar ou ativar a doença) ou diarreia. Reação de sensibilidade cruzada pode ocorrer com os diuréticos tiazídicos e as sulfonamidas. Alguns diuréticos tiazídicos contêm tartrazina (um corante alimentar amarelo), que pode causar reações de tipo alérgico ou asma brônquica em indivíduos sensíveis à tartrazina. Os pacientes com sensibilidade às sulfonamidas podem exibir reações alérgicas aos diuréticos de alça (furosemida, torsemida ou bumetanida). Os diuréticos poupadores de potássio devem ser utilizados com cautela em pacientes com doença hepática ou diabetes melito.

INTERAÇÕES

Todos os diuréticos aumentam o risco de hipotensão quando tomados com fármacos anti-hipertensivos. As interações para categorias específicas de diuréticos estão listadas a seguir.

Fármaco combinado	Uso comum	Efeito da interação
Inibidores da anidrase carbônica		
Primidona	Tratamento da atividade convulsiva	Diminuição da efetividade
Diuréticos de alça		
Cisplatina, aminoglicosídeos	Tratamento do câncer, agente anti-infeccioso, respectivamente	Risco aumentado de ototoxicidade
Anticoagulantes ou trombolíticos	Anticoagulante	Risco aumentado de sangramento
Digitálicos	Condições cardíacas	Risco aumentado de arritmias
Lítio	Manifestações psicóticas	Risco aumentado de intoxicação por lítio
Hidantoínas	Tratamento da atividade convulsiva	Diminuição da efetividade do diurético
Anti-inflamatórios não esteroides (AINEs) e salicilatos	Alívio da dor	Diminuição da efetividade do diurético
Diuréticos poupadores de potássio		
Inibidores da ECA ou suplementos de potássio	Condições cardiovasculares	Risco aumentado de hiperpotassemia
AINEs e salicilatos; anticoagulantes	Alívio da dor e anticoagulante, respectivamente	Diminuição da efetividade do diurético

Fármaco combinado	Uso comum	Efeito da interação
Tiazídicos e diuréticos relacionados		
Alopurinol	Tratamento da gota	Risco aumentado de hipersensibilidade a alopurinol
Anestésicos	Anestesia cirúrgica	Aumento da efetividade do anestésico
Agentes antineoplásicos	Tratamento do câncer	Leucopenia prolongada
Hipoglicemiantes	Controle do diabetes melito	Hiperglicemia

Considerações fitoterápicas

Numerosos fitoterápicos diuréticos estão disponíveis como produtos de venda livre. Os extratos de plantas e ervas disponíveis como diuréticos de venda livre são, em sua maioria, atóxicos. Acredita-se que os seguintes fitoterápicos possuam atividade diurética: aipo, chicória, sassafrás, baga de zimbro, hipérico, dedaleira, cavalinha, alcaçuz, dente-de-leão (*Taraxacum officinale*), *Digitalis purpurea*, *Ephedra*, hibisco, salsa e sabugueiro. Todavia, a maior parte não é efetiva, ou não é mais efetiva do que a cafeína. Há poucas evidências científicas para justificar o uso dessas plantas como diuréticos. Por exemplo, a raiz do dente-do-leão era outrora considerada como um forte diurético. Entretanto, as pesquisas verificaram que a raiz do dente-de-leão é segura, mas não efetiva como diurético. Nenhum fitoterápico diurético deve ser ingerido sem antes de conversar com o médico. Chás diuréticos, como bagas de zimbro e cavalinha, são contraindicados. As bagas de zimbro têm sido associadas a dano renal, e a cavalinha contém compostos acentuadamente tóxicos. Deve-se evitar o uso de chás com efedrina, sobretudo quando os indivíduos apresentam hipertensão arterial (DerMarderosian, 2003).

PROCESSO DE ENFERMAGEM
Paciente tratado com agente diurético

AVALIAÇÃO

Avaliação pré-administração

Antes da administração de um diurético, obter sinais vitais e peso corporal do paciente, que são os dados basais de comparação da perda de líquido. Os resultados laboratoriais, como eletrólitos séricos, são cuidadosamente analisados. Nos pacientes com disfunção renal, deve-se efetuar também monitoramento dos níveis sanguíneos de ureia e depuração da creatinina. Se o paciente apresentar edema periférico, inspecionar e medir as áreas afetadas e, no prontuário do paciente, documentar o grau e a extensão do edema.

Se for prescrito um diurético osmótico para o paciente, a avaliação deve ter, como foco, a doença ou distúrbio do paciente e os sintomas que estão sendo tratados. Por exemplo, se o paciente apresentar baixo débito urinário e um diurético osmótico for administrado para aumentar o débito urinário, analisar a razão aporte/débito e avaliar os sintomas apresentados pelo paciente.

Avaliação continuada

O tipo de avaliação depende de determinados fatores, como razão pela qual o diurético está sendo administrado, o tipo de diurético utilizado, a via de administração e a condição do paciente. Quando o paciente estiver institucionalizado, verificar e registrar o balanço hídrico e relatar ao médico qualquer redução acentuada do débito urinário. Relatar a perda de líquido, com base no peso corporal do paciente aferido diariamente na mesma hora, certificando-se que o paciente esteja vestindo a mesma quantidade ou o mesmo tipo de roupas. Dependendo do diurético específico, podem-se efetuar determinações frequentes dos níveis séricos de eletrólitos e ácido úrico e provas de função hepática e renal durante os primeiros meses de terapia e, posteriormente, de modo periódico. Quando o paciente ambulatorial toma diuréticos, cabe ao enfermeiro a responsabilidade de instruir o paciente ou cuidadores sobre as observações a serem feitas, como peso do paciente, bem como quando entrar em contato com o médico para relatar qualquer peso fora do parâmetro estabelecido.

DIAGNÓSTICOS DE ENFERMAGEM

Diagnósticos de enfermagem específicos para esses agentes farmacológicos incluem:

- **Eliminação urinária prejudicada**, relacionada com a ação dos diuréticos que provocam aumento da frequência
- **Risco de volume de líquidos deficiente**, relacionado com a diurese excessiva em consequência da administração de um diurético
- **Risco de lesão**, relacionado com vertigem, tontura ou arritmias cardíacas.

Diagnósticos de enfermagem relacionados com administração de medicamentos são discutidos no Capítulo 4.

PLANEJAMENTO

Os desfechos esperados no paciente dependem do motivo da administração do diurético, mas podem incluir resposta ótima à terapia farmacológica, atendimento às necessidades do paciente relacionadas com reações adversas e confiabilidade na compreensão do esquema medicamentoso.

IMPLEMENTAÇÃO

Promoção da resposta ótima à terapia

Os diuréticos são utilizados no tratamento de diversas condições. Por conseguinte, a promoção de uma resposta ótima à terapia frequentemente depende do diurético específico e da condição do paciente.

Paciente com edema

Pacientes com edema causado por IC ou outras condições são pesados diariamente ou conforme solicitado pelo médico. Os diuréticos de alça por via parenteral (IV) são, tipicamente, utilizados no hospital para promover rápida perda de líquido quando isso interfere na função cardíaca (Albert, 2012). É desejável uma perda de peso diária de cerca de 900 g, pois isso implica bom manejo da perda de líquido e prevenção de desidratação e desequilíbrio eletrolítico. Verificar cuidadosamente e documentar o balanço hídrico a cada 8 horas.

O paciente em estado crítico ou aquele com doença renal podem necessitar de medidas mais frequentes do débito urinário. A pressão arterial, o pulso e a frequência respiratória são determinados a cada 4 horas ou conforme solicitado pelo médico. O paciente com doença aguda pode necessitar de monitoramento mais frequente dos sinais vitais.

As áreas edemaciadas são examinadas diariamente para avaliar a efetividade da terapia farmacológica. Observar a aparência geral e a condição do paciente diariamente ou com mais frequência se ele estiver agudamente doente.

Paciente com hipertensão arterial

Ensinar ao paciente hipertenso como monitorar a própria pressão arterial e frequência do pulso enquanto estiver tomando um diurético, ou um diurético juntamente com um fármaco anti-hipertensivo. Os sinais vitais, incluindo a frequência respiratória, são mais frequentemente monitorados quando o paciente está em estado crítico, ou quando a pressão arterial está excessivamente alta.

Paciente com aumento da pressão intracraniana

O manitol é administrado apenas por via intravenosa (IV). Como a solução de manitol pode cristalizar quando exposta a baixas temperaturas, inspecionar a solução antes de sua administração. Se for constatada a ocorrência de cristalização, devolver a solução à farmácia e solicitar outra dose. A velocidade de administração e a concentração do fármaco são individualizadas para manter um fluxo urinário de pelo menos 30 a 50 mℓ/h.

Quando um paciente está recebendo o diurético osmótico manitol ou ureia para tratamento de pressão intracraniana elevada em consequência de edema cerebral, efetuar avaliação neurológica (resposta das pupilas à luz, nível de consciência ou resposta a um estímulo doloroso), além dos sinais vitais, nos intervalos estabelecidos pelo médico.

Paciente com comprometimento renal

Quando se administram diuréticos tiazídicos, deve-se monitorar periodicamente a função renal. Esses fármacos podem causar **azotemia** (acúmulo de escórias nitrogenadas no sangue). Se os níveis de nitrogênio não proteico (NNP) ou de ureia aumentarem, o médico pode considerar a suspensão do fármaco ou a interrupção de seu uso. Além disso, as concentrações séricas de ácido úrico são monitoradas periodicamente durante o tratamento com diuréticos tiazídicos, visto que esses fármacos podem provocar um ataque agudo de gota; por essa razão, é preciso estar atento para as queixas de dor ou desconforto articulares do paciente. Pode ser necessário modificar as doses de insulina ou dos hipoglicemiantes orais por causa de hiperglicemia; por conseguinte, as concentrações séricas de glicose são monitoradas periodicamente.

Paciente em risco de desequilíbrio eletrolítico

Enquanto ocorrem os deslocamentos dos líquidos e eletrólitos no corpo, é preciso estar atento para a ocorrência de desequilíbrios. Os sinais e sintomas dos desequilíbrios comuns estão relacionados no Boxe 33.1. Um dos principais desequilíbrios a monitorar é o do potássio. Os pacientes que apresentam arritmias cardíacas ou que estão sendo "digitalizados" (iniciando a terapia com digoxina) são mais suscetíveis a perda significativa de potássio com o uso de diuréticos. Para esses pacientes, são recomendados os diuréticos poupadores de potássio.

Monitorar os pacientes em uso de diuréticos poupadores de potássio por causa do risco de *hiperpotassemia*. Se os níveis séricos de potássio ultrapassarem 5,3 mEq/mℓ, o

---

> **BOXE 33.1 Sinais e sintomas de desequilíbrio hidreletrolítico associados à terapia diurética.**
>
> **Desidratação (perda excessiva de água)**
> - Sede
> - Redução do turgor cutâneo
> - Mucosas secas
> - Fraqueza
> - Tontura
> - Febre
> - Débito urinário baixo
>
> **Hiponatremia (perda excessiva de sódio)**
> *Nota:* Sódio – valores laboratoriais normais: 132 a 145 mEq/ℓ
> - Pele fria e pegajosa
> - Diminuição do turgor cutâneo
> - Confusão
> - Hipotensão
> - Irritabilidade
> - Taquicardia
>
> **Hipomagnesemia (baixos níveis de magnésio)**
> *Nota:* Magnésio – valores laboratoriais normais: 1,5 a 2,5 mEq/ℓ ou 1,8 a 3 mg/dℓ
> - Cãibras nas pernas e nos pés
> - Hipertensão arterial
> - Taquicardia
> - Irritabilidade neuromuscular
> - Tremor
> - Reflexos tendíneos profundos hiperativos
> - Confusão
> - Alucinações visuais ou auditivas
> - Parestesias
>
> **Hipopotassemia (baixos níveis sanguíneos de potássio)**
> *Nota:* Potássio – valores laboratoriais normais: 3,5 a 5 mEq/ℓ
> - Anorexia
> - Náuseas e vômitos
> - Espasmo muscular
> - Depressão
> - Confusão
> - Bradicardia
> - Processos de pensamento prejudicados
> - Sonolência
>
> **Hiperpotassemia (nível sanguíneo elevado de potássio)**
> - Irritabilidade
> - Ansiedade
> - Confusão
> - Cãibras musculares
> - Sensação de dormência ou formigamento
> - Náuseas
> - Diarreia
> - Arritmias cardíacas
> - Paralisia flácida

---

diurético deve ser interrompido, e o médico notificado imediatamente. O tratamento para reduzir o potássio pode incluir a administração de bicarbonato IV (se o paciente apresentar acidose) ou glicose VO ou parenteral com insulina de ação rápida (glicoinsulinoterapia). A hiperpotassemia persistente pode exigir diálise. Os níveis séricos de potássio são monitorados com frequência, particularmente durante o tratamento inicial.

Monitoramento e manejo das necessidades do paciente

Eliminação urinária prejudicada

Como muitas das condições tratadas com diuréticos são de natureza cardíaca, explicar ao paciente como a eliminação dos líquidos ajuda o coração e os vasos sanguíneos a trabalharem de modo mais eficiente. Os pesquisadores mostram que, quando pacientes com IC apresentam incontinência urinária, eles interrompem ou reduzem a dose do diurético (Hwang, 2013). Por conseguinte, é importante que o paciente compreenda a rapidez com a qual alguns desses medicamentos atuam e como eles causam aumento da micção. Antes da administração de um agente diurético, explicar ao paciente quando se deve esperar a ocorrência de **diurese** e por quanto tempo ela dura (Tabela 33.1). Esses fármacos são tomados cedo no dia para evitar perturbação do sono à noite causada pelo aumento da diurese.

Alguns pacientes ficam preocupados ou ansiosos, devido à necessidade de urinar a intervalos frequentes, e podem apresentar incontinência se a necessidade não for atendida rapidamente (Figura 33.2). Tranquilizar o paciente em repouso no leito com atendimento imediato à campainha de chamada, e, quando necessário, fornecer uma comadre ou urinol com fácil alcance. Orientar o paciente que toma o medicamento em casa para tomá-lo cedo durante o dia, de modo que o sono noturno não seja interrompido. Além disso, ajudar a planejar as atividades, de modo que o início de ação do diurético (menos de 60 minutos) e o pico de sua ação (1 a 4 horas) não ocorram enquanto o paciente está dentro de um carro ou caminhando, e o acesso ao banheiro seja prontamente disponível. Embora a duração de ação da maioria dos diuréticos seja de cerca de 8 horas, alguns têm atividade mais longa, o que pode resultar em necessidade de urinar durante as horas da noite. Isso é particularmente verdadeiro no início da terapia.

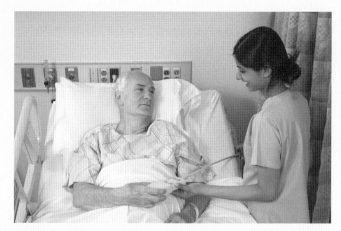

FIGURA 33.2 Reduza o medo de incontinência urinária ao fornecer urinol ou comadre a pacientes em uso de diuréticos e ao responder imediatamente à campainha de chamada dos mesmos.

Risco de volume de líquidos deficiente

A reação adversa mais comum associada à administração de diurético consiste em perda de líquido e eletrólitos (ver Boxe 33.1), particularmente durante o período inicial da terapia. Em alguns pacientes, o efeito diurético é moderado, mas em outros, ocorre perda de grande volume de líquido. Independentemente do volume de líquido perdido, existe sempre a possibilidade de perda excessiva de eletrólitos, o que é potencialmente grave.

Os desequilíbrios mais comuns consistem em perda de potássio e água. Observa-se também a perda de outros eletrólitos, particularmente magnésio, sódio e cloreto. Quando muito potássio é perdido, ocorre hipopotassemia (ver Orientação ao paciente para desfechos melhores | Prevenção de desequilíbrios de potássio). Em certos pacientes, como os que também recebem glicosídeo digitálico ou apresentam arritmia cardíaca, a hipopotassemia tem o potencial de provocar arritmia mais grave.

A hipopotassemia é tratada com suplementos de potássio ou com alimentos com alto teor de potássio, ou pela substituição do diurético por um diurético poupador de potássio. Além da hipopotassemia, os pacientes tratados com diuréticos de alça são mais propensos a desenvolver deficiência de magnésio (ver Boxe 33.1). A ocorrência de um desequilíbrio hídrico ou eletrolítico depende da perda de líquidos e eletrólitos e da capacidade de reposição do indivíduo. Por exemplo, se um paciente em uso de diurético alimenta-se inadequadamente e não ingere líquidos adicionais, é provável a ocorrência de um desequilíbrio hidreletrolítico. Entretanto, o tratamento preventivo nem sempre é uma garantia; até mesmo quando um paciente ingere líquido suficiente e segue uma dieta balanceada, ainda pode ocorrer um desequilíbrio eletrolítico, exigindo a reposição de eletrólitos (ver Capítulo 54, para discussão adicional dos desequilíbrios hidreletrolíticos).

TABELA 33.1 Exemplos de início e duração de atividade dos diuréticos.

Fármaco	Início	Duração da atividade
Acetazolamida, comprimidos	1 a 1,5 h	8 a 12 h
Cápsulas de liberação sustentada	2 h	18 a 24 h
Amilorida	2 h	24 h
Bumetanida, oral	30 a 60 min	4 a 6 h
Via IV	Em alguns minutos	Menos de 1 h
Ácido etacrínico, oral	Dentro de 30 min	6 a 8 h
Via IV	Dentro de 5 min	2 h
Furosemida, oral	Dentro de 1 h	6 a 8 h
Via IV	Dentro de 5 min	2 h
Manitol, via IV	30 a 60 min	6 a 8 h
Espironolactona	24 a 48 h	48 a 72 h
Diuréticos tiazídicos e diuréticos relacionados	1 a 2 h	Variada[a]
Trianereno	2 a 4 h	12 a 16 h
Ureia, via IV	30 a 45 min	5 a 6 h

[a]A duração varia de acordo com o fármaco utilizado. A duração média é de 12 a 24 horas. Indapamida tem duração de mais de 24 horas.

 Considerações sobre o paciente

Gerontologia

Adultos mais velhos em uso de diuréticos são particularmente propensos a déficits de volume de líquidos e a desequilíbrios eletrolíticos enquanto tomam diuréticos. Pode ocorrer desidratação se o paciente reduzir a ingestão de líquido por medo de incontinência.

Capítulo 33 Fármacos Diuréticos 351

Orientação ao paciente para desfechos melhores

Prevenção de desequilíbrios de potássio

Os diuréticos aumentam a excreção de água e sódio. Alguns deles também aumentam a excreção de potássio, de modo que o paciente corre risco de desenvolver *hipopotassemia,* uma condição potencialmente fatal. Os pacientes podem reduzir o risco de hipopotassemia pelo consumo de alimentos ricos em potássio, que repõem as perdas causadas pelo diurético.

Ao fornecer instruções, o enfermeiro deve certificar-se de que o paciente compreenda o seguinte:

Pode-se efetuar reposição de potássio com dieta; tomar suplementos apenas quando forem prescritos pelo médico. Os seguintes alimentos apresentam níveis mais altos de potássio do que outros:

✔ Os **10 alimentos** com mais potássio por porção: feijão-branco, verduras de folhas verde-escuras, batatas cozidas com casca, damasco seco, abóbora-bolota, iogurte natural desnatado, salmão, abacate, cogumelos, bananas

✔ As **10 frutas** com mais potássio: damasco, ameixa, groselha/passas, tâmaras, figos, coco seco, abacate, bananas, laranjas, nectarinas e pêssegos

✔ Os **10 vegetais** com mais potássio: tomates secos, espinafre, acelga-suíça, cogumelos, batata-doce, couve, couve-de-bruxelas, abobrinha, feijão-verde, aspargo

✔ **Outras fontes:** chocolate, melado, nozes e manteiga de nozes (http://www.healthaliciousness.com)

Estimular a ingestão de líquidos a intervalos frequentes durante as horas de vigília, de modo a evitar déficit de volume de líquidos. Uma dieta balanceada ajuda a prevenir desequilíbrios eletrolíticos. Incentivar lanches ricos em potássio entre as refeições e à noite (quando permitidos). Monitorar o balanço hídrico e notificar o médico se o paciente não ingerir volume adequado de líquido ou se o débito urinário for baixo, se a urina estiver concentrada, se o paciente tiver aparência desidratada ou se houver sinais e sintomas evidentes de desequilíbrio eletrolítico.

ⓘ ALERTA DE ENFERMAGEM

Sinais de alerta de desequilíbrio hidreletrolítico consistem em boca seca, sede, fraqueza, letargia, sonolência, inquietação, dor e cãibras musculares, confusão, distúrbios gastrintestinais (GI), hipotensão, oligúria, taquicardia e crises convulsivas.

Risco de lesão

Pacientes tratados concomitantemente com diurético (particularmente diurético de alça ou tiazídico) e digitálico necessitam de monitoramento da frequência do pulso e do ritmo cardíaco, devido à possibilidade de arritmias cardíacas. Qualquer alteração significativa desses parâmetros deve ser imediatamente relatada ao médico.

Alguns pacientes apresentam tontura ou vertigem, particularmente durante os primeiros dias da terapia ou quando ocorre rápida diurese. Pacientes com tontura devem ser auxiliados ao levantar da cama e nas atividades ambulatoriais até que a mesma desapareça.

Orientação ao paciente e aos familiares

O paciente e seus familiares podem modificar a administração do medicamento, devido à excessiva eliminação de urina, ou quando o diurético atua em horários inapropriados às atividades do paciente. Para assegurar a adesão do paciente ao esquema prescrito, certificar-se de que esteja tomando o medicamento corretamente. Ressaltar a importância da terapia diurética no tratamento do distúrbio do paciente. Ao desenvolver plano de ensino, incluir as seguintes informações:

- Não interromper o medicamento nem omitir doses, exceto sob orientação do médico
- Se ocorrer desconforto GI, ingerir o medicamento com alimento ou leite
- Tomar o medicamento cedo pela manhã (dose única ao dia), a não ser que orientado de outro modo, para minimizar os efeitos sobre o sono noturno. Em esquema de 2 vezes ao dia, o diurético deve ser administrado cedo pela manhã (p. ex., 7 horas) e no início da tarde (p. ex., 14 horas), ou de acordo com a orientação do médico
- Não reduzir a ingestão de líquido para diminuir a necessidade de urinar, mantendo o volume recomendado pelo médico
- Evitar o consumo de álcool e medicamentos de venda livre, a não ser que sejam aprovados pelo médico. Pacientes hipertensos devem evitar medicamentos que elevem a pressão arterial, bem como medicamentos de venda livre para supressão de apetite e antigripais
- Notificar o médico se ocorrer qualquer um dos seguintes sintomas: fraqueza ou cãibras musculares, tontura, náuseas, vômitos, diarreia, inquietação, sede excessiva, fraqueza geral, frequência de pulso rápida, aumento da frequência cardíaca ou desconforto GI
- Se ocorrer tontura ou fraqueza, ter cautela enquanto dirigir veículos ou executar tarefas perigosas, levantar lentamente da posição sentada ou deitada e evitar permanecer em pé em um local por um período prolongado de tempo
- Registrar semanalmente o peso corporal, ou conforme recomendado pelo médico. Manter registro e entrar em contato com o médico se a perda ou o ganho de peso ultrapassar 1,3 a 2,2 kg por semana
- Se o médico recomendar o consumo de alimentos ou a ingestão de líquidos ricos em potássio, consumir a quantidade recomendada. Não ultrapassar essa quantidade nem eliminar esses alimentos da dieta por mais de um dia, exceto quando orientado a fazê-lo pelo médico (ver Orientação ao paciente para desfechos melhores I Prevenção de desequilíbrios do potássio)
- Depois de certo período de tempo, o efeito diurético pode ser mínimo, visto que foi eliminada a maior parte do excesso de líquidos do corpo. Continuar a terapia para evitar acúmulo adicional de líquido
- Em uso de diuréticos tiazídicos ou relacionados, diuréticos de alça, diuréticos poupadores de potássio, inibidores da anidrase carbônica ou triantereno, evitar exposição à luz solar ou luz ultravioleta (lâmpadas e câmaras de bronzeamento artificial), porque pode ocorrer queimadura solar exagerada (reação de fotossensibilidade). Aplicar protetor solar e utilizar roupas protetoras até que a tolerância seja determinada
- *Para pacientes com diabetes melito em uso de diuréticos de alça ou tiazídicos:* saber que os resultados do teste com glicômetro podem estar elevados. Entrar em contato com o médico se a glicemia se elevar

- *Para pacientes em uso de diuréticos poupadores de potássio:* evitar o consumo de alimentos ricos em potássio e o uso de substitutos do sal contendo potássio. Ler cuidadosamente os rótulos dos alimentos. Não utilizar substituto do sal, a não ser que uma marca específica seja aprovada pelo médico. Evitar também o uso de suplementos de potássio. Homens que tomam espironolactona podem apresentar ginecomastia, habitualmente reversível com a interrupção da terapia
- *Para pacientes em uso de diuréticos tiazídicos:* esses agentes podem causar crises de gota. Entrar em contato com o médico se ocorrer dor articular súbita e significativa
- *Para pacientes em uso de inibidores da anidrase carbônica:* durante o tratamento para glaucoma, entrar imediatamente em contato com o médico se a dor ocular não for aliviada ou piorar. Quando um paciente com epilepsia está sendo tratado por causa de convulsões, um familiar deve manter um registro de todas as crises epilépticas testemunhadas e levar esse registro ao médico na consulta seguinte. Entrar em contato imediatamente com o médico se o número de crises epilépticas aumentar.

REAVALIAÇÃO

- O efeito terapêutico é obtido, e ocorre diurese
- As reações adversas são identificadas, relatadas ao médico e controladas com sucesso por meio de apropriadas intervenções de enfermagem
  - Ocorre eliminação de urina sem incidentes
  - Os problemas de volume de líquidos são corrigidos
  - Não há lesão evidente
- O paciente e sua família expressam confiança e demonstram entender o esquema medicamentoso.

Farmacologia na prática
PENSE CRITICAMENTE
Ao ser questionada, a Sra. Moore declara que os diuréticos não funcionam e que ela precisa sair de casa com muita frequência para poder tomá-los de maneira regular. Com base na sua compreensão dos agentes diuréticos, porque você pensa que a Sra. Moore decidiu não tomar os medicamentos conforme prescrito?

PONTOS-CHAVE

■ Líquido em excesso é encontrado em muitas condições, como insuficiência cardíaca (IC), distúrbios endócrinos e doenças renais e hepáticas. A pressão do líquido exercida nos vasos sanguíneos contribui para a hipertensão arterial. Os diuréticos reduzem os líquidos corporais ao aumentar a produção de urina, alterando a excreção ou a reabsorção de eletrólitos no rim

■ Diuréticos de alça, tiazídicos e diuréticos poupadores de potássio são utilizados no tratamento de IC, distúrbios endócrinos e doenças renais e hepáticas. Agentes osmóticos e inibidores da anidrase carbônica são utilizados no tratamento de edema cerebral e crises epilépticas, pressão intraocular e doença da montanha

■ A perda de líquido é monitorada por sinais vitais e redução do peso, bem como pelo balanço hídrico. Algumas pessoas relutam em tomar diuréticos, com medo de incontinência urinária. Pela mesma razão, outras reduzem a ingestão de líquido. É mais provável ocorrerem desidratação e desequilíbrios eletrolíticos quando os pacientes adotam esses comportamentos

■ Reações adversas comuns aos medicamentos incluem tontura, cefaleia, fraqueza, anorexia, náuseas e vômitos, além de desequilíbrios eletrolíticos. Podem ocorrer exantemas e fotossensibilidade com a exposição ao sol. Neste caso também, os pacientes devem ser monitorados quanto à ocorrência de desequilíbrios eletrolíticos para reduzir essas reações adversas.

RESUMO DE FÁRMACOS
Fármacos diuréticos

Nome genérico	Usos	Reações adversas	Faixas posológicas
Diuréticos de alça			
Bumetanida	Edema causado por IC, cirrose hepática, doença renal, edema pulmonar agudo	Desequilíbrios eletrolíticos e hematológicos, anorexia, náuseas, vômitos, tontura, exantema, fotossensibilidade, hipotensão ortostática, glicosúria	0,5 a 10 mg/dia VO, IV, IM
Ácido etacrínico	Iguais aos de bumetanida, além de ascite causada por neoplasia maligna, edema idiopático, linfedema	Iguais às da bumetanida, além de diarreia	50 a 200 mg/dia VO, IV
Furosemida	Iguais aos da bumetanida, além de hipertensão arterial	Iguais às da bumetanida	Edema: 20 a 80 mg/dia (máx.: até 600 mg/dia para edema grave) Hipertensão arterial: 40 mg VO, 2 vezes/dia IC/IR: até 2,5 g/dia

Capítulo 33 Fármacos Diuréticos 353

Nome genérico	Usos	Reações adversas	Faixas posológicas
Torsemida	Iguais aos da bumetanida, além de hipertensão arterial	Iguais às da bumetanida, além de cefaleia	IC/IR: 10 a 20 mg/dia VO, IV Cirrose/hipertensão arterial: 5 a 10 mg/dia VO, IV
Diuréticos poupadores de potássio			
Amilorida	IC, hipertensão arterial, prevenção de hipopotassemia em pacientes de risco, prevenção de poliúria com o uso de lítio	Cefaleia, tontura, náuseas, anorexia, diarreia, vômitos, fraqueza, fadiga, exantema, hipotensão	5 a 20 mg/dia VO
Espironolactona	Hipertensão arterial, edema causado por IC, cirrose, doença renal; hipopotassemia; profilaxia da hipopotassemia em pacientes de risco, hiperaldosteronismo	Cefaleia, diarreia, sonolência, letargia, hiperpotassemia, cãibras, gastrite, disfunção erétil, ginecomastia	Até 400 mg/dia VO, em dose única ou em doses fracionadas
Triantereno	Prevenção de hipopotassemia, edema causado por IC, cirrose, doença renal, hiperaldosteronismo	Diarreia, náuseas, vômitos, hiperpotassemia, fotossensibilidade	Até 300 mg/dia VO, em doses fracionadas
Diuréticos tiazídicos e diuréticos relacionados			
Clorotiazida	Hipertensão arterial, edema causado por IC, cirrose, corticosteroides e terapia com estrógenos	Hipotensão ortostática, tontura, vertigem, fraqueza, anorexia, desconforto gástrico, náuseas, diarreia, constipação intestinal, alterações hematológicas, exantema, reações de fotossensibilidade, hiperglicemia, desequilíbrios hidroletrolíticos, redução da libido	0,5 a 2 g VO ou IV, 2 ou 4 vezes/dia
Clortalidona	Iguais aos da clorotiazida	Iguais às da clorotiazida	Edema: 50 a 120 mg/dia VO Hipertensão arterial: 25 a 100 mg/dia VO
Hidroclorotiazida	Iguais aos da clorotiazida	Iguais às da clorotiazida	Edema: 25 a 200 mg/dia VO Hipertensão arterial: 12,5 a 50 mg/dia VO
Indapamida	Hipertensão arterial, edema causado por IC	Iguais às da clorotiazida	Edema: 2,5 a 5 mg/dia VO Hipertensão arterial: 1,25 a 5 mg/dia VO
Metolazona	Edema na IC, cirrose, corticosteroides, terapia com estrógenos, disfunção renal	Iguais às da clorotiazida	2,5 a 20 mg/dia VO
Meticlotiazida	Iguais aos da clorotiazida	Iguais às da clorotiazida	Edema: 2,5 a 10 mg/dia VO Hipertensão arterial: 2,5 a 5 mg/dia VO
Diuréticos inibidores da anidrase carbônica			
Acetazolamida	Glaucoma de ângulo aberto, glaucoma secundário, pré-operatoriamente para baixar pressão intraocular (PIO), edema causado por IC, edema induzido por fármacos, epilepsia centroencefálica	Fraqueza, fadiga, anorexia, náuseas, vômitos, exantema, parestesias, fotossensibilidade	Glaucoma: até 1 g/dia VO, em doses fracionadas Glaucoma agudo: 500 mg inicialmente; em seguida, 125 a 250 mg VO, a cada 4 h Epilepsia: 8 a 30 mg/kg/dia, em doses fracionadas IC e edema: 250 a 375 mg/dia VO
Metazolamida	Glaucoma	Iguais às da acetazolamida	50 a 100 mg VO, 2 a 3 vezes/dia
Diuréticos osmóticos			
Glicerol (glicerina)	Glaucoma, antes e depois de cirurgia	Cefaleia, náuseas, vômitos	1 a 2 g/kg por VO, em solução
Isossorbida	Iguais aos da glicerina	Iguais às da glicerina	1 a 3 mg/kg VO, 2 a 4 vezes/dia

(continua)

354 Parte 8 Fármacos que Atuam no Sistema Cardiovascular

Nome genérico	Usos	Reações adversas	Faixas posológicas
Manitol	Promoção de diurese na insuficiência renal aguda, redução da PIO, tratamento de edema cerebral, solução de irrigação em procedimentos cirúrgicos de próstata	Edema, desequilíbrio hidreletrolítico, cefaleia, borramento visual, náuseas, vômitos, diarreia, retenção urinária	Diurese: 50 a 200 g/24 h IV PIO: 1,5 a 2 g/kg IV
Ureia	Redução da PIO e da pressão intracraniana	Cefaleia, náuseas, vômitos, desequilíbrio hidreletrolítico, síncope	Até 120 g/dia IV

REVISÃO DO CAPÍTULO

Calcule a dosagem dos medicamentos

1. O médico prescreve espironolactona 100 mg, por via oral. O fármaco está disponível em comprimidos de 50 mg. O enfermeiro administra _____.

2. Foi prescrita solução oral de furosemida na dose de 20 mg; a solução está disponível na concentração de 40 mg/5 mℓ. O enfermeiro administra no tubo nasogástrico _____.

Prepare-se para provas

1. A melhor descrição para o modo de atuação dos agentes diuréticos é que eles:
1. Promovem retenção de líquido nos rins
2. Produzem balanço ácido nos pulmões
3. Aumentam a remoção de potássio do sangue
4. Inibem a reabsorção de sódio no néfron

2. Quando a furosemida é prescrita 2 vezes/dia, o melhor esquema de administração é _____.
1. 9 h e 21 h
2. 7 h e 9 h
3. 6 h e 19 h
4. 8 h e 14 h

3. Ao avaliar a efetividade da clorotiazida, o enfermeiro pergunta ao paciente sobre _____.
1. O número de micções diárias
2. Alívio de dor ocular
3. Volume de líquido ingerido
4. Peso diário

4. Quando administra espironolactona, o enfermeiro monitora o paciente à procura de qual dos seguintes desequilíbrios eletrolíticos?
1. Hipernatremia
2. Hiponatremia
3. Hiperpotassemia
4. Hipopotassemia

5. Qual desequilíbrio eletrolítico é mais provável no paciente em uso de diurético de alça ou diurético tiazídico?
1. Hipernatremia
2. Hiponatremia
3. Hiperpotassemia
4. Hipopotassemia

6. O enfermeiro avalia o paciente 1 semana após ter iniciado terapia com diurético. Que achado levaria à suspeita de que o paciente não está tomando o medicamento?
1. Nível sérico de potássio de 3,0 mEq/mℓ
2. Débito urinário de 200 mℓ nas últimas 2 horas
3. Pressão arterial de 130/90 mmHg
4. Ganho de peso de 1,8 kg desde a última semana

7. Quando um paciente recebe manitol por causa de aumento da pressão intracraniana, qual dos seguintes achados seria mais importante de ser relatado pelo enfermeiro?
1. Nível sérico de potássio de 3,5 mEq/mℓ
2. Débito urinário de 20 mℓ nas últimas 2 horas
3. Pressão arterial de 140/80 mmHg
4. Frequência cardíaca de 72 bpm

8. Quando um diurético está sendo administrado por causa de insuficiência cardíaca, qual dos seguintes achados seria mais indicativo de resposta efetiva à terapia diurética?
1. Débito urinário de 30 mℓ/h
2. Perda diária de peso de 900 g
3. Elevação da pressão arterial
4. Aumento do edema nos membros inferiores

9. Qual dos seguintes alimentos o enfermeiro mais provavelmente recomendaria para incluir na dieta diária do paciente, de modo a evitar hipopotassemia? **Escolha todas as opções corretas.**
1. Batatas
2. Damascos
3. Bananas
4. Milho

10. Associe o agente diurético a seu uso:

1. Redução de edema cerebral	A. Acetazolamida
2. Redução de níveis tensionais na hipertensão arterial	B. Furosemida
	C. Manitol
3. Remoção de líquido, poupando potássio	D. Espironolactona
	E. Metolazona
4. Tratamento da doença da montanha	

Para verificar suas respostas, ver Apêndice F.

34

Fármacos Hipolipemiantes

Termos-chave

aterosclerose doença caracterizada por depósitos de placas de gordura nas paredes internas das artérias

catalisador substância que acelera uma reação química sem sofrer alteração

colecistite inflamação da vesícula biliar

colelitíase existência de cálculos na vesícula biliar

colesterol substância semelhante a lipídio, produzida principalmente no fígado dos animais

estatinas (inibidores da HMG-CoA redutase) denominação comum para fármacos que inibem a produção de colesterol ou que promovem a sua degradação

hiperlipidemia aumento dos lipídios no sangue

lipídios grupo de gorduras ou substâncias semelhantes à gordura

lipoproteína macromolécula formada por lipídio (gordura) e proteína; transporta gorduras no sangue

lipoproteínas de alta densidade (HDL) macromoléculas que transportam colesterol das células do corpo até o fígado para sua excreção

lipoproteínas de baixa densidade (LDL) macromoléculas que transportam colesterol do fígado para as células do corpo

rabdomiólise condição em que a lesão muscular resulta em liberação do conteúdo das células musculares na corrente sanguínea

***Risk Evaluation and Mitigation Strategies* (REMS, Avaliação de Risco e Estratégias de Mitigação)** programa da FDA elaborado para monitorar os fármacos que apresentam razão alto risco/benefício

triglicerídios tipos de lipídios que circulam no sangue

xantomas depósitos amarelos de colesterol em tendões e tecidos moles

Objetivos de aprendizagem

Ao fim deste capítulo, o leitor deverá ser capaz de:

1. Definir níveis de colesterol, lipoproteínas de alta densidade (HDL), lipoproteínas de baixa densidade (LDL) e triglicerídios e descrever como contribuem para desenvolvimento de doença cardíaca.
2. Descrever mudanças de estilo de vida terapêuticas (TLCs, *therapeutic life changes*) que afetam os níveis de colesterol.
3. Discutir usos, ações farmacológicas gerais, reações adversas gerais, contraindicações, precauções e interações dos fármacos hipolipemiantes.
4. Discutir atividades a serem realizadas pelo enfermeiro na avaliação pré-administração e avaliação continuada do paciente tratado com fármaco hipolipemiante.
5. Listar os diagnósticos de enfermagem específicos para paciente em uso de fármaco hipolipemiante.
6. Discutir maneiras de promover resposta ótima ao tratamento, controlar reações adversas comuns e instruir os pacientes sobre o uso de fármacos hipolipemiantes.

Classes de fármacos

Inibidores da HMG-CoA redutase (estatinas)
Resinas quelantes de ácidos biliares
Derivados do ácido fíbrico (fibratos)
Niacina

Farmacologia na prática
Lillian Chase faz uso de colestiramina para hiperlipidemia. O médico prescreveu mudanças de estilo de vida terapêuticas (TLCs) para essa paciente, que está fazendo uma dieta com baixo teor de gordura e caminha diariamente por curtas distâncias como atividade física. A principal queixa de Lillian Chase nessa visita é a ocorrência de constipação intestinal, que é muito incômoda. Sente-se deprimida e voltou a fumar. Ela declara que o medicamento não está atuando e deseja interrompê-lo. À medida que for estudando os medicamentos descritos neste capítulo, reflita sobre as preocupações de Lillian.

A **aterosclerose** é considerada um importante fator contribuinte para o desenvolvimento de doença cardíaca, particularmente infartos do miocárdio e acidente vascular encefálico (AVE). Trata-se de um distúrbio em que depósitos de **lipídios** acumulam-se no revestimento dos vasos sanguíneos, que acaba provocando alterações degenerativas e obstrução do fluxo sanguíneo. Os dois lipídios presentes no sangue são o **colesterol** e os **triglicerídios**. Ocorre elevação de um ou de ambos os lipídios na hiperlipidemia. A **hiperlipidemia** refere-se à elevação (*hiper*) das concentrações sanguíneas (*emia*) de lipídios. Níveis séricos de colesterol acima de 240 mg/dℓ e níveis de triglicerídios superiores a 150 mg/dℓ estão associados a aterosclerose.

Os triglicerídios e o colesterol não são hidrossolúveis e precisam estar ligados a uma proteína contendo lipídio (**lipoproteína**) para o seu transporte por todo o corpo (Figura 34.1). Embora várias lipoproteínas sejam encontradas no sangue, este capítulo trata dos fármacos utilizados para regular as lipoproteínas de baixa densidade (LDL), as lipoproteínas de alta densidade (HDL) e o colesterol.

LIPOPROTEÍNAS

As **lipoproteínas de baixa densidade (LDL)** transportam colesterol até as células periféricas. Quando as células têm todo o colesterol de que necessitam, o excesso é descartado no sangue (ver Figura 34.1), penetrando na parede das artérias e formando a placa aterosclerótica. A elevação dos níveis de LDL aumenta o risco de doença cardíaca. Por outro lado, as **lipoproteínas de alta densidade (HDL)** captam colesterol das células periféricas e o transportam até o fígado, onde é metabolizado e excretado; quanto mais alto o nível de HDL, menor o risco de desenvolvimento de aterosclerose. Portanto, são desejáveis elevação de níveis de HDL (a lipoproteína "boa"), devido à sua natureza protetora contra o desenvolvimento de aterosclerose, e redução dos níveis de LDL. Exame laboratorial de lipídios no sangue, denominado *lipidograma ou perfil lipídico*, fornece informações valiosas sobre os níveis importantes de colesterol, tais como:

- Colesterol total
- LDL (a lipoproteína prejudicial)
- HDL (a lipoproteína protetora)
- Triglicerídios.

A Tabela 34.1 fornece análise dos níveis de colesterol.

NÍVEIS DE COLESTEROL

HDL-colesterol protege o organismo contra a doença cardíaca, de modo que, quanto mais alto o seu nível (*i. e.*, nível sanguíneo), melhor. Um nível de HDL inferior a 40 mg/dℓ é considerado importante fator de risco para doença cardíaca. Níveis de triglicerídios limítrofes (150 a 190 mg/dℓ) ou elevados (acima de 190 mg/dℓ) podem exigir tratamento em alguns indivíduos.

Em geral, quanto mais alto for o nível de LDL e maior o número de fatores de risco envolvidos, maior o risco de doença cardíaca. Além de níveis elevados de colesterol, outros fatores de risco desempenham papel no desenvolvimento de *hiperlipidemia*. Os fatores de risco não controláveis incluem:

- Idade (homens com mais de 45 anos de idade e mulheres com mais de 55 anos)
- Sexo (após a menopausa, níveis de LDL-colesterol aumentam)
- História familiar de doença cardíaca precoce (pai/irmão antes dos 55 anos de idade e mãe/irmã antes dos 65 anos).

Os fatores que a pessoa *consegue* controlar ou modificar incluem os seguintes:

- Dieta (gordura saturada e colesterol nos alimentos elevam os níveis de colesterol total e LDL-colesterol)
- Peso (sobrepeso pode provocar elevação dos níveis de LDL-colesterol e declínio dos níveis de HDL)
- Falta de atividade física (aumento da atividade física ajuda a reduzir os níveis de LDL-colesterol e a aumentar os níveis de HDL-colesterol).

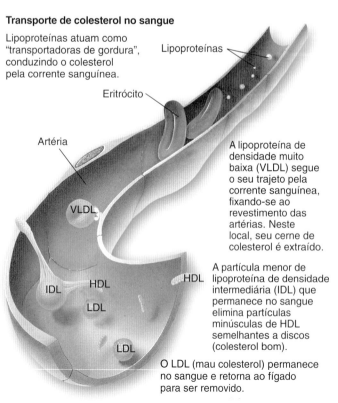

FIGURA 34.1 Transporte de colesterol no sangue.

TABELA 34.1 Análise dos níveis de colesterol.

Nível	Categoria
Colesterol total[a]	
Inferior a 200 mg/dℓ	Desejável
200 a 239 mg/dℓ	Limítrofe
240 mg/dℓ e acima	Alto
LDL-colesterol[a]	
Inferior a 100 mg/dℓ	Ótimo
100 a 129 mg/dℓ	Quase ótimo/acima do valor ótimo
130 a 159 mg/dℓ	Limítrofe
160 a 189 mg/dℓ	Alto
190 mg/dℓ e acima	Muito alto
HDL-colesterol[a]	
Inferior a 40 mg/dℓ	Baixo
60 mg/dℓ e acima	Alto

[a]Os níveis de colesterol são medidos em miligramas (mg) de colesterol por decilitro (dℓ) de sangue. De 2013 ACC/AHA Prevention Guidelines.

A principal meta do tratamento em pacientes com hiperlipidemia consiste em reduzir os níveis de LDL para diminuir o risco de doença cardíaca.

O médico pode inicialmente procurar controlar os níveis de colesterol ao estimular *mudanças de estilo de vida terapêuticas* (TLCs). Essas mudanças consistem em dieta que diminui os níveis de colesterol (dieta TLC), atividade física, abandono do tabagismo (quando aplicável) e manejo do peso. A dieta TLC consiste em um plano de alimentação com baixo teor de gordura saturada e baixo teor de colesterol, que inclua menos de 200 mg de colesterol por dia.

Além disso, recomenda-se atividade física diária de 30 minutos. Caminhada em ritmo acelerado durante 30 minutos, 5 a 7 dias por semana, pode ajudar a elevar os níveis de HDL e diminuir os níveis de LDL. Os benefícios adicionais de uma dieta saudável e de um programa de exercícios incluem redução do peso corporal. Se essas mudanças de estilo de vida não resultarem em redução dos lipídios sanguíneos para níveis terapêuticos, o médico pode acrescentar um dos fármacos hipolipemiantes ao plano de tratamento. As TLCs são mantidas, juntamente com o esquema medicamentoso.

Além de controlar a ingestão de gordura, sobretudo de ácidos graxos saturados, são prescritos fármacos hipolipemiantes para reduzir os níveis séricos de colesterol e triglicerídios. O médico pode prescrever um fármaco ou, em alguns casos, mais de um fármaco hipolipemiante para pacientes que apresentam resposta insatisfatória à monoterapia. Atualmente, são utilizadas três classes de fármacos hipolipemiantes, bem como vários outros fármacos hipolipemiantes (ver Resumo de Fármacos | Fármacos hipolipemiantes, para listagem completa dos medicamentos).

O nível-alvo de LDL para tratamento é inferior a 130 mg/dℓ. Se a resposta ao tratamento farmacológico for adequada, os níveis de lipídios são monitorados a cada 4 meses. Se a resposta for inadequada, outro fármaco ou uma combinação de dois fármacos são utilizados. Os agentes hipolipemiantes reduzem os níveis de colesterol e triglicerídios de diversas maneiras. Embora o resultado final seja nível sanguíneo mais baixo de lipídios, cada um deles possui ação ligeiramente diferente.

INIBIDORES DA HMG-CoA REDUTASE

AÇÕES

Os fármacos hipolipemiantes, os inibidores da HMG-CoA redutase, são habitualmente designados como **estatinas**. A HMG-CoA (3-hidroxi-3-metilglutaril coenzima A) redutase é uma enzima que atua como **catalisador** (substância que acelera uma reação química sem ela própria sofrer alteração) na síntese de colesterol. Esses fármacos parecem ter uma de duas atividades, isto é, a inibição da síntese do colesterol ou a promoção de sua degradação. Ambas as atividades reduzem os níveis sanguíneos de colesterol, LDL e triglicerídios. Exemplos desses fármacos podem ser encontrados no Resumo de Fármacos | Fármacos hipolipemiantes.

USOS

As estatinas, juntamente com dieta restrita em gordura saturada e colesterol, são utilizadas para as seguintes condições:

- Tratamento de hiperlipidemia
- Prevenção primária de eventos coronarianos (em pacientes com hiperlipidemia sem cardiopatia coronariana clinicamente evidente, objetivando reduzir risco de infarto do miocárdio e morte por outros eventos cardiovasculares, como AVE, ataques isquêmicos transitórios e procedimentos de revascularização cardíaca)
- Prevenção secundária de eventos cardiovasculares (em pacientes com hiperlipidemia que apresentam DAC evidente, para reduzir risco de morte coronariana, retardar a progressão de aterosclerose coronariana e reduzir o risco de morte por AVE/ataque isquêmico transitório; e em pacientes submetidos a procedimentos de revascularização do miocárdio).

REAÇÕES ADVERSAS

Em geral, as estatinas são bem toleradas. Reações adversas, quando ocorrem, são frequentemente leves e transitórias e não exigem a suspensão da terapia. Essas reações podem incluir as descritas a seguir.

Reações do sistema nervoso central

- Cefaleia
- Tontura
- Insônia
- Comprometimento cognitivo e de memória.

Reações do sistema digestório

- Flatulência, dor abdominal, cólicas
- Constipação intestinal, náuseas
- Hiperglicemia em pacientes não diabéticos.

CONTRAINDICAÇÕES E PRECAUÇÕES

As estatinas são contraindicadas para indivíduos com hipersensibilidade aos fármacos ou com distúrbio hepático grave, bem como durante a gravidez (categoria X para uso na gestação) e lactação. Em alguns indivíduos com fatores de risco para diabetes melito, as estatinas podem elevar os níveis séricos de glicose e HbA1c.

Esses fármacos são usados com cautela em pacientes com história de alcoolismo, doença hepática não relacionada com álcool, infecção aguda, hipotensão, traumatismo, distúrbios endócrinos, distúrbios visuais e miopatia.

! ALERTA DE ENFERMAGEM

A rosuvastatina em dose mais alta está associada a risco de toxicidade muscular grave (miopatia/rabdomiólise) em determinadas populações, que incluem pacientes em uso de ciclosporina, asiáticos e pacientes com insuficiência renal grave. A dose inicial de 5 mg é usada em indivíduos que não necessitam de redução agressiva dos níveis de colesterol ou apresentam fatores predisponentes para miopatia.

INTERAÇÕES

As seguintes interações podem ocorrer quando se administram estatinas com outros agentes:

Fármaco combinado	Uso comum	Efeito da interação
Macrolídios, eritromicina, claritromicina	Tratamento de infecções	Risco aumentado de miopatia grave ou rabdomiólise
Amiodarona	Distúrbios cardiovasculares	Risco aumentado de miopatia
Niacina	Redução de colesterol elevado	Risco aumentado de miopatia grave ou rabdomiólise
Inibidores da protease	Tratamento da infecção pelo vírus da imunodeficiência humana (HIV) e síndrome de imunodeficiência adquirida (AIDS)	Níveis plasmáticos elevados de estatinas
Verapamil	Tratamento de distúrbios cardiovasculares e hipertensão arterial	Risco aumentado de miopatia
Varfarina	Anticoagulante	Aumento do efeito anticoagulante

As estatinas possuem efeito aditivo quando utilizadas com resinas de ácidos biliares, o que pode proporcionar benefício adicional no tratamento da hipercolesterolemia que não responde a esquema de fármaco único. Devido a reação enzimática específica, a toronja (*grapefruit*) ou seu suco não devem ser tomados se o paciente estiver utilizando lovastatina ou sinvastatina.

Considerações fitoterápicas

Um extrato da levedura fermentada que cresce no arroz, *Monascus purpureus* (*red yeast*), é usado na medicina tradicional chinesa e é vendido atualmente como suplemento para reduzir os níveis sanguíneos de colesterol. Seu uso como auxiliar em distúrbios do abdome (indigestão, diarreia, estômago e baço) e para melhorar a circulação sanguínea data dos anos 800 d.C. na China. Essa levedura também é utilizada como corante vermelho em alimentos, como em pratos de carnes e de aves na China.

A levedura *Monascus purpureus* em seu estado natural contém componentes que ajudam a controlar os níveis de colesterol, incluindo "gorduras saudáveis" e monacolina – componente utilizado na lovastatina. Dessa maneira, o suplemento provocaria todas as reações adversas e interações medicamentosas das estatinas. O uso desse suplemento com fármacos hipolipemiantes pode causar graves reações, notavelmente dano hepático ou muscular (http://nccam.nih.gov/health/redyeastrice).

Pacientes podem não informar espontaneamente o uso de medicamentos alternativos ou complementares. É necessário sempre investigar o uso de fitoterápicos, particularmente niacina ou *Monascus purpureus* adquiridos como suplemento. É importante estar atento para possível interação com hipérico, utilizado para aliviar depressão, que reduz a efetividade das estatinas.

INIBIDORES DA PCSK9

Os inibidores da pró-proteína convertase subtilisina/kexina do tipo 9 (PCSK9) constituem uma nova classe de hipolipemiantes que reduzem as LDL e são prescritos para pacientes que apresentam hiperlipidemia familiar genética ou que correm alto risco de doença cardiovascular (Myerson, 2016).

A terapia para hiperlipidemia familiar genética começa com modificação da dieta e uso de estatinas. Se esse esquema não tiver sucesso, o fármaco é substituído por um inibidor da PCSK9. A PCSK9 é uma enzima que se liga às LDL e que impede sua remoção do sangue. Esses fármacos inibidores são anticorpos monoclonais que bloqueiam os processos enzimáticos e reduzem os níveis de LDL-colesterol. Dois fármacos, alirocumabe e evolocumabe, foram aprovados pela FDA para esse tipo de tratamento.

Esses fármacos, administrados por via subcutânea apenas uma ou duas vezes por mês, conseguem reduzir com sucesso os níveis de LDL-colesterol, porém são muito caros (mais de US$ 13.000 anualmente). Uma preocupação relacionada com esses fármacos é a possível ocorrência de reações adversas cognitivas.

RESINAS QUELANTES DE ÁCIDOS BILIARES

AÇÕES

A bile, produzida e secretada pelo fígado e armazenada na vesícula biliar, emulsifica gordura e lipídios enquanto passam pelo intestino. Uma vez emulsificados, são prontamente absorvidos no intestino. As resinas quelantes de ácidos biliares ligam-se a ácidos biliares para formar uma substância insolúvel que não pode ser absorvida pelo intestino, sendo excretada nas fezes. Com a perda de ácidos biliares, o fígado utiliza o colesterol para produzir mais bile, com consequente redução dos níveis de colesterol.

USOS

Resinas quelantes de ácidos biliares são utilizadas para o tratamento das seguintes condições:

- Hiperlipidemia (em pacientes sem resposta adequada a programa de dieta e exercícios)
- Dissolução de cálculos biliares em pacientes para os quais cirurgia (colecistectomia) não é recomendada
- Prurido associado à obstrução biliar parcial (colestiramina apenas).

REAÇÕES ADVERSAS

- Constipação intestinal (pode ser grave e resultar, ocasionalmente, em impactação fecal), agravamento de hemorroidas, cólica abdominal, flatulência, náuseas
- Aumento de tendência hemorrágica relacionada com má absorção de vitamina K e deficiências de vitaminas A e D.

CONTRAINDICAÇÕES E PRECAUÇÕES

Resinas quelantes de ácidos biliares são contraindicadas para pacientes com hipersensibilidade conhecida aos fármacos, bem como para indivíduos com obstrução biliar completa.

Esses fármacos devem ser utilizados com cautela em pacientes com diabetes melito, doença hepática, úlcera péptica ou doença renal. As resinas quelantes de ácidos biliares devem ser usadas com cautela durante a gravidez (categoria C para uso na gestação) e lactação (a absorção diminuída de vitaminas pode afetar o lactente).

INTERAÇÕES

As seguintes interações podem ocorrer quando se administram resinas quelantes de ácidos biliares com outros agentes:

Fármaco combinado	Uso comum	Efeito da interação
Anticoagulantes	Anticoagulante	Diminuição do efeito do anticoagulante (colestiramina)
Hormônio tireoidiano	Tratamento de hipotireoidismo	Perda da eficácia da tireoide; além disso, hipotireoidismo (particularmente com a colestiramina)
Vitaminas lipossolúveis (A, D, E, K) e ácido fólico	Suplementos nutricionais	Redução da absorção de vitaminas

Quando administrados com resinas quelantes de ácidos biliares, pode-se observar redução de níveis séricos ou diminuição na absorção gastrintestinal (GI) dos seguintes fármacos:

- Anti-inflamatórios não esteroides (AINEs, utilizados para tratamento da dor)
- Penicilina G e tetraciclina (administradas no tratamento de infecções)
- Niacina (utilizada no tratamento dos níveis elevados de colesterol)
- Glicosídeos digitálicos (usados no tratamento de insuficiência cardíaca)
- Furosemida e diuréticos tiazídicos (utilizados no tratamento de edema)
- Glipizida (utilizada no tratamento de diabetes melito)
- Hidrocortisona (usada no tratamento de inflamação)
- Metildopa e propranolol (administrados para tratamento de hipertensão arterial e de distúrbios cardiovasculares, respectivamente).

Como as resinas quelantes de ácidos biliares, sobretudo a colestiramina, diminuem a absorção de numerosos fármacos, essas resinas devem ser administradas isoladamente, e os outros fármacos administrado pelo menos 1 hora antes ou 4 horas depois da administração das resinas quelantes de ácidos biliares.

DERIVADOS DO ÁCIDO FÍBRICO

AÇÕES

Os derivados do ácido fíbrico, também conhecidos como fibratos, constituem o terceiro grupo de fármacos hipolipemiantes e têm vários mecanismos de ação. O fenofibrato reduz as lipoproteínas de densidade muito baixa (VLDL) e estimula o catabolismo das lipoproteínas ricas em triglicerídios, resultando em diminuição dos níveis plasmáticos de triglicerídios e colesterol. A genfibrozila aumenta a excreção do colesterol nas fezes e diminui a produção hepática de triglicerídios, reduzindo, assim, níveis séricos de lipídios.

USOS

Embora os derivados do ácido fíbrico possuam efeitos hipolipemiantes, seu uso varia dependendo do fármaco. Por exemplo, genfibrozila é utilizada no tratamento de indivíduos com níveis séricos muito elevados de triglicerídios, os quais correm risco de dor abdominal e pancreatite e não respondem às modificações dietéticas. Fenofibrato é utilizado como tratamento adjuvante para reduzir níveis de LDL, colesterol total e triglicerídios em pacientes com hiperlipidemia.

REAÇÕES ADVERSAS

Reações adversas associadas aos derivados do ácido fíbrico incluem as seguintes:

- Náuseas, vômitos e desconforto GI
- Diarreia
- **Colelitíase** (cálculos na vesícula biliar) ou **colecistite** (inflamação da vesícula biliar).

Se for constatada colelitíase, o médico pode interromper o uso do fármaco. Ver Resumo de Fármacos | Fármacos hipolipemiantes para outras reações adversas.

CONTRAINDICAÇÕES E PRECAUÇÕES

Os derivados do ácido fíbrico são contraindicados para pacientes com hipersensibilidade aos fármacos e para aqueles que apresentam disfunção hepática ou renal significativa ou cirrose biliar primária, porque podem aumentar os níveis já elevados de colesterol. Esses fármacos devem ser utilizados com cautela durante a gravidez (categoria C para uso na gestação), mas não durante a lactação.

INTERAÇÕES

As seguintes interações podem ocorrer quando se administram derivados do ácido fíbrico com outro agente:

Fármaco combinado	Uso comum	Efeito da interação
Anticoagulantes	Anticoagulante	Efeitos intensificados dos anticoagulantes
Ciclosporina	Imunossupressão após transplante de órgãos	Diminuição de efeitos da ciclosporina (sobretudo com genfibrozila)
Inibidores da HMG-CoA redutase (estatinas)	Tratamento dos níveis sanguíneos elevados de colesterol	Risco aumentado de rabdomiólise
Sulfonilureias	Tratamento de diabetes melito	Exacerbação dos efeitos hipoglicemiantes (sobretudo com genfibrozila)

OUTROS FÁRMACOS HIPOLIPEMIANTES

Outros fármacos hipolipemiantes incluem niacina e ezetimiba. Consultar o Resumo de Fármacos | Fármacos hipolipemiantes para informações sobre combinações de mais de uma classe de agentes hipolipemiantes em um comprimido.

AÇÕES

O mecanismo pelo qual a niacina (ácido nicotínico) diminui os níveis sanguíneos de lipídios não está totalmente elucidado. Ezetimiba inibe a absorção de colesterol no intestino delgado, levando a diminuição de colesterol no fígado.

USOS

A niacina é utilizada como terapia adjuvante para reduzir os níveis séricos muito elevados de triglicerídios em pacientes que correm risco de pancreatite (inflamação do pâncreas) e cuja resposta ao controle dietético seja inadequada. Tipicamente, a ezetimiba é combinada com outros agentes hipolipemiantes.

REAÇÕES ADVERSAS

Reações do sistema digestório
- Náuseas, vômitos, dor abdominal
- Diarreia.

Outras reações
- Ruborização generalizada e intensa da pele; sensação de calor
- Prurido ou formigamento intensos.

CONTRAINDICAÇÕES, PRECAUÇÕES E INTERAÇÕES

A niacina é contraindicada para pacientes com hipersensibilidade conhecida à niacina, úlcera péptica ativa, disfunção hepática e sangramento arterial. Esse fármaco deve ser utilizado com cautela em pacientes que apresentam disfunção renal, alto consumo de álcool etílico, angina instável, gota e gravidez (categoria C para uso na gestação). Não se deve administrar ezetimiba a gestantes e lactantes.

Interações genéticas

Aproximadamente 1 em cada 200 indivíduos apresenta hipercolesterolemia familiar, distúrbio genético hereditário, resultando em extrema elevação dos níveis de LDL-colesterol (Santos, 2015). Esses pacientes correm risco 20 vezes maior de desenvolver DAC do que a população geral (Siskey, 2014). No mundo inteiro, 1 em 160.000 pessoas herdará a mutação genética de ambos os genitores, resultando em hipercolesterolemia familiar homozigótica (HFHo). O mipomerseno e a lomitapida são novos fármacos-órfãos, que estão disponíveis quando as TLCs, as estatinas e os fármacos adjuvantes não reduzem os níveis de LDL o suficiente nessa pequena população específica portadora de HFHo. Esses fármacos inibem ações celulares, resultando em diminuição dos níveis de LDL; entretanto, provocam reações adversas graves, sobretudo no tecido hepático. Devido ao grave risco hepatotóxico associado ao mipomerseno e à lomitapida, nos EUA esses fármacos são prescritos apenas como parte do programa de **REMS** (*Risk Evaluation and Mitigation Strategies*, **Avaliação de Risco e Estratégias de Mitigação**). Esse programa foi elaborado para avaliar risco, administrar e monitorar fármacos que apresentam alto risco em comparação ao benefício produzido (ver no Capítulo 1 a explicação desse programa). As restrições impostas a esses fármacos (ou a qualquer fármaco no programa REMS) estão disponíveis no *website* do nome comercial do fármaco.

 Considerações fitoterápicas

O alho é utilizado há muitos anos em todo o planeta. Seus benefícios sobre a saúde cardiovascular são os mais bem conhecidos e os mais pesquisados. Os benefícios do alho incluem redução dos níveis séricos de colesterol e de triglicerídios, melhora da razão HDL-colesterol/LDL-colesterol, redução da pressão arterial e auxílio na prevenção do desenvolvimento de aterosclerose. As doses recomendadas de alho são de 600 a 900 mg/dia no caso de comprimidos de alho em pó, 10 mg de cápsulas gelatinosas de óleo de alho ou um dente fresco de alho de tamanho moderado por dia. As reações adversas consistem em leve desconforto ou irritação gástrica, que habitualmente pode ser aliviada pelo uso de suplemento de alho com alimento. Existe risco aumentado de sangramento quando o alho é ingerido com varfarina. Embora não tenham ocorrido reações graves em gestantes que consumiram alho, seu uso não é recomendado. Alho é excretado no leite materno e provoca cólica em alguns lactentes. À semelhança de todos os fitoterápicos, o médico deve ser notificado quando alho é utilizado para fins terapêuticos (DerMarderosian, 2003).

PROCESSO DE ENFERMAGEM
Paciente tratado com fármaco hipolipemiante

AVALIAÇÃO
Avaliação pré-administração
Muitos indivíduos com hiperlipidemia não apresentam sintomas, e o distúrbio só é descoberto quando exames laboratoriais revelam níveis elevados de colesterol e triglicerídios, elevação dos níveis de LDL e redução dos níveis de HDL. Com frequência, esses fármacos são inicialmente prescritos em esquema ambulatorial, porém a administração inicial pode ser feita no paciente hospitalizado por causa de manifestações cardíacas, e os exames laboratoriais realizados revelam níveis elevados de colesterol. Os níveis séricos de colesterol (i. e., o perfil lipídico) e as provas de função hepáticas (PFH) são obtidos antes da administração dos fármacos. Se o paciente correr risco de diabetes melito, são também determinados os níveis de glicemia e HbA1c para comparações basais.

Durante a avaliação inicial, registrar história dietética típica de 1 a 3 dias, concentrando-se nos tipos de alimentos normalmente incluídos na dieta. São registrados os sinais vitais e o peso corporal. A pele e as pálpebras são inspecionadas à procura de **xantomas** (depósitos planos ou elevados, de coloração amarelada), que podem ser observados nas formas mais graves de hiperlipidemia.

Avaliação continuada
Os pacientes habitualmente fazem uso de agentes hipolipemiantes em esquema ambulatorial e marcam consulta no ambulatório ou no consultório médico para monitoramento periódico dos níveis sanguíneos de colesterol e triglicerídios. O monitoramento hepático deve ser efetuado quando são realizadas mudanças nas doses ou quando o paciente apresenta sinais ou sintomas de doença hepática (icterícia, náuseas ou dor abdominal). Uma das melhores medidas para avaliar o comprometimento hepático causado por estatinas consiste nos níveis de bilirrubina fracionada (indireta). Cabe ao enfermeiro a responsabilidade de monitorar esses níveis e relatar qualquer elevação ao médico. Se os níveis de aspartato aminotransferase (AST) se elevarem para o triplo do normal, o médico pode interromper a terapia farmacológica. Como os efeitos máximos desses fármacos são habitualmente evidentes em 4 semanas, são solicitados perfis lipídicos periódicos para determinar o efeito terapêutico do esquema medicamentoso. A dose pode ser aumentada, outro fármaco hipolipemiante pode ser acrescentado, ou a terapia farmacológica pode ser interrompida, dependendo da resposta do paciente.

> **ALERTA DE ENFERMAGEM**
>
> Algumas vezes, há elevação paradoxal dos níveis sanguíneos de lipídios. Se for observada essa elevação, notifique o médico, visto que ele pode prescrever um agente hipolipemiante diferente.

Durante a avaliação continuada, o enfermeiro deve verificar sinais vitais e avaliar função intestinal, visto que a constipação intestinal constitui uma reação adversa desses fármacos. A constipação intestinal pode se tornar grave se não for tratada precocemente durante o esquema medicamentoso.

DIAGNÓSTICOS DE ENFERMAGEM
Os diagnósticos de enfermagem específicos para agentes farmacológicos incluem os seguintes:

- **Constipação**, relacionada com uso de fármaco hipolipemiante
- **Risco de nutrição desequilibrada: menor do que as necessidades corporais**, relacionada com má absorção de vitaminas
- **Risco de integridade da pele prejudicada**, relacionada com exantema e rubor
- **Náusea**, relacionada com administração de fármacos hipolipemiantes
- **Risco de lesão**, relacionado com tontura.

Os diagnósticos de enfermagem relacionados com administração de medicamentos são discutidos de modo detalhado no Capítulo 4.

PLANEJAMENTO
Os desfechos esperados no paciente dependem do motivo específico da administração do fármaco, mas podem incluir resposta ótima à terapia, atendimento às necessidades do paciente relacionadas com o controle das reações adversas e confiabilidade na compreensão do esquema medicamentoso.

IMPLEMENTAÇÃO
Promoção da resposta ótima à terapia
Como a hiperlipidemia é frequentemente tratada em esquema ambulatorial, cabe ao enfermeiro a responsabilidade de explicar o esquema medicamentoso e as possíveis reações adversas ao paciente. Se forem dadas orientações impressas sobre a dieta, utilizar linguagem apropriada e ressaltar a importância de seguir as recomendações. Em geral, efetua-se modificação na terapia farmacológica se o agente hipolipemiante não for efetivo depois de 3 meses de tratamento.

Monitoramento e manejo das necessidades do paciente

Constipação
Pacientes em uso de hipolipemiantes, sobretudo resinas quelantes de ácidos biliares, podem apresentar constipação intestinal. Os fármacos podem provocar constipação intestinal ou agravar bastante uma constipação intestinal preexistente. Fornecer instruções ao paciente para aumentar a ingestão de líquidos, consumir alimentos ricos em fibra e praticar diariamente exercício físico para prevenir constipação intestinal. Quando o problema persiste ou se torna grave, pode haver necessidade de emoliente fecal ou laxante. Alguns pacientes necessitam de redução de dosagem ou suspensão da terapia farmacológica.

 Considerações sobre o paciente

Gerontologia
Adultos mais velhos são particularmente propensos à constipação intestinal quando ingerem resinas quelantes de ácidos biliares. O enfermeiro deve perguntar aos adultos mais velhos sobre evacuação de fezes secas e endurecidas, dificuldades de defecação ou qualquer queixa de constipação intestinal. Intervenção precoce com emolientes fecais ou laxantes pode melhorar a adesão ao tratamento.

Parte 8 Fármacos que Atuam no Sistema Cardiovascular

Risco de nutrição desequilibrada: menor do que as necessidades corporais

Resinas quelantes de ácidos biliares podem interferir na digestão de gorduras e impedir a absorção de vitaminas lipossolúveis (vitaminas A, D, E e K) e ácido fólico. Quando as resinas quelantes de ácidos biliares são utilizadas por períodos prolongados, podem ser administradas vitaminas sob a forma hidrossolúvel ou por via parenteral.

Risco de integridade da pele prejudicada

Pacientes em uso de ácido nicotínico (niacina) podem apresentar rubor cutâneo generalizado de moderado a intenso, sensação de calor e prurido ou formigamento intensos. Além disso, podem queixar-se de tinido. Embora essas reações ocorram com mais frequência com doses mais altas, alguns pacientes as apresentam até mesmo com pequenas doses de ácido nicotínico. O súbito aparecimento dessas reações pode assustar o paciente.

! ALERTA DE ENFERMAGEM

Aconselhar o paciente em uso de niacina a contatar o médico se as reações cutâneas forem intensas ou se causarem extremo desconforto. Pode-se recomendar uso de ácido acetilsalicílico antes da ingestão de niacina para reduzir as reações adversas.

Náuseas

Alguns agentes hipolipemiantes provocam náuseas. Se o paciente sentir náuseas, o medicamento deve ser tomado às refeições ou com alimentos. Outras medidas para ajudar a aliviar as náuseas incluem proporcionar uma atmosfera relaxada na hora da refeição, sem odores nem visões desagradáveis. Ensinar o paciente a ingerir várias refeições pequenas em lugar de três grandes refeições. Se as náuseas forem intensas, ou se houver vômitos, deve-se notificar o médico.

Risco de lesão

Pode ocorrer lesão quando o paciente sofre queda em consequência de tontura como reação adversa a fibratos ou estatinas. Monitorar cuidadosamente o paciente hospitalizado que começa a tomar esse medicamento, colocando a campainha de chamada ao alcance do paciente. O paciente pode necessitar de ajuda na deambulação até que os efeitos medicamentosos sejam conhecidos, particularmente nas doses iniciais do agente hipolipemiante.

Complicação clínica potencial: deficiência de vitamina K

Para prevenir deficiência de vitamina K, o paciente é incentivado a incluir na dieta alimentos ricos nessa vitamina, como aspargos, brócolis, vagem, alface, nabos, fígado de boi, couve, chá-verde e espinafre. Ensinar o paciente a procurar equimoses no corpo (indício de deficiência de vitamina K). Se forem observadas equimoses ou se houver tendência hemorrágica, orientar o paciente a entrar em contato com o médico imediatamente. Pode ser prescrita pelo médico vitamina K por via parenteral para tratamento imediato ou por via oral para prevenção de deficiência no futuro.

Complicação clínica potencial: rabdomiólise

Fármacos hipolipemiantes, sobretudo estatinas, associam-se a efeitos sobre músculos esqueléticos, resultando em rabdomiólise. **Rabdomiólise** é uma condição rara na qual o dano muscular resulta na liberação do conteúdo das células musculares na corrente sanguínea. Essa condição pode precipitar disfunção renal ou insuficiência renal aguda. É preciso estar atento para queixas de dor muscular inexplicável, hipersensibilidade ou fraqueza muscular, sobretudo quando acompanhadas por mal-estar ou febre. Essa reação é mais provável em pacientes asiáticos; por conseguinte, recomenda-se o uso de dose inicial menor de rosuvastatina. Essas manifestações devem ser relatadas ao médico porque pode ser necessário suspender a administração do fármaco.

Orientação ao paciente e aos familiares

Muitas das afecções que são relacionadas com a circulação exigem mudanças no estilo de vida. A dieta é um importante aspecto do manejo do colesterol no paciente. Ressaltar a importância de seguir a dieta recomendada pelo médico, visto que a terapia farmacológica isoladamente não reduzirá de modo significativo os níveis de colesterol e triglicerídios. Entrar em contato com o paciente periodicamente para verificar como ele está lidando com o novo plano de alimentação; além disso, fornecer uma cópia da dieta recomendada. É importante conhecer as fontes e encaminhar o paciente ou familiares a um nutricionista, a um *workshop* de saúde dietética cardiovascular, *websites* da internet ou palestras/*workshop* fornecidos por um departamento do hospital ou órgão da comunidade (ver Orientação ao paciente para desfechos melhores I Como usar habilidades de automanejo para controlar os níveis sanguíneos de colesterol). Ao desenvolver plano de ensino, incluir informações a seguir.

Orientação ao paciente para desfechos melhores

Como usar habilidades de automanejo para controlar os níveis sanguíneos de colesterol

O sentimento de que você tem a capacidade de assumir o controle faz com que a adesão ao manejo clínico a longo prazo de condições crônicas, como hiperlipidemia ou hipertensão arterial, seja mais bem-sucedida. Em sua função de enfermeiro, você pode capacitar o paciente ao apoiar seus esforços, em lugar de fazê-lo apenas participar de estratégias de autocuidado.

Incentivar o paciente a participar no manejo de sua capacidade de reduzir o risco cardiovascular, acessando ferramentas interativas na Internet. Diversos *sites* utilizam informações do Framingham Heart Study para prever o risco de infarto do miocárdio (ver, por exemplo, o *website* do National Heart, Lung, and Blood Institute). Para utilizar a maioria dos *sites* interativos, os seguintes dados devem ser inseridos no calculador de risco cardiovascular:

✔ Idade
✔ Sexo
✔ Valor laboratorial do colesterol
✔ Leitura da pressão arterial.

Uma previsão de risco de infarto do miocárdio é calculada para os próximos 10 anos. Ao rever esses dados periodicamente, a adesão às recomendações do tratamento será reforçada, visto que o paciente verificará redução do risco com o passar do tempo.

Estatinas (inibidores da HMG-CoA redutase)
- Em geral, estatinas são ingeridas à tarde ou ao deitar
- Escolher sucos diferentes do suco de toronja (*grapefruit*), devido à ocorrência de reação enzimática

- Antiácidos devem ser ingeridos pelo menos 2 horas após a rosuvastatina
- Quando a fluvastatina ou a pravastatina são prescritas com uma resina quelante de ácidos biliares, a estatina deve ser ingerida 2 horas antes ou pelo menos 4 horas depois da resina quelante de ácidos biliares
- Esses medicamentos podem causar fotossensibilidade; evitar exposição ao sol e aplicar protetor solar e usar roupas protetoras
- Esses medicamentos não podem ser utilizados durante a gravidez (categoria X para uso na gestação). É preciso utilizar contraceptivo de barreira na vigência de uso desses medicamentos. Se a paciente desejar engravidar durante essa terapia, o médico deve ser consultado previamente
- Avisar o paciente para contatar rapidamente o médico se ocorrer dor, hipersensibilidade ou fraqueza muscular.

Resinas quelantes de ácidos biliares
- O paciente deve ingerir o medicamento antes das refeições, a não ser que orientado de modo diferente pelo médico
- Colestiramina em pó: a dose prescrita deve ser misturada em 60 a 180 mℓ de água ou bebida não gaseificada e agitada vigorosamente. O pó também pode ser misturado com sopas muito líquidas ou frutas com polpa (p. ex., molho de maçã, abacaxi amassado). O pó não deve ser ingerido na forma seca. Outros fármacos devem ser tomados 1 hora antes ou 4 a 6 horas depois da colestiramina. A colestiramina está disponível em combinação com adoçante artificial aspartame para pacientes com diabetes melito ou para aqueles que têm problemas com ganho de peso
- Colestipol em grânulos: A dose prescrita precisa ser misturada em líquidos, sopa, cereais, bebidas gaseificadas ou frutas com polpa. Utilizar aproximadamente 90 mℓ de líquido, e, quando misturar os grânulos com líquido, agitar lentamente a preparação até que fique pronta para ingerir. Os grânulos não irão se dissolver. Tomar todo o medicamento; lavar o copo com um pouco de água potável e beber para assegurar que todo o medicamento seja ingerido
- Comprimidos de colestipol: devem ser deglutidos inteiros, um de cada vez, com um copo cheio de água ou outro líquido – não devem ser mastigados, partidos ou triturados
- Tomar em pequenos goles ou manter a preparação líquida na boca pode provocar coloração dos dentes ou decomposição do esmalte
- Podem ocorrer constipação intestinal, náuseas, dor abdominal ou distensão, que podem desaparecer com a terapia continuada. Contatar o médico caso esses efeitos se tornem incômodos ou ocorra sangramento incomum ou equimoses.

Derivados do ácido fíbrico
- Genfibrozila pode causar tontura ou borramento visual. É preciso cautela ao dirigir veículos ou executar tarefas perigosas. Notificar o médico caso ocorram dor epigástrica, diarreia, náuseas ou vômitos.

Preparações diversas
- Ácido nicotínico (niacina): deve ser ingerido às refeições. Pode causar rubor facial de leve a intenso, sensação de calor, prurido intenso ou cefaleia. Essas manifestações desaparecem habitualmente com a terapia continuada; entretanto, notificar o médico o mais rápido possível se as manifestações forem graves. O médico pode receitar ácido acetilsalicílico (325 mg) a ser tomado cerca de 30 minutos antes do ácido nicotínico para diminuir a reação de ruborização. Se ocorrer tontura, evitar mudanças súbitas de postura
- Ezetimiba: deve ser ingerida pelo menos 2 horas antes ou 4 horas depois de um sequestrador de ácidos biliares. Relatar a ocorrência de dor incomum, fraqueza ou hipersensibilidade musculares, diarreia intensa ou infecções respiratórias.

REAVALIAÇÃO

- A resposta terapêutica é obtida, e observa-se diminuição dos níveis séricos de lipídios
- Reações adversas são identificadas, relatadas ao médico e controladas com sucesso por intervenções de enfermagem apropriadas:
  - O paciente relata evacuações adequadas
  - O paciente mantém estado nutricional adequado
  - A pele permanece intacta
  - As náuseas são controladas
  - Não se observa evidência de lesão
- O paciente e sua família expressam confiança e demonstram entender o esquema medicamentoso.

Farmacologia na prática
PENSE CRITICAMENTE
A primeira visita de Lillian ao ambulatório ocorreu há 1 ano. Naquela ocasião, a pressão arterial foi 156/98 mmHg, e os exames laboratoriais revelaram: colesterol total = 320 mg/dℓ, LDL = 178 mg/dℓ e HDL = 20 mg/dℓ.
Hoje, as informações do prontuário são: T = 37°C, P = 104 bpm, R = 18 incursões/minuto e PA = 136/92 mmHg. Os exames laboratoriais revelaram os seguintes valores: colesterol total = 256 mg/dℓ, LDL = 160 mg/dℓ e HDL = 36 mg/dℓ.
Como o enfermeiro utiliza essas informações para incentivar a Sra. Chase a continuar o tratamento? Que informação deve ser dada à paciente sobre a constipação intestinal?

PONTOS-CHAVE

■ Aterosclerose é distúrbio caracterizado por acúmulo de depósitos de lipídios sobre o revestimento dos vasos sanguíneos. Colesterol e triglicerídios são lipídios encontrados no sangue; a elevação de um deles ou de ambos é denominada hiperlipidemia

■ Fármacos hipolipemiantes diminuem níveis sanguíneos de colesterol e triglicerídios. Quando associados a mudanças no estilo de vida (modificações da dieta, atividade física, abandono do tabagismo e redução do peso corporal), o risco de DAC diminui

- Os inibidores da HMG-CoA redutase são, frequentemente, denominados "estatinas". Esses fármacos reduzem os níveis sanguíneos de LDL-colesterol e triglicerídios. As resinas quelantes de ácidos biliares e os derivados do ácido fíbrico atuam de maneira semelhante para reduzir os níveis de colesterol, ligando-se à bile, de modo que o fígado passe a utilizar mais colesterol e a liberar menos colesterol para o sistema

- Reações adversas comuns consistem em cefaleia, tontura, insônia e queixas GI, como aumento de flatulência e constipação intestinal. Os pacientes em uso de resinas quelantes de ácidos biliares precisam estar atentos para tendências hemorrágicas. Os pacientes em uso de niacina apresentam sensação de calor, rubor e prurido; a redução da dose diminui essas reações.

RESUMO DE FÁRMACOS
Fármacos hipolipemiantes

Nome genérico	Usos	Reações adversas	Faixas posológicas
Inibidores da HMG-CoA redutase (estatinas)			
Atorvastatina	Reduz o risco de eventos de DAC, hiperlipidemia, hipercolesterolemia familiar	Cefaleia, diarreia, sinusite	10 a 80 mg/dia VO
Fluvastatina	Aterosclerose, hiperlipidemia, hipercolesterolemia familiar	Cefaleia, dor lombar, infecção das vias respiratórias superiores, síndrome gripal	20 a 80 mg/dia VO
Lovastatina	Reduz o risco de eventos de DAC, aterosclerose, hiperlipidemia, hipercolesterolemia familiar	Cefaleia, flatulência, infecção	10 a 80 mg/dia VO, em dose única ou doses fracionadas Adolescentes: 10 a 40 mg/dia VO
Pitavastatina	Hiperlipidemia	Constipação intestinal, diarreia, confusão, dorsalgia	2 a 4 mg/dia VO
Pravastatina	Reduz o risco de eventos de DAC, aterosclerose, hiperlipidemia, hipercolesterolemia familiar	Cefaleia, náuseas, vômitos, diarreia, dor localizada, sintomas gripais	40 a 80 mg/dia VO Crianças de 8 a 13 anos: 20 mg/dia VO Adolescentes de 14 a 18 anos: 40 mg/dia VO
Rosuvastatina	Hiperlipidemia	Cefaleia	5 a 40 mg/dia VO
Sinvastatina	Reduz o risco de eventos de DAC, hiperlipidemia, hipercolesterolemia familiar	Constipação intestinal	5 a 80 mg/dia VO
Inibidores da PCSK9			
Alirocumabe	Tratamento adjuvante para hiperlipidemia familiar	Diarreia, sintomas gripais, reação no local de injeção	75 a 150 mg SC, a cada 2 semanas
Evolocumabe	Tratamento adjuvante para hiperlipidemia familiar	Tontura, sintomas gripais, artralgia	420 mg SC, mensalmente
Resinas quelantes de ácidos biliares			
Colestiramina	Hiperlipidemia, alívio do prurido associado à obstrução biliar parcial	Constipação intestinal (podendo levar à impactação fecal), exacerbação das hemorroidas, dor abdominal, distensão e cólica, náuseas, aumento do sangramento relacionado com a má absorção de vitamina K, deficiência das vitaminas A e D	4 g VO, 1 a 6 vezes/dia; individualizar a dose com base na resposta
Colestipol	Hiperlipidemia	Iguais às da colestiramina	Grânulos: 5 a 30 g/dia VO, em doses fracionadas Comprimidos: 2 a 16 g/dia
Colesevelam	Hiperlipidemia, adjuvante no diabetes melito do tipo 2	Iguais às da colestiramina	3 a 7 comprimidos/dia VO
Derivados do ácido fíbrico (fibratos)			
Fenofibrato	Hiperlipidemia, hipertrigliceridemia	Resultados anormais de provas de função hepática, condições respiratórias, dor abdominal	Comprimido: 48 a 145 mg/dia VO

Nome genérico	Usos	Reações adversas	Faixas posológicas
Genfibrozila	Reduz risco de eventos de DAC, hipertrigliceridemia	Dispepsia, dor abdominal, diarreia, náuseas, vômitos, fadiga	1.200 mg/dia VO, fracionados em 2 doses, 30 min antes da refeição pela manhã e à noite
Preparações diversas			
Ezetimiba	Hipercolesterolemia primária	Diarreia, lombalgia, sinusite, tontura, dor abdominal, artralgia, tosse, fadiga	10 mg/dia VO
Niacina (ácido nicotínico)	Tratamento adjuvante da hiperlipidemia	Ruborização generalizada, sensação de calor, prurido e formigamento intensos, náuseas, vômitos, dor abdominal	Liberação imediata: 1 a 2 g VO, 2 a 3 vezes/dia Liberação prolongada: 500 a 2.000 mg/dia VO
Outros agentes hipolipemiantes			
Lomitapida	Hipercolesterolemia familiar	Náuseas, vômitos, diarreia, dor torácica/abdominal, fadiga, esteatose hepática	60 mg/dia VO
Mipomerseno	Hipercolesterolemia familiar	Fadiga, cefaleia, desenvolvimento de anticorpos, esteatose hepática	200 mg SC, semanalmente
Fármacos de combinação			
Anlodipino/atorvastatina	Tratamento de hipertensão arterial e hipercolesterolemia	Ver cada fármaco individualmente	Titular a dose sem ultrapassar 10/80 mg/dia VO, na combinação
Niacina/lovastatina	Hipercolesterolemia primária	Ver cada fármaco individualmente	Titular a dose entre 500/20 mg/dia VO, para a combinação até 2.000 mg de niacina
Niacina/sinvastatina	Hiperlipidemia, hipertrigliceridemia	Ver cada fármaco individualmente	Titular a dose entre 500/20 mg/dia VO, para a combinação até 2.000 mg de niacina
Ezetimiba/sinvastatina	Hipercolesterolemia primária/familiar	Ver cada fármaco individualmente	Titular a dose entre 10/10 mg/dia e 10/80 mg/dia
Ezetimiba/atorvastatina	Hipercolesterolemia primária/familiar	Ver cada fármaco individualmente	Titular a dose entre 10/40 mg/dia e 10/80 mg/dia

REVISÃO DO CAPÍTULO

Calcule a dosagem dos medicamentos

1. Para um paciente, foram prescritos 10 mg de sinvastatina por via oral, diariamente, para redução do colesterol alto. O fármaco está disponível em comprimidos de 5 mg. O enfermeiro administra _____.
2. Atorvastatina é comercializada em comprimidos de 20 e 40 mg. Para usar o menor número de comprimidos, qual a concentração que deve ser usada para paciente ao qual foram prescritos 80 mg ao dia, por via oral?

Prepare-se para provas

1. Qual dos seguintes elementos encontrados no sangue tem propriedade protetora contra doença cardíaca?
   1. Colesterol
   2. Lipoproteínas de baixa densidade
   3. Lipoproteínas de alta densidade
   4. Triglicerídios
2. Fármacos hipolipemiantes:
   1. Reduzem a gordura na ingestão dietética
   2. Diminuem os níveis de colesterol e triglicerídios
   3. Removem a placa de gordura das arteríolas
   4. Diminuem a formação de cálculos biliares
3. Selecione a reação adversa mais comum em paciente tratado com resina quelante de ácidos biliares:
   1. Anorexia
   2. Vômitos
   3. Constipação intestinal
   4. Cefaleia
4. A lovastatina é mais bem administrada _____.
   1. 1 vez/dia, de preferência na refeição da noite
   2. 3 vezes/dia com as refeições
   3. Pelo menos 1 hora antes ou 2 horas depois das refeições
   4. 2 vezes/dia sem qualquer relação com as refeições
5. Paciente em uso de niacina relata ruborização após cada dose. Qual dos seguintes fármacos o enfermeiro espera que seja prescrito para ajudar a aliviar o rubor?
   1. Meperidina
   2. Ácido acetilsalicílico
   3. Vitamina K
   4. Difenidramina
6. Ao pesquisar a deficiência de vitamina K em um paciente em uso de colestiramina, o enfermeiro deve _____.
   1. Examinar o paciente à procura de equimoses
   2. Manter o balanço hídrico do paciente

366 Parte 8 Fármacos que Atuam no Sistema Cardiovascular

3. Monitorar o paciente quanto à ocorrência de mialgia
4. Manter registro dos alimentos consumidos

7. Qual das seguintes afirmações deve ser transmitida ao paciente com relação a terapias farmacológica e dietética para hiperlipidemia?
   1. O consumo de líquido deve ser limitado quando o paciente segue dieta com baixo teor de gordura.
   2. O medicamento deve ser ingerido pelo menos 1 hora antes das refeições.
   3. O medicamento isoladamente não reduz níveis de colesterol.
   4. Carne não é permitida em dieta com baixo teor de gordura.

8. Enquanto o paciente faz a sua escolha no cardápio para o desjejum de amanhã, qual dos seguintes itens o enfermeiro deve identificar como problema potencial?
   1. Ovos mexidos
   2. Aveia com creme e açúcar
   3. Compota de ameixas
   4. Suco de toronja (*grapefruit*)

9. Paciente tratado com resinas quelantes de ácidos biliares pode desenvolver deficiência de quais das seguintes vitaminas? **Escolha todas as opções corretas.**
   1. Vitamina A
   2. Vitamina B
   3. Vitamina C
   4. Vitamina D
   5. Vitamina E

10. O médico prescreve fenofibrato para tratamento da hipertrigliceridemia. O paciente está tomando, neste momento, 200 mg/dia, por via oral. Trata-se de dosagem apropriada? Se não, que ação deve ser implementada? Se a dose for apropriada, quantas cápsulas devem ser administradas se a concentração é de 67 mg por cápsula?

Para verificar suas respostas, ver Apêndice F.

35

Fármacos Anti-Hipertensivos

Termos-chave

angioedema pápulas ou edemas localizados em tecidos subcutâneos ou mucosas, que podem ser causados por resposta alérgica; também denominado edema angioneurótico

emergência hipertensiva pressão arterial extremamente elevada que precisa ser reduzida imediatamente, de modo a evitar danos aos órgãos-alvo (*i. e.*, coração, rins, olhos)

endógeno relativo a algo que normalmente ocorre dentro do organismo ou é produzido por ele

hiperpotassemia altos níveis sanguíneos de potássio

hipertensão arterial níveis tensionais elevados persistentes

hipertensão primária hipertensão sem causa conhecida; também conhecida como hipertensão essencial ou idiopática

hipertensão secundária hipertensão que possui causa conhecida, como doença renal

hipertensão sistólica isolada elevação isolada da pressão arterial sistólica acima de 140 mmHg, com pressão arterial diastólica inferior a 90 mmHg

hiponatremia baixos níveis sanguíneos de sódio

hipopotassemia baixos níveis sanguíneos de potássio

hipotensão ortostática diminuição da pressão arterial após permanecer em pé em determinado local por período prolongado

lúmen diâmetro interno de um tubo; espaço ou abertura interna de uma artéria

pré-hipertensão pressão arterial sistólica entre 120 e 139 mmHg ou pressão diastólica entre 80 e 89 mmHg

pressão arterial força exercida pelo sangue contra as paredes das artérias

vasodilatação aumento do diâmetro dos vasos sanguíneos que, quando disseminado, resulta em queda da pressão arterial

Objetivos de aprendizagem

Ao fim deste capítulo, o leitor deverá ser capaz de:

1. Discutir os vários tipos de hipertensão e seus fatores de risco.
2. Identificar níveis normais e anormais de pressão arterial em adultos.
3. Listar os vários tipos de anti-hipertensivos.
4. Discutir ações gerais, usos, reações adversas, contraindicações, precauções e interações de anti-hipertensivos.
5. Discutir atividades a serem realizadas pelo enfermeiro na avaliação pré-administração e na avaliação continuada de pacientes em uso de anti-hipertensivos.
6. Explicar por que determinações de pressão arterial são importantes durante a terapia com anti-hipertensivos.
7. Listar os diagnósticos de enfermagem específicos para paciente em uso de anti-hipertensivo.
8. Discutir maneiras de promover resposta ótima ao tratamento, controlar as reações adversas e instruir pacientes sobre o uso de anti-hipertensivos.

Classes de fármacos

Bloqueadores beta-adrenérgicos (β-adrenérgicos)

Fármacos alfa/beta-antiadrenérgicos (α/β-antiadrenérgicos) (de ação central e de ação periférica)

Fármacos bloqueadores dos canais de cálcio

Inibidores da enzima conversora de angiotensina (IECA)

Antagonistas do receptor de angiotensina II

Farmacologia na prática

O Sr. Alfredo Garcia esteve na clínica há 1 mês devido a uma infecção respiratória. Nessa ocasião, sua pressão arterial foi de 210/120 mmHg. Foi prescrito um betabloqueador. Ao retornar, constatam-se perda de peso de 6,8 kg e pressão arterial de 170/95 mmHg. Comparando os diferentes anti-hipertensivos descritos neste capítulo, há necessidade de mudar o fármaco?

O que significa **pressão arterial**? Trata-se, simplesmente, da força exercida pelo sangue contra as paredes das artérias. Os valores da pressão arterial aumentam e diminuem no decorrer do dia. A condição em que permanece elevada com o passar do tempo é conhecida como hipertensão arterial. Nos EUA, o termo *assassino silencioso* é algumas vezes empregado para referir-se à hipertensão arterial.

368 Parte 8 Fármacos que Atuam no Sistema Cardiovascular

Tal designação se deve ao fato de que essa condição provoca poucos sintomas, porém pode ter efeitos devastadores sobre o corpo, tais como acidente vascular encefálico, lesão renal e perda da visão. Daí a necessidade de saber os fatos sobre a hipertensão arterial. Na verdade, 80 milhões de norte-americanos são hipertensos, ou seja, quase 1 em cada 3 adultos. Os afro-americanos têm uma probabilidade duas vezes maior que os brancos de apresentar hipertensão arterial. Depois dos 65 anos, mulheres afro-americanas têm a maior incidência de hipertensão (AHA, 2016).

A **hipertensão arterial** é definida como níveis tensionais iguais ou superiores a 140/90 mmHg. Níveis de pressão arterial sistólica inferiores a 120 mmHg e de pressão arterial diastólica inferiores a 80 mmHg (120/80) são considerados normais. Ocorre **pré-hipertensão** quando a pressão sistólica situa-se entre 120 e 139 mmHg, ou a pressão diastólica encontra-se entre 80 e 89 mmHg. Os indivíduos com níveis pré-hipertensivos correm risco de desenvolver hipertensão arterial e devem começar a efetuar modificações no estilo de vida para promover a saúde. A Tabela 35.1 identifica as classificações atuais da pressão arterial e as estratégias de manejo para adultos.

FATORES DE RISCO PARA HIPERTENSÃO ARTERIAL

A hipertensão arterial é grave, visto que faz com que o coração trabalhe excessivamente, além de contribuir para a aterosclerose. Todavia, a maioria dos casos de hipertensão arterial não tem causa conhecida, e a condição é denominada **hipertensão primária.** Embora a causa possa ser desconhecida, determinados fatores de risco, como dieta e estilo de vida, podem influenciar a hipertensão primária. O Boxe 35.1 identifica os fatores de risco associados à hipertensão.

A hipertensão primária não pode ser curada, mas pode ser controlada. Embora a hipertensão arterial não faça parte do envelhecimento saudável, muitos indivíduos apresentam hipertensão à medida que envelhecem. Para muitos indivíduos idosos, o termo hipertensão *sistólica* é o diagnóstico mais acurado. O Boxe 35.2 mostra a importância da pressão arterial sistólica.

BOXE 35.1 Fatores de risco para hipertensão arterial.

- Idade e sexo (mulheres com mais de 55 anos de idade e homens com mais de 45 anos de idade)
- Raça afro-americana (taxas mais altas do que em asiáticos, brancos ou hispânicos)
- Obesidade
- Ingestão excessiva de sal e insuficiente de potássio
- Etilismo crônico
- Sedentarismo
- Tabagismo
- História familiar de hipertensão arterial e/ou doença cardiovascular, diabetes melito, estresse persistente
- O sobrepeso em jovens com menos de 18 anos de idade tornou-se um fator de risco de pré-hipertensão em adolescentes

---

BOXE 35.2 Importância da pressão arterial sistólica.

Os indivíduos que só apresentam elevação da pressão sistólica têm uma condição conhecida como **hipertensão sistólica isolada** (HSI). Na HSI, a pressão arterial sistólica é de 140 mmHg ou mais, com pressão arterial diastólica inferior a 90 mmHg. Quando a pressão sistólica está elevada, os vasos sanguíneos tornam-se menos flexíveis e endurecem, levando ao desenvolvimento de doença cardiovascular e dano renal. As pesquisas indicam que o tratamento da HSI salva vidas e reduz as doenças. O tratamento para a HSI é o mesmo do que para outras formas de hipertensão arterial. A pressão diastólica não deve ser reduzida para menos de 70 mmHg. Por conseguinte, é preciso ter cautela no tratamento de indivíduos que apresentam HSI e doença cardíaca (Duprez, 2012).

TABELA 35.1 Classificação e manejo da pressão arterial em adultos.

Classificação da pressão arterial	Pressão arterial sistólica[a] (mmHg)	Pressão arterial diastólica[a] (mmHg)	Modificação de estilo de vida	Sem indicações absolutas	Com indicações absolutas
Normal	< 120	e < 80	Estimular	n/a	n/a
Pré-hipertensão	120 a 139	ou 80 a 90	Sim	Nenhum anti-hipertensivo indicado	Fármaco(s) para indicação absoluta[c]
Hipertensão de estágio 1	140 a 159	ou 90 a 99	Sim	Diuréticos tiazídicos para a maioria dos casos[b] Pode-se considerar uso de IECA, BRA, BB, BCC ou combinação	Fármaco(s) para indicações absolutas[c] Outros anti-hipertensivos (diuréticos, IECA, BRA, BB, BCC), quando necessário
Hipertensão de estágio 2	≥ 160	ou ≥ 100	Sim	Combinação de dois fármacos para a maioria dos casos (habitualmente diurético tiazídico e IECA ou BRA ou BB ou BCC)	

IECA, inibidor da enzima conversora de angiotensina; BRA, bloqueador dos receptores de angiotensina; BB, betabloqueador; BCC, bloqueador dos canais de cálcio; n/a = não se aplica.
[a]Tratamento determinado pela categoria mais alta de PA.
[b]A terapia combinada inicial deve ser utilizada com cautela em pacientes com risco de hipotensão ortostática.
[c]Tratamento de pacientes com doença renal crônica ou diabetes melito para PA-alvo de < 130/80 mmHg.
NHLBI (2014).

MANEJO NÃO FARMACOLÓGICO DA HIPERTENSÃO

Uma vez desenvolvida a hipertensão primária, o manejo do distúrbio passa a constituir uma tarefa pelo resto da vida. Por outro lado, quando é possível identificar uma causa direta da hipertensão arterial, a condição é descrita como **hipertensão secundária.** Entre as causas conhecidas de hipertensão secundária, a doença renal ocupa o primeiro lugar (frequentemente causada por diabetes melito), seguida por tumores ou outras anormalidades das glândulas suprarrenais. A maioria dos médicos prescreve mudanças no estilo de vida para reduzir os fatores de risco antes de prescrever fármacos. O médico recomenda as seguintes medidas:

- Perda de peso (se o paciente apresentar sobrepeso)
- Redução do estresse (p. ex., técnicas de relaxamento, meditação e ioga)
- Exercício aeróbico regular
- Abandono do tabagismo (quando aplicável)
- Moderação no consumo de álcool etílico
- Mudanças dietéticas, como diminuição na ingestão de sódio (sal).

Muitas pessoas com hipertensão arterial são "sensíveis ao sal", visto que qualquer sal ou sódio a mais do que a necessidade mínima é excessiva para elas e provoca elevação da pressão arterial. Os nutricionistas recomendam a dieta Dietary Approaches to Stop Hypertension (DASH). Os estudos realizados indicam que a pressão arterial pode ser reduzida pelo consumo de uma dieta com baixo teor em gordura saturada, gordura total e colesterol e rica em frutas, vegetais e alimentos lácteos com baixo teor de gordura. A dieta DASH inclui grãos integrais, carne de frango, peixe e nozes e tem quantidades reduzidas de gordura, carne vermelha, doces e bebidas açucaradas.

✳ TERAPIA FARMACOLÓGICA PARA HIPERTENSÃO ARTERIAL

Quando as medidas não farmacológicas não conseguem controlar a pressão arterial elevada, a terapia farmacológica é habitualmente iniciada, e o médico pode prescrever inicialmente um agente diurético (ver Capítulo 33) ou um bloqueador beta-adrenérgico (ver Capítulo 25), visto que, tipicamente, esses fármacos são muito efetivos. Todavia, à semelhança de muitas outras doenças e condições, não existe fármaco, combinação de fármacos ou esquema farmacológico isolado que seja "melhor" para o tratamento da hipertensão arterial. Após o exame e a reavaliação do paciente, o médico seleciona o fármaco anti-hipertensivo e o esquema terapêutico que provavelmente serão mais efetivos. A Figura 35.1 ilustra as recomendações do oitavo relatório do National Heart, Lung, and Blood Institute sobre hipertensão arterial, apresentadas na forma de algoritmo para tratamento de hipertensão.

Quando o paciente não responde à terapia, pode ser necessário substituir o anti-hipertensivo ou acrescentar um segundo agente. O médico também recomenda que o paciente continue com as medidas de redução do estresse, modificações da dieta e outras modificações do estilo de vida para controlar a hipertensão arterial. Os tipos de fármacos usados para o tratamento da hipertensão arterial incluem os seguintes:

- Diuréticos, como furosemida e hidroclorotiazida
- Bloqueadores beta-adrenérgicos, como atenolol e propranolol
- Fármacos antiadrenérgicos (de ação central), como clonidina e metildopa
- Fármacos antiadrenérgicos (de ação periférica), como doxazosina e prazosina
- Bloqueadores dos canais de cálcio, como anlodipino e diltiazem
- Inibidores da enzima conversora de angiotensina, como captopril e enalapril
- Antagonistas do receptor de angiotensina II, como irbesartana e losartana
- Fármacos vasodilatadores, como hidralazina e minoxidil.

Dois tipos de fármacos são relativamente novos – inibidores diretos da renina (alisquireno) e antagonistas seletivos do receptor de aldosterona (ASRA; eplerenona). O alisquireno inibe a renina e, subsequentemente, impede o processo de conversão da angiotensina. A eplerenona também bloqueia o processo da angiotensina por meio de sua ligação à aldosterona.

Ver Capítulo 25 para informações adicionais a respeito de fármacos antiadrenérgicos (de ação tanto central quanto periférica) e dos fármacos bloqueadores alfa e beta-adrenérgicos. Informações sobre os fármacos vasodilatadores e os diuréticos podem ser encontradas nos Capítulos 36 e 33, respectivamente. Além desses fármacos anti-hipertensivos, dispõem-se de muitas combinações de agentes anti-hipertensivos (Tabela 35.2). A maioria dos fármacos anti-hipertensivos de combinação associa agentes anti-hipertensivos e diuréticos.

AÇÕES

Muitos anti-hipertensivos reduzem a pressão arterial ao dilatar vasos sanguíneos arteriais (**vasodilatação**), produzindo aumento do **lúmen** das artérias, o que, por sua vez, aumenta o espaço disponível para o sangue circular. Como o volume sanguíneo permanece relativamente constante, a vasodilatação diminui a pressão do líquido nos vasos sanguíneos. Embora o modo pelo qual os anti-hipertensivos dilatam os vasos sanguíneos possa variar, o resultado basicamente permanece o mesmo. A Figura 35.2 mostra os órgãos afetados pelas diferentes classes de anti-hipertensivos.

Anti-hipertensivos com atividade vasodilatadora incluem bloqueadores adrenérgicos e bloqueadores dos canais de cálcio. Diuréticos (Capítulo 33) também são considerados anti-hipertensivos, cujo mecanismo de redução da pressão arterial elevada não está totalmente elucidado. Acredita-se que decorra, em parte, do aumento da excreção de sódio do corpo.

Ação de inibidores da enzima conversora de angiotensina

Os inibidores da enzima conversora de angiotensina (IECA) parecem atuar principalmente por meio da supressão do

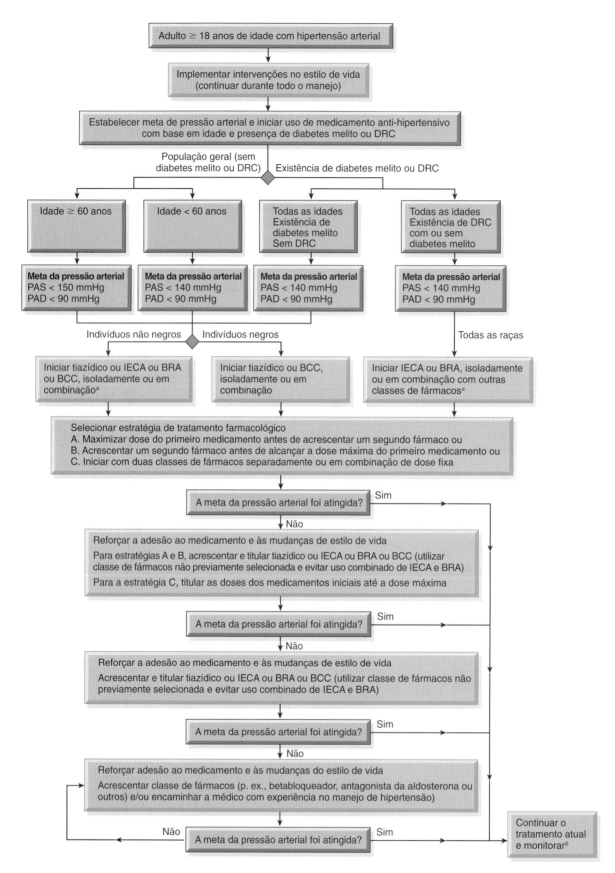

FIGURA 35.1 Algoritmo para tratamento da hipertensão arterial (NHLBI, 2014).

TABELA 35.2 Exemplos de combinações de anti-hipertensivos.

Tipo de combinação	Combinações de fármacos[a]
IECA e BCC	Anlodipino-cloridrato de benazepril
	Trandolapril-verapamil
IECA e diuréticos	Benazepril-hidroclorotiazida
	Enalapril-hidroclorotiazida
	Lisinopril-hidroclorotiazida
	Moexipril-hidroclorotiazida
	Quinapril-hidroclorotiazida
BRA e diuréticos	Candesartana-hidroclorotiazida
	Irbesartana-hidroclorotiazida
	Losartana-hidroclorotiazida
	Olmesartana medoxomila-hidroclorotiazida
	Telmisartana-hidroclorotiazida
	Valsartana-hidroclorotiazida
BB e diuréticos	Atenolol-clortalidona
	Bisoprolol-hidroclorotiazida
	Metoprolol-hidroclorotiazida
	Nadolol-bendoflumetiazida
Diurético e diurético	Espironolactona-hidroclorotiazida
	Triantereno-hidroclorotiazida

BB, betabloqueador; IECA, inibidor da enzima conversora de angiotensina; BRA, bloqueador dos receptores de angiotensina; BCC, bloqueador dos canais de cálcio.
[a]Algumas combinações de fármacos estão disponíveis em múltiplas doses fixas. A dose de cada fármaco é fornecida em miligramas. NHLBI (2014).

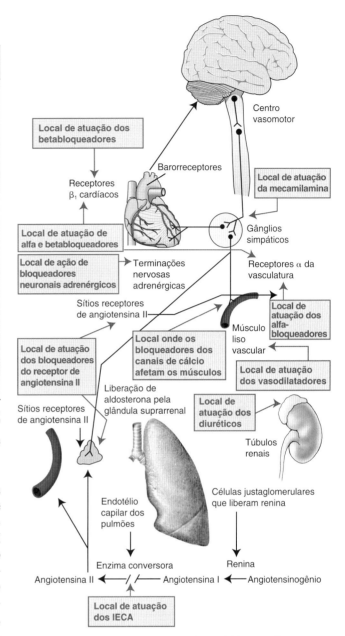

FIGURA 35.2 Locais de ação dos anti-hipertensivos.

sistema renina-angiotensina-aldosterona. Esses fármacos impedem (ou inibem) a atividade da enzima conversora de angiotensina (ECA), que converte a angiotensina I em angiotensina II, um poderoso vasoconstritor. Tanto a angiotensina I quanto a ECA são normalmente produzidas pelo corpo e são denominadas substâncias **endógenas**. A atividade vasoconstritora da angiotensina II estimula a secreção do hormônio endógeno, a aldosterona, pelo córtex das glândulas suprarrenais. A aldosterona promove a retenção de sódio e de água, o que pode contribuir para uma elevação da pressão arterial. Ao impedir a conversão da angiotensina I em angiotensina II, essa cadeia de eventos é interrompida, não há retenção de sódio e de água, e a pressão arterial diminui.

Ação dos bloqueadores dos canais de cálcio

As artérias sistêmicas e coronárias são influenciadas pelo movimento de cálcio através das membranas celulares do músculo liso vascular. As contrações do músculo cardíaco e músculo liso vascular dependem do movimento de íons cálcio extracelulares para dentro dessas paredes através de canais iônicos específicos.

Bloqueadores dos canais de cálcio inibem o movimento de íons cálcio através das membranas celulares das células musculares cardíacas e arteriais. Isso resulta em menor disponibilidade de cálcio para a transmissão de impulsos nervosos. Em consequência, esses fármacos relaxam os vasos sanguíneos, aumentam o suprimento de oxigênio ao coração e reduzem o trabalho cardíaco.

Ação dos antagonistas dos receptores de angiotensina II

Esses medicamentos bloqueiam a ligação da angiotensina II em vários receptores no músculo liso vascular e nas glândulas suprarrenais, o que bloqueia o efeito vasoconstritor do sistema renina-angiotensina e a liberação de aldosterona, resultando em diminuição da pressão arterial.

> **ALERTA DE ENFERMAGEM**
>
> A combinação de sacubitril (inibidor da neprilisina) e valsartana (IECA) reduz significativamente a taxa de mortalidade e a hospitalização devido à insuficiência cardíaca, em comparação com o uso de BRA ou de IECA isoladamente (Januzzi, 2016). Os agentes administrados isoladamente precisam ser interrompidos 36 horas antes de iniciar essa combinação de fármacos.

USOS

Os anti-hipertensivos são utilizados no tratamento da hipertensão. Apesar da disponibilidade de numerosos agentes anti-hipertensivos, nem todos os fármacos atuam de modo igualmente satisfatório para determinado paciente. Em alguns casos, o médico pode considerar a necessidade de prescrever um anti-hipertensivo diferente quando o paciente não apresenta resposta à terapia. Alguns agentes anti-hipertensivos são apenas utilizados em casos graves de hipertensão arterial e quando outros fármacos menos potentes são incapazes de reduzir a pressão arterial. Algumas vezes, podem ser administrados dois fármacos anti-hipertensivos concomitantemente para obter melhor resposta (ver Figura 35.1).

Devido ao índice terapêutico estreito (faixa em que um fármaco atua *versus* produz reações tóxicas) dos cardiotônicos, os agentes anti-hipertensivos tornaram-se a base do tratamento da insuficiência cardíaca (IC) (ver Capítulo 38). As categorias de fármacos utilizadas com mais frequência são os IECA, os bloqueadores dos receptores de angiotensina (BRA), os diuréticos e os betabloqueadores.

O nitroprussiato é um exemplo de fármaco administrado por via intravenosa (IV), que pode ser utilizado no tratamento das emergências hipertensivas. A **emergência hipertensiva** é um caso de pressão arterial extremamente alta, em que a pressão arterial precisa ser reduzida imediatamente, de modo a evitar o dano aos órgãos-alvo. Os órgãos-alvo da hipertensão são o coração, os rins e os olhos (retinopatia). Outros usos dos fármacos anti-hipertensivos são apresentados no Resumo de Fármacos | Fármacos anti-hipertensivos.

REAÇÕES ADVERSAS

Quando se administra qualquer anti-hipertensivo, pode ocorrer hipotensão ortostática (ou postural) em alguns pacientes, sobretudo no início da terapia. Ocorre **hipotensão ortostática** quando o indivíduo sofre queda significativa da pressão arterial (habitualmente 10 mmHg ou mais da pressão sistólica) quando adota a posição ortostática. O paciente pode sentir tontura e pode cair, provocando lesão. Butt (2012) relatou que o risco de fratura de fêmur aumenta em quase 50% nos indivíduos com mais de 66 anos de idade quando começam a tomar medicamentos anti-hipertensivos. Acredita-se que isso se deva à ocorrência de desmaio e queda, relacionados com hipotensão ortostática.

Reações do sistema nervoso central
- Fadiga, depressão, tontura, cefaleia e síncope.

Reações do sistema respiratório
- Infecções das vias respiratórias superiores (IVRS) e tosse.

Reações do sistema digestório
- Dor abdominal, náuseas, diarreia, constipação intestinal, irritação gástrica e anorexia.

Outras reações
- Exantema, prurido, boca seca, taquicardia, hipotensão, proteinúria e neutropenia.

Outras reações adversas que podem ocorrer quando se administra um fármaco anti-hipertensivo estão listadas no Resumo de Fármacos | Fármacos anti-hipertensivos. Para as reações adversas que podem ocorrer quando se utiliza um diurético como fármaco anti-hipertensivo, ver o Resumo de Fármacos | Fármacos diuréticos no Capítulo 33.

CONTRAINDICAÇÕES

Os fármacos anti-hipertensivos são contraindicados para pacientes com hipersensibilidade conhecida a cada fármaco individualmente.

Os IECA e os bloqueadores dos receptores de angiotensina são contraindicados se o paciente tiver comprometimento da função renal, depleção de sal ou de volume, estenose bilateral ou angioedema. Esses fármacos também são contraindicados durante a gravidez (categoria C para uso na gestação durante o primeiro trimestre e categoria D no segundo e no terceiro trimestres de gestação) ou durante a lactação. O uso de IECA e dos bloqueadores dos receptores de angiotensina II é contraindicado durante o segundo e o terceiro trimestres de gravidez, visto que a sua administração pode causar lesão ou morte fetais e neonatais.

Considerações sobre o paciente

Mulheres em idade fértil
Devido ao risco de intoxicação do feto, deve-se efetuar sempre teste de gravidez antes de prescrever IECA a mulheres.

Bloqueadores dos canais de cálcio são contraindicados para pacientes hipersensíveis aos fármacos e para pacientes que apresentam síndrome do nó sinusal, bloqueio atrioventricular (BAV) de segundo ou terceiro graus (exceto com marca-passo em funcionamento), hipotensão (pressão sistólica inferior a 90 mmHg), disfunção ventricular ou choque cardiogênico.

PRECAUÇÕES

Os fármacos anti-hipertensivos devem ser utilizados com cautela em pacientes que apresentam comprometimento renal ou hepático ou desequilíbrios eletrolíticos, bem como em lactantes, gestantes e idosos. É necessário utilizar os bloqueadores dos canais de cálcio com cautela em pacientes com IC ou com comprometimento renal ou hepático. Os bloqueadores dos canais de cálcio são usados de maneira cautelosa durante a gravidez (categoria C para uso na gestação) e lactação. Os IECA devem ser utilizados com cautela em pacientes com depleção de sódio, hipovolemia ou insuficiência coronariana ou vascular encefálica, bem como naqueles que recebem terapia diurética ou submetidos a diálise. Os agonistas dos receptores de angiotensina II são utilizados com cautela em pacientes que apresentam disfunção renal ou hepática, hipovolemia ou depleção de volume ou de sal, bem como naqueles que recebem altas doses de agentes diuréticos.

INTERAÇÕES

Efeitos hipotensores da maioria dos anti-hipertensivos são intensificados com administração concomitante de diuréticos e outros anti-hipertensivos. Muitos medicamentos podem interagir com anti-hipertensivos e diminuir sua eficácia (p. ex., antidepressivos inibidores da monoamina oxidase (IMAO), anti-histamínicos e broncodilatadores simpatomiméticos).

As seguintes interações podem ocorrer quando se administra IECA com outro agente:

Fármaco combinado	Uso comum	Efeito da interação
Anti-inflamatórios não esteroides (AINEs)	Alívio de dor e inflamação	Redução dos efeitos hipotensores dos IECA
Rifampicina	Antituberculoso	Diminuição do efeito farmacológico dos IECA (sobretudo do enalapril)
Alopurinol	Antigotoso	Maior risco de reação de hipersensibilidade
Digoxina	Manejo de IC	Aumento ou diminuição de níveis plasmáticos de digoxina
Diuréticos de alça	Redução/eliminação de edema	Diminuição do efeito diurético
Lítio	Manejo de transtorno bipolar	Aumento de níveis séricos de lítio; possível intoxicação por lítio
Hipoglicemiantes e insulina	Manejo de diabetes melito	Risco aumentado de hipoglicemia
Diuréticos poupadores de potássio ou preparações à base de potássio	Diuréticos: redução de pressão arterial e edema Preparações à base potássio: controle de hipopotassemia	Nível sérico elevado de potássio

As seguintes interações podem ocorrer quando se administram bloqueadores dos canais de cálcio com outro agente:

Fármaco combinado	Uso comum	Efeito da interação
Cimetidina ou ranitidina	Manejo de distúrbios gastrintestinais (GI)	Aumento de efeito de bloqueadores de canais de cálcio
Teofilina	Controle de asma e DPOC	Aumento de efeitos e da intoxicação por teofilina
Digoxina	IC	Risco aumentado de intoxicação digitálica
Rifampicina	Antituberculoso	Diminuição de efeito do bloqueador de canais de cálcio

As seguintes interações podem ocorrer quando se administram antagonistas dos receptores de angiotensina II com outros agentes:

Fármaco combinado	Uso comum	Efeito da interação
Fluconazol	Antifúngico	Aumento de efeitos anti-hipertensivos e adversos (particularmente com losartana)
Indometacina	Alívio da inflamação	Diminuição de efeito hipotensor (particularmente com losartana)

Considerações fitoterápicas

O espinheiro-alvar, um dos agentes naturais mais usados para o tratamento de vários distúrbios cardiovasculares, como hipertensão arterial, angina, arritmias e IC, é conhecido por seus conjuntos de flores brancas de odor intenso. As flores, juntamente com os frutos e as folhas da planta, são usadas na forma de cápsulas, extrato líquido, chá, tinturas e cremes tópicos. O espinheiro-alvar não deve ser utilizado por gestantes, lactantes ou por indivíduos alérgicos ao agente. As possíveis reações adversas consistem em hipotensão, arritmias, sedação, náuseas e anorexia. As possíveis interações de fármacos com espinheiro-alvar incluem risco de hipotensão quando a planta é utilizada com outros agentes anti-hipertensivos, possível aumento dos efeitos dos fármacos inotrópicos, quando estes são administrados com espinheiro-alvar, e risco aumentado de efeitos sedativos quando a planta é administrada com outros depressores do sistema nervoso central (SNC). À semelhança de todas as substâncias, o espinheiro-alvar só deve ser utilizado sob a supervisão do médico (DerMarderosian, 2003).

Deve-se investigar sempre o uso de fitoterápicos, pois os pacientes podem não fornecer espontaneamente informações sobre emprego de remédios complementares e alternativos. Hipérico é utilizado em depressão, reduzindo níveis séricos de bloqueadores dos canais de cálcio. Devido a reação enzimática específica, toronja (*grapefruit*) ou seu suco não devem ser tomados quando se prescreve um bloqueador dos canais de cálcio.

PROCESSO DE ENFERMAGEM
Paciente tratado com anti-hipertensivos

AVALIAÇÃO

Avaliação pré-administração

Antes de iniciar terapia com anti-hipertensivo, o enfermeiro deve verificar a pressão arterial e a frequência do pulso em ambos os braços, com o paciente de pé, sentado e deitado. Deve-se registrar no prontuário do paciente as corretas leituras efetuadas em cada extremidade e cada posição e também pesar o paciente, particularmente se um diurético for prescrito ou houver recomendação de perda de peso.

Sendo prescritos IECA, antagonistas da angiotensina ou inibidores da renina a mulheres em idade fértil, é importante assegurar que a paciente não esteja grávida antes de iniciar a terapia. Ensinar à paciente como utilizar método contraceptivo seguro, como um método de barreira, enquanto esses fármacos estão sendo administrados.

Considerações sobre o paciente

Menopausa

No início da menopausa, mulheres podem apresentar ovulação e menstruação irregulares. Algumas mulheres mostram-se relutantes em utilizar contraceptivos, pois não acreditam serem capazes de engravidar com o avanço da idade. Como IECA e antagonistas dos receptores de angiotensina II podem causar lesão e morte fetais, é importante orientar a hipertensa que está entrando na menopausa sobre a possibilidade de gravidez. Medidas contraceptivas devem ser discutidas. Se uma mulher em uso dos anti-hipertensivos anteriormente mencionados engravidar, esses medicamentos devem ser interrompidos imediatamente.

Avaliação continuada

O monitoramento e o registro da pressão arterial constituem uma importante parte da avaliação continuada, particularmente no início da terapia. Pode ser necessário que o médico ajuste a dose do fármaco, com aumento ou redução da dose, tente um fármaco diferente ou acrescente outro medicamento ao esquema terapêutico se a resposta do paciente à terapia farmacológica for inadequada.

Toda vez que a pressão arterial é aferida, utilizar o mesmo braço com o paciente na mesma posição (p. ex., posição em pé, sentada ou deitada). Em alguns casos, o médico pode solicitar que a pressão arterial seja aferida em uma ou mais posições, como em pé e em decúbito dorsal (Figura 35.3). Quando o paciente apresenta hipertensão grave ou não tem a resposta esperada à terapia farmacológica, ou encontra-se em estado crítico, é necessário um monitoramento contínuo.

Em certas ocasiões, os pacientes que tomam um anti-hipertensivo retêm sódio e água, resultando em edema e ganho de peso. Pesar o paciente e examinar diariamente as extremidades à procura de edema enquanto estiver internado. Relatar um ganho de peso de 900 g ou mais por dia, bem como qualquer evidência de edema nas mãos, nos dedos das mãos, nos pés, nas pernas ou na área sacral. O paciente também é pesado a intervalos regulares quando se utiliza uma dieta de redução de peso para diminuir a pressão arterial, ou se o paciente estiver recebendo um diurético tiazídico ou diurético relacionado como parte da terapia anti-hipertensiva.

ALERTA DE ENFERMAGEM

Em paciente internado, a pressão arterial é aferida antes de cada administração do anti-hipertensivo, no início da terapia. Registros de administração de medicamentos eletrônicos (RAMe) indicarão um local para documentar a leitura. Se a pressão arterial estiver significativamente diminuída em relação aos valores basais, a próxima dose não deve ser administrada, notificando-se o médico, o mesmo valendo se houver elevação significativa da pressão arterial.

No ambiente ambulatorial, ajudar o paciente a planejar um horário para automonitoramento regular de peso e pressão arterial, ensinando-o a registrar as respectivas leituras. Ainda ajudá-lo a encontrar na comunidade recursos para aferição da pressão arterial. O paciente é instruído a levar esses registros a cada consulta com o médico.

DIAGNÓSTICOS DE ENFERMAGEM

Os diagnósticos de enfermagem específicos para esses fármacos incluem:

- **Risco de volume de líquidos deficiente**, relacionado com diurese excessiva decorrente da administração de diurético
- **Risco de lesão**, relacionado com tontura ou vertigem em consequência de hipotensão postural ou ortostática
- **Padrão de sexualidade ineficaz**, relacionado com disfunção erétil consequente a efeitos dos anti-hipertensivos
- **Risco de intolerância à atividade**, relacionado com fadiga e fraqueza
- **Dor** (cefaleia aguda), relacionada com os anti-hipertensivos.

Os diagnósticos de enfermagem relacionados com administração de medicamentos são discutidos no Capítulo 4.

PLANEJAMENTO

Os desfechos esperados no paciente incluem resposta ótima à terapia (manutenção da pressão arterial dentro de uma faixa aceitável), atendimento às necessidades do paciente relacionadas com o controle das reações adversas e confiabilidade na compreensão do esquema de medicação.

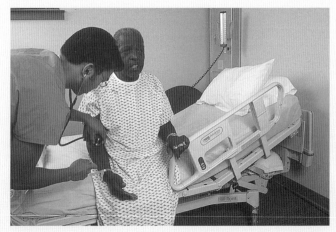

FIGURA 35.3 Enfermeiro aferindo a pressão arterial do paciente, antes de levantar para monitorar hipotensão ortostática no início da administração de um anti-hipertensivo.

IMPLEMENTAÇÃO

Promoção da resposta ótima à terapia

Os agentes anti-hipertensivos podem ser ingeridos, em sua maioria, sem relação com as refeições. Caso ocorra desconforto GI, o medicamento deve ser tomado com as refeições. Os IECA, captopril e moexipril, devem ser ingeridos 1 hora antes ou 2 horas depois das refeições para aumentar sua absorção. Os fármacos são apresentados em cápsulas de liberação prolongada, que não podem ser trituradas, abertas ou mastigadas. Pode ocorrer aumento dos níveis séricos de potássio ou **hiperpotassemia** com os inibidores diretos da renina; por essa razão, orientar o paciente a evitar o uso de substitutos do sal à base de potássio no preparo dos alimentos.

Alguns usuários de IECA apresentam tosse seca, que só desaparece quando a terapia farmacológica é interrompida. Pode ser necessário tolerar essa reação. Diversos mecanismos de ação são possíveis na produção da tosse seca (desde estimulação do nervo vago pela bradicinina até aumento das prostaglandinas); todavia, não há achado conclusivo. Os remédios sugeridos consistem em tratar a tosse localmente no sistema respiratório com cromoglicato, baclofeno ou anestésico local. Alguns estudos (Dykewicz, 2004) recomendam o uso do sulindaco e do ácido acetilsalicílico (AAS) 500 mg ou até mesmo de um suplemento de ferro, que podem atuar no tratamento da causa subjacente da tosse. Se a tosse se tornar muito incômoda, o médico pode prescrever outro anti-hipertensivo. Os IECA podem causar queda significativa da pressão arterial após a primeira dose. Esse efeito pode ser minimizado se o médico interromper a terapia diurética (se o paciente estiver tomando um diurético) ou iniciar o tratamento com pequenas doses.

A clonidina está disponível na forma de comprimido oral e adesivo transdérmico. Se for utilizar o adesivo transdérmico, aplicá-lo a uma área de pele intacta sem pelos no braço ou no tronco; o adesivo é mantido no local por 7 dias. A cobertura adesiva é aplicada diretamente sobre o sistema para assegurar que o adesivo permaneça no local pelo tempo necessário. Uma região diferente do corpo é selecionada para cada aplicação. Se o adesivo se desprender antes de 7 dias, as bordas podem ser reforçadas com esparadrapo não alergênico. A data em que o adesivo foi aplicado e a data de sua retirada podem ser escritas sobre a superfície do adesivo com uma caneta com ponta porosa.

⚠ ALERTA DE ENFERMAGEM

Avisar pacientes de que pode ocorrer **angioedema** a qualquer momento enquanto estiverem tomando alisquireno. Se o paciente apresentar edema da face, da garganta ou das extremidades, deve suspender a dose seguinte da medicação e entrar imediatamente em contato com o médico para relatar os sintomas e obter instruções sobre o tratamento anti-hipertensivo.

O nitroprussiato, um vasodilatador administrado por via intravenosa, é utilizado no tratamento de emergência hipertensiva. Quando se administram vasodilatadores, é necessário proceder ao monitoramento hemodinâmico da pressão arterial e do estado cardiovascular do paciente durante todo o curso da terapia.

Considerações sobre o paciente

Gerontologia

Os adultos mais velhos são particularmente sensíveis aos efeitos hipotensores do nitroprussiato. Para minimizar os efeitos hipotensores, o medicamento é inicialmente administrado em doses mais baixas. Os adultos mais velhos necessitam de monitoramento mais frequente durante a administração de nitroprussiato.

Monitoramento e manejo das necessidades do paciente

Observar o paciente quanto ao aparecimento de reações adversas ao fármaco, visto que a sua ocorrência pode exigir mudança na dose do fármaco. Em alguns casos, pode ser necessário que o paciente tolere as reações adversas leves, como boca seca ou anorexia leve. Entrar em contato com o médico para determinar se a medicação deve ser trocada, ou se as reações devem ser toleradas.

⚠ ALERTA DE ENFERMAGEM

Se houver necessidade de suspender a terapia anti-hipertensiva, nunca se deve interrompê-la de maneira abrupta. O médico definirá parâmetros para essa suspensão. Em geral, a dose é gradualmente reduzida no decorrer de 2 a 4 dias, de modo a evitar hipertensão de rebote (rápida elevação da pressão arterial).

Risco de volume de líquidos deficiente

O paciente em uso de diurético é observado quanto à ocorrência de desidratação e desequilíbrios eletrolíticos. Um déficit de volume de líquidos é mais provável se o paciente não ingerir líquido suficiente. Isso é mais comum nos adultos mais velhos e nos pacientes com confusão mental. Para evitar déficit de volume de líquidos, incentivar o paciente a ingerir líquidos em volumes adequados (até 2.000 mℓ/dia, a não ser que haja contraindicação devido a uma condição clínica). Isso é particularmente importante quando a pessoa apresenta transpiração excessiva ou tem episódios de vômitos ou de diarreia.

Os desequilíbrios eletrolíticos que podem ocorrer durante a terapia com diurético incluem **hiponatremia** (baixos níveis de sódio no sangue) e **hipopotassemia** (baixo nível de potássio no sangue), embora outros desequilíbrios também possam ser observados. (Ver Capítulo 54 para sinais e sintomas de desequilíbrios eletrolíticos.) Quando alisquireno ou eplerenona são administrados, deve-se monitorar o desenvolvimento de hiperpotassemia. O médico deve ser notificado caso ocorram quaisquer sinais ou sintomas de desequilíbrio eletrolítico.

Risco de lesão

Podem ocorrer tontura ou fraqueza juntamente com hipotensão ortostática com a administração de fármacos anti-hipertensivos. Se ocorrer hipotensão ortostática, instruir o paciente a levantar-se lentamente de posição sentada ou deitada. Explicar como levantar de posição deitada, sentando na beira da cama por 1 ou 2 minutos, o que frequentemente minimiza esses sintomas. Além disso, levantar lentamente de uma cadeira e, em seguida, permanecer de pé por 1 a 2 minutos também minimiza os sintomas de hipotensão ortostática. Quando surgirem sintomas de hipotensão ortostática, tontura ou fraqueza, ensinar ao paciente a solicitar ajuda para levantar do leito ou de uma cadeira, bem como durante atividades ambulatoriais.

Padrão de sexualidade ineficaz

Os fármacos anti-hipertensivos podem causar disfunção sexual, incluindo desde disfunção erétil até inibição da ejaculação. Proporcionar uma atmosfera aberta e de compreensão quando for discutir a sexualidade. Pode-se obter uma literatura em diferentes idiomas, explicando os problemas potenciais que podem ocorrer com esses fármacos, afetando o padrão de sexualidade. Se o padrão se sexualidade for afetado de maneira negativa, sugerir que os parceiros utilizem outros meios de expressar afeto, como toque, massagem e proximidade pessoal. Reservar tempo suficiente para que o paciente possa expressar seus sentimentos e suas preocupações e incentivá-lo a discutir maneiras de satisfazer as necessidades íntimas. Pode-se sugerir que o paciente discuta o uso de fármacos para a disfunção erétil com o médico. Muitas medicações para disfunção erétil são seguras e podem ser tomadas com agentes anti-hipertensivos quando a dose é modificada.

Risco de intolerância à atividade

Alguns pacientes em uso de anti-hipertensivos apresentam redução de tolerância ao exercício e sentem fadiga, fraqueza e letargia. Além disso, pacientes hipertensos podem apresentar outros problemas de saúde (cardiovasculares ou respiratórios), que podem afetar sua capacidade de realizar atividades físicas. O paciente deve ser incentivado a caminhar e deambular conforme a sua tolerância. Se houver necessidade, podem ser utilizados dispositivos de assistência. Aumentar gradualmente a tolerância ao aumentar a quantidade de atividade realizada diariamente. Planejar períodos de repouso, de acordo com a tolerância do indivíduo. O repouso pode assumir muitas formas, como sentar em uma cadeira, tirar um cochilo, ver televisão ou sentar com as pernas elevadas. Tranquilizar o paciente, explicando que frequentemente a fadiga diminui depois de 4 a 6 semanas de terapia.

Dor aguda

Cefaleia pode constituir reação adversa a anti-hipertensivos, particularmente a antiadrenérgicos ou bloqueadores dos receptores de angiotensina II. Se a cefaleia for aguda, pode ser necessário permanecer na cama com pano frio sobre a testa, ou massagear costas e pescoço. Certas técnicas de relaxamento, como visualização guiada ou relaxamento progressivo, podem ser úteis. Se tais medidas não tiverem sucesso, o médico deve ser notificado, pois pode ser necessária a prescrição de analgésico.

Orientação ao paciente e aos familiares

Orientar todos os pacientes sobre a importância de aferir a pressão arterial a intervalos periódicos. Isso inclui pessoas de todas as idades, visto que a hipertensão arterial não é uma doença que afeta exclusivamente indivíduos idosos. Uma vez detectada a hipertensão, a orientação ao paciente torna-se fator importante para reduzir a pressão arterial a níveis normais ou quase normais.

Para assegurar adesão permanente ao esquema terapêutico prescrito, ressaltar a importância da terapia farmacológica, bem como de outros tratamentos recomendados pelo médico. Educar o paciente ao descrever as reações adversas de determinado fármaco anti-hipertensivo e aconselhá-lo a contatar o médico caso ocorra alguma reação adversa.

O médico orienta paciente ou familiares a monitorar a pressão arterial durante a terapia. Se o paciente adquirir o equipamento necessário, aconselhá-lo a trazê-lo, de modo que a técnica de medida de pressão arterial e frequência de pulso lhe seja ensinada, reservando tempo suficiente para prática supervisionada. Se o paciente ou os familiares não forem capazes de medir a pressão arterial, fornecer informações sobre recursos na comunidade onde a pressão arterial é medida, como farmácias locais ou corpo de bombeiros. Mostrar ao paciente como manter registro da pressão arterial e a importância de trazer esse registro em cada consulta médica. Ao elaborar o plano de ensino, incluir as seguintes informações:

- Nunca interromper o uso do anti-hipertensivo, exceto quando aconselhado pelo médico. Esses medicamentos controlam a hipertensão, mas não a curam. Omitir doses ou interromper voluntariamente o medicamento podem causar grave hipertensão de rebote
- Evitar o uso de medicamentos de venda livre (alguns contêm componentes passíveis de aumentar a pressão arterial), a não ser que seu uso seja aprovado pelo médico
- Evitar o consumo de álcool, a não ser que tenha sido aprovado pelo médico
- Evitar levantar subitamente de posição sentada ou deitada para não provocar tontura ou vertigem. Ao contrário, levantar lentamente da posição sentada ou deitada (ver Orientação ao paciente para desfechos melhores | Como evitar lesões decorrentes de hipotensão ortostática)
- Se o medicamento provocar sonolência, evitar tarefas perigosas, como dirigir veículos ou executar tarefas que exijam prontidão. A sonolência pode desaparecer com o passar do tempo
- Caso ocorram fraqueza ou fadiga inexplicadas, contatar o médico

---

Orientação ao paciente para desfechos melhores

Como evitar lesões decorrentes de hipotensão ortostática

Muitos pacientes que recebem anti-hipertensivos tomam mais de um medicamento, com consequente risco de hipotensão ortostática. Se isso ocorrer, o paciente pode cair e sofrer lesões. Ensinar ao paciente as seguintes medidas enquanto se encontrar em uma instituição de cuidados agudos e quando estiver em casa:

- ✔ Colocar objetos perto da cama à noite, como o celular, para reduzir a necessidade de levantar subitamente
- ✔ Mudar lentamente de posição e dormir com a cabeceira da cama ligeiramente elevada
- ✔ Exercitar os músculos da panturrilha antes de levantar da cama ou passar da posição sentada para a posição em pé
- ✔ Sentar na beira da cama ou na ponta da cadeira durante alguns minutos antes de levantar
- ✔ Permanecer parado por alguns minutos antes de começar a andar
- ✔ Evitar inclinar-se na altura da cintura; usar dispositivos auxiliares para alcançar objetos no chão
- ✔ Pedir ajuda, quando necessário
- ✔ Se sentir tontura ou vertigem, sentar ou deitar imediatamente
- ✔ Certificar-se de ingerir quantidades adequadas de líquidos durante todo o dia

- Seguir as restrições dietéticas recomendadas pelo médico. Não utilizar substitutos do sal, a não ser de marca específica aprovada pelo médico
- Notificar o médico se a pressão diastólica aumentar subitamente para 130 mmHg ou mais; isso pode indicar emergência hipertensiva.

REAVALIAÇÃO

- A resposta terapêutica é obtida, e a pressão arterial é controlada
- Reações adversas são identificadas, relatadas ao médico e controladas com sucesso por meio de apropriadas intervenções de enfermagem:
  - Volume de líquidos apropriado é mantido
  - Não há evidências de lesão
  - O paciente está satisfeito com sua atividade sexual
- O paciente procura realizar atividades de acordo com sua capacidade
- O paciente não apresenta cefaleia
- O paciente e sua família expressam confiança e demonstram entender o esquema medicamentoso.

Farmacologia na prática
PENSE CRITICAMENTE
O médico pede que você explique ao Sr. Alfredo Garcia como e onde monitorar a pressão arterial semanalmente. Ao elogiar o Sr. Garcia pela perda de peso, ele responde que nada mais tem sabor. Como deve ser orientado sobre a dieta e a medida da pressão arterial?

PONTOS-CHAVE

■ A hipertensão arterial é definida por níveis tensionais iguais ou superiores a 140/90 mmHg. Quando não é identificada, pode levar ao desenvolvimento de doença cardíaca e renal, insuficiência cardíaca ou acidente vascular encefálico

■ Ocorre pré-hipertensão quando a pressão arterial situa-se entre 121/81 e 139/89 mmHg, e, neste caso, o paciente deve efetuar modificações no estilo de vida para reduzir os fatores de risco para as doenças anteriormente mencionadas

■ Hipertensão primária é o termo empregado quando não se detecta causa direta. Quando as modificações no estilo de vida não reduzem as pressões medidas, são administrados fármacos anti-hipertensivos para reduzir a pressão arterial

■ Diversos fármacos são utilizados isoladamente ou em combinação para produzir vasodilatação e reduzir a pressão no sistema circulatório. Isso pode ser obtido por meio de um efeito direto sobre os vasos sanguíneos ou nos vários processos hormonais/glandulares que têm impacto sobre a pressão arterial no corpo

■ As reações adversas comuns consistem em cefaleia, tontura e queixas GI. Além disso, os indivíduos com mais de 66 anos de idade correm maior risco de fratura de quadril devido à hipotensão ortostática

■ Muitas das classes de fármacos utilizadas podem causar lesão ao feto em desenvolvimento, de modo que é importante verificar se a mulher está grávida e discutir formas de contracepção.

RESUMO DE FÁRMACOS
Fármacos anti-hipertensivos

Nome genérico	Usos	Reações adversas	Faixas posológicas
Bloqueadores beta-adrenérgicos (betabloqueadores)			
Acebutolol	Hipertensão arterial, arritmias ventriculares	Bradicardia, tontura, fraqueza, hipotensão, náuseas, vômitos, diarreia, nervosismo	Hipertensão arterial: 400 mg VO, em 1 a 2 doses
Atenolol	Hipertensão arterial, angina de peito, infarto agudo do miocárdio (IAM)	Bradicardia, tontura, fadiga, fraqueza, hipotensão, náuseas, vômitos, diarreia, nervosismo	Hipertensão/angina: 50 a 200 mg/dia VO
Betaxolol	Hipertensão arterial	Iguais às do acebutolol	10 a 40 mg VO, diariamente
Bisoprolol	Hipertensão arterial	Iguais às do acebutolol	2,5 a 10 mg VO, diariamente; dose máxima, 20 mg VO, diariamente
Metoprolol	Hipertensão arterial, angina, IAM, IC	Tontura, hipotensão, IC, arritmia cardíaca, náuseas, vômitos, diarreia	Hipertensão/angina: 100 a 450 mg/dia VO Liberação prolongada: 50 a 100 mg/dia VO
Nadolol	Hipertensão arterial, angina	Tontura, hipotensão, náuseas, vômitos, diarreia, IC, arritmia cardíaca	Hipertensão: 40 a 80 mg/dia VO
Nebivolol	Hipertensão arterial	Tontura, cefaleia, náuseas, diarreia, formigamento nas extremidades	5 a 40 mg/dia VO
Pembutolol	Hipertensão arterial	Bradicardia, tontura, hipotensão, náuseas, vômitos, diarreia	20 mg VO, diariamente

(continua)

378 Parte 8 Fármacos que Atuam no Sistema Cardiovascular

Nome genérico	Usos	Reações adversas	Faixas posológicas
Pindolol	Hipertensão arterial	Bradicardia, tontura, hipotensão, náuseas, vômitos, diarreia	5 a 60 mg/dia VO, 2 vezes/dia
Propranolol	Arritmias cardíacas, IAM, angina, hipertensão arterial, profilaxia da enxaqueca, estenose subaórtica hipertrófica, feocromocitoma, tremor primário	Bradicardia, tontura, hipotensão, náuseas, vômitos, diarreia, broncospasmo, hiperglicemia, edema pulmonar	Hipertensão arterial: 120 a 240 mg/dia VO, em doses fracionadas
Timolol	Hipertensão arterial, IAM, profilaxia da enxaqueca	Tontura, hipotensão, náuseas, vômitos, diarreia, edema pulmonar	Hipertensão arterial: 10 a 40 mg/dia VO, em doses fracionadas IAM: 10 mg VO, 2 vezes/dia
Antiadrenérgicos de ação central			
Clonidina	Hipertensão arterial, dor intensa em pacientes com câncer	Sonolência, tontura, sedação, boca seca, constipação intestinal, síncope, sonhos, exantema	100 a 600 mcg/dia VO Transdérmico: velocidade de liberação de 0,1 a 0,3 mg/24 h
Guanabenzo	Hipertensão arterial	Boca seca, sedação, tontura, cefaleia, fraqueza, arritmias	4 a 32 mg VO, 2 vezes/dia
Guanfacina	Hipertensão arterial	Boca seca, sonolência, astenia, tontura, cefaleia, constipação intestinal, fadiga	1 a 3 mg/dia VO, ao deitar
Metildopa	Hipertensão arterial, crise hipertensiva	Bradicardia, agravamento da angina de peito, IC, sedação, cefaleia, exantema, náuseas, vômitos, congestão nasal	250 mg VO, 2 ou 3 vezes/dia; dose de manutenção, 2 g/dia; 250 a 500 mg, a cada 6 h IV
Antiadrenérgicos de ação periférica			
Doxazosina	Hipertensão arterial, hiperplasia prostática benigna (HPB)	Cefaleia, tontura, fadiga	Hipertensão arterial: 1 a 8 mg VO, diariamente HPB: 1 a 16 mg VO, diariamente
Prazosina	Hipertensão arterial	Tontura, hipotensão postural, sonolência, cefaleia, perda da força, palpitação, náuseas	1 a 20 mg VO, diariamente, em doses fracionadas
Reserpina	Hipertensão arterial, psicose	Bradicardia, tontura, náuseas, vômitos, diarreia, congestão nasal	Hipertensão arterial: 0,1 a 0,5 mg VO, diariamente Psicose: 0,1 a 1 mg VO, diariamente
Terazosina	Hipertensão arterial, HPB	Tontura, hipotensão postural, cefaleia, dispneia, congestão nasal	Hipertensão arterial: 1 a 20 mg VO, diariamente HPB: 1 a 10 mg VO, diariamente
Bloqueadores alfa/beta-adrenérgicos			
Carvedilol	Hipertensão arterial, IC, disfunção ventricular esquerda (DVE)	Bradicardia, hipotensão, insuficiência cardíaca, fadiga, tontura, diarreia	6,25 a 25 mg VO, 2 vezes/dia
Labetalol	Hipertensão arterial	Fadiga, sonolência, insônia, hipotensão, disfunção erétil, diarreia	200 a 400 mg/dia VO, em doses fracionadas IV: 20 mg, durante 2 minutos, com monitoramento da pressão arterial, podendo repetir a dose
Bloqueadores dos canais de cálcio			
Anlodipino	Hipertensão arterial, angina estável crônica, angina vasospástica (angina de Prinzmetal)	Cefaleia	Individualizar a dose; 5 a 10 mg/dia VO
Clevidipino	Hipertensão arterial	Hipertensão de rebote	Emulsão IV, 1 a 2 mg/h; apenas quando terapia oral não for viável
Diltiazem	Hipertensão arterial, angina estável crônica, fibrilação/*flutter* atriais, taquicardia supraventricular paroxística	Cefaleia, tontura, BAV, bradicardia, edema, dispneia, rinite	Hipertensão arterial: comprimidos/cápsulas de liberação prolongada: 120 a 540 mg/dia VO
Felodipino	Hipertensão arterial	Cefaleia, tontura	2,5 a 10 mg/dia VO
Isradipino	Hipertensão arterial	Cefaleia, edema	5 a 10 mg/dia VO

Capítulo 35 Fármacos Anti-Hipertensivos 379

Nome genérico	Usos	Reações adversas	Faixas posológicas
Nicardipino	Hipertensão arterial, angina estável crônica	Cefaleia	Hipertensão arterial: liberação imediata: 20 a 40 mg, 3 vezes/dia VO; liberação prolongada: 30 a 60 mg, 2 vezes/dia VO
Nifedipino	Hipertensão arterial (apenas comprimidos de liberação prolongada), angina vasospástica, angina estável crônica	Cefaleia, tontura, fraqueza, edema, náuseas, cãibras musculares, tosse, congestão nasal, sibilos	10 a 20 mg VO, 3 vezes/dia; pode-se aumentar a dose para 120 mg/dia Liberação prolongada: 30 a 60 mg/dia VO; pode-se aumentar a dose para 120 mg/dia
Nisoldipino	Hipertensão	Cefaleia, edema	20 a 40 mg/dia VO
Verapamil	Hipertensão arterial, angina estável crônica, angina vasospástica, *flutter* atrial crônico, taquicardia supraventricular paroxística	Cefaleia, constipação intestinal	Individualizar a dose; não ultrapassar 480 mg/dia VO, em doses fracionadas Liberação prolongada: 120 a 180 mg/dia VO; dose máxima de 480 mg Liberação estendida: 120 a 180 mg/dia VO; dose máxima de 480 mg/dia

Inibidores da enzima conversora de angiotensina (IECA)

Nome genérico	Usos	Reações adversas	Faixas posológicas
Benazepril	Hipertensão arterial	Cefaleia, tontura, fadiga	10 a 40 mg/dia VO, em dose única ou em duas doses fracionadas, dose máxima de 80 mg
*Captopril	Hipertensão arterial, IC, DVE após IAM, nefropatia diabética	Exantema	Hipertensão arterial: 25 a 100 mg/dia VO, em doses fracionadas, sem ultrapassar 450 mg/dia
Enalapril	Hipertensão arterial, IC, DVE assintomática	Cefaleia, tontura	Hipertensão arterial: 5 a 40 mg/dia VO, em dose única ou duas doses fracionadas ICC: 2,5 a 20 mg, 2 vezes/dia
Fosinopril	Hipertensão arterial, IC	Tontura, tosse	10 a 40 mg/dia VO, em dose única ou em 2 doses fracionadas
Lisinopril	Hipertensão arterial, IC, pós-IAM	Cefaleia, tontura, diarreia, hipotensão ortostática, tosse	Hipertensão arterial: 10 a 40 mg/dia VO, em dose única
*Moexipril	Hipertensão arterial	Tontura, tosse, broncospasmo	7,5 a 30 mg VO, em dose única ou em 2 doses fracionadas
Perindopril	Hipertensão arterial	Tontura, cefaleia, tosse, sintomas de IVRS, astenia	4 a 8 mg/dia VO, dose máxima de 16 mg
Quinapril	Hipertensão arterial, IC	Tontura	Hipertensão arterial: 10 a 80 mg/dia VO, em dose única ou em 2 doses fracionadas
Ramipril	Hipertensão arterial, IC, diminuição do risco de doença cardiovascular, doença arterial coronariana	Tontura, tosse	Hipertensão arterial: 2,5 a 20 mg/dia VO, em dose única ou em 2 doses fracionadas
Trandolapril	Hipertensão arterial, pacientes após IAM com sintomas de IC e de DVE	Tontura, tosse	Hipertensão arterial: 1 a 4 mg/dia VO

Antagonistas do receptor de angiotensina II

Nome genérico	Usos	Reações adversas	Faixas posológicas
Azilsartana	Hipertensão arterial	Tontura, desmaio, diarreia	80 mg/dia VO
Candesartana	Hipertensão arterial, IC	Tontura, sintomas de IVRS	8 a 32 mg/dia VO, em doses fracionadas
Eprosartana	Hipertensão arterial	Tosse, IVRS e sintomas de infecção urinária	400 a 800 mg/dia VO, em 2 doses fracionadas
Irbesartana	Hipertensão arterial, nefropatia no diabetes melito do tipo 2	Cefaleia, sintomas de IVRS	150 a 300 mg/dia VO, em dose única
Losartana	Hipertensão arterial, hipertensão em pacientes com DVE, nefropatia diabética no diabetes melito do tipo 2	Tontura, sintomas de IVRS	Hipertensão arterial: 25 a 100 mg/dia VO, em 1 ou 2 doses
Olmesartana	Hipertensão arterial	Tontura	20 a 40 mg/dia VO
Telmisartana	Hipertensão arterial	Diarreia, sintomas de IVRS, sinusite	40 a 80 mg/dia VO
Valsartana	Hipertensão arterial, IC, pós-IAM	Infecções virais	Hipertensão arterial: 80 a 320 mg/dia VO

(continua)

380 Parte 8 Fármacos que Atuam no Sistema Cardiovascular

Nome genérico	Usos	Reações adversas	Faixas posológicas
Valsartana/ sacubitril	IC	Tontura, tosse, hiperpotassemia	Titular dependendo da dose de IECA; interromper outro medicamento 36 h antes da mudança
Inibidor direto de renina			
Alisquireno	Hipertensão arterial	Diarreia, sintomas de IVRS	150 mg/dia VO, podendo aumentar para 300 mg/dia
Antagonista seletivo de receptor de aldosterona			
Eplerenona	Hipertensão arterial, IC	Hiperpotassemia	50 mg/dia VO, podendo aumentar para 100 mg/dia

* Esse fármaco deve ser administrado pelo menos 1 hora antes ou 2 horas depois de uma refeição.

REVISÃO DO CAPÍTULO

Calcule a dosagem dos medicamentos

1. Foram prescritos 80 mg de nadolol oral. O medicamento está disponível em comprimidos de 40 mg. O enfermeiro administra _____.

2. Dispõe-se de cápsulas de 10 mg de nifedipino. Quantas cápsulas o paciente deve tomar se a dose for de 30 mg?

Prepare-se para provas

1. A melhor descrição do modo de ação de anti-hipertensivos é que eles
1. Promovem a carga de trabalho do coração
2. Causam vasodilatação, reduzindo a pressão
3. Aumentam a produção de angiotensina
4. Aumentam a reabsorção de sódio no néfron

2. Qual dos seguintes níveis pressóricos caracteriza a pré-hipertensão?
1. 110/80
2. 122/70
3. 136/84
4. 145/92

3. O enfermeiro orienta o paciente que utiliza sistema transdérmico de clonidina a _____.
1. Colocar o adesivo no tronco e mantê-lo neste local por 24 horas
2. Trocar o local do adesivo todos os dias, depois do banho
3. Colocar o adesivo no braço ou no tronco e mantê-lo no local por 7 dias
4. Evitar que o adesivo fique úmido, uma vez que ele pode se desprender da pele

4. Para evitar os sintomas associados à hipotensão ortostática, o enfermeiro aconselha o paciente a _____.
1. Dormir em decúbito lateral
2. Evitar permanecer sentado por períodos prolongados
3. Mudar lentamente de posição
4. Levantar rapidamente da posição sentada

5. Durante a avaliação pré-administração de paciente ao qual foi prescrito fármaco anti-hipertensivo, o enfermeiro _____.
1. Coloca o paciente em posição de Fowler alta
2. Coloca o paciente em decúbito dorsal
3. Escurece o quarto para diminuir os estímulos
4. Afere a pressão arterial do paciente

6. Antes da administração da primeira dose de IECA a uma mulher, o enfermeiro avalia _____.
1. Elevação das enzimas cardíacas
2. Teste de gravidez positivo
3. Baixos níveis séricos de sódio
4. Hemograma completo

7. Ao suspender o uso de anti-hipertensivo, o enfermeiro fornece a seguinte instrução ao paciente:
1. Monitore a pressão arterial a cada hora, durante 8 horas, após a interrupção da terapia farmacológica
2. Diminua gradualmente a medicação no decorrer de um período de 2 a 4 dias, de modo a evitar a hipertensão de rebote
3. Verifique a pressão arterial e o pulso a cada 30 minutos após a interrupção da terapia farmacológica
4. Reduza gradualmente a dose do fármaco no decorrer de 2 semanas, para evitar retorno da hipertensão

8. Foram prescritos comprimidos de nifedipino de liberação prolongada. Recentemente, foi colocado tubo nasogástrico no paciente. O enfermeiro deve:
1. Administrar o fármaco por via oral, conforme prescrito
2. Triturar o comprimido e administrá-lo pelo tubo nasogástrico
3. Contatar o médico para obter nova prescrição
4. Devolver o medicamento não utilizado à farmácia

9. Qual dos seguintes fármacos não deve ser tomado com alimento? **Escolha todas as opções corretas.**
1. Captopril
2. Fosinopril
3. Moexipril
4. Ramipril

10. Foram prescritos 180 mg de diltiazem, que está disponível em comprimidos de 60 mg, 90 mg e 120 mg. Que comprimido deve ser escolhido para haver menor probabilidade de cometer erro medicamentoso? Quantos comprimidos devem ser administrados?

Para verificar suas respostas, ver Apêndice F.

36

Fármacos Antianginosos e Vasodilatadores

Termos-chave

angina *pectoris* dor aguda no tórax, que resulta da diminuição do aporte sanguíneo para o músculo cardíaco

bucal espaço na boca entre gengiva e bochecha, na maxila ou na mandíbula

hipertensão arterial pulmonar (HAP) pressão elevada na artéria pulmonar (do coração para os pulmões), que pode resultar em insuficiência cardíaca (IC) se não for tratada

profilaxia prevenção

sistema transdérmico sistema de administração por meio do qual o fármaco é aplicado e absorvido através da pele

sublingual abaixo da língua

tópico relativo a substância aplicada diretamente à pele por meio de adesivo, pomada, gel ou outra formulação

Objetivos de aprendizagem

Ao fim deste capítulo, o leitor deverá ser capaz de:

1. Descrever os dois tipos de fármacos antianginosos.
2. Discutir ações gerais, usos, reações adversas, contraindicações, precauções e interações de fármacos antianginosos e vasodilatadores.
3. Discutir atividades a serem realizadas pelo enfermeiro na avaliação pré-administração e na avaliação continuada de paciente tratado com fármaco antianginoso ou vasodilatador.
4. Listar os diagnósticos de enfermagem específicos para paciente em uso de fármaco antianginoso ou vasodilatador.
5. Discutir maneiras de promover resposta ótima ao tratamento, controlar reações adversas comuns e instruir os pacientes sobre o uso de fármacos antianginosos ou vasodilatadores.

Classes de fármacos

Nitratos
Bloqueadores dos canais de cálcio

Agentes utilizados na hipertensão arterial pulmonar

Farmacologia na prática

A Sra. Moore foi hospitalizada com dor torácica intensa e possível infarto do miocárdio. Após a realização dos exames, o médico prescreveu nitroglicerina sublingual para a angina. Após a administração, a filha da paciente comunica a ocorrência de dor intensa. Ao avaliar a situação, você constata que ela não está falando do coração, mas de "enxaqueca intensa". Ao estudar este capítulo, determine se a dor da Sra. Moore está relacionada com a função cardíaca ou os medicamentos.

A **angina *pectoris***, também chamada de angina de peito, é uma condição caracterizada por dor intensa ou sensação de opressão no tórax consequente a formação de placas ateroscleróticas nas artérias coronárias e consequente diminuição do aporte de oxigênio para o músculo cardíaco (Figura 36.1). Qualquer atividade que aumente a carga de trabalho do coração, como exercício ou simplesmente subir escada, pode precipitar uma crise de angina *pectoris*. Os fármacos antianginosos aliviam a dor ou pressão torácica por meio de dilatação das artérias coronárias com consequente aumento do aporte sanguíneo para o miocárdio.

Como a doença arterial periférica, cerebral ou coronariana resulta em diminuição do fluxo sanguíneo para determinada área, os fármacos que dilatam as artérias estreitadas possibilitam que o vaso transporte um

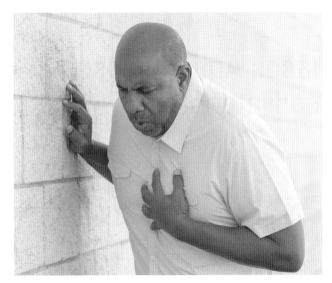

FIGURA 36.1 A angina pode se manifestar como sensação de compressão ou desconforto, bem como dor aguda.

volume maior de sangue, ou seja, aumentam o fluxo sanguíneo para a área afetada. O aumento do fluxo sanguíneo para uma área pode resultar em alívio parcial ou completo dos sintomas. Entretanto, em algumas situações, a terapia farmacológica proporciona apenas alívio mínimo e temporário. Em muitos casos, os bloqueadores dos canais de cálcio constituem o tratamento primário para a angina. Este não é o seu único uso: os bloqueadores dos canais de cálcio também são utilizados no tratamento da hipertensão (Capítulo 35).

Quando um paciente se queixa de dor torácica, normalmente pensamos em angina *pectoris*. A dor torácica também pode ser um sintoma de outra condição: **hipertensão arterial pulmonar** (HAP). Isso é diferente da hipertensão arterial sistêmica. A HAP é uma condição em que a artéria pulmonar (que sai do coração para os pulmões) apresenta pressão excessiva. Em consequência, o lado direito do coração precisa trabalhar mais intensamente, podendo resultar em insuficiência cardíaca (IC) se o problema não for tratado. A doença não diagnosticada tem uma alta taxa de mortalidade.

Tipicamente, o paciente sente falta de ar; contudo, dor torácica, fadiga e edema podem ser indicadores de HAP. Existe uma correlação entre esclerodermia (distúrbio autoimune) e HAP (York, 2011). Todo paciente com esclerodermia deve ser avaliado quanto à possibilidade de HAP. Os fármacos vasodilatadores relaxam a camada de músculo liso das artérias, resultando em vasodilatação (aumento do diâmetro dos vasos), principalmente de pequenas artérias e arteríolas, com consequente redução da pressão nos vasos. Muitos fármacos novos estão disponíveis no mercado para reduzir a pressão e manter a HAP estável. Os vasodilatadores periféricos são utilizados no tratamento dessa condição e estão listados no Resumo de Fármacos no final do capítulo.

Este capítulo trata dos nitratos, cujo principal propósito é aumentar o aporte de sangue para determinada área, dilatando os vasos sanguíneos. Tanto os agentes bloqueadores adrenérgicos quanto os bloqueadores dos canais de cálcio utilizados no tratamento da angina são descritos nos Capítulos 25 e 35, respectivamente.

AÇÕES

Os *nitratos* promovem relaxamento da camada de músculo liso dos vasos sanguíneos, aumentando o lúmen da artéria ou da arteríola, com consequente aumento do volume de sangue que flui nos vasos.

Os *bloqueadores dos canais de cálcio* exercem vários efeitos sobre o coração:

- Reduzem a velocidade de condução do impulso cardíaco
- Deprimem a contratilidade do miocárdio
- Dilatam as artérias coronárias e as arteríolas, o que, por sua vez, aumenta o fornecimento de oxigênio ao músculo cardíaco.

A dilatação das artérias periféricas diminui a carga de trabalho do coração. O efeito final desses fármacos é idêntico ao dos nitratos. O aumento do fluxo sanguíneo resulta em aumento do suprimento de oxigênio para os tecidos adjacentes.

USOS

Os fármacos antianginosos são utilizados no tratamento da doença cardíaca para:

- Aliviar a dor das crises agudas de angina
- Prevenir as crises de angina (**profilaxia**)
- Tratar a angina *pectoris* estável crônica.

Tipicamente, o grupo dos nitratos é utilizado para aliviar os sintomas quando ocorre um episódio de angina, em contraposição ao uso dos agentes "bloqueadores" para prevenir a ocorrência de angina, tomando o fármaco de modo regular.

A nitroglicerina intravenosa (IV) é utilizada para controlar a hipertensão peroperatória. Os bloqueadores dos canais de cálcio também são utilizados no tratamento de hipertensão arterial (ver Capítulo 35) e outras condições cardíacas. Por exemplo, verapamil afeta o sistema de condução do coração e é administrado no tratamento das arritmias cardíacas. Ver o Resumo de Fármacos | Fármacos antianginosos e vasodilatadores para usos adicionais dos nitratos e dos bloqueadores dos canais de cálcio.

REAÇÕES ADVERSAS

As reações adversas aos agentes bloqueadores dos canais de cálcio habitualmente não são graves e raramente exigem a interrupção da terapia (ver Capítulo 35 para casos específicos). As reações adversas associadas aos nitratos incluem:

- Reações do sistema nervoso central (SNC), como cefaleia (que pode ser intensa e persistente), tontura, fraqueza e inquietação
- Outras reações sistêmicas, como hipotensão, rubor (causado pela dilatação dos pequenos capilares próximo à superfície da pele) e exantema.

Os nitratos estão disponíveis em várias formas (p. ex., **sublingual,** *spray* translingual, via transdérmica e parenteral). Algumas reações adversas resultam do método de administração. Por exemplo, nitroglicerina sublingual pode causar sensação de queimação local ou formigamento na cavidade oral. Entretanto, o paciente precisa saber que a ausência desse efeito não indica diminuição da potência do fármaco. Pode ocorrer dermatite de contato com uso do sistema transdérmico.

Em muitos casos, as reações adversas associadas aos nitratos diminuem e, com frequência, desaparecem com a continuidade do uso. Entretanto, em alguns pacientes, as reações adversas tornam-se graves, e o médico pode reduzir a dose até que os sintomas desapareçam. Em seguida, a dose pode ser aumentada lentamente até proporcionar alívio dos sintomas anginosos. Ver Resumo de Fármacos | Fármacos antianginosos e vasodilatadores para mais informações.

CONTRAINDICAÇÕES E PRECAUÇÕES

Os nitratos são contraindicados para pacientes com hipersensibilidade conhecida aos fármacos, anemia grave, glaucoma de ângulo fechado, hipotensão postural, infarto do miocárdio precoce (forma sublingual), traumatismo cranioencefálico, hemorragia cerebral (que pode agravar a hemorragia intracraniana), alergia ao adesivo (sistema transdérmico de administração) ou pericardite constritiva. Pacientes em uso de inibidores da fosfodiesterase (fármacos para disfunção erétil) não devem utilizar nitratos.

Os nitratos devem ser utilizados com cautela em pacientes com as seguintes condições:

- Doença hepática ou renal grave
- Traumatismo cranioencefálico grave
- Hipotireoidismo.

Esses fármacos devem ser utilizados com cautela durante a gravidez e a lactação (categoria C para uso na gestação).

Considerações sobre o paciente

Mulheres em idade fértil
Alguns vasodilatadores periféricos (utilizados no tratamento de HAP) podem causar graves defeitos congênitos se forem tomados durante a gravidez. As mulheres são instruídas a utilizar duas formas de contracepção e são aconselhadas a realizar mensalmente teste de gravidez enquanto estiverem em uso de um dos seguintes agentes: ambrisentana, bosentana, macitentana ou riociguate.

INTERAÇÕES

As seguintes interações podem ocorrer quando se administram nitratos com outro agente:

Fármaco combinado	Uso comum	Efeito da interação
Ácido acetilsalicílico (AAS)	Alívio da dor	Pode ocorrer aumento das concentrações séricas e da ação dos nitratos
Bloqueadores dos canais de cálcio	Tratamento da angina	Agravamento da hipotensão ortostática sintomática
Di-hidroergotamina	Tratamento da enxaqueca	Risco aumentado de hipertensão e diminuição do efeito antianginoso
Heparina	Anticoagulante	Diminuição do efeito da heparina
Inibidores da fosfodiesterase	Disfunção erétil	Podem ocorrer hipotensão grave e colapso cardiovascular
Álcool etílico	Relaxamento e prazer nas situações sociais	Podem ocorrer hipotensão grave e colapso cardiovascular

PROCESSO DE ENFERMAGEM
Paciente tratado com agente antianginoso

AVALIAÇÃO

Avaliação pré-administração
O indivíduo que utiliza um agente antianginoso para alívio de dor episódica é tipicamente um paciente ambulatorial; por isso, a instrução acerca do uso desse fármaco é uma intervenção essencial. Quando for iniciar uma sessão de orientação, realizar inicialmente uma avaliação completa da dor e documentá-la (ver Capítulo 14) e também obter uma história de alergia a nitratos ou bloqueadores dos canais de cálcio, bem como outros processos mórbidos que contraindicariam a administração do fármaco. O Boxe 36.1 fornece uma lista de exemplos de perguntas específicas sobre a angina. Lembre-se de avaliar o letramento em saúde do paciente, perguntando o que ele pensa que possa estar causando a dor. Além disso, perguntar ao paciente que medicamentos ele utilizou para aliviar a dor e se consegue ler e entender as orientações que irá preparar para ele.

Avaliar a aparência física do paciente (p. ex., coloração da pele, presença de lesões) e auscultar os pulmões à procura de ruídos adventícios. Incluir o peso do paciente ao verificar os sinais vitais e anotar qualquer problema relacionado com hipotensão ortostática. Exames frequentes incluem eletrocardiograma basal, prova de esforço, radiografia de tórax e exames laboratoriais. Se uma mulher em idade fértil com

BOXE 36.1 Avaliação de dor específica de angina.

História
- Descrição da dor (p. ex., em aperto, pressão, aguda, em caráter de facada)
- Localização: é generalizada ou tem localização específica?
- A dor se propaga e para onde o faz?
- A dor começa subitamente ou é gradual? Quanto tempo dura?
- Quais eventos tendem a causar a dor anginosa (p. ex., exercícios físicos, emoções, outros deflagradores)?
- O que a intensifica (p. ex., movimento, respiração, atividade física)?
- O que parece aliviar a dor (p. ex., repouso, mudança de posição)?

Parte 8 Fármacos que Atuam no Sistema Cardiovascular

HAP procurar assistência, deve-se efetuar teste de gravidez antes da prescrição de qualquer fármaco. As opções contraceptivas devem ser discutidas se forem prescritos fármacos teratogênicos.

Avaliação continuada

Como parte da avaliação continuada, monitorar o paciente quanto à frequência e à gravidade de qualquer episódio de dor anginosa. Essa avaliação pode ser realizada por telefone quando o paciente está em casa. Com a instituição do tratamento, o paciente pode esperar que os episódios de angina sejam eliminados, ou diminuam de frequência e intensidade. O enfermeiro deve instruir o paciente a pedir assistência de emergência se a dor torácica não responder a três doses de nitroglicerina, administradas a intervalos de 5 minutos, durante 15 minutos.

Ensinar o paciente ou o cuidador a monitorar os sinais vitais com frequência durante a administração de antianginosos. Se a frequência cardíaca do paciente cair abaixo de 50 bpm, ou se a pressão arterial sistólica cair para menos de 90 mmHg, suspender o fármaco e notificar o médico. Pode haver necessidade de ajuste da dose. No caso de paciente ambulatorial, orientá-lo ou o cuidador a também telefonar para o médico e perguntar se o medicamento deve ser usado no próximo episódio de dor relacionada com o coração.

Em pacientes tratados com bloqueadores dos canais de cálcio, é preciso investigar sinais de IC: dispneia, ganho de peso, edema periférico, ruídos adventícios pulmonares (crepitações/estertores) e distensão da veia jugular. Quaisquer desses sintomas devem ser relatados imediatamente ao médico. A dosagem pode ser aumentada mais rapidamente em pacientes hospitalizados sob rigorosa supervisão. Quando o fármaco está sendo titulado para uma dose terapêutica, o paciente é tipicamente monitorado por telemetria.

DIAGNÓSTICOS DE ENFERMAGEM

Os diagnósticos de enfermagem específicos para agentes farmacológicos incluem os seguintes:

- **Risco de lesão**, relacionado com hipotensão, tontura, vertigem
- **Dor**, relacionada com estreitamento das artérias periféricas e diminuição de aporte sanguíneo para as extremidades.

Os diagnósticos de enfermagem relacionados com a administração de medicamentos são discutidos no Capítulo 4.

PLANEJAMENTO

Os desfechos esperados no paciente dependem do motivo específico da administração do fármaco, mas podem incluir resposta ótima à terapia, atender às necessidades do paciente relacionadas com o controle das reações adversas e confiabilidade na compreensão do esquema de medicação.

IMPLEMENTAÇÃO

Promoção da resposta ótima à terapia

Nitratos | Como interromper crise de dor
Nitratos podem ser administrados por vias sublingual (abaixo da língua), **bucal** (entre bochecha e gengiva), oral, IV ou transdérmica. Se a nitroglicerina for prescrita na forma bucal, o enfermeiro pode mostrar ao paciente como e onde colocar o comprimido na boca, certificando-se de que o paciente compreenda que a absorção sublingual e bucal depende da secreção salivar, portanto, o ressecamento bucal diminui o efeito do medicamento.

A nitroglicerina também pode ser administrada por aerossol dosimetrado, utilizado para interromper crise de angina aguda. É preciso certificar-se de que o paciente compreenda que o *spray* é dirigido do frasco para a língua ou debaixo dela. Trata-se de uma forma dosimetrada, de modo que, quando a parte superior do frasco é ativada, a mesma dose é fornecida a cada vez. O paciente não deve agitar o frasco nem inalar o *spray*. Para alguns indivíduos, esse modo de administração é mais conveniente do que colocar pequenos comprimidos sob a língua.

> ### ⓘ ALERTA DE ENFERMAGEM
>
> A dose de nitroglicerina sublingual pode ser repetida a cada 5 minutos até obter alívio da dor ou até que o paciente tenha recebido três doses em 15 minutos. Um ou dois *sprays* de nitroglicerina translingual podem ser utilizados para aliviar a angina, porém recomenda-se não ultrapassar três doses dosimetradas no decorrer de 15 minutos.

Quando a dor não é aliviada ou piora, ou a frequência das crises aumenta no paciente internado, o médico é notificado, visto que ele pode prescrever mudança na dose do fármaco ou morfina para alívio da dor.

ADMINISTRAÇÃO DE NITRATOS ORAIS. Os nitratos também estão disponíveis em comprimidos orais que são deglutidos. A forma de liberação prolongada não pode ser triturada nem mastigada.

ADMINISTRAÇÃO DE POMADA DE NITROGLICERINA. A dose de nitroglicerina **tópica** (pomada) é medida em milímetros. Verificar com frequência os sinais vitais, e se a pressão arterial for apreciavelmente mais baixa ou a frequência do pulso for mais alta do que os valores basais, entrar em contato com o médico antes de aplicar o medicamento. O primeiro passo na aplicação é retirar o papel da aplicação anterior, dobrá-lo de modo que ninguém possa entrar em contato com o fármaco e limpar a área. Um aplicador de papel é fornecido com o fármaco; utiliza-se um papel para cada aplicação. Utilizar luvas descartáveis para evitar qualquer contato com a pomada. Enquanto segurar o papel, retirar do tubo a quantidade prescrita de pomada colocando-a sobre o papel. Utilizar o aplicador ou o papel dosimetrado para aplicar suavemente uma fina camada uniforme em uma área de pelo menos 5 × 7 cm (aproximadamente). A pomada é habitualmente aplicada no tórax ou nas costas. Os locais de aplicação são revezados para evitar inflamação da pele. As áreas que podem ser utilizadas para aplicação incluem o tórax (partes anterior e posterior), o abdome, os braços e as pernas. Após aplicação da pomada, pode-se prender o papel com esparadrapo não alergênico.

A pomada de nitroglicerina também é utilizada no tratamento de fissuras anais. Uma pequena gota é aplicada ao redor da abertura anal, utilizando a mesma técnica descrita anteriormente. A pomada diminui a pressão exercida sobre o músculo esfíncter interno do ânus e aumenta o fluxo sanguíneo para promover a cicatrização.

> ### ⓘ ALERTA DE ENFERMAGEM
>
> Não esfregar a pomada de nitroglicerina na pele do paciente, visto que isso provoca administração imediata de muito fármaco através da pele. É preciso ter cuidado na aplicação da nitroglicerina tópica e não deixar que a pomada entre em contato com os dedos ou as mãos enquanto mede e aplica a pomada, visto que o fármaco será absorvido através da pele, causando cefaleia intensa.

ADMINISTRAÇÃO DA NITROGLICERINA TRANSDÉRMICA. Para a maioria das pessoas, **sistemas transdérmicos** de administração da nitroglicerina são mais convenientes e mais fáceis de utilizar, visto que o fármaco é absorvido através da pele. Um sistema transdérmico tem o fármaco impregnado em uma compressa. O médico pode prescrever a aplicação do sistema à pele 1 vez/dia, durante 10 a 12 horas. Pode ocorrer desenvolvimento de tolerância aos efeitos vasculares e antianginosos dos nitratos, particularmente em pacientes que recebem doses mais altas, pacientes em uso de produtos de ação mais longa ou pacientes que seguem um esquema posológico mais frequente. Os pacientes que utilizam adesivos transdérmicos de nitroglicerina são especialmente propensos a desenvolver tolerância, visto que a nitroglicerina é liberada em uma velocidade constante, resultando em manutenção de concentrações plasmáticas uniformes. A aplicação do adesivo pela manhã por período de 10 a 12 horas, seguida de sua retirada por 10 a 12 horas, promove tipicamente melhores resultados e retarda desenvolvimento de tolerância ao fármaco.

Ao aplicar o sistema transdérmico, inspecionar o local da pele para assegurar que esteja seca, sem pelos e não sujeita a fricção ou movimento excessivos. Se houver necessidade, raspar o local de aplicação. O sistema transdérmico deve ser aplicado diariamente na mesma hora, e é necessário revezar os locais de aplicação. Os locais ideais de aplicação incluem o tórax, o abdome e as coxas. O sistema não deve ser aplicado às partes distais dos membros. O melhor momento para a aplicação do sistema transdérmico é após a higiene diária (banho na cama, banho de chuveiro ou de banheira), visto que é importante que a pele esteja limpa e totalmente seca antes da aplicação do sistema. Quando for retirar o sistema, dobrar o lado adesivo para evitar a adesão a outra pessoa ou animal de estimação. Para evitar erros na aplicação ou na retirada do adesivo, a pessoa que o aplica deve utilizar uma caneta de ponta porosa para escrever o seu nome (ou iniciais), data e duração da aplicação sobre a parte superior; documentar também a localização no registro. Os adesivos devem ser removidos antes de cardioversão ou desfibrilação para evitar queimaduras do paciente.

ADMINISTRAÇÃO DE NITROGLICERINA IV. A nitroglicerina IV é diluída em soro fisiológico ou soro glicosado a 5% para infusão contínua, utilizando uma bomba de infusão, de modo a assegurar velocidade acurada. Como a nitroglicerina pode ser absorvida pelo plástico, o fármaco é acondicionado em frascos de vidro IV e equipos de infusão especiais fornecidos pelo fabricante. O enfermeiro regula a dose de acordo com a resposta do paciente e as instruções do cardiologista. As soluções de nitroglicerina não devem ser misturadas com outros fármacos ou produtos sanguíneos.

Bloqueadores dos canais de cálcio / Como prevenir uma crise

Com poucas exceções, os bloqueadores dos canais de cálcio podem ser ingeridos sem considerar o horário das refeições. Caso ocorra desconforto gastrintestinal, o medicamento pode ser ingerido às refeições. Com frequência, o verapamil provoca desconforto gástrico e deve ser rotineiramente administrado às refeições. Os comprimidos de verapamil podem ser abertos e salpicados sobre os alimentos ou misturados nos líquidos. Algumas vezes, os revestimentos dos comprimidos são expelidos nas fezes. Isso modifica o efeito do fármaco e não precisa preocupar o paciente. Para pacientes que tenham dificuldade em deglutir os comprimidos de diltiazem, eles podem ser triturados e misturados com alimentos ou líquidos.

Administração de fármacos vasodilatadores

Monitorar cuidadosamente o paciente tratado com minoxidil, visto que o fármaco aumenta a frequência cardíaca. O médico é notificado se ocorrer uma das seguintes situações:

- Frequência cardíaca de 20 bpm ou mais acima da frequência normal
- Rápido ganho de peso de 2,2 kg ou mais
- Edema incomum de extremidades, face ou abdome
- Dispneia, angina, indigestão pronunciada ou desmaio.

Monitoramento e manejo das necessidades do paciente
Monitorar cuidadosamente os pacientes tratados com esses fármacos à procura de reações adversas. A hipotensão pode ser acompanhada de bradicardia paradoxal e aumento da angina. As reações adversas como cefaleia, rubor e hipotensão postural, que são observadas com a administração dos fármacos antianginosos, frequentemente tornam-se menos graves ou até mesmo desaparecem depois de um período de tempo.

Considerações sobre o paciente

Homens
A qualidade de vida melhorou para alguns pacientes com o advento de fármacos para disfunção erétil (inibidores da fosfodiesterase). Quando esses fármacos são combinados com nitratos, pode ocorrer hipotensão grave, e o seu uso está contraindicado. Avaliar sempre e discutir o uso de fármacos para disfunção erétil quando um homem for medicado com nitrato.

Risco de lesão
Quando houver suspeita de hipotensão postural, oferecer ajuda em todas as atividades ambulatoriais. Instruir os pacientes que sofrem episódios de hipotensão postural a consumir o medicamento na posição sentada ou em decúbito dorsal e a permanecer nessa posição até que os sintomas desapareçam. A pressão arterial deve ser monitorada com frequência no paciente que apresenta tontura ou vertigem.

Considerações sobre o paciente

Adolescentes e adultos jovens
O uso de *poppers* (ampolas contendo nitrito de alquila, nitrito de amila, nitrito de butila e nitrito de isobutila) é popular entre homossexuais masculinos e jovens em clubes e *raves*. Acredita-se frequentemente que o "barato" (*rush*), a euforia, o riso incontrolável e outras sensações que resultam da queda da pressão arterial aumentem a excitação e o desejo sexual. Historicamente, o nitrito de amila era utilizado no tratamento da angina. Nitrito de amila e vários outros nitritos de alquila – utilizados em produtos de venda livre, como desodorizantes de ambientes internos e limpadores de cabeça de vídeo – também são inalados para aumentar o prazer sexual. A redução da pressão arterial pode resultar em perda do equilíbrio e desmaio, particularmente se a pessoa estiver envolvida em atividade física, como dança. A probabilidade de acidentes pode aumentar, e os indivíduos com doenças cardíacas ou pressão arterial elevada correm maior risco.

Parte 8 Fármacos que Atuam no Sistema Cardiovascular

Outro produto que contém cloreto de etila e é conhecido como *huffers* (inalado em um saco ou pano) pode causar arritmias cardíacas (Hall, 2015). Investigar uso de *poppers* quando as manifestações iniciais de um paciente consistirem em lesão e pressão arterial baixa nos serviços de urgência ou emergência.

Dor

Em alguns pacientes, dor anginosa pode ser totalmente aliviada, enquanto em outros pode ser menos intensa, menos frequente ou ocorrer apenas com exercício prolongado. Documentar todas as informações no prontuário do paciente, pois isso ajuda o médico a planejar a terapia futura, bem como a efetuar ajustes posológicos, se necessário.

Orientação ao paciente e aos familiares

O paciente e os familiares precisam ter uma compreensão geral do tratamento da dor torácica com um fármaco antianginoso. Esses medicamentos são utilizados para prevenir a ocorrência de angina ou para aliviar a dor durante uma crise. Explicar ao paciente o esquema terapêutico (dose, horário de administração do medicamento, frequência de administração do medicamento, como administrar o medicamento). Incluir no plano de ensino os seguintes itens gerais, bem como os pontos relevantes das vias de administração específicas do fármaco:

- Evitar o consumo de álcool, a não ser que o seu uso tenha sido permitido pelo médico
- Manter essa medicação isolada de outros medicamentos, e não em um recipiente onde os comprimidos possam entrar em contato uns com os outros
- Notificar os profissionais do setor de emergência se o medicamento não aliviar a dor, ou se esta se piorar, apesar do uso do medicamento
- Seguir as recomendações do médico sobre a frequência de administração do medicamento
- Manter um suprimento adequado do medicamento à disposição para determinados eventos, como férias, mau tempo e feriados
- Manter registro da frequência das crises de angina aguda (data e hora da crise, medicamento e dose utilizada para aliviar a dor aguda) e levar esse registro a todas as consultas médicas.

Para mais orientações relacionadas especificamente com vias de administração de nitratos, ver Orientação ao paciente para desfechos melhores | Instruções para a administração de nitratos.

Orientação ao paciente para desfechos melhores

Instruções para a administração de nitratos
Instruções gerais

- ✔ A cefaleia resulta da vasodilatação e constitui uma reação adversa desconfortável. Se a cefaleia persistir ou se tornar intensa, notificar o médico, visto que pode ser necessário efetuar mudança na dose. Não tentar evitar as cefaleias alterando o esquema ou a dose do medicamento. Perguntar ao médico sobre o uso de ácido acetilsalicílico (AAS) ou paracetamol para alívio da cefaleia antes de tomar esses medicamentos
- ✔ Sentar ou deitar quando tomar nitroglicerina. Para aliviar vertigem ou tontura intensa, deitar, elevar e movimentar os membros e respirar profundamente

- ✔ Armazenar cápsulas e comprimidos em seus recipientes originais, pois a nitroglicerina precisa ser mantida em recipiente escuro e protegida da exposição à luz. Nunca misturar esse medicamento com qualquer outro fármaco em um recipiente. A nitroglicerina perde a sua potência se for conservada em recipientes de plástico ou se for misturada com outros medicamentos
- ✔ Colocar sempre a tampa do recipiente tão logo o medicamento oral ou a pomada sejam removidos do recipiente ou do tubo. Apertar as tampas, visto que o medicamento deteriora em contato com o ar
- ✔ Procurar imediatamente assistência médica se a dor torácica persistir, se mudar de caráter, piorar ou não for aliviada após o esquema posológico recomendado
- ✔ Não utilizar fármacos para disfunção erétil enquanto estiver tomando nitratos

Nitratos orais

- ✔ O fármaco atua melhor com estômago vazio; caso ocorram náuseas, ingerir a preparação com alimento

Nitratos sublinguais ou bucais

- ✔ Não manipular os comprimidos mais do que o necessário. Efetuar higiene minuciosa das mãos após o uso
- ✔ Colocar o comprimido bucal entre a bochecha e a gengiva ou entre o lábio superior e a gengiva acima dos incisivos. Se usar dentadura, remova-a ou coloque o medicamento acima da linha da dentadura
- ✔ Não deglutir nem mastigar comprimidos sublinguais ou transmucosos; deixá-los dissolver lentamente. O comprimido pode causar sensação de queimação ou formigamento na boca. A ausência desse efeito não indica diminuição na potência. Se a cavidade oral estiver ressecada, a absorção do medicamento diminui; pode-se lavar a boca com água *antes* de colocar o comprimido na bochecha

Nitratos translinguais (spray aerossol)

- ✔ As orientações para uso da nitroglicerina translingual são fornecidas com o produto. Seguir as instruções sobre uso e limpeza da lata
  - ° Esse medicamento pode ser utilizado profilaticamente, 5 a 10 minutos antes de iniciar atividades que precipitam crise de angina
  - ° Não agitar a lata antes de utilizar
  - ° Não é um dispositivo inalador, não inalar o *spray*
- ✔ No início de uma crise de angina, vaporizar 1 a 2 doses na língua ou sob ela. Não ultrapassar 3 doses em 15 minutos

Pomada tópica ou sistema transdérmico

- ✔ As instruções para aplicação da pomada tópica ou do sistema transdérmico estão disponíveis no produto. Ler cuidadosamente essas instruções
- ✔ Aplicar a pomada ou o sistema transdérmico aproximadamente na mesma hora do dia
- ✔ Remover o sistema antigo e inspecionar o corpo para certificar-se de que não tenha esquecido outros papéis ou sistemas
- ✔ Certificar-se de que a área esteja limpa e totalmente seca antes de aplicar apomada ou o sistema transdérmico. Revezar os locais de aplicação. Aplicar o sistema transdérmico no tórax (parte anterior e costas), no abdome ou nas coxas. Pressionar firmemente o adesivo para assegurar seu contato com a pele. Se o sistema transdérmico se desprender ou ficar frouxo, aplicar um novo

sistema. Aplicar pomada no tórax (parte anterior) ou nas costas (nesse caso, outra pessoa deverá aplicá-la)
✔ Quando utilizar a pomada tópica ou o sistema transdérmico, limpar o local de aplicação com sabão e água morna logo após a remoção da pomada ou do sistema transdérmico. Dobrar o adesivo antigo pela metade, de modo a evitar a sua aderência a outras pessoas
✔ Ao usar pomada, aplicar fina camada sobre a pele, utilizando aplicador de papel (o paciente ou um familiar precisa praticar essa técnica). Evitar contato dos dedos das mãos com a pomada
✔ Usar luvas descartáveis quando for aplicar a pomada
✔ Notificar o médico se ocorrer qualquer um dos seguintes sintomas: agravamento da dor ou desconforto torácico, batimentos cardíacos irregulares, palpitações, náuseas, dispneia, edema de mãos ou pés ou episódios graves e prolongados de vertigem e tontura
✔ Efetuar mudanças de posição lentamente, de modo a minimizar efeitos hipotensores
✔ Como esses medicamentos podem causar tontura ou sonolência, não dirigir veículos nem realizar atividades perigosas até que a resposta individual ao medicamento seja conhecida.

REAVALIAÇÃO

- A resposta terapêutica é obtida
- Reações adversas são identificadas, relatadas ao médico e controladas com sucesso por meio de intervenções de enfermagem apropriadas:
  - Não há evidência de lesão
  - A dor é aliviada
- O paciente e sua família expressam confiança e demonstram entender o esquema medicamentoso.

Farmacologia na prática
PENSE CRITICAMENTE
Você descobriu, em sua conversação telefônica, que a Sra. Moore está, na verdade, mastigando os comprimidos sublinguais, o que está causando dilatação das artérias cerebrais e cefaleia. Após ter estudado este capítulo, qual seria a melhor alternativa na sua opinião?

PONTOS-CHAVE

■ Pode ocorrer angina *pectoris* quando depósitos gordurosos da aterosclerose ocorrem nas artérias coronárias que suprem o coração. Outras doenças das artérias podem causar graves problemas: doença vascular encefálica e doença vascular periférica

■ Os fármacos antianginosos provocam vasodilatação e relaxamento do músculo liso das arteríolas ao redor do coração, o que promove o fluxo sanguíneo e reduz a dor. Alguns fármacos são utilizados para alívio imediato da dor; outros são utilizados rotineiramente para prevenção de episódios dolorosos. Esses fármacos são administrados de diversas maneiras, incluindo diferentes preparações orais até preparações tópicas

■ Como o propósito desses fármacos é produzir vasodilatação, isso também representa preocupação relativa a reações adversas. Cefaleia, em virtude da rápida vasodilatação de artérias cerebrais, constitui reação muito desagradável. Além disso, homens que tomam antianginosos precisam ser avaliados e advertidos contra uso de medicamentos para disfunção erétil, uma vez que também causam vasodilatação

■ Alguns fármacos usados em HAP possuem efeitos teratogênicos, sendo necessário descartar a possibilidade de gravidez antes e durante seu emprego.

 RESUMO DE FÁRMACOS
Fármacos antianginosos e vasodilatadores

Nome genérico	Usos	Reações adversas	Faixas posológicas
Nitratos			
Isossorbida	Tratamento e prevenção de angina *pectoris*	Cefaleia, hipotensão, tontura, fraqueza, rubor, inquietação, exantema	Dose inicial: 5 a 20 mg VO; dose de manutenção: 10 a 40 mg VO, 2 a 3 vezes/dia Sublingual (SL): 2,5 a 5 mg Prevenção: 5 a 10 mg SL, 5 mg, mastigável
Nitroglicerina, forma parenteral	Angina *pectoris*, IC, hipertensão arterial peroperatória, induzir hipotensão intraoperatória	Iguais às da isossorbida	Inicialmente, 5 mcg/min, por bomba de infusão IV; pode-se aumentar para 20 mcg/min no período pós-operatório
Nitroglicerina, oral	Alívio agudo de crise ou profilaxia da angina	Iguais às do dinitrato de isossorbida	Um comprimido SL ou na cavidade bucal, ao primeiro sinal de angina *pectoris* aguda – pode-se repetir a dose a cada 5 min até obter alívio ou após ter tomado três comprimidos *Spray*: 1 a 2 doses na língua ou SL; máximo de 3 doses em 15 min

(continua)

388 Parte 8 Fármacos que Atuam no Sistema Cardiovascular

Nome genérico	Usos	Reações adversas	Faixas posológicas
Nitroglicerina, pomada	Prevenção e tratamento da angina	Iguais às do dinitrato de isossorbida	Usar o aplicador de papel pautado fornecido para administrar 1,25 a 2,5 cm, 2 vezes/dia
Nitroglicerina, sistema transdérmico	Prevenção de angina	Iguais às do dinitrato de isossorbida	Um sistema transdérmico diariamente, 0,2 a 0,8 mg/h
Outros antianginosos			
Ivabradina	IC estável, quando os agentes betabloqueadores estiverem contraindicados	BAV, bradicardia	2,5 a 5 mg, 2 vezes/dia
Ranolazina	Angina crônica	Tontura, constipação intestinal	1.000 mg VO, 2 vezes/dia
Nimodipino	Hemorragia subaracnóidea	Cefaleia, hipotensão, diarreia	60 mg VO, a cada 4 h
Bloqueadores dos canais de cálcio			
Anlodipino	Hipertensão arterial, angina estável crônica, angina vasospástica (angina de Prinzmetal)	Cefaleia	Individualizar dose; 5 a 10 mg/dia VO
Diltiazem	Hipertensão arterial, angina estável crônica, fibrilação/*flutter* atriais, taquicardia supraventricular paroxística	Cefaleia, tontura, BAV, bradicardia, edema, dispneia, rinite	Comprimidos/cápsulas de liberação estendida: angina *pectoris*: 120 a 580 mg/dia Angina aos esforços – comprimidos de liberação imediata: 30 mg, 4 vezes/dia Arritmias cardíacas – injeção IV; 0,25 mg/kg, durante 2 min, seguida de infusão contínua titulada
Nicardipino	Hipertensão, angina estável crônica	Cefaleia	Angina: individualizar a dose; apenas liberação imediata, 20 a 40 mg VO, 3 vezes/dia
Nifedipino	Angina vasospástica (angina variante de Prinzmetal), angina estável crônica, hipertensão arterial (liberação prolongada apenas)	Cefaleia, tontura, fraqueza, edema, náuseas, cãibras musculares, tosse, congestão nasal, sibilos	10 a 20 mg VO, 3 vezes/dia; pode-se aumentar a dose para 120 mg/dia Liberação prolongada: 30 a 60 mg/dia VO; pode-se aumentar a dose para 120 mg/dia
Verapamil	Hipertensão, angina estável crônica, angina vasospástica (angina variante de Prinzmetal), *flutter* atrial crônico, taquicardia supraventricular paroxística	Cefaleia, constipação intestinal	Individualizar a dose; não ultrapassar 480 mg/dia VO, em doses fracionadas Liberação prolongada: 120 a 180 mg/dia VO; dose máxima de 480 mg/dia Liberação estendida: 120 a 180 mg/dia VO, dose máxima de 480 mg/dia Parenteral: 5 a 10 mg IV, durante 2 min
Vasodilatadores periféricos			
Hidralazina	Hipertensão primária (oral); quando houver necessidade urgente de reduzir pressão arterial (parenteral)	Tontura, palpitações, taquicardia, dormência/formigamento nas pernas, congestão nasal	10 a 50 mg VO, 4 vezes/dia, até 300 mg/dia; 20 a 40 mg IM ou IV
Minoxidil	Hipertensão arterial grave	Tontura, hipotensão, alterações eletrocardiográficas, taquicardia, retenção de sódio e água, ginecomastia, crescimento de pelos	5 a 100 mg/dia VO; dose acima de 5 mg administrada em doses fracionadas
Nitroprussiato de sódio	Crise hipertensiva	Apreensão, cefaleia, inquietação, náuseas, vômitos, palpitações, diaforese	3 mcg/kg/min, sem exceder velocidade de infusão de 10 mcg/min (se não houver redução da pressão arterial em 10 min, suspender a administração)
Agentes usados em hipertensão arterial pulmonar			
Ambrisentana	HAP	Edema, congestão nasal	5 a 10 mg VO, diariamente
Bosentana	HAP	Cefaleia, edema	62,5 a 125 mg VO, 2 vezes/dia
Epoprostenol	HAP	Cefaleia, náuseas, rubor	Infusão por cateter venoso central com uso de bomba

Capítulo 36 Fármacos Antianginosos e Vasodilatadores **389**

Nome genérico	Usos	Reações adversas	Faixas posológicas
Iloprosta	HAP	Cefaleia, náuseas, rubor, tosse	Dose máxima de 45 mcg/dia por inalador
Macitentana	HAP	Cefaleia, congestão nasal, fadiga	10 mg VO, diariamente
Riociguate	HAP	Cefaleia, tontura, dispepsia	0,5 a 1 mg VO, 3 vezes/dia
Treprostinila	HAP	Cefaleia, náuseas, diarreia, irritação no local de injeção	1,25 mg/kg/min infundidos por via SC ou acesso venoso central com bomba

REVISÃO DO CAPÍTULO

Calcule a dosagem dos medicamentos

1. O médico prescreveu verapamil 120 mg, por via oral, 3 vezes/dia. O fármaco está disponível em comprimidos de 40 mg. O enfermeiro administra _____.

2. Foi prescrito para o paciente o fármaco isossorbida 40 mg por via oral, 2 vezes/dia. O fármaco está disponível em comprimidos de 20 mg. O enfermeiro administra _____.

Prepare-se para provas

1. Os nitratos para a dor anginosa são utilizados para dilatar quais dos seguintes vasos?
1. Artérias cerebrais
2. Artérias coronárias
3. Veias periféricas
4. Veias coronárias

2. Que classe de fármacos é utilizada na *prevenção* da dor anginosa?
1. Bloqueadores dos canais de cálcio
2. Nitratos
3. Agentes beta-adrenérgicos
4. Inibidores da fosfodiesterase

3. Ao administrar nitratos para tratar angina, que reação adversa comum o enfermeiro monitora?
1. Hiperglicemia
2. Cefaleia
3. Febre
4. Anorexia

4. Ao orientar um paciente sobre a nitroglicerina sublingual prescrita, o enfermeiro informa que, se a dor não for aliviada, a dose pode ser repetida em ___ minuto(s).
1. 1
2. 5
3. 15
4. 30

5. Quando administra pomada de nitroglicerina, o enfermeiro _____.
1. Esfrega a pomada na pele
2. Aplica a pomada a cada hora ou até obter alívio da angina
3. Aplica a pomada em área limpa e seca
4. Esfrega a pomada entre as palmas das mãos e, em seguida, a espalha uniformemente no tórax do paciente

6. Um paciente tratado com bloqueador dos canais de cálcio apresenta hipotensão ortostática. O enfermeiro orienta o paciente com hipotensão ortostática a _____.
1. Permanecer em decúbito dorsal até o desaparecimento dos efeitos
2. Efetuar mudanças de posição lentamente para minimizar efeitos hipotensores
3. Aumentar a dose do bloqueador dos canais de cálcio
4. Suspender o uso do bloqueador dos canais de cálcio até que os efeitos hipotensores diminuam

7. Um paciente procurou o médico por causa de sua doença cardíaca. O médico lhe entrega a prescrição do nitrato sublingual para enviar à farmácia por fax. O paciente lhe apresenta mais prescrições de outro médico para renovar. Qual delas você deveria mostrar em primeiro lugar ao médico?
1. Cimetidina
2. Ibuprofeno
3. Lisinopril
4. Sildenafila

8. Qual das seguintes afirmativas feita por um paciente que usa nitrato indica que ele necessita ser examinado imediatamente por equipe de urgência?
1. "Senti certa pressão no tórax há 1 semana"
2. "Minha esposa sentiu dor torácica, de modo que lhe dei meus comprimidos"
3. "Acordei esta manhã com as pernas inchadas"
4. "Meu coração parece ficar pior após colocar três dessas pequenas pílulas debaixo da língua"

9. Os melhores locais para aplicação de sistema transdérmico de nitroglicerina seriam _____. **Escolha todas as opções corretas.**
1. Abdome
2. Coxa
3. Tórax
4. Antebraço

10. O paciente acaba de receber alta com prescrição de nitrato sublingual. Está sentindo compressão no tórax e se autoadministrou um comprimido há 4 minutos, com alívio mínimo. Telefona, então, para saber se pode tomar mais duas doses. Quando esse paciente pode tomar as duas doses adicionais? _____.

Para verificar suas respostas, ver Apêndice F.

37

Fármacos Anticoagulantes e Trombolíticos

Termos-chave

agregado aglomerado de elementos do sangue

êmbolo trombo que se desprende da parede de um vaso sanguíneo e se desloca pela corrente circulatória

fibrinolítico fármaco que dissolve coágulos já formados nas paredes dos vasos sanguíneos

hemostasia processo complexo fisiológico por meio do qual há formação de fibrina e coagulação do sangue

lise dissolução ou destruição de células

petéquias minúsculos pontos hemorrágicos de coloração vermelha ou roxa na pele

protrombina substância essencial à coagulação do sangue; fator de coagulação II

trombo coágulo sanguíneo

trombolítico fármaco que dissolve coágulos sanguíneos

trombose formação de coágulo sanguíneo

Objetivos de aprendizagem

Ao fim deste capítulo, o leitor deverá ser capaz de:

1. Descrever hemostasia e trombose.
2. Discutir usos, ações farmacológicas gerais, reações adversas, contraindicações, precauções e interações de anticoagulantes, antiagregantes plaquetários e trombolíticos.
3. Discutir atividades a serem realizadas pelo enfermeiro na avaliação pré-administração e na avaliação continuada de paciente tratado com anticoagulante, antiagregante plaquetário ou trombolítico.
4. Listar os diagnósticos de enfermagem específicos para paciente em uso de anticoagulante, antiagregante plaquetário ou trombolítico.
5. Discutir maneiras de promover resposta ótima à terapia, controlar reações adversas e instruir os pacientes sobre o uso de anticoagulantes, antiagregantes plaquetários e trombolíticos.

Classes de fármacos

Anticoagulantes	Antiagregantes plaquetários	Trombolíticos

Farmacologia na prática

O Sr. Phillip é viúvo e vive sozinho. Não é examinado há vários anos, e o seu exame físico revela fibrilação atrial para a qual foi prescrita varfarina para uso domiciliar. O farmacêutico pergunta sobre o estado mental do paciente. Parece que os resultados dos exames laboratoriais semanais flutuam de modo considerável apesar da orientação fornecida semanalmente. Após ter estudado esses fármacos, pense em que tipo de ação poderia ser implementada.

A coagulação é um mecanismo essencial ao corpo. Quando um vaso sanguíneo sofre lesão, ocorre uma série de eventos para formar um coágulo e interromper o sangramento. Esse complexo processo é denominado **hemostasia**, também denominado *cascata da coagulação*. Essa designação se justifica pelo fato de que, à medida que cada fator é ativado, ele atua como catalisador para intensificar a reação seguinte (efeito cascata), cujo resultado final consiste em um grande acúmulo de fibrina (coágulo), que forma um tampão no vaso sanguíneo, interrompendo, assim, o sangramento. A Figura 37.1 mostra como a coagulação sanguínea resulta na formação de um coágulo de fibrina estável. Os fatores da coagulação existem no sangue na forma inativa e precisam ser convertidos em uma forma ativa para

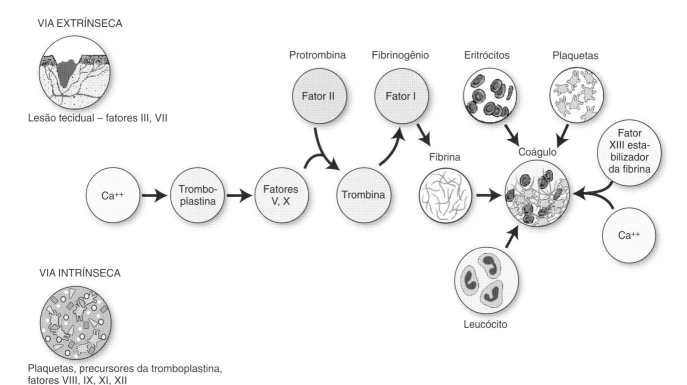

FIGURA 37.1 Coagulação sanguínea e via da cascata da coagulação.

que possa ocorrer a etapa seguinte da via da coagulação. A formação do coágulo na via intrínseca é iniciada pelo fator XII, e todos os componentes necessários para a formação do coágulo nessa via encontram-se no sangue circulante. Na via extrínseca, a coagulação é iniciada pela liberação de tromboplastina tecidual, fator não encontrado no sangue circulante. Por mais complexo que possa parecer, trata-se de um evento normal, que leva alguns minutos e ocorre diariamente em resposta a lacerações e extravasamentos dos vasos sanguíneos pelo corpo.

A coagulação também pode causar dano a vasos sanguíneos e tecidos nutridos por esses vasos. **Trombose** refere-se à formação de um coágulo sanguíneo ou trombo. Pode haver formação de **trombo** em artéria ou veia, e isso, por sua vez, impede o fluxo sanguíneo. Por exemplo, pode ocorrer desenvolvimento de trombo venoso em consequência de estase venosa (diminuição de fluxo ou movimento sanguíneos), lesão da parede do vaso ou alteração da coagulação sanguínea. Mais frequentemente, a trombose venosa ocorre nos membros inferiores e está associada a estase venosa. A trombose venosa profunda (TVP) ocorre nos membros inferiores e constitui o tipo mais comum de trombose venosa.

Pode ocorrer trombose arterial em consequência de aterosclerose ou arritmias, como fibrilação atrial. O trombo pode ser pequeno no início; entretanto, fibrina, plaquetas e eritrócitos fixam-se ao trombo, aumentando seu tamanho. Ao desprender-se da parede do vaso, o trombo é transportado pela corrente sanguínea, tornando-se um **êmbolo**. Esse circula até alcançar vaso sanguíneo demasiado pequeno para possibilitar sua passagem. Se o êmbolo seguir para os pulmões e causar obstrução de vaso pulmonar, a condição é denominada *embolia pulmonar* (EP). De modo semelhante, se o êmbolo se desprende e oclui uma artéria coronária, pode causar infarto agudo do miocárdio (IAM).

Neste capítulo são descritos fármacos que impedem a formação de coágulos sanguíneos (anticoagulantes), que suprimem a agregação plaquetária (antiagregantes plaquetários) e que dissolvem o coágulo (trombolíticos). Para mais informações sobre fármacos específicos, ver Resumo de Fármacos | Fármacos anticoagulantes, antiagregantes plaquetários e trombolíticos.

ANTICOAGULANTES ORAIS E PARENTERAIS

Os anticoagulantes são utilizados para prevenir a formação e a extensão de um trombo. Os anticoagulantes não exercem efeito direto sobre o trombo já formado e não revertem lesões causadas pelo trombo. Entretanto, estabelecido o trombo, a terapia anticoagulante pode impedir a formação de coágulos adicionais. O grupo de anticoagulantes inclui a varfarina (um derivado da cumarina) e heparinas fracionada e não fracionada. Os anticoagulantes são utilizados do modo profilático em pacientes que correm alto risco de formação de coágulos.

A varfarina é o anticoagulante oral mais prescrito. Embora seja administrada principalmente por via oral, a varfarina também está disponível para administração parenteral. Como ela pode ser administrada por via oral, trata-se do fármaco de escolha para pacientes que necessitam de terapia a longo prazo com anticoagulante. A atividade máxima do fármaco é alcançada dentro de 1,5 a 3 dias após o início da terapia.

Preparações de heparina incluem heparina sódica e heparinas de baixo peso molecular (HBPM; heparinas fracionadas).

Parte 8 Fármacos que Atuam no Sistema Cardiovascular

A heparina não é substância única, sendo constituída por mistura de substâncias de alto e baixo peso molecular. Exemplos de HBPM incluem dalteparina e enoxaparina. As HBPM produzem respostas muito estáveis quando administradas nas doses recomendadas. Em virtude dessa estabilidade, não há necessidade de monitoramento laboratorial frequente, como no caso de heparina. Além disso, há menos probabilidade de ocorrer sangramento com HBPM do que com heparina.

Os inibidores diretos da trombina (IDTs) constituem outro grupo de anticoagulantes e seu manejo não é difícil como o da varfarina ou das heparinas. Incluem a forma oral da bigatrana e os fármacos parenterais (argatrobana, bivalirudina e desirudina).

Outros anticoagulantes incluem formas orais de apixabana, edoxabana e rivaroxabana, bem como o fármaco parenteral, fondaparinux. Esses fármacos inibem partes da cascata da coagulação. São utilizados para prevenção de TVP em pacientes submetidos a cirurgia de quadril, joelho ou abdome.

AÇÕES

Todos os anticoagulantes interferem no mecanismo da coagulação do sangue. A varfarina interfere na síntese de fatores de coagulação dependentes de vitamina K pelo fígado. Isso resulta em depleção dos fatores II (**protrombina**), VII, IX e X da coagulação. É a depressão de protrombina (ver Figura 37.1), substância essencial à coagulação do sangue, que responde pela maior parte da ação de varfarina.

Por outro lado, a heparina inibe a formação de coágulos de fibrina e a conversão do fibrinogênio em fibrina. Também inativa vários dos fatores necessários para a coagulação do sangue. A heparina não pode ser administrada por via oral, pois é inativada pelo ácido gástrico no estômago; por essa razão, só é administrada por injeção. As HBPMs inibem reações da coagulação por ligação à antitrombina III, que inibe a síntese do fator X e a formação de trombina. Esses fármacos não exercem efeito sobre coágulos já formados, auxiliando apenas na prevenção da formação de novos coágulos sanguíneos.

Os IDTs (fator II) não precisam de cofator (antitrombina) para exercer seu efeito (Lee, 2011).

USOS

Os anticoagulantes são utilizados para as seguintes condições:

- Prevenção (profilaxia) e tratamento de TVP
- Prevenção e tratamento de fibrilação atrial com embolização
- Prevenção e tratamento de EP
- Tratamento adjuvante de IM
- Prevenção da formação de trombos após cirurgia de substituição valvar.

Os anticoagulantes parenterais são utilizados especificamente para as seguintes condições:

- Prevenção da TVP e EP no pós-operatório de determinados pacientes, como cirurgia abdominal de grande porte
- Prevenção de coagulação em cirurgia arterial e cardíaca, no equipamento usado para circulação extracorpórea (que ocorre fora do corpo) (p. ex., em procedimentos de diálise),

em transfusões sanguíneas e em amostras de sangue para fins laboratoriais
- Prevenção de trombose cerebral repetida em pacientes que sofreram acidente vascular encefálico
- Tratamento de oclusão coronariana, IAM e embolia arterial periférica
- Diagnóstico e tratamento de coagulação intravascular disseminada (CID), distúrbio hemorrágico grave
- Manutenção da desobstrução de cateteres intravenosos (IV) (com doses muito baixas de 10 a 100 unidades).

ALERTA DE ENFERMAGEM

A varfarina é o anticoagulante oral mais prescrito. Mesmo quando utilizada em doses terapêuticas, ela possui uma janela terapêutica estreita e está associada a risco significativo de hemorragia. Os IDTs têm a vantagem de menor risco de hemorragia e não exigem monitoramento laboratorial frequente (Mureebe, 2007).

REAÇÕES ADVERSAS

A principal reação adversa associada ao uso de anticoagulantes é o sangramento, que pode variar de muito leve a grave. Pode ocorrer sangramento em muitas áreas do corpo, como pele (equimoses e petéquias), bexiga, intestino, estômago, útero e mucosas. Outras reações adversas são raras, mas podem incluir:

- Náuseas, vômitos, cólica abdominal, diarreia
- Alopecia (queda dos cabelos)
- Exantema ou urticária
- Hepatite (inflamação do fígado), icterícia (coloração amarelada da pele e das mucosas), trombocitopenia (baixa contagem de plaquetas) e discrasias (distúrbios) sanguíneas.

Outras reações adversas incluem irritação local quando a heparina é administrada por via subcutânea (SC). Além disso, podem ocorrer reações de hipersensibilidade com qualquer via de administração, incluindo febre e calafrios. As reações de hipersensibilidade mais graves consistem em reação semelhante à asma e reação anafilática. Ver Resumo de Fármacos | Fármacos anticoagulantes, antiagregantes plaquetários e trombolíticos para outras reações adversas.

CONTRAINDICAÇÕES

Os anticoagulantes são contraindicados para pacientes com hipersensibilidade conhecida aos fármacos, sangramento ativo (exceto quando causado por CID), doença hemorrágica, tuberculose, leucemia, hipertensão não controlada, úlceras pépticas, cirurgia ocular recente ou do sistema nervoso central, aneurismas, doença renal ou hepática grave, bem como durante a lactação. O uso durante a gravidez pode causar morte fetal (agentes orais estão classificados na categoria X para uso na gestação e agentes parenterais encontram-se na categoria C). As HBPMs também são contraindicadas para pacientes com hipersensibilidade a produtos de origem suína.

Considerações sobre o paciente

Práticas culturais judaicas/muçulmanas
O uso de carne de porco ou produtos suínos é proibido por alguns grupos religiosos. Avisar o médico se o paciente seguir religião judaica ou muçulmana, e houver a probabilidade de terapia anticoagulante. Os IDTs e o fondaparinux são produzidos artificialmente e não contêm produtos de origem suína; esses fármacos podem ser utilizados como substitutos para uma das heparinas de origem suína.

PRECAUÇÕES

Anticoagulantes são utilizados com cautela em pacientes com febre, insuficiência cardíaca, diarreia, diabetes melito, neoplasia maligna, hipertensão arterial, doença renal ou hepática, psicoses ou depressão. Nos EUA, a apixabana é monitorada pelo programa de Avaliação de Risco de Estratégias de Mitigação (REMS), devido ao maior risco de acidente vascular encefálico quando o fármaco é suspenso. Mulheres em idade fértil precisam utilizar método contraceptivo seguro para evitar a gravidez. Esses fármacos devem ser utilizados com cautela em todos os pacientes com potencial de sangramento local ou hemorragia.

> **ALERTA DE ENFERMAGEM**
> Pacientes tratados com anticoagulantes e submetidos a anestesia epidural ou espinal correm maior risco de hematoma no local de injeção. Esse risco é ainda maior quando o paciente toma anti-inflamatórios não esteroides (AINEs) ou ácido acetilsalicílico (AAS).

INTERAÇÕES

As seguintes interações podem ocorrer quando se administra anticoagulante com outro agente:

Fármaco combinado	Uso comum	Efeito da interação
Ácido acetilsalicílico, paracetamol, anti-inflamatórios não esteroides e hidrato de cloral	Alívio de dor e sedação	Risco aumentado de sangramento
Penicilina, aminoglicosídeos, isoniazida, tetraciclinas e cefalosporinas	Agentes anti-infecciosos	Risco aumentado de sangramento
Betabloqueadores e diuréticos de alça	Tratamento de distúrbios cardíacos	Risco aumentado de sangramento
Dissulfiram e cimetidina	Manejo do desconforto GI	Risco aumentado de sangramento
Contraceptivos orais, barbitúricos, diuréticos e vitamina K	Contracepção, sedação, tratamento de distúrbios cardíacos e de distúrbios hemorrágicos, respectivamente	Diminuição da efetividade do anticoagulante

Toronja (*grapefruit*) e seu suco aumentam níveis séricos de apixabana e rivaroxabana.

Considerações fitoterápicas

Qualquer fitoterápico deve ser utilizado com cautela em pacientes em uso de varfarina, por ter estreito índice terapêutico e potencial de interagir com numerosos fitoterápicos. Por exemplo, aumenta o risco de sangramento quando a varfarina é combinada com as seguintes substâncias: aipo, camomila, cravo-da-índia, *dong quai*, matricária, alho, gengibre, *Ginkgo biloba*, *ginseng*, chá-verde, cebola, maracujá, trevo-dos-prados, hipérico e cúrcuma.

ANTIAGREGANTES PLAQUETÁRIOS

Os anticoagulantes impedem a trombose no sistema *venoso*, enquanto antiagregantes plaquetários previnem formação de trombos no sistema *arterial*. Trombos que se formam no sistema venoso são compostos principalmente por fibrina e eritrócitos. Por outro lado, acredita-se que a trombose arterial deva-se à aglomeração de plaquetas; essas, e não os fatores de coagulação, constituem o alvo quando o problema é de natureza arterial. Além da terapia com ácido acetilsalicílico (AAS), antiagregantes plaquetários incluem bloqueadores do receptor de difosfato de adenosina (ADP) e bloqueadores do receptor de glicoproteína.

AÇÕES E USOS

Esses fármacos diminuem a capacidade de aderência das plaquetas (**agregados**) no sangue e, consequentemente, a formação de coágulo. O AAS impede a agregação das plaquetas durante toda a sua sobrevida. Bloqueadores de ADP alteram a membrana celular das plaquetas, impedindo a agregação. Bloqueadores dos receptores de glicoproteína impedem a produção de enzimas, inibindo também a agregação plaquetária. A terapia com antiagregantes plaquetários destina-se principalmente ao tratamento de pacientes com risco de síndrome coronariana aguda, IAM, acidente vascular encefálico e claudicação intermitente.

REAÇÕES ADVERSAS

Algumas das reações adversas mais comuns incluem:

- Palpitações cardíacas
- Sangramento
- Tontura e cefaleia
- Náuseas, diarreia, constipação intestinal, dispepsia.

CONTRAINDICAÇÕES E PRECAUÇÕES

Os antiagregantes plaquetários são contraindicados para gestantes e lactantes, bem como para pacientes com hipersensibilidade conhecida aos fármacos, com insuficiência cardíaca congestiva, sangramento ativo ou púrpura trombocitopênica trombótica (PTT). Esses fármacos precisam ser utilizados com cautela em idosos, pacientes com pancitopenia ou comprometimento renal ou hepático. Se PTT for diagnosticada, o tratamento com antiagregante plaquetário deve ser interrompido imediatamente. O clopidogrel está incluído na categoria B para uso na gestação, enquanto os outros antiagregantes plaquetários pertencem à categoria C; nenhum deles foi adequadamente estudado em seres humanos. Os antiagregantes plaquetários devem ser interrompidos 1 semana antes de qualquer procedimento cirúrgico.

INTERAÇÕES

As seguintes interações podem ocorrer quando se administram antiagregantes plaquetários com outro agente:

Fármaco combinado	Uso comum	Efeito da interação
AAS e AINE	Alívio da dor	Risco aumentado de sangramento
Antibióticos macrolídios	Anti-infecciosos	Aumento da efetividade do anti-infeccioso
Digoxina	Manejo de distúrbios cardíacos	Diminuição dos níveis séricos de digoxina
Fenitoína	Anticonvulsivante	Elevação dos níveis séricos de fenitoína

Embora esses agentes exerçam fortes efeitos anticoagulantes, seu mecanismo de ação é distinto daquele de heparinas; por conseguinte, esses agentes devem ser utilizados cuidadosamente, seguindo diretrizes específicas fornecidas para cada produto.

 ## TROMBOLÍTICOS

Enquanto os agentes anticoagulantes impedem a formação de trombo, os **trombolíticos** dissolvem os coágulos sanguíneos que já se formaram nas paredes de um vaso sanguíneo. Esses fármacos recanalizam os vasos sanguíneos após terem sido ocluídos. Outro termo empregado para descrever os agentes trombolíticos é **fibrinolítico**. Exemplos de trombolíticos incluem alteplase recombinante e tenecteplase.

AÇÕES

Embora a ação exata de cada trombolítico seja discretamente diferente, esses fármacos degradam os coágulos de fibrina, convertendo plasminogênio em plasmina, enzima que degrada a fibrina do coágulo sanguíneo. Isso recanaliza os vasos sanguíneos após a sua oclusão e evita a ocorrência de necrose tecidual. Como os agentes trombolíticos dissolvem todos os coágulos encontrados (tanto oclusivos quanto os que reparam extravasamentos vasculares), sangramento é uma grande preocupação durante sua administração. Antes de utilizá-los, é preciso avaliar cuidadosamente os benefícios potenciais *versus* perigos potenciais de sangramento.

USOS

Esses fármacos são utilizados no tratamento das seguintes condições:

- Acidente vascular encefálico agudo ou IAM por meio de **lise** (ruptura) dos coágulos sanguíneos nas artérias coronárias
- Coágulos sanguíneos que provocam EP e TVP
- Suspeita de oclusão em cateteres venosos centrais.

Ver tabela de Resumo de Fármacos | Fármacos anticoagulantes, antiagregantes plaquetários e trombolíticos para listagem mais completa sobre o uso desses fármacos.

REAÇÕES ADVERSAS

Sangramento é a reação adversa mais comum ao uso desses fármacos. Pode ser interno, acometendo áreas como sistema digestório, sistema geniturinário e encéfalo, e externo (superficial), observado em áreas de pele com solução de continuidade, como locais de punção venosa e feridas cirúrgicas recentes. Além disso, podem ocorrer reações alérgicas.

CONTRAINDICAÇÕES E PRECAUÇÕES

Trombolíticos são contraindicados para pacientes com hipersensibilidade conhecida aos fármacos, sangramento ativo e história de acidente vascular encefálico, aneurisma e cirurgia intracraniana recente.

Esses fármacos devem ser utilizados com cautela em pacientes submetidos a recente cirurgia de grande porte (dentro de 10 dias), como a de revascularização do miocárdio, vítimas de acidente vascular encefálico e traumatismo, mulheres com parto vaginal ou cesariana, sangramento GI ou traumatismo nos últimos 10 dias; pacientes com hipertensão, retinopatia diabética ou qualquer condição em que exista possibilidade significativa de sangramento ou pacientes em tratamento atual com anticoagulantes orais. Todos os trombolíticos discutidos neste capítulo são classificados na categoria C para uso na gestação, com exceção de uroquinase, que pertence à categoria B para uso na gestação.

INTERAÇÕES

Quando um agente trombolítico é administrado com medicamentos que evitam a formação de coágulos sanguíneos, como AAS, dipiridamol ou anticoagulante, o paciente corre risco aumentado de sangramento.

PROCESSO DE ENFERMAGEM
Paciente tratado com anticoagulante, antiagregante plaquetário ou trombolítico

AVALIAÇÃO
Avaliação pré-administração

Quando houver previsão de imobilização, frequentemente os pacientes recebem anticoagulante profilaticamente. Em pacientes imobilizados, deve-se examinar rotineiramente a coloração e a temperatura da pele dos membros. Além dos sinais vitais, verificar os pulsos pediosos nos pacientes imobilizados, observando a frequência e a força do pulso. Se um paciente tiver TVP, habitualmente ocorre em um membro inferior. É importante registrar qualquer diferença entre o membro afetado e o membro não afetado. Documentar áreas de vermelhidão ou hipersensibilidade e pedir ao paciente para descrever os sintomas atuais. O membro afetado pode apresentar edema e sinal de Homans positivo (dor na panturrilha com dorsiflexão do pé). Um sinal de Homans positivo sugere TVP.

Antes da administração da primeira dose de anticoagulante ou trombolítico, perguntar ao paciente sobre todos os medicamentos usados nas 2 a 3 semanas anteriores (se o paciente foi recentemente internado). Se o paciente estava tomando qualquer medicamento antes de sua admissão, verificar com o médico antes de iniciar a administração de anticoagulante. A primeira dose de varfarina só deve ser administrada após coleta de sangue para determinação basal de tempo de protrombina (TP) e razão normalizada internacional (INR). A dose é individualizada, de acordo com esses resultados. O exame mais utilizado para monitoramento de heparina é o tempo de tromboplastina parcial ativado (TTPa).

Tipicamente, os trombolíticos são utilizados em situações de urgência, como infarto do miocárdio ou acidente vascular encefálico. Em geral, obtém-se hemograma completo antes da administração de trombolíticos. Pode-se efetuar um exame de imagem, como tomografia computadorizada (TC). A maioria dos pacientes em uso de trombolítico é internada ou transferida para a unidade de terapia intensiva, devido à necessidade de monitoramento rigoroso durante 48 horas ou mais após a terapia. Se o paciente sentir dor devido a coágulo sanguíneo, incluir avaliação minuciosa da dor.

Avaliação continuada

Na avaliação continuada, o paciente medicado com anticoagulante, antiagregante plaquetário ou trombolítico precisa de observação rigorosa e monitoramento cuidadoso. Durante o curso da terapia com fármacos tanto orais quanto parenterais, avaliar continuamente o paciente à procura de sinais de sangramento e hemorragia. As áreas a avaliar incluem as gengivas, o nariz, as fezes, a urina e a drenagem nasogástrica. O nível de consciência deve ser avaliado de modo rotineiro para monitorar a ocorrência de sangramento intracraniano.

Pacientes em uso de varfarina pela primeira vez frequentemente necessitam de ajuste diário da dose, que se baseia nos resultados diários de TP/INR. Em instituições de cuidados prolongados ou reabilitação, isso pode ser feito com um monitor de INR, semelhante aos glicosímetros utilizados para monitorar a glicemia. Se o TP ultrapassar 1,2 a 1,5 vez o valor de controle, ou a INR for superior a 3, o médico precisa ser notificado antes da administração do fármaco. Realiza-se a determinação diária de TP/INR até sua estabilização e quando qualquer outro fármaco for acrescentado ou removido do esquema medicamentoso do paciente. Uma vez estabilizado,

> **BOXE 37.1 Tempo de protrombina e razão normalizada internacional.**
>
> O *tempo de protrombina* (TP) e a *razão normalizada internacional* (INR) são utilizados para monitorar a resposta do paciente à terapia com varfarina. A dose diária do anticoagulante oral baseia-se na determinação diária de TP/INR do paciente. A faixa terapêutica do TP é de 1,2 a 1,5 vez o valor de controle. Estudos indicam que níveis superiores a duas vezes o valor de controle não proporcionam efeitos terapêuticos adicionais na maioria dos pacientes e estão associados a maior incidência de sangramento.
>
> Os laboratórios fornecem os resultados da INR, juntamente com o TP do paciente e o valor de controle. A INR "corrige" os resultados do TP de rotina de diferentes laboratórios. Ao medir contra um padrão conhecido, a INR fornece um valor mais consistente. O valor da INR é mantido entre 2 e 3. Valores acima de 5 podem ser perigosos, enquanto valores abaixo de 1 não são efetivos.

a INR é monitorada a cada 4 a 6 semanas. Ver Boxe 37.1 para mais informações sobre exames laboratoriais para monitoramento de varfarina.

A dose de heparina é ajustada de acordo com o monitoramento diário do TTPa. Uma dose terapêutica é alcançada quando o TTPa for 1,5 a 2,5 vezes o normal. As HBPMs têm pouco ou nenhum efeito sobre valores do TTPa. Não há necessidade de monitoramento especial do tempo de coagulação quando são administrados IDTs. Contagens periódicas de plaquetas, determinação do hematócrito e pesquisa de sangue oculto nas fezes devem ser efetuadas durante todo o curso da heparinoterapia.

❗ ALERTA DE ENFERMAGEM

São realizados coagulogramas em pacientes que estão recebendo heparina na forma de infusão IV contínua a intervalos periódicos (habitualmente a cada 4 horas), conforme solicitado pelo médico. Se o paciente estiver recebendo heparinoterapia a longo prazo, os coagulogramas podem ser realizados a intervalos menos frequentes.

É importante lembrar a necessidade de monitorar qualquer indício de reação de hipersensibilidade. Relatar ao médico a ocorrência de reações como calafrios, febre ou urticária. Examinar a temperatura da pele e sua coloração no paciente com TVP à procura de sinais de melhora. Verificar e documentar os sinais vitais a cada 4 horas ou com mais frequência, se necessário. Quando a heparina é administrada para evitar formação de trombo, observar o paciente à procura de sinais de formação de trombo a cada 2 a 4 horas. Como os sinais e sintomas de formação de trombo variam e dependem da área ou do órgão acometidos, avaliar e relatar ao médico qualquer queixa que o paciente possa ter ou qualquer alteração observada na sua condição.

DIAGNÓSTICOS DE ENFERMAGEM

Os diagnósticos de enfermagem específicos para agentes farmacológicos incluem os seguintes:

- **Risco de lesão**, relacionado com sangramento excessivo devido à terapia farmacológica

- **Disposição para controle da saúde melhorado**, relacionada com a preparação para comunicar o uso de fármaco, quando incapacitado
- **Ansiedade**, relacionada com medo de sangramento atípico durante a terapia com trombolíticos.

Os diagnósticos de enfermagem relacionados com a administração de medicamentos são discutidos no Capítulo 4.

PLANEJAMENTO

Os desfechos esperados no paciente incluem resposta ótima à terapia, atendimento às necessidades do paciente relacionadas com controle de reações adversas e confiabilidade na compreensão do esquema medicamentoso.

IMPLEMENTAÇÃO

Promoção da resposta ótima à terapia
Administração oral de anticoagulantes

Para acelerar o início do efeito terapêutico, pode-se prescrever dose mais alta (dose de ataque) por 2 a 4 dias, seguida por dose de manutenção, ajustada de acordo com o valor diário do TP/INR. De outro modo, o fármaco leva 3 a 5 dias para alcançar níveis terapêuticos. Quando houver necessidade de anticoagulação rápida, prefere-se a heparina como dose de ataque, seguida por dose de manutenção de varfarina, com base no TP ou INR. Tipicamente, a dose é administrada à noite, em horário especificado. Isso evita erros na administração de doses muito altas ou muito baixas, proporcionando amplo intervalo de tempo, suficiente para a realização de ajustes com base nos resultados laboratoriais.

Resultados terapêuticos ótimos são obtidos quando o TP do paciente alcança 1,2 a 1,5 vez o valor de controle. Em determinadas situações, como embolia sistêmica recorrente, pode-se adotar como parâmetro um TP de 1,5 a 2 vezes o valor de controle. Estudos indicam que a dieta pode influenciar valores de TP/INR. Um estudo conduzido no Massachusetts General Hospital em Boston examinou o efeito de ingestão variável de vitamina K sobre o valor da INR em pacientes em uso de varfarina. À medida que a ingestão de vitamina K aumentou, a INR tornou-se mais consistente e estável. Por outro lado, com a redução da ingestão de vitamina K, a INR tornou-se mais variável, observando-se maior grau de flutuação. A chave para o manejo da vitamina K em pacientes que recebem varfarina consiste em manter ingestão diária consistente de vitamina K.

Administração parenteral de anticoagulantes

Diferentemente da varfarina, as preparações de heparina precisam ser administradas por via parenteral, de preferência por via SC ou IV. O início da anticoagulação é quase imediato após uma dose única. São observados efeitos máximos dentro de 10 minutos após a administração. O tempo de coagulação normaliza-se em 4 horas, a não ser que sejam administradas doses subsequentes. Embora a varfarina seja administrada mais frequentemente por via oral, pode-se utilizar uma forma injetável como via alternativa para pacientes que sejam incapazes de tomar medicamentos por via oral.

A heparina pode ser administrada por via IV intermitente, infusão IV contínua e via SC. Deve-se evitar a administração intramuscular (IM), devido à possibilidade de desenvolvimento de irritação local, dor ou hematoma (acúmulo de sangue nos tecidos). A dose de heparina é expressa em unidades e está disponível em várias concentrações, na forma de unidades por mililitro (p. ex., 10.000 unidades/mℓ). Ao selecionar a concentração utilizada para administração, escolher a concentração mais próxima da dose prescrita. Por exemplo, se forem prescritas 5.000 unidades, e as concentrações disponíveis forem de 1.000, 5.000, 7.500, 20.000 e 40.000 unidades/mℓ, utilize 1 mℓ da concentração de 5.000 unidades/mℓ para administração.

⚠ ALERTA DE ENFERMAGEM

Erros têm sido cometidos em consequência de leitura incorreta de números nos frascos de heparina. Doses de 10.000 unidades já foram lidas incorretamente como 100 unidades; em consequência, pacientes correm risco de hemorragia quando recebem doses mais altas. É importante que o enfermeiro prepare os medicamentos sem distração, de modo a minimizar riscos para os pacientes.

Para garantir administração segura quando for prescrita infusão contínua de heparina (IV), deve-se utilizar bomba de infusão. A bomba de infusão é verificada a cada 1 a 2 horas para assegurar o seu funcionamento apropriado. O local da agulha é inspecionado à procura de sinais de inflamação, dor e hipersensibilidade ao longo do trajeto da veia. Se essas reações ocorrerem, a infusão é interrompida e reiniciada em outra veia.

Quando a heparina ou outros anticoagulantes forem administrados por via SC, os locais de administração forem revezados, e o local utilizado é documentado no prontuário do paciente. Os locais recomendados de administração estão situados no abdome, porém as áreas a uma distância de 5 cm do umbigo devem ser evitadas, devido à vascularidade aumentada dessa área. Outras áreas de administração de heparina incluem as nádegas, a parte lateral das coxas e os braços (Figura 37.2). Não foi constatada flutuação da absorção com o uso dos braços e das pernas. Os fármacos para prevenção de TVP estão disponíveis em seringas pré-carregadas; não expelir a bolha de ar. São administrados profundamente no tecido subcutâneo após a formação de uma dobra da pele. Inserir a agulha no tecido em ângulo de 90°, de modo que a

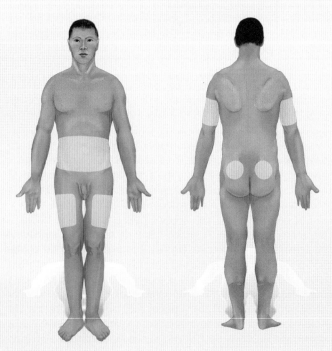

FIGURA 37.2 Locais para injeção parenteral subcutânea de anticoagulantes.

bolha de ar seja injetada por último. Não há necessidade de aspirar antes de injetar o fármaco; isso pode ativar a proteção da agulha. É preciso ter cuidado para não soltar o êmbolo até que a seringa esteja vazia e retirada da pele; soltar faz com que a agulha se retire para dentro do corpo da seringa, impedindo, assim, qualquer lesão por picada de agulha após a injeção. A aplicação de pressão firme após a injeção ajuda a evitar a formação de hematoma. Toda vez que a heparina for administrada por essa via, inspecionar todos os locais recentes de injeção à procura de sinais de inflamação (eritema, edema, hipersensibilidade) e formação de hematoma.

Os coagulogramas são habitualmente solicitados antes e durante a heparinoterapia, e a dose de heparina é então ajustada com base nos resultados desses exames. Em geral, os coagulogramas são realizados 30 minutos antes da administração da dose, e a amostra é obtida do membro oposto ao local de infusão. Quando se administra heparina por via SC, determina-se o TTPa 4 a 6 horas após a injeção. São obtidos resultados ótimos da terapia quando o TTPa é 1,5 a 2,5 vezes o valor de controle. As HBPMs e os IDTs não exigem monitoramento rigoroso dos coagulogramas.

Hemograma completo, contagem de plaquetas e pesquisa de sangue oculto nas fezes podem ser solicitados periodicamente durante toda a terapia. Pode ocorrer trombocitopenia durante a administração de heparina ou antiagregantes plaquetários. Pode ocorrer trombocitopenia leve e transitória 2 a 3 dias após o início da heparinoterapia. O desenvolvimento precoce de trombocitopenia tende a desaparecer por si só, apesar da terapia continuada. Ao verificar os resultados laboratoriais periódicos, uma contagem plaquetária inferior a 100.000/mm^3 deve ser notificada ao médico, que pode optar pela suspensão da terapia com heparina. Tipicamente, a superdosagem de antiagregantes plaquetários é tratada com interrupção do tratamento ou infusão de plaquetas.

! ALERTA DE ENFERMAGEM

Interromper o fármaco e contatar imediatamente o médico se for observada alguma das seguintes condições:
- O TP ultrapassa 1,5 vez o valor de controle
- Há evidências de sangramento
- O valor de INR é superior a 3.

Administração de trombolíticos

Para obter efeito terapêutico ótimo, trombolíticos devem ser utilizados o mais rápido possível após a formação de um trombo, de preferência nas primeiras 4 a 6 horas ou tão logo os sintomas sejam identificados. A maior chance de recuperação de acidente vascular encefálico isquêmico é quando tPA é administrado nas primeiras 3 horas. Há benefícios com a administração do fármaco em 4,5 horas, porém o benefício significativo da desobstrução de artérias de maior calibre pode exigir remoção mecânica, utilizando um dispositivo em gaiola (AHA, 2016). A cronologia do aparecimento dos sintomas é importante. Aqui, é possível ajudar o familiar ou a pessoa que acompanha o paciente a lembrar da situação e fornecer estimativas da cronologia de aparecimento dos sintomas.

O enfermeiro deve avaliar o paciente à procura de sangramento a cada 15 minutos, durante os primeiros 60 minutos de terapia, a cada 15 a 30 minutos nas próximas 8 horas e pelo menos a cada 4 horas até completar a terapia. Os sinais vitais são monitorados continuamente. Se o paciente sentir dor, o médico pode prescrever um analgésico opioide.

Após a dissolução do coágulo e o restabelecimento do fluxo sanguíneo no vaso antes obstruído, a dor intensa habitualmente diminui.

Monitoramento e manejo das necessidades do paciente

Risco de lesão

Pode ocorrer sangramento a qualquer momento durante a terapia com varfarina ou heparina, mesmo quando a INR parece estar dentro de um limite seguro (p. ex., 2 a 3). Toda a equipe de enfermagem e todos os membros da equipe médica devem ser avisados quando os pacientes estiverem em uso de varfarina, bem como das orientações necessárias com a administração. Se ocorrer sangramento, o médico pode diminuir a dose, suspender a terapia com heparina por um certo período de tempo ou prescrever sulfato de protamina. *É preciso estar atento para os seguintes indicadores de sangramento:*

- Se ocorrer queda definida da pressão arterial ou elevação na frequência do pulso, notificar o médico, visto que isso pode indicar um sangramento interno. A hemorragia pode começar na forma de sangramento leve ou tendência a formar equimoses; observar frequentemente o paciente à procura desses achados. Algumas vezes, a hemorragia ocorre sem aviso
- Urinol, comadre, unidade de drenagem com cateter: procurar sinais de sangramento, como coloração rosada ou vermelha da urina e fezes vermelho-vivo ou pretas. Verificar visualmente a drenagem do cateter a cada 2 a 4 horas e no momento em que a bolsa for esvaziada. Os anticoagulantes orais podem conferir cor laranja-avermelhada à urina alcalina, dificultando detecção visual de hematúria. Pode ser necessário exame de urina para determinar se há sangue na urina
- Cuba-rim, unidades de aspiração nasogástrica: verificar visualmente a unidade de aspiração nasogástrica a cada 2 a 4 horas, bem como ao ser esvaziada. Verificar a cuba-rim toda vez que for esvaziada
- Pele, mucosas: inspecionar diariamente a pele do paciente à procura de equimoses ou sangramento. Estar atento para sangramento de pequenos cortes e arranhões, epistaxe ou sangramento excessivo após injeções IM, SC ou IV ou punção venosa. Depois da higiene oral, verificar a escova de dente e as gengivas à procura de sinais de sangramento.

! ALERTA DE ENFERMAGEM

Quando pacientes em uso de anticoagulantes são submetidos a anestesia ou punções espinais, correm risco de formação de hematoma espinal ou epidural, que pode resultar em paralisia prolongada ou permanente. Por isso, devem ser procurados sinais e sintomas de comprometimento neurológico.

Disposição para controle da saúde melhorado

O paciente precisa conhecer as numerosas interações alimentares e medicamentosas que podem resultar em maior risco de sangramento quando estão tomando anticoagulantes ou tornar os fármacos menos efetivos. O paciente deve utilizar sempre uma pulseira com identificação médica e ter uma lista dos medicamentos em uso, caso venha a sofrer incapacitação por acidente ou doença, visto que outros profissionais de saúde precisam saber que ele está sendo tratado com anticoagulantes ou antiagregantes plaquetários.

O paciente é instruído a notificar todos os profissionais de saúde sobre a terapia com anticoagulantes ou antiagregantes plaquetários quando forem realizados exames complementares ou outros tratamentos. Quando a pele for perfurada durante procedimentos, explicar por que é necessário aplicar pressão prolongada sobre os locais de inserção de agulha ou cateter após punção venosa, remoção de acessos IV centrais ou periféricos e injeções IM e SC. Os funcionários do laboratório ou aqueles responsáveis pela coleta de sangue para exames laboratoriais devem tomar conhecimento da terapia com anticoagulantes, devido à necessidade de uma pressão prolongada sobre o local de punção venosa. Em todos os pedidos laboratoriais, deve haver um aviso de que o paciente está sendo tratado com anticoagulante.

Ansiedade

Sangramento é a reação adversa mais comum quando são administrados agentes trombolíticos. As condições que exigem tratamento trombolítico são, tipicamente, de natureza urgente, e o tratamento é realizado em unidades de cuidados especiais no hospital, como unidade de terapia intensiva ou centro cirúrgico. Combinado com o potencial de sangramento, todo esse ambiente pode ser assustador e causar ansiedade no paciente e em qualquer familiar presente. Enquanto estiver monitorando o estado do paciente, é importante tranquilizá-lo e avisar aos familiares que medidas estão sendo tomadas para diagnosticar e intervir precocemente caso ocorra qualquer reação adversa.

Durante toda a administração do trombolítico, devem-se investigar sinais de sangramento e hemorragia. Sangramento interno pode acometer o sistema digestório, o sistema geniturinário, as regiões intracranianas ou o sistema respiratório. Os sinais e sintomas de sangramento interno podem consistir em dor abdominal, vômito em borra de café, fezes líquidas e pretas, hematúria, dor articular e expectoração de sangue.

Pode ocorrer sangramento superficial em locais de punção venosa ou arterial ou em locais de incisão cirúrgica recente. Mais uma vez, esse evento pode ser inquietante para o paciente e familiares, que podem ficar ansiosos. Como a fibrina é lisada durante a terapia, pode ocorrer sangramento de locais de injeção recentes. Monitorar cuidadosamente todos os possíveis locais de sangramento (incluindo locais de inserção de cateter, locais de punção arterial e venosa, locais de dissecção e locais de punção). Tranquilizar o paciente assegurando que a ocorrência de sangramento será relatada ao médico e que serão tomadas medidas para minimizá-lo. O sangramento mínimo de um local de punção pode ser habitualmente controlado pela aplicação de pressão durante pelo menos 30 minutos sobre o local, seguida de aplicação de curativo compressivo. Esse local deve ser examinado com frequência à procura de sinais de sangramento. Injeções intramusculares e manipulação desnecessária do paciente são evitadas durante o tratamento. Punções venosas são efetuadas apenas quando absolutamente necessárias.

! ALERTA DE ENFERMAGEM

Heparina pode ser administrada concomitantemente ou após a administração de trombolítico para prevenir a formação de outros trombos. Entretanto, a administração de anticoagulante aumenta o risco de sangramento. O paciente precisa ser monitorado rigorosamente quanto à ocorrência de sangramento interno ou externo.

Se for observado sangramento descontrolado, ou se o sangramento for interno, interromper o fármaco e notificar imediatamente o médico, visto que pode haver necessidade de sangue total, concentrado de hemácias ou plasma fresco congelado. Deve-se efetuar monitoramento contínuo dos sinais vitais durante pelo menos 48 horas após a interrupção do fármaco. Entrar em contato com o médico se houver alteração acentuada em um ou mais dos sinais vitais. Quaisquer sinais de reação alérgica (de hipersensibilidade), como dispneia, sibilos, urticária, exantema e hipotensão, são relatados imediatamente ao médico.

Manejo de superdosagem de anticoagulantes

ANTICOAGULANTES ORAIS. Os sintomas de superdosagem de varfarina incluem sangue nas fezes (melena), **petéquias** (minúsculos pontos hemorrágicos de coloração vermelha ou roxa na pele), exsudação de lesões superficiais, como cortes feitos ao barbear ou sangramento das gengivas após escovar os dentes, ou sangramento menstrual excessivo. Relatar imediatamente ao médico essas reações adversas ou qualquer evidência de sangramento.

Quando ocorrer sangramento, o TP ultrapassar 1,5 vez o valor de controle ou a INR for superior a 3, o médico poderá suspender a terapia anticoagulante por alguns dias ou prescrever vitamina K (fitonadiona), um antagonista dos anticoagulantes orais, que deve estar prontamente disponível durante tratamento com varfarina. Como a varfarina interfere na síntese dos fatores da coagulação dependentes de vitamina K, a administração de vitamina K reverte os efeitos da varfarina ao proporcionar o componente necessário para aumentar a formação de coágulos e interromper o sangramento. Entretanto, a suspensão de uma ou duas doses de varfarina pode rapidamente trazer o TP para um nível aceitável.

É necessário examinar o paciente à procura de evidências adicionais de sangramento até o TP estar 1,5 vez abaixo do valor de controle ou até cessar o sangramento. Em geral, o TP retorna a nível seguro dentro de 6 horas após a administração de vitamina K. Infusão de sangue total ou plasma pode ser necessária caso ocorra sangramento grave, em virtude do início tardio de ação da vitamina K.

ANTICOAGULANTES PARENTERAIS. Na maioria dos casos, a suspensão do fármaco é suficiente para corrigir a superdosagem, visto que a duração de ação da heparina é breve. Entretanto, se a hemorragia for grave, o médico pode prescrever protamina, o antagonista ou antídoto específico da heparina. A protamina também é utilizada no tratamento da superdosagem das HBPMs. A protamina tem início imediato de ação e duração de 2 horas. Neutraliza os efeitos da heparina e normaliza os resultados do coagulograma. A protamina é administrada lentamente por via IV, durante um período de 10 minutos. Se houver necessidade de administração desse fármaco, monitorar a pressão arterial e a frequência do pulso do paciente a cada 15 a 30 minutos, durante 2 horas ou mais após a administração do antagonista da heparina. Relatar imediatamente ao médico qualquer redução súbita da pressão arterial ou aumento da frequência do pulso.

Observar o paciente à procura de novas evidências de sangramento até que resultados do coagulograma estejam dentro dos limites normais. Para repor a perda de sangue, o médico pode prescrever transfusões de sangue ou de plasma fresco congelado.

Orientação ao paciente e aos familiares

Em muitos centros médicos, o farmacêutico é responsável pela orientação sobre anticoagulantes. Uma orientação detalhada sobre o esquema posológico, as possíveis reações adversas aos fármacos e os primeiros sinais de tendência hemorrágica ajuda o paciente a cooperar com a terapia prescrita. Você pode fornecer explicações adicionais ou validar as orientações feitas ao paciente e aos familiares. Validar a compreensão dos seguintes itens em um plano de ensino ao paciente e sua família:

- Seguir o esquema posológico prescrito pelo médico e relatar imediatamente quaisquer sinais de sangramento ativo
- A INR será monitorada periodicamente. Comparecer a todas as consultas agendadas com o médico e realizar todos os exames laboratoriais, porque pode ser necessário mudar a posologia durante a terapia
- Não usar nem interromper outros medicamentos, exceto quando orientado pelo médico. Isso inclui medicamentos isentos de prescrição, bem como aqueles prescritos por médico ou dentista
- Informar o dentista ou outro profissional de saúde sobre o uso de anticoagulante antes de qualquer tratamento ou procedimento ou antes que sejam prescritos medicamentos
- Tomar o medicamento diariamente, no mesmo horário
- Não mudar de marca de anticoagulante sem antes consultar o médico ou o farmacêutico
- Evitar o consumo de álcool, a não ser que o seu uso tenha sido aprovado pelo médico
- Conhecer os alimentos ricos em vitamina K, como vegetais de folhas verdes, feijão, brócolis, couve, couve-flor, queijo, peixe e iogurte. Manter dieta saudável, incluindo esses alimentos, pode ajudar a manter um valor consistente de INR
- Ter em mente que os antiagregantes plaquetários podem reduzir todas as contagens hematológicas, incluindo a de leucócitos. Os pacientes correm maior risco de infecção durante os primeiros 3 meses de tratamento
- Se houver evidências de sangramento (equimoses incomuns, sangramento gengival, sangue na urina ou nas fezes, fezes pretas ou líquidas) omitir a próxima dose do medicamento e contatar imediatamente o médico

- Utilizar escova de dente de cerdas macias e consultar dentista sobre higiene oral de rotina, incluindo o uso de fio dental. Utilizar barbeador elétrico, quando possível, para evitar pequenos cortes na pele
- Mulheres em idade fértil devem usar método contraceptivo seguro para evitar gravidez
- Utilizar pulseira com identificação médica para informar médicos e outros profissionais de saúde sobre a terapia anticoagulante.

REAVALIAÇÃO

- A resposta terapêutica é obtida, e a coagulação sanguínea é controlada
- Reações adversas são identificadas, relatadas ao médico e controladas com sucesso por meio de apropriadas intervenções de enfermagem:
  - Não há evidências de lesão
  - O paciente melhora efetivamente o controle da saúde
  - A ansiedade é controlada com sucesso
- O paciente e a sua família expressam confiança e demonstram entender o esquema medicamentoso.

Farmacologia na prática
PENSE CRITICAMENTE

O último valor de INR do Sr. Phillip foi de 2,9; na semana anterior, foi de 1,5. O enfermeiro pede que ele leve seus medicamentos e constata sete frascos diferentes e quatro concentrações diferentes de varfarina. O paciente explica que tem um calendário semanal e que toma o número de comprimidos indicado na folha. Varfarina está disponível em comprimidos com concentrações de 1 a 10 mg. Ao ser perguntado sobre os diferentes frascos, o paciente declara: "São todos verdes, de modo que devem ser todos iguais." Que medida deve ser tomada pelo enfermeiro?

PONTOS-CHAVE

■ A hemostasia é o processo de coagulação; é benéfica quando um vaso sofre laceração em consequência de lesão. Trombo é um coágulo formado em um vaso, impedindo o fluxo sanguíneo

■ Anticoagulantes são utilizados para evitar a formação ou a extensão de um trombo (ou coágulo sanguíneo). Esses fármacos não afetam coágulos já existentes, nem revertem o dano por eles causado; porém evitam o desenvolvimento subsequente de coágulos

■ Antiagregantes plaquetários diminuem a capacidade de agregação (ou aderência) das plaquetas. Isso reduz a chance de formação de trombo na circulação arterial em condições como síndrome coronariana aguda, IAM e acidente vascular encefálico

■ Trombolíticos dissolvem coágulos sanguíneos já formados nas paredes de um vaso sanguíneo

■ Muitos desses fármacos são monitorados com exames laboratoriais frequentes, visto que a ocorrência de sangramento é uma reação adversa de todos esses fármacos. O sistema digestório, o estado mental e a dor devem ser monitorados quanto a sinais de sangramento interno. Precauções com coleta de sangue e punções prévias e monitoramento da pele podem detectar a ocorrência de sangramento superficial.

RESUMO DE FÁRMACOS
Fármacos anticoagulantes, antiagregantes plaquetários e trombolíticos

Nome genérico	Usos	Reações adversas	Faixas posológicas
Anticoagulantes orais			
Varfarina	Profilaxia/tratamento de trombose venosa	Sangramento, fadiga, tontura, cólica abdominal	2 a 10 mg/dia VO, sendo a dose individualizada com base no TP ou INR; forma injetável IV
Inibidor direto oral de trombina			
Dabigatrana	Prevenção de acidente vascular encefálico e embolia	Sangramento, náuseas, diarreia	150 mg VO, 2 vezes/dia
Outros anticoagulantes orais			
Apixabana	Prevenção de acidente vascular encefálico e embolia, fibrilação atrial não valvar, após artroplastia de quadril/joelho	Sangramento	2,5 a 10 mg VO, 2 vezes/dia
Edoxabana	Prevenção de acidente vascular encefálico e embolia, fibrilação atrial não valvar	Tontura, fadiga, exantema	30 a 60 mg VO, diariamente
Rivaroxabana	Profilaxia de TVP e prevenção de acidente vascular encefálico	Sangramento	10 a 20 mg VO, diariamente
Anticoagulantes parenterais			
Heparina	Trombose/embolia, diagnóstico e tratamento da coagulação intravascular disseminada, profilaxia da TVP, prevenção de coagulação	Sangramento, calafrios, febre, urticária, irritação local, eritema, dor leve, hematoma ou equimose no local de injeção (SC)	10.000 a 20.000 unidades SC em doses fracionadas, a cada 8 a 12 h; 5.000 a 10.000 unidades a cada 4 a 6 h IV, intermitente; 5.000 a 40.000 unidades/dia em infusão IV
Solução de heparina sódica (acesso heparinizado)	Desobstrução de acessos de infusão intermitente (acesso heparinizado) para prevenir formação de coágulos no local	Nenhuma reação adversa significativa	10 a 100 unidades/mℓ de solução de heparina
Anticoagulantes parenterais: heparinas de baixo peso molecular			
Dalteparina	Angina instável/IAM sem onda Q, profilaxia da TVP	Sangramento, equimoses, exantema, febre, eritema e irritação no local de injeção	Angina/IM: 120 unidades/kg SC a cada 12 h, com AAS oral concomitante; TVP: 2.500 unidades/dia SC
Enoxaparina	TVP e profilaxia pré-operatória, tratamento de EP, angina instável/IAM sem onda Q	Iguais às de dalteparina	Profilaxia de DVP: 30 a 40 mg SC, a cada 12 h Tratamento: 1 mg/kg SC, a cada 12 h
Inibidores diretos da trombina parenterais			
Argatrobana	Anticoagulação durante procedimentos (angioplastia), trombocitopenia induzida por heparina	Hipotensão, sangramento geniturinário	10 mcg/kg/min IV
Bivalirudina	Anticoagulação durante procedimentos (angioplastia)	Sangramento (no local de injeção)	Determinada pelo procedimento
Desirudina	Profilaxia de TVP	Sangramento (no local de injeção)	15 mg SC, a cada 12 h durante 9 a 12 dias no pós-operatório
Outros anticoagulantes parenterais			
Fondaparinux	Profilaxia da TVP	Sangramento (no local de injeção)	2,5 mg SC, 6 a 8 h após cirurgia; em seguida, diariamente, durante 5 a 9 dias após a cirurgia
Antiagregantes plaquetários			
Abciximabe	Adjuvante na angioplastia coronariana	Sangramento, dor	0,125 mg/kg/min IV, durante o procedimento
Anagrelida	Trombocitemia	Palpitações cardíacas, tontura, cefaleia, náuseas, dor abdominal, diarreia, edema	1 mg VO, 2 vezes/dia

Nome genérico	Usos	Reações adversas	Faixas posológicas
Cilostazol	Claudicação intermitente	Palpitações cardíacas, tontura, diarreia, cefaleia, rinite	100 mg VO, 2 vezes/dia
Clopidogrel	IAM recente, acidente vascular encefálico e síndrome coronariana aguda	Tontura, exantema cutâneo, dor torácica, constipação intestinal	Dose de ataque única: 300 mg; 75 mg/dia VO
Dipiridamol	Prevenção pós-operatória de tromboembolismo na valvoplastia	Tontura, desconforto abdominal	75 a 100 mg VO, 4 vezes/dia
Eptifibatida	Adjuvante em angioplastia coronariana, síndrome coronariana aguda	Sangramento, dor	1 mcg/kg/min infusão IV
Prasugrel	Síndrome coronariana aguda	Sangramento, anemia	5 a 10 mg VO, diariamente
Ticagrelor	Síndrome coronariana aguda	Sangramento	90 a 180 mg VO, diariamente
Ticlopidina	Acidente vascular encefálico trombótico	Náuseas, dispepsia, diarreia	250 mg VO, 2 vezes/dia
Tirofibana	Síndrome coronariana aguda	Sangramento, dor	0,4 a 0,1 mcg/kg/min infusão IV
Vorapaxar	Reduz risco de formação de trombos em pernas e coração; acidente vascular encefálico	Fadiga, extremidade frias	2,08 mg VO, diariamente
Trombolíticos (tPA)			
Alteplase	IAM, acidente vascular encefálico isquêmico agudo, EP, desobstrução de cateter IV	Sangramento (geniturinário, gengival, intracraniano), epistaxe, equimose	Dose total de 90 a 100 mg IV, em infusão de 2 a 3 h
Reteplase	IAM	Sangramento (GI, geniturinário ou no local de injeção), hemorragia intracraniana, anemia	Previamente acondicionado: injeções em bolo IV de 2 a 10 unidades
Tenecteplase	IAM	Sangramento (GI, geniturinário ou no local de injeção), hemorragia intracraniana, anemia	Dosagem baseada no peso corporal, sem ultrapassar 50 mg IV
Antagonistas de anticoagulantes			
Fitonadiona (vitamina K)	Tratamento de superdosagem de varfarina	Desconforto gástrico, sabor incomum, ruborização, exantema, urticária, eritema, dor e/ou edema no local de injeção	2,5 a 10 mg VO, IM, a dose pode ser repetida VO em 12 a 48 h ou em 6 a 8 h após dose parenteral
Protamina	Tratamento de superdosagem de heparina	Rubor e sensação de calor, dispneia, bradicardia, hipotensão	A dose é determinada pela quantidade de heparina a ser neutralizada; em geral, 1 mg IV neutraliza 100 unidades de heparina
Idarucizumabe	Tratamento para reverter a ação da dabigatrana	*Delirium*, constipação intestinal	A dose é determinada pela dose do fármaco a ser neutralizada

REVISÃO DO CAPÍTULO

Calcule a dosagem dos medicamentos

1. A um paciente foram prescritas 5.000 unidades de heparina. O fármaco está disponível em solução de 2.500 unidades/mℓ. O enfermeiro administra _____.
2. Foram prescritos 5 mg de varfarina oral. Dispõe-se de comprimidos de 2,5 mg. O enfermeiro administra _____.

Prepare-se para provas

1. A descrição que mais bem define hemostasia é _____.
   1. Redução da viscosidade do sangue para melhor fluxo nos vasos
   2. Interrupção de toda a evidência de sangramento

3. Eventos que levam à formação de um coágulo, interrompendo o sangramento
4. Formação de um trombo na circulação venosa

2. Quando um coágulo se desprende da parede de um vaso e começa a circular, ele passa a ser denominado _____.
   1. Trombo
   2. Agregado
   3. Hemostasia
   4. Êmbolo

3. O valor ótimo de INR durante a terapia é _____.
   1. Superior a 5
   2. Inferior a 1

402 Parte 8 Fármacos que Atuam no Sistema Cardiovascular

3. Entre 1,8 e 2
4. Entre 2 e 3

4. Há risco aumentado de sangramento quando se administra heparina concomitantemente com _____.
1. Alopurinol
2. AINE
3. Digoxina
4. Furosemida

5. Em qual das seguintes situações o enfermeiro esperaria a prescrição de dalteparina?
1. Para prevenção de TVP
2. Para um paciente com CID
3. Para prevenção de hemorragia
4. Para um paciente com fibrilação atrial

6. O paciente está prestes a iniciar terapia com anticoagulante oral. Antes de administrar o medicamento, o enfermeiro _____.
1. Administra dose de ataque de heparina
2. Efetua coleta de sangue para determinação do nível sérico de potássio
3. Obtém o pulso apical
4. Verifica nível basal de TP na amostra de sangue coletada

7. Se for observado sangramento em paciente tratado com trombolítico, o mesmo pode receber _____.
1. Heparina
2. Sangue total ou plasma fresco congelado
3. Diurético
4. Sulfato de protamina

8. O enfermeiro prepara materiais de orientação para uma paciente em uso de varfarina. Qual das seguintes afirmativas exige que ela contate imediatamente o médico?
1. "Percebi que, ontem, as fezes estavam pretas"
2. "Solicitei pulseira com identificação médica"
3. "Minha mãe faleceu de acidente vascular encefálico"
4. "Uma refeição nutritiva irá tornar meu sangue melhor"

9. Pacientes em uso de anticoagulantes devem ser monitorados à procura de sangramento. Qual dos seguintes achados podem indicar sangramento interno? **Escolha todas as opções corretas.**
1. Queda súbita da pressão arterial
2. INR de 1,5
3. Urina turva de cor âmbar
4. Múltiplas manchas vermelhas na pele
5. Fezes líquidas, pretas

10. Associe a classe de fármacos com sua respectiva função.

1. Anticoagulante
2. Antiagregante plaquetário
3. Trombolítico

A. Evita a agregação celular
B. Dissolve os trombos já existentes
C. Evita a formação de novos trombos

Para verificar suas respostas, ver Apêndice F.

38 Fármacos Cardiotônicos e Inotrópicos

Termos-chave

atividade inotrópica positiva aumento da força de contração cardíaca

atividade neuro-hormonal na insuficiência cardíaca, aumento da secreção de epinefrina e de norepinefrina, resultando em constrição arteriolar, taquicardia e contratilidade miocárdica, com consequente agravamento da insuficiência cardíaca e redução da capacidade de contração efetiva do coração

débito cardíaco volume de sangue ejetado pelo ventrículo esquerdo ou direito por minuto

disfunção ventricular direita anormalidade da contração e do movimento das paredes do ventrículo direito que se manifesta como edema periférico e congestão venosa

disfunção ventricular esquerda anormalidade da contração e do movimento das paredes do ventrículo esquerdo

fibrilação atrial ritmo cardíaco irregular anormal no qual sinais elétricos são gerados de modo caótico nos átrios sem sincronização com os ventrículos

insuficiência cardíaca condição em que o coração é incapaz de bombear sangue suficiente para suprir as necessidades dos tecidos do corpo; comumente designada como insuficiência cardíaca congestiva

intoxicação digitálica manifestações clínicas consequentes à superdosagem de digoxina

Objetivos de aprendizagem

Ao fim deste capítulo, o leitor deverá ser capaz de:

1. Discutir insuficiência cardíaca em relação a insuficiência ventricular esquerda, insuficiência ventricular direita, atividade neuro-hormonal e opções de tratamento.
2. Discutir usos, ações farmacológicas gerais, reações adversas gerais, contraindicações, precauções e interações dos fármacos cardiotônicos e inotrópicos.
3. Discutir o uso de outros fármacos com ação inotrópica positiva.
4. Discutir atividades a serem realizadas pelo enfermeiro na avaliação pré-administração e na avaliação continuada de paciente tratado com fármaco cardiotônico ou inotrópico.
5. Listar os diagnósticos de enfermagem específicos para paciente em uso de fármaco cardiotônico ou inotrópico.
6. Identificar sintomas de intoxicação digitálica.
7. Discutir maneiras de promover resposta ótima ao tratamento, controlar reações adversas comuns e instruir os pacientes sobre o uso de fármacos cardiotônicos.

 Classes de fármacos

Cardiotônicos   Inotrópicos

Farmacologia na prática

A filha da Sra. Moore entra em contato com o ambulatório após a alta hospitalar da mãe. Está preocupada porque ela vive sozinha e começou a usar uma nova medicação. Está preocupada porque já teve a experiência anterior de tomar um medicamento adicional (ver Capítulo 8) e foi incapaz de reconhecer os sintomas de intoxicação e, consequentemente, teve de voltar ao hospital. Estude os fármacos descritos neste capítulo e seus efeitos tóxicos e pense sobre como você poderia se comunicar com a filha da Sra. Moore. Como lidar com o temor da filha?

Os cardiotônicos são utilizados para aumentar a eficiência e melhorar a contração do músculo cardíaco, melhorando, assim, o fluxo sanguíneo para todos os tecidos do corpo. Esses fármacos são utilizados há muito tempo para tratar a condição denominada **insuficiência cardíaca**. Nessa situação, o coração não consegue bombear sangue suficiente para suprir as necessidades teciduais do corpo. Embora o termo *insuficiência cardíaca congestiva* seja comumente empregado por pacientes e profissionais de saúde, um termo mais acurado é simplesmente *insuficiência cardíaca*.

Insuficiência cardíaca é uma síndrome clínica complexa, que pode resultar de vários distúrbios cardíacos ou metabólicos, como cardiopatia isquêmica, hipertensão arterial ou hipertireoidismo. Qualquer condição que comprometa a capacidade do ventrículo de bombear sangue pode evoluir para insuficiência cardíaca. Durante a insuficiência cardíaca, o coração perde sua capacidade de bombear sangue suficiente para atender às necessidades do corpo ou só pode fazê-lo com pressão de enchimento elevada. A insuficiência cardíaca provoca diversas alterações neuro-hormonais, à medida que o corpo procura compensar a sobrecarga do coração.

INSUFICIÊNCIA CARDÍACA

Conforme assinalado no Boxe 38.1, diversos mecanismos atuam na insuficiência cardíaca. Em primeiro lugar, o sistema nervoso simpático aumenta a secreção de catecolaminas (os neuro-hormônios, epinefrina e norepinefrina), resultando em aumento da frequência cardíaca e vasoconstrição.

Em segundo lugar, ocorre ativação do sistema renina-angiotensina-aldosterona (RAA), devido a redução da perfusão para os rins. Com a ativação do sistema RAA, os níveis de angiotensina II e de aldosterona aumentam, o que provoca elevação da pressão arterial, contribuindo para a sobrecarga do coração.

Em consequência, esses aumentos na **atividade neuro-hormonal** provocam remodelamento (reestruturação) das células musculares cardíacas, resultando em hipertrofia (aumento) do coração, maior necessidade de oxigênio e necrose cardíaca, agravando a insuficiência cardíaca. Ocorre alteração do tecido cardíaco, de tal maneira que a massa celular de tecido cardíaco aumenta, o formato do(s) ventrículo(s) é alterado, e há redução da capacidade de contração efetiva do coração.

Alerta de domínio de conceito

É mais provável a ocorrência de edema periférico, distensão das veias do pescoço e nictúria em um paciente com disfunção ventricular direita. A maioria dos casos de insuficiência cardíaca observada clinicamente consiste em uma mistura de insuficiência ventricular direita e esquerda. Se os dois tipos de insuficiência forem considerados separadamente, ortopneia é mais provável na insuficiência ventricular esquerda.

A insuficiência cardíaca é mais descrita pela indicação da área da disfunção ventricular inicial: disfunção do lado esquerdo (ventricular esquerda) ou do lado direito (ventricular direita). A **disfunção ventricular esquerda** provoca o aparecimento de sintomas pulmonares, como dispneia e tosse produtiva, com expectoração de escarro espumoso e rosado (tinto de sangue). A **disfunção ventricular direita** provoca

BOXE 38.1 Respostas neuro-hormonais que afetam a insuficiência cardíaca.

O corpo ativa os mecanismos compensatórios neuro-hormonais, que resultam em:
- Aumento da secreção de neuro-hormônios pelo sistema nervoso simpático
- Ativação do sistema renina-angiotensina-aldosterona (RAA)
- Remodelagem do tecido cardíaco

distensão das veias do pescoço, edema periférico, ganho de peso e ingurgitamento hepático. Como os dois lados do coração trabalham juntos, eles acabam sendo afetados na insuficiência cardíaca. Tipicamente, o lado esquerdo do coração é o primeiro a ser afetado, seguido por comprometimento ventricular direito. Os sintomas mais comuns associados à insuficiência cardíaca incluem os seguintes:

- Disfunção ventricular esquerda
- Dispneia a esforços
- Tosse seca e entrecortada ou sibilos
- Ortopneia (dificuldade de respirar em decúbito dorsal)
- Inquietação e ansiedade
- Disfunção ventricular direita
- Edema de tornozelos, pernas ou abdome, resultando em edema depressível
- Anorexia
- Náuseas
- Noctúria (necessidade de urinar frequentemente à noite)
- Fraqueza
- Ganho de peso em consequência da retenção de líquidos.

Outros sintomas incluem:

- Palpitações, fadiga ou dor durante atividades normais
- Taquicardia ou frequência cardíaca irregular
- Tontura ou confusão.

A disfunção ventricular esquerda, também denominada disfunção sistólica ventricular esquerda, é a forma mais comum de insuficiência cardíaca, resultando em diminuição do **débito cardíaco** e redução da fração de ejeção (o volume de sangue que o ventrículo ejeta a cada contração em relação ao volume disponível de sangue para ejetar). Para o paciente, isso descreve o volume de sangue bombeado e ejetado pelo coração para o corpo. Tipicamente, a fração de ejeção deve variar entre 50 e 70% (AHA, 2016). Na disfunção sistólica ventricular esquerda, a fração de ejeção é inferior a 40%, o coração está aumentado e dilatado, e pode haver evidências de miocardiopatia.

No passado, os fármacos cardiotônicos eram a base do tratamento para a insuficiência cardíaca; todavia, atualmente, são utilizados no tratamento de pacientes que continuam apresentando sintomas *após* a administração das medicações comumente prescritas para a hipertensão arterial, como inibidores da enzima conversora de angiotensina (IECA), diuréticos e betabloqueadores. Os cardiotônicos podem ser utilizados em situações agudas na insuficiência cardíaca; contudo, as pesquisas mostram que não há consistência no uso de fármacos inotrópicos em relação à administração isolada de dopamina ou dobutamina (Allen, 2014). Além disso, por causa dos novos fármacos disponíveis no mercado, o uso de digoxina no tratamento de fibrilação atrial também está diminuindo (Freeman, 2014). Embora o uso desses fármacos esteja diminuindo, eles continuam sendo uma opção de baixo custo para terapia e, ao mesmo tempo, causam reações adversas, cujo reconhecimento é importante no contexto clínico.

CARDIOTÔNICOS

Os fármacos cardiotônicos são utilizados para pacientes com sintomas persistentes ou hospitalizações recorrentes, ou quando indicado em associação com IECA, diuréticos de alça e agentes betabloqueadores.

A digoxina era o principal fármaco cardiotônico oral em uso e foi a origem da designação dessa categoria de agentes farmacológicos. Isso se deve ao fato de que a forma original da medicação, a digitoxina, era obtida das folhas da planta dedaleira (*Digitalis purpurea* e *Digitalis lanata*). Outros termos empregados para identificar os fármacos cardiotônicos incluem glicosídeos cardíacos ou glicosídeos digitálicos.

A ivabradina é um cardiotônico mais recente que está substituindo a digoxina no tratamento da insuficiência cardíaca. Quando associada a um agente betabloqueador (Capítulo 25), foi constatado que a ivabradina diminui significativamente as internações repetidas associadas à insuficiência cardíaca crônica.

Entretanto, o uso da digoxina continua para:

- Adultos mais velhos mantidos com esse fármaco durante muitos anos
- Pacientes que apresentam sinais e sintomas *após* o uso dos fármacos de primeira escolha
- Alguns casos de fibrilação atrial (Freeman, 2014).

Outro fármaco com ação inotrópica positiva é a milrinona, um fármaco não glicosídio administrado por via intravenosa (IV), utilizada no manejo agudo a curto prazo da insuficiência cardíaca. Ver Resumo de Fármacos | Fármacos cardiotônicos e inotrópicos para informações sobre esses medicamentos.

AÇÕES

Os fármacos cardiotônicos aumentam o débito cardíaco por meio de sua **atividade inotrópica positiva** (aumento na força das contrações). Esses fármacos retardam a velocidade de condução através do nó atrioventricular (AV) no coração e diminuem a frequência cardíaca por meio de efeito cronotrópico negativo. A ivabradina bloqueia o canal I_f (*funny*) e inibe a estimulação do nó SA do coração. Isso, por sua vez, alentece a frequência cardíaca e possibilita o enchimento da câmara cardíaca com sangue. A milrinona possui ação inotrópica e é utilizada no manejo a curto prazo da insuficiência cardíaca grave que não é controlada pelo digitálico.

USOS

Os fármacos cardiotônicos são utilizados no tratamento das seguintes condições:

- Insuficiência cardíaca
- Fibrilação atrial.

A **fibrilação atrial** é uma arritmia cardíaca caracterizada por contrações rápidas e caóticas do miocárdio atrial, resultando em frequência ventricular irregular e, com frequência, rápida. A digoxina é utilizada quando os fármacos primários não tiveram sucesso (ver Capítulo 39). Os fármacos cardiotônicos não curam a insuficiência cardíaca, porém controlam seus sinais e sintomas.

REAÇÕES ADVERSAS

Reações do sistema nervoso central

- Cefaleia
- Fraqueza, sonolência

- Distúrbios visuais (borramento ou halo amarelo – digoxina; aumento da luminosidade – ivabradina).

Reações sistêmicas cardiovasculares e gastrintestinais

- Arritmias
- Náuseas e anorexia.

Como alguns pacientes são mais sensíveis aos efeitos colaterais da digoxina, a dosagem é calculada cuidadosamente e ajustada de acordo com a condição clínica. Existe uma estreita margem de segurança entre os efeitos terapêuticos completos e os efeitos tóxicos dos fármacos cardiotônicos. Até mesmo doses normais de um agente cardiotônico podem provocar efeitos tóxicos. Devido à ocorrência de variações individuais substanciais, é importante individualizar a dosagem. O termo **intoxicação digitálica** é empregado para descrever os efeitos farmacológicos tóxicos que ocorrem quando a digoxina é administrada.

CONTRAINDICAÇÕES E PRECAUÇÕES

Os agentes cardiotônicos são contraindicados para intoxicação digitálica e em pacientes com hipersensibilidade conhecida aos fármacos, insuficiência ventricular, taquicardia ventricular, tamponamento cardíaco, miocardiopatia restritiva ou bloqueio atrioventricular (BAV).

Os agentes cardiotônicos são administrados com cautela a pacientes com desequilíbrio eletrolítico (particularmente hipopotassemia, hipocalcemia e hipomagnesmia), distúrbios da tireoide, cardite grave, BAV, disfunção miocárdica, doença pulmonar grave, glomerulonefrite aguda e comprometimento da função renal ou hepática.

A digoxina é classificada como fármaco de categoria C para uso na gestação e é administrada com cautela durante a gravidez e a lactação. A exposição à digoxina em um lactente é tipicamente inferior à dose de manutenção para lactentes; contudo, é preciso ter cautela quando se administra digoxina a uma lactante. A ivabradina não deve ser utilizada por gestantes ou lactantes. É preciso utilizar métodos contraceptivos efetivos, e o uso de ivabradina deve ser interrompido antes que a mulher tente engravidar.

 Considerações sobre cuidados crônicos

A digoxina é menos efetiva em afro-americanos do que em caucasianos para o tratamento da insuficiência cardíaca. Já foi constatado que a associação de hidralazina e isossorbida é mais eficaz que digoxina/ivabradina para essa população de pacientes (Sharma, 2014).

INTERAÇÕES

Quando os fármacos cardiotônicos são ingeridos com alimento, a velocidade de absorção é reduzida, porém a quantidade absorvida permanece a mesma. Entretanto, se forem ingeridos com refeições ricas em fibras, a absorção dos cardiotônicos diminui. As seguintes interações podem ocorrer com os glicosídeos cardíacos:

Fármaco combinado	Uso comum	Efeito da interação
Hormônios tireoidianos	Tratamento do hipotireoidismo	Diminuição da efetividade dos glicosídios digitálicos, exigindo maior dose de digoxina
Diuréticos tiazídicos e de alça	Manejo de edema e hipertensão arterial	Aumento dos distúrbios eletrolíticos induzidos por diuréticos, predispondo o paciente a arritmias induzidas por digitálicos

Os pacientes nem sempre fornecem informações sobre o uso de medicamentos complementares e alternativos. Investigar o uso de fitoterápicos. O hipérico (utilizado para alívio da depressão) provoca diminuição dos níveis séricos de digitálicos. Determinados fármacos podem aumentar ou diminuir os níveis séricos de digitálicos:

Fármaco combinado	Uso comum	Efeito da interação
Amiodarona	Distúrbios cardíacos	Aumento dos níveis séricos de digitálicos, resultando em intoxicação digitálica
Benzodiazepínicos (alprazolam, diazepam)	Tratamento de crises convulsivas e ansiedade	
Indometacina	Alívio da dor	
Itraconazol	Infecções fúngicas	
Macrolídios (eritromicina, claritromicina)	Infecções	
Propafenona	Distúrbios cardíacos	
Quinidina	Distúrbios cardíacos	
Espironolactona	Edema	
Tetraciclinas, macrolídios	Infecções	
Verapamil	Distúrbios cardíacos	
Aminoglicosídio oral	Infecções	

Fármaco combinado	Uso comum	Efeito da interação
Antiácidos	Distúrbios gastrintestinais (GI)	Diminuição dos níveis séricos de digitálicos
Fármacos antineoplásicos (bleomicina, carmustina, ciclofosfamida, metotrexato e vincristina)	Contra vários tipos de neoplasias malignas	
Carvão ativado	Antídoto para envenenamento por determinadas substâncias tóxicas	
Colestiramina	Agente para reduzir os níveis elevados de colesterol no sangue	
Colestipol	Agente para reduzir os níveis elevados de colesterol no sangue	
Neomicina	Agentes para suprimir as bactérias GI antes de cirurgia	
Rifampicina	Agente antituberculose	

PROCESSO DE ENFERMAGEM
Paciente tratado com fármaco cardiotônico

AVALIAÇÃO

Avaliação pré-administração

Os cardiotônicos são fármacos potencialmente tóxicos. Por esse motivo, os pacientes devem ser observados rigorosamente, em particular durante a terapia inicial. A avaliação física de um paciente com insuficiência cardíaca deve incluir informações destinadas a estabelecer uma base de dados para comparação durante a terapia. A avaliação física deve incluir:

- Medida da pressão arterial, frequências dos pulsos apical e radial, frequência respiratória
- Ausculta dos pulmões, observando quaisquer sons incomuns durante a inspiração e a expiração
- Exame das extremidades à procura de edema
- Exame das veias jugulares à procura de distensão
- Peso corporal
- Inspeção do escarro expectorado (se houver algum) e observação de seu aspecto (p. ex., espumoso, rosado, claro, amarelo)
- Procurar outros sinais e sintomas, como cianose, dispneia aos esforços (se o paciente tiver a permissão de levantar da cama) ou em decúbito e alterações mentais.

O médico também pode solicitar exames laboratoriais e complementares, como eletrocardiograma, provas de função renal e hepática, hemograma completo e níveis séricos de enzimas e eletrólitos. As provas de função renal são particularmente importantes, visto que a diminuição da função renal poderia afetar a dose prescrita de digoxina. Como os níveis séricos de digoxina são afetados por muitos medicamentos, obter uma história medicamentosa cuidadosa.

Avaliação continuada

Antes de administrar cada dose de um agente cardiotônico, verificar a frequência do pulso apical por 60 segundos (Figura 38.1). Documentar o pulso apical na área designada do prontuário ou no registro de administração de medicamentos. Se a frequência do pulso for inferior a 60 bpm em adultos ou acima de 100 bpm, suspender o fármaco e notificar o médico,

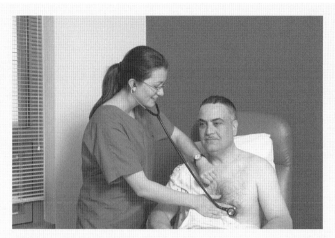

FIGURA 38.1 A enfermeira conta o pulso apical durante 1 minuto antes da administração do cardiotônico.

a não ser que exista alguma prescrição por escrito fornecendo diretrizes diferentes para a suspensão do fármaco.

 Considerações sobre o paciente

Pediatria

O fármaco é suspenso e o médico é notificado antes da nova administração, se o pulso apical de uma criança for inferior a 70 bpm ou, em lactente, inferior a 90 bpm.

Deve-se pesar o paciente ao qual se administra um fármaco cardiotônico diariamente ou conforme solicitado. O balanço hídrico é verificado, sobretudo quando o paciente apresenta edema ou insuficiência cardíaca ou também está recebendo um diurético. Durante toda a terapia, avaliar o paciente à procura de edema periférico e auscultar os pulmões à procura de estertores crepitantes. Os níveis séricos de eletrólitos devem ser determinados periodicamente. Hipopotassemia, hipomagnesemia ou hipercalcemia aumentam o risco de efeitos tóxicos. Qualquer desequilíbrio eletrolítico deve ser relatado ao médico.

DIAGNÓSTICOS DE ENFERMAGEM

Os diagnósticos de enfermagem específicos para agentes farmacológicos incluem os seguintes:

- **Nutrição desequilibrada: menor do que as necessidades corporais**, relacionada com anorexia, náuseas, vômitos
- **Intolerância à atividade**, relacionada com a fraqueza e sonolência.

Os diagnósticos de enfermagem relacionados com a administração de medicamentos são discutidos no Capítulo 4.

PLANEJAMENTO

Os desfechos esperados dependem do motivo específico da administração do fármaco, mas incluem resposta ótima à terapia, suporte às necessidades do paciente relacionadas com o controle das reações adversas e confiabilidade na compreensão do esquema de medicação.

IMPLEMENTAÇÃO

Promoção da resposta ótima à terapia

Como outros fármacos são habitualmente escolhidos para o tratamento da insuficiência cardíaca, é o paciente que está recebendo esse fármaco por um longo período de tempo, frequentemente em uma instituição de cuidados prolongados, que será tratado com digoxina. É preciso ter muito cuidado quando se administra um fármaco cardiotônico, visto que os pacientes debilitados podem apresentar efeitos tóxicos antes que se perceba qualquer problema.

> **ALERTA DE ENFERMAGEM**
>
> Os níveis séricos de digoxina são monitorados rigorosamente. Deve-se coletar uma amostra de sangue para determinação dos níveis séricos imediatamente antes da dose seguinte ou 6 a 8 horas após a última dose, independentemente da via de administração. Os níveis terapêuticos do fármaco situam-se entre 0,8 e 2 ng/mℓ. Níveis séricos de digoxina superiores a 2 ng/mℓ são considerados tóxicos e devem ser relatados ao médico.

Além disso, podem ser solicitados eletrocardiogramas periódicos, níveis séricos de eletrólitos, provas de função hepática e renal e outros exames laboratoriais. Para alguns pacientes tratados com um fármaco cardiotônico, são prescritos diuréticos (ver Capítulo 33). Os agentes diuréticos, juntamente com outras condições ou fatores, como aspiração GI, diarreia e idade avançada, podem provocar hipopotassemia (baixos níveis séricos de potássio). O médico pode prescrever um suplemento de potássio administrado por via oral (VO) ou IV.

> **ALERTA DE ENFERMAGEM**
>
> A hipopotassemia torna o músculo cardíaco mais sensível aos digitálicos, aumentando, assim, a possibilidade de desenvolvimento de intoxicação digitálica. Observar com cuidado, a intervalos frequentes, os pacientes que podem desenvolver hipopotassemia (terapia diurética) à procura de sinais de intoxicação digitálica.

Os pacientes com hipomagnesemia (baixos níveis séricos de magnésio) correm risco aumentado de intoxicação digitálica. Os indivíduos internados em unidades de terapia intensiva com múltiplas alterações na nutrição, líquidos e medicamentos são os que correm maior risco de hipomagnesemia. Se forem detectados baixos níveis de magnésio, o médico pode prescrever reposição de magnésio.

Pode-se administrar um agente cardiotônico VO, IV ou intramuscular (IM). Quando se utiliza um cardiotônico IV, ele deve ser administrado lentamente (ao longo de pelo menos 5 minutos), e deve-se examinar o local de administração à procura de vermelhidão ou infiltração. Contudo, a injeção IV não é recomendada para esses fármacos; podem ser administrados por essa via quando há necessidade urgente e quando não se dispõe de acesso IV. Quando um fármaco cardiotônico é prescrito por via IM, a injeção deve ser profunda e seguida por massagem do local. Não se deve injetar mais de 2 mℓ por via IM.

As preparações orais podem ser administradas sem relação com as refeições. Os comprimidos podem ser triturados e misturados com alimentos ou líquidos se o paciente tiver dificuldade em deglutir. Não alternar as formas posológicas (*i. e.*, comprimidos e cápsulas), visto que essas dosagens não são iguais. Em virtude de sua melhor absorção, a dose recomendada de cápsulas é de 80% da dose de comprimidos e elixir.

Monitoramento e manejo das necessidades do paciente

Nutrição desequilibrada: menor do que as necessidades corporais

Se houver suspeita de intoxicação, observar rigorosamente o paciente à procura de reações adversas, como anorexia, náuseas e vômitos. Considerar cuidadosamente qualquer queixa ou comentário do paciente, documentá-los no prontuário do mesmo e comunicá-los ao médico. Outros sinais de intoxicação digitálica incluem dor abdominal, distúrbios visuais (borramento visual, amarela ou verde e halos brancos em torno de objetos escuros) e arritmias (qualquer tipo).

Se as náuseas ou a anorexia não resultarem de intoxicação, porém de uma reação adversa ao fármaco, utilizar medidas de enfermagem para ajudar a controlar as reações. Oferecer refeições frequentes e pequenas, em vez de três grandes refeições. Restringir os líquidos nas refeições e evitar o consumo de líquidos 1 hora antes e depois das refeições ajudam a controlar as náuseas. Ajudar o paciente a manter uma boa higiene oral, escovando os dentes ou enxaguando a boca após a ingestão de alimento, também irá ajudar a aliviar as náuseas.

Intolerância à atividade

O paciente pode apresentar fraqueza ou sonolência como reações adversas associadas à digoxina, podendo provocar intolerância à atividade. O paciente é incentivado a aumentar gradualmente as atividades diárias à medida que a tolerância melhora e a planejar períodos de repouso adequados durante o dia.

Pode ocorrer intoxicação digitálica até mesmo quando se administram doses normais e quando o paciente está recebendo uma dose de manutenção. Muitos sintomas de intoxicação assemelham-se às manifestações clínicas da condição cardíaca para a qual o paciente está recebendo o fármaco cardiotônico. Os sinais de intoxicação digitálica estão listados no Boxe 38.2. Quando ocorre intoxicação digitálica, o médico pode suspender o uso do fármaco até que desapareçam todos os sinais de intoxicação. Caso ocorra bradicardia grave, pode-se prescrever atropina. Se foi administrada digoxina, o médico pode solicitar exames de sangue para determinar os níveis séricos do fármaco. Um nível sérico de digoxina superior a 2,0 ng/mℓ indica intoxicação digitálica.

A digoxina possui rápido início e curta duração de ação. Uma vez interrompido o fármaco, seus efeitos tóxicos desaparecem rapidamente. Mais frequentemente, a intoxicação digitálica pode ser tratada com sucesso por meio da simples suspensão do fármaco.

BOXE 38.2 Sinais de intoxicação digitálica.

- Gastrintestinais: anorexia (habitualmente o primeiro sinal), náuseas, vômitos, diarreia)
- Musculares: fraqueza, letargia
- Sistema nervoso central: cefaleia, sonolência, distúrbios visuais (borramento visual, distúrbio na visão para amarelo ou verde, efeito de halo ao redor de objetos escuros), confusão, desorientação, *delirium*
- Cardíacos: alterações na frequência ou no ritmo do pulso; alterações eletrocardiográficas, como bradicardia, taquicardia, extrassístoles ventriculares

---

Considerações sobre o paciente

Gerontologia

Os adultos mais velhos são especialmente propensos à intoxicação digitálica. Algumas condições, como a demência, podem apresentar sinais semelhantes aos da intoxicação digitálica, como confusão.

Orientação ao paciente e aos familiares

Em alguns casos, um fármaco cardiotônico é prescrito por um período prolongado de tempo. Se o médico decide que o paciente precisa monitorar diariamente a frequência do pulso durante a terapia com cardiotônico, demonstrar ao paciente ou a um familiar a técnica correta de aferição do pulso (ver Orientação ao paciente para desfechos melhores | Monitoramento da frequência do pulso).

O médico também pode decidir que o paciente omita a dose seguinte do fármaco e entre em contato se a frequência do pulso cair abaixo de determinado nível (habitualmente 60 bpm no adulto, 70 bpm na criança e 90 bpm no lactente). Essas instruções devem ser ressaltadas por ocasião da orientação ao paciente.

Ao desenvolver um plano de ensino, incluir as seguintes informações:

- Não suspender o uso desse fármaco, sem antes falar com o médico (a não ser que tenha recebido instruções para fazê-lo). Não omitir dose nem tomar dose extra
- Tomar esse medicamento diariamente e no mesmo horário; o uso de porta-comprimidos pode ser útil
- Verificar o pulso antes de tomar o medicamento e suspender a dose e notificar o médico se a frequência for inferior a 60 bpm ou superior a 100 bpm

---

Orientação ao paciente para desfechos melhores

Monitoramento da frequência do pulso

O monitoramento da frequência do pulso do paciente é um hábito quando este está internado em uma unidade de cuidados agudos. Entretanto, quando o paciente recebe alta e passa a tomar digoxina em casa, ele precisa monitorar a própria frequência do pulso para prevenir possíveis reações adversas.

Ao orientar o paciente, certificar-se dos seguintes itens:

✔ Segurar um relógio na outra mão
✔ Sentar e colocar o braço não dominante apoiado sobre mesa ou braço de cadeira
✔ Colocar o indicador e o dedo médio da mão dominante logo abaixo do rádio no lado do polegar do braço não dominante
✔ Palpar delicadamente até perceber sensação de batimento ou pulsação. Este é seu pulso
✔ Contar o número de batimentos durante 30 segundos (se o pulso for regular) e multiplicar por 2. Se o pulso for irregular, contar o número de batimentos durante 60 segundos
✔ Registrar o número de batimentos do pulso e manter um diário de registro
✔ Se perceber que o pulso é de mais de 100 bpm ou menos de 60 bpm, telefonar imediatamente ao médico

- Evitar o uso de antiácidos e medicamentos isentos de prescrição para tosse, resfriado, alergia, diarreia e emagrecimento, a não ser que seu uso tenha sido aprovado pelo médico. Alguns desses medicamentos interferem na ação do fármaco cardiotônico ou causam outros problemas potencialmente graves (ver Interações, anteriormente)
- Entrar em contato com o médico caso ocorram náuseas, vômitos, diarreia, fadiga incomum, fraqueza, alterações visuais (como borramento visual, alterações nas cores dos objetos ou halos ao redor de objetos escuros) ou depressão mental
- Portar identificação médica, descrevendo a doença e seu esquema medicamentoso
- Não substituir cápsulas por comprimidos ou vice-versa
- Seguir as recomendações dietéticas (se houver alguma) feitas pelo médico
- Mulheres em uso de ivabradina devem utilizar método contraceptivo efetivo e notificar imediatamente o médico se houver suspeita de gravidez
- O médico irá monitorar rigorosamente a terapia. Manter todas as consultas marcadas com o médico ou marcações para exames laboratoriais ou complementares.

REAVALIAÇÃO

- A resposta terapêutica é obtida, e as contrações cardíacas são mais eficientes
- As reações adversas são identificadas, relatadas ao médico e controladas com sucesso por meio de intervenções de enfermagem apropriadas:
  - O paciente mantém estado nutricional adequado
  - O paciente realiza atividades da vida diária
- O paciente e sua família expressam confiança e demonstram entender o esquema medicamentoso.

Farmacologia na prática
PENSE CRITICAMENTE
Ao falar com o médico, o enfermeiro toma conhecimento de que a Sra. Moore agora faz uso de um betabloqueador. Quais são os diferentes aspectos a enfatizar para a filha da Sra. Moore?

PONTOS-CHAVE

▪ Insuficiência cardíaca, também conhecida como insuficiência cardíaca congestiva, é condição em que o coração é incapaz de bombear sangue suficiente para suprir as necessidades teciduais do corpo. Insuficiência do lado esquerdo (disfunção ventricular esquerda) resulta em sintomas pulmonares, como dispneia e tosse produtiva. Insuficiência do lado direito (disfunção ventricular direita) manifesta-se por acúmulo de líquido no corpo, como distensão das veias do pescoço, edema periférico e ingurgitamento hepático

▪ Os agentes cardiotônicos aumentam a eficiência e melhoram a contração do músculo cardíaco. Em virtude de seus efeitos tóxicos e do uso de outros fármacos, como IECA ou outros agentes anti-hipertensivos, eles não são usados com tanta frequência

▪ Quando se utiliza um agente cardiotônico, a frequência do pulso é monitorada, e o fármaco é suspenso se a frequência cardíaca for inferior a 60 bpm. Tipicamente, as reações adversas são de natureza GI, e os pacientes precisam ser monitorados quanto à toxicidade do fármaco, que pode ocorrer na forma de desconforto GI, alterações da visão ou fraqueza muscular.

RESUMO DE FÁRMACOS
Fármacos cardiotônicos e inotrópicos

Nome genérico	Usos	Reações adversas	Faixas posológicas
Cardiotônicos			
Digoxina	Insuficiência cardíaca, fibrilação atrial	Cefaleia, fraqueza, sonolência, distúrbios visuais, náuseas, vômitos, anorexia, arritmias	Dose de ataque:[a] 0,75 a 1,25 mg VO ou 0,6 a 1 mg IV Manutenção: 0,125 a 0,25 mg/dia VO
Ivabradina	Insuficiência cardíaca com baixa fração de ejeção do ventrículo esquerdo, angina estável se o paciente não puder usar betabloqueador	Bradicardia, elevação da pressão arterial, luminosidade visual	5 a 7,5 mg VO, 2 vezes/dia
Outros fármacos inotrópicos			
Milrinona	Manejo a curto prazo de insuficiência cardíaca aguda	Arritmias ventriculares, hipotensão, angina/dor torácica, cefaleias, hipopotassemia	Dose de ataque: 50 mcg/kg IV Manutenção: até 1,13 mg/kg/dia IV

[a] Com base no peso corporal magro do paciente de 70 kg.

410 Parte 8 Fármacos que Atuam no Sistema Cardiovascular

REVISÃO DO CAPÍTULO

Calcule a dosagem dos medicamentos

1. Foi prescrita digoxina, na dose de 0,5 mg, por via oral, via tubo de alimentação enteral. O fármaco está disponível em solução de 0,25 mg/mℓ. Quantos mililitros o enfermeiro irá preparar?

Prepare-se para provas

1. Qual das seguintes opções está comumente associada à miocardiopatia?
1. Fração de ejeção de 60% ou mais
2. Fração de ejeção inferior a 40%
3. Aumento do débito cardíaco
4. Débito cardíaco normal

2. Qual dos seguintes níveis séricos de digoxina em adulto seria mais indicativo de intoxicação digitálica?
1. 0,5 ng/mℓ
2. 0,8 ng/mℓ
3. 1,0 ng/mℓ
4. 2,0 ng/mℓ

3. Em qual das seguintes situações o enfermeiro deve suspender dose de digoxina e notificar o médico?
1. Frequência do pulso de 50 bpm
2. Frequência do pulso de 87 bpm
3. Frequência do pulso de 92 bpm
4. Frequência do pulso de 64 bpm

4. O enfermeiro suspeita de que um paciente esteja apresentando intoxicação digitálica. Qual dos seguintes sintomas o paciente deve ter relatado para levantar suspeita de reação tóxica?
1. Fome insaciável
2. Constipação intestinal
3. Halo no campo visual
4. Cãibra muscular

5. Foi prescrita digoxina para paciente com insuficiência cardíaca. O médico prescreve 0,75 mg de digoxina por via oral como dose inicial. Dispõe-se de comprimidos de digoxina de 0,5 e 0,25 mg. O enfermeiro administra _____.

Para verificar suas respostas, ver Apêndice F.

39

Fármacos Antiarrítmicos

Termos-chave

agranulocitose diminuição ou ausência de granulócitos (um tipo de leucócito)

arritmia frequência ou ritmo cardíacos anormais

bradicardia frequência cardíaca lenta, habitualmente inferior a 60 bpm

cinchonismo intoxicação ou envenenamento por quinidina

despolarização movimento de íons do interior de um neurônio para o exterior e vice-versa

efeito pró-arrítmico desenvolvimento de nova arritmia ou agravamento de arritmia existente, em consequência da administração de fármaco antiarrítmico

limiar termo aplicado a qualquer estímulo da menor intensidade capaz de dar origem a uma resposta em uma fibra nervosa

miocárdio tecido muscular estriado do coração

período refratário período de ausência de resposta entre a transmissão de impulsos nervosos ao longo de uma fibra nervosa

polarização estado de um neurônio em repouso, com íons positivos no lado externo da membrana celular e íons negativos no lado interno

potencial de ação impulso elétrico que se propaga de uma célula para outra no miocárdio, estimulando o encurtamento das fibras e causando contração do músculo cardíaco

repolarização retorno de íons positivos e negativos a seu sítio original no neurônio, após passagem de impulso ao longo da fibra nervosa (ver *polarização*)

taquicardia frequência cardíaca acima de 100 bpm

Objetivos de aprendizagem

Ao fim deste capítulo, o leitor deverá ser capaz de:

1. Descrever os diferentes tipos de arritmias cardíacas.
2. Discutir usos, ações farmacológicas gerais, reações adversas gerais, contraindicações, precauções e interações de antiarrítmicos.
3. Discutir atividades a serem realizadas pelo enfermeiro na avaliação pré-administração e na avaliação continuada de paciente tratado com antiarrítmico.
4. Listar os diagnósticos de enfermagem específicos para paciente em uso de antiarrítmico.
5. Discutir maneiras de promover resposta ótima ao tratamento, controlar reações adversas comuns e instruir os pacientes sobre o uso de antiarrítmicos.

Classes de fármacos

Classe I: bloqueadores dos canais de sódio
Classe II: bloqueadores beta-adrenérgicos (β-adrenérgicos)
Classe III: bloqueadores dos canais de potássio
Classe IV: bloqueadores dos canais de cálcio
Classe V: outros agentes antiarrítmicos

Farmacologia na prática
O Sr. Phillip tem diagnóstico recente de fibrilação atrial, para a qual foram prescritos propranolol e varfarina para uso ambulatorial. Ao comparecer para os exames laboratoriais semanais, a técnica do laboratório informa que o Sr. Phillip apresenta muita tontura e está preocupada quanto à sua segurança. Após estudar os fármacos antiarrítmicos, o que poderá ocorrer em seguida?

Diversos fármacos utilizados no tratamento de doenças cardíacas crônicas foram discutidos em capítulos anteriores desta parte. Neste capítulo, nomes e classes de fármacos já familiares, juntamente com alguns fármacos novos, serão estudados como categoria de agentes antiarrítmicos utilizados no tratamento das arritmias cardíacas. Uma **arritmia** cardíaca é um distúrbio elétrico ou irregularidade na frequência ou no ritmo cardíacos. Em consequência desse distúrbio elétrico, a ação de bombeamento do sangue torna-se ineficiente, visto que o coração se contrai rápido demais (**taquicardia**) ou muito lentamente (**bradicardia**). A Tabela 39.1 descreve alguns exemplos de distúrbios da condução conhecidos como arritmias.

TABELA 39.1 Tipos de arritmias.

Arritmia	Descrição
Flutter atrial	Contração dos átrios (até 300 bpm) em uma frequência excessivamente rápida para os ventrículos bombearem de modo eficiente
Fibrilação atrial	Contração atrial rápida e irregular dos átrios, causando contração ventricular irregular e ineficiente
Extrassístoles ventriculares	Batimentos que se originam nos ventrículos em vez do nó SA nos átrios, causando contração dos ventrículos antes dos átrios e resultando em diminuição no volume de sangue ejetado para o corpo
Taquicardia ventricular	Frequência superior a 100 bpm, que habitualmente se origina nos ventrículos
Fibrilação ventricular	Contrações rápidas e desorganizadas dos ventrículos, resultando em incapacidade do coração de bombear o sangue para o corpo, levando à morte a não ser que o distúrbio seja tratado imediatamente

Ocorrem distúrbios em consequência de doença cardíaca ou de um distúrbio que afete a função cardiovascular. Condições como estresse emocional, hipoxia e desequilíbrio eletrolítico também podem desencadear uma arritmia. A terapia com agentes antiarrítmicos visa restaurar a função cardíaca normal e prevenir distúrbios de condução potencialmente fatais.

AÇÕES

O músculo cardíaco (**miocárdio**) é composto por tecido nervoso e tecido muscular e, portanto, possui as propriedades de ambos. A Figura 39.1 ilustra como o impulso elétrico é gerado pelo coração. Tipicamente, o impulso elétrico constitui um sinal para a contração do músculo cardíaco (o batimento cardíaco) em um padrão contínuo e regular. Algumas arritmias cardíacas são causadas pela geração de um número anormal de impulsos (estímulos) elétricos. Esses impulsos anormais podem originar-se no nó sinoatrial (SA) ou podem ser gerados em outras áreas do miocárdio. Os fármacos antiarrítmicos são classificados de acordo com os seus efeitos sobre o denominado **potencial de ação** (Boxe 39.1 para a sua descrição). A fisiopatologia da condição cardíaca orienta o uso de fármacos para o tratamento desses distúrbios de condução. Os fármacos pertencem a cinco classes básicas e diversas subclasses. Cada classe inclui fármacos com determinadas semelhanças; todavia, cada fármaco possui diferenças sutis que o tornam singular.

Classe I | Bloqueadores dos canais de sódio

Os agentes antiarrítmicos da classe I possuem efeito anestésico ou estabilizador da membrana sobre as células do miocárdio. A classe I é composta pelo maior número de fármacos das quatro classificações de agentes antiarrítmicos. Como suas ações diferem discretamente, esses fármacos são subdivididos em classes IA, IB e IC.

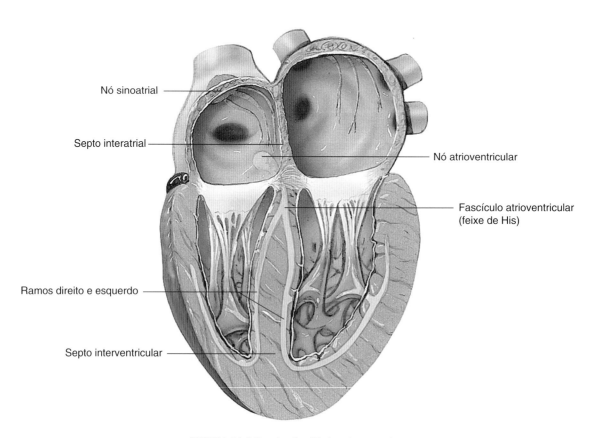

FIGURA 39.1 Condução elétrica do coração.

BOXE 39.1 Compreensão da terminologia cardíaca.

Potencial de ação

Todas as células são eletricamente polarizadas, com carga elétrica mais negativa no interior do que no exterior da célula. A diferença de carga elétrica é denominada *potencial de repouso da membrana*. As células nervosas e as células musculares são excitáveis e conseguem modificar o potencial de repouso da membrana em resposta a estímulos eletroquímicos. O *potencial de ação* é um impulso elétrico que passa de uma célula para outra no miocárdio, estimulando o encurtamento das fibras e causando contração muscular (sístole). Um potencial de ação gerado em determinada parte do miocárdio propaga-se quase instantaneamente por todas as fibras do miocárdio, causando uma rápida contração.

Período refratário

Apenas um impulso consegue propagar-se ao longo de uma fibra nervosa em determinado momento. Após a passagem de um impulso, existe uma breve pausa ou intervalo antes que o impulso seguinte possa passar ao longo da fibra nervosa. Essa pausa é denominada *período refratário,* que descreve o período entre a transmissão dos impulsos nervosos ao longo de uma fibra nervosa. O prolongamento do período refratário diminui o número de impulsos que se propagam ao longo de uma fibra nervosa em determinado momento.

Polarização

As células nervosas possuem íons positivos no lado externo e íons negativos no lado interno da membrana celular quando estão em repouso. Essa situação é denominada **polarização**.

Despolarização

Quando o estímulo passa ao longo do nervo, íons positivos movem-se do lado externo da célula para seu interior, enquanto íons negativos movem-se do interior da célula para o exterior. Esse movimento de íons é denominado **despolarização.** A não ser que íons positivos e negativos movam-se em sentido inverso na célula nervosa, o estímulo (ou impulso) não consegue passar ao longo da fibra nervosa.

Repolarização

Após a passagem do estímulo ao longo da fibra nervosa, íons positivos e negativos retornam à sua posição original. Esse movimento de retorno ao local original é denominado *repolarização*.

Fármacos da classe IA

Em geral, fármacos da classe IA atuam para:

- Prolongar o potencial de ação
- Reduzir moderadamente a condução cardíaca.

Por exemplo, a disopiramida diminui a despolarização das fibras miocárdicas, prolonga o **período refratário** e aumenta a duração do potencial de ação das células cardíacas (ver Boxe 39.1).

A quinidina deprime a excitabilidade miocárdica ou a capacidade do miocárdio de responder a um estímulo elétrico. Ao deprimir o miocárdio e a sua capacidade de responder a alguns estímulos elétricos, mas não a todos eles, a frequência do pulso diminui e os batimentos cardíacos são corrigidos.

Fármacos da classe IB

Os fármacos da classe IB geralmente atuam para:

- Reduzir a duração do potencial de ação
- Deprimir seletivamente a condução cardíaca.

A lidocaína diminui a despolarização diastólica e a automaticidade das células ventriculares e eleva o limiar do miocárdio ventricular. O **limiar** é um termo aplicado a qualquer estímulo de menor intensidade que irá produzir uma resposta em uma fibra nervosa. Um estímulo precisa ser de uma intensidade específica (força, amplitude) para passar ao longo de determinada fibra nervosa.

Algumas arritmias cardíacas resultam de numerosos estímulos presentes no miocárdio. Alguns desses estímulos são fracos ou de baixa intensidade, porém ainda são capazes de excitar o tecido miocárdico. A lidocaína eleva o limiar das fibras miocárdicas, o que, por sua vez, reduz o número de estímulos que irão passar ao longo dessas fibras e, portanto, irá diminuir a frequência do pulso e corrigir a arritmia.

Fármacos da classe IC

A ação geral dos fármacos da classe IC inclui:

- Efeito discreto sobre a **repolarização**
- Alentecimento profundo da condução.

Especificamente, a flecainida deprime os canais de sódio rápidos e a altura e a frequência de elevação dos potenciais de ação e reduz a velocidade de condução de todas as áreas do coração. A propafenona, que exerce um efeito estabilizador direto sobre a membrana do miocárdio, prolonga o período refratário.

Classe II | Bloqueadores beta-adrenérgicos

A ação geral dos fármacos incluídos na classe II consiste em bloquear indiretamente os canais de cálcio e bloquear as arritmias causadas por catecolaminas. O acebutolol e o propranolol atuam por meio de bloqueio dos receptores beta-adrenérgicos (β-adrenérgicos) do coração e do rim, reduzindo a influência do sistema nervoso simpático nessas áreas, diminuindo a excitabilidade do coração e a liberação de renina (com consequente redução da frequência cardíaca e da pressão arterial). Esses fármacos exercem efeitos estabilizadores da membrana, que contribuem para a sua atividade antiarrítmica.

Classe III | Bloqueadores dos canais de potássio

A ação geral dos fármacos antiarrítmicos da classe III consiste em prolongamento da repolarização. A amiodarona parece atuar diretamente sobre a membrana da célula cardíaca, prolongando o período refratário e a repolarização e aumentando o limiar para a fibrilação ventricular. A ibutilida atua por meio de prolongamento do potencial de ação, produzindo discreta redução da frequência sinusal e condução atrioventricular (AV).

Classe IV | Bloqueadores dos canais de cálcio

Em geral, antiarrítmicos da classe IV atuam por meio de:

- Depressão da despolarização (fase 4)
- Prolongamento das fases 1 e 2 da repolarização.

O verapamil é um bloqueador dos canais de cálcio. Os fármacos da classe IV inibem o movimento do cálcio através dos canais que atravessam as membranas das células miocárdicas e músculo liso vascular. O músculo cardíaco e o músculo liso vascular dependem do movimento de íons cálcio para dentro das células musculares através de canais iônicos específicos. Quando esse movimento é inibido, ocorre dilatação das artérias coronárias e periféricas, diminuindo consequentemente a força da contração cardíaca. Esse fármaco também reduz a frequência cardíaca ao diminuir a velocidade de condução através dos nós SA e AV. Informações adicionais sobre os bloqueadores dos canais de cálcio podem ser encontradas no capítulo que trata dos fármacos anti-hipertensivos (Capítulo 35).

Classe V | Outros agentes

Trata-se de uma categoria que foi desenvolvida após o processo inicial de classificação. Determinados fármacos, como digoxina, adenosina e sulfato de magnésio, que são utilizados para arritmias muito específicas, são incluídos neste grupo, uma vez que eles não se encaixam nas outras quatro classes.

USOS

Em geral, os fármacos antiarrítmicos são utilizados no tratamento das seguintes condições:

- Extrassístoles ventriculares (ESV)
- Taquicardia ventricular
- Extrassístoles atriais
- Taquicardia paroxística atrial
- Outras arritmias atriais, como fibrilação ou *flutter* atriais
- Taquicardia quando é desejável controle rápido, porém a curto prazo, da frequência ventricular.

Alguns dos antiarrítmicos são utilizados para outras condições. Por exemplo, propranolol também é administrado a pacientes com infarto do miocárdio. Esse fármaco reduz risco de morte e de infartos repetidos do miocárdio nos que sobrevivem à fase aguda de um infarto do miocárdio. Ver Resumo de Fármacos | Fármacos antiarrítmicos para mais usos.

REAÇÕES ADVERSAS

Reações adversas associadas à administração de antiarrítmicos específicos são listadas no Resumo de Fármacos | Fármacos antiarrítmicos. Reações adversas comuns à maioria dos antiarrítmicos incluem as descritas a seguir.

Reações do sistema nervoso central

- Vertigem
- Fraqueza
- Sonolência.

Reações do sistema cardiovascular

- Hipotensão
- Arritmias
- Bradicardia.

Outras reações

- Retenção urinária
- Inflamação local.

Todos os antiarrítmicos podem causar novas arritmias ou agravar arritmias já existentes, embora sejam administrados para tratar arritmia presente. Esse fenômeno é conhecido como **efeito pró-arrítmico,** que varia desde aumento na frequência de ESV até desenvolvimento de taquicardia ventricular mais grave e fibrilação ventricular, e pode levar à morte. Efeitos pró-arrítmicos podem ser observados a qualquer momento, mas ocorrem mais frequentemente com administração intravenosa (IV) ou de doses excessivas e quando há arritmia preexistente e potencialmente fatal.

CONTRAINDICAÇÕES

Antiarrítmicos são contraindicados para pacientes com hipersensibilidade conhecida a esses fármacos, bem como durante a gravidez e a lactação. Amiodarona pertence à categoria D para uso na gestação, indicando que pode ocorrer dano ao feto quando o fármaco é administrado à gestante. Só é utilizada se os benefícios potenciais superarem os riscos potenciais para o feto. Antiarrítmicos são contraindicados para pacientes com bloqueio atrioventricular (BAV) de segundo ou terceiro graus (se o paciente não tiver marca-passo artificial), insuficiência cardíaca (IC) grave, estenose da aorta, hipotensão e choque cardiogênico. A quinidina é contraindicada para pacientes com miastenia *gravis* ou lúpus eritematoso sistêmico.

PRECAUÇÕES

Antiarrítmicos devem ser utilizados com cautela em pacientes com doença hepática, distúrbios eletrolíticos, IC (quinidina, flecainida e disopiramida) e comprometimento renal. A maioria dos antiarrítmicos está nas categorias B ou C para uso na gestação, indicando segurança não estabelecida desses fármacos durante a gravidez. O mesmo ocorre durante a lactação e com crianças. Disopiramida é utilizada com cautela em pacientes com miastenia *gravis*, retenção urinária ou glaucoma e em homens com hipertrofia prostática.

INTERAÇÕES

Devido a reação enzimática específica, toronja (*grapefuit*) ou seu suco não devem ser ingeridos com amiodarona ou bloqueadores dos canais de cálcio. Quando antiarrítmicos são utilizados com outros medicamentos, podem ocorrer várias interações. Ver Tabela 39.2 para mais interações.

TABELA 39.2 Interações de antiarrítmicos com outros agentes.

Fármaco combinado	Usos comuns	Efeito da interação
Disopiramida		
Claritromicina, eritromicina	Infecções bacterianas	Elevação dos níveis séricos de disopiramida
Fluoroquinolonas	Infecções	Risco de arritmias potencialmente fatais
Quinidina	Distúrbios cardíacos	Elevação dos níveis séricos de disopiramida
Rifampicina	Antituberculoso	Diminuição dos níveis séricos de disopiramida
Tioridazina, ziprasidona	Tratamento de doença mental	Risco aumentado de arritmias potencialmente fatais
Quinidina		
Agentes colinérgicos	Tratamento de glaucoma	Falha na interrupção de taquicardia paroxística supraventricular
Cimetidina	Distúrbios GI	Elevação dos níveis séricos de quinidina
Hidantoínas	Controle de convulsões	Diminuição do efeito terapêutico de quinidina
Nifedipino	Tratamento da angina	Diminuição da ação e dos níveis séricos de quinidina
Bloqueadores colinérgicos	Distúrbios GI	Efeito vagolítico aditivo
Lidocaína		
Betabloqueadores	Hipertensão arterial e angina *pectoris*	Elevação dos níveis de lidocaína
Cimetidina	Distúrbios GI	Diminuição da depuração da lidocaína com possível intoxicação
Flecainida		
Amiodarona	Distúrbios cardíacos	Elevação dos níveis séricos de flecainida
Cimetidina	Distúrbios GI	Elevação dos níveis séricos de flecainida
Disopiramida, verapamil	Distúrbios cardiovasculares	Podem aumentar propriedades inotrópicas negativas. Evitar o uso desses fármacos com flecainida
Propranolol e outros betabloqueadores	Distúrbios cardiovasculares	Elevação dos níveis séricos de propranolol e flecainida e efeitos inotrópicos negativos aditivos
Anestésicos locais	Anestesia	O uso concomitante (p. ex., durante implante de marca-passo, cirurgia ou uso odontológico) aumenta o risco de efeitos colaterais no sistema nervoso central
Quinidina	Distúrbios cardíacos	Elevação dos níveis séricos de propafenona
Inibidores seletivos da recaptação de serotonina (ISRSs)	Alívio da depressão	Elevação dos níveis séricos de propafenona
Anticoagulantes (p. ex., varfarina)	Anticoagulante	Prolongamento do tempo de protrombina e dos níveis plasmáticos de varfarina
Digoxina	IC	Elevação dos níveis séricos de digoxina
Teofilina	Manejo da asma e da doença pulmonar obstrutiva crônica (DPOC)	Elevação dos níveis séricos de teofilina

PROCESSO DE ENFERMAGEM
Paciente tratado com antiarrítmico

AVALIAÇÃO

Avaliação pré-administração

Antiarrítmicos são utilizados no tratamento de vários tipos de arritmias cardíacas. Antes de iniciar a terapia, efetua-se avaliação cardiovascular, que deve incluir:

- Aferir e documentar pressão arterial, pulsos apical e radial e frequência respiratória. Isso fornece dados basais para comparação durante a terapia
- Realizar ou providenciar eletrocardiograma (ECG), que reflete a atividade elétrica do coração. É necessária interpretação do ECG, juntamente com exame físico completo, para determinar a causa e o tipo de arritmia
- Avaliar a condição geral do paciente e incluir observações como coloração da pele (pálida, cianótica, ruborizada), orientação, nível de consciência e estado geral do paciente (p. ex., aspecto de doença aguda ou de estar pouco adoentado). Todas as observações precisam ser documentadas para fornecer um meio de avaliar a resposta do paciente à terapia farmacológica
- Registrar quaisquer sintomas (dados subjetivos) descritos pelo paciente.

Como todos os agentes antiarrítmicos podem produzir efeitos pró-arrítmicos, as informações basais são importantes para diferenciar efeito pró-arrítmico do distúrbio de ritmo subjacente do paciente.

O médico também pode solicitar exames laboratoriais e complementares, provas de função renal e hepática, hemograma completo e análises das enzimas cardíacas e eletrólitos. Examinar os resultados desses exames antes da administração de um fármaco antiarrítmico e relatar qualquer anormalidade ao médico. O paciente é habitualmente submetido a monitoramento cardíaco antes de iniciar a terapia com um agente antiarrítmico.

Avaliação continuada

Quando o paciente está hospitalizado, a pressão arterial, os pulsos apical e radial e a frequência respiratória são continuamente monitorados. O monitoramento cardíaco contínuo ajuda a avaliar o paciente quanto à ocorrência de reações

416 Parte 8 Fármacos que Atuam no Sistema Cardiovascular

adversas aos fármacos. Observar rigorosamente o paciente à procura de resposta à terapia farmacológica, sinais de IC, desenvolvimento de nova arritmia cardíaca ou agravamento da arritmia que está sendo tratada. Relatar imediatamente ao médico quaisquer alterações significativas na pressão arterial, na frequência ou no ritmo do pulso, na frequência ou no ritmo respiratório ou no estado geral do paciente.

> ## ❗ ALERTA DE ENFERMAGEM
>
> Quando for administrar um fármaco antiarrítmico oral, se a frequência do pulso for superior a 120 bpm ou inferior a 60 bpm, suspender o fármaco e notificar imediatamente o médico. Em alguns casos, o médico fornece diretrizes adicionais ou diferentes para a suspensão do fármaco.

Se o paciente estiver em estado crítico ou estiver recebendo os agentes antiarrítmicos por via parenteral, é preciso determinar e documentar o balanço hídrico. O médico pode solicitar exames laboratoriais subsequentes para monitorar o progresso do paciente, comparando os resultados com os dos exames realizados na avaliação pré-administração. Examinar e relatar quaisquer anormalidades.

DIAGNÓSTICOS DE ENFERMAGEM

Os diagnósticos de enfermagem específicos para fármacos incluem os seguintes:

- **Náusea**, relacionada com antiarrítmicos
- **Retenção urinária**, relacionada com os efeitos de bloqueio colinérgico dos fármacos
- **Integridade da membrana mucosa oral prejudicada**, relacionada com boca seca
- **Risco de lesão**, relacionado com tontura e vertigem
- **Risco de infecção**, relacionado com agranulocitose.

Os diagnósticos de enfermagem relacionados com a administração de medicamentos são discutidos no Capítulo 4.

PLANEJAMENTO

Os desfechos esperados no paciente dependem da razão pela qual se administra o antiarrítmico, mas podem incluir obtenção de resposta terapêutica ótima à terapia farmacológica, atendimento às necessidades do paciente relacionadas com controle de reações adversas e confiabilidade na compreensão do esquema medicamentoso.

IMPLEMENTAÇÃO

Promoção da resposta ótima à terapia

O monitoramento cardíaco é recomendado quando são administrados fármacos por via IV e possibilita a observação da atividade ECG, visto que podem ocorrer bradicardia grave e hipotensão. Tipicamente, são fornecidas instruções por escrito na forma de protocolos que fornecem a titulação da administração do fármaco. O fármaco é titulado com base na resposta do paciente, por exemplo, suspensão do fármaco se a pressão arterial sistólica for inferior a 90 mmHg ou a frequência do pulso for inferior a 50 bpm, com graduações da dosagem para pressões entre esses valores.

É importante que o enfermeiro se familiarize com a localização do equipamento de suporte de vida e dos fármacos vasopressores no caso de reações adversas. Qualquer alteração súbita do estado mental deve ser relatada imediatamente ao médico, visto que pode ser necessário reduzir a dose.

Monitoramento e manejo das necessidades do paciente

Náuseas

Muitos dos antiarrítmicos provocam náuseas e não devem ser triturados nem mastigados, particularmente os comprimidos de liberação prolongada. Ingerir os medicamentos com alimentos ajuda a reduzir desconforto gastrintestinal (GI). Ajudar o paciente a escolher refeições pequenas e frequentes, que podem ser mais bem toleradas do que três refeições de maior volume diariamente. Ajudar o paciente a evitar o decúbito dorsal ou ventral por aproximadamente 2 horas após as refeições. Quando o paciente descansa ou deita, a cabeça deve estar pelo menos 10 cm mais alta do que os pés. Parte do desconforto GI pode ser causada pelos níveis sanguíneos dos fármacos, de modo que é importante examinar frequentemente os resultados laboratoriais e relatar os achados anormais.

Retenção urinária

Devido a efeitos bloqueadores colinérgicos da disopiramida (ver Capítulo 27), pode ocorrer retenção urinária. Monitorar rigorosamente o débito urinário, em particular durante o início da terapia. Se o aporte de líquido for suficiente, mas o débito urinário for baixo, deve-se palpar a parte inferior do abdome do paciente à procura de distensão da bexiga. Se ocorrer retenção urinária, e as medidas de enfermagem não invasivas não produzirem resultados, notificar o médico, visto que pode ser necessário cateterismo.

Integridade da membrana mucosa oral prejudicada

Pode ocorrer ressecamento da boca e da garganta causado pela ação bloqueadora colinérgica da disopiramida. Fornecer aporte adequado de líquido e instruir o paciente a ingerir goles frequentes de água para aliviar esse problema. Se o paciente for capaz de ingerir alimentos, oferecer balas duras (de preferência sem açúcar) para manter a boca úmida.

Risco de lesão

A hipotensão e a bradicardia causadas pelos fármacos antiarrítmicos podem se manifestar como tontura e vertigem, particularmente no início da terapia. Em consequência, o paciente corre risco de lesões devido a quedas. Além disso, pode ocorrer hipotensão postural nas primeiras semanas de terapia. Ajudar os pacientes que não estão em repouso completo a deambular até que esses sintomas desapareçam. O paciente é aconselhado a mudar de posição lentamente.

Risco de infecção

Alguns agentes antiarrítmicos, como quinidina, mexiletina ou verapamil, podem causar agranulocitose. Em geral, obtém-se um hemograma completo a cada 2 a 3 semanas durante os primeiros 3 meses de terapia. Relatar quaisquer sinais de **agranulocitose,** como febre, calafrios, faringite ou sangramento ou equimoses incomuns. Se houver redução das contagens de leucócitos ou plaquetas no sangue periférico, ou se for observada queda do hematócrito, relatar imediatamente esses achados ao médico, visto que o fármaco pode ser suspenso. Em geral, os valores sanguíneos se normalizam 1 mês após a interrupção do antiarrítmico.

Complicação clínica potencial: efeitos pró-arrítmicos

Podem ocorrer efeitos pró-arrítmicos, como taquicardia ou fibrilação ventriculares. Com frequência, é difícil diferenciar os efeitos pró-arrítmicos da arritmia preexistente do paciente. Relatar imediatamente ao médico qualquer nova arritmia ou exacerbação de arritmia já existente.

Considerações sobre o paciente

Gerontologia
Os adultos mais velhos correm maior risco de reações adversas, como arritmias adicionais ou agravamento de arritmias já existentes, hipotensão e IC. É necessário cuidadoso monitoramento para identificação precoce e manejo das reações adversas. Monitorar o balanço hídrico e relatar quaisquer sinais de IC, como aumento do peso, diminuição do débito urinário ou dispneia. Pode-se indicar redução de dose.

Complicação médica potencial: intoxicação por quinidina
Monitorar o paciente à procura das reações adversas mais comuns associadas à quinidina (náuseas, vômitos, dor abdominal, diarreia ou anorexia). **Cinchonismo** é o termo empregado para descrever a intoxicação por quinidina. Ocorre cinchonismo com níveis elevados de quinidina (superiores a 6 mcg/mℓ). Relatar qualquer nível de quinidina superior a 6 mcg/mℓ, bem como o aparecimento de qualquer um dos seguintes sinais ou sintomas de cinchonismo: zumbido (tinido), perda da audição, cefaleia, náuseas, tontura e vertigem. Esses sintomas podem ocorrer após uma única dose.

Orientação ao paciente e aos familiares
Esses medicamentos não curam a doença cardíaca. Quando utilizados com mudanças no estilo de vida, podem melhorar a qualidade de vida; todavia, a adesão ao esquema medicamentoso prescrito é importante. Ao elaborar um plano de ensino, o enfermeiro deve incluir as seguintes informações:

- Ingerir o medicamento nos intervalos prescritos. Não omitir dose, nem aumentá-la ou diminuí-la, a não ser que seja orientado para fazê-lo pelo médico. Não interromper o medicamento, a não ser que seja orientado para fazê-lo pelo médico
- Verificar com o médico se pode usar medicamentos isentos de prescrição, suplementos ou fitoterápicos
- Evitar consumo de bebidas alcoólicas ou tabagismo, a não ser que tenham sido aprovados pelo médico
- Seguir as orientações do rótulo do medicamento, tais como ingeri-lo com alimentos
- Não mastigar comprimidos nem cápsulas; devem ser deglutidos por inteiro. Entrar em contato com a farmácia se isso for um problema com o medicamento na forma fornecida
- Não dirigir veículos ou realizar tarefas perigosas se tiver vertigem ou tontura
- Notificar o médico o mais rápido possível se ocorrer qualquer efeito adverso
- Para aliviar o ressecamento da boca, ingerir goles frequentes de água; deixar pedaços de gelo dissolverem na boca ou mastigar chiclete (sem açúcar)
- Comparecer às consultas médicas e realizar os exames laboratoriais, visto que a terapia será rigorosamente monitorada
- Se tiver diabetes melito e estiver tomando propranolol, é preciso aderir à dieta prescrita e verificar a glicemia 1 a 2 vezes/dia (ou conforme recomendado pelo médico). Relatar o mais rápido possível níveis elevados de glicemia ao médico, visto que pode haver necessidade de ajuste na dose de insulina ou dos agentes hipoglicemiantes orais.

REAVALIAÇÃO

- A resposta terapêutica é obtida, e a arritmia é controlada
- Reações adversas são identificadas, relatadas ao médico e controladas com sucesso por meio de apropriadas intervenções de enfermagem:
  - O paciente não tem mais náuseas
  - O paciente urina adequadamente
  - A mucosa oral está intacta e úmida
  - Não se observa evidência de infecção
  - Não se observa evidência de lesão
- O paciente e sua família expressam confiança e demonstram entender o esquema medicamentoso.

Farmacologia na prática
PENSE CRITICAMENTE
O enfermeiro pediu ao Sr. Phillip que trouxesse seus medicamentos, que são:

- Sete frascos de varfarina de várias concentrações
- Dois frascos de sertralina 100 mg
- Zolpidem
- Dois frascos de atenolol 50 mg
- Propranolol 60 mg.

Ele não utiliza um organizador de remédios, porque "sabe o que retirar de cada frasco". Qual deveria ser a próxima ação do enfermeiro?

PONTOS-CHAVE

■ O coração é constituído por tecido cardíaco e nervoso; nervos transmitem impulso elétrico pelo coração, induzindo a contração dos músculos (batimento cardíaco). Quando surge distúrbio de condução elétrica, podem ser afetados frequência ou ritmo dos batimentos cardíacos. Essa irregularidade é denominada arritmia cardíaca ou disritmia, que pode apenas causar fadiga ou ser potencialmente fatal

■ Antiarrítmicos incluem fármacos que bloqueiam os impulsos e são classificados como: classe I – bloqueadores dos canais de sódio; classe II – bloqueadores beta-adrenérgicos; classe III – bloqueadores dos canais de potássio; e classe IV – bloqueadores dos canais de cálcio. Fármacos não facilmente identificados em outras categorias são incluídos na classe V. Muitos desses fármacos também são utilizados no tratamento de outras condições cardíacas, como hipertensão e IC

■ Monitoramento cardíaco é importante quando se inicia a terapia. Embora antiarrítmicos destinem-se a atenuar ou corrigir distúrbios da condução elétrica, eles também podem provocar novos distúrbios – o denominado efeito pró-arrítmico

■ À semelhança de muitos dos fármacos que afetam o sistema cardiovascular, as reações adversas que podem levar à ocorrência de lesão incluem hipotensão, vertigem, tontura e fraqueza.

RESUMO DE FÁRMACOS
Fármacos antiarrítmicos

Nome genérico	Usos	Reações adversas	Faixas posológicas
Classe I | Bloqueadores de canais de sódio			
Disopiramida	Arritmia ventricular potencialmente fatal	Boca seca, constipação intestinal, hesitação urinária, borramento visual, náuseas, fadiga, tontura, cefaleia, exantema, hipotensão, IC, efeito pró-arrítmico	Arritmias ventriculares: dose individualizada, 400 a 800 mg/dia VO, em doses fracionadas
Flecainida	Fibrilação atrial paroxística/*flutter* e taquicardia supraventricular	Tontura, cefaleia, desmaio, instabilidade, borramento visual, náuseas, dispneia, IC, fadiga, palpitações, dor torácica, efeito pró-arrítmico	Dose inicial: 100 mg VO, a cada 12 h; dose máxima de 390 mg/dia
Lidocaína	Arritmia ventricular	Vertigem, nervosismo, bradicardia, hipotensão, sonolência, apreensão, efeito pró-arrítmico	*Bolus* IV de 50 a 100 mg; infusão IV de 20 a 50 mg/kg/min; 300 mg IM
Mexiletina	Arritmia ventricular potencialmente fatal	Palpitações, náuseas, vômitos, dor torácica, pirose, tontura, vertigem, exantema, agranulocitose, efeito pró-arrítmico	Dose inicial: 200 mg VO, a cada 8 h; dose máxima de 1.200 mg/dia VO
Propafenona	Fibrilação atrial, arritmia ventricular, taquicardia paroxística supraventricular	Tontura, náuseas, vômitos, constipação intestinal, paladar incomum, BAV de primeiro grau, agranulocitose, efeito pró-arrítmico	Dose inicial: 150 mg VO, a cada 8 h; a dose pode ser aumentada para 300 mg VO, a cada 8 h
Quinidina	Extrassístoles atriais e ventriculares, taquicardia atrial, fibrilação atrial crônica	Zumbido, perda auditiva, náuseas, vômitos, tontura	Dose teste: 1 comprimido de 200 mg VO
Classe II | Bloqueadores beta-adrenérgicos			
Acebutolol	Arritmia ventricular, hipertensão arterial	Hipotensão, náuseas, tontura, bradicardia, vômitos, diarreia, nervosismo	Arritmias: 400 a 1.200 mg/dia VO, em doses fracionadas
Propranolol	Arritmias cardíacas, angina *pectoris*, hipertensão arterial, tremor essencial, infarto do miocárdio, enxaqueca, feocromocitoma	Náuseas, vômitos, bradicardia, tontura, hipotensão, hiperglicemia, diarreia, broncospasmo, edema pulmonar	Arritmias cardíacas: 10 a 30 mg VO, 3 ou 4 vezes/dia Arritmias com risco à vida: 1 a 3 mg IV; a dose pode ser repetida 1 vez em 2 min Angina *pectoris*: 80 a 320 mg/dia VO, 2 a 4 doses fracionadas
Classe III | Bloqueadores dos canais de potássio			
Amiodarona	Arritmias ventriculares potencialmente fatais	Mal-estar, fadiga, tremor, efeito pró-arrítmico, náuseas, vômitos, constipação intestinal, ataxia, anorexia, bradicardia, fotossensibilidade	Dose de ataque: 800 a 1.600 mg/dia VO, em doses fracionadas Dose de manutenção: 390 mg/dia VO; até 1.000 mg/dia, em infusão IV por 24 h
Dofetilida	Conversão de *flutter*/fibrilação atrial em ritmo sinusal; manutenção do ritmo sinusal normal	Cefaleia, dor torácica, tontura, infecção de vias respiratórias, dispneia, náuseas, síndrome gripal, insônia, efeito pró-arrítmico	Dose baseada em resposta do ECG e depuração de creatinina; faixa: 125 a 500 mcg VO; 2 vezes/dia
Dronedarona	Fibrilação atrial paroxística, manutenção do ritmo sinusal normal	Náuseas, vômitos, diarreia	400 mg VO, 2 vezes/dia
Ibutilida	Fibrilação/*flutter* atrial	Cefaleia, náuseas, hipotensão ou hipertensão, arritmias ventriculares, efeito pró-arrítmico	Adultos com 60 kg ou mais: infusão de 1 mg durante 10 min; pode-se repetir em 10 min Adultos com menos de 60 kg: infusão de 0,1 mℓ/kg durante 10 min; pode-se repetir em 10 min

Capítulo 39 Fármacos Antiarrítmicos 419

Nome genérico	Usos	Reações adversas	Faixas posológicas
Sotalol	Arritmia ventricular potencialmente fatal, redução e retardo de fibrilação/*flutter* atriais para arritmias ventriculares	Sonolência, dificuldade para dormir, cansaço ou fraqueza incomuns, depressão, diminuição da libido, bradicardia, IC, mãos e pés frios, náuseas, vômitos, congestão nasal, ansiedade, arritmias potencialmente fatais, efeito pró-arrítmico	Inicialmente: 80 mg VO, 2 vezes/dia; a dose diária varia de 160 a 320 mg, 1 vez/dia
Classe IV | Bloqueador de canais de cálcio			
Verapamil	Taquiarritmias supraventriculares, controle temporário da frequência ventricular rápida no *flutter*/fibrilação atriais, angina, angina instável, hipertensão arterial	Constipação intestinal, tontura, vertigem, cefaleia, astenia, náuseas, vômitos, edema periférico, hipotensão, depressão mental, agranulocitose, efeito pró-arrítmico	Adultos: oral – dose inicial de 80 a 120 mg, 3 vezes/dia; manutenção, 320 a 480 mg/dia Hipertensão arterial: 239 mg/dia VO; liberação prolongada, 80 mg 3 vezes/dia; cápsulas de liberação estendida, 100 a 300 mg VO, ao deitar Parenteral: uso IV apenas; dose inicial de 5 a 10 mg durante 2 min; pode-se repetir a dose de 10 mg, 30 min depois
Classe V ou outros fármacos			
Adenosina	Ver no Capítulo 25		
Digoxina	Ver no Capítulo 38		
Sulfato de magnésio	Ver no Capítulo 54		

REVISÃO DO CAPÍTULO

Calcule a dosagem dos medicamentos

1. O médico receita verapamil 80 mg por via oral. O fármaco está disponível em comprimidos de 40 mg. O enfermeiro prepara _____.
2. Foram prescritos 200 mg de disopiramida por via oral. A farmácia entrega comprimidos de 100 mg de disopiramida à enfermaria. O enfermeiro administra _____.

Prepare-se para provas

1. Contração irregular e rápida dos átrios é a melhor descrição para uma das seguintes arritmias. Assinale a opção correta.
   1. Fibrilação atrial
   2. Extrassístole ventricular
   3. Taquicardia ventricular
   4. Fibrilação ventricular
2. Qual das seguintes duplas de antiarrítmicos também é utilizada em hipertensão arterial?
   1. Bloqueadores dos canais de sódio e dos canais de cálcio
   2. Bloqueadores beta-adrenérgicos e dos canais de cálcio
   3. Bloqueadores dos canais de potássio e canais de sódio
   4. Bloqueadores beta-adrenérgicos e dos canais de potássio
3. Qual das seguintes reações adversas da lidocaína deve ser imediatamente relatada ao médico?

1. Alteração súbita do estado mental
2. Boca seca
3. Cefaleia occipital
4. Vertigem
4. Qual dos seguintes fármacos, quando administrado com disopiramida, possivelmente aumentará níveis séricos de disopiramida?
   1. Verapamil
   2. Propranolol
   3. Flecainida
   4. Quinidina
5. Reações adversas comuns de antiarrítmicos incluem _____.
   1. Vertigem, hipotensão e fraqueza
   2. Cefaleia, hipertensão e letargia
   3. Fraqueza, letargia e hiperglicemia
   4. Anorexia, desconforto GI e hipertensão
6. Ao administrar quidinina, o enfermeiro deve relatar imediatamente nível sanguíneo superior a _____.
   1. 2 mcg/mℓ
   2. 3 mcg/mℓ
   3. 4 mcg/mℓ
   4. 6 mcg/mℓ
7. Qual das seguintes afirmativas o enfermeiro deve incluir em um plano de ensino para paciente em uso ambulatorial de antiarrítmico?
   1. Tomar o medicamento sem considerar horários das refeições
   2. Limitar a ingestão de líquidos durante as horas da noite

420 Parte 8 Fármacos que Atuam no Sistema Cardiovascular

3. Evitar o consumo de bebidas alcoólicas, a não ser que isso tenha sido aprovado pelo médico

4. Seguir dieta rica em potássio

8. Qual das seguintes reações adversas, quando observada em um paciente ao qual foi prescrita propafenona, indicaria que ele pode estar desenvolvendo agranulocitose?

1. Febre

2. Ataxia

3. Hiperatividade

4. Tontura

9. A fibrilação ventricular do paciente foi estabilizada, e ele está agendado para uma revisão da medicação com o enfermeiro. A dose prescrita de amiodarona é de 400 mg/dia. Examine a medicação trazida de casa: quantos comprimidos de 200 mg o paciente deve tomar?

10. Associe o fármaco específico à classe correta de antiarrítmicos.

Classe de agentes antiarrítmicos	Nome genérico
1. Classe I	A. Sotalol
2. Classe II	B. Digoxina
3. Classe III	C. Verapamil
4. Classe IV	D. Propranolol
5. Classe V	E. Lidocaína

Para verificar suas respostas, ver Apêndice F.

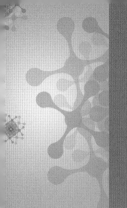

PARTE 9
Fármacos que Atuam no Sistema Digestório

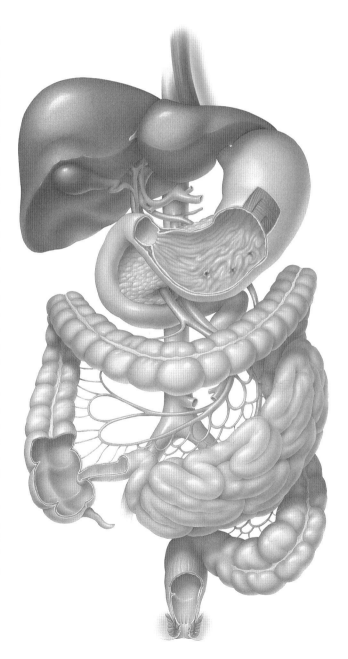

O sistema digestório é responsável pela ingestão e pela troca dos nutrientes corporais. O processo de digestão se inicia com a mastigação dos alimentos e líquidos na cavidade oral. No estômago, o bolo alimentar sofre a ação do ácido gástrico e de enzimas, a fim de ser preparado para absorção pelo intestino delgado. Após os nutrientes serem aí absorvidos, o intestino grosso é responsável pela absorção da água e pela eliminação das escórias metabólicas na forma de fezes.

Com o envelhecimento, frequentemente o foco pessoal da saúde se centra nesse sistema corporal. À medida que a pessoa envelhece ocorrem desgaste dos dentes e diminuição da capacidade de produzir saliva; isso altera o sabor dos alimentos. Além disso, com o envelhecimento corporal, a mobilidade e a absorção no sistema digestório tornam-se mais lentas. São usados fármacos para auxiliar na absorção dos nutrientes, tanto pela alteração do ácido gástrico visando proteger o sistema quanto pelo controle do trânsito alimentar, aumentando ou diminuindo a velocidade do processo. O Capítulo 40 descreve os fármacos usados para proteção das estruturas do sistema digestório alto – boca, esôfago e estômago – dos efeitos do ácido gástrico. Os fármacos usados para acelerar ou prevenir vômitos também são abordados nesse capítulo.

As doenças crônicas, como doenças inflamatórias do intestino, podem afetar a absorção de água e nutrientes. Fármacos usados para alentecer ou facilitar o trânsito no sistema digestório baixo – intestinos delgado e grosso – são abordados no Capítulo 41. Fármacos usados no tratamento de doenças crônicas do sistema digestório também são apresentados nesse capítulo.

Uma área de preocupação para o enfermeiro é a disponibilidade de fármacos de venda livre para o sistema digestório, o que pode criar problemas de mau uso ou uso exagerado dos fármacos, os quais, por sua vez, podem disfarçar ou retardar o diagnóstico de distúrbios clínicos mais sérios. Essa questão também é abordada no Capítulo 41.

40 Fármacos que Atuam no Sistema Digestório Alto

Termos-chave

Ácido clorídrico (HCl) ácido gástrico que ajuda na digestão

Emetogênico causador de vômitos

Estase gástrica disfunção da motilidade associada a retardo do esvaziamento do conteúdo gástrico

Doença do refluxo gastresofágico (DRGE) refluxo ou retorno do conteúdo gástrico para o esôfago

Helicobacter pylori bactéria que infecta a mucosa do estômago e provoca úlcera péptica; também conhecida como *H. pylori*

Hipersecretor(a) estrutura caracterizada por secreção excessiva de uma substância

Náuseas sensação desagradável e desconfortável no estômago, algumas vezes seguida por vômito

Vertigem sensação de movimento giratório ou de rotação da própria pessoa ou do entorno

Vômito ejeção espasmódica do conteúdo gástrico pela boca

Zona-gatilho quimiorreceptora (ZGQ) grupo de fibras nervosas localizadas na superfície do quarto ventrículo do cérebro que, quando estimulado, provoca vômitos

Objetivos de aprendizagem

Ao fim deste capítulo, o leitor deverá ser capaz de:

1. Discutir usos, ações farmacológicas gerais, reações adversas, contraindicações, precauções e interações dos fármacos utilizados no tratamento de distúrbios do sistema digestório alto.
2. Discutir atividades a serem realizadas pelo enfermeiro na avaliação pré-administração e na avaliação continuada do paciente tratado com medicamento para distúrbios do sistema digestório alto.
3. Listar os diagnósticos de enfermagem específicos para paciente em uso de fármacos para tratamento de distúrbios do sistema digestório alto.
4. Utilizar processos de enfermagem quando são administrados medicamentos para tratamento de distúrbios do sistema digestório alto.

Classes de fármacos

Antiácidos
Fármacos antissecretores
• Antagonistas dos receptores H_2
• Inibidores da bomba de prótons

Estimulantes gastrintestinais (GI)
Antieméticos

Farmacologia na prática

Alfredo Garcia está sendo examinado no ambulatório devido a infecção de vias respiratórias superiores. Durante a avaliação inicial, constata-se que o paciente apresenta pressão arterial elevada e se queixa de "azia". Você pergunta o que ajuda a aliviar a azia. O Sr. Garcia está procurando utilizar remédios caseiros para diminuir a produção de ácido no estômago, e declara que acredita que possa ter uma úlcera, de modo que ele está ingerindo creme e produtos lácteos para revestir a úlcera. Antigamente, as dietas antiúlcera incluíam o uso de produtos lácteos com a intenção de recobrir o revestimento mucoso do estômago, protegendo-o da secreção ácida. Ao estudar este capítulo, você irá conhecer o método atual utilizado para tratar úlceras pépticas no estômago.

O sistema digestório alto é constituído por boca, esôfago e estômago (Figura 40.1). O sistema digestório é essencialmente um longo tubo no corpo, no interior do qual alimentos e líquidos ingeridos são processados para a absorção de nutrientes. A boca é responsável pela fragmentação do alimento e sua mistura à saliva

424 Parte 9 Fármacos que Atuam no Sistema Digestório

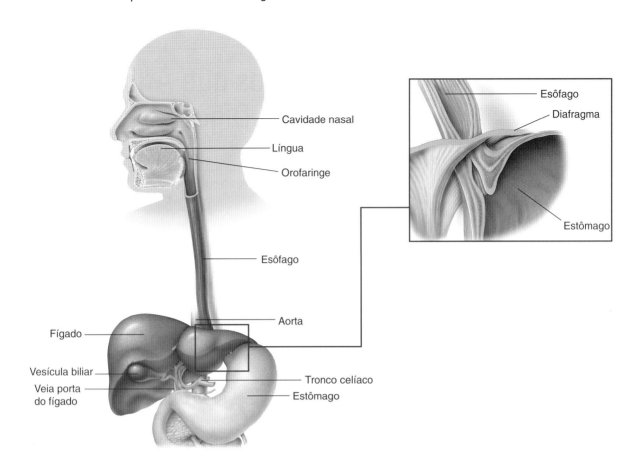

FIGURA 40.1 Sistema digestório alto com a junção esofagogástrica destacada.

para iniciar o processo de digestão. O esôfago tubular conecta boca ao estômago. Neste, o alimento é misturado com ácidos e enzimas que o transformam para ser absorvido. Algumas das células do estômago secretam **ácido clorídrico (HCl)**, substância que ajuda no processo digestivo inicial. Ocorrem problemas quando ácidos e conteúdo do estômago retornam ao esôfago, podendo provocar dano tecidual e úlceras.

Os fármacos são apresentados neste capítulo de acordo com a sua função: tratamento da produção de ácido gástrico ou prevenção de vômitos. Medicamentos que neutralizam HCl e protegem o revestimento mucoso gástrico são denominados *antiácidos*. Fármacos que reduzem a produção e a liberação de HCl incluem antagonistas do receptor de histamina do tipo 2 (H$_2$), inibidores da bomba de prótons e diversos agentes antissecretores. Os inibidores da bomba de prótons são particularmente importantes no tratamento da infecção causada por **Helicobacter pylori** em pacientes com úlceras duodenais ativas. Acredita-se que o *H. pylori* seja capaz de causar gastrite crônica, bem como algumas úlceras pépticas e duodenais. Os estimulantes do sistema digestório facilitam o esvaziamento do conteúdo gástrico no intestino delgado e são utilizados no tratamento de úlceras e como antieméticos. Os antieméticos são utilizados no tratamento e na prevenção de náuseas e vômitos. Alguns dos medicamentos mais comuns estão listados no Resumo de Fármacos | Fármacos que atuam no sistema digestório alto.

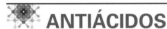 ANTIÁCIDOS

AÇÕES

Os antiácidos neutralizam ou reduzem a acidez do estômago e do conteúdo duodenal por meio de sua combinação com HCl e aumento do pH do ácido gástrico. Os antiácidos não "recobrem" o revestimento do estômago, embora possam aumentar o tônus do esfíncter esofágico inferior. Exemplos de antiácidos incluem alumínio, magaldrato e magnésio.

USOS

Os antiácidos são utilizados no tratamento da hiperacidez causada por:

- Pirose, indigestão ácida ou azia
- **Doença do refluxo gastresofágico** (DRGE); retorno do conteúdo gástrico para o esôfago
- Úlcera péptica.

Os antiácidos podem ser utilizados no tratamento de condições que não estejam associadas ao sistema digestório. Por exemplo, o carbonato de alumínio é um agente quelante do fosfato, que é utilizado no tratamento da hiperfosfatemia (frequentemente associada à insuficiência renal crônica) ou como adjuvante de uma dieta com baixo teor de fosfato para prevenir a formação de cálculos urinários à base de fosfato. O cálcio pode ser utilizado no tratamento da deficiência de cálcio, como na osteoporose da menopausa. O magnésio pode ser utilizado no tratamento da deficiência de magnésio ou de sua depleção em consequência de desnutrição, dieta restrita ou alcoolismo.

REAÇÕES ADVERSAS

Os antiácidos que contêm magnésio e sódio podem ter efeito laxante e podem provocar diarreia. Os produtos que contêm alumínio e cálcio tendem a produzir constipação intestinal. Embora os antiácidos tenham o potencial de provocar reações adversas graves, eles possuem ampla margem de segurança, particularmente quando utilizados conforme prescrito. As reações adversas problemáticas incluem:

- *Antiácidos contendo alumínio:* constipação intestinal, impactação intestinal, anorexia, fraqueza, tremores e dor óssea
- *Antiácidos contendo magnésio:* diarreia intensa, desidratação e hipermagnesemia (náuseas, vômitos, hipotensão, diminuição da frequência respiratória)
- *Antiácidos contendo cálcio:* hiperacidez de rebote, alcalose metabólica, hipercalcemia, vômitos, confusão mental, cefaleia, cálculos renais e comprometimento neurológico
- *Bicarbonato de sódio:* alcalose sistêmica e hiperacidez de rebote.

CONTRAINDICAÇÕES E PRECAUÇÕES

Os antiácidos são contraindicados para pacientes com dor abdominal intensa de causa desconhecida e durante a lactação. Os antiácidos que contêm sódio são contraindicados para pacientes com distúrbios cardiovasculares, como hipertensão arterial ou insuficiência cardíaca, e para aqueles em dietas hipossódicas. Os antiácidos que contêm cálcio são contraindicados para pacientes com cálculos renais ou hipercalcemia.

Os antiácidos que contêm alumínio devem ser utilizados com cautela por pacientes com obstrução pilórica ou naqueles que apresentam hemorragia digestiva alta. Os antiácidos contendo magnésio e alumínio devem ser utilizados com cautela por pacientes com diminuição da função renal. Os antiácidos que contêm cálcio são usados com cautela por pacientes com insuficiência respiratória, comprometimento renal ou doença cardíaca. Os antiácidos são classificados como fármacos de categoria C para uso na gestação e devem ser administrados com cautela durante a gravidez.

INTERAÇÕES

As seguintes interações podem ocorrer quando se administra antiácido com outro agente:

Fármaco combinado	Uso comum	Efeito da interação
Digoxina, isoniazida, fenitoína e clorpromazina	Tratamento de distúrbios cardíacos, infecção, crises convulsivas, náuseas e vômitos, respectivamente	A absorção diminuída dos fármacos combinados resulta em diminuição do efeito desses fármacos

Fármaco combinado	Uso comum	Efeito da interação
Tetraciclina	Anti-infeccioso	Diminuição da efetividade do anti-infeccioso
Corticosteroides	Tratamento de inflamação e distúrbios respiratórios	Diminuição das propriedades anti-inflamatórias
Salicilatos	Alívio da dor	O analgésico é excretado mais rapidamente na urina

FÁRMACOS ANTISSECRETORES

Os fármacos que reduzem a produção de HCl incluem antagonistas dos receptores H_2, inibidores da bomba de prótons e diversos fármacos, como inibidores da pepsina, prostaglandinas e bloqueadores colinérgicos.

Antagonistas dos receptores H_2

AÇÕES

Esses fármacos inibem a ação da histamina nas células gástricas com receptores H_2, reduzindo, assim, a secreção de ácido gástrico. Como os agentes bloqueadores colinérgicos tipicamente bloqueiam a ação da histamina em todo o corpo, são utilizados com menos frequência. Os antagonistas dos receptores H_2 não produzem os efeitos dos bloqueadores colinérgicos porque são seletivos exclusivamente para os receptores H_2 no estômago, e não para os receptores H_2 distribuídos pelo corpo. Quando existem úlceras, a diminuição do ácido possibilita a cicatrização das áreas ulceradas. Entre os exemplos de antagonistas dos receptores H_2, destacam-se a cimetidina, a famotidina e a ranitidina.

USOS

Esses medicamentos são utilizados de modo profilático para tratamento de úlceras relacionadas com estresse e hemorragia digestiva alta aguda em pacientes em estado crítico. São também utilizados no tratamento das seguintes condições:

- Pirose, indigestão ácida e azia (frequentemente disponíveis como medicamentos de venda livre)
- DRGE
- Úlcera gástrica ou duodenal
- Condições **hipersecretoras** gástricas (secreção gástrica excessiva de HCl).

REAÇÕES ADVERSAS

Reações adversas de antagonistas dos receptores H_2 são raras e habitualmente leves e transitórias, afetando menos de 2% dos usuários e incluindo:

- Tontura, sonolência, cefaleia
- Confusão mental, alucinações, diarreia e disfunção erétil reversível.

CONTRAINDICAÇÕES E PRECAUÇÕES

Os antagonistas dos receptores H_2 são contraindicados para pacientes com hipersensibilidade conhecida aos mesmos. Esses medicamentos devem ser utilizados com cautela por pacientes com comprometimento renal ou hepático, bem como por pacientes em estado crítico, idosos ou debilitados. A cimetidina é utilizada com cautela em pacientes com diabetes melito. Os antagonistas dos receptores H_2 estão nas categorias B (cimetidina, famotidina e ranitidina) e C (nizatidina) para uso na gestação e devem ser administrados com cautela durante a gravidez e a lactação.

INTERAÇÕES

As seguintes interações podem ocorrer quando se administra antagonista dos receptores H_2 com outro agente:

Fármaco combinado	Uso comum	Efeito da interação
Antiácidos e metoclopramida	Desconforto GI	Absorção diminuída de antagonistas H_2
Carmustina	Terapia antineoplásica	Contagem diminuída de leucócitos
Analgésicos opioides	Alívio de dor	Risco aumentado de depressão respiratória
Anticoagulantes orais	Anticoagulação	Risco aumentado de sangramento
Digoxina	Distúrbios cardíacos	Pode diminuir níveis séricos de digoxina

Inibidores da bomba de prótons

AÇÕES

Os inibidores da bomba de prótons, como lansoprazol, omeprazol, pantoprazol e rabeprazol, são fármacos com propriedades antissecretoras. Esses medicamentos suprimem a secreção de ácido gástrico por meio da inibição do sistema enzimático hidrogênio-potássio adenosina trifosfatase (ATPase) das células parietais do estômago. O sistema enzimático ATPase é também denominado sistema de bomba de ácido (prótons). Os inibidores da bomba de prótons suprimem a secreção de ácido gástrico por meio do bloqueio da etapa final na produção de ácido gástrico pela mucosa gástrica. Exemplos de outros inibidores da bomba de prótons incluem o esomeprazol e o omeprazol.

USOS

Os inibidores da bomba de prótons são utilizados para o tratamento ou o alívio sintomático de vários distúrbios gástricos, incluindo:

- Úlceras gástricas e duodenais (especificamente associadas a infecções por *H. pylori*)
- DRGE e esofagite erosiva
- Condições hipersecretoras patológicas
- Prevenção do sangramento em pacientes de alto risco em uso de agentes antiagregantes plaquetários.

Uma aplicação importante desses fármacos é no tratamento da infecção por *H. pylori* em pacientes que apresentam úlceras duodenais. Um esquema utilizado na infecção por *H. pylori* é a terapia tríplice, que consiste em um dos inibidores da bomba de prótons (p. ex., omeprazol ou lansoprazol) e dois agentes anti-infecciosos (p. ex., amoxicilina e claritromicina). Outro esquema de tratamento tríplice consiste em bismuto e dois agentes anti-infecciosos. Um esquema de terapia tríplice com bismuto, metronidazol e tetraciclina pode ser administrado juntamente com um antagonista dos receptores H_2 para o tratamento de distúrbios do sistema digestório infectado por *H. pylori*. Na Tabela 40.1 são mostradas várias combinações de fármacos utilizadas no tratamento da infecção causada por *H. pylori*. Outras informações sobre agentes anti-infecciosos são encontradas nos Capítulos 6 a 9. O Resumo de Fármacos | Fármacos que atuam no sistema digestório alto fornece informações adicionais sobre os inibidores da bomba de prótons utilizados no tratamento da infecção por *H. pylori*.

REAÇÕES ADVERSAS

As reações adversas mais comumente observadas com a administração de inibidores da bomba de prótons consistem em cefaleia, náuseas, diarreia e dor abdominal.

TABELA 40.1 Agentes utilizados na erradicação do *Helicobacter pylori* em pacientes com úlceras duodenais.

Fármaco	Uso recomendado	Faixa posológica
Amoxicilina	Associada a lansoprazol e claritromicina ou apenas a lansoprazol	1 g, 2 vezes/dia, durante 14 dias (terapia tríplice) ou 1 g, 3 vezes/dia (terapia dupla)
Bismuto	Combinado com outros produtos	525 mg, 4 vezes/dia
Claritromicina	Associada a amoxicilina	500 mg, 3 vezes/dia
Lansoprazol	Associado a claritromicina ou amoxicilina	30 mg, 2 vezes/dia, durante 14 dias (terapia tríplice) ou 30 mg, 3 vezes/dia, durante 14 dias (terapia dupla)
Metronidazol	Associado a outros produtos	250 mg, 4 vezes/dia
Omeprazol	Associado a claritromicina	40 mg, 2 vezes/dia, durante 4 semanas, e 20 mg/dia, durante 15 a 28 dias
Tetraciclina	Associado a outros produtos	500 mg, 4 vezes/dia
Associações em doses fixas		
Bismuto, metronidazol, tetraciclina	Erradicação de *H. pylori* em pacientes com úlcera duodenal	Cada medicamento é fornecido separadamente, em embalagem de administração diária, 4 vezes/dia
Lansoprazol, amoxicilina, claritromicina	Erradicação de *H. pylori* em pacientes com úlcera duodenal	Cada medicamento é fornecido separadamente em embalagem de administração diária, 4 vezes/dia

CONTRAINDICAÇÕES E PRECAUÇÕES

Os inibidores da bomba de prótons são contraindicados para pacientes hipersensíveis a qualquer um desses medicamentos. Os inibidores da bomba de prótons devem ser usados com cautela em adultos mais velhos e em pacientes com comprometimento hepático. O tratamento prolongado pode diminuir a capacidade de absorção da vitamina B_{12} pelo corpo, resultando em anemia. Omeprazol (categoria C para uso na gestação) e lansoprazol, rabeprazol e pantoprazol (categoria B) são contraindicados durante a gravidez e a lactação.

Considerações sobre o paciente

Menopausa
Observa-se aumento das fraturas de fêmur, punho e vértebras em mulheres que ingerem altas doses de inibidores da bomba de prótons e recebem tratamento com bisfosfonatos para osteoporose.

INTERAÇÕES

As seguintes interações podem ocorrer quando se administra um inibidor da bomba de prótons com outro agente:

Fármaco combinado	Uso comum	Efeito da interação
Sucralfato	Manejo do desconforto gastrintestinal	Absorção diminuída do inibidor da bomba de prótons
Cetoconazol e ampicilina	Anti-infecciosos	Absorção diminuída do anti-infeccioso
Anticoagulantes orais	Anticoagulação	Risco aumentado de sangramento
Digoxina	Condições cardíacas	Absorção aumentada de digoxina
Benzodiazepínicos, fenitoína	Manejo da ansiedade e distúrbios convulsivos	Risco de nível tóxico dos anticonvulsivantes
Claritromicina (com omeprazol especificamente)	Anti-infeccioso	Risco de aumento dos níveis plasmáticos de ambos os medicamentos
Bisfosfonatos	Fortalecimento dos ossos	Risco aumentado de fratura

Outros fármacos antissecretores

Três tipos de fármacos antissecretores utilizados com menos frequência são os agentes bloqueadores colinérgicos (também denominados *anticolinérgicos*), inibidor da pepsina e prostaglandina. Os bloqueadores colinérgicos reduzem a motilidade gástrica e diminuem a quantidade de ácido secretado pelo estômago. Esses fármacos foram substituídos, em grande parte, pelos antagonistas dos receptores H_2, que parecem ser mais efetivos e que apresentam menos efeitos adversos. Exemplos de agentes bloqueadores colinérgicos utilizados para distúrbios do sistema digestório incluem a propantelina e o glicopirrolato. Para maiores informações sobre bloqueadores colinérgicos específicos, ver o Capítulo 27.

O sucralfato é conhecido como inibidor da pepsina ou agente protetor da mucosa, liga-se a moléculas proteicas, formando substância viscosa que tampona o ácido e protege o revestimento mucoso. O sucralfato é utilizado no tratamento a curto prazo das úlceras duodenais. É o fármaco preferido para gestantes que apresentam sintomas de DRGE, bem como para o tratamento de úlceras de estresse. A reação adversa mais comum consiste em constipação intestinal. As interações medicamentosas do sucralfato assemelham-se às dos inibidores da bomba de prótons.

Uma prostaglandina, o misoprostol, tem sido usada para reduzir o risco de úlceras gástricas induzidas por anti-inflamatórios não esteroides (AINEs) em pacientes de alto risco, como adultos mais velhos ou pacientes em estado crítico. O misoprostol inibe a produção de ácido gástrico e possui propriedades protetoras para a mucosa. Como pode causar aborto ou defeitos congênitos, seu uso não é recomendado para redução de úlceras em gestantes ou mulheres que possam engravidar ou em lactantes. Suas reações adversas incluem cefaleia, náuseas, diarreia e dor abdominal. Os efeitos do misoprostol diminuem quando é administrado com antiácidos.

Estimulantes gastrintestinais

AÇÕES

A metoclopramida é utilizada no tratamento do retardo do esvaziamento gástrico e vômitos, isto é, ela aumenta a motilidade do sistema digestório alto, sem aumentar a produção de secreções. Ao sensibilizar o tecido aos efeitos da acetilcolina, ocorre aumento no tônus e na amplitude das contrações gástricas, resultando em esvaziamento mais rápido do conteúdo gástrico para o intestino delgado. A metoclopramida também inibe a estimulação do centro do vômito no cérebro.

USOS

Os estimulantes GI são utilizados no tratamento das seguintes condições:

- DRGE
- **Estase gástrica** (falta de movimentação normal do alimento para fora do estômago) em diabéticos, pacientes com náuseas e vômitos associados à quimioterapia do câncer e no período pós-operatório imediato.

REAÇÕES ADVERSAS

Reações adversas associadas à metoclopramida são habitualmente leves. Doses mais altas ou administração prolongada do fármaco podem provocar sinais e sintomas do sistema nervoso central (SNC), como inquietação, sonolência, tontura, efeitos extrapiramidais (tremor, movimentos involuntários dos membros, rigidez muscular), caretas faciais e depressão.

CONTRAINDICAÇÕES E PRECAUÇÕES

O estimulante GI é contraindicado para pacientes com hipersensibilidade conhecida ao medicamento, obstrução do sistema digestório, perfuração ou hemorragia gástrica ou feocromocitoma. Os pacientes com doença de Parkinson ou com transtorno convulsivo em uso de medicamentos que tendem a causar sintomas extrapiramidais não devem tomar esses fármacos.

A metoclopramida deve ser utilizada com cautela por pacientes com diabetes melito e doença cardiovascular. Trata-se de um fármaco incluído na categoria B para uso na gestação. A metoclopramida é secretada no leite materno e deve ser usada com cautela durante a gravidez e a lactação.

INTERAÇÕES

As seguintes interações podem ocorrer quando se administra estimulante GI com outro agente:

Fármaco combinado	Uso comum	Efeito da interação
Agentes bloqueadores colinérgicos ou analgésicos opioides	Manejo do desconforto GI ou alívio da dor	Redução da efetividade da metoclopramida
Cimetidina	Manejo do desconforto GI	Absorção diminuída da cimetidina
Digoxina	Tratamento de distúrbios cardíacos	Absorção diminuída da digoxina
Antidepressivos inibidores da monoamina oxidase	Manejo da depressão	Risco aumentado de episódio hipertensivo
Levodopa	Tratamento da doença de Parkinson	Redução da metoclopramida e levodopa

ANTIEMÉTICOS

Os antieméticos são utilizados no tratamento ou na prevenção das **náuseas** (sensação gástrica desagradável que habitualmente precede o vômito) ou dos **vômitos** (expulsão vigorosa do conteúdo gástrico pela boca). Os fármacos descritos nesta seção são utilizados no tratamento das náuseas e dos vômitos intensos. Os indivíduos podem apresentar náuseas devido à cinetose ou a uma condição denominada **vertigem** (sensação de movimento giratório ou de rotação). Muitos dos fármacos utilizados no tratamento da cinetose são de venda livre. A Tabela 40.2 fornece exemplos de medicamentos utilizados no tratamento da cinetose ou da vertigem.

AÇÕES

Além do estômago, o cérebro está envolvido na sensação de náuseas. O bulbo (medula oblonga) possui uma área denominada centro do vômito. O processo do vômito ocorre quando essa área é estimulada diretamente por um nervo, devido

TABELA 40.2 Fármacos usados em cinetose.

Dimenidrinato
Difenidramina
Meclizina
Escopolamina

a irritação GI, cinetose e neurite vestibular (inflamação do nervo vestibular). Uma área adjacente, a **zona-gatilho quimiorreceptora (ZGQ)**, consiste em um grupo de fibras nervosas que envia sinais ao centro do vômito no bulbo quando ocorre desequilíbrio do metabolismo. Quando esses nervos são estimulados por substâncias químicas, como fármacos ou substâncias tóxicas, impulsos são enviados ao centro do vômito localizado no bulbo. O vômito causado por fármacos, radiação e distúrbios metabólicos ocorre frequentemente devido à estimulação da ZGQ. Os antieméticos discutidos aqui parecem atuar principalmente por meio da inibição da ZGQ e dos neurotransmissores principais do cérebro, a dopamina e a acetilcolina.

Os antagonistas do receptor de 5-hidroxitriptamina do tipo 3 (5-HT3) têm como alvo os receptores de serotonina tanto na ZGQ quanto perifericamente nas terminações nervosas situadas no estômago. Essa ação reduz efeitos adversos não GI que frequentemente são evidentes quando são utilizados agentes bloqueadores colinérgicos inespecíficos. Devido à sua ação localizada no sistema digestório, esses fármacos também estão sendo testados para uso na síndrome do intestino irritável.

USOS

Os antieméticos são utilizados no tratamento das náuseas e dos vômitos, tipicamente para prevenção (profilaxia):

- Antes de cirurgia, para prevenir vômitos durante o procedimento
- Imediatamente após a cirurgia, quando o paciente está se recuperando da anestesia
- Antes, durante e após a administração de agentes antineoplásicos que provocam alto grau de náuseas e vômitos
- Durante a radioterapia, quando o sistema digestório está no campo de tratamento
- Durante a gravidez para a hiperêmese.

Outras causas de náuseas e vômitos que podem ser tratadas com antieméticos incluem infecções bacterianas e virais e reações medicamentosas adversas. Alguns antieméticos também são utilizados para cinetose e vertigem. Nos EUA, dronabinol e nabilona são os únicos canabinoides (derivados da maconha) disponíveis para prescrição como antieméticos. Nos EUA, cerca de 25 estados, Washington D.C. e Guam permitem o uso da maconha para uso clínico, como náuseas. Ver no Capítulo 15 uma discussão mais detalhada sobre o uso da maconha.

REAÇÕES ADVERSAS

As reações adversas mais comumente associadas a esses medicamentos consistem em graus variáveis de sonolência. Outras reações adversas provocadas por cada fármaco estão listadas no Resumo de Fármacos | Fármacos que atuam no sistema digestório alto.

CONTRAINDICAÇÕES

Os antieméticos são contraindicados para pacientes com hipersensibilidade conhecida aos mesmos ou com grave depressão do SNC. Os antagonistas do receptor 5-HT3 não devem ser administrados a pacientes com bloqueio atrioventricular (BAV) ou prolongamento do intervalo QT. Em geral, esses medicamentos não são recomendados durante a gravidez e a lactação, nem para o vômito não complicado que ocorre em crianças pequenas. A proclorperazina é contraindicada para pacientes com depressão da medula óssea, discrasia sanguínea, doença de Parkinson ou doença hepática ou cardiovascular grave.

PRECAUÇÕES

Náuseas e vômitos intensos não devem ser tratados apenas com agentes antieméticos. É preciso investigar a causa dos vômitos. Os fármacos antieméticos podem dificultar o diagnóstico de distúrbios como tumor ou lesão cerebral, apendicite, obstrução intestinal e toxicidade farmacológica (p. ex., intoxicação digitálica). O diagnóstico tardio de qualquer um desses distúrbios pode ter graves consequências para o paciente.

Os antieméticos bloqueadores colinérgicos devem ser utilizados com cautela em pacientes com glaucoma ou doença obstrutiva do sistema digestório ou geniturinário, em pacientes com disfunção renal ou hepática ou em homens idosos com possível hipertrofia prostática. A prometazina é utilizada com cautela em pacientes que apresentam hipertensão arterial, apneia do sono ou epilepsia. Os antagonistas dos receptores 5-HT3 devem ser usados com cautela em pacientes com distúrbios da condução cardíaca ou desequilíbrios eletrolíticos.

Os antagonistas dos receptores 5-HT3 são classificados na categoria B para uso na gestação e são prescritos para a hiperêmese. A perfenazina, a proclorperazina, a prometazina, a escopolamina e a clorpromazina são fármacos da categoria C para uso na gestação. Outros antieméticos são classificados na categoria B.

INTERAÇÕES

As seguintes interações podem ocorrer quando se administra antiemético com outro agente:

Fármaco combinado	Uso comum	Efeito da interação
Depressores do SNC	Analgesia, sedação ou alívio da dor	Risco aumentado de sedação
Anti-histamínicos	Manejo de alergia e desconforto respiratório	Aumento dos efeitos adversos dos bloqueadores colinérgicos
Antiácidos	Manejo de desconforto gástrico	Absorção diminuída do antiemético
Rifampicina com antagonista do receptor 5-HT3	Tratamento de tuberculose/infecção pelo vírus da imunodeficiência humana	Diminuição da efetividade do antagonista do receptor 5-HT3
Lítio com proclorperazina	Tratamento de transtorno bipolar	Risco aumentado de efeitos extrapiramidais

EMÉTICOS

Um *emético*, que é utilizado para o efeito oposto de um agente antiemético, é um fármaco que *induz* vômito. O vômito é produzido pela irritação local do estômago e pela estimulação do centro do vômito no bulbo. Os eméticos são utilizados para o rápido esvaziamento do estômago quando o indivíduo ingere acidentalmente ou de modo intencional um veneno ou uma superdosagem de determinado fármaco. Nem todos os casos de ingestão de veneno ou superdosagem de fármaco são tratados com eméticos. Isso se deve ao fato de que pode ocorrer maior prejuízo com o vômito de muitas substâncias. Em consequência, foram estabelecidas diretrizes para uso do xarope de ipeca (ver Orientação ao paciente para desfechos melhores | Uso adequado de eméticos).

Considerações fitoterápicas

O gengibre é utilizado como produto medicinal para distúrbios GI, como cinetose, náuseas, vômitos e indigestão. Além disso, é recomendado para alívio da dor e inflamação da artrite e para baixar os níveis séricos de colesterol. A dose de gengibre na forma seca é de 1 g (1.000 mg) por dia. As reações adversas são raras, embora alguns indivíduos tenham relatado a ocorrência de pirose. O gengibre deve ser utilizado com cautela por pacientes com hipertensão arterial ou cálculos biliares e durante a gravidez ou a lactação. Como qualquer outra substância, é necessário consultar o médico antes de ingerir qualquer remédio à base de gengibre, embora o gengibre seja consumido com segurança como alimento por milhões de indivíduos há séculos (DerMarderosian, 2003).

PROCESSO DE ENFERMAGEM
Paciente tratado com medicamento para distúrbio do sistema digestório alto

AVALIAÇÃO
Avaliação pré-administração
Quando um paciente se queixar de náuseas, investigar o tipo e a intensidade dos sintomas (p. ex., dor, desconforto, náuseas, vômitos) de modo a obter um parâmetro para avaliar a efetividade da terapia farmacológica. Como parte da avaliação pré-administração de um paciente ao qual se administra um medicamento para alívio da náuseas e dos vômitos, documentar o número de vezes que o paciente vomitou e o volume aproximado de líquido perdido. Antes

de iniciar a terapia, obter os sinais vitais e investigar sinais de desequilíbrio hidreletrolítico.

No caso da administração profilática de antiemético, explicar a justificativa para prevenir um episódio de náuseas, em vez de aguardar a ocorrência de sintomas, quando o médico conhece os medicamentos ou tratamentos administrados que irão causar esse problema. Perguntar ao paciente sobre qualquer episódio de náuseas ou vômitos na antecipação da terapia.

Avaliação continuada

Monitorar o paciente com frequência quanto a queixas continuadas de dor, gosto azedo ou produção de vômito sanguinolento ou em borra de café. Se o vômito for intenso, observar o paciente à procura de sinais e sintomas de desequilíbrio eletrolítico e monitorar a pressão arterial, o pulso e a frequência respiratória a cada 2 a 4 horas ou conforme solicitado pelo médico. Monitorar o balanço hídrico (urina, vômito) cuidadosamente até cessar o vômito e o paciente conseguir ingerir líquidos em volume suficiente.

Documentar no prontuário do paciente todas as vezes em que ele vomita e notificar o médico se houver sangue no vômito ou caso o vômito se torne subitamente mais intenso. Se os vômitos forem intensos, pode-se antecipar a necessidade de tubo nasogástrico (NG) para aspiração, de modo a prevenir a aspiração do vômito (Figura 40.2). Pode ser necessário verificar o peso do paciente diariamente ou 1 vez/semana em pacientes com episódios prolongados e repetidos de vômitos (p. ex., pacientes submetidos a quimioterapia para o câncer). Avaliar o paciente a intervalos frequentes quanto à efetividade do medicamento no alívio dos sintomas (p. ex., náuseas, vômitos ou vertigem) e notificar o médico se o medicamento não conseguir aliviar ou diminuir os sintomas.

DIAGNÓSTICOS DE ENFERMAGEM

Os diagnósticos de enfermagem específicos para agentes farmacológicos incluem os seguintes:

- **Risco de volume de líquidos deficiente**, relacionado com a diarreia, as náuseas e os vômitos
- **Nutrição desequilibrada: menor do que as necessidades corporais**, relacionada com a capacidade comprometida de ingerir e reter alimentos ou líquidos ou sabores ou odores agressivos
- **Controle ineficaz da saúde**, relacionado com a incapacidade de tomar a forma oral da medicação

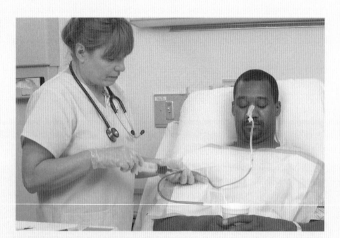

FIGURA 40.2 A colocação de tubo nasogástrico pode ser indicada quando o paciente apresentar náuseas e vômitos.

- **Risco de lesão**, relacionado com os efeitos adversos de tontura do medicamento.

Os diagnósticos de enfermagem relacionados com a administração de medicamentos são discutidos no Capítulo 4.

PLANEJAMENTO

Os desfechos esperados no paciente dependem da razão pela qual se administra o medicamento para o distúrbio do sistema digestório alto, mas podem incluir uma resposta ótima à terapia farmacológica, atender às necessidades do paciente relacionadas com o controle das reações adversas e confiabilidade na compreensão do esquema de medicação.

IMPLEMENTAÇÃO

Promoção da resposta ótima à terapia

Antiácidos

O antiácido pode ser administrado a cada hora nas primeiras 2 semanas quando utilizado para o tratamento da úlcera péptica aguda. Depois das primeiras 2 semanas, o fármaco é administrado 1 a 2 horas depois das refeições e ao deitar. É importante que o paciente compreenda que haverá redução do ácido gástrico e, com essa redução, menor absorção dos alimentos e dos medicamentos a partir do estômago. Por conseguinte, é necessário que os antiácidos sejam ingeridos mais tarde, de modo que os medicamentos tenham a oportunidade de entrar na circulação antes que ocorra redução do ácido. O médico pode solicitar que o antiácido seja deixado à cabeceira do paciente para autoadministração. É importante assegurar a disponibilidade de um suprimento adequado de água e copos para medição da dose.

> **ALERTA DE ENFERMAGEM**
>
> Devido à possibilidade de interferência de um antiácido com a atividade de outros medicamentos orais, não se deve administrar nenhum fármaco por via oral nas primeiras 1 a 2 horas após o antiácido.

Métodos não orais de administração de fármacos

Os pacientes em uso de fármacos antissecretores podem não ser capazes de tomar medicamentos orais devido ao preparo para procedimento cirúrgico, náuseas pós-operatórias ou condição física. Muitos desses medicamentos, com exceção dos antiácidos, podem ser administrados por via intramuscular (IM) ou intravenosa (IV). A via intravenosa é tipicamente preferida se o paciente já tiver um acesso intravascular, visto que esses medicamentos causam irritação, e as injeções intramusculares precisam ser administradas profundamente para minimizar o dano.

> **ALERTA DE ENFERMAGEM**
>
> Quando um desses medicamentos for administrado por via intravenosa, monitorar a velocidade de infusão a intervalos frequentes. Uma infusão excessivamente rápida pode induzir arritmias cardíacas.

Os pacientes debilitados e que necessitam de alimentação por tubo NG correm risco de desenvolvimento de úlceras gástricas e podem receber uma prescrição de fármacos antissecretores. Verificar sempre o rótulo do medicamento para saber se o comprimido pode ser triturado ou a cápsula aberta antes do uso. Esses medicamentos podem ser misturados com 40 ml de água ou suco de maçã e administrados pelo tubo NG. Em seguida, o tubo é lavado com líquido. Muitos desses medicamentos são apresentados em uma forma líquida, bem como em comprimidos ou cápsulas. Solicitar a forma líquida quando a administração for via tubo NG, de modo a diminuir a chance de obstrução do mesmo em consequência de lavagem inadequada.

ALERTA DE ENFERMAGEM

Utilizar sempre seringas orais para administrar soluções de fármaco por tubo enteral; isso ajuda a evitar a administração parenteral acidental de uma preparação oral.

Prevenção das náuseas em pacientes em tratamento para o câncer

Diferentes protocolos para náuseas antes da quimioterapia dependem do tipo de tratamento do câncer. Alguns agentes antineoplásicos raramente provocam náuseas, enquanto outros são extremamente **emetogênicos.** A granisetrona, a ondansetrona e a dolasetrona são exemplos de antieméticos utilizados quando é muito provável que os agentes quimioterápicos para câncer provoquem náuseas e vômitos. Esses fármacos são administrados independentemente da história de vômitos antes da administração da quimioterapia. A primeira dose é tipicamente administrada por via intravenosa durante a terapia; em seguida, pede-se ao paciente que use a medicação por via oral em casa durante um determinado período de tempo. É importante explicar ao paciente que o medicamento evita a ocorrência de náuseas e de vômitos e certificar-se de ingerir toda a dose prescrita, mesmo quando estiver se sentindo bem em casa. A sua ajuda pode ser solicitada na pré-administração de antieméticos; todavia, os agentes antineoplásicos sempre devem ser administrados por um enfermeiro treinado na administração de quimioterapia para o câncer.

Monitoramento e manejo das necessidades do paciente

Risco de volume de líquidos deficiente

Quando são administrados antiácidos, manter um registro das evacuações do paciente, visto que esses medicamentos podem causar constipação intestinal ou diarreia. Se o paciente apresentar diarreia, registrar acuradamente o balanço hídrico, juntamente com uma descrição das fezes diarreicas. A diarreia não controlada pode levar a perda de líquidos e desidratação. A substituição por outro antiácido alivia habitualmente o problema. A diarreia pode ser controlada pela associação de um antiácido à base de magnésio com um antiácido contendo alumínio ou cálcio.

A desidratação é um grave problema no paciente que apresenta náuseas e vômitos. É importante observar o paciente à procura de sinais de desidratação, que consistem em turgor cutâneo deficiente, mucosas secas, diminuição ou ausência de débito urinário, urina concentrada, inquietação, irritabilidade, aumento da frequência respiratória e confusão mental. Monitorar o balanço hídrico (urina e vômitos) e documentar os achados a cada 8 horas. Se o paciente conseguir ingerir e reter pequenos volumes de líquidos orais, oferecer goles de água a intervalos frequentes. Além disso, é importante observar o paciente à procura de sinais de desequilíbrio eletrolítico, particularmente déficit de sódio e de potássio (ver Capítulo 54). Se forem observados sinais de desidratação ou de desequilíbrio eletrolítico, entrar em contato com o médico, visto que pode haver necessidade de administração parenteral de líquidos ou de líquidos com eletrólitos.

Considerações sobre cuidados crônicos

As observações à procura de distúrbios hidreletrolíticos são particularmente importantes no adulto mais velho ou em pacientes cronicamente enfermos, nos quais pode ocorrer rápido desenvolvimento de desidratação grave. Relatar imediatamente quaisquer sinais e sintomas de desidratação, como mucosas secas, diminuição do débito urinário, urina concentrada, inquietação ou confusão mental. A desidratação pode levar a confusão mental e tontura. A tontura aumenta o risco de quedas no adulto mais velho. É necessário ajudar o paciente nas atividades ambulatoriais. Deve-se tornar o ambiente seguro, retirando tapetes, pequenas peças de mobília etc. Relatar qualquer mudança na orientação ao médico.

Nutrição desequilibrada: menor do que as necessidades corporais

Náuseas, vômitos, vertigem e tontura são sensações desagradáveis. Fornecer ao paciente uma cuba-rim e observá-lo a intervalos frequentes. Caso ocorram vômitos, esvaziar a cuba-rim e medir e documentar o volume no prontuário do paciente. Oferecer medidas de conforto, dando ao paciente um pano úmido e uma toalha para enxugar as mãos e o rosto, se necessário. É também uma boa ideia oferecer frequentemente ao paciente colutórios ou soluções bucais para remover o gosto desagradável que acompanha os vômitos (Figura 40.3).

As náuseas podem fazer com que o paciente perca o apetite e diminua a ingestão de alimentos. É importante tornar o ambiente o mais agradável possível para melhorar o apetite. Remover os itens com odores fortes. Trocar a roupa de cama e roupas ou aventais do paciente, quando necessário, visto que o odor do vômito pode intensificar a sensação de náuseas e diminuir ainda mais o apetite. Pedir aos visitantes que evitem usar perfumes e colônias fortes.

Controle ineficaz da saúde

Quando são administrados antiácidos, instruir o paciente a mastigar os comprimidos por completo antes de sua deglutição e, em seguida, ingerir um copo cheio de água ou de leite.

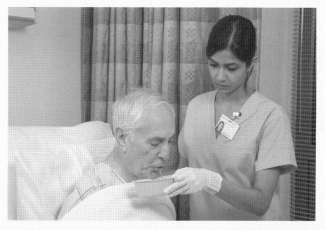

FIGURA 40.3 Fornecer medidas de conforto ao paciente com náuseas.

Se o paciente demonstrar desagrado quanto ao gosto do antiácido ou tiver dificuldade em mastigar os comprimidos, entrar em contato com o médico. Pode-se prescrever um antiácido aromatizado se o paciente achar o sabor desagradável. Caso o paciente tenha dificuldade em mastigar os comprimidos, pode-se solicitar uma preparação líquida. As preparações líquidas de antiácidos precisam ser bem agitadas imediatamente antes de sua administração. Os antiácidos líquidos devem ser seguidos da ingestão de um pouco de água.

Quando o paciente não consegue reter a forma oral do medicamento (distinto do antiácido), pode ser administrado por via parenteral ou na forma de supositório retal (se o medicamento prescrito estiver disponível nessas formas farmacêuticas). Se apenas a forma oral for solicitada, e o paciente não conseguir reter o medicamento, entrar em contato com o médico para prescrever uma formulação parenteral ou em supositório desse agente antiemético ou de outro antiemético. Se o paciente for para casa com instruções sobre o uso de supositório, certificar-se de incluir luvas ou luvas de dedo descartáveis (as luvas de dedo são usadas para cobrir um ou mais dedos quando não há necessidade de uma luva inteira) para administração.

Quando se administra escopolamina para a cinetose, deve-se aplicar um sistema transdérmico atrás da orelha, aproximadamente 4 horas antes do efeito antiemético necessário. Administra-se aproximadamente 1 g de escopolamina a cada 24 horas, durante 3 dias. Orientar o indivíduo para descartar qualquer disco que venha a se desprender e substituí-lo por um novo disco aplicado atrás da orelha oposta.

Risco de lesão

A administração desses medicamentos pode resultar em graus variáveis de sonolência. Para evitar quedas acidentais e outras lesões, ajudar o paciente que tem permissão para levantar nas atividades ambulatoriais. Se for observada sonolência extrema, instruir o paciente para permanecer no leito e providenciar uma campainha de chamada.

⚠ ALERTA DE ENFERMAGEM

Ocorre discinesia tardia (espasmos musculares involuntários e não reversíveis), que tipicamente está associada a antipsicóticos convencionais, com o uso prolongado (12 semanas ou mais) de metoclopramida. Relatar imediatamente quaisquer sintomas extrapiramidais para evitar a ocorrência de discinesia tardia.

Orientação ao paciente e aos familiares

Quando se prescreve um medicamento para uso ambulatorial no tratamento do sistema digestório alto, e à medida que desenvolver um plano de ensino, incluir as seguintes informações:

- Se ocorrer sonolência, evitar dirigir veículos ou realizar tarefas perigosas enquanto estiver tomando esses medicamentos
- Não utilizar antiácidos de modo indiscriminado. Consultar o médico antes de utilizar um antiácido se houver outros distúrbios clínicos, como cardiopatia (alguns antiácidos contêm sódio)
- Não aumentar a frequência do uso ou da dose se houver agravamento dos sintomas; em lugar disso, consultar o mais cedo possível o médico
- Como os antiácidos comprometem a absorção de alguns medicamentos, não ingerir outros fármacos 2 horas antes ou depois de tomar o antiácido, a não ser que seja recomendado pelo médico
- Caso a dor ou o desconforto permaneçam iguais ou se tornem mais intensos, nos casos em que as fezes tornam-se pretas ou o vômito assemelha-se à borra de café, entrar em contato com o médico o mais rápido possível
- Os produtos que contêm magnésio podem produzir um efeito *laxante* e podem causar diarreia; por outro lado, os antiácidos contendo alumínio ou cálcio podem provocar *constipação intestinal*
- Tomar antiácido em excesso pode fazer com que o estômago secrete ácido gástrico em excesso. Consultar o médico ou o farmacêutico sobre a dose apropriada. Não utilizar a dose máxima por mais de 2 semanas, exceto sob a supervisão de um médico
- Quando ingerir inibidores da bomba de prótons, deglutir o comprimido por inteiro pelo menos 1 hora antes da ingestão de alimento. Não mastigar, não abrir e nem triturar

Orientação ao paciente para desfechos melhores

Uso adequado de eméticos

Antes de administrar um emético, é de suma importância conhecer os produtos químicos ou as substâncias que foram ingeridas, a hora de sua ingestão e que sintomas foram observados antes de procurar tratamento clínico. Essa informação provavelmente será obtida de um familiar ou de um amigo, porém o paciente adulto também pode contribuir para a história. É importante explicar aos pacientes que existem situações nas quais o xarope de ipeca é contraindicado.

A U.S. Food and Drug Administration aprovou as seguintes advertências incluídas no rótulo do xarope de ipeca:

- ✔ Não administrar a indivíduos que não estejam totalmente conscientes
- ✔ Não utilizar esse produto, a não ser que seja prescrito por um profissional de saúde. Não utilizar nos casos de ingestão de terebintina, corrosivos, como álcalis (soda cáustica) ou ácidos fortes, ou destilados do petróleo, como querosene, tíner, produtos líquidos de limpeza ou lustra-móveis.

Os médicos (Manoguerra, 2005) expandiram as contraindicações do xarope de ipeca para incluir situações nas quais:

- ✔ O paciente esteja comatoso ou com estado mental alterado, e o risco de aspiração do conteúdo gástrico seja alto
- ✔ O paciente apresente convulsões
- ✔ A substância ingerida seja capaz de provocar alteração do estado mental ou convulsões
- ✔ A substância ingerida seja um agente cáustico ou corrosivo
- ✔ A substância ingerida seja um destilado do petróleo de baixa viscosidade (p. ex., gás ou querosene), com potencial de aspiração pulmonar e desenvolvimento de pneumonite química
- ✔ O paciente seja portador de uma condição clínica passível de ser agravada pelos vômitos (p. ex., hipertensão grave, bradicardia, diátese hemorrágica).

Lembre-se: o médico ou o enfermeiro também devem entrar em contato com o centro de controle de envenenamento local para obter informações sobre o tratamento.

- Quando ingerir metoclopramida, relatar imediatamente qualquer um dos seguintes sinais: dificuldade em falar ou deglutir; face semelhante a uma máscara; marcha arrastada; rigidez; tremores, movimentos descontrolados da boca, da face ou das extremidades; e mastigação descontrolada ou movimentos incomuns da língua
- Evitar o consumo de álcool etílico e o uso de outros medicamentos sedativos, a não ser que aprovados pelo médico
- Tomar os antieméticos para a quimioterapia do câncer, conforme prescrito. Não omitir doses. Consultar o médico se esquecer alguma dose da medicação
- Quando utilizar supositórios retais, retirar o invólucro de alumínio e introduzir imediatamente a extremidade pontuda no reto sem aplicar força
- Os medicamentos para cinetose devem ser ingeridos cerca de 1 hora antes da viagem
- Misoprostol: como esse medicamento pode provocar aborto espontâneo, as mulheres de idade fértil precisam utilizar um contraceptivo seguro. Se houver suspeita de gravidez, suspender o uso do medicamento e notificar o médico. Relatar também a ocorrência de dor menstrual intensa, sangramento ou pequena perda de sangue.

Alerta de domínio de conceito

O enfermeiro deve alertar o paciente em uso de antiácidos contendo magnésio e sódio sobre a possibilidade de diarreia, que é mais comum quando são utilizados produtos que contenham magnésio.

REAVALIAÇÃO

- O efeito terapêutico é obtido, e as náuseas ou a dor são controladas
- As reações adversas são identificadas, relatadas ao médico e controladas com sucesso por meio de intervenções de enfermagem apropriadas:
  - O equilíbrio do volume de líquidos é mantido
  - O paciente mantém um estado nutricional adequado
  - O paciente controla efetivamente o esquema terapêutico
  - Não se observa evidência de lesão
- O paciente e sua família expressam confiança e demonstram entender o esquema medicamentoso.

Farmacologia na prática
PENSE CRITICAMENTE

Foi constatado que Alfredo Garcia apresenta DRGE, e não úlcera péptica. Durante a orientação ao paciente, como explicar ao Sr. Garcia que o uso de produtos lácteos para proteger o revestimento do estômago não é útil para reduzir a secreção de ácido gástrico? O Sr. Garcia é orientado para adquirir o antiácido de sua escolha para aliviar a pirose. Ele não consegue entender por que ele deve revestir o estômago com um remédio, em lugar de creme de leite. Explique como os antiácidos atuam.

PONTOS-CHAVE

■ O sistema digestório alto é constituído por boca, esôfago e estômago. O indivíduo ingere alimentos e líquidos que são processados e absorvidos para uso pelas células. Ácido clorídrico é secretado no estômago para ajudar no processo de digestão

■ Ocorrem problemas quando os sucos digestivos têm a sua direção invertida e entram no esôfago ou retornam ao estômago a partir do intestino delgado. Os fármacos discutidos neste capítulo reduzem ou neutralizam o ácido e aumentam a motilidade para a propulsão do conteúdo pelo sistema digestório. São também discutidos os antieméticos utilizados para reduzir ou prevenir as náuseas e os vômitos

■ Antiácidos não revestem realmente o estômago; na verdade, neutralizam o ácido existente no estômago. Como ácido é necessário para a absorção adequada, esses medicamentos não devem ser ingeridos nas primeiras 2 horas após outros fármacos. Os fármacos antissecretores, como os antagonistas dos receptores de histamina e os inibidores da bomba de prótons, reduzem a secreção de ácido gástrico. A diminuição do ácido ajuda no processo de cicatrização na presença de úlcera. Os estimulantes são utilizados para promover a motilidade GI, o que, por sua vez, reduz as náuseas. Os antieméticos atualmente utilizados inibem a transmissão neuronal da sensação a partir do trato GI ou o sinal para vomitar

■ As reações adversas consistem em cefaleia, náuseas, diarreia ou dor abdominal. A metoclopramida, quando utilizada a longo prazo, pode causar efeitos extrapiramidais, que podem levar ao desenvolvimento de discinesia tardia irreversível

■ Existem diversos produtos de venda livre para tratar os sintomas GI. Os pacientes precisam ter confiança para entender como adquirir e tomar esses produtos, visto que a maioria dos usuários os adquire sem supervisão de um profissional de saúde.

RESUMO DE FÁRMACOS
Fármacos que atuam no sistema digestório alto

Nome genérico	Usos	Reações adversas	Faixas posológicas
Antiácidos			
Bicarbonato de sódio	Alívio sintomático de úlcera péptica e hiperacidez gástrica	Desequilíbrio eletrolítico e alcalose metabólica	0,3 a 2 g, VO, 1 a 4 vezes/dia

(continua)

434   Parte 9 Fármacos que Atuam no Sistema Digestório

Nome genérico	Usos	Reações adversas	Faixas posológicas
Carbonato de alumínio	Alívio sintomático de úlcera péptica e hiperacidez gástrica, hiperfosfatemia	Constipação intestinal, osteomalacia, neurotoxicidade	2 comp. ou cápsulas (10 mℓ de suspensão oral) a cada 2 h, até 12 vezes/dia
Carbonato de cálcio	Alívio sintomático de úlcera péptica e hiperacidez gástrica, deficiência de cálcio (osteoporose)	Rebote de ácido	0,5 a 1,5 g VO
Hidróxido de alumínio	Iguais aos do carbonato de alumínio	Iguais às do carbonato de alumínio	500 a 1.500 mg (5 a 30 mℓ em suspensão oral) VO, 3 a 6 vezes/dia, entre refeições e ao deitar
Hidróxido de magnésio	Alívio sintomático de úlcera péptica e hiperacidez gástrica, constipação intestinal	Diarreia, perda óssea em pacientes com insuficiência renal crônica	Antiácido: 622 a 1.244 mg (5 a 15 mℓ em suspensão) VO, 4 vezes/dia Laxante: 15 a 60 mℓ VO
Óxido de magnésio	Iguais aos do hidróxido de magnésio	Iguais às do hidróxido de magnésio	140 a 800 mg/dia VO

Produtos combinados de neutralizadores do ácido gástrico

Famotidina/carbonato de cálcio/ hidróxido de magnésio	Alívio sintomático de úlcera péptica e hiperacidez gástrica	Ver os fármacos separados	
Magaldrato (magnésio/aluminato)	Alívio sintomático de úlcera péptica e hiperacidez gástrica	Constipação intestinal, diarreia	5 a 15 mℓ VO, entre as refeições e ao deitar

Fármacos antissecretores

Antagonistas dos receptores H_2

Cimetidina	Úlceras gástricas/duodenais, DRGE, condições de hipersecreção gástrica, hemorragia digestiva, pirose	Cefaleia, sonolência, diarreia	800 a 1.600 mg/dia, VO; 300 mg, a cada 6 h IM ou IV
Famotidina	Iguais aos da cimetidina	Iguais às da cimetidina	20 a 40 mg VO; ou IV se uso oral não for possível
Nizatidina	Iguais aos da cimetidina	Iguais aos da cimetidina	150 a 300 mg/dia VO em dose única ou doses fracionadas
Ranitidina	Iguais aos da cimetidina, esofagite erosiva	Iguais aos da cimetidina	150 a 600 mg VO, em dose única ou doses fracionadas; 50 mg, a cada 6 a 8 h IM, IV (não ultrapassar 400 mg/dia)

Inibidores da bomba de prótons

Dexlansoprazol	Esofagite erosiva, DRGE	Cefaleia, náuseas, diarreia	30 a 60 mg/dia VO
Esomeprazol	Esofagite erosiva, DRGE, erradicação do *H. pylori*, úlceras gástricas associadas ao uso de AINE	Cefaleia, náuseas, diarreia	20 a 40 mg/dia VO
Lansoprazol	Iguais aos do esomeprazol, condições de hipersecreção, fibrose cística (má absorção intestinal)	Iguais às do esomeprazol	15 a 30 mg/dia VO
Omeprazol	Iguais aos do esomeprazol, condições de hipersecreção, pirose, redução do risco de hemorragia digestiva alta	Iguais às do esomeprazol	20 a 60 mg/dia VO
Pantoprazol	DRGE, esofagite erosiva e condições de hipersecreção	Iguais às do esomeprazol	40 mg/dia VO ou IV Hipersecreção: 80 mg IV, a cada 12 h
Rabeprazol	Iguais aos do esomeprazol	Iguais às do esomeprazol	20 mg/dia VO

Outros fármacos antissecretores

Sucralfato	Tratamento a curto prazo de úlcera duodenal	Constipação intestinal	1 g/dia VO, em doses fracionadas
Misoprotol	Prevenção de úlceras gástricas em pacientes sob uso de AINE	Cefaleia, náuseas, dor abdominal, diarreia	100 a 200 mcg VO, 4 vezes/dia

Estimulante GI

*Metoclopramida	Gastroparesia diabética, DRGE, prevenção de náuseas e vômitos	Inquietação, tontura, fadiga, efeitos extrapiramidais	10 a 15 mg VO; 10 a 20 mg IM, IV

Capítulo 40 Fármacos que Atuam no Sistema Digestório Alto 435

Nome genérico	Usos	Reações adversas	Faixas posológicas
Antieméticos			
Antidopaminérgicos			
Clopromazina	Controle de náuseas e vômitos, soluços intratáveis	Sonolência, hipotensão, boca seca, congestão nasal	Náuseas e vômitos: 10 a 25 mg VO, a cada 4 a 6 h; supositório retal de 50 a 100 mg, a cada 6 a 8 h; 25 a 50 mg IM, a cada 3 a 4 h Soluços: 25 a 50 mg VO, IM, infusão IV lenta
Perfenazina	Iguais aos da clorpromazina	Iguais às da clorpromazina	8 a 16 mg/dia VO, em doses fracionadas, 5 a 10 mg IM, IV, a cada 6 h
Proclorperazina	Controle de náuseas e vômitos	Iguais às da clorpromazina	VO: 5 a 10 mg, 3 ou 4 vezes/dia IM, IV: 5 a 10 mg Supositório retal: 25 mg 2 vezes/dia Liberação prolongada: 10 a 15 mg
Prometazina	Controle de náuseas e vômitos associados a anestesia e cirurgia, cinetose	Iguais às da difenidramina	Náuseas e vômitos: 12,5 a 25 mg VO, IM, IV, retal Cinetose: 25 mg VO, 1 a 2 h antes da viagem; repetir em 8 a 12 h
Agente bloqueador colinérgico			
Trimetobenzamida	Controle de náuseas e vômitos	Hipotensão (uso IM), sintomas semelhantes aos de Parkinson, borramento visual, sonolência, tontura	250 mg VO ou 200 mg IM; supositório retal, 3 ou 4 vezes/dia
Antagonistas do receptor 5-HT3			
Dolasetrona	Prevenção de náuseas e vômitos induzidos por quimioterapia e no pós-operatório	Cefaleia, fadiga, febre, dor abdominal	100 mg VO ou 1,8 mg/kg IV
Granisetrona[a]	Prevenção de náuseas e vômitos induzidos por quimioterapia/radioterapia	Cefaleia, astenia, diarreia, constipação intestinal	1 a 2 mg VO ou 10 mcg/kg IV; aplicação de disco transdérmico 2 dias antes a 5 dias depois da quimioterapia
Ondansetrona[a]	Iguais aos da dolasetrona, hiperêmese gravídica, bulimia, prurido induzido por analgesia espinal ou por doenças da vesícula biliar	Cefaleia, fadiga, sonolência, sedação, constipação intestinal, hipoxia	8 mg VO, 2 ou 3 vezes/dia; 32 mg IV
Netupitanto/ Palonosetrona	Prevenção de náuseas e vômitos induzidos por quimioterapia altamente emetogênica	Boa tolerabilidade	Cápsula 300 + 0,5 mg VO, antes da quimioterapia
Outros antieméticos			
Aprepitanto/fosaprepitanto[a]	Prevenção das náuseas e dos vômitos induzidos por quimioterapia e no pós-operatório	Cefaleia, fadiga, estomatite, constipação intestinal	125 mg 1 h antes da quimioterapia e 80 mg/dia, durante 3 dias
Dronabinol[a]	Prevenção de náuseas e vômitos induzidos por quimioterapia; estimulante do apetite em pacientes com infecção pelo HIV	Sonolência, euforia, tontura, vômitos	5 mg/m^2, 1 a 3 h antes da quimioterapia Estimulante do apetite: 2,5 mg VO 2 vezes/dia
Nabilona[a]	Prevenção de náuseas e vômitos induzidos por quimioterapia, alívio de dor neuropática em diabetes	Sonolência, vertigem, euforia, boca seca, alucinações	1 a 2 mg, 2 vezes/dia até 48 h após a dose de quimioterapia

*Esses medicamentos devem ser ingeridos pelo menos 30 minutos antes das refeições e ao deitar.
[a]Esses medicamentos são administrados de acordo com protocolos específicos; consultar a receita antes de sua administração.

436 Parte 9 Fármacos que Atuam no Sistema Digestório

REVISÃO DO CAPÍTULO

Calcule a dosagem dos medicamentos

1. Foram prescritos 40 mg de esomeprazol, 1 vez/dia. O fármaco está disponível em cápsulas de 20 mg. Quantas cápsulas devem ser administradas pelo enfermeiro? _____

2. Foram prescritos 2 g de sucralfato, 2 vezes/dia. O fármaco está disponível em suspensão oral de 1 g/10 mℓ. Quantos mililitros devem ser administrados pelo enfermeiro em cada dose? _____

Prepare-se para provas

1. Como o enfermeiro deve administrar corretamente antiácido a paciente que ingere outros medicamentos?
1. Com os outros medicamentos
2. 30 minutos antes ou depois da administração de outros medicamentos
3. 2 horas antes ou depois da administração de outros medicamentos
4. Pela manhã e ao deitar

2. Quando se prescreve um antagonista dos receptores H$_2$ para tratamento de úlcera péptica, o enfermeiro deve monitorar o paciente à procura de quais dos seguintes efeitos adversos?
1. Boca seca, retenção urinária
2. Edema, taquicardia
3. Constipação intestinal, anorexia
4. Cefaleia, sonolência

3. Qual é a reação adversa mais esperada em paciente sob uso de antiemético?
1. Cefaleia occipital
2. Sonolência
3. Edema
4. Náuseas

4. Ao explicar como utilizar escopolamina transdérmica, o enfermeiro fornece instruções ao paciente para aplicar o sistema _____
1. A uma região do tórax sem pelos
2. Na parte superior das costas
3. Atrás da orelha
4. No antebraço

5. Escolha o recurso mais útil a ser utilizado pelo enfermeiro ao ajudar o paciente a escolher o melhor antiácido a ser adquirido.
1. procurar anúncios em revistas e jornais
2. discutir com o farmacêutico clínico
3. procurar anúncios de medicamentos na internet
4. entrar em contato com a empresa farmacêutica

6. Qual das seguintes afirmativas feitas pelo paciente seria preocupante para o enfermeiro?
1. "Tomarei esse comprimido se sentir náuseas."
2. "Tomarei esse antiácido imediatamente antes de comer."
3. "Devo evitar consumo de bebidas alcoólicas por um tempo."
4. "Seguir dieta rica em proteína ajudará a me sentir melhor."

7. Em paciente que toma metoclopramida, qual dos seguintes comportamentos indica condição irreversível a ser relatada imediatamente ao médico?
1. Rigidez muscular, boca seca, insônia
2. Movimentos involuntários e rítmicos da língua, face, boca ou mandíbula
3. Fraqueza muscular, paralisia das pálpebras, diarreia
4. Dispneia, sonolência, espasmos musculares

8. Associar o antiácido à reação adversa que ele provoca:

1. Constipação intestinal	A. Hidróxido de magnésio
2. Diarreia	B. Hidróxido de alumínio
	C. Famotidina/carbonato de cálcio/hidróxido de magnésio
	D. Bicarbonato de sódio

9. Foram prescritos 10 mg de proclorperazina, por via oral. O medicamento está disponível em xarope com 5 mg/5 mℓ. Para preparar a dose correta, enfermeiro deve administrar _____ .

10. O paciente deve receber 400 mg de cimetidina, por via oral. O medicamento está disponível em comprimidos de 400 mg. O enfermeiro administra _____

Para verificar suas respostas, ver Apêndice F.

41

Fármacos que Atuam no Sistema Digestório Baixo

Termos-chave

antiflatulentos fármacos que combatem a emissão de flatos ("gases")

constipação intestinal evacuação difícil de material fecal endurecido

diarreia evacuação de fezes aquosas ou pastosas

dispepsia sensação de plenitude ou desconforto epigástrico

doença inflamatória intestinal inflamação do intestino (p. ex., doença de Crohn e retocolite ulcerativa)

obstipação condição de constipação intestinal extrema e persistente causada por obstrução nos intestinos

Objetivos de aprendizagem

Ao fim deste capítulo, o leitor deverá ser capaz de:

1. Descrever como a doença inflamatória intestinal altera a função do sistema digestório baixo
2. Listar os tipos de medicamentos prescritos ou recomendados para distúrbios do sistema digestório baixo
3. Discutir usos, ações farmacológicas gerais, reações adversas gerais, contraindicações, precauções e interações associadas a fármacos que atuam no sistema digestório baixo
4. Discutir atividades a serem realizadas pelo enfermeiro na avaliação pré-administração e na avaliação continuada do paciente tratado com fármaco que atua no sistema digestório baixo
5. Listar os diagnósticos de enfermagem específicos para paciente em uso de fármaco que atua no sistema digestório baixo
6. Discutir maneiras de promover resposta ótima ao tratamento, controlar as reações adversas comuns e instruir os pacientes sobre o uso de fármacos que atuam no sistema digestório baixo.

Classes de fármacos

Aminossalicilatos	Antiflatulentos
Antidiarreicos	Laxantes

Farmacologia na prática
Betty Peterson vai à clínica por "não se sentir bem". Durante a avaliação, ela declara estar com constipação intestinal após uso recente de remédio para resfriado. Como determinar a causa da constipação intestinal e o que deve ser recomendado para tratá-la?

O intestino grosso é responsável pela absorção de água e de alguns nutrientes dos alimentos e líquidos ingeridos. A velocidade do trânsito determina o que será absorvido. O trânsito rápido do conteúdo pelo intestino é denominado **diarreia**. Quando o conteúdo se move lentamente, ocorre maior absorção de água, e o material fecal torna-se mais duro, resultando em **constipação intestinal**. O trânsito intestinal pode ser estimulado por muitos fatores. Patologias, como a síndrome do intestino irritável (SII) ou a retocolite ulcerativa, infecção bacteriana ou determinados fármacos (p. ex., agentes anti-infecciosos) podem acelerar o trânsito intestinal, resultando em diarreia. Condições, como a doença de Parkinson, podem diminuir o trânsito intestinal, causando constipação intestinal. O tratamento com opioides e os efeitos decorrentes de cirurgia abdominal também podem causar constipação intestinal.

Condições que afetam a função do sistema digestório baixo podem ter impacto significativo nas atividades da vida diária; se não ocorrer absorção adequada, o indivíduo não tem a energia necessária para a realização de suas atividades. Uma dessas condições é a **doença inflamatória intestinal** (DII; Figura 41.1). Outra condição, a SII, também afeta o sistema digestório baixo. A dor e a distensão abdominal consequentes à redução do número de defecações ("intestino preguiçoso") ou o medo de incontinência fecal podem impedir o indivíduo de se socializar, comprometendo a sua vida diária. Os fármacos descritos neste capítulo afetam a função do intestino. São descritos antidiarreicos e laxantes, bem como fármacos utilizados no tratamento da DII e da SII. Alguns dos medicamentos mais comuns estão listados no Resumo de Fármacos | Fármacos que atuam no sistema digestório baixo.

DOENÇA INFLAMATÓRIA INTESTINAL

De acordo com a Crohn's and Colitis Foundation of America (2016), até 1,4 milhão de norte-americanos apresentam DII. O termo DII abrange a doença de Crohn e a retocolite ulcerativa, doenças que causam inflamação do intestino. A etiologia dessas doenças não é conhecida; entretanto, acredita-se que a causa seja a interação de um vírus ou bactéria com o sistema imune. As manifestações clínicas da doença de Crohn incluem dor e distensão abdominais. Com a progressão da doença, surgem outras manifestações gastrintestinais (GI), como anorexia, diarreia, perda de peso, desidratação e deficiências nutricionais. A retocolite ulcerativa tem início mais abrupto; os pacientes sentem a necessidade súbita de defecar, resultando em diarreia mucossanguinolenta intensa ou ausência de fezes. Esse distúrbio também é acompanhado por dor e fadiga. Não foram encontradas evidências que apoiem a teoria de que a DII seja causada por tensão, ansiedade ou qualquer outro fator ou transtorno psicológico (NIH, 2012). Os medicamentos utilizados no tratamento da DII incluem antibióticos, corticosteroides, agentes biológicos e aminossalicilatos. Os aminossalicilatos são descritos neste capítulo; outros medicamentos usados no tratamento da DII são discutidos em seus respectivos capítulos.

AMINOSSALICILATOS

AÇÕES E USOS

Os aminossalicilatos são compostos semelhantes ao ácido acetilsalicílico (AAS), com ação anti-inflamatória. Esses medicamentos também são designados como ácido 5-aminossalicílico ou 5-ASA. Esses fármacos exercem efeito anti-inflamatório no intestino. O mecanismo exato de ação não é conhecido. Os aminossalicilatos são utilizados no tratamento da doença de Crohn e da retocolite ulcerativa, bem como de outras doenças inflamatórias.

REAÇÕES ADVERSAS

Como esses medicamentos são anti-inflamatórios tópicos, as reações adversas mais comuns ocorrem no sistema digestório e consistem em dor abdominal, náuseas e diarreia. Outras reações adversas gerais incluem cefaleia, tontura, febre e astenia.

CONTRAINDICAÇÕES E PRECAUÇÕES

Os aminossalicilatos são contraindicados para pacientes com hipersensibilidade conhecida a esses fármacos ou a medicamentos que contenham salicilatos. Além disso, são contraindicados para pacientes que apresentam hipersensibilidade a sulfonamidas e sulfitos ou obstrução intestinal, bem como para crianças com menos de 2 anos de idade. Os aminossalicilatos pertencem à categoria B para uso na gestação (com exceção da olsalazina, que está na categoria C); todos devem ser utilizados com cautela durante a gravidez e a lactação (sua segurança ainda não foi estabelecida).

O natalizumabe é um medicamento parenteral utilizado no tratamento da doença de Crohn e da esclerose múltipla (ver mais informações no Capítulo 51). Embora não seja um aminossalicilato, agentes biológicos estão sendo desenvolvidos para diversas condições causadas por disfunções da imunidade. A infusão de natalizumabe tem sido associada a uma infecção rara do cérebro, denominada leucoencefalopatia. O risco é maior quando os pacientes foram tratados com outros agentes imunossupressores ou foram expostos ao vírus John Cunningham (JCV). Por esse motivo, nos EUA, as infusões mensais precisam ser administradas por centros médicos inscritos no programa TOUCH (Tysabri Outreach: Unified Commitment to Health). Nesse programa, são seguidos protocolos rigorosos de educação, administração e acompanhamento.*

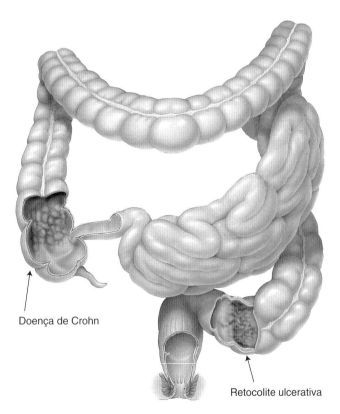

FIGURA 41.1 Exemplos de doenças inflamatórias intestinais.

---

*N.R.T.: No Brasil, é disponibilizado pelo SUS para tratamento de esclerose múltipla.

INTERAÇÕES

As seguintes interações podem ocorrer quando se administra um aminossalicilato com outro agente:

Fármaco combinado	Uso comum	Efeito da interação
Digoxina	Distúrbios cardíacos	Redução da absorção de digoxina
Metotrexato	Câncer e distúrbios autoimunes	Risco aumentado de imunossupressão
Hipoglicemiantes orais	Tratamento do diabetes melito	Diminuição do nível de glicemia
Varfarina	Anticoagulante	Risco aumentado de sangramento

Considerações fitoterápicas

A camomila (*Matricaria chamomilla*) tem diversos usos na fitoterapia tradicional, como sedativo leve e para tratamento de distúrbios digestivos, cólicas menstruais e úlceras gástricas. A camomila tem sido usada topicamente em casos de irritação e inflamação da pele. A camomila encontra-se na lista de fitoterápicos geralmente reconhecidos como seguros pela U.S. Food and Drug Administration (FDA). A camomila é um dos chás mais populares na Europa. Quando usada como infusão, parece promover efeito antiespasmódico sobre o músculo liso do sistema digestório e proteger contra o desenvolvimento de úlceras gástricas. Embora seja geralmente segura e atóxica, a infusão de camomila é preparada a partir dos capítulos florais repletos de pólen e já provocou desde sinais e sintomas leves de dermatite de contato até reações anafiláticas graves em indivíduos com hipersensibilidade a ambrósia-americana, asteráceas e crisântemos (DerMarderosian, 2003).

ANTIDIARREICOS

AÇÕES E USOS

Os antidiarreicos são utilizados no tratamento da diarreia. A difenoxina e o difenoxilato são fármacos quimicamente relacionados com os opioides; por essa razão, diminuem o peristaltismo intestinal, que frequentemente está aumentado quando o paciente apresenta diarreia. Como estão relacionados com os opioides, esses medicamentos podem ter efeitos sedativos e euforizantes, porém sem atividade analgésica. Existe o potencial de dependência desses fármacos; por conseguinte, são combinados com atropina (um agente bloqueador colinérgico), que provoca boca seca e outros efeitos adversos leves. O potencial de abuso é reduzido em virtude desses efeitos adversos desagradáveis.

A loperamida atua diretamente sobre a parede muscular do intestino para diminuir a motilidade e não está relacionada com opioides. Por esse motivo, é também utilizada no tratamento da diarreia crônica associada à DII. O medicamento crofelêmer bloqueia a secreção de cloreto, que provoca perda substancial de água na diarreia associada à infecção pelo HIV e à AIDS.

REAÇÕES ADVERSAS

Reações do sistema digestório
- Anorexia, náuseas, vômitos e constipação intestinal
- Desconforto, dor e distensão abdominais.

OUTRAS REAÇÕES SISTÊMICAS
- Tontura, sonolência e cefaleia
- Sedação e euforia
- Erupção cutânea.

CONTRAINDICAÇÕES E PRECAUÇÕES

Esses medicamentos são contraindicados para pacientes cuja diarreia esteja associada a microrganismos que lesionam a mucosa intestinal (*Escherichia coli*, *Salmonella* e *Shigella* spp.). Os pacientes com colite pseudomembranosa, dor abdominal de origem indeterminada e icterícia obstrutiva também não devem fazer uso de antidiarreicos. Os antidiarreicos estão contraindicados para crianças com menos de 2 anos de idade.

> **ALERTA DE ENFERMAGEM**
> Se a diarreia persistir por mais de 2 dias com o uso de antidiarreicos de venda livre, o paciente deve interrompê-los e procurar assistência médica.

Os agentes antidiarreicos devem ser utilizados com cautela em pacientes que apresentam comprometimento hepático grave. Os antidiarreicos estão classificados na categoria C para uso na gestação e devem ser utilizados com cautela durante a gravidez e a lactação. A loperamida pertence à categoria B para uso na gestação, porém não é recomendada durante a gravidez e a lactação. Embora o crofelêmer esteja incluído na categoria C para uso na gestação, esse fármaco não foi estudado adequadamente para uso durante a gravidez e lactação e para uso pediátrico.

INTERAÇÕES

As seguintes interações podem ocorrer quando se associa um antidiarreico a outro agente:

Fármaco combinado	Uso comum	Efeito da interação
Anti-histamínicos, opioides, sedativos ou hipnóticos	Tratamento de alergia (anti-histamínicos), sedação ou alívio da dor	Risco aumentado de depressão do sistema nervoso central (SNC)
Anti-histamínicos e antidepressivos	Alívio da alergia e tratamento da depressão	Aumento das reações adversas dos bloqueadores colinérgicos
Antidepressivos inibidores da monoamina oxidase (IMAOs)	Tratamento da depressão	Risco aumentado de crise hipertensiva

ANTIFLATULENTOS

AÇÕES

A simeticona e o carvão ativado são utilizados como **antiflatulentos** (medicamentos que reduzem os flatos ou gases nos intestinos). Esses fármacos não absorvem nem removem os gases; na verdade, promovem a liberação dos gases por eructação ou emissão de flatos. A simeticona tem ação antiespumante, dispersando e evitando a formação de bolhas de gases no intestino. O carvão ativado é um agente quelante dos gases para sua expulsão.

USOS

Os antiflatulentos são utilizados para aliviar os sintomas dolorosos do excesso de gás no sistema digestório, que pode ser causado pelas seguintes condições:

- Distensão por gases e deglutição de ar no período pós-operatório
- **Dispepsia** (sensação de plenitude ou desconforto epigástrico)
- Úlcera péptica
- SII ou diverticulose.

Além de seu uso para alívio dos gases intestinais, o carvão ativado pode ser utilizado na prevenção do prurido inespecífico associado à diálise renal e como antídoto no envenenamento. A simeticona é encontrada em alguns antiácidos.

REAÇÕES ADVERSAS

Não foram relatadas reações adversas com o uso de antiflatulentos.

CONTRAINDICAÇÕES E PRECAUÇÕES

Os antiflatulentos são contraindicados para pacientes com hipersensibilidade conhecida a quaisquer dos seus componentes. A categoria de risco na gravidez da simeticona não foi estabelecida; como não é absorvida, pode ser segura para uso durante a gestação, embora seja necessário consultar o médico sempre que algum medicamento for tomado. O carvão ativado é incluído na categoria C para uso na gestação.

INTERAÇÕES

Pode ocorrer redução da efetividade de outros medicamentos devido à adsorção ao carvão ativado, que também pode adsorver outros medicamentos no sistema digestório. Não há interação conhecida com a simeticona.

LAXANTES

AÇÕES

Existem vários tipos de laxantes (ver Resumo de Fármacos | Fármacos que atuam no sistema digestório baixo). A ação

---

BOXE 41.1 Ações dos diferentes tipos de laxantes.

- Os *laxantes formadores de massa* não são digeridos pelo corpo e, portanto, acrescentam volume e água ao conteúdo intestinal. O volume acrescentado no intestino estimula o peristaltismo, impele os produtos da digestão pelo intestino e estimula a evacuação das fezes. Exemplos de laxantes formadores de massa incluem *Psyllium* e policarbofila. Algumas vezes, esses laxantes são utilizados na diarreia intensa, de modo a acrescentar massa ao conteúdo intestinal aquoso e reduzir a velocidade do trânsito intestinal
- Os *laxantes emolientes* lubrificam a parede intestinal e amolecem as fezes, intensificando, assim, a eliminação do material fecal. O óleo mineral é um laxante lubrificante
- Os *amolecedores do bolo fecal* promovem retenção de água na massa fecal e, assim, reduzem a consistência das fezes. Uma diferença entre os laxantes emolientes e os amolecedores do bolo fecal é que os primeiros não promovem a retenção de água nas fezes. O docusato é um exemplo de amolecedor do bolo fecal
- Os *agentes hiperosmolares* desidratam os tecidos locais, o que provoca irritação e aumento do peristaltismo, com consequente evacuação da massa fecal. A glicerina é um fármaco hiperosmolar
- Os *laxantes irritantes ou estimulantes* aumentam o peristaltismo pela sua ação direta sobre o intestino. Sene ou bisacodil são exemplos de laxantes estimulantes
- Os *laxantes salinos* atraem água para o lúmen intestinal, com consequente aumento da pressão intestinal, seguido por aumento do peristaltismo. O magnésio pertence à categoria de laxantes salinos.

---

de cada laxante é ligeiramente diferente; todavia, todos produzem o mesmo resultado: alívio da constipação intestinal. O Boxe 41.1 explica o modo de ação de vários grupos de laxantes.

USOS

Laxantes são prescritos com mais frequência para alívio ou prevenção de constipação intestinal a curto prazo. Seus usos específicos incluem:

- *Laxantes estimulantes, emolientes e salinos:* provocam evacuação do cólon para exames retais e intestinais
- *Amolecedores do bolo fecal ou óleo mineral:* prevenção do esforço durante a defecação (após cirurgia anorretal ou infarto do miocárdio)
- *Psyllium e policarbofila:* SII e doença diverticular
- *Agentes hiperosmóticos (lactulose):* redução dos níveis sanguíneos de amônia na encefalopatia hepática.

 Considerações sobre cuidados crônicos

A constipação intestinal em consequência do uso de opiáceos é uma reação adversa para a qual nunca há desenvolvimento de tolerância. A metilnaltrexona atua por meio de bloqueio da ligação dos opioides a receptores especificamente no sistema digestório, o que reduz a motilidade diminuída e o trânsito tardio que causam a constipação intestinal induzida por opiáceos.

REAÇÕES ADVERSAS

A constipação intestinal pode ocorrer como reação adversa a determinados fármacos. Quando o paciente apresenta constipação intestinal como reação adversa a outro fármaco, o profissional de assistência primária pode prescrever um amolecedor do bolo fecal ou outro laxante para evitar a ocorrência de constipação intestinal durante a terapia farmacológica. O Boxe 41.2 fornece uma lista de algumas das classificações de fármacos que provocam constipação intestinal.

Os laxantes podem causar diarreia e perda de água e eletrólitos, dor ou desconforto abdominais, náuseas, vômitos, irritação perianal, desmaio, distensão abdominal, flatulência, cólicas e astenia.

O uso prolongado de laxantes pode resultar em graves desequilíbrios eletrólitos, bem como em "hábito de uso de laxantes", isto é, dependência de um laxante para a defecação. Alguns desses produtos contêm tartrazina (um corante alimentar amarelo), que pode causar reações de tipo alérgico (incluindo asma brônquica) em indivíduos suscetíveis. Foi constatada a ocorrência de obstrução do esôfago, estômago, intestino delgado e cólon quando são administrados laxantes formadores de massa sem ingestão adequada de líquidos ou a pacientes com estenose intestinal.

Considerações sobre cuidados crônicos

Pacientes muito jovens, muito idosos e debilitados correm maior risco de aspiração respiratória de óleo mineral ao tomar o medicamento por via oral para tratamento de constipação intestinal. A aspiração de óleo mineral pode resultar em pneumonite lipoide.

CONTRAINDICAÇÕES E PRECAUÇÕES

Laxativos são contraindicados para pacientes com hipersensibilidade conhecida a eles, dor abdominal persistente, náuseas, vômitos de causa desconhecida, sinais de apendicite aguda, impactação fecal, obstrução intestinal ou hepatite aguda. Esses medicamentos são utilizados apenas conforme prescrição, visto que o seu uso excessivo ou prolongado pode causar dependência física para uma evacuação normal.

Magnésio deve ser utilizado com cautela em pacientes com comprometimento renal de qualquer grau. Laxantes devem ser usados com cautela em pacientes que apresentam sangramento retal e durante a gravidez e a lactação. Os seguintes laxantes estão incluídos na categoria C para uso durante a gestação: cáscara-sagrada, docusato, glicerina, fenolftaleína, magnésio e sene. Esses medicamentos são utilizados durante

BOXE 41.2 Fármacos que causam constipação intestinal.

- Anticolinérgicos (bloqueadores colinérgicos)
- Anti-histamínicos
- Fenotiazinas
- Antidepressivos tricíclicos
- Opioides
- Diuréticos não poupadores de potássio
- Preparações de ferro
- Bário
- Clonidina
- Antiácidos contendo cálcio ou alumínio

a gravidez somente quando os benefícios ultrapassam claramente os riscos para o feto.

INTERAÇÕES

- Óleo mineral pode comprometer a absorção GI de vitaminas lipossolúveis (A, D, E e K)
- Laxantes podem reduzir a absorção de outros fármacos presentes no sistema digestório por meio de combinação química ou aceleração de sua passagem pelos intestinos
- Quando se administram surfactantes com óleo mineral, pode haver aumento na absorção deste último
- Leite, antiácidos, antagonistas dos receptores H_2 e inibidores da bomba de prótons não devem ser administrados 1 a 2 horas antes do uso de comprimidos de bisacodil, pois o revestimento entérico pode dissolver-se precocemente (antes de alcançar os intestinos), resultando em irritação do revestimento gástrico ou dispepsia e diminuindo o efeito laxante do fármaco.

Orlistate é um fármaco utilizado no tratamento da obesidade (IMC de mais de 30). O fármaco atua por meio da inibição da lipase – uma enzima que degrada a gordura dietética. Em consequência, a gordura ingerida não é digestível e passa pelo intestino sem ser absorvida. Embora esse medicamento não seja um laxante, a sua ação resulta em fezes de consistência mole e aumento da flatulência. As reações adversas no início da terapia também podem incluir urgência fecal e incontinência, com fezes gordurosas ou oleosas. Habitualmente, essas reações diminuem na quarta semana de tratamento; todavia, podem reaparecer quando o indivíduo ingere refeição rica em gordura (mais de 30%). Durante a anamnese de paciente com diarreia ou aumento de flatulência, certificar-se e rever o uso de medicamentos, à procura de agentes como orlistate. Esse medicamento não deve ser utilizado se o paciente tiver cálculos biliares.

PROCESSO DE ENFERMAGEM
Paciente tratado com medicamento para distúrbio do sistema digestório baixo

AVALIAÇÃO

Avaliação pré-administração

Frequentemente, quando existem queixas do sistema digestório baixo, é preciso rever o prontuário do paciente para o tratamento em curso e encontrar o motivo da administração do fármaco. É importante perguntar ao paciente sobre o tipo e a intensidade dos sintomas (p. ex., dor, desconforto, diarreia ou constipação intestinal), de modo a obter dados basais para avaliar a efetividade da terapia farmacológica. É importante ouvir em primeiro lugar os sons intestinais e, em seguida, palpar o abdome, monitorando o paciente à procura de sinais de defesa ou desconforto. Fezes de consistência mole podem indicar diarreia; entretanto, sons intestinais hipoativos nos casos de **obstipação** sugerem a necessidade de terapia farmacológica muito diferente.

Avaliação continuada

Avaliar o paciente em uso de um desses medicamentos quanto ao alívio dos sintomas (p. ex., diarreia, dor ou constipação intestinal). Instruir o paciente sobre a ocorrência de episódios frequentes de eliminação de fezes de consistência mole e diarreia. O paciente pode relatar múltiplas idas ao banheiro com evacuação de fezes formadas como sendo diarreia. Para um melhor tratamento, é necessário conhecer a diferença, de modo que possa relatar a ocorrência de alívio ou sintomas continuados ao médico. O monitoramento dos sinais vitais se o paciente tiver diarreia intensa pode ajudar a detectar problemas, como desidratação, além do distúrbio intestinal. Observar o paciente à procura de reações adversas associadas ao fármaco GI específico administrado e relatar quaisquer reações adversas ao médico antes da administração da dose seguinte (Figura 41.2).

DIAGNÓSTICOS DE ENFERMAGEM

O diagnóstico de enfermagem específico para agentes farmacológicos é o seguinte:

- **Risco de volume de líquidos desequilibrado**, relacionado com a diarreia.

Diagnósticos de enfermagem relacionados com a administração de medicamentos são discutidos no Capítulo 4.

PLANEJAMENTO

Os desfechos esperados no paciente dependem do motivo da administração do fármaco, mas podem incluir uma resposta ótima à terapia farmacológica, atender às necessidades do paciente relacionadas com o controle das reações adversas e confiabilidade na compreensão do esquema de medicação.

IMPLEMENTAÇÃO

Promoção da resposta ótima à terapia

A seguir, são apresentadas maneiras pelas quais é possível ajudar a promover resposta ótima à terapia quando são administrados fármacos que atuam no sistema digestório baixo.

Antidiarreicos

Quando a diarreia é intensa, pode-se prescrever a administração desses fármacos após cada evacuação de fezes de consistência mole. Isso pode preocupar o paciente, que pensa que irá ocorrer o oposto, isto é, que apresentará constipação intestinal. Pedir ao paciente que descreva ou verifique cada evacuação antes de tomar uma decisão quanto à administração do medicamento. O crofelêmer é um medicamento administrado por via oral, 2 vezes/dia. Trata-se de um fármaco de liberação tardia, que não deve ser triturado nem mastigado.

Laxantes

É necessário administrar laxantes formadores de massa ou amolecedores do bolo fecal com um copo cheio de água ou suco. A administração de um laxante formador de massa deve ser seguida pela ingestão de mais um copo cheio de água. O óleo mineral é administrado ao paciente com estômago vazio, à noite. Imediatamente antes da administração, misturar e agitar laxantes em forma de pó, flocos ou granulados. Se o laxante tiver sabor desagradável ou salgado, é preciso avisar esse detalhe ao paciente. O gosto desagradável de algumas preparações pode ser disfarçado por meio de resfriamento, adição a um suco ou colocação sobre gelo picado.

> **! ALERTA DE ENFERMAGEM**
>
> Como o carvão ativado pode adsorver outros fármacos no sistema digestório, quando usado como antiflatulento ele não deve ser tomado 2 horas antes ou 1 hora depois da administração de outros medicamentos.

Monitoramento e manejo das necessidades do paciente

Risco de volume de líquidos desequilibrado

Notificar o médico se o paciente apresentar elevação da temperatura corporal, dor abdominal intensa ou rigidez ou distensão abdominais, visto que esses sinais podem indicar uma complicação do distúrbio, como infecção ou perfuração intestinal. Se a diarreia for intensa, podem ser necessárias medidas adicionais de tratamento, como reposição hidreletrolítica intravenosa.

Se a diarreia for crônica, estimular o paciente a ingerir mais líquido. Podem-se utilizar chá fraco, água, caldo ou preparação comercial de eletrólitos.

Monitorar rigorosamente o estado de hidratação. Em alguns casos, o médico prescreve um suplemento oral de eletrólitos para repor a perda de eletrólitos em consequência de evacuação frequente de fezes de consistência mole. Os pacientes com perdas de volume hídrico, que são usuários de medicamentos que provocam sonolência ou tontura, correm maior risco de lesão. O paciente pode necessitar de assistência nas suas atividades ambulatoriais. Para a irritação perianal causada pelas fezes de consistência mole, instruir o paciente ou o cuidador a limpar a área com sabão neutro e água depois de cada evacuação, secar a área com papel higiênico macio e aplicar um emoliente, como vaselina.

Quando se administra um laxante, documentar as evacuações no prontuário do paciente. Se ocorrerem evacuações excessivas ou diarreia prolongada e intensa, ou se o laxante

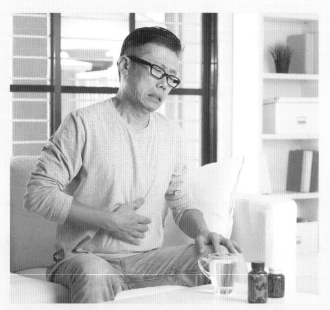

FIGURA 41.2 Alteração na rotina intestinal pode impactar as atividades da vida diária do paciente.

não for efetivo, notificar o médico. Se um laxante for prescrito para tratamento da constipação intestinal, estimular a ingestão liberal de líquido e o aumento do consumo de alimentos ricos em fibras, de modo a evitar que esse problema se repita.

Orientação ao paciente e aos familiares
Como os pacientes frequentemente começam a utilizar produtos de venda livre para condições do sistema digestório baixo antes de procurar um médico, elaborar planos de ensino que incluam os seguintes aspectos gerais sobre esses medicamentos:

Antidiarreicos
- Não exceder a dose recomendada
- Ter cautela ao dirigir veículos ou executar tarefas perigosas, pois o medicamento pode causar sonolência
- Evitar o consumo de álcool etílico ou de outros depressores do SNC (p. ex., tranquilizantes, hipnóticos) e medicamentos de venda livre, a não ser que o seu uso tenha sido aprovado pelo médico
- Notificar o médico se a diarreia persistir ou se tornar mais intensa.

Antiflatulentos
- Tomar simeticona depois de cada refeição e ao deitar. Mastigar bem os comprimidos, pois a dispersão das partículas aumenta a ação antiflatulenta
- Notificar o médico se não houver alívio dos sintomas em alguns dias.

Laxantes
- Evitar o uso prolongado desses produtos, a não ser que isso tenha sido recomendado pelo médico. O uso a longo prazo pode resultar em "hábito do uso de laxantes", que se refere à dependência de um laxante para defecar. Além disso, pode ocorrer constipação intestinal com o uso excessivo desses fármacos. Laxantes não devem ser utilizados para perda de peso. Ler e seguir as orientações fornecidas na bula
- Não utilizar esses produtos se houver dor abdominal, náuseas ou vômitos
- Notificar o médico se não houver alívio da constipação intestinal, ou se for constatado sangramento retal ou outro sintoma
- Para evitar constipação intestinal, ingerir bastante líquido, praticar exercícios físicos e consumir alimentos ricos em fibras
- A urina pode adquirir coloração rosa-avermelhada, vermelho-arroxeada, vermelho-acastanhada, amarelo-acastanhada ou preta com o uso de cáscara-sagrada ou sene.

REAVALIAÇÃO
- O efeito terapêutico do fármaco é obtido, e as evacuações são apropriadas para a rotina habitual do paciente
- Reações adversas são identificadas, relatadas ao médico e controladas com sucesso por meio de apropriadas intervenções de enfermagem:
  - Paciente mantém volume de líquidos adequado
- O paciente e sua família expressam confiança e demonstram entender o esquema medicamentoso.

Farmacologia na prática
PENSE CRITICAMENTE
Betty mostra as medicações que ela usa atualmente:
- Amitriptilina
- Paracetamol
- Difenidramina para resfriado
- Sulfato ferroso
- Lisinopril/HCTZ.

Com base nessa lista, que tipo de laxante seria mais apropriado para a constipação intestinal dessa paciente?

PONTOS-CHAVE

- O sistema digestório baixo é constituído por intestino delgado e intestino grosso. Outros órgãos liberam suas secreções no sistema, porém não são aqui mencionados. Absorção de nutrientes e líquidos ocorre nos intestinos, assim como eliminação de produtos de degradação

- Fármacos que reduzem ou aceleram a velocidade do trânsito também são utilizados para determinadas condições crônicas, como doença inflamatória intestinal. Reações adversas incluem dor abdominal ou irritação perianal associadas a aceleração ou redução do trânsito do conteúdo intestinal e problemas associados a desequilíbrio hídrico, como tontura, sonolência ou cefaleia

- Existem muitos produtos de venda livre para tratamento de sintomas GI. Pacientes precisam compreender como adquirir e tomar esses produtos, pois, em sua maioria, o fazem sem supervisão de um profissional de saúde.

RESUMO DE FÁRMACOS
Fármacos que atuam no sistema digestório baixo

Nome genérico	Usos	Reações adversas	Faixas posológicas
Fármacos utilizados no tratamento da doença inflamatória intestinal			
Aminossalicilatos			
Balsalazida	Retocolite ulcerativa ativa	Cefaleia, dor abdominal	2.250 mg VO, 3 vezes/dia, durante 8 semanas
Mesalazina	Retocolite ulcerativa ativa, proctossigmoidite ou proctite	Cefaleia, dor abdominal, náuseas	800 a 1.000 mg VO, 3 ou 4 vezes/dia Enema em suspensão: 4 g/dia

(continua)

444 Parte 9 Fármacos que Atuam no Sistema Digestório

Nome genérico	Usos	Reações adversas	Faixas posológicas
Olsalazina	Manutenção da remissão de retocolite ulcerativa	Diarreia, dor e cólica abdominais	1 g/dia VO, em 2 doses fracionadas
Sulfassalazina	Retocolite ulcerativa, artrite reumatoide	Cefaleia, náuseas, anorexia, vômitos, desconforto gástrico, redução da contagem de espermatozoides	Inicial: 3 a 4 g/dia VO, em doses fracionadas Manutenção: 2 g VO, 4 vezes/dia
Agentes biológicos para distúrbios intestinais			
Adalimumabe	Doença de Crohn, retocolite ulcerativa	Irritação no local de injeção, risco aumentado de infecções	160 mg SC, no dia 1; 80 mg em 2 semanas, 40 mg a cada 2 semanas
Certolizumabe	Doença de Crohn, artrite reumatoide	Sintomas de infecção das vias respiratórias superiores e de infecção urinária	400 mg SC, a cada 2 semanas ou mensalmente
Infliximabe	Doença de Crohn, retocolite ulcerativa	Febre, calafrios, cefaleia	Infusão IV de 5 mg/kg, a intervalos semanais específicos
Netalizumabe	Doença de Crohn, esclerose múltipla	Cefaleia, mialgias, diarreia	300 mg IV, a cada 4 semanas
Outros fármacos para distúrbios intestinais			
Alosetrona	Tratamento de segunda linha da SII em mulheres, com diarreia intensa	Desconforto gástrico, hemorroidas, constipação intestinal	É preciso obter permissão especial para terapia
Alvimopan	Acelerar recuperação do sistema digestório alto/baixo após cirurgia	Indigestão, hipopotassemia, fadiga	12 mg VO, 2 vezes/dia; 15 doses no máximo
Eluxadolina	SII com diarreia	Constipação intestinal, náuseas	75 a 100 mg VO, 2 vezes/dia
Linaclotida	Constipação intestinal idiopática crônica, SII com constipação intestinal	Diarreia	145 a 290 mcg VO, diariamente
Metilnaltrexona	Constipação intestinal induzida por opioides	Desconforto gástrico, náuseas, vômitos, diarreia	12 mg SC, 1 vez/dia
Antidiarreicos			
Bismuto	Náuseas, diarreia, cólicas abdominais, infecção por *H. pylori* com úlcera duodenal	Iguais às da difenoxina	2 comprimidos ou 30 mℓ VO, a cada 30 min a 1 h, até 8 doses em 24 h
Crofelêmer	Diarreia relacionada a infecção por HIV/AIDS	Infecção das vias respiratórias superiores, bronquite	125 mg VO, 2 vezes/dia
Difenoxilato com atropina	Iguais aos da difenoxina	Iguais às da difenoxina	5 mg VO, 4 vezes/dia
Difenoxina com atropina	Alívio sintomático de diarreia aguda	Pele e mucosas secas, náuseas, constipação intestinal, tontura	Dose inicial: 2 comprimidos VO; em seguida, 1 comprimido após cada eliminação de fezes líquido-pastosas (sem ultrapassar 8 comprimidos/dia)
Loperamida	Iguais aos da difenoxina	Iguais às da difenoxina	Dose inicial: 4 mg VO; então, 2 mg após cada evacuação líquido-pastosa (sem exceder 16 mg/dia)
Tintura de ópio	Diarreia intensa	Sonolência, constipação intestinal	0,6 mℓ VO, 4 vezes/dia
Antiflatulentos			
Carvão ativado	Gás intestinal, diarreia, antídoto de envenenamento	Vômitos, constipação intestinal, diarreia, fezes pretas	520 mg VO, depois das refeições (sem exceder 4 a 16 g/dia)
Simeticona	Distensão pós-operatória, dispepsia, SII, úlcera péptica	Distensão, constipação intestinal, diarreia, pirose	40 a 125 mg VO, 4 vezes/dia, após refeições e ao deitar
Laxativos			
Laxativos produtores de bolo fecal			
Metilcelulose	Alívio da constipação intestinal, SII, diarreia aquosa e intensa	Diarreia, náuseas, vômitos, distensão, flatulência, cólicas, irritação perianal, desmaio	Seguir as orientações fornecidas na embalagem
Psyllium	Iguais aos de metilcelulose	Iguais às de metilcelulose	Pó, grânulos ou bolachas, ingeridos de acordo com orientações na bula

Nome genérico	Usos	Reações adversas	Faixas posológicas
Policarbofila	Iguais aos de metilcelulose	Iguais às de metilcelulose	1 g, diariamente, 4 vezes/dia ou se necessário (sem exceder 4 g em 24 h)
Emolientes			
Óleo mineral	Alívio de constipação intestinal, impactação fecal	Desconforto e prurido perianal, devido ao extravasamento anal	15 a 45 mℓ VO, ao deitar
Amolecedor do bolo fecal/surfactante			
Docusato de sódio	Alívio da constipação intestinal, prevenção do esforço durante a defecação	Diarreia, náuseas, vômitos, distensão, flatulência, cólicas, irritação perianal, desmaio	Seguir as orientações na bula; apresentado em forma de enema
Agentes hiperosmóticos			
Glicerina	Alívio da constipação intestinal	Iguais às do docusato de sódio	Supositório retal, utilizar segundo as orientações
Lactulose	Alívio da constipação intestinal, encefalopatia hepática	Iguais às do docusato de sódio	Constipação intestinal: 15 a 30 mℓ/dia VO Encefalopatia hepática: 30 a 45 mℓ VO, 4 vezes/dia; pode ser administrada na forma de enema
Lubiprostona	Constipação intestinal idiopática crônica	Cefaleia, náuseas, diarreia	24 mcg VO, 2 vezes/dia
Laxativos irritantes ou estimulantes			
Cáscara-sagrada	Alívio da constipação intestinal	Iguais às do docusato de sódio, escurecimento da mucosa do cólon, coloração acastanhada da urina	Seguir as orientações na bula
Sene	Iguais aos da cáscara-sagrada	Iguais às da cáscara-sagrada	Seguir as orientações na bula
Bisacodil	Iguais aos da cáscara-sagrada	Diarreia, náuseas, vômitos, distensão, flatulência, cólicas, irritação perianal	Comprimidos: 10 a 15 mg VO, diariamente Supositórios retais: 10 mg/dia; apresentado na forma de enema
Laxativos salinos			
Preparações à base de magnésio (leite de magnésia, citrato de magnésio)	Limpeza do cólon para endoscopia, alívio de constipação intestinal	Iguais às do docusato de sódio	Seguir as orientações da bula
Evacuantes intestinais			
Picossulfato de sódio/óxido de magnésio/ácido cítrico	Evacuação do cólon para endoscopia	Iguais às do docusato de sódio	Seguir as orientações da bula
Solução de polietilenoglicol (PEG)	Alívio da constipação intestinal	Iguais às do docusato de sódio	Seguir as orientações da bula
Solução de polietilenoglicol-eletrólitos	Limpeza do cólon para endoscopia, alívio da constipação intestinal	Iguais às do docusato de sódio	4 ℓ de solução oral ingeridos em 3 h

REVISÃO DO CAPÍTULO

Calcule a dosagem dos medicamentos

1. Foi prescrita balsalazida, 2.250 mg, por via oral, 3 vezes/dia. Se o medicamento estiver disponível em cápsulas de 750 mg, o enfermeiro deve administrar _____ cápsulas a cada dose.

2. Foi prescrito um comprimido de difenoxilato, 2 vezes/dia. Se o fármaco estiver disponível em comprimidos de 2,5 mg, quantos comprimidos o paciente deve ingerir em 24 horas?

Prepara-se para provas

1. Em que área do sistema digestório a água é principalmente reabsorvida?
1. Estômago
2. Intestino delgado
3. Intestino grosso (cólon)
4. Pâncreas

446 Parte 9 Fármacos que Atuam no Sistema Digestório

2. Qual é a melhor descrição da causa da doença de Crohn?
1. Resposta somática ao estresse psicológico
2. Infecção por bactérias ou parasitas
3. Resposta inflamatória no cólon
4. Estágio pré-canceroso no intestino

3. O paciente deseja saber como os amolecedores do bolo fecal aliviam a constipação intestinal. Qual das seguintes afirmativas seria a melhor resposta dada pelo enfermeiro? Amolecedores do bolo fecal aliviam a constipação intestinal por _____.
1. Estimulação das paredes do intestino
2. Promoção da retenção de sódio na massa fecal
3. Promoção da retenção de água na massa fecal
4. Lubrificação da parede intestinal

4. O enfermeiro administra agentes antidiarreicos _____.
1. Depois de cada evacuação de fezes de consistência mole
2. A cada hora até cessar a diarreia
3. Com alimentos
4. 3 vezes/dia

5. O antiflatulento simeticona está incluído na:
1. Categoria A de risco na gravidez
2. Categoria C de risco na gravidez
3. Categoria X de risco na gravidez
4. Categoria de risco na gravidez desconhecida

6. Durante a administração de difenoxilato para múltiplas evacuações de fezes de consistência mole, _____.
1. Documentar o número de fármacos administrados diariamente
2. Registrar todas as evacuações a cada turno
3. Indicar todas as evacuações no registro de administração de medicamentos (RAM) ao lado do medicamento
4. Documentar cada dose no RAM

7. Qual dos seguintes pontos deve ser incluído no plano de ensino para paciente em uso de laxante?
1. Este medicamento pode ser usado para obter pequena perda de peso
2. Ingerir mais líquidos e consumir mais alimentos ricos em fibras
3. A dor abdominal é provavelmente causada pelo acúmulo de gás
4. O seu uso diário promove boa saúde intestinal

8. Por que a atropina é incluída em um antidiarreico?
1. Para neutralizar o ácido
2. Para matar as bactérias no intestino
3. Para reduzir as propriedades de drogadição
4. Para promover a saúde intestinal

9. Ocorrem interações medicamentosas prejudiciais quando aminossalicilatos são tomados com os seguintes fármacos. **Escolher todas as opções corretas.**
1. Cardiotônicos
2. Bloqueadores beta-adrenérgicos
3. Hipoglicemiantes orais
4. Anticoagulantes

10. Um paciente deve ingerir 4 ℓ de solução de polietilenoglicol com eletrólitos na noite anterior a uma colonoscopia ambulatorial. Se as orientações indicam: "ingerir 240 mℓ a cada 10 minutos", o enfermeiro explica ao paciente que a solução precisa estar totalmente ingerida em _____ horas.

Para verificar suas respostas, ver Apêndice F.

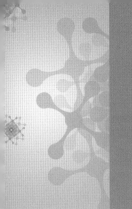

PARTE 10
Fármacos que Atuam no Sistema Endócrino

O sistema endócrino consiste em um grupo de glândulas distribuídas por todo o corpo. A função do sistema endócrino é produzir hormônios (substâncias químicas que ajudam no desempenho das funções corporais) a vários órgãos no corpo. Os hormônios são produzidos e circulam pelo sangue até receptores-alvo localizados em determinadas células em órgãos específicos para ajudar na sua função. As glândulas que compõem o sistema endócrino são (no sentido da cabeça até os pés) a hipófise, a tireoide, o pâncreas, as glândulas suprarrenais e os órgãos sexuais. Nesta parte, iremos discuti-las em uma sequência ligeiramente diferente.

A Parte 10 começa com um capítulo sobre o pâncreas e informações sobre o diabetes melito. O pâncreas faz parte do sistema digestório. Esse órgão fornece enzimas que auxiliam na digestão do alimento e também produz o hormônio insulina, que ajuda as células a utilizar a glicose obtida de fontes alimentares. O diabetes melito é uma condição crônica caracterizada por distúrbios na produção ou na utilização da insulina. De acordo com estudos recentes, quase 50% da população adulta nos EUA apresentam diabetes ou pré-diabetes (Menke, 2015). Cerca de 29,1 milhões de pessoas ou 9,3% da população adulta são considerados diabéticos (CDC, 2014). Tendo em vista essas estatísticas, a discussão do diabetes melito é importante e constitui o tema do primeiro capítulo desta Parte 10 sobre fármacos que afetam o sistema endócrino. Assim, o Capítulo 42 descreve tanto a insulina quanto os fármacos antidiabéticos (hipoglicemiantes) orais utilizados no tratamento do diabetes melito.

O Capítulo 43 trata da hipófise localizada na base do cérebro, que ajuda na função de muitos órgãos diferentes do corpo. Seus hormônios são secretados e distribuídos para vários órgãos, de modo a promover e regular o crescimento e a maturação, o equilíbrio hidreletrolítico e o metabolismo. Neste capítulo, são discutidos os hormônios da hipófise e os fármacos que os afetam. As glândulas suprarrenais, cruciais na secreção de corticosteroides que são utilizados no tratamento de muitas condições, também são discutidas nesse capítulo.

Segundo estimativas, 20 milhões de norte-americanos apresentam alguma forma de doença da tireoide e até 60% deles não sabem disso (ATA, 2016). A glândula tireoide, localizada na parte anteroinferior do pescoço, tem como função ajudar a controlar o metabolismo. O Capítulo 44 irá descrever a função da tireoide e seus hormônios, bem como os fármacos utilizados para suplementar ou reduzir a função dessa glândula.

Por fim, os hormônios desempenham um importante papel no desenvolvimento do sistema genital quando o indivíduo alcança a puberdade. Os ovários na mulher e os testículos no homem produzem hormônios que ajudam no desenvolvimento das características sexuais secundárias, como pelos, voz e musculatura. A reprodução também é controlada pela secreção de hormônios. Os Capítulos 45 e 46 descrevem a função desses hormônios e os fármacos utilizados para promover saúde reprodutiva ótima.

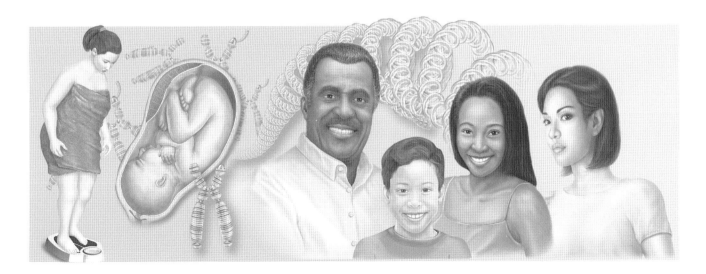

42

Fármacos Antidiabéticos

Termos-chave

cetoacidose diabética (CAD) emergência clínica na qual o indivíduo apresenta hiperglicemia grave e níveis sanguíneos excessivamente altos de cetonas

diabetes melito doença caracterizada pela elevação dos níveis sanguíneos de glicose (hiperglicemia) em decorrência de defeitos na secreção ou na ação do hormônio insulina

dose de insulina basal/*bolus* rotina de administração de insulina de ação longa para manter níveis glicêmicos estáveis durante períodos de jejum e de insulina de ação mais curta para evitar elevações desses níveis após as refeições

glicosímetro aparelho para monitorar os níveis de glicemia

glucagon hormônio secretado pelas células alfa do pâncreas, que eleva a concentração sanguínea de glicose

hemoglobina glicosilada teste sanguíneo para monitorar o nível médio de glicemia ao longo de um período de 3 a 4 meses; também conhecida como HbA_{1C}

hiperglicemia níveis sanguíneos elevados de glicose

hipoglicemia níveis sanguíneos baixos de glicose

hormônios incretinas hormônios que estimulam a secreção de insulina pelas células beta do pâncreas; retardam o esvaziamento gástrico e inibem a liberação de glucagon

lipodistrofia atrofia da gordura subcutânea

polidipsia sede excessiva

polifagia ingestão de grandes quantidades de alimento

poliúria aumento da micção

pré-diabetes condição em que a glicemia está mais elevada do que o normal, porém ainda não alcançou o nível diabético, determinado com base no comprometimento da tolerância à glicose, glicemia em jejum ou síndrome metabólica

Objetivos de aprendizagem

Ao fim deste capítulo, o leitor deverá ser capaz de:

1. Descrever os dois tipos de diabetes melito.
2. Discutir tipos, usos, ações farmacológicas gerais, reações adversas, contraindicações, precauções e interações de fármacos antidiabéticos.
3. Discutir atividades a serem realizadas pelo enfermeiro na avaliação pré-administração e na avaliação continuada do paciente tratado com antidiabético.
4. Listar os diagnósticos de enfermagem específicos para paciente em uso de antidiabético.
5. Discutir maneiras de promover resposta ótima ao tratamento, controlar reações adversas comuns e instruir os pacientes sobre o uso de antidiabéticos.

Classes de fármacos

Insulinas   Antidiabéticos (hipoglicemiantes)

Farmacologia na prática

Quando o Sr. Phillip foi examinado devido à fibrilação atrial, foi constatado que ele não era avaliado por um médico há mais de 5 anos. A prioridade foi estabilizar o coração e o estado da coagulação. Em seguida, foi marcada uma consulta médica para exame físico completo. Durante a consulta, descobriu-se que o Sr. Phillip estava em condição física relativamente boa, porém os exames de sangue revelaram elevação do nível de glicemia (153 mg/dℓ), com HbA_{1c} de 8%. Quando a esposa estava viva, ele lembra que ela havia começado a preparar o alimento de uma maneira diferente, devido à preocupação do médico sobre o consumo excessivo de açúcar. Ao término deste capítulo, o leitor compreenderá melhor o significado desses valores laboratoriais e saberá quais as intervenções e instruções a serem seguidas por esse paciente.

Os fármacos antidiabéticos ajudam o corpo a estabilizar e a controlar a glicemia. Alguns medicamentos ajudam o corpo a controlar a elevação da glicemia, enquanto outros suplementam a insulina quando a produção da mesma não é suficiente. A insulina é essencial para que as células possam utilizar a glicose visando ao fornecimento de energia e ao metabolismo adequado das proteínas e da gordura no corpo. A insulina, hormônio produzido pelo pâncreas, é necessária para o uso adequado da glicose (um carboidrato). Esse processo é realizado pela liberação de pequenas quantidades de insulina na corrente sanguínea ao longo do dia, em resposta a alterações nos níveis de glicemia. A insulina reduz os níveis de glicemia ao inibir a produção de glicose pelo fígado. A insulina também controla o armazenamento e a utilização dos aminoácidos e ácidos graxos.

O **diabetes melito** (com frequência, designado simplesmente como *diabetes*) é um distúrbio crônico complicado, que se caracteriza pela produção insuficiente de insulina pelas células beta (β) do pâncreas ou pela resistência das células à insulina. A insuficiência de insulina resulta em glicemia elevada ou *hiperglicemia*. Os diabéticos correm maior risco de vários distúrbios, incluindo infarto do miocárdio, acidente vascular encefálico (AVE), cegueira, doença renal e comprometimento vascular e neurológico dos membros.

A insulina e os fármacos antidiabéticos, juntamente com a reeducação alimentar e o exercício físico, constituem a base do tratamento do diabetes melito. São utilizados na prevenção dos episódios de *hipoglicemia* e na normalização do metabolismo dos carboidratos.

Existem dois tipos principais de diabetes melito:

- Tipo 1: antes conhecido como diabetes melito insulinodependente ou DMID
- Tipo 2: antes conhecido como diabetes melito não insulinodependente ou DMNID.

Os portadores de diabetes do tipo 1 (DM1) não produzem insulina suficiente e, portanto, precisam de suplementação do hormônio para sua sobrevivência (Figura 42.1). Em geral, o DM1 é de início rápido, surge antes dos 20 anos de idade,

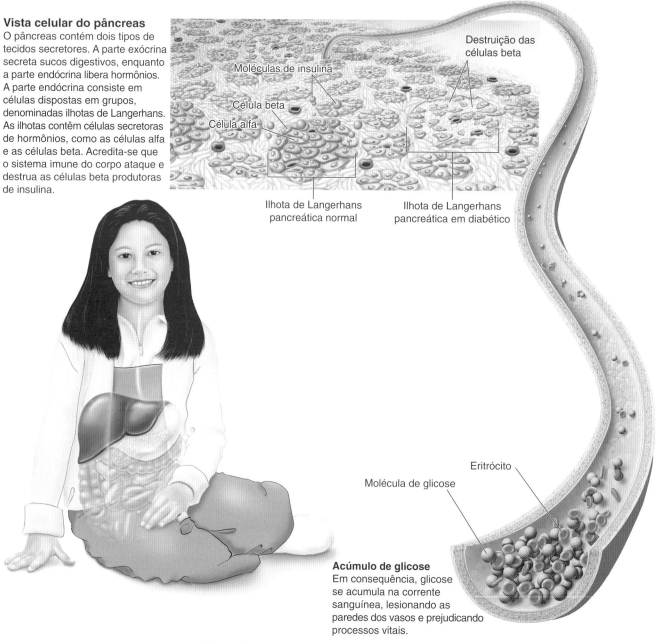

FIGURA 42.1 Vista celular do diabetes melito do tipo 1 (DM1).

provoca sintomas mais graves e mais rapidamente do que o DM2 e é mais difícil de controlar. Os principais sintomas do DM1 e do DM2 consistem em hiperglicemia, **polidipsia** (aumento da sede), **polifagia** (aumento do apetite), **poliúria** (aumento da micção) e perda de peso. O controle do DM1 é especialmente difícil, devido à falta de produção de insulina pelo pâncreas. O tratamento exige regime estrito, que tipicamente inclui dieta cuidadosamente calculada, atividade física planejada, verificações domiciliares da glicemia várias vezes por dia e suplemento diário de insulina (injeções ou bomba).

Entre 90 e 95% dos indivíduos portadores de diabetes melito têm o tipo 2. Os indivíduos com DM2 apresentam produção diminuída de insulina pelas células beta do pâncreas ou sensibilidade diminuída das células do corpo à insulina, tornando-as resistentes à insulina (Figura 42.2). Embora o DM2 possa ocorrer em qualquer idade, é mais frequente em

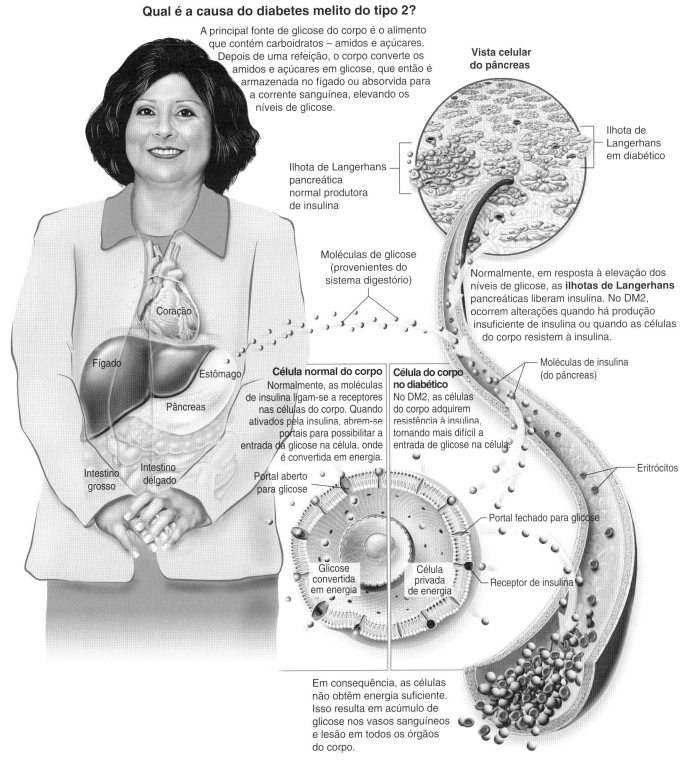

FIGURA 42.2 Vista celular do diabetes melito do tipo 2 (DM2).

452 Parte 10 Fármacos que Atuam no Sistema Endócrino

indivíduos com mais de 40 anos de idade. A instalação do DM2 é, habitualmente, insidioso. Os sintomas aparecem inicialmente com menos gravidade do que no DM1. Os fatores de risco para o DM2 incluem:

- Obesidade
- Idade avançada
- História familiar de diabetes melito
- História de diabetes gestacional (diabetes que se desenvolve durante a gravidez, mas que desaparece depois do parto)
- Comprometimento da tolerância à glicose
- Atividade física mínima ou nenhuma
- Raça/etnia (afrodescendentes, hispânicos/latino-americanos, norte-americanos nativos e alguns americanos de origem asiática).

Em muitos indivíduos com DM2, o distúrbio pode ser controlado com dieta, exercício e hipoglicemiantes orais. Entretanto, cerca de 40% dos pacientes com DM2 respondem de modo insatisfatório aos hipoglicemiantes orais e necessitam de insulina para controlar a doença.

APRESENTAÇÕES DA INSULINA

A insulina é um hormônio sintetizado pelas células beta do pâncreas. Até a década de 1980, eram utilizadas insulinas de origem animal, porém a sensibilidade era um problema. Em 1982, a primeira insulina humana obtida por processo de biossíntese (DNA ou rDNA recombinante) foi elaborada a partir de fontes bacterianas (Gebel, 2013). Graças à manipulação dos aminoácidos na insulina, foi obtido um produto discretamente diferente: os análogos da insulina (Gebel, 2013). O benefício dos análogos da insulina é a capacidade de modificar as propriedades e torná-los de ação mais rápida, como as insulinas lispro, asparte e glulisina. Podem ser também produzidos para ter ação mais longa, como no caso da glargina.

AÇÕES

A insulina parece ativar um processo que ajuda as moléculas de glicose a penetrar nas células do músculo estriado e do tecido adiposo. A Figura 42.2 mostra a diferença entre o metabolismo normal da glicose e o das células afetadas por diabetes. A insulina também estimula a síntese de glicogênio pelo fígado. Além disso, promove a síntese de proteínas e ajuda o corpo a armazenar gordura, impedindo a sua degradação para obtenção de energia.

Início, ação máxima e duração de ação

O início, o momento de ação máxima (pico) e a duração de ação são três propriedades clinicamente importantes da insulina:

- *Início:* quando a insulina começa a atuar no corpo
- *Pico:* quando a insulina exerce sua ação máxima
- *Duração:* tempo durante o qual a insulina mantém seu efeito.

Para suprir as necessidades dos diabéticos, as formulações de insulina são classificadas como de ação rápida e curta, ação intermediária ou ação longa, dependendo do início, do pico e da duração de ação do fármaco. Foram desenvolvidas várias formulações de insulina para acelerar ou retardar o início e prolongar a duração de ação do fármaco. Os exemplos incluem os análogos de insulina (lispro, asparte e glulisina), que têm um início de ação de 15 minutos. Isso é muito menos do que a insulina regular (30 a 60 minutos), de modo que os análogos da insulina são mais apropriados para cobertura antes das refeições ou administração constante em uma bomba de insulina (as insulinas lispro e asparte são utilizadas para essa finalidade) (Dinsmoor, 2014).

A glargina (análogo da insulina) apresenta liberação mais lenta e mais regular na corrente sanguínea; por esse motivo, não apresenta "pico de ação" em comparação com a insulina de ação longa tradicional, como NPH. Outros análogos da insulina são de liberação lenta, de modo que a sua duração de ação é muito longa, tornando-os uma boa escolha para administração basal de insulina. Para detalhes mais específicos sobre o início, o pico e a duração de várias insulinas, consultar o Resumo de Fármacos | Formulações de insulina/análogos da insulina.

USOS

As insulinas são utilizadas para:

- Reposição do hormônio insulina no DM1
- Suplementação da produção de insulina no DM2 quando não controlada por dieta, exercício, redução do peso ou outros agentes antidiabéticos
- Tratamento da **cetoacidose diabética** (CAD) grave ou coma diabético
- Tratamento da hipopotassemia em combinação com glicose.

REAÇÕES ADVERSAS

As duas principais reações adversas observadas com a administração de preparações de insulina são **hipoglicemia** (níveis sanguíneos baixos de glicose) e **hiperglicemia** (níveis sanguíneos elevados de glicose). Os sintomas da hipoglicemia e da hiperglicemia estão listados na Tabela 42.1.

Pode ocorrer *hipoglicemia* quando há excesso de insulina na corrente sanguínea em relação à glicose disponível (hiperinsulinismo). Hipoglicemia pode ocorrer quando:

- O paciente ingere muito pouco alimento ou faz longo intervalo entre as refeições
- O paciente apresenta acentuado aumento das demandas (atividade ou doença)
- A insulina administrada é incorretamente dosada ou é fornecida em dose maior que a prescrita.

Pode ocorrer *hiperglicemia* se houver pouca insulina na corrente sanguínea em relação à glicose disponível (hipoinsulinismo). Pode ocorrer hiperglicemia quando:

- O paciente ingere alimento em excesso
- Administra-se dose muito pequena de insulina, ou nenhuma insulina é administrada
- O paciente apresenta estresse emocional, infecção, cirurgia, gravidez ou doença aguda.

O indivíduo também pode desenvolver resistência à insulina devido à produção de anticorpos contra a insulina. Esses

TABELA 42.1 Hipoglicemia *versus* hiperglicemia.

Sinais e sintomas	Hipoglicemia (reação à insulina)	Hiperglicemia (coma diabético, cetoacidose)
Início	Súbito	Gradual (horas ou dias)
Nível glicêmico	Inferior a 60 mg/dℓ	Mais de 200 mg/dℓ
Do sistema nervoso central	Fadiga, fraqueza, nervosismo, agitação psicomotora, confusão, cefaleia, diplopia, convulsões, tontura, perda da consciência	Sonolência, visão fraca
Respiração	Incursões normais a rápidas, superficiais	Profundas, rápidas ("fome de ar")
Gastrintestinais	Fome, náuseas	Sede, náuseas, vômitos, dor abdominal, perda do apetite
Pele	Pálida, úmida, fria, diaforética	Seca, ruborizada, quente
Pulso	Normal ou não característico	Rápido, fraco
Diversos	Embotamento, formigamento nos lábios ou na língua	Hálito cetônico, micção excessiva

pacientes apresentam comprometimento na função dos receptores e tornam-se tão insensíveis à insulina que a dose necessária pode ser superior a 500 unidades/dia, em vez das doses habituais de 40 a 60 unidades/dia. Uma glargina (análogo da insulina) de ação longa lançada no comércio recentemente contém 300 unidades/mℓ. Essa insulina de alta potência em forma concentrada é prescrita para pacientes que necessitam de mais de 200 unidades/dia.

CONTRAINDICAÇÕES E PRECAUÇÕES

Formulações de insulina são contraindicadas quando o paciente apresenta hipoglicemia. A insulina deve ser utilizada com cautela em pacientes com comprometimento renal ou hepático, bem como durante a gravidez e a lactação. As insulinas estão na categoria B de risco para uso na gestação, com exceção da insulina glargina e insulina asparte, que estão na categoria C. A insulina parece inibir a produção de leite durante a lactação e pode interferir na amamentação. Lactantes precisam de ajustes na dose de insulina e na dieta.

 Considerações sobre o paciente

Gestação

A gestação dificulta ainda mais o manejo do diabetes melito. Em geral, as necessidades de insulina diminuem durante o primeiro trimestre da gestação, aumentam durante o segundo e o terceiro trimestres e diminuem rapidamente depois do parto. A paciente com diabetes ou história de diabetes gestacional precisa ser incentivada a manter um bom controle metabólico antes da concepção e durante toda a gestação.

INTERAÇÕES

Quando determinados fármacos são administrados com insulina, podem ocorrer redução ou aumento no efeito hipoglicemiante. O Boxe 42.1 identifica fármacos selecionados que diminuem ou aumentam o efeito hipoglicemiante da insulina.

Como pacientes podem não fornecer espontaneamente informações sobre seu uso de medicamentos complementares

---

BOXE 42.1 Fármacos que alteram a efetividade da insulina.

Fármacos que diminuem o efeito (pode haver necessidade de mais insulina)

Acetazolamida	Diltiazem	Hormônios tireoidianos
Antipsicóticos (atípicos e de segunda geração)	Diuréticos	Inibidores de protease
Antirretrovirais	Dobutamina	Isoniazida
Asparaginase	Epinefrina	Lítio
Calcitonina	Estrogênios	Morfina
Ciclofosfamida	Fenitoína	Niacina
Contraceptivos orais	Fenotiazinas	Nicotina
Corticosteroides	Glucagon	Progestógenos
Danazol	Hormônio do crescimento	Salbutamol
		Terbutalina

Fármacos que aumentam o efeito (pode haver necessidade de menos insulina)

Agentes betabloqueadores	Esteroides anabolizantes	Mebendazol
Álcool	Fibratos	Pentamidina
Análogo da somatostatina	Fluoxetina	Pentoxifilina
Antidiabéticos orais	IMAO	Piridoxina
Cálcio	Inibidores da enzima conversora de angiotensina (IECA)	Salicilatos
Clonidina		Sulfonamidas
Disopiramida	Lítio	Tetraciclina

e alternativos, é sempre necessário investigar uso de fitoterápicos. Embora exames laboratoriais não sejam conclusivos, relatos médicos indicam possível interação com produtos à base de eucalipto, que causam redução de glicemia.

FÁRMACOS ANTIDIABÉTICOS ORAIS E OUTROS AGENTES

Quando o DM2 é inicialmente diagnosticado, a insulina não é, tipicamente, a primeira escolha. O controle do peso por meio de modificações do estilo de vida, exercício e mudanças na dieta é estimulado, e os exames de sangue são monitorados. Essas intervenções têm por objetivo reduzir o risco de DM2 ou uma condição denominada pré-diabetes. O **pré-diabetes** é diagnosticado quando o paciente apresenta comprometimento da tolerância à glicose/glicose em jejum ou síndrome metabólica (Garber, 2016). Podem-se administrar inicialmente agentes antidiabéticos orais ao paciente com pré-diabetes, de modo a reduzir o risco de desenvolvimento de DM2. Os fármacos antidiabéticos orais são utilizados para reduzir os níveis de glicemia em pacientes com DM2. *Esses fármacos não são efetivos no tratamento do DM1.*

USOS

Diversos fármacos antidiabéticos orais são atualmente prescritos e, em geral, são iniciados utilizando um único fármaco (*monoterapia*) com adição de outros agentes, quando necessário, para controlar a glicemia. Esses fármacos também podem ser associados a insulina no tratamento de alguns pacientes com DM2. A Figura 42.3 ilustra o protocolo de tratamento da American Association of Clinical Endocrinologists (AACE) para a administração de fármacos antidiabéticos para pacientes com diabetes do tipo 2.

Normalmente, o fígado libera glicose em função do nível de insulina circulante. Quando os níveis de insulina estão elevados, há glicose disponível no sangue, de modo que o fígado produz pouca ou nenhuma glicose. Quando os níveis de insulina estão baixos, há pouca glicose circulante, de modo que o fígado produz mais glicose. No DM2, o fígado não consegue detectar os níveis sanguíneos de glicose e, em vez de regular a produção de glicose, libera glicose apesar dos níveis adequados de glicemia. Além disso, **hormônios incretinas** injetáveis (que aumentam a produção de insulina, retardam o esvaziamento gástrico e inibem a liberação de glucagon) são utilizados na terapia de combinação.

As seguintes classes de fármacos antidiabéticos estão listadas de acordo com o uso sugerido para administração pelo protocolo de tratamento da AACE de 2016.

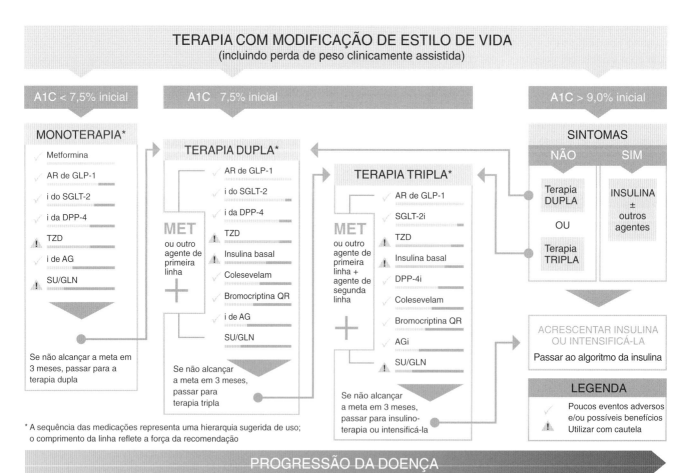

FIGURA 42.3 Algoritmo abrangente para manejo de diabetes do tipo 2 da AACE/ACE. QR = liberação rápida.

Biguanidas

As biguanidas sensibilizam o fígado aos níveis circulantes de insulina, diminuem a absorção intestinal de glicose e reduzem a produção hepática de glicose. A metformina, o único fármaco da classe das biguanidas aprovado para uso nos EUA, é o fármaco de primeira escolha para o DM2 inicial ou quando se inicia a terapia de um paciente com pré-diabetes. Em geral, esse fármaco é iniciado isoladamente, constituindo a denominada monoterapia. As biguanidas não aumentam os níveis de insulina nem produzem ganho de peso.

REAÇÕES ADVERSAS

A metformina como monoterapia raramente provoca hipoglicemia. Entretanto, os pacientes tratados com esse fármaco em combinação com insulina ou com outros hipoglicemiantes (ver outros agentes listados adiante) correm maior risco de hipoglicemia. Pode ser necessária redução ou titulação na dose de um dos fármacos antidiabéticos para evitar episódios de hipoglicemia quando se inicia a terapia de combinação.

As reações adversas à metformina consistem em náuseas, vômitos, diarreia e aumento da flatulência. A metformina deve ser ingerida com alimento, de modo a minimizar os efeitos adversos GI.

CONTRAINDICAÇÕES, PRECAUÇÕES E INTERAÇÕES

A metformina não deve ser utilizada se a função renal do paciente estiver comprometida (FDA, 2016). O risco de problemas como acidose láctica é maior quando há comprometimento renal (estágios 3 a 5). Quando se administra meio de contraste para exames radiológicos, existe risco de insuficiência renal aguda, que pode levar à acidose láctica. Quando se utiliza um meio de contraste, a metformina (ou um produto contendo esse fármaco) deve ser interrompida no dia e por 48 horas após o exame radiológico (UMHS, 2014). A metformina pode levar à má absorção de vitamina B_{12} e os níveis dessa vitamina devem ser monitorados, com prescrição de suplementos, se necessário. Esse fármaco também está contraindicado para pacientes com mais de 80 anos de idade, bem como durante a gestação (categoria B de risco durante a gravidez) e a lactação.

O uso da metformina deve ser temporariamente interrompido para procedimentos cirúrgicos. A terapia farmacológica é reiniciada quando o paciente voltar a ter uma ingestão oral e a função renal estiver normal. Existe risco aumentado de acidose láctica quando a metformina é administrada com glicocorticoides.

> **(!) ALERTA DE ENFERMAGEM**
>
> O ácido láctico é um subproduto normal do músculo após a realização de exercício, quando as células não obtêm oxigênio suficiente. Ocorre acidose láctica quando o ácido láctico se acumula na corrente sanguínea mais rapidamente do que pode ser removido. Os sintomas consistem em mal-estar (sensação vaga de desconforto corporal), dor abdominal, taquipneia, dispneia e dor muscular. Pode ocorrer colapso cardiovascular se não for reconhecida e tratada.

Agonistas do peptídio semelhante ao glucagon 1

Os hormônios incretinas estão envolvidos na regulação fisiológica do equilíbrio da glicose. Esses hormônios aumentam a liberação de insulina e reduzem os níveis de glucagon na circulação, dependendo dos níveis de glicose. Os agonistas do peptídio semelhante ao glucagon-1 (GLP-1) são fármacos injetáveis que simulam o hormônio incretina, o GLP-1. Esse hormônio estimula a liberação de insulina quando o indivíduo se alimenta; ele também reduz o glucagon e retarda o esvaziamento gástrico. A albiglutida, a dulaglutida e a exenatida são utilizadas no tratamento do diabetes do tipo 2. Além do tratamento do diabetes do tipo 2, a liraglutida é utilizada no manejo crônico do peso em indivíduos com IMC acima de 27 e que também apresentam hipertensão e dislipidemia.

REAÇÕES ADVERSAS

Tipicamente, as reações adversas são de natureza GI: diarreia, náuseas, vômitos e pirose. Os pacientes em uso de exenatida ou liraglutida podem apresentar cefaleia, e todos os pacientes devem monitorar os locais de injeção à procura de irritação local.

CONTRAINDICAÇÕES, PRECAUÇÕES E INTERAÇÕES

Os GLP-1 são contraindicados para pacientes com história pessoal ou familiar de câncer de tireoide ou outros cânceres endócrinos. Esse fármaco não deve ser utilizado no tratamento do DM1 ou na CAD. É preciso observar cuidadosamente o paciente quanto a sinais ou sintomas de pancreatite aguda ou declínio da função renal. A glicemia pode cair quando esses medicamentos são associados a: androgênios, insulinas e pegvisomanto (um hormônio somatostatina). Os pacientes podem apresentar glicemia elevada quando um GLP-1 é administrado com corticosteroides, danazol, hormônio luteinizante ou diuréticos tiazídicos. O sangramento é prolongado quando administrado com vitamina K, e esses fármacos reduzem a efetividade dos contraceptivos orais. A albiglutida deve ser então interrompida pelo menos 1 mês antes da tentativa de engravidar (categoria de risco C na gravidez); as pacientes em uso de exenatida são incentivadas a se inscrever em programas de monitoramento. O efeito sobre o lactente durante a lactação não é conhecido nesse momento.

Inibidores do transportador ligado ao sódio-glicose-2

A glicose é reabsorvida no rim pelo transportador ligado ao sódio-glicose-2 (SGLT-2). Esse processo é reduzido pela classe de fármacos inibidores, os inibidores do SGLT-2. Em consequência, o limiar renal de glicose é reduzido, possibilitando a eliminação de mais glicose do corpo pela urina. Quando esses inibidores são administrados, os pacientes apresentam redução da HbA_{1c}, do peso corporal e da pressão arterial sistólica. Pode ocorrer também redução das LDL.

REAÇÕES ADVERSAS

Podem ocorrer infecções fúngicas da área genital. Os pacientes em uso desses fármacos podem apresentar hipotensão e hiperpotassemia.

CONTRAINDICAÇÕES, PRECAUÇÕES E INTERAÇÕES

Pacientes com doença renal em estágio terminal ou aqueles submetidos a diálise não devem tomar esses medicamentos. A canaglifozina e a dapagliflozina aumentam a diurese, podendo resultar em desidratação. A hiperpotassemia tem mais tendência a ocorrer quando o paciente faz uso de inibidores da ECA, bloqueadores do receptor de angiotensina II (ambos para hipertensão arterial) ou diuréticos poupadores de potássio. Os inibidores do SGLT-2 devem ser interrompidos antes da tentativa de gravidez (categoria de risco C na gravidez). O efeito sobre o lactente durante a lactação não é conhecido nesse momento.

Inibidores da dipeptidil peptidase-4

Os inibidores da dipeptidil peptidase-4 (também denominados gliptinas) reduzem os níveis de glicemia em pacientes com DM2 pelo aumento da secreção do hormônio incretina produzido pelo corpo. Isso, por sua vez, reduz os níveis de glucagon e de glicemia.

REAÇÕES ADVERSAS

As reações adversas mais frequentes durante a administração desse medicamento consistem em cefaleia e sintomas das vias respiratórias superiores.

CONTRAINDICAÇÕES, PRECAUÇÕES E INTERAÇÕES

Esses fármacos não devem ser usados para o tratamento da CAD ou se o paciente tiver DM1. As gliptinas devem ser utilizadas com cautela em pacientes com doença renal crônica ou em indivíduos idosos. Esse medicamento não foi estudado em gestantes, porém acredita-se que seja um fármaco da categoria B com base nos estudos realizados em animais, de modo que deve ser usado com cautela em mulheres durante a lactação.

Tiazolidinedionas

As tiazolidinedionas (TZD) melhoram a sensibilidade da insulina nas células musculares e nos adipócitos. Esses fármacos também inibem a gliconeogênese (formação de glicose a partir do glicogênio). Em consequência da redução da resistência à insulina nas células, observa-se redução significativa no nível de HbA_{1c}.

REAÇÕES ADVERSAS

As reações adversas associadas à administração de TZD consistem em infecções das vias respiratórias superiores, sinusite, cefaleia, faringite, mialgia, diarreia e dor lombar. O ganho de peso e a hipoglicemia são mais evidentes quando as TZD são associadas a outros agentes antidiabéticos.

CONTRAINDICAÇÕES, PRECAUÇÕES E INTERAÇÕES

As TZD são contraindicadas para pacientes com insuficiência cardíaca sintomática. Esses fármacos não devem ser utilizados no tratamento do DM1. Especificamente, a rosiglitazona não deve ser utilizada na terapia de combinação com insulina. As TZD devem ser utilizadas com cautela em pacientes com edema, doença cardiovascular e doença hepática ou renal. Pacientes de ambos os sexos devem ser monitorados quanto a fraturas ósseas, particularmente de membros superiores, depois do primeiro ano de terapia. TZD estão na categoria C de risco na gravidez. Mulheres na pré-menopausa que não ovulam podem voltar a ovular, e recomenda-se o uso de barreira contraceptiva efetiva, visto que TZD podem diminuir a eficácia dos contraceptivos orais.

Inibidores da alfaglicosidase

Os inibidores da alfaglicosidase (α-glicosidase), a acarbose e o miglitol, impedem a elevação da glicemia após as refeições ao retardar a absorção intestinal de carboidratos durante a digestão.

REAÇÕES ADVERSAS

O aumento na dose desses fármacos deve ser efetuado lentamente, de modo a reduzir as reações adversas GI de distensão abdominal, flatulência e diarreia. O uso desses fármacos é limitado nos EUA, devido às reações adversas GI desagradáveis, que não são bem toleradas.

CONTRAINDICAÇÕES, PRECAUÇÕES E INTERAÇÕES

Os inibidores da alfaglicosidase são contraindicados para pacientes com distúrbios GI preexistentes, como síndrome do intestino irritável ou doença de Crohn. Não devem ser usados na CAD ou se o paciente tiver cirrose. As enzimas digestivas podem reduzir o efeito do miglitol. A acarbose e o miglitol devem ser utilizados com cautela em pacientes com comprometimento renal. Esses inibidores da alfaglicosidase, que são considerados como fármacos da categoria B para uso na gestação, não foram estudados o suficiente para tornar a sua administração segura durante a gestação ou a lactação.

Amilinomimético

A amilina é um hormônio produzido pelo pâncreas, juntamente com a insulina. Esse fármaco injetável simula os efeitos da amilina endógena, visto que retarda o esvaziamento gástrico, diminui a liberação de glucagon e reduz o apetite. Quando utilizada com insulina nas horas das refeições (endógena ou administrada), a amilina pode reduzir a glicemia (níveis de HbA_{1c}) e pode ajudar a reduzir o peso.

REAÇÕES ADVERSAS

As reações adversas da amilina consistem em náuseas, vômitos, diminuição do apetite, dor abdominal, cefaleia, dor ou irritação no local de injeção e hipoglicemia.

CONTRAINDICAÇÕES, PRECAUÇÕES E INTERAÇÕES

A amilina não deve ser utilizada se houver alterações do esvaziamento gástrico. Esse fármaco não deve ser administrado se o paciente estiver tomando um medicamento que diminua a motilidade GI, como inibidor da alfaglicosidase. A injeção de pranlintida retarda o início de ação se for administrada ao mesmo tempo que um antidiabético oral. Considerados como fármacos na categoria de risco C para uso na gestação, esses fármacos não foram estudados o suficiente para tornar a sua administração segura durante a gestação ou a lactação.

Considerações sobre cuidados crônicos

Diabetes melito do tipo 1
Existe maior risco de reações hipoglicêmicas graves quando pranlintida é administrada ao mesmo tempo que a insulina. Esses dois fármacos devem ser administrados em injeções separadas e não devem ser misturados na mesma seringa.

Sulfonilureias

As sulfonilureias parecem reduzir a glicemia por meio da estimulação da liberação de insulina pelas células beta do pâncreas. Essa redução é medida por uma redução de 1 a 2% nos níveis de HbA_{1c}. As sulfonilureias não são efetivas quando as células beta do pâncreas não conseguem liberar insulina para suprir as necessidades do indivíduo. As sulfonilureias mais utilizadas são as de segunda e terceira gerações, como a glimepirida, a glipizida e a gliburida. As sulfonilureias de primeira geração (p. ex., clorpropamida, tolazamida e tolbutamida) são raramente utilizadas hoje em dia, visto que apresentam ação prolongada, maior incidência de reações adversas e mais tendência a reagir com outros fármacos.

REAÇÕES ADVERSAS

As reações adversas associadas às sulfonilureias consistem em hipoglicemia, anorexia, náuseas, vômitos, desconforto epigástrico, ganho de peso, pirose e vários sintomas neurológicos vagos, como fraqueza e dormência nos membros. O ajuste das doses desses fármacos frequentemente pode reduzir as reações desagradáveis.

CONTRAINDICAÇÕES, PRECAUÇÕES E INTERAÇÕES

As sulfonilureias de primeira geração (clorpropamida, tolazamida e tolbutamida) são contraindicadas para pacientes com doença arterial coronariana ou disfunção hepática ou renal. Outras sulfonilureias devem ser utilizadas com cautela em pacientes com comprometimento da função hepática, visto que a disfunção hepática pode prolongar o efeito do fármaco. Além disso, as sulfonilureias devem ser administradas com cautela a pacientes com comprometimento renal e doença cardiovascular grave. Existe um risco de sensibilidade cruzada com as sulfonilureias e as sulfonamidas (sulfonamidas anti-infecciosas).

As sulfonilureias podem exercer um efeito hipoglicemiante aumentado quando administradas com anticoagulantes, clofibrato, fluconazol, antagonistas da histamina H_2, metildopa, inibidores da monoamina oxidase (IMAOs), anti-inflamatórios não esteroides (AINEs), salicilatos, sulfonamidas e antidepressivos tricíclicos. O efeito hipoglicemiante das sulfonilureias pode ser reduzido quando são associadas a betabloqueadores, bloqueadores dos canais de cálcio, colestiramina, corticosteroides, estrogênios, hidantoínas, isoniazida, contraceptivos orais, fenotiazinas, rifampicina, diuréticos tiazídicos e agentes tireoidianos.

Meglitinidas

À semelhança das sulfonilureias, as meglitinidas atuam para reduzir os níveis de glicemia por meio de estimulação da liberação de insulina pelo pâncreas. Essa ação depende da capacidade das células beta do pâncreas de produzir insulina. Entretanto, a ação das meglitinidas é mais rápida que a das sulfonilureias, e a sua duração de ação é muito mais curta. Devido a essas diferenças, as meglitinidas precisam ser administradas 3 vezes/dia. Os exemplos de meglitinidas incluem a nateglinida e a repaglinida.

REAÇÕES ADVERSAS

As reações adversas associadas à administração das meglitinidas incluem infecção das vias respiratórias superiores, cefaleia, rinite, bronquite, dor lombar e hipoglicemia.

CONTRAINDICAÇÕES, PRECAUÇÕES E INTERAÇÕES

Os fármacos que reduzem o efeito hipoglicemiante das meglitinidas incluem corticosteroides, carbamazepina e rifampicina. Os pacientes debilitados, desnutridos ou idosos são, tipicamente, mais suscetíveis aos efeitos hipoglicemiantes desses fármacos. As meglitinidas, que são consideradas fármacos na categoria de risco C para uso na gestação, não foram estudadas o suficiente para tornar a sua administração segura durante a gestação ou a lactação.

Outros agentes

O colesevelam, um quelante de ácidos biliares, foi aprovado pela FDA como terapia adjuvante para melhorar o controle glicêmico em adultos com DM2. A bromocriptina, um agonista da dopamina, atua sobre as atividades neuronais circadianas e pode ajudar a regular o hipotálamo a normalizar níveis de glicemia em pacientes com resistência à insulina.

PROCESSO DE ENFERMAGEM
Paciente tratado com insulina e/ou fármaco antidiabético

AVALIAÇÃO

Avaliação pré-administração

Quando for realizar um exame físico, lembre-se de que a inspeção geral da pele é importante nos pacientes com diabetes melito. Inspecionar as mucosas e os membros, dispensando atenção especial a feridas ou cortes que pareçam estar infectados ou com cicatrização insatisfatória, bem como quaisquer ulcerações ou outras alterações da pele ou das mucosas. Obter as seguintes informações e incluí-las no prontuário do paciente:

- Hábitos alimentares
- História familiar de diabetes melito (se houver)
- Tipo e duração dos sintomas apresentados.

Examinar o prontuário do paciente à procura de exames laboratoriais e complementares recentes. Tipicamente, o DM2 não se manifesta de modo abrupto. Quando a glicemia encontra-se dentro de faixas específicas (níveis de HbA_{1c} e tolerância à glicose/nível em jejum), o paciente é então diagnosticado com pré-diabetes ou diabetes melito (ver Tabela 42.2). Os exames laboratoriais do paciente são analisados ao longo do tempo e são estimulados esforços para a realização de modificações no estilo de vida, de modo a reduzir os níveis de glicemia.

Antes de iniciar medicamentos antidiabéticos, outros exames laboratoriais podem ser realizados para comparações basais. Por exemplo, testes para medir função renal podem ser feitos antes da prescrição de metformina.

Se o paciente é diabético e tem recebido insulina ou antidiabético oral, incluem-se no prontuário tipo e dose do medicamento usado, hábitos alimentares e frequência e métodos de testagem de glicose.

Avaliação continuada

O aspecto mais importante da avaliação continuada consiste em monitorar e tratar níveis elevados ou baixos de glicemia (ver Tabela 42.1). Uma importante avaliação continuada é a observação frequente do paciente à procura de sintomas de hipoglicemia, sobretudo durante a terapia inicial ou após uma mudança na dosagem. O paciente em uso de insulina tem propensão particular a sofrer reações hipoglicêmicas no momento do pico de ação da insulina (ver Resumo de Fármacos I Formulações de insulina/análogos da insulina) ou quando não se alimenta por algum tempo ou omite uma refeição. Nos ambientes de cuidados agudos, o monitoramento frequente da glicemia é rotineiramente efetuado para ajudar a detectar quaisquer anormalidades.

Os pacientes no ambiente de cuidados agudos também são rigorosamente monitorados quanto à hiperglicemia.

TABELA 42.2 Níveis de testes sanguíneos para diagnóstico de pré-diabetes e diabetes.

	HbA_{1c} (%)	Glicemia em jejum (mg/dℓ)	Teste oral de tolerância à glicose (mg/dℓ)
Diabetes	6,5 ou mais	126 ou mais	200 ou mais
Pré-diabetes	5,8 a 6,4	100 a 125	140 a 199
Normal	4 a 5,7	99 ou menos	139 ou menos

As necessidades de insulina aumentam em épocas de estresse ou de doença. Para o indivíduo não diabético, os níveis de glicemia são considerados dentro dos limites normais quando são de 60 a 100 mg/dℓ. Quando são administrados produtos como a insulina glargina, os níveis de insulina não flutuam com tanta frequência.

Quando estão em condições de receber alta, os pacientes recém-diagnosticados precisam ser instruídos sobre o uso de um glicosímetro para automonitoramento da glicemia (ver Orientação ao paciente para desfechos melhores I Verificação da glicemia com o uso de um glicosímetro). É importante rever o monitoramento com demonstração feita pelos próprios pacientes para assegurar que estejam usando corretamente o aparelho. A melhor maneira de monitorar o controle glicêmico a longo prazo e a resposta ao tratamento é a determinação dos níveis de HbA_{1c} a intervalos de 3 meses. Se a primeira medida da HbA_{1c} indicar que o controle glicêmico foi inadequado durante os 3 meses anteriores, pode ser necessário aumentar as doses para obter melhor controle.

Populações especiais podem utilizar o monitoramento contínuo da glicose (MCG). Esse método funciona melhor com pacientes que apresentam grandes oscilações dos níveis de glicemia, pacientes com diabetes gestacional ou que utilizam uma bomba de insulina. Utilizando um pequeno dispositivo inserido na pele do abdome, o MCG registra níveis de glicemia ao longo do dia, a incrementos de 1, 5 ou 10 minutos. A FDA aprovou dispositivos que podem ser visualizados eletronicamente pelo médico ou até mesmo pelo próprio paciente com um *smartphone*. Esse dispositivo é particularmente útil quando os níveis de glicemia estão perigosamente altos ou baixos.

DIAGNÓSTICOS DE ENFERMAGEM

Os diagnósticos de enfermagem específicos para agentes farmacológicos incluem os seguintes:

- **Confusão aguda**, relacionada com os efeitos da hipoglicemia sobre o estado mental
- **Volume de líquidos deficiente**, relacionado com a perda de líquido durante a CAD
- **Ansiedade**, relacionada com a incerteza do diagnóstico, o teste dos próprios níveis de glicose, a autoinjeção, as restrições dietéticas e outros fatores (especificar)
- **Padrão respiratório ineficaz**, relacionado com a hiperventilação na acidose láctica com o uso da metformina

Os diagnósticos de enfermagem relacionados com a administração de medicamentos são discutidos no Capítulo 4.

PLANEJAMENTO

Os desfechos esperados no paciente podem incluir uma resposta ótima à terapia, atender às necessidades dos pacientes relacionadas com o controle das reações adversas, redução da ansiedade, melhor capacidade de lidar com o diagnóstico e confiabilidade na compreensão do esquema de medicação.

IMPLEMENTAÇÃO

O manejo de enfermagem de um paciente com diabetes exige cuidados diligentes, experientes e abrangentes.

Promoção da resposta ótima à terapia

Não existe dosagem fixa de fármacos na terapia antidiabética. O esquema farmacológico é individualizado, com base na efetividade e na tolerância do fármaco ou dos fármacos utilizados e dose máxima recomendada.

Monitoramento da glicemia

Os níveis de glicemia são monitorados com frequência no paciente portador de diabetes. O médico pode solicitar medidas de glicemia antes e depois das refeições e ao deitar. Pode-se efetuar monitoramento menos frequente se os níveis de glicose do paciente estiverem bem controlados. O **glicosímetro** é um aparelho utilizado pelo diabético ou pelo enfermeiro para monitorar a glicemia. Os enfermeiros ou os funcionários do laboratório são responsáveis pela verificação da glicemia durante a hospitalização, porém o paciente precisa ser instruído sobre o monitoramento da glicemia após ter alta da unidade de terapia intensiva (ver Orientação ao Paciente para desfechos melhores I Verificação da glicemia com uso de um glicosímetro).

O exame de urina era muito utilizado no passado para monitoramento dos níveis de glicose, porém foi substituído, em grande parte, pelo monitoramento da glicemia. O exame de urina pode ajudar na identificação de comprometimento renal ou excreção de cetonas em pacientes com propensão à cetoacidose. Se for realizado um exame de urina, recomenda-se habitualmente utilizar a amostra da segunda micção (*i. e.*, urina coletada 30 minutos após a micção inicial) para

---

Orientação ao paciente para desfechos melhores

Verificação da glicemia com o uso de um glicosímetro

Ao orientar o paciente, certificar-se dos seguintes itens:

✔ Antes do uso inicial, ler cuidadosamente as instruções do fabricante, visto que glicosímetros variam acentuadamente

✔ Preparar o dedo da mão do paciente, lavando a região com água morna e sabão. Enxaguar com água morna e secar bem. (Se o paciente não conseguir preparar a área, o cuidador deve usar luvas, de modo a obedecer às precauções universais

✔ Retirar uma fita reagente e fechar o recipiente para não estragar as fitas restantes. Inserir a fita no aparelho, se as instruções exigirem isso antes da obtenção da amostra de sangue

✔ Com o dispositivo para aplicação da lanceta (agulha), puncionar o dedo do paciente na *parte lateral* da polpa (e não na ponta) onde há menos terminações nervosas e mais capilares

✔ Massagear suavemente o dedo para obter grande gota de sangue. O uso dessa técnica para obter uma amostra de sangue irá ajudar a evitar leituras incorretas. *Nota:* Não espalhar o sangue nem tentar obter uma gota extra

✔ Aplicar a amostra de sangue à tira reagente e proceder à leitura no glicosímetro. *Nota:* Alguns glicosímetros, sobretudo os aparelhos de instituições, podem ter procedimentos um pouco diferentes

✔ Registrar o horário e o resultado do teste de acordo com o método de manutenção de registro recomendado pelo médico

✔ Limpar e calibrar o aparelho de acordo com as recomendações do fabricante para manter leituras acuradas.

---

verificar os níveis de glicose ou de acetona, em vez de obter a primeira amostra.

O teste da **hemoglobina glicosilada** (HbA$_{1c}$) monitora a glicemia média do paciente ao longo de 3 a 4 meses. Quando os níveis de glicemia estão elevados, as moléculas de glicose ligam-se à hemoglobina nos eritrócitos. Quanto maior a duração da hiperglicemia, mais glicose se liga aos eritrócitos, e mais alto o nível de hemoglobina glicosilada. Essa ligação persiste durante o tempo de vida dos eritrócitos (cerca de 4 meses). Quando o diabetes melito do paciente está bem controlado, com glicemias normais ou quase normais, o nível total de HbA$_{1c}$ não estará acentuadamente elevado. Entretanto, se níveis de glicemia estiverem consistentemente altos, o nível de HbA$_{1c}$ estará elevado. O resultado do teste (expresso em porcentagem) refere-se à quantidade média de glicose presente no sangue no decorrer dos últimos 4 meses. Os resultados variam de acordo com o método laboratorial empregado para a análise; todavia, em geral, níveis situados entre 6,5% e 7% indicam um bom controle do diabetes. Resultados de 10% ou mais indicam controle insatisfatório da glicemia nos últimos meses. A HbA$_{1c}$ é útil na avaliação do sucesso do tratamento do diabetes melito, na comparação de novos esquemas de tratamento com esquemas antigos e na individualização do tratamento.

Administração de insulina

Algumas vezes, o médico constata que o paciente obtém melhor controle com uma injeção de insulina por dia; algumas vezes, o paciente necessita de duas ou mais injeções por dia. Além disso, dois tipos diferentes de insulina podem ser combinados, como uma preparação de ação rápida e uma outra preparação de ação longa. O número de injeções de insulina, a dosagem, os horários de administração e o tipo de insulina são determinados pelo médico após cuidadosa avaliação das necessidades metabólicas do paciente e de sua resposta a tratamento. Pode ser necessário efetuar mudanças até que seja encontrada a dose que melhor satisfaça as necessidades do paciente.

⚠️ ALERTA DE ENFERMAGEM

As necessidades de insulina podem mudar quando o paciente sofre alguma forma de estresse ou apresenta qualquer doença, particularmente aquelas que resultam em náuseas e vômitos.

A insulina é prescrita pelo nome genérico (p. ex., insulina asparte) ou pelo nome comercial (ver Resumo de Fármacos I Formulações de insulina/análogos da insulina). Uma marca de insulina nunca deve ser substituída por outra, a não ser que essa substituição seja aprovada pelo médico, visto que alguns pacientes podem ser sensíveis a mudanças em marcas de insulina. Além disso, é importante nunca substituir um tipo de insulina por outro. Por exemplo, nunca se deve utilizar insulina de ação longa quando foi prescrita insulina de ação rápida.

Quando for administrar insulina, é preciso ter cuidado para utilizar a insulina correta. Os nomes e as embalagens são semelhantes e podem ser facilmente confundidos. Ler cuidadosamente todos os rótulos antes de preparar qualquer tipo de insulina.

Insulina não pode ser administrada por via oral, porque consiste em proteína facilmente destruída no sistema digestório. Habitualmente, é administrada por via subcutânea (SC). Não há necessidade de aspirar para retorno de sangue quando se utiliza administração subcutânea. Insulina regular é a única preparação administrada por via intravenosa (IV).

INSULINAS DE AÇÃO RÁPIDA E CURTA. Insulina regular é administrada 30 a 60 minutos antes de uma refeição para obter resultados ótimos.

A insulina asparte é administrada imediatamente antes de uma refeição (5 a 10 minutos antes de iniciar a refeição). A insulina lispro é administrada 15 minutos antes de uma refeição ou imediatamente depois. A insulina asparte e a insulina lispro tornam a administração de insulina mais conveniente para muitos pacientes que consideram desagradável tomar um medicamento 30 a 60 minutos antes das refeições. Além disso, a insulina lispro parece reduzir a glicemia 1 a 2 horas após as refeições melhor do que a insulina humana regular, visto que ela simula mais estreitamente a insulina natural do corpo. Além disso, ela diminui o risco de reações de hipoglicemia entre meia-noite e 6 horas da manhã em pacientes com DM1.

INSULINAS DE AÇÃO INTERMEDIÁRIA E LONGA. Muitos pacientes são mantidos com dose única de insulina de ação intermediária administrada por via subcutânea pela manhã. As insulinas de ação mais longa são administradas antes do desjejum ou ao deitar (dependendo das instruções do médico).

A insulina glargina é administrada por via subcutânea 1 vez/dia deitar. Esse tipo de insulina mantém um nível sanguíneo constante e é utilizada no tratamento de adultos e crianças com DM1 e adultos com DM2 que necessitam de uma insulina de ação longa para o controle da hiperglicemia.

As insulinas estão disponíveis em concentrações de U100 e U300. É preciso ler cuidadosamente o rótulo no frasco de insulina para verificar o nome e o número de unidades por mililitro. A dose de insulina é medida em unidades. A insulina U100 tem 100 unidades em cada mililitro, enquanto a U300 tem 300 unidades em cada mililitro. A maioria dos indivíduos com diabetes utiliza a concentração U100. Os pacientes resistentes à insulina e que necessitam de grandes doses utilizam a concentração U300.

INSULINAS MISTURADAS. Se o paciente tiver que receber insulina regular e NPH (suspensão de insulina isófana), esclarecer com o médico se é necessário administrar duas injeções separadas ou se as insulinas podem ser misturadas na mesma seringa. Se as duas insulinas forem administradas na mesma seringa, a insulina de ação curta (regular ou lispro) é colocada em primeiro lugar na seringa (Figura 42.4). Mesmo pequenas quantidades de insulina de ação intermediária ou ação longa, quando misturadas com insulina de ação curta, podem ligar-se à insulina de ação curta e retardar seu início.

> **ALERTA DE ENFERMAGEM**
>
> A insulina regular é transparente, enquanto as insulinas de ação intermediária e de ação longa são turvas. A insulina transparente deve ser colocada em primeiro lugar. Quando a insulina lispro é misturada com uma insulina de ação mais longa, a insulina lispro deve ser colocada em primeiro lugar.

Pode-se obter uma resposta inesperada quando injeções são trocadas por injeções separadas ou vice-versa. Se o paciente esteve utilizando misturas de insulina antes da admissão, deve-se perguntar se as insulinas foram administradas separadamente ou juntas.

Dispõe-se de vários tipos de insulinas pré-misturadas. Essas insulinas combinam uma insulina regular com a insulina NPH de ação mais longa. As misturas estão disponíveis nas proporções 70/30, o que significa 70% de NPH e 30% de insulina regular. Embora essas insulinas pré-misturadas sejam úteis para pacientes que têm dificuldade em retirar insulina do frasco ou verificar marcas na seringa, não é possível individualizar as doses. Para pacientes que têm dificuldade em controlar o diabetes melito, essas insulinas pré-misturadas podem não ser efetivas.

> **ALERTA DE ENFERMAGEM**
>
> Não misturar nem diluir insulina glargina com qualquer outra insulina ou solução, pois o controle da glicose será perdido, e a insulina não será efetiva.

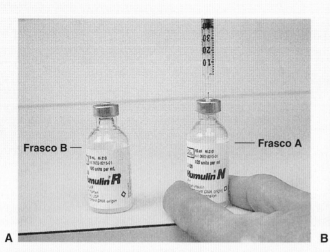
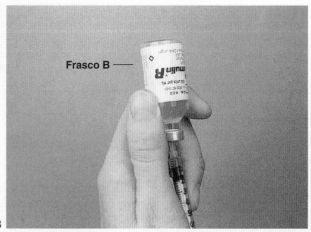

FIGURA 42.4 Para encher uma seringa com dois tipos de insulina. **A.** Após limpar a parte superior de ambos os frascos de insulina, com cada frasco em pé, o enfermeiro injeta um volume de ar no frasco da insulina Humulin N® (de ação intermediária) igual à dose prescrita de Humulin N®. O enfermeiro retira a agulha sem tocar no líquido e, em seguida, injeta um volume de ar igual à dose prescrita de insulina Humulin N® (regular). **B.** Após remover qualquer bolha de ar e determinar qual o volume total combinado das duas insulinas, o enfermeiro inverte o frasco da insulina NPH (de ação intermediária) e retira cuidadosamente o volume correto da medicação. *Nota*: O enfermeiro deve estar com um segundo profissional de enfermagem para verificar novamente a medicação e a dosagem antes da administração da insulina.

COMO PREPARAR A INSULINA PARA ADMINISTRAÇÃO. Verificar sempre a data de vencimento impressa no rótulo do frasco de insulina antes de retirar a dose de insulina. Deve-se utilizar sempre uma seringa para insulina que corresponda à concentração de insulina a ser administrada. Por exemplo, uma insulina marcada com U100 deve ser usada apenas para a insulina U100. A insulina U300 só é administrada por via subcutânea ou intramuscular (IM). Nunca se deve substituir uma seringa de insulina por uma seringa de tuberculina.

Quando a insulina estiver em suspensão (isso pode ser verificado olhando um frasco que não foi tocado há cerca de 1 hora), girar suavemente o frasco entre as palmas das mãos e inclina-lo delicadamente de cabeça para baixo imediatamente antes de retirar a insulina. Isso assegura uma distribuição uniforme das partículas em suspensão. É preciso ter cuidado para não agitar vigorosamente a insulina.

Verificar cuidadosamente a prescrição médica sobre tipo e dose de insulina imediatamente antes de retirá-la do frasco. Todas as bolhas de ar precisam ser eliminadas da seringa e do canhão da agulha antes de retirar a seringa do frasco de insulina.

> **ALERTA DE ENFERMAGEM**
>
> A acurácia é de máxima importância quando se mede qualquer preparação de insulina, devido ao perigo potencial de administrar dose incorreta. Se possível, verificar e conferir com outro enfermeiro a dose correta de insulina, comparando frasco de insulina, seringa e solicitação do médico antes da administração.

REVEZAMENTO DOS LOCAIS DE INJEÇÃO. A insulina pode ser injetada nos braços, nas coxas, no abdome ou nas nádegas. Como as taxas de absorção variam nos diferentes locais, sendo a taxa de absorção mais rápida no abdome, seguida do braço, da coxa e das nádegas, alguns médicos recomendam revezar os locais de injeção em uma área específica, em lugar de revezar as áreas. Por exemplo, todos os locais disponíveis no abdome devem ser usados antes de passar para a coxa.

Os locais de injeção de insulina são revezados para evitar a **lipodistrofia** (atrofia da gordura subcutânea), que pode interferir na absorção da insulina de seu local de injeção. A lipodistrofia aparece como uma discreta depressão da gordura subcutânea.

Devido às muitas tarefas que devem ser aprendidas no tratamento do diabetes melito, alguns fabricantes fornecem tabelas numeradas ou modelos para orientar o revezamento dos locais. Utilizar esses instrumentos de ensino como método para instruir pacientes no automanejo, bem como no fornecimento de cuidados. Antes da administração de cada dose de insulina, verificar o prontuário do paciente quanto ao local de injeção prévia e uso do próximo local de injeção (de acordo com o plano de revezamento). Pedir ao paciente que confirme o local usado pela última vez. Se possível, sempre pergunte ao paciente se prefere aplicar sozinho a insulina em vez de supor que ele está muito doente para executar a tarefa. Após a administração da injeção, documentar o local utilizado. Toda vez que for administrada insulina, os locais anteriores de injeção devem ser examinados à procura de inflamação, que pode indicar reação alérgica localizada.

MÉTODOS DE ADMINISTRAÇÃO DA INSULINA. Vários métodos podem ser utilizados para administrar insulina: agulha e seringa, caneta e bomba. A Figura 42.5 ilustra esses três métodos de administração de insulina. O mais comum consiste no uso de agulha e seringa. Esses itens são facilmente encontrados e baratos, em comparação com outros métodos. O uso de agulhas microfinas reduziu o desconforto associado às injeções.

Outro método é o sistema de injeção com canetas de aplicação de insulina, que utiliza um cartucho pré-carregado com um tipo específico de insulina (p. ex., insulina NPH). Esse método é conveniente para pacientes que autoadministram a sua própria insulina. As canetas são feitas para uso por um único paciente e nunca devem ser usadas por mais de uma pessoa.

As unidades desejadas são selecionadas ao girar um mostrador e anel de travamento. A dose é determinada pelo número de cliques ouvidos. A agulha é substituída entre cada

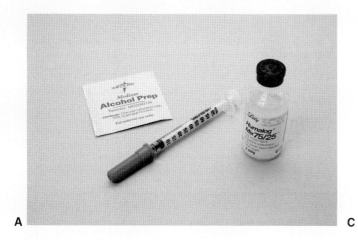

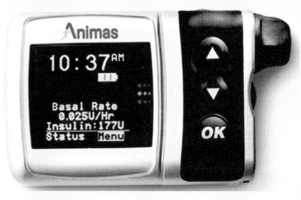

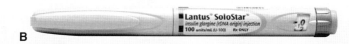

FIGURA 42.5 As insulinas podem ser administradas utilizando (**A**) uma agulha e seringa, (**B**) uma caneta de aplicação de insulina ou (**C**) uma bomba de insulina.

462 Parte 10 Fármacos que Atuam no Sistema Endócrino

injeção. Apesar de seu alto custo, as canetas são úteis para pacientes que têm problema em segurar ou ver uma seringa.

> **! ALERTA DE ENFERMAGEM**
>
> As canetas de aplicação de insulina são exclusivas de cada paciente. Destinam-se a um paciente para uso em múltiplas vezes. Uma agulha separada é utilizada nesses dispositivos; entretanto, é ainda possível ser contaminado pelo sangue do paciente, e ela nunca deve ser compartilhada com mais de um paciente.

Outro método de administração é a bomba de insulina. Esse sistema procura reproduzir a função pancreática normal, utiliza apenas análogos da insulina de ação rápida, funciona com bateria e exige a inserção de uma agulha no tecido subcutâneo. A agulha é trocada a cada 1 a 3 dias. A dose de insulina injetada pode ser ajustada de acordo com os níveis de glicemia, que são monitorados 4 a 8 vezes/dia.

DOSAGEM. Os indivíduos com diagnóstico de DM1 sempre irão necessitar de insulina. O padrão de dosagem de insulina que reproduz mais rigorosamente a produção normal de insulina consiste em um plano de múltiplas doses, algumas vezes denominado *terapia insulínica intensiva*. A dosagem consiste em **insulina basal e em *bolus***. Um indivíduo ingere alimento, que se transforma em glicose na corrente sanguínea; além disso, enquanto está dormindo, o fígado também secreta glicose, podendo aumentar o nível de glicose no sangue. O propósito da insulina basal é manter os níveis de glicemia até mesmo quando o indivíduo está em jejum (p. ex., quando está dormindo), ajudando a glicose a entrar nas células, de modo que possa ser utilizada para a obtenção de energia. Nesse esquema, administra-se uma dose de insulina de ação intermediária ou de ação longa pela manhã ou ao deitar. Pequenas doses (*bolus*) de insulina de ação rápida são administradas antes das refeições, com base em níveis glicêmicos e de HbA_{1c} do paciente. Isso possibilita maior flexibilidade no estilo de vida do paciente, mas também pode representar inconveniência para ele (p. ex., necessidade de carregar sempre suprimentos de insulina, falta de privacidade, horários inconvenientes).

Dependendo da condição do paciente, pode-se utilizar prescrição de insulina de ação rápida ou curta como suplemento do esquema medicamentoso, de modo a "cobrir" qualquer episódio de hiperglicemia. Por exemplo, quando o paciente está hospitalizado, a glicemia pode ser monitorada a cada 6 horas ou antes das refeições e ao deitar, com administração de insulina regular (de ação curta) em protocolo padronizado para cobrir qualquer hiperglicemia detectada. Essa cobertura é algumas vezes designada pelos profissionais de saúde como escala móvel ou cobertura de insulina. Insulina suplementar é administrada com base em leituras de glicemia e quantidade de insulina indicada pelo médico no protocolo de cobertura de insulina regular. Até mesmo quando um protocolo é utilizado, o enfermeiro deve notificar imediatamente o médico se a glicemia estiver acima de 400 mg/dℓ.

Dispõe-se de sistema de administração inalatória de insulina humana de ação rápida. Nos EUA, sua prescrição só é feita no programa de Avaliação e Mitigação de Riscos (REMS). Isso se deve ao risco de broncospasmo agudo em pacientes com doenças pulmonares crônicas, como asma ou DPOC. Insulina inalada também está em processo de pesquisa para uso em pacientes com comprometimento cognitivo leve e doença de Alzheimer (Craft, 2012).

Hipoglicemiantes

Dispõe-se de formas orais e parenterais de hipoglicemiantes para administração. As formulações de hormônios incretinas são administradas por via parenteral, usando uma caneta com seringa. Assemelha-se à administração de insulina. Essas soluções nunca devem ser misturadas com uma insulina. Os agonistas do GLP-1 só devem ser injetados SC na mesma hora do dia e no mesmo dia de cada semana.

O controle glicêmico é iniciado com um fármaco. Se a glicemia não diminuir, acrescenta-se um segundo medicamento oral ao esquema medicamentoso. A escolha da segunda medicação varia de um paciente para outro, e o fármaco é prescrito pelo médico. Glucovance®, que inclui tanto a gliburida quanto a metformina, é um exemplo de uso de fármacos de combinação para controle glicêmico. As associações medicamentosas são úteis para indivíduos que apresentam outras condições crônicas que exigem a administração de múltiplos comprimidos, cápsulas ou pílulas. Alguns indivíduos com doenças crônicas podem ingerir diariamente mais de 25 a 30 medicamentos diferentes. As associações medicamentosas constituem uma forma de reduzir a carga de medicações potencialmente omitidas, reduzindo o número de itens a tomar.

> **! ALERTA DE ENFERMAGEM**
>
> A exposição ao estresse, como infecção, febre, cirurgia ou traumatismo, pode levar à perda de controle dos níveis de glicemia em pacientes que foram estabilizados com fármacos antidiabéticos orais. Caso isso ocorra, o médico pode suspender o uso do fármaco oral e administrar insulina.

Os hipoglicemiantes orais são administrados em dose única diária ou em doses fracionadas. As seções seguintes fornecem informações específicas sobre cada grupo de fármacos antidiabéticos orais.

METFORMINA. O paciente é instruído a tomar a metformina administrada 2 ou 3 vezes/dia, com as refeições. Se o paciente não apresentar uma resposta em 4 semanas com o uso da dose máxima de metformina, o médico pode acrescentar uma sulfonilureia oral enquanto a metformina é mantida na dose máxima. A metformina de liberação prolongada é administrada 1 vez/dia no jantar e o comprimido não deve ser triturado nem mastigado.

SGLT-2. O SGLT-2 deve ser tomado no mesmo horário diariamente. Se uma dose for omitida, o medicamento deve ser tomado tão logo isso seja percebido, porém o paciente não deve tomar duas doses ao mesmo tempo.

TIAZOLIDINEDIONAS. A pioglitazona e a rosiglitazona são administradas com ou sem refeições. Se a dose for omitida na refeição habitual, o medicamento é tomado na próxima refeição. Se a dose for omitida em um dia, não deve ser duplicada no dia seguinte. Quando o paciente toma o medicamento, a refeição não deve ser retardada. Um atraso de apenas 30 minutos na refeição pode causar hipoglicemia.

INIBIDORES DA ALFAGLICOSIDASE. Acarbose e miglitol são administrados 3 vezes/dia no início da refeição, visto que o alimento aumenta sua absorção. Alguns pacientes começam a terapia com dose mais baixa, 1 vez/dia, de modo a minimizar os efeitos GI, como desconforto abdominal, flatulência e diarreia. Então, a administração é gradualmente aumentada até

3 vezes/dia. A resposta a esses medicamentos é monitorada periodicamente. São efetuados ajustes de dosagem a intervalos de 4 a 16 semanas, com base nos níveis glicêmicos.

SULFONILUREIAS. Clorpropamida, tolazamida e tolbutamida são administradas com alimento para evitar desconforto GI. Entretanto, como o alimento retarda a absorção, glipizida deve ser administrada 30 minutos antes de uma refeição. Gliburida e glimepirida são administradas no desjejum ou com a primeira refeição principal do dia.

MEGLITINIDAS. Repaglinida pode ser administrada imediatamente ou até 30 minutos antes das refeições. Nateglinida é tomada até 30 minutos antes das refeições.

Monitoramento e manejo das necessidades do paciente

Confusão aguda

A confusão mental pode ser um sinal de que a glicemia do paciente está baixa. A observação rigorosa do paciente com diabetes melito é importante, sobretudo quando o diagnóstico é recente, há mudanças na dose da medicação, a paciente está grávida, o indivíduo apresenta doença clínica ou é submetido a cirurgia, ou o paciente não adere à dieta prescrita. Também é mais provável que pacientes idosos, debilitados ou desnutridos apresentem hipoglicemia. Os episódios de hipoglicemia são corrigidos tão logo os sintomas sejam identificados. Um paciente que já teve anteriormente essa reação pode ser capaz de comunicar que a glicemia está baixa – o enfermeiro deve então fazer o exame para confirmar essa impressão.

Os métodos de interromper uma reação hipoglicêmica incluem a administração de um ou mais dos seguintes alimentos de resgate:

- 120 mℓ de suco de laranja ou outro suco de fruta
- Bala dura ou uma colher de sopa de mel
- Produtos comerciais à base de glicose, como gel ou comprimidos de glicose
- **Glucagon** por vias subcutânea, intramuscular ou intravenosa
- Glicose a 10% ou 50% IV.

A escolha de um ou mais desses métodos para interromper uma reação hipoglicêmica, bem como os procedimentos seguintes, como coleta de sangue para determinação dos níveis de glicose, dependerá da solicitação por escrito do médico ou da política do hospital. Líquidos orais ou substâncias (como doce) nunca devem ser fornecidos a um paciente quando este não apresenta reflexos de deglutição e do vômito. A ausência desses reflexos pode resultar em aspiração do líquido oral ou da substância nos pulmões, podendo culminar em consequências extremamente graves e até mesmo em morte. Se não houver reflexos da deglutição e do vômito, ou se o paciente estiver inconsciente, administra-se glicose ou glucagon por via parenteral.

ⓘ ALERTA DE ENFERMAGEM

Quando um paciente hipoglicêmico está em uso de inibidor da alfaglicosidase (p. ex., acarbose ou miglitol), fornecer ao mesmo uma forma oral de glicose, como comprimidos de glicose, em vez de suco, mel ou bala (sacarose). A absorção do açúcar é bloqueada pela acarbose ou pelo miglitol.

O *glucagon* é um hormônio produzido pelas células alfa (α) do pâncreas; a ação desse hormônio consiste em elevar a glicemia pela estimulação da conversão do glicogênio em glicose no fígado. Observa-se o retorno da consciência nos primeiros 5 a 20 minutos após a administração parenteral de glucagon. O glucagon é efetivo no tratamento da hipoglicemia somente se houver disponibilidade de glicogênio hepático.

Entre em contato com o médico quando ocorrer uma reação hipoglicêmica; anote a substância e a quantidade para interromper a reação, as amostras de sangue obtidas (se houver alguma), o tempo levado para o desaparecimento dos sintomas de hipoglicemia e o estado atual do paciente. Após a cessação da reação hipoglicêmica, observe atentamente o paciente à procura de reações hipoglicêmicas adicionais. O tempo necessário de observação rigorosa irá depender do pico e da duração de ação da insulina administrada.

Volume de líquidos deficiente

Ocorre desidratação na CAD. A CAD é uma deficiência potencialmente fatal de insulina (hipoinsulinismo), que resulta em hiperglicemia grave, exigindo diagnóstico e tratamento imediatos. Como não há insulina disponível para possibilitar a entrada de glicose nas células, ocorre acúmulo de níveis sanguíneos perigosamente altos de glicose (hiperglicemia). O corpo, que necessita de energia, começa a degradar gordura para obtenção de energia. Com a degradação das gorduras, o fígado produz cetonas. À medida que quantidades cada vez maiores de gorduras são utilizadas para produzir energia, níveis mais altos de cetonas acumulam-se no sangue. Manifestações de hiperglicemia consistem em níveis sanguíneos elevados de glicose (acima de 200 mg/mℓ), cefaleia, aumento da sede, dor epigástrica, náuseas, vômitos, pele quente, seca e ruborizada, inquietação e sudorese. A elevação das concentrações das cetonas rompe o equilíbrio acidobásico do corpo, levando à CAD. O tratamento da CAD consiste em reposição hídrica, correção da acidose e da hipotensão e baixas doses de insulina regular.

Ansiedade

Paciente com diabetes recém-diagnosticado pode ter dificuldade em aceitar o diagnóstico, e a complexidade do esquema terapêutico pode parecer esmagadora. Com frequência, o paciente com diabetes melito recém-diagnosticado pode ter muitas preocupações com o diagnóstico. Para alguns, enfrentar inicialmente o diabetes e os métodos necessários para o seu controle cria muitos problemas. Alguns dos problemas e das preocupações desses pacientes podem incluir incerteza sobre a capacidade de autoadministrar as injeções, seguir uma dieta, controlar o peso, as complicações associadas ao diabetes melito e as mudanças nos horários e hábitos alimentares.

Um programa de ensino efetivo ajuda o paciente a dominar as habilidades de autocuidados. Utilize os princípios de aprendizagem em adultos, começando com pequenas metas alcançadas. Pode começar com o monitoramento da glicemia, em seguida, a habilidade de autoinjeção antes de discutir as complicações a longo prazo. O sucesso em pequenos incrementos pode ajudar esses pacientes a aceitar gradualmente o diagnóstico e a começar a entender seus sentimentos. Por sua vez, isso empodera o paciente e diminui a incerteza que leva à ansiedade. O paciente nessa situação ganha confiança e, em seguida, torna-se capaz de falar sobre a doença, expressar suas preocupações e fazer perguntas.

Padrão respiratório ineficaz

O usuário de metformina corre risco de desenvolver acidose láctica. É importante monitorar o paciente à procura de sintomas de acidose láctica, que consistem em hiperventilação inexplicável, mialgia, mal-estar, manifestações GI ou sonolência incomum. Se o paciente apresentar esses sintomas, entre em contato imediatamente com o médico. Os níveis sanguíneos elevados de lactato superiores a 5 mmol/ℓ estão associados à acidose láctica e devem ser notificados imediatamente. Uma vez estabilizado o diabetes do paciente com metformina, as reações adversas GI que frequentemente ocorrem no início dessa terapia provavelmente não estão relacionadas com a terapia farmacológica medicamentosa. A ocorrência tardia de sintomas GI está mais provavelmente relacionada com acidose láctica ou outra doença grave.

Orientação ao paciente e aos familiares

A adesão consistente representa um problema em alguns pacientes diabéticos, de modo que a orientação destes e de seus familiares é de importância vital para o tratamento apropriado do diabetes. Em certas ocasiões, o paciente pode deixar por um tempo de aderir à dieta prescrita, particularmente nos feriados ou outras ocasiões especiais. Esse deslize pode não causar problemas se for breve e não excessivo, e se o paciente voltar imediatamente ao esquema prescrito. Entretanto, alguns pacientes frequentemente abandonam o esquema prescrito, tomam insulina extra para cobrir excessos alimentares, permanecem em jejum por vários dias antes de efetuar as determinações da glicose no sangue e envolvem-se em outros comportamentos perigosos. Pacientes em uso de hipoglicemiante oral podem pensar que a doença não é grave, *visto que* não estão tomando insulina, ou podem sentir que não têm controle da doença e demonstram preocupação quanto à possibilidade de tomar insulina no futuro. Embora alguns pacientes possam estar convencidos de que a falta de adesão ao esquema terapêutico prescrito é prejudicial à sua saúde, outros não seguem à risca o esquema prescrito até o aparecimento de complicações graves. Todos os esforços devem ser envidados para ressaltar a importância da adesão ao tratamento prescrito durante a sessão inicial de orientação, bem como durante o acompanhamento no consultório ou na clínica. *Workshops* sobre doença crônica e grupos de apoio são úteis para alguns pacientes e seus familiares, de modo a ajudá-los a retomar o caminho certo e permanecer motivados.

É importante incluir as seguintes informações no plano de ensino:

- *Identificação:* utilizar pulseira de identificação, para informar médicos e outras pessoas sobre uso de hipoglicemiantes orais ou insulina para controlar a doença
- *Dieta:* incentivar o seguimento da dieta prescrita e discutir os seguintes itens: calorias permitidas; trocas de alimentos; planejamento do cardápio diário; estabelecimento de horários para as refeições; escolha de alimento em cardápio de restaurante; leitura de rótulos dos alimentos; uso de adoçantes artificiais. Evitar consumo de álcool. Dietas e produtos comerciais para perda de peso não recomendados pela equipe de saúde
- *Glicemia capilar ou exame de urina:* adquirir material recomendado para testagem pelo médico; revisar instruções incluídas no glicosímetro ou materiais usados para exame de urina; aprender técnica de coleta da amostra; interpretar resultados dos testes; agendar número de vezes/dia ou semana em que sangue ou urina serão testados (de acordo com as recomendações do médico); registrar os resultados dos testes
- *Hipoglicemia/hiperglicemia:* sinais e sintomas de hipoglicemia e hiperglicemia; alimentos ou líquidos usados para interromper reação hipoglicêmica; importância de notificar imediatamente o médico se ocorrer essa reação
- *Higiene pessoal:* incorporar a importância de bons cuidados com pele e pés; limpeza pessoal, frequentes verificações dentárias e exame oftalmológico de rotina
- *Exercício:* seguir as recomendações do médico sobre atividade física. Não se envolver em programas de exercícios pesados, a não ser que seu uso ou participação tenham sido aprovados pelo médico
- *Quando notificar o médico:* elevação da glicemia; urina positiva para cetonas; ocorrência de gravidez; ocorrência de episódios de hipoglicemia ou hiperglicemia; ocorrência de doença, infecção ou diarreia (pode ser necessário ajuste na dose de insulina); aparecimento de novos problemas (p. ex., úlceras de perna, dormência dos membros, ganho ou perda significativo de peso)
- *Viagens:* importância de carregar suprimento extra de medicamentos orais ou insulina e prescrição para agulhas e seringas; sempre manter os medicamentos em sua embalagem original; armazenamento da insulina durante a viagem; proteção de agulhas e seringas contra furtos; aeroportos normalmente dispõem de recipientes para descarte de material usado. É importante discutir planos de viagem (sobretudo para o exterior) com o médico.

Medicamentos injetáveis

- *Insulina:* tipos; como a dosagem é expressa; cálculo da dose de insulina; importância de utilizar apenas tipo, fonte e nome comercial recomendados pelo médico; importância de não mudar de marca, a não ser que isso seja aprovado pelo médico; manter frasco sobressalente à disposição; não há necessidade de prescrição para a compra da insulina
- *Armazenamento de insulina:* a insulina é mantida em temperatura ambiente longe do calor e da luz solar direta quando utilizada no prazo de 1 mês (e até 3 meses se for refrigerada); frascos não utilizados são conservados no refrigerador; insulina em seringas de vidro ou de plástico pré-carregadas permanece estável por 1 semana sob refrigeração. Manter seringas pré-carregadas na posição vertical ou oblíqua com a agulha apontando para cima para evitar entupimento
- *Agulhas e seringa:* comprar agulhas de mesma marca e mesmo tamanho todas as vezes; partes da seringa; leitura da escala da seringa
- *Descarte de agulha e seringa:* podem ser obtidos recipientes para descarte de materiais perfurocortantes em farmácias, clínicas ou com o médico. Os pacientes são avisados para não descartar agulhas e seringas na lata de lixo da casa; o recipiente para descarte de materiais perfurocortantes, quando cheio, deve ser devolvido ao local onde foi adquirido. Hospitais também recebem esses recipientes
- As necessidades de insulina podem mudar em pacientes que adoecem, particularmente quando ocorrem vômitos ou febre, bem como durante períodos de estresse ou transtorno emocional. Entrar em contato com o médico se essas situações ocorrerem.

Hipoglicemiantes orais

- Ingerir o medicamento exatamente de acordo com as orientações na receita médica (p. ex., com alimento, 30 minutos antes de uma refeição)

- Um medicamento antidiabético não é uma insulina oral e não substitui a insulina
- Nunca interromper esse medicamento ou aumentar ou reduzir a dose, a não ser que orientado para fazê-lo pelo médico
- Tomar o medicamento no mesmo horário diariamente
- Metformina: existe o risco de acidose láctica quando se utiliza esse medicamento. Suspender o medicamento e notificar imediatamente o médico se ocorrer qualquer um dos seguintes sintomas: dificuldade respiratória, dor muscular, sonolência incomum, mal-estar inexplicável ou desconforto abdominal inespecífico
- SGLT-2: a glicose pode ser positiva no exame de urina. Isso leva a maior risco de infecção fúngica (vaginal ou peniana) ou infecção urinária. Relatar imediatamente quaisquer sinais ou sintomas de infecção para tratamento. Não iniciar autotratamento até entrar em contato com o médico
- Alogliptina: relatar a ocorrência de dor abdominal intensa e persistente, que pode indicar pancreatite aguda.

REAVALIAÇÃO

- O efeito terapêutico dos medicamentos é obtido, e são mantidos níveis de glicemia normais ou quase normais

- Hipoglicemia e outras reações adversas são identificadas, relatadas ao médico e controladas com sucesso por intervenções de enfermagem apropriadas:
  - Orientação e estado mental permanecem intactos
  - Adequado volume de líquidos é mantido
  - Ansiedade é controlada com sucesso
  - Padrão respiratório adequado é mantido
- O paciente e sua família expressam confiança e demonstram entender o esquema medicamentoso.

Farmacologia na prática
PENSE CRITICAMENTE
Sr. Phillip volta para casa com glicosímetro para verificar diariamente a sua glicose no sangue e também é instruído a entrar em contato com o enfermeiro depois de 1 semana com os resultados das leituras. Os resultados indicaram que ele provavelmente apresenta DM2. O médico prescreve gliburida. O Sr. Phillip fica nervoso e declara que, quando a sua esposa estava viva, ele não tomava nenhum remédio e sentia-se bem, então por que está tão doente agora? Discuta as instruções e informações que irá compartilhar com ele.

PONTOS-CHAVE

■ A insulina é um hormônio produzido pelo pâncreas, que regula a entrada de glicose nas células e é usada para a obtenção de energia. O metabolismo das proteínas e das gorduras também necessita de insulina

■ O diabetes melito (DM) é uma doença crônica, em que ocorre produção insuficiente de insulina pelas células beta do pâncreas (DM1) ou, além da menor quantidade de insulina produzida, as células do corpo tornam-se resistentes à insulina (DM2). Cerca de 90 a 95% dos casos de diabetes melito são do tipo 2; muitos desses casos podem ser controlados com dieta, exercício e, possivelmente, administração de hipoglicemiante oral

■ Insulina é utilizada no tratamento do DM1 e pode ser administrada juntamente com hipoglicemiantes orais no tratamento do DM2. Hipoglicemiantes orais não são utilizados no tratamento do DM1. Quando se administra insulina, o início, o pico e a duração de ação são propriedades que determinam o esquema de administração. A insulina é utilizada para suplementar o suprimento endógeno; os agentes orais estimulam o pâncreas a liberar a insulina ou reduzir a tendência do fígado a liberar glicose no sangue circulante. As injeções de insulina podem ajudar a estimular o pâncreas

■ O automanejo é um conceito importante no tratamento do diabético e inclui aprender a monitorar a glicemia, modificar a dieta e o exercício, controlar o peso e administrar os fármacos prescritos

■ Uma das principais tarefas no manejo do diabetes melito é monitorar reações adversas ou sinais de hiperglicemia e hipoglicemia quando o paciente assume o manejo farmacológico da doença. As reações adversas associadas aos hipoglicemiantes orais são de natureza GI – náuseas, gosto metálico, cólicas e diarreia.

RESUMO DE FÁRMACOS
Formulações de insulina/análogos da insulina

Tipos de insulina	Atividade		
	Início	Pico	Duração
Insulinas de ação rápida e curta			
Insulina asparte (análogo da insulina)[a]	5 a 15 min	1 a 3 h	3 a 5 h
Insulina regular (humana)	30 a 60 min	2 a 4 h	5 a 8 h
Insulina glulisina (análogo da insulina)	15 a 30 min	30 a 60 min	4 h
Insulina lispro (análogo da insulina)[a]	5 a 10 min	30 min a 1,5 h	3 a 5 h
Insulinas de ação intermediária			
Suspensão de insulina isófana (NPH)	1,5 h	4 a 10 h	14 h

(continua)

Tipos de insulina	Atividade Início	Atividade Pico	Atividade Duração
Insulinas de ação longa (todas são análogos da insulina)			
Insulina degludeca	1 h	9 h	25 h
Insulina detemir	3 a 4 h	6 a 8 h	24 h
Insulina glargina	1 h	Concentração constante, sem pico	24 h
Insulinas combinadas (ação curta/longa)			
70% de insulina análoga asparte protamina/30% de insulina análoga asparte	10 a 20 min	1 a 1,5 h	18 a 24 h
70% de insulina análoga degludeca/30% de insulina análoga asparte	15 min	72 min	24 h
70% de suspensão de insulina isófana (NPH)/30% de insulina regular	30 a 60 min, então 1 a 2 h	2 a 4 h, então 6 a 12 h	6 a 8 h, então 18 a 24 h

[a] Usada em bombas de infusão para insulina.

RESUMO DE FÁRMACOS
Fármacos antidiabéticos orais (hipoglicemiantes) e outros agentes

Nome genérico	Usos	Reações adversas	Faixas posológicas
Biguanida			
Metformina	Pré-diabetes, monoterapia para DM2; terapia combinada para melhorar controle glicêmico	Náuseas, vômitos, flatulência, diarreia	500 a 3.000 mg/dia VO; XR (liberação prolongada): 500 a 2.000 mg/dia
Agonistas de receptores de peptídio 1 similar a glucagon			
Albiglutida[a]	DM2	Náuseas, vômitos, diarreia, reação no local de injeção	30 mg SC, semanalmente
Dulaglutida[a]	DM2	Iguais às da albiglutida	1,5 mg SC, semanalmente
Exenatida[a]	DM2	Iguais às da albiglutida	5 mcg SC, 1 h após as refeições, 2 vezes/dia; 2 mg SC, semanalmente
Liraglutida[a]	DM2	Iguais às da albiglutida	0,6 a 1,8 mg SC, diariamente
Lixisenatida[a]	DM2		10 a 20 mcg SC, diariamente pela manhã
Inibidores do cotransportador de sódio-glicose 2			
Canaglifozina	DM2	Infecções fúngicas genitais/urinárias	100 mg VO, diariamente
Dapagliflozina	DM2	Hipoglicemia, infecções fúngicas genitais/urinárias	5 mg VO, diariamente
Empagliflozina	DM2	Hipoglicemia, infecções fúngicas genitais/urinárias	10 mg VO, diariamente
Inibidores da dipeptidil peptidase-4 (gliptinas)			
Alogliptina	DM2	Cefaleia, nasofaringite	25 mg VO, diariamente
Linagliptina	DM2	Nasofaringite	5 mg VO, diariamente
Saxagliptina	DM2	Cefaleia, infecção das vias respiratórias superiores, infecção urinária	2,5 a 5 mg VO, diariamente
Sitagliptina	DM2	Cefaleia, nasofaringite, infecção das vias respiratórias superiores	100 mg VO, diariamente
Tiazolidinedionas (TZD)			
Pioglitazona	DM2, monoterapia/terapia combinada	Cefaleia, dor lombar, sintomas respiratórios	5 a 15 mg VO, 3 vezes/dia

Capítulo 42 Fármacos Antidiabéticos 467

Nome genérico	Usos	Reações adversas	Faixas posológicas
Rosiglitazona	DM2, monoterapia/terapia combinada	Cefaleia, dor lombar, sintomas respiratórios	4 a 8 mg/dia VO
Inibidores da alfaglicosidase (IAG)			
Acarbose	DM2, monoterapia/terapia combinada	Flatulência, distensão abdominal, diarreia, dor abdominal	25 a 100 mg VO, 3 vezes/dia
Miglitol	Iguais aos da acarbose	Iguais às da acarbose	25 a 100 mg VO, 3 vezes/dia
Amilinomimético			
Pranlintida[a]	DM2, adjuvante no DM1	Cefaleia, náuseas, anorexia, reação no local de injeção	DM2: 60 a 120 mcg SC DM1: 15 a 60 mcg SC
Sulfonilureias			
Terceira geração			
Glimepirida	DM2 monoterapia/terapia combinada	Náuseas, ganho de peso, cefaleia, desconforto epigástrico, pirose, hipoglicemia	1 a 4 mg/dia VO
Segunda geração			
Glipizida	DM2, monoterapia	Iguais às da glimepirida	5 a 40 mg/dia VO
Gliburida	DM2, monoterapia	Iguais às da glimepirida	1,25 a 20 mg/dia VO
Primeira geração			
Clorpropamida	DM2, diabetes insípido	Iguais às da glimepirida	100 a 250 mg/dia VO
Tolazamida	DM2	Iguais às da glimepirida	100 a 1.000 mg/dia VO
Tolbutamida	DM2	Iguais às da glimepirida	0,25 a 3 g/dia VO
Meglitinidas			
Nateglinida	DM2, monoterapia/terapia combinada	Infecção das vias respiratórias superiores, dor lombar, sintomas gripais	60 a 120 mg VO, 3 vezes/dia, antes das refeições
Repaglinida	Iguais aos da nateglinida	Hipoglicemia, infecção das vias respiratórias superiores, cefaleia	0,5 a 4 mg VO, antes das refeições (dose máxima de 16 mg/dia)
Outros agentes			
Bromocriptina	Doença de Parkinson, desequilíbrios endócrinos femininos, adjuvante em DM2	Sonolência, sedação, tontura, desmaio, desconforto epigástrico, anorexia	10 a 40 mg/dia VO
Colesevelam	Hiperlipidemia, adjuvante em DM2	Constipação intestinal, cólicas, náuseas	3 a 7 comprimidos/dia VO
Combinações de antidiabéticos			
Metformina/canagliflozina	Terapia de combinação para DM2	Ver cada fármaco individualmente	Individualizada
Metformina/dapagliflozina			
Metformina/empagliflozina			
Metformina/linagliptina			
Metformina/saxagliptina			
Metformina/sitagliptina			
Metformina/alogliptina			
Metformina/gliburida			
Metformina/glipizida			
Metformina/rosiglitazona			
Metformina/pioglitazona			
Metformina/repaglinida			
Alogliptina/pioglitazona			
Linagliptina/empagliflozina			
Pioglitazona/glimepirida			

(continua)

468 Parte 10 Fármacos que Atuam no Sistema Endócrino

Nome genérico	Usos	Reações adversas	Faixas posológicas
Rosiglitazona/glimepirida			
Sitagliptina/metformina			
Agentes que elevam os níveis de glicose			
Diazóxido	Hipoglicemia causada por hiperinsulinismo	Retenção de sódio e líquidos, hiper-glicemia, glicosúria, taquicardia, insuficiência cardíaca congestiva	3 a 8 mg/kg/dia VO em 2 ou 3 doses iguais a cada 8 a 12 h
Glucagon	Hipoglicemia	Náuseas, vômitos, reações alérgicas generalizadas	Ver instruções no produto

[a]Fármaco parenteral, apresentado em forma de caneta injetável para um único paciente.

REVISÃO DO CAPÍTULO

Calcule a dosagem dos medicamentos

1. Foi prescrita a um paciente rosiglitazona 8 mg por via oral, diariamente. O fármaco está disponível em comprimidos de 2 mg. O enfermeiro deve administrar _____.

2. Foram prescritas 40 unidades de insulina NPH mistura-das com 5 unidades de insulina regular. Qual é a dose total de insulina?

Prepare-se para provas

1. Em que local do corpo insulina é produzida?
   1. Revestimento do intestino
   2. Pâncreas
   3. Vesícula biliar
   4. Tireoide

2. Qual das seguintes medicações pode ser utilizada para DM1 e DM2?
   1. Insulina regular
   2. Sitagliptina (injeção)
   3. Metformina
   4. Clorpropamida

3. Qual dos seguintes itens o enfermeiro mais provavel-mente irá escolher para tratar uma reação hipoglicê-mica?
   1. Insulina regular
   2. Insulina NPH
   3. Suco de laranja
   4. Biscoitos e refrigerante

4. Qual dentre os seguintes seria o método correto de admi-nistrar a insulina análoga glargina?
   1. Nos primeiros 10 minutos após as refeições
   2. Imediatamente antes das refeições
   3. A qualquer momento nos primeiros 30 minutos antes ou depois de uma refeição
   4. Ao deitar

5. Quais dos seguintes sinais/sintomas alertariam o enfer-meiro sobre uma possível reação hiperglicêmica?
   1. Fadiga, fraqueza, confusão
   2. Pele pálida, temperatura elevada
   3. Sede, dor abdominal, náuseas
   4. Respirações rápidas e superficiais, cefaleia, nervo-sismo

6. Paciente com diabetes apresenta resultado de hemoglo-bina glicosilada de 9%. Isso indica _____.
   1. Diabetes bem controlado
   2. Controle insatisfatório da glicemia
   3. Necessidade de aumento da dose de insulina
   4. Paciente corre risco aumentado de hipoglicemia

7. O centro de saúde mental está redigindo novos protoco-los de admissão. Que população de pacientes deve ser rotineiramente testada quanto a hiperglicemia?
   1. Pacientes com transtorno obsessivo-compulsivo em uso de ansiolíticos
   2. Pacientes clinicamente deprimidos
   3. Pacientes esquizofrênicos em uso de antipsicóticos de segunda geração
   4. Pacientes idosos em uso de haloperidol

8. Colocar em sequência as seguintes etapas na retirada de dois tipos de insulina.
   1. Remover as bolhas de ar da seringa e retirar a insu-lina Humulin N® (suspensão isófana de insulina humana recombinante) prescrita
   2. Retirar a agulha do frasco sem aspirar o líquido (insulina) na agulha
   3. Após limpar ambos os frascos, injetar um volume de ar no frasco de insulina Humulin N®
   4. Injetar ar no frasco de insulina regular, inverter o frasco e retirar a dose prescrita

9. Foram prescritas para um paciente 40 unidades de insu-lina NPH misturadas com cinco unidades de insulina regular. Qual é a dose total de insulina? Descreva como você deve preparar as insulinas.

10. Foi prescrita metformina 1.000 mg por via oral, 2 vezes/dia, para um paciente. O fármaco está disponível em comprimidos de 500 mg. O enfermeiro administra _____. Qual é a dose total diária de metformina?

Para verificar suas respostas, ver Apêndice F.

43

Hormônios Hipofisários e Adrenocorticais

Termos-chave

anovulatório ciclo menstrual em que não ocorre ovulação (liberação de óvulo)

criptorquidia ausência de descida dos testículos para o escroto

cushingoide conjunto de sinais e sintomas (face de lua cheia, giba de búfalo) causados pelo excesso do hormônio cortisol, ou seja, síndrome de Cushing

diabetes insípido doença causada pela incapacidade da hipófise de secretar vasopressina ou pela retirada cirúrgica da hipófise

gônadas glândulas responsáveis por atividade e características sexuais

hirsutismo excesso de crescimento de pelos faciais e corporais em mulheres

insuficiência suprarrenal diminuição da produção das glândulas suprarrenais, resultando em deficiência de corticosteroides

mecanismo de retroalimentação (feedback) método utilizado pelas glândulas para sinalizar necessidade ou cessação da produção de hormônios

síndrome de hiperestimulação aumento súbito dos ovários causado por estimulação excessiva

Objetivos de aprendizagem

Ao fim deste capítulo, o leitor deverá ser capaz de:

1. Listar os hormônios produzidos pela hipófise e pelo córtex da glândula suprarrenal.
2. Discutir ações gerais, usos, reações adversas, contraindicações, precauções e interações dos hormônios hipofisários e adrenocorticais.
3. Discutir atividades a serem realizadas pelo enfermeiro na avaliação pré-administração e na avaliação continuada do paciente tratado com hormônio hipofisário ou adrenocortical.
4. Listar diagnósticos de enfermagem específicos para paciente em uso de hormônio hipofisário ou adrenocortical.
5. Discutir maneiras de promover resposta ótima ao tratamento, controlar reações adversas comuns e instruir os pacientes sobre o uso de hormônios hipofisários e adrenocorticais.

Classes de fármacos

Hormônios da neuro-hipófise
• Vasopressina

Hormônios da adeno-hipófise
• Gonadotropinas

• Somatropina (hormônio do crescimento)
• Hormônio adrenocorticotrópico
Glicocorticoides
Mineralocorticoides

Farmacologia na prática
Janna Wong procura o ambulatório para exame físico para prática desportiva. Enquanto sua altura e seu peso são determinados, ela comenta sobre uma menina da equipe que estava doente, está atualmente tomando hormônios e cresceu 10 cm durante o verão. Diz também que o treinador passou a privilegiar essa menina, deixando-a usar o banheiro sempre que precisava. A colega que Janna está descrevendo tem um tumor hipofisário e precisa receber reposição hormonal durante toda a sua vida. Reflita sobre essa situação enquanto estiver estudando este capítulo.

A hipófise tem aproximadamente o tamanho de uma ervilha e situa-se profundamente na abóboda craniana. A glândula não faz parte do encéfalo; na verdade, está suspensa a partir do hipotálamo pelo pedúnculo hipofisário e é protegida por uma reentrância do esfenoide, denominada *sela turca*. A hipófise é constituída de dois lobos:

- Anterior (adeno-hipófise)
- Posterior (neuro-hipófise).

470 Parte 10 Fármacos que Atuam no Sistema Endócrino

A hipófise é frequentemente designada como "glândula mestre", pois secreta muitos hormônios que regulam numerosos processos vitais, tais como crescimento, metabolismo, ciclo reprodutivo, equilíbrio eletrolítico e retenção ou perda de água. A Figura 43.1 apresenta os hormônios secretados por adeno-hipófise e neuro-hipófise, juntamente com os órgãos por eles influenciados.

HORMÔNIOS DA NEURO-HIPÓFISE

A neuro-hipófise produz dois hormônios: a vasopressina (hormônio antidiurético ou HDA) e a ocitocina (estimulante uterino). A vasopressina é discutida neste capítulo, enquanto a ocitocina é apresentada no Capítulo 46.

Vasopressina

AÇÕES E USOS

A vasopressina e seu derivado, a desmopressina (DDAVP), regulam a absorção de água pelos rins. A vasopressina é secretada pela hipófise quando há necessidade de conservar os líquidos corporais. Esse mecanismo pode ser ativado quando, por exemplo, um indivíduo apresenta vômitos e diarreia intensos, com pouca ou nenhuma ingestão de líquidos. Neste caso e em condições semelhantes, a neuro-hipófise libera o hormônio vasopressina, a água no rim é reabsorvida para o sangue (*i. e.*, conservada), e a urina torna-se concentrada. A vasopressina exerce sua maior atividade no epitélio tubular renal, onde promove reabsorção de água e contração do músculo liso no leito vascular. A vasopressina também tem alguma atividade vasopressora.

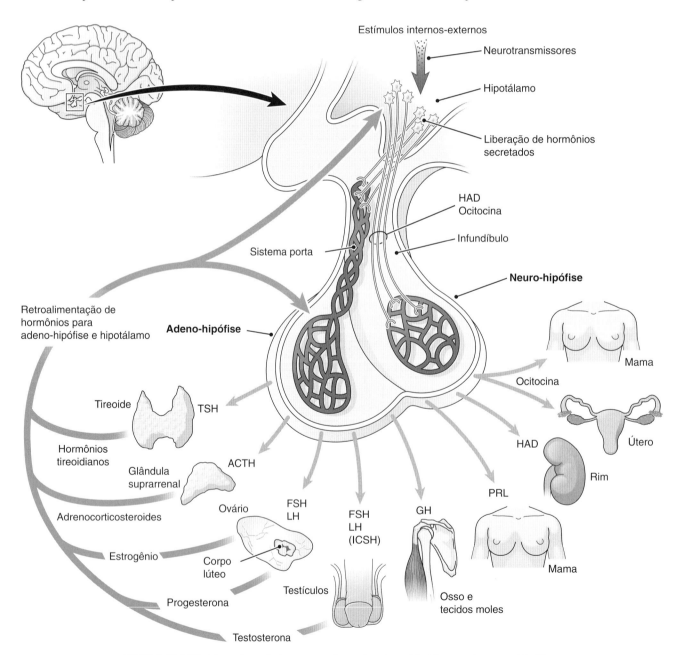

FIGURA 43.1 Hipófise e hormônios secretados pela adeno-hipófise e pela neuro-hipófise.

A vasopressina e seu derivado são utilizados no tratamento do **diabetes insípido**, uma doença que resulta da incapacidade da hipófise de secretar vasopressina ou da retirada cirúrgica da glândula. O diabetes insípido caracteriza-se por acentuado aumento da micção (até 10 ℓ em 24 horas) e sede excessiva, devido à secreção inadequada de vasopressina (hormônio antidiurético). O tratamento com vasopressina repõe o hormônio no corpo e restabelece micção e sede normais. A vasopressina também pode ser utilizada na prevenção e no tratamento da distensão abdominal pós-operatória, bem como da eliminação dos gases que interferem nas radiografias de abdome.

REAÇÕES ADVERSAS

Podem ocorrer reações de hipersensibilidade locais ou sistêmicas em alguns pacientes que recebem vasopressina, e pode-se também observar a ocorrência de:

- Tremor, sudorese, vertigem
- Congestão nasal
- Náuseas, vômitos, cólicas abdominais
- Intoxicação hídrica (superdosagem, toxicidade).

CONTRAINDICAÇÕES E PRECAUÇÕES

A vasopressina é contraindicada para pacientes com hipersensibilidade à mesma ou a seus componentes. A vasopressina deve ser utilizada com cautela em pacientes com história pregressa de crises convulsivas, enxaqueca, asma, insuficiência cardíaca (IC) ou doença vascular (visto que a vasopressina pode precipitar angina ou infarto do miocárdio) e naqueles com poliúria peroperatória. A vasopressina é classificada como fármaco de categoria C para uso na gestação. O acetato de desmopressina (categoria de risco B na gravidez) é, tipicamente, utilizado quando ocorre diabetes insípido durante a gravidez; todavia, mesmo assim precisa ser utilizado com cautela na gestação e durante a lactação.

INTERAÇÕES

As seguintes interações podem ocorrer quando se administra vasopressina com outro agente:

Fármaco combinado	Uso comum	Efeito da interação
Norepinefrina	Neuroestimulante	Diminuição do efeito antidiurético
Lítio	Tratamento de transtornos psiquiátricos	Diminuição do efeito antidiurético
Anticoagulantes orais	Anticoagulação	Diminuição do efeito antidiurético
Carbamazepina	Anticonvulsivante	Aumento do efeito antidiurético
Clorpropamida	Hipoglicemiante oral	Aumento do efeito antidiurético

PROCESSO DE ENFERMAGEM
Paciente tratado com vasopressina

AVALIAÇÃO

Avaliação pré-administração
Pacientes portadores de diabetes insípido processam grandes volumes de líquido no corpo. Para avaliar a resposta ao medicamento, são obtidos peso, sinais vitais e balanço hídrico do paciente. O médico pode solicitar níveis séricos de eletrólitos e outros exames laboratoriais.

Antes de administrar vasopressina para aliviar distensão abdominal, é preciso verificar e anotar a pressão arterial, a frequência de pulso e a frequência respiratória do paciente, bem como auscultar o abdome. Além disso, medir e documentar a circunferência abdominal do paciente.

Avaliação continuada
Durante a avaliação continuada de paciente hospitalizado, monitoram-se a pressão arterial, a frequência de pulso e a frequência respiratória a cada 4 horas ou conforme solicitado pelo médico. É necessário verificar rigorosamente o balanço hídrico. O médico deve ser notificado se houver quaisquer alterações significativas desses sinais vitais, visto que pode ser necessário ajuste posológico.

A dose de vasopressina ou de seus derivados pode exigir ajustes periódicos. Após a administração do medicamento, o enfermeiro observa o paciente a cada 10 a 15 minutos à procura de sinais de dosagem excessiva (p. ex., empalidecimento da pele, cólicas abdominais e náuseas). Se esses sinais forem observados, tranquilizar o paciente, afirmando que esses efeitos desaparecerão em alguns minutos.

DIAGNÓSTICOS DE ENFERMAGEM

Os diagnósticos de enfermagem específicos para esses fármacos incluem:

- **Volume de líquidos deficiente**, relacionado com a incapacidade de repor a ingestão de líquido em consequência do diabetes insípido
- **Dor aguda**, relacionada com distensão abdominal.

Os diagnósticos de enfermagem relacionados com a administração de fármacos são discutidos no Capítulo 4.

PLANEJAMENTO

Os desfechos esperados para o paciente podem incluir resposta ótima à terapia, atendimento às necessidades do paciente relacionadas ao controle de reações adversas e confiança na compreensão do esquema medicamentoso.

IMPLEMENTAÇÃO

Promoção da resposta ótima à terapia
A vasopressina pode ser administrada por vias intramuscular (IM) ou subcutânea (SC) a um paciente internado para tratamento do diabetes insípido. Para evitar ou aliviar distensão abdominal, a primeira dose é administrada 2 horas antes de exame radiográfico, e a segunda dose, 30 minutos antes. Pode-se administrar um enema antes da primeira dose.

A desmopressina pode ser administrada por via oral, intranasal, subcutânea ou intravenosa (IV). Quando o distúrbio se torna crônico, e o paciente aprende a autoadministrar o medicamento, ajustes são realizados de acordo com a resposta do mesmo à terapia. Os pacientes aprendem a regular sua dose com base na frequência de micção e no aumento da sede. O paciente pode aplicar uma dose maior do medicamento à noite para reduzir a sede e a micção enquanto está dormindo.

Monitoramento e manejo das necessidades do paciente
As reações adversas associadas à vasopressina, como empalidecimento da pele, cólicas abdominais e náuseas, podem ser reduzidas pela administração do medicamento com um ou dois copos de água. Caso ocorram, informar ao paciente que essas reações adversas não são graves e que devem desaparecer em alguns minutos.

> **ALERTA DE ENFERMAGEM**
> A dosagem excessiva manifesta-se como intoxicação hídrica (sobrecarga de líquidos). Os sintomas de intoxicação hídrica consistem em sonolência, apatia, confusão e cefaleia (que podem preceder convulsões e coma). Se ocorrerem sinais de dosagem excessiva, notificar o médico antes da próxima dose do medicamento; pode haver necessidade de mudança de dose, restrição de líquidos orais ou IV e administração de diurético.

Volume de líquidos deficiente
Os sintomas de diabetes insípido incluem a eliminação de um grande volume de urina a intervalos frequentes durante o dia e durante toda a noite. Essa micção frequente é acompanhada pela necessidade de ingerir grandes volumes de líquido, visto que os pacientes com diabetes insípido estão continuamente com sede, que precisa ser aliviada com o consumo de muita água. É preciso ter cuidado para reabastecer as garrafas de água a intervalos frequentes. Isso é particularmente importante quando o paciente tem atividades ambulatoriais limitadas. A não ser que sejam controlados por meio de medicação, a micção frequente e a sede excessiva podem causar muita ansiedade. Assegurar ao paciente que, com a terapia farmacológica apropriada, essas manifestações provavelmente serão reduzidas ou eliminadas.

O balanço hídrico é determinado de modo acurado, e o paciente deve ser observado à procura de sinais de desidratação (mucosas secas, urina concentrada, turgor cutâneo deficiente, rubor, pele seca e confusão). Isso é particularmente importante no início do tratamento e até que a dose ideal seja determinada e tenha ocorrido redução dos sintomas. Se o débito urinário do paciente for muito superior ao aporte de líquidos, entrar em contato com o médico. Em alguns casos, o médico solicita a densidade específica e o volume de urina de cada micção ou a cada hora. Documentar esses resultados no prontuário de modo a ajudar o médico a ajustar a dosagem de acordo com as necessidades do paciente.

 Considerações sobre cuidados crônicos

Diabetes insípido
Se um indivíduo com diabetes insípido for incapaz de tomar sua medicação de rotina, pode ocorrer rapidamente déficit hídrico. Por essa razão, os indivíduos com diabetes insípido devem utilizar uma pulseira de alerta médico, de modo que o pessoal de emergência possa tomar conhecimento dessa necessidade, e a dosagem possa ser continuada se o paciente for incapaz de tomar o medicamento.

Dor aguda
Se o paciente estiver recebendo vasopressina para aliviar distensão abdominal, explicar os detalhes do tratamento desse problema e a necessidade de monitoramento da efetividade do medicamento (p. ex., ausculta do abdome à procura de sons intestinais, inserção de tubo retal e medida da circunferência abdominal). Se for solicitado o uso de tubo retal após a administração de vasopressina para distensão abdominal, a extremidade lubrificada do tubo é introduzida pelo esfíncter do ânus e fixada. O tubo é mantido em posição por 1 hora ou conforme prescrito pelo médico. Auscultar o abdome a cada 15 a 30 minutos e medir a circunferência abdominal a cada hora ou conforme solicitado pelo médico.

Orientação ao paciente e aos familiares
Se a desmopressina for utilizada por via nasal, assegurar que o paciente domine a técnica de instilação. Fornecer ao paciente instruções ilustradas sobre o medicamento e revisá-las com ele. É necessário discutir a necessidade de tomar o medicamento conforme prescrito pelo médico. O paciente só deve modificar a dosagem (*i. e.*, o número ou a frequência prescritos de *sprays*) após consultar o médico.

Ressaltar a importância da adesão ao programa de tratamento prescrito para controlar os sintomas. Além das instruções sobre a administração, incluir os seguintes aspectos no plano de ensino do paciente e dos familiares:

- Carregar consigo uma identificação com o nome da doença e o esquema medicamentoso
- Carregar bebida esportiva para assegurar disponibilidade contínua de líquido
- Monitorar diariamente o volume ingerido de líquidos
- Monitorar o volume de urina e a frequência miccional a cada 24 horas, relatando ao enfermeiro quaisquer mudanças nos padrões diários
- Carregar doses extras do medicamento para administrá-las, caso não chegue em casa no horário da próxima dose
- Evitar o consumo de álcool enquanto estiver tomando esses medicamentos
- Revezar os locais de injeção na administração parenteral
- Contatar imediatamente o o médico caso ocorram aumento ou redução significativos do débito urinário, cólica abdominal, empalidecimento da pele, náuseas, sinais de inflamação ou de infecção nos locais de injeção, confusão, cefaleia ou sonolência.

REAVALIAÇÃO
- O efeito terapêutico é obtido
- As reações adversas são identificadas, relatadas ao médico e controladas com sucesso por intervenções de enfermagem apropriadas:
    - O equilíbrio do volume de líquidos é mantido
    - A dor aguda é aliviada
- O paciente e sua família expressam confiança e demonstram entender o esquema medicamentoso.

HORMÔNIOS DA ADENO-HIPÓFISE

Os hormônios da adeno-hipófise incluem:

- Hormônio tireoestimulante (TSH)
- Hormônio adrenocorticotrópico (ACTH)
- Hormônio luteinizante (LH)
- Hormônio foliculoestimulante (FSH)
- Hormônio do crescimento (GH) ou somatotropina
- Prolactina.

O hormônio adeno-hipofisário TSH é discutido no Capítulo 44. Os demais hormônios são discutidos neste capítulo e podem ser classificados da seguinte maneira:

- O ACTH é produzido pela adeno-hipófise e estimula a secreção dos corticosteroides pelo córtex da glândula suprarrenal em resposta ao estresse biológico
- O FSH e o LH são denominados gonadotropinas, visto que ambos influenciam as **gônadas** (os órgãos da reprodução)
- O GH, também denominado somatotropina, contribui para o crescimento do corpo na infância, particularmente o crescimento dos músculos e dos ossos
- A prolactina, que também é secretada pela adeno-hipófise, estimula a produção de leite na mulher pós-parto. Outras funções da prolactina não estão bem elucidadas. A prolactina é o único hormônio adeno-hipófise que não é utilizado clinicamente.

Gonadotropinas | Hormônio foliculoestimulante e hormônio luteinizante

As gonadotropinas (FSH e LH) influenciam a secreção dos hormônios sexuais, o desenvolvimento das características sexuais secundárias e o ciclo reprodutivo em ambos os sexos.

AÇÕES E USOS

Esses fármacos são preparações purificadas das gonadotropinas (FSH e LH) extraídas da urina de mulheres na pós-menopausa ou produzidas por uma forma recombinante de DNA. As gonadotropinas são utilizadas para induzir a ovulação e a gravidez em mulheres **anovulatórias** (mulheres que não conseguem produzir um óvulo ou que não apresentam ovulação). A menotropina também é utilizada em programas de tecnologia de reprodução assistida (TRA) para estimular múltiplos folículos para fertilização *in vitro*. Além de seu uso no tratamento da infertilidade feminina, alguns desses fármacos são também utilizados em homens. A gonadotropina coriônica humana (HCG) é extraída da placenta humana. As ações da HCG são idênticas àquelas do LH hipofisário. Esse medicamento também é utilizado em meninos para o tratamento da **criptorquidia** pré-puberal (ausência de descida dos testículos para o escroto), bem como em homens para tratar casos selecionados de hipogonadismo hipogonadotrópico. Folitropina beta é utilizada para induzir a produção de espermatozoides (espermatogênese). Para informações adicionais sobre as gonadotropinas, ver Resumo de Fármacos | Hormônios hipofisários e adrenocorticais.

Clomifeno e ganirrelix são compostos não esteroides sintéticos, que se ligam aos receptores de estrogênio, diminuindo o número de receptores disponíveis e induzindo a adeno-hipófise a aumentar a secreção de FSH e de LH. Esses fármacos são utilizados para induzir a ovulação em mulheres anovulatórias (que não ovulam).

REAÇÕES ADVERSAS

Reações associadas aos hormônios

- Rubor vasomotor (que se assemelha às ondas de calor da menopausa)
- Hipersensibilidade das mamas
- Desconforto abdominal, aumento do ovário
- Hemoperitônio (sangue na cavidade peritoneal).

Reações generalizadas

- Náuseas, vômitos
- Cefaleia, irritabilidade, inquietação, fadiga
- Edema e irritação no local de injeção.

Considerações sobre o paciente

Gestantes
Os efeitos sobre o feto foram demonstrados em estudos de animais quando foram administradas gonadotropinas. Foram relatados defeitos congênitos em estudos realizados em seres humanos; portanto, as gonadotropinas não devem ser administradas a gestantes.

CONTRAINDICAÇÕES, PRECAUÇÕES E INTERAÇÕES

Esses fármacos são contraindicados para pacientes com hipersensibilidade aos mesmos ou a qualquer um de seus componentes. As gonadotropinas são contraindicadas para pacientes com níveis elevados de gonadotropinas, disfunção da tireoide, disfunção das glândulas suprarrenais, doença hepática, sangramento anormal, cistos ovarianos ou tumores dependentes de hormônios sexuais ou para pacientes com lesão intracraniana orgânica (tumor hipofisário). As gonadotropinas são contraindicadas durante a gestação (categoria X para uso na gestação).

Esses medicamentos devem ser utilizados com cautela em pacientes com epilepsia, enxaqueca, asma ou disfunção cardíaca ou renal, bem como durante a lactação. Não existe interação clinicamente significativa com as gonadotropinas.

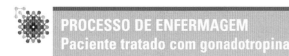

PROCESSO DE ENFERMAGEM
Paciente tratado com gonadotropina

AVALIAÇÃO
Avaliação pré-administração
Esses medicamentos são quase sempre administrados em esquema ambulatorial e podem ser autoadministrados pelo paciente. Antes de prescrever qualquer um desses medicamentos, o médico deve fazer uma anamnese completa e realizar um exame físico. Além disso, podem ser realizados outros exames laboratoriais e exames complementares para avaliar a função ovariana e a desobstrução das tubas uterinas. O médico pode efetuar um exame ginecológico para descartar a possibilidade de aumento do ovário, gravidez ou problemas uterinos.

Avaliação continuada
A cada consulta, perguntar ao paciente sobre a ocorrência de reações adversas e documentar os sinais vitais e o peso corporal.

DIAGNÓSTICOS DE ENFERMAGEM
Os diagnósticos de enfermagem específicos para agentes farmacológicos incluem os seguintes:

- **Dor aguda**, relacionada com as reações adversas (aumento do ovário, irritação no local de injeção)
- **Ansiedade**, relacionada com a incapacidade de conceber, o resultado do tratamento e outros fatores.

Os diagnósticos de enfermagem relacionados com a administração de medicamentos são discutidos no Capítulo 4.

PLANEJAMENTO
Os desfechos esperados para o paciente podem incluir uma resposta ótima à terapia farmacológica, atender às necessidades do paciente relacionadas com o controle das reações adversas, a redução da ansiedade e a confiabilidade na compreensão do esquema de medicação.

IMPLEMENTAÇÃO
Promoção da resposta ótima à terapia
As injeções de gonadotropinas são administradas no consultório do médico, no ambulatório ou podem ser autoadministradas. Esses medicamentos precisam ser administrados por via IM ou SC, visto que são destruídos no sistema digestório; por esse motivo, não podem ser ingeridos. Os locais de injeção são revezados, e os locais anteriores são observados à procura de eritema e irritação.

> **ALERTA DE ENFERMAGEM**
> Se o paciente se queixar de distúrbios visuais, o tratamento farmacológico é interrompido, e o médico deve ser notificado. Em geral, indica-se um exame por um oftalmologista.

Monitoramento e manejo das necessidades do paciente

Dor aguda
As pacientes em uso desses medicamentos são habitualmente examinadas com frequência pelo médico, de modo a detectar a ocorrência de estimulação ovariana excessiva, denominada **síndrome de hiperestimulação** (aumento súbito dos ovários com ascite). A paciente pode ou não se queixar de dor. Em geral, essa síndrome desenvolve-se rapidamente, em questão de 3 a 4 dias.

> **ALERTA DE ENFERMAGEM**
> A paciente é examinada à procura de sinais de aumento excessivo dos ovários (distensão abdominal, dor, ascite [nos casos graves]). O medicamento é suspenso ao primeiro sinal de estimulação ou aumento dos ovários e a paciente é habitualmente internada para medidas de suporte.

Ansiedade
Pacientes que procuram tratamento para engravidar frequentemente apresentam alto grau de ansiedade, devido a tentativas fracassadas no passado. Além disso, existe a possibilidade de nascimentos múltiplos. A taxa de sucesso desses fármacos varia e depende de muitos fatores. Em geral, o médico discute o valor disso, bem como outras abordagens, com a paciente e seu parceiro sexual. É preciso dar à paciente tempo suficiente para expressar suas preocupações sobre o programa de tratamento proposto.

Orientação à paciente e aos familiares
Pacientes são instruídas pelo médico sobre a frequência das relações sexuais. Pode-se verificar se a paciente entendeu as orientações fornecidas pelo médico. Quando uma gonadotropina é prescrita, pode-se instruir a paciente sobre como usar o dispositivo para injetar o hormônio e comparecer a todas as consultas marcadas com o médico, assim como relatar as reações adversas ao enfermeiro ou ao médico. Fornecer as informações a seguir quando uma gonadotropina for prescrita.

Estimulantes ovarianos hormonais
- Antes de iniciar a terapia, considerar a possibilidade de nascimentos múltiplos e defeitos congênitos
- Recomenda-se utilizar um calendário para acompanhar o tratamento e a ovulação
- Relatar ocorrência de distensão, dor abdominal, rubor, hipersensibilidade das mamas e dor no local de injeção.

Estimulantes ovarianos não hormonais
- Administrar o medicamento conforme prescrito (5 dias) e não interrompê-lo antes de concluir o ciclo de terapia, a não ser que isso seja solicitado pelo médico
- Notificar o médico caso ocorram distensão abdominal, dor gástrica ou pélvica, icterícia, borramento visual, ondas de calor, desconforto das mamas, cefaleia, náuseas ou vômitos
- Ter em mente que, se a ovulação não ocorrer após o primeiro ciclo de terapia, é possível efetuar um segundo ou terceiro ciclo. Se a terapia não tiver sucesso depois de três ciclos, o tratamento é considerado fracassado, e o medicamento é interrompido.

REAVALIAÇÃO
- O efeito terapêutico é obtido
- As reações adversas são identificadas, relatadas ao médico e controladas com sucesso por meio de intervenções de enfermagem apropriadas:
  - A paciente está sem dor
  - A ansiedade é controlada com sucesso
- A paciente expressa confiança e demonstra entender o esquema medicamentoso.

HORMÔNIO DO CRESCIMENTO

O GH, também denominado *hormônio somatotrópico*, é secretado pela adeno-hipófise. Esse hormônio regula o crescimento do indivíduo até aproximadamente o início da vida adulta ou até o momento em que o indivíduo não adquire mais altura.

AÇÕES E USOS

O GH está disponível como produto sintético, denominado somatropina. A somatropina, que tem a sua origem no DNA recombinante, é idêntica ao GH humano e proporciona crescimento esquelético nas crianças. Esse medicamento é administrado a crianças que não cresceram, devido a deficiência hipofisária de GH; tem de ser utilizado antes do fechamento das epífises dos ossos da criança. As epífises são as extremidades dos ossos. São separadas da diáfise, porém unidas a ele por cartilagem, que possibilita o crescimento ou alongamento do osso. O GH não é efetivo em pacientes com epífises fechadas, visto que, quando há fechamento das epífises, o crescimento (em comprimento) não pode mais ocorrer.

O GH é utilizado em adultos para suplementar a falta de hormônio endógeno (de ocorrência natural). Isso pode ocorrer em determinadas condições, como insuficiência renal crônica ou doença hipofisária. A somatropina também é utilizada em pacientes portadores do vírus da imunodeficiência humana para interromper desgaste significativo da massa muscular.

REAÇÕES ADVERSAS

A somatropina provoca poucas reações adversas quando administrada de acordo com as orientações. Pode-se observar o desenvolvimento de anticorpos dirigidos contra a somatropina em um pequeno número de pacientes, resultando em ausência de resposta à terapia, isto é, falha do medicamento em proporcionar crescimento na criança. Alguns pacientes podem apresentar hipotireoidismo ou resistência à insulina. Podem ocorrer também edema e dor articular e muscular.

CONTRAINDICAÇÕES, PRECAUÇÕES E INTERAÇÕES

A somatropina é contraindicada para pacientes com hipersensibilidade conhecida à somatropina ou sensibilidade ao álcool benzílico, bem como para aqueles com fechamento das epífises ou lesões cranianas subjacentes (p. ex., tumor hipofisário). O medicamento deve ser utilizado com cautela em pacientes com doença da tireoide ou diabetes melito, bem como durante a gravidez (categoria C para uso na gestação) e lactação. A resposta à somatropina pode ser diminuída por quantidades excessivas de glicocorticoides.

PROCESSO DE ENFERMAGEM
Paciente tratado com hormônio do crescimento

AVALIAÇÃO

Avaliação pré-administração
Um exame físico completo e exames laboratoriais, bem como exames complementares, são realizados para que uma criança possa ser aceita em um programa de tratamento com GH. A avaliação deve incluir os sinais vitais, a altura e o peso do paciente.

Avaliação continuada
As crianças podem ter aumento na sua velocidade de crescimento de 3,5 a 4 cm/ano antes do tratamento até 8 a 10 cm/ano durante o primeiro ano de tratamento. Toda vez que a criança for ao consultório médico ou ao ambulatório (habitualmente a cada 3 a 6 meses), medir e documentar a altura e o peso, de modo a avaliar a resposta à terapia. A idade óssea é monitorada periodicamente quanto ao crescimento, bem como para detectar o fechamento das epífises, momento em que a terapia deve ser interrompida.

DIAGNÓSTICOS DE ENFERMAGEM

Um diagnóstico de enfermagem fundamental para pacientes que recebem terapia com GH é o seguinte:

- **Distúrbio na imagem corporal**, relacionado com mudanças na aparência, tamanho físico ou ausência de crescimento.

Os diagnósticos de enfermagem relacionados com a administração de medicamentos são discutidos no Capítulo 4.

PLANEJAMENTO

Os desfechos esperados para o paciente podem incluir resposta ótima à terapia farmacológica, atender às necessidades do paciente relacionadas com o controle das reações adversas, redução da ansiedade e confiança na compreensão do esquema de medicação.

IMPLEMENTAÇÃO

Promoção da resposta ótima à terapia
O GH é administrado por via subcutânea. O frasco que contém o hormônio não deve ser agitado, porém girado para misturar. A solução é transparente; não administrar se estiver turva. A dosagem semanal é fracionada e administrada em três a sete doses durante a semana. O medicamento pode ser administrado (se possível) ao deitar para reproduzir mais rigorosamente a liberação natural do hormônio pelo corpo. Podem ser realizadas determinações periódicas dos níveis de GH, da tolerância à glicose e da função da tireoide durante o tratamento.

Monitoramento e manejo das necessidades do paciente

Distúrbio na imagem corporal
As crianças que necessitam de tratamento são, habitualmente, de baixa estatura. Os pais e, algumas vezes, as crianças, podem estar preocupados com o sucesso ou o possível fracasso do tratamento com GH. A criança tem a oportunidade de compartilhar seus medos, preocupações ou raiva. Reconhecer esses sentimentos como normais e discutir

476   Parte 10 Fármacos que Atuam no Sistema Endócrino

quaisquer equívocos que a criança ou os pais possam ter a respeito do tratamento. Os familiares podem ficar surpresos com as mudanças na velocidade do crescimento uma vez iniciado o tratamento. As crianças podem apresentar estrias ou alterações significativas na sua estrutura corporal e aparência. A criança pode ficar tímida, reservada ou sentir-se desconfortável com a nova imagem corporal. É preciso reservar o tempo necessário para que os pais e as crianças façam perguntas não apenas antes do início da terapia, mas também durante os meses de tratamento.

Orientação ao paciente e aos familiares
Quando o paciente está recebendo GH, o médico deve descrever detalhadamente o esquema terapêutico para o aumento de crescimento (altura) com os pais ou responsáveis pela criança. Se o medicamento for administrado ao deitar, e não no ambulatório, instruir os pais sobre a técnica correta de injeção. Os pais são incentivados a manter todas as consultas da criança na clínica ou no consultório. É preciso explicar que a criança pode apresentar crescimento e aumento do apetite súbitos, e os pais devem ser orientados a relatar a ausência de crescimento, sintomas de diabetes melito (p. ex., aumento da fome e da sede ou micção frequente) ou sintomas de hipotireoidismo (p. ex., fadiga, pele seca e intolerância ao frio).

REAVALIAÇÃO

- O efeito terapêutico é obtido, e a criança ganha altura
- As reações adversas são identificadas, relatadas ao médico e controladas com sucesso por meio de intervenções de enfermagem apropriadas:
  - Uma imagem corporal positiva é mantida
- O paciente e sua família expressam confiança e demonstram entender o esquema medicamentoso.

✹ HORMÔNIOS ADRENOCORTICAIS E CORTICOTROPINA

Esta seção irá discutir os hormônios produzidos pelo córtex da glândula suprarrenal ou hormônios adrenocorticais (glicocorticoides e mineralocorticoides). Esses hormônios são essenciais à vida e influenciam muitos órgãos e estruturas do corpo. Os glicocorticoides e os mineralocorticoides são coletivamente denominados *corticosteroides*.

A corticotropina (ACTH) é um hormônio da adeno-hipófise, que estimula o córtex da glândula suprarrenal a produzir e secretar hormônios adrenocorticais, principalmente glicocorticoides. A corticotropina é utilizada como teste diagnóstico da função adrenocortical.

A glândula suprarrenal está localizada na superfície superior de cada rim. Trata-se de um órgão pareado, composto por um córtex externo e uma medula interna (Figura 43.2). Em resposta ao ACTH secretado pela adeno-hipófise, o córtex da glândula suprarrenal secreta vários hormônios (glicocorticoides, mineralocorticoides e pequenas quantidades de hormônios sexuais).

Glicocorticoides

Os glicocorticoides influenciam ou regulam diversas funções, como a resposta imune, o metabolismo da glicose, dos lipídios e das proteínas e a resposta anti-inflamatória. A Tabela 43.1 descreve a atividade dos glicocorticoides no corpo.

AÇÕES

Os glicocorticoides entram nas células-alvo e ligam-se a receptores, dando início a muitas reações complexas no corpo. Algumas das ações são consideradas indesejáveis, dependendo da indicação para a qual esses fármacos são utilizados. Exemplos de glicocorticoides incluem cortisona, hidrocortisona, prednisona, prednisolona e triancinolona. O Resumo de Fármacos | Hormônios hipofisários e adrenocorticais fornece informações sobre esses hormônios.

USOS

Os glicocorticoides são utilizados no tratamento das seguintes condições:

- Insuficiência adrenocortical (terapia de reposição)
- Reações alérgicas
- Doenças do colágeno (p. ex., lúpus eritematoso sistêmico)
- Condições dermatológicas
- Distúrbios reumáticos
- Choque
- Muitas outras condições (Boxe 43.1).

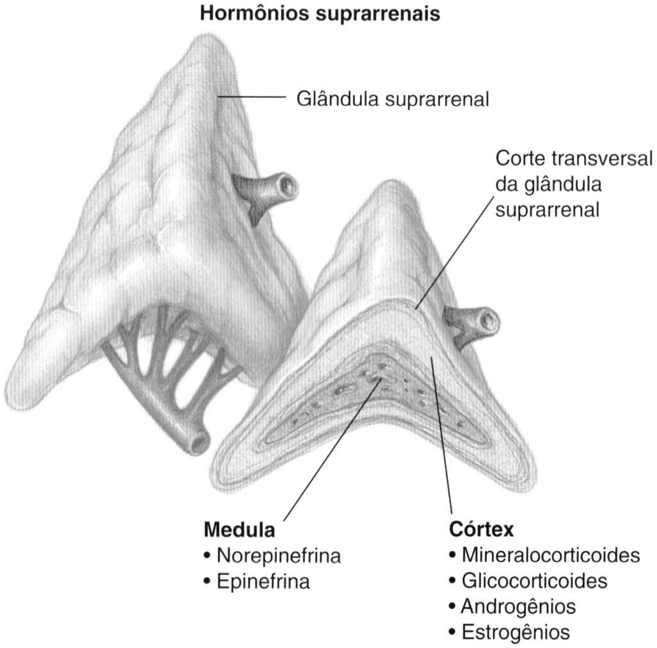

Hormônios suprarrenais

Glândula suprarrenal

Corte transversal da glândula suprarrenal

Medula
- Norepinefrina
- Epinefrina

Córtex
- Mineralocorticoides
- Glicocorticoides
- Androgênios
- Estrogênios

FIGURA 43.2 Hormônios das glândulas suprarrenais.

Capítulo 43 Hormônios Hipofisários e Adrenocorticais 477

TABELA 43.1 Atividade dos glicocorticoides no corpo.

Função no corpo	Descrição da atividade no corpo
Anti-inflamatória	Estabiliza a membrana lisossômica e impede a liberação de enzimas proteolíticas durante o processo inflamatório
Regulação da pressão arterial	Potencializa a ação vasoconstritora da norepinefrina. Sem glicocorticoides, essa ação é reduzida, ocorrendo diminuição da pressão arterial
Metabolismo de carboidratos e proteínas	Facilita a degradação da proteína no músculo, resultando em aumento dos níveis plasmáticos de aminoácidos. Aumenta a atividade das enzimas necessárias à glicogênese, provocando hiperglicemia, o que pode agravar o diabetes melito, desencadear diabetes melito latente e causar resistência à insulina
Metabolismo dos lipídios	Trata-se de um fenômeno complexo, que promove o uso de gordura para geração de energia (efeito positivo) e possibilita o acúmulo de reservas de gordura no corpo, causando giba de búfalo e face redonda ou de lua cheia (efeito negativo)
Interferência na resposta imune	Diminui a produção de linfócitos e eosinófilos no sangue, provocando atrofia do timo; bloqueia a liberação de citocinas, resultando em diminuição do desempenho dos linfócitos T e B na resposta imune. (Essa ação, acoplada à ação anti-inflamatória, torna os corticosteroides úteis em pacientes com transplante para retardar a rejeição de órgãos)
Proteção durante estresse	Como mecanismo protetor, corticosteroides são liberados durante períodos de estresse (p. ex., lesão ou cirurgia). A liberação de epinefrina ou de norepinefrina pela medula da glândula suprarrenal durante o estresse exerce efeito sinérgico com os corticosteroides
Respostas do sistema nervoso central	Afeta o humor e, possivelmente, provoca excitabilidade neuronal ou cerebral, causando euforia, ansiedade, depressão, psicose e aumento da atividade motora em alguns indivíduos

Em virtude de sua atividade anti-inflamatória, esses hormônios são valiosos para suprimir a inflamação e modificar a resposta imune.

REAÇÕES ADVERSAS

O Boxe 43.2 descreve as reações adversas que podem resultar da administração de glicocorticoides. A terapia em altas doses, a longo ou a curto prazo, também pode provocar muitos dos sinais e sintomas observados na síndrome de Cushing, uma doença causada pela produção excessiva de glicocorticoides endógenos. Alguns dos sinais e sintomas desse estado semelhante à síndrome de Cushing (**cushingoide**) incluem giba de búfalo (corcova na parte posterior do pescoço), face de lua cheia, pele oleosa e acne,

osteoporose, estrias de coloração arroxeada no abdome e nos quadris, alteração da pigmentação cutânea e ganho ponderal. Quando uma doença ou distúrbio grave é tratado, é frequentemente necessário permitir a ocorrência desses efeitos, visto que a terapia com esses medicamentos é absolutamente necessária.

CONTRAINDICAÇÕES, PRECAUÇÕES E INTERAÇÕES

Os glicocorticoides são contraindicados para pacientes com infecções graves, como tuberculose e infecções fúngicas e resistentes a antibióticos. Os glicocorticoides devem ser administrados com cautela a pacientes com doença renal ou hepática, hipotireoidismo, retocolite ulcerativa, diverticulite,

---

BOXE 43.1 Usos dos glicocorticoides.

- **Distúrbios endócrinos:** insuficiência adrenocortical primária ou secundária, hiperplasia suprarrenal congênita, tireoidite não supurativa, hipercalcemia associada a câncer
- **Distúrbios reumáticos:** manejo a curto prazo de espondilite anquilosante aguda, bursite aguda e subaguda, tenossinovite inespecífica aguda, artrite gotosa aguda, artrite psoriática, artrite reumatoide, osteoartrite pós-traumática, sinovite da osteoartrite, epicondilite
- **Doenças do colágeno:** lúpus eritematoso sistêmico, cardite reumática aguda, dermatomiosite sistêmica
- **Distúrbios dermatológicos:** pênfigo, dermatite herpetiforme bolhosa, eritema multiforme grave (síndrome de Stevens-Johnson), dermatite esfoliativa, micose fungoide, psoríase grave, dermatite seborreica grave, angioedema, urticária, vários distúrbios cutâneos (p. ex., líquen plano ou queloides)
- **Estados alérgicos:** controle de condições alérgicas graves ou incapacitantes que não são controladas por outros métodos, asma brônquica (incluindo estado asmático), dermatite de contato, dermatite atópica, doença do soro, reações de hipersensibilidade a fármacos

- **Doenças oftálmicas:** processos alérgicos e inflamatórios graves, agudos e crônicos, ceratite, úlceras alérgicas da margem da córnea, herpes-zóster oftálmico, irite, iridociclite, coriorretinite, uveíte posterior difusa, neurite óptica, oftalmia simpática, inflamação do segmento anterior
- **Doenças respiratórias:** rinite alérgica sazonal, beriliose, tuberculose pulmonar fulminante ou disseminada, pneumonia por aspiração
- **Distúrbios hematológicos:** púrpura trombocitopênica idiopática ou secundária, anemia hemolítica, anemia eritroide, anemia hipoplásica congênita
- **Doenças neoplásicas:** leucemia, linfoma
- **Estados edematosos:** indução da diurese ou remissão da proteinúria na síndrome nefrótica
- **Doenças GI:** durante o período crítico da retocolite ulcerativa, enterite regional, espru refratário
- **Distúrbios do sistema nervoso:** exacerbações agudas da esclerose múltipla.

478 Parte 10 Fármacos que Atuam no Sistema Endócrino

BOXE 43.2 Reações adversas associadas a glicocorticoides.

- **Distúrbios hidreletrolíticos:** retenção de sódio e líquido, perda de potássio, alcalose hipopotassêmica, hipertensão arterial, hipocalcemia, hipotensão ou reações semelhantes ao choque
- **Distúrbios musculoesqueléticos:** fraqueza muscular, perda de massa muscular, ruptura de tendões, osteoporose, necrose asséptica da cabeça do fêmur e do úmero, fraturas espontâneas
- **Distúrbios cardiovasculares:** tromboembolismo ou embolia gordurosa, tromboflebite, angiite necrosante, episódios de síncope, arritmias cardíacas, agravamento de hipertensão arterial, arritmias cardíacas fatais com rápida administração por via intravenosa de metilprednisolona em alta dose, fibrilação atrial em pacientes suscetíveis
- **Distúrbios GI:** pancreatite, distensão abdominal, esofagite ulcerativa, náuseas, vômitos, aumento do apetite e ganho ponderal, possível perfuração intestinal ou de úlcera péptica, hemorragia
- **Distúrbios dermatológicos:** comprometimento da cicatrização de feridas, pele fina e frágil, petéquias, equimoses, eritema, aumento da sudorese, supressão das reações a testes cutâneos, atrofia da gordura subcutânea, púrpura, estrias, **hirsutismo,** erupções acneiformes, urticária, edema angioneurótico, prurido perineal
- **Distúrbios neurológicos:** convulsões, aumento da pressão intracraniana com papiledema (habitualmente após a interrupção do tratamento), vertigem, cefaleia, neurite ou parestesia, psicose por esteroides, insônia
- **Distúrbios endócrinos:** amenorreia, outras irregularidades menstruais, desenvolvimento de estado cushingoide, supressão do crescimento em crianças, ausência de resposta adrenocortical e hipofisária secundária (particularmente em situações de estresse), diminuição da tolerância aos carboidratos, manifestação de diabetes melito latente, aumento das necessidades de insulina ou hipoglicemiantes orais (em pacientes diabéticos)
- **Distúrbios oftálmicos:** cataratas subcapsulares posteriores, aumento da pressão intraocular, glaucoma, exoftalmia
- **Distúrbios metabólicos:** balanço nitrogenado negativo (causado pelo catabolismo proteico)
- **Outros distúrbios:** reações anafilactoides ou de hipersensibilidade, agravamento de infecções existentes, mal-estar, aumento ou diminuição na motilidade e no número de espermatozoides.

úlcera péptica, doença inflamatória intestinal, hipertensão, osteoporose, distúrbios convulsivos ou diabetes melito. Os glicocorticoides são classificados como fármacos na categoria C para uso na gestação e devem ser usados com cautela durante a gravidez e a lactação. Os pacientes em uso de ACTH devem evitar qualquer tipo de vacinação com vírus vivos.

O ACTH pode potencializar a replicação dos vírus, exacerbar qualquer reação adversa à vacina e diminuir a resposta humoral do paciente à vacina.

Podem ocorrer múltiplas interações medicamentosas com os glicocorticoides. A Tabela 43.2 fornece interações selecionadas clinicamente significativas.

TABELA 43.2 Interações medicamentosas selecionadas dos glicocorticoides.

Fármaco desencadeante	Fármaco-alvo	Descrição
Colestiramina	Hidrocortisona	Pode ocorrer diminuição dos efeitos da hidrocortisona
Contraceptivos orais	Corticosteroides	Pode ocorrer aumento dos efeitos dos corticosteroides
Estrogênios	Corticosteroides	Pode ocorrer aumento dos efeitos dos corticosteroides
Hidantoínas	Corticosteroides	Pode ocorrer diminuição dos efeitos dos corticosteroides
Cetoconazol	Corticosteroides	Pode ocorrer aumento dos efeitos dos corticosteroides
Rifampicina	Corticosteroides	Pode ocorrer diminuição dos efeitos dos corticosteroides
Corticosteroides	Anticolinesterásicos	Os efeitos dos agentes anticolinesterásicos podem ser antagonizados na miastenia *gravis*
Corticosteroides	Anticoagulantes orais	As doses necessárias de anticoagulantes podem ser reduzidas. Os corticosteroides podem diminuir a ação anticoagulante
Corticosteroides	Glicosídios digitálicos	A coadministração pode aumentar a possibilidade de intoxicação digitálica associada à hipopotassemia
Corticosteroides	Isoniazida	As concentrações séricas de isoniazida podem ser reduzidas
Corticosteroides	Diuréticos que causam depleção do potássio	Pode ocorrer hipopotassemia
Corticosteroides	Salicilatos	Os corticosteroides irão reduzir os níveis séricos de salicilatos e podem diminuir sua efetividade
Corticosteroides	Teofilinas	Podem ocorrer alterações na atividade farmacológica de ambos os agentes

MINERALOCORTICOIDES

AÇÕES E USOS

Os mineralocorticoides naturais, que consistem em aldosterona e desoxicorticosterona, desempenham um importante papel na conservação do sódio e no aumento da excreção de potássio. Em virtude dessas atividades, os mineralocorticoides são importantes no controle do equilíbrio do sal e da água. A aldosterona é o mais potente desses dos hormônios. A deficiência de mineralocorticoides resulta em perda de sódio e de água e em retenção de potássio. A fludrocortisona possui atividade tanto glicocorticoide quanto mineralocorticoide e constitui o único fármaco mineralocorticoide atualmente disponível. A fludrocortisona é utilizada como terapia de reposição para a deficiência adrenocortical primária e secundária. Embora esse medicamento tenha atividade tanto mineralocorticoide quanto glicocorticoide, ele só é usado pelos seus efeitos mineralocorticoides.

REAÇÕES ADVERSAS

Podem ocorrer reações adversas se a dosagem for muito alta ou prolongada, ou se a suspensão do fármaco for demasiado rápida.

A administração de fludrocortisona pode causar:

- Edema, hipertensão arterial, IC, aumento do coração
- Aumento da sudorese, erupção cutânea alérgica
- Hipopotassemia, fraqueza muscular, cefaleia, reações de hipersensibilidade.

Como a fludrocortisona possui atividade tanto glicocorticoide quanto mineralocorticoide e é frequentemente administrada com glicocorticoides, as reações adversas aos glicocorticoides também precisam ser monitoradas rigorosamente (ver Boxe 43.2).

CONTRAINDICAÇÕES, PRECAUÇÕES E INTERAÇÕES

A fludrocortisona é contraindicada para pacientes com hipersensibilidade à fludrocortisona e para aqueles com infecções fúngicas sistêmicas. A fludrocortisona deve ser usada com cautela em pacientes com doença de Addison ou infecção, bem como durante a gravidez (categoria C para uso na gestação) e lactação. Esse medicamento diminui os efeitos das hidantoínas e da rifampicina. Observa-se redução dos níveis séricos de salicilatos quando esses agentes são administrados com fludrocortisona.

PROCESSO DE ENFERMAGEM
Paciente tratado com glicocorticoides ou mineralocorticoides

AVALIAÇÃO

Avaliação pré-administração

A avaliação depende da condição e do diagnóstico do paciente. O médico pode solicitar exames complementares basais, como radiografias de tórax ou do sistema digestório alto e eletrólitos séricos, exame de urina ou hemograma completo. Quando possível, fazer avaliação física da área de comprometimento da doença, como sistema respiratório ou pele, e documentar os achados no prontuário do paciente. Esses achados fornecem dados basais para avaliar a resposta do paciente à terapia farmacológica. Pesar os pacientes com acometimento agudo e aqueles com doença sistêmica grave antes de iniciar a terapia.

Avaliação continuada

A avaliação continuada do paciente tratado com glicocorticoide e a frequência dessas avaliações dependem, em grande parte, da doença que está sendo tratada. Verificar e registrar os sinais vitais a cada 4 a 8 horas se o paciente não estiver continuamente monitorado. Pesar o paciente 1 vez/dia até 1 vez/semana, dependendo do diagnóstico e da solicitação do médico. Pode ser necessária avaliação mais frequente se for utilizado um glicocorticoide para situações de emergência.

Investigar se há sinais de efeitos adversos dos mineralocorticoides ou glicocorticoides, sobretudo sinais de desequilíbrio eletrolítico, como hipocalcemia, hipopotassemia e hipernatremia (ver Capítulo 54). Estar atento para alterações no estado mental do paciente, particularmente se houver história pregressa de depressão ou outros transtornos psiquiátricos, ou se forem prescritas altas doses do medicamento.

Monitorar os sinais de infecção, que pode ser mascarada pela terapia com glicocorticoides. Deve-se efetuar um exame de sangue do paciente não diabético semanalmente à procura de hiperglicemia, visto que os glicocorticoides podem agravar um diabetes latente. Os pacientes com diabetes melito precisam ser avaliados com maior frequência.

Quando se administra fludrocortisona, é necessário verificar a pressão arterial do paciente a intervalos frequentes. Hipotensão pode indicar uma dose insuficiente. Pesar o paciente diariamente e investigar se existe edema, particularmente dos pés e das mãos. Os pulmões devem ser auscultados à procura de sons adventícios (p. ex., crepitações).

DIAGNÓSTICOS DE ENFERMAGEM

Os diagnósticos de enfermagem específicos para agentes farmacológicos incluem os seguintes:

- **Risco de infecção**, relacionado com a imunossupressão ou o comprometimento da cicatrização de feridas
- **Confusão aguda**, relacionada com as reações adversas a fármacos
- **Risco de lesão**, relacionado com atrofia muscular, osteoporose e fraturas espontâneas
- **Dor aguda**, relacionada com desconforto epigástrico em consequência da formação de úlceras gástricas
- **Volume de líquidos excessivo**, relacionado com retenção de sódio e de água
- **Distúrbio na imagem corporal**, relacionado com as reações adversas (aparência cushingoide).

Os diagnósticos de enfermagem relacionados com a administração de medicamentos são discutidos no Capítulo 4.

PLANEJAMENTO

Os desfechos esperados no paciente incluem resposta ótima à terapia, atendimento às necessidades do paciente relacionadas com o controle de reações adversas e confiabilidade na compreensão do esquema medicamentoso.

IMPLEMENTAÇÃO

Promoção da resposta ótima à terapia

Os glicocorticoides podem ser administrados por via oral, IM, SC, IV, tópica ou inalatória. O médico também pode injetar o medicamento em uma articulação (intra-articular), em uma lesão (intralesional), nos tecidos moles ou em uma bolsa tendínea. A dose deve ser individualizada e baseada na gravidade da condição e na resposta do paciente.

> **ALERTA DE ENFERMAGEM**
>
> Nunca omitir uma dose de glicocorticoide. Se o paciente não conseguir ingerir o medicamento por causa de náuseas ou vômitos, entrar em contato imediatamente com o médico porque o medicamento precisa ser prescrito por via parenteral. Os pacientes com dieta zero por qualquer razão precisam receber o glicocorticoide por via parenteral.

As doses orais diárias são habitualmente tomadas antes das 9 horas da manhã para minimizar a supressão suprarrenal e coincidir com a função normal das glândulas suprarrenais. Entretanto, a terapia pode ser administrada em dias alternados para pacientes que recebem tratamento a longo prazo. A fludrocortisona é administrada por via oral e é bem tolerada no sistema digestório.

Considerações sobre o paciente

Gerontologia

Os corticosteroides devem ser administrados com cautela a adultos mais velhos, visto que é mais provável que eles tenham condições preexistentes, como IC, hipertensão arterial, osteoporose e artrite, que podem ser agravadas pelo uso desses agentes. Monitorar esses pacientes à procura de exacerbação de condições já existentes durante a terapia com corticosteroides. Além disso, podem ser necessárias doses mais baixas, devido aos efeitos do envelhecimento, como diminuição da massa muscular, da função renal e do volume plasmático.

Terapia em dias alternados

A administração em dias alternados de glicocorticoides é utilizada no tratamento de doenças e distúrbios por períodos prolongados, particularmente distúrbios artríticos. Esse esquema consiste na administração de duas vezes a dose diária do glicocorticoide em dias alternados. O medicamento é administrado apenas uma vez em dias alternados, antes das 9 horas da manhã. A finalidade da administração em dias alternados é proporcionar ao paciente que necessita de glicocorticoides por períodos prolongados os efeitos benéficos do medicamento, minimizando, ao mesmo tempo, determinadas reações indesejáveis (ver Boxe 43.2).

Os níveis plasmáticos dos hormônios adrenocorticais endógenos variam ao longo do dia, bem como à noite. Normalmente, esses níveis estão mais elevados entre 2 e 8 horas da manhã e mais baixos entre 16 horas e meia-noite. Quando os níveis plasmáticos estão mais baixos, a adeno-hipófise libera ACTH, que, por sua vez, estimula o córtex da glândula suprarrenal a produzir e liberar glicocorticoides. Quando os níveis plasmáticos de glicocorticoides estão elevados, a hipófise não libera ACTH. A resposta da hipófise a níveis plasmáticos elevados ou baixos de glicocorticoides e a consequente liberação ou não de ACTH fornecem um exemplo de **mecanismo por retroalimentação (*feedback*)**, que também pode ser observado em outras glândulas do corpo, como a tireoide.

O mecanismo de retroalimentação (também denominado *controle por retroalimentação*) explica como o corpo mantém a maioria dos hormônios em níveis relativamente constantes na corrente sanguínea. Quando a concentração de hormônio cai, a taxa de produção desse hormônio aumenta. De modo semelhante, quando o nível de hormônio se torna excessivamente alto, o corpo diminui a sua produção.

A administração de um glicocorticoide de ação curta em dias alternados e antes das 9 horas da manhã, quando os níveis plasmáticos de glicocorticoides ainda estão relativamente altos, não afeta a liberação posterior de ACTH durante o dia; contudo, proporciona ao paciente o benefício da terapia com glicocorticoides exógenos.

Paciente com diabetes melito

Diabéticos em uso de glicocorticoides podem necessitar de ajuste frequente da insulina ou da dose de medicamentos antidiabéticos orais. A glicemia pode ser monitorada com mais frequência do que quando o paciente está em casa. Se a glicemia se elevar ou se a urina for positiva para cetonas, notificar o médico. Alguns pacientes apresentam diabetes latente (oculto). Nesses casos, o corticosteroide pode precipitar hiperglicemia. Por conseguinte, a glicemia deve ser determinada com frequência em todos os pacientes, incluindo diabéticos e não diabéticos.

Insuficiência suprarrenal

A administração de glicocorticoides pode provocar insuficiência das glândulas suprarrenais (particularmente se não ocorrer em dias alternados). A administração de glicocorticoides várias vezes por dia e durante um curto período de tempo (apenas 5 a 10 dias) resulta em interrupção da liberação hipofisária de ACTH, visto que os níveis plasmáticos de glicocorticoides estão constantemente elevados (a produção de glicocorticoides pelo próprio organismo se soma à administração do glicocorticoide). Por fim, a hipófise atrofia e cessa a sua liberação de ACTH. Na ausência de ACTH, as glândulas suprarrenais não conseguem produzir e liberar glicocorticoides (endógenos). Quando isso ocorre, o paciente apresenta **insuficiência suprarrenal** aguda, uma situação potencialmente fatal até que seja corrigida com a administração de glicocorticoide exógeno.

A insuficiência suprarrenal consiste em deficiência crucial de mineralocorticoides e glicocorticoides, que exige tratamento imediato. Os sintomas de insuficiência suprarrenal consistem em febre, mialgia, artralgia, mal-estar, anorexia, náuseas, hipotensão ortostática, tontura, desmaio, dispneia e hipoglicemia. Ocorre morte em consequência de colapso circulatório, a não ser que a condição seja imediatamente tratada. As situações que provocam estresse (p. ex., traumatismo, cirurgia, doença grave) podem precipitar a necessidade de aumento na dosagem de corticosteroides, até resolução da crise ou da situação estressante.

ALERTA DE ENFERMAGEM

A terapia com glicocorticoides nunca deve ser interrompida subitamente. Quando a administração desses fármacos se estende por mais de 5 dias, e a terapia deve ser interrompida, é preciso reduzir a dose gradualmente ao longo de vários dias. Em alguns casos, pode ser necessário reduzir a dose no decorrer de 7 a 10 dias ou mais. A redução gradativa da dosagem permite que a função suprarrenal normal retorne gradualmente, evitando, assim, a insuficiência suprarrenal.

Monitoramento e manejo das necessidades do paciente

Risco de infecção

Relatar qualquer elevação discreta da temperatura, faringite ou outros sinais de infecção o mais rápido possível ao médico, visto que pode ocorrer diminuição da resistência à infecção durante a terapia com glicocorticoides. Os enfermeiros e visitantes com qualquer tipo de infecção ou com exposição recente a uma doença infecciosa devem evitar o contato com o paciente.

Confusão aguda

Os glicocorticoides também podem causar transtornos no processamento mental. Monitorar e relatar quaisquer sinais de alteração comportamental, como depressão, insônia, euforia, flutuações do humor ou nervosismo. Se ocorrer qualquer transtorno, providenciar ambiente tranquilo e não ameaçador e dedicar um tempo suficiente para escutar ativamente o paciente. É importante incentivar a verbalização dos medos e das preocupações. A ansiedade do paciente habitualmente diminui com a compreensão do esquema terapêutico. Reservar tempo suficiente para dar uma explicação detalhada do esquema medicamentoso e para responder às perguntas do paciente.

Risco de lesão

Os pacientes em uso prolongado de glicocorticoides, particularmente aqueles com atividade limitada, devem ser monitorados à procura de sinais de fraturas por compressão das vértebras e fraturas patológicas dos ossos longos. Se o paciente relatar dor nas costas ou dor óssea, entrar em contato com o médico. É também necessário cuidado extra para prevenir quedas e outras lesões quando o paciente está confuso e tem permissão para levantar da cama. Se o paciente estiver enfraquecido, fornecer assistência para ir ao banheiro ou quando for caminhar. Os membros edematosos são manipulados com cuidado, de modo a prevenir lacerações ou traumatismo da pele.

Dor aguda

A terapia com glicocorticoides tem sido associada à formação de úlceras pépticas. Incentivar o paciente a relatar dor ou sensação de queimação epigástrica, vômitos sanguinolentos ou em borra de café ou evacuação de fezes líquidas e pretas. A administração de corticosteroides orais com alimento ou com um copo cheio de água pode minimizar a irritação gástrica.

Volume de líquidos excessivo

Os desequilíbrios hidreletrolíticos, particularmente o excesso de volume de líquidos, são comuns durante a terapia com corticosteroides. Examinar o paciente à procura de edema visível, manter um balanço hídrico acurado, obter o peso diariamente e restringir a ingestão de sódio, quando indicado pelo médico. Os membros edematosos são elevados, e a posição do paciente é trocada com frequência. Notificar o médico se forem observados sinais de desequilíbrio eletrolítico ou efeitos dos glicocorticoides. São realizados ajustes dietéticos para a perda aumentada de potássio e a retenção de sódio, se necessário. Solicitar avaliação do nutricionista.

Distúrbio na imagem corporal

Pode ocorrer distúrbio na imagem corporal, particularmente se o paciente apresentar características cushingoides (p. ex., giba de búfalo, face de lua cheia), acne ou hirsutismo. Se houver necessidade de continuar o tratamento, explicar o motivo da aparência cushingoide e ressaltar a necessidade de manter o esquema medicamentoso. Avaliar o estado emocional do paciente e ajudá-lo a expressar seus sentimentos e preocupações. Oferecer reforço positivo, quando possível. Instruir o paciente que apresenta acne a manter as áreas afetadas limpas e a utilizar medicamentos de venda livre para acne e cosméticos ou cremes à base de água.

Orientação ao paciente e aos familiares

Para manter adesão ao tratamento, deve-se fornecer ao paciente e aos familiares instruções detalhadas e materiais didáticos sobre o esquema medicamentoso:

- Esses medicamentos podem causar desconforto GI. Para diminuir os efeitos GI, tomar o medicamento junto com refeições ou lanches
- Tomar antiácidos entre as refeições para ajudar a evitar úlceras pépticas
- Carregar uma identificação médica, de modo que a terapia farmacológica seja informada aos profissionais de saúde durante uma situação de emergência
- Manter as consultas de acompanhamento para determinar se há necessidade de ajuste nas doses.

Terapia com glicocorticoides a curto prazo

- Tomar o medicamento exatamente de acordo com as orientações na prescrição. Não aumentar, nem diminuir ou omitir uma dose, a não ser que seja orientado a fazê-lo pelo médico
- Tomar doses diárias únicas antes das 9 horas da manhã
- Seguir as instruções para reduzir gradualmente a dose, visto que elas são extremamente importantes
- Se o problema não melhorar, entrar em contato com o médico.

Terapia com glicocorticoides orais em dias alternados

- Tomar o medicamento antes das 9 horas da manhã uma vez em dias alternados. Utilizar um calendário ou algum outro método para identificar os dias de cada semana em que o medicamento precisa ser tomado
- Não interromper o medicamento, a não ser que seja orientado a fazê-lo pelo médico
- Se houver agravamento do problema, particularmente nos dias em que o medicamento não é tomado, entrar em contato com o médico
- A maior parte dos seguintes pontos de orientações também pode ser aplicada à terapia em dias alternados, particularmente quando são utilizadas doses mais altas, e o tratamento estende-se por muitos meses.

Terapia com glicocorticoides a longo prazo ou em alta dose

- Não omitir o medicamento nem aumentar ou diminuir a dose, exceto quando aconselhado pelo médico
- Informar outros profissionais de saúde, dentistas e outros médicos sobre a corticoterapia
- Carregar identificação médica para alertar profissionais de saúde sobre o tratamento em curso

- Não tomar medicamento isento de prescrição, a não ser que o seu uso tenha sido aprovado pelo médico
- Se for tomar alguma vacina, procurar saber se é de "vírus vivos". Não tomar a vacina se for uma preparação de vírus vivos, devido ao risco de uma ausência de resposta humoral. (Isso não inclui pacientes que recebem corticosteroides como terapia de reposição)
- Sempre que possível, evitar exposição a infecções. Entrar em contato com o médico se pequenos cortes ou escoriações não cicatrizarem, se for observado edema ou hipersensibilidade articulares persistentes ou se ocorrerem febre, faringite, infecção das vias respiratórias superiores ou outros sinais de infecção
- Quando o medicamento não puder ser ingerido por qualquer motivo, ou se ocorrer diarreia, entrar em contato imediatamente com o médico. Se não conseguir falar com o médico antes da próxima dose, procurar o serviço de urgência ou de emergência mais próximo (de preferência onde o tratamento original foi iniciado ou onde o médico pertence à equipe hospitalar), visto que o medicamento precisa ser administrado na forma injetável
- Registrar o peso semanalmente. Se for constatado ganho significativo de peso ou edema dos membros, entrar em contato com o médico
- Lembrar que as recomendações dietéticas feitas pelo médico constituem uma parte importante do tratamento e precisam ser seguidas
- Seguir as recomendações do médico sobre a necessidade de exames oftalmológicos e laboratoriais periódicos.

Administração intra-articular ou intralesional
- Não utilizar excessivamente a articulação onde foi aplicada a injeção, mesmo após o desaparecimento da dor
- Seguir as instruções do médico sobre repouso e exercício
- Realizar exercícios prescritos, sob orientação do fisioterapeuta.

Terapia com mineralocorticoides (fludrocortisona)
- Tomar o medicamento de acordo com as orientações. Não aumentar nem diminuir a dosagem, exceto quando orientado a fazê-lo pelo médico
- Não interromper abruptamente a administração do medicamento
- Informar o médico caso ocorram as seguintes reações adversas: edema, fraqueza muscular, ganho ponderal, anorexia, edema dos membros, tontura, cefaleia intensa ou dispneia.

REAVALIAÇÃO
- O efeito terapêutico é obtido
- As reações adversas são identificadas, relatadas ao médico e controladas com sucesso por meio de intervenções de enfermagem apropriadas:
  - Não se observa evidência de infecção
  - A orientação e o estado mental permanecem intactos
  - Não se observa evidência de lesão
  - O paciente não sente dor
  - O equilíbrio do volume hídrico é mantido
  - A imagem corporal positiva é mantida
- O paciente expressa confiança e demonstra entender o esquema medicamentoso.

Farmacologia na prática
PENSE CRITICAMENTE
A colega de Janna estava mostrando a ela os numerosos medicamentos que precisa tomar diariamente. Janna questiona por que sua amiga precisa tomar 2 comprimidos de desmopressina durante o dia e 3 à noite. Qual a razão desse esquema com uso de desmopressina?

PONTOS-CHAVE

■ A hipófise é uma pequena glândula suspensa a partir do hipotálamo no encéfalo. Também chamada de "glândula mestra", controla muitos dos processos corporais. É constituída de dois lobos: adeno-hipófise e neuro-hipófise

■ A neuro-hipófise secreta dois hormônios: ocitocina e vasopressina. A vasopressina regula a reabsorção renal de líquidos. Ocorre diabetes insípido quando a vasopressina não é secretada adequadamente, resultando em sede insaciável e micção copiosa

■ Pacientes em tratamento de reposição com vasopressina podem facilmente desidratar se não conseguirem tomar a medicação; por conseguinte, sempre devem carregar uma identificação de alerta médico

■ A adeno-hipófise secreta muitos hormônios, incluindo prolactina, LH, FSH, TSH, ACTH e GH. Todos esses hormônios ajudam na regulação do crescimento, do metabolismo, da reprodução e do estresse

■ Os hormônios cuja função é estimular a ovulação são administrados na forma de injeção, visto que são destruídos pelos líquidos GI. A dor pode constituir um indicador de síndrome de hiperestimulação, e o medicamento é então interrompido. A injeção de GH pode levar a súbitos estirões de crescimento, deixando o paciente com distúrbios na imagem corporal. O ACTH influencia as glândulas suprarrenais a secretar glicocorticoides; com frequência, isso é desencadeado por estresse biológico

■ Os corticosteroides influenciam o metabolismo, a resposta imune e o equilíbrio hidreletrolítico. Quando há indicação de reposição ou suplementação, os medicamentos devem ser reduzidos de modo gradual, e não interrompidos abruptamente, visto que isso pode resultar em insuficiência suprarrenal.

RESUMO DE FÁRMACOS
Hormônios hipofisários e adrenocorticais

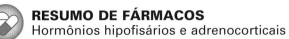

Nome genérico	Usos	Reações adversas	Faixas posológicas
Hormônios da neuro-hipófise			
Desmopressina	Diabetes insípido, hemofilia A, doença de von Willebrand, enurese noturna	Cefaleia, náuseas, congestão nasal, cólicas abdominais	Doses individualizadas e administradas por via oral, intranasal ou subcutânea
Vasopressina	Diabetes insípido, choque, prevenção e tratamento de distensão abdominal pós-operatória, eliminação de gases que interferem em exame radiográfico do abdome	Tremor, sudorese, vertigem, náuseas, vômitos, cólicas abdominais, cefaleia	Diabetes insípido: 5 a 10 unidades IM, SC a cada 3 a 4 h; a solução parenteral pode ser usada por via intranasal
Hormônios da adeno-hipófise e inibidores hormonais			
Gonadotropipnas: estimulantes ovarianos			
Alfacoriogonadotropina	Indução da ovulação, maturação folicular	Rubor vasomotor, hipersensibilidade das mamas, dor abdominal, estimulação ovariana excessiva, náuseas, vômitos	Injeção após fármacos para estimulação dos folículos
Gonadotropina	Indução da ovulação, desenvolvimento multifolicular, infertilidade masculina	Iguais às da alfacoriogonadotropina	Dose individualizada, dependendo do desfecho do paciente
Hormônio liberador de gonadotropinas/sintético			
Nafarrelina	Endometriose, puberdade precoce	Ondas de calor, diminuição da libido, ressecamento vaginal, cefaleia, labilidade emocional	400 mcg/dia por via intranasal, em 2 doses
Antagonistas do hormônio liberador das gonadotropinas			
Cetrorrelix	Infertilidade	Estimulação ovariana excessiva, náuseas, vômitos	Dose individualizada durante o ciclo
Ganirrelix	Infertilidade	Dor abdominal, morte fetal, cefaleia	250 mcg/dia SC, durante o ciclo
Estimulante ovariano não esteroide			
Clomifeno	Insuficiência ovulatória	Rubor vasomotor, hipersensibilidade das mamas, desconforto abdominal, aumento dos ovários, náuseas, vômitos	50 mg/dia VO, por 5 dias, podendo a dose ser repetida
Hormônio do crescimento e inibidores			
Somatropina	Ausência de crescimento causada pela deficiência de GH hipofisário em crianças; reposição de GH endógeno em adultos	Com injeção: diarreia, artralgia. A longo prazo: problemas de crescimento – osso, orelha, edema	As doses são individualizadas, administradas por via SC, semanalmente
Octreotida	Redução de GH na acromegalia, tratamento de certos tumores, sangramento de varizes esofágicas	Náuseas, diarreia, dor abdominal, bradicardia sinusal, hipoglicemia, dor no local de injeção	50 mcg SC ou IV, 2 ou 3 vezes/dia
Hormônio adrenocorticotrópico			
Hormônio adrenocorticotrópico (ACTH)	Diagnóstico de função adrenocortical, tireoidite não supurativa, hipercalcemia, esclerose múltipla	Ver Boxe 43.2	20 unidades IM, SC, 4 vezes/dia
Cosintropina	Rastreamento de insuficiência suprarrenal	Tontura, náuseas, vômitos	Ver a bula
Glicocorticoides			
Betametasona	Ver Boxe 43.1	Ver Boxe 43.2	Individualizar a dosagem; xarope ou forma injetável, ver a bula
Budesonida	Doença de Crohn	Ver Boxe 43.2	9 mg/dia, pela manhã, durante 8 semanas
Cortisona	Ver Boxe 43.1	Ver Boxe 43.2	25 a 300 mg/dia VO

(continua)

Nome genérico	Usos	Reações adversas	Faixas posológicas
Dexametasona	Edema cerebral e outras condições listadas no Boxe 43.1	Ver Boxe 43.2	Individualizar a dosagem, com base na gravidade da condição e na resposta do paciente
Hidrocortisona (cortisol)	Ver Boxe 43.1	Ver Boxe 43.2	Individualizar a dosagem, com base na gravidade da condição e na resposta do paciente
Metilprednisolona	Ver Boxe 43.1	Ver Boxe 43.2	Individualizar a dosagem, com base na gravidade da condição e na resposta do paciente
Prednisolona	Ver Boxe 43.1	Ver Boxe 43.2	200 mg/dia, por 1 semana; em seguida, 80 mg, em dias alternados
Prednisona	Ver Boxe 43.1	Ver Boxe 43.2	Individualizar a dosagem: dose inicial habitualmente entre 5 e 60 mg/dia VO
Triancinolona	Ver Boxe 43.1	Ver Boxe 43.2	Injeção articular e em tecidos moles: 2 a 80 mg
Mineralocorticoide			
Fludrocortisona	Terapia de reposição parcial para doença de Addison; síndrome adrenogenital perdedora de sal	Ver Boxe 43.2	0,1 mg VO, 3 vezes/semana até 0,2 mg/dia VO
Outros hormônios e inibidores hormonais			
Bromocriptina	Hiperprolactinemia, acromegalia, doença de Parkinson	Cefaleia, tontura, fadiga, náuseas	5 a 7,5 mg/dia VO
Cabergolina	Iguais aos da bromocriptina	Iguais às da bromocriptina	1 mg, 2 vezes/semana VO
Gonadotropina coriônica (HCG)	Indução da descida dos testículos, hipogonadismo, indução da ovulação	Cefaleia, irritabilidade, retenção hídrica, fadiga, ginecomastia, comportamento agressivo	500 a 5.000 unidades IM, até 3 vezes/semana, dependendo dos resultados

REVISÃO DO CAPÍTULO

Calcule a dosagem dos medicamentos

1. Foram prescritos 5 mg de hidrocortisona, 2 vezes/dia. O medicamento está disponível em comprimidos de 2,5 mg. O enfermeiro administra _____.
2. Foi prescrita desmopressina, na dose oral de 0,2 mg. O medicamento está disponível em comprimidos de 0,1 mg. O enfermeiro administra _____.

Prepare-se para provas

1. Onde está localizada a hipófise?
   1. Dentro do encéfalo
   2. Na parte superior do rim
   3. Suspensa a partir do hipotálamo
   4. Diretamente em frente da traqueia
2. A hipófise secreta hormônios. Qual dos seguintes hormônios é secretado pela neuro-hipófise ou lobo posterior?
   1. Hormônio do crescimento
   2. Hormônio luteinizante
   3. Prolactina
   4. Vasopressina

3. Qual das seguintes reações adversas o enfermeiro deve esperar com administração de clomifeno?
   1. Edema
   2. Rubor vasomotor
   3. Sedação
   4. Hipertensão
4. Qual dos seguintes sinais deve levar o enfermeiro a suspeitar de uma reação adversa com aparência cushingoide em paciente que usa corticosteroide?
   1. Face de lua cheia, hirsutismo
   2. Cifose, edema periorbital
   3. Palidez da pele, acne
   4. Exoftalmia
5. As reações adversas à administração de fludrocortisona incluem _____.
   1. hiperatividade, cefaleia
   2. sedação, letargia
   3. edema, hipertensão
   4. dispneia, confusão

Capítulo 43 Hormônios Hipofisários e Adrenocorticais **485**

6. Qual das seguintes avaliações o enfermeiro deve obter essencialmente quando uma criança em uso de GH chega ao consultório médico?
   1. Pressão arterial, pulso e respiração
   2. História nutricional
   3. Altura e peso
   4. Medição da circunferência abdominal

7. Qual das seguintes declarações do paciente indica possível reação adversa à administração de vasopressina?
   1. "Não consigo enxergar bem à noite"
   2. "Meu estômago está doendo"
   3. "Tenho dor de garganta"
   4. "Sinto fome o tempo todo"

8. A paciente faz a seguinte declaração: "Esta é a última vez que tento engravidar." Escolha o diagnóstico de enfermagem mais apropriado.
   1. Distúrbio na imagem corporal
   2. Ansiedade
   3. Confusão aguda
   4. Volume de líquidos deficiente

9. Ocorrem interações medicamentosas prejudiciais quando glicocorticoides são tomados com determinados fármacos. Qual dos seguintes medicamentos aumenta o efeito dos glicocorticoides quando ambos são tomados juntos?
   1. Colestiramina
   2. Contraceptivos orais
   3. Hidantoínas
   4. Rifampicina

10. Associar o lobo da hipófise com o hormônio que ele secreta:
    1. Anterior   A. ACTH
    2. Posterior   B. FSH
                           C. Ocitocina
                           D. TSH

Para verificar suas respostas, ver Apêndice F.

44

Fármacos Tireoidianos e Antitireoidianos

Termos-chave

bócio aumento da glândula tireoide, causando inchaço na parte anterior do pescoço, habitualmente provocado por hipertireoidismo

doença de Graves distúrbio autoimune, que leva à hiperatividade da glândula tireoide

estado eutireóideo função normal da tireoide

hipertireoidismo condição na qual a glândula tireoide é hiperativa e produz excesso de hormônios tireoidianos (T_3 e T_4)

hipotireoidismo condição na qual a glândula tireoide é hipoativa e não produz hormônios tireoidianos (T_3 e T_4) suficientes

tireoidite de Hashimoto doença autoimune que compromete a glândula tireoide, resultando tipicamente em hipotireoidismo

tireotoxicose hipertireoidismo grave, caracterizado por elevação da temperatura corporal, taquicardia extrema e alteração do estado mental (também denominada *tempestade tireoidiana*)

Objetivos de aprendizagem

Ao fim deste capítulo, o leitor deverá ser capaz de:

1. Identificar os hormônios produzidos pela glândula tireoide.
2. Discutir usos, ações farmacológicas gerais, reações adversas, contraindicações, precauções e interações de fármacos tireoidianos e antitireoidianos.
3. Discutir atividades a serem realizadas pelo enfermeiro na avaliação pré-administração e na avaliação continuada no paciente tratado com fármaco tireoidiano ou antitireoidiano.
4. Discutir maneiras de promover resposta ótima ao tratamento, controlar as reações adversas e instruir os pacientes sobre o uso de fármacos tireoidianos e antitireoidianos.

 Classes de fármacos

Fármacos antitireoidianos   Hormônios tireoidianos

 Farmacologia na prática

O vizinho de Betty Peterson irá receber uma dose de iodo radioativo para tratamento de hipertireoidismo. Betty está preocupada em levar o recém-nascido de sua filha para casa, pois acredita que o vizinho poderá ser radioativo após o procedimento. Há fundamento na preocupação de Betty?

A glândula tireoide está localizada no pescoço, em frente da traqueia (Figura 44.1). Essa glândula, altamente vascularizada, produz e secreta dois hormônios: tiroxina (T_4) e tri-iodotironina (T_3). Esses hormônios ajudam a controlar o metabolismo do corpo. Quando a tireoide funciona adequadamente, essa condição é conhecida como **estado eutireóideo**.

Na glândula tireoide com função normal, quando o nível de hormônio tireoidiano circulante diminui, a adeno-hipófise passa a secretar hormônio tireoestimulante (TSH), que ativa as células da tireoide a liberar os hormônios tireoidianos armazenados. Esse processo exemplifica o mecanismo de retroalimentação descrito no Capítulo 43.

Quando há disfunção da glândula tireoide, pode ocorrer uma de duas condições relacionadas com a atividade de produção de hormônios da glândula:

- **Hipotireoidismo:** diminuição da síntese e da secreção dos hormônios tireoidianos
- **Hipertireoidismo:** aumento da síntese e da liberação de hormônios tireoidianos.

Os sintomas do hipotireoidismo e do hipertireoidismo estão descritos na Tabela 44.1.

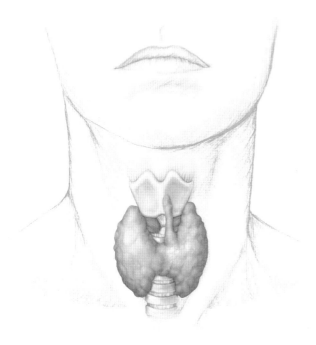

FIGURA 44.1 Glândula tireoide normal.

Uma doença como a **tireoidite de Hashimoto** pode causar hipotireoidismo. Nessa condição, a inflamação da tireoide impede a produção dos hormônios pela glândula. São administrados hormônios tireoidianos como suplemento até que o distúrbio possa ser corrigido.

Se o paciente tiver uma condição como **doença de Graves** (distúrbio autoimune), a glândula tireoide produz mais hormônios, e o indivíduo pode desenvolver **bócio**. O hipertireoidismo também pode ser causado por inflamação, e essa condição é denominada **tireotoxicose**. Se o distúrbio, como, por exemplo, hipertireoidismo, for devido à gravidez e for passível de correção, pode ser tratado com um dos medicamentos antitireoidianos. Se não for possível corrigir o distúrbio, administra-se iodo radioativo, que é deglutido para destruir a tireoide, interrompendo, assim, a produção excessiva dos hormônios. Em alguns casos, a tireoide é removida cirurgicamente; entretanto, a retirada de toda a glândula é um procedimento difícil.

Infelizmente, quando se procede à remoção cirúrgica ou radiológica da tireoide, o paciente torna-se *hipotireóideo* e precisa de suplementos de hormônios tireoidianos durante toda sua vida.

HORMÔNIOS TIREOIDIANOS

Os hormônios tireoidianos utilizados como suplementos são de origem natural ou sintética. Os hormônios sintéticos são geralmente preferidos, visto que apresentam potência mais uniforme do que os naturais, obtidos de animais. Hormônios tireoidianos estão listados no Resumo de Fármacos I Fármacos tireoidianos e antitireoidianos.

AÇÕES

Os hormônios tireoidianos influenciam todos os órgãos e tecidos do corpo. Esses hormônios aumentam o metabolismo

TABELA 44.1 Sinais e sintomas de disfunção da tireoide.

Sistema ou função corporal	Hipotireoidismo	Hipertireoidismo
Metabolismo	Diminuído, com anorexia, intolerância ao frio, baixa temperatura corporal e ganho de peso apesar da anorexia	Aumentado, com aumento do apetite, intolerância ao calor, temperatura corporal elevada e perda de peso apesar do aumento do apetite
Sistema cardiovascular	Bradicardia, hipotensão moderada	Taquicardia, hipertensão arterial moderada
Sistema nervoso central	Letargia, sonolência	Nervosismo, ansiedade, insônia, tremores, exoftalmia
Pele, estruturas cutâneas	Pele pálida, fria e seca; face com aparência edemaciada; cabelos grosseiros; unhas espessas e duras	Pele ruborizada, quente e úmida; adelgaçamento dos cabelos; bócio
Função ovariana	Menstruação abundante, pode ser incapaz de conceber, possibilidade de perda fetal	Menstruação irregular ou escassa
Função testicular	Baixa contagem de espermatozoides	

488 Parte 10 Fármacos que Atuam no Sistema Endócrino

dos tecidos e resultam em aumento da frequência cardíaca e respiratória, da temperatura corporal, do débito cardíaco, do consumo de oxigênio e do metabolismo das gorduras, proteínas e carboidratos. Os mecanismos exatos pelos quais os hormônios tireoidianos exercem sua influência sobre os órgãos e tecidos do corpo ainda não estão bem elucidados.

USOS

Hormônios tireoidianos são utilizados no tratamento ou na prevenção de *hipotireoidismo* causado por:

* Tireoidite subaguda ou crônica (doença de Hashimoto ou tireoidite viral)
* Suplemento hormonal após tratamento de hipertireoidismo
* Bócio eutireóideo (aumento de glândula tireoide normal)
* Nódulos da tireoide e bócio multinodular
* Alguns tipos de depressão
* Câncer de tireoide.

A levotiroxina é o fármaco de escolha para o hipotireoidismo, visto que é relativamente barata, exige uma dose única ao dia e apresenta potência mais uniforme do que outros fármacos de reposição de hormônio tireoidiano. Os hormônios tireoidianos também podem ser utilizados como medida diagnóstica para diferenciar a suspeita de hipertireoidismo do eutireoidismo.

> **! ALERTA DE ENFERMAGEM**
>
> Os hormônios tireoidianos não devem ser utilizados como meio de perder peso. Quando combinados com outros agentes para perda de peso, pode ocorrer intoxicação potencialmente fatal.

REAÇÕES ADVERSAS

O tratamento do hipotireoidismo baseia-se em doses individualizadas do hormônio. Durante a terapia inicial, as reações adversas mais comuns consistem em sinais de superdosagem e hipertireoidismo durante a titulação do fármaco (ver Tabela 44.1). Outras reações adversas, além dos sintomas de hipertireoidismo, são raras.

CONTRAINDICAÇÕES E PRECAUÇÕES

Esses fármacos são contraindicados para pacientes com hipersensibilidade conhecida ao fármaco, insuficiência adrenocortical não corrigida ou tireotoxicose. Esses medicamentos não devem ser usados como tratamento para obesidade ou infertilidade. O hormônio tireoidiano não deve ser administrado após infarto do miocárdio recente. Quando o hipotireoidismo é uma causa ou fator que contribui para o infarto do miocárdio ou doença cardíaca, o médico pode prescrever pequenas doses de hormônio tireoidiano.

Esses medicamentos devem ser utilizados com cautela por pacientes com doença cardíaca e lactantes. Os hormônios tireoidianos são classificados na categoria A para uso durante a gestação e seu uso deve ser continuado durante a gestação.

INTERAÇÕES

As seguintes interações podem ocorrer com hormônios tireoidianos:

Fármaco combinado	Uso comum	Efeito da interação
Digoxina, betabloqueadores	Manejo de condições cardíacas	Diminuição da efetividade da digoxina e dos betabloqueadores
Hipoglicemiantes orais e insulina	Tratamento de diabetes melito	Risco aumentado de hiperglicemia
Anticoagulantes orais	Anticoagulação	Sangramento prolongado
Antidepressivos: inibidores seletivos da recaptação de serotonina (ISRSs)	Tratamento de depressão	Diminuição da efetividade do fármaco tireoidiano
Todas as outras categorias de antidepressivos	Tratamento de depressão	Aumento da efetividade do fármaco tireoidiano
Descongestionantes	Tratamento de sintomas nasais	Aumento das reações adversas do tireoidiano

✺ FÁRMACOS ANTITIREOIDIANOS

Os fármacos antitireoidianos ou antagonistas da tireoide são utilizados no tratamento do *hipertireoidismo*. Além desses agentes, hipertireoidismo pode ser tratado com iodo radioativo (^{131}I) ou retirada cirúrgica de parte ou de quase toda a glândula tireoide (tireoidectomia subtotal).

AÇÕES

Os medicamentos antitireoidianos inibem a síntese dos hormônios tireoidianos. Eles não afetam os hormônios tireoidianos que já estão circulando no sangue ou que estão armazenados na glândula tireoide. Por esse motivo, os efeitos terapêuticos dos fármacos antitireoidianos podem não ser observados por 3 a 4 semanas. Os fármacos antitireoidianos estão listados no Resumo de Fármacos | Fármacos tireoidianos e antitireoidianos.

O iodo radioativo (^{131}I) é utilizado em virtude da afinidade da glândula tireoide pelo iodo. O isótopo radioativo acumula-se nas células da glândula tireoide, onde ocorre destruição das células tireoidianas, sem causar dano às outras células do corpo.

Embora o uso de isótopos seja preferível, ele pode não ser recomendado para todos os pacientes, daí a necessidade de tireoidectomia. Antitireoidianos podem ser administrados antes da cirurgia para que o paciente possa retornar temporariamente ao estado eutireóideo. Quando usados por esse motivo, a vascularidade da glândula tireoide é tipicamente reduzida com administração de iodeto de potássio, e observa-se redução da tendência ao sangramento excessivo durante e imediatamente após a cirurgia.

USOS

Metimazol e propiltiouracila (PTU) são usados no tratamento clínico do hipertireoidismo. Iodeto de potássio pode ser administrado por via oral com metimazol ou propiltiouracila no preparo do paciente para cirurgia de tireoide. Iodo radioativo (^{131}I) é utilizado para tratamento do hipertireoidismo e câncer de tireoide. É administrado por via oral na forma de solução ou cápsula gelatinosa.

REAÇÕES ADVERSAS

Reações sistêmicas generalizadas
- Rinite alérgica, faringite, erupções cutâneas, febre, cefaleia
- Náuseas, vômitos, parestesias.

Reações sistêmicas graves
- Agranulocitose (diminuição do número de leucócitos polimorfonucleares)
- Dermatite esfoliativa, granulocitopenia, hipoprotrombinemia
- Hepatite induzida por fármacos.

CONTRAINDICAÇÕES, PRECAUÇÕES E INTERAÇÕES

Os medicamentos antitireoidianos são contraindicados para pacientes com hipersensibilidade aos mesmos ou a qualquer componente deles. Mulheres em uso de metimazol ou propiltiouracila não devem amamentar seus filhos. O iodo radioativo (categoria X para uso durante a gestação) é contraindicado durante a gravidez e a lactação.

Metimazol e propiltiouracila devem ser usados com extrema cautela durante a gravidez (categoria D para uso na gestação), visto que podem causar hipotireoidismo no feto. Entretanto, se houver necessidade de um fármaco antitireoidiano durante a gravidez, prefere-se a propiltiouracila, visto que esse medicamento não atravessa a placenta. O potencial de sangramento aumenta quando esses produtos são administrados com anticoagulantes orais.

PROCESSO DE ENFERMAGEM
Paciente tratado com fármaco antitireoidiano, seguido de suplemento de hormônio tireoidiano

AVALIAÇÃO

Avaliação pré-administração
Com frequência, paciente diagnosticado com hipertireoidismo e tratado para tal torna-se hipotireóideo e, subsequentemente, necessita de suplementação. Os cuidados de enfermagem descritos aqui cobrem todo o *continuum* desse tratamento. Antes de um paciente iniciar a terapia com um fármaco antitireoidiano ou com hormônio tireoidiano, documentar os sinais e sintomas relacionados com a tireoide (ver Tabela 44.1). É importante incluir os sinais vitais, o peso e uma observação sobre os sintomas subjetivos descritos pelo paciente. Os exames laboratoriais deverão incluir a determinação do TSH, bem como dos níveis de T_3 e T_4. Quando houver suspeita de disfunção da tireoide, os melhores indicadores para tratamento consistem no achado de anticorpos antitireoidianos no soro e nível sérico de TSH. Se for prescrito um procedimento com iodo, é essencial pesquisar história pregressa de alergia, sobretudo ao iodo ou aos frutos do mar (que contêm iodo).

 Considerações sobre o paciente

Gerontologia
O hipotireoidismo pode ser confundido com outras condições associadas ao envelhecimento, como depressão, intolerância ao frio, ganho de peso, confusão ou marcha instável. Esses sintomas devem ser minuciosamente avaliados antes que seja iniciado tratamento com medicamentos tireoidianos.

Avaliação continuada
Durante a avaliação continuada, observar o paciente à procura de efeitos adversos dos fármacos.

Tratamento com medicamentos antitireoidianos
Durante a terapia a curto prazo com iodo radioativo, as reações adversas são geralmente mínimas. A terapia a longo prazo é habitualmente realizada em base ambulatorial. Perguntar ao paciente sobre alívio das manifestações clínicas, bem como ocorrência de sinais ou sintomas indicativos de agranulocitose (redução da contagem de leucócitos polimorfonucleares), uma possível reação adversa. Devem-se investigar sinais e sintomas como fadiga, febre, faringite, equimoses ou sangramento após microtraumatismos, febre, tosse ou quaisquer outros sinais de infecção. Monitorar também o paciente à procura de sinais de tireotoxicose (elevação da temperatura corporal, taquicardia extrema, diarreia, vômitos e alteração do estado mental), que podem ocorrer em pacientes cujo hipertireoidismo aumenta em lugar de diminuir durante a terapia. Quando esses sintomas ocorrem rapidamente, a condição é denominada crise tireotóxica ou tempestade tireoidiana.

Suplemento de hormônio tireoidiano
Os efeitos plenos da terapia de reposição com hormônio tireoidiano podem não ser evidentes durante várias semanas ou mais, porém os efeitos iniciais já podem ser observados em 48 horas. Os sinais de resposta terapêutica incluem perda de peso, diurese discreta, aumento do apetite, aumento da frequência do pulso e diminuição do edema da face, das mãos e dos pés. O paciente também pode relatar maior sensação de bem-estar e aumento da atividade mental.

> **❗ ALERTA DE ENFERMAGEM**
> Medicamentos para reposição de hormônio tireoidiano não são equivalentes entre si. O paciente não deve mudar de marca comercial nem de tipo de hormônio tireoidiano sem antes consultar o médico para determinar dosagens equivalentes entre diferentes marcas comerciais.

DIAGNÓSTICOS DE ENFERMAGEM

Os diagnósticos de enfermagem específicos para agentes farmacológicos incluem os seguintes:

- **Proteção ineficaz**, relacionada com a eliminação urinária de isótopos radioativos
- **Controle ineficaz da saúde**, relacionado com dosagem ou titulação de doses consistentes
- **Risco de infecção**, relacionado com reações adversas
- **Risco de integridade da pele prejudicada**, relacionado com reações adversas.

Os diagnósticos de enfermagem relacionados com a administração de medicamentos são discutidos no Capítulo 4.

PLANEJAMENTO

Os desfechos esperados no paciente podem incluir resposta ótima à terapia, atendimento às necessidades do paciente relacionadas com controle de reações adversas e confiabilidade na compreensão do esquema medicamentoso.

IMPLEMENTAÇÃO

Promoção da resposta ótima à terapia

Tratamento com fármacos antitireoidianos
O paciente com hipertireoidismo também pode apresentar manifestações cardíacas, como taquicardia ou palpitações. O propranolol, um agente bloqueador adrenérgico (ver Capítulo 25), pode ser prescrito pelo médico como tratamento adjuvante durante várias semanas, até que sejam obtidos os efeitos terapêuticos do medicamento antitireoidiano.

São feitas adaptações prévias em casa para a realização de atividades isoladas quando o paciente recebe iodo radioativo para tratamento de aumento da glândula tireoide. O paciente deve interromper o uso de fármacos antitireoidianos cerca de 3 dias antes do procedimento. Depois da meia-noite, o paciente deve permanecer em dieta zero. Pela manhã o paciente procura o serviço de medicina nuclear de uma instituição, ingere a preparação e volta para casa. Os efeitos do iodo tornam-se evidentes em 24 horas, com efeito máximo obtido após 10 a 15 dias. Se o paciente estiver hospitalizado, são seguidas as precauções de segurança para radiação identificadas pelo serviço de medicina nuclear do hospital.

Suplemento com hormônio tireoidiano
Uma vez obtido o estado eutireóideo, o médico pode indicar suplemento de hormônio tireoidiano para prevenir ou tratar hipotireoidismo, que pode desenvolver-se lentamente durante a terapia a longo prazo com antitireoidianos ou após a administração de ^{131}I. Hormônios tireoidianos são administrados 1 vez/dia, pela manhã, de preferência antes do desjejum. O estômago vazio aumenta a absorção do fármaco. A terapia de reposição com hormônio tireoidiano em pacientes com diabetes melito pode agravar os sinais e sintomas ou o diabetes. Monitorar rigorosamente o paciente com diabetes melito durante a terapia de reposição com hormônio tireoidiano à procura de sinais de hiperglicemia (ver Capítulo 42) e notificar o médico caso ocorram.

 Considerações sobre o paciente

Gerontologia
O adulto mais velho corre risco aumentado de reações cardiovasculares adversas quando faz uso de medicamentos tireoidianos. A dosagem inicial deve ser menor para o adulto mais velho, e aumentos da dose, se houver necessidade, são feitos em incrementos menores durante um período de cerca de 8 semanas.

Monitorar cuidadosamente pacientes com doença cardiovascular que tomam hormônios tireoidianos. A ocorrência de dor torácica ou qualquer agravamento da doença cardiovascular devem ser relatados imediatamente ao médico, visto que pode ser necessário efetuar redução da dose do hormônio tireoidiano.

Monitoramento e manejo das necessidades do paciente

Proteção ineficaz
Quando o paciente volta para casa após ingerir a preparação radioativa, é necessário já ter providenciado um lugar na casa que deve ser evitado por outras pessoas. É particularmente importante evitar qualquer contato com crianças pequenas e gestantes. Deve-se providenciar um banheiro privativo, e o paciente deve dar descarga duas vezes cada vez que utilizar o vaso sanitário. Talheres e roupas devem ser lavados separadamente, e o paciente deve dormir sozinho. Serão fornecidas instruções sobre quanto tempo o paciente deverá realizar atividades sozinho e afastado de outras pessoas; esse período dura tipicamente 2 a 4 dias.

Controle ineficaz da saúde
Paciente com hipertireoidismo pode estar preocupado com resultados do tratamento clínico e com a obrigação de ingerir o medicamento a intervalos regulares (habitualmente a cada 8 horas). Enquanto alguns pacientes podem acordar cedo pela manhã e recolher-se tarde à noite, outros podem sentir dificuldade com um horário de administração do medicamento a cada 8 horas. Outra preocupação pode ser uma tendência a esquecer a primeira dose pela manhã, causando problema com as duas doses seguintes.

Se o paciente demonstrar preocupação com horários de doses, sugerir outras opções, como o seguinte intervalo de 8 horas: 7:00, 15:00 e 23:00. Existem dispensadores de medicamentos com alarmes disponíveis, ou o paciente pode simplesmente acostumar-se a tomar a primeira dose imediatamente após levantar da cama. Para paciente com hipotireoidismo, uma vez iniciado o suplemento de hormônio tireoidiano, a dose é individualizada para suas necessidades. Se a dose for inadequada, persistirão os sinais de hipotireoidismo. Se for excessiva, surgirão sinais de hipertireoidismo. É importante instruir o paciente sobre como monitorar reações e documentá-las, de modo a fornecer informações para a determinação da dose correta. Isso é importante, pois o médico efetua os ajustes de dosagem guiado pelas respostas do paciente.

Risco de infecção
Monitorar o paciente durante toda a terapia à procura de reações adversas. Instruir o paciente sobre os sinais de agranulocitose. É importante que o paciente conheça esses sinais, visto que a redução no número de leucócitos aumenta o risco de infecções, sobretudo das vias respiratórias superiores.

Risco de integridade da pele prejudicada
Se o paciente apresentar erupções cutâneas durante o tratamento com metimazol ou propiltiouracila, podem ser aplicados cremes suavizantes ou lubrificantes, e o sabão/sabonete deve ser usado com moderação ou não utilizado até o desaparecimento das lesões cutâneas. Pode ser necessário modificar a dose do medicamento; relatar imediatamente quaisquer sinais de lesões cutâneas.

Orientação ao paciente e aos familiares
Os hormônios tireoidianos e os fármacos antitireoidianos são habitualmente de uso ambulatorial. As instruções do paciente

devem incluir a importância de ingerir o medicamento exatamente de acordo com as orientações e de não interrompê-lo, embora seja observada melhora dos sintomas. Os fármacos são mais bem absorvidos com estômago vazio, de modo que os horários das refeições devem ser considerados. Ao elaborar um plano de ensino para o paciente, incluir as seguintes informações:

Metimazol e propiltiouracila
- Ingerir esses medicamentos a intervalos regulares (p. ex., a cada 8 horas), a não ser que orientado de outro modo pelo médico
- Não ingerir esses medicamentos em doses maiores ou com mais frequência do que as orientações fornecidas na bula
- Notificar imediatamente o médico se ocorrerem: faringite, febre, tosse, sangramento ou equimoses após microtraumatismos, cefaleia ou sensação de mal-estar generalizado
- Verificar o peso corporal 2 vezes/semana e notificar o médico se houver qualquer ganho ou perda súbita de peso. (Nota: O médico também pode solicitar o monitoramento da frequência do pulso do paciente. Se isso for recomendado, o paciente precisa receber instruções sobre a técnica correta e o registro da frequência do pulso, levando os resultados a cada consulta médica)
- Evitar o uso de medicamentos de venda livre, a não ser que o médico tenha aprovado uma substância específica.

Iodo radioativo
- Seguir as orientações do serviço de medicina nuclear sobre as precauções a serem tomadas
- Ter em mente que podem ocorrer hipersensibilidade e edema do pescoço, dor de garganta e tosse nos primeiros 2 a 3 dias após o procedimento.

Hormônio tireoidiano
- A terapia de reposição estende-se por toda a vida do paciente, exceto no hipotireoidismo transitório observado em pacientes com tireoidite

- Não aumentar, nem diminuir ou omitir uma dose, a não ser que receba orientação para fazê-lo pelo médico
- Ingerir o medicamento pela manhã, de preferência antes do desjejum, a não ser que o médico recomende um horário diferente durante o dia
- Notificar o médico se ocorrer algum dos seguintes sinais ou sintomas: cefaleia, nervosismo, palpitações, diarreia, sudorese excessiva, intolerância ao calor, dor torácica, aumento da frequência do pulso ou qualquer alteração ou evento físico incomum
- Não mudar a marca comercial desse medicamento por outra sem antes consultar o médico.

REAVALIAÇÃO
- O efeito terapêutico é obtido
- As reações adversas são identificadas, relatadas ao médico e controladas com sucesso por intervenções de enfermagem apropriadas:
    - O paciente protege efetivamente outras pessoas
    - O paciente administra efetivamente o esquema terapêutico
    - Não há evidência de infecção
    - A pele permanece intacta
- O paciente e sua família expressam confiança e demonstram entender o esquema medicamentoso.

Farmacologia na prática
PENSE CRITICAMENTE
Betty tem motivo para se preocupar com a possibilidade de que seu vizinho contamine a criança? Como o enfermeiro deve informar Betty, de modo a ajudá-la a abordar essa situação que a preocupa?

PONTOS-CHAVE

■ A glândula tireoide secreta os hormônios tiroxina e triiodotironina, que ajudam a controlar o metabolismo. Esse processo é controlado pela hipófise, que secreta o hormônio tireoestimulante

■ A tireoidite de Hashimoto é um exemplo de condição que provoca hipotireoidismo. Quando uma pessoa tem hipotireoidismo, as manifestações clínicas iniciais são diminuição do metabolismo, ganho ponderal, baixa temperatura corporal, letargia e pele pálida, fria e seca, juntamente com outras manifestações. A doença de Graves é um exemplo de condição que provoca hipertireoidismo. Quando uma pessoa apresenta hipertireoidismo, as manifestações consistem em aceleração do metabolismo, perda de peso, intolerância ao calor, taquicardia, nervosismo, ansiedade, exoftalmia, pele quente e ruborizada e possível bócio, juntamente com outros sinais e sintomas

■ As condições de hipertireoidismo são tratadas com fármacos antitireoidianos ou com iodo radioativo para alentecer a função ou eliminá-la por completo. O hipotireoidismo é tratado com suplementação de hormônio tireoidiano

■ As reações adversas comuns incluem o efeito oposto, como sinais e sintomas de hipertireoidismo em consequência de reposição excessiva de hormônio tireoidiano.

492 Parte 10 Fármacos que Atuam no Sistema Endócrino

RESUMO DE FÁRMACOS
Fármacos tireoidianos e antitireoidianos

Nome genérico	Usos	Reações adversas	Faixas posológicas
Hormônios tireoidianos			
Levotiroxina (T$_4$)	Hipotireoidismo, supressão do hormônio tireoestimulante, exame complementar da tireoide	Palpitações, taquicardia, cefaleia, nervosismo, insônia, diarreia, vômitos, perda de peso, fadiga, sudorese, rubor	100 a 125 mcg/dia VO
Liotironina (T$_3$)	Iguais aos da levotiroxina	Iguais às da levotiroxina	25 a 75 mcg/dia VO
Liotrix (T$_3$, T$_4$)	Iguais aos da levotiroxina	Iguais às da levotiroxina	Inicial: 1 comprimido ao dia VO
			Manutenção: 1 ou 2 comprimidos ao dia VO
			Inicial: 30 mg/dia VO
Tireoide dessecada	Iguais aos da levotiroxina	Iguais às da levotiroxina	Manutenção: 60 a 120 mg/dia VO
Fármacos antitireoidianos			
Metimazol	Hipertireoidismo, tireotoxicose	Dormência, cefaleia, queda dos cabelos, exantema cutâneo, náuseas, vômitos, agranulocitose	5 a 40 mg/dia VO, em doses fracionadas, a intervalos de 8 h
Propiltiouracila (PTU)	Iguais aos do metimazol	Iguais às do metimazol	300 a 900 mg/dia VO, em doses fracionadas, a intervalos de 8 h
Iodo			
Iodo radioativo (^{131}I)	Erradicação do hipertireoidismo, casos selecionados de câncer de tireoide	Depressão da medula óssea, náuseas, vômitos, taquicardia, prurido, exantema, urticária	Medida por sistema de calibração de radioatividade antes da administração oral de 4 a 10 μCi
			Câncer de tireoide: 50 a 150 mCi

REVISÃO DO CAPÍTULO

Calcule a dosagem dos medicamentos

1. São prescritos 40 mg de metimazol. O medicamento está disponível em comprimidos de 10 mg. Ensina-se o paciente a tomar _____.

2. Foi prescrita levotiroxina, na dose de 0,2 mg, por via oral. Dispõe-se de comprimidos de 0,1 mg. Ensina-se o paciente a tomar _____.

Prepare-se para provas

1. Qual a função da glândula tireoide?
1. Secretar hormônios sintetizados na hipófise
2. Ajudar na digestão
3. Controlar o metabolismo
4. Facilitar a respiração

2. A doença de Graves é um distúrbio autoimune que provoca qual dos seguintes sinais e/ou sintomas?
1. Taquicardia
2. Baixa temperatura corporal
3. Unhas dos dedos das mãos espessas e duras
4. Baixa contagem de espermatozoides

3. Qual das seguintes intervenções é usada para tratar hipotireoidismo?
1. Cirurgia
2. Reposição hormonal
3. Iodo radioativo
4. Metimazol

4. Que condição tem mais probabilidade de ocorrer em paciente que toma hormônio tireoidiano?
1. Insuficiência cardíaca congestiva
2. Hipertireoidismo
3. Hipotireoidismo
4. Eutireoidismo

5. O enfermeiro informa ao paciente que a terapia com hormônio tireoidiano pode não produzir inicialmente resposta terapêutica durante _____.
1. 24 a 48 dias
2. 1 a 3 dias
3. Várias semanas ou meses
4. 8 a 12 meses

6. Quais dos seguintes sinais e sintomas indicam reação adversa rara, porém grave em paciente sob uso de metimazol?
1. Febre, faringite, sangramento no local de injeção
2. Tosse, edema periorbital, constipação intestinal
3. Constipação intestinal, anorexia, borramento visual
4. Marcha instável, borramento visual, insônia

7. Qual das seguintes declarações do paciente indicaria ao enfermeiro que está apresentando reação adversa a iodo radioativo?
1. "Fico sonolento na maior parte do dia"
2. "Não consigo dormir à noite"
3. "Minha garganta dói quando vou engolir"
4. "Todo meu corpo está doendo"

Capítulo 44 Fármacos Tireoidianos e Antitireoidianos 493

8. Qual das seguintes alergias alimentares é mais problemática para paciente que irá tomar iodo radioativo?

1. Amendoim ou outros frutos de casca dura
2. Frutos do mar
3. Produtos à base de trigo
4. Intolerância à lactose

9. Que medicamentos são utilizados no tratamento do hipotireoidismo? **Escolha todas as opções corretas.**

1. T_4
2. Levotiroxina
3. Hormônio tireoestimulante
4. PTU

10. Que hormônios são produzidos pela glândula tireoide? **Escolha todas as opções corretas.**

1. T_3
2. T_4
3. Hormônio tireoestimulante
4. Tiroxina

Para verificar suas respostas, ver Apêndice F.

45

Hormônios Masculinos e Femininos

Termos-chave

anabolismo compreende as reações que formam moléculas complexas a partir de outras mais simples, com gasto de energia

androgênios hormônios masculinos, responsáveis por maturidade e características sexuais

catabolismo abrange todas as reações em que compostos orgânicos complexos são convertidos em moléculas mais simples

endógeno refere-se a algo que normalmente ocorre ou é produzido dentro do organismo

estrogênios hormônios femininos, responsáveis pela maturidade sexual e pelas características sexuais

ginecomastia aumento das mamas masculinas

menarca primeira menstruação

progesterona hormônio feminino, produzido pelo corpo lúteo que atua no útero (juntamente com o estrogênio) de modo a prepará-lo para uma possível concepção

testosterona principal hormônio sexual masculino; estimula o desenvolvimento de órgãos genitais e características sexuais secundárias no homem

virilização aquisição de características sexuais masculinas por uma mulher

Objetivos de aprendizagem

Ao fim deste capítulo, o leitor deverá ser capaz de:

1. Discutir usos clínicos, ações, reações adversas, contraindicações, precauções e interações de hormônios masculinos e femininos.
2. Discutir atividades a serem realizadas pelo enfermeiro na avaliação pré-administração e na avaliação continuada do paciente tratado com hormônios masculinos ou femininos.
3. Listar os diagnósticos de enfermagem específicos para paciente em uso de hormônios masculinos ou femininos.
4. Discutir maneiras de promover resposta ótima ao tratamento, controlar reações adversas e instruir pacientes sobre o uso de hormônios masculinos ou femininos.

 Classes de fármacos

| Androgênios | Estrogênios | Progestinas |

Farmacologia na prática

Janna Wong está na clínica para exame físico para prática desportiva. Após o exame, Janna demora-se na sala. Você bate à porta e pergunta se está tudo bem. Ela pede que entre e declara que gostaria de usar algum método contraceptivo. Após estudar este capítulo, qual seria a resposta ao pedido de Janna?

Os hormônios masculinos e femininos ajudam a exibir o gênero das pessoas. Esses hormônios são cruciais no desenvolvimento e na manutenção das características sexuais secundárias e são necessários para a reprodução humana. Embora os hormônios sejam naturalmente produzidos pelo organismo, a administração de um hormônio masculino ou feminino pode estar indicada para o tratamento de determinados distúrbios, como câncer de estágio avançado, hipogonadismo masculino e deficiência de hormônios masculinos ou femininos. Os hormônios também são utilizados como contraceptivos e para o tratamento dos sintomas da menopausa (Capítulo 47).

Um uso hormonal que está sendo mais ostensivamente prevalente em nossa sociedade atual é a reposição hormonal durante e após a redesignação de gênero em indivíduos transgênero. Embora possa parecer simples acrescentar apenas o hormônio sexual oposto, esse processo é muito mais complexo. Os hormônios masculinos e femininos isoladamente não conseguem modificar os efeitos do nascimento, uma vez iniciada a puberdade. Na verdade, a reposição hormonal ajuda a desenvolver as características sexuais secundárias do sexo desejado. Outros medicamentos (p. ex., espironolactona), hormônios do crescimento e fármacos anti-hormonais, em combinação com aconselhamento e procedimentos cirúrgicos, constituem algumas das estratégias utilizadas no tratamento da disforia de gênero.

HORMÔNIOS MASCULINOS

Os hormônios masculinos – **a testosterona** e seus derivados – são coletivamente denominados **androgênios.** A secreção de androgênios é influenciada pela adeno-hipófise. Pequenas quantidades de hormônios masculinos e femininos também são produzidas pelo córtex das glândulas suprarrenais (ver Capítulo 43). Os esteroides anabolizantes estão estreitamente relacionados com o androgênio testosterona e possuem atividade tanto androgênica quanto anabólica (estimulam o crescimento e o reparo celulares). Os inibidores dos androgênios reduzem a conversão da testosterona em um androgênio potente (Figura 45.1).

AÇÕES

Androgênios

O hormônio masculino testosterona e seus derivados provocam maturação reprodutiva no adolescente do sexo masculino. Da puberdade em diante, os androgênios continuam atuando no desenvolvimento e na manutenção das características sexuais secundárias: pelos faciais, voz grave, pelos corporais, distribuição da gordura corporal e desenvolvimento muscular. A testosterona também estimula o crescimento do tamanho dos órgãos sexuais (pênis, testículos, ducto deferente, próstata) por ocasião da puberdade. Os androgênios também promovem os processos de formação dos tecidos (**anabolismo**) e os processos reversos de depleção dos tecidos (**catabolismo**).

Esteroides anabolizantes

Os esteroides anabolizantes são fármacos sintéticos quimicamente relacionados com os androgênios. À semelhança destes últimos, promovem os processos de formação dos tecidos. Quando administrados em doses normais, possuem efeito mínimo sobre os órgãos sexuais acessórios e características sexuais secundárias.

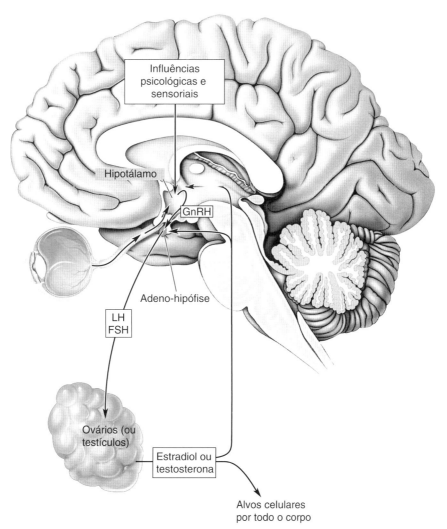

FIGURA 45.1 Correlação entre os hormônios sexuais e a hipófise e o hipotálamo.

USOS

Os *androgênios* podem ser administrados como terapia de reposição nas seguintes condições:

- Deficiência de testosterona
- Hipogonadismo (ausência de desenvolvimento dos testículos)
- Puberdade tardia
- Desenvolvimento de deficiência de testosterona após a puberdade.

Na mulher, a terapia com androgênios pode ser prescrita nas seguintes condições:

- Após a menopausa, para o carcinoma de mama metastático
- Antes da menopausa, para o carcinoma de mama metastático dependente de hormônio.

O sistema transdérmico de testosterona é utilizado como terapia de reposição quando a testosterona **endógena** (produzida pelo corpo) está deficiente ou ausente.

O uso de *esteroides anabolizantes* inclui as seguintes condições:

- Tratamento da anemia da insuficiência renal
- Controle do câncer de mama metastático em mulheres
- Promoção do ganho ponderal em indivíduos que perderam peso após cirurgia, traumatismo ou infecções.

 Considerações sobre o paciente

Atletas jovens

O uso de esteroides anabolizantes para promover aumento da massa e da força musculares gera muita preocupação. Os atletas, desde os do ensino médio até profissionais, têm utilizado esteroides anabolizantes para ganhar força e aumentar o seu desempenho nos esportes. O teste de rotina para uso de esteroides em determinadas áreas, como esportes profissionais e olimpíadas, juntamente com a proibição de competir aos atletas nos quais foi identificado o uso dessas substâncias, levou a um declínio do uso de anabolizantes nesses últimos anos. Contudo, deve-se continuar orientando os atletas jovens sobre técnicas apropriadas de treinamento e desencorajá-los a usar esteroides anabolizantes para o aumento do desempenho.

REAÇÕES ADVERSAS

Androgênios

Nos homens, a administração de um androgênio pode resultar em aumento das mamas (**ginecomastia**), atrofia testicular, inibição da função testicular, disfunção erétil, aumento do pênis, náuseas, vômitos, icterícia, cefaleia, ansiedade, calvície de padrão masculino, acne e depressão. Além disso, podem ocorrer desequilíbrios hidreletrolíticos, que incluem retenção de sódio, água, cloreto, potássio, cálcio e fosfato.

Nas mulheres que recebem uma formulação androgênica para o carcinoma de mama, as reações adversas mais comuns consistem em amenorreia, irregularidades menstruais e **virilização** (aquisição de características sexuais masculinas por uma mulher). A virilização provoca o aparecimento de pelos faciais, tonalidade mais grave da voz e aumento do clitóris. Além disso, podem ocorrer calvície de padrão masculino e acne.

Esteroides anabolizantes

A virilização em uma mulher é a reação mais comum associada aos esteroides anabolizantes, sobretudo quando são utilizadas doses mais altas. A acne ocorre frequentemente em todas as faixas etárias e em ambos os sexos. Além disso, podem ocorrer náuseas, vômitos, diarreia, desequilíbrios hidreletrolíticos (iguais aos observados com os androgênios, discutidos anteriormente), atrofia testicular, icterícia, anorexia e cãibras musculares. As reações adversas mais graves que podem ocorrer durante o uso prolongado incluem cistos hepáticos e, algumas vezes, esplênicos preenchidos com sangue, tumores hepáticos benignos e malignos, risco aumentado de aterosclerose e alterações mentais.

Muitas reações adversas graves estão sendo relatadas em indivíduos sadios que fazem uso de esteroides anabolizantes. Há alguma indicação de que o uso prolongado em altas doses tem resultado em dependência psicológica e possivelmente física, e alguns indivíduos necessitaram de tratamento em centros de reabilitação para dependentes. Não é rara a ocorrência de alterações mentais graves, como raiva incontrolável (denominada "raiva dos esteroides"), depressão grave e tendência suicida; tumores hepáticos benignos e malignos; comportamento agressivo; risco aumentado de aterosclerose; incapacidade de concentração; e alterações da personalidade. Além disso, a incidência das reações adversas graves citadas anteriormente parece estar aumentada em indivíduos que fazem uso de esteroides anabolizantes para esse propósito.

CONTRAINDICAÇÕES E PRECAUÇÕES

Os hormônios masculinos são contraindicados para pacientes com hipersensibilidade conhecida a essas substâncias, distúrbios hepáticos ou doença cardíaca grave, bem como para homens com distúrbios da próstata (p. ex., carcinoma de próstata e hipertrofia prostática). Esses medicamentos são classificados na categoria X para uso durante a gestação e não devem ser administrados durante a gravidez e a lactação. Os esteroides anabolizantes são contraindicados para melhorar a aparência física ou o desempenho atlético. Os esteroides anabolizantes devem ser utilizados com cautela em homens idosos, devido ao risco aumentado de hipertrofia e câncer de próstata.

INTERAÇÕES

As seguintes interações podem ocorrer com hormônios masculinos:

Fármaco combinado	Uso comum	Efeito da interação
Anticoagulantes orais	Anticoagulação	Aumento do efeito antidiurético
Imipramina e androgênios	Tratamento da depressão	Risco aumentado de comportamento paranoide
Sulfonilureias e esteroides anabolizantes	Diabetes melito	Risco aumentado de hipoglicemia

PROCESSO DE ENFERMAGEM
Paciente tratado com hormônio masculino

AVALIAÇÃO

Avaliação pré-administração
A avaliação de paciente a quem se administra androgênio ou esteroide anabolizante depende do fármaco, do paciente e do motivo da administração.

Androgênios
Na maioria dos casos, androgênios são administrados a homens em ambiente ambulatorial. Antes e no decorrer da terapia, o médico solicita a determinação dos níveis séricos dos eletrólitos, visto que o uso desses medicamentos pode provocar desequilíbrios hidreletrolíticos.

Quando esses medicamentos são administrados a mulheres com carcinoma de mama avançado, é necessário avaliar cuidadosamente o estado atual delas (físico, emocional e nutricional) e registrar os achados no prontuário. Áreas problemáticas, como dor, qualquer limitação de movimento e capacidade de participar nas atividades da vida diária são cuidadosamente avaliadas e registradas no prontuário da paciente. É preciso obter e documentar os sinais vitais e o peso corporal. Os exames laboratoriais basais podem incluir hemograma completo, provas de função hepática, eletrólitos séricos e níveis séricos e urinários de cálcio. Rever os resultados desses exames e assinalar quaisquer anormalidades.

Esteroides anabolizantes
Antes de iniciar a terapia, é preciso avaliar e documentar o estado físico e nutricional do paciente, além de verificar peso, pressão arterial, pulso e frequência respiratória. Exames laboratoriais basais podem incluir hemograma completo, provas de função hepática e determinação de níveis séricos de eletrólitos e lipídios. Esses resultados são revistos e assinaladas quaisquer anormalidades.

Avaliação continuada
A avaliação continuada depende do motivo da prescrição do medicamento e da condição do paciente. Os homens que recebem um androgênio ou esteroide anabolizante devem ser indagados sobre a efetividade da terapia farmacológica.

Monitorar o peso da paciente com carcinoma de mama avançado diariamente ou conforme solicitado pelo médico. Entrar em contato com o médico se houver aumento ou redução significativos (2 kg) do peso corporal. Verificar os membros inferiores com frequência à procura de sinais de edema.

Ensinar o paciente ou o cuidador a observar o aparecimento de reações adversas a fármacos, particularmente sinais de desequilíbrio hidreletrolítico, icterícia (que pode indicar hepatotoxicidade) e virilização. O médico precisa ser alertado sobre quaisquer sinais de desequilíbrio hidreletrolítico ou icterícia.

Quando o paciente estiver internado, verificar os sinais vitais a cada 4 a 8 horas, dependendo de sua condição, e, em seguida, avaliar a resposta à terapia farmacológica, com base nos achados das avaliações originais. As possíveis respostas consistem em diminuição da dor, aumento do apetite e sensação de bem-estar.

 Considerações sobre cuidados crônicos

Diabetes melito
Quando são administrados androgênios a um paciente com diabetes melito, a glicemia deve ser determinada com frequência, visto que pode haver alteração da tolerância à glicose. Podem ser necessários ajustes na dose de insulina, nos hipoglicemiantes orais ou na dieta.

Quando são utilizados esteroides anabolizantes para ganho de peso, o paciente deve ser pesado a determinados intervalos, desde diariamente até 1 vez/semana. É necessário um bom regime alimentar para promover o ganho ponderal. Consultar o nutricionista se o paciente não estiver se alimentando adequadamente.

DIAGNÓSTICOS DE ENFERMAGEM

Os diagnósticos de enfermagem específicos para agentes farmacológicos incluem os seguintes:

- **Volume de líquidos excessivo**, relacionado com as reações adversas (retenção de sódio e de água)
- **Distúrbio na imagem corporal** (na mulher), relacionado com as reações adversas (virilização).

Os diagnósticos de enfermagem relacionados com a administração de medicamentos são discutidos no Capítulo 4.

PLANEJAMENTO

Os desfechos esperados no paciente podem incluir resposta ótima à terapia, atender às necessidades do paciente relacionadas com o controle das reações adversas e confiabilidade na compreensão do esquema de medicação.

IMPLEMENTAÇÃO

Promoção da resposta ótima à terapia
Se o androgênio for administrado na forma de comprimido bucal, mostra-se ao paciente como colocar o comprimido e avisa-se o mesmo para não deglutir, deixando-o dissolver na boca. Lembrar ao paciente para não fumar nem beber água enquanto o comprimido estiver se dissolvendo. Os androgênios orais e parenterais são frequentemente ingeridos ou administrados por injeção em esquema ambulatorial. Quando prescritos por via parenteral, a injeção é administrada por via intramuscular (IM) profunda (p. ex., no músculo glúteo). Como alternativa, uma dose em microesferas é aplicada sob a pele e repetida a cada 3 a 6 meses. A testosterona oral é administrada com as refeições ou antes, de modo a diminuir a ocorrência de desconforto gastrintestinal (GI).

O sistema transdérmico é aplicado à noite à pele limpa e seca do abdome, da coxa, das costas ou do braço. Esse sistema não é aplicado no escroto. Procede-se ao revezamento dos locais, com 7 dias entre as aplicações a qualquer local específico. O sistema é aplicado imediatamente após abertura da embalagem. Se o paciente não apresentar uma resposta terapêutica depois de 8 semanas, deve-se considerar outra forma de terapia de reposição com testosterona. Quando o sistema é removido, deve ser dobrado no meio para evitar qualquer dose acidental ao entrar em contato com o adesivo.

A testosterona em gel é aplicada 1 vez/dia (de preferência pela manhã) à pele seca, intacta e limpa de ombros, braços ou abdome. Após a abertura da embalagem, o conteúdo é espremido na palma da mão e imediatamente aplicado aos locais estabelecidos. O paciente deve deixar secar o medicamento nos locais de aplicação antes de vestir roupa. O gel não deve ser aplicado aos órgãos genitais. Usar luvas se for aplicar o gel a outra pessoa; lavar bem as mãos com sabão e água no caso de autoaplicações.

⚠ ALERTA DE ENFERMAGEM

Instruir sempre os pacientes e lembrá-los sobre os procedimentos de descarte dos géis e adesivos transdérmicos de androgênio. Já ocorreu virilização em crianças inadvertidamente expostas a produtos contendo testosterona quando não são descartados de modo correto. Fornecer instruções por escrito sobre o descarte, o uso de géis em pele exposta e a higiene das mãos após autoadministração.

Existe uma preparação líquida de testosterona aplicada na forma de *spray* nas axilas, diariamente. Trata-se de uma forma líquida de secagem rápida que está sendo testada quanto à facilidade de uso.

Monitoramento e manejo das necessidades do paciente

Observar o paciente em uso de androgênio ou esteroide anabolizante à procura de sinais de reações adversas.

Volume de líquidos excessivo

Pode ocorrer também retenção de sódio e de água com a administração de androgênios ou esteroides anabolizantes, levando à formação de edema. Além disso, pode-se observar a ocorrência de outros desequilíbrios eletrolíticos, como hipercalcemia. Monitorar o paciente à procura de distúrbios hidreletrolíticos.

 Considerações sobre o paciente

Gerontologia

Os adultos mais velhos com doenças cardíacas ou renais correm risco aumentado de retenção de sódio e de água quando usam androgênios ou esteroides anabolizantes.

Para monitorar a retenção hídrica, efetuar comparação diária do peso do paciente pré-administração com o peso atual e certificar-se de observar o aparecimento de pálpebras edemaciadas e edema em mãos ou pés (se o paciente for ambulatorial) ou na área sacral (se o paciente não estiver deambulando) e relatar quaisquer achados ao médico. Deve-se utilizar também a determinação diária do balanço hídrico.

Distúrbio na imagem corporal

Com a administração de um hormônio masculino a longo prazo, a paciente pode apresentar alterações masculinas (virilização) leves a moderadas, como pelos faciais, tonalidade mais grave da voz e aumento do clitóris. Além disso, podem ocorrer calvície de padrão masculino, queda difusa dos cabelos, pigmentação cutânea e acne. Embora esses efeitos adversos não sejam potencialmente fatais, frequentemente causam aflição e só contribuem para o desconforto e a ansiedade da paciente. Esses problemas, cuja identificação pode ser fácil, nem sempre são fáceis de resolver. Se houver queda dos cabelos, sugerir cobrir a cabeça com o uso de um chapéu, um lenço ou uma peruca; a pigmentação cutânea leve pode ser dissimulada com maquiagem, porém é frequentemente difícil esconder áreas com pigmentação intensa e disseminada e acne. Cada paciente é diferente, e as respostas emocionais a essas alterações externas podem variar desde depressão grave em uma mulher até uma atitude positiva e aceitação em um homem transgênero. É importante trabalhar com o paciente como indivíduo, identificando em primeiro lugar os problemas e, em seguida, ajudando-o, quando possível, a lidar com essas alterações.

Orientação ao paciente e aos familiares

Explicar o esquema posológico e as possíveis reações adversas ao paciente e seus familiares e elaborar um plano de ensino que inclua os seguintes pontos:

Androgênios
- Notificar o médico se for constatada qualquer das seguintes reações: náuseas, vômitos, edema de pernas e icterícia. Mulheres devem relatar quaisquer sinais de virilização ao médico
- Comprimidos orais – devem ser tomados com alimento, de modo a evitar desconforto GI
- Comprimidos bucais – colocar o comprimido entre a bochecha e os molares e deixá-lo dissolver na boca. Não fumar nem beber água até que o comprimido esteja totalmente dissolvido
- Sistema transdérmico de testosterona – aplicar de acordo com as orientações fornecidas na bula. Certificar-se de que a pele esteja limpa, seca e sem pelos no local de aplicação. Não conservar o produto fora da embalagem, nem utilizar sistemas danificados. Descartar sistemas na lata de lixo de maneira segura, de modo a evitar ingestão/contato por crianças ou animais de estimação.

Esteroides anabolizantes
- Os esteroides anabolizantes podem causar náuseas e desconforto GI. Esses medicamentos devem ser tomados com alimento ou às refeições
- Comparecer a todas as consultas com o médico, visto que o monitoramento rigoroso da terapia é essencial
- Pacientes mulheres: notificar o médico se forem observados sinais de virilização.

REAVALIAÇÃO

- A resposta terapêutica é obtida
- As reações adversas são identificadas, relatadas ao médico e controladas com sucesso por meio de intervenções de enfermagem apropriadas:
  - O volume de líquido adequado é mantido
  - As percepções das mudanças corporais são controladas com sucesso
- Paciente e sua família expressam confiança e demonstram entender o esquema medicamentoso.

HORMÔNIOS FEMININOS

O **estrogênio** e a **progesterona** são os dois hormônios femininos endógenos (produzidos pelo corpo). À semelhança dos androgênios, sua produção encontra-se sob a influência da adeno-hipófise. Os estrogênios endógenos incluem estradiol, estrona e estriol. O estradiol é o mais potente desses três estrogênios. Exemplos de estrogênios usados como medicamentos incluem o estropipato e o estradiol.

Existem progesteronas naturais e sintéticas, que são coletivamente denominadas progestinas. A medroxiprogesterona e a noretindrona são exemplos de progestinas usadas como medicamentos.

AÇÕES

Estrogênios

Os estrogênios são secretados pelo folículo ovariano e, em menores quantidades, pelo córtex das glândulas suprarrenais. Os estrogênios são importantes no desenvolvimento e na manutenção do sistema genital feminino e das características sexuais primárias e secundárias. Na puberdade, promovem o crescimento e o desenvolvimento da vagina, do útero, das tubas uterinas e das mamas. Afetam também a liberação de gonadotropinas hipofisárias (ver Capítulo 43).

Outras ações dos estrogênios incluem retenção hídrica, anabolismo proteico, fluidez do muco cervical e inibição ou facilitação da ovulação. Os estrogênios contribuem para a conservação do cálcio e do fósforo, o crescimento dos pelos púbicos e axilares e a pigmentação das aréolas das mamas e genitália. Os estrogênios também estimulam a contração das tubas uterinas (o que promove o movimento do ovo). Modificam as propriedades físicas e químicas do muco cervical e restauram o endométrio após a menstruação.

Progestinas

A progesterona é secretada pelo corpo lúteo, pela placenta e (em pequenas quantidades) pelo córtex das glândulas suprarrenais. A progesterona e seus derivados (as progestinas) transformam o endométrio proliferativo em endométrio secretor. As progestinas são necessárias para o desenvolvimento da placenta e inibem a secreção das gonadotropinas hipofisárias, o que, por sua vez, impede a maturação do folículo ovariano e a ovulação. As progestinas sintéticas são habitualmente preferidas para uso clínico, devido à efetividade diminuída da progesterona quando administrada por via oral.

USOS

Estrogênios

O estrogênio é mais comumente utilizado em associação com progesteronas como agente contraceptivo (Tabela 45.1) ou após a menopausa como terapia de reposição estrogênica (TRE) ou em combinação com progesterona como terapia de reposição hormonal (TRH). A terapia de reposição e outros usos de estrogênio na pós-menopausa são discutidos no Capítulo 47.

TABELA 45.1 Exemplos de contraceptivos orais.

Tipo de combinação	Nomes genéricos
Contraceptivos orais de combinação monofásica	
Dose constante de estrogênio e progestina durante ciclo de 21 dias	Estradiol e levonorgestrel Estradiol e noretindrona Estradiol e drospirenona
Contraceptivos orais de combinação bifásica	
Dose de progestina é modificada na metade do ciclo	Estradiol e noretindrona
Contraceptivos orais de combinação trifásica	
Contêm três doses de progestina, com aumento gradual do estrogênio ao longo do ciclo	Estradiol e levonorgestrel Estradiol e noretindrona Estradiol e desogestrel
Contraceptivos orais de combinação quadrifásica	
Simula ciclo menstrual hormonal natural e reduz efeitos adversos, porém erros na dosagem podem ser maiores	Estradiol e dienogeste
Contraceptivo de progestina apenas (minipílula)	
Usado quando estado de saúde justifica omissão de estrogênio (p. ex., amamentação, risco de TVP, doença cardíaca, enxaqueca)	Noretindrona

Progestinas

As progestinas são utilizadas no tratamento da amenorreia, da endometriose e do sangramento uterino funcional. As progestinas também são utilizadas como contraceptivos orais, isoladamente ou em combinação com um estrogênio (ver Resumo de Fármacos | Hormônios masculinos e femininos; ver também Tabela 45.1).

Contraceptivos hormonais

Os estrogênios e as progestinas em combinação são utilizados como contraceptivos orais. Existem quatro tipos de contraceptivos orais de combinação de estrogênio e progestina: monofásicos, bifásicos, trifásicos e tetrafásicos. Os contraceptivos orais passaram por grandes mudanças desde a sua introdução na década de 1960. Hoje em dia, doses menores de hormônios fornecem níveis reduzidos de hormônios, em comparação com as formulações mais antigas, enquanto conservam o mesmo grau de eficiência (mais de 99% quando usadas conforme prescrito). Diferentes formulações de hormônios são descritas na Tabela 45.1.

O uso de hormônios contraceptivos proporciona benefícios à saúde não relacionados com a contracepção, como regulação do ciclo menstrual e diminuição da perda de sangue menstrual, da incidência de anemia ferropriva e da dismenorreia. Os benefícios de saúde relacionados com a inibição da ovulação incluem redução de cistos ovarianos e gestações ectópicas. Além disso, observa-se diminuição da doença fibrocística das mamas, doença inflamatória pélvica aguda, câncer endometrial e câncer de ovário; melhor manutenção da densidade óssea, e diminuição dos sintomas relacionados

500 Parte 10 Fármacos que Atuam no Sistema Endócrino

com a endometriose em mulheres que tomam hormônios contraceptivos. Os contraceptivos combinados mais recentes, como drospirenona com etinilestradiol, comprovadamente melhoram formas moderadas de acne e mantêm pele clara em mulheres com 15 anos de idade ou mais (que menstruam, desejam contracepção e não têm resposta a medicamentos tópicos contra acne).

REAÇÕES ADVERSAS | ESTROGÊNIOS

A administração de estrogênios por qualquer via pode resultar em numerosas reações adversas, embora a sua incidência e intensidade possam variar. Algumas das reações adversas observadas com o uso de estrogênios são as seguintes:

Reações do sistema nervoso central

- Cefaleia, enxaqueca
- Tontura, depressão mental.

Reações dermatológicas

- Dermatite, prurido
- Cloasma (pigmentação da pele) ou melasma (coloração da pele), pode persistir após a suspensão do medicamento.

Reações gastrintestinais

- Náuseas, vômitos
- Distensão e cólicas abdominais.

Reações geniturinárias

- Sangramento inesperado, sangramento por suspensão, pequeno sangramento, alteração do fluxo menstrual
- Dismenorreia, síndrome pré-menstrual, amenorreia
- Candidíase vaginal, erosão cervical, vaginite.

Reações locais

- Dor no local da injeção ou abscesso estéril com medicamento injetável
- Eritema e irritação no local de aplicação do sistema transdérmico.

Reações oftálmicas

- Inclinação da curvatura da córnea
- Intolerância a lentes de contato.

OUTRAS REAÇÕES

- Edema, rinite, alteração da libido
- Dor, aumento e hipersensibilidade das mamas
- Redução da tolerância aos carboidratos
- Tromboembolismo venoso, embolia pulmonar
- Ganho ou perda de peso
- Dor generalizada e esquelética.

Os alertas associados à administração de estrogênio incluem risco aumentado de câncer endometrial, doença da vesícula biliar, hipertensão, adenoma hepático (tumor benigno do fígado), doença cardiovascular e doença tromboembólica, bem como hipercalcemia em pacientes com câncer de mama e metástases ósseas.

REAÇÕES ADVERSAS | PROGESTINAS

A administração de progestinas por qualquer via pode resultar em numerosas reações adversas, embora a sua incidência e intensidade possam variar. A administração de progestinas pode resultar nas seguintes reações adversas:

- Sangramento inesperado, pequeno sangramento, alteração do fluxo menstrual, amenorreia
- Hipersensibilidade das mamas, edema, aumento ou perda de peso
- Acne, cloasma ou melasma, insônia, depressão mental.

Além das reações adversas observadas com as progestinas, o uso de um sistema de implante de levonorgestrel pode resultar em equimose após a sua inserção, formação de cicatriz tecidual no local de inserção e hiperpigmentação no local do implante. O uso de injeção do contraceptivo medroxiprogesterona pode provocar as mesmas reações adversas que aquelas associadas à administração de qualquer progestina.

REAÇÕES ADVERSAS | CONTRACEPTIVOS HORMONAIS

Combinações de estrogênio-progestina, usadas como contraceptivos orais, podem apresentar reações adversas que variam, dependendo do conteúdo de estrogênio ou de progestina. Assim, é preciso considerar reações adversas de cada uma delas. A Tabela 45.2 identifica sintomas de excesso ou

TABELA 45.2 Estrogênios e progestinas: excesso e deficiência.

Hormônio[a]	Sinais de excesso	Sinais de deficiência
Estrogênio	Náuseas, distensão, mucorreia cervical (aumento da secreção cervical), polipose (numerosos pólipos), hipertensão, edema enxaqueca, plenitude ou hipersensibilidade das mamas	Sangramento inesperado precoce ou na metade do ciclo, aumento da perda de sangue, hipomenorreia, melasma (pigmentação da pele)
Progestina	Aumento do apetite, ganho de peso, cansaço, fadiga, hipomenorreia, acne, couro cabeludo oleoso, queda dos cabelos, hirsutismo (crescimento excessivo de pelos), depressão, vaginite por *Monilia,* regressão das mamas	Sangramento inesperado tardio, amenorreia, hipermenorreia

[a]O equilíbrio hormonal é obtido por meio de ajuste da dosagem de estrogênio/progestina. Contraceptivos orais apresentam diferentes quantidades de progestina e estrogênio, com variação de atividade estrogênica e progestacional em cada produto.

deficiência de estrogênios e progestinas. Efeitos adversos são minimizados com ajuste de proporção ou dosagem de estrogênio-progestina.

CONTRAINDICAÇÕES E PRECAUÇÕES

A terapia com estrogênio e progestina é contraindicada para pacientes com hipersensibilidade conhecida aos medicamentos, câncer de mama (com exceção de doença metastática), neoplasias dependentes de estrogênio, sangramento genital anormal não diagnosticado e distúrbios tromboembólicos. Progestinas também são contraindicadas para pacientes com hemorragia cerebral ou comprometimento da função hepática. Estrogênios e progestinas são classificados na categoria X para uso na gestação e, portanto, são contraindicados durante a gravidez.

Os estrogênios devem ser utilizados com cautela em pacientes com doença da vesícula biliar, hipercalcemia (que pode levar à ocorrência de hipercalcemia grave em pacientes com câncer de mama e com metástases ósseas), doença cardiovascular e comprometimento hepático. As complicações cardiovasculares são maiores em mulheres que fumam e que fazem uso de estrogênio. As progestinas são utilizadas com cautela em pacientes com história de enxaqueca, epilepsia, asma e comprometimento cardíaco ou renal.

> **ALERTA DE ENFERMAGEM**
>
> A FDA demonstrou preocupação com o risco aumentado associado a contraceptivos orais contendo drospirenona. As pesquisas indicam que a chance de desenvolver coágulo sanguíneo duplica em comparação com outros contraceptivos orais sem drospirenona. As mulheres são incentivadas a discutir seu risco individual de formação de coágulos sanguíneos com o médico, antes de iniciar o uso de contraceptivos orais contendo drospirenona (Casciotti, 2015).

Os alertas associados ao uso de contraceptivos orais, notavelmente contraceptivos combinados, são iguais aos de estrogênios e progestinas e incluem tabagismo (particularmente em mulheres com mais de 35 anos de idade), que aumenta o risco de efeitos colaterais cardiovasculares, como tromboembolismo venoso e arterial, infarto do miocárdio e acidentes vasculares encefálicos trombótico e hemorrágico. Foi também relatada a ocorrência de adenomas hepáticos e outros tumores com o uso de contraceptivos orais, bem como distúrbios visuais, doença da vesícula biliar, hipertensão arterial e anormalidades fetais.

INTERAÇÕES

As seguintes interações podem ocorrer com uso de hormônios femininos:

Fármaco combinado	Uso comum	Efeito da interação
Estrogênios		
Anticoagulantes orais	Anticoagulação	Diminuição do efeito anticoagulante
Antidepressivos tricíclicos	Tratamento da depressão	Aumento da efetividade do antidepressivo
Rifampicina	Anti-infeccioso	Risco aumentado de sangramento inesperado
Hidantoínas	Controle de crises convulsivas	Risco aumentado de sangramento inesperado e gravidez
Progestinas		
Anticonvulsivantes ou rifampicina	Controle das crises convulsivas ou anti-infeccioso, respectivamente	Diminuição da efetividade da progestina
Penicilinas ou tetraciclinas	Agentes anti-infecciosos	Diminuição da efetividade dos contraceptivos orais

PROCESSO DE ENFERMAGEM
Paciente tratada com hormônio feminino

AVALIAÇÃO

Avaliação pré-administração

Antes da administração de estrogênio ou progestina, fazer uma anamnese completa da paciente, incluindo histórico menstrual, que inclui a **menarca** (idade da primeira menstruação), o padrão menstrual e quaisquer alterações desse padrão menstrual (incluindo histórico de menopausa, quando relevante). Documentar o histórico sexual e o motivo da contracepção da paciente. Avaliar a compreensão da paciente sobre práticas sexuais seguras e reconhecimento de que contraceptivos hormonais não protegem contra infecções sexualmente transmissíveis (IST). Investigar qualquer histórico de tromboflebite ou outros distúrbios vasculares, tabagismo e doenças hepáticas. Verificar e documentar a pressão arterial, o pulso e a frequência respiratória. O médico realiza habitualmente exame das mamas, exame ginecológico, com esfregaço de Papanicolaou (Pap) para descartar a possibilidade câncer de colo de útero ou papilomavírus humano (HPV).

Na paciente tratada para câncer, verificar no prontuário avaliação geral do estado físico e mental da paciente. O médico também pode solicitar exames laboratoriais, como níveis séricos de eletrólitos e provas de função hepática.

Avaliação continuada

Por ocasião de cada consulta médica, a pressão arterial, a frequência de pulso, a frequência respiratória e o peso corporal devem ser verificados. Perguntar à paciente sobre quaisquer efeitos adversos dos medicamentos, bem como sobre o resultado da terapia farmacológica. Pesar a paciente e registrar perda ou ganho contínuos de peso. O médico deve realizar um exame físico periódico (habitualmente anual), que pode incluir exame pélvico, exame das mamas, teste de Pap e exames laboratoriais.

DIAGNÓSTICOS DE ENFERMAGEM

Os diagnósticos de enfermagem específicos para agentes farmacológicos incluem os seguintes:

- **Disposição para controle da saúde melhorado**, relacionada com a administração rotineira das medicações, apesar das reações adversas
- **Volume de líquidos excessivo**, relacionado com a retenção de sódio e de água
- **Perfusão tissular ineficaz**, relacionada com os efeitos tromboembólicos
- **Nutrição desequilibrada: maior ou menor do que as necessidades corporais**, relacionada com ganho ou perda de peso.

Os diagnósticos de enfermagem relacionados com a administração de medicamentos são discutidos no Capítulo 4.

PLANEJAMENTO

Os desfechos esperados na paciente podem incluir resposta ótima à terapia, atendimento às necessidades da paciente relacionadas com controle de reações adversas e confiabilidade na compreensão do esquema medicamentoso.

IMPLEMENTAÇÃO

Promoção da resposta ótima à terapia

Estrogênios

Os estrogênios podem ser administrados por via oral, intramuscular (IM), intravenosa (IV), transdérmica ou intravaginal. O uso ambulatorial como contraceptivo é tipicamente autoadministrado por via oral. Foi constatado que a via transdérmica é mais segura, sobretudo para mulheres com níveis elevados de triglicerídios, diabetes melito do tipo 2, hipertensão arterial ou enxaqueca, ou fumantes.

Contraceptivos hormonais

Os contraceptivos orais monofásicos são administrados em um esquema de 21 dias, com o primeiro comprimido ingerido no primeiro domingo após o início da menstruação ou no dia em que a menstruação começar se este dia cair em um domingo. Depois do esquema de 21 dias, os próximos 7 dias são omitidos (ou a paciente ingere um comprimido "inócuo" para manter o hábito diário, ver Figura 45.2) e, em seguida, o ciclo recomeça mais uma vez. No caso dos contraceptivos orais bifásicos, a primeira fase é de 10 dias com uma dose menor de progestina, seguida da segunda fase, que consiste em uma quantidade maior de progestina. A dose de estrogênio permanece constante durante os 21 dias, seguidos de ausência de estrogênio por 7 dias. Alguns esquemas contêm sete comprimidos placebo para controle mais fácil do esquema terapêutico. Nos contraceptivos orais trifásicos, a quantidade de estrogênio permanece igual ou pode variar, enquanto a quantidade de progestina varia durante o ciclo de 21 dias. Os contraceptivos orais tetrafásicos apresentam progressão ainda maior da progestina ao longo do mês, de modo que essa pílula aproxima-se muito mais do ciclo menstrual normal. Os contraceptivos orais que só contêm progestina são administrados diariamente ou de modo contínuo.

Considerações sobre o paciente

Mulheres em idade fértil

Quando os contraceptivos orais são utilizados para tratamento da dismenorreia ou da endometriose, a prática de omitir 4 a 7 dias por mês é eliminada. Em consequência, são produzidos atualmente produtos contraceptivos orais que mantêm ciclos de 84 dias. Muitas mulheres sem distúrbios ginecológicos preferem essa forma de contracepção com ciclo estendido, visto que as menstruações mensais são eliminadas (Golobof, 2016).

Sistema de implante de contraceptivos

O levonorgestrel, uma progestina, está disponível como sistema de implante contraceptivo. Seis cápsulas, contendo cada uma delas levonorgestrel, são implantadas sob anestesia local no tecido subdérmico (abaixo da pele) da parte média do braço. As cápsulas proporcionam proteção contraceptiva por 5 anos, mas podem ser removidas a qualquer momento se a paciente assim o solicitar. Ver o Boxe 45.1 para informações mais detalhadas sobre maneiras de promover uma resposta ótima quando se tomam hormônios contraceptivos.

Injeção contraceptiva de medroxiprogesterona

A medroxiprogesterona, uma progestina sintética usada no tratamento do sangramento uterino anormal e da amenorreia secundária, é também utilizada como contraceptivo. Esse medicamento é administrado por via intramuscular a cada 3 meses, e a dose inicial é aplicada nos primeiros 5 dias após a menstruação ou nos primeiros 5 dias após o parto. Quando administrada por via intramuscular, a solução de medroxiprogesterona deve ser agitada vigorosamente antes do uso, de modo a garantir suspensão uniforme, e é então administrada por via intramuscular profunda (músculo glúteo ou deltoide).

⚠ ALERTA DE ENFERMAGEM

Se o intervalo for maior do que 14 semanas entre as injeções intramusculares de medroxiprogesterona, é necessário certificar-se de que a paciente não esteja grávida antes da administração da próxima injeção.

Monitoramento e manejo das necessidades da paciente

Disposição para controle da saúde melhorado

A paciente para a qual foram prescritos hormônios femininos habitualmente os toma por vários meses ou anos. Durante esse período, a paciente precisa ser monitorada à procura de reações adversas. Esses medicamentos são autoadmi-

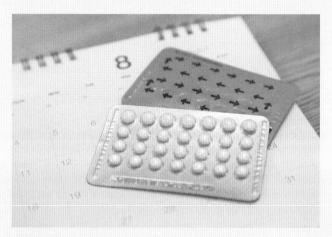

FIGURA 45.2 Contraceptivos orais em embalagem mensal, com 21 pílulas contendo substâncias ativas.

nistrados em casa. As pacientes podem decidir regular suas próprias doses do medicamento para aliviar reações adversas, porém isso pode levar a uso de dose não efetiva e à ocorrência de mais reações indesejáveis, como gravidez. Por isso, orientação da paciente constitui meio importante para detecção e controle de reações adversas.

Com o uso de estrogênios, é importante monitorar a ocorrência de sangramento inesperado. Se ocorrer sangramento inesperado com estrogênio ou progestina, a paciente deve notificar o médico. Pode ser necessário modificar a dose.

Além disso, pode ocorrer desconforto GI, como náuseas, vômitos, cólicas abdominais e distensão abdominal. As náuseas diminuem ou desaparecem habitualmente nos primeiros 1 a 2 meses de tratamento. Entretanto, até passar esse período de tempo, o desconforto pode ser reduzido se o medicamento for tomado com alimento. Se as náuseas forem contínuas, pequenas refeições frequentes podem ajudar. Se as náuseas e os vômitos persistirem, pode-se prescrever um antiemético. A distensão abdominal pode ser aliviada com prática de exercício físico leve a moderado ou por limitação da ingestão de líquidos às refeições.

É necessário monitorar cuidadosamente paciente com diabetes melito em uso de hormônios femininos. O médico deve ser notificado se a glicemia estiver elevada, ou se a urina for positiva para corpos cetônicos, visto que pode ser necessária mudança na dose de insulina ou do hipoglicemiante oral. Ver no Capítulo 42 o tratamento de episódios de hipoglicemia e hiperglicemia.

Volume de líquidos excessivo

Pode ocorrer retenção de sódio e água durante a terapia com hormônios femininos. Além de relatar edema das mãos, dos tornozelos ou dos pés ao médico, deve-se pesar diariamente a paciente internada; além disso, é preciso manter um registro acurado do balanço hídrico, incentivar a deambulação (se não estiver de repouso no leito) e ajudar a paciente a seguir uma dieta hipossódica (quando prescrita pelo médico).

Perfusão tissular ineficaz

Ensinar a paciente a monitorar os sinais de efeitos tromboembólicos, como dor, edema e hipersensibilidade dos membros, cefaleia, dor torácica e borramento visual. Esses efeitos adversos devem ser relatados imediatamente ao médico. As pacientes com insuficiência venosa prévia, que estão de repouso no leito por outros motivos clínicos, em uso de contraceptivos combinados ou tabagistas correm risco aumentado de efeitos tromboembólicos. Incentivar a paciente a elevar os membros inferiores quando sentada, se possível, e a exercitar os membros inferiores com caminhadas.

ⓘ ALERTA DE ENFERMAGEM

Existe risco aumentado de complicações tromboembólicas pós-operatórias em usuárias de contraceptivos orais. Se possível, o uso do medicamento é suspenso pelo menos 4 semanas antes de um procedimento cirúrgico associado a tromboembolismo ou durante uma imobilização prolongada.

Nutrição desequilibrada: maior ou menor do que as necessidades corporais

Podem ocorrer alterações na nutrição, resultando em perda ou ganho significativos de peso. O ganho ponderal ocorre mais frequentemente do que a perda de peso. Incentivar uma dieta diária que inclua teores adequados de proteína e carboi-

dratos e que seja pobre em gorduras. Deve-se incluir vários tipos de alimentos nutritivos (frutas, vegetais, grãos, cereais, carnes e aves) na dieta diária, com redução do tamanho das porções para atender às necessidades individuais. Pode-se consultar um nutricionista, se necessário. Um programa de exercício físico é útil tanto para perder peso quanto para manter o peso perdido.

Com frequência, a perda de peso é de manejo tão difícil quanto o ganho de peso. Quando uma paciente em uso de hormônios femininos apresenta diminuição do apetite e perda de peso, incentivá-la a aumentar o teor de proteína, carboidratos e calorias na dieta. Pequenas refeições com vários lanches diariamente são, em geral, mais bem toleradas por pacientes com perda de apetite do que três refeições de maior volume. As pacientes são incentivadas a consumir alimentos de que gostem. Pode haver necessidade de suplementos dietéticos se houver perda de peso significativa. Pode-se consultar um nutricionista, se necessário. A pesagem da paciente é habitualmente efetuada 1 vez/semana, e não diariamente.

Orientação à paciente e aos familiares

As instruções para iniciar a terapia com contraceptivos orais variam de acordo com o produto utilizado. Cada produto tem instruções detalhadas para a paciente sobre o início da terapia com contraceptivos orais. As instruções para as doses omitidas também estão incluídas na bula e são lidas com a paciente. Para as que tomam contraceptivos orais, é importante avisar que a omissão de uma dose pode resultar em gravidez. Ver o Boxe 45.1 para informações mais detalhadas a incluir em um plano de ensino para uma mulher em uso de contraceptivos hormonais. Certificar-se de que a paciente demonstre compreensão sobre orientações fornecidas para contracepção.

Na maioria dos casos, o médico realiza exames periódicos, como análises laboratoriais, exame pélvico ou esfregaço de Papanicolaou. A paciente é incentivada a manter todas as consultas marcadas para avaliação da terapia. Incluir os seguintes pontos no plano de ensino:

Estrogênios e progestinas

- Ler cuidadosamente a bula do medicamento. Se houver quaisquer dúvidas a respeito das informações fornecidas, discuti-las com o médico
- Se ocorrer desconforto GI, ingerir o medicamento com alimento
- Notificar o médico caso ocorra qualquer um dos seguintes sintomas: dor nas pernas ou na área da virilha; dor torácica aguda ou dispneia súbita; nódulos na mama; cefaleia súbita e intensa; tontura ou desmaio; distúrbios visuais ou da fala; fraqueza ou dormência em braços, face ou pernas; dor abdominal intensa; depressão; coloração amarelada da pele ou dos olhos
- Se houver suspeita de gravidez ou se ocorrer sangramento vaginal anormal, interromper o medicamento e entrar imediatamente em contato com o médico
- Paciente com diabetes melito: verificar a glicemia capilar diariamente ou com mais frequência. Entrar em contato com o médico se houver elevação de glicemia, o que pode exigir mudança em terapia do diabetes (insulina, agente antidiabético oral) ou dieta; essas mudanças precisam ser efetuadas pelo médico.

BOXE 45.1 Alternativas para contraceptivos hormonais orais.

Pacientes que decidem utilizar formulações hormonais como contracepção precisam estar totalmente informadas de seus benefícios e desvantagens. Sua contribuição pode ser decisiva na orientação das pacientes sobre esses medicamentos. Em seguida, são apresentados métodos contraceptivos utilizados por mulheres em vez dos anticoncepcionais orais convencionais.

Contraceptivos de emergência
Essas formulações são utilizadas para contracepção de emergência após coito desprotegido ou falha reconhecida do contraceptivo. Elas evitam a gravidez, porém não atuam se a paciente já estiver grávida.
- Quando utilizar levonorgestrel em alta dose, ingerir um comprimido nas primeiras 72 horas após o coito desprotegido. Tomar a segunda dose 12 horas depois
- Esse medicamento pode ser utilizado a qualquer momento durante o ciclo menstrual
- Se ocorrer vômito dentro da primeira hora após tomar uma dose, notificar o médico
- Os contraceptivos de emergência não são efetivos para interromper uma gravidez estabelecida
- Os contraceptivos de emergência não devem ser usados como forma rotineira de contracepção.

Anel vaginal de etonogestrel/etinilestradiol
- A mulher insere o anel vaginal na vagina, onde permanece continuamente por 3 semanas. O anel é retirado durante 1 semana, durante a qual ocorre habitualmente a menstruação (em geral, 2 a 3 dias após a remoção)
- Inserir um novo anel 1 semana após a retirada do último anel, no mesmo dia da semana em que foi inserido no ciclo anterior. Colocar o anel mesmo se o sangramento ainda não tiver terminado
- *Inserção:* a posição para colocação do anel pela mulher pode ser em pé com uma perna elevada, agachada ou deitada. Comprimir o anel e introduzi-lo na vagina. (A posição exata do anel no interior da vagina não é fundamental para sua efetividade)
- O anel vaginal é retirado depois de 3 semanas, no mesmo dia da semana em que foi iniciado o seu uso. A retirada é feita ao enganchar o dedo indicador sob a borda anterior do anel, segurando-a entre o polegar e o dedo indicador e puxando-a para fora. Descartar o anel usado na bolsa de alumínio em uma lixeira fora do alcance de crianças ou animais de estimação. (Não descartar o anel no vaso sanitário)
- Considerar ciclo menstrual, momento da ovulação e possibilidade de gravidez antes de iniciar o tratamento
- O anel vaginal pode ser acidentalmente expelido (p. ex., quando não foi introduzido corretamente, durante o esforço para defecação, enquanto retira um tampão ou em caso de constipação intestinal grave). Se isso ocorrer, lavar o anel vaginal com água morna e recolocá-lo imediatamente. (Se o anel permanecer fora da vagina por mais de 3 horas, a efetividade contraceptiva pode ser reduzida, e é preciso utilizar um método contraceptivo alternativo nos 7 dias seguintes)
- Os efeitos adversos mais comuns que levam à interrupção do uso contraceptivo envolvem problemas relacionados com o dispositivo, como sensação de corpo estranho, distúrbios com o coito e expulsão do dispositivo
- Outros efeitos fádversos incluem vaginite, cefaleia, infecção de vias respiratórias superiores, leucorreia, sinusite, ganho de peso e náuseas.

Implantes de levonorgestrel/etonogestrel
Trata-se de sistema contraceptivo reversível de uso prolongado (3 a 5 anos), e algumas instituições podem exigir consentimento informado antes da realização desse procedimento. A paciente precisa saber que é necessário efetuar uma incisão cirúrgica para inserir seis cápsulas, e que a sua retirada também exige uma intervenção cirúrgica.

Sistema intrauterino liberador de levonorgestrel
As cápsulas do sistema intrauterino liberador de levonorgestrel (SILL) são inseridas durante os primeiros 7 dias do ciclo menstrual ou imediatamente após um aborto de primeiro trimestre. O SILL é um dispositivo intrauterino de contracepção, cujo uso não deve ultrapassar 5 anos. Antes da inserção, fornecer à paciente a bula do produto. Também antes da inserção, obtém-se um histórico clínico e social completo, incluindo o do parceiro, para determinar as condições que poderiam influenciar o uso de um dispositivo intrauterino (DIU). A seguir, são apresentadas várias informações essenciais para a paciente:
- Podem ocorrer sangramento menstrual irregular, perda de sangue, episódios prolongados de sangramento e amenorreia. Esses sintomas diminuem com uso continuado. Depois de cada período menstrual, a paciente deve verificar se o fio fixado ao SILL ainda pode ser sentido no colo do útero. Avisar a paciente para não puxar o fio
- Se ocorrer gravidez com o SILL em posição, ele deve ser retirado. Se não for removido, há risco aumentado de aborto, sepse, trabalho de parto prematuro e parto prematuro
- A paciente deve automonitorar a ocorrência de sintomas gripais, febre, calafrios, cólicas, dor, sangramento, secreção vaginal ou extravasamento de líquido
- São efetuados um novo exame e uma avaliação pouco depois da primeira menstruação ou nos primeiros 3 meses após a inserção do sistema intrauterino
- O fluxo menstrual diminui habitualmente depois dos primeiros 3 a 6 meses de uso do SILL; por conseguinte, um aumento do fluxo menstrual pode indicar a expulsão do dispositivo
- Os sinais de expulsão parcial ou completa incluem dor e sangramento. Entretanto, SILL também pode ser expelido sem quaisquer efeitos perceptíveis.

Injeção do contraceptivo medroxiprogesterona
A medroxiprogesterona está disponível na forma de contraceptivo injetável de uso prolongado, administrado por via intramuscular, a cada 3 meses. A injeção é aplicada apenas durante os primeiros 5 dias de período menstrual normal, os primeiros 5 dias após o parto se a mulher não estiver amamentando ou dentro de 6 semanas após o parto. As seguintes informações são essenciais para as pacientes:
- Podem ocorrer irregularidades menstruais (*i. e.*, sangramento ou pequena perda de sangue irregular ou imprevisível, sangramento contínuo maciço). Em geral, o sangramento diminui até ocorrer amenorreia com a continuação do tratamento
- As mulheres tendem a ganhar peso durante o uso dessa forma de contracepção
- O medicamento não é readministrado se houver súbita perda parcial ou completa da visão, ou se a paciente apresentar ptose, diplopia, depressão ou enxaqueca.

BOXE 45.1 Alternativas para contraceptivos hormonais orais. (Continuação)

Sistema transdérmico de norelgestromina/etinilestradiol
- O sistema foi projetado para um ciclo de 28 dias, com aplicação de novo adesivo a cada semana, durante 3 semanas. O adesivo não é colocado na quarta semana
- Aplicar o novo adesivo no mesmo dia de cada semana (assinalar o dia de mudança do adesivo no calendário)
- Descartar o adesivo usado (usar apenas um adesivo de cada vez)
- Não utilizar cremes nem loções sobre a área onde o adesivo deve ser aplicado. Aplicar o adesivo à pele saudável, intacta, limpa e seca nas nádegas, no abdome, na parte lateral do braço ou nas costas, em local onde o adesivo não irá sofrer atrito da roupa. O adesivo não deve ser aplicado na mama ou em áreas vermelhas ou irritadas
- *Início do tratamento:* aplicar o primeiro adesivo no primeiro dia do ciclo menstrual ou no primeiro domingo após o início do período menstrual
- Deve-se utilizar contraceptivo de apoio na primeira semana do *primeiro* ciclo de tratamento
- Se o adesivo se desprender em parte ou por completo em menos de 24 horas, reaplicá-lo no mesmo local ou reaplicar imediatamente novo adesivo (não há necessidade de contracepção de apoio)
- Se o adesivo se desprender por mais de 24 horas, aplicar imediatamente novo adesivo (novo dia de troca de adesivo). Há necessidade de contracepção de apoio na primeira semana (7 dias) do novo ciclo
- Se for esquecida a troca do adesivo, iniciar imediatamente de novo, de modo que este dia seja o novo dia de troca do adesivo. (Há necessidade de contracepção de apoio nos primeiros 7 dias)
- Se o sangramento inesperado continuar por mais de alguns ciclos, deve-se considerar outra causa além do adesivo. Não interromper uso do adesivo se ocorrer sangramento
- O período menstrual deve ocorrer durante a semana sem adesivo. Se não houver sangramento menstrual, considerar a possibilidade de gravidez
- Se a gravidez for confirmada, interromper o tratamento.

Contraceptivos orais
- Ler cuidadosamente as informações contidas na bula. Iniciar a primeira dose de acordo com as orientações fornecidas na bula ou pelo médico. Se houver dúvidas a respeito das informações fornecidas, discuti-las com o médico
- Para obter efeito máximo, usar o medicamento conforme prescrito e a intervalos que não ultrapassem uma vez a cada 24 horas. O contraceptivo oral é mais bem ingerido com um comportamento de rotina diário, como com o jantar ou ao deitar. A efetividade desse medicamento depende da adesão ao esquema posológico prescrito. A falta de adesão ao esquema de dosagem pode resultar em gravidez
- Utilizar um método contraceptivo adicional (conforme recomendado pelo médico) até passar a primeira semana no próximo ciclo
- Se uma dose for omitida, ingeri-la tão logo isso seja lembrado ou tomar dois comprimidos no dia seguinte. Se forem omitidas 2 doses, ingerir dois comprimidos nos próximos 2 dias e continuar com o esquema posológico normal. Todavia, é preciso utilizar outra forma de contracepção até completar o ciclo e iniciar novo ciclo. Se forem omitidas por 3 dias sucessivos ou mais, interromper o uso do medicamento e utilizar outra forma de contracepção até iniciar novo ciclo. Antes de reiniciar o esquema posológico, certificar-se de que não ocorreu gravidez em consequência da interrupção no esquema de doses
- Se houver dúvidas a respeito do que fazer em caso de dose omitida, discutir o procedimento com o médico
- Evitar tabagismo ou exposição excessiva ao fumo passivo enquanto estiver tomando esses medicamentos; o tabagismo durante a terapia com estrogênio aumenta o risco de efeitos cardiovasculares
- Relatar a ocorrência de reações adversas, como retenção hídrica ou edema dos membros, ganho ponderal, dor, edema ou hipersensibilidade nas pernas, borramento visual, dor torácica, pele ou olhos de coloração amarelada, coluria ou sangramento vaginal anormal
- Lembrar que, enquanto estiver fazendo uso desses medicamentos, as pacientes necessitam efetuar exames periódicos com o médico, bem como exames laboratoriais

REAVALIAÇÃO
- O efeito terapêutico é obtido
- As reações adversas são identificadas, relatadas ao médico e controladas por meio de apropriadas intervenções de enfermagem
  - A paciente administra efetivamente o esquema terapêutico
  - O volume de líquidos adequado é mantido
  - A perfusão tissular é mantida
  - A paciente mantém estado nutricional adequado
- A paciente expressa confiança e verbaliza a importância de aderir ao esquema terapêutico prescrito.

Farmacologia na prática
PENSE CRITICAMENTE
Que perguntas de avaliação você irá fazer a Janna em relação à solicitação de contracepção? Ela pode fazer esse pedido aos 16 anos de idade sem a permissão da mãe em seu país? Como poderia ajudar Janna a discutir a questão do uso de contracepção com a mãe dela?

PONTOS-CHAVE

- As características sexuais secundárias e a reprodução humana estão sob o controle dos hormônios masculinos e femininos. A suplementação de hormônios de ocorrência natural é necessária para algumas condições, no tratamento de determinados tipos de câncer e quando ocorre deficiência

- A testosterona e seus derivados são denominados androgênios – ou hormônios masculinos – e são secretados pela adeno-hipófise. Esses hormônios promovem a maturação reprodutiva e o desenvolvimento das características sexuais secundárias (p. ex., pelos faciais e tonalidade mais grave da voz). Eles também promovem a formação dos tecidos e dos músculos. Os esteroides anabolizantes são fármacos sintéticos quimicamente semelhantes aos androgênios

- As reações adversas consistem em ginecomastia, atrofia testicular, impotência, náuseas, vômitos e calvície de padrão masculino. Quando usados para reduzir produção de hormônios femininos em mulheres, as reações adversas consistem em problemas menstruais e virilização

- O estrogênio e a progesterona são os dois hormônios produzidos na mulher. O estrogênio é secretado pela adeno-hipófise, enquanto a progesterona é produzida pelo corpo lúteo do ovário. Esses hormônios promovem a maturação reprodutiva e o desenvolvimento das características sexuais secundárias (p. ex., desenvolvimento das mamas e pigmentação das aréolas e genitália)

- O estrogênio é usado para contracepção e terapia de reposição após a menopausa, enquanto a progestina é utilizada tanto para contracepção quanto para tratamento de distúrbios menstruais

- As reações adversas consistem em cefaleia, humor depressivo, náuseas, vômitos, pigmentação cutânea e irregularidades menstruais.

RESUMO DE FÁRMACOS
Hormônios masculinos e femininos

Nome genérico	Usos	Reações adversas	Faixas posológicas
Androgênios			
Fluoximesterona	Homens: hipogonadismo, puberdade tardia Mulheres: câncer de mama avançado inoperável	Náuseas, vômitos, acne, adelgaçamento do cabelo, cefaleia, alterações da libido, ansiedade, alterações do humor, distúrbio hematopoético e desequilíbrios eletrolíticos Homens: ginecomastia, atrofia testicular, disfunção erétil Mulheres: amenorreia, virilização	Homens: 5 a 20 mg/dia VO Mulheres: 10 a 40 mg/dia VO
Metiltestosterona	Iguais aos da fluoximesterona	Iguais às da fluoximesterona	Homens: 10 a 50 mg/dia VO Mulheres: 50 a 200 mg/dia VO
Testosterona	Hipogonadismo primário ou hipogonadotrófico, puberdade tardia	Iguais às da fluoximesterona	Bucal: 30 mg, 2 vezes/dia Gel: aplicação diária Injetável: 50 a 400 mg a cada 2 a 4 semanas Microesferas: 150 a 450 mg SC, a cada 3 a 6 meses Transdérmico: 6 mg/dia, adesivo aplicado diariamente *Spray*: 30 a 120 mg/dia
Esteroides anabolizantes			
Nandrolona	Anemia da insuficiência renal, síndrome consumptiva por vírus da imunodeficiência humana (HIV)	Náuseas, vômitos, diarreia, acne, adelgaçamento do cabelo, alterações da libido, ansiedade, alterações do humor, edema, anemia, desequilíbrios eletrolíticos Homens: ginecomastia, atrofia testicular, disfunção sexual Mulheres: amenorreia, virilização	50 a 200 mg/semana IM
Oxandrolona	Dor óssea, ganho ponderal, catabolismo das proteínas	Acne, adelgaçamento do cabelo, alterações da libido, ansiedade, alterações do humor, edema, desequilíbrios eletrolíticos Homens: ginecomastia, atrofia testicular, disfunção sexual Mulheres: amenorreia, virilização	2,5 a 20 mg/dia VO, em doses fracionadas
Oximetolona	Anemia	Iguais às da nandrolona	1 a 5 mg/kg/dia VO
Estrogênios			
Cipionato de estradiol	Hipogonadismo feminino	Iguais às dos estrogênios conjugados; dor no local da injeção	1 a 5 mg IM, a cada 3 a 4 semanas

(continua)

Nome genérico	Usos	Reações adversas	Faixas posológicas
Estrogênios conjugados	Oral: hipogonadismo, insuficiência ovariana primária Parenteral: sangramento uterino anormal devido a desequilíbrio hormonal	Cefaleia, tontura, melasma, tromboembolismo venoso, náuseas, vômitos, distensão e cólicas abdominais, sangramento inesperado, perda de sangue, alterações vaginais, rinite, alterações da libido, aumento e hipersensibilidade das mamas, alterações de peso, dor generalizada	0,3 a 2,5 mg/dia VO IM: 25 mg/injeção
Estrogênios esterificados	Iguais aos dos estrogênios conjugados	Iguais às dos estrogênios conjugados	0,3 a 1,25 mg/dia VO
Estropipato	Hipogonadismo feminino, insuficiência ovariana	Iguais às dos estrogênios conjugados	0,625 a 9 mg/dia VO
Sistema transdérmico de estradiol	Iguais aos dos estrogênios conjugados	Iguais às dos estrogênios conjugados	Doses variáveis, aplicação semanal à pele
Progestinas			
Medroxiprogesterona	Amenorreia, sangramento uterino anormal, hipoplasia endometrial	Iguais às da progesterona	5 a 10 mg/dia VO
Noretindrona	Amenorreia, sangramento uterino anormal, endometriose	Iguais às do caproato de hidroxiprogesterona	2,5 a 10 mg/dia, durante 5 a 10 dias do ciclo
Progesterona	Hiperplasia endometrial (VO), amenorreia, sangramento uterino anormal (IM), infertilidade (gel)	Sangramento inesperado, pequenas manchas de sangue, alteração do fluxo menstrual, amenorreia, hipersensibilidade das mamas, ganho ou perda de peso, melasma, insônia	VO: 200 mg durante 12 dias do ciclo IM: 5 a 10 mg/dia, durante 6 a 8 dias Gel: 90 mg/dia

REVISÃO DO CAPÍTULO

Calcule a dosagem dos medicamentos

1. Foram prescritos 650 mg de medroxiprogesterona, por via intramuscular. O medicamento está disponível em solução de 400 mg/mℓ. O enfermeiro administra _____.

2. Foram prescritos 100 mg de nandrolona, por via intramuscular. O medicamento está disponível em solução de 100 mg/mℓ. O enfermeiro administra _____.

Prepare-se para provas

1. Qual hormônio é secretado pela neuro-hipófise?
   1. Estrogênio
   2. Ocitocina
   3. Progesterona
   4. Testosterona

2. O enfermeiro monitora o paciente em uso de esteroide anabolizante à procura de reações adversas. Qual é a reação mais grave?
   1. Anorexia
   2. Náuseas e vômitos
   3. Alterações mentais graves
   4. Acne

3. O enfermeiro precisa estar ciente de que homens idosos que tomam androgênios _____.
   1. Estão propensos a problemas urinários
   2. Correm maior risco de hipertensão arterial
   3. Correm risco aumentado de confusão
   4. Correm risco aumentado de câncer de próstata

4. Quando monitora paciente em uso de contraceptivo oral, o enfermeiro deve observá-la à procura de sinais de excesso de progestina. Quais das seguintes reações indicariam excesso de progestina?
   1. Aumento do apetite, queda dos cabelos
   2. Virilização, constipação intestinal
   3. Náuseas, sangramento inesperado precoce
   4. Tonalidade mais grave da voz, tontura

5. Quando orienta um paciente que usa contraceptivo oral pela primeira vez, o enfermeiro ressalta a importância de tomá-lo _____.
   1. Na dose de dois comprimidos por dia ao primeiro sinal de ovulação
   2. Na mesma hora diariamente
   3. Pela manhã, antes de levantar
   4. Diariamente, durante 20 dias, começando no primeiro dia do mês

6. Qual dos seguintes hormônios, quando administrado a mulheres, pode causar virilização?
   1. Androgênio
   2. Estrogênio
   3. Progesterona
   4. Hormônio tireoidiano

7. Uma paciente entra em contato com a clínica ambulatorial e comunica que ela não ingeriu uma de suas "pílulas anticoncepcionais". Qual das seguintes orientações seria a mais apropriada para essa paciente?

1. Não tomar um comprimido adicional, porém reiniciar o esquema regular agora
2. Suspender o uso do medicamento e utilizar outro tipo de contracepção até o próximo período menstrual
3. Tomar dois comprimidos hoje; em seguida, retornar o esquema regular diário
4. Ir imediatamente o consultório para um teste de gravidez

8. A seguinte afirmativa indica que a paciente compreende o propósito das pílulas anticoncepcionais:
1. "Elas irão me proteger de infecção sexualmente transmissível"
2. "Preciso tomá-las toda vez que tiver relação sexual para evitar a gravidez"
3. "Se eu omitir os comprimidos por 2 dias, preciso utilizar método contraceptivo adicional"
4. "Coloco o remédio em água para atuar melhor"

9. Os esteroides anabolizantes podem causar quais das seguintes reações adversas desagradáveis? **Escolher todas as opções corretas.**
1. Ginecomastia
2. Icterícia
3. Atrofia testicular
4. Virilização

Para verificar suas respostas, ver Apêndice F.

46 Fármacos que Atuam no Útero

Termos-chave

albuminúria proteína em excesso na urina

anteparto tempo durante a gravidez logo antes do parto

atonia uterina perda do tônus do músculo uterino

eclâmpsia episódio primário de convulsão, durante a gestação ou no pós-parto, não relacionada com outras condições patológicas referidas ao sistema nervoso central, em gestantes com pré-eclâmpsia

intoxicação hídrica sobrecarga hídrica no corpo quando ocorre desequilíbrio eletrolítico

placenta prévia implantação da placenta na parte inferior do útero, sobre o óstio interno do colo do útero ou próximo dele

pré-eclâmpsia hipertensão arterial após a 20ª semana de gravidez associada a proteinuria significativa

tocólise qualquer modalidade de tratamento medicamentoso para inibir a contração uterina e evitar trabalho de parto prematuro

Objetivos de aprendizagem

Ao fim deste capítulo, o leitor deverá ser capaz de:

1. Discutir ações, usos, reações adversas, contraindicações, precauções e interações de fármacos que atuam no útero.
2. Discutir atividades a serem realizadas pelo enfermeiro na avaliação pré-administração e na avaliação continuada da paciente tratada com fármaco ocitócico ou tocolítico.
3. Listar alguns diagnósticos de enfermagem específicos para paciente em uso de fármaco ocitócico ou tocolítico.
4. Discutir maneiras de promover resposta ótima ao tratamento, controlar reações adversas, e instruir as pacientes sobre o uso de ocitócico ou tocolítico.

 Classes de fármacos

Fármacos ocitócicos   Tocolíticos

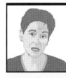
Farmacologia na prática
A filha de Betty Peterson foi internada na unidade obstétrica e está tendo parto induzido. É o primeiro filho dela, e Betty está extremamente ansiosa. Que informação a ser dada pelo enfermeiro seria útil para tranquilizar os familiares?

Quando se elabora um plano de parto, os fármacos que são tipicamente incluídos consistem em medicamentos para aliviar a dor. O uso de medicações para o trabalho de parto e o parto não é frequentemente incluído nos planos que as gestantes elaboram com seus médicos. Contudo, a terapia farmacológica pode ser benéfica no trabalho de parto e no parto para promover o bem-estar da mulher e do feto. Dependendo das necessidades da paciente, podem-se utilizar medicamentos para estimular, intensificar ou inibir as contrações uterinas. Neste capítulo, são apresentadas duas classes de fármacos – os ocitócicos e os tocolíticos – e os efeitos que exercem sobre o útero. Os fármacos específicos que atuam no útero estão listados no Resumo de Fármacos | Fármacos que atuam no útero.

 ## FÁRMACOS OCITÓCICOS

Um fármaco ocitócico é aquele que estimula o útero. Os fármacos ocitócicos são utilizados no **anteparto** (antes do nascimento) para induzir contrações uterinas semelhantes às do trabalho de parto normal. Esses fármacos são administrados antes do parto vaginal para iniciar o trabalho de parto, bem como após o parto para ajudar a contrair o útero.

AÇÃO E USOS

Ocitocina

A ocitocina é um hormônio endógeno produzido pela neuro-hipófise (Figura 46.1). Esse hormônio possui propriedades estimuladoras para o útero, atuando sobre o músculo liso do útero, sobretudo durante a gravidez. À medida que a gestação prossegue, a sensibilidade do útero à ocitocina aumenta, alcançando um pico imediatamente antes do parto. Essa sensibilidade permite que os fármacos ocitócicos possam exercer seu efeito terapêutico pleno sobre o útero, produzindo os resultados desejados: estimulação das contrações. A ocitocina também possui efeitos antidiuréticos e vasopressores.

A ocitocina é administrada por via intravenosa (IV) para iniciar ou melhorar as contrações do trabalho de parto. Podem-se utilizar fármacos para induzir um parto vaginal precoce quando existem distúrbios fetais ou maternos, como no caso de uma gestante com diabetes melito e feto grande, incompatibilidade de Rh, ruptura prematura das membranas amnióticas, inércia uterina e **pré-eclâmpsia** (também denominada hipertensão induzida por gravidez). A pré-eclâmpsia é uma condição da gravidez, caracterizada por hipertensão arterial, cefaleia, **albuminúria** (presença de proteína na urina) e edema dos membros inferiores, que ocorre a termo ou próximo do termo. A condição pode agravar-se progressivamente até ocorrer **eclâmpsia** (condição grave que ocorre entre a 20ª semana de gestação e o final da primeira semana pós-parto, caracterizada por crises convulsivas e coma).

A ocitocina também pode ser usada no manejo de aborto incompleto ou inevitável. Além disso, quando a parturiente não tem acesso parenteral (acesso IV), a ocitocina pode ser administrada por via intramuscular (IM) durante o terceiro estágio do trabalho de parto (período que se estende desde a expulsão do feto até a expulsão da placenta) para produzir contrações uterinas e controlar o sangramento pós-parto, reduzindo o potencial de hemorragia (Barbieri, 2016).

Algumas mulheres consideram que administração intranasal de ocitocina, sob forma de *spray*, pode estimular o reflexo de ejeção do leite (descida do leite), de modo que consigam amamentar de modo mais eficaz. Quando o nível do hormônio prolactina (produzido pela adeno-hipófise) está baixo, outro fármaco tem sido usado para tentar aumentar a produção de leite, com sucesso variável. A metoclopramida bloqueia a produção de dopamina no cérebro e eleva os níveis de prolactina com o propósito de produzir mais leite (Bonyata, 2016).

Outros estimulantes uterinos

Os estimulantes uterinos aumentam a força, a duração e a frequência das contrações uterinas e são utilizados para diminuir a incidência de hemorragia pós-parto (ou sangramento uterino). São administrados após a expulsão (dequitação ou delivramento) da placenta e são utilizados para prevenir hemorragia pós-parto e pós-aborto causada pela **atonia uterina** (atonia acentuada do músculo uterino). Embora a ocitocina seja o fármaco de primeira escolha, outros agentes utilizados incluem metilergonovina, carboprosta e misoprostol.

REAÇÕES ADVERSAS

Ocitocina

A administração de ocitocina pode resultar nos efeitos a seguir.

Para a gestante:

- Náuseas, vômitos, arritmias cardíacas, reações anafiláticas
- Ruptura do útero, hipertonicidade uterina.

Para o feto:

- Bradicardia.

A ocitocina é semelhante ao hormônio vasopressina, e, em virtude de seu efeito antidiurético, pode ocorrer grave **intoxicação hídrica** (sobrecarga de líquido, excesso de volume de líquidos), particularmente quando o fármaco é administrado por infusão contínua, e a paciente está recebendo líquidos por via oral.

Outros estimulantes uterinos

As reações adversas associadas a outros estimulantes uterinos incluem as seguintes (para a gestante):

- Náuseas, vômitos, diarreia
- Elevação da pressão arterial, dor torácica temporária
- Tontura, intoxicação hídrica, cefaleia.

Além disso, podem ocorrer reações alérgicas. Em alguns casos, ocorre hipertensão arterial associada a crises convulsivas ou cefaleia.

CONTRAINDICAÇÕES, PRECAUÇÕES E INTERAÇÕES

A ocitocina é contraindicada para pacientes com hipersensibilidade conhecida ao fármaco, desproporção cefalopélvica e

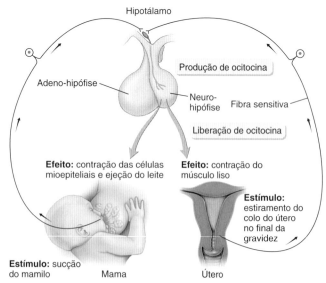

FIGURA 46.1 Regulação e efeito do hormônio ocitocina.

posição ou apresentação fetal desfavoráveis. Seu uso também é contraindicado em emergências obstétricas, em situações de angústia fetal, quando o parto não é iminente, em pré-eclâmpsia grave, eclâmpsia e útero hipertônico, bem como durante a gravidez quando há **placenta prévia** total. Não deve ser usada para induzir o trabalho de parto quando o parto vaginal for contraindicado. A ocitocina não é considerada um risco para o feto quando administrada conforme indicado. Entretanto, quando administrada com vasopressores, pode ocorrer hipertensão arterial materna grave.

Metilergonovina, carboprosta e misoprostol não são utilizados antes da expulsão do feto. São contraindicados para pacientes com hipersensibilidade conhecida ao fármaco ou com hipertensão arterial. Esses medicamentos devem ser utilizados com cautela em pacientes com doença cardíaca, doença vascular com vasos estreitados e doença renal ou hepática, bem como durante a lactação. Quando metilergonovina é administrada concomitantemente com vasopressores ou a fumantes de cigarros inveteradas, pode ocorrer vasoconstrição excessiva.

PROCESSO DE ENFERMAGEM
Paciente tratada com agente ocitócico

AVALIAÇÃO
Avaliação pré-administração

Antes da indução do trabalho de parto com ocitocina IV, deve-se obter história obstétrica completa (p. ex., paridade, gravidez, distúrbios obstétricos prévios, tipo de trabalho de parto, natimortos, abortos, anormalidades no recém-nascido vivo) e história geral de saúde, bem como indagar se a indução farmacológica está em acordo com o plano de parto da mãe.

É importante obter e registrar rotineiramente os sinais vitais. Perguntar sobre a atividade do útero e documentar a força, a duração e a frequência das contrações, se houver. Quando se utiliza ocitocina, é necessário monitorar as contrações uterinas, bem como o feto. O monitoramento da força e da duração das contrações uterinas é feito por monitor externo ou cateter uterino interno com monitor eletrônico. Além das contrações uterinas, a frequência cardíaca fetal (FCF) também é monitorada. Quando se efetua monitoramento interno, a gestante não pode mais deambular.

Outros estimulantes uterinos podem ser administrados por via oral, retal ou IM durante o período pós-parto, de modo a reduzir a possibilidade de hemorragia pós-parto e evitar relaxamento do útero. Quando a paciente recebe qualquer desses medicamentos depois do parto, é importante medir a pressão arterial, o pulso e a frequência respiratória antes de sua administração.

Avaliação continuada

Após injeção de um agente ocitócico, monitoram-se contrações uterinas e a FCF continuamente. Devem ocorrer três a quatro contrações uterinas bem definidas, a cada 10 minutos, seguidas por relaxamento palpável do útero. Deve-se atentar para hiperestimulação do útero durante o trabalho de parto, a qual pode levar à tetania uterina, com acentuado comprometimento do fluxo sanguíneo uteroplacentário, ruptura uterina ou cervical, embolia por líquido amniótico e traumatismo no recém-nascido. Essa perigosa estimulação do útero pode ocorrer até mesmo quando o medicamento é administrado de modo adequado em útero hipersensível à ocitocina.

! ALERTA DE ENFERMAGEM

Todas as pacientes que recebem ocitocina IV precisam ser constantemente observadas para identificar complicações. Além disso, o profissional de saúde que assiste o parto deve estar imediatamente disponível a qualquer momento.

Durante o monitoramento das contrações uterinas, avisa-se imediatamente o obstetra se for constatada a ocorrência de um dos seguintes eventos:

• Alteração significativa da FCF ou do ritmo cardíaco
• Alteração acentuada da frequência, da intensidade ou do ritmo de contrações uterinas; contrações uterinas de mais de 60 segundos de duração; contrações que ocorrem mais frequentemente do que a cada 2 a 3 minutos ou ausência de relaxamento palpável do útero
• Elevação ou redução acentuadas de pressão arterial ou da frequência de pulso da paciente ou qualquer alteração significativa no estado geral (sinais vitais são tipicamente verificados a cada 15 a 30 minutos durante o trabalho de parto ativo).

Se qualquer dessas condições for observada, interrompe-se imediatamente a infusão de ocitocina e ajusta-se o acesso IV principal na velocidade prescrita pelo obstetra até que a paciente seja examinada.

Deve-se relatar ao obstetra a ocorrência de quaisquer sinais de intoxicação hídrica ou sobrecarga de líquido (p. ex., sonolência, confusão, cefaleia, apatia, sibilos, tosse ou taquipneia).

Quando a puérpera não tem acesso parenteral (acesso IV), a ocitocina pode ser administrada por via IM, após expulsão da placenta. Após a administração do fármaco, obtêm-se sinais vitais a cada 5 a 10 minutos. Palpa-se o fundo do útero para avaliar firmeza e posição. Relata-se imediatamente qualquer sangramento em excesso ao profissional de saúde que assiste o parto.

Quando se administra metilergonovina IM após o parto, monitoram-se sinais vitais a cada 4 horas e verifica-se também as características e o volume de sangramento vaginal. A paciente pode queixar-se de cólica abdominal com a administração desses medicamentos. Se a cólica for moderadamente intensa a intensa, pode ser necessário interromper o uso do medicamento.

! ALERTA DE ENFERMAGEM

Embora estudos mostrem que misoprostol VR não produz níveis séricos suficientes para estimular contratilidade uterina, seu uso é aceitável quando não se dispõe de fármacos por via parenteral para prevenir hemorragia pós-parto (Barbieri, 2016).

DIAGNÓSTICOS DE ENFERMAGEM

Diagnósticos de enfermagem específicos para esses agentes incluem:

- **Ansiedade**, relacionada com medo do processo de trabalho de parto e do parto
- **Risco de lesão** (fetal), relacionado com efeitos adversos de ocitocina sobre o feto (bradicardia fetal)
- **Volume de líquidos excessivo**, relacionado com administração de líquidos IV e efeitos antidiuréticos de ocitocina
- **Dor aguda**, relacionada com reações adversas (cólica abdominal, náuseas, cefaleia).

Os diagnósticos de enfermagem relacionados com a administração de medicamentos são discutidos no Capítulo 4.

PLANEJAMENTO

Os desfechos esperados na paciente podem incluir resposta ótima à terapia farmacológica (p. ex., iniciação do processo normal de trabalho de parto), reações adversas (p. ex., excesso de volume hídrico, com administração conjunta de ocitocina e soluções IV) e confiança na compreensão do esquema medicamentoso.

IMPLEMENTAÇÃO

Promoção da resposta ótima à terapia

Ocitocina

Quando prescrita, a ocitocina é tipicamente fornecida em solução pré-misturada, como 20 unidades em 1.000 mℓ de solução, e administrada na forma de unidades/minuto. O uso de soluções pré-misturadas possibilita a prevenção de erros, porque todas as pacientes usam a mesma diluição na solução. Utiliza-se bomba de infusão para controlar a velocidade da infusão. Com frequência, usam-se protocolos para aumentar ou diminuir a velocidade de fluxo ou suspender administração da solução de ocitocina. A velocidade do fluxo é habitualmente aumentada a cada 20 a 30 minutos, podendo variar de acordo com a resposta da paciente. A força, a frequência e a duração das contrações e a FCF são rigorosamente monitoradas.

Metilergonovina

Administra-se metilergonovina segundo prescrição do obstetra. Em geral, utiliza-se a via IM no momento da liberação do ombro anterior do feto ou após a expulsão da placenta. A via IV não é empregada rotineiramente, porque pode provocar hipertensão arterial súbita e acidente vascular encefálico. Se o medicamento for prescrito por via IV, deve ser administrado lentamente, durante 1 minuto ou mais, com rigoroso monitoramento da pressão arterial da paciente. O propósito de uso desse medicamento (melhorar tônus do útero e ajudá-lo a retornar aproximadamente ao tamanho normal) deve ser explicado à puérpera, embora a emoção do parto possa interferir em sua compreensão.

Carboprosta por via IM tem a vantagem de poder ser administrada a mulheres hipertensas. Supositórios de misoprostol são administrados VR para induzir contrações uterinas ou intensificá-las. É preciso cuidar para que não ocorra hiperestimulação do útero, causando tetania uterina.

Monitoramento e manejo das necessidades da paciente

Ansiedade

A ocitocina é administrada por infusão quando a intenção é induzir ou estimular as contrações uterinas. A paciente que recebe ocitocina pode ficar preocupada com as contrações produzidas. Isso pode ser contrário ao plano de parto. Ao explicar à paciente o propósito da infusão IV e os resultados esperados, é possível contribuir para seus desejos de um parto bem-sucedido. Como a paciente medicada com ocitocina precisa ser supervisionada atentamente, o enfermeiro deve usar esse tempo para incentivá-la e tranquilizá-la, reduzindo, assim, sua ansiedade.

Risco de lesão (fetal)

Quando a ocitocina é administrada, algumas reações adversas precisam ser toleradas ou tratadas de modo sintomático até que a terapia seja interrompida. Por exemplo, se a paciente tiver náuseas, fornecer cuba-rim e, talvez, toalha fria para aplicar na fronte. Caso ocorram vômitos, oferecer soluções para bochechar.

Se as contrações forem frequentes, prolongadas ou excessivas, a infusão é interrompida para evitar anoxia fetal ou traumatismo uterino, como hipertonicidade e possível ruptura do útero. Para manter o feto oxigenado, colocar a paciente em decúbito lateral esquerdo e fornecer oxigênio suplementar. Os efeitos da ocitocina diminuem rapidamente, porque sua ação é curta.

Volume de líquidos excessivo

O balanço hídrico deve ser monitorado; quando a ocitocina é administrada por via IV, existe risco de intoxicação hídrica, em virtude de seu efeito antidiurético. Em alguns casos, são necessárias medições horárias da eliminação de líquido. Observar a paciente à procura de sinais de sobrecarga hídrica (ver Capítulo 54). Se for observado qualquer desses sinais ou sintomas, suspender imediatamente a infusão de ocitocina, porém manter o acesso IV principal na velocidade solicitada até que a paciente seja examinada.

Dor aguda

Quando metilergonovina é administrada para controlar atonia uterina e hemorragia, podem ocorrer cólicas abdominais, que são, geralmente, um sinal da efetividade do fármaco. O útero é palpado na parte inferior do abdome e apresenta-se pequeno, firme e redondo. Todavia, a ocorrência de cólicas persistentes ou intensas devem ser relatadas ao obstetra.

Orientação à paciente e aos familiares

O esquema de tratamento é explicado à paciente e aos seus familiares (quando apropriado). O enfermeiro deve responder às perguntas formuladas pela paciente sobre o tratamento e orientá-la a relatar quaisquer reações adversas. Informar também paciente e familiares sobre a resposta terapêutica durante a administração do medicamento, e, se utilizar *spray* nasal, ensinar a técnica apropriada.

REAVALIAÇÃO

- O efeito terapêutico é obtido, e o trabalho de parto normal é iniciado
- As reações adversas são identificadas, relatadas ao obstetra e manejadas com sucesso por meio de apropriadas intervenções de enfermagem:
  - A ansiedade é controlada com sucesso
  - Não se evidencia lesão
  - O balanço do volume de líquidos é mantido
  - A paciente não sente dor
- A paciente expressa segurança e demonstra entender o esquema medicamentoso.

TOCOLÍTICOS

Nos EUA, os partos prematuros representam 9,6% de todos os nascimentos, alcançando quase 13% em alguns estados (March of Dimes, 2015). No prematuro, os órgãos não estão maduros, sobretudo os pulmões. Isso é preocupante, visto que pode levar a distúrbios significativos e até mesmo à morte. Em alguns países em desenvolvimento, a taxa de partos prematuros alcança 18% (March of Dimes, 2015). Nos EUA, grupos minoritários também apresentam maior número de partos prematuros, e as maiores taxas são observadas em afro-americanas e indígenas (March of Dimes, 2015).

O trabalho de parto prematuro (TPP) constitui uma das principais causas de partos prematuros. **Tocólise** refere-se à prevenção do TPP. Portanto, fármacos tocolíticos são utilizados para interromper o trabalho de parto (Figura 46.2). Embora diversos estudos tenham sido conduzidos, as conclusões não sustentam firmemente o uso de medicamentos para interromper o TPP. A progesterona e o repouso constituem os tratamentos de primeira linha. Os agentes tocolíticos estão indicados quando a frequência das contrações ultrapassa 6 por hora, provocando alterações do colo do útero (Ross, 2016). Os pesquisadores concordam com o fato de que o ganho de alguns dias de permanência no útero para o feto é benéfico para a maturação de seus órgãos (Valdes, 2012).

AÇÕES E USOS

Em geral, são utilizados tocolíticos quando as contrações uterinas começam entre 24 e 33 semanas de gestação. Indometacina e magnésio são os agentes tocolíticos mais comumente utilizados. Indometacina é um anti-inflamatório não esteroide que bloqueia a produção de *prostaglandinas* (ver Capítulo 14), que contribuem para as contrações uterinas. Antes do uso da indometacina, o magnésio era o medicamento mais frequentemente usado para diminuir as contrações do músculo uterino e também é usado para o controle das crises convulsivas na eclâmpsia. O magnésio é um antagonista do cálcio, cuja ação consiste em diminuir a força das contrações uterinas. Determinados fármacos, como o nifedipino, bloqueiam as contrações do músculo liso do útero. Esse bloqueador dos canais de cálcio e agentes beta$_2$-adrenérgicos (β_2-adrenérgicos) (terbutalina) são utilizados para retardar o processo do parto por 24 a 48 horas. Esse tempo é, com frequência, suficiente para permitir que a gestante seja transferida a uma unidade de cuidados agudos que trata de partos prematuros ou para dar tempo suficiente para administrar corticosteroides ao feto *in utero* a fim de aumentar a maturidade dos órgãos.

REAÇÕES ADVERSAS

As reações adversas incluem as listadas a seguir.
Para a gestante:

- Fadiga, rubor, cefaleia, tontura, diplopia
- Náuseas, vômitos, desconforto gástrico, pirose
- Sangramento vaginal prolongado
- Outras reações adversas associadas à administração IV incluem sudorese, hipotensão, diminuição dos reflexos e paralisia flácida. Essas reações adversas estão relacionadas com a hipocalcemia induzida pela terapia.

Para o feto:

- Aumento da frequência cardíaca
- Aumento do nível de glicemia.

CONTRAINDICAÇÕES, PRECAUÇÕES E INTERAÇÕES

O magnésio e os bloqueadores dos canais de cálcio são contraindicados para pacientes com hipersensibilidade conhecida a esses medicamentos, para pacientes com bloqueio atrioventricular (BAV) e lesão miocárdica e quando a gestante está a 2 horas do parto. A terbutalina não deve ser administrada a mulheres com doença cardíaca, hipertireoidismo ou diabetes melito inadequadamente controlado. O magnésio é classificado na categoria A para uso durante a gestação, os bloqueadores dos canais de cálcio estão incluídos na categoria C, e a indometacina é um fármaco classificado na categoria B. Embora esses medicamentos sejam administrados para o TPP, devem ser usados com cautela durante a gravidez.

> **ALERTA DE ENFERMAGEM**
>
> Devido ao risco de reações adversas graves, não se aconselha o uso da terbutalina por mais de 48 horas ou no ambiente domiciliar. Terbutalina oral não é recomendada como tocolítico.

A administração de magnésio está associada a aumento da efetividade dos depressores do sistema nervoso central (p. ex., opioides, analgésicos e sedativos). A efetividade dos agentes bloqueadores neuromusculares também é aumentada. Ver nos Capítulos 14 e 35, respectivamente, as interações medicamentosas com a indometacina e os bloqueadores dos canais de cálcio.

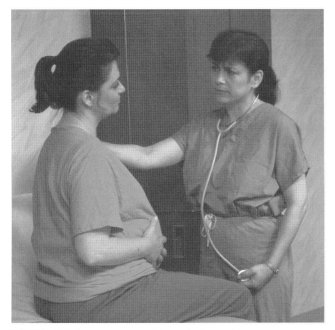

FIGURA 46.2 Os agentes tocolíticos ajudam a interromper as contrações e proporcionam ganho de tempo para a maturidade dos órgãos fetais.

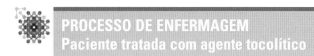

PROCESSO DE ENFERMAGEM
Paciente tratada com agente tocolítico

AVALIAÇÃO
Avaliação pré-administração
A anamnese da paciente deve incluir eventos em gestações prévias (TPP ou pré-eclâmpsia), bem como outros fatores de risco (tais como infecções ou tabagismo). Questiona-se a paciente a respeito de sinais e sintomas, como dor lombar ou cólica, secreção ou perda de líquido pela vagina. Deve-se efetuar teste de fibronectina fetal (pesquisa de proteína) para avaliar risco de parto prematuro em gestantes com antecedentes de parto pré-termo espontâneo. Estabelecida a ocorrência de TPP, os sinais vitais são verificados e avalia-se o sistema respiratório antes de iniciar infusão IV de tocolítico. O dispositivo de monitoramento deve estar posicionado para determinar as contrações uterinas e a FCF antes e durante a administração.

Antes de iniciar administração de magnésio, são realizados exames de sangue basais (p. ex., hemograma completo e nível sérico de creatinina). Como o magnésio afeta o sistema neuromuscular, realiza-se também exame neurológico. São avaliados o estado mental, a função dos nervos cranianos e os reflexos tendíneos profundos. Quando a indometacina é utilizada como agente tocolítico, devem ser incluídas provas de função hepática e índice de líquido amniótico.

Avaliação continuada
Durante a avaliação continuada de paciente em uso de tocolítico, as atividades de enfermagem realizadas a intervalos de 15 a 30 minutos devem incluir:

- Verificação da pressão arterial, da frequência de pulso e da frequência respiratória
- Monitoramento da FCF
- Verificação da velocidade de infusão IV
- Exame da área em torno da inserção da agulha IV à procura de sinais de infiltração
- Monitoramento das contrações uterinas (frequência, intensidade, força)
- Verificação do balanço hídrico da parturiente
- Reflexos maternos (se em uso de magnésio).

DIAGNÓSTICOS DE ENFERMAGEM
Diagnósticos de enfermagem específicos para esses agentes incluem:

- **Ansiedade**, relacionada com medo de TPP
- **Troca de gases prejudicada**, relacionada com edema pulmonar em consequência da terapia farmacológica e líquidos IV.

Os diagnósticos de enfermagem relacionados com administração de medicamentos são discutidos no Capítulo 4.

PLANEJAMENTO
Os desfechos esperados na paciente podem incluir resposta ótima à terapia, redução da ansiedade e confiança na compreensão do tratamento do TPP.

IMPLEMENTAÇÃO
Promoção da resposta ótima à terapia
Para administração por via intravenosa, a solução deve ser preparada de acordo com as instruções do obstetra. Utiliza-se bomba de infusão para controlar a velocidade de fluxo. O medicamento é introduzido no acesso primário, permitindo a manutenção do acesso IV caso seja necessário suspender temporariamente a infusão do medicamento. Em alguns casos, o obstetra prescreve indometacina VR ou oral, em vez da via IV.

Terbutalina pode ser administrada por via IV ou subcutânea (no braço). Se a primeira dose de 0,25 mg não reduzir significativamente as contrações, administra-se uma segunda dose depois de 15 a 30 minutos. Outros tratamentos devem ser considerados quando a segunda dose não tiver sucesso. Alguns obstetras estão tentando administrar terbutalina em infusão subcutânea contínua por bomba, mas os desfechos ainda não justificam o custo dessa via de administração (Kelbach, 2016).

De qualquer modo, a paciente é continuamente monitorada para identificação de eventual hipotensão. Se ocorrer hipotensão, a paciente é colocada em decúbito lateral esquerdo, a não ser que o médico prescreva posição diferente.

O médico é mantido informado sobre a resposta da paciente ao medicamento, porque pode ser necessário mudar a dose. O médico estabelece diretrizes para a regulação da velocidade de infusão IV, bem como das faixas de pressão arterial e pulso que exigem interrupção da infusão IV.

Monitoramento e manejo das necessidades da paciente
Durante a administração do fármaco, os sinais vitais maternos e fetais são monitorados a cada 15 minutos e as contrações uterinas são verificadas a intervalos frequentes.

Ansiedade
A paciente em TPP tem muitas preocupações em relação à gravidez e à efetividade da terapia farmacológica. A gestante é incentivada a verbalizar quaisquer medos ou preocupações. O enfermeiro deve escutar ativamente as preocupações da paciente e responder acurada e cuidadosamente a quaisquer perguntas sobre a terapia farmacológica. Além disso, deve oferecer apoio emocional e encorajamento enquanto o medicamento está sendo administrado. A presença de familiares pode reduzir a ansiedade da gestante em TPP; é importante conhecer as normas da instituição quanto ao número de visitantes que podem permanecer à cabeceira da paciente.

Troca de gases prejudicada
Se a frequência do pulso aumentar para 140 bpm ou houver elevação persistente da frequência do pulso, pulso irregular ou aumento da frequência respiratória de mais de 20 incursões por minuto, notificar o médico. Avaliar o estado respiratório à procura de sintomas de edema pulmonar (p. ex., dispneia, taquicardia, aumento da frequência respiratória, estertores e escarro espumoso). Se forem constatadas essas reações, notificar imediatamente o médico. De modo geral, o medicamento é interrompido ou a dose é diminuída. Após cessação das contrações, diminuir gradualmente a dosagem para a menor dose efetiva, por meio da redução da velocidade de infusão, a intervalos regulares prescritos pelo médico. A infusão deve continuar pelo menos durante 12 horas após as contrações uterinas terem cessado. Como a duração do tratamento é breve, instruir a paciente sobre reações adversas leves. Se as reações adversas forem graves, o uso do medicamento é suspenso, ou a dose é diminuída.

Orientação à paciente e aos familiares
Explicar calma e cuidadosamente o esquema de tratamento à paciente. Lembrar que a ansiedade sobre a condição do feto pode prejudicar a capacidade dela de se concentrar nas explicações. De modo geral, o médico conversa com a paciente sobre o desfecho esperado do tratamento e responde às perguntas sobre o mesmo. Embora seja monitorada rigorosamente durante a terapia, a paciente é instruída a usar imediatamente a campainha de chamada caso ocorra qualquer das seguintes reações: náuseas, vômitos, palpitações ou dispneia.

REAVALIAÇÃO
- O efeito terapêutico é obtido, e o trabalho de parto é interrompido
- Reações adversas são identificadas, relatadas ao obstetra e controladas com sucesso por meio de apropriadas intervenções de enfermagem:
  - Ansiedade é controlada com sucesso
  - Troca gasosa é mantida
- A paciente expressa confiança e demonstra entender o esquema medicamentoso.

Farmacologia na prática
PENSE CRITICAMENTE
Como enfermeiro, você já sabe que Betty tem alguns problemas de saúde mental e fica facilmente ansiosa. Que papel a ansiedade poderia desempenhar no processo do parto? Como pode explicar a indução e, ao mesmo tempo, apoiar Betty e sua filha?

PONTOS-CHAVE

■ A ocitocina é um hormônio produzido na neuro-hipófise. Esse hormônio estimula o músculo liso do útero. Na gestante, a estimulação pela ocitocina provoca contrações uterinas. O hormônio é utilizado para iniciar ou induzir o trabalho de parto em gestantes e pode ser administrado para expelir a placenta após a saída do feto

■ A ocitocina também exerce efeitos antidiuréticos e vasopressores. As reações adversas que precisam ser consideradas incluem intoxicação hídrica (retenção de água no corpo, devido ao hormônio) ou hipertensão arterial. O uso de ocitocina é contraindicado quando o feto não está em posição adequada ou quando há placenta prévia ou outras condições, conforme já descrito

■ Se o trabalho de parto prematuro ameaçar a gravidez, podem ser administrados fármacos tocolíticos para diminuir as contrações, de modo a possibilitar a maturidade dos órgãos fetais antes do parto. Esses medicamentos afetam a gestante de maneira oposta ao hormônio ocitocina, reduzindo as contrações uterinas e, possivelmente, a pressão arterial da gestante

■ Os sinais vitais, tanto maternos quanto fetais, devem ser monitorados quando esses fármacos forem utilizados.

RESUMO DE FÁRMACOS
Fármacos que atuam no útero

Nome genérico	Usos	Reações adversas	Faixas posológicas
Ocitócicos			
Carboprosta	Hemorragia uterina pós-parto	Náuseas, rubor	250 mcg IM, podendo a dose ser repetida em 15 a 90 min, sem ultrapassar uma dose total de 2 mg
Metilergonovina	Controle do sangramento e da hemorragia pós-parto, atonia uterina	Tontura, cefaleia, náuseas, vômitos, pressão arterial elevada	0,2 mg IM ou IV, após expulsão da placenta
Misoprostol	Hemorragia pós-parto, amadurecimento do colo do útero	Cefaleia, náuseas, diarreia, dor abdominal	Supositório de 100 mcg, administrado por via retal
Ocitocina	Pré-parto: para iniciar ou melhorar contrações uterinas Pós-parto: controle de sangramento e hemorragia pós-parto	Náuseas, vômitos, hematoma pélvico, sangramento pós-parto, arritmias cardíacas, reações anafiláticas	Indução do trabalho de parto: individualizar a dose, sem ultrapassar 10 unidades/min Sangramento pós-parto: infusão IV, 10 a 40 unidades em 1.000 mℓ de solução IV ou 10 unidades IM, após expulsão da placenta
Agente para amadurecimento do colo do útero			
Dinoprostona	Preparar o colo do útero próximo a termo/a termo para indução do trabalho de parto	Contração uterina, efeito GI	Conforme orientação na bula

(continua)

516 **Parte 10** Fármacos que Atuam no Sistema Endócrino

Nome genérico	Usos	Reações adversas	Faixas posológicas
Tocolíticos			
Nifedipino	Trabalho de parto prematuro	Cefaleia, tontura, fraqueza, edema, náuseas, cãibras musculares, tosse, congestão nasal, sibilos	20 mg VO, a cada 3 a 8 h
Indometacina	Trabalho de parto prematuro antes da 31ª semana de gestação	Cefaleia, tontura, náuseas, vômitos, desconforto gástrico ou pirose, sangramento vaginal prolongado	100 mg por via retal; em seguida, 50 mg VO, a cada 6 h, para total de oito doses
Magnésio	Trabalho de parto prematuro, controle das crises convulsivas	Fadiga, cefaleia, rubor, diplopia	4 a 6 g IV, durante 2 min; em seguida, infusão de 1 a 4 g/h
Terbutalina	Trabalho de parto prematuro	Nervosismo, inquietação, tremor, cefaleia, ansiedade, hipertensão, palpitações, arritmias, hipopotassemia, edema pulmonar	Via subcutânea: 250 mcg; segunda dose em 15 a 30 min

REVISÃO DO CAPÍTULO

Calcule a dosagem dos medicamentos

1. Foram prescritos 2,5 mg de terbutalina. O medicamento está disponível em frasco de 5 mg/mℓ. O enfermeiro administra _____.

2. Foi prescrita metilergonovina, na dose de 0,2 mg, IM. O medicamento está disponível em solução na concentração de 0,2 mg/mℓ. O enfermeiro administra _____.

Prepare-se para provas

1. A função do hormônio ocitocina é estimular _____.
  1. A pressão arterial
  2. O músculo cardíaco
  3. O processamento renal
  4. O músculo liso uterino

2. Qual é a glândula que produz ocitocina?
  1. Suprarrenal
  2. Hipófise
  3. Tireoide
  4. Útero

3. Quando a ocitocina é administrada durante um período prolongado, qual das seguintes reações adversas tem mais probabilidade de ocorrer?
  1. Hiperglicemia
  2. Comprometimento renal
  3. Aumento da pressão intracraniana
  4. Intoxicação hídrica

4. No Brasil, qual é a porcentagem de nascimentos considerados prematuros?
  1. 11,5%
  2. Menos de 10%
  3. 45%
  4. 89%

5. Qual dos seguintes diagnósticos de enfermagem o enfermeiro pode antecipar quando administra um estimulante uterino ou um agente tocolítico?
  1. Ansiedade
  2. Troca de gases prejudicada
  3. Volume de líquidos excessivo
  4. Perfusão tissular prejudicada

6. O magnésio é utilizado como fármaco tocolítico. Que outra condição é tratada com esse medicamento?
  1. Atonia uterina
  2. Pré-eclâmpsia
  3. Placenta prévia
  4. Eclâmpsia

7. Ocitócicos e tocolíticos intravenosos devem ser administrados:
  1. Na forma de injeção imediata em seringa
  2. Em bomba com seringa em dispositivo de bloqueio com heparina
  3. Diretamente em acesso IV primário
  4. Por meio de acesso secundário ou carregado em acesso primário

8. Quando a paciente está recebendo ocitocina, qual das seguintes situações deve ser imediatamente notificada pelo enfermeiro ao profissional de saúde que assiste o parto?
  1. Contrações uterinas que ocorrem a cada 5 a 10 minutos
  2. Contrações uterinas de mais de 60 segundos de duração ou contrações que ocorrem com mais frequência do que a cada 2 a 3 minutos
  3. Paciente que apresenta dor durante a contração uterina
  4. Paciente com aumento da sede

9. Ocitocina é preparada em solução de 10 unidades em 1.000 mℓ (0,01 unidade/mℓ). Se o enfermeiro deve administrar 0,05 unidade de ocitocina por minuto, quantos mililitros essa dose representa? _____

10. Cite o fármaco e a classe de fármacos não obstétricos que possuem propriedades tocolíticas.
  1. Um fármaco e uma classe de fármacos usados para alívio da dor
  2. Um fármaco e uma classe de fármacos usados para reduzir a pressão arterial
  3. Um fármaco e uma classe de fármacos usados para dilatação brônquica.

Para verificar suas respostas, ver Apêndice F.

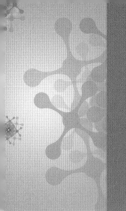

PARTE 11
Fármacos que Atuam no Sistema Urinário

O sistema urinário é formado pelos rins, ureteres, bexiga e uretra. Esse sistema é responsável pela regulação e eliminação de líquidos corporais.

Cada rim contém cerca de um milhão de néfrons, que filtram o sangue para remover as escórias metabólicas. Durante esse processo, água e eletrólitos também são seletivamente removidos. É importante considerar esse sistema quando se discute terapia farmacológica, pois ele é um dos principais sistemas usados para eliminar fármacos do organismo. Se o sistema urinário não funcionar de modo adequado, fármacos continuarão circulando pelo corpo. Isso pode levar a acúmulo do fármaco, aumento das reações adversas ou dos efeitos tóxicos do fármaco.

O Capítulo 47 foca em processos que têm efeito sobre os sistemas urinário e genital à medida que os indivíduos envelhecem. O sistema genital trabalha em conjunto com o sistema urinário. Embora o sistema genital não seja descrito detalhadamente nesta parte, ele desempenha um papel fundamental no processo do envelhecimento. Em primeiro de janeiro de 2011 (01/01/11), o primeiro *baby boomer* completou 65 anos de idade. Estima-se que, no decorrer dos 20 anos depois dessa data, 10.000 indivíduos irão alcançar 65 anos *diariamente*, e, à medida que as pessoas envelhecem, aumentam também a sua preocupação em permanecer ativas e saudáveis.

Surgem problemas à medida que o nível dos hormônios femininos diminuem, e a redução do estrogênio afeta muitos sistemas corporais. Como o útero e a vagina são estruturas interconectadas, a redução do estrogênio também afeta a função do sistema urinário. Nos homens, o sistema urinário é afetado quando ocorre aumento da próstata. Isso prejudica a função e a qualidade dos relacionamentos.

A bexiga é a área de armazenamento da urina antes de sua excreção do corpo e constitui o foco do Capítulo 48. Em virtude de sua natureza e conteúdo, a bexiga é suscetível à infecção. Neste capítulo, são considerados os fármacos utilizados especificamente para o tratamento das infecções urinárias e do desconforto associado a essas infecções.

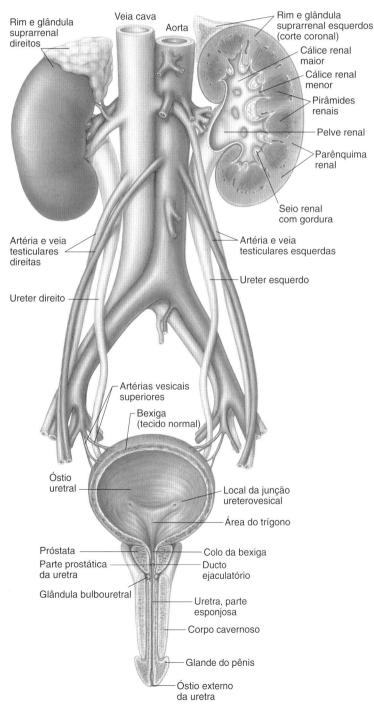

Rins e sistema urinário

47 Fármacos que Atuam na Menopausa e na Andropausa

Termos-chave

andropausa termo criado por analogia com menopausa, caracterizado por queda dos níveis de testosterona

bexiga neurogênica comprometimento da função da bexiga causada por anormalidade do sistema nervoso, tipicamente em decorrência de lesão da medula espinal

disúria micção dolorosa

incontinência de estresse extravasamento involuntário de urina durante a atividade física

incontinência de urgência necessidade súbita e intensa de urinar, devido a espasmo ou contração da bexiga

menarca idade da primeira menstruação

menopausa cessação da menstruação; o término dos ciclos mensais, ou seja, do período fértil

nictúria micção à noite (a pessoa acorda para urinar mais de 2 vezes durante a noite)

síndrome da bexiga hiperativa (SBH) condições de urgência, polaciúria e nictúria, com ou sem incontinência urinária

priapismo ereção prolongada e dolorosa do pênis

urosseletivo fármaco antiadrenérgico seletivo para receptores alfa (α) no sistema urinário, e não generalizado

Objetivos de aprendizagem

Ao fim deste capítulo, o leitor deverá ser capaz de:

1. Descrever alterações que ocorrem nos sistemas urinário e genital em consequência do envelhecimento.
2. Discutir usos, ações farmacológicas gerais, reações adversas, contraindicações, precauções e interações dos fármacos utilizados em tratamento de sintomas associados a menopausa e andropausa.
3. Discutir atividades a serem realizadas pelo enfermeiro na avaliação pré-administração e na avaliação continuada do paciente em uso de medicamento para tratar alteração decorrente de menopausa e andropausa.
4. Listar os diagnósticos de enfermagem para paciente em uso de fármaco que trate alteração decorrente de menopausa ou andropausa.
5. Discutir maneiras de promover resposta ótima ao tratamento, controlar reações adversas e instruir os pacientes sobre o uso de fármacos para tratar alteração decorrente de menopausa ou andropausa.

Classes de fármacos

Hormônios femininos
- Estrogênios
- Progestinas

Antiespasmódicos

Agentes para tratamento da hiperplasia prostática benigna (HPB)

- Bloqueadores alfa-adrenégicos (α-adrenérgicos)
- Inibidores dos hormônios androgênicos (IHAs)
- Agentes utilizados para a impotência

Agentes hormonais para o tratamento do câncer

Farmacologia na prática

O Sr. Phillip, um viúvo de 72 anos que mora sozinho, foi diagnosticado, há 8 semanas, com infecção urinária. Não compareceu para coleta de urina para exame de acompanhamento há 2 semanas, após completar o ciclo de terapia farmacológica, e, neste momento, encontra-se na clínica para se consultar com um médico devido a agravamento dos sintomas da infecção urinária.

Tanto nos homens quanto nas mulheres as alterações do sistema genital que ocorrem com o envelhecimento estão estreitamente relacionadas com alterações do sistema urinário. A **menopausa** (o término dos ciclos menstruais mensais) nas mulheres provoca alterações

520 Parte 11 Fármacos que Atuam no Sistema Urinário

muito pronunciadas, visto que representa o momento em que a fertilidade e o sangramento menstrual cessam. Nos homens, as alterações não são tão flagrantes. As alterações hormonais e urinárias podem ser mais sutis e são designadas como **andropausa** (ou uma forma masculina de menopausa). Neste capítulo, serão descritas as alterações que ocorrem no sistema genital da mulher, as alterações compartilhadas do sistema geniturinário e as mudanças também observadas nos homens. Este capítulo também aborda a terapia hormonal para o câncer avançado, visto que esses fármacos e tratamentos são frequentemente utilizados em indivíduos idosos. A meta do tratamento farmacológico é reduzir os sintomas relacionados com as alterações dos sistemas genital e urinário com o envelhecimento.

MENOPAUSA

O ciclo de fertilidade da mulher, que se encontra sob a influência do estrogênio e da progesterona, é descrito no Capítulo 45. O estrogênio é um hormônio que produz espessamento do revestimento do útero, preparando-o para a implantação de um oócito. Todavia, esses hormônios também atuam de outras maneiras no corpo. Assim, o estrogênio ajuda o corpo a processar o cálcio, de modo a manter a estrutura óssea, ajuda a manter os níveis de colesterol em equilíbrio e também mantém a saúde da vagina.

À medida que a mulher envelhece, ocorre uma complexa mudança nos estrogênios e em outros hormônios. Muitas das alterações físicas que ocorrem pelo corpo, associadas à perda de estrogênio, estão ilustradas na Figura 47.1. Durante a menopausa, os níveis de estrogênio e progesterona diminuem, e o ciclo menstrual pode tornar-se irregular até cessar por completo. Com o início da menopausa, podem ocorrer sintomas, como ondas de calor (fogacho), sudorese noturna, ressecamento da vagina, relações sexuais dolorosas, alterações do humor e transtornos do sono.

Durante muitos anos, a terapia de reposição hormonal (TRH) foi prescrita para os sintomas da menopausa e redução do risco de osteoporose e doença cardíaca. Em 2002, um extenso estudo, o estudo Women's Health Initiative, levantou sérias questões a respeito dos benefícios e riscos da TRH. Muitas mulheres ficaram receosas, e quase dois terços delas interromperam a terapia de reposição (Shanahan, 2015).

Na atualidade, quando uma mulher começa a apresentar alterações (perimenopausa), é o momento oportuno para discutir opções com o médico. O estrogênio mais progesterona ou aquilo que atualmente é denominado TRH pode ser sugerido para a mulher que ainda possui ovários. O estrogênio isoladamente (TRE) é recomendado quando a mulher não tem mais ovários (após ooforectomia completa). Para mulheres que apresentam sintomas menopáusicos moderados, recomenda-se a reposição por um período de 5 anos, no máximo (Shanahan, 2015). A paciente deve comparar o benefício do alívio dos sintomas (p. ex., ondas de calor) com o impacto negativo sobre o corpo (p. ex., pressão arterial e alterações dos lipídios). As informações sobre os medicamentos utilizados para lidar com o envelhecimento e tratar a doença cardíaca ou as alterações ósseas de mulheres idosas são fornecidas na Parte 8 e no Capítulo 30, respectivamente.

O processo de envelhecimento, especificamente no sistema geniturinário feminino, inclui atrofia da gordura e alterações hormonais, que são responsáveis pelas seguintes características:

- As paredes da vagina tornam-se mais finas, mais curtas e perdem parte de sua elasticidade
- A vagina produz menos lubrificação e mais lentamente durante a excitação sexual
- O pH vaginal muda, tornando a vagina mais suscetível a infecções por leveduras
- Os músculos do assoalho pélvico enfraquecem, resultando em incontinência de estresse.

Os sintomas relacionados com essas alterações podem ser reduzidos mediante reposição dos hormônios perdidos.

ESTROGÊNIOS

AÇÕES E USOS

Além da contracepção, o estrogênio é mais comumente utilizado na TRH (hormonal) ou TRE (terapia de reposição de estrogênio) após a menopausa. As alterações dos tecidos em processo de envelhecimento podem ser reduzidas quando se utilizam estrogênios para:

- Alívio dos sintomas vasomotores moderados a graves da menopausa (rubor, sudorese)
- Tratamento da vaginite atrófica
- Tratamento da osteoporose após a menopausa
- Tratamento paliativo do câncer de próstata avançado (em homens)
- Casos selecionados de carcinoma de mama avançado.

Acredita-se que o sistema transdérmico de estradiol seja o mais efetivo e com menor número de reações adversas. É também utilizado após a retirada dos ovários antes da menopausa (castração feminina) e na insuficiência ovariana primária. O estrogênio também pode ser administrado por via intramuscular (IM) ou intravenosa (IV) no tratamento do sangramento uterino causado por desequilíbrio hormonal. Quando o estrogênio é utilizado no tratamento dos sintomas da menopausa em uma mulher com útero intacto, recomenda-se a administração concomitante de progestina (TRH) para diminuir o risco de câncer endometrial. Após histerectomia, o estrogênio é prescrito isoladamente, visto que não há possibilidade de efeito sobre o endométrio.

REAÇÕES ADVERSAS

A administração de estrogênios por qualquer via pode resultar em numerosas reações adversas, embora a incidência e a intensidade dessas reações possam variar. Algumas das reações adversas observadas com o uso de estrogênios são descritas a seguir.

Reações do sistema nervoso central

- Cefaleia, enxaqueca
- Tontura, depressão mental.

Capítulo 47 Fármacos que Atuam na Menopausa e na Andropausa 521

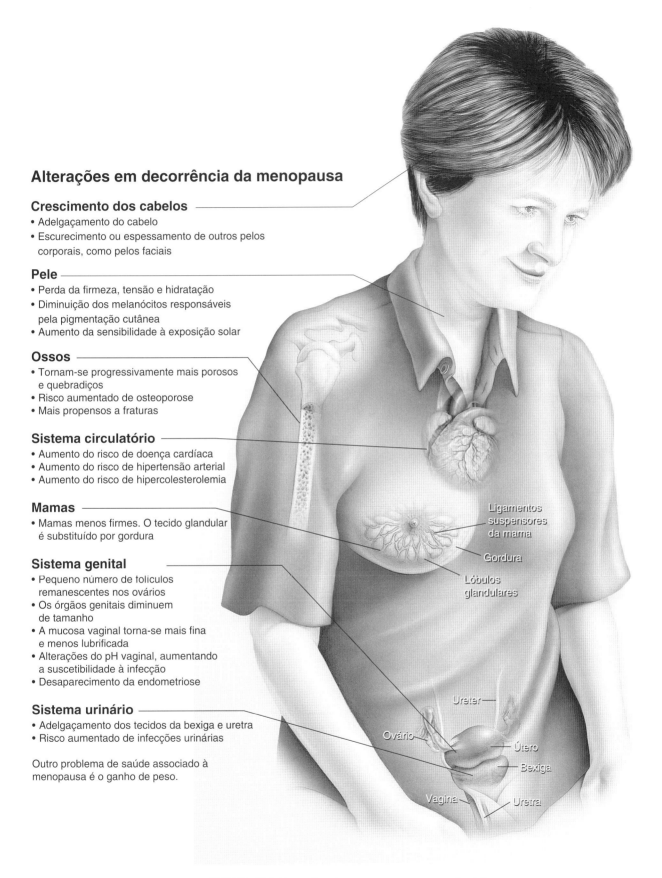

Alterações em decorrência da menopausa

Crescimento dos cabelos
- Adelgaçamento do cabelo
- Escurecimento ou espessamento de outros pelos corporais, como pelos faciais

Pele
- Perda da firmeza, tensão e hidratação
- Diminuição dos melanócitos responsáveis pela pigmentação cutânea
- Aumento da sensibilidade à exposição solar

Ossos
- Tornam-se progressivamente mais porosos e quebradiços
- Risco aumentado de osteoporose
- Mais propensos a fraturas

Sistema circulatório
- Aumento do risco de doença cardíaca
- Aumento do risco de hipertensão arterial
- Aumento do risco de hipercolesterolemia

Mamas
- Mamas menos firmes. O tecido glandular é substituído por gordura

Sistema genital
- Pequeno número de folículos remanescentes nos ovários
- Os órgãos genitais diminuem de tamanho
- A mucosa vaginal torna-se mais fina e menos lubrificada
- Alterações do pH vaginal, aumentando a suscetibilidade à infecção
- Desaparecimento da endometriose

Sistema urinário
- Adelgaçamento dos tecidos da bexiga e uretra
- Risco aumentado de infecções urinárias

Outro problema de saúde associado à menopausa é o ganho de peso.

FIGURA 47.1 Alterações da menopausa no corpo feminino.

Reações dermatológicas
- Dermatite, prurido
- Melasma (surgimento de manchas escuras na pele, mais comumente na face, mas também pode ser de ocorrência extrafacial, com acometimento dos braços, pescoço e colo) que pode persistir após a suspensão do fármaco.

Reações gastrintestinais
- Náuseas, vômitos
- Distensão e cólicas abdominais.

Reações geniturinárias
- Sangramento inesperado, sangramento por suspensão da medicação, sangramento de escape (*spotting*), alterações do fluxo menstrual
- Dismenorreia, síndrome de tipo pré-menstrual, amenorreia
- Candidíase vaginal, erosão do colo do útero, vaginite.

Reações locais
- Eritema e irritação no local de aplicação do sistema transdérmico
- Dor no local de injeção ou abscesso estéril com a forma parenteral do fármaco.

Reações oftálmicas
- Acentuação da curvatura da córnea
- Intolerância a lentes de contato.

Outras reações
- Edema, rinite, alterações da libido
- Dor, aumento e hipersensibilidade das mamas
- Redução da tolerância aos carboidratos
- Tromboembolismo venoso, embolia pulmonar
- Ganho ou perda de peso
- Dor generalizada e dor óssea.

As advertências associadas à administração de estrogênio incluem risco aumentado de câncer endometrial, doença da vesícula biliar, hipertensão, adenoma hepático (tumor benigno do fígado), doença cardiovascular e doença tromboembólica e hipercalcemia em pacientes com câncer de mama e metástases ósseas.

Considerações sobre o paciente

Mulheres na menopausa

As controvérsias persistem sobre o risco aumentado de doença cardíaca crônica e cânceres femininos com o uso de estrogênios. O estrogênio não deve ser utilizado como fármaco cardioprotetor. Os sistemas de liberação transdérmicos estão sendo explorados para reduzir o uso de produtos orais à base de estradiol e fornecer concentrações mais baixas no sistema circulatório.

CONTRAINDICAÇÕES E PRECAUÇÕES

A terapia com estrogênio e progestina é contraindicada para pacientes com hipersensibilidade conhecida aos fármacos, com câncer de mama (exceto para a doença metastática), neoplasias dependentes de estrogênio, sangramento genital anormal não diagnosticado e distúrbios tromboembólicos. Progestinas também são contraindicadas para pacientes com hemorragia cerebral e comprometimento da função hepática. Tanto os estrogênios quanto as progestinas são classificados na categoria X de risco na gravidez, e o seu uso é contraindicado durante a gestação.

Os estrogênios devem ser usados com cautela em pacientes com doença da vesícula biliar, hipercalcemia (visto que podem resultar em hipercalcemia grave em pacientes com câncer de mama e metástases ósseas), doença cardiovascular e comprometimento hepático. As complicações cardiovasculares são mais pronunciadas em tabagistas que usam estrogênio. As progestinas devem ser usadas com cautela em pacientes com história pregressa de enxaqueca, epilepsia, asma e comprometimento cardíaco ou renal.

INTERAÇÕES

As seguintes interações podem ocorrer com hormônios femininos:

Fármaco combinado	Uso comum	Efeito da interação
Anticoagulantes orais	Anticoagulação	Efeito anticoagulante diminuído
Antidepressivos tricíclicos	Tratamento da depressão	Aumento da efetividade do antidepressivo
Rifampicina	Anti-infeccioso	Risco aumentado de sangramento inesperado
Hidantoínas	Controle das crises convulsivas	Risco aumentado de sangramento inesperado e gravidez

Considerações fitoterápicas

A cimicífuga, uma planta considerada benéfica no controle dos sintomas da menopausa, é geralmente considerada segura quando utilizada de acordo com as orientações. A *Cimicifuga racemosa* (*Actaea racemosa*) pertence à família Ranunculaceae. O chá de cimicífuga não é considerado tão efetivo quanto outras formas. A fervura da raiz libera apenas parte dos constituintes terapêuticos. Os benefícios da cimicífuga incluem:

- Redução dos sintomas físicos da menopausa: ondas de calor, sudorese noturna, cefaleias, palpitações, tontura, atrofia vaginal e tinido
- Diminuição de sintomas psicológicos da menopausa; insônia, nervosismo, irritabilidade e depressão
- Melhora da regularidade do ciclo menstrual por meio de equilíbrio dos hormônios e redução dos espasmos uterinos.

As reações adversas são raras; a náusea é a reação adversa mais comum. A cimicífuga é contraindicada durante a gravidez. Os efeitos tóxicos consistem em tontura, cefaleia, náuseas, alteração da visão e vômitos. Essa erva não é um produto hormonal e constitui uma alternativa para mulheres com câncer de mama. Além de sua popularidade como fitoterápico para o equilíbrio hormonal da mulher, tem sido utilizada para dor muscular e artrítica, cefaleia e astenopia (DerMarderosian, 2003). Outros fitoterápicos utilizados para aliviar os sintomas da menopausa incluem sálvia (*Salvia offcinalis*), dente-de-leão (*Taraxacum officinale*), óleo de prímula (*Oenothera biennis*) e calêndula (*Calendula officinalis*).

MODULADORES SELETIVOS DOS RECEPTORES DE ESTROGÊNIO

Os moduladores seletivos dos receptores de estrogênio (MSREs) atuam nos receptores de estrogênio encontrados em todo o corpo. O primeiro desses moduladores, o clomifeno, ainda é utilizado para estimular a ovulação. Na tentativa de criar um novo contraceptivo, foi descoberto o tamoxifeno (um agente antineoplásico). De forma semelhante, foi constatado que o raloxifeno, desenvolvido sem sucesso para o tratamento do câncer de mama, previne e trata a osteoporose da pós-menopausa (Maximov, 2013). Os MSREs estão sendo utilizados como possível alternativa para o tratamento hormonal dos sintomas da pós-menopausa (Pinkerton, 2014).

AÇÕES E USOS

Em virtude de sua seletividade, esses fármacos podem potencializar ou bloquear os efeitos estrogênicos em diferentes tecidos. Os MSREs usados em mulheres durante o envelhecimento incluem fármacos para alívio da atrofia vaginal, prevenção da osteoporose e tratamento do câncer de mama. O tamoxifeno e o toremifeno também são utilizados no tratamento do câncer de mama. O raloxifeno atua nos ossos, no receptor de estrogênio, e diminui a reabsorção e aumenta a densidade mineral. O ospemifeno é utilizado no tratamento da dispareunia (dor durante as relações sexuais) causada por atrofia vaginal.

REAÇÕES ADVERSAS

As reações adversas comuns consistem em ondas de calor (fogacho) e secreção vaginal. Algumas mulheres apresentam espasmo muscular e sudorese excessiva. Pode-se observar maior risco de desenvolvimento de câncer endometrial quando se administram fármacos à base de estrogênio juntamente com um MSRE.

Considerações sobre o paciente

Mulheres na menopausa
Há risco aumentado de trombose venosa profunda, acidente vascular encefálico e/ou infarto do miocárdio em mulheres que utilizam MSRE. Interromper imediatamente o medicamento e procurar assistência médica para qualquer sinal ou sintoma desses distúrbios.

CONTRAINDICAÇÕES, PRECAUÇÕES E INTERAÇÕES

O ospemifeno não deve ser utilizado por mulheres com diagnóstico de câncer de mama e doença hepática. Tampouco deve ser utilizado com estrogênios, antagonistas do estrogênio, fluconazol ou rifampicina. O raloxifeno diminui a efetividade da varfarina e da colestiramina. As mulheres em uso de raloxifeno e que irão se submeter a um procedimento com previsão de repouso prolongado ao leito devem interromper o fármaco 72 horas antes da realização desse procedimento. Esses medicamentos não devem ser utilizados durante a gravidez.

Considerações sobre o paciente

Mulheres na menopausa (sobreviventes de câncer)
Quase 71% das sobreviventes de câncer queixam-se de aconselhamento inadequado para a disfunção sexual após o tratamento do câncer. Em um estudo no qual foram utilizadas compressas tópicas de lidocaína antes da relação sexual, foi constatado que 85% das mulheres recomeçaram a ter relações sexuais. Coincidentemente, nenhum dos parceiros relatou dormência do pênis (Goetsch, 2015). Esse medicamento pode ser uma boa opção para mulheres que não podem tomar fármacos hormonais durante a menopausa.

ENVELHECIMENTO DO SISTEMA URINÁRIO

Com o avanço da idade, aumenta também o número de distúrbios do sistema urinário. Todas as partes do sistema urinário são afetadas pelo envelhecimento.

As alterações no tamanho dos rins e no fluxo sanguíneo para os rins reduzem a função renal em quase 50% nos indivíduos idosos. Essas alterações diminuem a filtração, e a urina torna-se mais diluída. Os diuréticos (Capítulo 33) são utilizados para manter a função renal, bem como para reduzir os líquidos no corpo para controle da hipertensão arterial.

A força, a flexibilidade e a capacidade da bexiga diminuem, resultando em micção frequente, particularmente à noite (**nictúria**). A uretra torna-se mais curta, e seu revestimento mais fino, com consequente aumento da suscetibilidade à infecção. Além dos efeitos do parto e da perda do tônus muscular nas estruturas pélvicas, o esfíncter urinário torna-se menos flexível e com menos capacidade de se fechar por completo, resultando em extravasamento da urina (**incontinência de estresse**). Esse tipo de incontinência é tratado, tipicamente, com cirurgia ou intervenções comportamentais.

Outro problema relacionado com a continência pode ocorrer quando a sensação de necessidade de urinar não é tão intensa, de modo que pode não ser percebida até que a bexiga esteja totalmente cheia. Em seguida, a necessidade de urinar é súbita e urgente, podendo haver extravasamento de urina (**incontinência de urgência**). Quando a realização de exercícios de treinamento da bexiga não é bem-sucedida no alívio da incontinência de urgência, podem ser usados medicamentos denominados antiespasmódicos. A **síndrome da bexiga hiperativa** (SBH, ou contrações involuntárias do músculo detrusor ou da bexiga, também se manifesta com urgência urinária. Nos EUA, estima-se que bexiga hiperativa afete mais de 33 milhões de indivíduos (AUA, 2016).* Algumas vezes, esse

---

*N.R.T.: No Brasil, estima-se que 18% da população apresente síndrome da bexiga hiperativa. Ver o artigo *Fatores associados à síndrome da bexiga hiperativa em idosas: um estudo transversal* [Rev Bras Geriatr Gerontol. Rio de Janeiro. 2017 jul-ago; 20(4).].

524 Parte 11 Fármacos que Atuam no Sistema Urinário

problema resulta de distúrbios como cistite ou prostatite ou de anormalidades relacionadas com estruturas afetadas, como o rim ou a uretra. Os sintomas da bexiga hiperativa incluem urgência urinária (desejo súbito e intenso de urinar), micção frequente durante o dia e à noite e incontinência de urgência. Outro distúrbio urinário observado em homens envolve o aumento da próstata, que acaba interferindo na micção. A próstata aumentada comprime a uretra, reduzindo o fluxo de urina proveniente da bexiga. Isso também torna os homens mais suscetíveis a infecções urinárias.

ANTIESPASMÓDICOS

AÇÕES E USOS

Os antiespasmódicos são bloqueadores colinérgicos, que inibem as contrações da bexiga e retardam a urgência de urinar. Esses medicamentos revertem o espasmo do músculo liso do sistema urinário ao relaxar o músculo detrusor e outros músculos por meio de sua ação nos receptores dos nervos parassimpáticos (ver Capítulo 27). O flavoxato é prescrito principalmente para homens com o objetivo de aliviar os sintomas de **disúria** (micção dolorosa ou difícil), urgência urinária, nictúria (micção excessiva durante a noite), dor suprapúbica, polaciúria e incontinência de urgência. A mirabegrona é um agonista dos receptores beta$_3$-adrenérgicos (β_3-adrenérgicos), que relaxa o músculo liso à medida que a urina enche a bexiga. Essa ação permite que a bexiga suporte maior volume de urina. Os outros fármacos antiespasmódicos também são utilizados no tratamento da instabilidade da bexiga (*i. e.*, urgência, polaciúria, extravasamento, incontinência e micção dolorosa ou difícil) causada por **bexiga neurogênica** (comprometimento da função vesical causado por anormalidade do sistema nervoso, tipicamente uma lesão da medula espinal).

REAÇÕES ADVERSAS

As reações adversas a esses fármacos assemelham-se àquelas de outros agentes bloqueadores colinérgicos. Incluem as seguintes:

- Boca seca, sonolência, constipação intestinal ou diarreia, produção diminuída de lágrimas, diminuição da sudorese, distúrbios gastrintestinais (GI), visão fraca e hesitação urinária
- Náuseas e vômitos, nervosismo, vertigem, cefaleia, exantema e confusão mental (particularmente em adultos mais velhos).

Ao verificar reações adversas do paciente, é importante considerar fórmulas de liberação prolongada (LP) antes que um medicamento seja eliminado. Esses medicamentos de liberação prolongada liberam menos fármaco de cada vez no sistema, e, em consequência, as reações adversas desconfortáveis associadas aos bloqueadores colinérgicos são reduzidas. O paciente deve ser avisado de que os medicamentos antiespasmódicos podem conferir à urina uma coloração laranja-escura a marrom e manchar as roupas íntimas que entram em contato com a urina.

CONTRAINDICAÇÕES E PRECAUÇÕES

Os medicamentos antiespasmódicos são contraindicados para pacientes com hipersensibilidade conhecida aos mesmos e com glaucoma. Outros pacientes para os quais os antiespasmódicos são contraindicados são os que apresentam obstrução intestinal ou gástrica, sangramento abdominal, miastenia *gravis* ou obstrução do sistema urinário.

Esses medicamentos devem ser utilizados com cautela em pacientes com infecções GI, hipertrofia prostática benigna, retenção urinária, hipertireoidismo, doença hepática ou renal e hipertensão arterial. Os antiespasmódicos são classificados na categoria C de risco na gravidez e são apenas utilizados quando o benefício para a gestante supera o risco para o feto.

INTERAÇÕES

As seguintes interações podem ocorrer quando se administra um medicamento antiespasmódico com outro agente:

Fármaco combinado	Uso comum	Efeito da interação
Antibióticos/ antifúngicos	Combater a infecção	Diminuição da efetividade do agente anti-infeccioso
Meperidina, flurazepam, fenotiazinas	Sedação pré-operatória	Efeito aumentado do medicamento antiespasmódico
Antidepressivos tricíclicos	Tratamento de depressão	Efeito aumentado do medicamento antiespasmódico
Haloperidol	Agente antipsicótico/ antiemético	Diminuição da efetividade do agente antipsicótico
Digoxina	Tratamento de distúrbios cardíacos	Níveis séricos aumentados de digoxina

ANDROPAUSA

Diferentemente das mulheres, os homens não sofrem uma alteração significativa de sua fertilidade como as mulheres na menopausa. Na verdade, as alterações ocorrem de modo gradual e são denominadas andropausa ou *climatério masculino*. As alterações do envelhecimento no sistema genital masculino são observadas principalmente nos testículos. À semelhança do ovário, o tecido testicular diminui; o que difere entre os sexos é que os níveis de hormônio sexual masculino (testosterona) permanecem relativamente constantes.

O aumento da próstata é a alteração frequentemente percebida pelos homens. A próstata tem o tamanho aproximado de uma noz, situa-se abaixo da bexiga e envolve a uretra. As células prostáticas são substituídas por tecido cicatricial, provocando aumento de tamanho da glândula (Figura 47.2). Cinquenta por cento dos homens desenvolvem hipertrofia prostática benigna (HPB) com o envelhecimento. A HPB pode causar dificuldade na micção, retenção de urina e incontinência. Além disso, podem ocorrer infecções ou inflamação

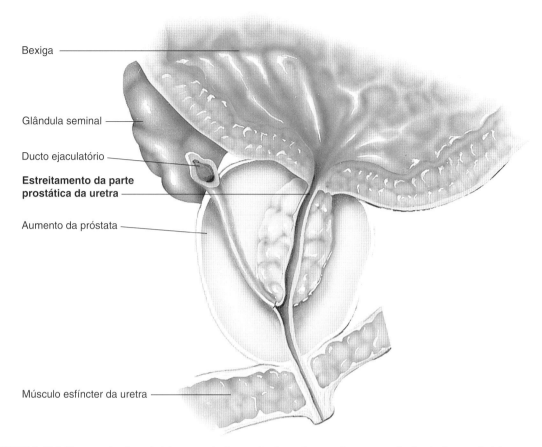

FIGURA 47.2 O aumento da próstata e o estreitamento da uretra resultam em redução do fluxo urinário.

da próstata (prostatite). O risco de câncer de próstata não é maior nos homens que apresentam HPB. Embora os sintomas sejam semelhantes, o câncer de próstata é causado por uma alteração nas células prostáticas (ver Capítulo 50). O tratamento da HPB tem por objetivo aliviar os sintomas e melhorar o fluxo urinário.

> **ALERTA DE ENFERMAGEM**
> O câncer de próstata no estágio inicial pode não apresentar sinais nem sintomas. Quando um paciente se queixa de dificuldade para urinar, redução do fluxo de urina ou sangue na urina, é preciso descartar sempre a possibilidade de câncer de próstata antes de iniciar o tratamento da HPB.

FÁRMACOS UTILIZADOS NO TRATAMENTO DA HIPERTROFIA PROSTÁTICA BENIGNA

O tratamento da HPB consiste em monitoramento, administração de medicamentos ou procedimentos invasivos. Os medicamentos são utilizados para os sintomas leves a moderados de HPB (p. ex., polaciúria, redução do fluxo de urina, nictúria e disúria) e consistem em inibidores dos androgênios e agentes bloqueadores adrenérgicos.

AÇÕES E USOS

Os bloqueadores alfa-adrenérgicos (α-adrenérgicos) são os medicamentos mais utilizados no tratamento da HPB. Conforme discutido no Capítulo 25, os bloqueadores adrenérgicos impedem a neurotransmissão da norepinefrina. Os fármacos utilizados no tratamento da HPB são bloqueadores alfa$_{1a}$-adrenérgicos (α_{1a}-adrenérgicos) de ação periférica, que exercem a sua ação principalmente no músculo liso da próstata e do colo da bexiga. Com o bloqueio da norepinefrina, ocorre relaxamento dos músculos, possibilitando o fluxo de urina a partir da bexiga. Os bloqueadores adrenérgicos podem ser **urosseletivos**; por conseguinte, os bloqueadores alfa$_{1a}$-adrenérgicos exercem a sua ação sobre a bexiga, com efeito mínimo no sistema vascular.

Os inibidores dos hormônios androgênicos (IHAs) têm sido utilizados há muitos anos para tratar os sintomas de HPB. A maior desvantagem consiste em disfunção erétil e diminuição da libido. Os IHAs impedem a conversão da testosterona no androgênio 5α-di-hidrotestosterona (DHT). O aumento da próstata depende da DHT. A redução dos níveis séricos de DHT diminui o efeito desse hormônio sobre a próstata, resultando em redução do tamanho da glândula e dos sintomas associados a aumento da próstata.

Atualmente, o uso de ambos os tipos de medicamentos está sendo estudado (Dhingra, 2011) e está se mostrando bem-sucedido por causa dos diferentes locais de ação dos medicamentos. Já existe no mercado um medicamento que combina um bloqueador alfa$_{1a}$-adrenérgico com um IHA – uma combinação de dutasterida e tansulosina.

REAÇÕES ADVERSAS

Em geral, as reações adversas são leves e não exigem a interrupção do medicamento. Algumas das reações adversas observadas com administração de agentes bloqueadores alfa-adrenérgicos incluem: ganho de peso, fadiga, tontura e hipotensão ortostática transitória. As reações adversas dos IHAs, quando ocorrem, estão relacionadas com o impulso sexual e incluem disfunção erétil, diminuição da libido e volume reduzido de ejaculação. Podem ocorrer alterações do tecido mamário – dor ou hipersensibilidade, secreção dos mamilos ou aumento – durante o uso de IHAs.

CONTRAINDICAÇÕES E PRECAUÇÕES

Bloqueadores alfa-adrenérgicos e IHAs devem ser utilizados com cautela em pacientes portadores de doença hepática ou renal. Para paciente hipertenso em uso de bloqueadores beta ou alfa (α)-adrenérgicos deve ser avisado potencial aumento de hipotensão. Esses medicamentos devem ser interrompidos, e deve-se entrar em contato com o médico caso ocorram angina ou dor cardíaca semelhante. Embora não sejam normalmente usados por mulheres, IHA estão incluídos na categoria X de risco durante a gestação. Por essa razão, esses medicamentos não devem ser manipulados por mulheres em idade fértil.

> **ALERTA DE ENFERMAGEM**
> Dutasterida pode penetrar no sangue; por conseguinte, homens não devem doar sangue enquanto tomam esse medicamento e por um período de até 6 meses após sua interrupção. Isso é para evitar a possibilidade de uma gestante receber o fármaco em transfusão.

INTERAÇÕES

As seguintes interações podem ocorrer quando se administra bloqueador alfa-adrenérgico com outro agente:

Fármaco combinado	Uso comum	Efeito da interação
Antibiótico/antifúngicos	Combate à infecção	Diminuição da efetividade do agente anti-infeccioso
Betabloqueadores	Hipertensão arterial	Aumento de hipotensão
Inibidores da fosfodiesterase tipo 5	Disfunção erétil	Aumento de hipotensão

Considerações fitoterápicas

Extrato de palmeto (*Serenoa repens*) é utilizado para aliviar sintomas de HPB (polaciúria, diminuição de fluxo urinário e nictúria). Acredita-se que reduza inflamação e nível do hormônio DHT (responsável pelo aumento da próstata). Esse fitoterápico não provoca impotência; entretanto, pode agravar distúrbios GI, como úlcera péptica. Homens que ingerem 160 mg, 2 vezes/dia, relatam redução de sintomas urinários no decorrer de 1 a 3 meses. Palmeto não é recomendado na forma de chá, visto que os componentes ativos não são hidrossolúveis. Em geral, recomenda-se que o fitoterápico seja tomado durante 6 meses, seguido de avaliação médica (Bent, 2006).

FÁRMACOS UTILIZADOS EM TRATAMENTO DE DISFUNÇÃO ERÉTIL

Além de reduzir fluxo de urina, HPB provoca problemas na ejaculação e na capacidade de ereção. A disfunção erétil pode ser problemática em homens idosos. É normal que ereções ocorram com menos frequência à medida que o homem envelhece. A capacidade de apresentar ejaculações repetidas é reduzida. Entretanto, a disfunção erétil mais frequentemente resulta de um distúrbio clínico (90%) ou psicológico (10%) do que do simples envelhecimento. Certos medicamentos (particularmente anti-hipertensivos e antidepressivos) podem levar à incapacidade de desenvolver ou manter ereção. Certas doenças, como diabetes melito, também podem causar disfunção erétil. A disfunção erétil provocada por medicamentos ou doenças é, com frequência, tratada com sucesso por meio de medicamentos.

AÇÕES E USOS

A estimulação sexual produz uma série de etapas em que ocorre liberação de substâncias químicas e o músculo liso do pênis (corpo cavernoso) torna-se ingurgitado com sangue. A disfunção erétil resulta da incapacidade de ingurgitação do pênis, impedindo a relação sexual. Inibidores da fosfodiesterase tipo 5 (PDE5) são fármacos orais que facilitam a enzima que possibilita o fluxo sanguíneo para dentro do pênis, resultando em ereção. Tadalafila também é aprovada pela FDA para uso diário, pois também alivia dificuldade urinária resultante de aumento da próstata.

REAÇÕES ADVERSAS, CONTRAINDICAÇÕES E PRECAUÇÕES

As reações adversas mais comuns consistem em cefaleia, rubor, desconforto GI, náuseas, coriza e congestão. Fármacos para disfunção erétil não devem ser utilizados por homens que tomam nitratos (p. ex., para alívio da dor anginosa), visto que afetam o músculo liso. Pacientes com condições cardíacas preexistentes, particularmente os que utilizam anti-hipertensivos, devem discutir a sua administração com o médico antes de utilizá-los. As doses devem ser reduzidas em homens com comprometimento renal ou hepático. Deve-se procurar assistência médica para ereções que persistam por mais de 4 horas. Podem ocorrer problemas oculares quando esses medicamentos são utilizados; neste caso também se deve consultar o médico antes de seu uso.

INTERAÇÕES

As seguintes interações podem ocorrer quando se administra inibidor da PDE5 com outro agente:

Fármaco combinado	Uso comum	Efeito da interação
Agentes antirretrovirais	Infecção viral	Aumento da eficácia do fármaco para disfunção erétil
Agentes anti-hipertensivos	Redução da pressão arterial	Aumento da efetividade do agente anti-hipertensivo

Sildenafila e vardenafila atuam melhor quando não são administradas imediatamente após a ingestão de alimento. Não existe interação alimentar conhecida com tadalafila ou avanafila.

HORMÔNIOS PARA TRATAMENTO DO CÂNCER

Podem-se utilizar hormônios na terapia do câncer, particularmente em doença avançada. Receptores de hormônios específicos necessários para crescimento celular são encontrados na superfície de algumas células tumorais. Quando se interrompe a produção de um hormônio, bloqueando seus receptores, ou quando se substitui hormônio por fármaco, as células neoplásicas podem ser destruídas, ou pode-se reduzir sua velocidade de crescimento. Esses fármacos também parecem contrapor-se ao efeito de hormônios masculinos e femininos nos tumores hormônio-dependentes. Esses hormônios não são utilizados como fármacos curativos no tratamento do câncer; na verdade, desempenham papel adjuvante e, com frequência, paliativo, em virtude de sua capacidade de reduzir ou reverter a velocidade de crescimento do tumor.

Exemplos de hormônios utilizados como antineoplásicos incluem antiandrogênio abiraterona, estrogênio conjugado e progestina megestrol. Análogos do hormônio de liberação de gonadotropinas, como gosserrelina, parecem atuar por meio de inibição da secreção de gonadotropinas pela adeno-hipófise, suprimindo, assim, sua liberação. Sipuleucel-T utiliza as próprias células do paciente para sensibilizar o fármaco, de modo a ser direcionado para as células neoplásicas da próstata. Para isso, é necessário obter leucócitos do paciente, preparar o fármaco e, em seguida, infundir a solução de volta no paciente. Para listagem de nomes, categorias e reações adversas típicas, ver Resumo de Fármacos | Fármacos que atuam nos sistemas urinário e genital em processo de envelhecimento.

PROCESSO DE ENFERMAGEM
Paciente tratado com fármaco que atua nos sistemas urinário ou genital em processo de envelhecimento

AVALIAÇÃO

Avaliação pré-administração

Muitos pacientes que procuram tratamento para distúrbios urinários ou reprodutivos relacionados com o envelhecimento serão examinados em estabelecimento ambulatorial ou instituição de cuidados prolongados. Para alguns profissionais de saúde, pode ser constrangedor fazer perguntas sobre distúrbios urinários ou acerca de história sexual. Como se trata de assuntos raramente discutidos, o médico deve lembrar que também é provavelmente difícil para o paciente falar desses problemas.

Em mulheres, é preciso fazer anamnese completa, que deve incluir história menstrual, incluindo **menarca** (idade da primeira menstruação), padrão menstrual e quaisquer alterações desse padrão (incluindo história de menopausa quando for o caso). Nos homens, fazer perguntas sobre sintomas de HPB, como frequência de micção durante o dia e à noite e dificuldade em iniciar o jato urinário. Documentar quaisquer problemas relacionados com síndrome da bexiga hiperativa (SBH) ou incontinência e verificar se o paciente utiliza alguma proteção, como absorventes ou roupas de baixo descartáveis, incluindo o número de absorventes íntimos usados por dia. O médico pode solicitar exames de urina ou sangue. Se o paciente estiver recebendo tratamento hormonal para câncer, indagar e documentar tratamentos prévios.

Ainda se fazem perguntas sobre história pregressa de tromboflebite ou outros distúrbios vasculares, tabagismo e doenças hepáticas, particularmente se for prescrita terapia de reposição hormonal. Pressão arterial, frequência de pulso e frequência respiratória são verificadas e documentadas. O médico deve efetuar exames de mama e pelve, bem como esfregaço de Papanicolaou (Pap) em mulheres ou toque retal (exame do útero/ovário para mulheres ou exame de próstata para homens) antes de iniciar o tratamento.

Avaliação continuada

Em cada visita ao consultório ou à clínica, é necessário verificar pressão arterial, pulso, frequência respiratória e peso. É importante perguntar ao paciente sobre quaisquer efeitos adversos dos medicamentos, assim como o resultado da terapia farmacológica. Em mulheres em uso de estrogênio para sintomas de menopausa, investiga-se ocorrência de sangramento inesperado, ganho de peso ou dor na perna (tromboembolismo). Quando são prescritos medicamentos antiespasmódicos, monitora-se o paciente à procura de redução de disúria, polaciúria, urgência ou nictúria. Pergunta-se sobre ocorrência de alívio de qualquer dor associada à irritação do sistema geniturinário inferior. Para homens tratados para HPB, investigam-se mudanças em padrões de fluxo urinário ou se o medicamento prescrito para disfunção erétil produziu resultados satisfatórios.

DIAGNÓSTICOS DE ENFERMAGEM

Diagnósticos de enfermagem específicos para esses fármacos incluem:

- **Conhecimento deficiente,** relacionado com diagnóstico, uso de TRH, TER ou outros fatores

528   Parte 11 Fármacos que Atuam no Sistema Urinário

- **Integridade da membrana da mucosa oral prejudicada,** relacionada com boca seca em consequência do uso de anticolinérgicos
- **Risco de lesão,** relacionado com sonolência, tontura ou hipotensão
- **Dor aguda,** relacionada com priapismo.

Diagnósticos de enfermagem relacionados com administração de medicamentos são discutidos no Capítulo 4.

PLANEJAMENTO

Os desfechos esperados no paciente podem incluir resposta ótima à terapia farmacológica, atendimento às necessidades do paciente relacionadas com controle de reações adversas e confiabilidade na compreensão do esquema medicamentoso.

IMPLEMENTAÇÃO

Promoção da resposta ótima à terapia

Estrogênios podem ser administrados por via oral, intramuscular, intravenosa, transdérmica ou intravaginal. Uso como contraceptivo é habitualmente autoadministrado por via oral. Via transdérmica demonstrou ser mais segura, particularmente em mulheres com níveis elevados de triglicerídeos, diabetes melito do tipo 2, hipertensão, enxaqueca, ou fumantes. Quando estrogênios são administrados por via vaginal para vaginite atrófica, o enfermeiro deve fornecer instruções necessárias para uso correto.

! ALERTA DE ENFERMAGEM

Mulheres grávidas ou com possibilidade de engravidar não devem manusear cápsulas ou comprimidos triturados ou partidos de finasterida ou dutasterida. A absorção do medicamento representa risco substancial de crescimento anormal de feto do sexo masculino.

Monitoramento e manejo das necessidades do paciente

Conhecimento deficiente

A mulher que toma hormônios femininos se preocupa com os perigos associados a esses medicamentos, pois tem conhecimento impreciso, baseado em fatos incorretos. Embora sejam perigosos em uso prolongado, suas reações adversas só ocorrem em pequeno número de mulheres. Quando a paciente é rigorosamente monitorada pelo médico, riscos associados a uso prolongado são frequentemente minimizados.

Algumas mulheres têm medo de desenvolver câncer de útero, câncer de mama ou doença cardíaca em consequência de TRH. Na maioria dos estudos, constatou-se que os benefícios da TRH frequentemente superam risco de câncer de mama e doença cardiovascular. Estudos mais recentes demonstraram que administração de doses mais baixas por vias oral ou transdérmica ajuda a reduzir fraturas ósseas em mulheres na pós-menopausa. O enfermeiro deve estimular a paciente a fazer perguntas sobre seu tratamento. Qualquer informação incorreta deve ser esclarecida antes de iniciar a terapia. Passar as perguntas que não podem ou que não devem ser respondidas por um enfermeiro ao médico.

O paciente com carcinoma de próstata avançado também pode ter preocupações com uso de hormônio feminino. Com dosagem cuidadosamente regulada, efeitos feminilizantes, caso ocorram, são em geral mínimos.

Integridade da membrana da mucosa oral prejudicada

Boca seca constitui reação adversa comum a medicamentos antiespasmódicos (bloqueadores colinérgicos). Sugere-se ao paciente que chupe balas, pastilhas sem açúcar ou pequenos pedaços de gelo e realize higiene bucal frequente. Algumas vezes, o paciente acredita que, ao reduzir ingestão de líquido, irá diminuir a frequência de micção e os distúrbios urinários. Deve-se instruir o paciente a manter ingestão adequada de líquidos, pois o contrário agravará os distúrbios urinários e também induzirá constipação intestinal. Se o paciente apresentar constipação intestinal, estimulá-lo a aumentar a ingestão de líquidos e o consumo de dieta rica em fibras, frutas e vegetais com alto teor de água, como melancia, morangos ou espinafre.

Risco de lesão

Se forem prescritos agentes bloqueadores adrenérgicos para HPB, instruir o paciente sobre risco de lesão associado a hipotensão. Essa reação pode ser imediata, sendo denominada "hipotensão ortostática da primeira dose". Ao iniciar o tratamento, o paciente pode apresentar tontura durante os primeiros 60 a 90 minutos, melhorada se o medicamento for ingerido ao deitar ou em momento de menos atividade. É importante tomar o medicamento aproximadamente na mesma hora diariamente. Essa reação também pode ocorrer se o medicamento for interrompido e reiniciado depois de 1 semana ou mais.

Dor aguda

Priapismo (ereção de mais de 4 a 6 horas de duração) é reação adversa incomum, porém potencialmente grave, dos fármacos usados no tratamento de disfunção erétil. É muito doloroso e, se não for tratado nas primeiras horas, pode resultar em lesão tecidual e disfunção erétil permanente. São mais propensos a priapismo pacientes com anemia falciforme, mieloma múltiplo, leucemia ou deformidade anatômica do pênis. Como se trata de reação adversa constrangedora, o paciente pode relutar em procurar assistência médica. Reconhecer o desconforto do paciente ao discutir esse problema e fornecer instruções que possam habilitar o paciente no automanejo.

O antídoto para priapismo de mais de 2 horas de duração é pseudoefedrina, 120 mg VO, em comprimidos de liberação imediata. Homens devem ser orientados a ter esse fármaco disponível quando utilizarem medicamentos para disfunção erétil. O paciente deve entrar em contato com o médico quando a ereção persistir por 3 horas ou quando a pseudoefedrina não atuar depois de 1 hora.

Injeção de estimulantes alfa-adrenérgicos (p. ex., fenilefrina ou norepinefrina) pode ser útil para tratamento de priapismo após drenagem do ingurgitamento. Em alguns casos, é necessária intervenção cirúrgica.

Orientação ao paciente e aos familiares

Quando orientar paciente ou familiares sobre medicamentos para aliviar sintomas do envelhecimento dos sistemas geniturinário ou genital, é importante lembrar que, pela idade avançada, o paciente pode necessitar de instruções repetidas para compreender como autogerenciar suas condições e seus medicamentos. Paciente e familiares devem compreender que o medicamento destina-se a ajudar a reduzir sintomas que podem ser difíceis de discutir com outras pessoas. Ao desenvolver plano de ensino, o enfermeiro deve incluir uma ou mais das seguintes informações:

Estrogênios e progestinas

- Ler cuidadosamente a bula do medicamento. Se houver dúvidas a respeito das informações fornecidas, discuti-las com o médico

- Se ocorrer desconforto GI, ingerir o medicamento com alimentos
- Notificar o médico caso ocorra qualquer um dos seguintes sintomas: dor nas pernas ou na virilha; dor torácica aguda ou falta de ar súbita; aparecimento de nódulos na mama; cefaleia súbita e intensa; tontura ou desmaio; distúrbios de visão ou fala; fraqueza ou dormência em braços, face ou pernas; dor abdominal intensa; depressão; coloração amarelada de pele ou olhos
- Se houver suspeita de gravidez, ou ocorrer sangramento vaginal anormal, interromper o medicamento e contatar imediatamente o médico
- Paciente com diabetes melito: verificar glicemia capilar diariamente ou com mais frequência. Contatar o médico se houver elevação da mesma. Isso pode exigir mudança em terapia do diabetes (insulina, hipoglicemiante oral) ou dieta; essas mudanças precisam ser efetuadas pelo médico

Sistema transdérmico de estradiol
- Ler cuidadosamente a bula. Alguns adesivos são aplicados 2 vezes/semana; outros, a cada 7 dias
- Aplicar imediatamente o adesivo após abrir a embalagem, com o lado adesivo voltado para baixo. Aplicar o sistema transdérmico à pele limpa e seca de tronco, nádegas, abdome, parte interna da coxa ou braço. Não aplicar às mamas, linha da cintura ou qualquer local exposto à luz solar. A área não deve ser oleosa nem estar irritada. Ter cuidado com fontes de calor, como cobertor elétrico, que podem aumentar a velocidade de absorção
- Com a palma da mão, exercer pressão firme sobre o adesivo aplicado durante cerca de 10 segundos. Deve-se revezar o local de aplicação, dando intervalos de pelo menos 1 semana entre aplicações em mesmo local
- Evitar áreas que possam ser expostas a atrito ou onde roupas possam ter contato com o adesivo
- Retirar o adesivo antigo antes de aplicar um novo. Revezar os locais de aplicação para evitar irritação da pele
- Seguir as orientações do médico sobre a aplicação do adesivo (p. ex., aplicação contínua, 3 semanas de uso seguidas de 1 semana sem aplicação, troca semanal ou aplicação 2 vezes/semana)
- Se o adesivo se desprender, reaplicá-lo ou aplicar novo. Continuar com o esquema de tratamento original. Descartar longe de crianças e animais de estimação

Aplicação intravaginal
- Utilizar corretamente o aplicador. Consultar a bula sobre procedimento correto. O aplicador tem marcação da dose correta e acompanha o medicamento quando adquirido
- Lavar o aplicador depois de cada uso com água quente e sabão neutro e enxaguar bem
- Permanecer deitada durante pelo menos 30 minutos após a instilação
- Utilizar absorvente íntimo para proteger a roupa, se necessário
- Não utilizar o dobro da dose se uma dose for omitida. Em vez disso, recomeçar o tratamento no dia seguinte

Inibidor de hormônios androgênicos
- Avisar imediatamente o médico se a parceira sexual estiver grávida ou com possibilidade de engravidar, pois podem ser necessárias medidas adicionais, como interrupção do fármaco ou uso de preservativo
- Mulheres grávidas ou que podem engravidar não devem manipular esse medicamento
- O paciente não deve doar sangue durante pelo menos 6 meses após a interrupção do medicamento, devido a efeitos potenciais sobre mulheres grávidas que podem receber o sangue doado.

Antiandrogênios (abiraterona)
- Abiraterona é administrada concomitantemente com prednisona; certificar-se que seja fornecido amplo suprimento do esteroide
- Mulheres grávidas ou que podem engravidar não devem manusear esse medicamento.

Análogos dos hormônios de liberação das gonadotropinas
- Fornecer instruções de cuidados pós-implante, incluindo limitações de levantamento de peso e restrições quanto a banho durante a cicatrização.

Antiespasmódicos
- Flavoxato: tomar esse medicamento três a quatro vezes, conforme prescrito. É fármaco sintomático, enquanto outros medicamentos são administrados para tratar causa
- Oxibutinina: tomar o medicamento com ou sem alimento. Oxibutinina apresenta um revestimento externo que pode não se desintegrar, aparecendo algumas vezes nas fezes. Isso não deve causar nenhuma preocupação. Se for utilizada a forma transdérmica do medicamento, aplicar o adesivo a área limpa e seca de quadril, abdome ou nádegas. Retirar o adesivo antigo e revezar os locais de aplicação a cada 7 dias
- Antiespasmódicos podem causar prostração por calor (febre e intermação causadas por diminuição da sudorese) em altas temperaturas. Se o paciente estiver residindo em região de clima quente ou for exposto a altas temperaturas, é necessário tomar precauções apropriadas.

REAVALIAÇÃO
- O efeito terapêutico é obtido, e sintomas urinários ou do sistema genital são aliviados
- Reações adversas são identificadas, relatadas ao médico e controladas com sucesso por meio de apropriadas intervenções de enfermagem:
  - O nível de conhecimento é aumentado
  - As mucosas estão úmidas e intactas
  - Não há lesão evidente
  - O paciente não sente dor
- O paciente e sua família expressam confiança e demonstram entender o esquema medicamentoso.

Farmacologia na prática
PENSE CRITICAMENTE
Sr. Phillip voltou à clínica com sintomas persistentes de infecção urinária. O médico suspeita que o paciente possa ter HPB e esteja reduzindo ingestão de líquidos para evitar a necessidade de levantar à noite para urinar. Que aspectos o enfermeiro destacaria em um plano de ensino para esse paciente?

PONTOS-CHAVE

- Durante a menopausa, o nível do hormônio estrogênio diminui e o ciclo menstrual se torna irregular até cessar. Esse período é também denominado climatério feminino. As alterações relacionadas com os sistemas cardiovascular, esquelético, urinário e genital podem causar sintomas desagradáveis. Pode-se proceder à reposição do hormônio estrogênio, o que ajuda a aliviar o rubor, a sudorese e a atrofia dos tecidos vaginais e do sistema urinário, além de melhorar os ossos

- O número de distúrbios do sistema urinário aumenta com o envelhecimento. A função renal pode ser reduzida em 50%, e a urina torna-se mais diluída. A força, a flexibilidade e a capacidade da bexiga diminuem. Isso pode resultar em dor, polaciúria ou incontinência. Os agentes antiespasmódicos reduzem os espasmos do músculo liso do sistema urinário e melhoram o fluxo de urina

- Sintomas urinários também podem constituir um sinal de aumento da próstata. As manifestações clínicas da HPB, como polaciúria, redução do fluxo urinário, nictúria e disúria, são tratados com agentes antiadrenérgicos ou inibidores do hormônio masculino. A disfunção erétil pode resultar do uso de determinados medicamentos ou de uma condição clínica, como diabetes melito ou HPB. Os medicamentos utilizados no tratamento da disfunção erétil assemelham-se a outros fármacos administrados para dilatar os vasos sanguíneos. Podem ocorrer reações adversas semelhantes, como hipotensão

- Os cânceres avançados do sistema genital em ambos os sexos respondem à manipulação hormonal. Atualmente, são utilizados para fins paliativos, e não com intenção de curar a doença.

RESUMO DE FÁRMACOS
Fármacos que atuam nos sistemas urinário e genital em processo de envelhecimento

Nome genérico	Usos	Reações adversas	Faixas posológicas
Hormônios femininos: estrogênios			
Estrogênios conjugados	Orais: sintomas vasomotores associados à menopausa, vaginite atrófica, osteoporose, hipogonadismo, insuficiência ovariana primária, cuidados paliativos do câncer de mama e de próstata Parenterais: sangramento uterino anormal consequente a desequilíbrio hormonal	Cefaleia, tontura, melasma, tromboembolismo venoso, náuseas, vômitos, distensão e cólicas abdominais, sangramento inesperado/de escape, alterações vaginais, rinite, alterações da libido, aumento e hipersensibilidade das mamas, alterações de peso, dor generalizada	VO: 0,3 a 2,5 mg/dia IM: 25 mg/injeção
Estrogênios esterificados	Iguais aos dos estrogênios conjugados	Iguais às dos estrogênios conjugados	0,3 a 1,25 mg/dia VO
Estrogênios tópicos	Atrofia vaginal e sintomas vasomotores associados à menopausa	Raras: discreto prurido ou irritação vaginal	O conteúdo de um aplicador por dia
Estrogênios vaginais	Atrofia vaginal e sintomas vasomotores associados à menopausa	Raras: discreto prurido ou irritação vaginal	Ler a bula; usados 1 vez/semana ou 1 vez/mês
Estradiol, oral	Sintomas vasomotores associados a menopausa, prevenção de osteoporose, hipoestrogenismo, tratamento paliativo de câncer de próstata e de mama	Iguais às dos estrogênios conjugados	0,5 a 10 mg/dia VO
Estradiol cipionato	Sintomas vasomotores moderados a graves associados à menopausa, hipogonadismo feminino	Iguais às dos estrogênios conjugados; dor no local da injeção	1 a 5 mg IM, a cada 3 a 4 semanas
Estradiol, hemi-hidratado	Vaginite atrófica	Iguais às dos estrogênios conjugados	Um óvulo vaginal diariamente
Estradiol, sistema transdérmico	Iguais aos dos estrógenos conjugados	Iguais às dos estrogênios conjugados	Doses variáveis, aplicadas à pele 1 vez/semana
Estradiol, emulsão tópica	Sintomas vasomotores da menopausa		Dois sachês ao dia
Estradiol, valerato	Iguais aos do cipionato de estradiol	Iguais às dos estrogênios conjugados; dor no local da injeção	10 a 20 mg 1 vez/mês
Estropipato (sulfato de estrona)	Sintomas vasomotores moderados a graves associados à menopausa, hipogonadismo feminino, insuficiência ovariana, osteoporose	Iguais às dos estrogênios conjugados	0,625 a 9 mg/dia VO

Capítulo 47 Fármacos que Atuam na Menopausa e na Andropausa 531

Nome genérico	Usos	Reações adversas	Faixas posológicas
Estrogênios conjugados sintéticos, A	Sintomas vasomotores moderados a graves associados à menopausa, atrofia vaginal	Iguais às dos estrogênios conjugados	0,45 mg/dia VO; depois, ajustar de acordo com os sintomas
Estrogênios conjugados sintéticos, B	Sintomas vasomotores moderados a graves associados à menopausa	Iguais às dos estrogênios conjugados	0,3 mg/dia VO; depois, ajustar de acordo com os sintomas
Estrogênios e progestinas combinados	Tratamento dos sintomas vasomotores moderados a graves associados à menopausa, tratamento da atrofia vulvar e vaginal, osteoporose	Reações adversas a ambos os hormônios; iguais às dos estrogênios conjugados sintéticos e progesterona	Orais ou transdérmicos, dosagem variável, usados diária ou semanalmente. Ver a bula
Moduladores seletivos de receptores estrogênicos (MSREs)			
Ospemifeno	Dispareunia, atrofia vaginal causada pela menopausa	Ondas de calor, secreção vaginal	60 mg/dia VO
Raloxifeno	Tratamento e prevenção de osteoporose pós-menopausa	Câimbras nas pernas, tontura, coágulos sanguíneos	60 mg/dia VO
Combinação de estrogênio/MSRE			
Estrogênio/Bazedoxifeno	Sintomas vasomotores moderados a graves associados à menopausa e *prevenção de osteoporose*	Iguais às dos estrogênios conjugados	0,45/0,2 mg/dia VO
Antiespasmódicos urinários			
Darifenacina	Bexiga hiperativa com incontinência de urgência, urgência/polaciúria	Boca seca, constipação intestinal	7,5 mg/dia VO
Fesoterodina	Bexiga hiperativa com incontinência de urgência; urgência/polaciúria, bexiga neurogênica	Boca seca	4 a 8 mg/dia VO
Mirabegrona	Iguais aos de fesoteradina	Constipação intestinal, diarreia, tontura, náuseas	25 a 50 mg/dia VO
Oxibutinina	Iguais aos de fesoteradina	Boca seca, náuseas, cefaleia, sonolência, constipação intestinal, retenção urinária	5 mg, 2 a 3 vezes/dia VO 3,9 mg, por via transdérmica, utilizar por 3 a 4 dias
Solifenacina	Iguais aos de fesoteradina	Boca seca, constipação intestinal, borramento visual, ressecamento dos olhos	5 mg/dia VO
Tolterodina	Iguais aos de fesoteradina	Boca seca, constipação intestinal, cefaleia, tontura	2 mg, 3 vezes/dia VO 4 mg/dia, liberação prolongada
Tróspio	Iguais aos de fesoteradina	Boca seca, constipação intestinal, cefaleia	20 mg, 3 vezes/dia VO
Flavoxato	Sintomas urinários em homens, causados por cistite, prostatite e outros distúrbios urinários	Boca seca, sonolência, borramento visual, cefaleia, retenção urinária	100 a 200 mg, 3 a 4 vezes/dia VO
Fármacos para hiperplasia benigna de próstata			
Fármacos antiadrenérgicos: de ação periférica			
Alfuzosina	HPB	Cefaleia, tontura	10 mg/dia VO
Doxazosina	Hipertensão, HPB	Cefaleia, tontura, fadiga	Hipertensão arterial: 1 a 8 mg/dia VO; HPB: 1 a 16 mg/dia VO
Silodosina	HPB	Cefaleia, tontura, disfunção ejaculatória, diarreia, rinite	8 mg/dia VO
Tansulosina	HPB	Cefaleia, disfunção ejaculatória, tontura, rinite	0,4 mg/dia VO
Terazosina	Hipertensão arterial, HPB	Tontura, hipotensão postural, cefaleia, dispneia, congestão nasal	Hipertensão arterial: 1 a 20 mg/dia VO; HPB: 1 a 10 mg/dia VO

(continua)

532 **Parte 11** Fármacos que Atuam no Sistema Urinário

Nome genérico	Usos	Reações adversas	Faixas posológicas
Inibidores de hormônios androgênicos			
Dutasterida	HPB	Impotência, diminuição da libido	0,5 mg dia VO
Finasterida	Calvície de padrão masculino, HPB	Impotência, diminuição da libido, astenia, tontura, hipotensão postural	1 a 5 mg dia VO
Combinação de dutasterida/tansulosina	HPB	Ver cada fármaco separadamente	Uma cápsula/dia VO, na mesma hora
Agentes contra disfunção erétil – inibidores de fosfodiesterase do tipo 5			
Avanafila	Disfunção erétil	Cefaleia, dispepsia, congestão nasal, dor lombar	100 a 200 mg VO, 15 a 30 min antes da atividade sexual
Sildenafila	Disfunção erétil	Cefaleia, rubor, dispepsia, congestão nasal	25 a 50 mg VO, 60 min antes da atividade sexual
Tadalafila	Disfunção erétil, HPB	Cefaleia, dispepsia, congestão nasal, dor lombar	Disfunção erétil e HPB: 5 mg 1 vez/dia no mesmo horário VO
Vardenafila	Disfunção erétil	Cefaleia, rubor, dispepsia, coriza, dor lombar	5 a 20 mg VO, 25 a 60 min antes da atividade sexual
Terapia hormonal para cânceres de mama e próstata			
Inibidor de esteroides suprarrenais			
Aminoglutetimida	Câncer de mama metastático, de próstata	Sonolência, erupção cutânea, náuseas, vômitos	1 a 2 g/dia VO
Antagonista de hormônio liberador de gonadotropina			
Degarrelix	Câncer de próstata avançado	Ondas de calor, dor no local de injeção, ganho de peso	80 a 240 mg SC
Análogos de hormônio liberador de gonadotropina			
Gosserrelina	Câncer de próstata e de mama, endometriose, adelgaçamento do endométrio	Cefaleia, labilidade emocional, depressão, sudorese, acne, atrofia das mamas, disfunção sexual, vaginite, ondas de calor, dor, edema	3,6 mg, implante, mensal 10,8 mg, implante a cada 3 meses
Histrelina	Câncer de próstata	Ondas de calor, fadiga, irritação no local de implante	50 a 60 mcg/dia, implante trocado anualmente
Leuprorrelina	Câncer de próstata, endometriose, puberdade precoce, leiomiomas uterinos	Ondas de calor, edema, dor óssea, alterações eletrocardiográficas, hipertensão	1 mg/dia SC, fornecida em injeção mensal e implante
Triptorrelina	Câncer de próstata	Ondas de calor, dor esquelética, cefaleia, disfunção erétil	3,75 mg, IM, a cada 28 dias
Antiandrogênios			
Abiraterona	Câncer de próstata	Ondas de calor, nictúria, polaciúria, edema periférico, dor generalizada, infecção das vias respiratórias superiores	1.000 g/dia, com prednisona
Bicalutamida	Câncer de próstata	Ondas de calor, tontura, constipação intestinal, náuseas, diarreia, nictúria, hematúria, edema periférico, dor generalizada, astenia, infecção	50 mg/dia VO
Enzalutamida	Câncer de próstata	Ondas de calor, dormência, cefaleia, dor lombar, diarreia	160 mg/dia VO
Flutamida	Câncer de próstata	Ondas de calor, perda da libido, disfunção erétil, diarreia, náuseas, vômitos, ginecomastia	250 mg VO, 3 vezes/dia

Nome genérico	Usos	Reações adversas	Faixas posológicas
Nilutamida	Câncer de próstata	Dor, cefaleia, astenia, sintomas gripais, insônia, náuseas, constipação intestinal, atrofia testicular, dispneia	300 mg/dia, durante 1 mês; a seguir, 150 mg/dia VO
Estrogênio			
Estramustina	Câncer de próstata	Hipersensibilidade e aumento das mamas, náuseas, diarreia, edema	14 mg/kg/dia VO, em doses fracionadas
Androgênio			
Testolactona	Tratamento paliativo: câncer de mama	Parestesia, glossite, anorexia, náuseas, vômitos, eritema maculopapular, dores, alopecia, edema das extremidades, elevação da pressão arterial	250 mg VO, 4 vezes/dia
Inibidores da aromatase			
Anastrozol	Câncer de mama	Vasodilatação, transtornos do humor, náuseas, ondas de calor, faringite, astenia, dor	1 mg/dia VO
Exemestano	Câncer de mama	Iguais às do anastrozol	25 mg/dia VO
Letrozol	Câncer de mama	Iguais às do anastrozol	2,5 mg/dia VO
Progestógenos			
Medroxiprogesterona	Câncer endometrial ou renal	Fadiga, nervosismo, erupção cutânea, prurido, acne, edema	400 a 1.000 mg/semana IM
Megestrol	Câncer de mama ou endométrio, estimulante do apetite na infecção pelo vírus da imunodeficiência humana (HIV)	Ganho de peso, vômitos, edema, sangramento inesperado	40 a 320 mg/dia VO, em doses fracionadas
Antiestrogênio			
Fulvestranto	Câncer de mama	Náuseas, vômitos, astenia, dor, faringite, cefaleia	250 mg, 1 vez/mês IM
Antiestrogênios – classe MSRE			
Tamoxifeno	Câncer de mama, terapia profilática para mulheres com alto risco de câncer de mama	Ondas de calor, erupções cutâneas, cefaleia, sangramento e corrimento vaginais	20 a 40 mg/dia VO
Toremifeno	Câncer de mama	Ondas de calor, sudorese, náuseas, tontura, edema, sangramento e corrimento vaginais	60 mg/dia VO

REVISÃO DO CAPÍTULO

Calcule a dosagem dos medicamentos

1. O médico prescreve fesoterodina, 8 mg VO, 1 vez/dia, para paciente com bexiga urinária hiperativa. A farmácia dispensa o fármaco em comprimidos de 4 mg. O enfermeiro orienta o paciente a ingerir _____.

2. O médico prescreve sildenafila, 50 mg VO, quando necessário, para disfunção erétil. Se a dose máxima é de 100 mg em 24 horas, quantos comprimidos o paciente pode ingerir em um dia?

Prepare-se para provas

1. Quando a mulher cessa de ovular, esse processo é denominado _____.

   1. Menarca

   2. Andropausa

   3. Menopausa

   4. TRH

2. Qual das seguintes estruturas está localizada no sistema urinário superior?

   1. Bexiga

   2. Próstata

   3. Uretra

   4. Rim

3. Qual o percentual de redução da função renal que ocorre normalmente com o envelhecimento?

   1. 10%

534 Parte 11 Fármacos que Atuam no Sistema Urinário

2. 35%

3. 50%

4. 85%

4. Os fármacos mais comuns utilizados no tratamento da HPB são _____.

1. Bloqueadores colinérgicos

2. Agentes antiadrenérgicos

3. Hormônios

4. Inibidores enzimáticos

5. Qual é a porcentagem de pessoas com síndrome de bexiga hiperativa no Brasil?

1. 5%

2. 18%

3. 2%

4. 30%

6. Se um fármaco que atua no sistema urinário exerce efeitos anticolinérgicos, os sintomas consistem em _____.

1. Bradicardia

2. Boca seca

3. Estado de vigília

4. Pele seca

7. Se dutasterida é utilizada para o tratamento da HPB e administrada apenas a homens, por que é classificada na categoria X de risco na gravidez?

1. Para assegurar que não seja administrada a mulheres para sintomas de menopausa

2. A dutasterida pode prejudicar o feto do sexo masculino se for absorvida por uma gestante

3. Para esclarecer que ela é administrada exclusivamente a homens

4. Todos os fármacos são classificados, independentemente de serem para homens ou não

8. Um paciente telefona para falar sobre uso da vardenafila. Qual das seguintes afirmativas seria preocupante e deveria ser relatada imediatamente?

1. "Minhas bochechas estão como se eu estivesse tendo uma onda de calor"

2. "Meu pênis continua ereto depois de 4 horas"

3. "Não posso usar esses comprimidos, porque eles causam dor de cabeça!"

4. "Meu nariz ficou subitamente entupido, acredito que estou resfriado"

9. Uma paciente declara que parou de tomar antiespasmódico, devido à ocorrência de boca seca e constipação intestinal. Que tipo de orientação o enfermeiro pode oferecer para reduzir essas reações adversas? **Escolher todas as opções corretas.**

1. Acrescentar mais fibras à dieta

2. Limitar a ingestão de líquidos.

3. Comer um pedaço de melancia diariamente

4. Escolher cortes de carne que sejam ricos em ferro

5. Escovar os dentes e usar fio dental regularmente

10. À medida que a bexiga envelhece, qual das seguintes opções provoca nictúria? **Escolher todas as opções corretas.**

1. A capacidade aumenta

2. A flexibilidade diminui

3. O fluxo é obstruído pelo tecido prostático

4. A força da bexiga diminui

Para verificar suas respostas, ver Apêndice F.

48 Fármacos Anti-Infecciosos e Outros Fármacos que Atuam no Sistema Urinário

Termos-chave

bactericida fármaco ou agente com capacidade de destruir ou matar bactérias

bacteriostático fármaco ou agente com capacidade de retardar ou reduzir a velocidade de multiplicação das bactérias

cistite inflamação da bexiga

infecção urinária infecção de uma ou mais estruturas do sistema urinário por microrganismos patogênicos

pielonefrite inflamação do néfron

prostatite inflamação da próstata

Objetivos de aprendizagem

Ao fim deste capítulo, o leitor deverá ser capaz de:

1. Discutir usos, ações farmacológicas gerais, reações adversas, contraindicações, precauções e interações de anti-infecciosos urinários, bem como de sintomas associados a infecções urinárias.
2. Discutir atividades a serem realizadas pelo enfermeiro na avaliação pré-administração e na avaliação continuada do paciente tratado com fármaco que atua em infecções urinárias.
3. Listar os diagnósticos de enfermagem específicos para paciente em uso de fármaco que atua nas infecções urinárias.
4. Discutir maneiras de promover resposta ótima ao tratamento, controlar reações adversas e instruir o paciente sobre o uso de fármacos usados no tratamento das infecções urinárias.

Classes de fármacos

Anti-infecciosos urinários   Analgésicos urinários

Farmacologia na prática

Janna Wong é uma atleta de ensino médio de 16 anos de idade. Procurou o ambulatório para exame físico de rotina. Os sinais vitais revelam que Janna está com febre de 38°C. Queixa-se que está se sentindo cansada, porém inquieta. Quando questionada se gostaria de beber água, Janna responde não por que ela não quer urinar até chegar em casa. Reflita sobre esse comentário da paciente enquanto estiver estudando este capítulo.

Este capítulo discute os fármacos utilizados no tratamento de **infecções urinárias**. Esses tipos de infecções são causados por microrganismos patogênicos em uma ou mais estruturas do sistema urinário (Figura 48.1). Como a uretra feminina é consideravelmente mais curta que a masculina, mulheres apresentam infecções urinárias com muito mais frequência do que homens. A estrutura mais comumente afetada é bexiga. Manifestações clínicas de infecção ou inflamação vesical (**cistite**) consistem em urgência urinária, polaciúria, sensação de pressão, dor em queimação durante a micção e dor causada por espasmo na região da bexiga e na área suprapúbica. Nas infecções urinárias crônicas, uretra (uretrite), próstata (**prostatite**) e rins (**pielonefrite**) também podem ser afetados.

Os fármacos discutidos neste capítulo são principalmente anti-infecciosos. São usados no tratamento das infecções urinárias e atuam nas

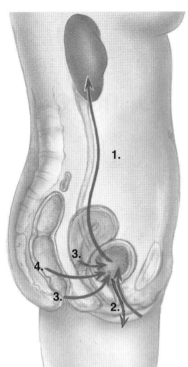 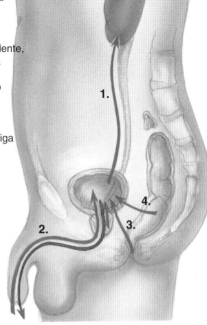

1. Ascendente (refluxo) da bexiga para o rim
2. Ascendente, da uretra para a bexiga; descendente, da bexiga para a uretra
3. A partir do reto, do colo do útero e da próstata para bexiga
4. Do intestino para a bexiga

FIGURA 48.1 Vias de infecção urinária.

bactérias no sistema urinário. Embora sejam administrados por via sistêmica, isto é, por via oral ou parenteral, esses fármacos não alcançam níveis significativos na corrente sanguínea e, portanto, são desprovidos de valor no tratamento de infecções *sistêmicas*. São excretados principalmente pelos rins e exercem seus efeitos antibacterianos principais na urina à medida que passa pela bexiga.

Exemplos de fármacos mais utilizados no tratamento das infecções urinárias incluem amoxicilina (penicilinas de amplo espectro; ver Capítulo 7), trimetoprima (sulfonamidas, ver Capítulo 6) e nitrofurantoína. Alguns fármacos utilizados no tratamento das infecções urinárias, como a nitrofurantoína, não pertencem aos grupos dos antibióticos e das sulfonamidas. Os anti-infecciosos conhecidos como fluoroquinolonas (ver Capítulo 9) foram inicialmente aprovados pela FDA para o tratamento das infecções urinárias, porém se mostraram mais úteis no tratamento das infecções sistêmicas. São também utilizados fármacos em combinação, como trimetoprima e sulfametoxazol. O Resumo de Fármacos | Fármacos anti-infecciosos que atuam no sistema urinário fornece exemplos dos fármacos utilizados no tratamento das infecções urinárias.

Os analgésicos urinários constituem outra categoria de fármacos frequentemente usados no tratamento das infecções urinárias e na cistite intersticial prolongada, especificamente para aliviar o desconforto associado a essas condições.

AÇÕES E USOS

Esses fármacos são utilizados nas infecções urinárias causadas por bactérias suscetíveis. Muitos dos agentes anti-infecciosos administrados nos tratamentos das infecções urinárias são escolhidos em virtude de sua rápida taxa de excreção, mais do que pelo modo de ação no interior do corpo.

Em consequência, esses agentes anti-infecciosos se concentram na urina e parecem atuar por meio de sua interferência na multiplicação das bactérias presentes na urina. A nitrofurantoína pode ser **bacteriostática** (que diminui a velocidade ou retarda a multiplicação das bactérias) ou **bactericida** (destrói bactérias), dependendo de sua concentração na urina. Ver os capítulos sobre anti-infecciosos específicos para o modo pelo qual atuam outros agentes anti-infecciosos.

A fenazopiridina é um corante que exerce efeito analgésico tópico sobre o revestimento do sistema urinário. Não possui atividade anti-infecciosa. A fenazopiridina está disponível como fármaco de venda livre, porém também está incluída em alguns medicamentos com combinações de agentes anti-infecciosos para sistema urinário.

REAÇÕES ADVERSAS

As reações adversas consistem principalmente em distúrbios gastrintestinais (GI) e incluem:

- Anorexia, náuseas, vômitos e diarreia
- Dor abdominal ou estomatite.

Outras reações generalizadas em sistemas orgânicos incluem:

- Sonolência, tontura, cefaleia, borramento visual, fraqueza e neuropatia periférica
- Erupção cutânea, prurido, reações de fotossensibilidade e cãibras nas pernas.

Quando esses fármacos são administrados em grandes doses, os pacientes podem apresentar sensação de ardência na micção e irritação da bexiga, e isso não deve ser confundido com infecção continuada. Foi constatado que nitrofurantoína provoca reações pulmonares agudas e crônicas. Pacientes devem ser avisados de que fenazopiridina tingirá a urina de cor laranja-escura a castanha, manchando permanentemente roupas íntimas em contato com a urina.

CONTRAINDICAÇÕES E PRECAUÇÕES

Os agentes anti-infecciosos são contraindicados para pacientes com hipersensibilidade aos mesmos, bem como durante a gravidez (categoria C na gravidez) e lactação. Uma exceção é a nitrofurantoína, que é classificada como categoria B de risco na gravidez e é usada com cautela durante a gestação.

Os agentes anti-infecciosos devem ser utilizados com cautela em indivíduos com comprometimento renal ou hepático. Pacientes alérgicos à tartrazina (um corante alimentar) não devem ingerir metenamina. Esse fármaco deve ser utilizado com cautela em pacientes com gota, pois pode formar cristais na urina. Nitrofurantoína é utilizada com cautela em pacientes com arteriosclerose cerebral, diabetes melito ou deficiência de glicose-6-fosfato desidrogenase (G6PD).

INTERAÇÕES

Anti-infecciosos urinários

As seguintes interações podem ocorrer quando se administra anti-infeccioso urinário com outro agente:

Fármaco combinado	Uso comum	Efeito da interação
Sulfametoxazol		
Anticoagulantes orais	Anticoagulação	Risco aumentado de sangramento
Nitrofurantoína		
Trissilicato de magnésio ou magaldrato	Alívio de desconforto gástrico	Absorção diminuída do anti-infeccioso

Fármaco combinado	Uso comum	Efeito da interação
Anticolinérgicos	Alívio de espasmo/ desconforto vesicais	Retardo em esvaziamento gástrico, com aumento na absorção de nitrofurantoína
Fosfomicina		
Metoclopramida	Alívio de desconforto gástrico	Redução de concentração plasmática e excreção urinária de fosfomicina

O aumento do pH da urina (urina alcalina) diminui a efetividade da metenamina. Por conseguinte, para evitar a elevação do pH urinário quando se administra metenamina, o paciente não deve usar antiácidos contendo bicarbonato ou carbonato de sódio.

Considerações fitoterápicas

O suco de oxicoco (*cranberry*) é recomendado, há algum tempo, para tratamento e prevenção das infecções urinárias. Os estudos clínicos realizados confirmaram que este suco é benéfico para os indivíduos que apresentam infecções urinárias frequentes. Ele inibe a fixação de bactérias às paredes do sistema urinário e impede que determinadas bactérias formem a placa dentária na boca. O suco de oxicoco é seguro para uso como alimento e para a saúde do sistema urinário. O oxicoco em suco e em cápsulas não tem contraindicação, não apresenta reação adversa conhecida nem interações medicamentosas. A dose recomendada é de 9 a 15 cápsulas por dia (400 a 500 mg/dia) ou 120 a 140 mℓ de suco por dia (Brown, 2012).

PROCESSO DE ENFERMAGEM
Paciente tratado com anti-infeccioso ou outro fármaco que atua no sistema urinário

AVALIAÇÃO

Avaliação pré-administração

Para estabelecer o diagnóstico de infecção urinária, é necessário efetuar culturas de urina e um antibiograma para determinar a sensibilidade das bactérias aos fármacos (antibióticos e agentes anti-infecciosos do sistema urinário) utilizados para controlar a infecção. Para ajudar a obter uma compreensão clara da infecção, perguntar ao paciente sobre os sintomas da infecção antes do início do tratamento. Documentar a descrição da urina, incluindo cor (transparente, amarelo-palha ou âmbar) e aparência (clara ou turva). Tipicamente, é necessário verificar se existe febre, obtendo os sinais vitais; pode-se efetuar um exame de urina para pesquisa de sangue ou proteína.

Documentar os sintomas subjetivos apresentados pelo paciente, de modo a obter uma linha de base para avaliação futura. Registrar as queixas de dor do paciente, a ocorrência de polaciúria, distensão da bexiga e outros sintomas associados ao sistema urinário.

Avaliação continuada

Muitas infecções urinárias são tratadas em esquema ambulatorial, visto que a internação do paciente raramente é necessária. As infecções urinárias podem afetar o paciente hospitalizado ou residente de clínica de repouso, particularmente quando usa cateter uretral de demora, apresenta distúrbio como cálculo urinário ou baixa ingestão de líquidos. As principais intervenções de enfermagem para prevenção de infecções urinárias em paciente internado consistem em boa higiene das mãos (lavagem das mãos) e cuidados perineais frequentes quando há um cateter urinário de demora.

Ao cuidar de paciente hospitalizado com infecção urinária, monitoram-se sinais vitais a cada 4 horas ou conforme solicitado pelo médico. Qualquer elevação significativa de temperatura corporal deve ser relatada ao médico porque pode haver necessidade de intervenção para reduzir a febre ou repetir as culturas e o antibiograma.

Se, depois de vários dias, os sintomas de infecção urinária não melhorarem ou piorarem, é necessário entrar em contato

538   Parte 11 Fármacos que Atuam no Sistema Urinário

com o médico. Exames e culturas de urina periodicamente e antibiogramas podem ser solicitados para monitorar os efeitos da terapia farmacológica.

DIAGNÓSTICOS DE ENFERMAGEM

Os diagnósticos de enfermagem específicos para agentes farmacológicos incluem os seguintes:

- **Eliminação urinária prejudicada**, relacionada com o desconforto da infecção urinária
- **Padrão respiratório ineficaz**, relacionado com reação adversa aos fármacos.

Os diagnósticos de enfermagem relacionados com a administração de medicamentos são discutidos no Capítulo 4.

PLANEJAMENTO

Os desfechos esperados no paciente podem incluir resposta ótima à terapia farmacológica, atendimento às necessidades do paciente relacionadas com o controle das reações adversas e confiabilidade na compreensão do esquema medicamentoso.

IMPLEMENTAÇÃO

Promoção da resposta ótima à terapia

Para promover uma resposta ótima à terapia, administrar os anti-infecciosos que atuam no sistema urinário com alimento, de modo a prevenir o desconforto GI. Em particular, a nitrofurantoína deve ser administrada com alimentos, refeições ou leite visto que esse medicamento é muito irritante para o estômago. A fosfomicina tem requisitos especiais quanto à sua administração; é apresentada em envelopes de uma dose de 3 g, que devem ser dissolvidos em 90 a 120 mℓ de água (que não deve ser quente). Administrar o medicamento imediatamente após dissolvê-lo em água. A exceção é a pentosana, que é administrada após as refeições para prevenir o desconforto GI.

ⓘ ALERTA DE ENFERMAGEM

Instruir o paciente em uso de fenazopiridina para não ingerir esse medicamento por mais de 2 dias quando utilizado em associação com um agente antibacteriano no tratamento de infecção urinária. Quando utilizada por mais de 2 dias, a fenazopiridina pode mascarar os sintomas de um distúrbio mais grave.

Monitoramento e manejo das necessidades do paciente

Observar o paciente à procura de reações adversas aos fármacos. Caso ocorra alguma reação adversa, entrar em contato com o médico antes do horário de administração da próxima dose. Entretanto, as reações graves, como reação pulmonar, devem ser relatadas imediatamente.

Eliminação urinária prejudicada

O paciente é estimulado a ingerir pelo menos 2.000 mℓ de líquido por dia (se a condição o permitir), de modo a diluir a urina e diminuir a dor durante a micção. A ingestão de líquido adicional ajuda a remoção física das bactérias do sistema geniturinário e constitui uma importante parte do tratamento da infecção urinária (ver Orientação ao paciente para desfechos melhores I Prevenção e tratamento de infecções urinárias). Oferecer líquidos ao paciente, de preferência água, a cada hora. Suco de oxicoco (*cranberry*) ou de ameixa é habi-

tualmente oferecido em lugar de suco de laranja ou outros sucos de frutas cítricas ou vegetais. Entrar em contato com o médico se o paciente não ingerir líquidos adicionais, se o débito urinário estiver baixo, ou se a urina estiver concentrada durante o dia. A urina dos pacientes que ingerem 2.000 mℓ ou mais por dia é diluída e sua coloração é clara.

Com frequência, idosos têm sensação diminuída de sede e precisam ser estimulados a aumentar a ingestão de líquidos. Isso é particularmente verdadeiro quando o indivíduo não é capaz de obter ou alcançar recipiente que contenha líquido. Elaborar um esquema para oferecer líquidos a intervalos regulares aos pacientes idosos ou aos que não tenham capacidade de aumentar a ingestão de líquidos sem supervisão.

Quando esses medicamentos são administrados, é necessário monitorar a ingestão de líquidos e o débito urinário quanto ao volume e à frequência. Verificar e registrar o balanço hídrico a cada 8 horas, particularmente quando o médico solicita aumento na ingestão de líquidos, ou quando uma infecção renal está sendo tratada. O médico também pode solicitar a determinação diária do pH urinário quando são administradas metenamina ou nitrofurantoína. Esses medicamentos têm melhor atuação na urina ácida; a incapacidade de urina de permanecer ácida pode exigir a administração de um acidificante urinário, como ácido ascórbico.

Orientação ao paciente para desfechos melhores

Prevenção e tratamento de infecções urinárias

Ao orientar o paciente, certificar-se dos seguintes itens:

- ✔ Descrição de maneira acurada das infecções urinárias e suas causas e identificar a possível causa
- ✔ Ser capaz de rever o esquema medicamentoso, incluindo o medicamento prescrito, a dose e a frequência de administração
- ✔ Saber a importância de aderir a todo o esquema do medicamento, mesmo se o paciente se sentir melhor depois de algumas doses
- ✔ Descrever maneiras de reduzir as infecções urinárias, como saber como se limpar corretamente após defecar (da frente para trás)
- ✔ Evitar uso de roupas apertadas, uso prolongado de meia calça, calças compridas apertadas ou roupas de banho úmidas
- ✔ Tomar banho de chuveiro em lugar de banheira, enxaguar bem; evitar a "limpeza excessiva" e irritação da pele
- ✔ Usar tampões para os períodos menstruais em lugar de absorventes higiênicos; adquirir o hábito de urinar a cada 4 horas e de trocar o tampão
- ✔ Após contato sexual, urinar e beber 60 a 230 mℓ de água
- ✔ Aumentar a ingestão de líquidos, graduar o volume ingerido pela cor da urina eliminada (deve ser amarelo-pálido durante o dia)
- ✔ Evitar consumo de alimentos ou líquidos que possam irritar a bexiga, como café, chá, álcool, adoçantes artificiais, chocolate e pimenta
- ✔ Os suplementos de vitamina C e o suco de oxicoco (*cranberry*) ajudam a manter um ambiente ácido na bexiga
- ✔ Certificar-se de ingerir líquidos e urinar regularmente quando andar de bicicleta ou a cavalo.

Padrão respiratório ineficaz
Foram relatadas reações pulmonares com uso de nitrofurantoína, que podem ocorrer desde poucas horas até 3 semanas após início da terapia farmacológica. Os sinais e os sintomas de uma reação pulmonar aguda consistem em dispneia, dor torácica, tosse, febre e calafrios. Se essas reações forem observadas, notificar imediatamente o médico e suspender a próxima dose do medicamento até que o paciente seja examinado pelo médico. Além dos sinais e sintomas já mencionados, tosse improdutiva ou mal-estar podem indicar reação pulmonar crônica, que pode ocorrer durante a terapia prolongada.

Orientação ao paciente e aos familiares
O enfermeiro orienta sobre a importância de aumentar a ingestão de líquidos para 2.000 mℓ/dia (a não ser que haja contraindicação), de modo a remover bactérias do sistema geniturinário (ver Orientação ao paciente para desfechos melhores I Prevenção e tratamento de infecções urinárias). Certificar-se de que o paciente entenda que fenazopiridina produzirá coloração laranja-avermelhada da urina, manchando as roupas. Além disso, o líquido que lubrifica os olhos pode mudar de cor, causando coloração permanente das lentes de contato. Tranquilizar o paciente, explicando que essa coloração é esperada e irá desaparecer quando o uso do medicamento for interrompido.

Para assegurar a adesão do paciente ao esquema medicamentoso prescrito, orientar o paciente sobre a importância de completar todo o ciclo de terapia farmacológica, mesmo quando ocorrer alívio dos sintomas. É necessário completar o ciclo de terapia para garantir que todas as bactérias tenham sido eliminadas do sistema urinário. Incluir as seguintes instruções sobre o uso dos medicamentos no plano de ensino do paciente e familiares:

- Ingerir o medicamento com alimento ou às refeições (a nitrofurantoína precisa ser tomada com alimento ou com leite). Se ocorrer desconforto GI apesar de ingerir o medicamento com alimento, entrar em contato com o médico
- Ingerir o medicamento nos intervalos prescritos e completar todo o ciclo de terapia. Não suspender o medicamento, mesmo quando os sintomas desaparecerem, a não ser que seja orientado a fazê-lo pelo médico
- Se for observada sonolência ou tontura, evitar dirigir veículos e realizar tarefas que exijam atenção
- Evitar o consumo de bebidas alcoólicas e não usar medicamentos de venda livre, a não ser que o seu uso tenha sido aprovado pelo médico
- Notificar imediatamente o médico se não houver melhora dos sintomas depois de 3 ou 4 dias
- *Nitrofurantoína:* deve ser ingerida com alimento ou leite para melhorar sua absorção. Manter o uso durante pelo menos 1 semana ou por 3 dias após a urina não apresentar mais sinal de infecção. Notificar imediatamente o médico se ocorrer: febre, calafrios, tosse, dispneia, dor torácica ou dificuldade na respiração. Não tomar a próxima dose do medicamento até entrar em contato com o médico. A urina pode ter coloração castanha durante o tratamento, o que é esperado
- *Metenamina:* evitar o consumo excessivo de produtos cítricos, leite e laticínios
- A *fosfomicina* é apresentada em forma desidratada, em envelopes de dose única, que é dissolvida em 90 a 120 mℓ de água (mas não água quente). Ingerir imediatamente após misturar e com alimento, de modo a prevenir desconforto gástrico
- *Fenazopiridina:* provoca coloração laranja-avermelhada da urina e das lágrimas e pode manchar tecidos ou lentes de contato. Isso é normal. Tomar o medicamento depois das refeições. Não ingerir esse medicamento por mais de 2 dias se também estiver usando antibiótico para tratamento de infecção urinária

REAVALIAÇÃO

- O efeito terapêutico é obtido, e observa-se alívio dos sintomas vesicais
- As reações adversas são identificadas, relatadas ao médico e controladas com sucesso por meio de intervenções de enfermagem apropriadas
  - Ocorre eliminação da urina sem qualquer incidente
  - O padrão respiratório adequado é mantido
- O paciente e sua família expressam confiança e demonstram entender o esquema medicamentoso.

Farmacologia na prática
PENSE CRITICAMENTE
Durante a entrevista inicial, o enfermeiro constata que Janna ingere pouca água na escola e espera chegar em casa para urinar, em vez de usar o banheiro da escola. A amostra de urina é turva, escura (cor âmbar) e com presença de leucócitos quando utiliza uma tira reagente. Além do tratamento com antibiótico, que outros pontos precisam ser orientados?

PONTOS-CHAVE

■ As infecções urinárias são causadas por microrganismos patogênicos, acometendo uma ou mais estruturas do sistema urinário. Como a uretra feminina é consideravelmente mais curta que a masculina, as mulheres são afetadas por infecções urinárias muito mais frequentemente do que os homens. A estrutura mais comumente acometida é a bexiga

■ Os agentes anti-infecciosos utilizados são os mesmos prescritos para outras infecções bacterianas, e embora sejam ingeridos, não alcançam níveis significativos na corrente sanguínea. O propósito de sua administração é a sua rápida excreção pelos rins, exercendo seus principais efeitos antibacterianos na urina à medida que seguem seu trajeto pela bexiga

■ As reações adversas são GI, como náuseas, diarreia e dor abdominal. Caso ocorra sensação de queimação durante a micção, é preciso determinar se a causa é o medicamento ou a infecção.

RESUMO DE FÁRMACOS
Fármacos anti-infecciosos que atuam no sistema urinário

Nome genérico	Usos	Reações adversas	Faixas posológicas
Amoxicilina	Infecções urinárias bacterianas agudas, outras infecções bacterianas	Glossite, estomatite, gastrite, língua saburrosa, náuseas, vômitos, diarreia, erupção cutânea, febre, dor no local de injeção, reações de hipersensibilidade, alterações hematopoéticas	250 a 500 mg VO, a cada 8 h, ou 875 mg VO, 2 vezes/dia
Fosfomicina	Infecções urinárias bacterianas agudas	Náuseas, diarreia, vaginite, rinite, cefaleia, dor lombar	Envelope de 3 g VO, fornecido em pó que deve ser misturado com líquido
Metenamina	Infecções urinárias bacterianas crônicas	Náuseas, vômitos, cólicas abdominais, irritação da bexiga	1 g VO, 2 vezes/dia
Nitrofurantoína	Infecções urinárias bacterianas agudas	Náuseas, anorexia, neuropatia periférica, cefaleia, superinfecção bacteriana	50 a 100 mg VO, 4 vezes/dia
Trimetoprima	Infecções urinárias bacterianas agudas	Erupção cutânea, prurido, náuseas, vômitos	200 mg/dia VO
Combinações de agentes anti-infecciosos urinários			
Sulfametoxazol e trimetoprima (SMZ-TMP)	Infecções urinárias bacterianas agudas, shigelose e otite média aguda	Distúrbios GI, reações cutâneas alérgicas, cefaleia, anorexia, glossite, hipersensibilidade	160 mg TMP/800 SMZ VO, a cada 12 h; 8 a 10 mg/kg/dia (com base na TMP) IV, em 2 a 4 doses divididas
Outros fármacos que atuam no sistema urinário (analgésicos)			
*Pentosana	Alívio da dor associada à irritação da bexiga	Cefaleia, diarreia, desconforto gástrico	100 mg VO, 3 vezes/dia
Fenazopiridina	Alívio da dor associada à irritação do sistema geniturinário inferior	Cefaleia, erupção cutânea, prurido, distúrbios GI, coloração laranja-avermelhada da urina, coloração amarelada da pele ou da esclera	200 mg VO, 3 vezes/dia

*Esse fármaco deve ser administrado pelo menos 1 hora antes ou 2 horas depois das refeições.

REVISÃO DO CAPÍTULO

Calcule a dosagem dos medicamentos

1. Foram prescritos 500 mg de amoxicilina. O medicamento está disponível em comprimidos de 250 mg. O enfermeiro administra _____.
2. Foi prescrita nitrofurantoína em suspensão oral de 50 mg. A suspensão oral contém 25 mg/5 mℓ. O enfermeiro administra _____.

Prepare-se para provas

1. O enfermeiro administra nitrofurantoína corretamente _____.
   1. Com alimentos
   2. Por período que não deve ultrapassar 7 dias
   3. Sem relação com a ingestão de alimentos.
   4. Por período que não deve ultrapassar 2 dias
2. Para evitar elevação do pH urinário quando se administra metenamina, o enfermeiro orienta o paciente a ____.
   1. Utilizar antiácido antes de tomar o medicamento
   2. Ingerir imediatamente antiácido antes de tomar o medicamento
   3. Evitar antiácidos contendo bicarbonato ou carbonato de sódio
   4. Evitar uso de antiácidos 1 hora antes ou 2 horas depois de tomar o medicamento
3. Qual das instruções seria mais importante para um paciente para o qual foi prescrita fosfomicina?
   1. Ingerir um ou dois copos de suco de oxicoco (cranberry) diariamente, de modo a promover cicatrização do sistema urinário.
   2. Ingerir o medicamento sem considerar o horário das refeições.
   3. Esse medicamento é apresentado em envelopes com uma dose, que precisa ser dissolvida em 90 mℓ ou mais de líquido.
   4. Esse medicamento pode causar confusão mental.
4. Que afirmativa(s) deveria(m) ser incluída(s) no plano de ensino para um paciente para o qual foi prescrita fenazopiridina?
   1. Existe risco de prostração pelo calor ou intermação quando se toma a fenazopiridina em clima quente.
   2. Esse medicamento pode conferir à urina uma cor marrom-escura. Isso é uma indicação de condição grave, que deve ser relatada imediatamente.
   3. Esse medicamento pode causar fotossensibilidade. Tomar as devidas precauções quando se expuser ao sol, utilizando protetor solar, chapéu e camisa de manga longa para proteção.
   4. Esse medicamento pode conferir à urina uma cor laranja-avermelhada. Isso é normal e irá desaparecer com a interrupção do medicamento.
5. Associe a inflamação ao órgão afetado.
   1. Cistite   A. Bexiga
   2. Prostatite   B. Rim
   3. Pielonefrite   C. Próstata
   4. Uretrite   D. Uretra

Para verificar suas respostas, ver Apêndice F.

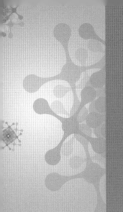

PARTE 12
Fármacos que Atuam no Sistema Imune

Imunoterapia refere-se ao tratamento de doenças por indução, aumento ou supressão da resposta imune (Stedman, 2002). Nesta parte, serão discutidas terapias de ativação destinadas a estimular o sistema imune. No Capítulo 49, são apresentadas vacinas (que estimulam a produção de anticorpos específicos). O Capítulo 50 descreve fármacos cujo alvo são células neoplásicas, que ajudam o sistema imune a reconhecer que essas células estão descontroladas. Por fim, o Capítulo 51 trata de agentes utilizados para estimular a produção de células sanguíneas após tratamento de câncer, juntamente com discussão de outros fármacos utilizados para reduzir o sistema imune.

O sistema imune não está localizado em qualquer parte específica do corpo. Na verdade, é um conjunto de células e líquido que fluem por todo o corpo com o propósito de reconhecer e responder à invasão. Os capítulos que compõem esta Parte 12 descrevem os fármacos utilizados para dar suporte ao sistema imune no reconhecimento da invasão por um patógeno externo ou na identificação das próprias células do corpo que crescem de modo descontrolado.

O sistema linfático desempenha um importante papel no sistema imune. Leucócitos denominados *linfócitos T* (células T) circulam na corrente sanguínea e nos vasos linfáticos, preparados para proteger o corpo. Existem vários tipos de linfócitos T:

- Linfócitos T1 auxiliares: aumentam a produção de anticorpos por linfócitos B
- Linfócitos T2 auxiliares: aumentam a atividade dos linfócitos T citotóxicos (*killer*), que atacam diretamente as células, alterando a membrana celular e causando lise (destruição) das células
- Linfócitos T4 auxiliares: atuam na corrente sanguínea, identificando e destruindo antígenos
- Linfócitos T supressores: suprimem a resposta imune
- Linfócitos T de memória: reconhecem o contato prévio com antígenos e ativam uma resposta imune.

A imunização, que é discutida no Capítulo 49, é realizada com fármacos individuais ou uma série de fármacos administrados para ajudar o corpo a identificar um patógeno invasor. No passado, as doenças contagiosas e as lesões eram as principais enfermidades tratadas pelos médicos. Hoje em dia, algumas doenças transmissíveis, como a varíola e a poliomielite, foram quase erradicadas, graças à capacidade de

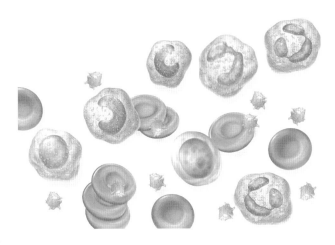

imunizar grandes populações por ocasião do nascimento ou pouco depois. Existem controvérsias sobre vacinas desde a produção da primeira vacina contra a varíola nos primórdios do século XIX (CPP, 2016). Todos os enfermeiros têm participação importante na imunização e na proteção continuadas da população contra doenças que podem ser evitadas com facilidade.

O câncer ainda é uma doença temida em nossa cultura. O diagnóstico do câncer já foi igual a uma sentença de morte. Com o advento de numerosos fármacos, conhecidos como *quimioterápicos*, o câncer é agora considerado uma doença crônica, em que o indivíduo pode ser diagnosticado, tratado e, em seguida, monitorado durante o resto da vida e mais uma vez tratado caso reapareçam células neoplásicas malignas. As informações fornecidas no Capítulo 50 sobre os fármacos antineoplásicos têm valor educativo, mas não habilitarão os leitores a administrá-los. Os hospitais e as clínicas, em sua maioria, exigem que os enfermeiros recebam treinamento especializado e preparação padronizada para que tenham a permissão de administrar fármacos antineoplásicos. Nos EUA, a Oncology Nursing Society desenvolveu diretrizes e instrumentos educacionais para credenciar enfermeiros para certificação na administração de quimioterapia.

As informações apresentadas no Capítulo 50 baseiam-se na necessidade de todos os enfermeiros serem capazes de avaliar e tratar pacientes submetidos a quimioterapia, estejam eles com reações adversas no consultório do oncologista ou no serviço de emergência ou sendo tratados em unidades de cuidados agudos para outras doenças ou lesões. Com o advento dos agentes direcionados para alvos específicos, todos os enfermeiros encontrarão pacientes com câncer sendo tratados na comunidade, em vez de serem internados em grandes centros médicos urbanos.

Muitos dos tratamentos atuais são apenas limitados pela destruição de células "saudáveis" no corpo. A reposição dessas células utilizando outras pessoas como doadores é limitada pelos anticorpos produzidos pelos pacientes. Os fármacos que ajudam a estimular o corpo a produzir suas próprias plaquetas, eritrócitos e leucócitos são descritos no Capítulo 51. Nesse capítulo serão também descritos fármacos utilizados para suprimir a imunidade. Com esses medicamentos, muito mais pessoas poderão ter vidas mais longas e melhor qualidade de vida.

49 Agentes Imunológicos

Termos-chave

anticorpo molécula com capacidade de se ligar a um antígeno específico

antígeno substância que tem a capacidade de induzir uma resposta imune específica

globulinas proteínas plasmáticas que são insolúveis em água

imunidade resistência à infecção

imunidade ativa tipo de imunidade que ocorre quando o indivíduo é exposto a uma doença e a desenvolve, e o corpo produz anticorpos que fornecerão proteção futura contra essa doença

imunidade humoral resposta imune do corpo mediada por anticorpos

imunidade mediada por células reação imune causada por leucócitos

imunidade passiva tipo de imunidade consequente a administração de anticorpos de outro indivíduo ou animal

imunização processo pelo qual o indivíduo se torna imune ou resistente a uma doença infecciosa

imunoglobulinas soluçao obtida do sangue humano ou do sangue de animais contendo anticorpos produzidos pelo corpo contra antígenos específicos; administradas para proporcionar imunidade passiva a uma ou mais doenças infecciosas

reforço imunógeno injetado depois de um intervalo específico; com frequência, após imunização primária para estimular e sustentar a resposta imune

resposta antígeno-anticorpo anticorpos formados em resposta à exposição a um antígeno específico

toxina substância venenosa

toxoide toxina atenuada que tem a capacidade de estimular a formação de antitoxinas

vacina substância que contém antígenos enfraquecidos ou mortos desenvolvida com o propósito de criar resistência a uma doença

Objetivos de aprendizagem

Ao fim deste capítulo, o leitor deverá ser capaz de:

1. Discutir imunidade humoral e imunidade mediada por células.
2. Distinguir e definir os diferentes tipos de imunidade.
3. Discutir uso de vacinas, toxoides, imunoglobulinas e antivenenos que fornecem imunidade contra doença.
4. Discutir atividades a serem realizadas pelo enfermeiro na avaliação pré-administração e na avaliação continuada do paciente tratado com agente imunológico.
5. Identificar os diagnósticos de enfermagem específicos para paciente em uso de agente imunológico.
6. Discutir maneiras de promover resposta ótima, manejo de reações adversas comuns, considerações especiais e instruir os pacientes sobre o uso de um agente imunológico.

Classes de fármacos

Agentes usados para imunidade ativa
- Vacinas, bacterianas e virais
- Toxoides

Agentes usados para imunidade passiva
- Imunoglobulinas
- Antivenenos

Farmacologia na prática

Rebecca vive com a tia, Betty Peterson, desde que foi demitida do emprego. Rebecca tem um filho de 4 meses de idade. Ao levá-lo à clínica de saúde local, sente-se constrangida porque perdeu a caderneta de vacinação e não consegue lembrar se ele está com as vacinas em dia ou qual será a próxima. Estabelecer em que ponto do calendário de vacinação ele se encontra, presumindo que a caderneta de vacinação esteja atualizada.

Imunidade refere-se à capacidade do corpo de identificar microrganismos potencialmente prejudiciais e de resistir à sua invasão. Isso confere ao corpo o poder de lutar contra uma doença infecciosa, preveni-la e inibir lesão tecidual e orgânica. Vacinas ajudam o corpo a reforçar esse processo de aquisição de imunidade.

O sistema imune não fica restrito a uma parte específica do corpo. Células-tronco imunes, formadas na medula óssea, podem ali permanecer até seu amadurecimento, ou podem migrar para diferentes locais do corpo, onde amadurecem. Após sua maturação, a maioria dessas células circula pelo corpo e exerce efeitos específicos. O sistema imune possui dois mecanismos distintos, mas que se sobrepõem para combater microrganismos invasores:

- Defesas mediadas por células (imunidade mediada por células [IMC])
- Defesas mediadas por **anticorpos** (imunidade humoral).

IMUNIDADE MEDIADA POR CÉLULAS (LINFÓCITOS T)

A **imunidade mediada por células** (IMC) resulta da atividade de numerosas ações, reações e interações de leucócitos, que variam de simples a complexas. Esse tipo de imunidade depende das ações dos *linfócitos T*, que são responsáveis pela resposta imune tardia. Os linfócitos T defendem o organismo contra infecções virais, infecções fúngicas e algumas infecções bacterianas por meio dos seguintes mecanismos:

- O linfócito T é sensibilizado no seu primeiro contato com um **antígeno** (substância que desencadeia uma resposta imune específica) específico
- A exposição subsequente a um antígeno estimula múltiplas reações, cujo objetivo é destruir ou inativar o antígeno agressor
- Os linfócitos T e os macrófagos (grandes leucócitos que circundam, fagocitam e digerem microrganismos e restos celulares) atuam em conjunto na IMC para destruir o antígeno
- Os linfócitos T atacam diretamente os antígenos, em vez de produzir anticorpos (função desempenhada pela imunidade humoral). Também podem ocorrer reações celulares sem macrófagos.

Se a IMC estiver reduzida, como no caso da síndrome de imunodeficiência adquirida (AIDS), o corpo não consegue se proteger contra numerosas infecções virais, bacterianas e fúngicas.

IMUNIDADE HUMORAL (LINFÓCITOS B)

A **imunidade humoral** protege o corpo contra infecções bacterianas e virais. Leucócitos especializados, denominados *linfócitos B,* produzem anticorpos circulantes que atuam contra a substância estranha. Esse tipo de imunidade baseia-se na **resposta antígeno-anticorpo.** O *antígeno* é uma substância, habitualmente uma proteína que estimula o corpo a produzir anticorpos. O *anticorpo* é uma globulina (proteína) produzida pelos linfócitos B como defesa contra um antígeno.

São produzidos anticorpos específicos contra antígenos específicos – por exemplo, são produzidos anticorpos contra a varicela (catapora) quando o indivíduo fica exposto ao vírus varicela-zóster (o **antígeno**). Uma vez formados, os anticorpos circulam na corrente sanguínea, algumas vezes por apenas um curto período; em outros casos, circulam durante toda a vida do indivíduo. Quando um antígeno entra no corpo, anticorpos específicos o neutralizam, uma condição denominada **imunidade.** Por conseguinte, o indivíduo que possui anticorpos circulantes específicos está imunizado (apresenta imunidade) a um antígeno específico. A imunidade refere-se à resistência de um indivíduo a uma doença.

A IMC e a imunidade humoral são interdependentes; a IMC influencia a função dos linfócitos B, enquanto a imunidade humoral influencia a função dos linfócitos T.

IMUNIDADES ATIVA E PASSIVA

As imunidades ativa e passiva envolvem o uso de agentes que estimulam a formação de anticorpos (**imunidade ativa**) ou a injeção de anticorpos já formados presentes no soro de indivíduos ou animais imunes (**imunidade passiva**). A Figura 49.1 mostra uma representação visual desse processo.

Imunidade ativa

Quando um indivíduo é exposto a determinados microrganismos infecciosos (a fonte de antígenos), o corpo produz ativamente imunidade (forma anticorpos) ao microrganismo invasor. Esse processo é denominado imunidade ativa. Existem dois tipos de imunidade ativa: (1) a imunidade ativa adquirida naturalmente e (2) a imunidade ativa adquirida artificialmente. O Resumo de Fármacos l Agentes utilizados para imunização identifica os agentes que produzem imunidade ativa.

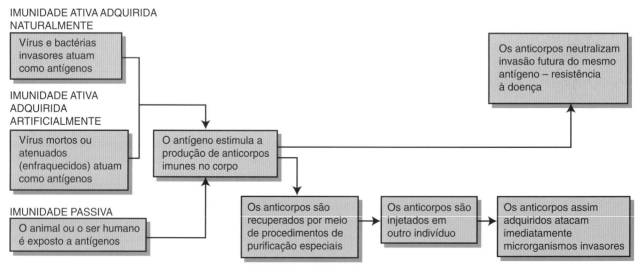

FIGURA 49.1 Imunidades ativa e passiva.

Imunidade ativa adquirida naturalmente

A imunidade ativa adquirida naturalmente ocorre quando o indivíduo é exposto e contrai uma doença, passando a produzir anticorpos que irão proporcionar imunidade futura à doença. Esse processo é denominado *imunidade ativa,* porque os anticorpos são produzidos pelo indivíduo que contraiu a doença, como a criança que contraiu varicela (Figura 49.2). Por conseguinte, a doença contraída induz imunidade. O Boxe 49.1 fornece exemplo de imunidade ativa adquirida naturalmente.

Imunidade ativa adquirida artificialmente

A imunidade ativa adquirida artificialmente ocorre quando o indivíduo recebe antígeno morto ou atenuado, que estimula a formação de anticorpos contra esse antígeno específico. O antígeno não provoca doença, porém o indivíduo ainda produz anticorpos específicos contra a doença. Quando se administra **vacina** contendo **antígeno atenuado** (enfraquecido), o indivíduo pode apresentar alguns sintomas de menor gravidade da doença ou até mesmo forma leve da doença. As manifestações clínicas quase sempre são mais leves do que a própria doença e, em geral, são de curta duração.

A decisão quanto ao uso de um vírus atenuado, em lugar de morto, como vacina para fornecer imunidade baseia-se em pesquisa laboratorial para encontrar qual a forma efetiva do vírus. Muitos antígenos, quando mortos, induzem resposta humoral insatisfatória, enquanto o antígeno atenuado induz uma boa resposta humoral. A imunização contra uma doença específica fornece imunidade ativa adquirida artificialmente.

O Boxe 49.2 fornece um exemplo de imunidade ativa adquirida artificialmente.

A imunidade adquirida artificialmente contra algumas doenças pode exigir injeções de **reforço** periódicas, de modo a manter um nível de anticorpos (ou título de anticorpos) circulante adequado no sangue. Uma injeção de reforço é a administração de uma dose adicional da vacina para reforçar a produção de anticorpos até um nível que irá manter a imunidade desejada. O reforço é administrado vários meses ou anos após a vacina inicial e pode ser necessário, devido à vida de curta duração de alguns anticorpos. A vacina antigripal anual é um exemplo de vacina com vírus morto utilizada para reforço da imunização. Essas vacinas protegem os indivíduos que a recebem por cerca de 3 a 6 meses. Esta é a razão pela qual são administradas anualmente. Por serem administradas anualmente, sua configuração pode ser diferente, para acomodar cepas específicas. A composição da vacina antigripal varia de um ano para outro. Por exemplo, a vacina influenza destina-se a proteger as pessoas de três a quatro cepas diferentes de vírus influenza, consideradas de maior prevalência a cada ano. Daí a composição dessa vacina ser modificada a cada ano.

A **imunização** é uma forma de imunidade ativa artificial, que constitui um importante método de controle de algumas das doenças infecciosas que podem ter consequências graves e, algumas vezes, fatais. O calendário vacinal brasileiro de crianças, adolescentes e adultos é fornecido no Apêndice C. Com frequência, esses calendários podem ser modificados. É conveniente verificar os calendários vacinais mais atuais dessas faixas etárias e de outras faixas etárias, bem como calendários vacinais de início tardio, todos os quais podem

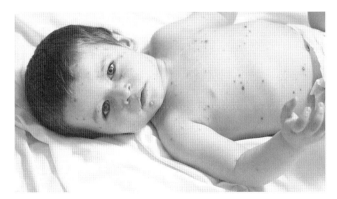

FIGURA 49.2 Criança com varicela adquire naturalmente imunidade ativa ao vírus varicela-zóster.

BOXE 49.1 Exemplo de imunidade ativa adquirida naturalmente.

A imunidade ativa adquirida naturalmente pode ser exemplificada por um indivíduo exposto pela primeira vez à varicela (vírus varicela-zóster) que não tem imunidade à doença. O corpo começa imediatamente a produzir anticorpos dirigidos contra esse vírus. Entretanto, a produção de anticorpos suficientes leva tempo, e o indivíduo contrai a doença. Por ocasião da exposição e durante o período em que o indivíduo ainda apresenta varicela, o corpo continua produzindo anticorpos. Esses anticorpos circulam na corrente sanguínea do indivíduo durante toda sua vida. No futuro, qualquer exposição ao vírus varicela-zóster resultará em mobilização dos anticorpos para destruir o antígeno invasor.

BOXE 49.2 Exemplo: imunidade ativa adquirida artificialmente.

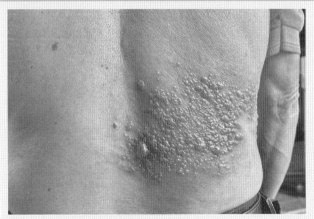

Embora a varicela possa parecer uma doença de menor gravidade, pode causar herpes-zóster muitos anos depois. Herpes-zóster é uma condição dolorosa. Um exemplo do uso de vírus atenuado é a administração da vacina contra varicela a um indivíduo que não teve varicela. Essa vacina contém o vírus varicela-zóster vivo e atenuado. O indivíduo ao qual se administra essa vacina desenvolve uma infecção leve ou modificada, que então produz imunidade contra o vírus varicela-zóster. Essa vacina protege o receptor durante vários anos ou, no caso de alguns indivíduos, durante toda a vida.

BOXE 49.3 Exemplos de doenças evitáveis mediante vacinação.

Doenças evitadas com vacinação de rotina
- *Haemophilus influenzae* tipo B
- Hepatite A
- Hepatite B
- Papilomavírus humano
- *Influenza*
- Caxumba
- Sarampo
- Coqueluche
- Doença pneumocócica
- Poliomielite
- Rubéola
- Tétano
- Varicela

Doenças evitáveis com vacinação antes de viagem para regiões endêmicas
- Cólera
- Difteria
- Encefalite japonesa
- Doença de Lyme
- Varíola
- Febre tifoide
- Febre amarela

ser obtidos no *site* da Sociedade Brasileira de Imunização (SBIm): https://sbim.org.br/calendarios-de-vacinacao. Na atualidade, muitas doenças infecciosas podem ser prevenidas por vacinas (imunidade ativa artificial). Exemplos de algumas dessas doenças podem ser encontrados no Boxe 49.3.

Imunidade passiva

Ocorre imunidade passiva quando são administradas **imunoglobulinas** ou antivenenos. Esse tipo de imunidade fornece ao indivíduo anticorpos já formados provenientes de outro ser humano ou animal (ver Figura 49.1). A imunidade passiva fornece imunidade imediata ao antígeno invasor, porém é de curta duração. O Boxe 49.4 fornece um exemplo de imunidade passiva.

AGENTES IMUNOLÓGICOS

Alguns agentes imunológicos melhoram as defesas naturais do corpo ao estimular a resposta imune, com consequente proteção contra doença infecciosa específica. Outros fornecem anticorpos já formados, para produzir imunidade passiva. Exemplos de agentes imunológicos incluem vacinas, toxoides e imunoglobulinas.

BOXE 49.4 Exemplo de imunidade passiva.

Exemplo de imunidade passiva consiste na administração de imunoglobulinas para evitar a rejeição de órgãos transplantados.

AÇÕES E USOS

Vacinas e toxoides

Os tecidos produtores de anticorpos não conseguem distinguir entre um antígeno passível de causar doença (antígeno vivo), um antígeno atenuado ou um antígeno morto. Em virtude desse fenômeno, foram desenvolvidas vacinas, que contêm antígeno atenuado ou morto, para criar imunidade a determinadas doenças. Os antígenos vivos são mortos ou atenuados durante o processo de fabricação. Os antígenos atenuados ou mortos contidos na vacina não têm força suficiente para provocar a doença. Embora seja uma ocorrência rara, a vacinação pode não resultar em resposta humoral protetora.

Uma **toxina** é uma substância venenosa produzida por uma bactéria (como *Clostridium tetani*, a bactéria causadora do tétano). Uma toxina tem a capacidade de estimular o corpo a produzir antitoxinas, que atuam de modo semelhante aos anticorpos. Toxinas são substâncias poderosas que, à semelhança de outros antígenos, podem ser atenuadas. Toxina atenuada (ou enfraquecida), mas ainda capaz de estimular a formação de antitoxinas, é denominada **toxoide**.

Vacinas e toxoides são administrados para estimular a resposta imune do corpo a antígenos ou toxinas específicos. Esses agentes precisam ser administrados antes da exposição ao microrganismo causador de doença. Por sua vez, a iniciação da resposta imune produz resistência a doença infecciosa específica. A imunidade assim produzida é considerada ativa.

As vacinas e os toxoides são utilizados nas seguintes circunstâncias:

- Imunização de rotina de recém-nascidos/lactentes e crianças
- Imunização de adultos contra tétano
- Imunização de adultos com alto risco para certas doenças (p. ex., vacinas antigripal e antipneumocócica)
- Imunização de crianças ou adultos que correm risco de exposição a determinada doença (p. ex., hepatite A para viajantes de regiões endêmicas)
- Imunização de meninas pré-púberes ou mulheres não grávidas em idade fértil contra rubéola.

 Considerações sobre o paciente

Gerontologia

À medida que o indivíduo envelhece, o mesmo ocorre com o sistema imune. A produção de anticorpos é menor em comparação com a de uma pessoa mais jovem, mesmo após vacinação. A Fluzone High-Dose®, por exemplo, é uma vacina antigripal com quatro vezes a quantidade de antígeno em comparação com uma dose normal de vacina. A maior quantidade de antígeno destina-se a reforçar mais o sistema imune e é recomendada a pessoas com mais de 65 anos de idade.

Imunoglobulinas e antivenenos

As **globulinas** são proteínas presentes no soro ou no plasma que contém anticorpos. As *imunoglobulinas* são soluções obtidas do sangue humano ou de animais contendo anticorpos formados pelo corpo contra antígenos específicos. Como contêm anticorpos já formados, são administradas para promover imunidade passiva contra a doença. As imunoglobulinas são administradas para fornecer imunização passiva a uma ou mais doenças infecciosas. Os indivíduos aos quais são administradas imunoglobulinas recebem anticorpos apenas contra as doenças às quais o sangue do doador está imune. O início da proteção é rápido, porém de curta duração (1 a 3 meses).

Alerta de domínio de conceito
Ocorre imunidade passiva quando se administram imunoglobulinas ou antivenenos a um paciente. Existem dois tipos de imunidade: passiva e ativa.

Os antivenenos são utilizados para proteção passiva e transitória contra os efeitos tóxicos de picadas por aranhas (aranha viúva-negra e outras aranhas semelhantes) e serpentes (cascavel, serpente *Agkistrodon contortix*, serpente *Agkistrodon piscivorus* e cobra-coral). A resposta mais efetiva é obtida quando o fármaco é administrado nas primeiras 4 horas após a exposição.

REAÇÕES ADVERSAS

Vacinas e toxoides

As reações adversas à administração de vacinas ou toxoides são habitualmente leves. As pessoas podem apresentar calafrios, febre, mialgia, dor, erupções cutâneas e letargia. Podem ocorrer também dor e hipersensibilidade no local de injeção. Apesar de rara, pode ocorrer reação de hipersensibilidade. Alguns indivíduos preocupados com alergia ao ovo se recusam a tomar vacinas. Para esses casos, muitas das vacinas de rotina, como a vacina antigripal anual, têm uma formulação alternativa que não contém ovos. Ver lista das reações adversas típicas no Resumo de Fármacos | Agentes utilizados para imunização.

Imunoglobulinas e antivenenos

As reações adversas às imunoglobulinas são raras. Entretanto, podem ocorrer hipersensibilidade local e dor no local de injeção. As reações adversas mais comuns incluem urticária, angioedema, eritema, mal-estar, náuseas, diarreia, cefaleia, calafrios e febre. As reações adversas, quando ocorrem, podem durar várias horas. As reações sistêmicas são extremamente raras, com exceção das imunoglobulinas administradas para prevenção da rejeição pós-transplante. Essas imunoglobulinas são preparadas a partir de soro equino ou de coelho e podem provocar reações anafiláticas. Devem ser administradas apenas sob orientação de um médico especializado em transplante.

Os antivenenos podem causar várias reações, das quais a mais grave consiste em hipersensibilidade. Alguns antivenenos são preparados a partir de soro equino, e, se a pessoa for sensível a soro equino, isso pode resultar em reações graves ou morte. As reações imediatas ocorrem habitualmente nos primeiros 30 minutos após a administração do antiveneno. Os sinais e sintomas consistem em apreensão, rubor, prurido, urticária, edema da face, da língua e da garganta, tosse, dispneia, vômitos, cianose e colapso. Outras reações adversas estão listadas no Resumo de Fármacos | Agentes utilizados para imunização.

CONTRAINDICAÇÕES E PRECAUÇÕES

Vacinas e toxoides

Agentes imunológicos são contraindicados para pacientes com hipersensibilidade conhecida ao agente ou a algum dos componentes. Alergia a ovos representa problema com algumas vacinas. Recomenda-se consulta com um médico familiarizado com esse tipo de alergia se houver alguma manifestação suspeita. Indivíduos que só apresentam urticária podem tolerar vacinas sem nenhum problema (ACIP, 2012). Vacinas contra sarampo, caxumba, rubéola e varicela são contraindicadas para pessoas que já apresentaram reação alérgica a gelatina, neomicina ou dose anterior de uma dessas vacinas. As vacinas contra sarampo, caxumba, rubéola e varicela são contraindicadas durante a gravidez, particularmente no primeiro trimestre, devido ao risco de defeitos congênitos. As mulheres são instruídas a evitar engravidar durante um período de pelo menos 3 meses após a administração dessas vacinas. As vacinas e os toxoides são contraindicados durante doenças febris agudas, leucemia, linfoma, doença ou terapia imunossupressora e câncer não localizado. Investigar sempre se existe história pregressa de alergia antes de preparar uma vacina para administração. Ver o Boxe 49.5 para informações adicionais sobre contraindicações dos agentes imunológicos.

Imunoglobulinas e antivenenos

Os agentes imunológicos devem ser utilizados com extrema cautela em indivíduos com história de alergias. Pode-se realizar teste de sensibilidade em indivíduos com história de alergias. Devido a prejuízo potencial para o feto, não foram realizados estudos adequados em gestantes, e tampouco se sabe se esses agentes são excretados no leite materno. Por conseguinte, agentes imunológicos (categoria C de risco na gravidez) devem ser usados com cautela em mulheres grávidas e durante a lactação.

BOXE 49.5 Contraindicações para imunização.

- Doença moderada ou grave, com ou sem febre
- Reações anafilactoides (p. ex., urticária, edema da boca e da garganta, dificuldade respiratória [dispneia], hipotensão e choque)
- Alergia conhecida à vacina ou a seus componentes, sobretudo gelatina, ovos ou neomicina
- Os indivíduos imunocomprometidos não devem receber vacina (o vírus é transmissível ao indivíduo imunocomprometido)
- As imunizações devem ser adiadas durante a administração de esteroides, radioterapia e agentes antineoplásicos (contra o câncer)
- As vacinas contra sarampo, rubéola e caxumba não devem ser administradas a gestantes
- Pacientes que apresentam reações sistêmicas ou neurológicas graves após dose anterior da vacina não devem receber dose adicional

As imunoglobulinas são contraindicadas para pacientes com história de reações alérgicas após a administração de preparações de imunoglobulinas humanas, bem como para aqueles com deficiência isolada de imunoglobulina A (IgA) (que podem sofrer reação anafilática à administração subsequente de hemoderivados com IgA).

Considerações sobre cuidados crônicos

Os produtos à base de imunoglobulina intravenosa (IGIV) humana têm sido associados a comprometimento renal, insuficiência renal aguda, nefrose osmótica e morte. Os indivíduos com predisposição à insuficiência renal aguda (p. ex., aqueles com doença renal preexistente), pacientes com diabetes melito, indivíduos com mais de 65 anos de idade ou aqueles em uso de fármacos nefrotóxicos não devem receber produtos de IGIV humana.

Os antivenenos são contraindicados para pacientes com hipersensibilidade ao soro equino ou a qualquer outro componente do soro. As imunoglobulinas e os antivenenos devem ser administrados com cautela durante a gravidez e a lactação (categoria C de risco para gravidez), bem como em crianças.

INTERAÇÕES

Vacinas e toxoides

As vacinas que contêm microrganismos vivos não são administradas nos primeiros 3 meses após a administração de imunoglobulina, visto que os anticorpos presentes na preparação de globulina podem interferir na resposta imune à vacinação. Os corticosteroides, os fármacos antineoplásicos e a radioterapia deprimem o sistema imune a ponto de resultar em produção de anticorpos insuficiente para prevenir a doença. Quando se administram salicilatos com a vacina contra varicela, existe risco aumentado de desenvolvimento de síndrome de Reye.

Imunoglobulinas e antivenenos

Os anticorpos nas preparações de imunoglobulinas podem interferir na resposta imune a vacinas de vírus vivos, sobretudo sarampo, porém incluindo outras, como as vacinas contra caxumba e rubéola. Recomenda-se que as vacinas de vírus vivos sejam administradas 14 a 30 dias antes ou 6 a 12 semanas depois da administração de imunoglobulinas. Não foi relatada interação conhecida com os antivenenos.

PROCESSO DE ENFERMAGEM
Paciente tratado com agente imunológico

AVALIAÇÃO

Avaliação pré-administração

Antes da administração de qualquer vacina, deve-se obter uma história de alergia. Se o indivíduo tiver qualquer tipo de alergia conhecida ou suspeita, informar o médico antes de administrar a vacina. Algumas vacinas contêm anticorpos obtidos de animais, enquanto outras podem conter proteínas ou conservantes aos quais o indivíduo pode ser alérgico. Uma pessoa altamente alérgica pode ter uma reação alérgica que pode ser grave e até mesmo fatal. Se houver história pregressa de alergia, o médico pode decidir realizar testes cutâneos para alergia a um ou mais dos componentes ou proteínas presentes na vacina. Você também deve examinar o prontuário ou procurar saber do paciente sobre qualquer condição que possa contraindicar a administração do agente (p. ex., câncer, leucemia, linfoma, terapia com agentes imunossupressores).

Avaliação continuada

Em geral, o paciente não é hospitalizado após a administração de agente imunológico (à exceção de receptores de transplante). Entretanto, pode-se pedir ao paciente que permaneça em observação durante cerca de 30 minutos após a injeção, de modo a identificar quaisquer sinais de hipersensibilidade (p. ex., edema de laringe, urticária, prurido, edema angioneurótico e dispneia grave [ver Capítulo 1 para informações adicionais]). Equipamento de reanimação de emergência deve estar disponível para uso em caso de reação de hipersensibilidade grave.

DIAGNÓSTICOS DE ENFERMAGEM

Os diagnósticos de enfermagem específicos para agentes farmacológicos incluem os seguintes:

- **Dor aguda**, relacionada com as reações adversas (dor e desconforto no local de injeção, mialgias e dor muscular)
- **Disposição para controle da saúde melhorado**, relacionada com o momento da administração da imunização.

Os diagnósticos de enfermagem relacionados com a administração de fármacos são discutidos no Capítulo 4.

PLANEJAMENTO

Os desfechos esperados no paciente podem incluir resposta ótima ao agente imunológico, atendimento às necessidades do paciente relacionadas com o controle das reações adversas comuns e confiabilidade em sua compreensão e adesão ao calendário de imunização prescrito.

IMPLEMENTAÇÃO

Promoção da resposta ótima à terapia

❗ ALERTA DE ENFERMAGEM

A maioria das preparações vacinais exige refrigeração. Sempre se deve ter plano de reserva para a conservação da vacina caso haja falta de energia no estabelecimento. As flutuações de temperatura podem danificar as vacinas.

Se a vacina não estiver em forma líquida e precisar ser reconstituída, devem-se ler as orientações fornecidas junto com a vacina para reconstituição. É importante seguir cuidadosamente as orientações anexas, de modo a garantir a ação adequada da vacina. As bulas também contêm informações sobre dosagem, reações adversas, método de administração, locais de administração (quando pertinente) e, se houver necessidade, datas de reforço recomendadas.

Múltiplas vacinas em uma consulta
Há 40 anos, crianças recebiam cinco vacinas (cerca de oito injeções) até os 2 anos de idade. Na virada do século XXI, esse número aumentou para 11 vacinas, administradas em 20 injeções até os 2 anos de idade (Offit, 2002). Atualmente, até os 6 anos de idade, uma criança recebe 14 vacinas em quase 50 doses (NVIC, 2016). Isso equivale a receber até sete injeções durante uma única ida ao posto de vacinação.

Muitos fabricantes estão produzindo produtos de combinação para reduzir o número de injeções durante o processo de vacinação. Exemplos são vacina para sarampo, caxumba e rubéola (MMR, tríplice viral) e vacina para difteria, tétano, *pertussis* (DTaP) e *Haemophilus* B. Mesmo com essas combinações, lactentes e crianças pequenas continuam recebendo múltiplas injeções, podendo causar sofrimento para a criança e seus pais. Esse desconforto pode levar a atraso nas vacinações recomendadas. Taddio (2015) descreve várias intervenções que podem ser utilizadas por enfermeiros para reduzir esse sofrimento, que incluem:

- Não aspirar vacinas IM
- Aplicar por último a injeção mais dolorosa
- Usar chupeta durante o procedimento se a criança tiver menos de 2 anos de idade (certificar-se de que todas as vacinas orais tenham sido administradas antes)
- Os pais devem estar presentes e segurar a criança; quando a criança tiver mais de 3 anos, vaciná-la sentada
- Utilizar anestésico tópico (que deve ser aplicado pelos pais antes da visita).

Adiamento da imunização
Em determinadas ocasiões, é necessário adiar o calendário vacinal regular, particularmente em crianças. Isso leva a uma preocupação por parte dos pais. A decisão em adiar a imunização, devido a uma doença ou outras razões, precisa ser discutida com o médico. Entretanto, a decisão de administrar ou adiar a vacinação devido a uma doença febril depende da gravidade dos sintomas e do distúrbio específico. Em geral, todas as vacinas podem ser administradas a indivíduos com doença de menor gravidade, como resfriado, ou a indivíduos com febre baixa. Entretanto, uma doença moderada ou grave constitui contraindicação temporária. Em casos de doença moderada ou grave, a vacinação deve ser efetuada tão logo haja resolução da fase aguda da doença. O Boxe 49.5 fornece uma lista das contraindicações gerais para imunização. As contraindicações específicas e precauções podem ser encontradas na bula que acompanha o fármaco (ou no *site* do Ministério da Saúde ou da Sociedade Brasileira de Imunização).

Documentação da imunização
Os órgãos estatais, as empresas farmacêuticas e as organizações para imunização fornecem formulários padronizados aos pais ou cuidadores, que documentam a história de imunização. Além da documentação de sua instituição, registrar no documento apresentado pelos pais ou cuidadores as seguintes informações:

- Data da vacinação
- Via e local de administração, tipo de vacina, fabricante
- Número do lote e data de vencimento
- Nome do enfermeiro que administra a vacina.

Monitoramento e manejo das necessidades do paciente
É possível a ocorrência de reações adversas leves, como febre, exantema e dor articular, com a administração de uma vacina. Na maioria dos casos, essas reações desaparecem em 48 horas.

Dor aguda
Intervenções gerais, como aumentar a ingestão de líquidos, providenciar repouso adequado e manter a atmosfera calma e sem estímulos, podem ser benéficas. O médico pode receitar paracetamol, a cada 4 horas, para controlar a dor. O uso do braço dominante ajuda na absorção da injeção. Além disso, durante a injeção, a aspiração do conteúdo da seringa não é indicada para vacinas. Agendar o paciente para um horário no qual mais de um enfermeiro possa ajudar, de modo que dois enfermeiros possam aplicar uma injeção simultaneamente em membros opostos do paciente. Dispõe-se de preparações para anestesia tópica; contudo, exigem frequentemente que os pais apliquem o agente antes de se dirigir à clínica. Isso pode aumentar o estresse dos pais, acrescentando mais uma tarefa na preparação da visita, particularmente quando têm ajuda mínima em casa. Se ocorrer irritação no local da injeção, pode ser aliviada com compressas mornas ou frias, dependendo da preferência do paciente. É possível palpar um nódulo no local de injeção após vacinação DTaP ou outra imunização. Isso não é anormal e desaparece espontaneamente em vários dias a semanas.

Disposição para controle da saúde melhorado
Os pais podem procurar aconselhamento sobre vacinações, particularmente em relação ao risco de efeitos deletérios. Esta é uma oportunidade para orientar o público e defender as vantagens da imunização. Os pais são estimulados a vacinar os recém-nascidos/lactentes e as crianças pequenas, conforme sugerido pelo Ministério da Saúde. Os calendários de imunização são atualizados e publicados anualmente; um exemplo é fornecido no Apêndice C. Quando os pais não trazem um formulário ou caderneta para o registro das vacinas, o enfermeiro deve lhes fornecer uma cópia do registro de imunizações. Isso é particularmente útil quando vários profissionais de saúde estão envolvidos no processo de imunização. Como escolas (e até mesmo universidades) exigem prova de imunização, o registro fornecido aos pais é muito importante e os ajuda a cuidar dos filhos, tornando mais provável a adesão ao calendário de imunização de rotina (Figura 49.3).

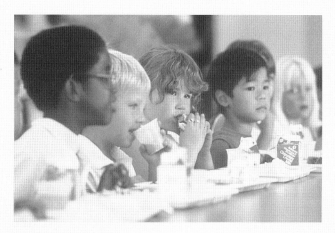

FIGURA 49.3 Ao manter adesão ao calendário de vacinação, as crianças podem ter vidas saudáveis, livres de doenças transmissíveis debilitantes.

> **ALERTA DE ENFERMAGEM**
> Na maioria dos casos, o risco de reações adversas graves em consequência da imunização é muito menor do que o risco de contrair a doença para a qual o agente imunizante está sendo administrado.

Algumas vezes, os pais ficam preocupados sobre a ocorrência de reações adversas graves passíveis de prejudicar uma criança após a administração de vacina. Grande parte desse medo provém dos resultados amplamente divulgados de um estudo publicado em 1998 por Andrew Wakefield, um médico, que estabeleceu uma correlação entre autismo e a vacina tríplice viral. Isso também aconteceu em uma época em que a mídia social estava crescendo e esses achados circularam no mundo inteiro, divulgados por celebridades e pela televisão quase diariamente. Foi descoberto que esse estudo era fraudulento, e Wakefield perdeu o direito de praticar medicina. Apesar disso, as pessoas continuam tendo medo das reações adversas das imunizações. Embora o número desses incidentes seja pequeno, mesmo assim existe um fator de risco quando algumas vacinas são administradas.

Pais bem intencionados querem que seus filhos sejam protegidos; contudo, ficam com medo das histórias que ouviram sobre as vacinas, muitas das quais são administradas para doenças que nunca viram. É importante que os pais compreendam o risco associado de não receber imunização contra doenças infecciosas. O risco pode ser maior e apenas tão grave quanto o risco associado ao uso das vacinas. É preciso ter em mente que, quando um grande segmento da população é imunizado, é menos provável que as poucas pessoas não imunizadas sejam expostas e infectadas pelo microrganismo causador da doença – elas se beneficiam da denominada *imunidade de grupo* (ou efeito rebanho). Entretanto, quando muitas pessoas não são imunizadas, existe um grande aumento da probabilidade de exposição à doença infecciosa e um aumento significativo da probabilidade de que o indivíduo irá contrair a doença.

Orientação ao paciente e aos familiares

Quando um adulto ou uma criança é vacinado, deve-se explicar ao paciente ou a um familiar possíveis reações, como dor no local de injeção ou febre.

É importante aconselhar os que irão viajar para outro país a consultar o médico ou o *site* do Ministério da Saúde para obter informações sobre imunizações necessárias. Algumas clínicas são especializadas em imunizações para viagens internacionais, administradas com bastante antecedência em relação à data da viagem, visto que podem ser necessárias várias semanas para produzir imunidade adequada.

Estimular os pais ou responsáveis legais a adquirirem conhecimentos e a defender a segurança dos filhos. Os pais ou responsáveis legais devem conversar com os pediatras que acompanham seus filhos sobre a vacinação e as possíveis reações adversas (Boxe 49.6).

Ao orientar os pais de uma criança que está sendo vacinada é preciso:

- Discutir brevemente os riscos de contrair doenças que podem ser evitadas com vacinas e os benefícios da imunização
- Instruir os pais a trazer a caderneta de vacinação em todas as visitas
- Fornecer data de retorno da próxima vacinação, lembrando-a por *e-mail* ou mensagem telefônica

BOXE 49.6 Sistemas de relato de reações adversas às vacinas.

Embora as vacinas estejam entre os produtos de maior segurança de uso, e a ocorrência dos eventos adversos graves seja rara, é importante que, durante a triagem, as pessoas vacinadas sejam orientadas para retornarem à unidade de saúde quando ocorrer sinal ou sintoma que não seja comum ou esperado após a vacinação.

Os dados das notificações são encaminhados de sua unidade de saúde para a Secretaria Municipal de Saúde (SMS) e a Secretaria Estadual de Saúde (SES), onde serão consolidados e identificados os possíveis "surtos". Um "surto" é mais facilmente percebido quando se recebe a informação de que o evento está ocorrendo em várias unidades de saúde. Por isso, em geral, é identificado quando as informações dos casos de eventos adversos são consolidadas nas SMS ou nas SES.

A notificação do evento adverso pós-vacinação deve ser feita por meio de preenchimento de uma ficha de notificação específica disponível nas unidades de saúde.

Um "surto" indica que existe um aumento na frequência de determinado evento adverso, mesmo sendo comum ou esperado, ou que o evento se apresenta de modo mais intenso. O seu aparecimento pode indicar a presença de um lote mais reatogênico, ou erros na técnica de aplicação. Por exemplo, "surto" de eventos comuns ou esperados, tais como muitas crianças retornando à unidade de saúde, com queixa de febre, após terem recebido o mesmo tipo de vacina (possibilidade de lote mais reatogênico), ou retornando por causa de reação local, na forma de abscesso frio ou quente (problemas na técnica de aplicação).

- Discutir reações adversas comuns (p. ex., febre, dor no local de injeção) e métodos para aliviá-las (p. ex., paracetamol, compressas mornas)
- Instruir os pais a relatar quaisquer reações adversas incomuns ou graves após administração de vacina.

REAVALIAÇÃO

- O efeito terapêutico é obtido, e não ocorre a doença para a qual foi administrada a imunização
- As reações adversas são identificadas, relatadas ao médico e controladas com sucesso por meio de intervenções de enfermagem apropriadas:
  - A dor aguda no local de injeção é aliviada com sucesso
  - O paciente ou os pais/tutores aderem ao calendário de vacinação
- O paciente e a sua família expressam confiança e demonstram entender o esquema medicamentoso.

Farmacologia na prática
PENSE CRITICAMENTE

Jimmy Peterson, de 4 meses de idade, está com leve resfriado e coriza quando chega para a consulta de puericultura regular. A mãe declara que, como Jimmy está doente, ela não acredita que ele precise fazer vacinação nesse período. Ela diz que irá trazê-lo no próximo mês para imunização. Ao examinar o registro, você constata que a família não tem plano de saúde e precisa pagar todas as consultas e vacinações. Analise a situação para determinar a melhor resposta a ser dada à mãe de Jimmy. Discutir qualquer avaliação que acredita seja importante efetuar antes de dar a sua resposta.

PONTOS-CHAVE

- A imunidade refere-se à capacidade do corpo de identificar microrganismos potencialmente prejudiciais e resistir a eles. Existem dois tipos de imunidade: a imunidade mediada por células e a imunidade mediada por anticorpos

- A IMC envolve os linfócitos T. Quando expostos a um antígeno, os linfócitos T tornam-se sensibilizados, e a exposição subsequente estimula uma reação para destruir o antígeno agressor

- A imunidade mediada por anticorpos envolve os linfócitos B e é denominada imunidade humoral. Quando expostos a um antígeno, os linfócitos B produzem anticorpos como defesa contra o antígeno agressor

- As imunidades ativa e passiva promovidas pela vacinação têm como foco a imunidade mediada por anticorpos. Desde o advento da imunização, muitas doenças infantis tornaram-se quase inexistentes (como a poliomielite), e os adultos podem se proteger de condições que podem causar doença grave (como a gripe ou o herpes-zóster)

- As reações adversas são tipicamente mínimas; entretanto, histórias sensacionais incutiram medo dos riscos da imunização em alguns pacientes ou cuidadores sobre os possíveis perigos da imunização, em comparação com a própria doença.

RESUMO DE FÁRMACOS
Agentes utilizados para imunização

Nome genérico	Usos	Reações adversas	Faixas posológicas
Agentes para promover imunidade ativa			
Vacinas, bacterianas (imunizações de rotina)			
Haemophilus influenzae do tipo B, conjugada	Imunização de rotina em crianças	Raras; reações menores, como hipersensibilidade e dor no local de injeção, anorexia, febre, mialgia	0,5 mℓ IM, ver calendário de imunização
Meningocócica	Imunização de rotina em adolescentes	Iguais às da vacina contra *H. influenzae*	0,5 mℓ, somente SC
Pneumocócica (PCV ou PPV)	Imunização de rotina de crianças; a PPV é recomendada para determinados grupos de alto risco que não podem tomar PCV	Iguais às da vacina contra *H. influenzae*	0,5 mℓ SC ou IM, ver calendário de imunização
Vacinas, bacterianas (populações especiais)			
BCG*	Prevenção de tuberculose (TB) pulmonar em populações negativas de alto risco (profissionais de saúde, lactentes e crianças em áreas de alta incidência de TB)	Iguais às da vacina contra *H. influenzae*	0,2 a 0,3 mℓ, por via percutânea, repetir em 2 a 3 meses
Pneumocócica heptavalente (conjugada)	Imunização ativa contra *Streptococcus pneumoniae* em lactentes e crianças de idade pré-escolar, prevenção da otite média	Raras; reações locais mínimas, como hipersensibilidade local, dor no local de injeção, diminuição do apetite, irritabilidade, sonolência, febre	0,5 mℓ IM
Febre tifoide	Imunização contra febre tifoide	Iguais às da vacina contra *H. influenzae*	Oral: total de 4 cápsulas, 1 semana antes da exposição Parenteral: adultos e crianças a partir de 2 anos de idade, 1 dose de 0,5 mℓ
Vacinas virais (imunizações de rotina)			
Sarampo, caxumba, rubéola e varicela	Imunização de rotina de crianças	Febre baixa, erupção cutânea, tosse, rinite	0,5 mℓ SC
Hepatite A, inativada	Imunização de rotina de crianças	Iguais às da vacina contra sarampo	Administrada por via IM; a dose varia de acordo com o produto; ver a bula para doses específicas
Hepatite B, recombinante	Imunização de rotina de crianças	Reações locais de menor gravidade, como hipersensibilidade local, dor no local de injeção, anorexia, febre, mialgia	3 a 4 doses de 0,5 a 2 mℓ IM

(continua)

552 Parte 12 Fármacos que Atuam no Sistema Imune

Nome genérico	Usos	Reações adversas	Faixas posológicas
Poliovírus, inativado (IPV)	Imunização de rotina de crianças	Raras; mal-estar, náuseas, diarreia, febre	0,5 mℓ IM ou SC; ver calendário de imunização
Varicela	Imunização de rotina de crianças	Reações locais de menor gravidade, como hipersensibilidade local, dor no local de injeção, exantema, febre, tosse, irritabilidade	0,5 mℓ SC; ver calendário de imunização
Vacinas virais (populações especiais)			
Papilomavírus humano (HPV)	Prevenção de doenças causadas por HPV, verrugas genitais e certos cânceres;	Reações locais de menor gravidade, como hipersensibilidade local, dor no local de injeção	3 doses de 0,5 mℓ IM; dose inicial, 2 meses, 6 meses
Sarampo, vírus vivos, atenuados[a]	Imunização ativa seletiva contra o sarampo	Febre baixa, erupção cutânea, tosse, rinite	0,5 mℓ SC
Caxumba, vírus vivos[a]	Imunização ativa seletiva contra a caxumba	Iguais às da vacina contra sarampo	0,5 mℓ SC
Rubéola, vírus vivos[a]	Imunização ativa seletiva contra a rubéola	Iguais às da vacina contra sarampo	0,5 mℓ SC
Rubéola e caxumba, vírus vivos[a]	Imunização ativa seletiva contra rubéola e caxumba	Iguais às da vacina contra sarampo	0,5 mℓ SC
Vírus influenza A e B	Imunização ativa contra cepas específicas do vírus influenza contidas na formulação	Iguais às da vacina cointra sarampo	1 dose de 0,5 mℓ IM Nasal: 1 a 2 doses
Gripe aviária	Imunização ativa contra gripe aviária em adultos (18 a 64 anos)	Cefaleia, mal-estar, náuseas	2 doses de 1 mℓ IM, com intervalo de 1 mês
Rotavírus	Prevenção de gastrenterite causada por sorotipos de rotavírus contidos nas vacinas	Febre, diminuição do apetite, cólica abdominal, irritabilidade, atividade diminuída	3 doses de 2,5 mℓ VO
Vacina antirrábica	Prevenção da raiva em indivíduos de maior risco (p. ex., veterinários, tratadores de animais, guardas florestais); profilaxia pós-exposição: mordida por animal com suspeita de raiva	Dor transitória, eritema, edema ou prurido no local de injeção, cefaleia, náuseas, dor abdominal, mialgias, tontura	Profilaxia pré-exposição: 1 mℓ IM, ver a bula para dosagem Pós-exposição: administrar a vacina IM após injeção inicial de imunoglobulina
Herpes-zóster, vírus vivos	Prevenção do herpes-zóster em indivíduos com mais de 65 anos de idade	Dor transitória, eritema, edema ou prurido no local de injeção	Dose única SC
Toxoides (imunizações de rotina)			
Toxoides diftérico, tetânico e *pertussis* acelular (DtaP)	Imunização ativa contra difteria, tétano e coqueluche	Cefaleia, tontura, exantema, prurido, náuseas, febre	0,5 mℓ IM; ver calendário de imunização
Toxoides (populações especiais)			
Toxoides diftérico e tetânico combinados (DTTd)	Imunização de reforço contra difteria e tétano	Cefaleia, tontura, exantema, prurido, náuseas, febre	0,5 mℓ IM; cautela com revezamento do local de administração; ver a bula e o calendário de imunização
Produtos combinados (vacina viral/bacteriana ou toxoide associados)			
Combinação de hepatites A e B	Indivíduos com mais de 18 anos de idade que viajarão para áreas endêmicas	Ver vacinas individuais	Ver a bula para dosagem específica
Toxoides diftérico, tetânico, *pertussis* acelular e *H. influenzae* tipo B	Ver vacinas individuais	Ver vacinas individuais	Ver a bula para dosagem específica
Toxoides diftérico, tetânico e *pertussis* acelular, hepatite B (recombinante) e poliovírus inativado	Ver vacinas individuais	Ver vacinas individuais	Ver a bula para dosagem específica

Capítulo 49 Agentes Imunológicos 553

Nome genérico	Usos	Reações adversas	Faixas posológicas
H. influenzae do tipo B e hepatite B	Ver vacinas individuais	Ver vacinas individuais	Ver a bula para dosagem específica
Agentes para imunidade passiva			
Imunoglobulinas			
Imunoglobulina antibotulismo (BIG-IV)	Tratamento do botulismo do lactente	Cefaleia, calafrios, febre	IV apenas; ver esquema de dosagens
Imunoglobulina anticitomegalovírus (CMV-IGIV)	Prevenção do CMV após transplante de órgãos	Local de injeção: hipersensibilidade, dor, rigidez muscular. Sistêmicas: cefaleia, calafrios, febre	Ver esquema de dosagem, várias semanas após transplante
Imunoglobulina anti-hepatite B (HBIG)	Prevenção de hepatite B após exposição à doença (uso se não foi antes imunizado)	Iguais às da CMV-IGIV	0,06 mℓ/kg (3 a 5 mℓ) IM
Imunoglobulina (gamaglobulina; IgG)	Prevenção da doença após exposição (utilizar se não foi previamente imunizado); hepatite A, sarampo, varicela, rubéola, deficiência de imunoglobulina	Iguais às da CMV-IGIV	Ver o esquema de dosagem, que varia de acordo com a doença
Imunoglobulina intravenosa (IGIV)	Síndrome de imunodeficiência, púrpura trombocitopênica idiopática (PTI), leucemia linfocítica crônica, transplante de medula óssea, infecção pediátrica pelo HIV	Cefaleia, calafrios, febre	Administração IV apenas; ver esquema de dosagem, que varia de acordo com a doença
Imunoglobulina antilinfócito[b]	Tratamento de rejeição após transplante de órgãos, anemia aplásica	Calafrios, febre, artralgia	Após dose de teste cutâneo, administração por via intravenosa apenas; ver o esquema de dosagem, que varia de acordo com a doença
Globulina antitimócito[b]	Tratamento da rejeição aguda após transplante renal, anemia aplásica	Calafrios, febre, artralgia	Administração IV apenas; ver esquema de dosagem
Imunoglobulina antirrábica (IGR)	Prevenção de raiva após exposição à doença (utilizar se não foi previamente imunizado)	Iguais às da CMV-IGIV	Ver esquema de dosagem
Imunoglobulina anti-Rh (IGIM)	Prevenção da doença hemolítica Rh após nascimento	Iguais às da CMV-IGIV	300 mcg (1 frasco) IM, nas primeiras 72 h pós-parto
Imunoglobulina anti-Rh (IGIV)	Supressão da isoimunização Rh após o término da gravidez; PTI	Cefaleia, calafrios, febre	Administração IV apenas; ver o esquema de dosagem
Imunoglobulina anti-Rh microdose (IG-microdose)	Supressão da isoimunização Rh após o término da gravidez antes de 12 semanas de gestação	Iguais às da CMV-IGIV	50 mcg (1 frasco) IM
Imunoglobulina antivírus sincicial respiratório (RSV-IGIV)	Vírus sincicial respiratório	Cefaleia, calafrios, febre	Administração IV apenas, ver esquema de dosagem
Imunoglobulina antitetânica (TIG)	Profilaxia de tétano após lesão em pacientes de imunização incerta ou incompleta	Iguais às da CMV-IGIV	250 unidades IM
Imunoglobulina contra vírus varicela-zóster (VZIG)	Prevenção de varicela em pacientes imunocomprometidos após exposição à doença (utilizar se não foi previamente imunizado)	Iguais às da CMV-IGIV	Administração IM apenas; ver esquema de dosagem
Antivenenos			
Fab imune polivalente para Crotalidae	Para tratamento de picadas leves a moderadas de cascavel norte-americana	Urticária, erupção cutânea	Ver a bula para mistura e administração
Antiveneno (*Micrurus fulvius*)	Proteção transitória passiva para os efeitos tóxicos da picada de cobra-coral nos EUA	Urticária, erupção cutânea	Ver a bula para mistura e administração

*N.R.T.: No Brasil, a BCG é aplicada em todos os recém-nascidos.
[a]A vacina tríplice viral é a imunização preferida para maioria das crianças e adultos.
[b]Deve ser prescrita e administrada por médicos especializados.

554 **Parte 12** Fármacos que Atuam no Sistema Imune

REVISÃO DO CAPÍTULO

Calcule a dosagem dos medicamentos

1. Uma apresentação comercial da vacina antigripal é fornecida em frascos de 5 mℓ. Se cada injeção tem 0,5 mℓ, quantos frascos serão necessários para inocular 60 pessoas?

Prepare-se para provas

1. Imunidade humoral envolve que tipo de leucócitos?
1. Macrófagos
2. Basófilos
3. Linfócitos B
4. Linfócitos T

2. Que tipo de imunidade envolve a injeção de anticorpos já formados?
1. Imunidade ativa adquirida artificialmente
2. Imunidade ativa adquirida naturalmente
3. Imunidade passiva
4. Imunidade mediada por células

3. Ao avisar sobre a possibilidade de reações adversas após a administração de vacina, o enfermeiro explica aos pais de uma criança pequena que _____.
1. As reações adversas podem ser graves, e a criança precisa ser monitorada rigorosamente durante 24 horas
2. As reações adversas são habitualmente leves
3. A criança provavelmente irá apresentar uma reação de hipersensibilidade
4. A reação adversa mais comum consiste em cefaleia intensa

4. Qual das seguintes afirmativas feitas pelo paciente pode alertar o enfermeiro quanto à possibilidade de alergia à vacina contra sarampo? "Minha filha é alérgica a _____."
1. Gelatina
2. Manteiga de amendoim
3. Açúcar
4. Milho

5. Qual é o tipo de imunidade produzido por antiveneno?
1. Imunidade ativa adquirida artificialmente
2. Imunidade ativa adquirida naturalmente
3. Imunidade passiva
4. Imunidade mediada por células

6. Qual é o tipo de imunidade produzido pela vacina hepatite B recombinante?
1. Imunidade ativa adquirida artificialmente
2. Imunidade ativa adquirida naturalmente
3. Imunidade passiva
4. Imunidade mediada por células

7. O enfermeiro está monitorando um paciente ao qual foi administrada infusão intravenosa (IV) de globulina RSV-IGIV. Qual dos seguintes sintomas pode indicar reação alérgica precoce?
1. Calafrios
2. Prurido
3. Dor no local de infusão
4. Diarreia

8. Contra quais das seguintes doenças a vacina tríplice viral fornece proteção? **Escolha todas as opções corretas.**
1. Infecção pelo HPV
2. Sarampo
3. Varicela
4. Caxumba
5. Rubéola

9. Qual dos seguintes produtos fornece proteção contra a coqueluche? **Escolha todas as opções corretas.**
1. DTaP
2. DTTd
3. Vacina tetravalente bacteriana
4. Pediarix®
5. Comvax®

Para verificar suas respostas, ver Apêndice F.

50 Fármacos Antineoplásicos e Terapias Direcionadas para Alvos Específicos

Termos-chave

alopecia queda anormal dos cabelos; calvície

anemia diminuição do número de eritrócitos e da concentração de hemoglobina inferior ao normal

anorexia perda de apetite

antineoplásico fármaco utilizado no tratamento de neoplasia (câncer)

ciclo celular-específico referente a fármaco utilizado em tratamento de câncer, efetivo para fase específica da divisão celular

ciclo celular-inespecífico referente a fármaco utilizado em tratamento de câncer, efetivo em qualquer fase da divisão celular

cuidados paliativos cuidados de saúde ativos e integrais prestados à pessoa com doença grave, progressiva e sem expectativa de cura

estomatite inflamação da abertura de cavidade, como cavidade oral

extravasamento escape de líquido de vaso sanguíneo para tecido adjacente

genes supressores tumorais genes que protegem a célula, impedindo que se torne cancerosa

leucopenia diminuição do número de leucócitos

metástase disseminação do câncer fora de órgão ou tecido de origem

mielossupressão ver supressão da medula óssea

mucosite oral inflamação da mucosa oral

neoplasia grupo de células que sofrem crescimento anormal

neutropenia número anormalmente pequeno de neutrófilos (leucócitos que combatem infecção)

oncogenes genes ligados ao surgimento de tumores (neoplasias), tanto malignos quanto benignos. São oriundos de genes celulares normais, conhecidos como proto-oncogenes, responsáveis pela regulação do crescimento e pela diferenciação celular

Objetivos de aprendizagem

Ao fim deste capítulo, o leitor deverá ser capaz de:

1. Listar tipos de fármacos utilizados no tratamento de doenças neoplásicas.
2. Discutir usos, ações farmacológicas gerais, reações adversas gerais, contraindicações, precauções e interações de antineoplásicos.
3. Discutir atividades a serem realizadas pelo enfermeiro na avaliação pré-administração e na avaliação continuada do paciente tratado com antineoplásicos.
4. Listar os diagnósticos de enfermagem específicos para o paciente em uso de antineoplásicos.
5. Discutir maneiras de promover resposta ótima ao tratamento, controlar reações adversas comuns e instruir o paciente sobre o uso de antineoplásico.

Classes de fármacos

Agentes ciclo celular-específicos	Agentes ciclo celular-inespecíficos	Agentes direcionados para alvos

Farmacologia na prática

Os pacientes submetidos a tratamento para uma doença maligna (e seus familiares) necessitam de consideração, compreensão e apoio emocional especiais. Às vezes, essas necessidades não são reconhecidas pela equipe de saúde. O Sr. Phillip chega à clínica para verificação rotineira da pressão arterial. Ao sentar diante de sua mesa, ele começa a chorar, declarando que a sua esposa lutou contra um câncer de mama apenas para acabar morrendo em um acidente de carro. Enquanto estiver lendo sobre os fármacos utilizados, pense como deve reagir à situação de luto do Sr. Phillip.

Além de cirurgia e de radioterapia, fármacos também são utilizados no tratamento das doenças malignas (*i. e.*, câncer). O termo **quimioterapia** é frequentemente empregado para referir-se a qualquer fármaco utilizado no tratamento do câncer. Este capítulo apresentará, de modo superficial, tanto os agentes antineoplásicos convencionais quanto as terapias direcionadas para alvos específicos. O propósito é auxiliar o profissional de enfermagem quando for necessário orientar os pacientes sobre os tratamentos.

A diferença entre quimioterapia convencional e novas terapias direcionadas para alvos específicos pode ser descrita pela analogia de um carro acelerado e fora do controle em uma estrada.

> **Termos-chave** (*continuação*)
>
> **quimioterapia** terapia farmacológica com substância química; designa comumente tratamento com agente antineoplásico
>
> **supressão da medula óssea** produção diminuída de todas as células sanguíneas; também denominada *mielossupressão*
>
> **trombocitopenia** diminuição no número de plaquetas no sangue circulante
>
> **vesicante** substância química cáustica

"...Uma célula cancerosa é como um carro desenfreado em uma autoestrada, em que o pedal do acelerador ficou travado (os oncogenes são ativados). Essas células estão acelerando e sofrendo divisão contínua. Os freios do carro (os genes supressores tumorais) tampouco estão funcionando. Quando a quimioterapia convencional é usada, é como estar na beira da estrada, apontar uma espingarda para carro e atirar para fazê-lo parar. Nessa situação, ocorrem muitos prejuízos colaterais, para a estrada, para outros carros e também para expectadores inocentes – de modo semelhante, muitas células saudáveis são danificadas (reações adversas aos fármacos utilizados na quimioterapia convencional). A terapia direcionada para alvos específicos é como introduzir um mecânico no carro para consertar o pedal do acelerador e fazer o carro parar. O esforço é focado, e há menos danos às estruturas em torno da célula cancerosa." (Ganguly, 2015)

Embora esses fármacos nem sempre promovam cura completa do câncer, frequentemente diminuem a velocidade de crescimento do tumor e retardam a ocorrência de **metástases** (disseminação do câncer para outros locais). Esses medicamentos podem ser utilizados para cura, controle ou **cuidados paliativos** (cuidados de conforto, alívio dos sintomas no final da vida).

CICLO CELULAR

Todas as células apresentam padrão específico de crescimento, denominado *ciclo celular* (Figura 50.1). Durante o ciclo celular, são sintetizados diferentes componentes da célula, que acaba se dividindo em duas células novas.

As cinco fases do crescimento celular são as seguintes:

1. G_1 – síntese de RNA (ácido ribonucleico) e proteínas
2. S – síntese de DNA (ácido desoxirribonucleico) a partir de componentes da fase G_1
3. G_2 – síntese de RNA e proteínas na preparação para divisão celular
4. M – divisão celular mitótica (a célula duplica seu conteúdo e divide-se em duas células separadas)
5. G_0 – fase de dormência ou repouso.

Quando a célula entra na fase de repouso, ela começa a desempenhar a sua função habitual no corpo (p. ex., um leucócito combateria uma infecção) ou prepara-se para iniciar novamente o ciclo de divisão celular. Algumas células, como as sanguíneas, multiplicam-se rapidamente em questão de horas. Outras células, como os neurônios, completam a sua divisão celular e entram na fase de repouso durante anos. Algumas células tendem a permanecer na fase de repouso, porém dividem-se rapidamente se o tecido sofrer lesão. Os hepatócitos fornecem um bom exemplo desse comportamento; não se multiplicam, a não ser que ocorra dano ao fígado. Um aspecto fundamental e importante a lembrar é que nem todas as células entram no ciclo celular ao mesmo tempo.

Os fármacos **antineoplásicos** convencionais destinam-se a atacar uma célula em uma ou mais das fases da divisão celular. Os fármacos são classificados em **ciclo celular-específicos** (ou seja, atacam a célula em uma das fases de sua divisão) ou **ciclo celular-inespecíficos** (conseguem atacar a célula em qualquer fase do ciclo). Como as células cancerosas não se reproduzem todas ao mesmo tempo, são administrados múltiplos agentes quimioterápicos para aumentar a chance de que todas sejam afetadas por pelo menos um dos fármacos administrados. Existem muitas subcategorias de agentes para tratar neoplasias malignas. Os fármacos antineoplásicos discutidos neste capítulo incluem agentes ciclo celular-inespecíficos e agentes ciclo celular-específicos.

A estratégia da terapia com fármacos antineoplásicos é afetar as células que se dividem e se reproduzem rapidamente. As **neoplasias** malignas ou tumores cancerosos consistem habitualmente em células de rápido crescimento (anormais). As células cancerosas não têm controle biológico de retroalimentação (*feedback*) para interromper seu crescimento ou proliferação. As células cancerosas são mais sensíveis aos

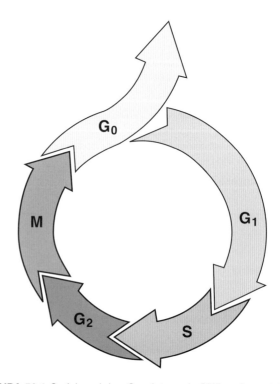

FIGURA 50.1 O ciclo celular. G_1, síntese de RNA e de proteínas; S, síntese de DNA; G_2, síntese de RNA e de proteínas; M, divisão celular mitótica; G_0, fase de repouso da célula, durante a qual a célula se diferencia para desempenhar sua função ou morre.

agentes antineoplásicos quando estão no processo de crescimento e divisão. A quimioterapia é administrada no momento em que a população de células está se dividindo, como parte de uma estratégia para otimizar a morte celular. Com o uso dessa abordagem, quanto mais rápido cresce o câncer, mais rápido ele é destruído.

Como esses fármacos são administrados por via sistêmica (*i. e.*, circulam por todo o corpo), outras células de rápido crescimento também são habitualmente afetadas. As células normais que crescem rapidamente em nosso corpo incluem: o revestimento da cavidade oral e do tubo gastrintestinal (GI), as células das gônadas, a medula óssea, os folículos pilosos e o tecido linfático. Por conseguinte, os fármacos antineoplásicos afetam esses tecidos normais de rápido crescimento, bem como as células malignas, provocando reações adversas desagradáveis.

A quimioterapia é, tipicamente, administrada em uma série de ciclos, de modo a possibilitar a recuperação das células normais e a destruição de mais células malignas (Figura 50.2). Essa cronologia na administração dos fármacos baseia-se na hipótese de destruição celular fracionária. Por exemplo, um grupo de fármacos é selecionado, e esse esquema medicamentoso destina-se a matar cerca de 90% das células neoplásicas durante o primeiro ciclo de tratamento. Isso significa que 10% das células neoplásicas permanecerão no corpo e continuarão crescendo. Em seguida, administra-se o segundo ciclo de quimioterapia; de acordo com essa teoria, a quimioterapia é então direcionada para as células cancerosas remanescentes, reduzindo essa população em outros 90%. Cada ciclo de tratamento com fármacos antineoplásicos destruirá algumas células neoplásicas, mas não todas elas. Teoricamente, quando apenas algumas células permanecem, o próprio sistema imune do corpo será desencadeado, destruindo as células remanescentes. Se a hipótese de destruição celular e o ciclo celular forem compreendidos, é possível reconhecer a lógica da administração de doses repetidas de quimioterapia com diferentes fármacos antineoplásicos. Vários fármacos direcionados para células cancerosas em várias fases do ciclo celular são administrados para matar o maior número possível de células. São administrados ciclos repetidos de quimioterapia para destruir uma proporção ainda maior das células malignas até que, teoricamente, não haja mais nenhuma célula.

Considerações fitoterápicas

O chá-verde e o chá-preto provêm da mesma planta. A diferença encontra-se no seu processamento. O chá-verde consiste simplesmente nas folhas secas, enquanto o chá-preto é fermentando, conferindo-lhe a cor escura, o aroma mais forte e a menor quantidade de taninos e polifenóis. Os efeitos benéficos do chá-verde residem nos polifenóis ou flavonoides, que possuem propriedades antioxidantes. Acredita-se que os antioxidantes desempenhem um importante papel na prevenção de doenças (p. ex., câncer de cólon) e na redução dos efeitos do envelhecimento. Os polifenóis do chá-verde são poderosos antioxidantes. Acredita-se que os polifenóis atuem por meio de inibição das reações dos radicais livres no corpo, que supostamente atuam no processo do envelhecimento. Os benefícios do chá-verde incluem sensação generalizada de

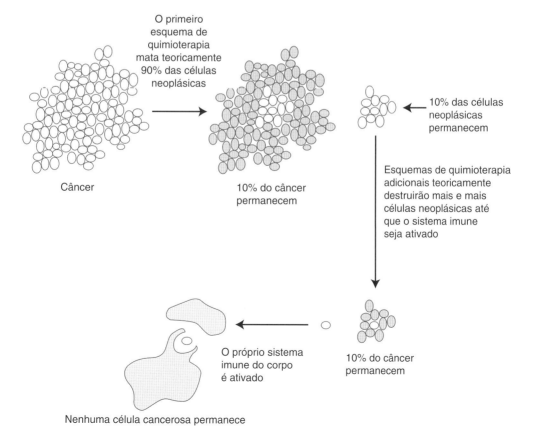

FIGURA 50.2 A hipótese de destruição celular fracionária: fundamento lógico para esquemas quimioterápicos repetidos.

bem-estar, prevenção do câncer, saúde dentária e manutenção da saúde cardíaca e hepática. O chá-verde consumido de acordo com as orientações é seguro e bem tolerado. Como o chá-verde contém cafeína, podem ocorrer nervosismo, inquietação, insônia e desconforto GI. O chá-verde deve ser evitado durante a gravidez, devido a seu conteúdo de cafeína. Pacientes com hipertensão arterial, distúrbios cardíacos, ansiedade, insônia, diabetes melito e úlceras pépticas devem usar com cautela o chá-verde (DerMarderosian, 2003).

QUIMIOTERAPIA CONVENCIONAL

Fármacos ciclo celular-específicos

AÇÕES E USOS

Os fármacos ciclo celular-específicos atuam sobre a célula em uma fase específica do processo de divisão celular, afetando as células tanto malignas quanto normais. Tipicamente, utiliza-se uma combinação desses fármacos, que atuam em diferentes fases da divisão celular, para o tratamento de leucemias, de linfomas e de vários tipos de tumores sólidos. O local de ação de cada fármaco depende de sua subcategoria. Para informações mais detalhadas, ver Resumo de Fármacos | Fármacos antineoplásicos.

Alcaloides vegetais

Os fármacos derivados de alcaloides vegetais incluem os alcaloides da vinca, os taxanos, as podofilotoxinas e análogos da camptotecina. Os alcaloides da vinca interferem na produção de aminoácidos na fase S e na formação dos microtúbulos na fase M. os taxanos também interferem nos microtúbulos durante a fase M. As células são interrompidas durante as fases S e G_2 pelas podofilotoxinas e, por conseguinte, tornam-se incapazes de sofrer divisão. A síntese de DNA durante a fase S é inibida por análogos da camptotecina, como a topotecana.

Antimetabólitos

Os antimetabólitos são substâncias que se incorporam nos componentes celulares durante a fase S da divisão celular. Essa incorporação interfere na síntese de RNA e de DNA, tornando impossível a divisão da célula neoplásica em duas células-filhas. Esses fármacos são utilizados no tratamento de muitas leucemias, linfomas e tumores sólidos, bem como doenças autoimunes. O metotrexato é um exemplo de fármaco antimetabólito.

Fármacos ciclo celular-inespecíficos

AÇÕES E USOS

Os fármacos ciclo celular-inespecíficos interferem no processo de divisão celular das células tanto malignas quanto normais. Como esses agentes não exercem ação específica em determinada parte do ciclo celular, são denominados *inespecíficos*. Esses agentes são utilizados na cura, no controle ou nos cuidados paliativos do tratamento de leucemias, linfomas e muitos tumores sólidos diferentes e também são utilizados no tratamento de determinadas doenças autoimunes.

Agentes alquilantes

Os agentes alquilantes tornam o ambiente da célula mais alcalino, o que, por sua vez, provoca dano à célula. As células malignas parecem ser mais suscetíveis aos efeitos dos agentes alquilantes do que as células normais. São incluídas diversas subcategorias nesse grupo de fármacos inespecíficos do ciclo celular. Os derivados da mostarda nitrogenada, as etileneiminas e os fármacos à base de platina rompem ou interferem nas ligações cruzadas existentes na estrutura do DNA. O bussulfano, um fármaco alquil sulfonato, interfere no DNA dos granulócitos e é utilizado principalmente no tratamento das leucemias. O grupo hidrazina interfere em múltiplas fases da síntese de RNA, DNA e proteína. As nitrosureias são singulares, visto que conseguem atravessar a barreira hematencefálica, motivo pelo qual são utilizadas no tratamento de tumores cerebrais.

Antibióticos antineoplásicos

Diferentemente dos antibióticos anti-infecciosos, os antineoplásicos não combatem infecção. Na verdade, sua ação assemelha-se àquela dos agentes alquilantes. Os antibióticos antineoplásicos parecem interferir na síntese do DNA e do RNA, retardando ou inibindo, assim, a divisão celular e bloqueando a capacidade de reprodução das células malignas. A doxorrubicina, que é utilizada no tratamento de muitos tumores sólidos, é um exemplo de antibiótico antineoplásico.

Outros fármacos antineoplásicos

Diversos fármacos são utilizados em virtude de suas ações antineoplásicas, embora não pertençam a nenhuma categoria específica. O mecanismo de ação de muitos dos fármacos incluídos nesse grupo não relacionado ainda não está totalmente esclarecido. Exemplos de outros agentes antineoplásicos são fornecidos no Resumo de Fármacos | Fármacos antineoplásicos.

REAÇÕES ADVERSAS

As reações adversas aos fármacos antineoplásicos podem ser classificadas em três períodos de tempo diferentes: imediatas (durante a administração), durante os ciclos de terapia e a longo prazo (muitos anos depois, durante a sobrevida do paciente).

As reações adversas imediatas ocorrem em consequência da administração. Incluem náuseas e vômitos, causados por fármacos altamente emetizantes, ou potencial de **extravasamento** (escape para os tecidos adjacentes) intravenoso (IV) de soluções irritantes. Os fármacos antineoplásicos são potencialmente tóxicos, e, com frequência, a sua administração está associada a reações adversas graves. Alguns desses efeitos adversos algumas vezes não são evitados, visto que

Capítulo 50 Fármacos Antineoplásicos e Terapias Direcionadas para Alvos Específicos **559**

a única alternativa seria interromper o tratamento do câncer. Um plano de tratamento é então desenvolvido para prevenir, diminuir ou tratar a maior parte ou todos os sintomas de uma reação adversa específica. Um exemplo de prevenção consiste na administração de um medicamento antiemético antes da administração de um agente antineoplásico que provoca náuseas e vômitos intensos. O Boxe 50.1 fornece uma lista dos fármacos que mais provavelmente provocam náuseas e vômitos.

Um exemplo de tratamento de reação adversa consiste na administração de antiemético e soluções intravenosas com eletrólitos quando se antecipa a ocorrência de vômitos intensos. Quando os fármacos listados no Boxe 50.1 são administrados, é necessário seguir sempre protocolos antieméticos para reduzir as reações adversas. Alguns fármacos, como os agentes à base de platina, podem causar dano a determinados órgãos durante a sua administração. Neste caso também, protocolos pré-quimioterapia para administração de soluções intravenosas são iniciados para prevenir a ocorrência de reações adversas.

Algumas dessas reações são dependentes da dose, isto é, sua ocorrência é mais comum ou a sua intensidade é maior quando são utilizadas múltiplas doses (ou ciclos). Como os fármacos antineoplásicos afetam as células cancerosas e as células normais em rápida proliferação (*i. e.*, células na medula óssea, no tubo GI, no sistema genital e folículos pilosos), ocorrem reações adversas em consequência da ação exercida sobre essas células.

As reações adversas comuns a muitos dos agentes antineoplásicos incluem **supressão da medula óssea** (anemia, leucopenia, trombocitopenia), **estomatite** (inflamação dos tecidos de revestimento), diarreia e queda de pelos e cabelo. As reações mais comuns consistem em **leucopenia** (redução da contagem de leucócitos) e **trombocitopenia** (redução das plaquetas), que podem levar a atraso nos ciclos de quimioterapia até que as contagens de células sanguíneas possam aumentar. Alguns fármacos, sobretudo os alcaloides, afetam o sistema nervoso. Essas reações adversas podem incluir desde uma sensação de formigamento periférico até a *síndrome de mão e pé* (extravasamento dos capilares nos membros,

provocando sintomas que variam de alteração da cor da pele até dormência).

Como os fármacos utilizados no tratamento do câncer são efetivos, muitas pessoas estão convivendo com a doença curada ou em remissão. Algumas das reações adversas aos fármacos antineoplásicos podem ter efeitos duradouros. Esses efeitos incluem dano às gônadas, comprometendo a fertilidade, e a outros sistemas de órgãos, resultando em distúrbios cardíacos, pulmonares ou neurológicos. Além disso, cânceres secundários, como a leucemia, podem ser causados pelo tratamento do câncer original. Esses distúrbios estão listados no Resumo de Fármacos | Fármacos antineoplásicos. É necessário consultar referências apropriadas quando se administram esses medicamentos, visto que existem vários usos e faixas posológicas e, em alguns casos, muitas reações adversas.

CONTRAINDICAÇÕES E PRECAUÇÕES

As informações apresentadas nesta seção são gerais, e as contraindicações, as precauções e as interações variam para cada fármaco antineoplásico. O enfermeiro capacitado em quimioterapia deve consultar fontes apropriadas antes de administrar qualquer fármaco antineoplásico.

Os agentes antineoplásicos são contraindicados para pacientes com leucopenia, trombocitopenia, **anemia** (redução da contagem de eritrócitos), infecções graves, doença renal grave ou hipersensibilidade conhecida ao medicamento, bem como durante a gravidez (ver o Boxe 50.2 para as classificações de agentes antineoplásicos selecionados para uso durante a gestação) ou lactação.

BOXE 50.1 Potencial emético de antineoplásicos.

Os seguintes fármacos têm chance de 60% ou mais (níveis 4 e 5) de provocar náuseas e vômitos quando administrados a pacientes:

Agentes alquilantes	**Antibióticos**
Carboplatina	Dactinomicina
Carmustina	Daunorrubicina
Cisplatina	Doxorrubicina
Ciclofosfamida	Mitoxantrona
Dacarbazina	
Estreptozocina	**Antimetabólitos**
Ifosfamida	Citarabina
Lomustina	Metotrexato
Mecloretamina	
Melfalana	**Alcaloide de origem vegetal**
Procarbazina	Irinotecano

BOXE 50.2 Classificação de antineoplásicos selecionados para uso na gestação.

Categoria C de risco na gravidez

Asparaginase	Estreptozocina	Pegaspargase
Dacarbazina	Mitotano	

Categoria D de risco na gravidez

Altretamina	Docetaxel	Mitoxantrona
Azacitidina	Doxorrubicina	Nelarabina
Bleomicina	Epirrubicina	Oxaliplatina
Bussulfano	Eribulina	Paclitaxel
Cabazitaxel	Etoposídeo	Penetrexede
Capecitabina	Fludarabina	Pentostatina
Carboplatina	Fluoruracila	Procarbazina
Carmustina	Gencitabina	Temozolomida
Clorambucila	Hidroxiureia	Tioguanina
Cisplatina	Idarrubicina	Tiotepa
Cladribina	Ifosfamida	Topotecana
Clofarabina	Irinotecano	Vimblastina
Ciclofosfamida	Ixabepilona	Vincristina
Citarabina	Lomustina	Vinorelbina
Dactinomicina	Mecloretamina	
Daunorrubicina	Melfalana	
Decitabina	Mercaptopurina	

Categoria X de risco na gravidez

Metotrexato
Talidomida

Os fármacos antineoplásicos devem ser usados com cautela em pacientes com comprometimento renal ou hepático, infecção ativa ou outras doenças debilitantes, ou para aqueles que recentemente completaram um tratamento com outros agentes antineoplásicos ou radioterapia.

INTERAÇÕES

Diversos fármacos antineoplásicos são prejudiciais para as células normais, bem como para as células neoplásicas. Os agentes citoprotetores são utilizados com o agente antineoplásico para proteger as células ou órgãos normais do corpo. Dessa maneira, é possível administrar uma dose suficiente do fármaco quimioterápico para erradicar o câncer, sem prejuízo irreversível para o paciente. Os agentes citoprotetores administrados com fármacos antineoplásicos estão listados no Boxe 50.3.

BOXE 50.3 Agentes citoprotetores.

Os seguintes fármacos protegem as células ou neutralizam as reações adversas decorrentes de doses terapêuticas dos fármacos antineoplásicos:

- Alopurinol, rasburicase: impedem a elevação dos níveis séricos de ácido úrico e hiperuricemia subsequente que resulta do acúmulo de escórias metabólicas da rápida lise do tumor (destruição celular)
- Amifostina: liga-se a metabólitos de cisplatina, para proteger de efeitos nefrotóxicos e reduzir xerostomia
- Dexrazoxano: agente cardioprotetor utilizado com doxorrubicina
- Famotidina: usada como pré-medicação em protocolos contendo paclitaxel para reduzir a hipersensibilidade a esse agente quimioterápico
- Leucovorina e glucarpidase: fornecem ácido fólico às células após administração de metotrexato
- Levoleucovorina: neutraliza antagonistas do ácido fólico; usada como resgate para metotrexato em alta dose
- Mesna: liga-se a metabólitos da ifosfamida para proteger a bexiga de cistite hemorrágica
- Palifermina: ajuda na recuperação de células epiteliais da cavidade oral após mucosite grave

A tabela a seguir lista interações selecionadas de alcaloides vegetais, antimetabólitos, agentes alquilantes, antibióticos e outros antineoplásicos. Tipicamente, são observados efeitos mielodepressores aditivos quando qualquer categoria de fármaco antineoplásico é combinado com outro agente quimioterápico ou com radioterapia. O enfermeiro deve consultar fontes apropriadas para uma lista mais completa de interações antes da administração de qualquer fármaco antineoplásico.

Fármaco combinado	Uso comum	Efeito da interação
Alcaloides vegetais		
Digoxina	Distúrbios cardíacos	Nível sérico diminuído de digoxina
Fenitoína	Distúrbios convulsivos	Risco aumentado de crises convulsivas
Anticoagulantes orais	Anticoagulantes	Sangramento prolongado

Fármaco combinado	Uso comum	Efeito da interação
Antimetabólitos		
Digoxina	Distúrbios cardíacos	Nível sérico diminuído de digoxina
Fenitoína	Distúrbios convulsivos	Necessidade reduzida de medicação anticonvulsivante
Anti-inflamatórios não esteroides (AINEs)	Alívio da dor	Intoxicação por metotrexato
Agentes alquilantes		
Aminoglicosídeos	Anti-infecciosos	Risco aumentado de nefrotoxicidade e ototoxicidade
Diuréticos de alça	Distúrbios cardíacos e edema	Risco aumentado de ototoxicidade
Fenitoína	Distúrbio convulsivo	Risco aumentado de crise convulsiva
Antibióticos antineoplásicos		
Digoxina	Distúrbios cardíacos	Nível sérico diminuído de digoxina
Fármacos antineoplásicos		
Insulina e hipoglicemiante oral	Tratamento do diabetes melito	Risco aumentado de hiperglicemia
Anticoagulantes orais	Anticoagulação	Sangramento prolongado
Antidepressivos, anti-histamínicos, opioides ou sedativos	Depressão, alergia, analgesia ou sedação, respectivamente	Risco aumentado de depressão do sistema nervoso central

Considerações fitoterápicas

O *shiitake*, uma variedade comestível de cogumelo, está associado à manutenção da saúde geral, porém sem qualquer reação adversa grave. Foram relatados efeitos colaterais leves, como erupção cutânea e desconforto GI. A lentinana, um derivado do *shiitake*, está demonstrando ser valiosa na estimulação do sistema imune do corpo e prolonga o tempo de sobrevida de pacientes com câncer pela sua ação na sustentação da imunidade. No Japão, a lentinana é comumente utilizada no tratamento do câncer. Outros benefícios possíveis desse cogumelo incluem redução dos níveis de colesterol ao aumentar a taxa de excreção de colesterol do corpo. Em nenhuma circunstância o *shiitake* ou a lentinana devem ser usados para o câncer ou para qualquer doença grave sem antes consultar o médico (DerMarderosian, 2003).

TERAPIAS DIRECIONADAS PARA ALVOS ESPECÍFICOS

À medida que os cientistas foram desvendando melhor a teoria genética, descobriram terapias para tratar doenças, como o câncer, ao utilizar como alvos os problemas celulares causados

Capítulo 50 Fármacos Antineoplásicos e Terapias Direcionadas para Alvos Específicos   561

por genes. Os pesquisadores que estudam o tratamento do câncer descobriram que os **oncogenes** que sofrem mutação fazem com que as células cresçam de modo descontrolado. Além disso, os **genes supressores tumorais** podem funcionar incorretamente, causando perda de controle do crescimento celular (NCI, 2016).

AÇÕES E USOS

Os agentes direcionados para alvos específicos diferem da quimioterapia convencional, uma vez que interferem na atividade celular específica que causou a alteração maligna. Algumas terapias direcionadas para alvos bloqueiam a ação de determinadas enzimas, proteínas ou outras moléculas envolvidas no crescimento e na disseminação das células neoplásicas. Outros tipos de terapias direcionadas para alvos específicos ajudam o sistema imune a destruir as células neoplásicas ou liberam substâncias tóxicas diretamente para as células neoplásicas, matando-as. Dependendo do tipo de célula neoplásica, o alvo pode diferir, e os exemplos incluem:

- Quantidade maior de proteína na célula neoplásica, em comparação com célula normal, torna-se o *alvo* para o receptor do fator de crescimento epidérmico humano 2 (HER-2) no câncer de mama
- Proteína mutante no melanoma é usada como *alvo* pelo fármaco vemurafenibe
- Em algumas células leucêmicas, dois genes diferentes podem sofrer fusão, tornando-se *alvo* de imatinibe.

As terapias direcionadas para alvos específicos descrevem um grupo de fármacos ou anticorpos monoclonais que bloqueiam ou inativam oncogenes, programam a morte celular, modificam proteínas, interrompem o crescimento dos vasos sanguíneos para uma célula tumoral, estimulam o sistema imune a atacar as células neoplásicas, interrompem o crescimento de tumores sensíveis a hormônios (Capítulo 47) e transportam agente tóxico até célula neoplásica no corpo (NCI, 2016). O Boxe 50.4 descreve vários agentes direcionados para alvos específicos utilizados de acordo com o tipo de câncer.

REAÇÕES ADVERSAS E PRECAUÇÕES

Esses fármacos tendem a provocar menos reações adversas do que a quimioterapia convencional, pois não afetam células saudáveis.

Reações sistêmicas tegumentares

Reações adversas comuns imediatas e a longo prazo em pele, unhas e cabelos incluem:

- Reações cutâneas (erupções acneiformes, pele seca, alterações ungueais, despigmentação dos fios de cabelo)
- Fotossensibilidade
- Cabelos finos, quebradiços, secos e amarelados, aumento de pelos faciais.

Reações do sistema digestório

Diarreia, hepatite e níveis elevados de enzimas hepáticas são reações adversas comuns. No caso de tumores GI tratados com

---

BOXE 50.4 Novas fronteiras no tratamento do câncer: terapias direcionadas para alvos.

Utilizadas juntamente com agentes antineoplásicos convencionais, as terapias direcionadas para alvos específicos, como o próprio termo sugere, atacam componentes específicos das células malignas, scm afctar as células normais. Os agcntes dirccionados para alvos específicos, de acordo com a localização do tumor, incluem:

Adenocarcinoma do estômago: trastuzumabe, ramucirumabe
Câncer cerebral: bevacizumabe, everolimo
Câncer colorretal: cetuximabe, panitumumabe, bevacizumabe, ziv-aflibercepte, regorafenibe, ramucirumabe
Câncer de bexiga: atezolizumabe
Câncer de cabeça e pescoço: cetuximabe, pembrolizumabe, nivolumabe
Câncer de colo uterino: bevacizumabe
Câncer de fígado: sorafenibe
Câncer de mama: everolimo, tamoxifeno, toremifeno, trastuzumabe, fulvestranto, anastrozol, exemestano, lapatinibe, letrozol, pertuzumabe, adotrastuzumabe entansina, palbociclibe
Câncer de pâncreas: erlotinibe, everolimo, sunitinibe
Câncer de próstata: cabazitaxel, enzalutamida, abiraterona, cloreto de rádio 223
Câncer de pulmão: bevacizumabe, crizotinibe, erlotinibe, gefitinibe, afatinibe, ceritinibe, ramucirumabe, nivolumabe, pembrolizumabe, osimertinibe, necitumumabe, alectinibe, atezolizumabe
Câncer de tireoide: cabozantinibe, vandetanibe, sorafenibe, lenvatinibe

Câncer renal: bevacizumabe, sorafenibe, sunitinibe, pazopanibe, tensirolimo, everolimo, axitinibe, nivolumabe, caboxantinibe, lenvatinibe
Cânceres de ovário e do sistema geniturinário feminino: bevacizumabe, olaparibe
Carcinoma basocelular: vismodegibe, sonidegibe
Distúrbios mielodisplásicos/mieloproliferativos: imatinibe, ruxolitinibe
Leucemia: tretinoína, imatinibe, dasatinibe, nilotinibe, bosutinibe, rituximabe, alentuzumabe, ofatumumabe, obinutuzumabe, omacetaxina, ibrutinibe, idelalisibe, blinatumomabe, venetoclax
Linfoma: ibritumomabe tiuxetana, denileucina diftitox, brentuximabe vedotina, rituximabe, vorinostate, romidepsina, bexaroteno, bortezomibe, pralatrexato, ibrutinibe, siltuximabe, idelalisibe, belinostate, obinutuzumabe, nivolumabe
Melanoma: ipilimumabe, vermurafenibe, trametinibe, dabrafenibe, pembrolizumabe, nivolumabe, cobimetinibe
Mieloma múltiplo: bortezomibe, carfilomibe, panobinostate, daratumumabe, ixazomibe, elotuzumabe; lenalidomida, pomalidomida, talidomida – esses três fármacos provocam defeitos congênitos extremos e são administrados sob protocolo estrito
Neuroblastoma: dinutuximabe
Sarcoma de Kaposi: alitretinoína
Sarcoma de tecidos moles: pazopanibe, olaratumabe
Tumor do estroma gastrintestinal (GIST): imatinibe, sunitinibe, regorafenibe
Tumores endócrinos/neuroendócrinos: lanreotida

sunitinibe, foi relatada a ocorrência de perfuração, embora isso seja raro (Kim, 2014).

Outras reações

As reações adversas a longo prazo em decorrência de terapias direcionadas para alvos específicos incluem as seguintes:

- Alterações neurológicas (síndrome de mão e pé)
- Angioedema
- Coagulação sanguínea e cicatrização de ferida tardia
- Pressão arterial elevada ou lesão cardíaca.

Quando se utiliza terapia direcionada para alvos específicos, a ocorrência de reação adversa algumas vezes indica que o fármaco está atuando para destruir a célula tumoral. Por exemplo, pacientes tratados com erlotinibe ou gefitinibe apresentam melhores resultados (melhora do câncer) quando ocorre desenvolvimento de erupção acneiforme durante a terapia (Petrelli, 2012). De modo semelhante, se um paciente desenvolver elevação da pressão arterial durante tratamento com bevacizumabe, também tende a apresentar melhor resultado (Cai, 2013).

Estudos em seres humanos não têm sido adequadamente conduzidos para determinar segurança desses agentes em gestantes e lactantes. Muitos podem interferir em contraceptivos orais; por isso, é preciso discutir o problema da contracepção antes de iniciar a terapia. Pacientes em uso de antidiabéticos orais podem apresentar hiperglicemia e devem ser mais rigorosamente monitorados. É preciso monitorar qualquer aumento do sangramento se o paciente estiver recebendo anticoagulante.

As terapias direcionadas para alvos específicos raramente são usadas em crianças; elas podem apresentar maior imunossupressão e, nos homens, redução na produção de espermatozoides. Pacientes em uso de vismodegibe e sonidegibe (utilizados para o câncer basocelular metastático) não devem doar sangue durante pelo menos 1 ano após o tratamento, devido à meia-vida longa desses agentes (Knoop, 2015).

PROCESSO DE ENFERMAGEM
Paciente tratado com antineoplásicos

AVALIAÇÃO

Avaliação pré-administração

A magnitude da avaliação pré-administração depende do tipo de câncer e do estado físico geral do paciente. A avaliação inicial de paciente que irá receber quimioterapia pode incluir:

- Tipo e localização da lesão neoplásica
- Estágio da doença, por exemplo, inicial, metastática ou terminal
- Estado físico geral do paciente
- Resposta emocional do paciente à doença
- Ansiedade ou medos que o paciente possa ter a respeito da quimioterapia
- Tratamentos prévios ou concomitantes (se houver), como cirurgia, radioterapia, outros agentes antineoplásicos
- Outra doença não maligna atual, como insuficiência cardíaca congestiva ou úlcera péptica, que pode ou não estar relacionada com doença maligna
- Conhecimento ou compreensão do paciente acerca do esquema quimioterápico proposto
- Outros fatores, como idade do paciente, problemas financeiros que possam estar associados a doença prolongada, cooperação da família e interesse nos cuidados ao paciente e adequação da cobertura do plano de saúde (que pode representar grande preocupação para o paciente).

Imediatamente antes de administrar a primeira dose de agente antineoplásico, devem-se obter sinais vitais e peso atual do paciente, visto que a dose de alguns fármacos antineoplásicos baseia-se no peso em quilogramas. As doses de alguns fármacos antineoplásicos também podem estar baseadas em medições da área de superfície corporal e são expressas como dose específica do fármaco por metro quadrado (m²) de superfície corporal. Quando um agente antineoplásico possui efeito mielodepressor, são solicitados exames laboratoriais, como hemograma completo, para determinar o efeito da dosagem anterior do fármaco. Antes da administração da primeira dose do fármaco, os exames laboratoriais pré-tratamento fornecem dados basais para referência futura. A via de administração da quimioterapia deve ser rotineiramente monitorada; exemplos incluem a avaliação da integridade do vaso para acesso intravenoso ou a perviedade de dispositivos de acesso venoso.

Alguns fármacos antineoplásicos exigem medidas de tratamento antes de sua administração. Exemplo de tratamento pré-administração é a hidratação do paciente com 1 a 2 ℓ de solução intravenosa por infusão antes da administração de cisplatina, ou uso de antiemético antes da administração de irinotecano. Essas medidas são solicitadas pelo oncologista e, em alguns casos, podem variar ligeiramente das recomendações do fabricante.

Avaliação continuada

Paciente em estado crítico que apresenta muitos problemas físicos exige diferentes atividades de avaliação continuada em comparação com paciente ambulatorial com capacidade de participar nas atividades da vida diária. Uma vez avaliado o estado geral do paciente e identificadas suas necessidades, deve-se desenvolver plano de cuidados para suprir essas necessidades. Pacientes submetidos à quimioterapia podem encontrar-se em diferentes estágios de doença; por esse motivo, é necessário individualizar os cuidados de enfermagem de cada paciente com base em suas necessidades, e não apenas de acordo com o tipo de fármaco administrado.

Em geral, após a administração de antineoplásico, a avaliação continuada deve se basear nos seguintes fatores:

- Estado geral do paciente
- Resposta individual do paciente ao fármaco
- Reações adversas ocorridas
- Diretrizes estabelecidas pelo oncologista
- Resultados dos exames laboratoriais e radiográficos periódicos.

Diferentes tipos de exames laboratoriais podem ser utilizados para monitorar a resposta do paciente à terapia. Alguns desses exames, como o hemograma completo, podem ser usados para determinar a resposta da medula óssea a um agente antineoplásico. Outros exames, como provas de função renal, podem ser realizados para detectar a ocorrência de nefrotoxicidade, uma reação adversa que é algumas vezes observada com a administração de alguns desses fármacos. Os resultados anormais dos exames laboratoriais também podem exigir uma mudança no plano de cuidados de enfermagem. Por exemplo, uma queda significativa na contagem de neutrófilos pode exigir um atraso na instituição do tratamento, administração de fatores estimuladores de colônias (ver Capítulo 51) e instrução do paciente sobre maneiras de reconhecer e evitar infecção e sepse.

É importante rever resultados de todos os exames laboratoriais no momento de sua entrega. O oncologista é notificado sobre esses resultados antes da administração de doses sucessivas de antineoplásico. Quando há indicação de grave efeito depressor de medula óssea ou outras anormalidades, o oncologista pode reduzir a próxima dose do fármaco ou interromper temporariamente a quimioterapia para possibilitar recuperação dos sistemas orgânicos afetados.

DIAGNÓSTICOS DE ENFERMAGEM

Diagnósticos de enfermagem para paciente com câncer são em geral extensos e baseados em muitos fatores, como estado físico e condição emocional do paciente, reações adversas causadas pela terapia com agentes antineoplásicos e estágio da doença. Diagnósticos de enfermagem específicos para fármacos incluem:

- **Nutrição desequilibrada: menor do que as necessidades corporais**, relacionada com anorexia, náuseas, vômitos e estomatite
- **Fadiga,** relacionada com anemia e mielossupressão
- **Risco de lesão,** relacionada com trombocitopenia e mielossupressão
- **Risco de infecção,** relacionada com neutropenia, leucopenia e mielossupressão
- **Distúrbio na imagem corporal,** relacionado com reações adversas de antineoplásicos (p. ex., alopecia, perda de peso)
- **Ansiedade,** relacionada com diagnóstico, necessárias medidas de tratamento, ocorrência de reações adversas e outros fatores
- **Integridade tissular prejudicada,** relacionada com reações adversas de antineoplásicos (memória de radiação e extravasamento).

Diagnósticos de enfermagem relacionados com administração de medicamentos são discutidos no Capítulo 4.

PLANEJAMENTO

Os desfechos esperados no paciente podem incluir uma resposta ótima à terapia, atender às necessidades do paciente relacionadas com o controle das reações adversas e confiabilidade na compreensão das modalidades de tratamento prescritas.

IMPLEMENTAÇÃO

Promoção da resposta ótima à terapia
Cuidados ao paciente que recebe um fármaco antineoplásico dependem de diversos fatores, como o fármaco ou a combinação de fármacos administrados, a dosagem desses fármacos, a via de administração, a resposta física do paciente à terapia, a resposta do tumor à quimioterapia e o tipo e a gravidade das reações adversas. Alguns fármacos podem ser administrados por diversas vias, dependendo do tipo de câncer que está sendo tratado. Por exemplo, a tiotepa pode ser administrada por via intravenosa para o câncer de mama, por via intravesical para o câncer de bexiga superficial, por via intrapleural para derrames pleurais malignos e por via intraperitoneal para o câncer de ovário. Quando se mudam os métodos de administração, o mesmo ocorre com o local de administração. Muitos dos fármacos antineoplásicos, que antes eram administrados como infusões intravenosas de longa duração, por vários dias ou 1 semana no hospital, ainda são administrados por via intravenosa, porém na forma de injeções rápidas ou infusões de pequeno volume, visto que são administrados em ambiente ambulatorial por enfermeiros altamente qualificados.

Diretrizes instituídas pelo estabelecimento de saúde
Nesses estabelecimentos (hospital, clínicas de quimioterapia ambulatoriais ou consultório), são estabelecidas normas de modo que a equipe de enfermagem tenha diretrizes específicas para a avaliação e os cuidados de paciente que recebem um esquema quimioterápico com um único fármaco ou uma combinação deles. Durante a quimioterapia, o oncologista pode solicitar determinados procedimentos de enfermagem, como determinação do balanço hídrico, monitoramento dos sinais vitais a intervalos específicos e aumento do aporte de líquidos até determinado volume. Mesmo quando essas solicitações são escritas, é necessário aumentar a frequência de determinadas avaliações, como monitoramento dos sinais vitais, caso haja alguma mudança na condição do paciente. Algumas instituições possuem diretrizes por escrito para o cuidado de enfermagem quando o paciente está recebendo um fármaco antineoplásico específico. Essas diretrizes são incorporadas no plano de cuidado de enfermagem, com observações e avaliações de enfermagem fornecidas ao indivíduo. Em qualquer momento determinado, podem-se acrescentar outras avaliações ao plano de cuidado de enfermagem quando houver mudanças na condição do paciente.

Se o tratamento for ministrado em uma instituição que não fornece diretrizes, é importante rever os fármacos prescritos antes de sua administração. Os fármacos antineoplásicos só devem ser prescritos por um oncologista. O farmacêutico deve consultar referências apropriadas para obter informações sobre o preparo e a administração de determinado fármaco, as faixas posológicas médias, todas as reações adversas conhecidas e as advertências e precauções listadas pelo fabricante.

Proteção do profissional de saúde
Profissionais envolvidos na administração de antineoplásicos correm risco de muitas reações adversas em consequência da absorção acidental desses medicamentos. Como numerosos fármacos são administrados em ambiente ambulatorial, os que ali trabalham correm alto risco de exposição. É importante seguir as orientações fornecidas pelo fabricante sobre preparo, diluição ou administração de antineoplásicos. De acordo com as diretrizes da Occupational Safety and Health Administration (OSHA), essa preparação deve ser realizada em sala de segurança biológica, situada em área designada. Tal medida destina-se a evitar inalação e exposição acidental da pessoa que prepara os fármacos. Além disso, durante a administração, enfermeiros precisam proteger-se de ingestão, inalação ou absorção acidentais dos fármacos. A Tabela 50.1 resume itens de proteção que devem estar disponíveis para a equipe que trabalha com antineoplásicos.

564 Parte 12 Fármacos que Atuam no Sistema Imune

TABELA 50.1 Equipamento protetor pessoal para manipulação segura de fármacos antineoplásicos.

Via de exposição potencial	Equipamento de segurança
Pele	Capotes – capotes descartáveis, de uso único, sem fiapos, com parte da frente inteira e punhos apertados, feitos de tecido impermeável ou minimamente permeável (aos agentes utilizados) Luvas – sem talco; feitas de látex, nitrila ou neoprene; aprovadas e testadas para uso com fármacos quimioterápicos
Ingestão	Óculos de segurança com proteção facial – para proteger rosto e olhos de possíveis esguichos
Inalação	Respirador aprovado pelo National Institute for Occupational Safety and Health (NIOSH) – quando é preciso limpar um produto derramado

Polovich (2011).

⊘ ALERTA DE ENFERMAGEM

Profissionais de enfermagem grávidas, que estejam amamentando ou que estejam tentando engravidar devem notificar seus supervisores sobre o seu estado e a exposição a fármacos antineoplásicos. Nessa situação, devem realizar tarefas alternativas, que não incluam preparação, administração ou manipulação de fármacos perigosos (declaração de posição da ONS, 2016).

Administração oral
Vários fármacos antineoplásicos são administrados por via oral. Essa via é conveniente e não invasiva. Os fármacos orais são, em sua maioria, bem absorvidos quando o tubo GI funciona normalmente. Certos agentes antineoplásicos, como capecitabina ou temozolomina, são administrados por via oral. A maior parte desses fármacos é administrada pelo próprio paciente no domicílio. Muitos dos fármacos direcionados para alvos específicos são apresentados na forma oral e devem ser tomados com pelo menos 240 mℓ de líquido. O suco de toronja (*grapefruit*) não deve ser sugerido, em virtude de sua interação com muitos desses agentes direcionados para alvos específicos. A seção Orientação ao paciente e aos familiares fornece informações a serem incluídas no plano de ensino.

Administração parenteral
Embora alguns desses fármacos sejam administrados por via oral, outros são administrados por via parenteral. Os agentes antineoplásicos podem ser administrados por via subcutânea (SC), intramuscular (IM) e intravenosa. Quando esses fármacos são utilizados por via intramuscular, devem ser injetados nos grandes músculos utilizando o método do trajeto em Z (ver Capítulo 2), visto que a injeção pode causar ardência ou queimação. Quando se utiliza o método de administração por via subcutânea, a injeção não deve conter mais de 1 mℓ, e as injeções devem ser aplicadas nos locais habituais de injeção subcutânea (ver Capítulo 2). Se forem administradas com frequência, os locais devem ser revezados ou mapeados apropriadamente.

A administração intravenosa pode ser efetuada com dispositivo de acesso vascular, cateter intravenoso Angiocath®

ou escalpe. Esses dispositivos tornaram-se métodos comuns de administração de fármacos e, dependendo do esquema de tratamento individual do paciente, podem ser inseridos antes da terapia. A escolha do dispositivo dependerá do tipo de terapia ministrada, da condição das veias e da duração do esquema de tratamento. As orientações especiais para administração, fornecidas pelo oncologista ou pelo fabricante, também são importantes. Por exemplo, a cisplatina não pode ser preparada ou administrada com agulhas ou equipos de administração intravenosa contendo alumínio, visto que este reage com a cisplatina, causando a formação de um precipitado, com perda da potência.

Esses fármacos são administrados por enfermeiros certificados na administração de agentes quimioterápicos, porém qualquer enfermeiro pode participar no monitoramento de pacientes que recebem agentes antineoplásicos. Os agentes antineoplásicos são potencialmente tóxicos, podendo provocar vários efeitos durante e após a sua administração. O Boxe 50.5 fornece um resumo dos aspectos importantes a ter em mente quando se administra um fármaco antineoplásico.

Monitoramento e manejo das necessidades do paciente
Nem todos os pacientes apresentam a mesma resposta a um fármaco antineoplásico específico. Por exemplo, um agente antineoplásico pode causar vômitos, porém o volume de líquidos e eletrólitos assim perdido pode variar de um paciente para outro. Um paciente pode necessitar de goles adicionais de água após a resolução da náuseas e dos vômitos, enquanto outro pode necessitar de reposição hidreletrolítica intravenosa. O manejo de enfermagem deve concentrar-se não apenas no que pode ou de fato ocorreu, mas também nos efeitos produzidos por determinada reação adversa.

BOXE 50.5 Aspectos a ter em mente para a administração de fármacos antineoplásicos.

É importante ter muito cuidado e acurácia no preparo e na administração desses fármacos. Os aspectos importantes a serem lembrados durante a administração de fármacos antineoplásicos são os seguintes:

- Usar equipamento protetor pessoal ao preparar ou administrar qualquer desses fármacos por via parenteral
- Administrar qualquer medicação profilática ou soluções no momento adequado para prevenir reações
- Observar rigorosamente o paciente antes, durante e após a administração de antineoplásico
- Observar atentamente o acesso intravenoso para detectar quaisquer sinais de extravasamento (para os tecidos adjacentes). A necrose tecidual pode constituir uma complicação grave. Suspender a infusão e notificar o oncologista se for constatada a ocorrência de desconforto, eritema ao longo do trajeto da veia ou infiltração
- Atualizar continuamente as avaliações, os diagnósticos e os planos de cuidados de enfermagem para atender às mudanças nas necessidades do paciente
- Notificar o oncologista sobre mudanças no estado geral do paciente, aparecimento de reações adversas e alterações nos resultados dos exames laboratoriais
- A paciente e familiares, fornecer apoio físico e emocional durante o tratamento.

Capítulo 50 Fármacos Antineoplásicos e Terapias Direcionadas para Alvos Específicos

Nutrição desequilibrada: menor do que as necessidades corporais

Pacientes podem não se alimentar por estarem cansados ou sem fome. A **anorexia** (perda do apetite, resultando na incapacidade de se alimentar) ocorre comumente com a administração de agentes antineoplásicos. Isso pode ser devido à náuseas, a alterações do paladar ou a úlceras no tubo GI. Náuseas e vômitos são reações adversas comuns a alguns dos fármacos antineoplásicos altamente emetizantes. Para minimizar essa reação adversa, o oncologista pode prescrever um antiemético, como a ondansetrona, para ser administrado antes do tratamento e continuado por alguns dias após a administração da quimioterapia. Como se trata de um medicamento de alto custo, outros protocolos podem incluir antieméticos diferentes (e de menor custo). Alguns desses antieméticos possuem efeitos adversos, como ação sedativa que pode contribuir para a inapetência do paciente. No exemplo do paciente que está apresentando vômito, é importante monitorar de modo acurado todo o aporte de líquido. Para evitar a manipulação dos dejetos contaminados, utilizar o peso do paciente para determinar perda de líquidos, em lugar de medir urina ou vômitos para determinar a perda de líquidos e observar o paciente à procura de sinais de desidratação e desequilíbrio eletrolítico. Essas medidas e observações ajudam o oncologista a determinar se há necessidade de reposição hídrica.

O estado nutricional do paciente deve ser avaliado antes e no decorrer do tratamento. Para estimular o apetite, oferecer pequenas refeições frequentes, de modo a coincidir com a tolerância do paciente aos alimentos. Devem-se evitar alimentos gordurosos ou oleosos e com odores e sabores desagradáveis. Os alimentos frios, secos e salgados podem ser mais bem tolerados. É uma boa ideia oferecer atividades para distrair, como música, televisão e livros. Relaxamento, visualização, visualização orientada, hipnose e outras medidas não farmacológicas têm sido úteis para alguns pacientes.

Não é raro que o paciente se queixe de alterações do paladar durante o curso da quimioterapia. Alguns fármacos conferem um sabor amargo e metálico a alimentos que contêm proteína, como carne de vaca. Em geral, pequenas refeições frequentes (cinco a seis refeições por dia) são mais bem toleradas do que três grandes refeições. O desjejum é, com frequência, a refeição do dia mais bem tolerada. Ressaltar a importância de ingerir alimentos com alto valor nutritivo, sobretudo proteínas (p. ex., ovos, laticínios, atum, feijão, ervilhas e lentilhas). Alguns pacientes preferem consumir alimentos ricos em proteínas usados como aperitivo, como queijo ou pasta de amendoim e biscoitos. Suplementos nutricionais também podem ser prescritos. Monitorar o peso do paciente semanalmente (ou com mais frequência se houver necessidade) e relatar qualquer perda de peso. Se o paciente continuar perdendo peso, pode-se utilizar um tubo de alimentação ou nutrição parenteral total (NPT) para suplementar as necessidades nutricionais. Embora não seja ideal, paciente desnutrido e fraco pode beneficiar-se dessa intervenção.

Como as células na boca crescem rapidamente, são muito sensíveis aos efeitos dos fármacos antineoplásicos. Pode ocorrer estomatite ou **mucosite oral** (inflamação das mucosas orais) nos primeiros 5 a 7 dias após o início da quimioterapia, com persistência do problema até 10 dias depois da terapia. Essa reação adversa é extremamente desconfortável, visto que a irritação da mucosa oral afeta os aspectos nutricionais dos cuidados ao paciente. O paciente precisa evitar quaisquer alimentos ou produtos passíveis de irritar a boca, como bebidas alcoólicas, temperos, colutórios à base de álcool ou pasta de dente. Orientar os cuidadores a oferecer alimentos de consistência mole ou líquidos ricos em valor nutritivo. A cavidade oral deve ser inspecionada à procura de irritação aumentada. Ensinar o paciente a relatar o aparecimento de qualquer placa branca na língua (indicando possível infecção fúngica, *candidíase*), na garganta ou gengivas, bem como qualquer sensação de ardência e ocorrência de sangramento na boca ou nas gengivas. Deve-se estimular a higiene da boca, que deve ser realizada a cada 4 horas, incluindo limpeza com soro fisiológico. Os *swabs* de limão/glicerina devem ser evitados, visto que tendem a irritar a mucosa oral e complicar estomatite. O oncologista pode prescrever um anestésico tópico, como lidocaína viscosa, para diminuir o desconforto.

Fadiga, risco de lesão e risco de infecção

Muitos fármacos antineoplásicos interferem na capacidade da medula óssea de produzir novas células. Essa interferência, que é denominada *supressão da medula óssea* ou **mielossupressão,** é uma reação adversa potencialmente perigosa. A mielossupressão manifesta-se por resultados anormais dos exames laboratoriais e por evidências clínicas de leucopenia, trombocitopenia ou anemia. Por exemplo, ocorrem diminuição da contagem dos leucócitos (*leucopenia*), diminuição dos trombócitos (*trombocitopenia*) e redução da contagem de eritrócitos, resultando em anemia.

A anemia ocorre em consequência da produção diminuída de eritrócitos na medula óssea e caracteriza-se por fadiga, tontura, dispneia e palpitações. Ensinar o paciente a priorizar atividades de modo a conservar sua energia. Pode ser necessário reduzir o ritmo das atividades do paciente e até mesmo recomendar cochilos diurnos. Em alguns casos são necessárias transfusões de sangue para corrigir a anemia.

Pacientes com **neutropenia** (redução na contagem de neutrófilos) apresentam resistência diminuída às infecções e precisam ser monitorados rigorosamente à procura de sinais de infecção. A terapia combinada, como quimioterapia e radioterapia, pode exercer efeito aditivo sobre a redução no número de células sanguíneas.

> ### ⊘ ALERTA DE ENFERMAGEM
>
> Devido à gravidade da leucopenia quando se administra temozolomida em associação com radioterapia do cérebro, pacientes devem iniciar terapia profilática de pneumonia por *Pneumocystis jiroveci*.

Os pacientes são instruídos a afastar-se de aglomerações ou de pessoas doentes enquanto estão recebendo fármacos mielossupressores. Sepse, na ausência dos sinais típicos de infecção, pode ocorrer nesses pacientes, devido à falta de neutrófilos. O oncologista pode prescrever injeções de fator estimulador de colônias para promover produção de células sanguíneas entre ciclos de quimioterapia. Baixas contagens hematológicas constituem uma das principais razões de retardo no tratamento quimioterápico.

> ### ⊘ ALERTA DE ENFERMAGEM
>
> Relatar imediatamente ao médico os seguintes sinais de infecção: temperatura de 38°C ou mais, tosse, faringite, tremores, micção frequente ou contagem de leucócitos inferior a 2.500/mm^3.

566 Parte 12 Fármacos que Atuam no Sistema Imune

A trombocitopenia caracteriza-se por redução da contagem de plaquetas (para menos de 100.000/mm³). Ensinar o paciente a monitorar a tendência hemorrágica e a tomar precauções para evitar a ocorrência de sangramento. As injeções e múltiplas coletas de sangue devem ser evitadas; entretanto, quando necessárias, deve-se aplicar pressão ao local de injeção por 3 a 5 minutos, de modo a evitar a ocorrência de sangramento para o tecido e a formação de hematoma. Instruir o paciente para evitar o uso de lâminas de barbear descartáveis, cortadores de unhas, fio dental, escova de dente com cerdas duras ou qualquer objeto cortante. O paciente é orientado para evitar atividades físicas de contato e intensas nesse período. O paciente deve ser monitorado rigorosamente à procura de equimoses, lesões cutâneas e sangramento por qualquer orifício do corpo.

❗ ALERTA DE ENFERMAGEM

Instruir o paciente a relatar imediatamente ao enfermeiro ou ao profissional de saúde qualquer dos seguintes sintomas: sangramento de gengivas, equimoses fáceis, petéquias (hemorragias puntiformes), aumento do sangramento menstrual, melena, urina sanguinolenta ou vômitos em borra de café.

Distúrbio na imagem corporal

As reações adversas observadas com a administração dos fármacos antineoplásicos podem variar desde muito leves a potencialmente fatais. Algumas dessas reações, como a queda de cabelo (**alopecia**), podem ter pouco efeito sobre o estado físico do paciente, porém certamente podem exercer efeito substancial em sua saúde mental. Como a prática da enfermagem considera o paciente como um todo, essas reações que provocam alteração física e que podem exercer um efeito profundo sobre o paciente precisam ser consideradas no planejamento do manejo de enfermagem.

Alguns fármacos provocam acentuada perda do cabelo, enquanto outros causam adelgaçamento gradual do cabelo. Exemplos de fármacos comumente associados a queda acentuada de cabelos incluem doxorrubicina e vimblastina. Se a queda de cabelos estiver associada ao agente antineoplásico administrado, avisar o paciente sobre essa possibilidade. Esse problema pode ocorrer 10 a 21 dias após o primeiro ciclo de tratamento. A queda de cabelo é habitualmente temporária, e o cabelo torna a crescer quando a quimioterapia for concluída. Avisar o paciente de que a queda de cabelo pode ocorrer de maneira súbita e substancial. Além da perda de cabelo, ocorre queda dos pelos em todo o corpo. Embora não seja potencialmente fatal, a alopecia pode ter impacto sobre a autoestima e a imagem corporal do paciente, atuando como lembrete de que o indivíduo está sendo submetido a tratamento para câncer.

Dependendo do paciente, pode ser necessário ajudá-lo a fazer planos para a aquisição de uma peruca ou gorro, de modo a disfarçar a queda do cabelo até que ocorra novo crescimento. É preciso ter em mente que isso pode representar um problema igualmente importante para ambos os sexos. O paciente deve ser orientado sobre a importância de cobrir a cabeça, por causa da perda de calor corporal associada a ausência de cabelo.

Ansiedade

A palavra *câncer* ainda desperta medo nas pessoas. Os pacientes e familiares habitualmente se sentem arrasados pelo diagnóstico de câncer. Os pacientes precisam absorver muitas informações e tomar decisões críticas e rápidas acerca do tratamento. Isso pode ser especialmente difícil tanto para os familiares quanto para os profissionais de saúde se eles não falam o mesmo idioma. A obtenção de informações no idioma preferido e o uso de intérpretes para interações com os profissionais de saúde levam tempo e são cansativos para o paciente e os familiares. A ênfase nas exigências de segurança relacionadas com a administração de quimioterapia aumenta as demandas e os temores dos pacientes. O impacto emocional da doença pode ser esquecido ou deixado de lado por membros da equipe de saúde durante o planejamento e a instituição do tratamento para controlar a doença. Como o tratamento do câncer é um processo prolongado, os profissionais de enfermagem têm a oportunidade de oferecer apoio emocional consistente e empático ao paciente e aos familiares. Esse apoio pode ajudar a reduzir parte do medo e da ansiedade do paciente e dos familiares durante o tratamento.

Integridade tissular prejudicada

O eritema consiste em uma área avermelhada, quente e, algumas vezes, dolorosa na pele. Como as células cutâneas são de rápido crescimento, o tegumento corre risco de decomposição durante a terapia com agentes antineoplásicos. O paciente deve tomar cuidado para evitar exposição ao sol, vestir roupas protetoras e largas e examinar as áreas de pregas cutâneas quanto à perda de sua integridade. Alguns fármacos antineoplásicos têm a capacidade de sensibilizar a pele que foi previamente irradiada. Assegurar que o paciente será avisado sobre essa reação adversa, visto que ela pode ocorrer de modo surpreendente e ser dolorosa.

❗ ALERTA DE ENFERMAGEM

A memória de radiação (*radiation recall*) é uma reação cutânea, em que uma área previamente irradiada torna-se avermelhada quando são administrados determinados agentes quimioterápicos específicos ao paciente. Essa reação é bem diferenciada de uma reação causada exclusivamente pelos fármacos, devido ao contorno bem-definido do campo de irradiação prévio no corpo.

Alguns fármacos antineoplásicos são **vesicantes** (*i. e.*, provocam necrose tecidual quando sofrem infiltração ou extravasamento do vaso sanguíneo para os tecidos moles). Se ocorrer extravasamento, o tecido subjacente é lesionado. A lesão pode ser grave, causando deformidade física ou perda da vascularidade ou da função dos tendões. Se o dano for grave, pode ser necessário enxerto cutâneo para preservar a função. Exemplos de fármacos vesicantes incluem daunorrubicina, doxorrubicina e vimblastina.

❗ ALERTA DE ENFERMAGEM

Pacientes em maior risco de extravasamento são aqueles incapazes de comunicar ao enfermeiro a ocorrência de dor no local de extravasamento, como idosos, pacientes debilitados ou confusos e pacientes com fragilidade venosa.

Quando se administra fármaco vesicante a um paciente, é preciso assegurar que o protocolo para a ocorrência de extravasamento esteja assinado e que se disponha de um *kit* para extravasamento no setor antes da administração dos agentes vesicantes. O acesso intravenoso deve ser continuamente monitorado, e o retorno venoso deve ser verificado com frequência durante procedimentos de injeção intravenosa (a cada 1 a 2 mℓ). Se um fármaco vesicante for prescrito como infusão, deve ser administrado apenas via acesso central, com verificação a cada 1 a 2 horas. Deve-se manter o *kit* para extravasamento, contendo todos os materiais necessários para controle do extravasamento, à disposição, juntamente com diretrizes sobre normas e procedimentos para extravasamento (ver Apêndice E para *kit* de amostra).

O extravasamento pode ocorrer sem aviso, ou sinais mínimos podem ser detectados por um enfermeiro atento. Quando mais cedo for detectado o extravasamento, menor a probabilidade de dano aos tecidos moles. Os sinais de extravasamento incluem:

- Tumefação (mais comum)
- Sensação de ardência ou queimação ou dor no local de injeção (nem sempre ocorre)
- Eritema
- Ausência de retorno venoso (se este for o único sinal, o acesso intravenoso deve ser reavaliado; a ausência de retorno sanguíneo nem sempre indica extravasamento, que pode ocorrer até mesmo quando existe retorno venoso).

Se houver suspeita de extravasamento, a infusão é interrompida imediatamente, são iniciados procedimentos antídotos, e sua ocorrência é relatada ao oncologista.

Orientação ao paciente e aos familiares

O oncologista discute habitualmente o tratamento proposto e as possíveis reações adversas com o paciente e os familiares. Como enfermeiro, você irá rever brevemente essas explicações imediatamente antes da administração de qualquer fármaco antineoplásico.

Alguns agentes antineoplásicos são administrados por via oral no domicílio. Os temas incluídos no plano de ensino do paciente e dos familiares para esse tipo de esquema de tratamento baseiam-se no fármaco prescrito, na explicação do oncologista sobre o esquema quimioterápico e instruções para tomar o medicamento e as necessidades individuais. Para evitar absorção acidental, alguns comprimidos não devem ser manuseados por outras pessoas quando se administram os fármacos. Os familiares são instruídos sobre como retirar o medicamento de sua embalagem sem tocá-lo. Como os fármacos são eliminados nos dejetos do corpo, orientar o paciente a forrar o vaso sanitário e, se possível, a utilizar um banheiro separado dos familiares. Os hospitais, as clínicas ou os médicos fornecem instruções impressas no idoma do paciente. Após o paciente as ter lido, é preciso dedicar tempo suficiente ao paciente ou familiares para que eles possam fazer perguntas.

Em alguns casos, é prescrito um fármaco para prevenir a ocorrência de náuseas, que deve ser tomado em casa antes da administração dos fármacos antineoplásicos. Para obter os melhores efeitos possíveis, ressaltar que o medicamento precisa ser ingerido no horário especificado pelo oncologista. É importante que o paciente siga o esquema de tratamento para maximizar o efeito terapêutico. A maioria dos pacientes adere à terapia antineoplásica; entretanto, alguns fármacos têm horários modificados, como quando são administrados em associação com radioterapia, com certas semanas de tratamento e outras sem tratamento, de modo que esses esquemas de administração podem confundir o paciente. Enfatizar a importância de manter o esquema posológico exatamente como prescrito. Com frequência, um calendário ou um porta-medi-

camentos indicando as doses a tomar e as datas em que o fármaco deve ser administrado são úteis para o paciente. O paciente é instruído a levar o calendário do tratamento a cada consulta, e ele então questionado sobre qualquer dose omitida ou tomada tardiamente. Enfermeiros ou cuidadores são ensinados a encher os porta-medicamentos. Em geral, um ciclo de terapia é prescrito de cada vez para evitar superdosagem inadvertida, que poderia ser potencialmente fatal.

Os seguintes aspectos devem ser incluídos no plano de ensino de paciente e familiares quando se prescreve terapia oral:

- Ingerir o medicamento apenas de acordo com as orientações fornecidas na embalagem. A não ser que indicado de outro modo, tomar o medicamento "com estômago vazio", com água para aumentar sua absorção. Entretanto, o paciente deve seguir orientações específicas, como "tomar com estômago vazio" ou "tomar cada dia no mesmo horário"; essas orientações são extremamente importantes
- É importante se familiarizar com nomes comercial e genérico dos medicamentos para evitar confusão. Se estiver residindo com outra pessoa, peça ajuda para verificar medicamento e dose corretos antes de tomá-lo
- Nunca aumentar, diminuir ou omitir uma dose, a não ser que seja orientado a fazê-lo pelo oncologista. Utilize lembretes, como calendário, alarme do celular se a administração rotineira das doses se tornar um problema
- Em caso de reações adversas, por menores que sejam, entrar imediatamente em contato com o oncologista
- Todas as recomendações fornecidas pelo oncologista, como aumento de ingestão de líquidos ou alimentos ou necessidade de evitar determinados alimentos, são importantes
- Alguns medicamentos são eliminados do corpo na forma relativamente inalterada; por esse motivo, para evitar a contaminação, os homens devem evitar o uso de urinóis e devem sentar no vaso sanitário para urinar durante pelo menos 48 horas após a última dose do medicamento. É necessário dar duas vezes a descarga, com a tampa fechada, para evitar borrifos no banheiro
- A efetividade ou a ação do medicamento podem ser alteradas se essas orientações forem ignoradas. Outras recomendações, como examinar a boca à procura de aftas, enxaguar a boca após alimentar-se ou beber ou ingerir líquidos adicionais, são fornecidas para identificar ou minimizar alguns dos efeitos produzidos por esses medicamentos no corpo. É importante seguir essas recomendações
- É importante manter todas as consultas para quimioterapia. Esses medicamentos precisam ser administrados a determinados intervalos para serem efetivos
- Não usar medicamento de venda livre, a não ser que o uso de um fármaco específico tenha sido aprovado pelo oncologista
- Evitar o consumo de bebidas alcoólicas, a não ser que tenha sido aprovado pelo oncologista
- Sempre avisar outros médicos, dentistas e profissionais de saúde sobre o uso desses medicamentos
- Manter todas as marcações de exames laboratoriais solicitados pelo oncologista. Se não conseguir comparecer a um deles, notificar imediatamente o oncologista.

REAVALIAÇÃO

- O efeito terapêutico é obtido
- As reações adversas são identificadas, relatadas ao médico e controladas com sucesso por meio de intervenções de enfermagem:
  - O paciente mantém estado nutricional adequado

- O paciente relata controle apropriado de fadiga
- Não há evidências de lesão
- Não há evidências de infecção
- O paciente enfrenta com sucesso as percepções das alterações corporais
- A ansiedade é controlada com sucesso
- A pele permanece intacta
- O paciente e sua família expressam confiança e demonstram entender o esquema medicamentoso.

Farmacologia na prática
PENSE CRITICAMENTE
Algumas pessoas não pensam em sobrevida ao conversar sobre câncer. A esposa do Sr. Phillip sobreviveu ao câncer de mama; contudo, ele ainda sofre sua perda. Rever os Capítulos 21 e 22 sobre os medicamentos usados para ajudá-lo a lidar com seus sentimentos. Que outras estratégias você agora poderia considerar?

PONTOS-CHAVE

■ O termo neoplasia refere-se a um grupo de células que não amadurecem, mas que crescem de modo descontrolado. Os fármacos antineoplásicos são utilizados para retardar esse processo, visto que interferem em fases específicas do ciclo celular ou alteram o processo. As terapias mais recentes são direcionadas para partes específicas das células e dos genes

■ Embora o termo quimioterapia signifique literalmente terapia farmacológica, é tipicamente aplicado ao uso de agentes antineoplásicos utilizados na cura, no controle ou nos cuidados paliativos

■ Como os fármacos antineoplásicos entram no corpo e atuam de modo sistêmico, o mesmo mecanismo de ação usado para destruir ou retardar as células neoplásicas também prejudica outras células normais do corpo que apresentam crescimento rápido, como as células do tubo GI, células sanguíneas, pele e outras células de revestimento. É necessário ter cautela durante a administração de muitos desses medicamentos, em virtude de sua capacidade irritativa

■ As terapias direcionadas para alvos específicos provocam menos reações sistêmicas adversas

■ As reações adversas às plaquetas, eritrócitos e leucócitos resultam em fadiga, sangramento e infecção. Náuseas, vômitos e diarreia resultam da destruição das células que revestem o tubo GI. Lesões cutâneas constituem as reações adversas mais comuns das terapias direcionadas para alvos específicos. A lesão de nervos periféricos pode resultar em dormência, formigamento ou perda de sensibilidade.

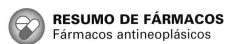

RESUMO DE FÁRMACOS
Fármacos antineoplásicos

Nome genérico	Usos	Reações adversas
Agentes ciclo celular-específicos		
Alcaloides vegetais		
ALCALOIDES DA VINCA		
Vimblastina	Leucemia/linfomas: doença de Hodgkin, outros linfomas, micose fungoide	Imediatas: extravasamento potencial
	Tumores sólidos: testicular, de mama, sarcoma de Kaposi (SK)	Durante ciclos de terapia: alopecia, anemia, leucopenia, parestesias, náuseas, vômitos, constipação intestinal
		A longo prazo: comprometimento da fertilidade
Vincristina	Leucemia/linfomas: leucemia aguda, outros linfomas	Imediatas: extravasamento potencial
	Tumores sólidos: rabdomiossarcoma, de bexiga, de mama, SK	Durante ciclos de terapia: alopecia, anemia, leucopenia, parestesias, náuseas, vômitos, estomatite, constipação intestinal
	Doença não maligna: púrpura trombocitopênica idiopática	A longo prazo: alterações renais, suprarrenais e da fertilidade
Vinorelbina	Tumores sólidos: câncer de pulmão do tipo não pequenas células (CPNPC)	Imediatas: extravasamento potencial
	Uso *off-label*: outros tumores sólidos, SK	Durante ciclos de terapia: leucopenia, parestesias, náuseas, constipação intestinal, alopecia, memória de radiação (*radiation recall*)
Taxanos		
Cabazitaxel	Tumores sólidos: próstata	Imediatas: reação de hipersensibilidade
		Durante ciclos de terapia: náuseas, febre, anemia, leucopenia, vômitos, diarreia, constipação intestinal, estomatite, hematúria
Docetaxel	Tumores sólidos: de mama, CPNPC, de próstata	Imediatas: extravasamento potencial
	Uso *off-label*: outros tumores sólidos	Durante ciclos de terapia: náuseas, neuropatia periférica, alopecia, alterações cutâneas, febre, anemia, leucopenia, vômitos, diarreia, estomatite, retenção hídrica
		A longo prazo: comprometimento da fertilidade

Capítulo 50 Fármacos Antineoplásicos e Terapias Direcionadas para Alvos Específicos 569

Nome genérico	Usos	Reações adversas
Paclitaxel	Tumores sólidos: de ovário, mama, CPNPC, SK Uso *off-label*: outros tumores sólidos	Imediatas: alterações cardíacas, hipotensão, extravasamento potencial Durante ciclos de terapia: náuseas, vômitos, neuropatia periférica, alopecia, febre, anemia, leucopenia, diarreia, estomatite A longo prazo: comprometimento da fertilidade
Podofilotoxinas		
Etoposídeo	Tumores sólidos: testicular, câncer de pulmão de pequenas células (CPPC) Uso *off-label*: outros tumores sólidos, leucemias e linfomas	Durante ciclos de terapia: anemia, leucopenia, trombocitopenia, alopecia, náuseas, vômitos
Teniposídeo (VM-26)	Leucemia/linfomas: leucemia linfocítica aguda (LLA)	Imediatas: extravasamento potencial Durante ciclos de terapia: anemia, leucopenia, trombocitopenia, alopecia, náuseas, vômitos
Análogos de camptotecina		
Irinotecano	Tumores sólidos: metastático de cólon ou reto	Imediatas: náuseas, vômitos, diarreia, potencial de inflamação (local IV) Durante ciclos de terapia: diarreia, anemia, leucopenia, trombocitopenia, astenia, alopecia
Topotecana	Tumores sólidos: de ovário metastático, CPPC	Durante ciclos de terapia: anemia, leucopenia, trombocitopenia, alopecia, náuseas, vômitos, diarreia, constipação intestinal
Antimetabólitos		
Azacitidina	Síndrome mielodisplásica Uso *off-label*: outras leucemias e linfomas	Durante ciclos de terapia: anemia, leucopenia, trombocitopenia, náuseas, vômitos
Capecitabina	Tumores sólidos: de mama, cólon	Durante ciclos de terapia: anemia, leucopenia, trombocitopenia, diarreia, síndrome de mão e pé
Cladribina	Leucemia/linfomas: leucemia de células pilosas (tricoleucemia) Uso *off-label*: outras leucemias e linfomas	Durante ciclos de terapia: anemia, leucopenia, trombocitopenia, febre, náuseas, erupções cutâneas
Clofarabina	Leucemia/linfomas: LLA	Durante ciclos de terapia: anemia, leucopenia, trombocitopenia, hiperuricemia
Citarabina (ara-C)	Leucemia/linfomas: LLA, leucemia mielocítica aguda (LMA)	Imediatas: náuseas, vômitos Durante ciclos de terapia: anemia, leucopenia, trombocitopenia
Decitabina	Síndrome mielodisplásica Uso *off-label*: outras leucemias e linfomas	Durante os ciclos de terapia: anemia, leucopenia, trombocitopenia, náuseas, vômitos
Fludarabina	Leucemia/linfomas: leucemia linfocítica crônica (LLC) Uso *off-label*: outras leucemias e linfomas	Durante ciclos de terapia: anemia, leucopenia, trombocitopenia
Fluoruracila (5-FU)	Tratamento paliativo para tumores sólidos: mama, estômago, pâncreas, cólon, reto	Durante ciclos de terapia: anemia, leucopenia, trombocitopenia, náuseas, vômitos, estomatite, diarreia, alopecia
Gencitabina	Tumores sólidos: pancreático, CPNPC	Durante ciclos de terapia: anemia, leucopenia, trombocitopenia, febre, erupção cutânea, náuseas, vômitos, diarreia, proteinúria
Mercaptopurina (6-MP)	Leucemia/linfomas: LLA, LMA Uso *off-label*: doença inflamatória intestinal	Durante ciclos de terapia: anemia, leucopenia, trombocitopenia, hiperuricemia
Metotrexato	Leucemia/linfomas: LLA, linfoma não Hodgkin, micose fungoide Tumores sólidos: mama, cabeça/pescoço, coriocarcinomas, osteossarcomas Doenças não malignas: psoríase grave, artrite reumatoide Uso *off-label*: esclerose múltipla, doença inflamatória intestinal	Imediatas: náuseas, vômitos (em alta dose) Durante ciclos de terapia: anemia, leucopenia, trombocitopenia, estomatite, diarreia, lesão renal A longo prazo: hepatotoxicidade
Nelarabina	Leucemia/linfomas: leucemia linfoblástica aguda de células T e linfoma linfoblástico de células T	Durante ciclos de terapia: fadiga, neurotoxicidade
Pemetrexede	Tumores sólidos: CPNPC, mesotelioma pleural maligno	Durante ciclos de terapia: anemia, leucopenia, trombocitopenia, erupções cutâneas

(continua)

570 Parte 12 Fármacos que Atuam no Sistema Imune

Nome genérico	Usos	Reações adversas
Pentostatina	Leucemia/linfomas: leucemia de células pilosas Uso *off-label*: outras leucemias e linfomas	Durante os ciclos de terapia: anemia, leucopenia, trombocitopenia, exantema, prurido, náuseas, vômitos, diarreia
Pralatrexato	Linfoma de células T	Durante os ciclos de terapia: anemia, leucopenia, trombocitopenia, mucosite
Trifluridina/Tipiracila	Tumores colorretais metastáticos	Durante ciclos de terapia: anemia, leucopenia, trombocitopenia, náuseas, vômitos, diarreia
Tioguanina	Leucemias agudas Uso *off-label*: psoríase grave, doença inflamatória intestinal	Durante os ciclos de terapia: anemia, leucopenia, trombocitopenia, hiperuricemia
Outros agentes		
Ixabepilona	Tumores sólidos: de mama avançado	Durante ciclos de terapia: fadiga, neuropatia periférica, neutropenia, alopecia, náuseas, diarreia

Agentes ciclo celular-inespecíficos

Agentes alquilantes

DERIVADOS DA MOSTARDA NITROGENADA

Nome genérico	Usos	Reações adversas
Clorambucila	Leucemia/linfomas: LLC, linfomas, doença de Hodgkin	Durante ciclos de terapia: anemia, leucopenia, trombocitopenia A longo prazo: comprometimento da fertilidade
Ciclofosfamida	Leucemia/linfoma: LLA, LMA, LLC, linfomas avançados, doença de Hodgkin, micose fungoide Tumores sólidos: mama, ovário, neuroblastoma, retinoblastoma Doenças não malignas: síndrome nefrótica (crianças), artrite reumatoide, lúpus eritematoso sistêmico, esclerose múltipla	Imediatas: náuseas, vômitos Durante ciclos de terapia: leucopenia, cistite hemorrágica, trombocitopenia A longo prazo: comprometimento da fertilidade, cânceres secundários
Ifosfamida	Leucemia/linfomas: uso *off-label* (exceto LMA) Tumores sólidos: testicular Uso *off-label*: pulmão, mama, ovário, gástrico, pancreático	Imediatas: náuseas, vômitos Durante ciclos de terapia: leucopenia, trombocitopenia, cistite hemorrágica, alopecia, sonolência, confusão
Mecloretamina	Tratamento paliativo para LLC, leucemia mielocítica crônica (LMC), linfomas avançados, doença de Hodgkin Tumores sólidos: pulmão, doença metastática, micose fungoide	Imediatas: náuseas, vômitos, potencial de extravasamento, linfocitopenia Durante ciclos de terapia: anemia, leucopenia, trombocitopenia, hiperuricemia, diarreia A longo prazo: comprometimento da fertilidade, cânceres secundários
Melfalana	Tratamento paliativo para mieloma múltiplo Tumores sólidos: ovário Uso *off-label*: testicular, mama, transplante de medula óssea	Imediatas: náuseas, vômitos Durante os ciclos de terapia: leucopenia, trombocitopenia, diarreia, alopecia A longo prazo: comprometimento da fertilidade, cânceres secundários
Etilenoiminas		
Altretamina (hexametilmelamina)	Tratamento paliativo para tumores sólidos: ovário	Durante ciclos de terapia: anemia, leucopenia, trombocitopenia, náuseas, vômitos, neuropatia periférica, tontura
Bendamustina	Leucemia/linfomas: LLC, linfoma não Hodgkin	Durante ciclos de terapia: anemia, leucopenia, trombocitopenia, náuseas, vômitos, diarreia
Tiotepa	Tumores sólidos: mama, ovário, bexiga	Durante ciclos de terapia: anemia, leucopenia, trombocitopenia, alopecia A longo prazo: comprometimento da fertilidade
Alquilsulfonato		
Bussulfano	Tratamento paliativo para LMC	Imediatas: convulsões Durante ciclos de terapia: anemia, leucopenia, trombocitopenia, hiperuricemia, doença enxerto-*versus*-hospedeiro A longo prazo: comprometimento da fertilidade

Capítulo 50 Fármacos Antineoplásicos e Terapias Direcionadas para Alvos Específicos 571

Nome genérico	Usos	Reações adversas
Hidrazinas		
Dacarbazina	Leucemia/linfomas: doença de Hodgkin Tumores sólidos: melanoma Uso *off-label*: feocromocitoma, SK	Imediatas: náuseas, vômitos Durante ciclos de terapia: anemia, leucopenia, trombocitopenia,
Procarbazina	Leucemia/linfomas: doença de Hodgkin Uso *off-label*: outros linfomas, cérebro, câncer de pulmão de pequenas células, melanoma	Imediatas: náuseas, vômitos Durante ciclos de terapia: anemia, leucopenia, trombocitopenia, neuropatia periférica, alopecia
Temozolomida	Tumores sólidos: glioblastoma, astrocitoma Uso *off-label*: melanoma	Durante ciclos de terapia: leucopenia, trombocitopenia, cefaleia, náuseas, vômitos, alopecia
Nitrosureias		
Carmustina (BCNU)	Tratamento paliativo para doença de Hodgkin, mieloma múltiplo, vários tumores cerebrais Uso *off-label*: linfoma de células T, melanoma	Imediatas: náuseas, vômitos Durante ciclos de terapia: leucopenia, trombocitopenia A longo prazo: fibrose pulmonar
Lomustina (CCNU)	Leucemia/linfomas: tratamento secundário da doença de Hodgkin Tumores sólidos: cerebrais	Imediatas: náuseas, vômitos Durante ciclos de terapia: leucopenia, trombocitopenia, alopecia, estomatite A longo prazo: fibrose pulmonar, comprometimento da fertilidade
Estreptozocina	Tumores sólidos: pâncreas	Imediatas: náuseas, vômitos Durante ciclos de terapia: azotemia, proteinúria, estomatite
Fármacos baseados em platina		
Cisplatina	Tumores sólidos: ovário, testículo, bexiga	Imediatas: náuseas, vômitos, lesão renal Durante ciclos de terapia: anemia, leucopenia, trombocitopenia, tinido, hiperuricemia
Oxaliplatina	Tumores sólidos: cólon, reto	Durante ciclos de terapia: leucopenia, trombocitopenia, neuropatia periférica
Carboplatina	Tumores sólidos: ovário Uso *off-label*: pulmão, cabeça e pescoço, testículo	Durante ciclos de terapia: anemia, leucopenia, trombocitopenia
Antibióticos		
Bleomicina	Tratamento paliativo para linfomas, derrame pleural Tumores sólidos: testículo, vários tipos Uso *off-label*: micose fungoide, SK	Durante ciclos de terapia: anemia, leucopenia, trombocitopenia, vômitos, alopecia, eritema cutâneo, alterações cutâneas A longo prazo: pneumonite, fibrose pulmonar
Dactinomicina	Tumores sólidos: vários sarcomas, tumor de Wilms, tumor gestacional, testicular	Imediatas: náuseas, vômitos, potencial de extravasamento Durante ciclos de terapia: anemia, leucopenia, trombocitopenia, alopecia, eritema cutâneo A longo prazo: comprometimento da fertilidade
Daunorrubicina	Leucemia/linfomas: LLA, LMA Tumores sólidos: SK	Imediatas: náuseas, vômitos, potencial de extravasamento Durante ciclos de terapia: anemia, leucopenia, trombocitopenia, alopecia, estomatite, hiperuricemia, coloração da urina A longo prazo: cardiotoxicidade
Doxorrubicina	Leucemia/linfomas: LLA, LMA e vários linfomas Tumores sólidos: tumor de Wilms, neuroblastoma, SK, vários sarcomas, mama, pulmão, ovário, bexiga, tireoide, gástrico	Imediatas: náuseas, vômitos, potencial de extravasamento Durante ciclos de terapia: anemia, leucopenia, trombocitopenia, alopecia, alterações cutâneas, estomatite, hiperuricemia, coloração da urina, memória de radiação (*radiation recall*), síndrome de mão e pé A longo prazo: cardiotoxicidade
Epirrubicina	Tumores sólidos: mama Uso *off-label*: esofágico avançado	Imediatas: potencial de extravasamento Durante ciclos de terapia: anemia, leucopenia, trombocitopenia, náuseas, vômitos, alopecia, estomatite, diarreia, coloração da urina, memória de radiação A longo prazo: cardiotoxicidade, comprometimento da fertilidade
Idarrubicina	Leucemia/linfomas: LMA	Imediatas: potencial de extravasamento Durante ciclos de terapia: anemia, leucopenia, trombocitopenia, alopecia, náuseas, vômitos, estomatite, diarreia, hiperuricemia, coloração da urina A longo prazo: cardiotoxicidade

(continua)

572 Parte 12 Fármacos que Atuam no Sistema Imune

Nome genérico	Usos	Reações adversas
Mitomicina	Tumores sólidos: estômago, pâncreas	Imediatas: potencial de extravasamento Durante ciclos de terapia: anemia, leucopenia, trombocitopenia, hiperuricemia
Mitoxantrona	Leucemia/linfomas: leucemia não linfocítica aguda Tumores sólidos: de próstata avançado Doenças não malignas: esclerose múltipla	Imediatas: náuseas, vômitos, potencial de extravasamento Durante ciclos de terapia: leucopenia, náuseas, alopecia, A longo prazo: cardiotoxicidade, LMA
Valrubicina	Tumor sólido: bexiga	Durante ciclos de terapia: urgência urinária, polaciúria, dor, sangramento
Outros agentes		
INIBIDOR DE DNA		
Hidroxiureia	Tumores sólidos: melanoma Uso *off-label*: trombocitopemia, infecção pelo vírus da imunodeficiência humana, psoríase	Durante ciclos de terapia: anemia, leucopenia, trombocitopenia, memória de radiação (*radiation recall*)
INIBIDOR ADRENOCORTICAL		
Mitotano	Tumores sólidos: córtex suprarrenal Uso *off-label*: doença de Cushing	Durante ciclos de terapia: náuseas, vômitos, diarreia
ENZIMAS		
Asparaginase	Leucemia/linfomas: LLA	Durante ciclos de terapia: anemia, leucopenia, trombocitopenia, hiperuricemia, erupções cutâneas, urticária, anafilaxia aguda
Pegaspargase	Iguais aos da asparaginase	Iguais às da asparaginase
AGENTES ANTIMICROTÚBULOS		
Estramustina (estradiol/ mostarda nitrogenada)	Tratamento paliativo para tumores sólidos (p. ex., próstata)	Imediatas: náuseas, diarreia Durante ciclos de terapia: hipersensibilidade das mamas, tromboflebite, retenção hídrica A longo prazo: ginecomastia, disfunção erétil
RETINOIDES		
Tretinoína	Leucemia/linfomas: leucemia promielocítica aguda	Durante ciclos de terapia: cefaleia, febre, fraqueza, fadiga, edema, síndrome de leucemia promielocítica aguda-ácido retinoico (LPA-AR) (reação anafilática aguda)
Bexaroteno	Leucemia/linfomas: linfoma cutâneo de células T	Durante ciclos de terapia: níveis sanguíneos elevados de lipídios, erupções cutâneas, leucopenia, pele seca

REVISÃO DO CAPÍTULO

Calcule a dosagem dos medicamentos

1. A dosagem da clorambucila é calculada com base no peso corporal do paciente. A Sra. Garcia pesa 64 kg. A dose prescrita de clorambucila é de 0,2 mg/kg de peso corporal por dia. Qual é a dose diária correta para essa paciente?
2. Um paciente com peso de 54 kg deve receber bleomicina, 0,25 unidade/kg de peso corporal. Qual é a dose correta de bleomicina?

Prepare-se para provas

1. As células neoplásicas crescem quando _____.
   1. O pH é excessivamente ácido
   2. A fase G_0 do ciclo celular é omitida
   3. Ocorre desgaste excessivo das células
   4. A contagem de neutrófilos está muito baixa
2. Durante que fase do ciclo celular ocorre divisão, produzindo duas células-filhas?
   1. G_1
   2. S
   3. G_2
   4. M
3. Qual dos seguintes achados é mais indicativo de que o paciente apresenta trombocitopenia?
   1. Náuseas
   2. Borramento visual
   3. Cefaleia
   4. Equimoses de ocorrência fácil
4. Qual das seguintes reações adversas aos fármacos antineoplásicos mais provavelmente compromete a imagem corporal do paciente?
   1. Hematúria
   2. Alopecia
   3. Náuseas
   4. Diarreia

Capítulo 50 Fármacos Antineoplásicos e Terapias Direcionadas para Alvos Específicos   573

5. Quando avalia a paciente à procura de leucopenia, o enfermeiro _____.
   1. Examina o paciente a cada 8 horas à procura de hematúria
   2. Monitora o paciente à procura de febre, faringite e calafrios
   3. Examina as pacientes à procura de aumento do sangramento menstrual
   4. Relata contagem de leucócitos de $5.000/mm^3$

6. Qual das seguintes intervenções seria mais útil para paciente com estomatite?
   1. Fazer higiene bucal pelo menos 1 vez/dia
   2. Limpar a boca com mistura de glicerina e limão a cada 4 horas
   3. Efetuar higiene bucal frequente com soro fisiológico
   4. Usar escova de dente de cerdas duras para retirar resíduos da boca e dos dentes

7. Qual dos seguintes fármacos tem maior probabilidade de provocar náuseas ou vômitos?
   1. Temozolomida
   2. Cetuximabe
   3. Cisplatina
   4. Vincristina

8. Qual das seguintes opções é o sinal/sintoma mais comum de extravasamento?
   1. Edema em torno do local de injeção
   2. Eritema ao longo do trajeto da veia e em torno do local de injeção
   3. Dor no local de injeção
   4. Hipersensibilidade ao longo do trajeto da veia

9. Um familiar entra em contato com o enfermeiro para relatar que o paciente está perdendo muito cabelo. O enfermeiro orienta esse familiar para:
   1. Levar o paciente ao serviço de emergência
   2. Escovar o cabelo do paciente com força para retirar todo o cabelo
   3. Tranquilizar o familiar dizendo que isso é normal e apoiar o paciente
   4. Ir a uma loja e comprar uma peruca ou um turbante

10. Como o enfermeiro pode ser acidentalmente exposto à quimioterapia? **Escolher todas as opções corretas.**
    1. Contato direto com a pele
    2. Ingestão
    3. Inalação
    4. Picada de agulha

Para verificar suas respostas, ver Apêndice F.

51 Fármacos Imunomoduladores

Termos-chave

anemia ferropriva anemia causada pela deficiência de ferro; as hemácias são pequenas e hipocrômicas

anemia macrocítica anemia na qual os eritrócitos são imaturos e aumentados de tamanho; um dos tipos mais comuns desse tipo de anemia é a anemia megaloblástica

anemia megaloblástica tipo de anemia macrocítica, caracterizada por grandes eritrócitos imaturos e anormais que circulam no sangue; resulta de deficiência de ácido fólico, vitamina B_{12} ou cobre e do uso de certos medicamentos

citocinas proteínas que modulam a função de outras células ou da própria célula que as gerou; são produzidas por diversas células, mas principalmente por linfócitos e macrófagos ativados, sendo importantes para o controle da resposta imune

eritrócitos hemácias; um dos vários elementos figurados do sangue

eritropoese processo de produção dos eritrócitos

fator intrínseco glicoproteína produzida pelas células parietais do estômago; necessário para a absorção da vitamina B_{12} na parte terminal do íleo

hematopoese processo de formação, desenvolvimento e maturação dos elementos figurados do sangue (eritrócitos, leucócitos e plaquetas) a partir de um precursor celular comum e indiferenciado; também conhecida como hemocitopoese ou hemopoese

leucócitos células arredondadas e nucleadas produzidas na medula óssea e no tecido linfático; realizam a defesa do corpo contra elementos estranhos; podem ser classificados em mononucleares (linfócitos, monócitos) e polimorfonucleares (basófilos, neutrófilos, eosinófilos)

megacariócito célula de grandes dimensões encontrada na medula óssea, precursora de plaquetas

resgate com ácido folínico em *quimioterapia*, técnica de administração de leucovorina após uma grande dose de metotrexato, possibilitando, assim, a sobrevida das células normais; também denominado *resgate com leucovorina*

trombopoese processo de formação de plaquetas (trombócitos) a partir de megacariócitos maduros e sua liberação para a circulação, sendo mediada principalmente por trombopoetina

Objetivos de aprendizagem

Ao fim deste capítulo, o leitor deverá ser capaz de:

1. Descrever a função dos diferentes tipos de células sanguíneas.
2. Listar os fármacos utilizados no tratamento de anemia e sangramento e na prevenção de infecção.
3. Discutir ações, usos, reações adversas gerais, contraindicações, precauções e interações de fármacos utilizados no tratamento de anemia e sangramento e na prevenção da infecção.
4. Discutir atividades a serem realizadas pelo enfermeiro na avaliação pré-administração e na avaliação continuada do paciente tratado com fármaco utilizado no tratamento de anemia e sangramento e na prevenção de infecção.
5. Identificar os diagnósticos de enfermagem específicos para paciente em uso de fármaco administrado no tratamento de anemia e sangramento e na prevenção de infecção.
6. Discutir maneiras de promover resposta ótima à terapia e instruir pacientes sobre o uso de fármaco utilizado no tratamento de anemia e sangramento e na prevenção de infecção.

Classes de fármacos

Imunoestimulantes para sangramento e infecção	Fatores hematopoéticos para anemia
	Imunossupressores

Farmacologia na prática

Sr. Phillip, de 72 anos de idade, apresenta doença renal crônica. Há cerca de 5 anos, um seu amigo foi submetido a diálise e se queixava de cansaço constante, para o que recebeu injeções estimulantes. Porém, sofreu infarto do miocárdio. O Sr. Phillip está preocupado com a progressão de sua doença renal e a possível necessidade de iniciar diálise. No momento, quer saber se a mesma situação poderia ocorrer a ele.

Este capítulo foca nos fatores estimuladores de colônias (FECs), o grupo remanescente de fármacos utilizados para ativar o sistema imune. Esses agentes imunoestimulantes são utilizados no tratamento do câncer e na insuficiência renal crônica para sustentar o sistema hematopoético. O capítulo também inclui uma breve introdução a outros agentes usados para modificar o sistema imune – os agentes imunossupressores.

Muitos dos medicamentos ministrados para combater o câncer também destroem células em rápido crescimento do sistema hematopoético. O sistema hematopoético é composto por líquido e partículas, conhecidos em conjunto como *sangue*. O sangue é um líquido complexo que circula continuamente pelo coração e pelos vasos sanguíneos, alcançando as células mais periféricas dos tecidos corporais. Três tipos distintos de células circulam no sangue:

- **Eritrócitos** (hemácias), que fornecem o oxigênio proveniente dos pulmões para os tecidos
- **Leucócitos**, que protegem o corpo dos microrganismos perigosos
- Plaquetas (**megacariócitos**), que controlam o sangramento a partir de rupturas microscópicas até macroscópicas nos tecidos.

Doenças crônicas, como a doença renal crônica, ou os tratamentos clínicos, como a quimioterapia, podem causar insuficiência hematológica. Quando isso ocorre, são produzidos números inadequados de células. Em consequência, o corpo não consegue mais suprir as demandas de transporte de oxigênio, coagulação sanguínea ou prevenção da invasão por microrganismos. Em consequência, podem ocorrer anemia, sangramento e infecção.

A meta do tratamento desses distúrbios hematológicos é estimular o corpo a produzir mais células sanguíneas específicas. Esse processo é conhecido como **hematopoese**. Durante a hematopoese, células-tronco indiferenciadas na medula óssea recebem sinais para se multiplicar e se diferenciar em eritrócitos, leucócitos e megacariócitos (Figura 51.1). Os fármacos hematopoéticos ajudam a intensificar esse processo e são utilizados no tratamento de anemia, sangramento e infecção.

FÁRMACOS IMUNOESTIMULANTES UTILIZADOS NO TRATAMENTO DE SANGRAMENTO OU INFECÇÃO POTENCIAIS

Existem vários tipos de leucócitos que protegem o corpo da invasão e da infecção por micróbios. O tipo de leucócito conhecido como neutrófilo é uma das principais células na linha de defesa contra a infecção. *Neutropenia* é o termo que descreve a condição que ocorre quando a contagem de neutrófilos no sangue está baixa. Quando um paciente apresenta neutropenia é provável a ocorrência de infecção. Os neutrófilos têm um tempo de vida extremamente curto (6 a 8 horas), o que significa que eles crescem e se dividem rapidamente. Em virtude desse rápido ciclo de crescimento, o neutrófilo é um excelente alvo de destruição pelos agentes quimioterápicos, assim como as próprias células neoplásicas. A neutropenia induzida por quimioterapia é um motivo importante para o adiamento ou cancelamento do tratamento para o câncer. Quando isso ocorre, o paciente corre maior risco de crescimento continuado do câncer ou de doença em consequência do tratamento. Os FECs são fármacos utilizados para estimular o crescimento e a produção dos leucócitos, de modo a ajudar a combater a infecção.

As plaquetas são importantes no processo normal da coagulação sanguínea; são formadas a partir dos megacariócitos no sangue. O megacariócito é uma grande célula sanguínea, que pode se dividir em muitas plaquetas. *Trombocitopenia* consiste em baixa contagem de plaquetas. A produção diminuída de plaquetas também pode ser causada por anemia. A oprelvecina, uma interleucina, é utilizada quando não há produção suficiente de plaquetas para atender às necessidades do corpo. Algumas vezes, o corpo não produz plaquetas suficientes e as causas não são conhecidas; essa condição é denominada púrpura trombocitopênica idiopática (ou imune) ou PTI.

Fatores estimuladores das colônias

AÇÕES E USOS

Os FECs são glicoproteínas (proteína celular com açúcar ligado), que atuam sobre as células hematopoéticas para estimular a proliferação, a diferenciação e a maturação dos leucócitos. Os FECs são utilizados no tratamento ou na prevenção da infecção (ao minimizar a neutropenia) associada a:

- Neutropenia induzida por quimioterapia durante tratamento de tumores malignos sólidos
- Neutropenia durante transplante de medula óssea (TMO)
- Produção de células-tronco para coleta antes de transplante de medula óssea
- Neutropenia em indivíduos suscetíveis à infecção crônica sintomática.

Injeções de filgrastim (FEC) são iniciadas pelo menos 24 horas após completar um ciclo de quimioterapia. A contagem absoluta de neutrófilos (CAN) é monitorada, e a terapia é mantida até alcançar uma CAN de pelo menos $10.000/mm^3$. Não se recomenda o uso desse fármaco por mais de 2 semanas, e o tratamento é interrompido pelo menos 1 dia antes do início do ciclo seguinte de quimioterapia. São necessárias instruções especiais nos casos de transplante de medula óssea ou coleta de células-tronco.

O pegfilgrastim assemelha-se ao filgrastim, porém é administrado em dose única entre os ciclos de quimioterapia. O sargramostim é utilizado após TMO, após quimioterapia de indução usada em leucemia e para estimular produção de células-tronco para coleta.

REAÇÕES ADVERSAS

Reações sistêmicas gerais

- Dor óssea
- Hipertensão arterial
- Náuseas e vômitos
- Alopecia
- Hipersensibilidade ou reações alérgicas.

Ver Resumo de Fármacos | Fármacos imunoestimulantes para mais informações a respeito desses medicamentos.

576 Parte 12 Fármacos que Atuam no Sistema Imune

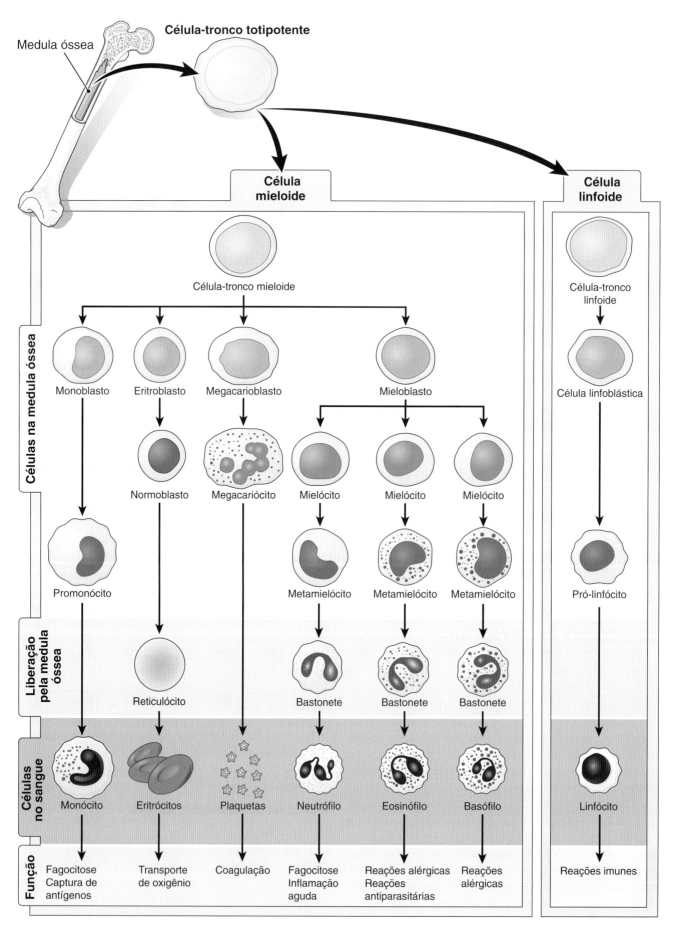

FIGURA 51.1 Hematopoese.

CONTRAINDICAÇÕES, PRECAUÇÕES E INTERAÇÕES

Os FECs são contraindicados para pacientes com hipersensibilidade conhecida ao fármaco ou a qualquer um de seus componentes. O filgrastim deve ser utilizado com cautela em pacientes com hipotireoidismo. Os FECs estão incluídos na categoria C para uso na gestação, e é preciso cautela quando a paciente está amamentando. Pegfilgrastim pode causar crise falciforme em pacientes com doença falciforme. Os FECs podem provocar reações de hipersensibilidade, as quais devem ser tratadas com anti-histamínicos, esteroides e broncodilatadores para manter seu uso. Esses fármacos podem promover o crescimento celular de determinados tipos de câncer que são estimulados por fatores de crescimento. Pode ocorrer aumento maior na contagem de neutrófilos quando esses medicamentos são combinados com lítio, um fármaco utilizado na fase maníaca de transtornos de humor.

 Alerta de domínio de conceito
Filgrastim deve ser utilizado com cautela em pacientes com hipotireoidismo.

Fármacos utilizados no tratamento da trombocitopenia

AÇÕES E USOS

A oprelvecina é um fármaco que estimula a trombopoese. **Trombopoese** é o processo de produção de plaquetas. Esse fármaco é utilizado na prevenção da trombocitopenia grave e reduz a necessidade de múltiplas transfusões de plaquetas. A oprelvecina é utilizada no tratamento ou na prevenção da trombocitopenia associada à quimioterapia para tratamento de tumores sólidos.

As injeções são iniciadas pelo menos 6 horas após completar um ciclo de quimioterapia. As contagens de plaquetas são monitoradas, e a terapia é continuada até obter uma contagem de pelo menos 50.000/mcℓ. A oprelvecina é recomendada para uso por mais de 21 dias; o tratamento é suspenso pelo menos 2 dias antes de ser iniciado o próximo ciclo de quimioterapia.

Além do tratamento do câncer, a oprelvecina é utilizada no tratamento da PTI, um distúrbio hemorrágico agudo ou crônico. Algumas vezes, a PTI está associada a outras doenças. Tipicamente, é diagnosticada por sinais de sangramento (áreas arroxeadas na pele) ou fadiga. Se não ocorrer resolução espontânea, um ciclo de corticosteroides (ver Capítulo 43) ou a retirada do baço podem ser úteis. Atualmente existem dois produtos disponíveis se esses tratamentos não forem bem-sucedidos: eltrombopague e romiplostim. Esses dois fármacos são utilizados apenas para a PTI e não são administrados para aumentar a contagem de plaquetas associada à imunossupressão durante a quimioterapia.

REAÇÕES ADVERSAS

Reações sistêmicas gerais
- Retenção hídrica
- Edema periférico
- Dispneia
- Síncope
- Febre
- Reações alérgicas.

Reações do sistema cardiovascular
- Taquicardia
- Palpitações
- Fibrilação atrial
- Arritmias resultando em acidente vascular encefálico e edema pulmonar
- Síndrome de extravasamento capilar.

O eltrombopague pode ser hepatotóxico. As provas de função hepática devem ser realizadas antes de iniciar o fármaco e a cada 2 semanas durante a terapia. Para mais informações sobre esses medicamentos, ver Resumo de Fármacos I Fármacos imunoestimulantes.

CONTRAINDICAÇÕES, PRECAUÇÕES E INTERAÇÕES

Os agonistas dos receptores de trombopoetina são contraindicados para pacientes com hipersensibilidade conhecida aos mesmos ou a qualquer um de seus componentes. A oprelvecina não deve ser administrada a pacientes submetidos a quimioterapia extremamente mielossupressiva. Esses medicamentos devem ser utilizados com cautela em pacientes com insuficiência renal, insuficiência cardíaca ou arritmias atriais. Pode ocorrer hipopotassemia grave (baixos níveis de potássio) se o paciente estiver recebendo o agente antineoplásico ifosfamida. Pertence à categoria C de risco na gravidez, e as pacientes devem interromper a amamentação quando for prescrita oprelvecina. A segurança em crianças com menos de 12 anos de idade ainda não foi estabelecida.

A oprelvecina pode causar reações anafilactoides e deve ser permanentemente interrompida se for estas ocorrerem. A suspensão do eltrombopague ou do romiplostim pode resultar em contagens de plaquetas mais baixas do que as contagens registradas no diagnóstico original.

FÁRMACOS HEMATOPOÉTICOS UTILIZADOS NO TRATAMENTO DA ANEMIA

A anemia é uma condição causada por concentração insuficiente de hemoglobina. Anemia é definida como redução no número de eritrócitos e/ou diminuição da concentração de hemoglobina dos eritrócitos. Existem vários tipos e causas de anemia. Por exemplo, anemia pode resultar de perda de sangue, destruição excessiva de eritrócitos, produção inadequada de eritrócitos e deficiências de vários nutrientes, como ocorre na **anemia ferropriva**. A Figura 51.2 ilustra algumas das alterações dos eritrócitos, com base em diferentes anemias e na doença falciforme para comparação com um eritrócito normal. Uma vez identificados o tipo e a causa da anemia, o médico escolhe um método de tratamento.

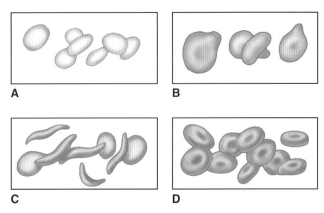

FIGURA 51.2 Alterações nos eritrócitos em comparação com um eritrócito normal. **A.** Anemia ferropriva. **B.** Anemia megaloblástica ou por deficiência de ácido fólico. **C.** Doença falciforme. **D.** Eritrócito normal.

As anemias discutidas neste capítulo incluem a anemia que ocorre em pacientes com doença crônica, como doença renal, ou causada por tratamento, anemia ferropriva, anemia perniciosa e anemia decorrente de deficiência de ácido fólico. Essas anemias são definidas na Tabela 51.1.

Fármacos utilizados no tratamento da anemia associada a doença crônica

Anemia pode ocorrer em pacientes portadores de doença crônica, em consequência do tratamento da doença. Câncer e doença renal crônica provocam anemia em consequência da própria doença ou de seu tratamento. Agentes estimulantes da eritropoese (AEEs) são glicoproteínas que estimulam e regulam a produção de eritrócitos. A doença renal crônica diminui a capacidade do rim de produzir eritropoetina, que estimula a produção de eritrócitos. O tratamento do câncer diminui a capacidade da medula óssea de produzir eritrócitos. Dois exemplos de fármacos utilizados no tratamento da anemia associada a doenças crônicas são a alfaepoetina e a alfadarbepoetina.

TABELA 51.1 Anemias.

Tipo de anemia	Descrição
Ferropriva	Anemia caracterizada por concentração inadequada de ferro no corpo para produzir hemoglobina
Anemia da doença renal crônica	Anemia que resulta de produção diminuída de eritropoetina, um hormônio secretado pelos rins, que estimula a produção de eritrócitos
Anemia perniciosa	Anemia que resulta da ausência de secreção pela mucosa gástrica do fator intrínseco, essencial na formação dos eritrócitos e na absorção de vitamina B_{12}
Anemia por deficiência de ácido fólico	Anemia consequente a carência de consumo de ácido fólico, um componente necessário para a formação dos eritrócitos

AÇÕES E USOS

Os AEEs são fármacos que, à semelhança da eritropoetina natural, estimulam a **eritropoese,** o processo de produção de eritrócitos. Esses fármacos são utilizados no tratamento da anemia associada a:

- Doença renal crônica
- Quimioterapia para câncer
- Terapia com zidovudina (AZT) para infecção pelo vírus da imunodeficiência humana (HIV)
- Reposição pós-operatória de sangue em vez de transfusões alogênicas.

A alfadarbepoetina e a betaepoetina metoxipolietilenoglicol são proteínas estimuladoras da eritropoese, utilizadas no tratamento da anemia associada à doença renal crônica em pacientes submetidos a diálise, bem como naqueles que não estão sob diálise. Esses agentes aumentam ou mantêm os níveis de eritrócitos e, assim, diminuem a necessidade de transfusões.

REAÇÕES ADVERSAS

A alfaepoetina (eritropoetina; EPO), a alfadarbepoetina e a betaepoetina metoxipolietilenoglicol são habitualmente bem toleradas quando utilizadas para manter um nível de hemoglobina que não ultrapasse 12 g/dℓ. As reações adversas mais comuns incluem:

- Hipertensão arterial
- Cefaleia
- Náuseas, vômitos, diarreia
- Erupções cutâneas
- Fadiga
- Artralgia e reação cutânea no local de injeção.

Ver Resumo de Fármacos | Fármacos imunoestimulantes para mais informações sobre esses medicamentos.

CONTRAINDICAÇÕES E PRECAUÇÕES

A alfaepoetina é contraindicada para pacientes com hipertensão arterial não controlada, para aqueles que necessitam de transfusão de emergência e para pacientes com hipersensibilidade à albumina humana. A alfadarbepoetina está contraindicada para pacientes com hipertensão arterial não controlada ou para aqueles alérgicos ao medicamento. Pode ocorrer policitemia (sobrecarga de eritrócitos na circulação) se a hemoglobina não for cuidadosamente monitorada, e se a dose for excessivamente alta. Isso pode resultar em aumento da taxa de mortalidade, eventos cardiovasculares ou tromboembólicos graves em qualquer paciente e possível progressão do tumor em pacientes com câncer.

A alfaepoetina e a alfadarbepoetina devem ser utilizadas com cautela em pacientes com hipertensão arterial, doença cardíaca, insuficiência cardíaca congestiva ou história de crises convulsivas. Ambos os fármacos estão classificados na categoria C para uso na gestação e devem ser utilizados com cautela durante a gravidez e a lactação.

Fármacos utilizados no tratamento de anemia ferropriva

Quando não há ferro suficiente para suprir as necessidades do corpo, a condição resultante é denominada *anemia ferropriva*. O ferro é o componente da hemoglobina que capta o oxigênio dos pulmões e o transporta até os tecidos corporais. A anemia ferropriva é um tipo muito comum de anemia. Cerca de 50% das gestantes e 20% de todas as mulheres apresentam anemia. As causas de anemia ferropriva incluem sangramento menstrual intenso e absorção deficiente ou ausência de ferro na dieta.

AÇÕES E USOS

As formulações de ferro elevam as concentrações séricas de ferro, com consequente reposição da hemoglobina e das reservas de ferro esgotadas. Tipicamente, são utilizados suplementos de ferro orais. O ferro é mais bem absorvido com o estômago vazio. Há necessidade de ferro suplementar durante a gravidez e a lactação, visto que a ingestão normal raramente fornece a quantidade necessária.

A administração parenteral de ferro é utilizada quando o paciente não consegue ingerir medicamentos ou quando apresenta intolerância gastrintestinal (GI) às formulações orais de ferro. Outras formulações de ferro, orais e parenterais, utilizadas no tratamento de anemia ferropriva podem ser encontradas no Resumo de Fármacos | Fármacos imunoestimulantes.

REAÇÕES ADVERSAS

Reações gastrintestinais

- Irritação GI
- Náuseas, vômitos
- Constipação intestinal, diarreia
- Fezes mais escuras (pretas).

Reações sistêmicas generalizadas

- Cefaleia
- Dor lombar
- Reações alérgicas.

Quando o ferro é administrado por via parenteral, outras reações adversas incluem dolorimento, inflamação e abscessos estéreis no local de injeção intramuscular (IM). Quando o ferro é administrado por via intramuscular, pode ocorrer coloração acastanhada da pele. A administração intravenosa (IV) pode resultar em flebite no local de injeção.

CONTRAINDICAÇÕES E PRECAUÇÕES

Os suplementos de ferro são contraindicados para pacientes com hipersensibilidade conhecida aos mesmos ou a qualquer um de seus componentes. Esses suplementos são contraindicados para pacientes com hemocromatose ou anemia hemolítica. Esses compostos devem ser usados com cautela em pacientes que apresentam hipersensibilidade ao ácido acetilsalicílico (AAS), visto que eles também podem ter hipersensibilidade à tartrazina ou sulfito contidos em alguns compostos à base de ferro.

A formulação parenteral pode provocar reações anafilactoides e só deve ser administrada quando o suplemento oral estiver contraindicado.

INTERAÇÕES

As seguintes interações podem ocorrer quando se administra preparação de ferro com outro agente:

Fármaco combinado	Uso comum	Efeito da interação
Antibióticos	Tratamento de infecção	Diminuição da absorção GI do antibiótico
Levotiroxina	Tratamento de hipotireoidismo	Diminuição da absorção de levotiroxina
Levodopa, metildopa	Tratamento de doença de Parkinson	Diminuição do efeito da medicação antiparkinsonismo
Ácido ascórbico (vitamina C)	Suplemento vitamínico	Absorção aumentada de ferro

Fármacos utilizados no tratamento de anemia por deficiência de ácido fólico

O ácido fólico (folato) é necessário para a produção de eritrócitos na medula óssea. O ácido fólico é encontrado em vegetais de folhas verdes, peixe, carne, aves e grãos integrais. A deficiência de ácido fólico resulta em **anemia megaloblástica.** A anemia megaloblástica caracteriza-se por grandes eritrócitos imaturos anormais que circulam no sangue.

AÇÕES E USOS

O ácido fólico é utilizado no tratamento das anemias megaloblásticas causadas por deficiência de ácido fólico. Embora os defeitos do tubo neural não estejam relacionados com a anemia, estudos indicam que há risco diminuído de defeitos embrionários do tubo neural se o ácido fólico for administrado antes da concepção e no início da gravidez. Os defeitos do tubo neural (DTN) ocorrem no início da gestação, quando as pregas embrionárias que formam a medula espinal e o encéfalo unem-se. Os DTN incluem anencefalia (ausência congênita do encéfalo e da medula espinal), espinha bífida (defeito da medula espinal) e meningocele (protrusão sacular das meninges na medula espinal ou no crânio). O U.S. Public Health Service recomenda o uso de ácido fólico para todas as mulheres em idade fértil, de modo a diminuir a incidência de DTN. As doses prescritas durante gestação e lactação são de 0,8 mg/dia.*

Os suplementos orais constituem a primeira escolha para o tratamento da anemia megaloblástica e da deficiência de ácido fólico. Se um o paciente não conseguir ingerir as medicações, pode-se utilizar a leucovorina. Esse fármaco é um

---

*N.R.T.: No Brasil, o Ministério da Saúde preconiza o consumo de 0,4 mg/dia.

580 Parte 12 Fármacos que Atuam no Sistema Imune

derivado (uma forma reduzida ativa) do ácido fólico. A leucovorina é mais comumente utilizada para diminuir os efeitos hematológicos do metotrexato, um fármaco utilizado no tratamento de certos tipos de câncer (ver Capítulo 50). A leucovorina "resgata" as células normais da destruição causada pelo metotrexato, possibilitando a sua sobrevida. Essa técnica de administração de leucovorina após uma grande dose de metotrexato é denominada **resgate com ácido folínico** ou *resgate com leucovorina*.

REAÇÕES ADVERSAS

Poucas reações adversas estão associadas à administração de ácido fólico. Raramente, a administração parenteral resulta em hipersensibilidade alérgica.

CONTRAINDICAÇÕES E PRECAUÇÕES

Ácido fólico e leucovorina são contraindicados para o tratamento da anemia perniciosa ou de outras anemias nas quais haja deficiência de vitamina B_{12}. O ácido fólico está incluído na categoria A de risco na gravidez e, em geral, é considerado seguro para uso na gestação. É mais provável que gestantes apresentem deficiência de folato porque as necessidades de ácido fólico aumentam durante a gravidez. As gestantes com deficiência de folato correm risco aumentado de complicações da gravidez e anormalidades fetais. A cota dietética recomendada (RDA) de folato durante a gravidez é de 0,4 mg/dia e, durante a lactação, de 0,26 a 0,28 mg/dia. Embora o potencial de dano fetal pareça ser remoto, o medicamento deve ser utilizado com cautela e somente de acordo com cotas dietéticas recomendadas.

INTERAÇÕES

Podem ocorrer sinais de deficiência de folato quando sulfassalazina é administrada concomitantemente. Pode-se observar aumento da atividade convulsiva quando ácido fólico é administrado com hidantoínas (fármacos anticonvulsivantes).

Fármacos utilizados no tratamento de anemia por deficiência de vitamina B_{12}

A vitamina B_{12} é essencial ao crescimento, à reprodução celular, à produção de mielina (que circunda algumas fibras nervosas) e à formação das células sanguíneas. O **fator intrínseco,** que é produzido pelas células parietais no estômago, é necessário para a absorção da vitamina B_{12} no intestino. A deficiência de fator intrínseco resulta em formação anormal dos eritrócitos, porque o corpo não consegue absorver a vitamina B_{12}, um componente necessário na formação das células sanguíneas. A anemia resultante é denominada **anemia macrocítica**.

AÇÕES E USOS

A vitamina B_{12} (cianocobalamina) é utilizada no tratamento de pacientes com deficiência de vitamina B_{12}. Essa condição é observada nas seguintes condições:

*   Vegetarianos estritos (veganos)

*   Indivíduos submetidos a gastrectomia total ou ressecção gástrica subtotal (em que as células que produzem fator intrínseco são removidas por completo ou parcialmente)
*   Pacientes com doenças intestinais, como retocolite ulcerativa ou espru
*   Carcinoma gástrico
*   Diminuição congênita do número de células gástricas que secretam fator intrínseco.

A vitamina B_{12} também é utilizada para a realização do teste de Schilling, que é utilizado para diagnosticar a anemia perniciosa.

> **(!) ALERTA DE ENFERMAGEM**
>
> Anemia perniciosa precisa ser diagnosticada e tratada o mais cedo possível, visto que a progressão da deficiência de vitamina B_{12} por mais de 3 meses pode resultar em lesões degenerativas da medula espinal.

A deficiência de vitamina B_{12} causada por ingestão insatisfatória é rara, visto que essa vitamina é encontrada em carnes, no leite, nos ovos e nos queijos. O corpo também tem capacidade de armazenar essa vitamina. A deficiência de vitamina B_{12}, de qualquer etiologia, só ocorrerá 5 a 6 anos após o nascimento. Os pacientes devem ser avaliados quanto a história de dieta vegana ou cirurgia de derivação gástrica.

REAÇÕES ADVERSAS

Foi relatada a ocorrência de diarreia leve e prurido com a administração de vitamina B_{12}. Outras reações adversas que podem ser observadas incluem: acentuado aumento da produção de eritrócitos, acne, trombose vascular periférica, insuficiência cardíaca congestiva e edema pulmonar.

CONTRAINDICAÇÕES, PRECAUÇÕES E INTERAÇÕES

A vitamina B_{12} é contraindicada para pacientes alérgicos à cianocobalamina. A vitamina B_{12} está incluída na categoria A de risco na gravidez quando administrada por via oral e na categoria C quando administrada por via parenteral. Essa vitamina deve ser administrada com cautela durante a gestação e nos pacientes com doença pulmonar e anemia. Álcool etílico, neomicina e colchicina diminuem a absorção da vitamina B_{12} oral.

✳ FÁRMACOS IMUNOSSUPRESSORES

Os fármacos imunossupressores são utilizados no tratamento das doenças autoimunes e para reduzir a rejeição de órgãos em pacientes transplantados.

AÇÕES E USOS

Um agente imunossupressor reduz as reações do sistema imune do corpo. Nas doenças autoimunes, o sistema imune, que defende o corpo das doenças, funciona inadequadamente e ataca os tecidos do próprio corpo como se fossem tecido estranho. Os agentes imunossupressores suprimem essa reação anormal, enfraquecendo o sistema imune. Distúrbios autoimunes tratados com imunossupressores incluem psoríase, esclerose múltipla, doença de Crohn ou retocolite ulcerativa (sistema digestório) e artrite reumatoide.

Os pacientes submetidos a transplante de órgãos recebem um "objeto estranho" (o novo órgão). Se esse objeto estranho fosse um vírus ou uma célula bacteriana, o sistema imune reconheceria a célula estranha e a atacaria. O corpo também reconhece um novo órgão como um objeto estranho, e, por sua vez, o sistema imune o ataca e provoca grave dano, levando o corpo a rejeitar o órgão. Os agentes imunossupressores são administrados aos pacientes que recebem transplantes para suprimir intencionalmente a produção e a atividade das células imunes; em consequência, elas não reconhecem nem atacam o novo órgão. Esses agentes são denominados fármacos antirrejeição.

Os fármacos utilizados para suprimir a imunidade incluem:

- Corticosteroides (prednisona): impedem a produção de **citocinas** e interleucinas, de modo que os linfócitos não respondem
- Inibidores da calcineurina (tacrolimo ou ciclosporina): ligam-se à calcineurina (proteína que ativa as células T) e impedem a secreção de IL-2
- Inibidores do mTOR (sirolimo): impedem a finalização do ciclo celular dos linfócitos
- Inibidores de IMDH (azatioprina ou micofenolato): antimetabólitos que inibem enzimas e comprometem a produção de linfócitos B e T
- Agentes biológicos (adalimumabe ou etanercepte): lise de linfócitos
- Anticorpos monoclonais (basiliximabe): impedem a ativação de linfócitos T.

O Boxe 51.1 fornece uma lista dos agentes imunossupressores utilizados em várias condições.

REAÇÕES ADVERSAS

Como esses fármacos interferem no sistema imune, as reações adversas comuns consistem em cefaleia, calafrios e febre. Os inibidores da calcineurina podem causar hiperplasia gengival, crescimento dos cabelos ou tremores. Pacientes em uso de anticorpos monoclonais também podem apresentar náuseas ou desconforto GI. Outras reações adversas incluem prurido, tontura e mialgias.

CONTRAINDICAÇÕES, PRECAUÇÕES E INTERAÇÕES

Vacinas com vírus vivo (como vacinas contra varicela ou tríplice viral) não devem ser administradas se o paciente estiver em uso de agente imunossupressor. Podem ocorrer reações agudas à infusão quando se administram anticorpos monoclonais. Tipicamente, essas reações são observadas com as

---

BOXE 51.1 Agentes imunossupressores.

Agentes antirrejeição de órgãos: azatioprina, basiliximabe, belatacepte, ciclosporina, micofenolato mofetila, sirolimo, tacrolimo

Doença de Crohn/retocolite ulcerativa: adalimumabe, certolizumabe pegol, golimumabe, infliximabe, natalizumabe, vedolizumabe

Hepatite B: alfapeginterferona-2a, alfapeginterferona-2b

Hepatite C: alfapeginterferona-2b, alfapeginterferona-2b, interferona-1 alfacona

Esclerose múltipla: adalimumabe, fumarato de dimetila, fingolimode, glatirâmer, interferona beta-1A, peginterferona beta-1A, interferona beta-1b, natalizumabe, teriflunomida

Psoríase em placas: adalimumabe, alefacepte, apremilaste, ciclosporina, efalizumabe, etanercepte, glimumabe, infliximabe, secuquinumabe, ustequinumabe

Artrite reumatoide: abatecepte, adalimumabe, anacinra, azatioprina, canaquinumabe,[a] certolizumabe pegol, ciclosporina, etanercepte, golimumabe, infliximabe, rilonacepte,[a] tocilizumabe[a]

[a]Também utilizado no tratamento da artrite idiopática juvenil sistêmica.

---

primeiras doses do agente, caracteristicamente, nos primeiros 30 minutos. Como esses fármacos diminuem a imunidade, existe risco aumentado de infecção. Por isso, pacientes devem ser rotineiramente monitorados à procura de neutropenia. Ocorre redução acentuada em contagens de eritrócitos, leucócitos e plaquetas quando pacientes em uso de inibidores da enzima IMDH (inosina monofosfato desidrogenase) também usam IECAs para hipertensão arterial. Pacientes HIV-positivos não devem tomar alefacepte (fármaco utilizado para psoríase em placas). Os inibidores da calcineurina são nefrotóxicos em altas doses e deve-se monitorar os níveis séricos de ureia com frequência. É mais provável que ocorram arritmias cardíacas se o paciente estiver associando inibidores da calcineurina e agentes antiarrítmicos. Lenalidomida, pomalidomida e talidomida devem ser administradas sob rigorosa supervisão em programas especiais, devido aos graves defeitos congênitos que ocorrem quando esses fármacos são administrados a mulheres grávidas. Muitos dos agentes imunossupressores interagem com suco de toronja (*grapefruit*) e outras frutas cítricas; o paciente deve consultar um nutricionista para orientação sobre restrições dietéticas.

ALERTA DE ENFERMAGEM

Embora ocorram reações à infusão de anticorpos monoclonais em cerca de 3 a 4% dos pacientes, são mais prováveis quando esses anticorpos são derivados de tecido murino. A chave para saber se o anticorpo é de origem murina está no sufixo do nome do fármaco. Os fármacos que terminam em -*momabe* derivam de camundongos e implicam risco mais elevado de provocar reações de hipersensibilidade (Wujcik, 2017).

PROCESSO DE ENFERMAGEM
Paciente em uso de fármaco para tratamento de anemia, hemorragia ou infecção

AVALIAÇÃO

Avaliação pré-administração
Ao fazer a anamnese, devem-se investigar a ocorrência de anemia, hemorragia ou infecção. O paciente pode não relatar imediatamente ocorrência de fadiga, sangramento de gengivas ou tosse contínua. O médico solicita exames laboratoriais para determinar tipo, gravidade e possível causa de anemia, sangramento ou infecção. Quando o paciente está tratando, por exemplo, câncer, as contagens hematológicas devem ser utilizadas para titular as doses dos fármacos.

Obter os sinais vitais para ter valores basais durante a terapia. Outras avaliações do estado físico podem incluir a aparência geral e, no paciente em estado crítico, avaliação de sua capacidade de realizar as atividades da vida diária. Os sintomas gerais incluem fadiga, dispneia, dor na língua, cefaleia e palidez.

Se houver necessidade de administrar ferrodextrana, é necessário pesquisar história de alergia, porque esse medicamento deve ser administrado com cautela a pacientes com alergias significativas ou asma. O peso corporal e o nível de hemoglobina do paciente são necessários para o cálculo da dose.

Avaliação continuada
Durante a avaliação continuada, se houver aumento dos sinais vitais, como frequência cardíaca ou respiratória, isso pode indicar baixa contagem de eritrócitos; a contagem de eritrócitos pode ser monitorada com frequência, sobretudo se o paciente estiver moderado a agudamente adoecido. Além disso, perguntar ao paciente sobre a ocorrência de reações adversas e relatar a ocorrência de qualquer reação adversa ao médico antes da administração da próxima dose. Relatar imediatamente as reações adversas graves.

Monitorar o paciente quanto ao alívio dos sintomas (fadiga, dispneia, dor na língua, cefaleia, palidez). Alguns pacientes percebem alívio dos sintomas depois de alguns dias de tratamento. São necessários exames laboratoriais periódicos para monitorar os resultados da terapia. Verificar se existem sinais de sangramento e infecção durante os primeiros dias de terapia com FEC, visto que o aumento na contagem de células sanguíneas pode levar alguns dias após a instituição da terapia.

Quando o paciente está recebendo suplementos de ferro por via oral, avisar que as fezes se tornarão mais escuras ou pretas. Se ocorrer diarreia ou constipação intestinal, entrar em contato com o médico.

Se for administrada ferrodextrana por via parenteral, avisar ao paciente que poderá ocorrer dor no local de injeção. Ensinar o paciente a verificar diariamente os locais de injeção à procura de sinais de inflamação, edema ou formação de abscesso.

DIAGNÓSTICOS DE ENFERMAGEM

Os diagnósticos de enfermagem específicos para agentes farmacológicos incluem os seguintes:

- **Fadiga,** relacionada com anemia dilucional causada por retenção de líquidos
- **Nutrição desequilibrada: menor do que as necessidades corporais,** relacionada com falta de ferro, ácido fólico e outros elementos (especificar) na dieta
- **Constipação,** relacionada com reação adversa à terapia com ferro

Os diagnósticos de enfermagem relacionados com administração de medicamentos são discutidos no Capítulo 4.

PLANEJAMENTO

Os desfechos esperados no paciente podem incluir resposta ótima à terapia, atender às necessidades do paciente relacionadas com controle das reações adversas e confiabilidade em compreensão e adesão ao esquema de tratamento prescrito.

IMPLEMENTAÇÃO

Promoção da resposta ótima à terapia

Alfaepoetina
Quando se administra alfaepoetina em um paciente com hipertensão arterial, é necessário monitorar rigorosamente a pressão arterial. Relatar ao médico qualquer elevação de 20 mmHg ou mais da pressão sistólica ou diastólica. O hematócrito é habitualmente determinado antes de cada dose durante a terapia com alfaepoetina.

A alfaepoetina é administrada 3 vezes/semana por via intravenosa (IV) ou subcutânea (SC); se o paciente for submetido a diálise, é administrada no acesso venoso. A alfaepoetina é misturada delicadamente durante a preparação para administração. A agitação pode desnaturar a glicoproteína. O frasco é usado apenas para uma dose; qualquer produto remanescente ou não utilizado deve ser descartado.

> **ALERTA DE ENFERMAGEM**
>
> A hemoglobina-alvo não deve ultrapassar 11 g/dℓ. É mais provável ocorrer infarto do miocárdio e acidente vascular encefálico quando o nível de hemoglobina alcança valores mais elevados. Além disso, relatar qualquer aumento de 4 pontos do hematócrito em um período de 2 semanas, visto que uma exacerbação da hipertensão arterial está associada a elevação excessiva do hematócrito. A interrupção do fármaco reduzirá níveis sanguíneos.

Ferro
Os suplementos de ferro são administrados de preferência com água entre as refeições, porém muitas pessoas não conseguem tolerá-los, e pode ser necessária sua administração com alimentos. Leite e antiácidos interferem na absorção dos suplementos de ferro e não devem ser ingeridos ao mesmo tempo. Se o paciente estiver recebendo outros medicamentos, verificar com o farmacêutico clínico sobre a administração simultânea de sais de ferro com outros medicamentos.

O complexo ferrodextrana é administrado por via intramuscular ou intravenosa. Antes de sua administração, pode-se administrar uma dose-teste (0,5 mℓ de ferrodextrana) por via intravenosa, em velocidade gradual durante um período de 30 segundos ou mais. Administra-se também uma dose-teste antes da primeira dose de ferrodextrana por via intramuscular, com injeção de 0,5 mℓ no quadrante superior externo das nádegas. Em seguida monitorar o paciente à procura de uma resposta alérgica durante pelo menos 1 hora após a dose-teste e antes da administração da dose remanescente. A epinefrina deve estar disponível em caso de reação anafilática grave.

ⓘ ALERTA DE ENFERMAGEM

A administração parenteral de ferro já resultou em reações anafilactoides fatais. Instruir o paciente a relatar imediatamente qualquer das seguintes reações adversas: dispneia, urticária, erupções cutâneas, prurido e febre.

Depois da dose-teste, a dose prescrita de ferro é administrada por via intramuscular. O medicamento é administrado na massa muscular do quadrante superior externo da nádega (nunca no braço ou em outra área) utilizando o método do trajeto em Z (ver Capítulo 2), de modo a evitar extravasamento para o tecido subcutâneo. É necessária agulha de grande calibre. Se o paciente estiver de pé, fazer com que ele apoie seu peso no membro inferior oposto ao da injeção.

Vitamina B₁₂

Pacientes com anemia causada por deficiência de vitamina B_{12} recebem suplementação semanal por via intramuscular. A via parenteral é utilizada, visto que a vitamina não é efetiva por via oral, devido à ausência do fator intrínseco no estômago, que é necessário para a utilização da vitamina B_{12}. Após estabilização, podem ser necessárias injeções de manutenção (habitualmente mensais) durante toda a vida. Nos EUA, existe vitamina B_{12} em formulação intranasal para terapia de manutenção.

Monitoramento e manejo das necessidades do paciente

Fadiga

Durante a administração de FECs, o paciente pode apresentar retenção hídrica. Com aumento do volume de líquidos, a relação entre células e líquido no sangue torna-se menor, resultando em anemia dilucional. O paciente pode apresentar fadiga devido a essa anemia. Pode ser necessário explicar ao paciente essa situação. Ensinar habilidades para preservar a energia, ajudando, assim, a manter o mesmo nível de atividades da vida diária do paciente.

Nutrição desequilibrada: menor do que as necessidades corporais

Recomenda-se dieta balanceada com ênfase em alimentos ricos em ferro (p. ex., carne vermelha magra, cereais, feijões secos e vegetais de folhas verdes), ácido fólico (p. ex., vegetais de folhas verdes, fígado e levedura) ou vitamina B_{12} (p. ex., carne de vaca e de porco, ovos, leite e laticínios). Recorrer a nutricionista para ajudar o paciente a fazer escolhas alimentares corretas quando:

- O paciente for vegetariano ou vegano e necessita de alimentos ricos em ferro
- O apetite do paciente é insatisfatório ou inadequado e ele necessita aumento de calorias/proteínas
- A anemia específica pode ser corrigida com intervenções dietéticas
- A terapia farmacológica tem restrições/contraindicações dietéticas.

Pequenas porções de alimento podem ser mais atrativas do que porções grandes ou moderadas. É necessário ter ambiente agradável e tempo suficiente para alimentar-se. Se o paciente não for capaz de se alimentar bem, o enfermeiro registra isso no prontuário e relata ao médico.

Constipação

Constipação intestinal pode ocorrer quando o paciente ingere suplementos orais de ferro. Instruir o paciente a aumentar a ingestão de líquido para 10 a 12 copos de água por dia (se a condição permiti-lo), consumir dieta rica em fibras e aumentar a atividade física. Um estilo de vida ativo e a prática regular de exercício físico (se a condição clínica o permitir) ajudam a aliviar a constipação intestinal causada pelo ferro. Se a constipação intestinal persistir, o médico pode prescrever um amolecedor do bolo fecal.

Orientação ao paciente e aos familiares

Explicar detalhadamente o esquema medicamentoso ao paciente e aos familiares e ressaltar a importância de seguir o esquema prescrito. Incluir os seguintes aspectos no plano de ensino ao paciente e aos familiares:

Fatores hematopoéticos

- Manter todas as consultas marcadas com o médico. O medicamento é administrado até 3 vezes/semana (via subcutânea ou intravenosa ou por meio do acesso de diálise). São realizados exames de sangue periódicos para determinar efeitos do medicamento e calcular sua dosagem
- A adesão estrita ao esquema de medicamentos anti-hipertensivos é importante em pacientes com hipertensão arterial conhecida durante a terapia com alfaepoetina
- Podem ocorrer reações adversas como tontura, cefaleia, fadiga, dor articular, náuseas, vômitos ou diarreia. Relatar ao médico qualquer uma dessas reações
- Pacientes podem manifestar preocupação com sargramostim. Nos EUA o produto foi retirado temporariamente do mercado, devido a relatos de reações adversas, incluindo síncope. Essas reações foram associadas a uma mudança na formulação do fármaco, que incluía edetato dissódico (EDTA). Essa fórmula foi retirada do mercado e, agora, o fármaco é considerado seguro
- Se paciente ou cuidador administrar as injeções em casa, devem ser utilizados recipientes de perfurocortantes para descarte, a serem devolvidos, quando cheios, ao órgão apropriado para descarte.

Ferro

- Ingerir esse medicamento com água, de estômago vazio. Se ocorrer desconforto GI, tomar o medicamento com alimento ou às refeições
- Não ingerir antiácidos, tetraciclinas, penicilamina ou fluoroquinolonas concomitantemente ou 2 horas antes ou depois de ingerir suplementos de ferro, sem antes confirmar com o médico
- Ferro pode causar escurecimento das fezes, constipação intestinal ou diarreia. Se a constipação intestinal ou a diarreia se tornarem intensas, entrar em contato com o médico
- Misturar a preparação de ferro líquida com água ou suco e beber com canudo para evitar coloração dos dentes
- Evitar uso indiscriminado de produtos à base de ferro anunciados em publicidades. Se houver deficiência de ferro verdadeira, a causa precisa ser determinada, e a terapia deve ser ministrada sob os cuidados de um médico
- É necessário efetuar exames de sangue periodicamente durante o tratamento, de modo a determinar a resposta terapêutica.

Ácido fólico

- Evitar uso de preparações multivitamínicas, a não ser que tenham sido aprovadas pelo médico

- Seguir a dieta recomendada pelo nutricionista, visto que tanto a dieta quanto os medicamentos são necessários para corrigir a anemia associada à deficiência de ácido fólico.

Leucovorina
- Anemia megaloblástica – seguir a dieta prescrita pelo nutricionista. Se a compra de alimentos ricos em proteína (que podem ser caros) se tornar um problema, discutir esse aspecto com o médico.

Vitamina B_{12}
- Deficiência nutricional de vitamina B_{12} – seguir dieta balanceada que inclua frutos do mar, ovos, carnes e laticínios
- Anemia perniciosa – há necessidade de tratamento durante toda a vida. Seguir dieta balanceada que inclua frutos do mar, ovos, carnes e produtos derivados do leite. Evitar contato com infecções e relatar imediatamente quaisquer sinais de infecção ao médico porque pode ser necessário aumentar a dose
- Aderir ao esquema de tratamento e manter todas as consultas com o médico. O medicamento é administrado a intervalos periódicos (em geral, mensalmente durante toda a vida). Em alguns casos, autoadministração parenteral ou intranasal ou administração parenteral por familiar são permitidas (é necessário fornecer instruções para administração).

REAVALIAÇÃO
- O efeito terapêutico do medicamento é obtido
- As reações adversas são identificadas, relatadas ao médico e controladas com sucesso por meio de apropriadas intervenções de enfermagem:
  - O paciente relata que fadiga pode ser controlada
  - O paciente mantém estado nutricional adequado
  - O paciente relata defecação adequada
- O paciente e sua família expressam confiança e demonstram entender o esquema medicamentoso.

Farmacologia na prática
PENSE CRITICAMENTE
A esposa do Sr. Phillip recebeu FECs durante seu tratamento para câncer de mama. Como se explicam diferenças e semelhanças entre esses medicamentos?

PONTOS-CHAVE

■ Os agentes imunomoduladores são utilizados para estimular ou suprimir o sistema imune no tratamento de várias doenças

■ Doenças crônicas, como insuficiência renal, ou determinados tratamentos, como quimioterapia, podem reduzir o número de células na circulação, provocando fadiga, sangramento ou infecção. FECs, imunoestimulantes, podem reforçar o número de células

■ O sistema hematopoético é composto por líquido e três tipos de células. Os eritrócitos fornecem oxigênio ao corpo, os leucócitos protegem o corpo dos microrganismos e as plaquetas controlam o sangramento

■ Esses medicamentos são sensíveis e precisam ser misturados antes de sua administração. São administrados por via subcutânea ou intravenosa. Suas reações adversas incluem sintomas gripais. Ocorre redução acentuada do tipo específico de célula estimulada quando as injeções são interrompidas

■ A anemia consiste em redução da concentração de hemoglobina, resultando em menor suprimento de oxigênio aos tecidos. A anemia ocorre em consequência de doenças crônicas ou de deficiências específicas, como o ferro

■ Os agentes imunossupressores são utilizados no tratamento de doenças crônicas com componente autoimune, bem como para ajudar no transplante de órgãos, ao reduzir a ameaça de rejeição dos mesmos.

RESUMO DE FÁRMACOS
Fármacos imunoestimulantes

Nome genérico	Usos	Reações adversas	Faixas posológicas
Fatores hematopoéticos para infecção			
Filgrastim	Tratamento ou prevenção de neutropenia grave	Dor óssea, náuseas, vômitos, diarreia, alopecia	5 a 10 mcg/kg SC ou IV, diariamente
Pegfilgrastim	Tratamento ou prevenção de neutropenia grave	Dor óssea, náuseas, vômitos, diarreia, alopecia	Injeção SC única de 6 mg por ciclo
Sargramostim	Tratamento ou prevenção da neutropenia grave após TMO, quimioterapia de indução	Cefaleia, dor óssea, náuseas, vômitos, diarreia, alopecia, exantema	250 mcg/m^2/dia IV
Fatores hematopoéticos para sangramento			
Eltrombopague	Tratamento de trombocitopenia crônica grave (PTI)	Náuseas, sangramento menstrual excessivo	Dose máxima de 75 mg/dia VO

Capítulo 51 Fármacos Imunomoduladores **585**

Nome genérico	Usos	Reações adversas	Faixas posológicas
Oprelvecina	Tratamento e prevenção de trombocitopenia grave associada à quimioterapia do câncer	Edema, dispneia, taquicardia, palpitações, síncope, fibrilação atrial, febre	50 mcg/kg/dia SC
Romiplostim	Tratamento de trombocitopenia crônica grave (PTI)	Dor muscular, tontura, insônia	1 mcg/kg SC, semanalmente
Agente adjuvante			
Plerixafor	Uso com G-CSF para mobilizar células-tronco hematopoéticas para coleta e transplante autólogo	Cefaleia, tontura, fadiga, dor articular, náuseas, vômitos, diarreia	Injetado aproximadamente 11 h antes da coleta de células-tronco
Fatores hematopoéticos para anemia			
Ácido fólico	Anemia megaloblástica causada por deficiência de ácido fólico	Sensibilização alérgica	Até 1 mg/dia VO, IM, IV, SC
Alfadarbepoetina	Anemia associada a doença renal crônica (DRC) e cânceres não mieloides	Hipertensão, hipotensão, cefaleia, diarreia, vômitos, náuseas, mialgia, artralgia, arritmias cardíacas, parada cardíaca	Titular segundo o nível de hemoglobina
Alfaepoetina (eritropoetina; EPO)	Anemias associadas à DRC, terapia com zidovudina em pacientes infectados pelo HIV, pacientes com câncer submetidos à quimioterapia, pacientes submetidos a cirurgia não vascular eletiva	Hipertensão arterial, cefaleia, náuseas, vômitos, fadiga, reação cutânea no local de injeção	Titular para o nível de hemoglobina
Complexo de gliconato férrico de sódio	Deficiência de ferro	Rubor, hipotensão, síncope, taquicardia, tontura, prurido, dispneia, conjuntivite, hiperpotassemia	125 mg de ferro elementar IV, durante pelo menos 10 min
Metoxipolietilenoglicol (betaepoetina)	Anemia associada à DRC	Hipertensão, hipotensão, cefaleia, diarreia, vômitos, náuseas	Titular para o nível de hemoglobina
Peginesatida	Anemia associada à DRC	Hipertensão arterial, hipotensão, cefaleia, diarreia, vômitos, náuseas, dispneia, problemas em *shunt* atrioventricular	Titular para o nível de hemoglobina
Sulfato ferroso	Prevenção e tratamento de anemia ferropriva	Irritação GI, náuseas, vômitos, constipação intestinal, diarreia, reações alérgicas	Necessidades diárias: homens: 10 mg/dia VO Mulheres: 18 mg/dia VO Em gravidez e lactação: 30 a 60 mg/dia VO Reposição em estados de deficiência: 90 a 300 mg/dia (6 mg/kg/dia) VO durante 6 a 10 meses
Ferro-dextrana	Anemia ferropriva (apenas quando a forma oral estiver contraindicada)	Reações anafilactoides, dor e inflamação no local de injeção, dor torácica, artralgia, dor lombar, convulsões, prurido, dor abdominal, náuseas, vômitos, dispneia	Dose (IV, IM) baseada no peso corporal e em gramas por cento (g/dℓ) de hemoglobina
Ferro sacarose	Anemia ferropriva na doença renal, por meio da máquina de diálise	Hipotensão, cólicas, cãibras nas pernas, náuseas, cefaleia, vômitos, diarreia, tontura	100 mg de ferro elementar por infusão IV lenta ou durante sessão de diálise
Leucovorina	Tratamento de anemia megaloblástica; resgate com leucovorina após terapia com metotrexato em alta dose	Sensibilização alérgica, urticária, anafilaxia	Ver terapia do câncer
Vitamina B$_{12}$ (cianocobalamina)	Deficiências de vitamina B$_{12}$, patologia GI, teste de Schilling	Diarreia leve, prurido, edema, anafilaxia	Teste de Schilling: 100 a 1.000 mcg/dia durante 2 semanas; em seguida, 100 a 1.000 mcg, IM, a cada mês

REVISÃO DO CAPÍTULO

Calcule a dosagem dos medicamentos

1. O médico prescreve 25 mg de ferrodextrana, por via intramuscular. O fármaco está disponível em frasco de 50 mg/mℓ. O enfermeiro administra _____.
2. Foi prescrito ácido fólico, na dose de 1 mg SC. O medicamento está disponível em frasco de 5 mg/mℓ. O enfermeiro administra _____.

Prepare-se para provas

1. O eritrócito é comumente reconhecido como _____.
   1. Leucócito
   2. Basófilo
   3. Hemácia
   4. Plaqueta
2. Qual dos seguintes medicamentos é aprovado pela FDA para o tratamento da PTI?
   1. Ácido fólico
   2. Filgrastim
   3. Leucovorina
   4. Romiplostim
3. Qual é o tipo mais comum de anemia?
   1. Anemia ferropriva
   2. Anemia por deficiência de ácido fólico
   3. Anemia perniciosa
   4. Anemia megaloblástica
4. Qual das seguintes substâncias irá diminuir a absorção do ferro oral?
   1. Antiácidos
   2. Levotiroxina
   3. Ácido ascórbico
   4. Vitamina B_{12}
5. Filgrastim é contraindicado para pacientes que apresentam qual das seguintes condições?
   1. Hipotireoidismo
   2. Hipertireoidismo
   3. Anemia perniciosa
   4. Gravidez
6. Quando monitora paciente em uso de alfapoetina, qual dos seguintes resultados laboratoriais deve ser relatado imediatamente ao médico?
   1. Qualquer aumento de 4 pontos no hematócrito no período de 2 semanas
   2. Qualquer aumento de 2 pontos do hematócrito no período de 2 semanas
   3. Alteração diária de 1 ponto ou mais no hematócrito
   4. Estabilização do hematócrito em qualquer período de 2 dias
7. Para instrução de paciente sobre uso da vitamina B_{12}, o enfermeiro deve incluir qual das seguintes afirmativas?
   1. Tome a forma oral da vitamina B_{12} diariamente ao deitar, com o estômago vazio.
   2. Tome a forma oral da vitamina B_{12} quando começar a se sentir fraco ou com cefaleia.
   3. Você irá necessitar de injeções de vitamina B_{12} mensais durante toda a vida.
   4. Você irá necessitar de injeções de vitamina B_{12} a cada 2 semanas até obter remissão.
8. Um paciente vegano foi diagnosticado com deficiência de ferro. Quais dos seguintes alimentos seriam recomendados?
   1. Carne vermelha magra
   2. Feijões secos
   3. Gemas de ovo
   4. Carne de porco
9. Um paciente com letramento em saúde limitado recebe prescrição de comprimidos de ferro para tratamento de anemia após ocorrência de perda de sangue durante procedimento cirúrgico. O ferro está disponível em comprimidos de 10 mg. O médico prescreveu 30 mg no primeiro dia, seguidos por 10 mg nos dias 2 a 5. Quantos comprimidos o enfermeiro mostra ao paciente para serem tomados no primeiro dia? _____
   E no último dia de tratamento? _____
10. Associe FEC ao sinal ou sintoma para o qual é administrado:
    1. Filgrastim   A. Fadiga
    2. Oprelvecina   B. Sangramento
    3. Darbepoetina   C. Infecção

Para verificar suas respostas, ver Apêndice F.

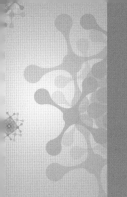

PARTE 13
Fármacos que Atuam em Outros Sistemas do Corpo

Esta parte aborda fármacos que atuam em sistemas do corpo não discutidos anteriormente, incluindo medicamentos tópicos utilizados no tratamento de doenças da pele, preparações otológicas (para os ouvidos) e oftálmicas (para os olhos), bem como líquidos e eletrólitos. O Capítulo 52 descreve medicamentos tópicos utilizados para tratar doenças da pele. A pele constitui uma barreira entre o ambiente externo e as estruturas localizadas sob ela. *Epiderme* é a camada mais externa da pele. Imediatamente abaixo da epiderme está a *derme*, que contém pequenos capilares fornecedores de nutrientes para derme e epiderme, glândulas sebáceas (secretoras de óleo), glândulas sudoríparas, fibras nervosas e folículos pilosos. Em virtude de sua proximidade com o ambiente externo, a pele está sujeita a vários tipos de lesão e traumatismo, bem como a alterações na própria estrutura. Medicamentos tópicos discutidos incluem anti-infecciosos, corticosteroides, antipsoriásicos, enzimas, ceratolíticos e anestésicos.

O Capítulo 53 discute fármacos utilizados no tratamento de distúrbios de olhos e ouvidos. Medicamentos otológicos podem ser utilizados no tratamento de infecção e inflamação do ouvido, bem como para amolecer e remover cerume (cera). Medicamentos oftálmicos são usados com propósitos diagnósticos e terapêuticos. Como ferramenta diagnóstica, medicamentos oftálmicos são usados para anestesiar o olho, dilatar a pupila e corar a córnea para identificar anomalias. Os propósitos terapêuticos incluem tratamentos de infecção, alergia e distúrbios oculares como glaucoma. Medicamentos oftálmicos abordados incluem agonista alfa$_2$-adrenérgico (α_2-adrenérgico), simpatomiméticos, bloqueadores alfa-adrenérgicos (α-adrenérgicos), bloqueadores beta-adrenérgicos (β-adrenérgicos), mióticos (de ação direta e inibidores colinesterásicos), inibidores da anidrase carbônica, agonistas de prostaglandinas, estabilizadores de mastócitos, anti-inflamatórios não esteroides, corticosteroides, cicloplégicos, midriáticos, lágrimas artificiais e vários agentes anti-infecciosos.

A composição dos líquidos corporais permanece relativamente constante, apesar das inúmeras demandas impostas

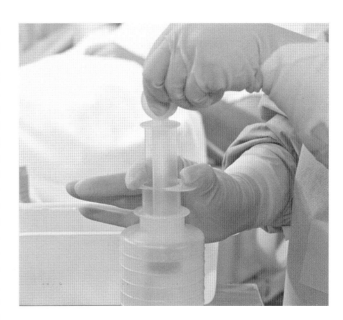

diariamente ao corpo. Em certas ocasiões, essas demandas não podem ser supridas, tornando-se necessária a administração intravenosa (IV) de líquidos e eletrólitos na tentativa de restaurar o equilíbrio. Independentemente do local onde trabalhe, o enfermeiro deve compreender os conceitos básicos do equilíbrio hidreletrolítico. Soluções utilizadas no manejo de líquidos corporais, discutidas no Capítulo 54, incluem reposição hidreletrolítica intravenosa, hemocomponentes e nutrição parenteral total. Eletrólitos são partículas com carga elétrica (íons), essenciais para as funções celulares normais e atuantes em diversas atividades metabólicas. Os principais eletrólitos discutidos incluem potássio, cálcio, magnésio, sódio e bicarbonato. No Capítulo 54, discute-se a reposição de um ou mais eletrólitos que podem ser perdidos pelo corpo. Cálculo de líquidos parenterais e conversão de líquidos IV em outras formas de medicamentos para alívio de dor também estão incluídos.

52 Fármacos Tópicos para Doenças de Pele

Termos-chave

antipsoriásico fármaco utilizado no tratamento de psoríase

antisséptico agente que interrompe, retarda ou previne o crescimento de microrganismos

bactericida fármaco ou agente com capacidade de destruir ou matar bactérias

bacteriostático fármaco ou agente com capacidade de retardar a multiplicação das bactérias ou reduzir sua velocidade

ceratolítico agente que remove o crescimento excessivo da epiderme (camada superior da pele)

exsudato purulento descarga fluida de pus e leucócitos

germicida agente que mata as bactérias

necrótico referente à morte de tecido

onicomicose infecção fúngica de unhas dos dedos de mãos ou pés

proteólise ação enzimática que ajuda a remover tecidos moles mortos ao reduzir proteínas a substâncias mais simples

superinfecção proliferação excessiva de bactérias ou fungos, não afetada pelo antibiótico administrado

tinha crural infecção fúngica superficial da região inguinal, comumente denominada *coceira do jóquei*

tinha do corpo infecção fúngica superficial

tinha do pé infecção fúngica superficial do pé, comumente denominada *pé de atleta*

tinha versicolor infecção fúngica que se concentra no tronco e ocorre em adolescentes e adultos jovens

Objetivos de aprendizagem

Ao fim deste capítulo, o leitor deverá ser capaz de:

1. Listar os tipos de fármacos utilizados no tratamento de distúrbios da pele.
2. Discutir ações farmacológicas gerais, usos e reações, contraindicações, precauções e interações associadas a fármacos utilizados no tratamento de doenças de pele.
3. Discutir atividades a serem realizadas pelo enfermeiro na avaliação pré-administração e na avaliação continuada de pacientes que recebem fármaco para tratamento de doenças de pele.
4. Listar os diagnósticos de enfermagem específicos para paciente em uso de fármaco para tratamento de doença de pele.
5. Discutir maneiras de promover resposta ótima ao tratamento e instruir os pacientes sobre doenças de pele.

Classes de fármacos

Antibióticos tópicos
Antifúngicos tópicos
Antivirais tópicos
Antissépticos e germicidas
Corticosteroides

Imunomoduladores tópicos
Antipsoriásicos tópicos
Enzimas e agentes ceratolíticos
Anestésicos locais

Farmacologia na prática
A enfermeira responsável pela administração de medicamentos na instituição de cuidados prolongados pergunta ao Sr. Park acerca de seu herpes-zóster. Seu primo tem herpes labial e utiliza pomada de aciclovir quando as lesões aparecem. A enfermeira quer saber por que não foi prescrito medicamento tópico ao Sr. Park para alívio da dor e da irritação provocadas pelas lesões herpéticas. O mesmo medicamento poderia ajudar o Sr. Park?

Neste capítulo discutem-se os seguintes tipos de medicamentos tópicos: anti-infecciosos, corticosteroides, antipsoriásicos, enzimas, ceratolíticos e anestésicos. Ver lista mais completa desses medicamentos tópicos e informações adicionais no Resumo de Fármacos | Fármacos tópicos.

 ANTI-INFECCIOSOS TÓPICOS

Infecções cutâneas localizadas podem exigir o uso de anti-infeccioso tópico. Essa categoria medicamentosa compreende antibióticos, antifúngicos e antivirais.

AÇÕES E USOS

Antibióticos tópicos

Exercem efeito local direto sobre microrganismos específicos e podem ser **bactericidas** (*i. e.*, letais para as bactérias) ou **bacteriostáticos** (*i. e.*, inibidores do crescimento bacteriano). Bacitracina, antibacteriano que inibe a síntese da parede celular, é exemplo de antibiótico tópico.

Esses medicamentos são utilizados para:

- Tratamento de infecções cutâneas primárias e secundárias
- Prevenção de infecção em pequenos cortes, feridas, arranhaduras e queimaduras menores
- Tratamento de acne vulgar.

Antifúngicos tópicos

Infecções micóticas superficiais ocorrem na superfície da pele ou das unhas, ou imediatamente abaixo. Entre elas, destacam-se pé de atleta (**tinha do pé**), coceira de jóquei (**tinha crural**), **tinha do corpo** e micose de unha (**onicomicose**). Em climas quentes e úmidos, ocorre infecção fúngica generalizada (**tinha versicolor**), muito incômoda. Antifúngicos exercem efeito local, inibindo crescimento dos fungos. Antifúngicos são utilizados no tratamento de:

- Tinha do pé, tinha crural, tinha do corpo
- Candidíase cutânea
- Outras infecções fúngicas superficiais da pele.

Fármacos antivirais tópicos

Aciclovir e penciclovir são antivirais tópicos, utilizados no tratamento de herpes-vírus simples (HSV). Esses fármacos são utilizados para inibir a atividade viral:

- Durante episódios iniciais de HSV (fase prodrômica)
- Diretamente nas lesões para acelerar a recuperação.

Docosanol é um creme de venda livre que também acelera a cicatrização.

REAÇÕES ADVERSAS

Reações adversas a anti-infecciosos tópicos são habitualmente leves. Ocorrência de exantema, prurido, urticária, dermatite, irritação ou eritema pode indicar reação de hipersensibilidade (alérgica) ao medicamento. O uso prolongado de antibióticos tópicos pode resultar em **superinfecção** (proliferação excessiva de bactérias e fungos não afetada pelo anti-infeccioso administrado) superficial.

CONTRAINDICAÇÕES, PRECAUÇÕES E INTERAÇÕES

Esses medicamentos são contraindicados para pacientes com hipersensibilidade conhecida aos fármacos ou a qualquer de seus componentes.

Antibióticos tópicos pertencem à categoria de risco C na gravidez e devem ser utilizados com cautela durante a gravidez e a lactação. Aciclovir e penciclovir são incluídos na categoria B para uso na gestação e também devem ser usados com cautela durante a gravidez e a lactação. A categorização de risco de agentes antifúngicos na gravidez não é conhecida, com exceção de econazol (incluído na categoria C) e ciclopirox (pertencente à categoria B); ambos são utilizados com cautela durante a gravidez e a lactação. Não se observa interação significativa com agentes anti-infecciosos tópicos.

Considerações fitoterápicas

Aloés (*Aloe vera*) é utilizado para prevenir infecção e promover a cicatrização de queimaduras menores (p. ex., queimadura solar) e feridas. Quando utilizado externamente, aloés ajuda no reparo do tecido cutâneo e na redução da inflamação. O gel de aloés (babosa) é naturalmente espesso quando obtido da folha, porém torna-se rapidamente aquoso, em virtude da ação de enzimas contidas na planta. Preparações disponíveis no comércio possuem aditivos espessantes para conferir ao aloés a aparência de gel fresco. O agente, na forma de folha fresca, pode ser aplicado diretamente, cortando a folha pela metade em sentido longitudinal, friccionando com delicadeza o gel interno diretamente sobre a pele. Preparados comerciais são aplicados externamente, quando necessário. Foram relatados raros casos de alergia com o uso externo do aloés (DerMarderosian, 2003).

ANTISSÉPTICOS E GERMICIDAS TÓPICOS

Antisséptico é um medicamento que interrompe, retarda ou impede o crescimento de microrganismos. **Germicida** é um fármaco que mata bactérias.

AÇÕES

O mecanismo exato de ação de antissépticos e germicidas tópicos não está bem esclarecido. Esses fármacos atuam em vários microrganismos. Alguns desses medicamentos têm curta duração de ação, enquanto outros apresentam longa duração de ação. Essa ação depende da concentração utilizada e do tempo de permanência do fármaco em contato com a pele ou a mucosa.

USOS

Antissépticos e germicidas tópicos são utilizados para as seguintes finalidades:

- Redução do número de bactérias nas superfícies cutâneas
- Esfoliante cirúrgico e agente de limpeza pré-operatória
- Higiene das mãos antes e depois de cuidar de pacientes
- Limpeza da pele
- Prevenção de infecção em cortes menores e escoriações.

REAÇÕES ADVERSAS

Antissépticos e germicidas tópicos provocam poucas reações adversas. Se o paciente for alérgico ao medicamento, podem ocorrer exantema e prurido cutâneos. Se for observada reação alérgica, interrompe-se o uso do medicamento tópico.

CONTRAINDICAÇÕES, PRECAUÇÕES E INTERAÇÕES

Esses fármacos são contraindicados para pacientes com hipersensibilidade conhecida ao fármaco ou a qualquer de seus componentes. Não há precauções nem interações significativas quando os medicamentos são utilizados conforme prescritos.

CORTICOSTEROIDES TÓPICOS

Corticosteroides tópicos variam em potência, dependendo da concentração (porcentagem) do fármaco, do veículo (loção, creme, *spray* em aerossol) em que está suspenso e da área à qual é aplicado (pele aberta ou desnuda, pele intacta, espessura da pele na região tratada).

AÇÕES E USOS

Corticosteroides tópicos exercem atividade anti-inflamatória localizada. Quando aplicados à pele inflamada, reduzem prurido, eritema e edema. São utilizados no tratamento de distúrbios cutâneos, como:

- Psoríase
- Dermatite
- Exantemas
- Eczema
- Picadas de insetos
- Queimaduras de primeiro e segundos graus, incluindo queimadura solar.

REAÇÕES ADVERSAS

Reações localizadas abrangem sensação de queimação, prurido, irritação, eritema, ressecamento da pele, dermatite de contato alérgica e infecção secundária. Essas reações tendem mais a ocorrer quando se utilizam curativos oclusivos. Quando aplicados liberalmente, pode ocorrer certa absorção sistêmica. Isso ocorre menos quando os fármacos são utilizados conforme prescrito. Reações sistêmicas consistem em supressão do eixo hipotálamo-hipófise-suprarrenal, síndrome de Cushing, hiperglicemia e glicosúria.

CONTRAINDICAÇÕES, PRECAUÇÕES E INTERAÇÕES

Corticosteroides tópicos são contraindicados para pacientes com hipersensibilidade conhecida ao fármaco ou a qualquer de seus componentes; como monoterapia para infecções cutâneas bacterianas; para uso em face, região inguinal ou axilas (apenas corticosteroides de alta potência) e para uso oftálmico (podem causar glaucoma ou cataratas). Corticosteroides tópicos não são utilizados como monoterapia em psoríase em placas disseminada. Esses fármacos são classificados na categoria C de uso na gestação e devem ser utilizados com cautela durante a gravidez e a lactação. Não há interações significativas quando esses medicamentos são administrados conforme prescrito.

IMUNOMODULADORES TÓPICOS

AÇÕES E USOS

Imunomoduladores reduzem a inflamação ao interromper a produção de citocinas. Não sofrem absorção sistêmica nem atuam sobre o colágeno cutâneo; por conseguinte, podem ser utilizados em áreas delicadas, como face e pescoço. Preparações tópicas são utilizadas a curto prazo para tratamento de:

- Exacerbações do eczema tópico
- Queratose actínica (manchas causadas pelo sol ou envelhecimento)
- Verrugas genitais ou perianais
- Alguns cânceres de pele.

REAÇÕES ADVERSAS

As reações são localizadas nos tecidos cutâneos. As principais reações adversas locais consistem em sensação de queimação, prurido e eritema. Pacientes podem desenvolver fotossensibilidade e devem evitar exposição direta à luz solar, mesmo quando não estiverem utilizando o produto. Alguns indivíduos podem apresentar sintomas de tipo gripal.

CONTRAINDICAÇÕES, PRECAUÇÕES E INTERAÇÕES

Devido ao risco de maior imunossupressão e suscetibilidade à infecção, pacientes imunocomprometidos não devem utilizar agentes imunomoduladores tópicos. O uso a longo prazo é contraindicado, devido a risco de neoplasia cutânea. É preciso ter cautela em gestantes ou lactantes, pois esses medicamentos tópicos não foram estudados nessas mulheres. Não se deve administrar tacrolimo a pacientes alérgicos a antibióticos macrolídeos (eritromicina, claritromicina ou azitromicina).

Embora não seja imunomoduladora, a fluoruracila (antineoplásico) é utilizada na forma tópica para o tratamento de queratose actínica. Esse fármaco provoca eritema e formação de crostas na pele. O creme deve ser manipulado como outros agentes quimioterápicos e descartado de modo apropriado (ver Capítulo 50). Não deixar que crianças, animais de estimação ou mulheres grávidas manipulem o agente ou entrem em contato com o creme quando aplicado à pele.

ANTIPSORIÁSICOS TÓPICOS

AÇÃO E USOS

Antipsoriásicos tópicos são medicamentos utilizados para tratar psoríase (doença cutânea crônica que se manifesta na forma de placas de cor vermelho-vivo, cobertas por escamas ou placas prateadas), pois ajudam a remover essas placas.

REAÇÕES ADVERSAS

Esses medicamentos podem causar sensação de queimação, prurido e irritação da pele. Ditranol (ou antralina) pode causar

592 Parte 13 Fármacos que Atuam em Outros Sistemas do Corpo

irritação cutânea, bem como coloração temporária de pelos e unhas dos dedos das mãos.

CONTRAINDICAÇÕES, PRECAUÇÕES E INTERAÇÕES

Antipsoriásicos tópicos são contraindicados para pacientes com hipersensibilidade conhecida aos fármacos. Ditranol e calcipotriol são classificados na categoria C de risco na gravidez, devendo ser utilizados com cautela durante a gravidez e a lactação.

ENZIMAS TÓPICAS

AÇÕES E USOS

Enzima tópica ajuda a remover o tecido **necrótico** (morto) de:

- Úlceras dérmicas crônicas
- Áreas com queimaduras graves.

Essa ação decorre de aceleração na decomposição de proteínas em substâncias mais simples. Esse processo é denominado **proteólise** ou ação proteolítica. Componentes de certos ferimentos, como tecidos necróticos e **exsudatos purulentos** (líquido contendo pus), impedem a cicatrização adequada das feridas. A retirada desse tipo de resíduo pela aplicação de enzima tópica ajuda no processo de cicatrização. Exemplos de condições que podem responder à aplicação de enzima tópica incluem queimaduras de segundo ou terceiro graus, úlceras de pressão e úlceras causadas por doença vascular periférica. Colagenase é um exemplo de enzima tópica.

REAÇÕES ADVERSAS

A aplicação de colagenase pode causar dor leve e transitória e, possivelmente, dormência e dermatite. Observa-se baixa incidência de reações adversas à colagenase.

CONTRAINDICAÇÕES, PRECAUÇÕES E INTERAÇÕES

Preparações de enzimas tópicas são contraindicadas para pacientes com hipersensibilidade conhecida aos fármacos; feridas em contato com grandes cavidades corporais ou locais de exposição de nervos; e úlceras neoplásicas fungiformes. Esses medicamentos são classificados na categoria B de risco na gestação e devem ser utilizados com cautela durante a gravidez e a lactação. A atividade enzimática pode ser prejudicada por determinados detergentes e íons de metais pesados, como mercúrio e prata, usados em alguns antissépticos. O pH ideal para a colagenase é de 6 a 8. A atividade da enzima é reduzida por condições de pH mais alto ou mais baixo.

CERATOLÍTICOS

AÇÕES E USOS

Ceratolítico é um fármaco que remove o excesso de crescimento da epiderme (camada superior da pele) em

distúrbios como verrugas. Esses fármacos são utilizados para remover:

- Verrugas
- Calosidades
- Calos
- Queratoses seborreicas (crescimentos cutâneos benignos e de coloração variada, que se originam de glândulas sebáceas da pele).

Exemplos de ceratolíticos incluem o ácido salicílico e o masoprocol. O ácido salicílico está disponível em várias concentrações como produto de venda livre para a remoção de verrugas de mãos e pés.

REAÇÕES ADVERSAS

Esses medicamentos são habitualmente bem tolerados. Em certas ocasiões, podem ocorrer sensação transitória de queimação, exantema, ressecamento da pele, formação de escamas ou síndrome de tipo gripal.

CONTRAINDICAÇÕES, PRECAUÇÕES E INTERAÇÕES

Ceratolíticos são contraindicados para pacientes com hipersensibilidade conhecida aos fármacos. Não devem ser usados em sinais, marcas de nascença, verrugas com crescimento de pelos, verrugas genitais ou faciais, verrugas em mucosas e pele infectada. O uso prolongado de ceratolíticos é contraindicado para lactentes e pacientes com diabetes melito ou comprometimento da circulação. O ácido salicílico pode causar intoxicação por salicilato com uso prolongado. Esses medicamentos estão incluídos na categoria de risco C para uso na gestação e devem ser utilizados com cautela durante a gravidez e a lactação.

ANESTÉSICOS LOCAIS TÓPICOS

Pode-se aplicar anestésico tópico na pele ou nas mucosas.

AÇÕES E USOS

Anestésicos tópicos inibem temporariamente a condução de impulsos em fibras nervosas sensitivas. Podem ser utilizados para aliviar o prurido e a dor causados por distúrbios cutâneos, como queimaduras menores, infecções fúngicas, picadas de inseto, exantema, queimadura solar e envenenamento por plantas (p. ex., hera venenosa). Alguns são aplicados às mucosas como anestésicos locais.

REAÇÕES ADVERSAS

Ocasionalmente, anestésicos tópicos causam irritação local, dermatite, exantema, sensação de queimação, sensação urticante e hipersensibilidade.

CONTRAINDICAÇÕES, PRECAUÇÕES E INTERAÇÕES

Esses fármacos são contraindicados para pacientes com hipersensibilidade conhecida a qualquer componente da preparação. Devem ser utilizados com cautela em pacientes que estejam em uso de antiarrítmicos da classe I, como tocainida e mexiletina, pois os efeitos tóxicos são aditivos e potencialmente sinérgicos.

PROCESSO DE ENFERMAGEM
Paciente tratado com medicamento tópico para distúrbios da pele

AVALIAÇÃO

Avaliação pré-administração

A avaliação pré-administração envolve inspeção visual e palpação da(s) área(s) acometida(s). Deve-se medir cuidadosamente essas áreas, incluindo tamanho, cor e aparência, e registrar os achados. A aparência das lesões cutâneas, como placas rugosas e pruriginosas, rachaduras entre os dedos dos pés e áreas ulceradas e avermelhadas, é observada, de modo que o tratamento possa ser iniciado com base de dados acurada. É importante fazer descrição específica, de modo que seja possível identificar prontamente qualquer mudança indicando agravamento ou melhora das lesões. A Figura 52.1 ilustra tipos comuns de lesões encontradas na pele. Devem-se registrar relatos subjetivos de dor, sensação de queimação ou prurido. Alguns serviços podem fornecer figura na qual as lesões são desenhadas, indicando formato e distribuição das áreas acometidas. Outros serviços podem documentar a aparência das lesões com fotografias.

Avaliação continuada

Por ocasião de cada aplicação, deve-se inspecionar a área afetada à procura de quaisquer alterações (p. ex., sinais de melhora ou agravamento da infecção) e reações adversas, como eritema ou exantema. Entrar em contato com o médico e não aplicar o medicamento se essas ou outras alterações forem observadas, ou se o paciente relatar alguma manifestação nova, como prurido, dor ou ulceração no local. O enfermeiro é responsável por observar os locais de tratamento após a aplicação, devendo informar ao médico a ocorrência de sinais de eritema extremo ou infecção no local de aplicação.

 Considerações sobre o paciente

Paciente pediátrico

Como lactentes e crianças possuem uma alta proporção entre a superfície da pele e a massa corporal, sob uso de medicamento tópico pode correr maior risco de efeitos adversos sistêmicos do que em adultos.

DIAGNÓSTICOS DE ENFERMAGEM

Os diagnósticos de enfermagem específicos para esses fármacos incluem:

- **Integridade da pele prejudicada**, relacionada com processo inflamatório (sensibilidade aumentada ao medicamento)
- **Dor aguda**, relacionada com distúrbio de pele ou sensibilidade aumentada à terapia farmacológica
- **Risco de infecção**, relacionado com entrada de patógenos nas áreas afetadas
- **Distúrbio na imagem corporal**, relacionado com alterações da pele e das mucosas.

Os diagnósticos de enfermagem relacionados com administração de medicamentos são discutidos no Capítulo 4.

PLANEJAMENTO

Os desfechos esperados no paciente podem incluir resposta ótima à terapia farmacológica, atendimento às necessidades do paciente relacionadas com controle de reações adversas aos medicamentos e confiabilidade na compreensão da aplicação ou da razão pela qual medicamento tópico é administrado.

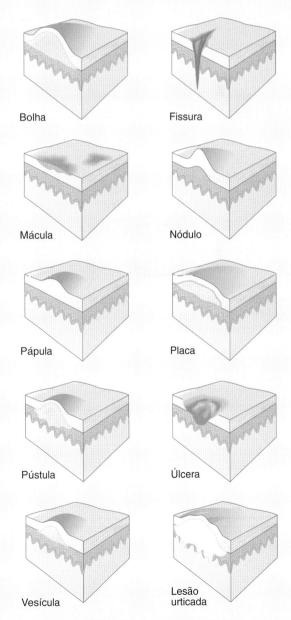

FIGURA 52.1 Tipos de lesões cutâneas.

IMPLEMENTAÇÃO

Promoção da resposta ótima à terapia

Pacientes com problemas de cicatrização de feridas sob uso desses medicamentos podem ser internados em instituições de reabilitação aguda ou de cuidados prolongados. Com frequência, são utilizados dispositivos para promover a cicatrização de feridas, e a aplicação de medicamento e dispositivos nesses centros médicos é realizada por um enfermeiro. Quando o paciente está em casa, a atuação do enfermeiro consiste frequentemente em instruir o paciente ou o cuidador sobre os métodos utilizados para a aplicação de medicamentos tópicos.

Anti-infecciosos tópicos
Antes de cada aplicação, é preciso limpar a área com sabão e água morna. O agente anti-infeccioso é aplicado conforme prescrito (p. ex., camada fina ou aplicação liberal), e a região é coberta ou mantida exposta, conforme prescrito.

> **ALERTA DE ENFERMAGEM**
> É preciso cuidado ao aplicar anti-infecciosos ou qualquer medicamento tópico próximo ou ao redor dos olhos. Lesão de superfície corneana pelo agente tópico pode ter impacto na visão.

Preparações tópicas para infecções fúngicas
Quando agentes antifúngicos são aplicados topicamente à pele, a área deve ser inspecionada a cada aplicação à procura de reações cutâneas localizadas. Quando esses medicamentos são administrados por via intravaginal, é preciso perguntar à paciente sobre qualquer desconforto ou outra sensação percebida após a inserção da preparação antifúngica. Deve-se registrar qualquer melhora ou deterioração de lesões de pele, mucosas ou secreções vaginais no prontuário da paciente (ver Capítulo 12 para cuidados de enfermagem em infecções vaginais fúngicas). É importante avaliar e também registrar no prontuário a resposta do paciente à terapia.

Antissépticos e germicidas tópicos
Antissépticos e germicidas são instilados ou aplicados conforme orientado pelo médico ou pela bula do produto. Esses produtos não substituem técnicas de limpeza ou assépticas. Não se devem utilizar curativos oclusivos após sua aplicação, a não ser que um curativo seja especificamente prescrito. Iodo mancha permanentemente roupas e cora temporariamente a pele. Em aplicação de solução ou tintura de iodo, é preciso remover ou proteger as roupas do paciente.

Antissépticos e germicidas mantidos à cabeceira do paciente precisam estar claramente rotulados com nome do produto, sua concentração e data de preparação da solução. Essas soluções não devem ser mantidas à cabeceira de um paciente confuso ou desorientado, pois podem ser confundidas com água ou outra bebida.

Corticosteroides tópicos
Antes de sua aplicação, é necessário lavar a área com sabão e água morna, a não ser que haja orientação diferente do médico. Em geral, devem ser aplicados com moderação. O médico também pode solicitar que a área de aplicação seja coberta ou mantida exposta ao ar. Alguns corticosteroides são aplicados sob curativo oclusivo, que será colocado enquanto a pele ainda estiver úmida após lavagem com água e sabão.

Considerações sobre o paciente

Pediatria
Não se devem utilizar fraldas ou calças apertadas em criança tratada na área das fraldas. Esses tipos de roupa podem atuar como curativo oclusivo e provocar maior absorção do medicamento no corpo da criança, resultando em maior risco de reações adversas.

Enzimas tópicas
Certos tipos de feridas podem exigir preparações especiais antes da aplicação de enzima tópica. A área deve ser limpa ou preparada, e a enzima tópica é então aplicada de acordo com as instruções do médico. Com frequência, pode-se aplicar dispositivo de sucção de feridas para promover a cicatrização.

Antipsoriásicos tópicos
É preciso ter cuidado, de modo que o produto seja apenas aplicado às lesões psoriásicas, e não na pele adjacente. Instruir o paciente ou o cuidador a relatar quaisquer sinais de irritação excessiva ao médico.

Considerações sobre o paciente

Gerontologia
Adultos com mais de 65 anos de idade apresentam mais reações adversas cutâneas a calcipotriol (antipsoriásico). Deve-se utilizar esse medicamento com cautela em indivíduos idosos.

Anestésicos tópicos
O anestésico deve ser aplicado de acordo com as instruções do médico. Antes da primeira aplicação, limpar e secar a área. Para aplicações subsequentes, deve-se remover todo o resíduo anterior do anestésico.

Quando se utiliza gel tópico, como lidocaína viscosa, para anestesia oral, instruir o paciente a não ingerir alimentos por 1 hora após a aplicação, pois a anestesia bucal ou de garganta pode comprometer a deglutição e aumentar a possibilidade de aspiração.

Monitoramento e manejo das necessidades do paciente

A maioria dos medicamentos tópicos provoca poucas reações adversas; entretanto, quando ocorrem, a interrupção do medicamento pode ser a única medida necessária para aliviar os sintomas.

Integridade da pele prejudicada
Pele seca aumenta o risco de solução de continuidade em consequência de arranhadura. Aconselhar o paciente a manter as unhas das mãos curtas, lavar a pele com água morna e sabão neutro e, após, enxaguar e secar completamente a pele.

Dor aguda
Ocasionalmente, ocorre aumento de sensibilidade da pele, causando maior eritema, desconforto e prurido. Utilizar compressas úmidas e frias para o exantema ou banho para aliviar o prurido. Manter frio o ambiente também pode aliviar o paciente.

Risco de infecção

Secura de pele pode ser minorada com uso de óleos para banho, cremes e loções, contanto que o médico seja consultado antes de seu uso. A pele ressecada e escamosa está sujeita à solução de continuidade e infecção. Instruir o paciente ou o cuidador a observar a pele à procura de sinais de infecção (p. ex., eritema, calor, presença de pus e elevação da temperatura e pulso) e relatar imediatamente a ocorrência de qualquer desses sinais.

Distúrbio na imagem corporal

Algumas infecções, como as fúngicas, superficiais e profundas, respondem lentamente à terapia. Lesões causadas por essas infecções podem levar o paciente a ter sentimentos negativos sobre seu corpo ou parte dele. Além disso, muitos pacientes experimentam ansiedade e depressão com o fato de o tratamento ser continuado por tempo prolongado, com lentos resultados visíveis. Exemplos desses problemas podem incluir o custo do tratamento, a internação (quando necessária), a incapacidade de o tratamento controlar adequadamente a infecção e a perda de rendimentos. É importante desenvolver boa relação enfermeiro-paciente, a fim de transmitir confiança a partir de atitude de cuidados. É importante ouvir as preocupações do paciente e ajudá-lo a aceitar a situação como momento temporário da vida. Incentivar o paciente a verbalizar qualquer sentimento ou ansiedade sobre o efeito do distúrbio na imagem corporal. Explicar esse distúrbio e o esquema do tratamento, utilizando termos que o paciente possa entender. Ajudar o paciente e seus familiares a compreender que a terapia precisa ser continuada até que a infecção seja controlada. Em alguns casos, a terapia pode ter duração de semanas ou meses.

Orientação ao paciente e aos familiares

A maioria dos efeitos adversos que ocorrem com fármacos tópicos resulta da aplicação incorreta do medicamento. Em geral, ao ser aplicado corretamente, o medicamento não sofre absorção sistêmica, minimizando riscos. Isso deve ser claramente explicitado a paciente ou familiar. Algumas vezes, pacientes acreditam que, "se pequena quantidade é boa, então maior quantidade é melhor". Porém, a aplicação de quantidade maior que a necessária aumenta o risco de absorção sistêmica (ver Orientação ao paciente para desfechos melhores | Aplicação de medicamentos tópicos).

Orientações gerais

- Lavar minuciosamente as mãos antes e depois da aplicação do produto
- Se as orientações anexas especificarem que o produto irá manchar as roupas, certificar-se de que a roupa seja removida da área a ser tratada. Se o produto manchar a pele, utilizar luvas descartáveis quando for aplicar o medicamento
- Seguir as orientações do rótulo ou utilizar o medicamento conforme orientado pelo médico. Ler todas as orientações anexas para utilizar cuidadosamente o produto
- Preparar a área a ser tratada, seguindo as instruções do médico ou conforme descrito nas orientações fornecidas no produto
- Não aplicar em outras áreas além das especificadas pelo médico. Aplicar o medicamento de acordo com as orientações (p. ex., camada fina ou aplicação liberal)
- Seguir as instruções do médico sobre recobrir a área tratada ou mantê-la exposta ao ar. A eficácia de determinados medicamentos depende de manter a área coberta ou exposta

---

Orientação ao paciente para desfechos melhores

Aplicação de medicamentos tópicos

Com frequência, pacientes necessitam aplicar medicamentos tópicos no ambiente domiciliar. Para assegurar que o paciente aplique corretamente o medicamento tópico, *o enfermeiro deve certificar-se de que o paciente compreenda os seguintes itens:*

- ✔ Reunir todos os suprimentos necessários e lavar as mãos antes de começar
- ✔ Lavar inicialmente a área para remover qualquer resíduo e restos da última aplicação do medicamento
- ✔ Secar a área com toalha limpa, sem esfregar
- ✔ Abrir o recipiente (ou tubo) e colocar a tampa de cabeça para baixo na bancada ou superfície
- ✔ Usar abaixador de língua, dedo enluvado (com mão enluvada ou protetor para dedos não estéril), cotonete ou compressa de gaze para retirar o medicamento e, em seguida, aplicá-lo à pele
- ✔ Esfregar o medicamento sobre a área afetada com pressão suave no sentido do crescimento dos pelos
- ✔ Aplicar fina camada do medicamento na área (maior quantidade não significa efeito melhor)
- ✔ Utilizar novo abaixador de língua, aplicador ou dedo enluvado limpo para remover o medicamento adicional do recipiente (se necessário)
- ✔ Aplicar curativo seco e limpo (quando adequado) sobre a área
- ✔ Embrulhar materiais para descarte e proceder à higienização das mãos antes de iniciar outras atividades.

- Manter o produto distante dos olhos (a não ser que seu uso nos olhos ou ao redor deles tenha sido recomendado ou prescrito). Não esfregar nem colocar os dedos perto dos olhos, a não ser que tenha lavado minuciosamente as mãos e removido todo o medicamento. Se o produto for acidentalmente derramado, borrifado ou espirrado no olho, lavá-lo imediatamente com quantidades copiosas de água corrente. Entrar imediatamente em contato com o médico se sensação de queimação, dor, eritema, desconforto ou borramento visual persistirem por mais de alguns minutos
- O medicamento pode causar momentânea sensação urticante ou queimação quando aplicado
- Muitas dessas preparações exigem aplicação consistente e prolongada para obtenção de resultados positivos. Incorporar a aplicação na rotina diária de higiene, como após escovar os dentes pela manhã
- Interromper o uso do medicamento e entrar em contato com o médico caso apareçam exantema, sensação de queimação, prurido, eritema, dor ou outros distúrbios cutâneos.

Agentes anti-infecciosos

- A gentamicina pode causar fotossensibilidade. Tomar as medidas necessárias para proteger a pele dos raios ultravioleta (p. ex., roupa protetora e aplicação de protetor solar quando estiver em ambiente externo exposto à luz solar)
- A clindamicina tópica pode ser absorvida em quantidades suficientes para causar efeitos sistêmicos. Se ocorrer diarreia intensa, cólicas ou fezes sanguinolentas, entrar em contato imediatamente com o médico.

Agentes antifúngicos

- Limpar a área envolvida e aplicar a pomada ou o creme à pele, de acordo com as instruções do médico

- Não aumentar nem diminuir a quantidade usada, nem o número de aplicações, a não ser que por instrução do médico
- Durante o tratamento de infecção por tinha, manter as toalhas de banho e de rosto separadas das dos familiares, de modo a evitar a disseminação da infecção. É importante manter a área afetada limpa e seca.

Agentes antivirais
- Para a aplicação de pomada, utilizar protetor de dedo (artigo médico usado para cobrir um ou mais dedos da mão quando não há necessidade de luva) ou luva para evitar a autoinoculação de outros locais do corpo
- Esse produto não evita transmissão de infecção a outras pessoas
- Podem ocorrer sensação transitória de queimação, prurido e exantema.

Corticosteroides tópicos
- Aplicar pomadas, cremes ou géis em camada fina; esfregar delicadamente
- Utilizar apenas quando prescritos. Não aplicar ataduras, curativos, cosméticos ou outros produtos sobre a área tratada, a não ser que sob orientação do médico.

Imunomoduladores
- Proteger a pele da exposição solar, mesmo quando não estiver utilizando o agente tópico. Evitar bronzeamento artificial
- Utilizar apenas em erupções cutâneas durante algumas poucas semanas; esses medicamentos não se destinam a tratamento prolongado.

Preparações enzimáticas
- Se, por qualquer motivo, houver necessidade de inativar a colagenase, isso pode ser obtido com lavagem da área com iodopovidona.

REAVALIAÇÃO
- A resposta terapêutica ao medicamento é obtida
- As reações adversas são identificadas, relatadas ao médico e controladas com sucesso por meio de apropriadas intervenções de enfermagem:
  - A pele permanece intacta
  - O paciente está sem dor
  - Não se observa evidência de infecção
  - As percepções das alterações corporais são enfrentadas com sucesso
- O paciente e sua família expressam confiança e demonstram entender o uso e a aplicação do medicamento prescrito ou recomendado.

Farmacologia na prática
PENSE CRITICAMENTE
Sr. Park está tomando aciclovir VO. Como se explica o uso do mesmo medicamento de modo sistêmico em vez de topicamente como usado por seu primo para combater infecção por herpesvírus simples?

PONTOS-CHAVE

■ Dispõe-se de vários medicamentos tópicos para numerosas finalidades. Agentes anti-infecciosos tratam infecções bacterianas, fúngicas e virais da pele. Soluções antissépticas ou germicidas ajudam a limpar ou a matar bactérias existentes na pele ou em feridas. Corticosteroides e imunomoduladores tópicos reduzem prurido, eritema e edema associados à inflamação

■ Quando utilizados de acordo com as orientações, esses fármacos causam reações adversas mínimas, como leve irritação ou desconforto. Alguns produtos tornam a pele mais sensível à luz solar, e o paciente então precisa utilizar roupas protetoras ou aplicar protetor solar

■ Agentes usados no tratamento de placas ou feridas podem ser administrados isoladamente ou em associação com sistemas de cicatrização de feridas

■ Medidas de enfermagem importantes incluem documentação completa do local a ser tratado e instruções sobre o uso adequado de medicamentos para a pele.

RESUMO DE FÁRMACOS
Fármacos tópicos

Nome genérico	Usos	Reações adversas	Faixas posológicas
Antibióticos			
Ácido azelaico	Acne vulgar, rosácea	Prurido leve e transitório, sensação de queimação, sensação urticante, eritema	Aplicar 2 vezes/dia
Bacitracina	Alívio de infecções cutâneas, ajuda na prevenção de infecções em cortes e queimaduras menores	Raras; em certas ocasiões, eritema, sensação de queimação, prurido, sensação urticante	Aplicar diariamente ou 3 vezes/dia
Clindamicina	Acne vulgar, vaginite bacteriana	Ressecamento, eritema, sensação de queimação, prurido, descamação, pele oleosa, diarreia, diarreia sanguinolenta, dor abdominal, colite	Aplicar fina camada diariamente ou 2 vezes/dia na área afetada

Capítulo 52 Fármacos Tópicos para Doenças de Pele 597

Nome genérico	Usos	Reações adversas	Faixas posológicas
Gentamicina	Alívio de infecções cutâneas primárias e secundárias	Prurido leve a transitório, sensação de queimação, sensação urticante, eritema, fotossensibilidade	Aplicar 3 ou 4 vezes/dia à área afetada
Metronidazol	Rosácea, vaginite bacteriana	Olhos lacrimejantes, eritema, ressecamento leve, sensação de queimação, irritação da pele, náuseas, formigamento/dormência de extremidades	Aplicar fina camada diariamente ou 2 vezes/dia nas áreas afetadas
Mupirocina	Impetigo causado por *Staphylococcus aureus* e *Streptococcus pyogenes,* queimaduras faciais Nasal: erradicação de *S. aureus* resistente à meticilina (MRSA) como parte de programa de controle de infecção para reduzir o risco de surtos institucionais de MRSA	Pomada: sensação de queimação, sensação urticante, dor, prurido, exantema, náuseas, eritema, pele seca Creme: cefaleia, eritema, náuseas, dor abdominal, sensação de queimação no local de aplicação, dermatite Nasal: cefaleia, rinite, distúrbios respiratórios (p. ex., faringite), perversão do paladar, sensação de queimação, sensação urticante, tosse	Pomada: aplicar 3 vezes/dia, durante 3 a 5 dias Creme: aplicar 3 vezes/dia durante 10 dias Nasal: dividir o tubo de aplicação única entre as narinas e aplicar 2 vezes/dia, durante 5 dias
Peróxido de benzoíla	Acne vulgar leve a moderada e pele oleosa	Ressecamento excessivo, sensação urticante, descamação, eritema, possibilidade de edema, dermatite alérgica	Aplicar diariamente ou 2 vezes/dia
Retapamulina	Impetigo causado por *Staphylococcus* ou *Streptococcus*	Cefaleia, prurido	Aplicar fina camada diariamente ou 2 vezes/dia nas áreas afetadas
Antifúngicos			
Butenafina	Infecções dermatológicas, tinha versicolor, tinha do corpo, tinha crural	Sensação de queimação, sensação urticante, prurido, agravamento da condição, dermatite de contato, eritema, irritação	Aplicar diariamente ou 2 vezes/dia durante 2 a 4 semanas
Cetoconazol	Creme: tinha crural, tinha do corpo, tinha versicolor Xampu: redução de descamação causada por caspas	Creme: coceira intensa, prurido, sensação urticante Xampu: aumento da queda dos cabelos, textura anormal dos cabelos, pústulas no couro cabeludo, ressecamento leve da pele, prurido, oleosidade/ressecamento dos cabelos	Creme: aplicar diariamente às áreas afetadas por 2 a 6 semanas Xampu: 2 vezes/semana, durante 4 semanas, com intervalo de pelo menos 3 dias entre cada aplicação de xampu
Ciclopirox	Creme e suspensão: tinha do pé (pé de atleta), tinha crural, tinha do corpo, candidíase cutânea Gel: tinha do pé interdigital e tinha do corpo, dermatite seborreica do couro cabeludo Esmalte: onicomicose leve a moderada das unhas dos dedos de mãos e pés	Creme: prurido no local de aplicação, agravamento dos sinais e sintomas clínicos, sensação de queimação Gel; sensação de queimação na aplicação, dermatite de contato, prurido, ressecamento da pele, acne, exantema, alopecia, dor nos olhos, edema facial Xampu: aumento do prurido, sensação de queimação, eritema, exantema, cefaleia Esmalte: eritema periungueal, irritação unhas dos dedos dos pés encravadas, sensação de queimação da pele	Aplicar às áreas afetadas diariamente ou 2 vezes/dia Xampu: ver orientações Esmalte: aplicar diariamente, de preferência ao deitar ou 8 h antes de se lavar
Clotrimazol	Tinha do pé, tinha crural e outras infecções cutâneas causadas por dermatófitos	Sensação de queimação, prurido, eritema, descamação, edema, irritação generalizada da pele	Aplicar fina camada nas áreas afetadas, 2 vezes/dia, por 2 a 4 semanas
Econazol	Tinha do pé, tinha crural, tinha do corpo, tinha versicolor, candidíase cutânea	Sensação de queimação local, prurido, sensação urticante, eritema, exantema pruriginoso	Aplicar às áreas afetadas diariamente ou 2 vezes/dia
Efinaconazol	Onicomicose causada por *Trichophyton*	Dor local, irritação ou exantema	Aplicar 1 vez/dia à área afetada por 48 semanas
Luliconazol	Tinha do pé, tinha crural, tinha do corpo	Irritação local, sensação de queimação, celulite	Cobrir a área afetada com camada fina diariamente, durante 10 dias
Miconazol	Tinha do pé, tinha crural, tinha do corpo, candidíase cutânea	Irritação local, sensação de queimação, maceração, dermatite de contato alérgica	Cobrir as áreas afetadas, 2 vezes/dia
Naftifina	Tratamento tópico da tinha do pé, tinha crural, tinha do corpo	Sensação de queimação, sensação urticante, eritema, prurido, irritação local, exantema, hipersensibilidade	Aplicar 2 vezes/dia, por 4 semanas

(continua)

Parte 13 Fármacos que Atuam em Outros Sistemas do Corpo

Nome genérico	Usos	Reações adversas	Faixas posológicas
Nistatina	Infecções micóticas causadas por *Candida albicans* e outras espécies de *Candida*	Praticamente atóxico e sem reação de hipersensibilidade; bem tolerada em todas as faixas etárias, mesmo com administração prolongada; se ocorrer irritação, interromper seu uso	Aplicar 2 ou 3 vezes/dia até que cicatrização se complete
Oxiconazol	Tinha do pé, tinha crural, tinha do corpo	Prurido, sensação de queimação, sensação urticante, irritação, dermatite de contato, descamação, formigamento	Aplicar diariamente ou 2 vezes/dia, durante 1 mês
Sertaconazol	Tinha do pé	Prurido, sensação de queimação, sensação urticante, irritação, dermatite de contato, descamação, formigamento	Aplicar diariamente ou 2 vezes/dia, durante 1 mês
Sulconazol	Iguais aos do oxiconazol	Prurido, sensação de queimação, sensação urticante, irritação	Aplicar diariamente ou 2 vezes/dia, durante 3 a 6 semanas
Terbinafina	Iguais aos do oxiconazol	Iguais às do oxiconazol	Aplicar 2 vezes/dia até o desaparecimento da infecção (1 a 4 semanas)
Tolnaftato	Iguais aos do oxiconazol	Iguais às do oxiconazol	Aplicar 2 vezes/dia, durante 2 a 3 semanas (podem ser necessárias 4 a 6 semanas)
Tavaborol	Onicomicose causada por *Trichophyton*	Dor, irritação ou exantema localizados	Aplicar 1 vez/dia na área afetada, durante 48 semanas
Violeta de genciana	Tratamento externo de escoriações, cortes menores, lesões superficiais, infecções fúngicas superficiais da pele	Irritação local ou reações de hipersensibilidade	Aplicar localmente, 2 vezes/dia Não colocar curativo
Antivirais			
Aciclovir	Infecções pelo HSV, varicela-zóster	Pomada: dor leve com sensação de queimação/ardência transitória Creme: prurido, exantema, vulvite, edema ou dor no local de aplicação	Pomada: aplicar a todas as lesões a cada 3 h, 6 vezes/dia, durante 7 dias Creme: aplicar 5 vezes/dia, durante 4 dias
Docosanol	HSV-1 e 2	Cefaleia, irritação da pele	Aplicar às lesões, 5 vezes/dia
Penciclovir	HSV-1 e 2	Cefaleia, perversão do paladar	Aplicar a cada 2 h, por 4 dias, durante as horas de vigília
Vidarabina	Ceratite, ceratoconjuntivite causada pelo HSV-1 e 2	Sensação de queimação, prurido, irritação, lacrimejamento, fotossensibilidade	Pomada oftálmica: 1,5 cm no saco conjuntival inferior, 2 a 5 vezes/dia
Antissépticos e germicidas			
Clorexidina	Esfoliante cirúrgico, limpeza da pele, preparo pré-operatório da pele, limpeza de feridas cutâneas, banho de chuveiro e banho no pré-operatório	Irritação, dermatite, fotossensibilidade (rara), surdez, reações de hipersensibilidade leves	Varia, dependendo da administração
Hexaclorofeno	Esfoliante cirúrgico e bacteriostático para limpeza da pele, controle de surto de infecção por microrganismos gram-positivos quando outros procedimentos não têm sucesso	Dermatite, fotossensibilidade, sensibilidade ao hexaclorofeno, eritema ou descamação leve ou ressecamento	Lavagem ou escovação cirúrgica: conforme indicado Bacteriostático, para limpeza: molhar as mãos e colocar aproximadamente 5 mℓ na palma, acrescentar água e fazer espuma, aplicar na área a ser limpa e enxaguar por completo
Hipoclorito de sódio	Antisséptico contra bactérias, fungos, vírus, esporos, protozoários, leveduras; propriedade desodorizante	Reação química ou queimadura	Varia, dependendo da administração
Iodopovidona	Microbicida contra bactérias, fungos, vírus, esporos, protozoários, leveduras	Dermatite, irritação, sensação de queimação, reações de hipersensibilidade	Varia, dependendo da administração

Capítulo 52 Fármacos Tópicos para Doenças de Pele 599

Nome genérico	Usos	Reações adversas	Faixas posológicas
Oxicloroseno	Antisséptico para infecções de feridas, remoção do tecido necrótico, neutralização dos odores, irrigação da bexiga na infecção urinária	Dor, irritação quando utilizado nos olhos ou na bexiga	Varia, dependendo da administração
Triclosana	Limpeza da pele e desgerminação	Nenhuma reação significativa	Aplicar 5 mℓ às mãos ou face e esfregar por 30 s, enxaguar por completo e secar
Corticosteroides			
Alclometasona	Tratamento de vários distúrbios cutâneos alérgicos/ imunológicos	Dermatite de contato alérgica, sensação de queimação, ressecamento, edema, irritação	Aplicar 1 a 6 vezes/dia, de acordo com as orientações
Ancinonida	Iguais aos da alclometasona	Iguais às da alclometasona	Aplicar 1 a 6 vezes/dia, de acordo com as orientações
Betametasona	Iguais aos da alclometasona	Iguais às da alclometasona	Aplicar 1 a 4 vezes/dia, de acordo com as orientações
Desoximetasona	Iguais aos da alclometasona	Iguais às da alclometasona	Aplicar 1 a 4 vezes/dia, de acordo com as orientações
Dexametasona	Iguais aos da alclometasona	Iguais às da alclometasona	Aplicar 1 a 4 vezes/dia, de acordo com as orientações
Diflorasona	Iguais aos da alclometasona	Iguais às da alclometasona	Aplicar 1 a 4 vezes/dia, de acordo com as orientações
Fluocinolona	Iguais aos da alclometasona	Iguais às da alclometasona	Aplicar 1 a 4 vezes/dia, de acordo com as orientações
Fluocinonida	Iguais aos da alclometasona	Iguais às da alclometasona	Aplicar 1 a 4 vezes/dia, de acordo com as orientações
Flurandrenolida	Iguais aos da alclometasona	Iguais às da alclometasona	Aplicar 1 a 4 vezes/dia, de acordo com as orientações
Hidrocortisona	Iguais aos da alclometasona	Iguais às da alclometasona	Aplicar 1 a 4 vezes/dia, de acordo com as orientações
Triancinolona	Iguais aos da alclometasona	Iguais às da alclometasona	Aplicar 1 a 4 vezes/dia, de acordo com as orientações
Imunomoduladores			
Imiquimode	Ceratite, verrugas da genitália externa e perianais	Irritação local da pele, prurido, escoriação, descamação	Aplicar externamente, 3 vezes/ semana
Mebutato de ingenol	Ceratite	Irritação local da pele, prurido, escoriação, descamação	Aplicar diariamente, por 3 dias
Pimecrolimo	Dermatite atópica	Irritação local da pele, sensação de queima-ção, prurido, escoriação, descamação	Aplicar 2 vezes/dia, até o desapare-cimento dos sintomas
Tacrolimo	Dermatite atópica	Irritação local da pele, prurido, escoriação, descamação	Aplicar 2 vezes/dia, até o desapare-cimento dos sintomas
Antipsoriásicos			
Calcipotriol	Psoríase	Sensação de queimação, prurido, irritação da pele, eritema, ressecamento da pele, descamação, exantema, agravamento da psoríase, dermatite, hiperpigmentação	Aplicar 2 vezes/dia
Ditranol (antra-lina)	Psoríase	Poucas reações; irritação transitória da pele normal ou pele não afetada	Aplicar diariamente
Sulfeto de selê-nio	Tratamento da caspa, dermatite seborreica do couro cabeludo e tinha versicolor	Irritação da pele, queda dos cabelos maior do que o normal, coloração dos cabelos, oleosidade ou ressecamento dos cabelos	Aplicar 5 a 10 mℓ e massagear no couro cabeludo molhado, deixar por 2 a 3 min e enxaguar
Preparações enzimáticas			
Colagenase	Para desbridamento de úlceras crônicas da derme e áreas com queimadura grave	Bem tolerada e não irritante; pode ocorrer sensação transitória de queimadura	Aplicar diariamente, de acordo com as orientações

(continua)

600 Parte 13 Fármacos que Atuam em Outros Sistemas do Corpo

Nome genérico	Usos	Reações adversas	Faixas posológicas
Combinações de enzimas	Desbridamento de tecido necrótico e liquefação da descamação em lesões agudas e crônicas, como úlceras de pressão, úlceras e varicosas diabéticas, queimaduras, feridas, feridas de cisto pilonidal e outras feridas traumáticas ou infectadas	Bem tolerada e não irritante; pode ocorrer sensação transitória de queimadura	Aerossol: aplicar 2 ou 3 vezes/dia, de acordo com as orientações Pomada: aplicar diariamente ou 2 vezes/dia, de acordo com as orientações
Fármacos ceratolíticos			
Ácido salicílico	Ajuda na remoção da queratina excessiva em distúrbios cutâneos hiperceratóticos, incluindo verrugas, psoríase, calosidades e calos	Irritação local	Aplicar de acordo com as orientações fornecidas na bula do produto
Masoprocol	Queratoses actínicas	Eritema, descamação, ressecamento, prurido, edema, sensação de queimação, dor, sangramento, formação de crosta, aspereza da pele	Aplicar 2 vezes/dia
Anestésicos locais			
Benzocaína	Anestesia tópica em distúrbios cutâneos locais	Raras; hipersensibilidade, sensação de queimação local, sensação urticante, hipersensibilidade, descamação	Aplicar à área afetada
Dibucaína	Anestesia tópica em distúrbios cutâneos locais, anestesia local das mucosas acessíveis	Iguais às da benzocaína	Tópica: aplicar à área afetada, quando necessário Mucosas: a dose varia e depende da área a ser anestesiada
Lidocaína	Iguais aos da dibucaína	Iguais às da benzocaína	Tópica: aplicar à área afetada, quando necessário Mucosas: a dose varia e depende da área a ser anestesiada
Picrato de butambeno	Anestesia tópica	Raras, sensação de queimação local, sensação urticante, hipersensibilidade	Aplicar à área afetada

REVISÃO DO CAPÍTULO

Prepara-se para provas

1. Qual é a camada mais externa da pele?
1. Derme
2. Epiderme
3. Tecido subcutâneo
4. Tendão

2. Que reação pode ocorrer com o uso prolongado dos antibióticos tópicos?
1. Intoxicação hídrica
2. Superinfecção superficial
3. Episódio de eczema
4. Celulite

3. Qual dos seguintes fármacos possui ação proteolítica?
1. Ancinonida
2. Colagenase
3. Bacitracina
4. Ciclopirox

4. Um agente ceratolítico seria seguro para utilizar em qual dos seguintes distúrbios cutâneos?
1. Sinais
2. Marca de nascença
3. Verrugas faciais
4. Calos

5. Que tipo de ação os corticosteroides exercem quando usados topicamente?
1. Atividade bactericida
2. Atividade anti-inflamatória
3. Atividade antifúngica
4. Atividade antiviral

6. Que reação pode ocorrer quando um fármaco tópico é recoberto por uma almofada térmica?
1. Aumento da absorção do fármaco
2. Cicatrização mais lenta da ferida
3. Diminuição da absorção do fármaco
4. Equimose da área circundante

7. O enfermeiro precisa proceder ao desbridamento e à limpeza de uma ferida ulcerada. Como o enfermeiro deve determinar se há necessidade de medicação para controle da dor antes de iniciar o procedimento?

1. Aguardar o paciente pedir a medicação
2. Verificar a expressão facial do paciente ao remover o curativo
3. Usar a escala de 0 a 10 para avaliação da dor
4. Examinar o registro de administração recente dos medicamentos

8. O enfermeiro está reunindo o material para trocar o curativo de um acesso central (IV) do paciente. Qual dos seguintes fármacos é mais apropriado como antisséptico tópico?
    1. Anfotericina B
    2. Benzocaína
    3. Iodo
    4. Iodopovidona

9. Citar o tipo de lesão cutânea ilustrada. _____

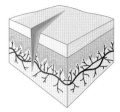

10. Foi prescrita solução de hipoclorito de sódio para irrigação de uma ferida em casa. O médico prescreve uma solução 3:1 (água:hipoclorito de sódio) para misturar com água destilada. Qual é o volume de água a ser adicionado a 10 mℓ da solução de hipoclorito de sódio?

Para verificar suas respostas, ver Apêndice F.

53 Medicamentos Otológicos e Oftálmicos

Termos-chave

cerume secreção cérea da orelha

cicloplegia paralisia do músculo ciliar, resultando em incapacidade de acomodação visual

midríase dilatação da pupila

miose contração da pupila

oftálmico referente ao olho

otite média infecção da orelha média

otológico/ótico referente à orelha

pressão intraocular (PIO) pressão no interior do olho

superinfecção proliferação de bactérias ou fungos que não são afetados pelo antibiótico administrado

Objetivos de aprendizagem

Ao fim deste capítulo, o leitor deverá ser capaz de:

1. Discutir ações gerais, usos, reações adversas, contraindicações, precauções e interações dos medicamentos otológicos e oftálmicos.
2. Discutir atividades a serem realizadas pelo enfermeiro na avaliação pré-administração e na avaliação continuada de paciente tratado com medicamentos otológicos e oftálmicos.
3. Listar os diagnósticos de enfermagem específicos para paciente em uso de medicamento otológico ou oftálmico.
4. Discutir maneiras de promover resposta ótima ao tratamento e correta administração dos medicamentos e instruir pacientes sobre uso de medicamentos otológicos ou oftálmicos.

Classes de fármacos

Medicamentos otológicos	Medicamentos oftálmicos

Farmacologia na prática

Janna Wong, aluna de ensino médio com 16 anos de idade, recentemente trocou óculos por lentes de contato. Está apresentando alguma irritação ocular, pelo que recebeu prescrição de colírio. Como ensinar a Janna a maneira correta de usar colírios?

Este capítulo fornece informações sobre fármacos de aplicação tópica para os olhos e as orelhas. Como os olhos e as orelhas ajudam a interpretar o ambiente, qualquer doença ou lesão que tenha o potencial de causar perda parcial ou total da função desses órgãos deve ser tratada.

 ## MEDICAMENTOS OTOLÓGICOS

Os distúrbios da orelha são classificados de acordo com a parte acometida, ou seja, orelha externa, orelha média e orelha interna (Figura 53.1). Os distúrbios da orelha externa e da orelha média são discutidos neste capítulo. A **otite média**, que sem dúvida alguma é o distúrbio mais comum da orelha média, consiste em acúmulo de líquido na orelha média, acompanhado por sintomas de infecção local ou sistêmica intensa. As causas mais comuns consistem em vírus e bactérias.

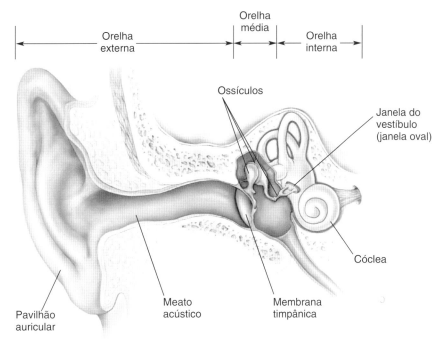

FIGURA 53.1 As orelhas externa, média e interna.

Os sintomas incluem otalgia, drenagem de líquido a partir do meato acústico e perda auditiva. Outras manifestações que podem ocorrer se o distúrbio se tornar sistêmico incluem febre, irritabilidade, cefaleia e anorexia.

AÇÕES

Os medicamentos otológicos podem ser divididos em três categorias: (1) antibióticos, (2) combinações de antibióticos/esteroides e (3) outros medicamentos. Em geral, esses outros medicamentos contêm um ou mais dos seguintes componentes:

- Benzocaína: anestésico local usado temporariamente para aliviar a dor
- Fenilefrina: descongestionante vasoconstritor
- Hidrocortisona: corticosteroide com efeitos anti-inflamatórios e antipruriginosos
- Glicerina: emoliente e solvente
- Antipirina: analgésico
- Ácido acético, ácido bórico, benzalcônio, alumínio, benzetônio: exercem ação antifúngica ou antibacteriana
- Peróxido de carbamida: ajuda a remover o **cerume** (secreção sebácea amarelada ou acastanhada da orelha), amolecendo e dissolvendo-o.

Exemplos de medicamentos otológicos são fornecidos no Resumo de Fármacos | Medicamentos otológicos selecionados.

USOS

Os medicamentos otológicos são instilados no meato acústico externo e podem ser utilizados para:

- Aliviar a dor
- Tratar a infecção e a inflamação
- Ajudar na remoção do cerume.

Quando o paciente apresenta infecção da orelha interna, indica-se a antibioticoterapia sistêmica.

REAÇÕES ADVERSAS

Quando medicamentos otológicos são aplicados topicamente, a quantidade de fármaco que entra na circulação sistêmica habitualmente não é suficiente para produzir reações adversas. As reações adversas locais que podem ocorrer incluem:

- Irritação da orelha
- Prurido
- Sensação de queimação.

O uso prolongado de medicamentos otológicos contendo antibióticos, como o ofloxacino, pode resultar em **superinfecção** (proliferação de bactérias ou fungos que não são afetados pelo antibiótico administrado).

CONTRAINDICAÇÕES, PRECAUÇÕES E INTERAÇÕES

Os medicamentos otológicos são contraindicados para pacientes com hipersensibilidade conhecida a esses fármacos. Devem ser utilizados com cautela durante a gravidez e a lactação. A categoria de risco da maioria desses fármacos para uso durante a gestação não é conhecida quando esses medicamentos são utilizados como otológicos. Os medicamentos para a remoção do cerume não devem ser usados se houver secreção, drenagem, dor ou irritação da orelha, se houver perfuração da membrana timpânica ou após cirurgia de orelha. Os medicamentos otológicos são comercializados em frascos conta-gotas e podem ser perigosos se forem ingeridos. Por esse motivo, devem ser conservados com segurança fora do alcance de crianças e animais de estimação.

Se houver suspeita de alergia, o medicamento não deve ser administrado. O ofloxacino é um fármaco classificado na categoria C para uso na gravidez e pode ser administrado durante a gravidez somente se o benefício potencial justificar o risco para o feto. Não foi relatada interação significativa com o uso dos medicamentos otológicos.

PROCESSO DE ENFERMAGEM
Paciente tratado com medicamento otológico

AVALIAÇÃO

Avaliação pré-administração

Quando um paciente é examinado em ambiente ambulatorial, observam-se inicialmente as estruturas externas da orelha (*i. e.*, lóbulo da orelha e pele em torno da orelha) e pesquisa-se qualquer secreção ou cerume visível. Antes de recomendar medicamento otológico, o médico examina estruturas externas e internas da orelha. O tímpano perfurado é contraindicação para alguns dos medicamentos otológicos. Verificar com o médico se o paciente apresenta perfuração da membrana timpânica antes de administrar uma preparação otológica.

Avaliação continuada

Avalia-se a resposta do paciente à terapia. Por exemplo, deve ocorrer redução de dor ou inflamação. Inspecionar e palpar a orelha externa e o meato acústico à procura de hiperemia ou irritação que possam indicar sensibilidade ao fármaco.

Considerações sobre o paciente

Paciente pediátrico

Ao avaliar um lactente, devem-se procurar sinais de puxar, agarrar ou puxar com força as orelhas. Como os lactentes não podem comunicar a sua dor, isso pode ser um sinal de que a orelha esteja doendo. Como os lactentes puxam as orelhas por qualquer tipo de motivo ou mesmo por nenhuma razão, é importante validar esse comportamento com os pais ou o cuidador. Outros sinais incluem mudança de comportamento, choro, agitação ou irritabilidade ou febre.

DIAGNÓSTICOS DE ENFERMAGEM

Os diagnósticos de enfermagem específicos para agentes farmacológicos incluem os seguintes:

- **Risco de infecção** (superinfecção), relacionado com o uso prolongado do medicamento otológico anti-infeccioso
- **Ansiedade** relacionada com otalgia ou desconforto otológico, alterações da acuidade auditiva, diagnóstico ou outros fatores.

Os diagnósticos de enfermagem relacionados com administração de medicamentos são discutidos no Capítulo 4.

PLANEJAMENTO

Os desfechos esperados no paciente dependem do motivo da prescrição do medicamento e podem incluir resposta ótima ao fármaco, atendimento às necessidades do paciente relacionadas com controle de reações adversas, redução da ansiedade e confiança na compreensão de aplicação e uso de medicamentos otológicos.

IMPLEMENTAÇÃO

Promoção da resposta ótima à terapia

Os distúrbios da orelha podem resultar em vários sintomas, como dor, sensação de plenitude na orelha, tinido, tontura e alteração na audição. Algumas dessas mesmas sensações podem ser percebidas pelo paciente devido às soluções utilizadas para o tratamento. Antes da instilação de uma solução otológica, explicar ao paciente que ele poderá perceber uma sensação de plenitude na orelha e que a audição na orelha tratada pode ficar afetada enquanto a solução permanece no meato acústico.

Antes da instilação de medicamentos otológicos, manter o frasco nas mãos por alguns minutos, de modo a aquecê-lo até a temperatura corporal. Preparações frias ou muito quentes (acima da temperatura corporal) podem causar tontura ou outras sensações após sua instilação na orelha.

! ALERTA DE ENFERMAGEM

Apenas os medicamentos com rótulo de "otológicos" são instilados na orelha. Verificar cuidadosamente o rótulo da preparação quanto ao nome do fármaco e um aviso indicando que a preparação é para *uso otológico*.

Tipicamente, o enfermeiro mostra ao paciente ou ao cuidador o método de instilação de gotas otológicas. Para manter a solução na orelha enquanto são instiladas as gotas otológicas, o paciente deve deitar (decúbito lateral) com a orelha afetada para cima. Se o paciente desejar permanecer em pé, inclinar a cabeça para o lado não tratado, com a orelha afetada para cima (Figura 53.2). Quando se administra um medicamento otológico, o meato acústico deve ser retificado. Para isso, tanto em adultos quanto em crianças a partir de 3 anos de idade, tracionar delicadamente para cima e para trás a parte cartilaginosa da orelha externa. É importante ser delicado, visto que algumas condições tornam o meato acústico muito sensível. Pingar as gotas otológicas no meato acústico; nunca introduzir o conta-gotas ou a ponta do aplicador no meato acústico.

Considerações sobre o paciente

Paciente pediátrico

Em crianças com menos de 3 anos de idade, o meato acústico é mais reto e exige menos manipulação. Tracionar delicadamente a orelha externa para baixo (em vez de para cima) e para trás.

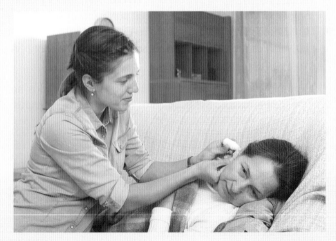

FIGURA 53.2 Instilação de gotas otológicas. Com a orelha afetada voltada para cima, o lóbulo da orelha é tracionado para melhor visualização do meato acústico.

O paciente deve permanecer em decúbito lateral após a instilação do medicamento durante aproximadamente 5 minutos para facilitar a penetração das gotas no meato acústico. Se houver necessidade de instilação da medicação na outra orelha, é melhor aguardar pelo menos 10 minutos após a instilação das gotas na primeira orelha antes de administrá-las na outra orelha. Quando o paciente estiver de pé, a solução que estiver saindo da orelha pode ser delicadamente removida com gaze. Um chumaço de algodão pode ser frouxamente inserido no meato acústico para prevenir a saída da medicação. O chumaço de algodão não deve ser inserido muito profundamente, pois pode provocar aumento da pressão dentro do meato acústico.

O cerume é um produto natural da orelha, que é produzido por glândulas sudoríparas modificadas no meato acústico. Algumas vezes, a produção de cerume é substancial, sobretudo em indivíduos idosos. Os medicamentos que amolecem o cerume no meato acústico são saponificantes. Existem apresentações comerciais contendo hidroxiquinolina e trietanolamina que são aplicadas topicamente no meato acústico e são deixadas aí por até 30 minutos antes da irrigação com água morna, utilizando-se seringa otológica com bulbo de borracha macio.

Considerações sobre o paciente

Gerontologia
O cerume é mais espesso nos adultos mais velhos, o que torna mais provável o acúmulo de cera em excesso. Quando houver suspeita de perda auditiva em adultos mais velhos, pacientes com déficit mental ou debilitados, as orelhas devem ser examinadas à procura de cerume em excesso.

Monitoramento e manejo das necessidades do paciente

Risco de infecção
Quando são utilizados antibióticos otológicos, há perigo de superinfecção ou de outra infecção sobreposta à original, em consequência do uso prolongado do medicamento (ver Capítulo 9 para discussão de superinfecção). Se, após administrar as gotas conforme prescrito durante 1 semana, não for observada nenhuma melhora da infecção, deve-se notificar o médico.

Ansiedade
Pacientes com lesão ou distúrbio auditivo habitualmente demonstram grande preocupação sobre as consequências do problema sobre sua audição. É preciso tranquilizar o paciente, mostrando-lhe que todos os esforços estão sendo envidados para tratar os distúrbios e aliviar os sintomas.

Considerações sobre o paciente

Paciente pediátrico
Como algumas crianças são propensas a crises recorrentes de otite média aguda, os pais devem ser ensinados a identificar os primeiros sinais e sintomas de otite média e a procurar assistência médica quando seu filho apresentar esses sintomas.

Orientação ao paciente e aos familiares
Fornecer ao paciente ou familiar instruções por escrito ou fazer uma demonstração da técnica de instilação de um medicamento otológico.

As seguintes informações podem ser fornecidas ao paciente quando pomada ou solução otológica for prescrita:

- Lavar minuciosamente as mãos antes de limpar a área em torno da orelha (quando necessário) e antes de instilar gotas otológicas ou aplicar pomada
- Se a solução estiver fria, aquecê-la à temperatura ambiente mantendo-a nas mãos por 1 a 2 minutos antes de sua administração
- Instilar o número prescrito de gotas na orelha. Não introduzir o aplicador ou a ponta do conta-gotas na orelha, nem deixar que a ponta seja contaminada com os dedos ou outras fontes
- Imediatamente após o uso, recolocar a tampa e refrigerar a solução quando indicado no rótulo
- Se as gotas estiverem na forma de suspensão, agitar bem o frasco por 10 segundos antes de seu uso
- Manter a cabeça inclinada ou permanecer deitado sobre o lado não tratado durante aproximadamente 5 minutos para permitir que a solução permaneça em contato com a orelha. O excesso de solução ou a solução que estiver saindo da orelha pode ser removido com um lenço de papel
- Não inserir nada no meato acústico antes ou depois da aplicação do medicamento prescrito, a não ser que seja orientado a fazê-lo pelo médico. Algumas vezes, uma bola de algodão macio pode ser inserida na orelha afetada
- Completar o ciclo do tratamento com o fármaco prescrito, de modo a obter resultados satisfatórios
- Não utilizar produtos otológicos sem prescrição médica durante ou após o tratamento, a não ser que seu uso tenha sido aprovado pelo médico
- Lembrar que podem ocorrer alterações temporárias da audição ou sensação de plenitude na orelha por curto período de tempo após a instilação do medicamento
- Notificar o médico se não houver melhora dos sintomas ou ocorrer agravamento.

Medicamentos utilizados para remoção de cerume
- Não introduzir nada no meato acústico, como cotonetes
- Não utilizar medicamento para remoção de cerume se houver secreção, drenagem, dor ou irritação da orelha
- Não utilizar o medicamento por mais de 4 dias. Se ainda permanecer cerume em excesso, consultar o médico
- Qualquer cera que permaneça após o tratamento pode ser removida por meio de irrigação suave da orelha com água morna, utilizando uma seringa otológica com bulbo de borracha macio
- Caso ocorra tontura, consultar o médico.

REAVALIAÇÃO
- O efeito terapêutico é obtido
- As reações adversas são identificadas, relatadas ao médico e controladas com sucesso por meio de intervenções de enfermagem apropriadas:
  - Não se observa evidência de infecção
  - A ansiedade é controlada com sucesso
- O paciente e sua família expressam confiança e demonstram entender o esquema medicamentoso.

MEDICAMENTOS OFTÁLMICOS

Vários tipos de medicamentos são utilizados para tratamento de distúrbios **oftálmicos**, como glaucoma, para baixar a **pressão intraocular (PIO)** e para combater infecções bacterianas ou virais, condições inflamatórias e sintomas de alergia relacionados ao olho.

GLAUCOMA

O glaucoma é um distúrbio do olho, em que ocorre elevação da PIO, causando atrofia progressiva do nervo óptico, com deterioração da visão e, sem tratamento, cegueira. A lente (cristalino), a íris e a córnea do olho são continuamente banhadas e nutridas por um líquido, denominado *humor aquoso*. À medida que o humor aquoso é produzido, o excesso de líquido normalmente é eliminado por meio de uma complexa rede de tecido, denominada *canal de Schlemm*. Existe um ângulo onde o canal de Schlemm e a íris se encontram. Isso forma um ângulo de filtração, que mantém a pressão intraocular normal, permitindo a eliminação do humor aquoso em excesso da câmara anterior do olho (Figura 53.3).

Há dois tipos de glaucoma: o de ângulo fechado e o de ângulo aberto ou crônico. Este é mostrado na parte superior da Figura 53.4, visualizando-se que o ângulo de drenagem do humor aquoso é normal, porém não funciona adequadamente, de modo que o excesso de líquido não pode deixar a câmara anterior. No glaucoma de ângulo fechado (parte inferior da Figura 53.4), a íris está inclinada, formando um ângulo, e bloqueia o canal, limitando o fluxo de humor aquoso a partir da câmara anterior do olho. A limitação do fluxo em ambos os tipos de glaucoma resulta em acúmulo de líquido intraocular, seguido de elevação da PIO. Em consequência, quanto mais alta a PIO, maior o risco de dano ao nervo óptico, perda visual e cegueira. Alguns indivíduos possuem defeito anatômico que faz com que o ângulo seja mais estreito do que o normal, porém não apresentam nenhum sintoma e não desenvolvem glaucoma em circunstâncias normais. Entretanto, determinadas situações, como uso de medicamento que provoque dilatação do olho, medo ou dor, podem precipitar um ataque.

O tratamento no glaucoma objetiva reduzir a PIO. O Resumo de Fármacos | Medicamentos oftálmicos selecionados fornece exemplo de fármacos utilizados no tratamento de glaucoma e de outros distúrbios oftálmicos.

AÇÕES E USOS

Fármacos utilizados no tratamento de condições oftálmicas pertencem às mesmas classes daqueles usados em outros sistemas orgânicos e condições. Seus efeitos sistêmicos são raros, pois apenas pequenas quantidades desses medicamentos podem sofrer absorção sistêmica.

Agentes alfa$_2$-adrenérgicos

Brimonidina é agonista do receptor alfa$_2$-adrenérgico (α_2-adrenérgico) utilizado para reduzir PIO em pacientes com glaucoma de ângulo aberto ou hipertensão ocular. Esse fármaco reduz a produção de humor aquoso e aumenta seu efluxo.

Fármacos simpatomiméticos

Simpatomiméticos possuem atividade alfa e beta-adrenérgicas (α e beta-adrenérgicas) (ver Capítulo 24 para discussão detalhada de fármacos adrenérgicos). Esses medicamentos reduzem

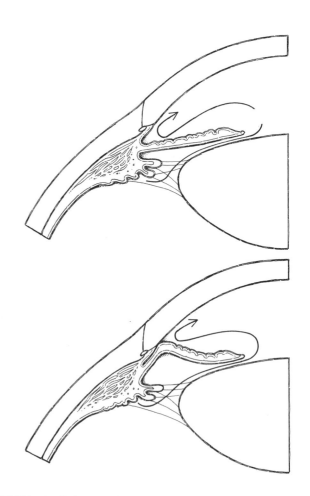

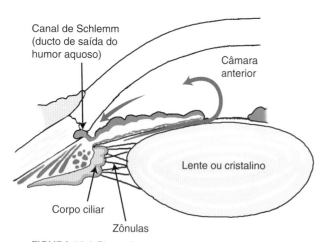

FIGURA 53.3 Fluxo do humor aquoso no olho normal.

FIGURA 53.4 Dois exemplos de glaucoma; a parte superior mostra o ângulo normal no glaucoma de ângulo aberto, a parte inferior mostra como a íris bloqueia o canal no glaucoma de ângulo fechado.

PIO porque aumentam efluxo de humor aquoso, sendo utilizados para tratar glaucoma. Apraclonidina é utilizada em controle ou prevenção de elevação pós-operatória de PIO.

Bloqueadores alfa-adrenérgicos

Dapiprazol bloqueia receptor alfa-adrenérgico no músculo liso e provoca **miose** (contração da pupila) por ter efeito sobre músculo dilatador da íris. O fármaco é utilizado principalmente após exames oftalmológicos para reverter **midríase** (dilatação da pupila).

Bloqueadores beta-adrenérgicos

Esses agentes diminuem a taxa de produção de humor aquoso e, consequentemente, reduzem PIO, sendo utilizados no tratamento de glaucoma.

Mióticos de ação direta e inibidores da colinesterase

Mióticos contraem a pupila (miose), resultando em aumento do espaço pelo qual flui o humor aquoso, com consequente redução da PIO. Durante vários anos, foram os fármacos de escolha para tratar glaucoma. Atualmente, vêm sendo substituídos por bloqueadores beta-adrenérgicos como tratamento de primeira escolha.

Inibidores da anidrase carbônica

Anidrase carbônica é enzima encontrada em muitos tecidos do corpo, inclusive no olho. Inibição de anidrase carbônica diminui a secreção de humor aquoso, resultando em redução da PIO. Esses medicamentos combatem PIO elevada no glaucoma de ângulo aberto. Com exceção de dorzolamida e brinzolamida, inibidores da anidrase carbônica são administrados por via sistêmica.

Agonistas de prostaglandinas

Agonistas de prostaglandinas são utilizados para reduzir PIO em pacientes com glaucoma de ângulo aberto e hipertensão ocular, que não toleram outros medicamentos com a mesma finalidade ou que apresentam resposta insuficiente a esses medicamentos. Esses fármacos reduzem PIO por meio de aumento do fluxo de humor aquoso através da rede trabecular.

Estabilizadores dos mastócitos

Os representantes aprovados para uso oftálmico são nedocromila e pemirolaste. São utilizados para evitar prurido ocular causado por conjuntivite alérgica. Inibem a liberação induzida por antígenos de mediadores inflamatórios (p. ex., histamina) dos mastócitos humanos.

Anti-inflamatórios não esteroides

Os anti-inflamatórios não esteroides (AINEs) inibem síntese de prostaglandinas (ver Capítulo 14 para discussão dos AINEs), exercendo, portanto, ação anti-inflamatória. Esses fármacos são utilizados no tratamento de dor e inflamação após cirurgia de catarata, no alívio do prurido ocular causado por alergias sazonais e durante cirurgia ocular para prevenção de miose.

Corticosteroides

Esses anti-inflamatórios são utilizados em conjuntivite alérgica, ceratite, ceratite por herpes-zóster e inflamação da íris, bem como após lesão de córnea ou transplante de córnea para prevenir rejeição.

Antibióticos e sulfonamidas

Antibióticos possuem atividade antibacteriana e são utilizados no tratamento de infecções oculares. Sulfonamidas exercem efeito bacteriostático contra ampla variedade de microrganismos gram-positivos e gram-negativos. São utilizadas no tratamento de conjuntivite, úlcera de córnea e outras infecções superficiais do olho. Ver o Capítulo 6 para informações adicionais sobre sulfonamidas.

Prata

A prata possui atividade antibacteriana contra microrganismos gram-positivos e gram-negativos. Em certas ocasiões, proteinato de prata é utilizado no tratamento de infecções oculares. Nitrato de prata é ocasionalmente usado na prevenção de oftalmia neonatal gonocócica (infecção gonocócica dos olhos do recém-nascido). Tetraciclina e eritromicina oftálmicas substituíram, em grande parte, o uso de nitrato de prata em recém-nascidos.

Antivirais

Antivirais interferem na reprodução viral, alterando síntese de DNA. São utilizados no tratamento de infecções oculares por herpes-vírus simples e retinite por citomegalovírus (CMV) em pacientes imunocomprometidos. Também na prevenção de retinite por CMV em pacientes submetidos a transplante.

Antifúngicos

Natamicina é o único antifúngico oftálmico usado. Esse medicamento possui atividade antifúngica contra variedade de leveduras e outros fungos.

Vasoconstritores/midriáticos

Midriáticos dilatam a pupila (midríase), causam contração de vasos sanguíneos superficiais da esclera e reduzem formação de humor aquoso. Dependendo do fármaco específico e de sua concentração, esses medicamentos podem ser utilizados antes de cirurgia ocular, em tratamento de glaucoma, para alívio de irritação ocular leve e para dilatar a pupila antes de exame oftalmológico.

Midriáticos cicloplégicos

Midriáticos cicloplégicos causam midríase e **cicloplegia** (paralisia do músculo ciliar, resultando em incapacidade de acomodação visual). Esses medicamentos são utilizados no tratamento de condições inflamatórias da íris e túnica vascular do bulbo, bem como para exame do olho.

Lágrimas artificiais

Essas soluções lubrificam os olhos e são utilizadas em olhos secos e irritação ocular causados por produção inadequada de

608   Parte 13 Fármacos que Atuam em Outros Sistemas do Corpo

lágrimas. Podem ser encontrados substâncias inativas (conservantes e antioxidantes) em alguns medicamentos, para impedir deterioração do produto, e fármacos que diminuem a drenagem do medicamento do olho para o ducto lacrimal.

REAÇÕES ADVERSAS

Embora reações adversas sejam raras, esses medicamentos podem causar comprometimento da visão, como borramento visual, irritação local e sensação de ardência. Essas reações são, comumente, autolimitadas e desaparecem em alguns minutos. Comprometimento visual que não desaparece dentro de 30 minutos após a terapia deve ser relatado ao médico.

Fármacos para tratamento de glaucoma

Medicamentos utilizados em tratamento de glaucoma podem causar reações locais transitórias e reações sistêmicas habitualmente leves, incluindo:

- Efeitos locais ou próximos ao olho: sensação de queimação e ardência, borramento visual, lacrimejamento, sensação de corpo estranho, reações alérgicas oculares e prurido ocular
- Efeitos sistêmicos: cefaleia, fadiga, sonolência, palpitações, náuseas.

Corticosteroides

Reações adversas locais associadas à administração de medicamentos oftálmicos de corticosteroides incluem elevação da PIO com lesão do nervo óptico, perda da acuidade visual, formação de cataratas, cicatrização tardia de feridas, infecção ocular secundária, exacerbação de infecções da córnea, olhos secos, ptose, visão embaçada, secreção, dor ocular, sensação de corpo estranho e prurido.

Antibióticos, sulfonamidas e prata

Antibióticos e sulfonamidas de uso oftálmico são, em geral, bem tolerados, determinando poucas reações adversas locais, que incluem: irritação transitória ocasional, sensação de queimação, prurido, ardência, inflamação e visão embaçada. Com uso prolongado e repetido, pode ocorrer superinfecção.

Antivirais

Administração de antivirais de uso oftálmico pode causar reações locais, como irritação, dor, prurido, inflamação, edema de olhos ou pálpebras, sensação de corpo estranho e turvação da córnea. Reações sistêmicas incluem fotofobia e reações alérgicas.

Antifúngicos

Reações adversas são raras. Ocasionalmente, pode ocorrer irritação local do olho.

Lágrimas artificiais

Reações adversas são raras; todavia, podem ocorrer hiperemia ou irritação.

CONTRAINDICAÇÕES, PRECAUÇÕES E INTERAÇÕES

Fármacos utilizados no tratamento de glaucoma

Esses medicamentos são contraindicados para pacientes com hipersensibilidade a eles ou a qualquer de seus componentes. Medicamentos à base de agentes adrenérgicos são contraindicados para pacientes em uso de inibidores da monoamina oxidase (IMAO). Epinefrina é contraindicada para pacientes que apresentam glaucoma de ângulo fechado, pacientes com ângulo fechado, porém sem glaucoma, e afacia (ausência do cristalino no olho). Usuários de lentes de contato gelatinosas devem ser avisados, pois o conservante do antiglaucomatoso pode ser absorvido pelas lentes de contato, colorindo-as. Esses medicamentos devem ser utilizados com cautela durante gravidez (epinefrina, categoria B de risco para uso na gravidez; apraclonidina, categoria C de risco para uso na gravidez) e lactação, bem como em pacientes com doença cardiovascular, depressão, insuficiência cerebral ou coronariana, hipertensão, diabetes melito, hipertireoidismo ou fenômeno de Raynaud. Quando a brimonidina é utilizada com depressores do sistema nervoso central (SNC), como álcool, barbitúricos, opioides, sedativos ou anestésicos, existe risco de efeito depressor aditivo do SNC. Esses medicamentos devem ser utilizados com cautela em presença de agentes anti-hipertensivos e glicosídeos cardíacos, pois ocorre sinergismo.

Bloqueadores adrenérgicos são contraindicados para pacientes com asma brônquica, doença pulmonar obstrutiva, bradicardia sinusal, bloqueio cardíaco, insuficiência cardíaca ou choque cardiogênico, bem como para os que apresentam hipersensibilidade ao fármaco ou a qualquer um de seus componentes. Esses medicamentos não devem ser utilizados em condições nas quais não seja desejável a contração da pupila, como em irite aguda (inflamação da íris) e no tratamento da PIO em glaucoma de ângulo aberto.

Bloqueadores beta-adrenérgicos pertencem à categoria C de risco para uso na gravidez (dapiprazol é classificado na categoria B) e devem ser utilizados com cautela durante gestação e lactação. A mesma restrição ocorre em pacientes com doença cardiovascular, diabetes melito (sintomas de hipoglicemia mascarados) e hipertireoidismo (sintomas de hipertireoidismo mascarados). Uso de agentes bloqueadores beta-adrenérgicos para condições oftálmicas pode determinar efeitos aumentados ou aditivos em administração concomitante de beta-adrenérgicos orais. Coadministração de timolol e antagonistas do cálcio pode causar hipotensão, insuficiência ventricular esquerda e distúrbios de condução no coração. Observa-se potencial efeito hipotensor aditivo quando bloqueadores beta-adrenérgicos oftálmicos são administrados com fenotiazinas.

Mióticos são contraindicados para pacientes com hipersensibilidade ao fármaco ou a qualquer de seus componentes, bem como em condições nas quais não seja desejável produzir constrição (p. ex., irite, uveíte e doença inflamatória aguda da câmara anterior). Esses medicamentos devem ser utilizados com cautela em pacientes com abrasão de córnea, gravidez (categoria C de risco para uso na gravidez), lactação, insuficiência cardíaca, asma brônquica, úlcera péptica, hipertireoidismo, espasmo gastrintestinal, infecção urinária, doença de Parkinson, comprometimento renal ou hepático, infarto do miocárdio recente, hipotensão ou hipertensão. A mesma conduta se aplica a pacientes que apresentam glaucoma de ângulo fechado, pois mióticos podem precipitar essa condição, por aumentarem a resistência ao fluxo do humor aquoso da câmara posterior para a anterior.

Inibidores da colinesterase são utilizados com cautela em pacientes com miastenia *gravis* (devido a possíveis efeitos adversos aditivos), antes e depois de cirurgia e em pacientes com glaucoma crônico (de ângulo aberto) ou naqueles com ângulos anatomicamente estreitos (podem causar bloqueio papilar e aumentar o bloqueio do ângulo). Administração de inibidores da colinesterase com anticolinesterásicos sistêmicos acarreta risco de efeitos aditivos. Agricultores, trabalhadores em depósitos ou jardineiros – que trabalham com inseticidas ou pesticidas contendo carbamato-organofosfato ou pesticidas – correm risco de efeitos sistêmicos dos inibidores da colinesterase, devido à absorção do pesticida ou inseticida através do sistema respiratório ou da pele. Esses indivíduos, quando em uso de inibidor da colinesterase, devem ser avisados para usar máscaras respiratórias, trocar frequentemente de roupa e lavar minuciosamente as roupas expostas.

Fármacos utilizados no tratamento da inflamação

Esses medicamentos são contraindicados para pacientes com hipersensibilidade ao fármaco ou a qualquer de seus componentes. Estabilizadores de mastócitos devem ser utilizados com cautela em pacientes que usam lentes de contato gelatinosas (o conservante pode ser absorvido pelas lentes). AINEs devem ser usados com cautela em pacientes com tendências hemorrágicas.

Quando administrados topicamente, existe menor risco de interações com medicamentos ou outras substâncias. Há possibilidade de hipersensibilidade cruzada quando são administrados AINEs a pacientes com alergia a salicilatos. Corticosteroides e antibióticos devem ser administrados com cautela a pacientes com sensibilidade a sulfito, pois pode ocorrer reação alérgica. Medicamentos oftálmicos de corticosteroides devem ser utilizados com cautela em pacientes que apresentam condições oculares infecciosas. O uso prolongado de corticosteroides pode resultar em elevação da PIO e lesão de nervo óptico. Antibióticos e sulfonamida de uso oftálmico são contraindicados para pacientes com ceratite epitelial por herpes-vírus simples, varicela, infecção micobacteriana e doenças fúngicas do olho. Esses medicamentos são classificados na categoria B ou C de risco para uso na gravidez e devem ser utilizados com cautela durante gestação e lactação.

Lágrimas artificiais são contraindicadas para pacientes alérgicos a qualquer componente da solução. Não foram relatadas quaisquer precauções ou interações.

Considerações fitoterápicas

Uva-do-monte, também conhecida como vacínio ou mirtilo, é arbusto com flores azuladas que aparecem no início da primavera, com frutos em julho e agosto. Seu uso parece ser benéfico na promoção de olhos saudáveis. Tais benefícios incluem melhora em acuidade visual e visão noturna, prevenção de lesão por radicais livres e promoção de fluxo sanguíneo capilar em olhos, mãos e pés. Extrato de mirtilo tem sido utilizado no tratamento da diarreia leve inespecífica e como colutório ou gargarejo em inflamação de boca e garganta. Não existem contraindicações conhecidas para seu uso, a não ser que o indivíduo tenha alergia a mirtilo. A dose do extrato padrão é de 80 a 160 mg/dia (DerMarderosian, 2003).

PROCESSO DE ENFERMAGEM
Paciente tratado com medicamento oftálmico

AVALIAÇÃO
Avaliação pré-administração
O médico examina olhos e estruturas adjacentes e prescreve o medicamento indicado para tratar o distúrbio. Na avaliação inicial, o enfermeiro examina o olho à procura de irritação, hiperemia e exsudato, tendo o cuidado de documentar os achados no prontuário do paciente. Com frequência, observa-se secreção purulenta quando existe infecção ocular. Nas condições alérgicas do olho, é frequente a ocorrência de prurido. Examine o diagnóstico e os comentários feitos pelo médico, obtenha uma história de saúde geral do paciente e avalie sua capacidade de executar as atividades da vida diária, particularmente se o paciente for idoso e tiver visão limitada. Avaliar o paciente à procura de hipersensibilidade ao medicamento específico que está sendo administrado e observar também quaisquer cuidados relacionados com o medicamento.

Avaliação continuada
Durante a avaliação continuada, verificar se há resposta terapêutica ao medicamento e relatar qualquer agravamento dos sintomas e hiperemia, irritação ou dor no olho. Os pacientes admitidos para tratamento de glaucoma agudo devem ser avaliados a cada 2 horas quanto ao alívio da dor. A dor ocular pode indicar elevação da PIO.

DIAGNÓSTICOS DE ENFERMAGEM
Os diagnósticos de enfermagem específicos para agentes farmacológicos incluem os seguintes:

- **Risco de lesão**, relacionado com reações adversas da terapia farmacológica (borramento visual)
- **Dor aguda**, relacionada com distúrbio ocular ou reação adversa ao medicamento
- **Ansiedade**, relacionada com dor ou desconforto do olho, diagnóstico e outros fatores.

Diagnósticos de enfermagem relacionados com administração de medicamentos são discutidos no Capítulo 4.

PLANEJAMENTO
Os desfechos esperados no paciente dependem do motivo da prescrição do medicamento, mas podem incluir resposta ótima à terapia, atendimento às necessidades do paciente

relacionadas com controle de reações adversas, redução de ansiedade e confiabilidade na compreensão de aplicação e uso de medicamento oftálmico (ver Orientação ao paciente para desfechos melhores I Instilação de medicamento oftálmico).

IMPLEMENTAÇÃO

Promoção da resposta ótima à terapia

> **ALERTA DE ENFERMAGEM**
> Apenas os medicamentos rotulados como "uso oftálmico" são instilados no olho. Verificar cuidadosamente o rótulo do medicamento quanto ao nome do fármaco, a concentração do princípio ativo e a declaração indicando que o medicamento é para uso oftálmico.

Muitos pacientes se autoadministram medicamentos oftálmicos. Em alguns casos, quando hospitalizado, o paciente pode ter usado um medicamento oftálmico durante muito tempo, e o médico pode permitir ao paciente que instile seus colírios. Quando isso está anotado no prontuário do paciente, falar com a farmácia para deixar o medicamento à cabeceira do paciente. Embora o medicamento seja autoadministrado, verificar o paciente a intervalos para assegurar que o medicamento seja instilado no horário prescrito, utilizando a técnica correta de instilação oftálmica. Faça sempre uma revisão das principais etapas para administração com o paciente, independentemente de o medicamento ser administrado por você ou pelo paciente. As etapas a serem revistas incluem:

- O rótulo do medicamento precisa indicar que a preparação é para uso oftálmico
- Verificar o medicamento para assegurar que a solução esteja transparente e sem alteração da cor
- As pomadas oftálmicas são aplicadas às pálpebras ou no saco conjuntival inferior; pingar as soluções oftálmicas no centro do saco conjuntival inferior, e não diretamente no bulbo do olho (Figura 53.5)
- Evitar que a ponta do conta-gotas ou do frasco entre em contato com o olho, de modo a prevenir a contaminação do produto
- Quando são instiladas soluções oftálmicas, exercer pressão suave no ângulo medial do olho para retardar a drenagem do medicamento pelo ducto lacrimal. Isso evita que o fármaco sofra absorção sistêmica.

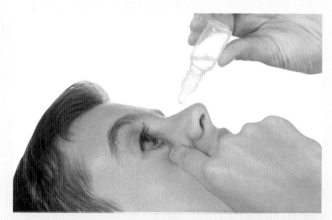

FIGURA 53.5 Instilação de medicamento oftálmico. Com o paciente olhando para cima, abaixar delicadamente a pálpebra inferior e instilar o número correto de gotas no saco conjuntival inferior.

Consultar o médico sobre o uso dessa técnica antes de instilar a primeira dose, visto que ela pode ser potencialmente perigosa em algumas condições oculares, como, por exemplo, após cirurgia recente de olho. Quando são prescritas 2 gotas para uso ao mesmo tempo, aguardar pelo menos 5 minutos antes de instilar o segundo medicamento. Isso ajuda a prevenir a diluição do medicamento e a perda de algum efeito terapêutico em consequência de lacrimejamento.

Quando o paciente tem cirurgia ocular marcada, é de suma importância que os colírios prescritos pelo oftalmologista sejam instilados no horário correto. Isso é particularmente importante quando o propósito do medicamento é modificar o tamanho da pupila (dilatação da pupila).

Monitoramento e manejo das necessidades do paciente

Risco de lesão
Quando os medicamentos oftálmicos provocam borramento visual, isso pode resultar em quedas e outras lesões do paciente. Manter o quarto do paciente com iluminação reduzida à noite é útil, visto que a visão noturna pode estar diminuída. Os obstáculos passíveis de dificultar a deambulação ou de resultar em quedas, como chinelos, cadeiras e mesas, devem ser colocados fora do caminho, particularmente durante a noite. Avisar o paciente para ter cuidado ao levantar da cama. Se necessário, fornecer assistência para a deambulação, de modo a evitar qualquer lesão em consequência de quedas.

Dor aguda
Os pacientes com condições oculares, como glaucoma e infecções oculares, podem sentir dor. Os pacientes com glaucoma agudo são avaliados quanto ao alívio da dor. A dor ocular pode indicar elevação da PIO e deve ser relatada ao médico. A dor associada à infecção deve diminuir com a administração da medicação. Qualquer intensificação da dor ou ausência de redução dos sintomas depois de 1 a 2 dias de tratamento devem ser relatados ao médico. A cefaleia e a dor na testa estão associadas a reações adversas de alguns dos agentes oftálmicos e são habitualmente autolimitadas.

Ansiedade
As lesões oculares e algumas infecções de olho são muito dolorosas. Outras condições oculares podem resultar em desconforto ou perda ou alteração da visão. O paciente com distúrbio ou lesão ocular habitualmente demonstra muita preocupação sobre os efeitos que o problema poderá ter sobre a sua visão. Tranquilize o paciente no sentido de que todos os esforços estão sendo envidados para tratar o distúrbio.

Orientação ao paciente e aos familiares
Paciente ou familiar necessitam de instruções sobre técnica de instilação de medicamento oftálmico (ver Orientação ao paciente para desfechos melhores I Instilação de medicamento oftálmico). Além disso, fornecem-se as seguintes informações ao paciente e aos familiares quando houver prescrição de pomada ou solução oftálmica:

- Medicamentos oftálmicos podem causar sensação momentânea de ardência ou queimação; essa reação é normal
- Pode ocorrer borramento visual temporário. Evitar atividades que exijam acuidade visual até haver normalização da visão
- Se mais de um medicamento oftálmico tópico for utilizado, administrar os medicamentos com intervalo de pelo menos 5 a 10 minutos entre cada preparado ou conforme orientação do médico

Orientação ao paciente para desfechos melhores

Instilação de medicamento oftálmico

Muitas cirurgias oftalmológicas são realizadas em clínicas ambulatoriais, exigindo que o paciente instile gotas ou aplique pomada nos olhos em casa. Se o paciente for incapaz de fazê-lo, familiar ou amigo pode instilar a preparação. É importante ensinar os passos de preparação e administração para obtenção de bons resultados. Discutir, demonstrar e posteriormente observar a compreensão do paciente sobre o procedimento antes de realizá-lo. Certificar-se dos seguintes itens:

- ✔ Lavar bem as mãos antes de começar
- ✔ Examinar a solução toda vez que for utilizá-la; se estiver colorida ou turva, não administrá-la!
- ✔ Manter o frasco (gotas) ou o tubo (pomada) nas mãos durante alguns minutos antes do uso para aquecer a preparação
- ✔ Limpar a área ao redor do olho, removendo qualquer secreção
- ✔ Espremer o bulbo do conta-gotas para eliminar qualquer solução e, em seguida encher o conta-gotas, espremer o frasco para encher o compartimento de aplicação das gotas ou espremer a pomada até a ponta do tubo
- ✔ Inclinar discretamente a cabeça para trás e em direção ao olho a ser tratado
- ✔ Abaixar a pálpebra inferior afetada
- ✔ Posicionar o conta-gotas, o frasco ou o tubo no saco conjuntival inferior
- ✔ Manter a mão imóvel repousando os dedos contra a bochecha ou repousando a base da mão na bochecha
- ✔ Olhar para o teto e espremer o conta-gotas, o frasco ou o tubo
- ✔ Pingar o número prescrito de gotas no centro do saco conjuntival inferior; instilar a quantidade prescrita de pomada em pálpebra ou saco conjuntival inferior
- ✔ Fechar os olhos suavemente e por breve período de tempo e soltar a pálpebra inferior (não fechar os olhos apertando-os após a instilação do medicamento)
- ✔ Colocar o dedo no ângulo medial do olho para evitar a absorção pelo ducto lacrimal (quando instilar gotas e somente quando solicitado)
- ✔ Repetir o procedimento com o outro olho (quando prescrito)
- ✔ Se for instilado mais de um tipo de medicamento oftálmico, aguardar o tempo recomendado antes de instilar o segundo medicamento (habitualmente 5 minutos para gotas e 10 a 15 minutos para pomada)
- ✔ Colocar a tampa do recipiente imediatamente após instilar as gotas ou colocar a pomada. Não tocar na ponta do conta-gotas, frasco ou tubo.

- Completar o ciclo de tratamento com o medicamento prescrito, de modo a obter resultados satisfatórios
- Não esfregar os olhos, e manter as mãos longe dos olhos
- Não utilizar produtos oftálmicos de venda livre durante ou após o tratamento, a não ser que o seu uso tenha sido aprovado pelo médico
- Alguns desses medicamentos provocam sensibilidade à luz (fotofobia); para minimizar isso, utilizar óculos de sol
- Notificar o médico se não houver melhora dos sintomas ou se ocorrer agravamento.

Medicamentos para tratamento de glaucoma

- Medicamento oftálmico instilado pode causar ardência, particularmente nas primeiras doses
- Não utilizar o medicamento se a solução estiver castanha ou apresentar algum precipitado
- Não utilizar enquanto estiver com lentes de contato gelatinosas
- Podem ocorrer cefaleia ou dor na fronte
- Relatar qualquer diminuição de acuidade visual. Ter cautela quando dirigir à noite ou realizar atividades com pouca iluminação
- Se for utilizar mais de um medicamento oftálmico, administrar os medicamentos com intervalo de 5 minutos.
- Podem ocorrer alterações nos cílios – comprimento, espessura, pigmentação e número – no olho tratado
- A cor da íris pode mudar, devido a aumento de pigmento marrom. Isso pode ser mais perceptível em pacientes com olhos azuis, verdes, cinza-acastanhados ou de outra cor clara. Essa coloração pode ser permanente.

Fármacos para tratamento de inflamação

- Se não ocorrer melhora da condição que está sendo tratada em 2 dias, ou se houver dor, hiperemia, prurido ou edema do olho, notificar o médico.

REAVALIAÇÃO

- O efeito terapêutico é obtido
- As reações adversas são identificadas, relatadas ao médico e controladas com sucesso por meio de intervenções de enfermagem apropriadas:
  - Não se evidencia qualquer lesão
  - O paciente sente dor mínima ou não sente dor
  - A ansiedade é reduzida
- O paciente e sua família expressam confiança e demonstram entender o esquema medicamentoso.

Farmacologia na prática
PENSE CRITICAMENTE
O médico receitou um colírio. Janna está nervosa e declara que não consegue pingar o colírio nos olhos. Elabore um plano de ensino que seja apropriado à idade dessa paciente.

PONTOS-CHAVE

■ A otite média é um dos distúrbios mais comuns da orelha média; consiste em acúmulo de líquido, que pode ou não estar infectado. Os medicamentos otológicos são soluções tópicas utilizadas no tratamento das condições da orelha externa e da orelha média. As categorias de medicamentos otológicos incluem antibióticos, combinações de antibióticos/esteroides e diversas soluções

■ Uma quantidade mínima do fármaco entra na circulação sistêmica quando administrado corretamente, por conseguinte, predominam as reações adversas locais – irritação, prurido ou sensação de queimação. É importante nunca tocar o meato acústico com algum instrumento, mesmo quando se administram medicamentos otológicos

■ O glaucoma é um dos distúrbios oftalmológicos comuns, exigindo o uso de medicamentos. As soluções oftálmicas também podem tratar infecções, inflamação ou alergias do olho

■ Os medicamentos utilizados no tratamento das condições oftalmológicas pertencem às mesmas classes dos fármacos utilizados em outros sistemas orgânicos e condições. Os efeitos sistêmicos são raros, visto que muito pouco desses medicamentos podem sofrer absorção sistêmica. As reações adversas locais consistem em irritação, sensação de queimação e borramento visual temporário

■ Leve o tempo necessário para verificar as soluções: os medicamentos *otológicos* são para as orelhas, enquanto os medicamentos *oftálmicos* são para os olhos.

RESUMO DE FÁRMACOS
Medicamentos otológicos selecionados

Combinações genéricas	Usos	Reações adversas	Faixas posológicas
Combinações de corticosteroides e antibióticos, soluções			
Hidrocortisona a 1%, neomicina 5 mg, polimixina B 10.000 unidades	Infecções bacterianas do meato acústico externo	Poucas; pode causar irritação, sensação de queimação ou prurido na orelha; quando a combinação é utilizada por períodos prolongados, existe risco de superinfecção	4 gotas, instiladas 3 ou 4 vezes/dia
Hidrocortisona a 0,5%, polimixina B 10.000 unidades	Iguais ao da solução de hidrocortisona a 1%	Iguais às da solução de hidrocortisona a 1%	4 gotas instiladas 3 ou 4 vezes/dia
Combinações de corticosteroides e antibióticos, suspensões			
Hidrocortisona a 1%, neomicina 5 mg, polimixina B 10.000 unidades	Iguais ao da solução de hidrocortisona a 1%	Iguais às da solução de hidrocortisona a 1%	4 gotas instiladas 3 ou 4 vezes/dia
Hidrocortisona a 1%, neomicina 4,71 mg	Iguais ao da solução de hidrocortisona a 1%	Iguais às da solução de hidrocortisona a 1%	4 gotas instiladas 3 ou 4 vezes/dia
Hidrocortisona a 1%, neomicina 3,3 mg	Iguais ao da solução de hidrocortisona a 1%	Iguais às da solução de hidrocortisona a 1%	4 gotas instiladas 3 ou 4 vezes/dia
Ciprofloxacino 2 mg, hidrocortisona 10 mg/mℓ	Iguais ao da solução de hidrocortisona a 1%	Iguais às da solução de hidrocortisona a 1%	4 gotas instiladas 3 ou 4 vezes/dia
Antibiótico otológico			
Ofloxacino (uso otológico)	Otite externa, otite média supurativa crônica, otite média aguda	Irritação local, prurido, sensação de queimação, otalgia	1 a 12 anos de idade: 5 gotas, 2 vezes/dia, na orelha acometida, durante 10 dias A partir de 12 anos: 10 gotas, 2 vezes/dia na orelha afetada, durante 10 a 14 dias
Outros medicamentos			
Hidrocortisona a 1%, ácido acético a 2%, propilenoglicol a 3%, sódio a 0,015%, cloreto de benzetônio, a 0,02%	Alívio de dor, inflamação e irritação no meato acústico externo	Irritação local, prurido, sensação de queimação	Inserir um tampão saturado na orelha; deixar por 24 h, mantendo úmido com 3 a 5 gotas a cada 4 a 6 h; remover o tampão e instilar 5 gotas, 3 ou 4 vezes/dia
Hidrocortisona a 1%, pramoxina a 1%, cloroxilenol a 0,1%, propilenoglicol e cloreto de benzalcônio a 3%	Iguais aos da solução de hidrocortisona a 1%	Iguais às da solução de hidrocortisona a 1%	Inserir tampão saturado na orelha; deixar por 24 h, mantendo úmido com 3 a 5 gotas a cada 4 a 6 h; remover o chumaço e instilar 5 gotas, 3 ou 4 vezes/dia
Hidrocortisona a 1%, ácido acético glacial a 2%, propilenoglicol a 3%, cloreto de benzetônio a 0,02%, sódio a 0,015%, ácido cítrico a 0,2%	Iguais aos da solução de hidrocortisona a 1%	Iguais às da solução de hidrocortisona a 1%	Inserir tampão saturado na orelha; deixar por 24 h, mantendo úmido com 3 a 5 gotas a cada 4 a 6 h; remover o tampão e instilar 5 gotas, 3 ou 4 vezes/dia

Combinações genéricas	Usos	Reações adversas	Faixas posológicas
Benzocaína a 1,4%, glicerina antipirina a 5,4%	Alívio da dor	Irritação local, prurido, sensação de queimação	Encher o meato acústico com 2 a 4 gotas; inserir mecha de algodão saturada; repetir 3 ou 4 vezes/dia ou a cada 1 a 2 h
Benzocaína a 20%, cloreto de benzetônio a 0,1%, glicerina a 1%, PEG 300	Alívio temporário da dor	Irritação local, prurido, sensação de queimação	Instilar 4 a 5 gotas; inserir mecha de algodão; repetir a cada 1 a 2 h
Condensado de polipeptídio oleato trietanolamina a 10%, clorobutanol a 0,5%, propilenoglicol	Ajuda na remoção de cerume	Irritação local, prurido, sensação de queimação	Encher o meato acústico, inserir tampão de algodão, manter por 15 a 30 min, irrigar o meato acústico
Cloroxilenol 1 mg, hidrocortisona 10 mg, pramoxina 10 mg/mℓ	Alívio de dor e irritação do meato acústico externo	Irritação local, prurido, sensação de queimação	Instilar 5 gotas na orelha afetada, 3 ou 4 vezes/dia
Ácido acético a 2% em solução de acetato de alumínio	Alívio de dor e irritação do meato acústico externo	Irritação local, prurido, sensação de queimação	Inserir um tampão saturado; manter úmido por 24 h; instilar 4 a 6 gotas a cada 2 a 3 h

RESUMO DE FÁRMACOS
Medicamentos oftálmicos selecionados

Nome genérico	Usos	Faixas posológicas
Agonista alfa$_2$-adrenérgico		
Brimonidina	Diminui a PIO em pacientes com glaucoma de ângulo aberto (crônico)	1 gota no(s) olho(s) afetado(s), 3 vezes/dia
Simpaticomiméticos		
Apraclonidina	Solução 1%: controle ou prevenção da elevação pós-operatória da PIO	Solução 1%: 1 gota no olho, 1 h antes da cirurgia e 1 gota logo após a cirurgia
	Solução 5%: terapia a curto prazo em pacientes que recebem tratamento clínico máximo e necessitam de redução adicional da PIO	Solução 5%: 1 a 2 gotas no(s) olho(s) afetado(s), 3 vezes/dia
Dipivefrina	Glaucoma de ângulo aberto	1 gota no(s) olho(s) afetado(s) a cada 12 h
Epinefrina	Glaucoma de ângulo aberto (crônico); pode ser utilizado em combinação com mióticos, betabloqueadores ou inibidores da anidrase carbônica	1 a 2 gotas no(s) olho(s) afetado(s), diariamente ou 2 vezes/dia
Bloqueador alfa-adrenérgico		
Dapiprazol	Reverter midríase diagnóstica após exame oftalmológico	2 gotas na conjuntiva de cada olho, seguidas de mais 2 gotas depois de 5 min
Bloqueadores beta-adrenérgicos		
Betaxolol	Glaucoma de ângulo aberto crônico, hipertensão ocular	1 a 2 gotas no(s) olho(s) afetado(s) 2 vezes/dia
Carteolol	Iguais aos do betaxolol	1 gota no(s) olho(s) afetado(s), 3 vezes/dia
Levobetaxolol	Iguais aos do betaxolol	1 gota no(s) olho(s) afetado(s), 2 vezes/dia
Levobunolol	Iguais aos do betaxolol	Solução 0,5%: 1 a 2 gotas no(s) olho(s) afetado(s) diariamente
		Solução 0,25%: 1 a 2 gotas no(s) olho(s) afetado(s) 2 vezes/dia
Metipranolol	Tratamento de PIO elevada em pacientes com hipertensão ocular ou glaucoma de ângulo aberto	1 gota no(s) olho(s) afetado(s), 2 vezes/dia
Timolol	Reduz PIO em hipertensão ocular ou glaucoma de ângulo aberto	1 gota no(s) olho(s) afetado(s) diariamente ou 2 vezes/dia
		Gel: inverter o recipiente fechado e agitar antes de cada uso; administrar 1 gota/dia
Mióticos de ação direta e inibidores da colinesterase		
Carbacol	Glaucoma	1 a 2 gotas até 3 vezes/dia

(continua)

614 **Parte 13** Fármacos que Atuam em Outros Sistemas do Corpo

Nome genérico	Usos	Faixas posológicas
Iodeto de ecotiopato	Glaucoma de ângulo aberto crônico, esotropia acomodativa	Glaucoma: duas doses/dia pela manhã e ao deitar ou uma dose em dias alternados Esotropia: 1 gota diariamente
Pilocarpina	Glaucoma, hipertensão intraocular pré- e pós-operatória	Solução: 1 a 2 gotas no(s) olho(s) afetado(s) Gel: aplicar uma linha de 1 cm no saco conjuntival inferior do(s) olho(s) afetado(s), diariamente ao deitar
Inibidores da anidrase carbônica		
Brinzolamida	Glaucoma de ângulo aberto, hipertensão ocular	1 gota no(s) olho(s) afetado(s) 3 vezes/dia
Dorzolamida	Glaucoma de ângulo aberto, hipertensão ocular	1 gota no(s) olho(s) afetado(s) 3 vezes/dia
Agonistas de prostaglandinas		
Bimatoprosta	Iguais aos da travoprosta	1 gota no(s) olho(s) afetado(s) diariamente à noite
Latanoprosta	Tratamento de primeira linha do glaucoma de ângulo aberto, hipertensão ocular	1 gota no(s) olho(s) afetado(s) diariamente à noite
Travoprosta	Redução de PIO elevada em pacientes com glaucoma que não respondem ou que não podem usar outros medicamentos para reduzir a PIO	1 gota no(s) olho(s) afetado(s) diariamente à noite
Combinações usadas em tratamento de glaucoma		
Brimonidina/ timolol	Glaucoma	1 gota no(s) olho(s) afetado(s), 2 vezes/dia
Dorzolamida/ timolol	Glaucoma de ângulo aberto ou hipertensão ocular	1 gota no(s) olho(s) afetado(s), 2 vezes/dia
Estabilizadores de mastócitos		
Nedocromila	Conjuntivite alérgica	1 a 2 gotas em cada olho, 2 vezes/dia
Pemirolaste	Conjuntivite alérgica	1 a 2 gotas em cada olho, 4 vezes/dia
Anti-inflamatórios não esteroides		
Bronfenaco	Dor e inflamação após cirurgia de catarata	1 gota, 2 vezes/dia
Cetorolaco	Alívio de prurido ocular causado por alergias sazonais e dor após cirurgia de refração de córnea	Alergias: 1 gota, 4 vezes/dia Dor pós-operatória: 1 gota no olho operado
Diclofenaco	Inflamação após cirurgia de catarata	1 gota, 4 vezes/dia
Flurbiprofeno	Inibição da miose intraoperatória	1 gota a cada 30 min, começando 2 h antes da cirurgia (total de 4 gotas)
Nepafenaco	Dor e inflamação após cirurgia de catarata	1 gota, 3 vezes/dia
Corticosteroides		
Dexametasona	Tratamento de condições inflamatórias de conjuntiva, pálpebras, córnea, segmento anterior do olho	Solução: 1 a 2 gotas a cada hora durante o dia e a cada 2 h à noite, reduzir para 1 gota a cada 4 h quando for observada resposta; em seguida, 1 gota, 3 ou 4 vezes/dia Pomada: fina camada no saco conjuntival inferior, 3 ou 4 vezes/dia
Difluprednato	Tratamento de edema e dor oculares após procedimentos cirúrgicos	Solução: 24 h após a cirurgia, 1 a 2 gotas, 4 vezes/dia, durante 2 semanas; então, 2 vezes/dia, durante 1 semana
Fluorometolona	Tratamento de condições inflamatórias da conjuntiva, pálpebras, córnea, segmento anterior do olho	Suspensão: 1 a 2 gotas, 2 a 4 vezes/dia, podendo aumentar para 2 gotas a cada 2 h Pomada: fina camada no saco conjuntival inferior, 1 a 3 vezes/dia (até 1 aplicação a cada 4 h)
Loteprednol	Conjuntivite alérgica	1 a 2 gotas, 4 vezes/dia
Prednisolona	Tratamento de condições inflamatórias de conjuntiva, pálpebras, córnea, segmento anterior do olho	1 a 2 gotas/h durante o dia e a cada 2 h à noite, reduzindo para 1 gota a cada 4 h; em seguida, 1 gota, 3 ou 4 vezes/dia Suspensão: 1 a 2 gotas 2 a 3 vezes/dia
Antibióticos		
Azitromicina	Tratamento das infecções oculares	Ver bula do produto
Bacitracina	Iguais aos da azitromicina	Ver bula do produto
Ciprofloxacino	Iguais aos da azitromicina	Ver bula do produto

Capítulo 53 Medicamentos Otológicos e Oftálmicos   615

Nome genérico	Usos	Faixas posológicas
Eritromicina	Iguais aos da azitromicina	Ver bula do produto
Gatifloxacino	Iguais aos da azitromicina	Dias 1 e 2: instilar 1 gota no(s) olho(s) afetado(s) a cada 2 h enquanto estiver acordado até 8 vezes/dia Dias 3 a 7: instilar 1 gota no olho afetado até 4 vezes/dia, enquanto estiver acordado
Gentamicina	Iguais aos da azitromicina	Ver bula do produto
Levofloxacino	Iguais aos da azitromicina	Dias 1 e 2: instilar 1 a 2 gotas no(s) olho(s) afetado(s) a cada 2 h enquanto estiver acordado até 8 vezes/dia Dias 3 a 7: instilar 1 a 2 gotas no olho afetado até 4 vezes/dia, enquanto estiver acordado
Moxifloxacino	Iguais aos da azitromicina	Adultos e crianças a partir de 1 ano de idade: 1 gota no olho afetado 3 vezes/dia, durante 7 dias
Norfloxacino	Iguais aos da azitromicina	Adultos e crianças a partir de 1 ano de idade: 1 a 2 gotas aplicadas topicamente no(s) olho(s) afetado(s), 4 vezes/dia, por 7 dias; a dose pode ser de 1 ou 2 gotas a cada 2 h durante as horas de vigília no primeiro dia de tratamento se a infecção for grave
Ofloxacino	Iguais aos da azitromicina, úlceras de córnea	Conjuntivite bacteriana: dias 1 e 2: 1 a 2 gotas a cada 2 a 4 h no(s) olho(s) afetado(s); dias 3 a 7: 1 a 2 goras 4 vezes/dia Úlcera de córnea bacteriana: dias 1 e 2: 1 a 2 gotas no olho afetado a cada 30 min enquanto estiver acordado; nas horas de vigília, aproximadamente a cada 4 a 6 h e instilar 1 a 2 gotas; dias 3 até 7 a 9: instilar 1 a 2 gotas 4 vezes/dia
Polimixina B	Iguais aos da azitromicina	Ver bula do produto
Sulfacetamida	Infecções oculares, tracoma	Infecções oculares: 1 a 2 gotas a cada 1 a 4 h Tracoma: 2 gotas a cada 2 h Pomada: 1 cm no saco conjuntival inferior, 3 ou 4 vezes/dia
Sulfisoxazol	Infecções oculares, tracoma	Infecções oculares: 1 a 2 gotas a cada 1 a 4 h Tracoma: 2 gotas a cada 2 h
Tobramicina	Iguais aos da azitromicina	Ver bula do produto
Composto de prata		
Nitrato de prata	Prevenção da oftalmia neonatal	2 gotas de solução a 1% em cada olho
Antivirais		
Ganciclovir	Retinite por CMV	Implante usado durante 5 a 8 meses
Idoxuridina	Ceratite por herpes-vírus simples	1 gota a cada hora durante o dia e a cada 2 h à noite
Trifluridina	Ceratoconjuntivite, ceratite, ceratite epitelial	Adultos e crianças com mais de 6 anos de idade: 1 gota nos ângulos do(s) olho(s) afetado(s) nas horas de vigília Dose máxima diária: 9 gotas até haver reepitelização completa da úlcera de córnea, tratar por mais 7 dias com 1 gota a cada 4 h, até 5 gotas/dia no máximo
Vidarabina	Tratamento da ceratite por herpes-vírus simples e conjuntivite	1 cm de pomada no saco conjuntival inferior, 5 vezes/dia, a intervalos de 3 h
Antifúngico		
Natamicina	Infecções fúngicas do olho	1 gota a cada 1 a 2 h
Vasoconstritores/Midriáticos		
Oximetazolina	Alívio da hiperemia ocular causada por irritação mínima	1 a 2 gotas a cada 6 h
Fenilefrina	A 0,12% para alívio de hiperemia ocular causada por irritação mínima; 2,5 e 10% para tratamento de uveíte e glaucoma, procedimentos de refração, antes de cirurgia de olho	0,12%: 1 a 2 gotas até 4 vezes/dia 2,5% e 10%: 1 a 2 gotas no olho até 4 vezes/dia (pode alcançar 8 gotas/dia)
Tetra-hidrozolina	Alívio da hiperemia ocular causada por irritação mínima	1 a 2 gotas até 4 vezes/dia
Cicloplégicos/Midriáticos		
Atropina	Midríase/cicloplegia	1 a 2 gotas até 3 vezes/dia

(continua)

Parte 13 Fármacos que Atuam em Outros Sistemas do Corpo

Nome genérico	Usos	Faixas posológicas
Bromidrato de homatropina	Midríase/cicloplegia	1 a 2 gotas a cada 3 a 4 h
Lubrificantes oculares		
Cloreto de benzalcônio	Tratamento de xeroftalmia (ressecamento ocular)	1 a 2 gotas, 3 ou 4 vezes/dia
Glicerina a 0,25%, cloridrato de sódio EDTA, cloreto de benzalcônio	Tratamento de xeroftalmia	1 a 2 gotas, 3 ou 4 vezes/dia

REVISÃO DO CAPÍTULO

Calcule a dosagem dos medicamentos

1. O médico receitou 0,5 mℓ de solução de Burow (ácido acético 2% em acetato de alumínio) para otalgia. Se o conta-gotas utilizado fornece 0,1 mℓ/gota, quantas gotas precisam ser instiladas em cada orelha?

2. Se o medicamento oftálmico bimatoprosta é apresentado em frasco de 3 mℓ, e cada gota fornece 0,05 mℓ, quantas doses estão contidas no frasco?

Prepare-se para provas

1. A cóclea e os ossículos estão em que segmento da orelha?
1. Orelha interna
2. Orelha média
3. Orelha externa

2. No glaucoma, ocorre aumento da PIO porque _____.
1. O paciente tem cefaleia
2. A drenagem da câmara anterior do olho está bloqueada
3. A hipertensão provoca aumento da pressão
4. As cavidades sinusais drenam no olho

3. Quando se administra uma solução otológica, o medicamento é instilado no _____.
1. Ângulo medial do olho
2. Meato acústico
3. Canal de Schlemm
4. Ângulo superior do olho

4. Qual das seguintes reações adversas o enfermeiro deve suspeitar em paciente que recebe tratamento prolongado com antibiótico de uso otológico?
1. Insuficiência cardíaca congestiva
2. Superinfecção
3. Anemia
4. Reações de hipersensibilidade

5. Quando se administra solução oftálmica, o fármaco é instilado no _____.
1. Ângulo medial do olho
2. Saco conjuntival superior
3. Saco conjuntival inferior
4. Ângulo superior do olho

6. Qual das seguintes instruções deve ser incluída no plano de ensino para o paciente ao qual foi prescrita solução oftálmica?
1. Apertar firmemente os olhos após a instilação da solução
2. Secar imediatamente o olho, usando pressão para retirar o excesso de medicamento
3. Após instilação do fármaco, permanecer de pé com a cabeça ligeiramente inclinada para a frente por cerca de 2 minutos
4. Uma sensação urticante ou de queimação temporária pode ser percebida quando o medicamento é instilado

7. Qual é a justificativa para aquecer solução otológica que foi refrigerada antes de instilar as gotas na orelha do paciente?
1. O fármaco torna-se espesso quando refrigerado, e o aquecimento liquefaz a solução
2. Ajuda a prevenir a tontura durante a instilação
3. Uma solução fria pode aumentar significativamente a pressão arterial do paciente
4. Uma solução fria pode causar lesão da membrana timpânica

8. O paciente tem problemas de visão; contudo, tem instilado a solução oftálmica no próprio olho durante anos. Ele traz a medicação ao hospital, e o enfermeiro constata que o conteúdo do frasco usado pela metade está amarelo e turvo. Qual é a *primeira* intervenção do enfermeiro?
1. Entrar imediatamente em contato com o médico
2. Retirar a solução para o paciente usar
3. Perguntar ao paciente quando ele utilizou pela última vez esse frasco específico
4. Descartar o frasco e adquirir novo frasco da solução

9. Que partes da orelha são tipicamente tratadas com medicamentos tópicos? **Escolha todas as opções corretas.**
1. Orelha interna
2. Orelha média
3. Orelha externa
4. Olho

Para verificar suas respostas, ver Apêndice F.

54 Líquidos, Eletrólitos e Terapia Parenteral

Termos-chave

acesso venoso heparinizado ou salinizado acesso intravenoso (IV) que não está conectado a uma bolsa de soro fisiológico; o equipo consiste em um adaptador e tubo introduzido em uma veia para manter o acesso à circulação venosa sistêmica

conversão de analgésicos tabela para comparar doses de opioides entre si, de modo a manter mesmo nível de controle da dor

eletrólito substância com carga elétrica essencial para funcionamento normal de todas as células

extravasamento escape de líquido de vaso sanguíneo para tecido adjacente

infiltração acúmulo de líquido no tecido

nutrição parenteral total mistura complexa de nutrientes combinados, administrada por via intravenosa em recipiente único

parenteral administração de substância, como um fármaco, por qualquer outra via que não seja o sistema digestório (p. ex., via oral ou retal)

sobrecarga hídrica condição em que as necessidades hídricas do corpo são supridas, e a administração de líquido ocorre em velocidade maior do que a que o corpo consegue utilizar ou eliminar; também denominada sobrecarga circulatória

soro fisiológico solução de cloreto de sódio a 0,9% e água, que corresponde à proporção de sal e água que normalmente circula nos líquidos corporais.

Objetivos de aprendizagem

Ao fim deste capítulo, o leitor deverá ser capaz de:

1. Listar tipos e usos de soluções administradas no manejo parenteral de líquidos corporais.
2. Listar etapas envolvidas na administração intravenosa (IV) de solução ou eletrólitos utilizados no manejo de líquidos corporais.
3. Descrever cálculos utilizados para estabelecer velocidades de fluxo intravenoso.
4. Listar os tipos e os usos de eletrólitos administrados no manejo de desequilíbrios eletrolíticos.
5. Discutir sinais e sintomas mais comuns de desequilíbrios eletrolíticos.
6. Discutir atividades a serem realizadas pelo enfermeiro na avaliação pré-administração e na avaliação continuada de paciente que recebe eletrólitos ou solução intravenosa para manejo de líquidos corporais.
7. Listar os diagnósticos de enfermagem específicos para paciente em uso de eletrólitos ou solução para manejo de líquidos corporais.
8. Discutir maneiras de promover resposta ótima à terapia e instruir pacientes sobre o uso de eletrólitos ou solução para manejo de líquidos corporais.

Classes de fármacos

Eletrólitos
- Cálcio
- Magnésio
- Potássio
- Sódio

Agentes alcalinos/acidificantes

Farmacologia na prática

Alfredo Garcia é um homem de 55 anos de idade que está sendo examinado na clínica devido a uma infecção das vias respiratórias superiores. Durante a avaliação inicial, você constata que a sua pressão arterial está alta e que ele continua se queixando de "pirose". O Sr. Garcia tentou usar remédios caseiros (p. ex., ingerindo leite para revestir o estômago) com o objetivo de diminuir a produção de ácido. Você já o orientou sobre o tratamento da úlcera; contudo, a pirose persiste. Ele continua tomando remédios caseiros, que estão provocando outros problemas. O peso corporal do Sr. Garcia está acima do normal, e, ao examinar suas pernas, você constata edema com cacifo +2 bilateralmente. Ao estudar este capítulo, irá aprender alguns dos problemas que podem ocorrer com os desequilíbrios eletrolíticos. Qual seria a sua intervenção nessa situação, com base nas informações adquiridas neste capítulo?

As políticas das instituições, as leis estaduais e as práticas de enfermagem determinam a sua participação no manejo hidreletrolítico. Independentemente do ambiente em que trabalha – seja em cuidados agudos, clínica ambulatorial, instituição de cuidados prolongados ou comunidade –, é importante que tenha um entendimento básico do manejo hídrico. Este capítulo irá fornecer informações sobre os líquidos e eletrólitos corporais, bem como sobre aspectos básicos da terapia parenteral (intravenosa). Espera-se que você venha a utilizar esses conceitos básicos à medida que for progredindo em sua prática.

Os líquidos compõem uma importante parte dos tecidos corporais. Mais de 70% de nosso corpo são constituídos de líquido (Figura 54.1). Esse líquido confere às células o seu formato (intracelular), atua como amortecedor ao preencher o espaço entre as células (intersticial) e circula por todo o corpo com elementos para ajudar o funcionamento das células ou eliminação de produtos de degradação (plasma).

Quando uma pessoa adoece, ela pode perder muito líquido ou pode não se sentir bem o suficiente para manter a ingestão diária de líquido necessária para a sua sobrevivência. Sem líquidos, a capacidade do corpo de transportar oxigênio e nutrientes para os vários tecidos fica comprometida. As células ou os órgãos não são capazes de funcionar individualmente, e o indivíduo fica ainda mais doente. São utilizadas várias soluções no manejo dos líquidos corporais. Essas soluções são administradas quando o corpo se torna incapaz de manter o equilíbrio de líquidos ou eletrólitos necessário para o seu funcionamento normal.

MANEJO PARENTERAL DE LÍQUIDOS CORPORAIS

A administração **parenteral** inclui a injeção de fármacos ou soluções diretamente no sistema circulatório. No ambiente de cuidados agudos ou cuidados urgentes, as soluções utilizadas para manejo dos líquidos corporais são habitualmente administradas por via intravenosa. O ambiente clínico onde o enfermeiro trabalha determina o papel que irá desempenhar na terapia intravenosa. Os profissionais que iniciam a administração intravenosa efetuam o seu monitoramento e acessam a linha para a administração dos medicamentos são diferentes em cada contexto. Independentemente do local em que irá praticar enfermagem, é importante entender os conceitos básicos de equilíbrio hidreletrolítico.

As soluções de reposição intravenosas (IV) são utilizadas com as seguintes finalidades:

- Como fonte parenteral de eletrólitos, calorias ou água para hidratação
- Para facilitar nutrição e manter equilíbrio eletrolítico em paciente incapacitado de se alimentar oralmente
- Quando método menos invasivo não é apropriado devido à farmacocinética dos medicamentos ou ao estado do paciente.

Estabelecimento do acesso intravenoso

Todas as instituições possuem políticas e procedimentos específicos para limpeza, acesso e estabilização de vias intravenosas. A seguir, são delineadas as etapas básicas. Quando uma veia é selecionada para a punção, o braço não dominante é tipicamente escolhido e inspecionado, e o local é frequentemente escolhido no ponto mais distal. As veias mais calibrosas e proximais podem ser selecionadas, dependendo da necessidade para a terapia IV. É importante perguntar ao paciente sobre qualquer administração prévia de terapia IV, se algum procedimento já foi realizado, e se ele foi anteriormente avisado para não seja realizada uma punção venosa no lado afetado. Exemplos incluem não puncionar o braço de uma paciente mastectomizada ou com um dispositivo de acesso para diálise renal. O paciente frequentemente pode lhe dizer se algum local específico é problemático quando o profissional tenta o acesso. Isso pode economizar tempo e reduzir a dor de uma tentativa fracassada quando se considera o conhecimento que o paciente tem sobre cuidados prévios.

A seleção do equipamento irá depender do uso da linha de acesso IV. São utilizadas agulhas de maior calibre quando há previsão da administração de grandes quantidades de líquidos ou hemocomponentes. São utilizados dispositivos de demora quando há previsão de maior duração, em comparação com a administração de apenas algumas doses. A escolha do equipo é determinada pela necessidade de fluxo contínuo de líquidos IV ou acesso ocasional durante o período do dia.

Uma vez selecionado o local para punção venosa, colocar um garrote acima da veia selecionada. É importante apertar o garrote, de modo que o fluxo de sangue venoso seja bloqueado, mas não o do sangue arterial. Limpar o local de acordo com as normas da instituição. A veia se distende, e, em seguida, a pele é tracionada (para fixar a veia e a pele), e a agulha é introduzida com o bisel voltado para cima, formando um ângulo agudo em relação com a pele (Figura 54.2). O sangue deve fluir imediatamente na seringa se a agulha tiver sido corretamente inserida na veia. Se o acesso IV está sendo colocado por um certo período de tempo, utiliza-se um dispositivo com cânula. Com esse dispositivo, a agulha é então retirada,

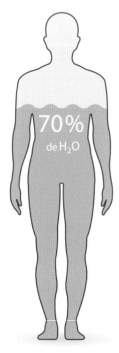

FIGURA 54.1 A maior parte do corpo humano é composta de líquido.

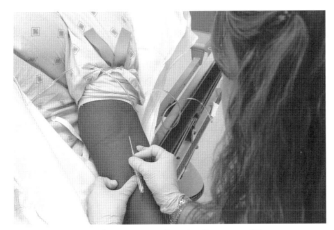

FIGURA 54.2 A confiança na realização de acesso IV aumenta com a prática.

> **BOXE 54.1 Soluções IV preferidas.**
>
> O médico receita especificamente a solução IV; contudo, é conveniente que o enfermeiro entenda e possa prever por que determinadas soluções IV são escolhidas em relação a outros líquidos:
> - Solução de Ringer com lactato (RL): em queimaduras, traumatismo, procedimentos obstétricos em que ocorre perda significativa de sangue
> - **Soro fisiológico** (NaCl a 0,9%): compatível com hemocomponentes; pacientes com doença renal ou IC
> - Soro de NaCl a 0,45%: hipernatremia ou edema excessivo
> - Plasma-Lyte A®: utilizado em lugar da solução de Ringer com lactato, é compatível com hemocomponentes
> - Soro glicosado: desidratação ou para reduzir os níveis sanguíneos de potássio ou sódio

e uma cânula flexível permanece na veia. A cânula é fixada no local, e o dispositivo está pronto para a administração de fármacos ou líquidos.

A venopunção exige prática. Pode ser difícil encontrar uma veia apropriada para venopunção, e algumas veias são difíceis de penetrar. É importante verificar as normas da instituição a respeito do número de vezes que você pode ter uma tentativa malsucedida de acesso IV antes de começar. Nunca se deve tentar repetidamente e sem sucesso uma punção venosa. Dependendo do julgamento clínico, duas tentativas malsucedidas no mesmo paciente justificam que o procedimento seja realizado por um indivíduo mais habilitado. Vários departamentos dispõem de braços para treinamento com a finalidade de aprender o acesso venoso; procure encontrar as diretrizes para praticar e assistir a aulas se tiver interesse em se tornar proficiente no procedimento de puncionar veias.

Manutenção do acesso intravenoso

Acesso intravenoso intermitente

Soluções, eletrólitos e fármacos são administrados por injeção IV direta, infusão intermitente ou infusão contínua. Quando se utiliza método IV direto ou infusão intermitente, a cânula que permanece na veia, um adaptador e um pequeno tubo são utilizados e denominados **acesso venoso,** que é fixado ao braço (Figura 54.3). O dispositivo possibilita a administração direta de uma dose em uma veia ou por administração por via IV intermitente, sem a necessidade de manter uma infusão. O acesso venoso também faz com que o paciente possa se movimentar mais livremente, sem os equipos ou aparelhos incômodos que impedem atividades, como a deambulação.

Para manter a perviedade do acesso venoso, pode-se solicitar uma solução salina ou heparina diluída para injeção no acesso venoso, antes e depois da administração de um fármaco por via IV. Esse procedimento é denominado *irrigação do acesso.* A solução de irrigação ajuda a prevenir a obstrução da cânula do equipo de administração IV por pequenos coágulos. Os pacientes podem ouvir os profissionais referir-se ao dispositivo como acesso venoso salinizado ou heparinizado. O médico ou as normas da instituição determinam o uso e a concentração de uma solução de irrigação do acesso venoso. É importante conhecer as normas de sua instituição para assegurar o uso da solução apropriada. Se as normas da instituição determinam o uso de heparina, é importante estar atento para prevenir a incompatibilidade da heparina com outros fármacos, devendo-se efetuar uma irrigação com soro fisiológico estéril antes e após a administração de qualquer fármaco pelo acesso venoso.

> **! ALERTA DE ENFERMAGEM**
>
> Não misturar múltiplos fármacos IV em uma seringa (p. ex., benzodiazepínicos e furosemida) sem antes consultar o farmacêutico a respeito da compatibilidade. Quando for injetar vários fármacos sequencialmente, sempre irrigar minuciosamente e monitorar o local IV à procura de flebite e/ou trombose.

Acesso para infusão contínua

A infusão contínua envolve o fluxo contínuo de líquido em uma veia para fins de reposição e administração contínua ou frequente de fármacos; ver o Boxe 54.1 para a escolha das soluções. Os dispositivos de infusão eletrônicos monitoram a velocidade e o fluxo das soluções IV (Figura 54.4). O propósito desse dispositivo é monitorar o fluxo da solução IV. Um alarme é programado para ser ativado se a velocidade de infusão for maior ou menor do que a preestabelecida. Essas máquinas são classificadas como controladores de infusão ou

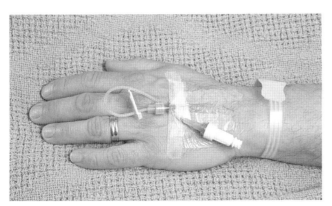

FIGURA 54.3 Acesso IV (acesso venoso heparinizado/salinizado) para infusões intermitentes ou administração direta de medicamentos.

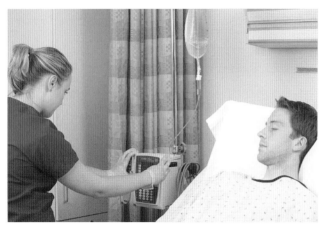

FIGURA 54.4 A enfermeira ajusta o aparelho IV eletrônico para administrar quantidade específica de líquido IV.

bombas de infusão. A principal diferença entre as duas é que a bomba de infusão acrescenta pressão à infusão, o que não ocorre com o controlador de infusão.

Quando qualquer problema é detectado pelo dispositivo, um alarme é ativado para alertar o enfermeiro. Os controladores e as bombas possuem detectores e alarmes que são ativados quando surgem vários problemas, como presença de ar no equipo, oclusão, bateria baixa, término de uma infusão ou impossibilidade de administrar na velocidade predeterminada.

> **ALERTA DE ENFERMAGEM**
> O uso de uma bomba de infusão ou de um controlador ainda exige supervisão de enfermagem e monitoramento frequente da infusão IV.

É importante monitorar com frequência quaisquer sinais de **infiltração** (acúmulo de líquido nos tecidos), como edema ou hiperemia no local. A infiltração pode progredir rapidamente, visto que, com o aumento de pressão, a velocidade da infusa não irá diminuir até que tenha ocorrido edema de grau considerável. É também necessário proceder a um cuidadoso monitoramento da bomba ou do controlador para assegurar que a velocidade do fluxo esteja correta.

Quando o paciente necessita de reposição volêmica e são administrados fármacos, um segundo acesso venoso é estabelecido. A infusão IV intermitente é administrada mediante equipo em "Y", enquanto a outra solução está sendo administrada de modo contínuo. Quando esse método é utilizado, dependendo do aparelho, pode ser necessário interromper o líquido IV administrado de modo contínuo com uma pinça, enquanto o fármaco é infundido, ou as duas soluções podem ser infundidas ao mesmo tempo.

Cálculo da velocidade de fluxo intravenoso

Quando há indicação de reposição volêmica, o volume de líquido a administrar é prescrito por um período de tempo específico, como 125 mℓ/h ou 1.000 mℓ durante 8 horas. Muitas bombas de infusão exigem o ajuste do volume de líquido a ser infundido durante um período de tempo específico. Se a medicação IV não for infundida por meio de uma bomba, ou se a bomba monitora a frequência de cotejamento, é preciso calcular a velocidade de fluxo IV.

A velocidade do fluxo IV é obtida pela contagem do número de gotas na câmara de gotejamento e volume de líquido contido em cada gota para calcular o volume. As câmaras de gotejamento para os vários tipos de administração de líquidos IV variam. Algumas fornecem 15 gotas/mℓ, enquanto outras liberam um número maior ou menor de gotas. Isso é o denominado *fator de gotejamento*. O fator de gotejamento (número de gotas/mℓ) é fornecido na embalagem da câmara de gotejamento e equipo IV. Seguem-se três métodos para determinar a velocidade de infusão IV. Os métodos 1 e 2 podem ser utilizados quando os fatores conhecidos são a quantidade total da solução, o fator de gotejamento e o número de horas durante as quais a solução deve ser infundida.

Método 1
Passo 1. Quantidade total de solução ÷ número de horas = número de mℓ/h
Passo 2. mℓ/h ÷ 60 min/h = número de mℓ/min
Passo 3. mℓ/min × fator de gotejamento = número de gotas/min

- Exemplo

1.000 mℓ de solução IV precisam ser infundidos durante 8 horas. O fator de gotejamento é 15.

Passo 1. 1.000 mℓ ÷ 8 h = 125 mℓ/h
Passo 2: 125 mℓ ÷ 60 min = 2,08 mℓ/min
Passo 3. 2,08 × 15 = 31,2 ou (31 a 32) gotas/min

Método 2
Passo 1. Quantidade total da solução ÷ número de horas = número de mℓ/h
Passo 2. mℓ/h × fator de gotejamento ÷ 60 = número de gotas/min

- Exemplo

1.000 mℓ de solução IV precisam ser infundidos durante 6 horas. O fator de gotejamento é 10.

Passo 1. 1.000 mℓ ÷ 6 h = 166,6 mℓ/h
Passo 2. 166,6 × 10 ÷ 60 = 26,66 ou (26 a 27) gotas/min

Método 3
Esse método pode ser utilizado quando a quantidade desejada de solução a ser infundida em 1 hora é conhecida ou está na prescrição médica.

$$\frac{\text{gotas/m}\ell \text{ de determinado equipo (fator de gotejamento)}}{60 \times (\text{minutos em 1 hora})} \times \text{volume total por hora} = \text{gotas/min}$$

- Exemplo

Se um equipo libera 15 gotas/min e precisam ser infundidos 240 mℓ em 1 h:

$$\frac{15}{60} \times 240 = \frac{1}{4} \times 240 = 60 \text{ gotas/min}$$

Sobrecarga hídrica

A sobrecarga hídrica, isto é, a administração de mais líquido do que a capacidade do corpo de processá-lo constitui um problema comumente associado a todas as soluções administradas por via parenteral.

O termo **sobrecarga hídrica** (também denominada *sobrecarga circulatória*) descreve uma condição em que as necessidades hídricas do corpo são supridas, e a administração de líquidos ocorre em velocidade maior do que aquela em que o corpo pode utilizar ou eliminar esse líquido. Assim, o volume de líquido e a velocidade de sua administração que irão causar sobrecarga hídrica dependem de diversos fatores, como estado cardíaco e adequação da função renal do paciente. Sinais e sintomas de sobrecarga hídrica estão listados no Boxe 54.2.

Conversões de doses de analgésicos

Após procedimentos cirúrgicos ou quando um paciente sente dor aguda intensa, como na litíase renal, utilizam-se com frequência opioides IV para alívio da dor. Algumas vezes, quando o paciente está pronto para receber alta e não pode tomar a medicação IV para a dor, é necessário substituir o medicamento e a dose por uma forma oral. Além disso, quando a dor do paciente não é aliviada, e efetua-se uma mudança na forma do medicamento (IV, oral, dérmica), o profissional de enfermagem precisa certificar-se de que uma dose equivalente seja fornecida para manter o controle da dor. Nessas situações, é útil utilizar uma tabela de **conversão de analgésicos**; possibilita a conversão de opioides para alívio da dor em uma forma ou tipo diferente de medicamento que se tenha certeza que seja equivalente, isto é, não muito mais alto ou não muito mais baixo em comparação com o alívio obtido da dor.

Os cálculos para conversão utilizam uma tabela para determinar a quantidade do fármaco em comparação com morfina, o padrão-ouro discutido no Capítulo 15.

Método

São utilizados os seguintes passos para converter medicamentos opioides (Kishner, 2016).

BOXE 54.2 Sinais e sintomas de sobrecarga hídrica.

- Cefaleia
- Fraqueza
- Borramento visual
- Alterações do comportamento (confusão, desorientação, *delirium*, sonolência)
- Ganho de peso
- Contração muscular isolada
- Hiponatremia
- Respiração rápida
- Sibilos
- Tosse
- Elevação da pressão arterial
- Distensão das veias do pescoço
- Elevação da pressão venosa central
- Convulsões

Passo 1. Determinar a dose total de analgésico utilizado nas últimas 24 horas.

Passo 2. Utilizando a tabela fornecida no Boxe 54.3, encontrar o fármaco (em sua forma atual) e convertê-lo em dose de morfina equivalente.

Passo 3. Converter a dose de morfina em novo fármaco/forma.

Passo 4. Reduzir o fármaco em 50% (para pacientes idosos/comprometimento renal), 25 a 50% (se houver bom controle da dor), 0% (para dor não controlada)

Passo 5. Determinar intervalos apropriados e dividir a quantidade a ser administrada no decorrer de 1 dia.

▪ Exemplo

Paciente de 42 anos de idade, submetido a artroplastia de joelho, está sendo preparado para substituir morfina IV por uma associação analgésica oral (hidrocodona 7,5 mg/ibuprofeno 200 mg), a fim de receber alta. A fisioterapia é vigorosa, e o paciente relata dor de 7 a 8/10 na escala durante e após as sessões.

Passo 1. O paciente utilizou analgesia controlada pelo paciente (PCA) com morfina, e a dose foi de 20 mg IV nas últimas 24 horas.

Passo 2. Como se iniciou com morfina, não há necessidade de converter o fármaco. Determina-se o fator de equivalência.

$$20 \text{ mg IV} \div 10 \text{ mg IV} = 2$$

Passo 3. A associação de hidrocodona (7,5 mg/ibuprofeno 200 mg por comprimido) é a nova forma. Nesse exemplo, considera-se apenas o opioide. O equivalente (morfina 10 mg IV = hidrocodona 30 a 45 mg VO) é multiplicado pelo fator 2 (passo 2). Neste exemplo, utiliza-se a dose menor de hidrocodona.

$$30 \text{ mg} \times 2 = 60 \text{ mg}$$

Passo 4. Considerando o paciente, não há necessidade de redução por idade ou bom controle de dor.

Pode-se administrar dose de 60 mg de hidrocodona em 24 horas.

Passo 5. Determinar o intervalo apropriado e dividir a quantidade a ser administrada para uma duração de 1 dia

$$60 \text{ mg} \div 7,5 \text{ mg} = 8 \text{ comprimidos da associação medicamentosa}$$

Administração a cada 6 horas (4 vezes/dia) = 2 comprimidos para cada dose

---

BOXE 54.3 Conversão de analgésicos iguais.

Fármaco	Dose parenteral (IV, SC, IM)	Oral
Morfina	10 mg	30 mg
Hidromorfona	1,5 mg	7,5 mg
Oxicodona	–	15 a 20 mg
Hidrocodona	–	30 a 45 mg
Oximorfona	1 mg	10 mg
Fentanila	0,2 mg	–

Parte 13 Fármacos que Atuam em Outros Sistemas do Corpo

Portanto, o paciente irá necessitar 2 comprimidos da associação medicamentosa a cada 6 horas para manter o alívio da dor obtido com a dose total de 20 mg de morfina IV em 24 horas com analgesia controlada pelo paciente.

SOLUÇÕES UTILIZADAS NO MANEJO DE LÍQUIDOS CORPORAIS

A seção seguinte fornecerá visão geral das seguintes soluções de reposição IV: eletrólitos, hemocomponentes e expansores plasmáticos e **nutrição parenteral total** (NPT). Uma das principais finalidades da administração de solução IV consiste em proporcionar equilíbrio eletrolítico apropriado para o corpo.

❉ ELETRÓLITOS

Um **eletrólito** é uma partícula com carga elétrica, cuja presença é essencial para o funcionamento normal de todas as células. Os líquidos intracelular e extracelular possuem composições químicas específicas de eletrólitos. Os principais eletrólitos encontrados no líquido intracelular são:

- Potássio
- Magnésio.

Os principais eletrólitos no líquido extracelular incluem:

- Sódio
- Cálcio.

Os eletrólitos circulam em níveis específicos no sangue, a partir do qual estão disponíveis para uso quando necessários pelas células. Ocorre desequilíbrio eletrolítico quando a concentração de um eletrólito no sangue está excessivamente alta ou baixa. Em algumas situações, pode-se observar desequilíbrio eletrolítico sem distúrbio apreciável do equilíbrio hídrico. Um desequilíbrio eletrolítico pode afetar profundamente o funcionamento fisiológico de uma pessoa, a distribuição de água no corpo, a atividade neuromuscular e o equilíbrio acidobásico. Pode ocorrer desequilíbrio eletrolítico em consequência de qualquer distúrbio capaz de alterar os níveis dos eletrólitos nos compartimentos dos líquidos corporais. Pode ocorrer também desequilíbrio em consequência de vômitos, cirurgia, exames complementares ou administração de fármacos. Por exemplo, paciente em uso de diurético é capaz de manter equilíbrio hídrico pela ingestão oral adequada de água, que repõe a água perdida pela diurese. Entretanto, o paciente provavelmente não será capaz de repor potássio que também é perdido durante a diurese. Quando a concentração de potássio no sangue é excessivamente baixa, como a que pode ocorrer com a administração de um diurético, pode haver um desequilíbrio, exigindo o acréscimo de potássio. Os fármacos para reposição de eletrólitos são sais inorgânicos ou orgânicos que aumentam os níveis de eletrólitos deficientes, ajudando a manter a homeostasia. Os fármacos para reposição de eletrólitos comumente utilizados estão listados no Resumo de Fármacos | Eletrólitos.

ELETRÓLITOS INTRACELULARES

Ação e usos

Potássio (K⁺)

O potássio é o principal eletrólito encontrado no líquido extracelular, que precisa ser consumido diariamente, uma vez que ele não pode ser armazenado. É necessário para a transmissão dos impulsos e para a contração dos músculos esqueléticos, lisos e cardíaco, bem como para outros processos fisiológicos importantes. O potássio pode ser administrado para corrigir a hipopotassemia (baixo nível de potássio no sangue) que resulta da excreção ou depleção aumentadas de potássio. Exemplos de causas de hipopotassemia incluem perda acentuada de líquidos GI (vômitos intensos, diarreia, aspiração nasogástrica, fístulas intestinais de drenagem), acidose diabética, diurese acentuada, desnutrição grave, uso de diurético que depleta potássio, excesso de hormônio antidiurético e micção excessiva. O potássio como fármaco está disponível como cloreto de potássio (KCl) e gliconato de potássio, sendo expresso em miliequivalentes (mEq) – por exemplo, 40 mEq em 20 mℓ ou 8 mEq de comprimido de liberação controlada.

Magnésio (Mg⁺⁺)

O magnésio desempenha um importante papel na transmissão dos impulsos nervosos. É também importante na atividade de muitas reações enzimáticas, como no metabolismo dos carboidratos. O sulfato de magnésio (MgSO₄) é utilizado como terapia de reposição na hipomagnesemia. O magnésio também é utilizado em prevenção e controle de crises convulsivas em pacientes com hipertensão induzida pela gravidez (HIG, também designada como *eclâmpsia e pré-eclâmpsia*). Pode ser também acrescentado a misturas para NPT.

Reações adversas, contraindicações, precauções e interações

Potássio (K⁺)

Foi observada ocorrência de náuseas, vômitos, diarreia, dor abdominal e flebite com administração oral e IV de potássio. As reações adversas relacionadas com hipopotassemia ou hiperpotassemia estão listadas no Boxe 54.4.

O potássio é contraindicado para pacientes que correm risco de hiperpotassemia, como aqueles com insuficiência renal, oligúria, azotemia (presença de compostos contendo nitrogênio no sangue), anúria, reações hemolíticas graves, doença de Addison não tratada, desidratação aguda, insolação e qualquer forma de hiperpotassemia. O potássio deve ser usado com cautela em pacientes com comprometimento renal, insuficiência suprarrenal, doença cardíaca, acidose metabólica ou diarreia prolongada ou intensa.

O uso concomitante do potássio com inibidores da enzima conversora de angiotensina (iECA) pode resultar em níveis séricos elevados de potássio. Os diuréticos poupadores de potássio e os substitutos do sal utilizados com potássio podem provocar hiperpotassemia grave. A administração de digitálicos com potássio aumenta o risco de intoxicação digitálica.

Magnésio (Mg⁺⁺)

As reações adversas em consequência da administração de magnésio estão mais provavelmente relacionadas com

Capítulo 54 Líquidos, Eletrólitos e Terapia Parenteral 623

superdosagem e podem consistir em rubor, sudorese, hipotensão, reflexos deprimidos, fraqueza muscular, insuficiência respiratória e colapso circulatório (ver Boxe 54.4) O magnésio está contraindicado para pacientes com bloqueio atrioventricular (BAV) ou lesão miocárdica, bem como para mulheres com HIG nas 2 horas que antecedem o parto. O magnésio está incluído na categoria A para risco na gravidez, e não há nenhum aumento no risco de anormalidades fetais se esse agente for administrado durante a gravidez. Entretanto, é preciso ter cautela quando se administra magnésio durante a gestação.

Magnésio deve ser utilizado com cautela em pacientes com comprometimento da função renal. Quando o magnésio é utilizado com álcool etílico, antidepressivos, antipsicóticos, barbitúricos, hipnóticos, anestésicos gerais e opioides, pode ocorrer aumento na depressão do sistema nervoso central. Podem ocorrer depressão respiratória e apneia prolongadas quando o magnésio é administrado com agentes bloqueadores neuromusculares. Quando o magnésio é administrado com digoxina, pode ocorrer bloqueio atrioventricular (BAV).

ELETRÓLITOS EXTRACELULARES

Ação e usos

Sódio (Na+)
O sódio é um importante eletrólito do líquido extracelular, sendo fundamental na manutenção do equilíbrio acidobásico e da ação cardíaca normal, bem como na regulação da pressão osmótica nas células corporais (equilíbrio hídrico). O sódio é administrado para corrigir a hiponatremia (baixos níveis de sódio no sangue). Exemplos de causas de hiponatremia incluem sudorese excessiva, vômitos ou diarreia intensos, diurese excessiva, uso de diuréticos, drenagem de feridas e fístulas intestinais.

O sódio na forma de cloreto de sódio (NaCl) pode ser administrado por via IV. Uma solução contendo NaCl a 0,9% é denominada *soro fisiológico* ou *solução salina*, e uma solução contendo NaCl a 0,45% é denominada solução salina a 0,45%. O sódio também está disponível em combinação com glicose, como glicose a 5% e cloreto de sódio a 0,9%.

Cálcio (Ca++)
O cálcio é necessário para o funcionamento dos nervos e dos músculos, a coagulação do sangue, a formação dos ossos e dos dentes e outros processos fisiológicos. Exemplos de sais de cálcio incluem gliconato de cálcio e carbonato de cálcio. O cálcio pode ser administrado para o tratamento da hipocalcemia (baixos níveis de cálcio no sangue), que pode ser observada em indivíduos com doença das paratireoides ou após retirada acidental das glândulas paratireoides durante a cirurgia de tireoide. O cálcio pode ser administrado durante a reanimação cardiopulmonar, particularmente após cirurgia

---

BOXE 54.4 Sinais e sintomas de desequilíbrios eletrolíticos.

Cálcio
Valores laboratoriais normais: 4,5 a 5,3 mEq/ℓ ou 9 a 11 mg/dL[a]

Hipocalcemia
Reflexos hiperativos, espasmo carpopedal, parestesias perorais, sinal de Trousseau e sinal de Chvostek positivos, contrações e cãibras musculares, tetania (dormência, formigamento e contração muscular, habitualmente nos membros), laringospasmo, arritmias cardíacas, náuseas, vômitos, ansiedade, confusão, labilidade emocional, convulsões

Hipercalcemia
Anorexia, náuseas, vômitos, letargia, hipersensibilidade ou dor óssea, poliúria, polidipsia, constipação intestinal, desidratação, fraqueza e atrofia musculares, estupor, coma, parada cardíaca

Magnésio
Valores laboratoriais normais: 1,5 a 2,5 mEq/ℓ ou 1,8 a 3,0 mg/dL[a]

Hipomagnesemia
Cãibras na perna e no pé, hipertensão, taquicardia, irritabilidade neuromuscular, tremor, reflexos tendíneos profundos hiperativos, confusão, desorientação, alucinações visuais ou auditivas, parestesias dolorosas, sinal de Trousseau e sinal de Chvostek positivos, convulsões

Hipermagnesemia
Letargia, sonolência, comprometimento da respiração, rubor, sudorese, hipotensão, reflexos tendíneos profundos fracos e ausentes

Potássio
Valores laboratoriais normais: 3,5 a 5,0 mEq/L[a]

Hipopotassemia
Anorexia, náuseas, vômitos, depressão mental, confusão, retardo ou comprometimento de processos de pensamento, sonolência, distensão abdominal, diminuição de sons intestinais, íleo paralítico, fraqueza ou fadiga musculares, paralisia flácida, reflexos tendíneos profundos ausentes ou diminuídos, pulso fraco e irregular, parestesias, cãibras na perna, alterações eletrocardiográficas

Hiperpotassemia
Irritabilidade, ansiedade, apatia, confusão mental, náuseas, diarreia, desconforto abdominal, hiperatividade GI, parestesias, fraqueza e peso nas pernas, paralisia flácida, hipotensão, arritmias cardíacas, alterações eletrocardiográficas

Sódio
Valores laboratoriais normais: 132 a 145 mEq/L[a]

Hiponatremia
Pele fria e pegajosa, diminuição do turgor da pele, apreensão, confusão, irritabilidade, ansiedade, hipotensão, hipotensão postural, taquicardia, cefaleia, tremores, convulsões, cãibras abdominais, náuseas, vômitos, diarreia

Hipernatremia
Febre, pele quente e seca, mucosas secas e pegajosas, língua áspera e seca, edema, ganho de peso, sede intensa, excitação, inquietação, agitação, oligúria ou anúria

[a]Esses valores laboratoriais podem não coincidir com a faixa de valores normais em todos os hospitais e laboratórios. O manual de normas do hospital ou a lista de valores laboratoriais devem ser consultados para as faixas de referência de todos os exames laboratoriais.

624 Parte 13 Fármacos que Atuam em Outros Sistemas do Corpo

cardíaca a céu aberto, quando a epinefrina não consegue melhorar as contrações miocárdicas fracas ou ineficazes. O cálcio pode ser utilizado como terapia adjuvante de picadas ou ferroadas de insetos para reduzir as cãibras musculares, como as que ocorrem com picadas da aranha viúva-negra. O cálcio também pode ser recomendado para indivíduos que consomem dieta com baixo teor de cálcio ou como suplemento dietético quando há necessidade aumentada de cálcio, como durante a gravidez.

Soluções eletrolíticas combinadas

As soluções combinadas de eletrólitos estão disponíveis para administração oral e IV. As soluções IV contêm vários eletrólitos e glicose. A quantidade de eletrólitos administrados como miliequivalentes por litro (mEq/ℓ) também varia. As soluções IV são utilizadas para reposição de líquidos e eletrólitos que foram perdidos e para fornecer calorias em virtude de seu conteúdo de carboidratos. Exemplos de soluções de eletrólitos IV incluem glicose a 5% com NaCl a 0,9%, solução de Ringer com lactato e Plasma-Lyte®. O médico seleciona o tipo de solução combinada de eletrólitos que irá suprir as necessidades do paciente.

As soluções eletrolíticas orais contêm um carboidrato e vários eletrólitos. As soluções de eletrólitos orais são utilizadas com mais frequência para a reposição da perda de eletrólitos e líquidos em condições como vômito ou diarreia intensos.

Reações adversas, contraindicações, precauções e interações

Sódio (Na+)

Sódio em forma de sal (*i. e.*, NaCl) não apresenta reação adversa, exceto aquelas relacionadas com superdosagem (ver Boxe 54.4). Em alguns casos, uso oral excessivo pode provocar náuseas e vômitos.

O sódio é contraindicado para pacientes com hipernatremia ou retenção hídrica e quando a administração de sódio ou cloreto pode ser prejudicial. O sódio deve ser utilizado com cautela em pacientes cirúrgicos e naqueles com insuficiência circulatória, hipoproteinemia, obstrução do sistema urinário, insuficiência cardíaca (IC), edema ou comprometimento renal. O sódio é classificado na categoria C para risco durante a gravidez e deve ser utilizado com cautela durante a gestação.

Cálcio (Ca++)

Quando se administra cálcio por via IV, podem ocorrer irritação da veia utilizada para administração, formigamento, gosto metálico ou farináceo e "ondas de calor". A administração IV rápida (gliconato de cálcio) pode resultar em bradicardia, vasodilatação, diminuição da pressão arterial, arritmias cardíacas e parada cardíaca. A administração oral pode resultar em distúrbios GI. A administração de cloreto de cálcio pode causar vasodilatação periférica, queda temporária da pressão arterial e sensação de queimação local. O Boxe 54.4 fornece uma lista de reações adversas associadas à hipercalcemia e à hipocalcemia.

HEMOCOMPONENTES E EXPANSORES

AÇÕES E USOS

Plasma sanguíneo

O plasma é a parte líquida do sangue, que contém água, glicose, eletrólitos, gorduras, gases, proteínas, pigmento biliar e fatores da coagulação. O plasma humano é obtido de sangue doado. Embora o sangue total possa ser tipado e submetido a prova cruzada, visto que ele contém eritrócitos que carregam o tipo sanguíneo e o fator Rh, o plasma humano não necessita passar por esses procedimentos. Por isso, o plasma pode ser administrado em emergências agudas.

O plasma administrado por via IV é utilizado para aumentar o volume sanguíneo quando ocorre hemorragia grave e é necessário parcialmente para restaurar o volume sanguíneo enquanto se aguardam tipagem e prova cruzada do sangue total, ou quando houve apenas perda de plasma, como a que pode ocorrer em queimaduras graves.

Frações de proteínas plasmáticas

As frações de proteínas plasmáticas incluem a fração de proteína plasmática humana a 5% e albumina sérica normal a 5% e a 25%. A albumina sérica é obtida do sangue total doado e é uma proteína encontrada no plasma. A fração albumina do sangue humano atua para manter a pressão coloidosmótica do plasma e como carreador de metabólitos intermediários no transporte e na troca de produtos teciduais. A albumina é fundamental para regular o volume de sangue circulante. Quando há perda de sangue em consequência de choque, como na hemorragia, ocorre redução do volume plasmático. Quando o volume de sangue está reduzido, a albumina restaura rapidamente o volume na maioria das situações.

As frações de proteína plasmática são utilizadas no tratamento do choque hipovolêmico (baixo volume de sangue) que ocorre em consequência de queimaduras, traumatismos, cirurgia e infecções, ou em condições nas quais o choque não está presente, mas tem probabilidade de ocorrer. Como no caso do plasma humano, não há necessidade de tipagem sanguínea e prova cruzada quando se administram frações de proteínas plasmáticas. As reações adversas são raras quando se administram proteínas plasmáticas; todavia, em certas ocasiões, pode-se observar a ocorrência de náuseas, calafrios, febre, urticária e episódios de hipotensivos. As proteínas plasmáticas são contraindicadas para pacientes com história de reações alérgicas à albumina, anemia grave ou insuficiência cardíaca; na presença de volume intravascular normal ou aumentado; e em pacientes com derivação cardiopulmonar. As frações de proteínas plasmáticas devem ser utilizadas com cautela em pacientes que estejam em choque ou desidratados, bem como naqueles que apresentam IC ou insuficiência hepática ou renal.

A maioria dessas soluções não deve ser combinada com qualquer outra solução ou fármaco, e essas soluções devem ser administradas isoladamente. Consultar a bula do fármaco ou outras fontes apropriadas antes de combinar qualquer medicamento com frações de proteínas plasmáticas. As soluções utilizadas no manejo dos líquidos corporais são contraindicadas para pacientes com hipersensibilidade a qualquer componente da solução. Todas as soluções utilizadas no manejo dos líquidos corporais discutidas neste capítulo pertencem à categoria C de risco para uso na gravidez e devem ser administradas com cautela durante a gravidez e a lactação. Não foi relatada interação.

Expansores plasmáticos

As soluções IV de expansores plasmáticos incluem hidroxietilamido dextrana de baixo peso molecular e dextrana de alto peso molecular.

Os expansores plasmáticos são utilizados para expandir o volume plasmático quando o choque é causado por queimaduras, hemorragia, cirurgia e outro traumatismo ou para profilaxia da trombose venosa e tromboembolismo. Quando utilizados no tratamento do choque, os expansores plasmáticos não representam um substituto do sangue total ou do plasma, porém são valiosos como medida de emergência até que essas últimas substâncias possam ser utilizadas.

A administração de hidroxietilamido, um expansor plasmático, pode ser acompanhada por vômitos, discreta elevação da temperatura, prurido e reações alérgicas. As reações alérgicas consistem em sibilos, edema em torno dos olhos (edema periorbitário) e urticária. Outros expansores plasmáticos podem resultar em erupções cutâneas leves, urticária generalizada, hipotensão, náuseas, vômitos, cefaleia, dispneia, febre, sensação de aperto no tórax, broncospasmo, sibilos e, raramente, choque anafilático.

Os expansores plasmáticos são contraindicados para pacientes com hipersensibilidade a qualquer componente da solução e para aqueles com distúrbios hemorrágicos graves, insuficiência cardíaca grave, insuficiência renal com oligúria ou anúria. Os expansores plasmáticos devem ser utilizados com cautela em pacientes com doença renal, IC, edema pulmonar e distúrbios hemorrágicos graves. Os expansores plasmáticos são classificados na categoria C de risco para uso na gravidez e devem ser utilizados com cautela durante a gestação e a lactação. Consultar a bula ou outras fontes apropriadas antes de combinar um expansor plasmático ou com outro fármaco para administração IV.

NUTRIÇÃO PARENTERAL TOTAL

Quando alimentação enteral normal não é possível ou adequada para suprir necessidades nutricionais do indivíduo, é necessária terapia nutricional IV ou nutrição parenteral total (NPT). A NPT é o método de administração de nutrientes por via IV, o qual utiliza complexa mistura de produtos químicos combinados em única bolsa. Os componentes dessa mistura podem incluir proteínas (aminoácidos), gorduras, glicose, eletrólitos, vitaminas, minerais e água estéril. Produtos utilizados para suprir necessidades nutricionais IV do paciente incluem substratos proteicos (aminoácidos), substratos energéticos (glicose e emulsões lipídicas), líquidos, eletrólitos e oligoelementos.

NPT é utilizada para prevenir perda de nitrogênio e perda de peso ou para tratar balanço nitrogenado negativo (situação em que o corpo utiliza mais nitrogênio do que seu aporte) nas seguintes situações:

- A via oral, a gastrostomia ou a jejunostomia não podem ou não devem ser utilizadas
- A absorção GI de proteínas está comprometida por obstrução
- A doença inflamatória ou a terapia antineoplásica impedem o funcionamento normal do sistema digestório
- Há necessidade de repouso intestinal (p. ex., após cirurgia intestinal)
- As necessidades metabólicas de proteína estão significativamente aumentadas (p. ex., em estados hipermetabólicos, como queimaduras graves, infecções ou traumatismo)
- As taxas de morbidade e mortalidade podem ser reduzidas por meio de reposição dos aminoácidos perdidos em consequência de degradação tecidual (p. ex., insuficiência renal)
- A alimentação enteral isoladamente não pode fornecer nutrição adequada.

Se a ingestão de nutrientes proteicos pelo paciente for significativamente menor do que a necessária para que o corpo possa suprir os gastos energéticos, surge estado de balanço nitrogenado negativo. O corpo começa a converter a proteína do músculo em carboidrato para obter energia a ser utilizada pelo corpo. Isso resulta em perda de peso e emaciação muscular. Nessas situações, as soluções IV tradicionais não fornecem calorias ou nitrogênio em quantidades suficientes para atender às necessidades orgânicas diárias. A NPT pode ser administrada por uma veia periférica ou cateter venoso central em forma altamente concentrada para melhorar estado nutricional, estabelecer balanço nitrogenado positivo e melhorar processo de cicatrização. A NPT periférica é utilizada por períodos relativamente curtos (não mais do que 5 a 7 dias), e quando a via venosa central não é possível ou necessária. Um exemplo de solução utilizada na NPT consiste em aminoácidos com eletrólitos. Essas soluções podem ser administradas isoladamente ou em combinação com soluções de glicose (5 ou 10%).

A NPT infundida em uma veia central é indicada para promover a síntese de proteínas em pacientes com acentuado hipercatabolismo ou grave depleção de nutrientes ou naqueles que necessitam de nutrição parenteral a longo prazo. Por exemplo, aminoácidos combinados com glicose hipertônica e emulsões lipídicas IV são infundidos via cateter venoso central para promover a síntese de proteínas. Vitaminas, oligoelementos e eletrólitos podem ser acrescentados à mistura da NPT para suprir as necessidades individuais do paciente. A dose diária depende das necessidades diárias de proteínas do paciente, seu estado metabólico e resposta clínica.

A NPT é administrada por meio de bomba de infusão. A bomba infunde uma pequena quantidade (0,1 a 10 mℓ/h) continuamente para manter a veia aberta. Os horários de administração variam; um exemplo consiste em administração

626 Parte 13 Fármacos que Atuam em Outros Sistemas do Corpo

contínua durante algumas horas, com nivelamento da velocidade de fluxo por várias horas para em seguida aumentar a velocidade de administração durante várias horas, de modo a estimular o padrão normal dos horários de refeição.

ⓘ ALERTA DE ENFERMAGEM

A hiperglicemia constitui uma complicação metabólica comum. Se uma infusão de NPT for administrada muito rapidamente, pode resultar hiperglicemia, glicosúria, confusão mental e perda da consciência. Avaliar os níveis de glicemia a cada 4 a 6 horas para monitorar o desenvolvimento de hiperglicemia e orientar a dose de glicose e insulina (se houver necessidade). Para minimizar essas complicações, o médico pode diminuir a velocidade de administração, reduzir a concentração de glicose ou administrar insulina.

Para evitar reação hipoglicêmica de rebote com súbita retirada de NPT contendo dose concentrada de glicose, a velocidade de administração é lentamente reduzida, ou a concentração de glicose é gradualmente diminuída. Se houver necessidade de suspender abruptamente a NPT, inicia-se uma solução de glicose a 5 ou 10% para reduzir gradualmente a glicose administrada. O médico é notificado se o paciente apresentar sintomas de hipoglicemia, incluindo fraqueza, tremores, sudorese, cefaleia, fome e apreensão. Outras complicações de NPT incluem infecção bacteriana, sepse, embolia, distúrbios metabólicos, hemotórax ou pneumotórax.

Uma emulsão lipídica IV contém óleo de soja ou de açafrão e uma mistura de triglicerídios naturais, predominantemente ácidos graxos insaturados. Essa emulsão lipídica é utilizada na prevenção e no tratamento da deficiência de ácidos graxos essenciais. Ela também fornece calorias não proteicas para os que recebem NPT quando as necessidades calóricas não podem ser supridas com glicose. A emulsão lipídica é utilizada como fonte de calorias e de ácidos graxos essenciais para pacientes que exigem nutrição parenteral por longos períodos (habitualmente mais de 5 dias). A emulsão lipídica não deve fornecer mais do que 60% do aporte calórico total do paciente, sendo os 40% ou mais remanescentes de aporte calórico fornecidos por carboidratos e aminoácidos.

As reações adversas mais comuns associadas à administração de emulsão lipídica consistem em sepse causada pelo equipo de administração e tromboflebite em consequência da irritação venosa, devido à administração concomitante de soluções hipertônicas. Reações adversas menos frequentes incluem dispneia, cianose, hiperlipidemia, hipercoagulabilidade, náuseas, vômitos, cefaleia, rubor, aumento da temperatura corporal, sudorese, sonolência, dor torácica e lombar, leve pressão sobre os olhos e tontura. As emulsões lipídicas IV são contraindicadas quando os pacientes apresentam condições que interferem no metabolismo normal das gorduras (p. ex., pancreatite aguda), bem como para pacientes alérgicos a ovos. As emulsões lipídicas IV devem ser utilizadas com cautela em pacientes com grave comprometimento hepático, doença pulmonar, anemia e distúrbios da coagulação sanguínea. Essas soluções estão classificadas na categoria C de risco para uso na gravidez e devem ser administradas com cautela durante gestação e lactação.

Em geral, emulsões lipídicas não devem ser combinadas com qualquer outra solução ou fármacos, exceto quando combinadas na NPT. Deve-se consultar fontes apropriadas antes de combinar qualquer fármaco com emulsão lipídica.

FÁRMACOS ALCALINIZANTES E ACIDIFICANTES

Os fármacos alcalinizantes e acidificantes são utilizados para corrigir um desequilíbrio do estado acidobásico no sangue. Os desequilíbrios acidobásicos são os seguintes:

- Acidose metabólica: redução do pH sanguíneo causada por excesso de íons hidrogênio no líquido extracelular (tratamento consiste em agentes alcalinizantes)
- Alcalose metabólica: elevação do pH sanguíneo causada por excesso de bicarbonato no líquido extracelular (tratamento consiste em agentes acidificantes).

MEDICAMENTO ALCALINIZANTE | BICARBONATO (HCO_3^-)

Ação e usos

O achado de pH sanguíneo baixo significa que o corpo encontra-se em uma condição ácida, enquanto um pH sanguíneo elevado indica uma condição alcalina. Para elevar o pH, é preciso administrar um agente alcalinizante. O bicarbonato de sódio, um agente alcalinizante, separa-se no sangue, e o bicarbonato atua como tampão para diminuir a concentração de íons hidrogênio e elevar o pH sanguíneo.

O bicarbonato (HCO_3^-) desempenha um papel vital no equilíbrio do estado acidobásico do corpo. Os fármacos alcalinizantes são utilizados no tratamento da acidose metabólica e para aumentar o pH sanguíneo. O bicarbonato pode ser administrado por via IV na forma de bicarbonato de sódio ($NaHCO_3$) no tratamento da acidose metabólica, um estado de desequilíbrio que pode ser observado em doenças ou condições como choque grave, acidose diabética, diarreia intensa, circulação extracorpórea do sangue, doença renal grave e parada cardíaca. O bicarbonato de sódio VO é utilizado como alcalinizante gástrico e urinário. Pode ser administrado como único fármaco ou pode ser encontrado em um dos componentes de alguns antiácidos. O bicarbonato de sódio também é útil no tratamento da diarreia grave acompanhada de perda de bicarbonato.

Reações adversas, contraindicações, precauções e interações

Em alguns casos, uso excessivo de bicarbonato oral pode provocar náuseas e vômitos. Alguns indivíduos podem utilizar bicarbonato de sódio para alívio de distúrbios GI, como dor, desconforto, sintomas de indigestão e flatulência. Uso prolongado de bicarbonato de sódio VO e doses excessivas de bicarbonato de sódio IV podem resultar em alcalose sistêmica.

O bicarbonato é contraindicado para pacientes com perda de cloreto por aspiração GI contínua ou vômitos; pacientes que apresentam alcalose metabólica ou respiratória, hipocalcemia, insuficiência renal ou dor abdominal intensa de causa desconhecida; e para aqueles que seguem dietas hipossódicas.

O bicarbonato deve ser utilizado com cautela em pacientes com IC ou com comprometimento renal, bem como naqueles que recebem terapia com glicocorticoides. O bicarbonato é incluído na categoria C de risco para uso na gravidez e deve ser utilizado com cautela durante a gestação.

A administração oral de bicarbonato pode diminuir a absorção do cetoconazol. Podem ocorrer níveis sanguíneos aumentados de quinidina, flecainida ou simpatomiméticos quando esses fármacos são administrados com bicarbonato. Observa-se risco aumentado de cristalúria quando o bicarbonato é administrado com fluoroquinolonas. Podem ocorrer possíveis efeitos reduzidos do lítio, do metotrexato, da clorpropamida, dos salicilatos e das tetraciclinas quando esses fármacos são administrados com bicarbonato de sódio. O bicarbonato de sódio não deve ser administrado nas primeiras 2 horas após medicamentos de revestimento entérico, visto que o revestimento entérico protetor pode ser desintegrado antes do fármaco alcançar o intestino.

AGENTE ACIDIFICANTE | CLORETO DE AMÔNIO

Ações e usos

O cloreto de amônio reduz o pH sanguíneo pelo seu metabolismo inicial a ureia, em seguida a ácido clorídrico, que é subsequentemente metabolizado a íons hidrogênio, acidificando o sangue.

Reações adversas e interações

As reações adversas ao cloreto de amônio consistem em acidose metabólica e perda de eletrólitos, particularmente potássio. O uso de cloreto de amônio e espironolactona pode aumentar a acidose sistêmica.

PROCESSO DE ENFERMAGEM
Paciente em uso de solução para manejo dos líquidos corporais

AVALIAÇÃO

Avaliação pré-administração

Antes da administração de uma solução IV, avaliar estado geral do paciente, analisar resultados recentes de exames laboratoriais (quando apropriado), pesar o paciente (quando apropriado) e obter sinais vitais. Pressão arterial, frequência de pulso e frequência respiratória sinalizam o estado basal, particularmente importante quando o paciente está recebendo líquidos para tratamento de choque ou outros distúrbios graves. Perguntar ao paciente como se sente para ajudar a avaliar sinais de desequilíbrio eletrolítico (ver Boxe 54.4). Verificar todos os exames laboratoriais e exames complementares apropriados para o desequilíbrio apresentado pelo paciente.

Avaliação continuada

Durante a avaliação continuada de uma linha IV, a inspeção do local é normalmente determinada pelo tipo de infusão e acuidade do paciente. As diretrizes gerais são as seguintes:

- Infusão de líquidos não irritantes a adultos alertas/orientados: pelo menos a cada 4 horas
- Infusão em paciente em estado crítico, incapazes de notificar o enfermeiro: a cada 1 a 2 horas
- Infusão em recém-nascido ou criança: a cada hora
- Infusão de soluções vesicantes ou vasoconstritoras: a cada 5 a 15 minutos.

O local da agulha deve ser inspecionado à procura de sinais de **extravasamento** (escape de líquido de vaso sanguíneo para os tecidos adjacentes) ou infiltração (acúmulo de líquido nos tecidos). Se houver sinais evidentes de extravasamento ou de infiltração, reiniciar a infusão em outra veia.

Quando o paciente estiver em estado crítico, pode-se puncionar uma veia central para monitorar resposta do paciente à terapia. A pressão venosa central é verificada conforme solicitado. Durante a administração de líquidos e eletrólitos no ambiente de cuidados críticos, a pressão arterial, a de pulso e a frequência respiratória são continuamente monitoradas. Por exemplo, paciente em choque, ao qual se administra expansor plasmático, deve ser monitorado continuamente, enquanto paciente com acesso salinizado 3 dias após uma cirurgia pode necessitar de monitoramento apenas uma ou duas vezes a cada turno.

Durante a terapia, a determinação sérica de eletrólitos ou bicarbonatos é realizada para monitoramento.

Potássio

A pressão arterial e o pulso de pacientes que recebem potássio oral devem ser monitorados a cada 4 horas, particularmente no início da terapia. Deve-se observar o paciente à procura de sinais de hiperpotassemia (ver Boxe 54.4), que indicam que a dose de potássio está excessivamente alta. Podem ocorrer também sinais de hipopotassemia durante a terapia, podendo indicar que a dose de potássio está muito baixa e precisa ser aumentada. Se sinais de hipopotassemia ou hiperpotassemia forem aparentes ou suspeitos, entrar em contato com o médico. Em alguns casos, este prescreve monitoramento laboratorial frequente dos níveis séricos de potássio.

Quando se infunde potássio, é necessário inspecionar o sítio da agulha IV a cada 5 a 15 minutos à procura de sinais de extravasamento. O potássio é irritante para os tecidos. Caso ocorra extravasamento, interromper imediatamente a administração por via intravenosa e notificar o médico. É melhor verificar o protocolo da instituição quanto ao tratamento do extravasamento antes de iniciar a terapia, e deve-se dispor imediatamente de suprimentos para tratar os tecidos, retardando assim a lesão tecidual.

Pacientes em estado crítico e aqueles que apresentam hipopotassemia grave necessitam de monitoramento cardíaco continuado durante a infusão IV. Medir e registrar o balanço hídrico a cada 8 horas. A velocidade de infusão é reduzida para manter a veia aberta, e o médico deve ser notificado se for constatado um pulso irregular.

Cálcio

Antes, no decorrer e depois da administração de cálcio IV, monitorar a pressão arterial, a frequência de pulso e a frequência respiratória a cada 5 a 15 minutos até que a condição do paciente esteja estabilizada. Após a administração de cálcio, observar o paciente à procura de sinais de hipercalcemia (ver Boxe 54.4).

628 Parte 13 Fármacos que Atuam em Outros Sistemas do Corpo

ⓘ ALERTA DE ENFERMAGEM

A sobrecarga de íons cálcio na circulação sistêmica resulta em síndrome hipercalcêmica aguda. Os sintomas da síndrome hipercalcêmica consistem em níveis plasmáticos elevados de cálcio, fraqueza, letargia, náuseas e vômitos intensos, coma e, sem tratamento, morte. Relatar imediatamente quaisquer sinais da síndrome hipercalcêmica ao médico.

Para combater a síndrome hipercalcêmica, o médico pode prescrever cloreto de sódio IV e potente diurético IV, como furosemida. Quando usados juntos, esses dois medicamentos aumentam acentuadamente a depuração renal de cálcio e reduzem a hipercalcemia.

Sódio
Quando se administra NaCl por infusão IV, observar o paciente durante e após a administração à procura de sinais de hipernatremia (ver Boxe 54.4). Verificar a velocidade da infusão IV, conforme solicitado pelo médico, habitualmente a cada 5 a 15 minutos. Para minimizar a irritação venosa durante a administração de sódio ou de qualquer solução eletrolítica, utilizar uma agulha de pequeno calibre, bem introduzida no lúmen de veia calibrosa.

Pacientes que recebem infusão IV de NaCl a 3 ou 5% são observados rigorosamente à procura de sinais de edema pulmonar (dispneia, tosse, inquietação, bradicardia). Se for constatada a ocorrência de qualquer desses sintomas, a velocidade da infusão IV é reduzida para manter a veia aberta, e o médico é notificado imediatamente. Deve-se medir balanço hídrico a cada 8 horas em pacientes que recebem NaCl por via IV. Observar o paciente à procura de sinais de hipernatremia a cada 3 a 4 horas e entrar em contato com o médico se houver suspeita dessa condição.

Magnésio
Quando magnésio é prescrito para tratamento de convulsões ou hipomagnesemia grave, o paciente requer observação constante. Obter a pressão arterial, o pulso e a frequência cardíaca imediatamente antes da administração do fármaco, e submeter o paciente a monitoramento contínuo. Continuar o monitoramento desses sinais vitais a intervalos frequentes até que a condição do paciente esteja estabilizada. Como magnésio é eliminado pelos rins, deve ser usado com cautela em pacientes com comprometimento renal. Monitorar o débito urinário para verificar um débito de pelo menos 100 mℓ a cada 4 horas. Deve-se relatar ao médico eliminação de menos de 100 mℓ de urina a cada 4 horas.

Bicarbonato
Quando administrado para tratar acidose metabólica, bicarbonato pode ser acrescentado ao líquido IV ou administrado como solução IV separada. Em geral, solicita-se monitoramento laboratorial frequente de pH e gases sanguíneos, pois dosagem e duração da terapia dependem dos resultados dos exames. Observa-se com frequência o paciente à procura de sinais de melhora clínica e monitoram-se pressão arterial, pulso e frequência respiratória a cada 15 a 30 minutos ou conforme solicitado pelo médico. O extravasamento do fármaco exige a escolha de outro sítio para introdução da agulha, visto que ele é irritante para os tecidos.

Emulsões lipídicas
Quando se administra uma emulsão lipídica, monitorar a capacidade do paciente de eliminar a gordura infundida da circulação, visto que a lipidemia precisa desaparecer entre as infusões diárias. Além disso, monitorar a lipidemia pela avaliação dos resultados dos seguintes exames laboratoriais: hemograma, coagulação sanguínea, provas de função hepática, perfil dos lipídios plasmáticos e contagem de plaquetas. Registrar elevação nos resultados de qualquer um desses exames laboratoriais como anormal.

DIAGNÓSTICOS DE ENFERMAGEM

Os diagnósticos de enfermagem específicos para agentes farmacológicos incluem os seguintes:

- **Volume de líquidos excessivo**, relacionado com efeitos adversos em consequência da infusão IV excessivamente rápida
- **Volume de líquidos deficiente**, relacionado com a incapacidade de ingerir líquidos orais, perda anormal de líquidos, outros fatores (especificar a causa do volume de líquidos deficiente)
- **Nutrição desequilibrada: menor do que as necessidades corporais**, relacionada com a anorexia causada por opioides
- **Risco de lesão**, relacionado com os efeitos adversos dos fármacos (fraqueza muscular)
- **Confusão aguda**, relacionada com efeitos adversos dos fármacos
- **Risco de débito cardíaco diminuído**, relacionado com efeitos adversos dos fármacos (arritmias cardíacas).

Diagnósticos de enfermagem relacionados com a administração de medicamentos são discutidos no Capítulo 4.

PLANEJAMENTO

Os desfechos esperados no paciente dependem de fármaco específico, dose, via de administração e razão pela qual eletrólito ou líquido são administrados, mas podem incluir resposta ótima à terapia, atendimento às necessidades do paciente relacionadas com o controle das reações diversas e confiabilidade na compreensão do esquema de tratamento.

IMPLEMENTAÇÃO

Promoção da resposta ótima à terapia
O membro utilizado para administração deve estar em posição confortável e apoiado, se necessário, por pequena almofada ou outro dispositivo. Uma bomba de infusão IV pode ser solicitada para administração dessas soluções. Regular o alarme da bomba de infusão e verificar o funcionamento da unidade a intervalos frequentes.

ⓘ ALERTA DE ENFERMAGEM

Administrar todas as soluções IV com muita cautela. Em nenhum momento uma solução IV deve ser infundida rapidamente, a não ser que exista uma prescrição específica, por escrito, para fazê-lo.

A não ser que haja uma orientação diferente, a solução IV deve ser administrada em temperatura ambiente. Se a solução estiver refrigerada, deixá-la aquecer antes do uso pela sua exposição à temperatura ambiente durante 30 a 45 minutos. A duração média para uma infusão de 1.000 mℓ de solução IV é de 4 a 8 horas. Uma exceção é quando existe uma prescrição por escrito ou verbal pelo médico para administrar a solução rapidamente, devido a uma emergência. Neste caso, a prescrição precisa indicar especificamente a velocidade de administração na forma de gotas por minuto, mililitros por minuto ou período de tempo durante o qual um volume específico de líquido deve ser infundido (p. ex., 125 mℓ/h ou 1.000 mℓ em 8 horas).

Em algumas situações, são administrados eletrólitos para evitar ou corrigir potencial desequilíbrio eletrolítico. Por exemplo, para o paciente sob aspiração nasogástrica são prescritos um ou mais eletrólitos adicionados à solução IV, como soro glicosado a 5% ou solução eletrolítica combinada, de modo a repor os eletrólitos perdidos via aspiração nasogástrica. Em outras situações, são administrados eletrólitos para repor aqueles já perdidos, como no caso do paciente internado com vômitos e diarreia intensos de vários dias de duração.

Quando os eletrólitos são administrados por via parenteral, a dosagem é expressa em miliequivalentes (mEq) – por exemplo, 7 mEq de gliconato de cálcio IV. As doses de bicarbonato de sódio, cálcio e magnésio administradas por via oral são expressas em miligramas (mg). Os líquidos contendo potássio e comprimidos efervescentes são expressos em miliequivalentes; cápsulas ou comprimidos podem ser expressos em miliequivalentes ou miligramas.

Os distúrbios eletrolíticos podem causar graus variáveis de confusão mental, fraqueza muscular, náuseas, vômitos e irregularidades cardíacas (ver Boxe 54.4 para sintomas específicos). Os níveis séricos de eletrólitos apresentam uma faixa terapêutica muito estreita. É necessário um monitoramento cuidadoso para determinar se os níveis sanguíneos estão acima ou abaixo dos valores de referência. Os valores normais podem variar de acordo com o laboratório, porém uma faixa geral de valores normais para cada eletrólito é fornecida no Boxe 54.4. Em geral, as reações adversas são controladas pela manutenção dos níveis sanguíneos dos vários eletrólitos dentro da faixa normal de referência.

Administração de potássio

Quando administrado por via oral, potássio pode causar desconforto GI. Por conseguinte, é administrado imediatamente após as refeições ou com alimento e um copo cheio de água. O potássio oral não deve ser triturado ou mastigado. Se o paciente tiver dificuldade em deglutir, consultar o médico sobre o uso de solução ou comprimido efervescente, que se dissolve em contato com água. O potássio na forma de comprimidos efervescentes, pó ou líquido precisa ser completamente misturado com 120 a 240 mililitros de água fria, suco ou outra bebida. Os comprimidos efervescentes precisam efervescer por completo antes de a solução ser tomada lentamente aos goles durante um período de 5 a 15 minutos. Os líquidos orais e o pó solúvel que foi misturado e dissolvido em água fria ou suco também devem ser tomados aos goles lentamente durante um período de 5 a 15 minutos. Avisar ao paciente que as soluções de potássio têm gosto salgado. Alguns desses produtos são aromatizados para torná-los mais palatáveis.

ALERTA DE ENFERMAGEM

As soluções concentradas de potássio são exclusivamente para misturas IV e nunca devem ser utilizadas não diluídas. A injeção IV direta de potássio pode resultar em morte súbita. Quando administrado por via IV, o potássio é sempre diluído em 500 a 1.000 mℓ de uma solução IV. A concentração máxima recomendada de potássio é de 80 mEq em 1.000 mℓ de solução IV (embora em situações de emergência aguda, possa ser necessária maior concentração de potássio).

Administração de magnésio

Magnésio pode ser prescrito por via intramuscular (IM), via IV ou infusão IV diluída em tipo e quantidade específicos de solução IV. Quando prescrito por via IV, o magnésio é administrado não diluído como solução a 50% a adultos e como solução a 20% a crianças. O fármaco é administrado profundamente em uma grande massa muscular, como o músculo glúteo.

Considerações sobre o paciente

Gerontologia

Os adultos mais velhos precisam de uma dose menor de magnésio, devido à função renal diminuída. Monitorar rigorosamente níveis séricos de magnésio quando for administrado a indivíduos idosos.

Monitorar o paciente à procura de sinais precoces de hipermagnesemia (ver Boxe 54.4) e entrar imediatamente em contato com o médico se houver suspeita de qualquer desequilíbrio de magnésio. Em geral, são solicitadas determinações frequentes de níveis plasmáticos de magnésio. Entrar em contato com o médico se nível de magnésio estiver acima ou abaixo dos valores de referência.

ALERTA DE ENFERMAGEM

Quando níveis séricos de magnésio ultrapassam 4 mEq/ℓ, reflexos tendíneos profundos inicialmente diminuem e, depois, desaparecem quando os níveis séricos alcançam 10 mEq/ℓ. O reflexo patelar deve ser testado antes da administração de cada dose de magnésio. Se estiver ausente ou se a resposta for lenta, o enfermeiro suspende a dose e notifica o médico. Cálcio IV deve estar disponível para reverter depressão respiratória e bloqueio atrioventricular (BAV) que podem ocorrer com superdosagem de magnésio.

Nutrição parenteral total

Um filtro microscópico é colocado na linha IV quando são administradas soluções de NPT. O filtro impede a entrada de agregados microscópicos (partículas que podem se formar na bolsa de NPT) na corrente sanguínea, onde poderiam causar embolia maciça.

Soluções lipídicas

Soluções (emulsões) lipídicas devem ser manipuladas com cuidado para diminuir risco de separação ou "fragmentação do óleo". Isso pode ser identificado pelo aparecimento de estrias amareladas ou acúmulo de gotículas amareladas na emulsão. As soluções lipídicas são administradas a adultos em uma velocidade que não deve ultrapassar 1 a 2 mℓ/min.

ALERTA DE ENFERMAGEM

Durante os primeiros 30 minutos de infusão de uma solução lipídica, observar cuidadosamente o paciente à procura de dificuldade respiratória, cefaleia, rubor, náuseas, vômitos ou sinais de reação de hipersensibilidade. Se for constatada ocorrência de qualquer dessas reações, interrompe-se a infusão, mantém-se o acesso venoso aberto com fluxo e notifica-se imediatamente o médico.

Administração de bicarbonato
Administram-se comprimidos de bicarbonato de sódio com um copo cheio de água; a forma em pó é dissolvida em copo cheio de água. Se bicarbonato de sódio oral for utilizado para alcalinizar a urina, verificar pH urinário 2 ou 3 vezes/dia, ou conforme solicitado pelo médico. Se a urina permanecer ácida, entrar em contato com o médico, pois pode haver necessidade de aumentar a dose do fármaco. O bicarbonato de sódio IV é administrado em situações de emergência, como acidose metabólica ou determinados tipos de superdosagem de fármacos, quando a alcalinização da urina é necessária para acelerar a eliminação do fármaco.

Monitoramento e manejo das necessidades do paciente
Ao administrar soluções de eletrólitos, as reações adversas são mais frequentemente relacionadas com superdosagem. Correção do desequilíbrio por meio de redução da dose ou interrupção da infusão funciona habitualmente, e reações adversas desaparecem rapidamente. Determinações frequentes de eletrólitos séricos são obtidas para monitorar níveis sanguíneos.

Volume de líquidos excessivo
Monitorar os pacientes a intervalos frequentes à procura de sinais de sobrecarga hídrica. Se forem observados sinais de sobrecarga hídrica (ver Boxe 54.2), reduzir a velocidade da infusão IV e entrar imediatamente em contato com o médico.

Considerações sobre o paciente

Gerontologia
Os indivíduos mais velhos correm maior risco de sobrecarga hídrica, devido à maior incidência de doença cardíaca e diminuição de função renal que podem acompanhar o envelhecimento. O monitoramento cuidadoso dos sinais e dos sintomas de sobrecarga hídrica é de extrema importância quando se administram líquidos a indivíduos idosos.

Volume de líquidos deficiente e nutrição desequilibrada: menor do que as necessidades corporais
Com frequência, soluções utilizadas em manejo de líquidos corporais são administradas para corrigir déficit de volume de líquidos e fornecer carboidratos (nutrição). Deve-se rever o prontuário do paciente para compreender a justificativa para administrar solução específica.

Desequilíbrios eletrolíticos podem causar náuseas, vômitos e outros distúrbios GI. Se for constatada ocorrência de distúrbio GI com administração oral, a ingestão do medicamento às refeições pode diminuir as náuseas. Fornecer refeições menores e mais frequentes pode ajudar a estabilizar o estado nutricional. A correção do desequilíbrio eletrolítico habitualmente resolve o problema de náuseas e vômitos.

Risco de lesão
O paciente corre risco aumentado de quedas, devido a fraqueza ou cãibras musculares. A observação frequente e o rápido atendimento à chamada da campainha ajudam a manter a segurança do paciente. Se houver fraqueza ou cãibras musculares, ajudar o paciente na deambulação para evitar quedas ou outro tipo de lesão.

Confusão aguda
Paciente com desequilíbrio eletrolítico pode estar confuso ou desorientado. O enfermeiro deve identificar-se todas as vezes, chamar o paciente pelo nome, situá-lo, falar com ele de maneira calma e acolhedora, reorientar ou redirecionar o paciente com gentileza e explicar cuidadosamente qualquer procedimento antes de sua realização. É importante tranquilizar o paciente, explicando que seus sintomas fazem parte do desequilíbrio, mas podem desaparecer com a correção do mesmo (quando aplicável).

Risco de débito cardíaco diminuído
Alguns eletrólitos podem causar irregularidades cardíacas. Verificar frequência do pulso a intervalos regulares; telemetria ou monitoramento contínuo podem ser iniciados se for observada alguma irregularidade da frequência cardíaca. Por exemplo, quando se administra potássio a paciente com doença cardíaca, é necessário ter monitor cardíaco para acompanhar continuamente a frequência e o ritmo cardíacos durante a terapia.

❗ ALERTA DE ENFERMAGEM

Elevações leves (5,5 a 6,5 mEq/ℓ) a moderadas (6,5 a 8,0 mEq/ℓ) de níveis sanguíneos de potássio podem ser assintomáticas e só se manifestar por elevação das concentrações séricas de potássio e aparecimento de alterações eletrocardiográficas características, como desaparecimento das ondas P e alargamento do complexo QRS.

Orientação ao paciente e aos familiares
Ao iniciar a terapia IV, deve-se fornecer ao paciente ou aos familiares breve explicação de motivo e método de administração de solução IV. Algumas vezes, quando alarmes são ativados, pacientes e familiares podem pensar que a equipe esteja muito ocupada para responder e modificam ou ajustam a velocidade de fluxo dos equipos de administração por via intravenosa. É preciso ressaltar a importância de pedir ajuda, se houver qualquer problema com sítio IV, equipo de administração por via intravenosa ou aparelho.

Para assegurar adesão acurada ao esquema medicamentoso prescrito, explicar cuidadosamente ao paciente ou familiar a dose e os intervalos entre as doses. Como pode ocorrer superdosagem (que pode ser grave) se o paciente não aderir a dosagem e horários prescritos, é de suma importância que o paciente entenda perfeitamente a quantidade do medicamento e o horário de sua administração. Ressaltar a importância de seguir rigorosamente o esquema prescrito de dosagem durante a orientação do paciente.

O médico pode solicitar exames laboratoriais e exames complementares periodicamente para alguns pacientes que recebem eletrólitos orais. Incentiva-se o paciente a manter as datas marcadas para a realização desses testes, bem como as visitas ao médico ou à clínica. Indivíduos em uso de bicarbonato de sódio como antiácido devem ser alertados de que emprego excessivo pode resultar em alcalose e ocultar problema mais grave.

REAVALIAÇÃO

• A resposta terapêutica é obtida; os desequilíbrios hidreletrolíticos são corrigidos

- As reações adversas são identificadas, relatadas ao médico e controladas com sucesso por meio de intervenções de enfermagem apropriadas:
  - O paciente mantém volume de líquidos adequado
  - O paciente mantém estado nutricional adequado
  - Não se evidencia lesão
  - A orientação e o estado mental do paciente permanecem intactos
  - O débito cardíaco é mantido
- O paciente e sua família expressam confiança e demonstram entender o esquema medicamentoso.

Farmacologia na prática
PENSE CRITICAMENTE
O Sr. Garcia declara que não abandonou a dieta hipossódica prescrita. Ele nem imagina por que aumentou de peso. Explica que, com a pirose, ele sabe que esteve se alimentando menos. Também menciona que o bicarbonato de sódio que ele utiliza praticamente não alivia a pirose. Descreva como você irá orientá-lo sobre os efeitos colaterais que está apresentando devido ao bicarbonato de sódio.

PONTOS-CHAVE

■ Líquidos e eletrólitos constituem importante componente do corpo. Sem líquidos, a capacidade do corpo de transportar oxigênio e nutrientes para os vários tecidos fica comprometida

■ Soluções utilizadas para manejo de líquidos corporais são frequentemente administradas por via parenteral. Eletrólitos, calorias ou água são suplementados por via IV. As normas de acesso IV são determinadas pelas instituições e incluem quem pode iniciar as linhas, ter acesso a elas para administração e proceder a seu monitoramento. Acesso venoso é em geral iniciado na parte distal de um membro. O profissional deve tentar o acesso venoso não mais do que duas vezes antes de solicitar ajuda. Os acessos IV devem ser rotineiramente monitorados, independentemente de serem usados para administração intermitente ou contínua de líquidos

■ As soluções frequentemente infundidas incluem eletrólitos, hemocomponentes, expansores do plasma e NPT. Os eletrólitos circulam no sangue em níveis específicos, onde devem estar disponíveis para uso pelas células quando forem necessários. Ocorre desequilíbrio eletrolítico quando a concentração sanguínea de eletrólito está muito alta ou muito baixa. Pode ocorrer também desequilíbrio em consequência de vômitos, cirurgia, exames complementares ou administração de fármacos. Os hemocomponentes são utilizados para aumentar o volume sanguíneo devido a condições como hemorragia ou choque. A NPT é utilizada quando o corpo não é capaz de obter nutrientes por meio do sistema digestório

■ Condições de desequilíbrio acidobásico podem ser corrigidas com fármacos, como bicarbonato de sódio.

RESUMO DE FÁRMACOS
Eletrólitos

Nome genérico	Usos	Reações adversas	Faixas posológicas
Cálcio	Controle de hiperfosfatemia em estágio terminal de insuficiência renal	Ver Boxe 54.4	3 a 4 comprimidos VO, a cada refeição
Carbonato de cálcio	Suplemento dietético para prevenção ou tratamento de deficiência de cálcio em condições como gravidez e lactação, diarreia crônica, osteoporose, osteomalacia, raquitismo e tetania latente; para reduzir sintomas da síndrome pré-menstrual	Raras; ver Boxe 54.4 para sinais de hipercalcemia	500 a 2.000 mg/dia VO
Citrato de cálcio	Iguais aos de carbonato de cálcio	Iguais às de carbonato de cálcio	500 a 2.000 mg/dia VO
Cloreto de sódio	Prevenção ou tratamento de depleção de volume extracelular, desidratação, depleção de sódio, auxiliar na prevenção de prostração por calor	Náuseas, vômitos, diarreia, cólicas abdominais, edema, irritabilidade, inquietação, fraqueza, hipertensão, taquicardia, acúmulo de líquidos, edema pulmonar e parada respiratória (ver Boxe 54.2)	Individualizar dose
Gliconato de cálcio	Tetania hipocalcêmica, hiperpotassemia com cardiotoxicidade secundária, intoxicação por magnésio, exsanguinotransfusão	Iguais às do carbonato de cálcio	Adultos: 1,35 a 70 mEq/dia IV Crianças: 2,3 mEq/kg/dia bem diluídos; administrar lentamente em doses fracionadas
Lactato de cálcio	Iguais aos do carbonato de cálcio	Iguais às do carbonato de cálcio	500 a 2.000 mg/dia VO
Magnésio	Suplemento dietético, hipomagnesemia	Raras; ver o Boxe 54.4 para sinais de hipermagnesemia	54 a 483 mg/dia VO

(continua)

632 Parte 13 Fármacos que Atuam em Outros Sistemas do Corpo

Nome genérico	Usos	Reações adversas	Faixas posológicas
Misturas de eletrólitos orais	Manutenção de água e eletrólitos após terapia parenteral corretiva de diarreia grave; manutenção para repor perdas leves a moderadas de líquidos quando a ingestão de alimentos e líquidos é interrompida; para restaurar perda de líquidos e minerais em diarreia e vômitos em lactentes e crianças	Raras	Dose individualizada, seguindo as diretrizes fornecidas no produto
Sulfato de magnésio	Hipomagnesemia leve a grave, crises convulsivas	Toxicidade, reflexos tendíneos profundos fracos ou ausentes, paralisia flácida, sonolência, torpor, pulso fraco, arritmias, hipotensão, colapso circulatório, paralisia respiratória	Hipomagnesemia: 2 a 5 g em 1 ℓ de solução IV; 4 a 5 g durante 3 h\nCrises convulsivas: 4 a 5 g de sulfato de magnésio em 250 mℓ de soro glicosado; administrar simultaneamente 4 a 5 g de sulfato de magnésio (não diluído) IM em cada nádega para dose inicial de 10 a 14 g; seguida por infusão IV de 1 a 2 g/h, até obter controle de crise convulsiva
Suplementos de potássio	Hipopotassemia	Ver o Boxe 54.4; mais comuns: náuseas, vômitos, diarreia, flatulência, desconforto abdominal, erupções cutâneas	40 a 100 mEq/dia VO
Agentes alcalinizantes			
Bicarbonato	Acidose metabólica, parada cardíaca alcalinização sistêmica e urinária	Tetania, edema, distensão gástrica, flatulência, distensão abdominal, hipopotassemia, alcalose metabólica	Em acidose metabólica e parada cardíaca: a dose varia dependendo dos resultados laboratoriais e da condição do paciente\nAlcalinização da urina: 4 g VO, inicialmente, seguidos por 1 a 2 g VO a cada 6 h
Trometamina	Acidose metabólica durante revascularização miocárdica ou parada cardíaca	Febre, hipoglicemia, hiperpotassemia, depressão respiratória, necrose hepática hemorrágica, espasmo venoso, necrose venosa	9 mℓ/kg (sem ultrapassar a dose única total de 500 mℓ)
Agente acidificante			
Cloreto de amônio	Alcalose metabólica	Perda de eletrólitos, particularmente potássio, acidose metabólica	Varia dependendo da tolerância e da condição do paciente

REVISÃO DO CAPÍTULO

Calcule a dosagem dos medicamentos

1. O paciente deve receber 1.000 mℓ de soro glicosado a 5% durante 10 horas. Calcule quantos mililitros devem ser infundidos a cada hora.
2. A um paciente, foram prescritos 40 mEq de potássio VO. O fármaco está disponível na farmácia em solução de 20 mEq/15 mℓ. O enfermeiro administra _____.

Prepare-se para provas

1. Líquidos e eletrólitos constituem que porcentagem do corpo?
   1. 10%
   2. 33%
   3. 70%
   4. 99%

2. Terapia parenteral é iniciada _____.
   1. Porque o paciente está muito cansado para se alimentar
   2. Para comodidade do médico
   3. Devido à incapacidade de processar nutrientes/líquidos GI
   4. Para a obtenção de melhores desfechos
3. Qual das seguintes opções é um sinal/sintoma de sobrecarga hídrica?
   1. Tinido
   2. Hipotensão
   3. Diminuição da temperatura corporal
   4. Alterações comportamentais

Capítulo 54 Líquidos, Eletrólitos e Terapia Parenteral   633

4. Qual dos seguintes sintomas indicaria a presença de hipocalcemia?
1. Tetania
2. Constipação intestinal
3. Fraqueza muscular
4. Hipertensão arterial

5. Qual dos seguintes resultados laboratoriais de concentração sérica de potássio deve ser relatado imediatamente pelo enfermeiro ao médico?
1. 2,5 mEq/ℓ
2. 1,5 mEq/ℓ
3. 4,5 mEq/ℓ
4. 5,5 mEq/ℓ

6. Qual dos seguintes sinais/sintomas mais provavelmente indicaria hipernatremia?
1. Febre, sede aumentada
2. Pele fria e pegajosa
3. Diminuição do turgor da pele
4. Hipotensão

7. Qual dos seguintes itens é uma complicação metabólica comum da NPT?
1. Hipomagnesemia
2. Hipermagnesemia
3. Hipoglicemia
4. Hiperglicemia

8. Durante o monitoramento de paciente com acesso venoso, o enfermeiro verifica que a área em torno do local de inserção da agulha está edemaciada e vermelha. A primeira medida do enfermeiro consiste em _____.
1. Verificar pressão arterial e pulso do paciente
2. Verificar possível ocorrência de extravasamento
3. Perguntar ao paciente se o acesso venoso foi acidentalmente lesionado
4. Notificar imediatamente o médico

9. Qual das seguintes soluções IV exigem tipagem e prova cruzada para administração?
1. Soluções lipídicas
2. Plaquetas
3. Sangue total
4. Soro fisiológico

10. Organizar os passos seguidos para iniciar acesso IV em um paciente.
1. Aplicar garrote acima do local de punção
2. Inspecionar o membro
3. Limpar o local de punção
4. Perguntar ao paciente sobre acessos IV anteriores
5. Tracionar a pele para acesso

Para verificar suas respostas, ver Apêndice F.

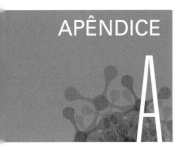

APÊNDICE A

Categorias de Fármacos | Substâncias Controladas e Classificação da FDA Quanto ao Risco de Uso na Gestação*

Classificação das substâncias controladas

Grupo 1 (C-I)
- Alto potencial de abuso, com potencial de dependência grave
- Falta de segurança aceitável, substâncias não aprovadas para uso clínico nos EUA
- Exemplos: heroína, *Cannabis* (maconha),[1] *ecstasy* (MDMA), peiote (alucinógeno mescalina).

Grupo II (C-II)
- Alto potencial de abuso, com dependência física ou psicológica grave
- Substâncias aprovadas para uso clínico nos EUA (e todas as categorias abaixo)
- Exemplos: opioides, como fentanila, meperidina, metadona, morfina, oxicodona, hidrocodona, isoladamente ou em associação, como codeína associada a agente anti-inflamatório não esteroide; cocaína; anfetaminas e metanfetamina.

Grupo III (C-III)
- Menor potencial de abuso do que as substâncias do grupo II
- Potencial de dependência física de moderada a baixa ou dependência psicológica
- Exemplos: esteroides anabolizantes, cetamina, fendimetrazina (anorexígeno), THC sintético.

Grupo IV (C-IV)
- Menor potencial de abuso do que as substâncias do grupo III
- Potencial de dependência limitada
- Exemplos: benzodiazepínicos, alguns hipnóticos não benzodiazepínicos (zolpidem), ansiolíticos (diazepam, lorazepam), analgésicos não opioides (tramadol), produtos à base de opiáceos (difenoxilato + atropina), lorcasserina (sacietogênico).

Grupo V (C-V)[2]
- Potencial de abuso limitado
- Exemplos: pequenas quantidades de opioide (codeína) usadas como antitussígenos ou antidiarreicos, pregabalina.

Categorias de risco para gestação (fetal) da FDA[3]

Categoria A para gestação
- Estudos adequados e bem controlados em gestantes não demonstraram risco aumentado de anormalidades fetais com esses fármacos em qualquer trimestre de gravidez.

Categoria B para gestação
- Estudos realizados em animais não conseguiram demonstrar evidências de prejuízo para o feto; entretanto, não existem estudos adequados e bem controlados em gestantes

OU

- Estudos conduzidos em animais demonstraram efeito adverso, porém estudos adequados e bem controlados em gestantes não conseguiram demonstrar risco para o feto em qualquer trimestre.

Categoria C para gestação
- Estudos conduzidos em animais revelaram efeito adverso, porém não existem estudos adequados e bem controlados em gestantes

OU

- Não foram realizados estudos em animais, e não existem estudos adequados e bem controlados em gestantes.

Categoria D para gestação
- Estudos adequados bem controlados ou observacionais em gestantes demonstraram risco para o feto
- Entretanto, os benefícios potenciais podem superar o risco para o feto. Se houver necessidade de uso em situação potencialmente fatal ou doença grave, o fármaco pode ser

---

*N.R.T.: Ver Portaria 344/98 do Ministério da Saúde sobre medicamentos sujeitos a controle especial no Brasil.

[1] Nos EUA, 25 estados e o Distrito de Columbia permitem o uso da *Cannabis* para fins medicinais. Oito desses estados também legalizaram maconha para uso recreativo (1/17). Exigências de cada estado determinam como uma pessoa pleiteia autorização para compra e uso do produto.

[2] De acordo com a lei federal norte-americana, quantidades limitadas de determinadas substâncias do grupo V podem ser adquiridas diretamente em farmácia sem necessidade de prescrição, se isso for permitido pela lei estadual. O comprador precisa ter no mínimo 18 anos de idade e deve apresentar carteira de identidade. Todas essas transações precisam ser registradas pelo farmacêutico que dispensou as substâncias.

A segurança das substâncias controladas depende da instituição. Quando há unidades automatizadas de armazenamento de fármacos, essas substâncias controladas são mantidas e registradas de modo sistemático nessas unidades. Alarmes para discrepâncias na verificação alertam a equipe do ambulatório ou da farmácia para contabilizar manualmente as substâncias controladas na unidade, comparando-a com a contagem computadorizada. Em instituições sem sistema automatizado, registros por escrito ainda podem ser utilizados, mas exigem dois membros da equipe licenciados para visualizar e contar manualmente o uso de medicamentos *versus* o estoque remanescente disponível quando os turnos são finalizados.

[3] Esse sistema de classificação foi eliminado desde 29/06/2018 e começou a ser suprimido em 2015; é fornecido como referência durante o período de transição.

aceitável, se não for possível utilizar fármacos mais seguros ou se estes não forem efetivos.

Categoria X para gestação

- Estudos adequados e bem controlados ou observacionais em animais ou em gestantes demonstraram evidências positivas de anormalidades ou riscos fetais
- O uso do produto é contraindicado para gestantes ou mulheres que possam engravidar.

Categoria N para gestação

- O medicamento não é classificado pela FDA.

Independentemente da categoria para uso na gestação ou da suposta segurança do medicamento, nenhum fármaco deve ser administrado durante a gravidez, a não ser que claramente necessário e que os benefícios potenciais superem o prejuízo potencial ao feto.

APÊNDICE B

PRÁTICAS SEGURAS PARA PREVENÇÃO DE ERROS NA ADMINISTRAÇÃO DE MEDICAMENTOS

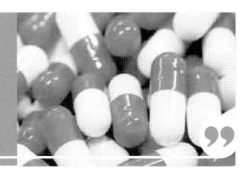

Seguir os "os nove certos" na administração de medicamentos:

1. Paciente certo

✓ Conferir nome completo antes de administrar o medicamento e utilizar no mínimo dois identificadores para confirmar o paciente correto: nome identificado na pulseira; nome identificado no leito e nome identificado no prontuário.

✓ Evitar, dentro do possível, que dois pacientes com o mesmo nome fiquem internados simultaneamente no mesmo quarto ou enfermaria.

2. Medicamento certo

✓ Conferir se o nome do medicamento que tem em mãos é o que está prescrito.

✓ Conferir se o paciente não é alérgico ao medicamento prescrito.

✓ Identificar os pacientes alérgicos de forma diferenciada, com pulseira e aviso em prontuário, alertando toda a equipe.

3. Via certa

✓ Identificar a via de administração prescrita.

✓ Higienizar as mãos com preparação alcoólica para as mãos ou sabonete líquido e água, antes do preparo e administração do medicamento.

✓ Verificar se o diluente (tipo e volume) foi prescrito e se a velocidade de infusão foi estabelecida, analisando sua compatibilidade com a via de administração e com o medicamento em caso de administração por via endovenosa.

✓ Avaliar a compatibilidade do medicamento com os produtos para a saúde utilizados para sua administração (seringas, cateteres, sondas, equipos e outros).

✓ Identificar no paciente qual a conexão correta para a via de administração prescrita em caso de administração por sonda nasogástrica, nasoentérica ou via parenteral.

✓ Realizar a antissepsia do local da aplicação para administração de medicamentos por via parenteral.

✓ Esclarecer todas as dúvidas com a supervisão de enfermagem, prescritor ou farmacêutico previamente à administração do medicamento.

✓ Esclarecer as dúvidas de legibilidade da prescrição diretamente com o prescritor.

4. Hora certa

✓ Garantir que a administração do medicamento seja feita sempre no horário correto para adequada resposta terapêutica.

✓ A antecipação ou o atraso da administração em relação ao horário predefinido somente poderá ser feito com o consentimento do enfermeiro e do prescritor.

5. Dose certa

✓ Conferir atentamente a dose prescrita para o medicamento. Doses escritas com "zero", "vírgula" e "ponto" devem receber atenção redobrada.

✓ Certificar-se de que a infusão programada é a prescrita para aquele paciente.

✓ Verificar a unidade de medida utilizada na prescrição; em caso de dúvida, consultar o prescritor.

✓ Conferir a velocidade de gotejamento, a programação e o funcionamento das bombas de infusão contínua em caso de medicamentos de infusão contínua.

✓ Realizar dupla checagem dos cálculos para o preparo e programação de bomba para administração de medicamentos potencialmente perigosos ou de alta vigilância (ex.: anticoagulantes, opiáceos, insulina e eletrólitos concentrados, como cloreto de potássio injetável).

✓ Medicações de uso "se necessário" deverão, quando prescritas, ser acompanhadas da dose, posologia e condição de uso.

Importante: Não deverão ser administrados medicamentos em casos de prescrições vagas como: "fazer se necessário", "conforme ordem médica" ou "a critério médico".

6. Documentação certa (Registro certo)

✓ Registrar na prescrição o horário da administração do medicamento.

✓ Checar o horário da administração do medicamento a cada dose.

✓ Registrar todas as ocorrências relacionadas aos medicamentos, tais como adiamentos, cancelamentos, desabastecimento, recusa do paciente e eventos adversos.

7. Razão/orientação correta

✓ Esclarecer dúvidas sobre a razão da indicação do medicamento, sua posologia ou outra informação antes de administrá-lo ao paciente, junto ao prescritor.

✓ Orientar e instruir o paciente sobre qual o medicamento está sendo administrado (nome), justificativa da indicação, efeitos esperados e aqueles que necessitam de acompanhamento e monitorização.

✓ Garantir ao paciente o direito de conhecer o aspecto (cor e formato) dos medicamentos que está recebendo, a frequência com que será ministrado, bem como sua indicação, sendo esse conhecimento útil na prevenção de erro de medicação.

8. Forma certa

✓ Checar se o medicamento a ser administrado possui a forma farmacêutica e a via de administração prescrita.

✓ Checar se a forma farmacêutica e a via de administração prescritas estão apropriadas à condição clínica do paciente.

✓ Sanar as dúvidas relativas à forma farmacêutica e a via de administração prescrita junto ao enfermeiro, farmacêutico ou prescritor.

✓ A farmácia deve disponibilizar o medicamento em dose unitária ou manual de diluição, preparo e administração de medicamentos; caso seja necessário, realizar a trituração do medicamento para administração por sonda nasogástrica ou nasoentérica.

9. Resposta certa

✓ Observar cuidadosamente o paciente, para identificar, quando possível, se o medicamento teve o efeito desejado.

✓ Registrar em prontuário e informar ao prescritor, todos os efeitos diferentes (em intensidade e forma) do esperado para o medicamento.

✓ Deve-se manter clara a comunicação com o paciente e/ou cuidador.

✓ Considerar a observação e relato do paciente e/ou cuidador sobre os efeitos dos medicamentos administrado, incluindo respostas diferentes do padrão usual.

✓ Registrar todos os parâmetros de monitorização adequados (sinais vitais, glicemia capilar).

Segundo a RDC nº 36/2013 da Anvisa, todos os eventos adversos, incluindo os erros de medicação ocorridos nos serviços de saúde do país devem ser notificados, pelo Núcleo de Segurança do Paciente, ao Sistema Nacional de Vigilância Sanitária (SNVS), por meio do sistema Notivisa.

 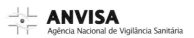 

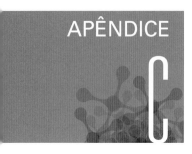

APÊNDICE C
Calendários de Vacinação

A lista cada vez maior de doenças evitáveis se dá, em parte, por conta da vacinação. O Ministério da Saúde e a Sociedade Brasileira de Imunização (SBIm) publicam programas de imunização anualmente.

A seguir, estão incluídos os Calendários de Vacinação (2018-2019) recomendados pela Sociedade Brasileira de Imunização (SBIm) para lactentes e crianças (do nascimento aos 10 anos), adolescentes (11 a 19 anos) e adultos (20 a 59 anos). Esses calendários apresentam informações para a documentação do enfermeiro bem como lembretes úteis aos pacientes para que os calendários sejam seguidos e a imunidade, mantida.

O Manual dos Centros de Referência para Imunobiológicos Especiais (CRIEs) pode ser acessado em: http://portalarquivos2.saude.gov.br/images/pdf/2014/dezembro/09/manual-cries-9 dez14-web.pdf.

Apêndice C Calendários de Vacinação

CALENDÁRIO DE VACINAÇÃO SBIm CRIANÇA
Recomendações da Sociedade Brasileira de Imunizações (SBIm) – 2018/2019

0-10 anos

Comentários numerados devem ser consultados.

DO NASCIMENTO AOS 2 ANOS DE IDADE | DOS 2 AOS 10 ANOS | DISPONIBILIZAÇÃO DAS VACINAS

VACINAS	Ao nascer	1 mês	2 meses	3 meses	4 meses	5 meses	6 meses	7 meses	8 meses	9 meses	12 meses	15 meses	18 meses	24 meses	4 anos	5 anos	6 anos	9 anos	10 anos	Gratuitas nas UBS*	Clínicas privadas de vacinação
BCG ID [1]	Dose única																			SIM	SIM
Hepatite B [2]	1ª dose	2ª dose					3ª dose													SIM	SIM
Tríplice bacteriana (DTPw ou DTPa) [3]			1ª dose		2ª dose		3ª dose					REFORÇO			REFORÇO					DTPw	DTPa e dTpa
Haemophilus influenzae b [4]			1ª dose		2ª dose		3ª dose					REFORÇO								SIM, para as três primeiras doses	SIM
Poliomielite (vírus inativados) [5]			1ª dose		2ª dose		3ª dose					REFORÇO			REFORÇO					SIM, VIP para as três primeiras doses e VOP nas doses de reforços e campanhas para crianças de 1 a 4 anos	SIM, somente nas apresentações combinadas com DTPa e dTpa
Rotavírus [6]			Duas ou três doses, dependendo da vacina utilizada																	SIM, vacina monovalente	SIM, vacina monovalente e pentavalente
Pneumocócicas conjugadas [7]			Duas ou três doses, dependendo da vacina utilizada								REFORÇO									SIM, VPC10 para menores de 5 anos	SIM, VPC10 e VPC13
Meningocócicas conjugadas [8]			Duas ou três doses, dependendo da vacina utilizada								REFORÇO					REFORÇO				SIM, menC para menores de 5 anos e uma dose entre 11 e 14 anos	SIM, menC e menACWY
Meningocócica B [9]			1ª dose		2ª dose		3ª dose				REFORÇO									NÃO	SIM
Influenza (gripe) [10]											Dose anual. Duas doses na primovacinação antes dos 9 anos de idade.									SIM, 3V para menores de 5 anos e grupos de risco	SIM, 3V e 4V
Poliomielite oral (vírus vivos atenuados) [5]											DIAS NACIONAIS DE VACINAÇÃO									NÃO	NÃO
Febre amarela [11]									Dose única											SIM	SIM
Hepatite A [12]											1ª dose		2ª dose							SIM, dose única aos 15 meses (até menores de 5 anos)	SIM
Tríplice viral (sarampo, caxumba e rubéola) [13,15]											1ª dose		2ª dose							SIM	SIM
Varicela (catapora) [14,15]											1ª dose		2ª dose							SIM, duas doses (aos 15 meses e entre 4 e 6 anos)	SIM
HPV [16]																		Duas doses		SIM, HPV4 – duas doses para meninas de 9 a 14 anos e meninos de 11 a 14 anos	SIM
Vacina tríplice bacteriana acelular do tipo adulto (dTpa)																			REFORÇO	NÃO	SIM
Dengue [17]																		Três doses para soropositivos		NÃO	SIM

* UBS – Unidades Básicas de Saúde

26/08/2018 ■ Sempre que possível, preferir vacinas combinadas ■ Sempre que possível, considerar aplicações simultâneas na mesma visita ■ Qualquer dose não administrada na idade recomendada deve ser aplicada na visita subsequente ■ Eventos adversos significativos devem ser notificados às autoridades competentes.

Algumas vacinas podem estar especialmente recomendadas para pacientes portadores de comorbidades ou em outra situação especial. Consulte os *Calendários de vacinação SBIm pacientes especiais*.

CALENDÁRIO DE VACINAÇÃO SBIm CRIANÇA [CONT.]
Recomendações da Sociedade Brasileira de Imunizações (SBIm) – 2018/2019

COMENTÁRIOS

1. BCG ID: deverá ser aplicada o mais precocemente possível, de preferência ainda na maternidade, em recém-nascidos com peso maior ou igual a 2.000 g. Em caso de suspeita de imunodeficiência ou RNs cujas mães fizeram uso de biológicos durante a gestação, a vacina pode estar contraindicada (consulte os *Calendários de vacinação SBIm pacientes especiais*).

2. Hepatite B: a) Aplicar a primeira dose nas primeiras 12 horas de vida. b) O esquema de quatro doses pode ser adotado quando é utilizada uma vacina combinada que inclua a vacina hepatite B, ou seja, a primeira dose ao nascer, com a vacina isolada, e aos 2, 4 e 6 meses de idade com DTPw-HB-Hib ou DTPa--HB-VIP-Hib. c) Se mãe HBsAg+, administrar vacina nas primeiras 12 horas de vida e HBIG o mais precocemente possível (até sete dias após o parto).

3. Tríplice bacteriana: o uso da vacina DTPa é preferível ao da DTPw, pois os eventos adversos associados com sua administração são menos frequentes e intensos. O reforço dos 4 a 5 anos pode ser feito com dTpa, DTPa ou DTPw. O reforço dos 9 a 10 anos de idade deve ser feito com a vacina tríplice acelular do tipo adulto (dTpa).

4. Hib: recomenda-se o reforço aos 15-18 meses, principalmente quando forem utilizadas, na série primária, vacinas Hib nas combinações com DTPa.

5. Poliomielite: recomenda-se que, idealmente, todas as doses sejam com a VIP. Não utilizar VOP em crianças hospitalizadas e imunodeficientes.

6. Vacina rotavírus monovalente: duas doses, idealmente aos 2 e 4 meses de idade. **Vacina rotavírus pentavalente:** três doses, idealmente aos 2, 4 e 6 meses de idade. **Para ambas as vacinas,** a primeira dose pode ser feita a partir de 6 semanas de vida e no máximo até 3 meses e 15 dias, e a última dose até 7 meses e 29 dias. O intervalo mínimo entre as doses é de 30 dias. Se a criança cuspir, regurgitar ou vomitar após a vacinação, não repetir a dose. Não utilizar em crianças hospitalizadas. Em caso de suspeita de imunodeficiência ou RNs cujas mães fizeram uso de biológicos durante a gestação, a vacina pode estar contraindicada e seu uso deve ser avaliado pelo médico (consulte os *Calendários de vacinação SBIm pacientes especiais*).

7. Pneumocócicas conjugadas: a SBIm recomenda, a partir dos 2 meses de idade e sempre que possível, o uso preferencial da VPC13, com o intuito de ampliar a proteção para os três sorotipos adicionais em relação à VPC10. No entanto, quando isso não for possível, crianças menores de 6 anos com esquema completo ou incompleto de VPC10 podem se beneficiar com dose(s) adicional(is) de VPC13, respeitando-se a recomendação de bula para cada idade de início e o intervalo mínimo de dois meses da dose anterior da VPC10. O PNI adotou, desde janeiro de 2016, o esquema de duas doses da VPC10 aos 2 e 4 meses de vida, com reforço aos 12 meses. A SBIm mantém a recomendação de três doses quando utilizada a VPC13: aos 2, 4 e 6 meses de vida com reforço entre 12 e 15 meses.

8. Meningocócicas conjugadas: sempre que possível, preferir a vacina menACWY no primeiro ano de vida e reforços. No Brasil, quatro vacinas estão licenciadas para crianças: menC, menACWY-CRM e menACWY-TT a partir de 2 meses de idade e menACWY-D a partir dos 9 meses de idade.

O esquema primário varia conforme a vacina utilizada: menC e menACWY-TT – duas doses (3 - 5 meses) e reforço entre 12 e 15 meses; menACWY-CRM – três doses (3 - 5 - 7 meses) e reforço entre 12 e 15 meses; menACWY-D – duas doses, com intervalo mínimo de 3 meses, para crianças de 9 a 23 meses de idade.

Para todas as vacinas meningocócicas conjugadas estão recomendados dois reforços: entre 5 e 6 e aos 11 anos de idade (ou cinco anos após a última dose) tendo em vista a perda rápida de proteção.

Não existem dados de estudos de intercambialidade entre as vacinas meningocócicas conjugadas. Entretanto, se houver necessidade de intercambiá-las, deve-se adotar o esquema com maior número de doses na primovacinação.

Crianças vacinadas com menC podem se beneficiar com o uso da vacina menACWY, com o objetivo de ampliar a proteção. Respeitar intervalo mínimo de um mês da última menC.

9. Meningocócica B: três doses aos 3, 5 e 7 meses de idade e reforço entre 12-15 meses. Crianças que iniciam a vacinação mais tarde: a) entre 6 e 11 meses: duas doses com intervalo de dois meses e uma dose de reforço no segundo ano de vida respeitando-se um intervalo mínimo de dois meses da última dose; b) entre 12 meses e 10 anos: duas doses com intervalo de dois meses.

10. Influenza: é recomendada para todas as crianças a partir dos 6 meses de idade. Quando administrada pela primeira vez em crianças menores de 9 anos, aplicar duas doses com intervalo de 30 dias. Desde que disponível, a vacina influenza 4V é preferível à vacina influenza 3V, por conferir maior cobertura das cepas circulantes. Na impossibilidade de uso da vacina 4V, utilizar a vacina 3V.

11. Febre amarela: recomendada em dose única, a partir de 9 meses de vida para residentes ou viajantes para áreas de vacinação (de acordo com classificação do MS). Pode ser recomendada também para atender a exigências sanitárias de determinadas viagens internacionais, devendo a vacinação ser feita até dez dias antes de viagens. A indicação de uma segunda dose da vacina, especialmente para crianças vacinadas antes de 2 anos de idade, não é consensual, mas deve ser considerada de acordo com o risco epidemiológico e pela possibilidade de falha vacinal à primeira dose. Recomenda-se que crianças menores de 2 anos de idade não recebam as vacinas febre amarela e tríplice viral no mesmo dia. Nesses casos, e sempre que possível, respeitar intervalo de 30 dias entre as doses. Contraindicada para imunodeprimidos; mas se o risco de adquirir a doença superar os riscos potenciais da vacinação, o médico deverá avaliar sua utilização (consulte os *Calendários de vacinação SBIm pacientes especiais*).

12. Hepatite A: para crianças a partir de 12 meses de idade não vacinadas para hepatite B no primeiro ano de vida, a vacina combinada hepatites A e B na formulação adulto pode ser considerada para substituir a vacinação isolada (A ou B) com esquema de duas doses (0 - 6 meses).

13. Sarampo, caxumba e rubéola: para crianças com esquema completo, não há evidências que justifiquem uma terceira dose como rotina, podendo ser considerada em situações de surto de caxumba e risco para a doença. Em situação de risco para o sarampo – por exemplo, surto ou exposição domiciliar – a primeira dose pode ser aplicada a partir de 6 meses de idade. Nesses casos, a aplicação de mais duas doses após a idade de 1 ano ainda será necessária. Veja considerações sobre o uso da vacina quádrupla viral (SCRV) no item 15. O uso em imunodeprimidos deve ser avaliado pelo médico (consulte os *Calendários de vacinação SBIm pacientes especiais*).

14. Varicela: é considerada adequadamente vacinada a criança que tenha recebido duas doses da vacina após 1 ano de idade. Em situação de risco – por exemplo, surto de varicela ou exposição domiciliar – a primeira dose pode ser aplicada a partir de 9 meses de idade. Nesses casos, a aplicação de mais duas doses após a idade de 1 ano ainda será necessária. Veja considerações sobre o uso da vacina quádrupla viral (SCRV) no item 15. O uso em imunodeprimidos deve ser avaliado pelo médico (consulte os *Calendários de vacinação SBIm pacientes especiais*).

15. Aos 12 meses, na mesma visita, aplicar a primeira dose da tríplice viral e varicela em administrações separadas (SCR + V) ou com a vacina quádrupla viral (SCRV). A segunda dose de tríplice viral e varicela, preferencialmente com vacina quádrupla viral, pode ser administrada a partir dos 15 meses de idade, mantendo intervalo de três meses da dose anterior de SCR, V ou SCRV.

16. HPV: duas vacinas estão disponíveis no Brasil: HPV4, licenciada para ambos os sexos; e HPV2, licenciada apenas para o sexo feminino. O esquema de vacinação para meninas e meninos menores de 15 anos é de duas doses com intervalo de 6 meses (0 - 6 meses).

17. Dengue: recomendada para crianças soropositivas. Esquema de três doses com intervalo de seis meses entre elas (0 - 6 - 12 meses). Contraindicada para crianças soronegativas e imunodeprimidas.

Apêndice C Calendários de Vacinação 641

Doenças evitáveis por vacinação e vacinas para sua prevenção.

Doença	Vacina	Transmissão da doença	Sintomas da doença	Complicações da doença
Caxumba	**Vacina tríplice viral:** protege contra sarampo, caxumba e rubéola **Vacina tetraviral:** protege contra sarampo, caxumba, rubéola e varicela (catapora)	Ar, contato direto	Edema das glândulas salivares, febre, cefaleia, fadiga, mialgia	Meningite (infecção das membranas que revestem o encéfalo e a medula espinal), encefalite (inflamação do encéfalo), inflamação dos testículos ou dos ovários, surdez
Coqueluche	**Vacina DTPa (tríplice bacteriana):** protege contra difteria, tétano e coqueluche (*pertussis*)	Ar, contato direto	Febre baixa, tosse seca, coriza, mal-estar geral	Otite, pneumonia, parada respiratória, desidratação, convulsão, lesão cerebral, morte (sobretudo em lactentes < 6 meses de vida)
Difteria	**Vacina DTP:** protege contra difteria, tétano e coqueluche (*pertussis*)	Ar, contato direto	Faringite, febre baixa, fraqueza, linfadenopatia cervical	Miocardite, insuficiência cardíaca, coma, paralisia, morte
Doença meningocócica	**Vacinas meningocócicas conjugadas**	Gotículas no ar, por meio de secreções respiratórias	Pode variar de febre transitória até doença fulminante, que pode levar a morte em poucas horas. A forma invasiva pode manifestar-se como meningococcemia, meningite (com ou sem meningococcemia). Meningite é a principal manifestação, ocorrendo em 70% dos casos; bacteriemia isolada em 27%, e doença fulminante em 4%. O início pode ser insidioso e inespecífico, mas geralmente é súbito com febre, calafrios, mal-estar, mialgia, dor em membros, prostração e erupção cutânea maculopapular, petequial ou purpúrica	A doença invasiva pode ser complicada por pneumonia (8 a 15%), artrites, miocardite, pericardite e endoftalmite. Ocorre síndrome inflamatória pós-infecciosa em menos de 10% dos casos, instalando 4 ou mais dias após o início do quadro; apresenta-se com febre e artrite ou vasculite, e menos comumente com conjuntivite, pericardite e polisserosite. Outras complicações da meningite são hidrocefalia, paralisia de nervos cranianos, derrame subdural, edema cerebral, entre outras manifestações. Sequelas ocorrem em 11 a 19% dos sobreviventes
Hepatite A	**Vacina hepatite A:** protege contra hepatite A	Contato direto, água ou alimentos contaminados	Pode não haver sintomas ou febre, dor no estômago, perda do apetite, fadiga, vômitos, icterícia (coloração amarelada de pele e olhos), coluria	Insuficiência hepática, artralgia (dor articular), distúrbios renais, pancreáticos e hematológicos
Hepatite B	**Vacina hepatite B:** protege contra a hepatite B	Contato com sangue ou líquidos corporais	Pode não haver sintomas ou febre, cefaleia, fraqueza, vômitos, icterícia (coloração amarelada de pele e olhos), dor articular	Infecção hepática aguda de vários graus de gravidade ou crônica, insuficiência hepática, câncer de fígado
Hib	**Vacina Hib:** protege contra *Haemophilus influenzae* tipo b	Ar, contato direto	Pode não provocar sintomas, a não ser que as bactérias penetrem no sangue	Meningite (infecção das membranas que revestem o encéfalo e a medula espinal), déficit intelectual, epiglotite (infecção potencialmente fatal que pode bloquear a traqueia e provocar graves problemas respiratórios), pneumonia, morte
Influenza (gripe)	**Vacina antigripal:** protege contra *influenza* (gripe). Há a trivalente (2 cepas de vírus A e 1 cepa de vírus B) e a quadrivalente (2 cepas de vírus A e 2 cepas de vírus B)	Ar, contato direto	Febre, dor muscular, faringite, tosse, fadiga extrema	Pneumonia (infecção dos pulmões)

(continua)

642   Apêndice C Calendários de Vacinação

Doenças evitáveis por vacinação e vacinas para sua prevenção (*continuação*).

Doença	Vacina	Transmissão da doença	Sintomas da doença	Complicações da doença
Pneumocó-cica	**Vacina pneumocócica conjugada 10-valente (VPC10) ou VPC13 ou VPC23:** protege contra *Streptococcus pneumoniae* (pneumo-coco)	Ar, contato direto	Pode não haver sintomas ou pneumonia	Bacteriemia (infecção do sangue), meningite (infecção das membra-nas que revestem o encéfalo e a medula espinal), morte
Poliomielite	**Vacinas VOP (Sabin) e VIP ou IPV (Salk):** protegem contra a poliomielite	Ar, contato direto, através da boca	Pode não haver sintomas ou febre, faringite, náuseas, cefaleia	Paralisia flácida, morte
Rotavírus	**Vacinas orais mono-valente (VRH1) ou pentavalente (VR5):** protegem contra doença diarreica por rotavírus	Via oral	Diarreia, febre, vômitos	Diarreia intensa, desidratação
Rubéola	**Vacina tríplice viral:** protege contra sarampo, caxumba e rubéola **Vacina tetraviral:** pro-tege contra sarampo, caxumba, rubéola e varicela (catapora)	Ar, contato direto	Crianças infectadas algumas vezes apresentam exantema, febre, linfadenopatia	Muito grave em grávidas – pode levar a aborto espontâneo, natimor-talidade, trabalho de parto prema-turo, defeitos congênitos
Sarampo	**Vacina tríplice viral:** protege contra sarampo, caxumba e rubéola **Vacina tetraviral:** pro-tege contra sarampo, caxumba, rubéola e varicela (catapora)	Ar, contato direto	Exantema, febre, tosse, coriza, hiperemia conjuntival	Encefalite (edema cerebral), pneumo-nia, morte
Tétano	**Vacina DTPa:** protege contra tétano, difteria, e coqueluche (*per-tussis*)	Exposição através de cortes na pele	Rigidez de músculos do pescoço e abdominais, dificuldade na deglu-tição, espasmos musculares, febre	Ossos fraturados, dificuldade na respiração, morte
Tuberculose (menin-gite)	BCG ID	Direta, interpes-soal, portanto, aglomerações são o principal fator de transmis-são. O indivíduo expele perdigotos ao falar, espirrar ou tossir. Essas gotículas de saliva contêm *M. tuber-culosis* e podem ser aspiradas por outro indiví-duo. Qualquer fator que gere baixa resistência orgânica também favorece o esta-belecimento da tuberculose	Os eventos adversos mais comuns ocorrem no local de aplicação da vacina. Em até 10% dos vacinados, há formação de uma lesão ulcerada de cicatri-zação lenta (meses). Também pode ocorrer linfadenopatia, em especial na cadeia axilar próxima ao local de aplicação que, por vezes, evolui para supuração (produção de pus), exigindo inter-venção terapêutica. Pode haver manifestações sistêmicas (febre, cansaço, cefaleia, mialgia). As reações alérgicas graves (anafila-xia) são raras	Não impede a infecção nem o desenvolvimento de tuberculose pulmonar, mas pode conferir certo grau de proteção contra meningite tuberculosa e formas disseminadas da doença
Varicela	**Vacina tetraviral:** pro-tege contra sarampo, caxumba, rubéola e varicela (catapora)	Ar, contato direto	Exantema, cansaço, cefaleia, febre	Vesículas infectadas, distúrbios hemorrágicos, encefalite (edema cerebral), pneumonia (infecção dos pulmões)

11-19 anos

| Os comentários devem ser consultados. | Para recomendações de vacinação para gestantes, ver *Calendário de vacinação SBIm gestante*. |

Para definir vacinas e esquemas de doses na adolescência, considerar o passado vacinal.

Vacinas	Esquemas e recomendações	Comentários	DISPONIBILIZAÇÃO DAS VACINAS	
			Gratuitas nas UBS*	Clínicas privadas de vacinação
Tríplice viral (sarampo, caxumba e rubéola)	• Duas doses da vacina acima de 1 ano de idade, com intervalo mínimo de um mês entre elas. • Para adolescentes com esquema completo, não há evidências que justifiquem uma terceira dose como rotina, podendo ser considerada em situações de surto de caxumba e risco para a doença.	• Contraindicada para gestantes. O uso em imunodeprimidos deve ser avaliado pelo médico (consulte os *Calendários de vacinação SBIm pacientes especiais*). • Até 12 anos de idade, considerar a aplicação de vacina combinada quádrupla viral (sarampo, caxumba, rubéola e varicela/SCRV).	SIM, SCR	SIM, SCR e SCRV
Hepatites A, B ou A e B	**Hepatite A:** duas doses, no esquema 0 - 6 meses.	• Adolescentes não vacinados na infância para as hepatites A e B devem ser vacinados o mais precocemente possível para essas infecções. • A vacina combinada para as hepatites A e B é uma opção e pode substituir a vacinação isolada para as hepatites A e B. • Para gestantes: ver *Calendário de vacinação SBIm gestante*.	NÃO	SIM
	Hepatite B: três doses, esquema 0 - 1 - 6 meses.		SIM	SIM
	Hepatite A e B: para menores de 16 anos: duas doses aos 0 - 6 meses. A partir de 16 anos: três doses aos 0 - 1 - 6 meses.		NÃO	SIM
HPV	• Se o esquema de vacinação não foi iniciado aos 9 anos, aplicar a vacina o mais precocemente possível. • O esquema de vacinação para meninas e meninos menores de 15 anos é de duas doses com intervalo de seis meses (0 - 6 meses). • Para adolescentes com idade ≥ 15 anos, não imunizados anteriormente, o esquema é de três doses (0 - 1 a 2 - 6 meses).	• Duas vacinas estão disponíveis no Brasil: HPV4, licenciada para ambos os sexos; e HPV2, licenciada apenas para o sexo feminino. • Para gestantes: ver *Calendário de vacinação SBIm gestante*.	SIM, HPV4 – duas doses para meninas de 9 a 14 anos e meninos de 11 a 14 anos	SIM, HPV4 e HPV2
Tríplice bacteriana acelular do tipo adulto (difteria, tétano e coqueluche) – dTpa ou dTpa-VIP Dupla adulto (difteria e tétano) – dT	**Com esquema de vacinação básico completo:** dose de reforço, preferencialmente com dTpa, dez anos após a última. **Com esquema de vacinação básico incompleto:** uma dose de dTpa a qualquer momento e completar a vacinação básica com dT (dupla bacteriana do tipo adulto) de forma a totalizar três doses de vacina contendo o componente tetânico. **Não vacinados e/ou histórico vacinal desconhecido:** uma dose de dTpa e duas doses de dT no esquema 0 - 2 - 4 a 8 meses.	• Atualizar dTpa independente de intervalo prévio com dT ou TT. • O uso da vacina dTpa, em substituição à dT, para adolescentes, objetiva, além da proteção individual, a redução da transmissão da *Bordetella pertussis*, principalmente para suscetíveis com alto risco de complicações, como os lactentes. • Considerar antecipar reforço com dTpa para cinco anos após a última dose de vacina contendo o componente *pertussis* para adolescentes contactantes de lactentes. • Para indivíduos que pretendam viajar para países nos quais a poliomielite é endêmica recomenda-se a vacina dTpa combinada à pólio inativada (dTpa-VIP). • A dTpa-VIP pode substituir a dTpa, inclusive em gestantes, ficando a critério médico o uso *off label* nesses casos. • Para gestantes: ver *Calendário de vacinação SBIm gestante*. • A vacina está recomendada mesmo para aqueles que tiveram coqueluche, já que a proteção conferida pela infecção não é permanente.	SIM, dT para todos. dTpa para gestantes e puérperas até 45 dias após o parto	SIM, dTpa e dTpa-VIP
Varicela (catapora)	**Para suscetíveis:** duas doses. **Para menores de 13 anos:** intervalo de três meses. **A partir de 13 anos:** intervalo de um a dois meses.	• O uso em imunodeprimidos deve ser avaliado pelo médico (consulte os *Calendários de vacinação SBIm pacientes especiais*). • Até 12 anos de idade, considerar a aplicação de vacina combinada quádrupla viral (SCRV). • Para gestantes: ver *Calendário de vacinação SBIm gestante*.	NÃO	SIM, varicela e SCRV
Influenza (gripe)	Dose única anual.	• Desde que disponível, a vacina influenza 4V é preferível à vacina influenza 3V, por conferir maior cobertura das cepas circulantes. • Na impossibilidade de uso da vacina 4V, utilizar a vacina 3V. • Para gestantes: ver *Calendário de vacinação SBIm gestante*.	SIM, 3V para grupos de risco	SIM, 3V e 4V
Meningocócicas conjugadas	**Para não vacinados na infância:** duas doses com intervalo de cinco anos. **Para vacinados na infância:** reforço aos 11 anos ou cinco anos após o último reforço na infância.	• Na indisponibilidade da vacina meningocócica conjugada ACWY, substituir pela vacina meningocócica C conjugada. • Para gestantes: ver *Calendário de vacinação SBIm gestante*.	SIM, menC (11 a 14 anos)	SIM
Meningocócica B	Duas doses com intervalo de um a dois meses.	• Não se conhece ainda a duração da proteção conferida e, consequentemente, a necessidade de dose(s) de reforço. • Para gestantes: ver *Calendário de vacinação SBIm gestante*.	NÃO	SIM
Febre amarela	Não há consenso sobre a duração da proteção conferida pela vacina. De acordo com o risco epidemiológico, uma segunda dose pode ser considerada, em especial para aqueles vacinados antes dos 2 anos de idade, pela maior possibilidade de falha vacinal primária.	• Contraindicada para adolescentes amamentando bebês menores de 6 meses de idade. • O uso em imunodeprimidos deve ser avaliado pelo médico (consulte os *Calendários de vacinação SBIm pacientes especiais*). • Para gestantes: ver *Calendário de vacinação SBIm gestante*.	SIM	SIM
Dengue	• Recomendada para adolescentes soropositivos. • Esquema de três doses com intervalo de seis meses (0 - 6 - 12 meses).	• Licenciada para pessoas entre 9 e 45 anos. • Contraindicada para adolescentes soronegativos, imunodeprimidos, gestantes e nutrizes.	NÃO	SIM

29/08/2018 • Sempre que possível, preferir vacinas combinadas • Sempre que possível, considerar aplicações simultâneas na mesma visita • Qualquer dose não administrada na idade recomendada deve ser aplicada na visita subsequente • Eventos adversos significativos devem ser notificados às autoridades competentes.

Algumas vacinas podem estar especialmente recomendadas para pacientes portadores de comorbidades ou em outra situação especial. Consulte os *Calendários de vacinação SBIm pacientes especiais*.

* UBS — Unidades Básicas de Saúde

ADOLESCENTE

644 Apêndice C Calendários de Vacinação

CALENDÁRIO DE VACINAÇÃO SBIm ADULTO
Recomendações da Sociedade Brasileira de Imunizações (SBIm) – 2018/2019

20-59 anos

Os comentários devem ser consultados.

Para recomendações de vacinação para gestantes, ver Calendário de vacinação SBIm gestante.

Vacinas	Esquemas e recomendações	Comentários	Gratuitas nas UBS*	Clínicas privadas de vacinação
Tríplice viral (sarampo, caxumba e rubéola)	Duas doses da vacina acima de 1 ano de idade, com intervalo mínimo de um mês entre elas. Para adultos com esquema completo, não há evidências que justifiquem uma terceira dose como rotina, podendo ser considerada em situações de surto de caxumba e risco para a doença.	• Para gestantes: ver Calendário de vacinação SBIm gestante. • O uso em imunodeprimidos deve ser avaliado pelo médico (consulte os Calendários de vacinação SBIm pacientes especiais).	SIM, duas doses até 29 anos; uma dose entre 30 e 49 anos	SIM
Hepatites A, B ou A e B	Hepatite A: duas doses, no esquema 0 - 6 meses. Hepatite B: três doses, no esquema 0 - 1 - 6 meses. Hepatite A e B: três doses, no esquema 0 - 1 - 6 meses.	• Indivíduos não imunizados anteriormente para as hepatites A e B devem ser vacinados. • A vacina combinada para as hepatites A e B é uma opção e pode substituir a vacinação isolada para as hepatites A e B. • Para gestantes: ver Calendário de vacinação SBIm gestante.	NÃO SIM NÃO	SIM SIM SIM
HPV	Três doses: 0 - 1 a 2 - 6 meses. Duas vacinas estão disponíveis no Brasil: HPV4, licenciada para meninas e mulheres de 9 a 45 anos de idade e meninos e homens de 9 a 26 anos; e HPV2, licenciada para meninas e mulheres a partir dos 9 anos de idade.	• Indivíduos mesmo que previamente infectados podem ser beneficiados com a vacinação. • Homens e mulheres em idades fora da faixa de licenciamento também podem ser beneficiados com a vacinação, ficando a critério médico o uso off-label nesses casos. • Para gestantes: ver Calendário de vacinação SBIm gestante.	NÃO	SIM
Tríplice bacteriana acelular do tipo adulto (difteria, tétano e coqueluche) – dTpa ou dTpa-VIP Dupla adulto (difteria e tétano) – dT	Atualizar dTpa independente de intervalo prévio com dT ou TT. Com esquema de vacinação básico completo: reforço com dTpa a cada dez anos. Com esquema de vacinação básico incompleto: uma dose de dTpa a qualquer momento e completar a vacinação básica com dT (dupla bacteriana do tipo adulto) de forma a totalizar três doses de vacina contendo o componente tetânico. Não vacinados e/ou histórico vacinal desconhecido: uma dose de dTpa e duas doses de dT no esquema 0 - 2 - 4 a 8 meses. Para indivíduos que pretendem viajar para países nos quais a poliomielite é endêmica: recomenda-se a vacina dTpa combinada à pólio inativada (dTpa-VIP). A dTpa-VIP pode substituir a dTpa.	• A dTpa está recomendada mesmo para aqueles que tiveram a coqueluche, já que a proteção conferida pela infecção não é permanente. • O uso da vacina dTpa, em substituição à dT, objetiva, além da proteção individual, a redução da transmissão da Bordetella pertussis, principalmente para suscetíveis com alto risco de complicações, como os lactentes. • Considerar antecipar reforço com dTpa para cinco anos após a última dose de vacina contendo o componente pertussis em adultos contactantes de lactentes. • Para gestantes: ver Calendário de vacinação SBIm gestante.	SIM dT	SIM dTpa e dTpa-VIP
Varicela (catapora)	Para suscetíveis: duas doses com intervalo de um a dois meses.	• Para gestantes: ver Calendário de vacinação SBIm gestante. • O uso em imunodeprimidos deve ser avaliado pelo médico (consulte os Calendários de vacinação SBIm pacientes especiais).	NÃO	SIM
Influenza (gripe)	Dose única anual.	• Desde que disponível, a vacina influenza 4V é preferível à vacina influenza 3V, por conferir maior cobertura das cepas circulantes. Na impossibilidade de uso da vacina 4V, utilizar a vacina 3V. • Para gestantes: ver Calendário de vacinação SBIm gestante.	SIM, 3V para grupos de risco	SIM, 3V e 4V
Meningocócicas conjugadas	Uma dose. A indicação da vacina, assim como a necessidade de reforços, dependerão da situação epidemiológica.	• Na indisponibilidade da vacina meningocócica conjugada ACWY, substituir pela vacina meningocócica C conjugada. • Para gestantes: ver Calendário de vacinação SBIm gestante.	NÃO	SIM
Meningocócica B	Duas doses com intervalo de um a dois meses. A indicação dependerá da situação epidemiológica.	• Não se conhece ainda a duração da proteção conferida e, consequentemente, a necessidade de dose(s) de reforço. • Para gestantes: ver Calendário de vacinação SBIm gestante.	NÃO	SIM
Febre amarela	Não há consenso sobre a duração da proteção conferida pela vacina. De acordo com o risco epidemiológico, uma segunda dose pode ser considerada pela possibilidade de falha vacinal.	• Contraindicada para mulheres amamentando bebês menores de 6 meses de idade. • O uso em imunodeprimidos e gestantes deve ser avaliado pelo médico (consulte os Calendários de vacinação SBIm pacientes especiais e/ou Calendário de vacinação SBIm gestante).	SIM	SIM
Pneumocócicas	A vacinação entre 50-59 anos com VPC13 fica a critério médico.	• Esquema sequencial de VPC13 e VPP23 é recomendado rotineiramente para indivíduos com 60 anos ou mais (ver Calendário de vacinação SBIm idoso). • Esquema sequencial de VPC13 e VPP23 é recomendado para indivíduos portadores de algumas comorbidades (consulte os Calendários de vacinação SBIm pacientes especiais). • Para gestantes: ver Calendário de vacinação SBIm gestante.	NÃO	SIM
Herpes zóster	Uma dose. Licenciada a partir dos 50 anos, ficando a critério médico sua recomendação a partir dessa idade.	• Recomendada para indivíduos a partir de 60 anos de idade (ver Calendário de vacinação SBIm idoso), mesmo para aqueles que já desenvolveram a doença. Nesses casos, aguardar o intervalo de um ano, entre o quadro agudo e a aplicação da vacina. • Em caso de pacientes com história de herpes zóster oftálmico, ainda não existem dados suficientes para indicar ou contraindicar a vacina. • O uso em imunodeprimidos deve ser avaliado pelo médico (consulte os Calendários de vacinação SBIm pacientes especiais). • Para gestantes: ver Calendário de vacinação SBIm gestante.	NÃO	SIM
Dengue	• Licenciada para adultos até 45 anos. • Recomendada para adultos soropositivos. • Esquema de três doses com intervalo de seis meses (0 - 6 - 12 meses).	• Contraindicada para adultos soronegativos, imunodeprimidos, gestantes e nutrizes.	NÃO	SIM

* UBS – Unidades Básicas de Saúde

31/08/2018 • Sempre que possível, preferir vacinas combinadas • Sempre que possível, considerar aplicações simultâneas na mesma visita • Qualquer dose não administrada na idade recomendada deve ser aplicada na visita subsequente • Eventos adversos significativos devem ser notificados às autoridades competentes.

Algumas vacinas podem estar especialmente recomendadas para pacientes portadores de comorbidades ou em outra situação especial. Consulte os Calendários de vacinação SBIm pacientes especiais.

APÊNDICE D

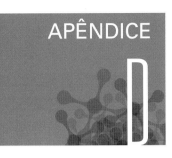

Fitoterápicos e Produtos Naturais Selecionados Usados para Fins Medicinais

Nome comum	Nome científico	Usos	Reações adversas	Considerações importantes
Alho	*Allium sativum*	Diminuição de níveis sanguíneos de glicose e lipídios; antifúngico tópico; expectorante; cicatrizante de mucosas; redução de pressão arterial	Pode causar níveis de glicemia anormais	Risco aumentado de sangramento em usuários de varfarina, salicilatos ou antiagregantes plaquetários. Pode tornar inefetivos os inibidores da protease
Aloés (babosa)	*Aloe vera*	Inibição de infecções e promoção da cicatrização de pequenas queimaduras e feridas; como laxante	Nenhuma reação significativa quando utilizada de acordo com as orientações; pode provocar sensação de queimação na ferida	Relato de raros casos de cicatrização tardia com uso em forma de gel sobre ferida. Administrada como laxante, não deve ser tomada por mais de 1 a 3 semanas sem antes consultar o médico. Diminuir dose se ocorrerem cólicas
Arroz-vermelho fermentado	*Monascus purpureus*	Redução de níveis sanguíneos de colesterol em indivíduos saudáveis, saúde gástrica e circulatória	As mesmas reações observadas com estatinas; cefaleia, tontura, náuseas, constipação intestinal	Não deve ser ingerido com outros agentes hipolipemiantes
Camomila	*Matricaria chamolilla*	Consumida em infusão para distúrbios gastrintestinais (GI) (diarreia, flatulência, estomatite); atua como sedativo e como agente anti-inflamatório	Possível dermatite de contato e, raramente, anafilaxia	A camomila é um membro da família da ambrósia-americana, e os indivíduos alérgicos a esta última não devem fazer uso da camomila. Evitar seu uso durante a gravidez. Pode aumentar o efeito anticoagulante quando administrada com anticoagulantes. Não administrar a uma criança sem antes consultar o pediatra
Cava-cava	*Piper methysticum*	Ansiedade, agitação ou tensão, devido a propriedades calmante e relaxante	Erupção cutânea descamativa; distúrbios na acomodação visual, habituação	Limitar uso a 3 meses, no máximo
Chá-verde	*Camellia sinensis*	Redução de risco de câncer, diminuição dos níveis sanguíneos de lipídios, auxílio na prevenção de cáries dentárias; efeitos antimicrobianos e antioxidativos	Bem tolerado; contém cafeína (pode causar efeitos estimulantes leves, como ansiedade, insônia, nervosismo, inquietação, irregularidades cardíacas e irritação digestiva)	Não há relato de efeito tóxico direto. Contém cafeína e deve ser evitado na gestação e por indivíduos com hipertensão, ansiedade, transtornos alimentares, insônia, diabetes melito e úlceras. Instruir o paciente a evitar consumo do chá-verde com suplementos de ferro, porque interfere na absorção do ferro
Cimicífuga	*Actaea racemosa*	Alívio de alguns sintomas da menopausa e como alternativa para a terapia de reposição hormonal; pode ser benéfica em hipercolesterolemia ou doença vascular periférica	Superdosagem provoca náuseas, tontura, distúrbios de sistema nervoso e visuais, diminuição da frequência de pulso e aumento da sudorese	Não deve ser utilizada durante a gravidez. Possíveis interações com terapia hormonal. Hepatotóxica se for tomada com outros fármacos hepatotóxicos
Condroitina	Sulfato de condroitina, ácido sulfúrico de condroitina	Artrite – sobretudo osteoartrite	Nenhuma reação significativa se usada segundo recomendações	Como é um dos principais componentes da cartilagem, teoricamente não tem efeito tóxico ou teratogênico

(continua)

646 Apêndice D Fitoterápicos e Produtos Naturais Selecionados Usados para Fins Medicinais

Nome comum	Nome científico	Usos	Reações adversas	Considerações importantes
Cranberry (oxicoco)	Vaccinium macrocarpon	Prevenção de infecções urinárias, por meio de acidificação da urina; o pH mais baixo também reduz odor de amônia da incontinência urinária	Administração de grandes doses pode provocar sintomas GI (p. ex., diarreia)	Segura durante gravidez e lactação. Existem suco ou suplementos sem adição de açúcar se o paciente for diabético. Em geral, é necessário antibiótico para tratar infecção urinária ativa
Espinheiro-branco (pilriteiro)	Crataegus oxycantha	Regulação da pressão arterial e do ritmo cardíaco; prevenção de angina de peito e aterosclerose; sedativo	Hipotensão e sedação (em altas doses)	Pode interferir em níveis séricos de digoxina. Notificar o médico e o farmacêutico se estiver tomando esse fitoterápico
Gengibre	Zingiber officinale	Antiemético, cardiotônico, antitrombótico, antibacteriano, antioxidante, antitussígeno e anti-inflamatório; profilaxia de náuseas e vômitos; distúrbios GI, cólicas; redução de colesterol	Doses excessivas podem causar depressão do SNC e interferir em função cardíaca e atividade anticoagulante	Intensifica efeitos de antiplaquetários; induz sangramento excessivo (p. ex., epistaxe, equimoses fáceis). Consultar o médico sobre uso durante a gravidez
Gingo[1] (nogueira-do-japão)	Ginkgo biloba	Melhora das funções cognitivas e da memória, distúrbios circulatórios, cefaleia, degeneração macular, retinopatia diabética, síndrome pré-menstrual	Reações raras se for utilizado de acordo com as orientações; possíveis efeitos incluem cefaleia, tontura, palpitações, efeitos GI, erupções cutâneas, dermatite alérgica	Não associar com inibidores da monoamina oxidase (IMAOs) ou antiagregantes plaquetários, a não ser sob orientação do médico. Suspender o uso pelo menos 2 semanas antes de uma cirurgia
Glicosamina (quitosamina)	2-amino-2-desoxiglicose	Osteoartrite	Habitualmente bem tolerada; reações adversas leves, como pirose, diarreia, náuseas e prurido	Não há relato de efeito tóxico direto. Recomenda-se cautela no diabetes melito, pois possibilita alterar níveis de glicemia
Hidraste	Hydrastis canadensis	Antisséptico para a pele (uso tópico); adstringente para as mucosas (colutório); lavagem de olhos irritados; antidiarreico	Uso de grandes doses pode provocar ressecamento ou irritação das mucosas e lesão do sistema digestório	Não deve ser tomado por mais de 3 a 7 dias. É contraindicado para gestantes e hipertensos
Hipérico	Hypericum perforatum	Antibacteriano, antidepressivo ou antiviral	Habitualmente leves; pode provocar boca seca, tontura, constipação intestinal, outros sintomas GI, fotossensibilidade	Diminui eficácia de varfarina, digoxina, teofilina e antirretrovirais; não se recomenda associação com outros antidepressivos
Maconha[2]	Cannabis	Dor, espasmos musculares e outras condições não aliviadas com tratamento ou medicamentos padrões	Ansiedade, reação de pânico, sintomas psicóticos, aumento da frequência cardíaca, alteração da pressão arterial	Fumada produz efeito em 10 min; ingerida, produz efeito em 30 a 60 min. Em virtude desse intervalo, usuários podem crer não haver dose suficiente para produzir efeito; ingesta de maior quantidade resulta em superdosagem perigosa
Matricária	Tanacetum parthenium	Febre, enxaqueca, asma, artrite e alívio de cólicas menstruais	Habitualmente leves; ocorrência de erupções cutâneas ou dermatite de contato pode indicar alergia, e o fitoterápico deve ser interrompido	Possível interação com anticoagulantes. Pesquisar sangramento anormal. Não utilizar durante gravidez ou lactação
Melatonina	Melatonin	Insônia; aplicação tópica para proteger contra luz ultravioleta	Cefaleia, depressão, possíveis efeitos aditivos quando ingerida com álcool etílico	Evitar atividades perigosas até que os efeitos sobre o SNC sejam conhecidos. Não tomar por períodos prolongados. Pode interferir na concepção
Mirtilo	Vaccinium myrtillus	Aumento da acuidade visual e melhora da saúde ocular; ação na microcirculação, nas aranhas vasculares e veias varicosas; fortalecimento capilar antes de cirurgia	Nenhum efeito adverso relatado em estudos clínicos	Nenhuma

Apêndice D Fitoterápicos e Produtos Naturais Selecionados Usados para Fins Medicinais **647**

Nome comum	Nome científico	Usos	Reações adversas	Considerações importantes
Óleo de eucalipto	*Eucalyptus globulus Labillardiere*	Distúrbios respiratórios (descongestionante, expectorante); em uso tópico, tem efeito antimicrobiano	Dor, náuseas, vômitos; não deve ser utilizado em pacientes com porfiria intermitente aguda	Em colutório, tem ação antimicrobiana. Por via oral, provoca reações adversas como lentificação do SNC, sonolência, tontura e coma. Pode diminuir níveis glicêmicos
Óleo de melaleuca	*Melaleuca alternifolia*	Antimicrobiano, antifúngico tópico, anti-inflamatório	Dermatite de contato	Uso tópico apenas; não administrar por via oral
Palmeto	*Serenoa repens*	Sintomas de hiperplasia prostática benigna,	Geralmente bem tolerado; efeitos GI ocasionais	Pode interagir com hormônios, como anticoncepcionais orais e terapia de reposição hormonal
Pimentamalagueta, pimentatabasco, pimentacaiena e outras	*Capsicum frutescens*	Alívio de neuralgia, dor vesical; para redução de hiper-reflexia; como antipruriginoso na psoríase	Sensação de queimação no local de aplicação	Cremes devem ser aplicados com luvas, e as mãos devem ser bem lavadas antes de entrar em contato com rosto ou olhos
Salgueiro	*Salix alba, Sarracenia purpurea, Salix fragilis*	Analgésico	As reações adversas são aquelas associadas aos salicilatos	Não deve ser usado com ácido acetilsalicílico ou outros anti-inflamatórios não esteroides. Não deve ser usado em pacientes com úlceras pépticas e outras condições clínicas para as quais os salicilatos sejam contraindicados
Valeriana	*Valeriana officinalis*	Inquietação, transtornos do sono	Raras, se o fitoterápico for usado de acordo com as orientações	Pode interagir com benzodiazepínicos (p. ex., diazepam), opioides (p. ex., morfina) e barbitúricos (p. ex., fenobarbital)

[1]N.R.T.: No Brasil, o extrato de *Ginkgo biloba* está registrado na Anvisa como fitoterápico para vertigens e zumbidos provocados por problemas circulatórios ou por insuficiência vascular cerebral.

[2]N.R.T.: No Brasil, em 2017, a Anvisa aprovou o registro de um medicamento à base de THC e canabidiol, indicado para tratamento sintomático da espasticidade moderada a grave relacionada à esclerose múltipla. A importação de medicamentos à base de canabidiol e outros canabinoides para uso pessoal também é permitida pela Anvisa. As orientações para solicitação dessa importação estão no Portal da Anvisa: http://portal.anvisa.gov.br/importacao-de-canabidiol.

APÊNDICE E

Cálculos e Medidas Usados Menos Frequentemente e Revisão de Conceitos Matemáticos Básicos

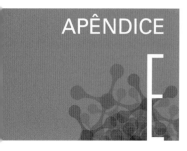

Nomogramas para área de superfície corporal

Nomograma para estimar a área de superfície corporal de lactentes e crianças mais novas

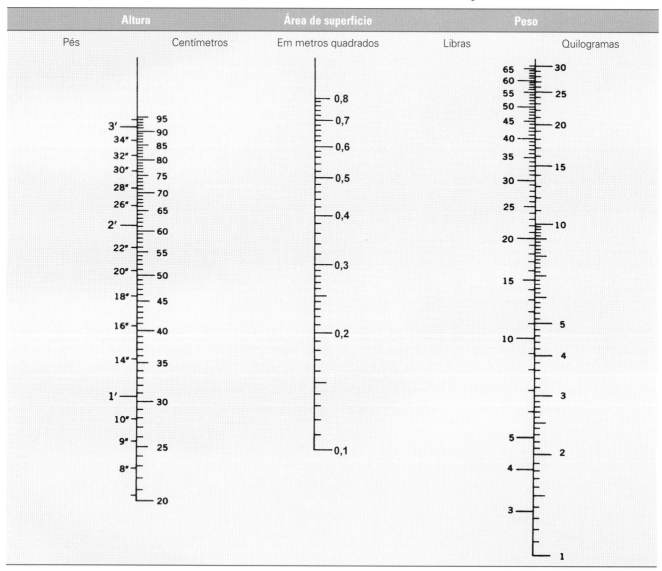

Apêndice E Cálculos e Medidas Usados Menos Frequentemente e Revisão de Conceitos Matemáticos Básicos

Nomograma para estimar a área de superfície corporal de crianças mais velhas e adultos

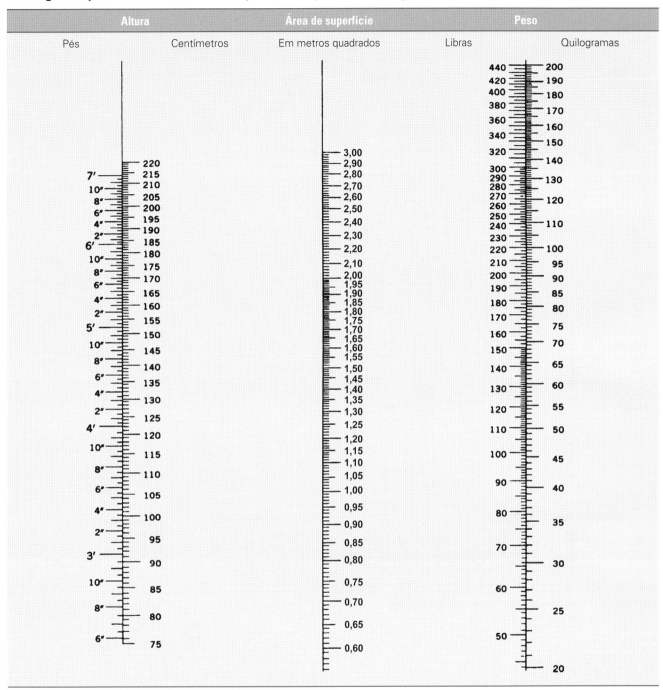

Para determinar a área de superfície do paciente, traçar linha reta entre o ponto que representa sua altura (em cm) na escala vertical à esquerda e o ponto que representa seu peso (em kg) na escala vertical à direita. O ponto em que esta linha cruza a escala vertical central representa a área de superfície do paciente (em m²).

Sistema farmacêutico de medidas

O sistema farmacêutico de medidas é mais antigo e menos acurado do que o sistema métrico. Sempre que possível, é preferível utilizar o sistema métrico.

650 Apêndice E Cálculos e Medidas Usados Menos Frequentemente e Revisão de Conceitos Matemáticos Básicos

Equivalentes aproximados de sistemas de medidas

Métrico	Farmacêutico	Doméstico
Peso		
0,1 mg	1/600 g	
0,15 mg	1/400 g	
0,2 mg	1/300 g	
0,3 mg	1/200 g	
0,4 mg	1/150 g	
0,6 mg	1/100 g	
1 mg	1/60 g	
2 mg	1/30 g	
4 mg	1/15 g	
6 mg	1/10 g	
8 mg	1/8 g	
10 mg	1/6 g	
15 mg	1/4 g	
20 mg	1/3 g	
30 mg	gr (1/2)	
60 mg	1 gr	
100 mg	i ss gr (1 1/2)	
120 mg	ii gr	
1 g (1000 mg)	xv gr	
Volume		
0,06 mℓ	i min	
1 mℓ	xv ou xvi min	
4 mℓ	i dracma líquido	1 colher de chá
15 mℓ	iv dracmas líquidos	1/2 onça
30 mℓ	i onça líquida	1 onça
500 mℓ	1 quartilho	1 quartilho
1.000 mℓ (1 ℓ)	1 quarto	1 quarto

Revisão de matemática

Esta seção revisa conceitos básicos de matemática. Caso cálculos de dosagens de medicamentos apresentados no Capítulo 3 gerem confusão, ou se forem difíceis de compreender, é possível efetuar cálculos básicos de matemática antes de acrescentar nomes ou quantidades de medicamentos.

Frações

As duas partes de uma fração são denominadas numerador e denominador.

$$\frac{2}{3} \begin{array}{l} \leftarrow \text{numerador} \\ \leftarrow \text{denominador} \end{array}$$

Uma fração própria pode ser definida como parte de um inteiro ou qualquer número menor do que um número inteiro. Uma fração imprópria é aquela cujo numerador é igual ou maior do que o denominador. Por exemplo,

$$\text{Fração própria } \frac{1}{2}$$

$$\text{Fração imprópria } \frac{7}{3}$$

O numerador e o denominador precisam ser *entidades ou termos* similares, isto é:

Correto (termos similares)	Incorreto (termos distintos)
$\dfrac{2 \text{ acres}}{3 \text{ acres}}$	$\dfrac{2 \text{ acres}}{3 \text{ milhas}}$
$\dfrac{2 \text{ g}}{3 \text{ g}}$	$\dfrac{2 \text{ g}}{5 \text{ m}\ell}$

■ Números mistos e frações impróprias

Número misto é constituído por número inteiro e fração própria. O número inteiro está sozinho; 3, 25 e 117 são exemplos de números inteiros. Fração própria é aquela cujo numerador é *menor que* o denominador, como 1/8, 2/5 e 3/7.

Seguem exemplos de números mistos:

2 2/3   2 é o número inteiro e 2/3 é a fração própria
3 1/4   3 é o número inteiro e 1/4 é a fração própria

Quando se efetuam determinados cálculos, é algumas vezes necessário converter um número misto em fração imprópria ou converter fração imprópria em número misto. Fração imprópria é aquela cujo numerador é *maior que* o denominador, como 5/2, 16/3 e 12 3/2.

Para transformar *número misto* em *fração imprópria*, multiplicar o denominador da fração pelo número inteiro, adicionar o numerador e colocar a soma sobre o denominador.

EXEMPLO: número misto 3 3/5

1. Multiplicar o denominador da fração (5) pelo número inteiro (3), ou 5 × 3 = 15:

$$3 \times \frac{3}{5}$$

2. Adicionar o resultado da multiplicação do denominador da fração (15) ao numerador (3) ou 15 + 3 = 18:

$$\frac{15}{5} + \frac{3}{5}$$

3. Em seguida, colocar a soma (18) sobre o denominador da fração:

$$\frac{18}{5}$$

Para transformar *fração imprópria* em *número misto*, dividir o numerador pelo denominador. O quociente (o resultado da divisão desses dois números) é o número inteiro. Em seguida, colocar o resto sobre o denominador da fração imprópria.

EXEMPLO: fração imprópria 15/4

$$\frac{15}{4} \begin{array}{l}\leftarrow \text{numerador} \\ \leftarrow \text{denominador}\end{array}$$

1. Dividir o numerador (15) pelo denominador (4) ou 15 dividido por 4 (15 ÷ 4):

$$\begin{array}{r|l} 15 & 4 \\ 3 & \leftarrow \text{quociente} \\ \frac{12}{3} & \leftarrow \text{resto} \end{array}$$

2. O quociente (3) passa a ser o número inteiro:

$$3$$

3. O resto (3) passa a ser agora o numerador da fração do número misto:

$$3\frac{3}{}$$

4. Por fim, o denominador da fração imprópria (4) é agora o denominador da fração do número misto:

$$3\frac{3}{4}$$

- **Adição de frações com o mesmo denominador**

Quando denominadores são *iguais*, as frações podem ser adicionadas pela adição dos numeradores, colocando a soma dos numeradores sobre o denominador.

EXEMPLOS

2/7 + 3/7 = 5/7
1/10 + 3/10 = 4/10
2/9 + 1/9 + 4/9 = 7/9

1/12 + 5/12 + 3/12 = 9/12
2/13 + 1/13 + 3/13 + 5/13 = 11/13

Quando se fornece a resposta final, as frações são *sempre* reduzidas aos menores termos possíveis. Nos exemplos anteriores, as respostas 5/7, 7/9 e 11/13 não podem ser reduzidas. As respostas 4/10 e 9/12 podem ser reduzidas a 2/5 e 3/4.

Para reduzir uma fração menores termos possíveis, determinar se qualquer número, que sempre precisa ser o mesmo, pode dividir tanto o numerador quanto o denominador.

4/10: o numerador *e* o denominador podem ser divididos por 2.
9/12: o numerador *e* o denominador podem ser divididos por 3.

Por exemplo:

$$\frac{4 \div 2}{10 \div 2} = \frac{2}{5}$$

Se, com a adição de frações, a resposta for uma fração imprópria, ela pode ser então transformada em número misto.

2/5 + 4/5 = 6/5 (fração imprópria)
6/5 é transformado em um número misto, que é 1 1/5.

- **Adição de frações com denominadores diferentes**

Frações com *denominadores diferentes* não podem ser adicionadas até que os denominadores sejam transformados em números iguais. O primeiro passo é encontrar o *menor denominador comum*, que é o menor número divisível (ou que pode ser dividido) por todos os denominadores.

EXEMPLO: adicionar 2/3 e 1/4

 O menor número que pode dividir por esses dois denominadores é 12; por conseguinte, 12 é o menor denominador comum.

1. Dividir o menor denominador comum (que, neste exemplo, é 12) por cada um dos denominadores das frações (neste exemplo, 3 e 4).

$$\frac{2}{3} = \frac{}{12} \quad (12 \div 3 = 4)$$

$$\frac{1}{4} = \frac{}{12} \quad (12 \div 4 = 3)$$

2. Multiplicar os resultados das divisões pelo numerador das frações (12 ÷ 3 = 4 x o numerador 2 = 8 e 12 ÷ 4 = 3 × o numerador 1 = 3) e colocar os resultados no numerador:

$$\frac{2}{3} = \frac{}{12} \quad \frac{8}{12}$$

$$\frac{1}{4} = \frac{}{12} \quad \frac{3}{12}$$

3. Adicionar os numeradores (8 + 3) e colocar o resultado sobre o denominador (12):

$$\frac{11}{12}$$

652 Apêndice E Cálculos e Medidas Usados Menos Frequentemente e Revisão de Conceitos Matemáticos Básicos

▪ Adição de números mistos ou frações com números mistos

Quando se adicionam dois mais números mistos ou frações e números mistos, o número misto deve ser inicialmente transformado em fração imprópria.

EXEMPLO: adicionar 3 3/4 e 3 3/4

$3\dfrac{3}{4}$ é transformado em fração imprópria $\rightarrow \dfrac{15}{4}$

$3\dfrac{3}{4}$ é transformado em fração imprópria $\rightarrow \dfrac{15}{4}$

Numeradores são adicionados $\rightarrow \dfrac{30}{4} = 7\,2/4 = 7\,1/2$

A fração imprópria (30/4) é transformada em número misto (7 2/4), e a fração do número misto (2/4) é transformado nos menores termos possíveis (1/2).

EXEMPLO: adicionar 2 1/2 e 3 1/4

$2\dfrac{1}{2}$ é transformado em fração imprópria $\dfrac{5}{2}$

$3\dfrac{1}{4}$ é transformado em fração imprópria $\dfrac{13}{4}$

No exemplo anterior, 5/2 e 13/4 não podem ser adicionados, visto que os denominadores não são iguais. Será necessário calcular em primeiro lugar o menor denominador comum. Para essas duas frações, o menor denominador comum é 4.

$$\dfrac{5}{2} + \dfrac{13}{4} \text{ é transformado em } \dfrac{10}{4} + \dfrac{13}{4}$$

Os numeradores são adicionados $\dfrac{23}{4}$ transformada em número misto $= 5\dfrac{3}{4}$

▪ Comparação de frações

Quando frações com o *mesmo* denominador são comparadas, a fração com o *maior numerador* é a fração *maior*.

EXEMPLOS

Comparar: 5/8 e 3/8   Resposta: 5/8 é maior do que 3/8.
Comparar: 1/4 e 3/4   Resposta: 3/4 é maior do que 1/4.

Quando os denominadores *não* são os mesmos, por exemplo 2/3 e 1/10, é preciso determinar em primeiro lugar o menor denominador comum. O mesmo procedimento é realizado quando são adicionadas frações com denominadores diferentes (ver anteriormente).

EXEMPLO: comparar 2/3 e 1/10 (frações com denominadores diferentes)

$$\dfrac{2}{3} = \dfrac{20}{30}$$

$$\dfrac{1}{10} = \dfrac{3}{30} \quad \text{menor denominador comum}$$

O maior numerador nessas duas frações é 20; por conseguinte, 2/3 é maior do que 1/10.

▪ Multiplicação de frações

Quando se multiplicam frações, os numeradores são multiplicados *e* os denominadores também são multiplicados.

EXEMPLOS

$$\dfrac{1}{8} \times \dfrac{1}{4} = \dfrac{1}{32} \qquad \dfrac{1}{2} \times \dfrac{2}{3} = \dfrac{2}{6} = \dfrac{1}{3}$$

Nos exemplos acima, foi necessário reduzir uma das respostas a seus menores termos possíveis.

▪ Multiplicação de números inteiros com frações

Quando números inteiros são multiplicados com frações, o numerador é multiplicado pelo número inteiro, e o produto é colocado sobre o denominador. Quando necessário, a fração é reduzida a seus menores termos possíveis. Se a resposta for fração imprópria, ela pode ser transformada em número misto.

EXEMPLOS

$2 \times \dfrac{1}{2} = \dfrac{2}{2} = 1$ (resposta reduzida a seu menor termo possível)

$2 \times \dfrac{3}{8} = \dfrac{6}{8} = \dfrac{3}{4}$ (resposta reduzida a seus menores termos possíveis)

$4 \times \dfrac{2}{3} = \dfrac{8}{3} = 2\dfrac{2}{3}$ (fração imprópria transformada em número misto)

▪ Multiplicação de números mistos

Para multiplicar números mistos, estes são transformados em *frações impróprias* e, então, multiplicados.

EXEMPLOS

$$\boxed{2\dfrac{1}{2}} \times \boxed{3\dfrac{1}{4}} = \dfrac{5}{2} \times \dfrac{13}{4} = \dfrac{65}{8} = 8\dfrac{1}{8}$$

$$3\dfrac{1}{3} \times 4\dfrac{1}{2} = \dfrac{10}{3} \times \dfrac{9}{2} = \dfrac{90}{6} = 15$$

▪ Multiplicação de número inteiro por número misto

Para multiplicar número inteiro por número misto, *ambos* os números precisam ser transformados em frações impróprias.

EXEMPLOS

$$3 \times 2\dfrac{1}{2} = \dfrac{3}{1} \times \dfrac{5}{2} = \dfrac{15}{2} = 7\dfrac{1}{2}$$

$$2 \times 4\dfrac{1}{2} = \dfrac{2}{1} \times \dfrac{9}{2} = \dfrac{18}{2} = 9$$

O número inteiro é convertido em fração imprópria ao colocar o número inteiro sobre 1. Nos exemplos anteriores, 3 é transformado em 3/1 e 2 é transformado em 2/1.

Apêndice E Cálculos e Medidas Usados Menos Frequentemente e Revisão de Conceitos Matemáticos Básicos **653**

▪ Divisão de frações

Quando frações são divididas, a *segunda* fração (o divisor) é invertida (de cima para baixo) e, então, as frações são multiplicadas.

EXEMPLOS

$$\frac{1}{3} \div \boxed{\frac{3}{7}} = \frac{1}{3} \times \frac{7}{3} = \frac{7}{9}$$

$$\frac{1}{8} \div \frac{1}{4} = \frac{1}{8} \times \frac{4}{1} = \frac{4}{8} = \frac{1}{2}$$

$$\frac{3}{4} \div \frac{1}{2} = \frac{3}{4} \times \frac{2}{1} = \frac{6}{4} = 1\frac{1}{2}$$

Em exemplos anteriores, a fração da segunda resposta foi simplificada a seus termos mais simples possíveis, e a fração da terceira resposta, que era imprópria, foi transformada em número misto.

▪ Divisão de frações e números mistos

Alguns problemas de divisão podem ser expressos como: (1) frações e números mistos, (2) dois números mistos, (3) números inteiros e frações ou (4) números inteiros e números mistos.

Números mistos e frações

Quando número misto é dividido por fração, o número inteiro é inicialmente transformado em fração.

EXEMPLOS

$$\boxed{2\frac{1}{3}} \div \frac{1}{4} = \frac{7}{3} \div \frac{1}{4} = \frac{7}{3} \times \frac{4}{1} = \frac{28}{3} = 9\frac{1}{3}$$

$$2\frac{1}{2} \div \frac{1}{2} = \frac{5}{2} \div \frac{1}{2} = \frac{5}{2} \times \frac{2}{1} = \frac{10}{2} = 5$$

Números mistos

Quando dois números mistos são divididos, ambos são transformados em frações impróprias.

EXEMPLOS

$$\boxed{3\frac{3}{4}} \div \boxed{1\frac{1}{2}} = \frac{15}{4} \div \frac{3}{2} = \frac{15}{4} \times \frac{2}{3} = \frac{30}{12}$$

$$= 2\frac{6}{12} = 2\frac{1}{2}$$

Números inteiros e frações

Quando o número inteiro é dividido por fração, ele é transformado em fração imprópria, colocando-se o número inteiro sobre 1.

EXEMPLO

$$\boxed{2} \div \frac{2}{3} = \frac{2}{1} \div \frac{2}{3} = \frac{2}{1} \times \frac{3}{2} = \frac{6}{2} = 3$$

Números inteiros e números mistos

Quando números inteiros e números mistos são divididos, o número inteiro é transformado em fração imprópria, e o número misto também é transformado em fração imprópria.

EXEMPLO

$$4 \div 2\frac{2}{3} = \frac{4}{1} \div \frac{8}{3} = \frac{4}{1} \times \frac{3}{8} = \frac{12}{8} = 1\frac{4}{8} = 1\frac{1}{2}$$

Razões

Razão é uma maneira de expressar *uma parte de um todo* ou *a relação de um número com outro*. Por exemplo, razão escrita como 1:10 significa uma em 10 partes ou 1 para 10. Razão também pode ser escrita na forma de fração; assim, 1:10 também pode ser expresso como 1/10.

EXEMPLOS

1:1.000 significa 1 parte em 1.000 partes ou 1 em 1.000 ou 1/1.000.

1:250 significa 1 parte em 250 partes ou 1 em 250 ou 1/250.

As soluções de alguns medicamentos são expressas na forma de razão; por exemplo, 1:100 ou 1:500. Essas razões significam que existe 1 parte do medicamento em 100 partes de solução, ou 1 parte do medicamento em 500 partes de solução.

Porcentagens

O termo *porcentagem* ou *percentual* (%) significa *partes por cem*.

EXEMPLOS

25% significa 25 partes por cem.

50% significa 50 partes por cem.

Porcentagem também pode ser expressa como fração.

EXEMPLOS

25% significa 25 partes por cem ou 25/100.

50% significa 50 partes por cem ou 50/100.

30% significa 30 partes por cem ou 30/100.

As frações anteriores também podem ser simplificadas em seus termos mais simples possíveis:

$$25/100 = 1/4, \ 50/100 = 1/2, \ 30/100 = 3/10.$$

▪ Transformação de fração em porcentagem

Para transformar fração em porcentagem, dividir o denominador pelo numerador e multiplicar o resultado (quociente) por 100 e, então, acrescentar o sinal (%).

EXEMPLOS

Transformar 4/5 em porcentagem.

$$4 \div 5 = 0,8$$
$$0,8 \times 100 = 80\%$$

654   Apêndice E Cálculos e Medidas Usados Menos Frequentemente e Revisão de Conceitos Matemáticos Básicos

Transformar 2/3 em porcentagem.

$$2 \div 3 = 0,666$$
$$0,666 \times 100 = 66,6\%$$

▪ Transformação de razão em porcentagem

Para transformar razão em porcentagem, a razão é expressa em primeiro lugar como fração, cujo numerador consiste no primeiro número ou termo da razão, enquanto o denominador é o segundo número ou termo da razão. Por exemplo, a razão 1:500 quando transformada em fração passa a ser 1/500. Em seguida, essa fração é transformada em porcentagem pelo mesmo método descrito na seção anterior.

EXEMPLOS

Transformar 1:125 em porcentagem.

A razão 1:125 escrita como fração é 1/125.

$$1 \div 125 = 0,008$$
$$0,008 \times 100 = 0,8$$
Acrescentar o sinal por cento = 0,8%

▪ Transformação de porcentagem em razão

Para transformar porcentagem em razão, a porcentagem torna-se o numerador, que é colocado sobre denominador de 100.

EXEMPLOS

Transformar 5% e 10% em razões

$$5\% \text{ é } \frac{5}{100} = \frac{1}{20} \text{ ou } 1:20$$

$$10\% \text{ é } \frac{10}{100} = \frac{1}{10} \text{ ou } 1:10$$

Proporções

Proporção é método de expressar igualdade entre duas razões. Exemplo de duas razões expressas como proporção é o seguinte: 3 está para 4 assim como 9 está para 12. Isso também pode ser escrito da seguinte maneira:

$$3:4 \text{ como } 9:12$$

ou

$$3:4::9:12$$

ou

$$\frac{3}{4} = \frac{9}{12}$$

Proporções podem ser utilizadas para encontrar uma quantidade desconhecida. A quantidade desconhecida é designada por uma letra, habitualmente X. Um exemplo de proporção com quantidade desconhecida é 5:10::15:X.

O primeiro e o último termos da proporção são denominados *extremos*. Na expressão anterior, 5 e X são extremos. O segundo e o terceiro termos da proporção são denominados *meios*. Na proporção indicada acima, 10 e 15 são os meios:

Meios

$$5:10::15:X$$

Extremos

$$\text{extremo} \frac{5}{\text{meio } 10} = \frac{15 \text{ meio}}{X \text{ extremo}}$$

Para encontrar X:

1. Multiplicar os extremos e colocar o produto (o resultado) à *esquerda* do sinal igual.

$$\mathbf{5}:10::15:\mathbf{X}$$
$$5X =$$

2. Multiplicar os meios e colocar o produto à *direita* do sinal igual.

$$5:\mathbf{10}::\mathbf{15}X$$
$$5X = 150$$

3. Encontrar o valor de X ao dividir o número à direita do sinal igual pelo número à esquerda do sinal igual (150 ÷ 5).

$$5X = 150$$
$$X = 30$$

4. Para comprovar se a resposta é correta, substituir o X na equação pela resposta (30).

$$5:10::15:X$$
$$5:10::15:30$$

Então, multiplicar os meios e colocar o produto à esquerda do sinal igual. Em seguida, multiplicar os extremos e colocar o produto à direita do sinal igual.

$$5:10::15:30$$
$$150 = 150$$

Se os números forem os mesmos em ambos os lados do sinal igual, a equação foi solucionada corretamente.

Se a proporção foi estabelecida como fração, fazer a multiplicação cruzada e encontrar X.

$$\frac{5}{10} = \frac{15}{X}$$

$$5 \text{ vezes } X = 5X \text{ e } 10 \text{ vezes } 15 = 150$$

$$5X = 150$$
$$X = 30$$

Para estabelecer proporção, é importante lembrar que *é preciso seguir* uma sequência. Se essa sequência não for seguida, a proporção será expressa incorretamente.

EXEMPLOS

Se um homem consegue caminhar 6 *milhas* em *2 horas,* quantas *milhas* ele irá conseguir andar em 3 *horas*?

milhas está para *horas* e *milhas* está para *horas*
ou
milhas:horas::milhas:horas
ou

Apêndice E Cálculos e Medidas Usados Menos Frequentemente e Revisão de Conceitos Matemáticos Básicos

$$\frac{\text{milhas}}{\text{horas}} = \frac{\text{milhas}}{\text{horas}}$$

A incógnita é o número de milhas percorridas em 3 horas:

6 milhas:2 horas::X milhas:3 horas

2X = 18

X = 9 milhas (ele consegue andar 9 milhas em 3 horas)

Se há 15 *grãos* em um *grama,* 30 grãos são iguais a quantos *gramas*?

15 grãos:1 grama::30 grãos:X gramas

15X = 30

X = 2 gramas (30 grãos são iguais a 2 gramas)

Decimais

Decimais são utilizados no sistema métrico. Decimal é uma fração cujo denominador é 10 ou alguma potência de 10. Por exemplo, 2/10 (ler dois décimos) é fração com denominador 10; 1/100 (ler um centésimo) é exemplo de fração cujo denominador é potência de 10 (*i.e.,* 100).

Potência (ou múltiplo) de 10 é *número 1 seguido de um ou mais zeros.* Assim, 100, 1.000, 10.000 e assim por diante são potências de 10, visto que o número 1 é seguido de dois, três, e quatro zeros, respectivamente. Frações cujos denominadores são 10 ou múltiplos de 10 são frequentemente expressas em forma decimal.

- Partes de um decimal

Existem três partes em um número decimal:

	1,25	
número(s)	**d**	número(s)
à	**e**	à
esquerda	**c**	direita
do	**i**	do
decimal	**m**	decimal
	a	
	l	

- Tipos de decimais

Um decimal pode consistir em apenas números à direita da vírgula decimal. Isso é denominado fração decimal. Exemplos de frações decimais são 0,05, 0,6 e 0,002.

Um decimal também pode ter números à esquerda *e* à direita da vírgula decimal. Isso é denominado uma fração decimal mista. Exemplos de frações decimais mistas são 1,25, 2,5 e 7,5.

- Leitura das formas decimais

Para ler um decimal, a posição do número à esquerda ou à direita da vírgula decimal indica como o decimal deve ser expresso.

0 centenas de milhares
0 dezenas de milhares
0 milhares
0 centenas
0 dezenas
0 unidades

Vírgula decimal
0 décimos

0 centésimos
0 milésimos
0 dez milésimos
0 cem milésimos

- Adição de decimais

Quando se adicionam decimais, colocar os números em coluna, de modo que os números inteiros estejam alinhados à esquerda da vírgula decimal, e as frações decimais estejam alinhadas à direita.

EXEMPLO

20,45 + 2,56   2 + 0,25

é escrito da seguinte maneira: é escrito da seguinte maneira:

$$\begin{array}{r} 20,45 \\ + \ 2,56 \\ \hline 23,01 \end{array} \qquad \begin{array}{r} 2,00 \\ + \ 0,25 \\ \hline 2,25 \end{array}$$

- Subtração de números decimais

Para subtrair números decimais, estes são alinhados à esquerda e à direita da vírgula decimal, da mesma maneira que para a adição de números decimais.

EXEMPLO

20,45 – 2,56   9,74 – 0,45

é escrito como: é escrito como:

$$\begin{array}{r} 20,45 \\ - \ 2,56 \\ \hline 17,89 \end{array} \qquad \begin{array}{r} 9,74 \\ - \ 0,45 \\ \hline 9,29 \end{array}$$

- Multiplicação de número inteiro por número decimal

Para multiplicar número inteiro por número decimal, colocar a vírgula do produto (resultado), de modo que o número de casas decimais do produto seja igual ao número de casas decimais do número na forma decimal.

EXEMPLOS

$$\begin{array}{r} 500 \\ \times \ 0,05 \\ \hline 25,00 \end{array}$$ ← existem duas casas decimais

a vírgula decimal é colocada com duas casas para a esquerda

Após a colocação da vírgula decimal, a resposta é 25.

$$\begin{array}{r} 250 \\ 0,3 \\ \hline 75,0 \end{array}$$ ← existe uma casa decimal

a vírgula decimal é colocada uma casa para a esquerda

Após a colocação da vírgula decimal, a resposta é 75.

- Multiplicação de dois números na forma decimal

Para multiplicar número decimal por outro número decimal, colocar a vírgula do produto (o resultado), de modo que o

656   Apêndice E Cálculos e Medidas Usados Menos Frequentemente e Revisão de Conceitos Matemáticos Básicos

número de casas decimais do produto seja igual à soma do número de casas decimais dos fatores.

EXEMPLO

$2,75$ ← existem duas casas decimais do primeiro fator
$\times\,0,05$ ← existem duas casas decimais do segundo fator,
$0,1375$ de modo que a soma é de *quatro* casas

Após a colocação da vírgula decimal, a resposta é 0,1375.

■ **Divisão de números decimais**
O divisor é o número que divide o dividendo.

EXEMPLO

$$0,69 \div 0,3 \qquad\qquad 0,69\,\lfloor 0,3$$
$$\uparrow \qquad \uparrow \qquad\qquad \uparrow \quad \uparrow$$
dividendo divisor   divisor dividendo

Isso pode ser escrito ou falado como 0,69 dividido por 0,3. Para dividir números decimais:

1. Um *divisor* é transformado em número inteiro. Neste exemplo, a vírgula decimal é deslocada de uma casa para a direita, de modo que 0,3 é transformado em 3, que é um número inteiro.

$$0,69\,\lfloor 3$$

2. A vírgula decimal do *dividendo* é também deslocada pelo *mesmo número de casas* para a direita. Neste exemplo, a vírgula decimal é deslocada de uma casa para a direita, ou seja, o mesmo número de casas da vírgula decimal no divisor.

$$6,9\,\lfloor 3$$

3. Efetua-se agora a divisão.

$$6,9\,\lfloor 3$$
$$\overline{2,3}$$

Quando apenas o dividendo é número decimal, a vírgula decimal é transferida para o quociente (o resultado) na mesma posição.

EXEMPLOS

$$0,750\,\lfloor 2 \qquad\qquad 3,472\,\lfloor 2$$
$$\overline{0,375} \qquad\qquad \overline{1,736}$$

Para dividir quando apenas o divisor é um número decimal, por exemplo,

$$66\,\lfloor 0,3$$

1. O divisor é transformado em número inteiro. Neste exemplo, a vírgula decimal é deslocada uma casa para a direita.

$$66\,\lfloor 3$$

2. A vírgula decimal no dividendo também precisa ser deslocada uma casa para a direita.

$$6,6\,\lfloor 3$$

3. Efetua-se agora a divisão.

$$6,6\,\lfloor 3$$
$$\overline{2,2}$$

Sempre que a vírgula decimal for deslocada no dividendo, ela *também* precisa ser deslocada no divisor, e sempre que a vírgula decimal no divisor for deslocada, ela *também* precisa ser deslocada no dividendo.

■ **Transformação de fração em decimal**
Para transformar fração em decimal, dividir o numerador pelo denominador.

EXEMPLOS

$$\frac{1}{5} = 1,0\,\lfloor 5 \qquad \frac{3}{4} = 3,00\,\lfloor 4 \qquad \frac{1}{6} = 1,000\,\lfloor 6$$
$$\overline{0,2} \qquad\qquad \overline{0,75} \qquad\qquad \overline{0,166}$$

■ **Transformação de decimal em fração**
Para transformar o número decimal em fração:

1. Retirar a vírgula decimal e transformar o número inteiro resultante no numerador: 0,2 = 2.
2. O denominador é considerado 10 ou potência de 10. Neste exemplo, 0,2 é lido como dois décimos e, portanto, o denominador é 10.

$$0,2 = \frac{2}{10} \text{ reduzida ao menor número possível é } \frac{1}{5}$$

OUTROS EXEMPLOS

$$0,75 = \frac{75}{100} = \frac{3}{4} \qquad\qquad 0,025 = \frac{25}{1.000} = \frac{1}{40}$$

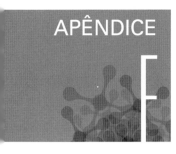

APÊNDICE F

Respostas das Questões de Revisão e Dicas para os Boxes Farmacologia na Prática

Parte 1 | Fundamentos de Farmacologia Clínica na Enfermagem

Capítulo 1 | Princípios Gerais de Farmacologia

- Prepare-se para provas
1. 3
2. 3
3. 2
4. 2
5. 4
6. 1
7. 1
8. 1, 2, 4, 3
9. 1, 3, 4

Capítulo 2 | Administração de Fármacos

- Prepare-se para provas
1. 3
2. 4
3. 3
4. 2
5. 4
6. 2
7. 3
8. 2
9. 2, 3, 4
10. 2, 3

Capítulo 3 | Segurança na Dosagem de Medicamentos

- Questões
1. Tagamet® é o nome comercial; cimetidina é o nome genérico.
2. A forma farmacêutica do fármaco é um comprimido Tiltab® (de revestimento especial), com 400 mg em cada comprimido de Tagamet®.
3. Zyprexa® é o nome comercial e olanzapina é o nome genérico; é apresentado em comprimidos na dose de 5 mg.
4. Lanoxin® é o nome comercial e digoxina é o nome genérico; apresentado em comprimidos, na dose de 250 mcg ou de 0,25 mg.
5. Augmentin® é o nome comercial e amoxicilina/clavulanato de potássio é o nome genérico; apresentado em forma líquida, na dose de 250 mg em 5 mℓ.

- Cálculos
1. 1 comprimido após o desjejum
2. 2 comprimidos depois de cada refeição
3. 2 comprimidos ao dia
4. 2 comprimidos ao dia
5. 5 mℓ em cada dose
6. Peso do paciente em quilogramas: $142 \div 2,2 = 64,5$ kg; peso da criança em quilogramas: $43 \div 2,2 = 19,5$ kg

- Prepare-se para provas
1. 2
2. 4
3. 4
4. 4
5. 3
6. 1
7. 3
8. 3
9. 2
10. 2

Capítulo 4 | O Processo de Enfermagem

- Prepare-se para provas
1. 3
2. 4
3. 4
4. 3
5. 3
6. 1
7. 4
8. 4
9. 2, 1, 5, 4, 3
10. 1, 4

Capítulo 5 | Ensino ao Paciente e à sua Família

- Dicas para Farmacologia na prática | Pense criticamente

Ao reavaliar os pacientes apresentados, veja o Boxe 5.1. Algum deles é de potencial alto risco? O que você não deve perguntar aos pacientes quando estiver avaliando se eles têm letramento em saúde limitado? Faça uma lista das perguntas que poderiam ser feitas aos pacientes na prática clínica.

- Prepare-se para provas
1. 4
2. 4
3. 3
4. 1
5. 2

658 Apêndice F Respostas das Questões de Revisão e Dicas para os Boxes Farmacologia na Prática

6. 2
7. 3
8. 2
9. 3, 2, 1, 4
10. 1, 3, 4

Parte 2 | Fármacos Utilizados para Combater Infecções

Capítulo 6 | Fármacos Antibacterianos | Sulfonamidas

■ Dicas para Farmacologia na prática | Pense criticamente

Qual é a relação entre infecções urinárias, memória e processos cognitivos em adultos mais velhos? O que sabe acerca de letramento limitado em saúde? A Sra. Moore corre alto risco de algum problema? Verifique o Capítulo 5 à procura de dicas para ajudá-la a se lembrar de tomar a medicação. Quando você deve reavaliar o estado mental da paciente?

■ Calcule a dosagem dos medicamentos
1. 10 mℓ
2. 2 comprimidos

■ Prepare-se para provas
1. 2
2. 4
3. 1
4. 3
5. 3
6. 2
7. 2
8. 3
9. 4, 2, 3, 1
10. 2, 3, 4

Capítulo 7 | Fármacos Antibacterianos que Interferem na Estrutura da Parede Celular Bacteriana

■ Dicas para Farmacologia na prática | Pense criticamente

Revise o Capítulo 5 para os métodos utilizados na avaliação do letramento em saúde e da proficiência limitada no idioma do paciente. Ao orientar, você deve recorrer à Sra. Garcia como intérprete? Como o Sr. Garcia foi medicado com cefalosporina, o que você precisa lhe explicar especificamente sobre o consumo de bebidas alcoólicas e por quê?

■ Calcule a dosagem dos medicamentos
1. 1 colher de chá = 5 mℓ, então 1 colher de chá = 250 mg de amoxicilina. O profissional de enfermagem orienta o cuidador a administrar 2 colheres de chá ou 10 mℓ de amoxicilina
2. 1 g de cefoxitina = 4 mℓ; seriam administradas 2 injeções IM

■ Prepare-se para provas
1. 1
2. 4
3. 2

4. 1
5. 1
6. 2
7. 4
8. 2
9. 4
10. 1, 2, 4

Capítulo 8 | Fármacos Antibacterianos que Interferem na Síntese de Proteínas

■ Dicas para Farmacologia na prática | Pense criticamente

Faça uma revisão das interações medicamentosas apresentadas neste capítulo. O que pode ocorrer com as associações medicamentosas utilizadas pela Sra. Moore? Procure dicas de orientação no Capítulo 5.

■ Calcule a dosagem dos medicamentos
1. 2 mℓ
2. 20 mℓ

■ Prepare-se para provas
1. 3
2. 2
3. 4
4. 1
5. 2
6. 1
7. 2
8. 4
9. 1, 3, 4
10. Dia 1 = 2 comprimidos; dias 2 a 5 = 1 comprimido diariamente

Capítulo 9 | Fármacos Antibacterianos que Interferem na Síntese de DNA/RNA

■ Dicas para Farmacologia na prática | Pense criticamente

Reflita sobre o que a ocorrência de diarreia significa quando uma pessoa está tomando um agente anti-infeccioso. Procure as informações fornecidas no boxe Orientação ao paciente para desfechos melhores deste capítulo. Que fatores podem estar contribuindo para essa condição? Que avaliação deve ser efetuada?

■ Calcule a dosagem dos medicamentos
1. 1 comprimido a cada 12 horas
2. 3 comprimidos a cada dose

■ Prepare-se para provas
1. 4
2. 3
3. 1
4. 1
5. 3
6. 1
7. 2
8. 4
9. 30 mℓ de solução
10. 2, 3, 4

Apêndice F Respostas das Questões de Revisão e Dicas para os Boxes Farmacologia na Prática   659

Capítulo 10 | Fármacos Antituberculosos

- **Dicas para Farmacologia na prática | Pense criticamente**

Reflita sobre os fatores de risco para a tuberculose e qual a percepção de Betty Peterson sobre a sua situação de vida em relação a esses fatores.

- **Calcule a dosagem dos medicamentos**
1. 6 mℓ
2. 4 comprimidos

- **Prepare-se para provas**
1. 4
2. 4
3. 2
4. 4
5. 1
6. 2
7. 1
8. 4
9. 1, 2, 4, 5
10. 2

Capítulo 11 | Fármacos Antivirais

- **Dicas para Farmacologia na prática | Pense criticamente**

Analise o modo de transmissão do vírus varicela-zóster. Que doença infantil iria alertá-lo sobre as pessoas (equipe ou residentes) que poderiam correr risco de contrair a infecção? Faça uma revisão das informações relativas ao fármaco e considere as interações medicamentosas e os medicamentos que o Sr. Park está atualmente tomando.

- **Calcule a dosagem dos medicamentos**
1. 2 comprimidos
2. 10 mℓ

- **Prepare-se para provas**
1. 2
2. 3
3. 1
4. 1
5. 1
6. 2
7. 3
8. 1
9. Um total de 2 inalações em 24 h, ou seja, 10 mg de zanamivir em 24 h
10. 1 = C, 2 = E, 3 = A, 4 = B, 5 = D

Capítulo 12 | Fármacos Antifúngicos e Antiparasitários

- **Dicas para Farmacologia na prática | Pense criticamente**

Faça uma revisão das informações sobre a coleta de amostras para pesquisa de oxiúrus. É necessário fornecer instruções pessoalmente ou as informações poderiam ser dadas de modo acurado por telefone? Analise o letramento em saúde do paciente para definir quais informações incluir na orientação a ele e aos familiares quando houver suspeita de oxiuríase.

- **Calcule a dosagem dos medicamentos**
1. 2 comprimidos
2. 2 cápsulas

- **Prepare-se para provas**
1. 2
2. 2
3. 3
4. 2
5. 4
6. 1
7. 1
8. 2
9. 1, 2, 3
10. 95,4 mg/dia (1,5 mg/63,6 kg/dia) ou 95 mg se for arredondado o valor.

Parte 3 | Fármacos Utilizados no Tratamento da Dor

Capítulo 13 | Analgésicos Não Opioides | Salicilatos e Não Salicilatos

- **Dicas para Farmacologia na prática | Pense criticamente**

Reexamine as informações fornecidas sobre desconforto gastrintestinal e analgésicos não opioides. Que problemas o ácido acetilsalicílico pode estar causando? Se Betty passar a usar paracetamol, que outros fármacos ou alimentos que poderiam conter salicilatos ela deve evitar?

- **Calcule a dosagem dos medicamentos**
1. 1,5 mℓ
2. 2 comprimidos

- **Prepare-se para provas**
1. 4
2. 3
3. 1
4. 3
5. 3
6. 2
7. 3
8. 4

Capítulo 14 | Analgésicos Não Opioides | Fármacos Anti-Inflamatórios Não Esteroides e Medicamentos para Enxaqueca (Migrânea)

- **Dicas para Farmacologia na prática | Pense criticamente**

Ao avaliar o uso de fármacos, quais são algumas das reações adversas do tratamento com salicilatos? Quanto às reações adversas relacionadas com o sistema digestório quando se utiliza um inibidor da COX-2, você perceberia alguma diferença? Pense sobre as preocupações da filha; o que pode estar causando o comprometimento auditivo, e o que mudaria se fosse feita uma alteração nas medicações?

660 Apêndice F Respostas das Questões de Revisão e Dicas para os Boxes Farmacologia na Prática

- Cálculo da dosagem dos medicamentos

1. 10 mℓ
2. 2 comprimidos

- Prepare-se para provas

1. 2
2. 4
3. 1
4. 1
5. 4
6. 2
7. 4
8. 3
9. 2, 3, 4
10. 1, 3, 4

Capítulo 15 | Analgésicos Opioides

- Dicas para Farmacologia na prática | Pense criticamente

Como você poderia medir o alívio adequado da dor em relação aos distúrbios cardíacos? Como você modificaria suas estratégias de avaliação para um paciente de 85 anos de idade?

- Calcule a dosagem dos medicamentos

1. 1,2 mℓ
2. 2 cápsulas

- Prepare-se para provas

1. 4
2. 3
3. 3
4. 1
5. 4
6. 3
7. 2
8. 3, 4
9. A associação paracetamol/hidrocodona contém 300 mg de paracetamol e 5 mg de hidrocodona em cada comprimido (Tabela 15.2); 6 comprimidos diários = 1.800 mg
10. 1 mℓ

Capítulo 16 | Antagonistas Opioides

- Dicas para Farmacologia na prática | Pense criticamente

Considere todos os componentes da avaliação de dor. Quais deles foram negligenciados na entrevista com o paciente? O que define um paciente virgem de opioides, e que medidas você deve tomar para facilitar a respiração antes de administrar um antagonista opioide?

- Calcule a dosagem dos medicamentos

1. 0,8 mℓ

- Prepare-se para provas

1. 2
2. 3
3. 3
4. 4 injeções; 0,4 mg + 0,2 mg + 0,2 mg + 0,2 mg = 1 mg

Capítulo 17 | Anestésicos

- Dicas para Farmacologia na prática | Pense criticamente

Reflita sobre o que aprendeu sobre o acréscimo de epinefrina neste capítulo. Quando ela deve ser utilizada e quando não deve?

- Calcule a dosagem dos medicamentos

1. 1 mℓ

- Prepare-se para provas

1. 3
2. 2
3. 3
4. 1
5. 2
6. 4
7. 4
8. 1 = C, 2 = A, 3 = D, 4 = B
9. 3, 2, 4, 1

Parte 4 | Fármacos que Atuam no Sistema Nervoso Central

Capítulo 18 | Fármacos Estimulantes do Sistema Nervoso Central

- Dicas para Farmacologia na prática | Pense criticamente

Os principais achados na avaliação incluiriam desatenção, hiperatividade e impulsividade. Qual é a importância de manter um peso específico para uma atleta? A mãe poderia procurar um anorexígeno para manter o peso de Janna adequado para a equipe de atletismo?

- Calcule a dosagem dos medicamentos

1. 2 cápsulas
2. 2 comprimidos

- Prepare-se para provas

1. 3
2. 3
3. 1
4. 4
5. 4
6. 1
7. 2
8. 1
9. 1, 2, 4
10. 24 mg; sim, esta dose é apropriada.

Capítulo 19 | Inibidores da Colinesterase

- Dicas para Farmacologia na prática | Pense criticamente

Quais são as reações adversas primárias dos inibidores da colinesterase? Por que a Sra. Moore tem múltiplos adesivos?

- Calcule a dosagem dos medicamentos

1. 3 mℓ
2. 2 comprimidos

Apêndice F Respostas das Questões de Revisão e Dicas para os Boxes Farmacologia na Prática   661

- Prepare-se para provas
 1. 1
 2. 2
 3. 3
 4. 1
 5. 4
 6. 3
 7. 3
 8. 2
 9. 1, 2, 3, 5
 10. 2, 3

Capítulo 20 | Fármacos Ansiolíticos

- Dicas para Farmacologia na prática | Pense criticamente

Os sinais vitais do Sr. Garcia indicam ansiedade? Quais são as implicações culturais a considerar nesse paciente caso ele esteja apresentando ansiedade? Como você irá interagir quando um intérprete participar na orientação a esse paciente?

- Calcule a dosagem dos medicamentos

1. 1 mℓ
2. 2 comprimidos/dose

- Prepare-se para provas

1. 2
2. 1
3. 2
4. 3
5. 2
6. 2
7. 4
8. 1, 2, 3, 4, 5
9. 2 mℓ

Capítulo 21 | Fármacos Sedativos e Hipnóticos

- Dicas para Farmacologia na prática | Pense criticamente

Quais são as indicações clínicas do uso de agentes hipnóticos? Por quanto tempo devem ser utilizados? A reação de luto do Sr. Phillip é uma indicação adequada para uso do fármaco? Que outras intervenções não farmacológicas você poderia recomendar em vez do uso de um hipnótico?

- Calcule a dosagem dos medicamentos

1. 1 comprimido
2. 2 comprimidos

- Prepare-se para provas
 1. 4
 2. 2
 3. 3
 4. 1
 5. 4
 6. 3
 7. 1
 8. 2
 9. 1, 3, 4
 10. 1, 2, 3

Capítulo 22 | Fármacos Antidepressivos

- Dicas para Farmacologia na prática | Pense criticamente

Quanto tempo é necessário para os fármacos antidepressivos exercerem seu efeito? No Capítulo 21, foi prescrito um hipnótico para o transtorno do sono do Sr. Phillip. Quais são as interações medicamentosas quando esses medicamentos são associados?

- Calcule a dosagem dos medicamentos

1. 3 comprimidos
2. 25 mℓ

- Prepare-se para provas
 1. 4
 2. 3
 3. 2
 4. 2
 5. 3
 6. 3
 7. 2
 8. 4
 9. 1, 2, 3
 10. 2, 3, 4

Capítulo 23 | Fármacos Antipsicóticos

- Dicas para Farmacologia na prática | Pense criticamente

Que tipo de sintomas a Sra. Moore apresenta: positivos ou negativos? Essa paciente teve anteriormente uma infecção urinária; qual é a relação entre infecção urinária e cognição? Ela apresenta alguma condição que contraindique o uso da medicação? Como essa informação será dada à filha dela?

- Calcule a dosagem dos medicamentos

1. 2 comprimidos a cada vez
2. 0,6 mℓ corresponde a 3 mg de haloperidol

- Prepare-se para provas
 1. 2
 2. 3
 3. 3
 4. 2
 5. 4
 6. 3
 7. 3
 8. 2
 9. 1, 2, 3
 10. 1 = B, 2 = A, C, D, E

Parte 5 | Fármacos que Atuam no Sistema Nervoso Periférico

Capítulo 24 | Fármacos Adrenérgicos

- Dicas para Farmacologia na prática | Pense criticamente

Leia o boxe Orientação ao paciente para desfechos melhores. Como você poderia utilizar essa informação para diminuir as preocupações da Sra. Wong? Veja sugestões no Capítulo 5.

662 Apêndice F Respostas das Questões de Revisão e Dicas para os Boxes Farmacologia na Prática

- Cálculo da dosagem dos medicamentos
1. 2 mℓ
2. 0,5 mℓ

- Prepare-se para provas
1. 2
2. 3
3. 2
4. 1
5. 4
6. 4
7. 2
8. 4
9. 1, 3
10. 0,6 mg

Capítulo 25 | Fármacos Bloqueadores Adrenérgicos

- Dicas para Farmacologia na prática | Pense criticamente

Quando os níveis sanguíneos de um fármaco administrado diariamente alcançam seu valor máximo e o seu valor mínimo? Que instruções o Sr. Garcia deve receber toda vez que ele muda de posição?

- Calcule a dosagem dos medicamentos
1. 2 comprimidos
2. 1 cápsula

- Prepare-se para provas
1. 2
2. 4
3. 4
4. 1
5. 3
6. 2
7. 3
8. 2 (12 mℓ de solução de propranolol oral + 30 mℓ de solução de lavagem = 42 mℓ no total)
9. 2, 3
10. 4 comprimidos

Capítulo 26 | Fármacos Colinérgicos

- Dicas para Farmacologia na prática | Pense criticamente

Além de considerar os fármacos que estimularão a contração vesical e a produção de urina, revise o Capítulo 24 e aplique as informações obtidas à situação da bexiga do Sr. Park quando o sistema simpático foi ativado pelo estado estressante da fratura inicial de fêmur.

- Calcule a dosagem dos medicamentos
1. 0,5 mℓ

- Prepare-se para provas
1. 4
2. 4
3. 2
4. 3
5. 1, 2, 4
6. 10 comprimidos

Capítulo 27 | Fármacos Bloqueadores Colinérgicos

- Dicas para Farmacologia na prática | Pense criticamente

Faça uma revisão dos efeitos colaterais potenciais de diferentes agentes bloqueadores colinérgicos. Qual é o impacto sobre o intestino e a mobilidade especificamente?

- Calcule a dosagem dos medicamentos
1. 0,5 mℓ
2. 10 mℓ

- Prepare-se para provas
1. 1
2. 2
3. 2
4. 4
5. 2
6. 3
7. 4
8. 3
9. 2, 4
10. 1, 3, 4, 5

Parte 6 | Fármacos que Atuam no Sistema Neuromuscular

Capítulo 28 | Fármacos Antiparkinsonianos

- Dicas para Farmacologia na prática | Pense criticamente

Qual é o conjunto de sinais e sintomas descritos no estudo de caso? Cite algumas das reações adversas às medicações atualmente utilizadas por Betty.

- Calcule a dosagem dos medicamentos
1. Um comprimido de 500 mg e um comprimido de 250 mg = 750 mg ou 0,75 mg
2. 3 comprimidos

- Prepare-se para provas
1. 2
2. 1
3. 2
4. 3
5. 2
6. 4
7. 4
8. 2
9. 1, 3
10. 2, 4, 3, 1

Capítulo 29 | Fármacos Antiepilépticos

- Dicas para Farmacologia na prática | Pense criticamente

Que tipo de crise epiléptica você acredita que a Sra. Chase teve após o acidente? Que perguntas você faria antes de discutir seus achados com o médico no que concerne ao uso intermitente das medicações dessa paciente?

- Calcule a dosagem dos medicamentos
1. 2 comprimidos
2. 10 mℓ

Apêndice F Respostas das Questões de Revisão e Dicas para os Boxes Farmacologia na Prática 663

- Prepare-se para provas
1. 3
2. 3
3. 1
4. 3
5. 1
6. 3
7. 2
8. 2
9. 2 mℓ
10. Fenitoína

Capítulo 30 | Fármacos para Tratamento de Distúrbios Musculoesqueléticos, Ósseos e Articulares

- Dicas para Farmacologia na prática | Pense criticamente

Analise as exigências para a administração desses fármacos e o fato de que a Sra. Moore sofre de confusão mental periódica.

- Calcule a dosagem dos medicamentos
1. 3 comprimidos
2. 3 comprimidos

- Prepare-se para provas
1. 2
2. 1
3. 3
4. 4
5. 4
6. 1
7. 4
8. 4
9. 1, 2, 3, 4, 5
10. 252 mg

Parte 7 | Fármacos que Atuam no Sistema Respiratório

Capítulo 31 | Fármacos que Atuam nas Vias Respiratórias Superiores

- Dicas para Farmacologia na prática | Pense criticamente

Janna Wong faz parte da equipe de ginástica da sua escola. Como suas habilidades poderiam ser alteradas pelo anti-histamínico ou pelo descongestionante nasal? Consulte capítulos anteriores sobre alívio da dor; o que você precisa discutir com adolescentes, independentemente da administração de medicamentos?

- Calcule a dosagem dos medicamentos
1. 5 mℓ
2. 2 comprimidos

- Prepare-se para provas
1. 2
2. 1
3. 1

4. 2
5. 3
6. 4
7. 1
8. 1
9. 1
10. 2, 3, 4

Capítulo 32 | Fármacos que Atuam nas Vias Respiratórias Inferiores

- Dicas para Farmacologia na prática | Pense criticamente

Veja no capítulo a medicação ingerida. Que medicamento a mãe da Sra. Chase utilizou no dispositivo de inalação e como as medicações da Sra. Chase diferem?

- Calcule a dosagem dos medicamentos
1. 0,25 mℓ
2. 2 comprimidos, 40 mg/dia

- Prepare-se para provas
1. 2
2. 3
3. 4
4. 1
5. 1
6. 4
7. 2
8. 3
9. 1, 3
10. 1, 3

Parte 8 | Fármacos que Atuam no Sistema Cardiovascular

Capítulo 33 | Fármacos Diuréticos

- Dicas para Farmacologia na prática | Pense criticamente

Cite algumas recomendações que você pode fazer para facilitar o uso correto da medicação. Avalie o estado da Sra. Moore nos Capítulos 6 e 23; o que poderia estar contribuindo para as infecções urinárias? Considere os líquidos.

- Calcule a dosagem dos medicamentos
1. 2 comprimidos
2. 2,5 mℓ

- Prepare-se para provas
1. 4
2. 4
3. 4
4. 3
5. 4
6. 4
7. 2
8. 2
9. 1, 2, 3
10. 1 = C; 2 = B, E; 3 = D; 4 = A

664 Apêndice F Respostas das Questões de Revisão e Dicas para os Boxes Farmacologia na Prática

Capítulo 34 | Fármacos Hipolipemiantes

- **Dicas para Farmacologia na prática | Pense criticamente**

Reveja o Capítulo 5 e os princípios sobre instruções a adultos. Que informações fornecidas pelos dois conjuntos de valores laboratoriais e sinais vitais podem ser utilizadas para motivar a adesão de Lillian a mudanças no estilo de vida? Como você poderia integrar essa informação em um calculador de risco cardiovascular? Que informações sobre os medicamentos dessa paciente podem ajudar a reduzir os sintomas de constipação intestinal?

- **Calcule a dosagem dos medicamentos**
1. 2 comprimidos
2. 40 mg, necessidade da dose = 4 comprimidos de 20 mg ou dois comprimidos de 40 mg; utiliza-se um menor número dos comprimidos de 40 mg

- **Prepare-se para provas**
1. 3
2. 2
3. 3
4. 1
5. 2
6. 1
7. 3
8. 4
9. 1, 4, 5
10. Sim, a dose de 200 mg é apropriada. Entretanto, se o paciente necessitar de 200 mg, é preferível administrar 1 cápsula de 200 mg a 3 cápsulas de 67 mg/dia. O enfermeiro deve notificar o médico de que só há cápsulas de 67 mg.

Capítulo 35 | Fármacos Anti-Hipertensivos

- **Dicas para Farmacologia na prática | Pense criticamente**

Onde é possível obter informações para pacientes com proficiência limitada em inglês? Cite alguns recursos para a dieta. Que perguntas você precisa fazer ao Sr. Garcia sobre suas preferências alimentares?

- **Calcule a dosagem dos medicamentos**
1. 2 comprimidos
2. 3 cápsulas

- **Prepare-se para provas**
1. 2
2. 3
3. 3
4. 3
5. 4
6. 2
7. 4
8. 3
9. 1, 3
10. Comprimidos de 90 mg; administrar 2 comprimidos

Capítulo 36 | Fármacos Antianginosos e Vasodilatadores

- **Dicas para Farmacologia na prática | Pense criticamente**

Uma provável escolha seria o sistema transdérmico; veja o Capítulo 19. Esta é uma boa solução para a Sra. Moore? Ela consegue se lembrar quando deve trocar os adesivos? O que ocorreria se ela se esquecesse de remover um adesivo antigo?

- **Calcule a dosagem dos medicamentos**
1. 3 comprimidos
2. 2 comprimidos

- **Prepare-se para provas**
1. 2
2. 1
3. 2
4. 2
5. 3
6. 2
7. 4
8. 4
9. 1, 2, 3
10. Após 1 minuto, tomar a segunda dose; e, então, tomar a terceira dose após 5 minutos.

Capítulo 37 | Fármacos Anticoagulantes e Trombolíticos

- **Dicas para Farmacologia na prática | Pense criticamente**

Qual seria o efeito de ingerir uma concentração diferente de varfarina em cada dose?

- **Calcule a dosagem dos medicamentos**
1. 2 mℓ
2. 2 comprimidos

- **Prepare-se para provas**
1. 3
2. 4
3. 4
4. 2
5. 1
6. 4
7. 2
8. 1
9. 1, 4, 5
10. 1 = C, 2 = A, 3 = B

Capítulo 38 | Fármacos Cardiotônicos e Inotrópicos

- **Dicas para Farmacologia na prática | Pense criticamente**

Compare os fármacos cardiotônicos com os betabloqueadores e a medicação que a paciente estava tomando quando foi internada por causa de intoxicação digitálica. Você pode diminuir a preocupação da filha com a mudança do medicamento prescrito?

- **Calcule a dosagem dos medicamentos**
1. 2 mℓ

Apêndice F Respostas das Questões de Revisão e Dicas para os Boxes Farmacologia na Prática 665

- Prepare-se para provas
1. 2
2. 4
3. 1
4. 3
5. Um comprimido de 0,5 mg e um comprimido de 0,25 mg

Capítulo 39 | Fármacos Antiarrítmicos

- Dicas para Farmacologia na prática | Pense criticamente

O Sr. Phillip tem diversos medicamentos e horários. Faça uma revisão das orientações ao paciente e da administração dos medicamentos. Como você poderia ajudá-lo na autoadministração segura das medicações?

- Calcule a dosagem dos medicamentos
1. 2 comprimidos
2. 2 comprimidos

- Prepare-se para provas
1. 1
2. 2
3. 1
4. 4
5. 1
6. 4
7. 3
8. 1
9. 2 comprimidos ao dia
10. 1 = E, 2 = D, 3 = A, 4 = C, 5 = B

Parte 9 | Fármacos que Atuam no Sistema Digestório

Capítulo 40 | Fármacos que Atuam no Sistema Digestório Alto

- Dicas para Farmacologia na prática | Pense criticamente

Onde se poderia obter informações para pacientes com proficiência limitada no idioma? Torne a ler o Capítulo 5 sobre como orientar os pacientes e seus familiares. Os antiácidos realmente revestem as paredes internas do estômago? Qual é o mecanismo de ação verdadeiro deles? Determine o que deve ser modificado na dieta do paciente em caso de doença hipertensiva. Que elementos promovem constipação intestinal?

- Calcule a dosagem dos medicamentos
1. 2 cápsulas
2. 20 mℓ

- Prepare-se para provas
1. 3
2. 4
3. 2
4. 3
5. 2
6. 2
7. 2
8. 1 = B, C; 2 = A, D

9. 10 mℓ
10. 1 comprimido

Capítulo 41 | Fármacos que Atuam no Sistema Digestório Baixo

- Dicas para Farmacologia na prática | Pense criticamente

Qual é a ação dos medicamentos arrolados no intestino? Existem diferentes formulações que acrescentam volume, amolecem as fezes e assim por diante. O que Betty precisa de acordo com os medicamentos que está usando atualmente?

- Calcule a dosagem dos medicamentos
1. 3 cápsulas
2. 5 mg

- Prepare-se para provas
1. 3
2. 3
3. 3
4. 1
5. 4
6. 4
7. 2
8. 3
9. 1, 3, 4
10. 3 horas (2,7 arredondadas para 3 horas)

Parte 10 | Fármacos que Atuam no Sistema Endócrino

Capítulo 42 | Fármacos Antidiabéticos

- Dicas para Farmacologia na prática | Pense criticamente

Revise as estratégias para promover a adesão do paciente aos esquemas medicamentosos. Quais habilidades são necessárias para proporcionar uma experiência de aprendizado positiva para o Sr. Phillip?

- Calcule a dosagem dos medicamentos
1. 4 comprimidos
2. 45 unidades

- Prepare-se para provas
1. 2
2. 1
3. 3
4. 4
5. 3
6. 2
7. 3
8. C, B, D, A
9. 45 unidades; injetar ar no frasco de insulina NPH, injetar ar no frasco de insulina regular, aspirar 5 unidades de insulina regular e depois aspirar 40 unidades de insulina NPH.
10. 2 comprimidos por dose; dose diária total = 2.000 mg

666 Apêndice F Respostas das Questões de Revisão e Dicas para os Boxes Farmacologia na Prática

Capítulo 43 | Hormônios Hipofisários e Adrenocorticais

- **Dicas para Farmacologia na prática | Pense criticamente**

Desmopressina substitui qual hormônio produzido pela glândula hipófise? Qual é a função desse hormônio? Por que seria melhor ter mais dele no corpo à noite do que durante o dia quando a pessoa está mais ativa?

- **Calcule a dosagem dos medicamentos**
1. 2 comprimidos
2. 2 comprimidos

- **Prepare-se para provas**
1. 3
2. 4
3. 2
4. 1
5. 3
6. 3
7. 2
8. 2
9. 2
10. 1 = A, B, D; 2 = C

Capítulo 44 | Fármacos Tireoidianos e Antitireoidianos

- **Dicas para Farmacologia na prática | Pense criticamente**

É importante investigar por que Betty acredita que existe perigo no uso do iodo radioativo antes de orientá-la sobre o mesmo. Isso facilitará o esclarecimento de crenças equivocadas.

- **Calcule a dosagem dos medicamentos**
1. 4 comprimidos
2. 2 comprimidos

- **Prepare-se para provas**
1. 3
2. 1
3. 2
4. 2
5. 3
6. 1
7. 3
8. 2
9. 1, 2
10. 1, 2, 4

Capítulo 45 | Hormônios Masculinos e Femininos

- **Dicas para Farmacologia na prática | Pense criticamente**

Janna é sexualmente ativa ou ela deseja usar contraceptivos por outro motivo? Qual seria o melhor método para ela? Existem contraindicações ao uso de algum método específico?

- **Calcule a dosagem dos medicamentos**
1. 1,6 mℓ
2. 1 mℓ

- **Prepare-se para provas**
1. 2
2. 3
3. 4
4. 1
5. 2
6. 1
7. 1
8. 3
9. 1, 2, 3, 4

Capítulo 46 | Fármacos que Atuam no Útero

- **Dicas para Farmacologia na prática | Pense criticamente**

É importante avaliar o letramento em saúde de Betty com relação ao processo de parto. Como seria possível explicar a ação indutora do parto da ocitocina em termos que ela consiga compreender?

- **Calcule a dosagem dos medicamentos**
1. 0,5 mℓ
2. 1 mℓ

- **Prepare-se para provas**
1. 4
2. 2
3. 4
4. 1
5. 1
6. 4
7. 4
8. 2
9. 5 mℓ/min
10. 1 = indometacina, AINE; 2 = nifedipino, bloqueador de cálcio; 3 = terbutalina, broncodilatador.

Parte 11 | Fármacos que Atuam no Sistema Urinário

Capítulo 47 | Fármacos que Atuam na Menopausa e na Andropausa

- **Dicas para Farmacologia na prática | Pense criticamente**

O que acontece nas estruturas urinárias quando há redução do volume de líquido visto que isso é contrário às práticas recomendadas para tratamento de sinais e sintomas urinários?

- **Calcule a dosagem dos medicamentos**
1. 2 comprimidos
2. 2 comprimidos

- **Prepare-se para provas**
1. 3
2. 4
3. 3

Apêndice F Respostas das Questões de Revisão e Dicas para os Boxes Farmacologia na Prática

4. 2
5. 1
6. 2
7. 2
8. 2
9. 1, 3, 5
10. 2, 3, 4

Capítulo 48 | Fármacos Anti-Infecciosos e Outros Fármacos que Atuam no Sistema Urinário

- Dicas para Farmacologia na prática | Pense criticamente

Revise o boxe Orientação ao paciente para desfechos melhores. Quais comportamentos precisam ser enfatizados?

- Calcule a dosagem dos medicamentos

1. 2 comprimidos
2. 10 mℓ

- Prepare-se para provas

1. 1
2. 3
3. 3
4. 4
5. 1 = A, 2 = C, 3 = B, 4 = D

Parte 12 | Fármacos que Atuam no Sistema Imune

Capítulo 49 | Agentes Imunológicos

- Dicas para Farmacologia na prática | Pense criticamente

Pense nas consequências de uma criança contrair uma doença por causa de atraso no esquema de vacinação.

- Calcule a dosagem dos medicamentos

1. 6 frascos com vacina antigripal

- Prepare-se para provas

1. 3
2. 3
3. 2
4. 1
5. 3
6. 1
7. 2
8. 2, 4, 5
9. 1, 3, 4

Capítulo 50 | Fármacos Antineoplásicos e Terapias Direcionadas para Alvos Específicos

- Dicas para Farmacologia na prática | Pense criticamente

O Sr. Phillip está preparado para conversar sobre sua perda. Além da medicação prescrita, o que deve ser recomendado?

- Calcule a dosagem dos medicamentos

1. 12,8 mg/dia
2. 13,5 unidades

- Prepare-se para provas

1. 2
2. 4
3. 4
4. 2
5. 2
6. 3
7. 3
8. 1
9. 3
10. 1, 2, 3, 4

Capítulo 51 | Fármacos Imunomoduladores

- Dicas para Farmacologia na prática | Pense criticamente

Quais são os requisitos para uso de agentes estimulantes da eritropoese em pacientes dialisados?

- Calcule a dosagem dos medicamentos

1. 0,5 mℓ
2. 0,2 mℓ

- Prepare-se para provas

1. 3
2. 4
3. 1
4. 1
5. 1
6. 1
7. 3
8. 2
9. 3 comprimidos/dia 1; 1 comprimido/dia 5
10. 1 = C, 2 = B, 3 = A

Parte 13 | Fármacos que Atuam em Outros Sistemas do Corpo

Capítulo 52 | Fármacos Tópicos para Doenças de Pele

- Dicas para Farmacologia na prática | Pense criticamente

Quais são as diferenças no tratamento das lesões orais causadas pelo herpes-vírus simples (HSV) e das lesões cutâneas causadas pelo vírus varicela-zóster?

- Prepare-se para provas

1. 2
2. 2
3. 2
4. 4
5. 2
6. 1
7. 3
8. 4
9. Fissura
10. 30 mℓ

668 Apêndice F Respostas das Questões de Revisão e Dicas para os Boxes Farmacologia na Prática

Capítulo 53 | Medicamentos Otológicos e Oftálmicos

- **Dicas para Farmacologia na prática | Pense criticamente**

Levando em conta os princípios de crescimento e desenvolvimento pessoais e os conceitos de letramento em saúde, qual seria a melhor maneira de interagir e orientar Janna?

- **Calcule a dosagem dos medicamentos**
1. 5 gotas
2. 60 doses

- **Prepare-se para provas**
1. 1
2. 2
3. 2
4. 2
5. 3
6. 4
7. 2
8. 3
9. 2, 3

Capítulo 54 | Líquidos, Eletrólitos e Terapia Parenteral

- **Dicas para Farmacologia na prática | Pense criticamente**

Descrever qual desequilíbrio eletrolítico está ocorrendo como resultado do consumo de bicarbonato de sódio por causa de desconforto gástrico.

- **Calcule a dosagem dos medicamentos**
1. 100 mℓ/h
2. 30 mℓ

- **Prepare-se para provas**
1. 3
2. 3
3. 4
4. 1
5. 2
6. 1
7. 4
8. 2
9. 3
10. 4, 2, 1, 3, 5

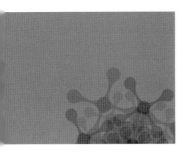

Bibliografia

Parte 1

Carpenito-Moyet, L. (2006). *Nursing diagnosis: Application to clinical practice* (11th ed., pp. 473–480). Philadelphia, PA: Lippincott Williams & Wilkins.

Eisenhauer, L., Nichols, L., Spencer, R., & Bergan, F. (1998). *Clinical pharmacology and nursing management* (5th ed., p. 189). Philadelphia, PA: Lippincott-Raven.

Fontaine, K. L. (2000). *Healing practices: Alternative therapies for nursing* (pp. 126–127). Upper Saddle River, NJ: Prentice Hall.

Gahche, J., Bailey, R., Burt, V., Hughes, J., Yetley, E., Dwyer, J., et al. (2011). *Dietary supplement use among U.S. adults has increased since NHANES III (1988–1994). NCHS data brief, no 61*. Hyattsville, MD: National Center for Health Statistics.

Health Resources and Services Administration (HRSA) training course: Effective Communication Tools for Healthcare Professionals 101, June 26, 2012.

Herbal products and supplements: What you should know. Retrieved September 23, 2015 from the American Academy of Family Physicians FamilyDoctor.org website: http://familydoctor.org/familydoctor/en/drugs-procedures-devices/over-the-counter/herbal-products-and-supplements.html

Herdman, T. H., & Kamitsuru, S. (2014). *Nursing diagnoses: Definitions and classification 2015-2017* (10th ed.). West Sussex, UK: WILEY Blackwell.

Hughes, R. G., & Blegen, M. A. (2008). Medication administration safety. In R. G. Hughes (Ed.). *Patient safety and quality: An evidence-based handbook for nurses*. Rockville, MD: Agency for Healthcare Research and Quality. Retrieved from http://www.ncbi.nlm.nih.gov/books/NBK2656/

Institute of Medicine. (1999). *To err is human: Building a safer health system*. Washington, DC: National Academy Press.

Just culture and its critical link to patient safety. (2012). *ISMP medication safety alert—acute care* (pp. 1–2). Horsham, PA: Institute for Safe Medication Practice (ISMP).

Kessels, R. P. (2003). Patients' memory for medical information. *Journal of the Royal Society of Medicine, 96*(5), 219–222.

London, F. (2016). Using teach back in patient education. Retrieved November 28, 2016 from NURSE.com

Lorig, K., Halstead, H., Sobel, D., Laurent, D., Gonzalez, V., & Minor, M. (2012). *Living a healthy life with chronic conditions* (4th ed., pp. 31–33). Boulder, CO: Bull Publishing.

Pape, T. M., Guerra, D. M., Muzquiz, M., Bryant, J. B., Ingram, M., Schranner, B., et al. (2005). Innovative approaches to reducing nurses' distractions during medication administration. *Journal of Continuing Education in Nursing, 36*(3), 108–116.

Side tracks on the safety express, interruptions lead to errors and unfinished…wait what was I doing? (2012). *ISMP medication safety alert—acute care* (pp. 1–3). Horsham, PA: Institute for Safe Medication Practice (ISMP).

Sites para informações

Administration on Aging (U.S. Depart. Of Health and Human Services): http://www.aoa.acl.gov/Aging_Statistics/index.aspx

Institute for Safe Medication Practices: http://www.ismp.org/

Joint Commission: http://www.jointcommission.org

LactMed: http://toxnet.nlm.nih.gov/cgi-bin/sis/htmlgen?LACT

MedWatch program: http://www.fda.gov/medwatch/index.html

REMS program: http://www.proliahcp.com/risk-evaluation-mitigation-strategy/index.html

Texas Tech University (Dr. Hale Breastfeeding Scale): http://www.infantrisk.com/

Parte 2

Brown, T. (2012). Protection against urinary tract infections seen with cranberry products. *Archives of Internal Medicine, 172*, 988–996.

Centers for Disease Control and Prevention. (2016). STD treatment guidelines, 2016. Retrieved from https://www.cdc.gov/std/tg2015/sexual-assault.htm

DerMarderosian, A., & Beutler, J. (Eds.). (2003). *Guide to popular natural products* (3rd ed.). St. Louis, MO: Lippincott Williams & Wilkins.

Duplessis, C., & Crum-Cianflone, N. F. (2011). Ceftaroline: A new cephalosporin with activity against methicillin-resistant staphylococcus aureus (MRSA). *Clinical Medicine Reviews in Therapeutics, 3*, a2466. Retrieved September 29, 2015 from http://doi.org/10.4137/CMRT.S1637

Healthcare-associated methicillin resistant Staphylococcus aureus (HA-MRSA). (2008). Retrieved September 29, 2015 from http:www.cdc.gov/hai/organisms/organisms.html#m

Macy, E., & Contreras, R. (2013). Health care use and serious infection prevalence associated with penicillin 'allergy' in hospitalized patients: A cohort study. *J. Allergy and Clinical Immunology, 133*(3), 790–796.

Munsiff, S., Kambili, C., & Ahuja, S. (2006). Rifapentine for the treatment of pulmonary tuberculosis. *Clinical Infectious Diseases, 43*(11), 1468–1475.

Neofytos, D., Fishman, J. A., Horn, D., Anaissie, E., Chang, C. H., Olyaei, A., et al. (2010). Epidemiology and outcome of invasive fungal infections in solid organ transplant recipients. *Transplant Infectious Disease, 12*, 220–229.

Relatórios

Dellit, T. H., Owens, R. C., McGowan, J. E., Jr., Gerding, D. N., Weinstein, R. A., Burke, J. P., et al. (2007). Infectious Diseases Society of America; Society for Healthcare Epidemiology of America. Infectious Diseases Society of America and the Society for Healthcare Epidemiology of America guidelines for developing an institutional program to enhance antimicrobial stewardship. *Clinical Infectious Diseases, 44*, 159–177.

World Health Organization. Global tuberculosis report 2012. Retrieved September 29, 2015 from http://www.who.int/tb/publications/global_report/en/

Parte 3

DerMarderosian, A., & Beutler, J. (Eds.). (2003). *Guide to popular natural products* (3rd ed.). St. Louis, MO: Lippincott Williams & Wilkins.

International Association for the Study of Pain. (1979). Subcommittee on taxonomy: Pain terms: A list with definitions and notes on usage. *Pain, 6*, 249.

Kapur, J. (2015). Medical marijuana: Clinical implications. *Women's Health Drug Therapy,* sponsored by University of Washington School of Nursing.

Site para informações

Morphine Milligram Equivalent (MME) Calculator, NY city department of Health and Mental Hygiene: Retrieved December 9, 2015 from http://www.nyc.gov/html/doh/html/mental/MME.html

Relatórios

A scientific review paper and recommendation statement from CDER's Acetaminophen Hepatotoxicity Working Group. Finalized February 26, 2008. Retrieved from http://www.fda.gov/downloads/AdvisoryCom-

670 Bibliografia

mittees/CommitteesMeetingMaterials/Drugs/DrugSafetyandRiskManagementAdvisoryCommittee/UCM164897.pdf

Opioid Addiction Disease 2015 Facts and Figures, prepared by the American Society of Addiction Medicine. Retrieved from http://www.asam.org/docs/default-source/advocacy/opioid-addiction-disease-facts-figures.pdf

Parte 4

Alzheimer's Association. (2012). Alzheimer's disease facts and figures. Retrieved from http://www.alz.org/downloads/facts_figures_2012.pdf

Billioti de Gage, S., Bégaud, B., Bazin, F., Verdoux, H., Dartigues, J. F., Pérès, K., et al. (2012). Benzodiazepine use and risk of dementia: Prospective population based study. *British Medicine Journal, 345*, 6231.

Boukhris, T., Sheehy,O., Mottron, L., & Bérard, A. (2015). Antidepressant use during pregnancy and the risk of autism spectrum disorder in children. *JAMA Pediatric, 170*, 117–124.

DerMarderosian, A., & Beutler, J. (Eds.). (2003). *Guide to popular natural products* (3rd ed.). St. Louis, MO: Lippincott Williams & Wilkins.

Diagnostic criteria and guidelines for Alzheimer's disease. Retrieved January 12, 2016 from https://www.alz.org/research/diagnostic_criteria/

Food and Drug Administration. (2009). Kava—FDA Consumer Advisory. Issued February 7, 2009. Retrieved April 10, 2012 from http://www.fda.gov/Food/ResourcesForYou/Consumers/ucm085482.htm

Fuller, R. W., & Wong, D. T. (1985). Effects of antidepressants on uptake and receptor systems in the brain. *Progress in Neuropsychopharmacology, Biology, and Psychiatry, 9*(5–6), 485–490.

Gallagher, P. J., Castro, V., Fava, M., Weilburg, J. B., Murphy, S. N., Gainer, V. S., et al. (2012). Antidepressant response in patients with major depression exposed to NSAIDs: A pharmacovigilance study. *American Journal of Psychiatry, 169*(10), 1065–1072.

Grigoriadis, S., Vonderporten, E. H., Mamisashvili, L., Tomlinson, G., Dennis, C. L., Koren, G., et al. (2014). Prenatal exposure to antidepressants and persistent pulmonary hypertension of the newborn: Systematic review and meta-analysis. *British Medical Journal, 348*, f6932.

Jack, C. R., Jr., Albert, M. S., Knopman, D. S., McKhann, G. M., Sperling, R. A., Carrillo, M. C., et al. (2011). Introduction to the recommendations from the national institute on aging—Alzheimer's association workgroups on diagnostic guidelines for Alzheimer's disease. *Alzheimer's & Dementia: The Journal of the Alzheimer's Association, 7*(3), 257–262.

Kramer, D., Allgaier, A. K., Fejtkova, S., Mergl, R., & Hegerl, U. (2009). Depression in nursing homes: Prevalence, recognition, and treatment. *The International Journal of Psychiatry in Medicine, 39*(4), 345–358.

Llorente, M., & Urrutia, V. (2006). Diabetes, psychiatric disorders, and the metabolic effects of antipsychotic medications. *Clinical Diabetes, 24*(1), 18–24.

Manos, M. J., Tom-Revzon, C., Bukstein, O. G., & Crismon, M. L. (2007). Changes and challenges: Managing ADHD in a fast-paced world. *Journal of Managed Care Pharmacy, 13*(9), 2–13.

Snitz, B. E., O'meara, E. S., Carlson, M. C., Arnold, A. M., Ives, D. G., Rapp, S. R., et al. (2009). Ginkgo Evaluation of Memory (GEM) Study Investigators. Ginkgo biloba for preventing cognitive decline in older adults: A randomized trial. *Journal of the American Medical Association, 302*(24), 2663–2670.

University of Maryland Medical Center. (2011). Facts on ginkgo biloba. University of maryland center for integrative medicine. Retrieved April 11, 2012 from http://www.umm.edu/altmed/articles/ginkgo-biloba-000247.htm#ixzz2By34P8T2

Site para informações

National Sleep Foundation: http://www.sleepfoundation.org/

Parte 5

Chaudhry, R., Portnoy, J., & Purser, J. (2012). Patients forget how to use EpiPens after 3 months. Abstract 59. Presented at the American College of Allergy, Asthma & Immunology (ACAAI) 2012 Annual Scientific Meeting, November 12, 2012.

DerMarderosian, A., & Beutler, J. (Eds.). (2003). *Guide to popular natural products* (3rd ed.). St. Louis, MO: Lippincott Williams & Wilkins.

Ferdinand, K., & Armani, A. (2007). The management of hypertension in African Americans. *Critical Pathways in Cardiology, 6*(2), 67–71.

Huang, H., & Fox, K. (2012). The impact of beta-blockers on mortality in stable angina: A meta-analysis. *Scottish Medical Journal, 57*, 69–75.

Magee, L., Elran, E., Bull, S. B., Logan, A., & Koren, G. (2000). Risks and benefits of beta-receptor blockers for pregnancy hypertension: Overview of the randomized trials. *European Journal of Obstetrics, Gynecology, and Reproductive Biology, 88*(1), 15–26.

Parte 6

Black, D., & Rosen, C. (2016). Postmenopausal osteoporosis. *New England Journal of Medicine, 374*, 254–262.

DerMarderosian, A., & Beutler, J. (Eds.). (2003). *Guide to popular natural products* (3rd ed.). St. Louis, MO: Lippincott Williams & Wilkins.

Dias, R., Bateman, L. M., Farias, S. T., Li, C. S., Lin, T. C., Jorgensen, J., et al. (2010). Depression in epilepsy is associated with lack of seizure control. *Epilepsy and Behavior, 19*, 445–447.

Fisher, R. S., Acevedo, C., Arzimanoglou, A., Bogacz, A., Cross, J. H., Elger, C. E., et al. (2014). A practical clinical definition of epilepsy. *Epilepsia, 55*, 475–482.

Kwan, P., & Brodie, M. J. (2000). Early identification of refractory epilepsy. *The New England Journal of Medicine, 342*, 314–319.

Li, F., Harmer, P., Fitzgerald, K., Eckstrom, E., Stock, R., Galver, J., et al. (2012). Tai Chi and postural stability in patients with Parkinson's disease. *The New England Journal of Medicine, 366*, 511–519.

McClung, M. (2013). Controversies in osteoporosis management: Concerns about BSP and when are 'drug holidays' required? *Clinical Obstetrics and Gynecology, 56*(4), 743–748.

Sites para informações

National Osteoporosis Foundations: https://www.nof.org/patients/what-is-osteoporosis/

North American AED Pregancy Registry: http://www.epilepsy.com/learn/treating-seizures-and-epilepsy/seizure-and-epilepsy-medicines/seizure-medications-and

Parkinson's disease Foundation: http://www.pdf.org/en/parkinson_statistics

Parte 7

DerMarderosian, A., & Beutler, J. (Eds.). (2003). *Guide to popular natural products* (3rd ed.). St. Louis, MO: Lippincott Williams & Wilkins.

Institute for Safe Medication Practices. (2007). *Seasonal mix-ups. ISMP medication safety alert—acute care* (p. 1). Horsham, PA: Institute for Safe Medication Practice (ISMP).

Lee, L. A., Sterling, R., Máspero, J., Clements, D., Ellsworth, A., & Pedersen, S. (2014). Growth velocity reduced with once-daily fluticasone furoate nasal spray in prepubescent children with perennial allergic rhinitis. *Journal of Allergy and Clinical Immunology, 2*(4), 421–427.

Simon, H. (2016). Chronic Obstructive Pulmonary Disease. New York Times, May 31, 2016.

Site para informações

National Center for Health statistics—Asthma: http://www.cdc.gov/nchs/fastats/copd.htm

Relatório

U.S. Department of Health and Human Services, National Institutes of Health, National Heart, Lung, and Blood Institute. (2007). The Expert Panel Report 3 (EPR–3) full report 2007: Guidelines for the diagnosis and management of asthma. Developed by an expert panel commissioned by the National Asthma Education and Prevention Program (NAEPP) Coordinating Committee (CC), coordinated by the National Heart, Lung, and Blood Institute (NHLBI) of the National Institutes of Health. NHLBI Guidelines Asthma Care Quick Reference Guide (with NAEPP 2012 revisions): Retrieved from https://www.nhlbi.nih.gov/files/docs/guidelines/asthma_qrg.pdf

Parte 8

Albert, N. (2012). Strategies in heart failure. *Critical Care Nurse, 32*(2), 20–34.

Allen, L. A., Fonarow, G. C., Grau-Sepulveda, M. V., Hernandez, A. F., Peterson, P. N., Partovian, C., et. al; American Heart Association's Get

With the Guidelines Heart Failure Investigators. (2014). Hospital variation in intravenous inotrope use for patients hospitalized with heart failure. *Circulation, 7*, 251–260.

Butt, D., Mamdani, M., Austin, P. C., Tu, K., Gomes, T., Glazier, R. H., et al. (2012). The risk of hip fracture after initiating antihypertensive drugs in the elderly. *Archives of Internal Medicine, 172*(22), 1739–1744.

Couris, R., Tataronis, G., McCloskey, W., Oertel, L., Dallal, G., Dwyer, J., et al. (2006). Dietary vitamin K variability affects international normalized ration (INR) coagulation indices. *International Journal of Vitamin and Nutrition Research, 76*(2), 65–74.

DerMarderosian, A., & Beutler, J. (Eds.). (2003). *Guide to popular natural products* (3rd ed.). St. Louis, MO: Lippincott Williams & Wilkins.

Duprez, D. (2012). Treatment of isolated systolic hypertension in the elderly. *Expert Review of Cardiovascular Therapy, 10*(11), 1367–1373.

Dykewicz, M. (2004). Cough and angioedema from angiotensin-converting enzyme inhibitors: New insights into mechanisms and management. *Current Opinion in Allergy and Clinical Immunology, 4*(4), 267–270.

Fisher, A. D., & Maggi, M. (2015). Endocrine treatment of transsexual male-to-female persons. In C. Trombetta, G. Liguori, & M. Bertolotto (Eds.). *Management of gender dysphoria: A multidisciplinary approach.* Vertage: Springer.

Freeman, J., Reynolds, K., Fang, M., Udaltsova, N., Steimle, A., Pomernacki, N. A., et al. (2015). Digoxin and risk of death in adults with atrial fibrillation: the ATRIA-CVRN study. *Circulation: Arrhythmia and Electrophysiology, 8*(1), 49–58.

Hall, T. M., Shoptaw, S., & Reback, C. J. (2015). Sometimes poppers are not poppers: Huffing as an emergent health concern among MSM substance users. *Journal of Gay & Lesbian Mental Health, 19*(1), 118–121.

Hwang, R., Chuan, F., Peters, R., & Kuys, S. (2013). Frequency of urinary incontinence in people with chronic heart failure. *Heart and lung, 42*(1), 26–31.

James, P. A., Oparil, S., Carter, B. L., Cushman, W. C., Dennison-Himmelfarb, C., Handler, J., et al. (2014). Evidence-based guideline for the management of high blood pressure in adults: Report from the panel members appointed to the eighth joint national committee (JNC 8). *The Journal of the American Medical Association, 311*(5), 507–520.

Januzzi, J., Silver, M., & Desai, A. (2016). Three new concepts in HF: What you need to know to improve outcomes. *Medscape.* Retrieved January 31, 2017 from http://www.medscape.org/viewarticle/864375?src=mkmcmr_driv_invit_mscpedu

Mureebe, L. (2007). Direct thrombin inhibitors: Alternatives to heparin. *Vascular, 15*(6), 372–375.

Myerson, M. (2016). PCSK9 inhibitors: A brief primer. *Medscape,* March 28th.

Santos, R. D., & Watts, G. F. (2015). Familial hypercholesterolaemia: PCSK9 inhibitors are coming. *The Lancet, 385*(9965), 307–310.

Sharma, A., Colvin-Adams, M., & Yancy, C. W. (2014). Heart failure in African Americans: Disparities can be overcome. *Cleveland Clinic Journal of Medicine, 81*(5), 301–311.

Siskey, J., & Deyo, Z. (2014). New therapies: Homozygous familial hypercholesterolemia. *Pharmacy times,* January 14th.

York, M., & Farber, H. W. (2011). Pulmonary hypertension: Screening and evaluation in scleroderma. *Current Opinion in Rheumatology, 23*(6), 536–544.

Relatório

National Heart, Lung, and Blood Institute. (2014). The eighth report of the joint national committee on prevention, detection, evaluation, and treatment of high blood pressure. Bethesda, MD: National Institutes of Health. Retrieved July 21, 2016 from http://www.nhlbi.nih.gov/health-pro/guidelines/current/hypertension-jnc-8

Sites para informações

American Heart Association: http://www.heart.org

Health-Alicious.com (National Center for Complementary and Alternative Medicine): http://healthaliciousness.com/

Red Yeast Rice: http://nccam.nih.gov/health/redyeastrice

Parte 9

DerMarderosian, A., & Beutler, J. (Eds.). (2003). *Guide to popular natural products* (3rd ed.). St. Louis, MO: Lippincott Williams & Wilkins.

Manoguerra, A. S., & Cobaugh, D. J. (2005). Guideline on the use of ipecac syrup in the out-of-hospital management of ingested poisons. *Clinical Toxicology, 43*(1), 1–10.

Moukarbel, G. V., & Bhatt, D. L. (2012). Antiplatelet therapy and proton pump inhibition: Clinician update. *Circulation, 125*, 375–380.

Sites para informações

Crohn's and Colitis Foundation of America: http://www.ccfa.org/

State Medical Marijuana Laws (National Conference of State Legislatures): http://www.ncsl.org/issues-research/health/state-medical-marijuana-laws.aspx

Parte 10

Barbieri, R. (2016). Stop using rectal misoprostol for the treatment of post-partum hemorrhage caused by uterine atony. *OBG Management, 28*(7), 8–10, 12.

Barusiban, A. (2006). An effective long-term treatment of oxytocin-induced preterm labor in nonhuman primates. *Biological Reproduction, 75*(5), 809–814.

Bonyata, K. (2016). Prescription drugs used to increasing milk supply. *Kellymom.com.* Retrieved September 27, 2016 from http://kellymom.com/bf/can-i-breastfeed/meds/prescript_galactagogue/

Cowley, K. (2005). Psychogenic and pharmacologic induction of the let-down reflex can facilitate breastfeeding by tetraplegic women: A report of 3 cases. *Archives of Physical and Medical Rehabilitation, 86*(6), 1261–1264.

Craft, S., Baker, L. D., Montine, T. J., Minoshima, S., Watson, G. S., Claxton, A., et al. (2012). Intranasal insulin therapy for Alzheimer disease and amnestic mild cognitive impairment: A pilot clinical trial. *Archives of Neurology, 69*(1), 29–38.

DerMarderosian, A., & Beutler, J. (Eds.). (2003). *Guide to popular natural products* (3rd ed.). St. Louis, MO: Lippincott Williams & Wilkins.

Dinsmoor, R. (2014). Insulin analog. Diabetes self-management. Retrieved August 25, 2016 from http://www.diabetesselfmanagement.com/diabetes-resources/definitions/insulin-analog/

Fewtrell, M., Loh, K. L., Blake, A., Ridout, D. A., & Hawdon, J. (2006). Randomised, double blind trial of oxytocin nasal spray in mothers expressing breast milk for preterm infants. *Archives of Disease in Childhood: Fetal and Neonatal Edition, 91*, F169–F174.

Franklyn, J., & Boelaert, K. (2012). Thyrotoxicosis. *Lancet, 379*(9821), 1155–1166.

Garber, A. J., Abrahamson, M. J., Barzilay, J. I., Blonde, L., Bloomgarden, Z. T., Bush, M. A., et al. (2016). AACE/ACE comprehensive type 2 diabetes management algorithm 2016. *Endocrine Practice, 22*, 84–113.

Gebel, E. (2013). Making insulin, a behind the scenes look at producing a lifesaving medication. *Diabetes forecast.* Retrieved August 25, 2016 from http://www.diabetesforecast.org/2013/jul/making-insulin.html

Golobof, A., & Kiley, J. (2016). The current status of oral contraceptives: Progress and recent innovations. *Seminars in Reproductive Medicine, 34*(03), 145–151.

Inzucchi, S. E., Bergenstal, R. M., Buse, J. B., Diamant, M., Ferrannini, E., Nauck, M., et al. (2015). Management of hyperglycemia in type 2 diabetes, 2015: A patient-centered approach: Update to a position statement of the American diabetes association and the European association for the study of diabetes. *Diabetes Care, 38*, 140–149.

Kelbach, J. (2016). Treatment of preterm labor: Terbutaline. *Healthline.com.* Retrieved September 27, 2016 from http://www.healthline.com/health/pregnancy/preterm-labor-terbutaline#Overview1

Lower, A. (2003). Sliding scale insulin regimens demonstrate no added benefit for patients with type 2 diabetes mellitus. *Annals of Family Medicine,* May. Retrieved September 27, 2016 from http://www.aafp.org/online/annals/home/tips/05-29-03.html

Menke, A., Casagrande, S., Geiss, L., & Cowie, C. C. (2015). Prevalence of and trends in diabetes among adults in the United States, 1988–2012. *The Journal of the American Medical Association, 314*(10), 1021–1029.

Valdés, E., Salinas, H., Toledo, V., Lattes, K., Cuellar, E., Perucca, E., et al. (2012). Nifedipine versus fenoterol in the management of preterm labor: A randomized, multicenter clinical study. *Gynecologic and Obstetric Investigation, 74*(2), 109–115.

672 Bibliografia

Sites para informações

American Diabetes Association: http://www.diabetes.org/
American Thyroid Association: http://www.thyroid.org/
March of Dimes: http://www.marchofdimes.org/

Parte 11

Bent, S., Kane, C., Shinohara, K., Neuhaus, J., Hudes, E. S., Goldberg, H., et al. (2006). Saw palmetto for benign prostate hyperplasia. *The New England Journal of Medicine, 354*(6), 557–566.

Brown, T. (2012). Protection against urinary tract infections seen with cranberry products. *Archives of Internal Medicine, 172*, 988–996.

DerMarderosian, A., & Beutler, J. (Eds.). (2003). *Guide to popular natural products* (3rd ed.). St. Louis, MO: Lippincott Williams & Wilkins.

Dhingra, N., & Bhagwat, D. (2011). Benign prostate hyperplasia: An overview of existing treatment. *Indian Journal of Pharmacology, 43*(1), 6–12.

Goetsch, M., Lim, J., & Caughety, A. (2015). A practical solution for dyspareunia in breast cancer survivors: A randomized controlled trial. *Journal of Clinical Oncology, 33*, 3394–3400.

Maximov, P. Y., Lee, T. M., & Jordan, V. C. (2013). The discovery and development of selective estrogen receptor modulators (SERMs) for clinical practice. *Current Clinical Pharmacology, 8*(2), 135–155.

Pinkerton, J., & Thomas, S. (2014). Use of SERMs for treatment in postmenopausal women. *J Steroid Biochem Mol Biol, 142*, 142–154.

Shanahan, E. (2015). Hormone replacement therapy: What women need to know. Retrieved October 4, 2016 from http://www.everydayhealth.com/menopause/about-hormone-replacement.aspx

Site para informações

American Urological Association: http://www.urologyhealth.org

Parte 12

Advisory Committee of Immunization Practices. (2012). Prevention and control of influenza with vaccines: Recommendations of the advisory committee of immunization practices (ACIP)–United States, 2012–13 influenza season. *Morbidity and Mortality Weekly Report, 61*(32), 613–618.

Barshes, N., Goodpastor, S., & Goss, J. (2004). Pharmacologic immunosuppression. *Frontiers in Bioscience, 1*(9), 411–420.

Cai, J., Ma, H., Huang, F., Zhu, D., Bi, J., Ke, Y., et al. (2013). Correlation of bevacizumab-induced hypertension and outcomes of metastatic colorectal cancer patients treated with bevacizumab: A systematic review and meta-analysis. *World Journal of Surgical Oncology, 11*, 306.

College of Physicians of Philadelphia. (2016). History of anti-vaccination movements. Retrieved December 22, 2016 from http://www.historyofvaccines.org/content/articles/history-anti-vaccination-movements

DerMarderosian, A., & Beutler, J. (Eds.). (2003). *Guide to popular natural products* (3rd ed.). St. Louis, MO: Lippincott Williams & Wilkins.

Ganguly, S. (2015). *Immunotherapy and intracellular signaling inhibition in oncology. Pharmacology updates in oncology practice mtg, 9/26.* Memphis, TN.

Kim, H. S., Kim, S. S., & Park, S. G. (2014). Bowel perforation associated sunitinib therapy for recurred gastric gastrointestinal stromal tumor. *Annals of Surgical Treatment and Research, 86*(4), 220–225.

Knoop, T. (2015). *Pharmacologic treatment of solid tumors. Pharmacology updates in oncology practice mtg, 9/26.* Memphis, TN.

Kreidieh, F., Moukadem, H., & Saghir, N. (2016). Overview, prevention and management of chemotherapy extravasation. *World Journal of Clinical Oncology, 7*(1), 87–97.

Offit, P. A., Quarles, J., Gerber, M. A., Hackett, C. J., Marcuse, E. K., Kollman, T. R., et al. (2002). Addressing parents' concerns: Do multiple vaccines overwhelm or weaken the infant's immune system? *Pediatrics, 109*(1), 124–129.

Petrelli, F., Borgonovo, K., Cabiddu, M., Lonati, V., & Barni, S. (2012). Relationship between skin rash and outcome in non-small-cell lung cancer patients treated with anti-EGFR tyrosine kinase inhibitors: A literature-based meta-analysis of 24 trials. *Lung Cancer, 78*(1), 8–15.

Polovich, M. (Ed.). (2011). *Safe handling of hazardous drugs* (2nd ed.). Pittsburgh, PA, ONS publisher.

Taddio, A., McMurtry, C. M., Shah, V., Riddell, R. P., Chambers, C. T., Noel, M., et al. (2015). Reducing pain during vaccine injections: Clinical practice guideline. *Canadian Medical Association Journal, 187*(13), 975–982.

Wujcik, D. (2018). Targeted therapy. In *Cancer nursing: Principles and practice* (8th ed.). Burlington, MA: Jones and Barlett Learning. Electronic copy accessed January 10, 2017.

Relatório

IOM Childhood Immunization Schedule and Safety. (2013). http://books.nap.edu/openbook.php?record_id=13563

Sites para informações

Immunization Action Coalition: http://www.immunize.org
National Cancer Institute: https://www.cancer.gov/about-cancer/treatment/types/targeted-therapies/targeted-therapies-fact-sheet#r2
National Vaccine Information Center: http://www.nvic.org

Parte 13

Bertolino, G., Pitassi, A., Tinelli, C., Staniscia, A., Guglielmana, B., Scudeller, L., et al. (2012). Intermittent flushing with heparin versus saline for maintenance of peripheral intravenous catheters in a medical department: A pragmatic cluster-randomized controlled study. *Worldviews in Evidence-Based Nursing, 9*(4), 221–226.

DerMarderosian, A., & Beutler, J. (Eds.). (2003). *Guide to popular natural products* (3rd ed.). St. Louis, MO: Lippincott Williams & Wilkins.

Goode, C., Kleiber, C., Titler, M., Small, S., Rakel, B., Steelman, V. M., et al. (1993). Improving practice through research: The case of heparin vs. saline for peripheral intermittent infusion devices. *Medsurg Nursing, 2*(1), 23–27.

Hadaway, L. (2007). Infiltration and extravasation, preventing a complication of IV catheterization. *American Journal of Nursing, 107*(8), 64–72.

Kishner, S., & Schraga, E. (2016). Opioid equivalents and conversions. *Medscape.* Retrieved December 29, 2016 from http://emedicine.medscape.com/article/2138678-overview

Schallom, M., Prentice, D., Sona, C., Micek, S. T., & Skrupky, L. P. (2012). Heparin or 0.9% sodium chloride to maintain central venous catheter patency: A randomized trial. *Critical Care Medicine, 40*(6), 1820–1826.

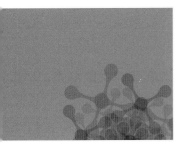

Índice Alfabético

A

Abacavir, 123
Abatacepte, 309
Abciximabe, 400
Abiraterona, 529, 532
Abreviaturas que tendem a gerar erro, 24
Absorção, 3, 9
Acalasia, 279
Ação(ões)
- anticolinérgica, 315
- de inibidores da enzima conversora de angiotensina, 369
- dos antagonistas dos receptores de angiotensina II, 371
- dos bloqueadores dos canais de cálcio, 371
- farmacológica mediada por receptores, 10
Acarbose, 462, 467
Acatisia, 228, 230, 279
Acebutolol, 258, 377, 418
Acesso(s)
- intravenoso, 618, 619
- - intermitente, 619
- para infusão contínua, 619
- venoso heparinizado ou salinizado, 617
Acetazolamida, 297, 353
Acetilcisteína, 323
Acetilcolina, 194, 195, 261, 262
Acetilcolinesterase, 261, 262
Aciclovir, 122, 598
Acidente isquêmico transitório (AIT), 150, 154
Acidez gástrica, 14
Ácido(s)
- acético, 603, 613
- acetilsalicílico, 142, 148
- azelaico, 596
- bórico, 603
- clorídrico, 423, 424
- etacrínico, 352
- fólico, 583, 585
- gama (γ)-aminobutírico (GABA), 201, 202
- láctico, 455
- mefenâmico, 159
- salicílico, 600
- valproico, 296
- zoledrônico, 310
Aclidínio, 274, 339
Ações de enfermagem independentes, 44, 46
Adalimumabe, 309, 444
Adefovir dipivoxila, 122
Adenocarcinoma do estômago, 561
Adesão, 48
Adjuvante, 162
Administração
- de anestesia local, 180
- de fármacos, 19
- de medicamentos
- - através de pele e mucosas, 30
- - cinco "acertos" na, 19
- - IM, 27
- - infrequente, 26

- - IV, 29
- - no domicílio, 32
- - por via inalatória, 30
- - por via intradérmica, 27
- - por via parenteral, 26
- - por via transdérmica, 30
- - princípios gerais de, 21
- - responsabilidades de enfermagem após a, 32
- - SC, 27
- - tópica, 30
- oral
- - de anticoagulantes, 396
- - de medicamentos, 25
- parenteral, 618
- - de anticoagulantes, 396
Adrenérgico, 239
Agente(s)
- acidificante, 627, 632
- adjuvante, 585
- alcalinizantes, 632
- alfa₂-adrenérgicos, 606
- alquilantes, 570
- antiadrenérgicos de ação central e periférica, 252
- anticolinérgicos, 282
- antimicrotúbulos, 572
- antirrejeição de órgãos, 581
- biológicos para distúrbios intestinais, 444
- biológicos utilizados no tratamento da esclerose múltipla, 311
- bloqueador colinérgico, 435
- bloqueadores alfa (α)-adrenérgicos, 252
- bloqueadores beta (β)-adrenérgicos, 252
- ciclo celular-inespecíficos, 570
- citoprotetores, 560
- colinérgicos de ação direta, 263
- contra disfunção erétil – inibidores de fosfodiesterase do tipo 5, 532
- hiperosmolares, 440
- hiperosmóticos, 440, 445
- imunológicos, 543, 546
- imunossupressores, 581
- para amadurecimento do colo do útero, 515
- para enxaqueca, 160
- que elevam os níveis de glicose, 468
- usados em hipertensão arterial pulmonar, 388
Agonista(s), 10, 162, 279, 280
- alfa₂-adrenérgico, 613
- de prostaglandinas, 607, 614
- de receptores
- - de dopamina, 281
- - de peptídio 1 similar a glucagon, 466
- - de serotonina 5-HT, 160
- do peptídio semelhante ao glucagon, 455
- não ergóticos de receptores de dopamina, 287
- parcial, 162, 163
Agonista-antagonista, 162, 163
Agranulocitose, 228, 411, 416
Agregação, 141, 142
Agregado, 390
Albendazol, 135

Albiglutida, 466
Albumina, 9
Albuminúria, 509, 510
Alcaloides
- da vinca, 568
- vegetais, 558, 568
Alclometasona, 599
Alendronato, 310
Alfa (α)-adrenérgico, 250
Alfacoriogonadotropina, 483
Alfadarbepoetina, 585
Alfaepoetina, 582, 585
Alfentanila, 172
Alfuzosina, 259, 531
Alho, 127, 360
Alirocumabe, 364
Alisquireno, 380
Almotriptana, 160
Aloés (aloe vera), 590
Alogia, 228
Alogliptina, 466
Alopecia, 300, 303, 555, 566
Alopurinol, 304, 310, 560
Alosetrona, 444
Alprazolam, 206
Alquilsulfonato, 570
Alteplase, 401
Alteração(ões)
- cutâneas, 14
- da função celular, 10
- do ambiente celular, 10
Altretamina, 570
Alucinações, 228
Alumínio, 603
Alvimopan, 444
Amantadina, 119, 122, 286
Ambrisentana, 388
Amicacina, 93
Amifostina, 560
Amilina, 456
Amilinomimético, 456, 467
Amilorida, 353
Aminofilina, 339
Aminoglicosídios, 86, 90, 127
Aminoglutetimida, 532
Aminopenicilinas (amplo espectro), 80
Aminossalicilato, 110, 438, 443
Amiodarona, 418
Amitriptilina, 225
Amolecedor(es) do bolo fecal, 440
- surfactante, 445
Amoxapina, 226
Amoxicilina, 80, 426, 540
- e clavulanato, 80
Ampicilina, 80
Ampicilina/sulbactam, 81
Anabolismo, 494, 495
Anacinra, 309
Anagrelida, 400
Analépticos, 187, 192
Analgesia controlada pelo paciente, 162

674 Índice Alfabético

Analgésico(s), 141, 142
- não opioides, 141, 150
- - salicilatos, 143
- opioides, 162, 163
Análise, 44, 46
- dimensional, 34, 40
Análogos
- de camptotecina, 569
- de hormônio liberador de
    gonadotropina, 529, 532
Anastrozol, 533
Ancinonida, 599
Androgênios, 494-496, 498, 506, 533
Andropausa, 519, 524
Anedonia, 228
Anel
- betalactâmico, 70, 71
- vaginal de etonogestrel/etinilestradiol, 504
Anemia, 555
- aplásica, 63, 65
- associada a doença crônica, 578
- da doença renal crônica, 578
- ferropriva, 574, 577-579
- macrocítica, 574, 580
- megaloblástica, 574, 579
- perniciosa, 578
- por deficiência de ácido fólico, 578
Anestesia, 178
- espinal, 178, 179
- geral, 178, 181
- infiltrativa local, 179
- local, 178, 179
- regional, 178, 179, 181
- tópica, 179
Anestésicos, 178
- locais, 600
- - tópicos, 592
Anestesiologista, 178, 179
Anfetamina(s), 187, 192
- dextroanfetamina, 192
Anfotericina B, 127, 134
Angina pectoris, 381
Angioedema, 3, 12, 70, 367
Anidulafungina, 134
Anlodipino, 378, 388
- atorvastatina, 365
Anorexia, 63, 555, 565
Anorexígenos, 187, 192
- para perda de peso, 191
Anovulatório, 469
Ansiedade, 48, 201, 335, 398, 463, 566
Ansiolíticos, 180, 201, 208, 209
Antagonista(s), 10, 13, 174
- da histamina, 127, 128
- de anticoagulantes, 401
- de hormônio liberador de
    gonadotropina, 483, 532
- de opioides, 174, 175
- do receptor
- - 5-HT3, 435
- - de angiotensina II, 379
- - H₂, 425
- - NMDA, 199
- seletivo de receptor de aldosterona, 380
Anteparto, 509
Anti-inflamatórios não esteroides, 607, 614
Anti-helmínticos, 135
Anti-histamínicos, 316
- de primeira geração, 322
- de segunda geração, 322
Anti-infecciosos
- tópicos, 589
- urinários, 537
Anti-inflamatórios não esteroides, 152
Antiácidos, 424, 433

- contendo alumínio, 425
- contendo cálcio, 425
- contendo magnésio, 425
Antiadrenérgicos, 238, 250, 251
- de ação central, 254, 259, 378
- de ação periférica, 254, 259, 378
Antiagregantes plaquetários, 393, 400
Antiandrogênios, 529, 532
Antianginosos, 388
Antiasmáticos específicos, 329
Antibacteriano, 63
Antibiograma, 63
Antibióticos, 63, 571, 596, 607, 608, 614
- antineoplásicos, 558
- tópicos, 590
Anticoagulantes, 391, 392
- orais, 391, 398, 400
- parenterais, 398, 400
Anticolinérgicos, 267, 427
Anticolinesterásicos, 262
Anticorpos, 12, 543, 544
Antidepressivos, 215
- tricíclicos, 219, 225
Antidiarreicos, 439, 442, 444
Antidopaminérgicos, 435
Antídoto dos benzodiazepínicos, 206
Antieméticos, 180, 428, 435
Antiespasmódicos, 524, 529
- urinários, 531
Antiestrogênio(s), 533
- classe MSRE, 533
Antiflatulentos, 437, 440, 444
Antifúngicos, 597, 607, 608, 615
- tópicos, 126, 590
- vulvo-vaginais, 126
Antígeno, 12, 543, 544
- atenuado, 545
Antimaláricos de primeira linha, 135
Antimetabólitos, 558, 569
Antineoplásicos, 555, 556
Antiparasitários, 135
Antiparkinsonianos, 280
Antipiréticos, 141, 142
Antipirina, 603
Antiprotozoários, 130, 135
Antipsicóticos
- de primeira geração (convencionais), 234
- de segunda geração (atípicos), 235
Antipsoriásicos, 589, 599
- tópicos, 591
Antirretrovirais, 116, 122
Antissépticos, 589, 590, 598
Antitussígenos, 318, 323
- não opioides, 323
- opioides, 323
Antivenenos, 546-548, 553
Antivirais, 113, 598, 607, 608, 615
Anúria, 345
Apixabana, 400
Apomorfina, 287
Apraclonidina, 613
Aprendizado, 51
- no paciente adulto, 54
Aprepitanto/fosaprepitanto, 435
Apresentações da insulina, 452
Área de superfície corporal, 42
Arformoterol, 338
Argatrobana, 400
Aripiprazol, 226, 235
- lauroxil, 235
Armodafinila, 192
Arritmia cardíaca, 250, 411, 412
Arteméter, 136
Artrite, 301
- reumatoide, 300-302, 581

Asenapina, 226, 235
Asma, 325, 326
Asparaginase, 572
Assassino silencioso, 367
Ataxia, 201, 208, 212, 289
Atazanavir, 122
Atenolol, 258, 377
Aterosclerose, 355
Atividade
- inotrópica positiva, 403, 405
- neuro-hormonal, 403, 404
Atomoxetina, 193
Atonia uterina, 509
Atorvastatina, 364
Atovaquona, 136
- e proguanil, 136
Atropina, 273, 615
Autoimune, 300
Autoinjetor para reações alérgicas, 246
Avaliação, 44, 45
- continuada, 44, 45
- da dor, 151
- do domicílio para uso seguro de
    medicamentos, 32
- inicial, 44, 45
Avanafila, 532
Avolição, 228
Azacitidina, 569
Azelastina, 322
Azilsartana, 379
Azitromicina, 93, 614
Azotemia, 345, 349
Aztreonam, 75, 82

B

Bacitracina, 596, 614
Baclofeno, 308
Bactericidas, 63, 535, 589, 590
Bacteriostático, 63, 535, 589, 590
Balsalazida, 443
Barbitúricos, 127, 182, 209, 213
Barreira hematencefálica, 279, 280
BCG, vacina, 551
Beclometasona, 322, 339
Bedaquilina, 110
Benazepril, 379
Bendamustina, 570
Benzalcônio, 603
Benzetônio, 603
Benzfetamina, 192
Benzocaína, 600, 603
- A, 613
Benzodiazepinas, 297
Benzodiazepínicos, 182, 202, 206, 209, 213, 291
Benzonatato, 323
Benztropina, 287
Beta (β)-adrenérgico, 250
Beta₂ agonistas de ação longa, 338
Betametasona, 483, 599
Betanecol, 263, 266
Betaxolol, 258, 259, 377, 613
Bexaroteno, 572
Bexiga, 517
- neurogênica, 519
Bicalutamida, 532
Bicarbonato de sódio, 425, 433, 632
Bifosfonatos, 307
Biguanidas, 455, 466
Bile, 358
Bimatoprosta, 614
Biotransformação, 9
Bisacodil, 445
Bismuto, 426, 444
Bisoprolol, 258, 377
Bivalirudina, 400

Índice Alfabético 675

Bleomicina, 571
Bloqueador(es)
- adrenérgicos, 238, 251
- alfa-adrenérgicos, 252, 253, 259, 378, 607, 613
- beta-adrenérgicos, 252, 253, 258, 259, 377, 378, 413, 418, 607, 613
- colinérgicos, 180, 267, 282, 287, 339
- - para alívio de sintomas respiratórios agudos, 274
- - para tratar doença de Parkinson, 273
- - usados como antiespasmódicos urinários, 273
- dos canais
- - de cálcio, 378, 382, 385, 388, 414, 419
- - de potássio, 413, 418
- - de sódio, 412, 418
Bloqueio
- de condução, 178, 180
- epidural, 180
- neuromuscular, 84, 87
Boceprevir, 122
Bócio, 486, 487
Bosentana, 388
Bradicardia, 411
Bradicinesia, 279
Brexpiprazol, 226, 235
Brimonidina, 613
- timolol, 614
Brinzolamida, 614
Brivaracetam, 297
Bromidrato de homatropina, 616
Bromocriptina, 286, 467, 484
Broncodilatadores, 338
- adrenérgicos, 327
- derivados da xantina, 328
- para condições respiratórias, 327
Bronfenaco, 614
Bronfeniramina, 322
Budesonida, 322, 339, 483
- formoterol, 340
Bulbares, 164
Bumetanida, 352
Buprenorfina, 172
Bupropiona, 225
Buspirona, 206
Bussulfano, 570
Butenafina, 597
Butorfanol, 173

C

Cabazitaxel, 568
Cabergolina, 484
Cafeína, 192
Cálcio, 623, 624, 631
Calcipotriol, 599
Cálculo(s)
- da dosagem utilizando a análise dimensional, 40
- da velocidade de fluxo intravenoso, 620
- de doses com líquidos, 38
Camomila (Matricaria chamomilla), 439
Canaglifozina, 466
Canal de Schlemm, 606
Canamicina, 93
Câncer
- cerebral, 561
- colorretal, 561
- de bexiga, 561
- de cabeça e pescoço, 561
- de colo uterino, 561
- de fígado, 561
- de mama, 561
- de ovário, 561
- de pâncreas, 561
- de próstata, 561
- de pulmão, 561

- de tireoide, 561
- do sistema geniturinário feminino, 561
- renal, 561
Candesartana, 379
Candida albicans, 125
Candidíase, 125
Cannabis medicinal, 165
Capecitabina, 569
Capreomicina, 110
Capsicum (pimenta), 153
Captopril, 379
Caquético, 162
Carbacol, 613
Carbamazepina, 292, 297
Carbapenêmicos, 75
Carbidopa, 286
- levodopa, 286
- - entacapona, 287
Carbonato
- de alumínio, 434
- de cálcio, 434, 631
Carboplatina, 571
Carboprosta, 515
Carcinoma basocelular, 561
Cardiotônicos, 404, 409
Cardiovasculares, 164
Cariprazina, 226, 235
Carisoprodol, 309
Carmustina, 571
Carteolol, 613
Carvão ativado, 444
Carvedilol, 259, 378
Cáscara-sagrada, 445
Caspofungina, 134
Catabolismo, 494, 495
Catalisador, 355, 357
Catecolaminas, 239, 240
Cava-cava, 203
Caxumba, vacina, 552
Cefaclor, 81
Cefadroxila, 81
Cefalexina, 81
Cefalosporinas, 74
Cefazolina, 81
Cefdinir, 81
Cefditoreno, 81
Cefepima, 81
Cefixima, 81
Cefotaxima, 81
Cefotetana, 81
Cefoxitina, 81
Cefpodoxima, 81
Cefprozila, 81
Ceftarolina, 81
Ceftazidima, 81
Ceftibuteno, 81
Ceftobiprol, 81
Ceftolozana/taxobactam, 82
Ceftriaxona, 81
Cefuroxima, 81
Celecoxibe, 160
Célula hospedeira, 112, 113
Ceratolíticos, 589, 592
Certolizumabe, 309, 444
Cerume, 602, 603
Cetamina, 182
Cetirizina, 323
Cetoacidose diabética, 449, 452
Cetoconazol, 128, 129, 135, 597
Cetoprofeno, 159
Cetorolaco, 159, 614
Cetrorrelix, 483
Chá-preto, 557
Chá-verde, 557
Choque, 239, 242

- anafilático, 3, 12
- cardiogênico-obstrutivo, 242
- distributivo, 242
- tipos de, 242
Ciclesonida, 322, 339
Ciclo celular, 556
- específico, 555, 556
- inespecífico, 555, 556
Ciclo-oxigenase, 150
- 1 (COX-1), 152
- 2 (COX-2), 152
Ciclobenzaprina, 309
Ciclofosfamida, 570
Ciclopirox, 597
Cicloplegia, 267, 271, 602, 607
Cicloplégicos/midriáticos, 615
Ciclosporina, 127
Ciclosserina, 110
Cidofovir, 121
Cilostazol, 401
Cimetidina, 128, 434
Cimicífuga, 522
Cinchonismo, 125, 131, 411, 417
Cipionato de estradiol, 506
Ciprofloxacino, 100, 614
Circum-oral, 112
Cisplatina, 571
Cistite, 535
Citalopram, 225
Citarabina (ARA-C), 569
Citocinas, 574, 581
Citomegalovírus, 113, 115
Citrato
- de cálcio, 631
- de magnésio, 445
Cladribina, 569
Claritromicina, 93, 426
Clemastina, 322
Clevidipino, 378
Climatério masculino, 524
Clindamicina, 93, 596
Clobazam, 297
Clofarabina, 569
Clofazimina, 110
Clomifeno, 483
Clomipramina, 226
Clonazepam, 206, 297
Clonidina, 259, 378
Clopidogrel, 401
Clopromazina, 435
Clorambucila, 570
Clorazepato, 206, 297
Clordiazepóxido, 206
Cloreto
- de amônio, 627, 632
- de benzalcônio, 616
- de sódio, 631
Clorexidina, 598
Clorfeniramina, 322
Cloroquina, 135
Clorotiazida, 353
Cloroxilenol, 613
Clorpromazina, 234
Clorpropamida, 467
Clortalidona, 353
Clorzoxazona, 309
Clotrimazol, 597
Clozapina, 235
Codeína, 172, 323
Colagenase, 599
Colchicina, 310
Colecistite, 355, 359
Colelitíase, 355, 359
Colesevelam, 364, 467
Colesterol, 355, 356

676 Índice Alfabético

Colestipol, 364
Colestiramina, 364
Colite
- pseudomembranosa, 70, 75, 95
- ulcerativa, 64
Coma hepático, 84, 91
Combinação(ões)
- de dutasterida/tansulosina, 532
- de estrogênio/MSRE, 531
- de habilidades de ensino com o processo de enfermagem, 54
- de ribavirina/interferona, 122
- de antirretrovirais, 117
- de enzimas, 600
Competência
- cultural, 51, 53
- matemática, 35
Complexo de gliconato férrico de sódio, 585
Composto de prata, 615
Compreensão do sistema métrico de medidas, 37
Comprimento, 37
Comunicação em saúde, 51, 53
Concentração máxima, 10
Condroitina, 305
Confusão, 90, 91, 196
Constipação, 284, 437, 440, 583
Conteúdo de água corporal, 14
Contraceptivos
- de emergência, 504
- hormonais, 499, 500, 502
- - orais, 127, 504, 505
Conversão
- de analgésicos, 617
- de doses de analgésicos, 621
- de gramas em miligramas, 37
- de unidades para cálculo, 37
- métricas utilizando a análise dimensional, 41
Convulsão, 289
Corticosteroides, 127, 599, 607, 608, 614
- inalatórios, 339
- tópicos, 591
Corticotropina, 476
Cortisona, 483
Cosintropina, 483
Criptorquidia, 469
Crise(s)
- atônicas, 289, 290
- clônicas, 290
- colinérgica, 261
- complexas, 290
- de ausência, 290
- epiléptica, 289, 290
- - focal, 289, 290
- - generalizada, 289, 290
- focal evoluindo para generalizada, 290
- mioclônicas, 290
- simples, 290
- tônico-clônica, 289, 290
Cristalúria, 63, 65
Crofelêmer, 444
Cromoglicato, 340
Cuidados paliativos, 555, 556
Cultura
- e antibiograma, 70, 71
- e teste de sensibilidade, 63
Cushingoide, 469

D

Dabigatrana, 400
Dacarbazina, 571
Dactinomicina, 571
Dados
- objetivos, 44, 45
- subjetivos, 44, 45
Dalbavancina, 82

Dalteparina, 400
Dantroleno, 309
Dapagliflozina, 466
Dapiprazol, 613
Dapsona, 110
Daptomicina, 93
Darifenacina, 273, 531
Darunavir, 123
Daunorrubicina, 571
Débito cardíaco, 403, 404
Decitabina, 569
Declatasvir, 122
Deficiência
- de ácido fólico, 579
- de vitamina B$_{12}$, 580
Degarrelix, 532
Delavirdina, 123
Delirium, 194, 196
Demeclociclina, 92
Demência, 194, 196
Denominações dos fármacos, 5
Denominador, 34, 37
Denosumabe, 310
Dependência, 168, 202
- física, 3, 201
- psicológica, 3, 201
Depressão
- respiratória, 189
- unipolar, 215, 216
Derivados
- da ergotamina, 160
- da mostarda nitrogenada, 570
- da xantina, 328, 339
- do ácido carboxílico, 291, 296
- do ácido fíbrico, 359, 364
Dermatológicos, 164
Descongestionantes, 317, 323
Desenvolvimento de fármacos, 6
Desequilíbrios eletrolíticos, 623
Desfecho esperado, 44, 46
Desipramina, 226
Desirudina, 400
Desloratadina, 323
Desmopressina, 470, 483
Desoximetasona, 599
Despolarização, 411, 413
Desvenlafaxina, 225
Dexametasona, 484, 599, 614
Dexlansoprazol, 434
Dexmedetomidina, 213
Dexmetilfenidato, 192
Dexrazoxano, 560
Dextroanfetamina, 192
Dextrometorfano, 323
Di-hidroergotamina, 160
Diabetes
- insípido, 469, 471
- melito, 449, 450, 480, 497
- - do tipo 1, 457
Diarreia, 90, 91, 437
Diazepam, 206, 297, 309
Diazóxido, 468
Dibucaína, 600
Diciclomina, 273
Diclofenaco, 159, 614
- misoprostol, 160
Dicloxacilina, 80
Didanosina (DDL), 123
Dieta DASH, 257
Dietary Supplement Health And Education Act, 15
Dietilpropiona, 192
Difenidramina, 273, 287, 322, 323
Difenoxilato com atropina, 444
Difenoxina com atropina, 444
Difilina, 339

Diflorasona, 599
Diflunisal, 148
Difluprednato, 614
Digoxina, 127, 409
Diltiazem, 378, 388
Dinoprostona, 515
Dipiridamol, 401
Dipivefrina, 613
Discinesia tardia, 215, 219, 228, 230
Discrasias sanguíneas, 84, 88, 228, 230
Disfórico, 215
Disfunção
- erétil, 526
- ventricular
- - direita, 403, 404
- - esquerda, 403, 404
Dismenorreia, 150
Disopiramida, 415, 418
Dispepsia, 300, 303, 437, 440
Dispneia, 325
Dispositivos de acesso venoso, 29
Distonia, 228, 230, 279
Distribuição, 3, 9
Distúrbio(s)
- autoimune, 302
- mielodisplásicos/mieloproliferativos, 561
- musculoesqueléticos, 300, 301
- no padrão de sono, 285
- oftálmicos, 606
Disúria, 150, 152, 519
Ditranol (antralina), 599
Diurese, 345, 350
Diuréticos
- de alça, 346, 352
- inibidores da anidrase carbônica, 353
- osmóticos, 346, 353
- poupadores de potássio, 346, 353
- relacionados, 346
- tiazídicos, 346, 353
Divalproex, 296
Dobutamina, 248
Docetaxel, 568
Docosanol, 598
Documentação certa, 20
Docusato de sódio, 445
Doença(s)
- articular degenerativa (DAD), 301
- crônica, 52
- de Alzheimer, 194
- de Crohn, 581
- de Graves, 486, 487
- de Paget, 300, 301, 303
- de Parkinson, 279
- do refluxo gastrosófico (DRGE), 423, 424
- iatrogênica, 11
- infecciosa, 72
- inflamatória intestinal, 437, 438
- pulmonar obstrutiva crônica (DPOC), 325
Dofetilida, 418
Dolasetrona, 435
Dolutegravir, 123
Domínio
- afetivo do aprendizado, 56
- cognitivo, 56
- do aprendizado, 54
- psicomotor, 56
Donepezila, 199
Dopamina, 228, 248
Dopaminérgicos, 280
Dor, 141
- aguda, 142
- crônica, 142
- definição de, 142
- referida, 150
Doripeném, 75, 82

Índice Alfabético   677

Dorzolamida, 614
- timolol, 614
Dosagem, 34
- de medicamentos baseadas no peso, 42
- pediátricas, 41
Dose(s)
- unitária, 19
- de insulina basal/*bolus*, 449
- de medicamentos, como calcular com
  segurança as, 35
- via de administração e hora certas, 20
Doxapram, 192
Doxazosina, 259, 378, 531
Doxepina, 206, 226
Doxiciclina, 93, 135
Doxorrubicina, 571
Dronabinol, 435
Dronedarona, 418
Droxidopa, 248
Dulaglutida, 466
Duloxetina, 225
Duração da ação, 10
Dutasterida, 526, 532

E

Eclâmpsia, 509
Econazol, 597
Edema, 345
- angioneurótico, 12
Edoxabana, 400
Edrofônio, 266
Efavirenz, 123
Efedrina, 338
Efeito(s)
- adversos de medicamentos, 57
- cumulativo do fármaco, 3, 13
- de primeira dose, 250, 256
- dos fármacos mediados por receptores, 10
- extrapiramidais, 229
- farmacológicos secundários, 163
- - de analgésicos opioides, 164
- indesejáveis, 11
- pró-arrítmico, 411
- sinérgico, 264
- terapêutico, início, pico e duração do, 9
Efinaconazol, 597
Elaboração de um plano de ensino
  individualizado, 56
Eletriptana, 160
Eletrólitos, 617, 622
- extracelulares, 623
- intracelulares, 622
Eltrombopague, 584
Eluxadolina, 444
Elvitegravir, 123
Embolia pulmonar, 391
Êmbolo, 390, 391
Emergência hipertensiva, 367, 372
Eméticos, 429
Emetogênico, 423, 431
Emolientes, 445
Empagliflozina, 466
Enalapril, 379
Endógeno, 215, 367, 494
Enfuvirtida, 123
Enoxaparina, 400
Ensino, 51
- ao paciente e à sua família, 51
Entacapona, 287
Entecavir, 122
Enterococcus faecium resistente à
  vancomicina (VREF), 84, 88
Entricitabina, 123
Envelhecimento
- da população, 52

- do sistema urinário, 523
Enxaqueca (migrânea), 154
Enzalutamida, 532
Enzimas tópicas, 592
Ephedra, 244
Epilepsia, 289, 290
Epinefrina, 248, 323, 338, 613
Epirrubicina, 571
Eplerenona, 380
Epoprostenol, 388
Eprosartana, 379
Eptifibatida, 401
Equimose, 150, 153
Ergotamina, 160
Eritrócitos, 574, 575
Eritromicina, 93, 615
Eritropoese, 574, 578
Erro de medicação, 19, 22
Ertapeném, 75, 82
Escitalopram, 225
Esclerose múltipla, 581
Escopolamina, 268, 273
Eslicarbaxepina, 297
Esmolol, 258
Esomeprazol, 434
Espironolactona, 347, 353
Estabilizador
- de mastócitos, 329, 340, 607, 614
- do humor, 226
Estado
- de mal epiléptico, 289, 291
- eutireóideo, 486
Estase gástrica, 423
Estatinas, 128, 355, 357
Estavudina, 123
Estazolam, 213
Esteroides
- anabolizantes, 495-498, 506
- intranasais, 316, 322
Estilos e domínios do aprendizado, 54
Estimulante(s)
- do sistema nervoso central, 188
- gastrintestinais, 427
- ovariano não esteroide, 483
Estomatite, 63, 64, 70, 73, 150, 555, 559
Estradiol
- cipionato, 530
- emulsão tópica, 530
- hemi-hidratado, 530
- oral, 530
- sistema transdérmico, 530
- valerato, 530
Estramustina, 533, 572
Estratégias de avaliação e mitigação
  de riscos, 3, 8
Estreptomicina, 93, 110
Estreptozocina, 571
Estrogênio(s), 494, 499, 500, 502, 506, 520, 533
- bazedoxifeno, 531
- conjugados, 507, 530
- - sintéticos, 531
- e progestinas combinados, 531
- esterificados, 507, 530
- tópicos, 530
- vaginais, 530
Estropipato, 507, 530
Eszopiclona, 213
Etambutol, 105, 109
Etanercepte, 309
Etidronato, 310
Etilenoiminas, 570
Etionamida, 110
Etodoína, 296
Etolodaco, 159
Etoposídeo, 569

Etossuximida, 296
Etravirina, 123
Eucalipto (*Eucalyptus*), 319
Euforia, 187
Evacuantes intestinais, 445
Evolocumabe, 364
Excreção, 3, 9
Exemestano, 533
Exenatida, 466
Expansores plasmáticos, 625
Expectorantes, 318, 324
Experiência da dor, 142
Exsudato purulento, 589
Extrapulmonar, 102
Extrassístoles ventriculares, 412
Extrato
- da levedura fermentada, 358
- de palmeto, 526
Extravasamento, 95, 239, 555, 617
Ezetimiba, 365
- atorvastatina, 365
- sinvastatina, 365
Ezogabina, 297

F

Fab imune polivalente para Crotalidae, 553
Falta de adesão, 48
Famotidina, 434, 560
Fanciclovir, 122
Farmacocinética, 3, 8
Farmacodinâmica, 4, 10
Farmacogenética, 10
Farmacogenômica, 10, 13
Fármacos
- classes e categorias de, 4
- adrenérgicos, 239
- alcalinizantes e acidificantes, 626
- ansiolíticos, 201
- anti-helmínticos, 130
- anti-hipertensivos, 367
- anti-infecciosos, 535
- anti-inflamatórios não esteroides, 150
- antiadrenérgicos de ação periférica, 531
- antianginosos e vasodilatadores, 381
- antiarrítmicos, 411
- antibacterianos, 63
- - que interferem na estrutura da parede
    celular bacteriana, 70
- - que interferem na síntese de DNA/RNA, 95
- - que interferem na síntese de proteínas, 84
- anticoagulantes e trombolíticos, 390
- antidepressivos, 215
- antidiabéticos, 449, 454
- antiepilépticos, 289
- antifúngicos, 125, 126
- antineoplásicos, 555
- antiparasitários, 125
- antiparkinsonianos, 279
- antipsicóticos, 228
- antirreumáticos modificadores da doença
    (ARMD), 302, 309
- antissecretores, 425, 427, 434
- antitireoidianos, 486, 488
- antituberculosos, 102
- antivirais, 112
- baseados em platina, 571
- bloqueadores
- - adrenérgicos, 250
- - alfa-adrenérgicos, 258
- - colinérgicos, 267
- cardiotônicos, 403
- ceratolíticos, 600
- ciclo celular
- - específicos, 558
- - inespecíficos, 558

678 Índice Alfabético

- colinérgicos, 261
- diuréticos, 345
- dopaminérgicos, 280, 286
- em anestesia geral, 182
- estimulantes do sistema nervoso central, 187
- hematopoéticos utilizados no tratamento da anemia, 577
- hipolipemiantes, 355, 360
- imunomoduladores, 574
- imunossupressores, 580
- inotrópicos, 403
- não especificados, 291
- para anemia
- - associada a doença crônica, 578
- - ferropriva, 579
- - por deficiência de ácido fólico, 579
- - por deficiência de vitamina B$_{12}$, 580
- para combater infecções, 61
- para disfunção erétil, 526
- para distúrbios musculoesqueléticos, ósseos e articulares, 300
- para enxaqueca (migrânea), 154
- para glaucoma, 608
- para hiperplasia benigna de próstata, 531
- para hipertrofia prostática benigna, 525
- para inflamação, 609
- para menopausa e na andropausa, 519
- para o útero, 509
- para outros sistemas do corpo, 587
- para sistema
- - cardiovascular, 343
- - digestório, 421
- - - baixo, 437
- - endócrino, 447
- - imune, 541
- - nervoso central, 185
- - nervoso periférico, 237
- - neuromuscular, 277
- - respiratório, 313
- - urinário, 517, 535
- para trombocitopenia, 577
- para vias respiratórias
- - inferiores, 325
- - superiores, 315
- pré-anestésicos, 180
- que inibem a síntese
- - da parede celular bacteriana, 75
- - de proteínas, 88
- simpatomiméticos, 606
- tireoidianos, 486
- tópicos para doenças de pele, 589
Fase
- biofarmacêutica, 4, 8
- farmacocinética, 8
- farmacodinâmica, 10
Fator(es)
- intrínseco, 574, 580
- estimuladores das colônias, 575
- hematopoéticos
- - para anemia, 585
- - para sangramento, 584
- que influenciam a resposta aos fármacos, 14
Febre
- alta, 90, 91
- tifoide, 551
Febuxostate, 310
Felbamato, 297
Felodipino, 378
Fenazopiridina, 540
Fendimetrazina, 192
Fenelzina, 226
Fenilcetonúria, 77, 84, 150, 157
Fenilefrina, 323, 603, 615
Fenitoína, 127, 128, 296

Fenofibrato, 364
Fenômeno liga-desliga (*on-off*), 279, 281
Fenoprofeno, 159
Fentanila, 172
Fentermina, 192
- topiramato, 192
Fentolamina, 258
Feocromocitoma, 250
Ferro, 582, 583
- dextrana, 585
- sacarose, 585
Fesoterodina, 273, 531
Fexofenadina, 323
- e pseudoefedrina, 323
Fibrilação
- atrial, 403, 405, 412
- ventricular, 412
Fibrinolítico, 390, 394
Fidaxomicina, 93
Filgrastim, 584
Finasterida, 532
Fitonadiona (vitamina K), 401
Fitoterapia, 4
Fitoterápicos, 15, 16
Flavoxato, 273, 529, 531
Flebite, 70
Flecainida, 415, 418
Flucitosina, 127, 129, 134
Fluconazol, 127, 128, 134
Fludarabina, 569
Fludrocortisona, 482, 484
Flufenazina, 234
Flumazenil, 206
Flunisolida, 322, 339
Fluocinonida, 599
Fluorometolona, 614
Fluoroquinolonas, 96, 100
Fluoruracila, 569
Fluoxetina, 225
Fluoximesterona, 506
Flurandrenolida, 599
Flurazepam, 213
Flurbiprofeno, 159, 614
Flutamida, 532
Fluticasona, 322, 339
- salmeterol, 340
Flutter atrial, 412
Fluvastatina, 364
Fluvoxamina, 225
Fondaparinux, 400
Formoterol, 338
Fosamprenavir, 123
Foscarnete, 121
Fosfenitoína, 296
Fosfomicina, 540
Fosinopril, 379
Fotofobia, 228, 229
Fotossensibilidade, 67, 95, 96, 228, 229
Frações de proteínas plasmáticas, 624
Frovatriptana, 160
Fulvestranto, 533
Função
- hepática, 14
- renal, 14
Fungicida, 125, 126
Fungistático, 125, 126
Fungo, 125
Furosemida, 352

G

Gabapentina, 297
- enacarbila, 297
Galantamina, 199
Ganciclovir, 121, 615
Ganirrelix, 483

Gases, 182
Gatifloxacino, 615
Gemifloxacino, 100
Gencitabina, 569
Genes supressores tumorais, 555
Genfibrozila, 365
Gengibre, 429
Geniturinários, 164
Gentamicina, 93, 597, 615
Germicidas, 589, 590, 598
Gerontologia, 66
Gestação, 453
Ginecomastia, 345, 347, 494, 496
Ginkgo biloba, 196
Glargina, 452
Glaucoma, 250, 608
Gliburida, 467
Glicerina, 445, 603, 616
Glicerol (glicerina), 353
Glicocorticoides, 476, 477, 483
Gliconato de cálcio, 631
Glicopirrolato, 273
Glicosamina, 305
Glicosímetro, 449, 459
Glimepirida, 467
Glipizida, 467
Globulina(s), 543, 546
- antitimócito B, 553
Glossite, 70, 73
Glucagon, 449, 463, 468
Glucarpidase, 560
Golimumabe, 309
Gônadas, 469
Gonadotropina, 473, 483, 484
Gosserrelina, 532
Gota, 102, 300, 301, 304
Grama, 34, 37
Granisetrona, 435
Gripe aviária, 552
Griseofulvina, 126-129, 135
Guaifenesina, 324
Guanabenzo, 259, 378
Guanfacina, 259, 378
Guanidina, 266

H

Haemophilus influenzae do tipo B, vacina conjugada, 551, 553
Haloperidol, 234
HBV, 113
Helicobacter pylori, 84, 85, 423, 424, 426
Helmintíase, 125, 130
Hematopoese, 574
Hematúria, 84, 86
Hemocomponentes, 624
Hemoglobina glicosilada, 449
Hemostasia, 390
Heparina(s), 400
- de baixo peso molecular, 400
Hepatite
- A, vacina, 551
- B, 115, 553, 581
- - vacina, 551
- C, 115, 581
Herpes-vírus simples, 113, 115
Herpes-vírus zóster, 113, 115
- vacina, 552
Hexaclorofeno, 598
Hidantoínas, 291, 295, 296
Hidralazina, 388
Hidraste, 74
Hidrazinas, 571
Hidroclorotiazida, 353
Hidrocodona, 172

Índice Alfabético 679

Hidrocortisona, 484, 599, 603, 612
Hidromorfona, 172
Hidroxicloroquina, 136, 309
Hidróxido
- de alumínio, 434
- de magnésio, 434
Hidroxiureia, 572
Hidroxizina, 206
Hipercalcemia, 300, 303, 623
- das neoplasias malignas, 301
Hiperglicemia, 449
Hipérico, 118
Hiperlipidemia, 355, 356
Hipermagnesemia, 623
Hipernatremia, 623
Hiperplasia gengival, 289
Hiperpotassemia, 345, 347, 367, 375, 623
Hipersecretor(a), 423
Hipersensibilidade, 11
Hipertensão
- arterial, 349, 367, 368
- - fatores de risco para, 368
- - pulmonar (HAP), 381, 382
- primária, 367, 368
- secundária, 367, 369
- sistólica, 368
- - isolada, 367, 368
Hipertireoidismo, 486-488
Hipertrofia prostática benigna, 525
Hipnótico, 208-210
Hipocalcemia, 623
Hipoclorito de sódio, 598
Hipoglicemia, 449, 450
Hipoglicemiantes orais, 127, 464
Hipomagnesemia, 623
Hiponatremia, 367, 375, 623
Hipopotassemia, 345, 347, 350, 367, 375, 623
Hipotensão
- ortostática, 215, 220, 250, 256, 367, 372
- postural, 250, 256
Hipotireoidismo, 486-488
Hipovolêmico, 242
Hirsutismo, 469
Histamina, 315, 316
Histrelina, 532
HIV, 113
Hormônio(s)
- adrenocorticais, 469, 476
- adrenocorticotrópico, 483
- da adeno-hipófise, 473
- - e inibidores hormonais, 483
- da neuro-hipófise, 470, 483
- do crescimento, 475
- - e inibidores, 483
- femininos, 494, 499, 530
- foliculoestimulante, 473
- hipofisários, 469
- incretinas, 449, 454
- liberador de gonadotropinas/sintético, 483
- luteinizante, 473
- masculinos, 494, 495
- para tratamento do câncer, 527
- somatotrópico, 475
- tireoidianos, 487, 491, 492
Humor
- aquoso, 606
- disfórico, 216

I

Ibandronato, 310
Ibuprofeno, 159
- famotidina, 160
Ibutilida, 418
Icterícia, 141, 150
Idarrubicina, 571

Idarucizumabe, 401
Ideias delirantes, 228
Identificação de letramento em saúde limitado, 53
Idiossincrasia farmacológica, 4, 12, 267, 268
Idoxuridina, 615
Ifosfamida, 570
Iloperidona, 235
Iloprosta, 389
Imipeném, 75
- cilastatina, 82
Imipramina, 226
Imiquimode, 599
Implantes de levonorgestrel/etonogestrel, 504
Imunidade, 543
- ativa, 543, 544
- - adquirida artificialmente, 545
- - adquirida naturalmente, 545
- humoral, 543, 544
- mediada por células, 543, 544
- passiva, 543, 544, 546
Imunização, 543, 545
Imunoglobulina, 543, 546-548
- (IgG), 553
- anti-hepatite B (HBIg), 553
- anti-Rh (IgIM), 553
- anti-Rh (IgIV), 553
- anti-Rh microdose, 553
- antibotulismo (BIG-IV), 553
- anticitomegalovírus (CMV-IgIV), 553
- antilinfócito B, 553
- antirrábica (IgR), 553
- antitetânica (TIG), 553
- antivírus sincicial respiratório (RSV-IgIV), 553
- contra vírus varicela-zóster (VZIG), 553
- intravenosa (IgIV), 553
Imunomoduladores, 599
- tópicos, 591
Inalador
- de pó seco, 335
- dosimetrado, 335
Incontinência
- de estresse, 519, 523
- de urgência, 519, 523
Indacaterol, 338
Indapamida, 353
Indinavir, 123
Indometacina, 159, 516
Infecções, 61
- em queimaduras de segundo e terceiro graus, 64
- fúngicas, 125
- intra-abdominais, 75
- urinárias, 64, 535
Infiltração, 617, 620
Inflamação, 609
Infliximabe, 309, 444
Influenza, 113, 115
Inibidor(es)
- adrenocortical, 572
- da acetilcolinesterase, 262
- da alfaglicosidase, 456, 462, 467
- da anidrase carbônica, 346, 607, 614
- da aromatase, 533
- da bomba de prótons, 426, 434
- da colinesterase, 185, 194, 199, 607
- da COMT, 282, 287
- da COX-2, 160
- da dipeptidil peptidase-4, 456, 466
- da enzima conversora de angiotensina, 379
- da HMG-CoA redutase, 357, 364
- da integrase, 123
- da monoamina oxidase, 220, 226
- da PCSK9, 358, 364
- da protease, 122

- da reabsorção óssea
- - bifosfonatos, 303, 310
- - não bifosfonatos, 310
- da recaptação de serotonina/norepinefrina ou de dopamina/norepinefrina, 218, 225
- de DNA, 572
- de entrada, 123
- de esteroides suprarrenais, 532
- de hormônios androgênicos, 529, 532
- direto(s)
- - de renina, 380
- - de trombina, 400
- do ácido úrico, 304, 310
- do cotransportador de sódio-glicose-2, 466
- do transportador ligado ao sódio-glicose-2, 455
- não nucleosídicos da transcriptase reversa (INNTR), 123
- nucleosídicos/nucleotídicos da transcriptase reversa (INTR), 123
- seletivos da recaptação de serotonina, 216, 225
Início de ação, 9
Injeção contraceptiva de medroxiprogesterona, 502, 504
Institute for Safe Medication Practices, 23
Insuficiência
- cardíaca, 250, 403, 404
- - congestiva, 344, 403
- suprarrenal, 469, 480
Insulina(s)
- asparte, 465
- basal e em bolus, 462
- de ação intermediária e longa, 460, 465
- de ação rápida e curta, 460, 465
- degludeca, 466
- detemir, 466
- glargina, 466
- glulisina, 465
- lispro, 465
- misturadas, 460
- regular, 465
Interação(ões)
- fármaco-alimento, 14
- fármaco-fármaco, 13
- medicamentosas, 13
Intoxicação
- digitálica, 403
- hídrica, 509, 510
- por quinidina, 417
Iodeto de ecotiopato, 614
Iodo radioativo, 491, 492
Iodopovidona, 598
Ipratrópio, 274, 339
Irbesartana, 379
Irinotecano, 569
Isavuconazônio, 135
Isocarboxazida, 226
Isoniazida, 105, 109, 127, 128
Isoproterenol, 248
Isossorbida, 353, 387
Isradipino, 378
Itraconazol, 127-129, 135
Ivabradina, 388, 409
Ivermectina, 135
Ixabepilona, 570

L

Labetalol, 259, 378
Lacosamida, 297
Lactato de cálcio, 631
Lactulose, 445
Lágrimas artificiais, 607, 608
Lamivudina, 123
Lamotrigina, 297
Lansoprazol, 426, 434
Latanoprosta, 614

680 Índice Alfabético

Laxantes, 440, 442
- emolientes, 440
- formadores de massa, 440
- irritantes ou estimulantes, 440
- salinos, 440
Laxativos, 441
- produtores de bolo fecal, 444
- salinos, 445
Ledipasvir/sofosbuvir, 122
Leflunomida, 309
Leite de magnésia, 445
Leitura dos rótulos dos fármacos, 35
Lesão por queimadura, 67
Letramento em saúde, 51, 53, 56
Letrozol, 533
Leucemia, 561
Leucócitos, 574, 575
Leucopenia, 63, 65, 555, 559
Leucotrieno, 325, 330
Leucovorina, 560, 584, 585
Leuprorrelina, 532
Levalbuterol, 338
Levarterenol, 249
Levedura, 358
Levetiracetam, 297
Levobetaxolol, 613
Levobunolol, 613
Levocetirizina, 323
Levodopa, 280, 286
Levofloxacino, 100, 615
Levoleucovorina, 560
Levomilnaciprana, 225
Levorfanol, 172
Levotiroxina, 492
Liberação prolongada, 95
Lidocaína, 415, 418, 600
Limiar, 411, 413
Linaclotida, 444
Linagliptina, 466
Lincomicina, 93
Lincosamidas, 88, 90
Linezolida, 89, 93
Linfócitos
- B, 544
- T, 544
Linfoma, 561
Liotironina, 492
Liotrix, 492
Lipídios, 355
Lipidograma, 356
Lipodistrofia, 9, 449, 461
Lipoproteína, 355, 356
- de alta densidade (HDL), 355, 356
- de baixa densidade (LDL), 355, 356
Líquidos, 617
- voláteis, 182
Liraglutida, 466
Lisdexanfetamina, 192
Lise, 390
Lisinopril, 379
Lista
- dos diagnósticos de enfermagem, 55
- oficial de "não utilizar" da Joint
  Commission, 23
Lítio, 220, 226
Litro, 34, 37
Lixisenatida, 466
Lomitapida, 365
Lomustina, 571
Loperamida, 444
Loratadina, 323
Lorazepam, 206, 297
Lorcasserina, 192
Losartana, 379
Loteprednol, 614
Lovastatina, 364

Loxapina, 234
Lubiprostona, 445
Lubrificantes oculares, 616
Luliconazol, 597
Lumefantrina, 136
Lúmen, 367, 369
Lurasidona, 235

M

Macitentana, 389
Maconha medicinal, 165
Macrolídios, 87, 90
Mafenida, 69
Magaldrato (magnésio/aluminato), 434
Magnésio, 297, 516, 622, 623, 631
Mal-estar, 70
Manejo parenteral de líquidos corporais, 618
Manitol, 10, 354
Maprotilina, 226
Maraviroque, 123
Masoprocol, 600
Mebendazol, 135
Mebutato de ingenol, 599
Mecanismo de retroalimentação
  (feedback), 469, 480
Meclofenamato, 159
Mecloretamina, 570
Medicamento(s)
- alcalinizante, 626
- certo, 20
- como atuam no organismo, 8
- de manipulação, 162, 168
- de venda livre, 4, 5, 125
- na forma líquida, 38
- oftálmicos, 602, 606
- otológicos, 602
- para enxaqueca (migrânea), 150
- parenterais
- - em ampolas e frascos, 39
- - em seringas ou cartuchos descartáveis, 39
- - formas farmacêuticas de, 38
- - na forma seca, 40
- pré-anestésico, 178, 180
- sob prescrição, 4, 5
Medicina complementar e
  alternativa (MCA), 4, 15
Medidas
- domiciliares, 42
- métricas, 37
Medroxiprogesterona, 507, 533
Mefloquina, 136
Megacariócito(s), 574, 575
Megestrol, 533
Meglitinidas, 457, 463, 467
Meia-vida, 4, 9
Melanoma, 561
Melatonina, 210
Melfalana, 570
Melhora do letramento em saúde, 53
Meloxicam, 159
Memantina, 199
- donepezila, 199
Menarca, 494, 501, 519
Meningite bacteriana, 75
Meningocócica, vacina, 551
Menopausa, 427, 519, 522
Mepenzolato, 273
Meperidina, 172
Mepolizumabe, 340
Meprobamato, 206
Mercaptopurina, 569
Meropeném, 75, 82
Mesalazina, 443
Mesilato de benzatropina, 273
Mesna, 560

Metabolismo, 4, 9
- de primeira passagem, 4, 9
Metabólito, 4, 9
Metadona, 172
Metanfetamina, 192
Metaproterenol, 338
Metaraminol, 248
Metas nacionais de segurança do paciente, 23
Metástase, 555, 556
Metaxalona, 309
Metazolamida, 353
Metenamina, 540
Metescopolamina, 273
Metformina, 455, 462, 466
Meticilina, 40
Meticlotiazida, 353
Metilcelulose, 444
Metildopa, 259, 378
Metilergonovina, 512, 515
Metilfenidato, 192
Metilnaltrexona, 444
Metilprednisolona, 484
Metiltestosterona, 506
Metilxantinas, 328
Metimazol, 491, 492
Metipranolol, 613
Metocarbamol, 309
Metoclopramida, 434
Método(s)
- da fórmula básica por escrito, 36
- de cálculo de dosagem com fórmulas
  básicas, 35
- de cálculo de doses por proporção e razão, 37
- de razão e proporção por escrito, 37
- selecionados para cálculo de dosagens de
  medicamentos, 41
Metolazona, 353
Metoprolol, 258, 377
Metossuximida, 296
Metotrexato, 309, 569
Metoxipolietilenoglicol, 585
Metro, 34, 37
Metronidazol, 100, 136, 426, 597
Mexiletina, 418
Miastenia gravis, 261, 263, 264
Micafungina, 128, 135
Micção, 261, 263
Miconazol, 127, 129, 135, 597
Micose, 125
Microbiota normal, 95, 96
Midodrina, 249
Midríase, 267, 271, 602
Midriáticos, 607
- cicloplégicos, 607
Mieloma múltiplo, 561
Mielossupressão, 555, 565
Miglitol, 462, 467
Milnaciprana, 225
Milrinona, 409
Miltefosina, 136
Mineralocorticoides, 479, 482
Minociclina, 93
Minoxidil, 388
Miocárdio, 411, 412
Mioclonia, 289
Miose, 162, 163, 261, 263, 602
Mióticos de ação direta, 607
- e inibidores da colinesterase, 613
Mipomerseno, 365
Mirabegrona, 531
Mirtazapina, 226
Mirtilo, 609
Misoprostol, 427, 434, 515
Misturas de eletrólitos orais, 632
Mitomicina, 572

Índice Alfabético 681

Mitotano, 572
Mitoxantrona, 572
Mobilidade física prejudicada, 285
Modafinila, 188, 192
Modificadores de leucotrienos e
  imunomoduladores, 330, 340
Moduladores seletivos dos receptores
  de estrogênio, 523, 531
Moexipril, 379
Mometasona, 322, 340
Monascus purpureus, 358
Monoterapia, 454
Montelucaste, 340
Morfina, 172
Movimentos
- coreiformes, 279, 281
- distônicos, 281
Moxifloxacino, 100, 615
Mucolíticos, 318, 323
Mucosite oral, 555, 565
Mudanças
- de estilo de vida terapêuticas, 357
- na assistência à saúde, 51
Mupirocina, 597
Musculoesquelético, 300
Mycobacterium leprae, 102, 106
Mycobacterium tuberculosis, 102, 103
- multidrogarresistente (TB-MDR), 102

N

Nabilona, 435
Nabumetona, 159
Nadolol, 258, 377
Nafarrelina, 483
Nafazolina, 323
Nafcilina, 80
Naftifina, 597
Nalbufina, 173
Naloxona, 175, 177
Naltrexona/bupropiona, 192
Nandrolona, 506
Não benzodiazepínicos, 206, 209, 213
Não salicilatos, 144
Naproxeno, 159
- esomeprazol, 160
- lansoprazol, 160
Naratriptana, 160
Narcolepsia, 187, 188
Narcótico, 163
Natalizumabe, 311
Natamicina, 615
Nateglinida, 467
Náuseas, 423, 428
NDA (*New Drug Application*), 7
Nebivolol, 258, 377
Necrólise epidérmica tóxica, 63
Necrótico, 589
Nedocromila, 614
Nefazodona, 225
Nefrotoxicidade, 70, 75, 84, 86
Nelarabina, 569
Nelfinavir, 123
Neomicina, 93
Neoplasias, 555
- malignas, 556
Nepafenaco, 614
Nervos
- aferentes, 237
- eferentes, 237
Netalizumabe, 444
Netupitanto/palonosetrona, 435
Neurite óptica, 102, 105
Neuro-hipófise, 470
Neuro-hormônios, 215, 220
Neuroblastoma, 561

Neuroleptoanalgesia, 178
Neuropatia periférica, 102, 105
Neurotoxicidade, 84, 86
Neurotransmissores, 239, 240
Neutropenia, 555, 565
Nevirapina, 123
Niacina (ácido nicotínico), 365
- lovastatina, 365
- sinvastatina, 365
Nicardipino, 379, 388
Nictúria, 519, 523
Nifedipino, 379, 388, 516
Nilutamida, 533
Nimodipino, 388
Nisoldipino, 379
Nistagmo, 289
Nistatina, 135, 598
Nitazoxanida, 136
Nitrato(s), 386, 387
- de prata, 615
- orais, 384, 386
- sublinguais ou bucais, 386
- translinguais, 386
Nitrofurantoína, 540
Nitroglicerina
- forma parenteral, 387
- IV, 385
- oral, 387
- pomada, 388
- transdérmica, 385, 388
Nitroprussiato de sódio, 375, 388
Nitrosureias, 571
Nível sanguíneo, 71
Nizatidina, 434
Nomes dos fármacos, 4
Norepinefrina, 239, 240, 249
Noretindrona, 507
Norfloxacino, 615
Nortriptilina, 226
Numerador, 34, 37
Nutrição
- desequilibrada, 284
- parenteral total, 617, 622, 625

O

Obstipação, 437
Ocitócicos, 515
Ocitocina, 510, 512, 515
Octreotida, 483
Off-label, 215, 218
Ofloxacino, 100, 612, 615
Oftálmico, 602
Olanzapina, 235
- fluoxetina, 235
Óleo
- de melaleuca, 127
- mineral, 445
Oligúria, 150, 152
Olmesartana, 379
Olodaterol, 338
Olsalazina, 444
Omalizumabe, 340
Ombitasvir/paritaprevir/ritonavir, 122
Omeprazol, 426, 434
Oncogenes, 555
Ondansetrona, 435
Onicomicose, 589, 590
Opioides, 162, 163, 180, 182
Oprelvecina, 575, 585
Orfenadrina, 309
Oritavancina, 82
Orlistate, 441
Oseltamivir, 122
Ospemifeno, 531
Osteíte deformante, 301

Osteoartrite, 301
Osteoporose, 300, 301, 303
Otite média, 70, 74, 602
- aguda, 64
Otológico/ótico, 602
Ototoxicidade, 84, 86
Oxacilina, 80
Oxaliplatina, 571
Oxandrolona, 506
Oxaprozina, 159
Oxazepam, 206
Oxazolidinedionas, 291, 295, 296
Oxcarbazepina, 298
Oxibato de sódio, 193
Oxibutinina, 273, 529, 531
Oxicloroseno, 599
Oxicoco, 65
Oxicodona, 172
Oxiconazol, 598
Óxido
- de magnésio, 434
- nitroso, 182
Oximetazolina, 323, 615
Oximetolona, 506
Oximorfona, 172
Oxtrifilina, 339

P

Paciente certo, 19
Paclitaxel, 569
Palifermina, 560
Paliperidona, 235
Pamidronato, 310
Pancitopenia, 141, 153, 289, 291
Pantoprazol, 434
Papilomavírus humano, 115, 552
Paracetamol, 144, 148
Parasita, 125, 130
Parassimpático, 194, 239
Parassimpatolítico, 267
Parassimpatomimético, 261, 262
Parenteral, 617
Parkinsonismo, 279, 280
Paromomicina, 93, 136
Paroxetina, 225
Patógenos, 70
Pegaspargase, 572
Pegfilgrastim, 584
Peginesatida, 585
Pegloticase, 311
Pembutolol, 258, 377
Pemetrexede, 569
Pemirolaste, 614
Penciclovir, 598
Penicilina(s), 72
- de espectro
- - ampliado, 80
- - estreito, 80
- G
- - aquosa, 80
- - benzatina, 80
- - procaína, 80
- resistentes à penicilinase, 80
- V, 80
Penicilinase, 70, 72
Pentamidina, 136
Pentazocina, 173
Pentobarbital, 213
Pentosana, 540
Pentostatina, 570
Peramivir, 122
Perampanel, 298
Perfenazina, 234, 435
Perfil lipídico, 356
Perindopril, 379

682 Índice Alfabético

Período refratário, 411, 413
Perioral, 84
Peroperatório, 70
Peróxido
- de benzoíla, 597
- de carbamida, 603
Peso, 37
Petéquias, 390, 398
Picossulfato de sódio/óxido de magnésio/ácido cítrico, 445
Picrato de butambeno, 600
Pielonefrite, 535
Pilocarpina, 614
Pimecrolimo, 599
Pimozida, 235
Pindolol, 258, 378
Pinocitose, 9
Pioglitazona, 462, 466
Piperacilina, 80
- e tazobactam, 81
Pirantel, 135
Pirazinamida, 106, 109
Piridostigmina, 266
Pirimetamina, 136
Piroxicam, 159
Pitavastatina, 364
Placa de proteína amiloide, 194
Placenta prévia, 509, 511
Planejamento, 44, 46, 55
Plasma sanguíneo, 624
Plerixafor, 585
Pneumocócica, vacina, 551
Podofilotoxinas, 569
Polarização, 411, 413
Policarbofila, 445
Polidipsia, 449, 451
Polifagia, 449, 451
Polifarmácia, 14
Polimixina B, 615
Poliovírus, inativado (IPV), vacina, 552
Poliúria, 150, 152, 449, 451
Pomada de nitroglicerina, 384
Pós-anestesia, 183
Posaconazol, 128, 135
Potássio, 622, 623
Potencial
- de ação, 411-413
- de repouso da membrana, 413
Pralatrexato, 570
Pramipexol, 287
Pranlintida, 467
Prasugrel, 401
Prata, 607, 608
Pravastatina, 364
Praziquantel, 135
Prazosina, 259, 378
Pré-anestesia, 183
Pré-diabetes, 449, 454
Pré-eclâmpsia, 509, 510
Pré-hipertensão, 367, 368
Precaução
- padrão, 19, 26
- universal, 19
Precipitação, 289, 294
Prednisolona, 484, 614
Prednisona, 484
Pregabalina, 298
Preparação(ões)
- de um medicamento para administração, 22
- enzimáticas, 599
Preparo intestinal, 84
Prescição(ões)
- do medicamento, 21
- imediata, 21
- médicas, tipos de, 21

- permanente, 21
- SOS, 21
- única, 21
Pressão
- arterial, 367
- intraocular, 602, 606
Prevenção
- de desequilíbrios de potássio, 351
- de erros de medicação, 22
Priapismo, 215, 223, 519
Primaquina, 136
Primidona, 298
Probenecida, 311
Procarbazina, 571
Processo de enfermagem, cinco fases do, 44
Proclorperazina, 235, 435
Proficiência limitada no idioma do país, 53
Profilaxia, 70, 73, 381
Progesterona, 494, 499, 507
Progestinas, 499, 500, 507
Progestógenos, 533
Programa(s)
- acelerados, 7
- de medicamentos órfãos, 7
- especiais da Food and Drug Administration, 7
- REMS, 8
Prometazina, 322, 435
Propafenona, 418
Propantelina, 273
Propiltiouracila, 491, 492
Propranolol, 259, 378, 418
Prostaglandinas, 141, 142
Prostatite, 535
Protamina, 401
Proteínas
- de ligação às penicilinas (PBP), 71
- séricas, 14
Proteinúria, 84, 86
Proteólise, 589
Protriptilina, 226
Protrombina, 390
Prurido, 63
Pseudoefedrina, 323
Psicose, 228
Psoríase em placas, 581
Psyllium, 444
Púrpura, 150

Q

Queimaduras, 67
Quetiapina, 235
Quimiorreceptores, 188
Quimioterapia, 555, 556, 558
Quimioterápicos, 541
Quinapril, 379
Quinidina, 415, 418
Quinto sinal vital, 150, 151
Quinupristina/dalfopristina, 89, 94

R

Rabdomiólise, 355
Rabeprazol, 434
Raloxifeno, 310, 531
Raltegravir, 123
Ramelteona, 213
Ramipril, 379
Ranitidina, 434
Ranolazina, 388
Rasagilina, 286
Rasburicase, 560
Razão normalizada internacional (INR), 395
Reação(ões)
- adversas a fármacos, 4, 11
- alérgicas a fármacos, 11, 12

- anafilática, 70, 73
- de hipersensibilidade, 4
- farmacológicas, 11
- - aditiva, 13
- - antagonista, 13
- - sinérgica, 13
- paradoxal, 208, 212
- tóxicas, 13
Reavaliação, 44, 48, 58
Receptor(es)
- de opiáceos, 163
- de superfície celular, 174
- em farmacologia, 4
- muscarínicos, 261, 262
- nicotínicos, 261, 262
Recidivismo, 228, 230
Reconstituição, 40
Referencial para o ensino ao paciente, 54
Reforço, 543
Relação
- enfermeiro–paciente, 51
- patriarcal, 52
Relaxantes
- da musculatura esquelética, 301
- musculares, 183
Remifentanila, 172
Repaglinida, 467
Repolarização, 411, 413
Reserpina, 259, 378
Resfriado, 318
Resgate
- com ácido folínico, 574, 580
- com leucovorina, 580
Resinas quelantes de ácidos biliares, 358, 364
Resistência
- a fármacos, 71
- - antituberculosos, 105
- bacteriana, 70, 71
Responsabilidades de enfermagem, 25
Resposta
- antígeno-anticorpo, 543, 544
- de luta, fuga ou congelamento, 240, 250
- de repouso e digestão, 262
Retapamulina, 597
Retenção urinária, 264
Reteplase, 401
Retinite, 112, 113
Retinoides, 572
Retocolite ulcerativa, 581
Retroalimentação do ensino, 58
Retrovírus, 112, 116
Revestimento entérico, 84
Revisão da medicação, 55
Ribavirina, 119, 122
Rifabutina, 109, 128
Rifampicina, 106, 109, 127, 128
Rifapentina, 110
Rifaximina, 100
Rilpivirina, 123
Rimantadina, 122
Rinite, 315
Riociguate, 389
Risco de lesão, 90
Risedronato, 310
Risk Evaluation and Mitigation Strategies (REMS, avaliação de risco e estratégias de mitigação), 355
Risperidona, 235
Ritonavir, 123
Rivaroxabana, 400
Rivastigmina, 199
Rizatriptana, 160
Roflumilaste, 340
Romiplostim, 585
Ropinirol, 287

Índice Alfabético   683

Rosiglitazona, 462, 467
Rosuvastatina, 357, 364
Rotavírus, 552
Rótulos dos medicamentos, 35
Rubéola, vacina, 552
Rubéola e caxumba, vacina, 552
Rufinamida, 298

S

Saciedade, 187, 188
Sala de recuperação, 181
Salbutamol, 338
Salicilato(s), 127, 142
- de magnésio, 148
Salicilismo, 141, 143
Salmeterol, 338
Salvaguarda para prevenção de erros, 37
Saquinavir, 123
Sarampo, vacina, 552
Sarampo, caxumba, rubéola e varicela,
    vacina, 551
Sarcoma
- de Kaposi, 561
- de tecidos moles, 561
Sargramostim, 584
Saxagliptina, 466
Secobarbital, 213
Sedativos, 208, 209
Segurança na dosagem de medicamentos, 34
Seleção da informação relevante, 56
Selegilina, 286
Seletividade dos receptores, 241
Sene, 445
Sensação de dor, 142
Sensibilidade cruzada, 70, 73
Sertaconazol, 598
Sertralina, 225
SGLT-2, 462
Shiitake, 560
Sildenafila, 532
Silodosina, 259, 531
Simeprevir, 122
Simeticona, 444
Simpaticomiméticos, 613
Simpatolíticos, 238, 250, 251
Simpatomimético, 187, 239
Síndrome(s)
- da bexiga hiperativa, 519, 523
- das pernas inquietas, 279, 280
- de Cushing, 469
- de déficit no autocuidado, 222
- de hiperestimulação, 469
- de imunodeficiência adquirida (AIDS), 8
- de Reye, 141, 143
- de Stevens-Johnson, 63, 70, 75, 289, 291, 300
- extrapiramidal, 228, 230
- neuroléptica maligna, 219
- serotoninérgica, 215, 217
Sinérgico, 261
Sinergismo, 13
Sinovite, 301
Síntese, 71
Sintomas
- de depressão, 216
- extrapiramidais, 279, 280
Sinvastatina, 364
Sistema(s)
- adrenérgico, 238
- automatizado do manejo de medicamentos, 24
- cardiovascular, 343
- de administração transdérmica de
    medicamentos, 30
- de distribuição de medicamentos, 24
- de dose unitária, 24
- de implante de contraceptivos, 502

- de medicamentos *point-of-care* com código
    de barras, 24
- de redundância manual, 34
- digestório, 421
- - baixo, 437
- endócrino, 447
- imune, 541
- intrauterino liberador de levonorgestrel, 504
- métrico, 34, 37
- nervoso
- - autônomo, 239
- - central, 164, 185
- - periférico, 237, 239
- neuromuscular, 277
- respiratório, 313
- transdérmico, 381, 385
- - de estradiol, 507
- - de norelgestromina/etinilestradiol, 505
- urinário, 517, 535
Sitagliptina, 466
Sobrecarga hídrica, 617, 621
Sódio, 623, 624
Sofosbuvir, 122
Solifenacina, 273, 531
Solução(ões), 38
- de heparina sódica, 400
- de polietilenoglicol (PEG), 445
- - eletrólitos, 445
- eletrolíticas combinadas, 624
- utilizadas no manejo de líquidos corporais, 622
Soluto, 38
Solvente, 34, 38
Somatropina, 475, 483
Sonolência, 150
Soro fisiológico, 617
Sotalol, 259, 419
Staphylococcus aureus resistente à
    meticilina (MRSA), 71
Sublingual, 381, 382
Substâncias
- controladas, 4, 6
- nutricionais ou dietéticas, 15
Succinimidas, 291, 295, 296
Suco de oxicoco (*cranberry*), 537
Sucralfato, 427, 434
Sulconazol, 598
Sulfacetamida, 615
Sulfadiazina, 68
- de prata, 69
Sulfadoxina e pirimetamina, 136
Sulfametoxazol e trimetoprima, 540
Sulfassalazina, 68, 309, 444
Sulfato
- de magnésio, 632
- de quinina, 136
- ferroso, 585
Sulfentanila, 172
Sulfeto de selênio, 599
Sulfisoxazol, 615
Sulfonamidas, 63, 64, 607, 608
Sulfonilureias, 457, 463, 467
Sulindaco, 159
Sumatriptana, 160
Superinfecção, 95, 96, 589, 602
Suplemento(s)
- de hormônio tireoidiano, 489, 490
- de potássio, 632
- dietéticos, 16
Supressão da medula óssea, 556, 559, 565
Suspensão de insulina isófana, 465
Suvorexanto, 213

T

Tabelas de conversão de analgésicos, 163
Tacrolimo, 599

Tadalafila, 532
Tamoxifeno, 533
Tansulosina, 259, 531
Tapentadol, 172
Taquicardia, 411
- ventricular, 412
Taquipneia, 325, 326
Tasimilteona, 213
Tavaborol, 598
Taxanos, 568
Tea tree (*Melaleuca alternifolia*), 127
Técnica do trajeto em Z, 29
Tedizolida, 94
Telavancina, 82
Telbivudina, 123
Telitromicina, 93, 94
Telmisartana, 379
Temazepam, 213
Temozolomida, 571
Temperaturas, 42
Tempo de protrombina (TP), 395
Tenecteplase, 401
Teniposídeo, 569
Tenofovir disoproxila, 123
Teofilina, 339
Teofilinização, 325, 334
Terapia(s)
- antirretroviral altamente ativa
    (HAART), 112, 116
- complementar/alternativa, 15
- farmacológica para hipertensão arterial, 369
- hormonal para cânceres de mama
    e próstata, 532
- parenteral, 617
- direcionadas para alvos, 561
- - específicos, 555, 560
Teratógeno, 4, 11
Terazosina, 259, 378, 531
Terbinafina, 128, 135, 598
Terbutalina, 338, 516
Teriparatida, 310
Teste da hemoglobina glicosilada, 459
Testolactona, 533
Testosterona, 494, 495, 506
Tetra-hidrozolina, 323, 615
Tetraciclinas, 85, 90, 93, 426
Tiagabina, 298
Tiazolidinedionas, 456, 462, 466
Ticagrelor, 401
Ticlopidina, 401
Tigeciclina, 93
Timolol, 259, 378, 613
Tinha
- crural, 589, 590
- do corpo, 589, 590
- do pé, 589, 590
- versicolor, 589, 590
Tinidazol, 136
Tinido, 84, 87, 141
Tintura de ópio, 444
Tioguanina, 570
Tioridazina, 235
Tiotepa, 570
Tiotixeno, 235
Tiotrópio, 274, 339
Tipranavir, 123
Tiramina, 215
Tireoide dessecada, 492
Tireoidite de Hashimoto, 486, 487
Tireotoxicose, 486, 487
Tirofibana, 401
Tizanidina, 309
Tobramicina, 93, 615
Tocilizumabe, 310
Tocólise, 509

684 Índice Alfabético

Tocolíticos, 513, 516
Tolazamida, 467
Tolbutamida, 467
Tolcapona, 287
Tolerância a fármacos, 4, 12, 162, 168, 201, 202
Tolmetina, 159
Tolnaftato, 598
Tolterodina, 273, 531
Topiramato, 298
Topotecana, 569
Toremifeno, 533
Torsemida, 353
Tosse, 164
- improdutiva, 315, 318
- produtiva, 315, 318
Tóxico, 4
Toxina, 543
Toxoide(s), 543, 546-548
- diftérico, tetânico, *pertussis* acelular e
    H. influenzae tipo B, vacina, 552
- diftérico, tetânico e *pertussis* acelular, hepatite
    B (recombinante) e poliovírus inativado,
    vacina, 552
- diftérico, tetânico e *pertussis* acelular (DTAP),
    vacina, 552
- diftérico e tetânico combinados (DTTD),
    vacina, 552
Trajeto em Z, 29
Tramadol, 172
Trandolapril, 379
Tranilcipromina, 226
Transcriptase reversa, 116
Transgênero, 347
Transplante, 113
Transporte
- ativo, 9
- passivo, 9
Transtorno(s)
- bipolar, 215
- de ansiedade generalizada (TAG), 201, 202
- de déficit de atenção–hiperatividade
    (TDAH), 187-189
- de estresse pós-traumático (TEPT), 201, 202
- do humor, 215
- do sono, 210
Tratamento
- adjuvante, 84, 85
- diretamente observado (TDO), 102, 108
Travoprosta, 614
Trazodona, 225
Treprostinila, 389
Tretinoína, 572
Triancinolona, 322, 484, 599
Triantereno, 353
Triazolam, 213
Triclosana, 599
Triexifenidil, 273, 287
Trifluoperazina, 235
Trifluridina, 615
- tipiracila, 570
Triglicerídios, 355, 356

Trimetadiona, 296
Trimetobenzamida, 273, 435
Trimetoprima (TMP), 540
- e sulfametoxazol (SMZ), 68
Trimipramina, 226
Triptorrelina, 532
Trombo, 390, 391
Trombocitopenia, 577
Trombocitopenia, 63, 65, 556, 559, 575
Tromboflebite, 71, 75
Trombolíticos, 390, 394, 397, 401
Trombopoese, 574, 577
Trombose, 390, 391
Trometamina, 632
Tróspio, 273, 531
Tuberculose
- extrapulmonar, 103
- latente, 102, 103
- multidrogarresistente (TB-MDR), 103
Tumor(es)
- do estroma gastrintestinal (GIST), 561
- endócrinos/neuroendócrinos, 561

U

Úlceras duodenais, 426
Umeclidínio, 274, 339
Unidade de recuperação
    pós-anestésica (URPA), 183
Ureia, 354
Urosseletivo, 519
Urticária, 63, 315
Uso
- dos fármacos na gravidez e na lactação, 10
- não rotulado, 112, 113
Uva-do-monte, 609

V

Vacina(s), 543, 545-548
- antirrábica, 552
- bacterianas
- - imunizações de rotina, 551
- - populações especiais, 551
- virais
- - imunizações de rotina, 551
- - populações especiais, 552
Vacínio, 609
Valaciclovir, 122
Valeriana, 211
Valganciclovir, 122
Valrubicina, 572
Valsartana, 379
- sacubitril, 380
Vancomicina, 76, 82
Vardenafila, 532
Varfarina, 391, 400
Varicela, 552
Vasoconstritores, 607
- midriáticos, 615
Vasodilatação, 367, 369
Vasodilatadores periféricos, 388

Vasopressina, 470, 483
Vasopressores, 239
Venlafaxina, 225
Verapamil, 379, 388, 419
Verificação sistemática da acurácia, 34
Vertigem, 102, 106, 423, 428
Vesicantes, 556, 566
Via(s)
- bucal, 19
- de administração, 15
- enterais, 19
- inalatória, 19
- intradérmica, 19, 26
- intramuscular, 19, 26
- intravenosa, 19, 26
- oral, 19 25
- parassimpática, 195
- parenterais, 19, 29
- retal, 19
- subcutânea, 19, 26
- sublingual, 19, 25
- transdérmica, 19
Vidarabina, 598, 615
Vigabatrina, 295, 298
Vilazodona, 225
Vimblastina, 568
Vincristina, 568
Vinorelbina, 568
Violeta de genciana, 598
Virgem de opioides, 162, 165, 174, 175
Virilização, 494, 496
Vírus
- da imunodeficiência humana (HIV), 115, 116
- influenza A e B, 552
- sincicial respiratório (RSV), 113, 115
Vitamina B_{12}, 580, 583-585
Volume, 37
- de líquido insuficiente, 46
- sistólico, 239, 247
Vômito, 423, 428
Vorapaxar, 401
Voriconazol, 127, 128, 135
Vortioxetina, 225

X

Xantomas, 355
Xerostomia, 267
Xilometazolina, 323

Z

Zafirlucaste, 340
Zaleplona, 213
Zanamivir, 122
Zidovudina (AZT), 123
Zileutona, 340
Ziprasidona, 235
Zolmitriptana, 160
Zolpidem, 213
Zona-gatilho quimiorreceptora (ZGQ), 423, 428
Zonisamida, 298

Pré-impressão, impressão e acabamento

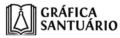

grafica@editorasantuario.com.br
www.graficasantuario.com.br
Aparecida-SP